免疫检测
原理与应用

The Immunoassay Handbook
Theory and applications of ligand
binding , ELISA and related techniques

主　编　大卫·韦德

主　译　李金明　何建文

副主译　王传新　李　艳　刘　敏　陈福祥

　　　　关　明　应斌武　高春芳

人民卫生出版社
·北　京·

免疫检测原理与应用

The Immunoassay Handbook—Theory and applications of ligand binding, ELISA and related techniques

主　译

李金明　何建文

副主译

王传新　李　艳　刘　敏　陈福祥　关　明　应斌武　高春芳

常务译委

张　轶　杨　薇

译　委（按姓氏笔画排序）

丁皖佳	于丽娜	马越云	王　颐	王小中	王书奎	王玉明	王术艺	王学晶
王晓琴	王雅杰	毛海婷	冯　萍	任伟宏	刘　杰	刘向祎	刘兴党	刘君君
刘树业	刘彦虹	刘靳波	关秀茹	许泼实	孙桂荣	孙晓芳	李　可	李一荣
李士军	李立新	杨　辰	杨　薇	杨广民	杨泽华	吴　超	吴文苑	吴令嘉
余　芳	闵　讯	张　义	张　轶	张　钧	张秀明	张国军	张金艳	张裕平
陈　清	罗招凡	周宏伟	周建平	郑　磊	郑卫东	郑培明	段朝晖	侯　敏
侯天文	秦　雪	袁玉华	贾克刚	郭晓兰	陶志华	黄　庆	黄　晶	黄玉玲
黄宪章	崔丽艳	谢鑫友						

校译组

王玉丽	甘文佳	乐　娟	冯一民	宋兴勃	罗清琼	季　军	孟子芮	钟政荣
夏尊恩	唐雪梅	黄　秀	程　铖	詹晓霞				

秘书组

张　轶　陈　清　杨　薇　朱　颖

原 著 序

因开发多肽类激素的放射性免疫分析法,罗莎琳·萨斯曼·耶洛(Rosalyn Sussman Yalow,1921—2011)被授予1977年诺贝尔生理学或医学奖,她于1999年为本书第二版撰写了这篇序言。

我的一些女性朋友崇拜电影明星,而我的偶像则是玛丽·居里,她为所有女性科学家树立了一个卓越的榜样。在我的一生中,我一直对科学充满热情,并感到有必要在科学领域乃至整个社会中将女性与男性平等对待。我相信科学的价值,它对社会有着强大而积极的影响。但是多年来,我意识到伟大的科学是罕见的。因此,它一旦发生就应该受到珍惜和鼓励。

有些读者可能认为我是一个生物学家或医学研究者,但我都不是。我毕业于纽约工程学院,专业是物理学。学院离我在北布朗克斯的家不远,我从小在那里长大,并一直居住在那里。自第一次世界大战以来,我是第一个上这门课的女性。我于1941年9月加入该学院,那个时期男生生源短缺,否则我怀疑很可能因为我是女性身份而不被接收。我在伊利诺伊大学香槟分校获得了博士学位,并于1947年回到家附近的退伍军人管理局医院工作。50多年后,我仍然每天在那里工作几个小时。

我的合作者是已故的所罗门·柏森,1950年7月他是该医院的住院医师。他不仅临床做得很出色,还非常擅长数学,喜欢数学谜题。免疫检测的发明汇集了数学、物理学和生物学的知识。我从他那里学习生物学,而他从我这里学习物理学。

我相信大多数的科学突破都来自艰苦的研究和实验,这是罕见灵感闪现的必要前提,然而最令人兴奋的是新想法往往可以把科学家带入意想不到的新领域。当时我们是在研究一个与糖尿病有关的医学问题,并没有试图去发明一种新的检测技术。然而,当我们完成这项研究之后,这一技术就变成了一种用来研究不同领域医学问题的工具,其范围之广远超我们的想象。

当时,所罗门和我正在基于米尔斯基博士的建议进行研究工作,即成年型糖尿病可能是由于胰岛素的酶促降解过度引起的,而非由于胰岛素分泌的绝对量的不足而引起的,而后者是当时主流的理论。我们对糖尿病和非糖尿病患者都给予^{131}I-胰岛素,结果发现,无论患者是否患有糖尿病,接受过胰岛素治疗的患者其标记胰岛素消失的速度都较慢。我们想知道动物源性胰岛素是否导致抗体的形成,从而改变了标记胰岛素消失的速度。通过分离的方法,我们证明接受治疗的患者体内与胰岛素结合的蛋白质的确是抗体。这个结果在当时是无法让免疫学家接受的,于是我们的论文被《科学》杂志拒绝,而其最初还被《临床研究》杂志拒绝。科学的目的是有新发现,但讽刺的是,证实已被认可的数据往往更有可能被发表,而新发现通常不受欢迎。在我这个年龄,我可以不用担心后果地发表看法。仔细想来,这也是我一直以来的状态,并且我认为这是一个优秀科学家必备的性格特征!

自1920年以来,胰岛素就被用来给予患者治疗。但令人惊讶的是,在此之前并没有人意识到它可以引起免疫反应。在当时,我们认为这是最重要的发现,因为其在医学上的应用价值意义重大,而随之发明的免疫检测方法很大程度上只是个衍生产品。

我们在1956年就设计了放射免疫分析法的原理,但是花了几年时间才让它开始发挥作用。1959年,我们发表了第一篇描述免疫检测技术的论文,但在前两年发表的研究论文中已经暗示了我们的开发工作。这个想法并不是一时的灵感,而是对科学方法刻苦研究的结果。我们把这项技术称为免疫检测法,并在随后称其为放射免疫检测法。这一称谓合乎逻辑，但不得不承认由于它相当拗口，多年来给人们带来了很多麻烦。从居里夫人的例子里我意识到像 X 射线这样简单的名称会更容易念和被记住！所以，它很快被改称为 RIA。

有时我会被问及，是否会后悔没有为免疫检测原理申请专利。我不仅不后悔，而且非常强烈地认为作为科学家，我们不应该利用科学发明来追求个人的经济利益。我们意识到这一新技术应该有广泛的应用，因此我们每年都会组织课程，并邀请来自世界各地的科学家来学习我们的发明以及如何开发他们自己的检测方法。这可能可以解释为什么这项技术能够迅速扩展到不同的分析物并传播到许多国家，以及为什么如此多的公司制造出免疫检测法的产品。

对于与制造商之间的商业联系，我也有同样的认知。我拒绝了一些担任免疫检测公司有偿顾问且报酬丰厚的邀请，否则我将如何能保证科学的诚信呢？

作为一名科学家，我度过了一段美好的时光。我们只有一个小实验室，并且无人打扰。我必须在自己已有的学术教育基础上进一步学习医学，这样才能为科学知识做更多贡献；随后我们开设课程来传授所学到的知识，这才是科学实践和科学传播的合理方式。我相信我们之所以成功，是因为我们一直在实验室工作，并且只对发现真相感兴趣。直到 1970 年，我才停止在实验台上工作，并仍然每天在办公桌前进行几个小时的科学研究。在过去的几年里，我对糖蛋白的异质性进行了研究，并开发出了针对乙型肝炎的首批检测方法之一。最近，我一直在研究放射性对环境的影响。

在撰写本文时，我是 10 位诺贝尔奖女性得主中唯一一个来自没有受教育背景家庭的科学家。巧合的是，格特鲁德·埃利安（Gertrude Elian）也毕业于曼哈顿的亨特学院。

我对我和 Sol 的这份合作工作感到非常自豪，希望这听起来不那么自大。但是我很幸运地看到我们的辛勤工作得到了切实的回报。我想，如果居里夫人了解了我的工作，她也一定会为我感到骄傲。或许在我撰写本文的时候，她和 Sol 正在就一种有争议的新理论进行激烈的辩论。如果是这样，那就真的有天堂了。

罗莎琳·耶洛

中文版序

中国正面临着人口老龄化的快速进展,由此而带来了各种社会问题。其中一个非常棘手的问题是,伴随着人口老龄化,各种疾病如心血管疾病、肿瘤、内分泌系统疾病等越来越成为人民群众追求更健康和美好生活的障碍。围绕这些疾病的诊断和治疗,多年以来医学、生物工程以及生物医学工程领域的专家一直致力于临床研究、科学研究和工程实现。近年来,体外诊断、医学影像、心血管治疗、微创外科等领域不断取得突破。尤其是体外诊断,以约占 20% 的医疗器械支出却为临床提供了 70% 以上的诊疗信息,已经成为医疗器械行业最大、也是最为重要的分支。

医疗器械行业的发展,既是人民群众追求健康生活的需要,也是国家产业发展和升级的需要。体外诊断作为医疗器械行业最大的分支,成为实现上述两种需要的最有力的支撑。体外诊断领域检测对象、方法学和技术路线众多,分子诊断等新技术也不断涌现,但免疫检测的方法一直是体外诊断领域的最重要的技术。利用抗原抗体的特异性反应来检测蛋白质、激素等微量物质,从 20 世纪 60 年代利用同位素,到 20 世纪 80 年代利用酶,再到 20 世纪 90 年代利用化学发光对检测信号进行放大,相关技术路线不断演进,超过了 50 年的历史。尤其现在主流的化学发光免疫检测方法是体外诊断领域的中流砥柱,也是整个医疗器械行业的中坚力量。可以预计在未来的 30 年,化学发光免疫检测法仍然会是最为主流的体外诊断检测技术,并持续不断地为临床诊断直接提供大量的宝贵信息。

免疫检测,从临床需求的角度,正朝向集成化、自动化和智能化的方向发展;从技术发展的角度,仪器、试剂和溯源体系涉及免疫学、生物化学、光学、液路、机电、电子、软件等多学科交叉,是技术密集型的行业。要想研发出高质量的免疫检测系统,要想在临床中更好地应用免疫检测技术,需要有强大的理论基础加上丰富的实践经验作为基础。迈瑞作为中国医疗器械行业的龙头企业,自创立之初就以普及高端科技,让更多人分享优质生命关怀为自己的使命,因此,此次也倾全力支持《免疫检测原理与应用》这本英文原著中文版的翻译和出版。希望这本书能给中国免疫检测领域的临床应用和产业发展提供理论和技术支撑,从而使得免疫检测技术在临床诊断中应用更为广泛,更早、更快、更准地诊断疾病,早发现、早预防、早治疗,提高人民群众的健康生活水平。

本译著共同主译何建文博士也是英文原著 *The Immunoassay Handbook——Theory and applications of ligand binding, ELISA and related techniques* 的副主编。该书从初版到多次再版的 20 多年来,一直是免疫检测技术和临床应用最重要参考书。作为在国内外享有声望的免疫检测领域的资深专家,何博士目前担任迈瑞医疗体外诊断首席科学家。在此,我感谢何博士付出宝贵的时间带领迈瑞研发团队和国内体外诊断领域知名专家和学术带头人一起翻译这本英文巨作。相信这本译著将推动免疫检测理论和技术在中国的快速发展,并促进免疫检测产品质量提升和其在国内临床应用领域中的进一步普及。

黄海涛

2020 年 5 月

黄海涛,深圳迈瑞生物医疗电子股份有限公司集团副总裁

中文版前言

好事多磨。

——中国谚语

天才来自于 1% 的灵感和 99% 的汗水。

——托马斯·爱迪生,1902

古代中国人通过仔细观察天空的昼夜变化掌握了天文学,并将这些科学知识运用于航海和对世界的探索。他们发明了许多重要的产品和技术,包括造纸术、印刷术、火药和指南针。这些成就归功于仔细的观察、耐心的试验和坚毅的恒心。以造纸术来说,其涉及了纤维素(一种使用最为广泛的生物材料)的再利用。造纸术的工艺过程基于对纤维素特性和预期用户需求的理解。可见,生物技术并非新鲜事物。

在现代,免疫检测法在纽约布朗克斯区一家退伍军人医院被发明出来。与古代中国人一样,这也需要具备技巧、想象力和努力。免疫检测法的发明者是来自犹太移民家庭的罗莎琳·耶洛和所罗门·柏森。他们在学校都特别聪明,但由于种族和性别(罗莎琳·耶洛是一名女性)背景,二人的教育历程充满坎坷。最终,在多次被拒绝之后,罗莎琳·耶洛成为了一名物理学家,而所罗门·柏森成为了一名医学博士。在此之前,医学院拒绝所罗门·柏森的申请不下一百次,而罗莎琳·耶洛是伊利诺伊大学工程学院 400 名男学生之外唯一的女性。

免疫检测全部基于我们对自然界的理解。在人类科技成就的范围内,免疫检测究竟地位如何?

免疫检测基于物理学、化学和生物学领域中广泛且深层的科学知识。目前,工程技术和生物化学已经变得高度复杂,其创新的脚步比包括汽车、建筑、制药和环境保护等在内的许多行业更加快速,这让我想起了深圳惊人的变化速度。尖端生物化学和工程技术的双重应用,使免疫检测成为高端先进生物技术产品的一个重要类别。

1796 年,爱德华·詹纳(Edward Jenner)揭示了疫苗的接种过程,并首次利用了免疫的自然进程。本书中定义的免疫检测法发明于 20 世纪 50 年代。早期免疫检测法采用抗体对血液样本中的分子浓度进行定量分析。抗体是动物经过数百万年的进化而形成的分子,是动物体抵御寄生虫、细菌、病毒、毒素和其他危害的重要组成部分。抗体可以用来建立高特异性和灵敏度的检测方法。本书将对此进行介绍。

免疫检测法是生物技术中的杰出代表。使用微量的免疫动物血液,无须经过纯化步骤,免疫检测法即可对复杂样本中 1/1 000 000 000 000 的物质进行检测和定量分析。医院实验室中最灵敏的商品化分析仪通常都能达到这种水平的特异性和灵敏度。研究型的免疫检测法能够测量到低至 10^{-21} mol 浓度的物质,相当于将一桶化学物质分散在全世界海洋中后的浓度。污染是人类与自然接触的负面后果,如今免疫检测也已成为研究污染的重要工具。

免疫检测的核心要素经历了许多渐进的变化:待测信号从放射性信号到酶促信号再到化学发光信号;抗体从多克隆抗体到单克隆抗体再到重组抗体;蛋白质检测方法从竞争法到夹心法。在短短 10 年的时间里,分离方法从抗体的沉淀和离心发展到乳胶微粒的离心分离,再发展到顺磁性颗粒的磁分离,在某些领域还发展为微量滴定板的清洗分离,而完全不需要分离的均相免疫检测法也在同一时期发展起来。自动化技术的进步提供了另外一种创新途径。当今使用的技术方法的多样性也表明,免疫检测还不是一项成熟的技术。

在成千上万的工程师、生物化学家、化学家、临床化学家、物理学家、数学家、医生、程序员、市场营销人员、会计师、经理和商业策划人员的共同努力下,生物化学和工程技术正在加速融合,从而实现快速变革。免疫检测行业为大约10万名制造业工人提供了就业机会。那么除此之外,免疫检测领域更广泛的经济影响是什么呢?

与同一个十年期间遗传密码的破译形成鲜明的对比,免疫检测法的发明几乎不为公众所知。但是商业上,免疫检测业务的销售额远高于DNA相关的诊断业务。

虽然免疫检测的市场规模小于药物市场,但如今许多最新的生物制品向治疗药物的转变都得益于免疫检测研究和开发的单克隆抗体生物工程学的进步。

免疫检测法对临床实践具有重要的影响。免疫检测在诊断和病人随访中起核心作用,这是其对社会的主要贡献。免疫检测提升了疗效,并降低医疗成本,而这是发达国家经济中最大的预算支出类别。

本书由许多专家共同撰写,他们致力于通过书中章节来推行免疫检测技术的教育,对此我深表谢意。

中文版包括了124名英文作者和70多名翻译。

对于大量样本筛选而言,免疫检测法所用设备相对便宜,测试成本较低,目前仍然是优选的方法。

当工业界和学术界共同合作时,可以创造辉煌的创新成就,本书便是一个例证。在这一领域中,许多持续的改进推动着其向前发展。很多时候,创新来自于1%的灵感和99%的汗水。随着免疫检测系统变得越发复杂,需要大型团队一起合作来完成开发工作。我参与的最后一个免疫检测开发项目涉及美国和英国的4个大型开发团队,预算达2.5亿美元。

如果您喜欢阅读有关科学应用的书籍,那您选择了一本合适的读物。免疫检测技术为仍在发展中的相关技术行业的生命周期提供了一门必修课程。

接下来,对本书中的术语做一个简单说明。在《免疫检测原理与应用》中,大多数情况下,检测代表竞争(*competitive*)法或免疫计量(*immunometric*)法。我喜欢"竞争性"一词,因为它具有很强的描述性,可以帮助初学者记住这些检测的工作方式。然而,有时示踪剂是在抗体与样本中的分析物结合一段时间后添加的,因此竞争法并不是一个被普遍接受的科学性描述。我也偏爱"免疫计量"的叫法,因为一些某种程度上带有消极意义的描述,如"非竞争性"或"试剂过量"的描述,掩盖了其与竞争法产品相比的优越性能。此外,免疫计量法的通俗称谓"三明治夹心法"可能具有误导性。尽管夹心法也是描述性的词语,但是在竞争性检测法中也可能有三层或更多的分子结合在一起的情况。此外,希望读者可以了解,尽管大多数免疫计量法是非竞争法,但是最初引入该术语是为了表述那些使用了标记抗体的免疫检测法,而一些竞争法也使用了标记的抗体。本书将这种情况下的检测描述为竞争性检测而非免疫计量检测。希望专家们能够谅解对上述命名的简化和统一,这一尝试为对独立发展的各领域在本书中的描述进行了标准化。在本书中,你会多次看到"三明治夹心法"和"免疫计量法"并用,因为前者在某些应用中更常见。

*ELISA*是本书中相关语境下使用的术语,描述了一种基于酶标记物的固相免疫检测法。ELISA是免疫检测法的一个分支,在放射性标记应用减少的同时,ELISA重要性越来越突出。但是现在医院分析仪上进行的很多免疫检测利用的是直接化学发光标记物。因此,ELISA不能作为所有免疫检测的通用术语。

这本书由免疫检测的相关信息所构成。撰稿的作者们在各自章节中浓缩整合了大量的基础与临床背景信息，且深入浅出，没有让相关主题变得晦涩难懂。本书撰写专家之间的协作延续了罗莎琳·耶洛和所罗门·柏森的精神。他们拒绝为自己的发明申请专利，致力于对免疫检测工业界的创建者进行培训，并促进了该行业的快速发展。

青蒿自古以来就被认为具有药用价值。1972年，屠呦呦发现青蒿素（qinghaosu）可用于治疗疟疾和寄生虫感染，并开发了从青蒿中提纯青蒿素的工艺。

屠呦呦和Rosalyn Yalow因为她们的发现分别于2015年和1977年获得了诺贝尔生理学或医学奖，数亿人从中受益。正如罗莎琳·耶洛从玛丽·居里的故事中受到启发学习物理学，她们都为想学习科学的女性们树立了光辉的榜样。

本书的中文版本之所以存在，是因为双语科学家何建文（Jianwen He）的远见卓识和奉献精神，他是英文版的作者兼编辑。在美国诊断行业工作多年后，他回到了自己的祖国——中国。本书的出版也得益于中国最大的诊断公司迈瑞（Mindray）的慷慨支持。将诸如此类的大型书籍翻译成中文需要大量的精力和付出，我非常感谢迈瑞对这个项目的支持。

希望您能从本书中获得有用的信息和见解，并在免疫检测领域及其应用中进行新的探索。如果您这样做，您将延续一个悠久的传统：着迷于应用科学为全世界人类服务。

大卫·韦德

david@davidwild.net

译者前言

标记免疫检测技术的发明迄今已 60 年整。最早的以放射性核素作为标记物的放射免疫检测技术是美国医学家耶洛和柏森于 1959 年在清洁工更衣室首先建立的。耶洛因此于 1977 年获得诺贝尔生理学或医学奖。标记免疫检测技术的发展极大地提高了免疫检测方法的灵敏度,其后出现的非放射性核素如酶、元素、发光物和元素化合物标记的化学发光免疫检测技术,使免疫检测进入到了自动化检测的时代。如今,免疫检测方法已在临床广泛应用于疾病筛查、诊断、治疗监测及预后评估等方面。

由大卫·韦德主编的本书原著 The Immunoassay Handbook——Theory and applications of ligand binding，ELISA and related techniques 于 1994 年初版,后分别于 2001 年和 2005 年推出第二和第三版。本书的最新版即第四版(即最后版)于 2013 年出版。本书首版和再版前后经历了约 20 年,这 20 年也是免疫检测技术特别是全自动化学发光免疫检测的研究和临床应用高速发展的时期,该书是理论指导实践、技术推动应用的典型实例。在医学生物学和工程学交叉领域碰撞出最多火花的是免疫检测技术,而化学发光免疫检测方法是其中最为闪亮的光束。

近年来,国内体外诊断如朝阳升起,展现了非常好的前景。基于各种方法和技术平台的免疫检测项目在国内得到了广泛临床应用,进而促进了相关方法和平台的技术提升,设计生产出更高质量的产品,更好地满足日益增加的临床实验室的需求。为更全面、更准确地了解免疫检测的核心要素,从事临床免疫检测仪器和试剂研发的人员、日常临床免疫检验人员均需要一本能全面介绍免疫检测基本原理、方法和临床应用的专著,中译本《免疫检测原理与应用》应运而生。在组织翻译该专著前,我们征询了原著主编,大卫·韦德教授确认原著第四版仍在原理、方法和应用上具有适用性、科学性和准确性,同时对一些可能进展较快的章节请原作者予以更新。此外,为了控制篇幅和突出让读者了解免疫检测核心要素的翻译初衷,对各主要公司的检测系统的介绍予以删除。

免疫检测的原理以及仪器和试剂的研发涉及数学、物理学、化学、免疫学、微生物学、生物医学工程、医学等诸多学科,专业名词众多且复杂。为了便于对专业名词的科学和专业的解释,我们编写了一部《英中对照免疫检测词典》,由人民卫生出版社于 2017 年出版。

本译著全方面涵盖免疫检测理论、技术和方法应用。全书包括七个部分:第一部分免疫检测的基本原理包括免疫检测入门简介、免疫检测法的性能指标等;第二部分免疫检测的类型包括竞争性和非竞争性免疫测定(含酶联免疫吸附试验)的原理、游离分析物免疫检测、定性免疫检测的特点和设计、传染病相关抗体的检测、基于微球的多重免疫分析、芯片上的实验室、微 / 纳米免疫检测系统、微阵列芯片、表面等离激元共振在结合位点、动力学和浓度分析中的应用、数字 ELISA 方法测定单个蛋白质分子、免疫组织化学和免疫细胞化学等;第三部分免疫检测的组成包括抗体、信号产生及检测系统、固相和其他分离系统、偶联方法、标准化和校准等;第四部分免疫检测的开发包括 ELISA 开发实用指南、方法评价 - 实用指引、免疫检测中的干扰、体外诊断产业中免疫检测的开发等;第五部分免疫检测的实施包括样本采集、受试者的准备和标本的处理、实验室质量保证、即时检测(床旁检测)、免疫检测问题原因分析指南等;第六部分免疫检测在临床化学之外的应用包括免疫分析在兽医诊断中的应用、药物开发中的配体结合分析等;第七部分免疫检测的临床应用包括临床概念、甲状腺、肾上腺皮质、骨和钙代谢、不孕不育症、体外受精与胚胎移植、女性多毛症与男性化、妊娠、生长与生长激素缺乏症、糖尿病、血液学、心脏标志物、肿瘤标志物、变态反应、自身免疫性疾病、胃肠道、肝炎、艾滋病病原体、病毒性疾病、细菌性疾病、寄生虫和真菌、治疗药物监测和药物滥用等。

本译著邀请到国内从事免疫检测行业的临床实验室专家、医学专家及试剂研发技术人员共同翻译编写，是跨学科和地域的大协作和集体努力的结晶。感谢迈瑞公司在本书的出版翻译过程中给予的大力支持，感谢人民卫生出版社各位编辑老师的支持。最后，感谢我们家人的支持和理解。

本译著适用于从事免疫检测技术研发、临床免疫检测人员的研读，并可作为从事相关研究的硕士和博士研究生不可多得的参考书，也适用于临床检验及相关专业的本科生的专业教材的补充。相信本译著的出版有助于国内免疫检测技术发展及更好的临床应用。

尽管我们希望把译作做到完美，但由于水平有限，错误和遗漏在所难免，敬请读者不吝指正，以便再版时更正。

李金明　何建文

2019 年 12 月

目　录

第三部分 免疫检测的组成

第四部分 免疫检测的开发

第五部分 免疫检测的实施

第六部分　免疫检测在临床化学之外的应用

第七部分　免疫检测的临床应用

第一部分

免疫检测的基本原理

如何使用本书

《免疫检测原理与应用》一书蕴含了免疫检测及其应用的全面信息。本节介绍了本书是如何构成的,以方便读者查询所需要的信息。

一、使用索引

在索引中,如果页面索引为粗体形式,则相应主题通常会有更详细地介绍。

二、本书的结构

本书的内容分为若干部分,每一部分都建立在前面的知识体系之上。

第一部分:免疫检测的基本原理

第一节 如何使用本书。

第二节 免疫检测入门简介。本节对于免疫检测领域的入门者来说是个很好的起点,介绍了免疫检测的基本原理。

第三节 免疫检测性能指标。本节介绍了定义免疫检测性能的术语和方法。

第二部分:免疫检测的分类

第一节 竞争性和非竞争性免疫测定(ELISA)的原理:从分类上来说,几乎所有的免疫检测都是竞争性的或非竞争性的。之所以在同一章节中对它们进行介绍是因为它们具有一些共同的特征。酶联免疫吸附试验(ELISA)是非竞争性免疫测定方法的一个亚类,尽管有时该术语被不恰当地(或不正确地)用于描述各种免疫检测方法,非竞争性免疫测定通常被称为夹心测定法,这是因为分析物被夹在两个抗体(捕获和标记抗体)之间。

第二节 均相免疫测定:通常的免疫检测是异相的,依赖于将结合到抗体上的物质与未结合的物质进行分离,只有结合的部分才可以通过标记得到可测量的信号。均相免疫分析的目的是通过一系列巧妙的方法,在不需要分离的情况下,将结合和未结合的标记物区分开。这样简化了检测

自动化。均相免疫分析可以是竞争性的,也可以是非竞争性的。这是一个具有创新性的领域,正受到许多研究者的高度关注。

第三节 侧向层流免疫检测系统:该种类型的免疫检测应用广泛,值得用一个章节专门进行介绍。众所周知的一个例子就是家用妊娠测试。该种类型的检测用于即时诊断、法医、环境和食品应用。主要特点是所有的操作步骤包括分离,都是通过毛细管作用在惰性试纸上完成的,不需要使用者的介入。这是一个具有高度发展活跃度的学科领域。

第四节 游离分析物免疫检测:这是检测模式中一个特殊的类型,目的是测量血液样本中游离的分析物,如未与载体蛋白相结合的部分。如果游离分析物是代谢活性部分的话,那么对其进行检测就很重要。游离甲状腺素就是典型的例子,其游离部分只占总甲状腺素的 0.02%。

第五节 定性免疫检测的特点和设计:当免疫检测已经发展到能满足特定的临床需求时,给出是或否结果的定性检测变得越来越普遍。家用妊娠测试和一些血液筛查测试一样都是定性的,这类检测法有时在阳性和阴性分类区域之间也会有一个灰区。虽然定性免疫检测对于使用者来说很简单,但它有独特的设计要求,这是因为定性检测给出了临床解释,而不仅仅是分析物浓度。

第六节 传染病相关抗体的检测:传统的免疫检测利用抗体来"捕获"互补的抗原,即目标分析物。当抗体是目标分析物的时候,也可以运用相同的原理,将抗原作为"诱饵(bait)"捕获抗体,然而实际上抗体检测有其特有的挑战性。在传统的免疫检测中,开发人员可以选择单个克隆抗体或者多个抗体的混合物,通过设计来达到所需的检测性能特征。然而在抗体检测中,不同样本间的抗体群体可能存在很大的差异。

第七节 以微球为基础的多重免疫检测——利用 Luminex® xMAP® 技术的开发和应用:Luminex 开创性地使用了抗体包被的微球和细胞分选技

术,现在已经成为免疫检测中一个重要的类别,具有许多的应用。

第八节　芯片上的实验室,微／纳米免疫检测系统、微阵列芯片:本节介绍了当检测越来越小型化时,物理作用力之间的关系是如何变化的,如表面张力的影响越大,同时重力的影响就会越小。设备的样本加载模块需要匹配人体尺寸,这使得检测模块在尺寸上就会显得相形见绌。免疫检测的每一个方面都需要重新设计以实现小型化,这是一个非常有趣的科学和工程领域。

第九节　表面等离激元共振在结合位点、动力学和浓度分析中的应用:表面等离激元共振是一种经过改良的生物传感器技术,可以深入研究一对抗体 - 抗原间的结合动力学,这是每一个免疫检测的核心。本节介绍了结合常数和解离常数的重要性,以及它们的作用是如何实现可视化的。

第十节　使用数字 ELISA 方法测定单个蛋白质分子:这是一种令人兴奋的全新的单分子检测类型,已经取得了显著的成果,可以精确地测量极低浓度的多肽。

第十一节　免疫组织化学和免疫细胞化学:免疫组织化学和免疫细胞化学与免疫检测密切相关,因此本书也包括与其相关的内容。在蛋白质组学领域,利用这些技术研究细胞中具有科学意义的蛋白质,发现它们位于何处,比较疾病细胞和正常细胞,为寻找原因和可能的治疗方法提供线索,并且利用这些技术可以在细胞水平上评价一种治疗方法相较于另外一种方法的效果。

第三部分:免疫检测的组成

免疫检测的方法有多种组合排列,但是它们都具有共同的元素。一旦了解了基本的成分,就更容易理解任何新的免疫检测系统。

第一节　抗体:大多数免疫检测使用抗体作为最关键的试剂(某些免疫检测相反,使用抗原来测试样本中是否含有特异性抗体)。本节介绍了抗体作为需要精挑细选的试剂组分应该如何使用以及目前可用的重组技术。所述的一些技术也正在促进制药业的变革,如通过使用人源化单克隆抗体作为治疗药物等。

第二节　信号生成和检测系统:为了量化抗体和目标分析物的结合,需要一个信号。本节介绍了最常见的信号生成系统,以及它们各自的优

势和局限性。

第三节　固相和其他分离系统:分离过程去除掉多余的、未结合的能够产生信号的物质,以便只测量结合的信号。分离过程直接影响免疫检测的灵敏度。本节介绍了如何使用固相载体来固定捕获抗体,虽然这样简化了分离的过程,但可能会影响抗体反应和检测动力学。

第四节　偶联方法:免疫定量分析法中,在分析物存在的情况下会形成的抗体 - 分析物 - 抗体复合物,如果没有信号生成的实体来量化它,那么这个复合物是没有用的。在大多数免疫检测中,都会涉及将其中一种抗体偶联到分子标记物上,该偶联产物可以参与到信号生成系统中。在 ELISA 中,标记物就是一种酶。这是免疫检测中抗原或者抗体需要与另外一个分子通过化学方式偶联在一起的几种情况之一。偶联是免疫检测中一个专业的领域,将在本节中进行介绍。

第五节　标准化和校准:免疫检测是一种间接的测量系统,需要通过校准来给出有意义的浓度估计值。在某些情况下,校准可以追溯到一个具有确定意义测量单位的标准品,如摩尔或克,这种追溯是可以被验证的,但是在其他情况下,标准化是溯源到任意指定的单位。本节介绍了免疫检测是如何标准化和校准的。

第六节　校准曲线拟合:本节介绍了计算机在读取未知样本浓度的过程中所使用的模型和算法,样本浓度来自于标准品或校准品。

第四部分:免疫检测的开发

第一节　ELISA 开发实用指南:使用"实验室自建"的免疫检测可以既简单又廉价地筛查数以千计的样本,这是免疫检测的一大吸引力。本节是 ELISA 开发实用指南,用来指导研究人员和那些资源有限的人员。

第二节　方法评价 - 实用指南:本节是指导商业化产品的用户如何对产品进行初步评价的指南。

第三节　免疫检测中的干扰:许多潜在的原因会造成免疫检测中的干扰,这些干扰可能来源于样本和其他来源。本节是对干扰的类型以及如何检测和防止干扰的全面性的指南。

第四节　体外诊断行业中免疫检测的开发:本节是业内人士所撰写的关于商业化免疫检测开发的综述。

第五部分：免疫检测的实施

第一节　样本采集，包括受试者的准备和样本的处理：本节给出了关于项目的准备、样本的采集以及其他相关主题的全面性建议。覆盖了血液和其他类型的样本，并延伸到唾液采集。

第二节　实验室质量保证：本节是免疫诊断实验室建立安全质量体系的指南。

第三节　即时检测（床旁检测）：本节涵盖了临床实践中即时检测的管理以及决策者在决定是否使用即时检测时应注意的事项。

第四节　免疫检测问题原因分析指南：本节是一个全面的和系统性的指南，用来确认免疫检测相关问题的根本原因。

第六部分：免疫检测在临床化学之外的应用

第一节　免疫检测在兽医诊断中的应用：本节提供了免疫检测在兽医领域用于控制和诊断传染病，以及评估代谢和生殖状况的全面情况。介绍了兽医免疫检测的技术和科学，包括猫、犬、猪、马、牛和禽类的应用。

第二节　配体结合检测在药物开发中的应用：本节描述了制药工业在药物研发、药物代谢动力学、毒理学和临床研究的不同阶段是如何应用免疫检测的。

第七部分：免疫检测的临床应用

第一节　临床概念：临床测试应用于诊断、患者管理和筛查的原则，以及免疫检测设计的结果。

第二节至第二十三节　临床章节：本书最后的一个部分由22节组成，各节以一致的格式概述了免疫检测所应用的主要临床领域，包括正常身体功能的描述、相关临床疾病，以及在各领域中可能用到的每一种免疫检测分析物的介绍。本书的这一部分描述了免疫检测的临床应用。为了体现其科学价值，在这些章节给出了参考区间，但是由于参考区间在不同方法和患者人群中有所不同，因此该参考区间不得用于任何临床情况。临床内容如下：

(1) 甲状腺；

(2) 肾上腺皮质；

(3) 骨和钙代谢；

(4) 不孕不育；

(5) 体外受精和胚胎移植（IVF-ET）；

(6) 女性多毛和男性化；

(7) 妊娠；

(8) 生长和生长激素缺乏症；

(9) 糖尿病；

(10) 血液学；

(11) 心肌标志物；

(12) 肿瘤标志物；

(13) 变态反应；

(14) 自身免疫性疾病；

(15) 胃肠道；

(16) 肝炎；

(17) 人类免疫缺陷病毒（HIV）；

(18) 病毒性疾病（不包括肝炎和HIV）；

(19) 细菌性疾病；

(20) 寄生虫和真菌；

(21) 治疗药物监测；

(22) 药物滥用。

（陈清　杨薇　译，何建文　审）

免疫检测入门简介

免疫检测利用试剂识别样本中的微量分析物并产生信号,从而进行测试。比如,免疫检测类似于用磁铁在水里收集铁屑。我们把一个磁铁固定在绳子末端并置于水中,水中的铁屑会被吸引到磁铁上。在免疫检测中,**抗体(antibody)**代替了磁铁用于捕获分析物,固相基质代替绳子用于固定抗体。抗体具备很高的选择性,可以在复杂的样本体系中识别目标分析物。通常样本中的目标分析物浓度极低,仅仅捕获它们仍难以得到检测结果。因此,人们引入另一试剂来识别被捕获的分析物并产生信号。在不同分析物浓度下,免疫检测中信号强度存在差异,通过对信号的强度水平进行测量和计算即可反映出待测分析物的浓度。

免疫检测具有特异性强、灵敏度高和设计灵活的特点,这些优势源自试剂中抗体具有的以下优点:

• 抗体能够广泛地识别天然或人造的各类物质,如化合物、生物分子、细胞、病毒等。

• 抗体针对结合的目标物质具备优异的特异性。

• 抗体与目标分析物的结合具备一定强度。

抗体可通过对目标动物体内接种抗原产生,这一过程被称为**免疫接种(Immunization)**。

一、免疫计量法

免疫检测中最简单的设计是**免疫计量(Immunometric)法**(图 1-2-1)。在此类检测中,一个抗体被固定在塑料表面(如微孔板中的样本孔),用于从样本中**捕获(capture)**分析物;另一个抗体,特异性识别分析物的另一结构并用于构建**信号生成系统(signal generation system)**。后者被称为"标记"抗体,如放射性同位素是一种常见的标记物。在检测过程中,标记抗体识别并结合目标分析物,而未结合的标记抗体通过清洗被洗脱。检测体系中被保留的标记抗体会产生信号,信号强度与样本中分析物浓度存在一定的比例关系,通过对信号的测量即可实现对分析物浓度的测定。

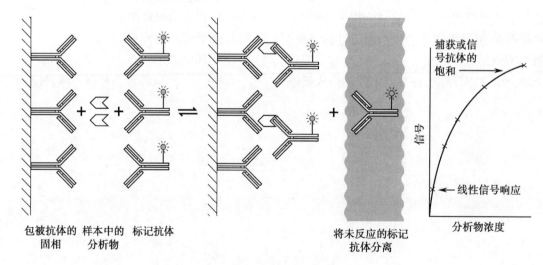

包被抗体的　样本中的　标记抗体
固相　　　　分析物

将未反应的标记
抗体分离

捕获或信号抗体的饱和

信号

分析物浓度

线性信号响应

图 1-2-1 免疫计量免疫测定

注:选择两个合适的能够识别目标分析物的抗体。将其中一个抗体包被在固相表面,用于捕获分析物。另一个抗体进行标记,产生检测信号。捕获抗体、分析物和标记抗体可以形成"三明治夹心"结构。而未反应的标记抗体通过清洗与反应体系分离,之后再进行信号的读取。信号强度与样本中分析物浓度存在一定的比例关系,通过对信号的测量和处理即可实现对分析物浓度的测定

免疫检测中被标记并产生信号的成分通常被称为**示踪剂**(tracer)。在检测中通过清洗可以有效地去除未结合的示踪剂,即**分离**(separation)。分离的效果对检测结果的准确性至关重要。免疫检测中固定抗体的材料称为**固相**(solid phase)载体,其中以塑料材质最为常用。在免疫计量分析法中,捕获抗体、分析物和标记抗体形成"三明治夹心"结构,因此该方法也称作**夹心**(sandwich)检测法。

与之类似,当待测物为血样中的抗体时,人们选择合适的抗原作为"诱饵"对分析物进行捕获,这种设计广泛应用于感染性疾病的检测。如病毒表面的抗原可以被固定在塑料基质上,固定的抗原可以识别并捕获血样中由病毒诱发产生的人源抗体。已捕获的待测抗体可被标记的动物抗人抗体所识别,从而产生信号(图 1-2-2)。通常这一类动物抗人抗体称为第二抗体,即**二抗**(second antibody)。

除了放射性同位素,**酶**(enzyme)也可以通过化学方式与抗体**偶联**(conjugate)作为示踪剂(图 1-2-3)。酶与抗体类似,也是能够与特定目标分子结合的蛋白质。同时,酶具有催化特性。酶催化反应中的起始原料称为**底物**(substrate)。酶与合适的底物分子进行催化反应时,能够产生颜色、荧光、化学发光等信号,这些信号可以被光学或电子设备测定。每一个酶分子可以催化众多底物分子产生高强度信号,使检测系统具备高灵敏度。采用酶标记物为发光源的免疫检测的分析方法称为**酶联免疫吸附测定法**(enzyme-linked immunosorbent assay,ELISA)。

二、竞争法

免疫计量法适用于大分子检测,待测物需具备足够表面积并可同时被两个不同抗体分子所识别。但是当待测物为小分子时,如药物分子,则通常选择**竞争性**(competitive)免疫分析法(简称"竞争法")(图 1-2-4)。竞争法通常只采用一种抗体,且在反应体系中抗体数量相对于待测物质数量是有限的或不足的。示踪剂通过标记目标分析物的类似物进行制备,其能够产生待测信号,如放射性同位素或酶。示踪剂与样本中的待测物共同竞争有限的抗体位点,被捕获示踪剂的数量与样本中分析物的浓度成间接比例关系。在竞争法中,固定化抗体和示踪剂的准确数量至关重要,这类检测有时也称为**试剂限量**(reagent limited)。与之对应,夹心法(三明治法)免疫检测则称为**试剂过量**(reagent excess)。

抗原(antigen)是指能够引起机体抗体响应的物质。在免疫检测中,与抗体结合的物质也被称为抗原。在竞争法中,有时待测分子过小无法引发动物体内的抗体响应,常引入化学手段将其与较大分子连接(偶联)以产生抗体。在偶联物的刺激下,动物体内也会形成可以识别游离小分子的抗体。这种需偶联才能在动物体内形成抗体的小分子称为**半抗原**(hapten),使动物产生免疫反应的游离分子或偶联分子称为**免疫原**(immunogen)。

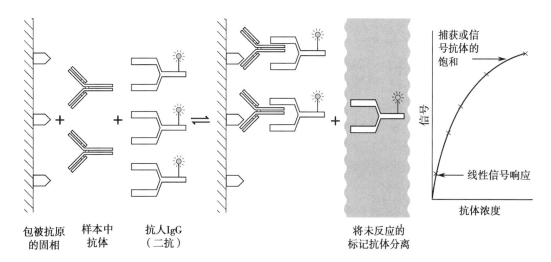

包被抗原　样本中　抗人IgG　　　　　　将未反应的
的固相　　抗体　(二抗)　　　　　　标记抗体分离

图 1-2-2　抗体试验的免疫定量检测法

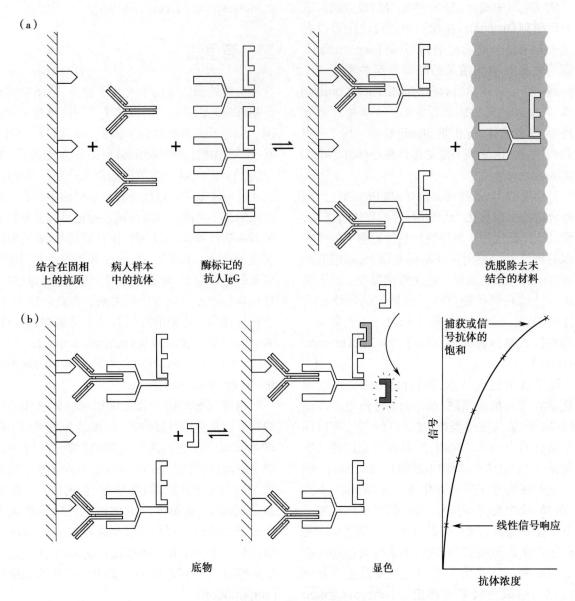

（a）

结合在固相　病人样本　酶标记的　　　　　　　洗脱除去未
上的抗原　　中的抗体　抗人IgG　　　　　　　结合的材料

（b）

捕获或信
号抗体的
饱和

信号

线性信号响应

底物　　　　　　　　　显色　　　　　　　抗体浓度

图 1-2-3　ELISA 检测抗体

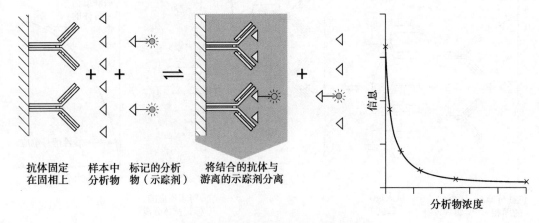

抗体固定　样本中　标记的分析　将结合的抗体与
在固相上　分析物　物（示踪剂）　游离的示踪剂分离

信息

分析物浓度

图 1-2-4　竞争性免疫分析（固相分离）

三、均相免疫检测

上述免疫检测均需要在信号检测前去除未结合的示踪剂,因此这类方法称为**非均相**(heterogeneous)免疫检测。在非均相免疫检测中,通过对体系中未结合示踪剂的有效分离(如在信号产生之前用缓冲液对固相进行彻底的清洗)使检测信号随样本浓度变化。与之对应,另一类免疫检测无须分离操作,示踪剂仅在与免疫计量中分析物结合后或与竞争法中抗体结合后才可产生信号,称为**均相**(homogeneous)免疫检测(图1-2-5)。

四、定标

免疫检测过程中产生的信号与分析物浓度成比例关系,采用**标准曲线**(standard curve)匹配上述比例关系用于分析物定量的过程称为**定标**(calibration)。标准曲线通过一系列测试而建立。标准曲线建立时采用与样本分析时相同的方法进行测试,样本选择由已知分析物浓度样本稀释形成的具备浓度梯度的样本。在商品化检测试剂盒中,标准曲线通常由用户对一组预先标定浓度的溶液进行检测而获得。这些溶液称为**校准品**(calibrators),使用校准品产生的曲线称为**校准曲线**(calibration curve)。

通过标准曲线或校准曲线获得分析物浓度的免疫检测为**定量**(quantitative)检测。另一类免疫检测无须得到准确定量结果,仅需判断样本中是否含有待测分析物,即**定性**(qualitative)检测,如指示尿样来自怀孕妇女或非怀孕妇女。妊娠检测为日常生活中常见的定性测试。

五、小结

为了更深入地了解免疫检测,读者可参阅第一节"如何使用本书",以确认免疫检测构建形式、组成成分、应用领域等具体信息的书内位置。

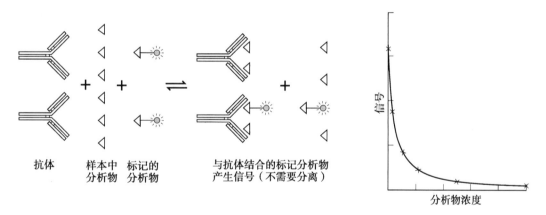

图 1-2-5　均相免疫检测(竞争法)

抗体　　样本中分析物　　标记的分析物　　与抗体结合的标记分析物产生信号(不需要分离)

信号　　分析物浓度

(张轶　译,何建文　审)

免疫检测法的性能指标

免疫检测法是具有以下基本特征指标的分析方法：

- **灵敏度**（sensitivity）：定量测量微量浓度分析物的能力。

- **特异性**（specificity）：无须预先从复杂样本（如血液）中纯化分析物即可识别分子结构一致的分析物的能力。

- **准确度**（accuracy）：通过使用参考标准和校准曲线对测量结果进行有值的量化，可以使不同实验室之间的检测结果具有可比性，且可与先前建立的基于健康人群和临床应用人群的参考值（本书中称为参考区间）进行比较。

- **精密度**（precision）：测量值之间最小的差异，因此单个测试或重复测试的结果都是可信的，不同条件下获得的检测结果是一致的。

上述性能指标是相互关联的。对于检测血液样本（特异性）中分析物的微量浓度（灵敏度）来说，精密度和灵敏度是必需的。灵敏度与精密度密切相关，这是因为灵敏度是指分析物浓度，当分析物浓度低于灵敏度时，检测的不精确性将变得不可接受。因此，本节将精密度的相关内容紧排在灵敏度内容之后。尽管人们有时会理所当然地认为免疫检测法应该具有这样的性能，但在实践中想要达到可接受的分析性能仍是一大挑战。为了通过开发、优化从而获得满足其预期用途的免疫检测法，必须对这些基本性能指标进行测试。

一、检测灵敏度

本书第二部分第一节中讨论了灵敏度在实验设计方面的决定因素［参见"竞争性和非竞争性免疫测定（包括 ELISA）的原理"］。灵敏度的概念是一种可能性，即检测方法能可靠地检测到样本中分析物浓度不是零时的最低浓度。经典的统计学方法是重复检测低浓度样本和零浓度校准品，并假设样本结果与零浓度无统计学差异，即零假设，并对此假设进行 t 检验。但是，在这种检验中，由于标准误差与检测次数的平方根成反比，因此

"灵敏度"会随着检测的重复次数的增加而降低。显然，这种检验对于评估固有的检测灵敏度是没有用的。

因此，实践中最常见的方法是重复检测零浓度校准品，并将高于平均值 2 倍或 3 倍标准差所对应的浓度定为灵敏度极限值。该极限值等于样本的单次测值不会偏离空白值分布的概率，称其为**分析灵敏度**（analytical sensitivity）。

该极限值不需要很可靠，毕竟，在此浓度下的精密度可能会比我们认为能接受的还要差很多。灵敏度的评估还存在一个更深层次但未被广泛重视的问题。灵敏度总是低于第一个含有分析物的校准品的浓度，在某些情况下，可能会达到数量级上的差异。为了计算分析灵敏度，会使用该浓度校准品拟合一条校准曲线，并假设这条拟合的校准曲线近似反映该浓度校准品以下的真实剂量响应曲线，而真实情况可能并非如此。如图 1-3-1 所示，在这种情况下，计算所得的灵敏度（S_1）并不能反映真实的灵敏度（S_2）。

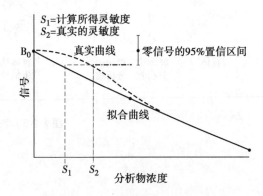

图 1-3-1　检测方法的灵敏度

注：拟合的校准曲线仅为真实曲线的近似反应，并不能反映真实的剂量-反应曲线，即计算所得的灵敏度（S_1）并不等同于真实的灵敏度（S_2）

正是由于这些原因，引入了**功能灵敏度**（functional sensitivity）的概念，这一概念具有更大的实用价值。功能灵敏度指检测中变异系数小于一个特定的值，比如 20% 的最低分析物浓度（20% 的数字是随意的数字，可能不适用于某

些应用场景)。因此,灵敏度的概念已经从作为一种假设检验转变为一种估计。功能灵敏度源于检测范围内精密度变化的相关知识,即**精确度图**(precision profile),其衍变的由来将会在以后章节介绍。功能灵敏度浓度通常会但并不一定总是高于分析灵敏度。

功能灵敏度的推导过程比分析灵敏度更为复杂。如果文献或制造商的包装说明书中没有说明灵敏度的测定方法,则更可能引用的是分析灵敏度而不是功能灵敏度。

二、精密度和不精确性

精密度(precision)是描述一种分析技术的可重复性。**不精确性**(imprecision)则与精密度相反。它是对一种分析技术中误差的估计值,用变异系数百分比(%CV)表示,或者有些时候用特定分析物水平的标准差(SD)表示。"高精密度"与"低不精确性"具有相似的含义。人们普遍推荐使用"不精确性"这一术语,而不是精密度,理由就是实际测量的是不精确性(用 %CV 或 SD 表示)。然而,对于(不)灵敏度的使用尚未提出类似的论点,"精密度"这一术语被广泛接受。在本书中,为了使表述更接近于常规做法,更多地使用了"精密度"一词;但当使用"不精确性"能使表达更加清晰的时候,也会选择性地使用这一术语。

检测的不精确性是由几种来源的变异综合作用所导致的,这些变异的来源主要是由抗体特性、分离方法、检测方法和操作误差决定。

(一)抗体对精密度的影响

如果在检测结束时反应能够达到真正的平衡条件,则精密度会大大提高。抗体亲和力越高、反应速率越快,则在给定的时间和温度的条件下越有可能达到反应平衡。

下列参数的变化将会导致不精确性,这是因为它们当中的每一个都可以影响抗体 - 抗原结合反应的速率。此外,对于检测法来说,如果这些参数未得到正确的优化,那么反应速率也会降低。这些参数是:

(1)抗体浓度。

(2)温度及时间 - 温度图。

(3)最终反应混合物的 pH。

(4)最终反应混合物的离子强度。

(5)固相上有效抗体包被密度的变化(如果使用固相吸附抗体)。

(二)孵育条件或仪器的变化

在孵育温度控制得不够或不均匀的地方,都会出现不精确性的问题。例如,在分析仪的孵育箱中,不同位置之间的温度可能存在细微的差异,这将会导致检测孵育结束时结合力的差异。使用自动分析仪进行检测,检测开始前样本或试剂温度的变化可以改变检测的时间 - 温度图谱的形状。所谓的"边缘效应"(edge effects)也可能会给微孔板检测法带来问题,这是由于微孔板边缘受热不均导致的。为了避免边缘效应,需要对孵育箱进行仔细地检查,以确保热量分布均匀。在固相微粒检测法中,由于在使用前微粒没有完全悬浮或在孵育期间固相沉降的差异,也可能会出现不精确性增加的问题。

(三)分离对精密度的影响

有效的分离应该是在错误分类误差最小且不干扰特异性结合反应的条件下,将游离部分与结合部分完全地分离开。将未结合的物质从微粒或反应孔中有效地分离出来需要包括清洗在内的一系列步骤,其所涉及的过程(如磁分离、重悬浮、抽吸等)可能会受到机械、流体或压力波动的影响。处理溶液与微粒的系统还可能会出现暂时的堵塞。

(四)检测误差对精密度的影响

使用放射性示踪剂的计算误差可能会很大,尤其是在低计数率的情况下。在放射性检测中,标准差等同于累积计数的平方根。每个试管中累积 10 000 个计数可将计算误差降低至 1%。

氚和碳 -14 这类需要闪烁计数的标签,计数效率是另一种产生不精确性的原因,尽管通过使用内外部标准化可能部分地降低这种影响。在使用碘 -125 作为标签的检测中,使用的玻璃管的管壁厚度不均匀会进一步增加 1%~2% 的不精确性,应该避免使用此类玻璃管。

为了增加测试通量,放射性检测法通常会使用多通道伽马计数器来计数,这就需要对每个计数通道进行准确地校准并定期检查每个计数通道的污染情况,否则可能会导致额外的不精确性。

类似的问题可能也会在微量滴定板读取器中发生,该类读取器通过多个光纤传输系统来测量所有的反应孔,因此需要定期检查和维护,以确保其保持良好的工作状态。

光学系统可能会受到与样本相关的干扰,如样本混浊或存在荧光团等。灯泡和读数器也会在使用一段时间后出现质量下降的情况。与信号生成有关的试剂也可能随着时间的推移而失去活性,从而增加了信噪比。

(五) 操作误差对精密度的影响

移液不良会导致误差,加样时的误差会引入不精确性。盐分的结晶可以阻塞计量探针。免疫检测分析仪最可能出现严重计量错误的时间就是在一段时间不工作之后。

(六) 精密度的等级

目前有以下几种指标用以评估精密度的等级。

1. 批内精密度

批内精密度(within-run precision)是指在同一测试中多次检测同一样本获得的精密度。样本应进行 20 次的重复检测,且这些重复的检测在整个测试过程应为等距间隔而不是顺序进行的。可能需要评价数据的离群值,最好使用正规的统计学方法(例如,Healy 在 1979 年的文章中描述的方法)进行评价。(译者注:批内精密度又称为**重复性**(repeatability),指在一组测量条件下的测量精密度,包括相同测量程序、相同操作者、相同测量系统、相同操作条件和相同地点,并且在短时间段内对同一或相似被测对象的重复测量。相关评估指南详见《CLSI EP05-A3 定量测量程序精密度评估批准指南(第三版)》相关章节。)

2. 测试间精密度

测试间精密度(between-run precision)是一个指标,用于描述检测法在测试同一样本时,每次测试和每天测试重现相同结果的能力。当以单次常规测定的方式对样本进行测试时,测试间精密度是由测试内和测试间的组合误差造成的。但当对样本进行重复测试时,通常会用结果的平均值来评估精密度。虽然用结果的平均值来评估精密度的方法很有意义,但重要的是要认识到平均结果本质上是更精确的。这就可以解释为什么测试间精密度 CV 可能会低于批内精密度 CV 这一自相矛盾的情况。[译者注:between-run precision 我

国一般称为批间精密度(参考《体外诊断试剂分析性能评估指导原则(征求意见稿)》(2009)],指在同一实验室,由同一(组)操作员在同一仪器上,使用同一方法和同种、同一批号试剂,在一段时间内(一般为 1 个月或 20 个工作日)对同一测试样品(常用质控品)测量结果的精密度。

3. 批间精密度

试剂批间精密度(between-lot precision)是使用不同批次试剂对测试结果可变性的评估(译者注:between-lot precision 强调试剂的批次间差异,前文 between-run precision 强调同一批次试剂测试过程中的组合误差)。

4. 方法内精密度和组内精密度及全实验室精密度

方法内精密度、组内精密度及全实验室精密度是指实验室间质量评价(能力验证)计划中,诸多实验室测试控制样本得到的精密度估计值;在评估单个检测方法的精密度时,只有方法内精密度与其具有特定的相关性。

(七) 精密度的综合评估

通过使用**均方根**(root mean square,RMS)CV 可将多个来源的、不相关的检测的精密度评估值结合起来:

$$RMS\ CV = \sqrt{\frac{CV_1^2 N_1 + CV_2^2 N_2 + \cdots CV_n^2 N_n}{N_1 + N_2 + \cdots + N_n}}$$

$$(1\text{-}3\text{-}1)$$

式中 CV 是单个检测 1 到 n 的变异系数;N 是每个检测中 1 到 n 次测试中数据的数量。

(八) 最小可区分浓度差

了解免疫检测的精密度是非常重要的,因为它能够对给定浓度与指定值之间存在差异的概率进行评估。它定义了**最小可区分浓度差**(minimal distinguishable difference in concentration,MDDC)。

例如,假设一个孕妇血清甲胎蛋白(AFP)的检测结果为 50IU/mL,该浓度的精密度 CV 为 10%。那么多高浓度的 AFP 时,我们可以确信该值与 50IU/mL 不同呢? 55IU/mL(比平均值高 1 个标准差)与 50IU/mL 存在差异的概率为 84%。而 60IU/mL(与平均值相差 2 个标准差)与 50IU/mL 存在差异的概率为 97.7%。对于正态分布的数据,

可以使用 Z- 得分表（Z- 得分是偏离给定值的标准差个数）很容易地推导出其他概率。需要注意的是，单侧统计检验适用于此种情况。95% 的概率的 Z- 得分是 1.645。上述案例中，95% 置信水平下的 MDDC 为 58.2IU/mL。Sadler 等人（1992）描述了 MDDC 在评估对促甲状腺激素（TSH）检测法性能中的应用。

MDDC 为检测法的技术和临床性能之间提供了直接的概念性联系，是一种将分析目标与临床需求联系起来的有用方法。

在评估任何检测方法时，最基本的观念就是考察其是否给出了"正确"的结果。然而遗憾的是，目前没有单一科学术语可以用来描述这种"正确性"。一个理想的、能够给出完全"正确"结果的检测法，应该是那种在下列条件下测试含有相同水平分析物的样本都能得到相同结果的检测法：

- 来自不同的患者；
- 在不同的测试批中；
- 在不同的实验室；
- 在不同的条件下；
- 使用不同批次的试剂。

如果"准确度"这一术语是根据其在英语中常用用法来使用的，而不是专门用来描述偏差的话，可能会更好些。对于一种能够始终给出正确结果的检测法来说，它必须既精确又无偏差。一种检测法可能是准确的但不精确，或是精确的但不准确，或者是既不准确也不精确。如图 1-3-2 所示，A 检测是准确但不精确，B 检测是精确但不准确，C 检测是既不精确也不准确。矛盾的是，尽管按照正式定义来说，A 检测为更准确，但是 B 检测中的个别结果可能比 A 检测更有可能接近真实值。

（九）精确度图

在评估一个分析技术的精密度时，需要使用特定的质控品来测量不同浓度下的变异情况，这种方法存在一些问题。首先，精密度是在不同的分析物浓度水平下评估的，这些不同的浓度区间之间的精密度必须进行插值计算。其次，商品化的质控品是使用处理过的血液制品（通常是去脂化和去纤维化的血浆，并添加防腐剂）制备的。因此，该商品化质控的基质是经过标准化的，并可能显示出不同于常规样本的基质效应。即使是用常规样本自制的质控血清也要面对这样的事实，即样本混合可使样本之间的基质差异最小化。

因此，理想的解决方案是使用常规样本评估多种浓度下的精密度。通过这种方法，可以在很宽的浓度范围内检测精密度，从而绘制出检测法的**精确度图**（precision profile）（Ekins，1983）。

精确度图是通过计算重复测量值之间的差异而得来的，这些测量值按照浓度的相似性分成若干组。

$$\mathrm{CV}=\frac{\left(\sqrt{\dfrac{d_1^2+d_2^2+\cdots+d_n^2}{N}}\right)\times 100}{\text{组内样本的平均浓度}} \quad (1\text{-}3\text{-}2)$$

式中 d 是第 1 到 n 个重复对之间的差异；N 是数据对的数量。标准差除以一组值的平均值，再乘以 100，得出 %CV。由于精密度随浓度的变化而变化，因此只应汇总相同浓度范围内的数据。

如表 1-3-1 所示。以检测早期妊娠孕妇血清中游离雌三醇为例，使用电子表格来计算精确度图是一种非常简单的好方法。

A 列和 B 列为重复测试的结果，C 列为两次重复测试结果的平均值。D 列和 E 列为单次检测结果占平均结果的百分比。将样本的平均检测结果按升序排列和分组，每组识别出大于 20 个样本。D 列和 E 列中每组 40 个重复测量值的标准差就是该平均浓度下的 CV。然后计算各组样本均值的平均结果并绘制精确度图，可以通过主观判断或通过拟合合适的多项式回归方程来绘制出这些点的最佳拟合线。许多免疫检测的曲线拟合

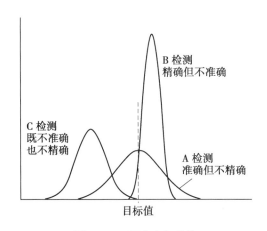

图 1-3-2 精密度和偏倚

注：一种检测方法可能准确但不精确，或精确但不准确，或既不准确也不精确。A 检测准确但不精确，B 检测精确但不准确，C 检测既不精确也不准确。然而，B 检测的结果更可能比 A 检测更接近真实值，但事实上 A 检测多被定义为更准确

表 1-3-1　精确度图的计算

A栏	B栏	C栏	D栏	E栏	F栏	G栏
0.57	0.66	0.62	93	107		
0.57	0.66	0.62	93	107		
0.64	0.64	0.64	100	100		
0.65	0.64	0.65	101	99		
0.58	0.73	0.66	89	111		
0.66	0.70	0.68	97	103		
0.70	0.70	0.70	100	100		
0.68	0.73	0.71	96	104		
0.74	0.71	0.73	102	98		
0.69	0.79	0.74	93	107		
0.74	0.75	0.75	99	101		
0.74	0.75	0.75	99	101		
0.70	0.81	0.76	93	107		
0.72	0.79	0.76	95	105		
0.80	0.74	0.77	104	96		
0.87	0.68	0.78	112	88		
0.85	0.77	0.81	105	95		
0.74	0.88	0.81	91	109		
0.84	0.87	0.86	98	102	平均值	CV
0.83	0.91	0.87	95	105	0.731	5.9%
0.91	0.90	0.91	101	99		
0.97	0.89	0.93	104	96		
0.96	0.96	0.96	100	100		
0.82	1.15	0.99	83	117		
1.11	1.07	1.09	102	98		
1.03	1.21	1.12	92	108		
1.27	1.10	1.19	107	93		
1.25	1.13	1.19	105	95		
1.17	1.25	1.21	97	103		
1.24	1.20	1.22	102	98		
1.22	1.29	1.26	97	103		
1.22	1.45	1.34	91	109		
1.36	1.51	1.44	95	105		
1.45	1.43	1.44	101	99		
1.43	1.48	1.46	98	102		
1.38	1.54	1.46	95	105		
1.48	1.48	1.48	100	100		
1.66	1.56	1.61	103	97		
1.72	1.62	1.67	103	97	平均值	CV
1.75	1.77	1.76	99	101	1.285	5.6%

表 1-3-1　精确度图的计算

程序都包含了相应的子程序以测试数据计算精确度图,有些子程序可以将这些数据与以前数据进行组合和比较。

精确度图中包含了检测方法适用范围这一有用信息。可以在适当的可接受的 CV 处(如 10%)画一条线,该线与拟合的精确度图的交点即为浓度限值,在此限值之间的检测精密度判定为是可接受的。如果分析了足够的低浓度样本,则可以累积相关信息来估计功能灵敏度。

典型的精确度图如图 1-3-3 所示。

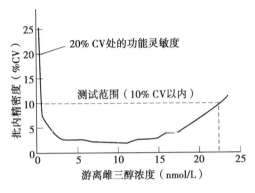

图 1-3-3 精确度图

注:精确度图中可包含检测方法适用范围的有用信息。在 10% CV 处绘制线条,该线条与拟合精确度图的交点处可得出游离雌三醇浓度检测区间,在该浓度区间之间进行游离雌三醇测定,其检测精密度是被认可的

传统的精确度图计算方法存在的一个问题即在大量样本的重复测试结果中,仅一个分散的离群样本的存在,就会极大地增加该特定分组数据的表观 CV。Raggart 在 1989 年写了一篇关于这些严重误差的影响及如何处理这些误差的优秀的综述性文章。

上述技术的进一步变体可使用电子表格程序很容易地制成表格,即计算第一"组"(如 20 个样本)的平均值和 CV,然后将公式复制到整个数据集中,如表 1-3-2 所示。这样可以给出浓度范围内的移动平均值。使用移动平均值方法的一个优点是,当离群样本进入入组范围内时,表观精密度会突然升高;当离群样本离开入组范围时,表观精密度会突然下降,从而可以很容易地识别出明显的离群值。理想情况下,应对分组数据采用正式的离群值检验来检查它们的存在。一种简单的方法是使用 Healy 在 1979 年提出的 Healy 检验,它采用整个数据集来检查平均结果的排名百分比差异,通常可以成功地检测出明显的离群值(图 1-3-4)。

需要强调的是,精密度评估本身会受到抽样误差的影响,并且只有在样本数量足够的情况下才能对精确度图进行准确的评估。Sadler 和 Smith 在 1990 年回顾了精确度图的计算及解释方

表 1-3-2 移动平均值法计算精确度图

A栏	B栏	C栏	D栏	E栏	F栏	G栏
0.57	0.66	0.62	93	107		
0.57	0.66	0.62	93	107		
0.64	0.64	0.64	100	100		
0.65	0.64	0.65	101	99		
0.58	0.73	0.66	89	111		
0.66	0.70	0.68	97	103		
0.70	0.70	0.70	100	100		
0.68	0.73	0.71	96	104		
0.74	0.71	0.73	102	98		
0.69	0.79	0.74	93	107		
0.74	0.75	0.75	99	101		
0.74	0.75	0.75	99	101		
0.70	0.81	0.76	93	107		
0.72	0.79	0.76	95	105		
0.80	0.74	0.77	104	96		
0.87	0.68	0.78	112	88		

续表

A栏	B栏	C栏	D栏	E栏	F栏	G栏
0.85	0.77	0.81	105	95		
0.74	0.88	0.81	91	109		
0.84	0.87	0.86	98	102	移动平均值	平均CV(%)
0.83	0.91	0.87	95	105	0.73	5.9
0.91	0.90	0.91	101	99	0.75	5.6
0.97	0.89	0.93	104	96	0.76	5.5
0.96	0.96	0.96	100	100	0.78	5.5
0.82	1.15	0.99	83	117	0.79	6.7
1.11	1.07	1.09	102	98	0.82	6.2
1.03	1.21	1.12	92	108	0.84	6.4
1.27	1.10	1.19	107	93	0.86	6.6
1.25	1.13	1.19	705	95	0.89	6.6
1.17	1.25	1.21	97	103	0.91	6.7
1.24	1.20	1.22	102	98	0.93	6.5
1.22	1.29	1.26	97	103	0.96	6.5
1.22	1.45	1.34	91	109	0.99	6.8
1.36	1.51	1.44	95	105	1.02	6.7
1.45	1.43	1.44	101	99	1.06	6.6
1.43	1.48	1.46	98	102	1.09	6.6
1.38	1.54	1.46	95	105	1.13	6.1
1.48	1.48	1.48	100	100	1.16	6.0
1.66	1.56	1.61	103	97	1.20	5.7
1.72	1.62	1.67	103	97	1.24	5.7
1.75	1.77	1.76	99	101	1.28	5.6

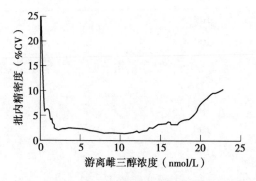

图 1-3-4　移动平均精确度图

注:当离群值进入特定范围内时精密度会突然明显增加,而当其脱离特定范围时精密度会突然明显下降,这时使用移动平均值方法可容易识别明显的异常值,这是使用移动平均值方法的一个优点

法中存在的一些不足,并介绍了它们的推导方法以及相关的 95% 置信区间。

就临床实用性而言,最好选用医学决定水平处的精密度。最小可区分浓度差(MDDC)在这些值中最低,因此在临床分类中的误差也最小。

三、特异性和交叉反应

检测特异性(assay specificity)用以描述抗体仅对目标分析物产生可检测性反应的能力。**交叉反应性**(cross-reactivity)是对分析物以外物质的抗体反应的测量(图 1-3-5)。由于抗体独特的特异性使其在分析技术中发挥了重要的作用,因此对特异性和交叉反应性的分析应成为任何免疫分析技术评价的重要组成部分就不足为奇了。许多蛋白质具有与高度保守的表位密切相关的结构,而类固醇激素也具有密切相关的结构,因此对抗体交叉反应性的评估必将成为检测法设计的第

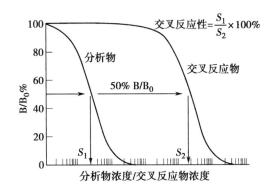

图 1-3-5　交叉反应性

注:交叉反应性是抗体对分析物以外物质进行的反应。交叉反应性通常定义在信号减少至没有分析物信号的50%的点(B/B_0 为50%),以此作为能够引起相同程度信号下降的分析物浓度百分比

一步。在区分药物及其代谢物的过程中也会出现类似的问题。

交叉反应性可通过几种途径进行检测和表述。在竞争性检测法中,最常见的方法是将交叉反应性物质的纯品添加到无分析物的基质中,以获得合适浓度范围的样本。交叉反应性通常定义为信号减少至没有分析物的情况下获得的信号的50%的点(B/B_0 为50%)对应的交叉反应物浓度,以此作为能够引起相同程度信号下降的分析物浓度的百分比。

$$交叉反应性(\%) = \frac{50\%\ B/B_0\ 处分析物浓度}{50\%\ B/B_0\ 处交叉反应物浓度}$$
$$= \frac{S_1}{S_2} \times 100\% \qquad (1\text{-}3\text{-}3)$$

然而,重要的是,我们要认识到交叉反应性百分比可能在整个检测范围内有所不同,这在使用多克隆抗体时尤其如此。在这种情况下,得到的

交叉反应性体现的是在该分析物浓度下对结合反应影响最大的特定抗体克隆的交叉反应性。在低分析物浓度下,交叉反应性主要取决于高亲和力抗体;而在高分析物浓度下,亲和力较弱的抗体克隆影响最大。在多克隆类固醇检测法的研发中,一种有效的技术是故意添加少量交叉反应性类固醇,用来"淹没"含量少但具有很强交叉反应的抗体克隆。

在竞争性检测法的设计中,更为重要的是所测量的交叉反应性在剂量-反应曲线上的不同位置处会有所不同。Ekins 早在1974年就证明了在竞争性检测法中**相对效能**(relative potency,RP)可表示为:

$$RP = \left(F\frac{K_{eq}}{K_{cr}} \right) + B \qquad (1\text{-}3\text{-}4)$$

式中 B 和 F 分别代表结合部分和游离部分;K_{eq} 和 K_{cr} 代表分析物和交叉反应物质的平衡常数。如果分析物的平衡常数为 10^{10}L/mol,而交叉反应物的平衡常数为 10^8L/mol,则在剂量-反应曲线上的50%结合点处,观察到的效能为50.5;在10%结合点处,相对效能则降至90.0。

在免疫计量分析法的设计中,在内源性分析物存在下的交叉反应性的评估是必不可少的。如果将交叉反应物质添加到无分析物的基质中,则仅在该物质与两种抗体均结合的情况下才能观察到信号增加,没有信号可能意味着该物质不会发生交叉反应。如果在内源性分析物存在的条件下检测交叉反应,则可能出现完全不同的情况。交叉反应物质可能与捕获抗体、检测抗体相结合,并导致所测量的交叉反应性有显著差异(图 1-3-6)。

如果交叉反应物与捕获抗体结合而未与

图 1-3-6　免疫计量分析法的交叉反应
(a)交叉反应物仅结合捕获抗体;(b)交叉反应物仅结合检测抗体;(c)交叉反应物与捕获抗体和检测抗体均结合

注:在计量分析法的设计中,存在内源性分析物时评估交叉反应性是必要的。如果交叉反应物仅与捕获抗体结合而不与检测抗体结合,或仅与检测抗体结合而不与捕获抗体结合,则检测浓度均会降低。只有当交叉反应物与两种抗体均结合时,信号才会增加

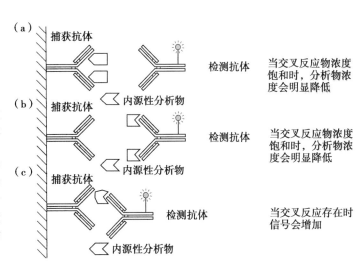

检测抗体结合,则测量浓度会降低,导致**负干扰**(negative interference)。如果交叉反应物优先与检测抗体结合,在高交叉反应物浓度下也可能发生负干扰。只有当交叉反应物与两种抗体均结合时,信号才会增加,从而导致**正干扰**(positive interference)。因此,在免疫计量分析法中,真正的交叉反应性只能通过将每种抗体分别设计成竞争性检测法来进行评估,尽管这些单个抗体的测量本身除了作为检测法设计的工具之外,几乎没有实际用途。

无论检测法如何设计,检测交叉反应性(和干扰)的最佳方法是将物质添加到含有内源性分析物的样本中。相比经化学或物理分离处理的无分析物基质,常规样本提供了更为真实的基质,即当交叉反应物质或分析物与蛋白质结合时,在常规样本和经处理的基质中的反应可能会有所不同。交叉反应性应该在交叉反应物的参考上限的若干倍(比如 2 倍)处进行计算,而不是在剂量 - 反应曲线上的某个任意点处来计算,并表示为内源分析物浓度的表观百分比变化。这种方法对于评估在日常检测中可能遇到的干扰程度更具临床实用性。

(一) 干扰

免疫检测中的干扰是由许多不同的原因导致的,我们将在第四部分第三节"免疫检测中的干扰"中对这些原因进行详述。

干扰(interference)比较实用的定义是:除了存在真正的交叉反应物质以外的、能够引起检测结果偏差的任何因素。大多数干扰的表现形式被归类为是由"基质"效应导致,这个术语在免疫检测领域中的作用与"特发性"在医学领域中一样,都是很有用的。但是,将任何异常结果都倾向于归类为是由基质效应导致的做法,往往对问题的进一步调查和找到可能的解决方案并没有什么促进作用。目前存在以下几种干扰机制。

1. 有效分析物浓度的变化

(1)分析物被去除或者被阻断。分析物的去除或者阻断可能是特异性的,如性激素结合蛋白对类固醇的螯合作用。在竞争性检测法中,被去除或阻断的可能是标记的和未标记的激素,或是选择性去除或阻断未标记的激素。为了避免此种影响的发生,通常的做法是在检测中加入非抗体反应性阻断剂来屏蔽掉结合位点。此外,阻断作用可能是非选择性的,如疏水性药物或脂血样本中脂质囊泡中的类固醇的隔离,此种情况通常可以通过在试剂中加入选择性表面活性剂来纠正。对于皮质醇来说,一种巧妙的方法是将检测置于50℃和低 pH 的条件下进行孵育,在这种条件下,皮质醇与皮质醇结合球蛋白的结合最小,抗体结合相对来说不受影响。

(2)生理结合蛋白中的分析物被置换。在检测小分子(如甲状腺素 T_4 或三碘甲腺原氨酸 T_3)的游离(非蛋白结合)部分时,结合蛋白的置换是一个主要问题。在这两个案例中,绝大多数 T_3、T_4 都是结合形态,只有很小的部分是游离形态。因此,如果某些物质能够将蛋白质结合的激素从其结合位点置换出来,就会干扰游离激素的检测,如非酯化脂肪酸在样品储存时,容易形成酯化脂肪酸,这类分析物就会使激素与蛋白结合点脱离,从而影响检测。

(3)抗原构象的改变。一些药物和其他半抗原在溶液中与二价阳离子形成复合物。许多蛋白质也含有二价阳离子结合位点。因此,血清中或EDTA 血浆中存在镁或钙离子,都可能导致抗原构象的改变。在体内,免疫原是复合态的,正是这种构象激发了免疫应答。由此产生的抗体对复合形式的亲和力可能高于对游离形式的亲和力。虽然罕见,但对于某些分析物来说,应该考虑到这种现象。

2. 抗体结合的干扰

(1)抗体的物理掩蔽。抗体的物理掩蔽通常仅出现在固相抗体系统中,在此类系统中,抗体包被在疏水聚合物为主的表面上。某些采血装置中所用的脂质和硅油有时会由于与固相产生非特异性结合,从而导致在固相抗体系统中出现问题。一些非共价结合的固相抗体的丢失也可能是由置换效应所引起的。加入特定的表面活性剂和 / 或修饰固相表面来使其疏水性降低,可以减少或解决此种问题。然而,表面活性剂的浓度确实需要仔细优化:高浓度可能会导致非共价结合的固相抗体的直接损失。血浆样本中的纤维蛋白是另一种常见的干扰因素。高浓度蛋白质的存在可能导致固相抗体的蛋白质覆盖,尤其是当这是添加到固相检测中的第一个成分的时候,此时检测处于未稀释的蛋白浓度下。几乎普遍用来防止非特异性吸附的做法是,用合适的惰性物质预先阻断固相上的活性位点。

（2）抗体结合位点构象的改变。抗体结合位点构象的改变可能是由于样本引起的反应介质中离子强度或 pH 的变化，或者是由于经过预提取的样本中残留的有机溶剂。后者对于组织、食物、土壤或法医样本的检测来说可能是一个特殊的问题，因为样本的精确成分可能会有所不同。然而，大多数检测法都具有足够的缓冲能力和离子强度能力，可以尽量减小样本 pH 和盐浓度差异带来的影响。

（3）低剂量钩状效应。**低剂量钩状(low-dose hook)**效应偶尔会在竞争性检测法中遇到，特别是在那些放射性检测法中，其抗原被标记到一个非常高的比活性。在低浓度的分析物时，抗原抗体的结合可以超过零浓度时的结合(图 1-3-7)。这种现象被归因于抗体对抗原的正协同结合。

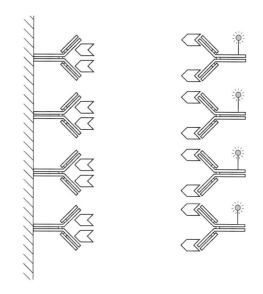

图 1-3-8 高剂量钩状效应反应原理

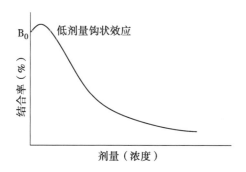

图 1-3-7 低剂量钩状效应

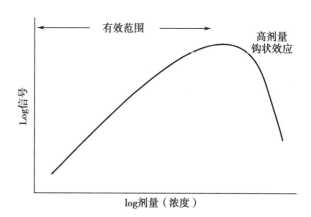

图 1-3-9 高剂量钩状效应示意图

（4）高剂量钩状效应。**高剂量钩状(high-dose hook)**效应仅限于一步免疫计量分析法(夹心法)，特点是在分析物浓度非常高时信号反而降低(图 1-3-8)。这是由于分析物浓度过高，使捕获和检测抗体同时饱和而造成的，阻止了可检测的捕获抗体／分析物／检测抗体复合物的形成。高剂量钩状效应主要影响捕获抗体浓度可能有限的固相检测法和分析物的浓度范围可能非常宽的检测法，如肿瘤标志物的检测。设计这些检测法时必须仔细，以确保捕获和检测抗体的浓度足够高，能够满足整个病理范围内的分析物水平的检测需要。通常的做法是在这样的检测中，会将样本进行不同比例的稀释，重新检测来检查结果的有效性(图 1-3-9)。

（5）嗜异性抗体。**嗜异性抗体(heterophilic antibodies)**是免疫计量分析法中公认的干扰源。在这种情况下，人体样本中的抗动物 IgG 抗体可能与试剂抗体发生交叉反应，特别是来自相同物种的试剂抗体，如小鼠单克隆抗体。嗜异性抗体与捕获抗体和结合抗体的反应可形成一个稳定的、可检测的抗体复合物，与分析物正常反应形成的抗体复合物相类似。

这种嗜异性抗体的流行率可能比文献报道所建议的还要高，因为这种"捣蛋"样本只有在检测结果与临床情况严重不符时才会被识别出来。少量的内源性抗体会导致分析物浓度在正常范围内变化，不太可能引起怀疑。对于这类抗体的来源有多种猜测。它们在经常接触动物的人身上更为常见，如动物饲养技术人员。这可能是由于初始抗体与最初负责产生内源性抗体的抗原具有相似的抗原表位所导致。接受单克隆抗体治疗或成像的患者在暴露于小鼠 IgG 2~3 次后，可对其产生抗体应答反应(图 1-3-10)。

IgG 和 IgM 嗜异性抗体都有被发现，后者特别容易发生反应，这是因为 IgM 是多价的，并且与固相结合时空间限制程度更低。Boscato 和 tuart

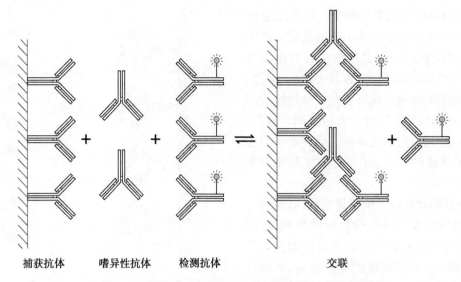

捕获抗体　　　嗜异性抗体　　　检测抗体　　　　　　　　　交联

图 1-3-10　捕获抗体、嗜异性抗体、检测抗体交联示意图

(1986,1988)发现同时与捕获和检测抗体结合的免疫计量分析法最容易受到嗜异性抗体的干扰。在检测中加入与抗体试剂来源于相同物种的血清或免疫球蛋白，通常能够有效地防止此类干扰的发生。另一种方法是使用 IgG 的 Fab 片段而不是整个 IgG 分子，通常作为检测抗体（Miller & Valdes，1991）。

（6）自身抗体。内源性循环自身抗体已在各种分析物中被发现，特别是 T_3 和 T_4（Bendtzen et al.，1990）。在竞争性检测法中，这种潜在的干扰可导致测量浓度明显升高或降低，这取决于自身抗体 - 分析物复合物是游离部分还是结合部分。在免疫计量设计的检测法中，所产生的影响几乎总是测量浓度的降低。

（7）补体和类风湿因子。**补体**（complement）与 IgG 的某些亚型的 Fc 片段结合，可通过阻断抗体而引起干扰，导致浓度的有效降低。在多克隆和单克隆抗体的检测中都发现了补体干扰（Masson 等人，1981；Käpyaho 等，1989）。

类风湿因子（rheumatoid factor）也与抗原 - 抗体复合物的 Fc 片段发生反应。在使用包被了抗原的固相载体来检测抗体的检测中，类风湿因子会导致非反应性 IgG 的交联，因此当用标记的抗人 IgG 检测到非反应性 IgG 的交联物时，信号会增加。

3. 捕获抗体与固相结合的干扰

使用生物素化的第一抗体（简称"一抗"）和链霉抗生物素蛋白（又称链霉亲和素）包被的固相载体（或者生物素在固相上，链霉抗生物素蛋白作

为连接剂）是目前比较流行的技术。使用这种技术的检测法，检测内源性生物素循环水平高的个体的样本时，可能会发生干扰。

4. 分离阶段的干扰

当溶液中的抗原 - 抗体复合物通过中间连接反应锚定到固相上时，如使用固相吸附的第二抗体（简称"二抗"）来锚定兔 IgG 的一抗时，在分离过程中可能会发生干扰。样本中的任何内源性嗜异性抗兔抗体都会与结合的第二抗体竞争。与免疫计量分析法中的干扰一样，常用的改进方法是加入相同或相关物种的动物血清来抵消其影响，尽管这样做的代价是降低了一抗的总体结合。

5. 检测系统干扰

（1）内源性信号生成物质。内源信号生成物质的存在（比如时间分辨荧光检测中所用的铕）或是内源性颗粒酶（比如基于辣根过氧化物酶的检测中所用的膜结合过氧化物酶）可以在信号检测阶段产生干扰，尽管这些物质可以通过添加合适的阻断剂选择性地抑制。在均相荧光检测法中，荧光药物或代谢产物的干扰可能是一个特殊的但相对不常见的问题。

（2）酶抑制剂。酶抑制剂可以是化学抑制剂，也可以是免疫抑制剂。目前已经报道了能够与辣根过氧化物酶及碱性磷酸酶发生交叉反应的抗体。在一些使用过氧化物酶作标记的检测设计中，某些质控血清中用作防腐剂的叠氮化物可能导致酶活性的抑制。

（3）酶催化剂或辅因子。酶催化剂或辅酶因

子作为污染物存在时,可能会对酶免疫检测产生影响,如在过氧化氢存在的情况下铜离子污染会促进鲁米诺化学发光。

四、准确度和偏倚

当应用于测量领域时,**准确度**(accurcy)与正常的英语用法的含义不同,换言之就是误差很小。在分析测量领域,准确度的定义是平均测量值与真实值的接近程度。**偏倚**(bias)是测量值与真实值之间的差距,简言之就是不准确度。偏倚可能是**均衡的**(proportional),即检测结果高于或低于真实值的百分比是恒定的,偏倚也可能是**恒定的**(constant),即检测结果高于或低于真实值的浓度值是恒定的。这两种类型的偏倚可以同时发生,因此总体偏倚可能在检测范围内发生变化(图1-3-11)。

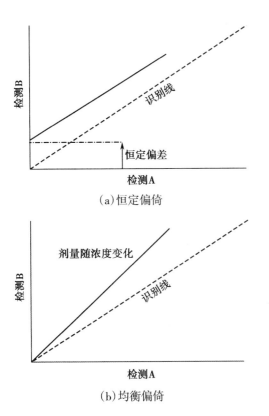

（a）恒定偏倚

（b）均衡偏倚

图 1-3-11 两种方法间恒定偏差和均衡偏差示意图

虽然概念简单,但准确度和偏倚解释起来还是很困难的。对于许多分析物来说,没有能够测量其真实值的参考方法。在这种情形下,准确度和偏倚可能只是相对没有意义的两个概念,而偏倚通常在这种情况下是通过与其他检测方法的一致结果进行比较来评估的,因此这是一个有明显缺陷的概念。回收率是对分析准确度最直接的评估方法,其中分析物可以以均匀的纯品形式获得,但该技术可能与阐述的其他问题有关(参见回收率部分)。

（一）回收

最常用于证明检测准确度的测试方法是评估回收。将精确量的分析物添加到样本中,并确定实测浓度的增量,其中回收正确表示为:

$$\frac{实测浓度的增量}{预测浓度的增量} \times 100\% \quad (1\text{-}3\text{-}5)$$

有些检验人员将回收表示为测量浓度除以预期浓度,这是不正确的:在这种情况下,计算的回收是基础样本中测量浓度和添加量的函数。

回收评估的不仅仅是检测是否得到正确校准。校准取决于无分析物基础基质的准备,已知浓度分析物添加到该基质中。这个基础基质通常经过化学或免疫处理,以除去内源性分析物,这种处理可能导致该基质与正常样本完全不同,从而导致检测产生基质效应。因此,回收评估了检测的校准以及样本和校准品基质间差异的影响。

回收通常使用3个或3个以上基础样本添加3种浓度分析物来进行评估。样本和添加样本浓度应该覆盖检测的临床范围。回收的计算受3个独立测量误差的影响:基础基质浓度误差、添加浓度误差以及回收添加物的制备及添加误差。与基础样本浓度相比,回收添加物浓度越小,计算回收的潜在误差就越大。因此,需要重复多次检测,并计算各检测的平均值,以尽量减少测量误差。

使用重复多次检测及不同水平的回收添加物评估回收需要用到相对大量的基础样本试样,因此常见的做法是混合患者样本来提供足够数量的实验材料。但这种方式并不理想,因为校准程序本身可能使用混合血清作为基质。因此,如果样本间存在基质差异,使用相对均匀的混合样本进行回收实验,可能无法发现任何差异。

将回收作为评价准确度的客观标准存在一些缺陷。首先,测量的计算过程容易产生较大误差,如果没有相应的95%置信区间,就不能客观地评估回收的计算。其次,回收只检测均衡偏差的存在,恒定偏差是被从基质样本和回收的测量值中等量扣除的。恒定偏差的评估可以使用由于生理或病理过程导致的分析物水平较低或缺乏的样本

（以 TSH 为例，可以使用 T$_4$ 抑制的志愿者样本或原发性甲状腺功能亢进患者样本）；或者是，如果有参考方法，可以通过与参考方法进行比较来评估恒定偏倚。

评价血清抗体检测回收的意义还有待商榷，即使是在有国际标准物质的情况下，所观察到的浓度增加也是样本中和回收添加物中已经存在的抗体的浓度和亲和力的函数。这种检测的准确度是相对的而不是绝对的，最好根据临床灵敏度和特异性的偏倚而非技术标准来确定准确度。

（二）稀释

稀释（dilution）是另一种检查检测准确度的有效方法，它提供的信息比回收更有实用价值。因为它回答了这样一个问题：如果一个样本被稀释，当稀释过程是正确的时候，会给出相同的结果吗？如果不是，哪个结果最准确？稀释实验通常称为**平行性（parallelism）**研究，因为实际上稀释实验是为了判断样本的稀释曲线是否平行于校准曲线。平行性是通过检测稀释于适当的无分析物基质中的样本来评估的。应该评估多个样本，并选取浓度均匀分布于检测工作范围内的初始样本及稀释样本。稀释通常是连续进行的，然而这不是最好的方法，因为每次稀释所产生的误差都会被累加到稀释评估中。

稀释的结果可以通过几种方法来表示，其中最简单的方法是通过乘以适当的稀释因子来计算最终浓度，并将最终浓度与稀释度做图。形式统计检验方法可以用来检验测量值与稀释度之间的最小二乘相关显著性。然而，这种方法的一个陷阱是，如果稀释因子是以定序型分布的，那么最低稀释度将严重影响结果。例如，1/16 稀释的统计权重会比 1/2 稀释大得多，但这可能是对校准曲线中该区域浓度的不够精确的一种评估。

更好的评估稀释的方法是，制备部分稀释而不是倍比稀释的样本（例如，100、90、80、70、60、50、40、30、20、10μL，而不是 100、50、25、12.5μL），将稀释样本的测值与检测中初始血清的体积进行最小二乘法回归，并检验直线斜率的 95% 置信区间。

稀释实验不仅受到测量误差的影响，而且还受到加样误差的影响，后者可能导致稀释过程中的系统误差和累积误差。测量分析过程中，独立稀释比连续稀释更受欢迎。

抗体的检测只有在样本中抗体的亲和力与检测校准品中抗体的亲和力完全一致才会显示出平行性，这是因为此类检测既反映抗体浓度又反映抗体亲和力。但上述说法并不可行，含有高亲和力抗体样本的稀释表现是过度回收，即测值明显升高；含有低亲和力抗体样本的稀释表现是不成比例的偏低。这种非线性会导致临床解释的困难，因为在临床中需要对抗体滴度进行连续监测，且在这种临床场景下，不同监测点的抗体活性需要进行不同程度的稀释，从而保证稀释后的结果在检测的测量范围之内。

这类检测的校准取决于是否有合适的标准参考物质可用。最好是这种参考物质所含的抗体具有代表性（平均）的亲和力。这样可以确保患者样本从总体来看得到了正确稀释，即大约一半样本的稀释表现是回收不足，一半样本的稀释表现过度回收。

（三）相关性和方法对比

已发表的关于新检测方法的论文几乎都无法摆脱这样一个历史悠久的传统，就是论文中需要包括与另一种方法的相关性研究，通常引用皮尔森相关系数 r 作为一致性程度的指标。严格地说，这个统计数据并不是特别有用。相关性检查的是两个参数是否存在相关性，只有确定了参数间是否有统计学相关性，相关系数才能够评价它们之间相关性的强度。对于评估参数间的一致程度来说，这是一个很差的指标。如果 r 是显著的，这也只是意味着存在一种可检测的关系，其实最简单的确定这一点的方法就是看试剂盒上的标签，这是因为两种检测同一种物质的方法，如果说它们之间没有任何关系，也太不可思议了。

方法学比较研究通常将考虑的重点放在线性回归得出的斜率和截距以及 r 与 1.000 的值的接近程度上。简单的最小二乘回归计算方法和相关分析具有很大的误导性，原因有很多。

（1）最小二乘法假设这种关系是线性的——但实际上可能不是。

（2）最小二乘法假设 x 变量没有误差。但是当两种免疫分析方法进行比较时，情况并非如此。相比较而言 Deming 在 1943 年提出的 Deming 回归法更为合适，本节将对 Deming 回归法进行详细叙述。

（3）相关性分析假设两组数据都是正态分布

的。这种情况很少发生,因为大多数方法比较研究都包含不成比例的更多数量的高值和低值样本,以便能够在整个检测范围进行检测。极值的存在会严重影响斜率、截距和回归系数。宽泛的分析范围的确会产生更好的相关性,但不一定会产生更好的一致性。即使所使用的样本分布代表了正常人群,即使已知正常人群结果是呈对数正态分布的(就如同许多生物物质一样),样本对实际值的回归分析的影响几乎是普遍存在的。

(4) 高的 r 值可以保证方法间的一致性,然而实际上在一些临床上重要的范围内,新方法可能是临床无效的,并且这种对方法学比较研究中相关性的误用是特别令人担忧的。

(5) 可以用斜率和截距根据旧方法的结果预测新方法的结果。反之则不然:旧方法的结果可能无法从新方法的结果中预测出来。调转数据并使用新方法作为 x 数据来重复最小二乘法相关,会得到不同的斜率和截距的估计值,虽然回归系数保持不变。值得注意的是,不管选采用哪个检测方法作为 x 数据,Deming 回归方法给出的斜率和截距的值是相同的。

最不可能发生的情况是,两种方法完全一致,所有测试的样本结果完全相同。原因就跟使用同一方法检测同一样本两次不会得到相同的结果一样。因此,方法学比较研究的主要目的是判断一种新方法所得到的结果与原方法有多大差异时才会导致对临床问题的解释存在差异的可能性。值得注意的是,这个问题不是一种假设检验,而是一种估计。

所需要的是对两种方法的一致性成对进行评估:这是一个完全不同的问题,需要单独的分析技术。首选的方法是 Bland 和 Altman 在 1986年提出的方法,该方法的优化点在于使用的是测量值之间的百分比而不是绝对差异,这是因为在大多数免疫检测系统中,标准偏差是与浓度相关的。计算过程如下所述,可以简单地使用电子表格(Excel)来进行,如表 1-3-3 所示,其中部分数据取自用两种方法测定 220 名孕中期妇女血清甲胎蛋白(AFP)的比对结果。

● 应该使用多批次试剂和至少 100 例常规样本来进行检测。其中还应包括一些"存储入库"的样本,用来评估诊断异常范围内的结果。样本应至少重复两次或更多(增加重复的次数就会提高平均值的精密度,从而能够提升可信度,这种可

表 1-3-3 两种方法比较

列 A	列 B	列 C	列 D	列 E(%)
9.01	13	11.01	3.99	36.3
13.34	18.54	15.94	5.2	32.6
13.98	18.23	16.11	4.25	26.4
14.67	20.79	17.73	6.12	34.5
15.26	21.36	18.31	6.1	33.3
16.96	22.13	19.55	5.17	26.5
17.09	21.23	19.16	4.14	21.6
⋮	⋮	⋮	⋮	⋮
93.23	108.2	100.72	14.97	14.9
97.41	107.31	102.36	9.9	9.7
100.2	98.3	99.25	−1.90	−1.9
102.1	105.2	103.65	3.1	3
103.2	109.3	106.25	6.1	5.7
105.3	115.78	110.54	10.48	9.5
112.87	119.2	116.04	6.33	5.5
14.67	20.79	17.73	6.12	34.5

信度体现在不同方法间的差异是真实存在的,而不仅仅是由一种或两种方法不精确性所造成的)。

● A 列是参考(当前)方法 A 的数据,B 列是新方法 B 的数据,C 列是两种结果的均值,D 列是新方法与参考方法的差值。在 E 列中,用平均结果的百分比表示差异。使用这种方法,结果之间 10% 的差异就意味着其中一个结果大约是另一个结果的 1.1 倍。类似地,66% 的差异意味着其中一个结果是另一个的 2 倍,而 100% 的差异则意味着其中一个结果是另一个的 3 倍。

● 根据实验数据可以生成百分比差异与**平均**(mean)结果(E 列与 C 列)的散点图。根据其中任何一个单独的结果绘制差异百分比图是不正确的,因为差异来源于每个结果,这就是著名的统计伪影。

● 方法 B 与方法 A 的散点图让人们能够对两者的关系及离群值一目了然。

图 1-3-12 显示的是数据的散点图。通过对数据进行最小二乘法回归得出如下关系:

方法 B = 1.012 × 方法 A + 2.704(r = 0.978)

由图 1-3-12 可知,两种方法的一致性非常好,斜率接近一致,但实际上还会有一点正偏倚。由其他已发表的方法学比较研究中引用的相关系数来判断,该相关系数将被认为是可以接受的。

然而,差值图展示了在 AFP 低浓度水平下偏

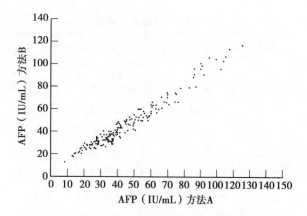

图 1-3-12　方法 A 和方法 B 检测结果的散点图

倚的真实程度(图 1-3-13)。这两种方法都适用于神经管缺陷的筛查,其中高值需要进一步调查研究。但对于唐氏综合征的筛查,AFP 低值更具有临床意义,两种检测法将会出现明显的临床差异。Knight 等人在 1986 年报道了当这样一种检测法用于唐氏综合征筛查时,由低浓度偏倚导致的后果,在这种情况下,被认为患有唐氏综合征风险增加的女性人数增加了 3 倍。该案例还强调了有必要根据不同诊断目的来检查现有检测方法的适用性。

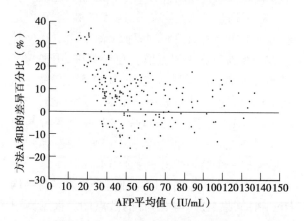

图 1-3-13　方法 A 和方法 B 的差异

　　最小二乘回归仅适用于模型 Ⅰ 回归问题,即其中自变量 x 不存在测量误差,因变量 y 受随机误差的影响。最小二乘回归应只用于两种特定情况下的方法比较研究。首先,x 变量是个精确的参考方法或"金标准",其结果可被认为是正确的;其次,在所谓的 Berkson 案例(Sokal 和 Rohlf 1969 年提出)中,x 变量是目标值,如分析物已经添加到校准基质中,即使此类的添加可能也会产生误差。

　　实际上,两种方法都可能产生误差,并且通常不能将其中一种方法作为参考方法。在这种模型 Ⅱ 的回归问题中使用最小二乘法会导致对斜率的

估计结果存在差异,这种差异取决于 x 或 y 变量是否是被当成独立变量。而实际上,定义 x 和 y 之间真实关系的斜率介于两者之间。

　　Deming 回归(有时称为函数关系)与更常见的最小二乘法之间的差异在于:后者在假定 x 数据没有误差情况下,使 y 方向的方差最小,而 Deming 回归会使 y 轴向和 x 轴向的平方和最小。计算公式如下所示。首先,为了判断方法的相对不精确性,两种分析都需要对标准差或 CV 的比值 λ 进行评估:

$$\lambda = \frac{CV_x^2}{CV_y^2} \qquad (1\text{-}3\text{-}6)$$

　　式中 CV_x 和 CV_y 分别是代表 x 和 y 两种方法的变异系数。

　　U 的定义如下:

$$U = \frac{\sum_{i=1}^{N}(y_i-\bar{y})^2 - (1/\lambda)\sum_{i=1}^{N}(x_i-\bar{x})^2}{2\sum(y_i-\bar{y})(x_i-\bar{x})} \quad (1\text{-}3\text{-}7)$$

　　式中 x_i 和 y_i 代表从 1 到 N 的单个结果;$\bar{x}$ 和 $\bar{y}$ 分别是代表 x 和 y 数据的平均值。

　　回归线的斜率为 Deming b_{yx} 由下式给出:

$$\text{Deming } b_{yx} = U + \sqrt{U^2 + \frac{1}{\lambda}} \qquad (1\text{-}3\text{-}8)$$

　　由式(1-3-8)可以计算出来 y 轴向回归残差的标准差为 s_{yx},并可以用该式来估计回归线附近点的离散程度:

$$\text{Deming } s_{yx} = \sqrt{\frac{\sum_{i=1}^{N}(y_i-\bar{y})^2 - b_{yx}(x_i-\bar{x})(y_i-\bar{y})}{N-2}}$$

$$(1\text{-}3\text{-}9)$$

　　截距为 Deming a_{yx},常规的计算方法如下:

$$\text{Deming } a_{yx} = y - b_{yx}x \qquad (1\text{-}3\text{-}10)$$

　　回归系数 r 的计算方法及测值与最小二乘回归法相同:

$$r = \frac{\sum_{i=1}^{N}(x_i-\bar{x})(y_i-\bar{y})}{\sqrt{\sum_{i=1}^{N}(x_i-\bar{x})^2 \sum_{i=1}^{N}(y_i-\bar{y})^2}} \quad (1\text{-}3\text{-}11)$$

　　1993 年 Linnet 发表了一篇优秀的综述,对方法比较研究中的各种回归过程进行了回顾,并对数据点的权重进行了进一步的修正。

　　可惜的是,许多常见的统计程序并没有将 Deming 回归分析作为常规操作。但是,使用之前介绍的 AFP 方法比较数据相同的数据,可以很容易地将回归做成如表 1-3-4 的表格。为了简单起

表 1-3-4　Deming 回归

A列	B列	C列	D列	E列	F列	G列
A	B	A– 均值 A	B– 均值 B	C×D	C^2	D^2
9.01	13.00	−33.78	−33.01	1 114.93	1 141	1 089
13.34	18.54	−29.45	−27.47	808.97	867	755
13.98	18.23	−28.81	−27.78	800.21	830	771
14.67	20.79	−28.12	−25.22	709.07	791	636
15.26	21.36	−27.53	−24.64	678.44	758	607
16.96	22.13	−25.83	−23.87	616.60	667	570
17.09	21.23	−25.70	−24.78	636.73	661	614
⋮	⋮	⋮	⋮	⋮	⋮	⋮
93.23	108.20	50.44	62.19	3 137.09	2 544	3 868
97.41	107.31	54.62	61.30	3 348.45	2 983	3 758
100.20	98.30	57.41	52.29	3 002.23	3 296	2 735
102.10	105.20	59.31	59.19	3 510.83	3 518	3 504
103.20	109.30	60.41	63.29	3 823.62	3 649	4 006
105.30	115.78	62.51	69.78	4 361.90	3 907	4 869
112.87	119.20	70.08	73.19	5 129.47	4 911	5 357
均值				总和		
42.79	46.01			93 074	91 975	98 163
		Deming 回归		最小二乘法回归		
U		0.033				
斜率		1.05		1.012		
截距		1.087		2.704		
回归系数		0.997		0.997		

1. A 列中展示的是方法 x 的结果。

2. B 列中展示的是方法 y 的结果。

3. 计算 x 的平均值(均值 x)和 y 的平均值(均值 y)。

4. 在 C 列,计算 x– 均值 x,D 列中,计算 y– 均值 y。

5. E 列对应的是 C 列与 D 列值的乘积。

6. F 列对应的是 C 列值的平方;G 列对应的是 D 列值的平方。

7. 分别计算 E、F、G 列的和以及 A、B 列的均值。

8. 将这些值代入上述方程来计算 U 值,从而得出斜率和截距。

见,我们假定两种方法的方差是相当的,对于大多数免疫分析方法来说,这种假设是合理的。

图 1-3-14 展示了之前的数据,并覆盖了最小二乘法的斜率和 Deming 回归的斜率,Deming 回归与最小二乘得出的斜率和截距略有不同:

方法 B(y)=1.050× 方法 A(x)+1.087$(r=0.978)$

Passing 和 Bablock(1983,1984 年)进一步介绍了一种以结构关系模型为基础的稳健程序,它无须对与样本相关的期望值或误差项的分布类型进行特别的假设。但计算过程是复杂的,依赖于对连接每个可能的数据对组合的回归线的中位斜率的评价。

需要进一步考量的因素与检测的相对准确性有关。如果参考方法极不精确,那么就不会有新方法会显示出与之具有良好的一致性,由于此种限制,即使使用参考方法将同一个样本检测两次,也不能与其自身结果有很好的一致性(偶尔开展这个实验会很有用,结果是令人惊讶的)。如果不精确性水平很高,对于某些检测来说这可能是一种固有的特性,且是不太可能得到改进的特性,那么我们有理由相信,重复检测同一样本,并使用平均结果,可以把不精确性的影响降到最低。

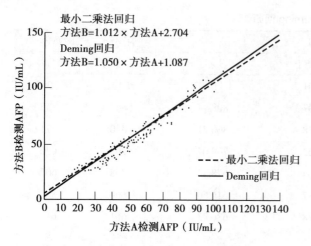

图 1-3-14 最小二乘法和 Deming 回归分析

最后,即使方法间的一致性看起来很好,这本身也不能证明在不重新评估参考区间的情况下从一种检测方法直接更换为另一种检测方法是正确的。即便良好的实验设计与合适的样品入组可以使两种方法能够在相同的检测中进行评估,但如上所述相关性或直接方法比较的做法并不能替代该分析过程。

(四) 检测漂移

检测漂移是指被测分析物浓度的系统变化,而不是随机变化,其大小取决于检测中的测试顺序。除非在整个检测过程中定期测试质控血清或混合的患者样本,否则不太可能检测到漂移。常见的评估不精确性水平的做法是连续重复测试,当存在漂移时,这种做法低估了不精确性(偏差)的真实水平。类似的争议也发生在重复测试零浓度校准品来评估灵敏度的情况。漂移引起的一个重要的问题可能是在二次校准中,通常校准品或质控血清都是在一系列的参考物质之后被当成未知量来进行检测,当按照常规方法测试校准品和质控品的时候,它们在检测中的位置发生变化,一旦校准成功,就会导致样品结果出现系统偏倚,并且偏倚方向会与之前检测偏倚相同,因此偏倚就会发生叠加。

检测漂移有以下几种可能的机制:

(1) 检测设计中固有的漂移。在许多检测中,免疫反应还不能达到从始至终完全包容各种试剂添加量变化的程度。在某种程度上,这个问题可以通过适当推迟其他试剂的加入来得到缓解。然而,情况可能并非总是如此,尤其是对于那些分离是物理的,且需要同时对所有的样本同时进行处理(如按批清洗、离心或倾析)的检测。

(2) 孵育温度变化。大多数免疫检测试剂是需要在 2~8℃条件下保存,但很少有检测是在这个温度下开展的。如果直接用从冰箱中拿出来的试剂来进行检测,那么当随后检测进行孵育的时候,那些首先加试剂的试管的温度要高于最后进行检测的试管。考虑到温度每升高 10℃,反应速率可能会翻倍,因此孵育温度的变化会导致漂移也就不足为奇了。

(3) 固相沉淀。很少有固相悬浮液能在静止状态下保持悬浮状态,添加试剂的所用时间越长,沉淀就会越多,从而导致固相试剂浓度的改变。建议在添加的过程中轻轻搅拌固相成分,不建议使用磁力搅拌器混合磁性颗粒,显然有很多人曾不止一次的这样做过。

(4) 信号生成。许多检测依赖最后一步添加的试剂来产生信号,虽然向 100 个孔中加试剂可能仅需要 1min,但是许多读数器测量所有反应孔的信号所用时间远比这短得多。如果信号发展的时间是 5min,那么相当于第一个孔的信号发展的周期比最后一个孔长 20%。正因为这个原因,比色法检测通常会使用终止剂,有些实验室为节省开支会忽略掉这一步。

在整个检测过程中,通常会选用固定浓度间隔的质控血清来评估漂移。应该进行多次检测,并对加样位置和加样时间的检测数据进行线性回归分析。因为漂移总是与浓度相关,因此应该检测多个浓度水平的质控。取多次检测结果的平均值可以提升检测结果的可信度,并保证任何可见差异都是由于漂移而不是由不精确性造成的。在极端条件下开展检测会有所帮助,如低于或高于常规温度、减慢试剂或样本的加样时间以及缩短孵育时间。如果漂移存在,这些极端条件通常会将其引诱出来,这不仅为实验提供了阳性对照,还能够为试剂添加和孵育时间、检测规模、环境温度等方面提供合理的边界范围,超出这些边界范围,检测的表现便会不尽如人意。此外,正漂移和负漂移都有可能发生。

检测的孵育时间有越来越短的趋势,这种趋势加剧了漂移的问题,这就需要检测设计者有相当大的独创性来尽量减少此问题。

因为全自动仪器对试剂的添加、孵育时间和温度的控制程度更高,所以很少出现检测漂移的问题。然而,在由手工检测转换到半自动化取样设备的过程中所发现的问题并不少，在这种情况下应该自觉地重新评估漂移。试剂添加的用时几乎肯定是不同的。例如，在一分钟内使用重复分配器向 100 个反应管手工添加 100μl 的抗体试剂是很简单的事情，而一些自动化仪器完成相同的任务可能需要几分钟的时间。

五、参考文献

Bendtzen, K., Svenson, M., Jonsson, V. and Hippe, E. Autoantibodies to cytokines - friends or foes? *Immunology Today* **11**, 167–169 (1990).

Bland, J.M. and Altman, D.G. Statistical methods for assessing agreement between two methods of clinical measurement. *Lancet* **i**, 307–310 (1986).

Boscato, L.M. and Stuart, M.C. Incidence and specificity of interference in two-site immunoassays. *Clin. Chem.* **32**, 1491–1495 (1986).

Boscato, L.M. and Stuart, M.C. Heterophilic antibodies: A problem for all immunoassays. *Clin. Chem.* **34**, 27–33 (1988).

Deming, W.E. *Statistical Adjustment of Data*, 184 (John Wiley and Sons, New York, 1943).

Ekins, R.P. Basic principles and theory. *Br. Med. Bull.* **30**, 3–11 (1974).

Ekins, R.P. The precision profile: Its use in assay design, assessment and quality control. In: *Immunoassays for Clinical Chemistry*, 2nd edn: (eds Hunter, W.M. and Corrie, J.E.T.), 76–105 (Churchill Livingstone, Edinburgh, 1983).

Healy, M.J.R. Outliers in clinical chemistry. *Clin. Chem.* **25**, 675–677 (1979).

Käpyaho, K., Tanner, P. and Weber, T. Effect of complement binding on a solid phase immunometric TSH assay. *Scand. J. Clin. Lab. Invest.* **49**, 211–215 (1989).

Knight, G.J., Palomaki, G.E. and Haddow, J.E. Maternal serum alphafetoprotein: A problem with a test kit. *N. Engl. J. Med.* **314**, 516 (1986).

Linnet, K. Evaluation of regression procedures for methods comparison studies. *Clin. Chem.* **39**, 424–432 (1993).

Masson, P.L., Cambiaso, C.L., Cllet-Cassart, D., Magnusson, C.G.M., Richards, C.B. and Sindic, C.J.M. Particle counting immunoassay (PACIA). *Meth. Enzymol.* **74**, 106–139 (1981).

Miller, I.J. and Valdes, R. Approaches to minimizing interference by cross-reacting molecules in immunoassays. *Clin. Chem.* **37**, 144–153 (1991).

Passing, H. and Bablock, W. Comparison of several regression procedures for method comparison studies and determination of sample sizes. *J. Clin. Chem. Clin. Biochem.* **22**, 431–445 (1984).

Passing, H. and Bablock, W. A new biometrical procedure for testing the equality of measurements from two different analytical methods. *J. Clin. Chem. Clin. Biochem.* **21**, 709–720 (1983).

Raggart, P. Duplicates or singletons?—An analysis of the need for replication in immunoassay and a computer program to calculate the distribution of outliers, error rate and the precision profile from assay duplicates. *Ann. Clin. Biochem.* **26**, 26–37 (1989).

Sadler, W.A., Murray, L.M. and Turner, J.G. Minimum distinguishable difference in concentration: A clinically orientated translation of assay precision summaries. *Clin. Chem.* **38**, 1773–1778 (1992).

Sadler, W.A. and Smith, M.H. Use and abuse of imprecision profiles: Some pitfalls illustrated by computing and plotting confidence intervals. *Clin. Chem.* **36**, 1346–1350 (1990).

Sokal, R.R. and Rohlf, F.J. *Biometrics*, 481–486 (W.H. Freeman and Co., San Francisco, 1969).

（张义、刘兴党　译，何建文　审）

第二部分

免疫检测的类型

竞争性和非竞争性免疫测定（含酶联免疫吸附试验）的原理

免疫检测法是利用抗体独特性质的高灵敏分析测试方法，是 20 世纪对医学和基础生命科学研究最有成效的技术贡献之一。免疫学技术，特别是免疫检测法，为人们提供了一系列精密的生物化学工具，可应用于研究和操控微量的复杂分子。更确切地说，这可能是自然界给予人们研究生物学过程的基础工具。

免疫检测法的特性源自抗体的如下 3 个重要性质：

（1）抗体具有广泛的结合能力。抗体能够与天然和人造化学物质、生物分子、细胞以及病毒结合。抗体的本质是蛋白质，其结合位点来源于大量潜在的氨基酸序列组合。每一种氨基酸都有其独特的结合和空间取向性质，而氨基酸肽链的扭曲和折叠可以提供多个结合位点。

（2）抗体与底物结合的特异性。这种优异的特异性确保抗体能够在大量类似物中检测出微量的分析物，如常规检测中可以对血液样品中皮摩尔（10^{-12}）级别的激素进行分析。

（3）抗体与其靶标之间结合的强度。在免疫检测中，分析物和抗体通过强非共价作用结合，在后续的检测和信号产生的阶段维持其结合状态。因此，即使对生物体液中浓度很低的物质而言，免疫检测也可以获得准确结果。

自 Rosalyn Yalow 和 Solomon Berson（Yalow 和 Berson，1959）首次阐述免疫检测原理以来，免疫检测方法适用范围越来越广泛，而且不断涌现出新颖巧妙的实验设计。其中一些设计形成了更灵敏的检测方法，开辟了临床研究和诊断的新视野；另外一些设计聚焦简化对支撑技术的需求，使其适用于自动化。这些技术不仅仅局限于医疗诊断，免疫检测法已广泛应用于药物、兽医、环境、法医、军事和食品科学等领域。在基础生命科学研究中，免疫检测法是阐释基本生物化学现象的重要工具。此外，免疫检测使用程序的简化，使用户能够在家中便捷地进行妊娠和排卵测试，此类产品以电视广告的形式被广泛推广。

一、抗体 - 抗原反应动力学

免疫检测法涉及分析物与至少一种抗体之间的结合反应。这种结合反应受多种因素影响，可能在几秒到几小时达到平衡。检测方法的设计可能从多种方面对平衡时间产生影响。例如，如果抗体被固定在微粒上而非 Microtiter® 的孔内，那么分析物分子在接触抗体分子之前的平均移动距离会大幅缩短。此外，pH、离子强度和温度也会影响反应平衡时间。

每种免疫测定方法的核心都是抗体和分析物之间的结合反应。不同检测方法间，结合反应的性质可能存在很大差异，这些性质对开发有效的检测方法具有重要的意义。早期的免疫检测往往需要温育过夜，以达到反应平衡。当前的免疫测定方法只需要相对较短的温育时间，而不要求反应达到平衡状态。在这些检测方法的设计中，更重要的是理解抗体 - 分析物结合反应动力学的一些简单概念。

抗体和抗原之间的反应以用质量作用定律简单地描述：

$$[\,Ag\,]+[\,Ab\,] \underset{k_d}{\overset{k_a}{\rightleftharpoons}} [\,Ag\text{-}Ab\,] \qquad (2\text{-}1\text{-}1)$$

式中［Ag］是抗原浓度；［Ab］是抗体浓度；［Ag-Ab］是抗原 - 抗体复合物；k_a 是结合速率常数，也称为 k_{on}；k_d 是解离速率常数，也称为 k_{off}。

初看时，人们很难理解为什么动力学由两个速率常数而非一个常数定义。通过监测不同抗体 - 抗原的结合反应，可以更好地理解这种区别的重要性。利用生物传感器技术，可以实时生成分析物与固定在传感器表面的抗体间的结合信号（参见本部分第九节"表面等离激元共振在结合位点、动力学和浓度分析中的应用"相关内容）。在实验中，大量缓冲液流过包被抗体的传感器表面，然后将分析物加入到设备中，与传感器表面包被的抗体结合。随着结合分析物增多，反应信号增强。几分钟后，以缓冲液取代分析物溶液，便可以观察分析物与抗体结合的稳定性。图 2-1-1 显示了一种分析物与 3 种不同单克隆抗体结合过程的信号响应。

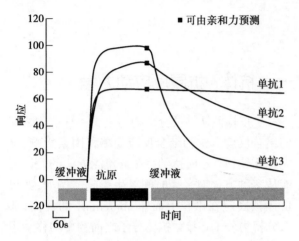

图 2-1-1 P24 抗原(125nM)与 3 种不同单克隆抗体(MAb)的相互作用

3 种单克隆抗体与分析物结合速率的差异,表现为三者结合常数的差别。当分析物的供应停止后,会产生不同的后续信号响应。结合速率最高的抗体,其解离速率也最高。如果使用该类抗体进行免疫检测,在分离未结合的标记物时,如使用缓冲液清洗的步骤中,已结合的分析物会与抗体解离,因此这类抗体对大多数免疫检测类型不适用。

上述解释了理解 k_a 和 k_d 的重要性。然而,同样重要的是,我们要认识到式(2-1-1)中的模型代表了过度简化的一般情况。该模型基于以下假设:

- 抗原由单一分子组成并且以均相形式存在。
- 抗体也处于均相状态。
- 抗原具有一个可结合的表位。
- 抗体具有单一的结合位点,识别抗原的一个表位。
- 结合应一致,无正或负变构效应(分析物上一个位点与抗体的结合对另一个位点的结合不产生影响)。
- 反应处于平衡状态。
- 必须从游离抗原中完全分离出结合的抗原。
- 不应有非特异性结合(NSB),如与反应孔壁的结合。

尽管所有这些假设在实践中不可能完全成立,但质量作用定律为从理论上理解免疫检测技术的热力学原理提供了一个有效的框架。

两个速率常数的比值称为**平衡常数**(equilibrium constant, K_{eq}),表示结合的与未结合的分析物和抗体之间比值,又称为**亲和常数**(affinity constant)。K_{eq} 是衡量免疫检测中抗体有效结合能力的关键指标。

从式(2-1-1)可以得出,当达到平衡状态时:

$$K_{eq} = \frac{K_a}{K_d} = \frac{[Ag\text{-}Ab]}{[Ag][Ab]} \qquad (2\text{-}1\text{-}2)$$

式中 K_{eq}= 平衡常数。

代入:

$$K_{eq} = \frac{[Ag\text{-}Ab]}{([Ab_t]-[Ag\text{-}Ab])[Ag]} \qquad (2\text{-}1\text{-}3)$$

公式重排:

$$[Ab_t]K_{eq}-K_{eq}[Ag\text{-}Ab] = \frac{[Ag\text{-}Ab]}{[Ag]}$$

$$(2\text{-}1\text{-}4)$$

$$[Ab_t]K_{eq}-K_{eq}[B] = \frac{[B]}{[F]} \qquad (2\text{-}1\text{-}5)$$

式中[Ab_t]是抗体的总浓度,[Ab]+[Ab-Ag];[Ag_t]是抗原的总浓度,[Ag]+[Ab-Ag];[B]是结合抗原的浓度;[F]是游离抗原的浓度。

式(2-1-5)表示[结合]/[游离]抗原的比值与结合抗原的浓度呈线性关系。依据这种关系绘制的图形称为**斯卡查德图(Scatchard plot)**(Scatchard, 1949, 图 2-1-2)。

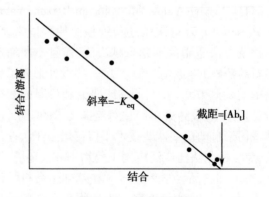

图 2-1-2 斯卡查德图

从图中可以得出两个实用参数:平衡常数 K_{eq},即直线的斜率,以及抗体结合位点的总浓度[Ab_t],即 x 轴上的截距。因此,可以推断:

$$\frac{[B]}{[F]} \to 0,\ [B] \to [Ab_t] \quad (2\text{-}1\text{-}6)$$

图 2-1-3 显示了在保持抗体结合位点浓度不变的情况下增加平衡常数的效果,图 2-1-4 显示了改变抗体的量但保持平衡常数不变的情况。

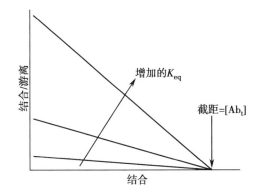

图 2-1-3　斯卡查德图

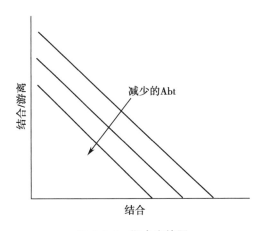

图 2-1-4　斯卡查德图

需要注意的是,并非所有预估的[B]/[F]和[B]数据点都具有相同的权重。[B]/[F]的比值偏高或者偏低对测量误差的影响程度可能不同。因此,在构建斯卡查德图时需要谨慎,以便合理设置抗原浓度从而确保结果尽可能准确。

结合状态与游离状态抗原不可能 100% 分离,而一些残余的游离抗原浓度可能被计入结合抗原部分。斯卡查德图中低[B]/[F]比值区域通过结合抗原的截距来估算总抗体的浓度,在这一区域中误差会对结果产生不成比例的影响,因此**非特异性结合**(non-specific binding,NSB)需要被尽可能准确确定。

图 2-1-5 显示具有不同平衡常数的多克隆抗体血清的典型斯卡查德图。此例中的曲线,能够简单地将相关抗体分成两类:高亲和力抗体和低

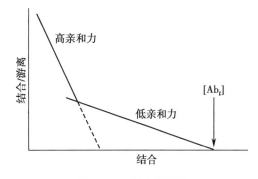

图 2-1-5　斯卡查德图

亲和力抗体。

有时,使用倒数图(也称为 Langmuir 或 Steward-Petty 作图法)能够更加准确地估计抗体浓度。

重新排列式(2-1-3):

$$\frac{[Ag_t]-[Ag\text{-}Ab]}{[Ag\text{-}Ab]} = \frac{1}{K_{eq}[Ag]} \quad (2\text{-}1\text{-}7)$$

$$\frac{[Ab_t]}{[Ag\text{-}Ab]} = \frac{1}{K_{eq}[Ag]} + 1 \quad (2\text{-}1\text{-}8)$$

$$\frac{1}{[Ag\text{-}Ab]} = \frac{1}{K_{eq}[Ag]} \times \frac{1}{[Ab_t]} + \frac{1}{[Ab_t]} \quad (2\text{-}1\text{-}9)$$

代入:

$$\frac{1}{[B]} = \frac{1}{K_{eq}[F]} \times \frac{1}{[Ab_t]} + \frac{1}{[Ab_t]} \quad (2\text{-}1\text{-}10)$$

图 2-1-6 展示了一个 1/[B] 对 1/[F] 的典型倒数关系图。

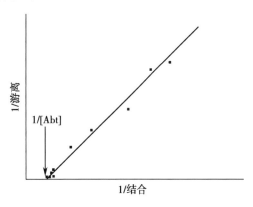

图 2-1-6　双倒数作图

在游离抗原数量足够多时,抗体完全饱和,即:

$$\frac{1}{[F]} \to 0,\quad \frac{1}{[B]} \to \frac{1}{[Ab_t]} \quad (2\text{-}1\text{-}11)$$

在斯卡查德图上确定最准确的曲线以估计 K_{eq} 的值可能比较困难,对于多克隆抗血清(包含

亲和力不同的抗体混合物)尤其如此。在这种情况下,平均平衡常数可能是衡量抗体亲和力唯一有效的指标。两种简单的作图方法可以获得抗体平均平衡常数。第一种方法是取抗体结合位点半饱和状态时的值近似为 K_{eq}。

从式(2-1-2)可知,当抗体结合位点为半饱和时:

$$K_{eq}=\frac{1}{[Ag]} \qquad (2\text{-}1\text{-}12)$$

以[B]对 log[F]作图,如图 2-1-7 所示(使用对数是为了考虑到值的范围)。在 100% 饱和状态的一半处画一条平行于 x 轴的直线,过直线与曲线的交点,画一条垂直于 x 轴的直线,该直线与 x 轴交点的横坐标即 $1/K_{eq}$ 的合理平均估值。

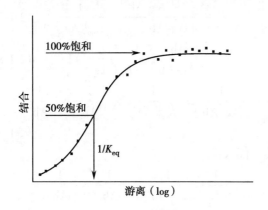

图 2-1-7 饱和图

第二种作图方式是 Sips 图法(Nisonoff and Pressman,1958)。该方法需要利用斯卡查德图或倒数图估计总抗体结合位点。

重新排列公式(2-1-2):

$$K_{eq}[Ag]=\frac{[Ag\text{-}Ab]}{[Ab_t\text{-}[Ag\text{-}Ab]} \qquad (2\text{-}1\text{-}13)$$

当:

$$[Ag\text{-}Ab]=[Ab]=[Ab_t]\text{-}[Ag\text{-}Ab] \qquad (2\text{-}1\text{-}14)$$

即处于半饱和状态时,

$$K_{eq}[Ag]=1, \quad K_{eq}=\frac{1}{[Ag]} \qquad (2\text{-}1\text{-}15)$$

可以通过如下二变量作图:

$$\log\left(\frac{[B]}{[Ab_t]\text{-}[B]}\right) \text{ vs } \log[F] \qquad (2\text{-}1\text{-}16)$$

当:

$$\frac{[B]}{[Ab_t]\text{-}[B]}=1, \quad \log\left(\frac{[B]}{[Ab_t]\text{-}[B]}\right)=0$$

$$(2\text{-}1\text{-}17)$$

同时:

$$K_{eq}=\frac{1}{[Ag]} \qquad (2\text{-}1\text{-}18)$$

该方法如图 2-1-8 所示,K_{eq} 表示平均亲和力常数的估计值。

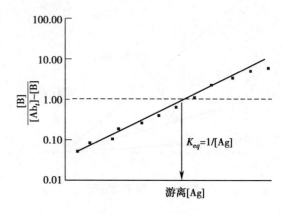

图 2-1-8 Sips 图

常见的抗体平衡常数范围为 10^6L/mol 到 10^{12}L/mol。平衡常数小于 10^8L/mol 的抗体一般不适用于免疫检测。需要注意,抗体浓度是针对抗体结合位点的总数。对于小分子半抗原,IgG 上的两个结合位点都可以与抗原结合,即**效价**(valence)为二。对于一些大分子蛋白质,位阻效应可能会阻止抗体两个结合位点同时与抗原结合。当抗原是多价时(具有重复表位),分析斯卡查德图会变得困难。在这种情况下,与每个抗原结合的抗体分子的数量服从**泊松分布**(Poisson distribution),因此需要更复杂的模型来估计 K_{eq} 和[Ab_t]的值。

质量作用定律也可用于预测[B]/[F]比值随抗原[Ag]浓度(或**剂量**(dose))增加而变化的情况,即**剂量-响应曲线**(dose-response curve)。

根据式(2-1-2),结合抗原与游离抗原的比值[B]/[F]为:

$$\frac{[B]}{[F]}=\frac{[Ag\text{-}Ab]}{[Ag]} \qquad (2\text{-}1\text{-}19)$$

游离[Ag]和[Ab]为:

$$[Ag]=[Ag_t]\text{-}[Ag\text{-}Ab] \qquad (2\text{-}1\text{-}20)$$
$$[Ab]=[Ab_t]\text{-}[Ag\text{-}Ab] \qquad (2\text{-}1\text{-}21)$$

结合抗原与游离抗原的比例可由式(2-1-20)和式(2-1-21)重新排列获得:

$$\frac{[B]}{[F]}=\frac{[Ag\text{-}Ab]}{[Ag_t]\text{-}[Ag\text{-}Ab]} \qquad (2\text{-}1\text{-}22)$$

$$[\text{Ag-Ab}]=\frac{[\text{Ag}_t]\times\dfrac{[\text{B}]}{[\text{F}]}}{1+\dfrac{[\text{B}]}{[\text{F}]}} \qquad (2\text{-}1\text{-}23)$$

结合式(2-1-2)与式(2-1-19)：

$$\frac{[\text{B}]}{[\text{F}]}=K_{eq}[\text{Ab}] \qquad (2\text{-}1\text{-}24)$$

将式(2-1-21)与式(2-1-23)代入式(2-1-24)：

$$\frac{[\text{B}]}{[\text{F}]}=K_{eq}\left([\text{Ab}_t]-\frac{[\text{Ag}_t]\times\dfrac{[\text{B}]}{[\text{F}]}}{1+\dfrac{[\text{B}]}{[\text{F}]}}\right) \qquad (2\text{-}1\text{-}25)$$

乘以 $1+[\text{B}]/[\text{F}]$ 来简化：

$$\left(\frac{[\text{B}]}{[\text{F}]}\right)\left(1+\frac{[\text{B}]}{[\text{F}]}\right)-\left(1+\frac{[\text{B}]}{[\text{F}]}\right)K_{eq}[\text{Ab}_t]+\frac{[\text{B}]}{[\text{F}]}K_{eq}[\text{Ag}_t]$$
$$=0 \qquad (2\text{-}1\text{-}26)$$

$$\left(\frac{[\text{B}]}{[\text{F}]}\right)^2+\frac{[\text{B}]}{[\text{F}]}-K_{eq}[\text{Ab}_t]-\frac{[\text{B}]}{[\text{F}]}K_{eq}[\text{Ab}_t]+\frac{[\text{B}]}{[\text{F}]}K_{eq}[\text{Ag}_t]$$
$$=0 \qquad (2\text{-}1\text{-}27)$$

$$\left(\frac{[\text{B}]}{[\text{F}]}\right)^2+\frac{[\text{B}]}{[\text{F}]}(K_{eq}[\text{Ag}_t]-K_{eq}[\text{Ab}_t]+1)-K_{eq}[\text{Ab}_t]$$
$$=0 \qquad (2\text{-}1\text{-}28)$$

化简为熟悉的二次方程，$ax^2+bx+c=0$。x 的解为：

$$x=\frac{-b\pm\sqrt{b^2-4ac}}{2a} \qquad (2\text{-}1\text{-}29)$$

因此，在 K_{eq} 和 $[\text{Ab}_t]$ 都准确已知时，对于任何给定的 $[\text{Ag}_t]$ 都可以计算出对应的 $[\text{B}]/[\text{F}]$；或者相反，对给定 $[\text{B}]/[\text{F}]$ 可以求解对应的 $[\text{Ag}_t]$。换言之，通过确定 $[\text{B}]/[\text{F}]$ 的比值，可以计算抗原含量。为了确定 $[\text{B}]/[\text{F}]$ 的比值，需要分离结合

抗原和游离抗原，并确定两者的相对比例。然而，实际测量结果可以更直接关联为结合抗原相对于总抗原的百分比，因此使用下式更为方便：

$$\%\text{Bound}=\frac{\dfrac{[\text{B}]}{[\text{F}]}}{1+\dfrac{[\text{B}]}{[\text{F}]}}\times100\% \qquad (2\text{-}1\text{-}30)$$

图 2-1-9 显示了典型的结合百分比与 $[\text{Ag}_t]$ 的图。

如图 2-1-10 所示，抗体浓度增加时，结合百分比(%Bd)曲线向右(即向更高抗原浓度 $[\text{Ag}_t]$ 的方向)移动。

如图 2-1-11 所示，抗体平衡常数 K_{eq} 增大时，反应的斜率提升。

二、免疫检测的设计

多年来，人们开发出了不同设计原理和反应模式的免疫检测方法。这些设计主要可分为两大类：第一类设计包含基本原理，主要依据免疫分析技术的基本特性。第二类设计在免疫检测基本原则基础上继续深化，以提高分析精密度，减少孵育时间，简化技术或使方法更易实现自动化。本节仅讨论免疫检测方法的基本设计。本书第七部分将详细介绍建立在这些基本原理基础上的各种设计方案。

(一) 竞争法(试剂受限)

由上述可知，在已知平衡常数和抗体浓度的条件下，对于任何给定浓度的抗原，可以计算出结合/游离抗原(B/F)的比值，进而推导出结合百分

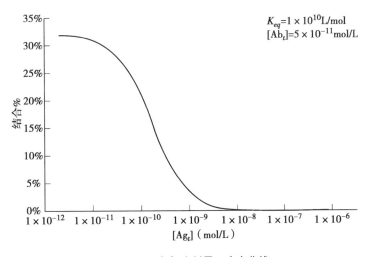

图 2-1-9　竞争法剂量 - 响应曲线

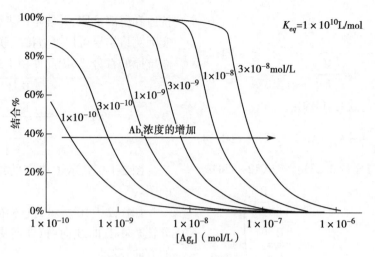

图 2-1-10　抗体浓度的影响

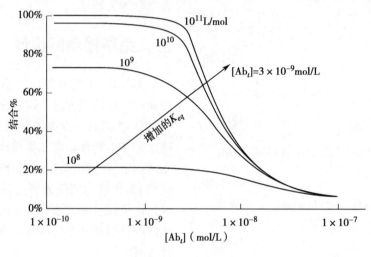

图 2-1-11　K_{eq} 的影响

比。反之,如果测定出结合百分比,可以计算出溶液中的抗原浓度。Yalow 和 Berson 提出的人血清胰岛素测定方法是第一种免疫分析方法(Yalow 和 Berson,1959),其基于上述原理建立。在本书中,这种免疫检测的模式称为**竞争法**(competitive assay)。

确定结合/游离抗原比值需要将溶液中的结合抗原与游离抗原分离,并确定两种抗原的相对含量。结合抗原与游离抗原的分离可以简单地通过从反应混合物中分离抗体组分实现;此时抗体-抗原复合物被分离,而游离抗原则被留在溶液中(图 2-1-12)。

在 Yalow 和 Berson 开发的方法中,微量的、经放射性标记的 ^{125}I- 胰岛素(示踪剂)被加入到反应体系中。随后通过监测放射性物质在结合和游离胰岛素之间的分布可以确定胰岛素在这

两部分之间的分配。实际应用中,K_{eq} 或抗体浓度均难以具备足够的准确度,因此难以准确推测抗原的浓度。将已知抗原浓度的样本作为**标准品**(standards)或**校准品**(calibrators),根据标准品中抗原浓度可以绘制其结合部分活性占总活性百分比的校准曲线。根据校准曲线可以计算未知样本中的抗原浓度(图 2-1-13)。

该类检测方法通常称为竞争法,但是只有在抗体结合位点完全饱和的情况下才会发生竞争性结合,因此该说法某种程度上存在误导。竞争法中,抗体结合位点并非完全饱和,标记抗原仅用于评估结合部分抗原和游离部分抗原之间的分配情况。

Ekins 将这种检测方法称为**试剂受限**(reagent limited),以与后文中的**试剂过量**(reagent excess)检测方法区分(Ekins,1977)。

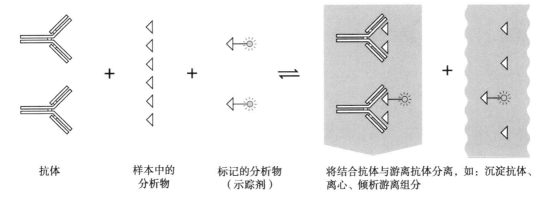

抗体　　　　样本中的　　　标记的分析物　　　将结合抗体与游离抗体分离，如：沉淀抗体、
　　　　　　分析物　　　　（示踪剂）　　　　离心、倾析游离组分

图 2-1-12　竞争性（试剂受限）免疫检测

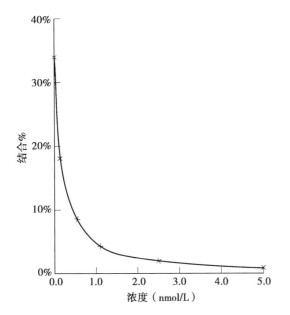

图 2-1-13　经典定标（剂量-响应）曲线

然而，该术语并未长期流行，竞争法这个术语更为直观，且仅使用一个单词，因而被最终认可和广泛使用；相应地，术语试剂过量被**免疫计量检测法**（immunometric）代替。

不同的分离和检测系统被用于竞争法的设计。详见第三部分"固相和其他分离系统"、"信号产生及检测系统"两节以及本部分第二节"均相免疫测定"相关内容。

采用标记抗原的检测方法在理论和实际应用均存在一定缺点。首先，这类检测方法的灵敏度主要取决于抗体的平衡常数，但与其他设计方式不同，竞争法难以充分利用抗体的结合潜能。其次，在抗原标记过程中，分析物的关键表位可能会被影响或被掩盖，导致抗体对其识别效果减弱甚至消除。在某些情况下，如果标记位点与半抗原偶联形成免疫原时位点相同，标记后抗

原可能增强抗体的识别效果，这种现象称为**桥联识别**（bridge recognition）。详见第三部分第一节"抗体"。

（二）单位点免疫计量分析法

1968 年 Miles 和 Hales 使用标记抗体代替标记抗原设计免疫检测方法，这是免疫检测设计中的首个主要进展（Miles 和 Hales，1968），其基本原理如图 2-1-14 所示。首先，样本或抗原标准品与标记抗体共同孵育；反应结束后，通过加入过量的固相偶联抗原，将未结合的标记抗体从溶液中除去。

从经验上讲，这种设计有两种主要的变体，两者代表这类设计的极端情况。第一种设计变体中，检测方法与竞争法类似，使用有限浓度的抗体。例如，在游离甲状腺激素的测定中，标记抗体在溶液中的游离激素和固相结合的激素之间分配，这两种反应同时发生。有关此检测方法的配置，请参阅本部分第四节"游离分析物免疫检测"。

第二种设计使用过量的标记抗体。如果仅从经验角度考虑，大量标记抗体的存在将使抗原和抗体结合反应完成度高于竞争法（式 2-1-1），从而克服后者设计中平衡常数对检测灵敏度的限制。实际上，检测方法的灵敏度很大程度上取决于测定目标来自哪一部分，即溶液中与样本结合的抗体或是通过固相分离提取的抗体。前者的测定在很大程度上受到无免疫活性的标记示踪剂的影响；后者的测量借助固相分离。当标记抗体浓度较高时，灵敏度取决于能否在两个较大的测量值之间检测出非常小的差异，因此后者难以实现。

在实际应用中，使用高浓度标记抗体的单点免疫测定法在灵敏度方面难以对竞争法形成优

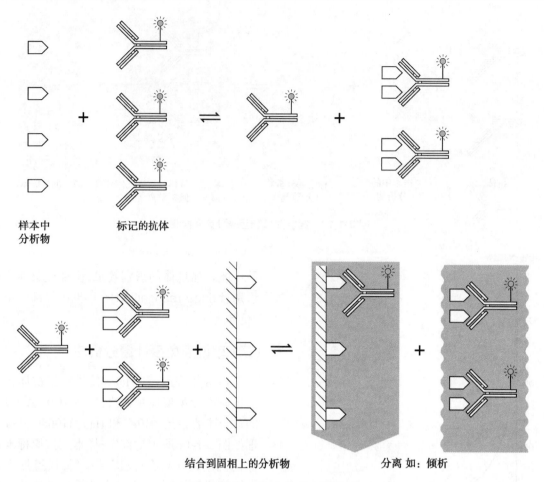

样本中
分析物

标记的抗体

结合到固相上的分析物   分离 如：倾析

图 2-1-14   单位点免疫计量检测

势,因此并未广泛普及。

(三) 双位点免疫计量分析法(试剂过量)

许多蛋白质具有多个表位,而且这些表位在空间上充分分离,使其可以同时与两种抗体结合。1970 年, Addison 和 Hales 依据上述原理最早提出的双位点免疫检测方法(Addison 和 Hales,1970)。两种抗体的结合可能是依次或同时发生,基本原理如下:首先样本与**捕获**(capture)抗体温育,捕获抗体与蛋白上的第一个表位反应并与固相结合。然后清洗固相以除去未反应的组分,并进一步与标记的**检测**(detecting)抗体温育。此时,检测抗体与捕获抗体 - 抗原复合物结合。最后,再次清洗以除去未反应的过量检测抗体,并最终确定来自固相的信号强度(图 2-1-15)。

典型的剂量 - 响应(校准)曲线如图 2-1-16 所示。如果捕获和检测抗体反应尚未完成,那么剂量 - 响应曲线将接近直线。许多检测方法都是如此,尤其是低浓度情况。有些检测方法具备足够的线性,可以对标准曲线进行单点校准。

该种设计在增加分析方法特异性上具有明显优势。例如,糖蛋白激素促甲状腺素(TSH)、人绒毛膜促性腺激素(hCG)、促卵泡激素(FSH)和黄体生成素(LH)共用一种 α- 亚基,而各分析物生物特异性是由差别相对较小的 β- 亚基决定。通过设计特异靶向 TSH β- 亚基表位的捕获抗体,可以在样本中存在大量具有相同 α- 亚基的 hCG 的条件下(如妊娠期),特异性捕获 TSH。清洗除去未反应的组分后,采用抗 α- 亚基的抗体可以检测结合复合物。随着具有单一表位特异性的**单克隆抗体**(monoclonal antibodies)的出现,这种设计类型才真正呈现出实用性。许多双位点免疫计量分析法采用一步温育模式,在这一过程中,样本中的抗原同时与捕获和检测抗体结合。

免疫计量分析法也常被称为**夹心法(三明治法,sandwich)**。将抗体或抗原包被在固相上,并使用酶标记物进行检测的免疫计量分析法,也称为**酶联免疫吸附测定法(enzyme-linked immunosorbent assays, ELISA)**。

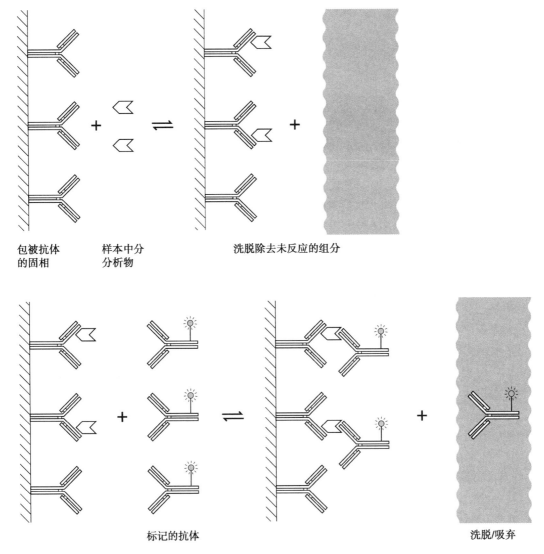

包被抗体
的固相

样本中分
分析物

洗脱除去未反应的组分

标记的抗体

洗脱/吸弃

图 2-1-15 双位点免疫计量检测(试剂过量)

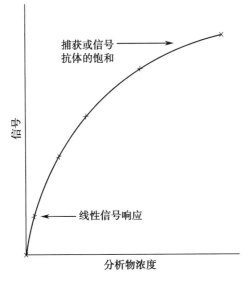

捕获或信号
抗体的饱和

信号

线性信号响应

分析物浓度

图 2-1-16 免疫剂量 - 响应曲线

(四)检测方法灵敏度的决定因素

了解有关分析测定方法设计的基本原则是应用的关键前提条件。但在免疫检测技术的概念出现多年后,人们仍未足够重视其检测原理。

Roger Ekins 是主张基于基本原则设计免疫检测方法的最主要倡导者之一。在 1979 年的著作和后来的许多场合中,他对当时免疫检测设计的实际状态——许多设计方案基于文献中重复的出现的经验概念,以致经验逐渐被公认为理论表达了失望。

早期免疫检测方法的性能受到多种现实因素的制约,如抗原分离、纯化和标记相对困难,而且难以获得足够特异性的抗血清。因此某种程度上,可以理解人们采用经验方式设计免疫检测方法。同时,还有一种普遍的想法,当几个简单的实验能够获得同样的结果时,人们几乎没有动力去求助于看起来相对复杂的数学公式。

大多数关于免疫检测的理论分析聚焦于决定测试灵敏度的因素上。高灵敏度是所有分析技术本身需要的性能。事实上,免疫检测所提供的高灵敏度是(且将持续是)其使用和继续发展的主要原因。对于某些分析物,如果目标浓度范围高于现有的灵敏度,更高的灵敏度可能不是必须追求的性能。选择高灵敏度还应考虑如下因素:

● 更高灵敏度检测方法可能为以前未认识或无法诊断的疾病提供新的诊断机会。例如,第三代促甲状腺激素(TSH)检测方法的发展,为区分甲状腺功能正常和甲状腺功能亢进提供了可能(见第七部分第二节"甲状腺"中"促甲状腺激素"部分)。

● 高灵敏度方法可以分析更小样本量或更容易获得的样本,如从新生儿毛细血管获得的血样或唾液样本。

● 小样本量还有另一个重要优势。很少有免疫测定方法完全不受生物体液中不良因素的干扰。含有等量分析物的不同样本,可能会测定出不同的结果。样本在整个反应体系中所占的比例越小,这些**基质效应(matrix effects)**对测量准确性的影响就越小。因此,高灵敏度分析的结果可能更加稳健。

尽管各种各样的设计中最佳测定条件和试剂浓度存在差异,但一些结论对于免疫检测方法设计是普遍适用的。

在任何分析技术中,灵敏度定义为分析物能够被可靠判断的最小浓度,或者可以更正式地定义为在没有分析物的情况下,在统计学上不可能成为信号范围一部分的分析物的最低浓度。比如,浓度为零时的信号值加上 2 倍的标准差所对应的浓度值。这个概念广泛应用于几乎所有测量领域中:在电子学中,其通常被称为**信噪比(signal-to-noise ratio)**。信噪比是与音乐相关的概念,很适合用于描述灵敏度。与盒式磁带相比,光盘的音质改善并非通过提升音量,而是通过消除背景噪声实现的。因此,灵敏度取决于两个因素:分析物存在时的信号增益幅度和分析物不存在时的测量误差(图 2-1-17)。

Yalow 和 Berson 最初认为竞争法分析灵敏度主要由剂量 - 响应曲线的斜率决定(Berson 和 Yalow,1970;Berson 和 Yalow,1973),因此许多工

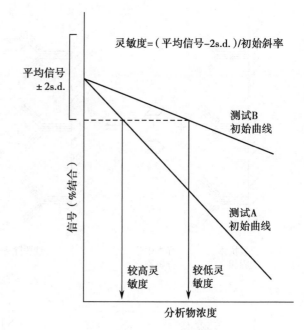

图 2-1-17　灵敏度估算

作人员专注于优化这一参数,而未考虑测量误差。

然而,Ekins 将注意力集中在测量时的误差上。他驳斥了斜率的影响,认为如果将其绘制在不同的参照系中,如结合物或 1/ 结合物对抗原浓度作图(Ekins,1979;Ekins and Newman,1970),相同的测试方法会得到不同的斜率,因此关于反应物的最佳浓度会得到相反的结论。Yalow 和 Berson 的论点某种程度上是正确的,其基于结合百分比的斜率分析,因此被测信号的变化率,而非添加反应物的总量,决定了两种测量方法之间的差异。

任何理论分析都必须结合热力学和统计学元素,而非单独使用。需要注意的是,在完全没有任何误差的情况下,将不会存在最佳设计。

因此,免疫检测方法优化可被简化为两个步骤:识别误差来源,以及确定将误差最小化的合理试剂浓度。

虽然只有数学模型才能给出试剂最佳浓度的定量判断,但 Ekins 证明可以通过测量抗体结合位点是否被占用而定性判断试剂最佳浓度:抗体占用原则(Ekins,1991)。

1. 抗体占用原则

所有的检测方法,不管哪个组分被标记,基本上可以用如下两种方式之一来描述:测量被抗原占用的抗体结合位点,或间接测量未被占据的结合位点(图 2-1-18)。

在竞争法中,标记抗原结合未被样品抗原占

竞争法测定未被占据的位点　　　　夹心法测定被占据的位点

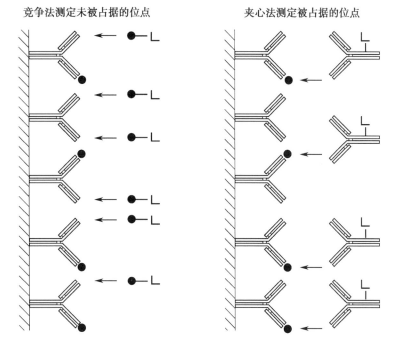

图 2-1-18　抗体占用原理

据的抗体结合位点。在此体系中加入未标记的(样本)抗原会导致未被占据的抗体结合位点数量减少。

在夹心法中,标记抗体测定被抗原占据的结合位点。因此,从没有分析物的背景信号开始,测量信号随着抗原浓度的增加而上升。一般来说,在低背景下测量强信号要比测量两个强信号之间的差异容易得多。基于这个原因,夹心法理论上具备比竞争法更高的灵敏度。

对于竞争法的设计而言,当标记抗原量相对较少时,加入未标记的样本抗原后引起的信号变化率更大。

相反,在评估被占据的抗体结合位点时,如夹心法设计,标记抗体的浓度高则结合过程导致的信号变化最大。

在竞争法设计中,标记抗原量较少,因此抗体也需要较低的浓度,以最大限度地减少估计未占据位点时的误差。由于结合位点的占有率百分比主要由抗体对抗原的亲和力决定,所以在设计竞争法时,平衡常数是决定方法灵敏度的主要限制因素。

这些定性分析的结论需要在预估的误差范围内判断。

在竞争法中,标记抗原的浓度趋于零,所以测量误差非常大。低浓度标记抗原的测定精密度是一个限制因素。

同时,NSB(非特异性结合,non-specific binding)标记抗原的总浓度有关,标记抗原结合百分比低会使得 NSB 及其误差与特异性结合相关性加强,因此也值得关注。NSB 的变化是造成总体精密度低的主要原因。

总之,竞争法的灵敏度受 3 个因素的影响:平衡常数、信号测量的精密度和非特异性结合水平(在特异性结合中占很大比例)。在没有其他因素的情况下,每个因素会单独占主导地位。如果 NSB 和测量标记抗原时的误差不大,可以在初始结合率很低的情况下(如 1% 或 2%)达到最佳灵敏度,这与实践经验大相径庭。在这种情况下,分析的灵敏度仅受残留误差(如移液)和平衡常数的影响。当 NSB 显著时,需要更高的抗体水平以增加标记抗原结合的百分比,从而提高信噪比。在这种情况下,灵敏度是关于 K_{eq} 和非特异性结合水平的函数。最后,如果信号测量时存在显著误差,则需要加入大量标记抗原,在这种情况下灵敏度还取决于检测试剂的**比活度**(specific activity)。

夹心法中直接测定被占据的抗体位点,情况与竞争法相反。高浓度的捕获和标记抗体都能保障高比例抗原被结合。因此,随着抗体浓度逐渐增加,检测方法的灵敏度也会提高。然而,标记抗体用量增加时 NSB 也会升高。NSB 是标记抗体添加总量的函数,随着系统中添加更多的标记抗体,NSB 及其误差也随之增加,并最终达到 NSB 水平的增速高于特异性结合速率的程度。换言之,信噪比存在一个最大值。最大灵敏度点取决于 NSB 的水平和其相关误差,以及低水平信号的测定误差。

综上所述,平衡常数在确定夹心法灵敏度方面影响较低,而主要影响因素是 NSB 水平和 NSB 不精密度,以及信号的测量误差。因此,高灵敏分析方法需要与抗原浓度相对应的高浓度抗体、低 NSB 和高特异性标记。在 NSB 不显著时,信号测量误差是影响灵敏度最重要的因素。当测量误差和 NSB 都不显著时,灵敏度限制因素是平衡常数和其他一些实验误差。因此,高灵敏度的免疫分析依赖于实现低 NSB 和采用高特异性的检测试剂。

当利用固相分离多余标记抗体,以估算未占据的抗体结合位点时,单位点免疫计量检测设计可以被看作为竞争法。相反,如果测定溶液中与分析物结合的标记抗体,进而估算被占据的结合位点,这类设计更类似于夹心法。

2. 理论模型和定量预测

(1) 任何理论优化模型都需要考虑如下变量:

• 抗体平衡常数。

• 抗体浓度(双位点免疫计量分析法中的两个抗体都需考虑)。

• 标记抗原的添加量(选择竞争法时考虑)。

• 样本和温育体积。

• 检测试剂的活性(如放射性检测中同位素标记试剂的比活度)。

• 检测试剂的非特异性结合水平。

(2) 方法优化还需要建立测量误差的模型,这些误差来自于:

• 非特异性结合平均水平的变化。

• 移液器的不精密度。

• 操作误差(离心、分离、洗涤)。

• 最终信号的测量精密度。

(3) 最后需要对反应机制做出假设:

• 双分子反应,并遵循质量作用定律。

• 所有试剂是均相的,独立反应且无变构效应。

• 所有反应物在反应混合物中均匀分散。

• 分离过程不会影响平衡。

3. 竞争法的设计

两种不同的方法可用于确定理论分析灵敏度和反应物的最佳浓度。第一种方法是分别评估误差和剂量 - 响应(校准曲线)斜率;第二种方法依赖于将误差与斜率相结合的统一方程。

第一种方法在概念上最简单,并且给出的值与 Ekins(Ekins 和 Newman,1970)使用的相同标准的响应 / 误差方程得到的值非常接近。将试剂浓度的值代入式(2-1-28),得出结合百分比的估计值。然后使用结合百分比来计算未标记抗原添加剂量为零时的信号,以及由于其测定中的误差之和而产生的标准偏差。以结合百分比计算灵敏度,并将数值代入剂量 - 响应方程,以确定在极限灵敏度条件下对应的抗原浓度。Borth(1970)和 Ezan(1991)提出了类似的方法。

由于移液和其他实验操作造成的误差,通常在宽泛的测定条件和反应物浓度范围内是恒定的。误差的准确值只能通过实验来确定。然而,如果以**变异系数(coefficient of variation,CV)**表示操作误差,其数值可能处于 1%~3%。相反,在低浓度的标记抗原和 / 或低特异性结合的情况下,结合标记抗原的测量不精密度可能会显著增加。例如,使用放射性检测或发光检测,10 000 个累积信号事件的 CV 将为 1%(误差是总计数的平方根占总计数值的百分比,即 100/10 000),而 100 个事件的 CV 将为 10%(10/100)。NSB 的误差也可能对整体误差做出很大贡献,尤其是其在整体结合事件中占比很大的情况下。NSB 的平均水平处的变化可能相当大。例如,通过离心分离抗体 - 抗原复合物时,倾析离心管后剩余的游离抗原量可能存在很大差异。这三种误差来源需要分别进行评估,然后根据它们的标准偏差进行合并。

分析过程分为以下几个步骤:

(1) 式(2-1-28),如前文所述,可以用来确定任何浓度的反应物的结合部分 / 游离部分比例。在没有添加未标记抗原的情况下,平衡常数、总抗体和标记抗原浓度的值可代入方程,并确定 $[B]/[F]$ 比和结合部分(B_f):

$$\left(\frac{[B]}{[F]}\right)^2 + \frac{[B]}{[F]}(K_{eq}[Ag_t] - K_{eq}[Ab_t] + 1) - K_{eq}[Ab_t] = 0 \tag{2-1-28}$$

$$B_f = \frac{\dfrac{[B]}{[L]}}{1 + \dfrac{[B]}{[F]}} \tag{2-1-31}$$

(2) 总信号响应(R_t)可以由抗原的总浓度、比活度、反应体积和信号测量时间来确定:

$$R_t=[Ag_t]SVT \tag{2-1-32}$$

式中 Ag_t 是标记抗原的总浓度,单位为 mol/L; S 是标记抗原的比活度,单位为信号 /mol/s(放射性标记的比活度,单位为 Bq/mol); V 是反应混合物的总体积,单位为 L; T 是信号测量的时间,单位为 s。

(3) 计算由特异性抗体 - 抗原结合(R_o)引起的信号响应:

$$R_o=R_t \times B_f \tag{2-1-33}$$

(4) 由非特异性结合(R_{nsb})引起的信号响应可以通过游离抗原占比的函数计算:

$$R_{nsb}=R_t(1-B_f)NSB \tag{2-1-34}$$

式中:NSB 游离抗原非特异性结合的部分。

(5) 在未添加无标记抗原时,特异性结合信号的标准差仅由实验误差(s.d.$_e$)引起:

$$s.d._e=\frac{CV_e}{100} \times R_o \tag{2-1-35}$$

式中 CV_e 是由于实验误差引起的变异系数。

(6) 计算非特异性结合引起的信号响应的标准差(s.d.$_{nsb}$):

$$s.d._{nsb}=\frac{CV_{nsb}}{100} \times R_{nsb} \tag{2-1-36}$$

式中 CV_{nsb} 是非特异性结合的平均水平的变异系数。

(7) 放射性信号、化学发光信号和荧光信号遵循泊松分布。在没有未标记抗原的情况下,检测到的总信号响应是特异性结合信号 R_o 和非特异性结合信号 R_{nsb} 的和。测量的标准差(s.d.$_m$)是总信号响应的平方根:

$$s.d._m=\sqrt{R_o+R_{nsb}} \tag{2-1-37}$$

(8) 信号的总组合标准偏差(s.d.$_a$)为:

$$s.d._a=\sqrt{s.d._e^2+s.d._{nsb}^2+s.d._m^2} \tag{2-1-38}$$

(9) 在没有未标记抗原的情况下,对应于信号分布95%置信区间(通过单侧测试)的信号值(R_{det})为:

$$R_{det}=R_o-2s.d._a \tag{2-1-39}$$

(10) 因此,可以估计灵敏度极限($[B]/[F]_{det}$)下的结合部分比例(B_{det})和 $[B]/[F]$ 比值:

$$B_{det}=\frac{R_{det}}{R_t} \tag{2-1-40}$$

$$\frac{[B]}{[F]}det=\frac{B_{det}}{1-B_{det}} \tag{2-1-41}$$

(11) 方程(2-1-28)可以重新排列,由其他试剂浓度、平衡常数和 $[B]/[F]$ 比值给出灵敏度极限下存在的总抗原浓度:

$$[Ag_{det}]=[Ag_t]\left(1+\frac{1}{\frac{[B]}{[F]}det}\right)-\frac{1}{K_{eq}}\left(1+\frac{[B]}{[F]}det\right) \tag{2-1-42}$$

(12) 在极限灵敏度下代入 $[B]/[F]_{det}$ 可以计算存在的总抗原浓度(标记的和未标记的),因此灵敏度可以推导为:

$$灵敏度 = [Ag_{det}]-[Ag_t] \tag{2-1-43}$$

式中 $[Ag_{det}]$ 是检测限条件下的标记和未标记抗原的总浓度; $[Ag_t]$ 是标记抗原的浓度。

上述灵敏度是针对反应混合物而言。如果测定方法的灵敏度为 1pmol/L,但样本被试剂稀释为 1/5,则说明实际灵敏度为 5pmol/L。

这些简单的方程非常有用,可以通过改变反应物浓度和平衡常数来进行"假设"计算。将相关参数代入式(2-1-28)可以得到理论剂量 - 响应曲线,求解二次方程即可以得到 $[B]/[F]$,进而得到结合百分比。图 2-1-19 显示了平均平衡常数为 1×10^{10} L/mol 的反应体系中,结合抗原的百分比随着抗体稀释倍数变化情况。曲线 a、b、c、d 和 e 代表抗原浓度从 10^{-9} 到 10^{-11} 范围内递减(对应

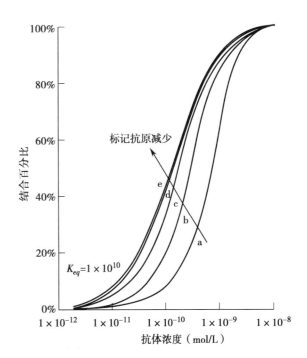

图 2-1-19 抗体稀释曲线

于 $10/K_{eq}$ 到 $0.1/K_{eq}$)。

结合抗原百分比随抗原浓度的降低而增加。随着抗原浓度的降低,对于任何给定浓度的抗体,结合抗原百分比趋向于更高的上限。在图 2-1-20 中可以更清楚地看到这种现象,其中抗体浓度范围从 10^{-9} 到 10^{-11}($10/K_{eq}$ 到 $0.1/K_{eq}$),而抗原浓度连续变化。

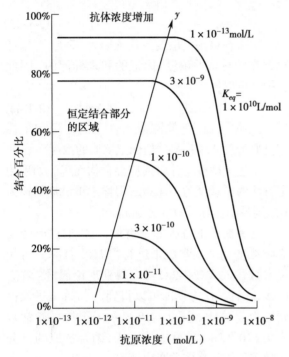

图 2-1-20　抗体稀释曲线

对于任何给定的抗体浓度,增加抗原浓度仅在超过(抗原浓度)临界范围后改变结合抗原百分比。临界值以下的区域,结合比例恒定,抗原浓度的变化对总结合抗体百分比没有显著影响。临界值随着抗体浓度的降低而降低。对于竞争法而言,使用低浓度抗原时需要对应使用低浓度抗体,以保证添加未标记抗原与已结合标记抗原竞争时能产生可检测的信号,即处于临界点右侧。

图 2-1-21 显示了当抗体浓度为 1×10^{10}($1/K_{eq}$)时,平衡常数对结合百分比的影响。高平衡常数下抗体结合位点的占据比率增加,因此随着未标记抗原的加入,信号响应的变化率提升。

对于一个给定的平衡常数,标记抗原和抗体浓度降低到何种程度能增加检测灵敏度,与低信号响应下的测量误差有关。随着这些误差降低,最佳结合百分比降低,最终非特异结合产生的误差会影响信号测量的精密度。因此,任何给定特

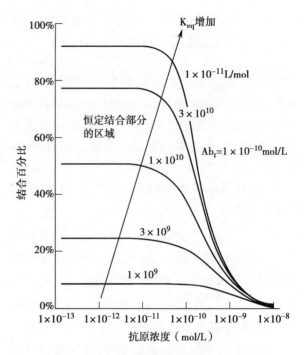

图 2-1-21　抗体稀释曲线:K_{eq} 的影响

异性和非特异性结合的组合都可以确定特定的标记抗原浓度和抗体浓度,以达到最大灵敏度。

通过一个例子可以很好地理解上述结论。假设反应体系的终体积为 1ml,抗体平衡常数为 1×10^{10}L/mol,其中 ^{125}I 为标记物,计数时长 1min,抗原通过 1mol/mol ^{125}I 标记,比活度为 8.02×10^{16}/s(Bq/mol;假定计数器效率为 100%)。图 2-1-22 由抗体和标记抗原浓度函数绘制,其预测了检测体系的灵敏度。

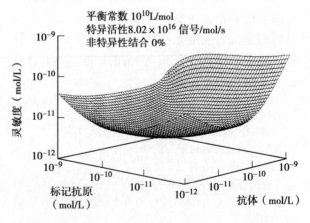

图 2-1-22　标记抗原和抗体浓度对灵敏度的影响

对该检测体系而言,最大灵敏度为 4.1×10^{-12}mol/L。其一方面与测量不精密度有关,另一方面与质量反应有关。图 2-1-23 和图 2-1-24 显示了在平均非特异性结合水平附近 5% 变异系数

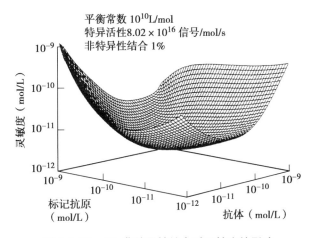

图 2-1-23 1% 非特异性结合对灵敏度的影响

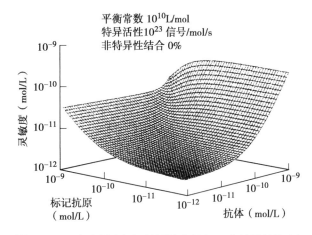

图 2-1-25 高比活度标记抗原的作用(0% 非特异性结合)

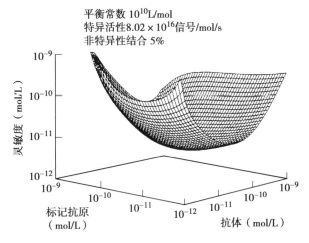

图 2-1-24 5% 非特异性结合对灵敏度的影响

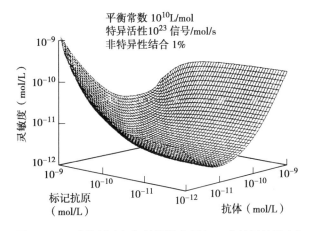

图 2-1-26 高比活度标记抗原的作用(1% 非特异性结合)

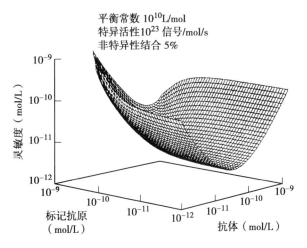

图 2-1-27 高比活度标记抗原的作用(5% 非特异性结合)

的条件下,对应 1% 或者 5% 游离标记抗原非特异性结合的效果。降低标记抗原的浓度和增加抗体浓度可以提高特异性结合,并部分弥补非特异性结合增加的影响,从而获得最佳的灵敏度。即便是试剂浓度进行了调整,当非特异性结合为 1% 或 5% 时,检测灵敏度也会分别降低到 4.3×10^{-12}mol/L 或 5.8×10^{-12}mol/L。

类似地,图 2-1-25 到图 2-1-27 显示了在标记抗原特异性更高(1×10^{23}/s 个信号事件,即每秒每 6 个分子中大约有 1 个可给出检测信号)的条件下,非特异性结合分别为 0%、1% 和 5% 的影响。

如前所述,试剂浓度的重新优化只能部分弥补非特异性结合增加造成的影响:当非特异性结合水平分别为 0%、1% 和 5% 时,对应的预测灵敏度分别为 2.1×10^{-12}、2.8×10^{-12} 和 4.5×10^{-12}mol/L。

表 2-1-1 总结了上述示例中的最优试剂浓度、结合百分比和信号检测误差。还显示了一个基于更"传统"检测设计的计算结果,其中标记抗

原浓度基于可接受的 ^{125}I 标记信号响应[每分钟 40 000 次分裂(dpm)]进行选择,抗体浓度调整到 50% 百分比结合的水平(检测 d)。同时,假定非特异性结合为 5%。在文献和市售产品中可以找到许多类似检测方法设计的案例。

值得注意的是,在没有任何非特异性结合的

表 2-1-1　最佳检测方法特征

	^{125}I 标记物				高特异性标记物		
	检测 a	检测 b	检测 c	检测 d*	检测 e	检测 f	检测 g
比活度 / (信号 /mol/s)	8.0×10^{16}	8.0×10^{16}	8.0×10^{16}	8.0×10^{16}	1×10^{23}	1×10^{23}	1×10^{23}
非特异性结合 / (%)	0	1	5	5	0	1	5
标记抗原浓度 / (mol/L)	3.1×10^{-11}	2.8×10^{-11}	2.1×10^{-11}	0.82×10^{-11}	26×10^{-14}	3.1×10^{-14}	2.0×10^{-14}
抗体浓度 / (mol/L)	1.6×10^{-11}	2.0×10^{-11}	3.6×10^{-11}	10.0×10^{-11}	0.13×10^{-12}	11×10^{-12}	29×10^{-12}
总信号 / (信号 /min)	147 200	136 200	104 600	40 000	1.5×10^9	0.19×10^9	0.12×10^9
0 剂量信号 (B_0)	16 160	18 600	24 800	20 000	2.0×10^6	18×10^6	27×10^6
0 剂量结合百分比 / (%)	11.0	13.7	23.8	50	0.13	9.5	22.3
0 剂量总误差 / (% CV)	1.3	1.3	1.5	1.3	1.0	1.1	1.3
灵敏度处结合百分比 / (%)	10.7	13.3	23.1	48.7	0.13	9.3	21.7
灵敏度处 B/B_0 / (%)	97.5	97.4	97.1	97.5	98.0	97.8	97.3
灵敏度 / (mol/L)	4.1×10^{-12}	4.3×10^{-12}	5.8×10^{-12}	10.3×10^{-12}	2.1×10^{-12}	2.8×10^{-12}	4.5×10^{-12}

　　假设:K_{eq}=1×10^{10}L/mol;非特异性结合的变异 =5% CV;实验误差 =1% CV;计数时间 =1min;反应体积 =1mL。
　　检测 d*,未优化,试剂浓度的设计保证足够的计数率和 50% 的结合率。

情况下,标记抗原和抗体的最佳浓度比传统上认为的浓度要低得多。事实上,对于某种具备无限比活度的标记,抗体和标记抗原的最佳浓度趋于零,Jackson 和 Ekins(1983)从理论上证明了此情况下灵敏度为:

$$最大灵敏度 = \frac{2 \times \dfrac{CV_e}{100}}{K_{eq}} \qquad (2\text{-}1\text{-}44)$$

　　式中 CV_e 是实验误差。

　　在上述的例子中,在没有非特异性结合的条件下,最大灵敏度是 2.06×10^{-12}mol/L,与无限比活度模型下灵敏度预测值 2.0×10^{-12}mol/L 相近。

　　如此低浓度的抗原和抗体对应的结合水平远低于正常水平(通常结合水平需要 30%~60%),尤其是在非特异性结合水平可忽略不计的情况下。例如,在不存在非特异性结合(检测 a)的情况下,预测的最佳结合百分比约为 11%。

　　上述的例子可以用来阐释检测方法设计中的两个常见误区。其一是对剂量 - 响应曲线归一化表达式斜率的过度关注,而忽略了实际测量的结果,即信号响应本身。其二是未考虑剂量 - 响应关系中的误差。图 2-1-28 显示了检测 c(优化)和检测 d(未优化)的剂量 - 响应曲线,以熟悉的结合百分比的形式展示剂量 - 响应关系。

　　基于传统的检测方法设计理念,未优化的检测 d 剂量 - 响应曲线的初始斜率较大,因此可能被认为更敏感。而根据实际测量的数据重新绘制图形会得到相反的结论(图 2-1-29)。

　　两种剂量 - 响应曲线如图 2-1-30 所示,归一化为结合 / 零浓度下的结合(B/B_0)形式,并在零剂量下预估出信号响应误差和灵敏度(优化测定条件下为 5.8×10^{-12}mol/L 而未优化条件下为 10.3×10^{-12}mol/L)。

　　对于竞争法,信号测量误差和非特异性结合

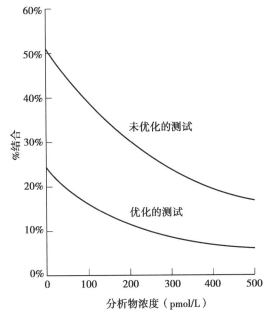

图 2-1-28 结合百分比

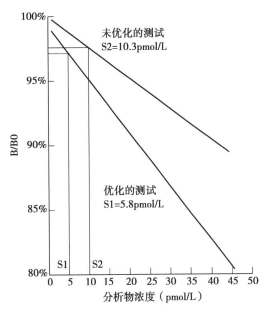

图 2-1-30 结合 / 零剂量时结合

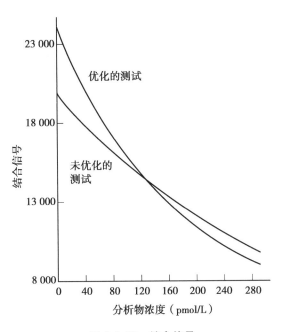

图 2-1-29 结合信号

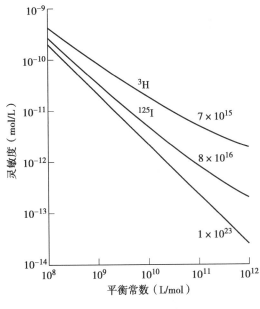

图 2-1-31 理论灵敏度

影响均不显著,影响灵敏度的主要因素来自实验残余误差和平衡常数。抗体的最大平衡常数约为 10^{12}L/mol,假设实验误差控制在 CV 为 1%,如果标记物的比活度无限高,那么检测方法的试剂灵敏度上限为 2×10^{-14}mol/L($2 \times 0.01/10^{-12}$mol/L)。图 2-1-31 显示了一系列抗体平衡常数下使用 ^{3}H(1.07×10^{15}Bq/mol)标记,^{125}I(8.02×10^{16}Bq/mol)标记,或其他非无限比活度的标记能达到的最佳灵敏度。

对于 K_{eq} 小于 10^{10}L/mol 的抗体,标记方式从 ^{125}I 变为非同位素标记,对检测灵敏度而言几乎没有优势。然而,^{3}H 标记抗原(过去曾用于类固醇测定)的比活度要低的多。在这种情况下,选择 ^{125}I 或更高活性的非同位素进行标记将会获得显著优势。上述计算结果强调,对竞争法的优化需要重点关注非特异性结合和实验误差,而非检测试剂。

需要谨慎对待 Ekins 关于计算竞争法灵敏度的解释。这些内容经常被文献引用,但人们并未充分理解其推导过程中使用到的基本假设(Ekins,1991;Gosling,1990)。第一,应当注意,原

始 计 算（Ekins 等，1968，1970；Ekins 和 Newman，1970）针对零剂量时误差的 1 倍标准偏差，而非 95% 的置信区间（2 倍标准偏差）。第二，这一理论假定没有非特定的结合。第三，灵敏度表现在测定反应中，而非样本中（虽然对样本而言更有实际意义）。第四，它假定实验误差控制在 CV 为 1% 内。计算还基于如下假设：标记和未标记抗原处于均相，反应存在单一平衡常数，以及反应保持平衡状态。在实践中，几乎没有免疫检测方法符合所有上述假设。

4. 夹心法的设计

与竞争法设计一致，两种方式可应用于建立夹心法灵敏度预测和优化的理论模型。Ekins 和他的同事们根据与竞争法相同的反应 / 误差之间的关系的概念，推导出了这些检测方法的剂量 - 响应关系和误差的统一模型（Jackson 等，1983）。

统一的数学模型复杂，需要简化假设以得到代数解。另一种方法是上文介绍的用于竞争性检测的相关方法，其中误差需单独考虑，并用于估算与灵敏度相对应的剂量 - 响应曲线上的信号。然后将信号代入剂量 - 响应方程，可以确定相应的试剂剂量。在这个模型和 Jackson 等人开发的模型中，使用基于两个结合反应相继发生的最简设计而进行计算，其假设如下：

- 第一个抗体连接到固相载体上，与抗原温育使两者结合反应达到平衡，然后清洗除去未反应的抗原。

- 将上述完成第一步结合的固相复合物与标记抗体温育并达到平衡，洗涤除去未结合的标记抗体并测定结合的标记抗体产生的信号。

在理想情况下，夹心法免疫检测在没有抗原的情况下就不会检测到信号。然而，实际上夹心法检测时仍会有背景信号产生，主要来自：

- 测量仪器本身，假定在给定的信号测量时间内信号值恒定。

- 由于标记抗体的非特异性吸附而产生的信号，假定为总标记抗体的一部分。

因此，在没有抗原的情况下，检测体系的总信号 R_0 可以表示为：

$$R_0 = MT + NSB[Ab2_t]SVT \qquad (2\text{-}1\text{-}45)$$

式中 M 是来自仪器的背景信号，单位为信号事件 /s；T 是信号测量时间，单位为 s；NSB 是第二轮温育中标记抗体的非特异性结合比例。例如 0.01 代表总标记抗体的 1% 的结合量；$[Ab2_t]$ 是

第二轮温育中标记抗体的总浓度，单位为 mol/L；S 是标记抗体的比活性，单位为信号事件 /mol/s；V 是第二轮温育的体积，单位为 L；此外，需要考虑变量中的误差。

假定信号符合泊松分布，信号的标准差（$s.d._m$）由累积信号的平方根得出。

分类错误会产生误差，因此实际非特异性结合的部分也会发生一些变化。假定这些满足正态分布，即：

$$s.d._{nsb} = \frac{CV_{nsb}}{100} \times NSB[Ab2_t]SVT \qquad (2\text{-}1\text{-}46)$$

式中 $s.d._{nsb}$ 是分类错误产生误差的标准差；CV_{nsb} 是由于移液和操作错误导致的错误分类造成的 NSB 的变异系数。

根据 R_0 的标准差，可以估计整体误差：

$$s.d._a = \sqrt{s.d._{nsb}^2 + R_0 + s.d._e^2} \qquad (2\text{-}1\text{-}47)$$

式中 $s.d._a$ 是不存在抗原时信号的整体标准差；$s.d._e$ 是实验误差的标准差。

因此，在灵敏度极限（R_{det}）下信号水平的增加被定义为：

$$R_{det} = 2s.d._a \qquad (2\text{-}1\text{-}48)$$

换言之，信号必须高于仪器背景和非特异性结合总和至少 R_{det}，以提供抗原存在的可靠信号（95% 置信区间）。

假设质量作用定律可以应用于固相免疫检测，已结合标记抗体的浓度 $[Ab2_b]$（这一概念可能并不严谨）可以由灵敏度极限下的信号响应、比活度、反应体积和信号测量周期来计算：

$$[Ab2_b] = \frac{R_{det}}{SVT} \qquad (2\text{-}1\text{-}49)$$

从总抗体浓度中减去结合的标记抗体 $[Ab2_b]$ 的浓度可以得到游离的标记抗体浓度 $[Ab2_f]$：

$$[Ab2_f] = [Ab2_t] - [Ab2_b] \qquad (2\text{-}1\text{-}50)$$

重新排列式（2-1-2），可以根据平衡常数、结合抗体和游离抗体的浓度获得总抗原浓度：

$$[Ag_t] = \frac{B}{[F]K_{eq}} + [B] \qquad (2\text{-}1\text{-}51)$$

代入：

$$[Ag2_t] = \frac{[Ab2_b]}{[Ab2_f]K2_{eq}} + [Ab2_b] \qquad (2\text{-}1\text{-}52)$$

式中 $[Ag2_t]$ 是第二次温育中与固相结合的抗原的总浓度；$K2_{eq}$ 是标记抗体的平衡常数。

在检测的第一阶段，通过以上公式可以计算第一个结合反应中所需的抗原浓度，以计算出在

第二次温育中灵敏度极限处的抗原浓度。第一个反应中结合抗原浓度$[Ag1_b]$与占据的捕获抗体结合位点的浓度$[Ab1_b]$相同，并且等于第二个反应中抗原的总浓度$[Ag2_t]$：

$$[Ag1_b]=[Ab1_b]=[Ag2_t] \qquad (2\text{-}1\text{-}53)$$

捕获抗体的总浓度减去结合的捕获抗体浓度可以获得第一次温育中未结合的捕获抗体浓度：

$$[Ab1_f]=[Ab1_t]-[Ab1_b] \qquad (2\text{-}1\text{-}54)$$

所以在使用式(2-1-52)之前，需要已知第一次温育中的抗原浓度，以获得先前在第二次温育计算中的抗原浓度。这与测定的灵敏度相对应：

$$灵敏度 =[Ag1_t]=\frac{[Ab1_b]}{[Ab1_f]K1_{eq}}+[Ab1_b]$$
$$(2\text{-}1\text{-}55)$$

式中$[Ag1_t]$是第一次温育中产生特异性信号R_{det}所需的总抗原浓度，即灵敏度。$K1_{eq}$是第一次温育中捕获抗体的平衡常数。

将典型数据代入上述公式，可以基于"假设（的数据）"建立模型，从而考察试剂成分和检测误差的影响。

夹心法分两个阶段进行，其反应体积通常为0.2ml，因此微量滴定板反应孔的体积也通常选择0.2ml。

假设捕获抗体和标记抗体的平衡常数都是1×10^{10}L/mol，信号响应在1min之内检测，仪器的背景是每秒检测一个信号事件。同时，对此类检测而言，根据实际情况，假设非特异性结合占比为0.1%，而由于实验操作或错误分类造成平均水平附近的波动占5%。图2-1-32显示了基于检测抗体和捕获抗体浓度的方程计算得到的灵敏度，其中检测抗体用1mol/mol ^{125}I标记（比活度8.02×10^{16}Bq）。

夹心法免疫检测有两个主要特征。首先，最高的灵敏度对应于标记抗体的最适浓度。抗体浓度过高时，非特异性结合增加的程度高于特异性结合增加的程度，即信噪比(signal-to-noise ratio)降低。与此相反，低浓度的标记抗体对应的信号测量和质量作用因素都会增大误差，限制反应的灵敏度。其次，反应灵敏度取决于标记抗体浓度而非捕获抗体浓度，所以在上述假设中捕获抗体浓度大于1×10^{-9}mol/L时几乎不会影响灵敏度。对于上述测定条件，最适标记抗体浓度为$1.24\times$

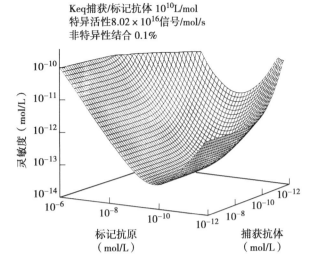

图 2-1-32 抗体浓度对灵敏度的影响

10^{-10}mol/L 时，最高灵敏度趋近于5.5×10^{-14}mol/L，比灵敏度极限的抗原浓度高2 000倍。为简单起见，在随后的实验中假定捕获抗体的浓度为1×10^{-6}mol/L，该浓度下捕获抗体足以在第一次温育过程中结合几乎全部的抗原。Jackson 等（Jackson 等，1983；Jackson 和 Ekins，1983）做出了类似的假设，以简化统一的剂量-响应/误差关系模型。

下面依次分析能够影响灵敏度的限制因素。图2-1-33显示了达到最高灵敏度时，标记抗体的平衡常数对所需标记抗体浓度的影响。

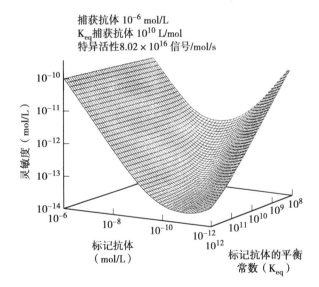

图 2-1-33 标记抗体平衡常数对灵敏度的影响

对于任何给定的标记抗体浓度，增加平衡常数会增加剂量-响应曲线的初始斜率，因此灵敏度也随之增加。

当 K_{eq} 从 1×10^{12} L/mol 降 至 1×10^{8} L/mol 时，最适标记抗体浓度从 1.1×10^{-11} mol/L 增加到 1.3×10^{-9} mol/L，伴随着相应灵敏度从 1.9×10^{-14} mol/L 降低到 1.3×10^{-12} mol/L。

对竞争法的理论分析表明，增加标记试剂的比活度对提高检测灵敏度具有一定局限性，特别是在平衡常数低于 1×10^{10} L/mol 的情况下更加明显。对于夹心法来说情况相反（图 2-1-34），当比活性从 10^{16} 增加到 10^{21}，夹心法的灵敏度从大约 2.2×10^{-13} 增加到 1.0×10^{-14}。可见，夹心法中标记抗体的最适浓度随着比活性的增加而降低。

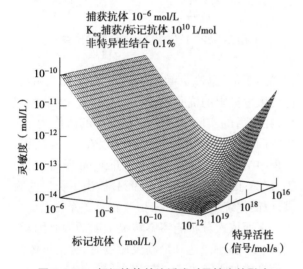

图 2-1-34　标记抗体的比活度对灵敏度的影响

图 2-1-35 显示使用 ^{125}I 标记抗体，将非特异性结合水平从 1% 改变至 0.000 01% 时的情况。可见，夹心法标记抗体的最适浓度随非特异性结合的降低而增加。

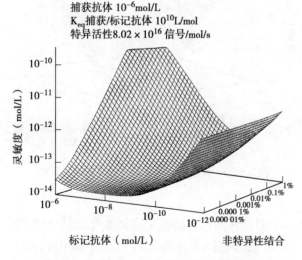

图 2-1-35　非特异性结合率对灵敏度的影响

Jackson 和 Ekins 证明（Jackson 和 Ekins，1983）在没有信号测量误差（无限比活度）的情况下，夹心法的灵敏度极限可用以下关系来描述：

$$\frac{K_3 CV_{nsb}}{K_2} \tag{2-1-56}$$

式中 K_3 是非特异性结合分数（上文使用的术语 NSB 表示）；CV_{nsb} 是零抗原浓度下反应的相对误差；K_2 是标记抗体的平衡常数。

例如，给定抗体亲和力为 1×10^{12} L/mol，非特异性结合为 0.1% 和信号响应的误差为 1%，代入方程可计算最高灵敏度约为 2×10^{-17} mol/L，比具有同等条件下竞争法的最高灵敏度高 3 个数量级。

图 2-1-36（a）和图 2-1-36（b）总结了夹心法设计中涉及决定灵敏度中的各种影响因素，与竞争法的呈现形式类似。图 2-1-36（a）显示了使用 ^{125}I 标记抗体，在最大结合量为 1mol/mol 时，不同平衡常数下非特异性结合水平与灵敏度的关系。图 2-1-36（b）展示了是在 1×10^{23} 信号事件 /（mol·s）比活度时，不同非特异性结合水平下标记抗体平衡常数与灵敏度的关系。

与竞争法不同，夹心法中使用比 ^{125}I 活性更高的检测系统，特别是与高亲和力抗体同时使用时，具有明显优势。因此为寻找更灵敏的标记和检测系统提供了主要的动力。

5. 理论模型的适用性

抗体 - 抗原反应的热力学理论模型可以用于确定合适的反应条件和试剂浓度以达到最高灵敏度，但这些模型依赖于相关反应遵循一阶质量作用定律的假设，以及关于误差来源和强度的其他假设。因此，尽管可以将通过理论计算得到的试剂浓度作为起始浓度，但任何免疫测定技术的最终优化结果都必须通过实验来确定。

理论建模的主要成功之处在于确定了在每种检测设计类型中影响灵敏度的关键因素，并因此重点聚焦于最有利于提升灵敏度的组分和测定过程优化中。深入理解相关原理可以推动新型检测设计的开发和发展，如 Ekins（1991）提出的**环境温度分析物免疫测定（ambient analyte immunoassay）**（参照"环境温度分析物免疫测定"，该部分未译，有兴趣的读者可参考原书——译者注）概念，该方法通过在"微量测定盘"上使用小体积、离散抗体点来同时测定多种分析物，实

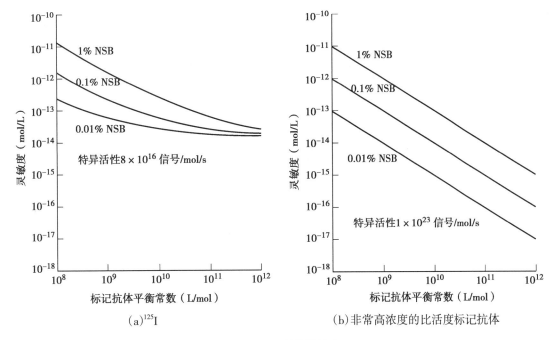

(a)^{125}I

(b)非常高浓度的比活度标记抗体

图 2-1-36　理论灵敏度

现对环境浓度下分析物的采样和分析。

　　另一方面,理论建模可以作为培训和教育的手段。希望本节中给出的方程和模型足够详细,以便用于演示免疫检测设计的一些基本原理。许多公式的推导更加巧妙但相对复杂。选用相对简单的公式有两方面原因:第一是为了让读者更容易理解推导逻辑和数学处理过程,第二是相比于复杂方程,简单的公式更容易正确地放置于电子表格中。通过构建简单的模型,读者对不同组分的浓度和抗体亲和力的影响可以进行“假设”性测试,并且很容易得到结果,如绘制剂量 - 响应曲线。以本人(译者注:原章节作者 Chris Davies)的经验来看,这种用电子表格模型进行的训练或实验具有很高价值,它们可以补充并强化免疫检测方法优化的理论,此外也可以有效应用于实际方法设计中。

　　通过上述模型可以计算出没有未标记抗原时信号响应的误差,并由此得出零剂量时的精密度。在上述方程中简单地添加一个未标记的抗原项,便可在剂量 - 响应曲线上预测不同点的误差,由此可以分析检测方法在整个抗原浓度范围内的理论精密度情况(Ekins,1983;Jackson et al.,1983)。

(五) 抗体的定性检测和定量分析

　　以上大部分讨论都集中在使用抗体来测量抗原。抗原分析基于抗体是否与抗原相连,抗体分析同样如此,只是描述变为抗原是否与抗体相连,因此免疫检测法也可以用来分析抗体。抗原检测设计时相应的热力学和统计学概念同样可以应用于抗体检测的设计中。然而,在抗体检测设计和结果解释方面仍有一些重要事项值得关注。

　　• 与抗原检测不同的是,抗体检测评估的并非抗体浓度,而是抗体活性,即功能结合位点的浓度及其亲和力的组合。从临床角度来看,生物活性可能比质量浓度更重要。不同的抗体检测设计中,亲和力和浓度对方法性能贡献不一致,增加了结果解释的难度。例如,使用夹心法设计时,可以添加足量的抗原来结合大部分抗体。在这种情况下,剂量 - 响应更多地反映抗体的浓度而非亲和力。与之相反,竞争法中结合的程度更多的受到抗体亲和力的影响。因此,对同一样本使用不同设计类型的方法进行分析时,即使每个检测方法都采取相同的国际参考制剂进行标准化,也很少能得到相同的定量结果。

　　• 在表位识别和亲和力方面,循环抗体具有高度的异质性。与细菌或病毒的裂解物相比,使用纯化或重组的抗原进行测定通常会得到不同的定量结果,偶尔也会有不同的定性结论。此类检测结果并没有很好地与基于整体裂解物的临床资料进行关联,因此其检测特异性的增加是否无用,或者临床解释是否应该为了此类检测提供的微特异性而改变,均存在争议。对于诊断检测产品的制造商来说,有时改变测定方法以反映既定的结论比试图改变(有可能改善)临床解释更容易。

● 一定比例的循环抗体,特别是在感染的急性期,可能已经与抗原结合。因此,另一个需要考虑的因素是抗体的预饱和程度。

● 交叉反应性可能是检测特定同型抗体的一个主要问题。特别是在过敏测试中,IgG 可能干扰 IgE 的结合。

常规抗体检测使用如下设计方式。

1. 液相检测

液相检测(liquid-phase assays)是最早应用于抗体活性测量的定量检测形式,它与液相竞争法测定类似。标记抗原与稀释后的患者血清抗体结合,由此产生的免疫复合物或总抗体通过物理或免疫技术沉淀。然后,测定沉淀复合物的信号。在早期的检测中,沉淀复合物通过放射性信号进行检测。与竞争法不同,抗体液相检测的剂量 - 响应曲线随抗体活性的增加而升高。

液相检测方法现在很少使用,绝大多数免疫检测方法通过某些种类的固相载体对结合和游离抗体进行分离,而后进行分析。

2. 固相免疫测定

抗体固相免疫检测通常包含四种主要类型。第一种是在竞争法抗体检测中,样本中的抗体与标记抗体竞争性结合吸附在固相上的抗原。与竞争法抗原检测类似,这种方法的剂量 - 响应曲线会随着样本中抗体活性的增加而下降(图 2-1-37)。

这类检测方法的一个主要缺点是需要保持固相表面抗原数量均匀,但某些抗原与固相的组合可能难以实现。针对这一问题,人们通常选择中间体将抗原和固相进行连接。这种技术通常选择特异性抗体包被在固相表面,并通过抗体作为桥连分子识别抗原的非关键表位,从而将抗原均匀固定在固相载体上。该方法可以对纯度有限的抗原进行有效纯化。此外,还可以通过生物素化抗原和链霉亲和素包被的反应板进行桥连。此时,该方法只需要一种被包被的固相载体,而且生物素化抗原可以在温育开始时添加而不需要预包被。

第二种设计基于夹心法,即**捕获桥接法**(capture bridge assay),可以利用抗体的多价特性来进行检测。该方法利用样本中的抗体将固相表面包被的抗原与溶液中标记的抗原连接起来(图 2-1-38),从而进行检测。

在同步温育的情况下,过多的抗体会掩盖固相抗原和标记抗原的表位,并影响两者之间的连接,即**高剂量钩状效应**(high-dose hook effects)(参见第四部分第三节"免疫检测中的干扰")。在连续温育的情况下,微量的抗体浓度可能与固相抗原发生双价结合,因此结果可能被低估。

与抗原检测类似,这两种检测方法的灵敏度是由抗体亲和力决定的。如果抗体亲和力较低(常见情况),那么只有很少量的抗体会与固相结合。如果用新的固相重新测定这种方法的上清液,难以确定新情况下信号更高或更低,即其摄取

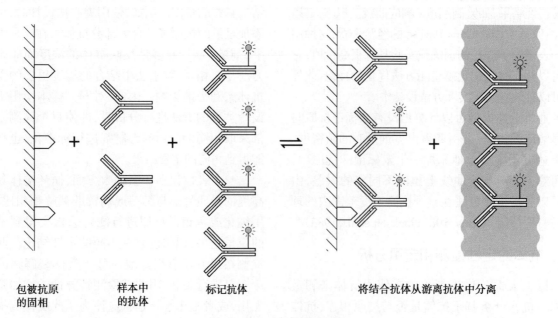

包被抗原　　　样本中　　　标记抗体　　　　　　　将结合抗体从游离抗体中分离
的固相　　　的抗体

图 2-1-37　抗体检测的竞争性测定

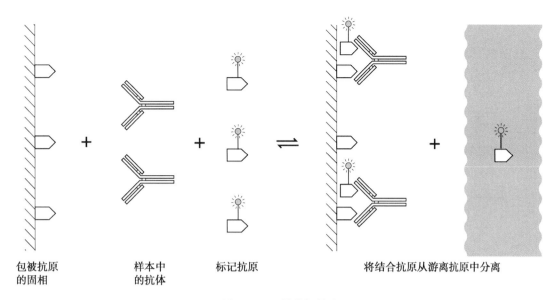

图 2-1-38 捕获桥接法

量太小，无法与样本中所含的样本量比较。因此，这些技术虽然确实在简易性和通量方面有一定优势，但可能不具有应用所需的灵敏度。此外，这些设计都不是同种型特异的。

第三种是最常用的夹心法抗体检测形式，首先将样本抗体与包被在固相上的抗原结合，洗涤去除未反应的组分，然后在第二次温育时用同型特异性的标记二抗检测被结合的抗体。如果将固相抗原作为捕获试剂（图 2-1-39），这种设计可类比为抗原的双位点夹心法（ELISA）。

当免疫球蛋白的某种亚型活性占主导地位时，可能会抵消或增强其他亚型的活性，如在过敏检测中 IgE 是占主导地位的亚型。通常，过敏的患者对相同抗原会产生 IgG 抗体。IgG 的数量可能远高于 IgE，并且伴随着亲和力成熟的过程，IgG 对抗原亲和力通常比 IgE 更高。当试图区分急性感染（检测 IgM）和既往感染（检测 IgG）时，也需要考虑类似的因素。

第四种设计为**捕获法**（class-capture assay），可以满足同型特异性的要求（即使存在大量的具有交叉反应活性的同型抗体）。在捕获法中，包被在固相上的同型特异性抗体首先捕获目标的抗体类型。清洗后，通常采用两种方法进行检测，即直接法和间接法。在直接法中，加入标记抗原进行定量测定结合抗体。在间接法中，加入未标记抗原，然后用特异性标记抗体检测对应抗原。后一种方法更为复杂，但具备一定程度的免疫纯化，这对于抗原纯度不足情况尤为重要（图 2-1-40 和

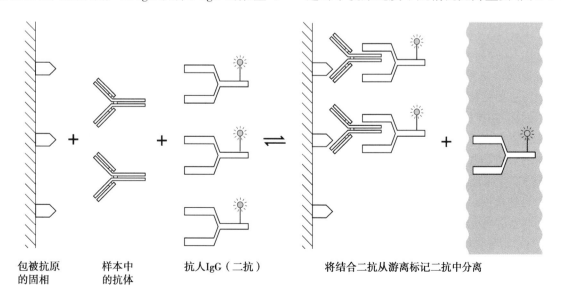

图 2-1-39 用于抗体检测的夹心法

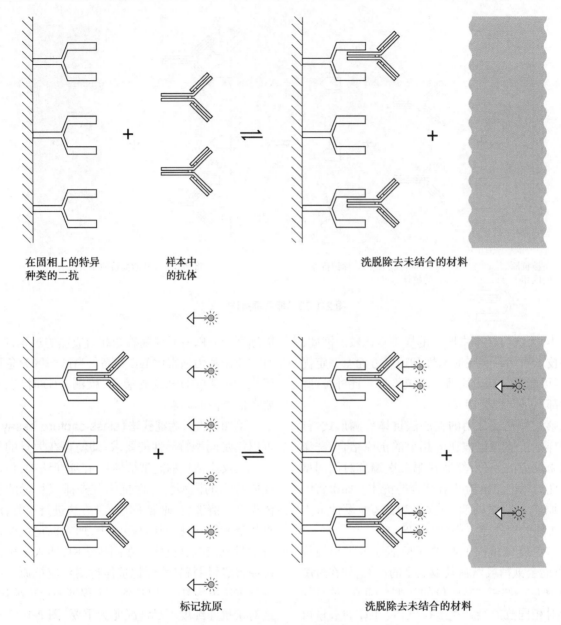

在固相上的特异　　　样本中　　　　　　　洗脱除去未结合的材料
种类的二抗　　　　　的抗体

标记抗原　　　　　　　　　　　　洗脱除去未结合的材料

图 2-1-40　捕获法（直接法）

图 2-1-41）。

与抗原夹心法免疫检测类似,抗体夹心法检测的灵敏度主要受抗体亲和力和非特异性结合量的影响。然而,在抗体检测中,决定灵敏度的主要因素之一是固相表面功能表位的密度。

统一的热力学和统计学模型对抗原免疫检测设计有很大的帮助,而在抗体免疫检测领域的应用却很少得到重视。抗体免疫检测的设计通常以经验判断和实验优化相结合。这是因为抗体检测中还需要考虑下列更加实际的因素:

• 临床需求,即该检测方法主要用于定性检出还是定量测量抑或是监测浓度变化。

• 抗原的可用性、纯度、稳定性和批间差。

• 抗原是否能直接标记,而不影响抗原关键表位。

• 抗原直接或间接与固相结合的难易程度,以及结合时是否会影响抗原表位的呈现。

有关抗体免疫检测方法的深入介绍,请参阅本部分第六节“传染病相关抗体的检测”相关内容。

（六）固相免疫检测的考量要点

固相免疫检测法的普遍使用引入额外的复杂性,尤其是在理解抗原 - 抗体相互作用的热力学方面。固相分析与液相分析在两个方面存在差异,一是抗原或抗体包被在固相表面时的反应性;二是液相反应和固相反应的动力学差异。

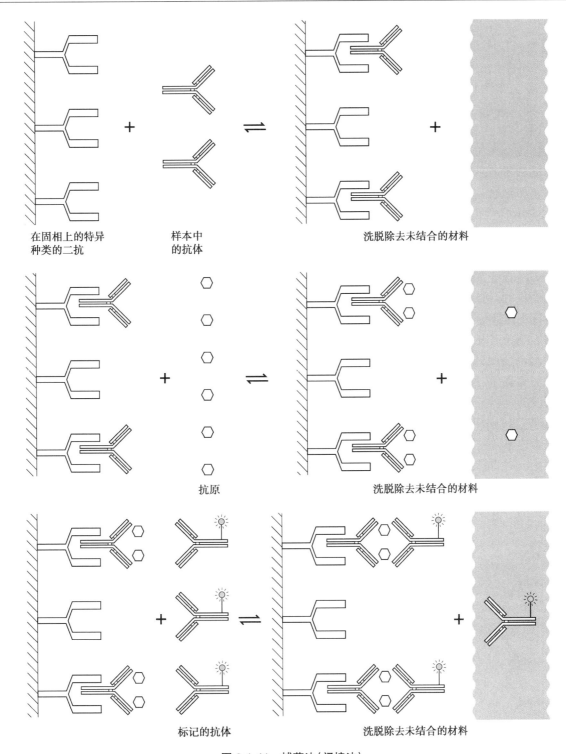

图 2-1-41 捕获法(间接法)

1. 表面固定化的影响

在抗原与抗体吸附或偶联的过程中,固相不应被视为被动组分。虽然蛋白质可能与固相进行化学偶联,但许多固相免疫检测仍依赖于非共价吸附。尽管人们对吸附过程不甚了解,但几乎可以确定固相吸附主要由疏水作用驱动。考虑到天然状态下,大多数亲水基团趋向位于蛋白质的外

部,疏水基团趋向位于蛋白质的内部,因此疏水基团结合到聚合物表面时会不可避免的导致吸附蛋白质的构象发生改变。这种现象可能是有益的。在吸附前将抗体短暂地暴露于低 pH 甘氨酸缓冲液中,会使抗体的疏水性增加,增强其在聚合物表面的吸附率。

抗原在固相表面包被时可能会因为吸附过程

构象变化(空间结构隐藏)或者关键表位偏疏水(关键表位吸附在固相表面),而导致关键表位的丢失。构象的变化也有可能会暴露之前被隐藏的表位。微观上,聚合物表面并不像图片中呈现的那样光滑,空间的限制可能在确定反应动力学时起主要作用。

抗体也会产生构象变化,这不仅影响活性结合位点的数量,还影响其对抗原的亲和力。在溶液中与抗原结合良好,但固定化后与抗原结合变差的抗体并不罕见;单克隆抗体比多克隆抗体更易受到影响,这可能由于后者中抗体多样性更高所造成。

2. 动力学上的约束

免疫检测设计理论模型中,通过多种假设保持质量作用定律的简化。大多数假设对液相免疫检测的影响并不大;相比之下,许多假设对于固相免疫检测不适用,如浓度的概念。所以对于固相免疫检测而言,需要应用新的约束条件,并提出不同的假设。

对于多数固相检测来说扩散是一个限制因素。结合速率常数取决于周围介质的黏度和对于反应物(大小相同且具有一致反应性)而言的最小几何因子。扩散不受抗体结合位点与抗原表位之间结合强度的影响。当反应物大小不同时,结合速率常数会增加;对于结合位点数量有限的反应物,结合速率常数会降低。没有持续混匀时,扩散仅受分子大小及溶液黏度的影响,抗体与半抗原分子之间的结合速率常数通常为 $1 \times 10^9/(\mathrm{mol \cdot s})$ 数量级(Stenberg 和 Nygren,1988)。大多数结合速率常数小于这一数值。Stenberg 和 Nygren 提出在方程式中引入附加项,即**黏附系数**(sticking coefficient),以此来反映抗原和抗体仅在两者取向正确时才能够结合。当其中一个组分与固相结合时,黏附系数可能会彻底变化,使得结合速率常数显著降低。

固相**边界层**(boundary layer)会抑制正向反应速率,从而限制达到平衡的时间。在固相表面,抗原会被结合的抗体快速消耗,而抗原的补充受扩散的限制。因此需要在本体溶液、边界层和固相结合抗原之间形成近似的稳态(图 2-1-42)。

在边界层中,抗体的局部浓度非常高。因此,固相解离动力学与在游离溶液中建立的解离动力学可能完全不同。已有研究表明,固相表面吸附抗体上的结合反应基本上是不可逆的。这并不意味着平衡常数本身增加;相反,它反映了解离的抗原从局部高浓度抗体"逃逸"的概率低。

另一个有趣的效应与抗体分子吸附到固相时的空间取向有关。通常,人们认为固相表面是均

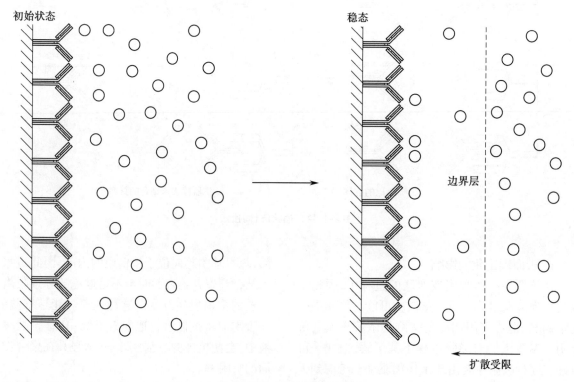

图 2-1-42　边界层的形成

匀的,因此结合的抗体也会均匀地随机分布在固相表面。然而事实并不完全如此,有证据表明抗体可能形成**分形簇**(fractal clusters),即固相表面形成高度有序的抗体"岛",这个过程类似于晶体结构形成和生长的过程(图 2-1-43)。

在物理化学领域,新近发展的**异相分形动力学理论**(theories of heterogeneous fractal kinetics)在展示固相表面的复杂反应动力学方面发挥了重要作用,并发现了一些非常规现象,如基本双分子反应的分形排列、反应物的自排序和自离析、双分子速率系数的时间依赖性等(Kopelman,1988)。同样的复杂的动力学在固相免疫检测中也可能起作用。抗体分形簇的紧密排列性质可能导致明显的正协同效应:的确有证据表明固相免疫分析中的结合速率常数是可变的(Werthen 等,1990)。抗体簇极高浓度的抗体可以有效地防止解离的抗原离开局部环境。因此,观察到的分形簇中的抗原解离速率常数将远低于游离在溶液中的解离速率常数,这在一定程度上解释了固相吸附抗体与抗原的结合所表现出基本不可逆的现象。

(七) 实验和理论免疫检测性能的比较

免疫检测相关文献中一个主要的问题是,比较各种检测设计类型的性能特征,尤其是评估灵敏度时,缺乏标准化的术语和实践。体积、温育时间、重复次数、信号检测的整合时间等区别都可能导致同一检测中宣称灵敏度的显著差异。因此,很难基于文字报道对不同检测方法进行比较。

然而,确定理论预测是否可以定量地转化到实践中十分重要。如果理论和实践有本质的区别,那么理论的基本假设很可能是错误的。如果理论和实践存在定量差异,那么可以对理论模型进行数值优化。

对于如下条件:平衡常数为 $10^9 \sim 10^{11}$ L/mol 的抗体、比活度高标记抗原、1% 实验误差,理论模型[式(2-1-44)]预测其灵敏度范围为 0.2~20pmol/L。Gosling(1990)回顾了一些最灵敏的类固醇检测方法。这些方法全部使用 ^{125}I 或过氧化物酶进行标记,而最灵敏的方法采用固相结合抗体,其非特异性结合的误差可以最小化。这些检测方法宣称的灵敏度范围为 4~9pmol/L,处于在理论预测的范

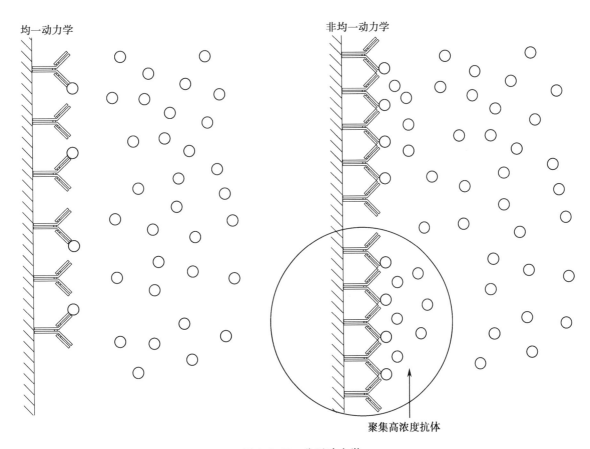

均一动力学   非均一动力学

聚集高浓度抗体

图 2-1-43 分形动力学

围内。

在竞争法设计中,理论与实践之间在一定程度上保持一致。这可能由于使用固相和非同位素检测系统,一方面在于它们具有低检测误差和低非特异性结合的内在优势,另一方面在于它们对更"传统"的分析优化方法的限制。许多种竞争性放射免疫检测法,由于传统原因以及客户对诊断公司的期望和要求,可以达到30%~50%的零剂量结合率和高信号。对固相、非同位素检测中的结合百分比难以估计:它们对研发专家和客户都是未知的。摆脱了这些心理上的约束,检测方法的优化可以专注于其他方面,比如误差最小化,这正是Ekins在理论基础上提倡的路线。

夹心法免疫检测的最高灵敏度主要由实验误差决定,而实验误差又会有一定程度的变化,因此其无法估计。目前从已发表的文献中很难获得关于误差的详细细节,以估计实际灵敏度与理论灵敏度的一致性。然而,对于常见的抗体,可以假设非特异性结合最低为0.1%,非特异性结合中的误差最低为1%,并且使用无限高比活性的标记物,那么检测方法的最高灵敏度为0.20~20fmol/L,抗体亲和力范围为10^9~10^{11}L/mol〔来自式(2-1-56)〕。应用该理论开发超敏免疫检测的示例请参见"数字ELISA测定单个蛋白质分子"一节。

精确测定极低浓度的TSH具有重要的临床意义。因此,如此多的关注都集中在提高TSH检测的灵敏度上就不足为奇了。Thonnart(Thonnart et al.,1988)和McConway(McConway et al.,1989)等回顾了14种市售高灵敏TSH检测方法的性能:各TSH检测方法宣称的灵敏度为0.005~0.1mIU/L,其中最灵敏的是非同位素分析方法。人类TSH的活性为5IU/mg,相对分子质量为28 000Da,因此上述灵敏度范围可转换为35~714fmol/L。Cook和Self(1993)介绍了一种使用酶放大和荧光检测技术的胰岛素原检测方法,灵敏度为17fmol/L。假设非特异性结合率为0.1%,报道的灵敏度可能处于理论预测值的数量级之内。Rissin和Walt(2006)以及Rissin等(2010)最近证实,数字ELISA免疫检测的灵敏度能够达到阿摩尔(attomole)级别,(参见第二部分第十节"数字ELISA方法测定单个蛋白质分子")。

目前已经开发出极其灵敏的检测系统,所以为了获得更高密度的活性抗体和更低的非特异性结合率,了解和优化这些系统的表面化学结构可能大有益处。此外,更复杂的理论模型,尤其是考虑到固相反应动力学和液相反应动力学之间差异的模型,可以使人们更好地理解固相界面动力学的基本性质,并可能有助于设计更加灵敏的检测形式。

三、参考文献

Addison, G.M. and Hales, C.N. The immunoradiometric assay In: *Radioimmunoassay Methods* (eds Kirkham, K.E. and Hunter, W.M.), 447–461 (Churchill-Livingstone, Edinburgh, 1970).

Berson, S.A. and Yalow, R.S. Radioimmunoassays In: *Statistics in Endocrinology* (eds McArthur, J.W. and Colton, T.), 327–344 (MIT Press, Cambridge, Massachusetts 1970).

Berson, S.A. and Yalow, R.S. Measurement of hormones – Radioimmunoassay In: *Methods in Investigative and Diagnostic Endocrinology*, vol. 2A (eds Berson, S.A and Yalow, R.S.), 84–135 (Elsevier/North Holland, Amsterdam 1973).

Borth, R. Discussion, In: *Karolinska Symposia on Research Methods in Reproductive Endocrinology: 2nd Symposium: Steroid Assay by Protein Binding* (ed Diczfalusy, E.), 30–36 (WHO/Karolinska Institut, Stockholm, 1970).

Cook, D.B. and Self, C.H. Determination of one thousandth of an attomole (1 Zeptomole) of alkaline phosphatase: Application in an immunoassay of proinsulin. *Clin. Chem.* **39**, 965–971 (1993).

Ekins, R.P. Assay design and quality control. In: *Radioimmunoassay* (ed Bizollon, C.A.), 239–255 (Elsevier/North Holland, Amsterdam, 1979).

Ekins, R.P. The precision profile: Its use in assay design, assessment and quality control. In: *Immunoassays for Clinical Chemistry*, 2nd edn (eds Hunter, W.M. and Corrie, J.E.T.), 76–105 (Churchill Livingstone, Edinburgh, 1983).

Ekins, R.P. Immunoassay design and optimisation. In: *Principles and Practice of Immunoassay* (eds Price, C.P. and Newman, D.J.), 96–153 (Macmillan, London, 1991).

Ekins, R.P., Newman, B. and O'Riordan, J.L.H. Theoretical aspects of 'saturation' and radioimmunoassay. In: *Radioisotopes in Medicine: In vitro studies* (eds Hayes, R.L., Goswitz, F.A. and Murphy B.E.P.), 59–100 (US Atomic Energy Commision, Oak Ridge, Tennessee, 1968).

Ekins, R.P., Newman, B. and O'Riordan, J.L.H. Saturation assays. In: *Statistics in Endocrinology* (eds McArthur, J.W. and Colton, T.), 345–378 (MIT Press, Cambridge, Massachusetts, 1970).

Ekins, R.P. and Newman, B. Theoretical aspects of saturation analysis. In: *Karolinska Symposia on Research Methods in Reproductive Endocrinology: 2nd Symposium: Steroid Assay by Protein Binding* (eds Diczfalusy, E. and Dicfalusy, A.), 11–30 (WHO/Karoliska Institut, Stockholm, 1970).

Ezan, E., Tiberghien, C. and Dray, F. Practical method of optimising radioimmunoassay detection limits. *Clin. Chem.* **37**, 226–230 (1991).

Gosling, J.P. A decade of development in immunoassay methodology. *Clin. Chem.* **36**, 1408–1427 (1990).

Jackson, T.M. and Ekins, R.P. Theoretical limitations on immunoassay sensitivity: Current practice and potential advantages of fluorescent Eu³⁺ chelates as non-radioactive tracers. *J. Immunol. Meth.* **87**, 13–20 (1983).

Jackson, T.M., Marshall, N.J. and Ekins, R.P. Optimisation of immunoradiometric assays. In: *Immunoassays for Clinical Chemistry*, 2nd edn (eds Hunter, W.M. and Corrie, J.E.T.), 557–575 (Churchill Livingstone, Edinburgh, 1983).

Kopelman, R. Fractal reaction kinetics. *Science* **241**, 1620–1626 (1988).

McConway, M.G., Chapman, R.S., Beastall, G.H., Brown, E., Tillman, J., Bonar, J.A., Hutchinson, A., Allinson, T., Finlayson, J., Weston, R., Beckett, G.J., Carter, G.D., Carlyle, E., Herbertson, R., Blundell, G., Edwards, W., Glen, A.C.A. and Reid, A. How sensitive are immunometric assays for thyrotropin? *Clin. Chem.* **35**, 289–291 (1989).

Miles, L.E.M. and Hales, C.N. Labeled antibodies and immunological assay systems. *Nature* **219**, 186–189 (1968).

Nisonoff, A. and Pressman, D. Heterogeneity of antibody binding sites in their relative combining affinities for structurally related haptens. *J. Immunol.* **81**, 126 (1958).

Rissin, D.M., Kan, C.W., Campbell, T.G., Howes, S.C., Fournier, D.R., Song, L., Piech, T., Patel, P.P., Chang, L., Rivnak, A.J., Ferrell, E.P., Randall, J.D., Provuncher, G.K., Walt, D.R. and Duffy, D.C. Single-molecule enzyme-linked immunosorbent assay detects serum proteins at subfemtomolar concentrations. *Nat. Biotechnol.* **28**, 595–599 (2010).

Rissin, D.M. and Walt, D.R. Digital readout of target binding with attomole detection limits via enzyme amplification in femtoliter arrays. *J. Am. Chem. Soc.* **128**, 6286–6287 (2006).

Scatchard, G. The attractions of proteins for small proteins and molecules. *Ann. N. Y. Acad. Sci.* **51**, 660–672 (1949).

Stenberg, M. and Nygren, H. Kinetics of antigen–antibody reactions at solid–liquid interfaces. *J. Immunol. Meth.* **113**, 3–8 (1988).

Thonnart, B., Messian, O., Linhart, N.C. and Bok, B. Ten highly sensitive thyrotropin assays compared by receiver-operating characteristic curves analysis: Results of a prospective multicenter study. *Clin. Chem.* **35**, 691–695 (1988).

Werthén, M., Stenberg, M. and Nygren, H. Theoretical analysis of the forward reaction of antibody binding to surface-immobilized antigen. *Progr. Colloid. Polym. Sci.* **82**, 349 (1990).

Yalow, R.S. and Berson, S.A. Assay of plasma insulin in human subjects by immunological methods. *Nature* **184**, 1648–1649 (1959).

Yalow, R.S. and Berson, S.A. *Proceedings of Symposium on In Vitro Procedures with Radioisotopes in Clinical Medicine and Research*, 455–470 (International Atomic Energy Authority, Vienna, SM-124–106 1970).

四、进一步阅读

Butler, J.E. *Immunochemistry of Solid-Phase Immunoassays*. (CRC Press, Boca Raton, Florida, 1991).

Chappey, O., Debray, M., Niel, E. and Schermann, J.M. Association constants of monoclonal antibodies for hapten: Heterogeneity of frequency distribution and possible relationship with hapten molecular weight. *J. Immunol. Meth.* **172**, 219–225 (1994).

Davies, D.R. and Padlan, E.A. Antibody–antigen complexes. *Ann. Rev. Biochem.* **59**, 439–473 (1990).

Diamandis, E.P. and Christopoulos, T.K. (eds). Immunoassay (Academic Press, San Diego, 1996).

Getzoff, E.D., Tainer, J.A., Lerner, R.A., *et al*: The chemistry and mechanism of antibody binding to protein antigens. *Adv. Immunol.* **43**, 1–98 (1990).

Harlow, E. and Lane, D. *Antibodies: A Laboratory Manual*. (Cold Spring Harbor Laboratory Press, New York, 1988).

Hoogenboom Marks, J.D., Griffiths, A.D. and Winter, G. *Immunol. Rev.* **130**, 41–68 (1992).

Howard, K., Kane, M. and Madden, A. Direct solid-phase enzymoimmunoassay of testosterone in saliva. *Clin. Chem.* **35**, 2044–2047 (1989).

Hunter, W.M. and Corrie, J.E.T. (eds), *Immunoassays for Clinical Chemistry* 2nd edn (Churchill Livingstone, Edinburgh, 1983).

Köhler, G. and Milstein, C. Continuous cultures of fused cells secreting antibody of predefined specificity. *Nature* **256**, 495–497 (1975).

Kricka, L.J. Principles of immunochemical techniques. In: *Tietz Textbook of Clinical Chemistry and Molecular Diagnostics* 4th edn (eds Burtis, C.A., Ashwood, E.R. and Bruns, D.E.), 219–243, (Elsevier Saunders, St. Louis, MO, 2006).

Pack, P. and Plückthun, A. Miniantibodies: Use of amphipathic helices to produce functional flexibly linked dimeric Fv fragments with high avidity in *Escherichia coli. Biochemistry* **31**, 1579–1585 (1992).

Plückthun, A. Mono- and bivalent antibody fragments produced in *Escherichia coli*: Engineering, folding and antigen binding. *Immunol. Rev.* **130**, 151–188 (1992).

Price, C.P. and Newman, D.J. (eds), *Principles and Practice of Immunoassay* 2nd edn (Macmillan, London, 1997).

Roitt, I.M. and Delves, P.J. *Roitt's Essential Immunology*. (Blackwell, Oxford, 2001).

Saunal, H., Karlsson, R. and van Regenmortel, M.H.V. Antibody affinity measurements In Immunochemistry, A Practical Approach, vol. 2, (eds Johnstone, A.P. and Turner, M.W.), 1–30, (Oxford University Press, Oxford, 1997).

Sutton, B.J. Molecular basis of antibody-antigen reactions: Structural aspects. In: *Methods of Immunological Analysis* (eds Masseyeff, R.F., Albert, W.A. and Stainess, N.A.), 66–79, (VCH, Weinheim, 1993).

Van Oss, C.J. Nature of specific ligand-receptor bonds, in particular the antibody–antigen bond. In: *Immunochemistry* (eds van Oss, C.J. and van Regenmortel, M.H.V.), 581–614, (Marcel Dekker, New York, 1994).

Van Oss, C.J. Hydrophobic, hydrophilic and other interactions in epitope–paratope binding. *Mol. Immunol.* **32**, 199–211 (1995).

近期参考文献（示例）

动力学

Danilowicz, C., Greenfield, D. and Prentiss, M. Dissociation of ligand-receptor complexes using magnetic tweezers. *Anal. Chem.* **77**, 3023–3028 (2005).

Gomez, J.G. and Frigols, J.L.M. Kinetics and equilibrium in the immunoradiometric assay (IRMA) of thyoglobulin. *J. Immunoassay Immunochem.* **23**, 347–367 (2002).

Steinitz, M. and Baraz, L. A rapid method for estimating the binding of ligands to ELISA microwells. *J. Immunol. Meth.* **238**, 143–150 (2000).

优化

Drummond, J.E., Shaw, E.E., Antonello, J.M., Green, T., Page, G.J., Motley, C.O., Wilson, K.A., Finnefrock, A.C., Liang, X. and Casimiro, D.R. Design and optimization of a multiplex anti-influenza peptide immunoassay. *J. Immunol. Meth.* **334**, 11–20 (2008).

Joelsson, S., Moravec, P., Troutman, M., Pigeon, J. and DePhillips, P. Optimizing ELISAs for precision and robustness using laboratory automation and statistical design of experiments. *J. Immunol. Meth.* **337**, 35–41 (2008).

Kirschbaum, K.M., Musshoff, F., Schmithausen, R., Stockhausen, S. and Madea, B. Optimization and validation of CEDIA drugs of abuse immunoassay tests in serum on Hitachi 912. *Forensic Sci. Int.* **212**, 252–255 (2011).

Akanda, M.R., Aziz, M.A., Jo, K., Tamilavan, V., Hyun, M.H., Kim, S. and Yang, H. Optimization of phosphatase- and redox cycling-based immunosensors and its application to ultrasensitive detection of troponin I. *Anal. Chem.* **83**, 3926–3933 (2011).

双位点免疫测定法的发展

Kiening, M., Niessner, R. and Weller, M.G. Microplate-based screening methods for the efficient development of sandwich immunoassays. *Analyst* **130**, 1580–1588 (2005).

竞争免疫测定的发展

Székács, A., Le, T.M.H., Szurdoki, F. and Hammock, B.D. Optimization and validation of an enzyme immunoassay for the insect growth regulator fenoxycarb. *Anal. Chim. Acta* **487**, 15–29 (2003).

（黄晶、杨广民　译，何建文　审）

均相免疫测定

均相免疫检测法只需将待测样本和免疫化学试剂混合,然后进行检测。样本和免疫试剂发生免疫化学结合产生一种物理上可检测的信号,无须将游离标记物与结合标记物进行分离。由于均相免疫检测法的结合反应速率不受表面缓慢扩散的限制,所以孵育时间较短,通常只有几秒钟到几分钟;同时,均相免疫检测法的非分离检测方案最大限度地减少了对自动化的要求。至少从理论上来说,均相免疫检测法比非均相免疫检测法更为灵敏,这是因为非均相方法的分离和清洗步骤本身就更容易出错,并且往往会逆转弱结合反应,从而使灵敏度降低。然而,由于均相免疫检测法的样本成分没有通过清洗步骤被去除掉,由样本基质的非特异性影响而造成的检测信号的变化,使得其高灵敏度的优势往往无法实现。近期均相免疫检测相关的研究集中于避免样本干扰问题和提供与最好的非均相方法灵敏度相近或者更高的方法。

利用竞争性和非竞争性的方案,均相免疫检测已被开发应用于某些大分子和小分子物质的检测。免疫化学结合可以动态地进行,也可以在结合达到平衡后进行。每种均相免疫检测法独特的和共同的特点是,它们提供了一种机制来修饰由标签产生的、作为免疫化学结合事件函数的信号。均相免疫检测法这一特点与非均相免疫检测法形成对比,后者依赖于在分离步骤之后识别固相标签的位置。因此,大多数标签是环境敏感的传感器,对局部环境的 pH、溶质浓度、电场、空间限制、辐射强度、溶剂化等变化做出响应。

首例报道的免疫检测法是均相的,但并没有使用标签。该方法的提出归功于 Kraus,他在 1897 年创造了**沉淀素**(precipitin)这一术语,用来描述抗原和抗体混合后形成的沉淀物(Kraus,1897)。同样,最早使用标签的免疫检测法也是均相的(Meyer,1922)。该检测法采用绵羊红细胞作为标签,包被有人免疫球蛋白,类风湿性关节炎患者体内出现的抗免疫球蛋白抗体导致细胞形成明显可见的凝集,从而展现抗体的存在,这种方法被称为血凝反应。而后随着分光光度法的出现,人们发现 Kraus 沉淀素

反应中的可见散射光可以使用比浊法来测量,从而对沉淀素的形成进行定量(Boyden 等,1947)。然而,该方法并不适合常规使用。它不仅对样本中的其他成分非常敏感,而且生成的信号是双相性的——向固定数量的抗体中加入抗原时,信号先升高后降低(通常称为前带现象或钩状效应)。这是因为只有当抗体和抗原接近等摩尔浓度时,抗体才能在抗原间形成桥梁,产生多聚复合物。在低抗原浓度下,过剩的抗体包裹每个抗原分子;在高抗原浓度下,过剩的抗原占据每个抗体结合位点。

一、颗粒凝集法

颗粒凝集法(particle agglutination)中常见的颗粒形式包括:

(一)红细胞与胶乳

均相免疫检测法发展过程中的一个重大进步是用可控的胶乳颗粒代替 Meyer 法中的红细胞(Singer,Plotz,1956)。通常,抗体与胶乳颗粒或红细胞表面结合,当存在多价抗原时,这些颗粒或红细胞形成聚集体。另一种方法是,颗粒表面可以包被抗原用于检测抗体。竞争法和夹心法检测体系均可以使用。非竞争性夹心法检测的建立可以采用两个抗体包被的、能结合多价抗原的胶乳颗粒。存在的抗原越多,凝集反应越多。凝集反应虽然不像沉淀素反应那么烦琐,但足够过量的抗原会产生双相反应。此外,添加的抗原可以抑制抗体诱导的抗原包被颗粒的聚集,这种"凝集抑制"方法避免了双相反应,但通常不太灵敏。无论哪种情况,我们只需要将样本和试剂混合,并用光学方法测量凝集。Agen 公司推出了该方法的一个创新模式,即使用患者自身的红细胞作为检测法中颗粒来检测 HIV 抗体。该检测法将 HIV 抗原偶联到能够与红细胞表面的抗原结合的抗体上,添加到全血样本中,抗原会立即结合到红细胞表面,如果样本中存在 HIV 抗体,红细胞随后会发生凝集(图 2-2-1;Wilson 等,1991)。

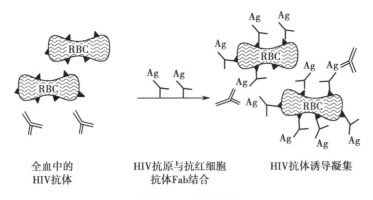

全血中的
HIV抗体   HIV抗原与抗红细胞
抗体Fab结合   HIV抗体诱导凝集

图 2-2-1 血凝反应

注:抗 HIV 抗体阳性血液中当加入 HIV 抗原后,其与细胞表面抗原(血
型糖蛋白)结合,导致红细胞发生凝集

虽然对凝集进行目视观察具有一定的灵敏度,但无法定量。大多数仪器测量依赖于**透射光比浊法**(turbidimetry)或**散射光比浊法**(nephelometry)。透射光比浊法测量的是穿过样本的透色光强度,散射光比浊法测量的是与光束成一定角度的散射光强度。散射光比浊法更灵敏,但也更容易受到样本中颗粒物的干扰。由于光散射强度与颗粒浓度不呈线性关系,因此无法简单地减去样本本底。

如今已有各种策略来避免样本本底问题。通过监测比浊信号的变化率,可以有效地减少用于药物滥用的标准尿液检测法(Abuscreen®,Roche Diagnostics)的问题,以及可以定量测量普通血清蛋白(ICS-Ⅱ™,Beckman)。另一种方法是检测流动相中的单个颗粒,这些**"颗粒计数免疫检测法"**(particle counting immunoassays,PACIAs)评估免疫化学反应中未聚集颗粒数量的变化(Masson 等,1981),此方法在测量低浓度分析物时最为可靠。

通过测量从悬浮颗粒散射的激光的角度各向异性(**激光散射比浊法**,laser nephelometry)可以获得高灵敏度。光散射是颗粒大小的敏感函数,特别是当光的波长与颗粒大小相似时。与简单的比浊法相比,该方法具有更高的灵敏度,但来自于样本和试剂中颗粒物质的干扰也会增加(Von Schulthess 等,1976)。

(二) 金纳米颗粒

另一个用于检测凝集反应的相关方法是使用比胶乳或者红细胞具有更大增强光散射的颗粒。胶体金属具有较高的折射率,并可以产生极强的光散射,散射光强度与颗粒大小密切相关。对于金溶胶来说,当金颗粒大小从 50nm 增加到 120nm,可以观察到相对清晰的明显的吸收和散射光最大值从 520nm 增加到 620nm。金纳米颗粒浓度在低的飞摩尔范围内可以被检测到。Yguerabide 和 Yguerabide 已于 1998 年描述了这一现象的理论基础(Yguerabide &Yguerabide,1998)。

金纳米颗粒的凝集改变了有效颗粒的大小,这一变化反映在悬浮液颜色的变化上。虽然目前对**金纳米颗粒**(gold nanoparticles,AuNPs)应用的探索正在复兴,但基于这一现象的多种**"溶胶颗粒免疫检测法"**(sol particle immunoassays,SPIAs)早在 30 多年前就已经开发出来。例如,一种夹心法 SPIAs 通过将样本与结合了抗人胎盘催乳素(human placental lactogen,HPL)抗体的金纳米颗粒混合,并用比色计测量其颜色变化,可以检测到 5.4pM 的 HPL。此外,包括用于检测激素的竞争性免疫检测法在内的其他检测也得到了证明(Leuvering 等,1980)。目前,虽然纳米技术的兴起使人们对该方法的研究更加深入,但在灵敏度方面几乎没有改进。Liu 等人(2008)提出使用**动态光散射**(dynamic light scattering,DNS)代替光吸收来监测球形金纳米颗粒标记的抗体和金纳米棒标记的另一种抗体的凝集程度。尽管该方法对颗粒大小和形状的控制有所改善,且使用了更先进的检测方法,但游离前列腺特异抗原(prostate-specific antigen,PSA)的最低检测限(0.1ng/mL(4pM))没有本质上的变化。然而,通过将金纳米颗粒附着在磁性颗粒上,聚集的磁场增强,可使 DNS 检测到低至 140fM 的甲胎蛋白(Chun 等,2011)。

另一种检测金纳米颗粒凝集的方法是利用其在不发生光漂白的情况下吸收光的能力。基于光热束偏转原理(photothermal beam deflection，PBD)，这种性质被用于甲胎蛋白的检测。抗体被结合到20nm的金纳米颗粒和较大的50μm的玻璃颗粒，在多价抗原存在的情况下，每个玻璃颗粒周围会聚集很多金纳米颗粒。用强光束照射悬浮液时，每个聚集体附近会产生高度局部化的加热，聚集体附近溶液折射率的改变导致光束可测量角度的偏转。虽然较大的玻璃颗粒的快速沉降降低了该方法的便利性，但是相比胶乳颗粒的凝集反应，该检测法在灵敏度方面提高了一个数量级(Sakashita等，1995)。

（三）磁性纳米颗粒

除了金纳米颗粒的应用外，检测磁性纳米颗粒的免疫化学诱导的聚集也是检测病毒和细胞分析物的一种极具前景的方法。具有超顺磁性氧化铁核的纳米颗粒具有单磁畴，在磁场作用下会对齐。当纳米颗粒以这种方式被磁化时，它们会形成能影响水的核自旋弛豫时间的簇，这与传统的**磁共振成像**(magnetic resonance imaging，MRI)测量的参数相同。在一项研究中，使用具有亲水表面涂层并与抗HSV-1抗体偶联的磁性颗粒，通过台式磁共振成像仪监测弛豫时间，可以检测到100μL血清中低至50个的HSV-1病毒颗粒(0.8aM)(Perez等，2003)。利用小分子抗原可以干扰抗体包被和抗原包被的磁性纳米颗粒结合的能力，类似方法同样可以用来检测小分子抗原，随着MRI仪器在缩小体积和降低成本等方面取得进展，该

方法的临床应用可能会取得进展。Lowery(2009)最近对该方法进行了综述。

Ranzoni等人(2012)描述了一种创新的方法来监测免疫化学诱导的磁性颗粒聚集，从而避免使用昂贵的仪器。向300nm或500nm抗体包被的磁性颗粒施加磁场可诱导聚集并加速抗原夹心颗粒对的形成。用旋转磁场代替静止场会使未附着的颗粒分散并诱导颗粒对的受控旋转。通过同时用激光照射样本，旋转粒子对的光散射被转换成粒子对方向改变的函数。信号可以作为分析物浓度的函数来进行分析。采用该方法，在3min之内，可以检测出缓冲液中0.4pM和血浆中5pM的BSA。

二、裂解免疫检测法

由免疫球蛋白与细胞抗原结合引发的细胞裂解是机体防御机制的基本部分。该过程依赖于补体的作用，补体是一种复杂的蛋白质混合物，通过与细胞表面的抗体结合，触发一系列级联反应，并最终导致细胞裂解。该过程是一种被深入研究但很少使用的均相免疫检测法——**溶血免疫检测法**(hemolysis immunoassay)的基础。在待分析样本存在的情况下，与红细胞共价结合的抗原可与抗体结合。可用于与细胞结合的抗体量受样本中存在的游离抗原竞争性结合的影响。结合后，加入含有补体的血清，进一步孵育并完成裂解后，剩余的完整细胞被除去，通过血红蛋白的光吸收，来测量释放到溶液中的血红蛋白浓度(图2-2-2)。

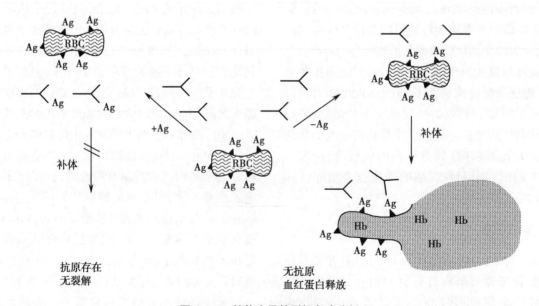

图 2-2-2　补体介导的裂解免疫分析

注:抗体与抗原标记的红细胞结合促进红细胞裂解，游离抗原的存在抑制了裂解

由于相对较少的结合事件即可导致许多血红蛋白分子被释放,因此该方法的检测灵敏度接近于放射免疫检测法(Arquilla & Stavitsky,1956)。

尽管溶血免疫检测法在早期有所成就,但现在已经成为历史。红细胞难以储存,操作方法很复杂,补体不稳定,并且必须采取措施使样本中可能存在的补体失活。许多克服这些问题并提高检测灵敏度的尝试已经取得了一定程度的成功。一个更简单的方法是测量释放的血红蛋白的过氧化物酶活性而不是它的光吸收。由于荧光或化学发光底物不进入细胞,因此使用此类底物可以避免细胞去除的步骤。然而,试剂稳定性和样本组分的干扰问题仍然存在(Tatsu & Yoshikawa,1990;Tatsu 等,1992)。

裂解免疫检测(lysis immunoassays)的一个重大进展是,当人们发现在抗体与表面抗原结合时,比红细胞更稳定的**脂质体**(liposomes)也可以被补体裂解(Kataoka 等,1971;Kinsky,1972),释放的物质不再局限于血红蛋白。在脂质体形成的过程中,几乎所有的溶液中的化合物原则上都可以被包裹。蛋白质和其他大分子几乎可以被无限期地保留,而足够亲水的较小分子只能缓慢地渗漏出来。研究已经发现了许多能被包裹的标签。被包裹的荧光化合物在足够高的浓度下通常会被淬灭,仅在被释放时才会产生荧光(Yasuda 等,1988),而表现出浓度依赖性的染料也有类似的表现(Frost 等,1994)。稳定的氮氧自由基被捕获后,其溶液在稀释时显示出**电子顺磁共振**(electron paramagnetic resonance,EPR)光谱的变化(Chan 等,1978)。被包裹的螯合剂释放后,可与稀土元素离子结合形成荧光复合物(Ius 等,1996)。被包裹的酶底物在释放时可被本体溶液中存在的酶转化为可检测的产物(Thompson & Gaber,1985),且释放的辅酶也可以与相应的脱辅酶反应(Haga 等,1990)。

基于**包裹化酶**(encapsulated enzymes)的使用,商业化脂质体裂解免疫检测法的开发已经引起了广泛的关注(Canova-Davis 等,1986;Yu 等,1987)。酶不仅能够抵抗渗漏,还提供了无限放大的机会,因为每个脂质体都可以释放许多酶分子,而每个分子可以产生许多可检测的产物分子。遗憾的是,这种潜在的强大方法的实际应用难以发展。用于稳定标准化补体溶液的方法尚不明确,并且血清样本中补体活性和抑制剂的存在也未被成功克服。

三、自旋免疫检测法

Coons 首次提出免疫检测中可以利用除颗粒之外的其他分子报告基团,他使用荧光素标记的抗体来使抗体与组织切片的结合可视化(Coons 等,1942)。尽管荧光标签最后变得非常有用,但稳定的氮氧自由基是均相免疫检测法中第一个常用的报告基团。氮氧自由基具有一个未配对的电子,用 **EPR 光谱**(EPR spectroscopy)可以检测到。电子具有 1/2 的自旋,在磁场中有两个(2S + 1)取向。这些电子状态之间在依赖于场强的精确微波频率激发下可以发生跃迁。紧密相关的氮核具有 S = 1,提供了 3 个可能的局部磁场,因此存在 3 个独立的共振频率。当涉及磁场中氮氧化物基团的取向时,这种超精细耦合是各向异性的。当分子相对稳定时,氮氧化物溶液中许多可能的取向产生宽的光谱。然而,如果分子足够小,由于分子的快速转动而导致超精细耦合的平均化,则产生清晰的三线光谱。

小的氮氧化物标记的药物,如吗啡与抗吗啡抗体的结合会大幅度降低其转动的速率,从而导致谱线变宽(图 2-2-3)。在游离吗啡存在的情况下,氮氧化物标记的药物的结合会被抑制,谱线变窄,这是"**自旋免疫检测法**(spin immunoassay)"的基础,自旋免疫检测法是第一种被广泛应用的商业化均相和非均相免疫检测法(Leute 等,1972)。它以商品名 FRAT 出售,在越南战争期间,美国陆军用它筛查滥用药物的人员。该方法是完全手动的,但非常简单快速,使用毛细管吸入固定

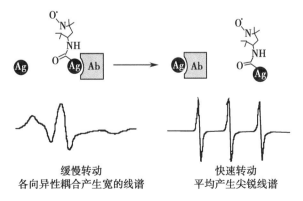

缓慢转动　　　　　　　快速转动
各向异性耦合产生宽的线谱　　平均产生尖锐线谱

图 2-2-3　自旋免疫检测法
注:当来自样品的药物竞争抗体结合位点时,结合有抗体的自旋标记药物缓慢转动导致 EPR 线谱加宽,该线谱被游离标记物的尖锐线谱所取代

体积的尿液,然后将毛细管的内容物注入由标记药物和抗体混合物组成的试剂中,再将溶液吸回毛细管中,塞住毛细管的一端并放入EPR腔中。整个过程大约在30s内手动完成,几乎不需要任何培训。战争结束后,该方法因其灵敏度差(约10^{-7}M)和仪器昂贵而被放弃使用。

四、荧光免疫检测法

荧光免疫检测法(fluorescence immunoassays)通常有以下几种:

(一)荧光偏振

另一种监测转动速率变化的方法是**荧光偏振免疫检测法(fluorescence polarization immuno-assay,FPIA)**。光被分子吸收的差异取决于它们相对于激发光的方向和偏振是如何取向的。随后,由每个被电子激发的分子所发出的作为荧光的光一般会发生偏振。然而,自由转动的分子在它们持续被激发的期间旋转,从而使它们的取向随荧光偏振的净减少而随机化。转动越快,观察到的偏振荧光越少(图2-2-4)。这种现象首先应用于Dandliker的均相免疫检测法中(Dandliker & Feigen,1961;Dandliker 等,1973)。与自旋免疫检测法一样,抗体与标记抗原结合,如与青霉素结合的荧光素,会影响标签的转动速率。游离抗原的存在抑制了结合,导致自由转动标签增加,从而减弱了发射光的偏振。最初,该方法只是实验室的一时新奇而已,这是因为商业化的荧光分光光度计还处于原始的发展阶段,并且需要进行两次差别在于偏振镜需要进行90°旋转的单独测量。

FPIA与自旋免疫检测法一样,也得到了广泛的应用,尽管主要用于小分子分析物的检测。将待测样本与抗体混合,样本中的抗原与荧光标记的抗原竞争结合抗体,抗原浓度越高,产生的偏振越少。**雅培公司(Abbott Laboratories)**主要使用FPIA在其免疫化学系统上进行治疗药物监测和药物滥用测试。该方法被弃用多年之后又取得成功,很大程度上源于改进后的分析偏振光固态方法的发展。

FPIA难以分析高分子量分析物,有以下两个原因:第一,大抗原与可能具有相似质量抗体的结合产生的转动率变化相对更小,从而导致偏振的变化更小;其次,大多数荧光标签的激发态寿命在10^{-9}~10^{-7}s范围内,寿命太短不能使较大的生物聚合物发生旋转重定向。基于铼的荧光团显示出的偏振荧光寿命为3ms,虽然扩展了理论上可行的特殊应用的分子量范围(Guo 等,1998),但由于淬灭影响偏振的测量,所以在长时间存在的激发态下,淬灭杂质的干扰问题越来越大。

来自外来荧光团的干扰和标签与生物样本中蛋白质的非特异性结合,在历史上限制了FPIA的检出限约为100pM的浓度。通过使用高亲水的长波长染料以及可区分本底和标签发射的延时测量,FPIA已被证实可以在缓冲液中检测低至10pM的寡核苷酸(Devlin 等,1993)。2010年发表了一篇关于荧光偏振免疫在检测中应用的更详细的报道(Jameson 和 Ross,2010)。

(二)荧光共振能量转移

荧光(或弗斯特,Förster)共振能量转移(fluorescence resonance energy transfer,FRET)

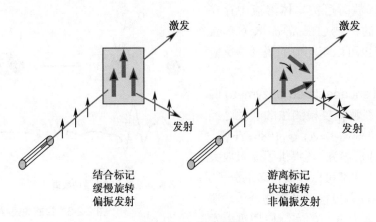

激发　　　　　　　　激发

发射　　　　　　　　发射

结合标记　　　　　　游离标记
缓慢旋转　　　　　　快速旋转
偏振发射　　　　　　非偏振发射

图2-2-4　荧光偏振
注:荧光标记的激发导致适当定向的分子对偏振光的选择性吸收。当这些定向的分子的旋转速率相对于荧光发射速率低时,会发生偏振发射

是指能量从电子激发的供体分子转移到附近具有能量可达激发态的受体分子。供体和受体之一或两者的激发态会随荧光发射而衰减。当两者都为荧光时，能量转移可以通过供体的发射强度的减少和同时发生的受体较长波长发射强度的增加来观测到。与免疫检测法最相关的能量转移机制取决于电子跃迁偶极子的通空耦合（Förster，1948）。能量转移速率与供体和受体之间距离的六次方成反比，并且与供体荧光发射和受体吸收光谱的重叠直接相关。根据所使用的染料不同，供体荧光降低50%的距离，即FRET距离R_0，可以接近10nm。

FRET免疫检测法最初是为了避免使用当时可用的原始方法测量荧光偏振而发展起来的（Ullman等，1976；Ullman & Khanna，1981）。该方法只需要一个简单的荧光计，且适用于小分子和大分子检测。通过将荧光供体偶联到抗原上、受体分子偶联到抗体上，可以很容易地构建竞争性免疫检测法。通常，抗体与多个受体分子连接，以确保在有效的能量转移距离处免疫复合物中至少有一个受体。在免疫（夹心）检测法中，每个抗体上可能需要多个供体和受体（图2-2-5）。通常，检测法是通过在免疫化学结合初始阶段的期间内，跟踪荧光的变化速率来进行，这减少了样本对荧光的干扰，因为通常样本的干扰在整个检测过程中是不变的。在竞争性免疫检测法中，抗原通过竞争抗体结合位点导致供体荧光减少的速率降低。在夹心免疫检测法中，由于两种抗体与抗原的加速结合，抗原浓度的增加加速了供体发射光的淬灭。与沉淀素和胶乳凝集法一样，FRET免疫检测法必须使用足够的抗体浓度，以避免在抗原过量时发生前带现象，此时只有单个抗体分子可用于与结合抗原。

FRET免疫检测法的首个商业化应用是在Syva的Advance® 免疫化学系统中。在该系统中，监测的是供体荧光的减少，而不是理论上更敏感的受体荧光的出现。这一环节很必要，因为难以找到一种不被用来激发供体而直接激发的荧光受体的光。然而，通过使用消光系数接近 $2 \times 10^6/(M \cdot cm)$ 的高荧光蛋白——藻红蛋白作为供体，均相血清地高辛检测法可以获得足够的灵敏度，并可以定量测量血清中500pM的药物（在检测介质中25pM）。

通过开发专门的受体和替代的能量供体，后续的FRET免疫检测法规避了这个问题。例如，已发现金纳米颗粒（AuNPs）是高效的FRET受体，它可在不干扰受体自发荧光的条件下直接监测供体荧光。均相肌钙蛋白夹心免疫检测法证明了这种类型淬灭剂的优点，该检测法使用与AuNP结合的抗肌钙蛋白抗体和用高荧光Cy3标签标记的第二个抗肌钙蛋白抗体。两种抗体与肌钙蛋白结合后，可导致高达95%的荧光淬灭，并可检测浓度低至20pM的肌钙蛋白（Mayilo et al，2009）。类似地，石墨烯已经被证实是一种高效的受体，以荧光量子点作为供体。Förster能量转移距离超过10nm，并可以构建一种能够检测甲胎蛋白的灵敏的FRET免疫检测法（Liu et al，2010）。

量子点（quantum dots，QD）作为能量受体的使用近来受到了相当多的关注。常用的CdSe/ZnS核/壳QD可以在2~10nm的范围内制备成

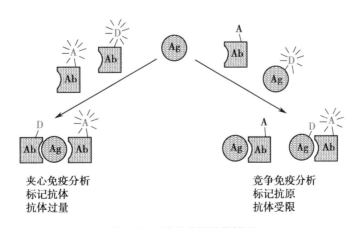

图 2-2-5 荧光共振能量转移

注：当免疫复合物中的两个标记结合后，FRET产生供体荧光减少和受体荧光增加。竞争和夹心免疫分析报告中进行了说明

各种尺寸。它们具有相似但不相同的吸收光谱，并且根据其尺寸大小，在不同波长下能有效地发出窄带光谱。因此，QD 非常适合在多重免疫检测法中作为共用荧光供体的能量受体，在多重免疫检测法中，每种分析物可以通过对组合的发射光谱去卷积来进行独立分析。Geissler 等人(2010)在一个模型系统中，利用时间、激发波长和发射波长分辨率的组合，使用不同的铽供体和 5 个不同的量子点作为荧光受体，进行了五重检测。有文献近期对量子点在 FRET 检测法中的使用进行了综述(Algar 和 Krull，2010)。

时间分辨 FRET 免疫检测法，TR-FRET(time-resolved FRET immunoassay，TR-FRET) 的发展为荧光免疫检测法提供了重大改进。作为供体的稀土螯合物特别适用于此目的(参见第三部分"信号产生及检测系统"一节)。这些标签具有毫秒数量级的长寿命荧光，而大多数荧光物质的荧光发射都在一微秒内衰减。在短暂的光脉冲之后，来自样本杂质和已经被直接激发的受体分子的发射光迅速衰减。供体的共振能量转移激活受体分子，随之测量的延长荧光只与来自供体发射以及那些被供体共振能量转移而激发的受体分子的发射相关。与稳定状态的荧光测量相比较，本底发射的降低提供了更高的灵敏度，并且可以通过测量受体和供体发射光的比例来降低样本基质的淬灭效应。Cisbio 在 TRACE™ **时间分辨放大穴合物发射**(time-resolved amplified cryptate emission)的方法中使用了该方法，并使用了铕螯合物供体以及从红藻中获得的能接受能量的荧光基团——别藻蓝蛋白(Mathis，1993)。利用 Cisbio 的 Kryptor™ 时间分辨荧光分析仪，进行了药物发现均相结合检测法。目前，时间分辨、量子点、金属颗粒以及石墨烯受体的各种附加组合形式是研究热点，它们也可以帮助进一步提高 FRET 免疫检测法的敏感性和多重复用。

上转换磷光体(up-converting phosphors)代表荧光供体的另一种类型，可以避免不必要的受体和荧光样本组分的直接激发。在通常的照射条件下，与用于激发的光相比较，荧光分子发出的光波长更长。这是因为荧光分子的起初激发态在重新发光之前以发热的形式失去振动能量。在足够强度的更长波长的光激发下，通过同时或者逐步地吸收两个或者更多较低能量的光子，可以达到相同的激发态。来自激发态的荧光发射波长虽

没有实质上的改变，但是却比激发光的波长更短，因为激发光是近红外的，来自受体和样本中荧光分子的本底发射是最低的。即使本底荧光强度很大，由于如 1,4- 双 -(4- 二氨基苯乙烯)苯衍生物这样的荧光分子在 800nm 处具有较大的双光子吸收截面，所以可与非荧光受体一起用于检测低至 50pM 的抗 BSA 抗体(Liu et al.，2008)。

基于**上转换颗粒(UCPs)**的使用是一种更稳健的上转换方法。UCPs 是在晶状基质中嵌入稀土元素的陶瓷材料，这些稀土元素通常吸收 970~1 000nm 波长的光。该方法可制备亚微米至小于 10nm 大小的颗粒。由于上转换到可见光谱区域是在相对长寿命激发态的连续激发下发生的，因此并不需要很高强度的激发光(Austin and Lim，2008)。使用 UCP 结合的抗体和 Alexa Fluor680 标记的 17-β 雌二醇，可以对 20% 的全血中低至 0.5nM 的雌二醇进行定量检测(Kuningas et al.，2007)。980nm 的近红外激发光经磷光体上转换到 660nm，继而将能量转移到发射波长为 740nm 无样本本底荧光的 Alexa 染料上。

(三) 荧光保护检测法

在免疫检测法中用于调节荧光的另一种方法是对系统进行排列，使那些在免疫复合物中未被结合的荧光标签淬灭。这是一种直接的方式，无须从结合的标签中分离游离标签，且可用于将非均相荧光免疫检测法转换为均相模式。例如，竞争性免疫检测首先孵育分析物、抗体和荧光标记的抗原。抗体可以存在于溶液中或者结合在物质表面。随后加入只选择与未结合标签反应的淬灭试剂，并测量与结合标签相关的剩余荧光。

最普遍的荧光保护检测策略是用抗荧光抗体作为淬灭试剂。一些荧光团比如荧光素，只要与抗荧光抗体结合就会被淬灭。当这种结合产生不完全的淬灭作用时，非荧光能量受体就会结合到抗体上。假如荧光标签通过短链与低分子量半抗原结合，抗体与半抗原和标签的同时结合会在空间上受到阻碍。因此，半抗原结合的荧光标签会被抗荧光抗体淬灭，除非它们与抗半抗原抗体结合以受到保护(图 2-2-6)。蛋白质抗原上的荧光标签受抗体结合保护的效果较差，这一问题可以通过提供一种在空间上阻碍抗荧光抗体与抗原免疫复合物结合的方法来克服。实现空间位阻的一种有效的方式是通过使用增加尺寸的抗荧光素抗

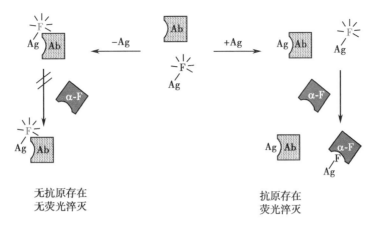

图 2-2-6　荧光保护免疫分析
注:抗体和抗原 - 荧光基团结合物的结合防止抗荧光抗体结合并淬灭荧光剂

体,可以通过将抗荧光素抗体与抗免疫球蛋白形成免疫复合物或者与右旋糖酐形成偶联物来实现(Zuk et al., 1979)。

荧光保护同样也可以应用于使用了荧光标记抗体的检测法,前提是结合的组分有充足的空间。当荧光标记的蛋白质抗体与固定在悬浮琼脂糖颗粒上的抗原结合时,荧光标签被隔离,不能与随后加入的抗荧光素抗体结合。游离抗原越多,标记的抗体与琼脂糖抗原结合越少,则被淬灭的荧光标签越多。通过添加包被了抗荧光素抗体的碳颗粒悬浮液可以更好地区分结合和游离的抗体。碳颗粒不仅可以增强淬灭,而且可以抑制残余的抗荧光剂抗体与琼脂上的荧光标签的缓慢结合(图2-2-7;Ullman, 1981)。最近发现,高效的 AuNPs 和石墨烯淬灭有望取代碳颗粒淬灭,从而明显地改进荧光保护免疫检测法。

特别是对于小分子分析物的竞争性免疫检测,荧光保护检测法比 FRET 更有优势,因为只需要一个标签,故可以使用不同的荧光标签来进行多重检测。此外,荧光保护检测法可调节高达 98% 的荧光信号,相比之下,FRET 只能调节30%~80%。这两种方法的灵敏度都受到样本荧光背景干扰的限制,除非使用了时间分辨荧光。如在 FRET 中,这一问题可以通过测量淬灭速率而不是测量加入最后一个试剂后的反应终点来最小化。这样有效地减去了静态样本的本底,虽然对脂血的样本来说,稀释后脂质的溶解而引起的光散射变化可能也是一个问题。

令人惊讶的是,荧光保护免疫检测法虽然比FRET 更有优势,却很少受到关注,主要被应用于配体和细胞受体结合的非免疫化学检测。荧光标记的配体和非标记的待测化合物可以竞争细胞表

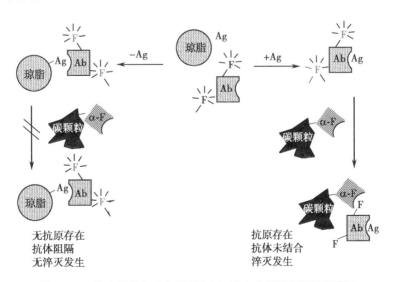

图 2-2-7　荧光保护免疫分析(图 2-2-6)中应用碳颗粒增强淬灭

面受体的结合。加入抗荧光素抗体只会淬灭未结合的偶联物,因此待测化合物的有效竞争越少,荧光强度越高(Sklar et al.,1982)。

(四) 荧光波动分析

目前已经发展出很多不同的基于通过检测荧光强度的时间变化来检测免疫化学结合的方法用于均相免疫检测法。抗原 - 荧光剂结合物与包被着抗体的胶乳颗粒的结合,当然会导致这些颗粒具有荧光性。假如颗粒上抗体的数量和亲和力足够高,则由颗粒所定义的体积内结合物浓度会比在本体溶液中更高。通过用激光扫描这些颗粒悬浮的小体积来检测结合。使用荧光波动关联方法,结合发生的时候可以观测到增强的波动,这是由于荧光颗粒在某些体积中存在,而在其他体积中不存在(Elings 等,1983)。

这种方法已被应用于均相血型鉴定系统。全血细胞用膜溶性荧光染料染色,血型特异性抗体导致的荧光红细胞的聚集可以通过荧光波动分析法检测到。为此,探针伸入到有两根光纤的溶液中,其中一根光纤向溶液中输送窄束光线,另一根光纤从光路的一小段收集荧光发射并将其发送到**光电倍增管**(photomultiplier tube,PMT)。通过使用大约 1nl 的扫描体积,就可以将单个细胞产生的波动与二聚体产生的区分开来,而无须等待更大的聚集物形成(图 2-2-8;Ghazarossian et al.,1988)。

一种相关的方法被用于来进行高通量筛选的配体与细胞或胶乳颗粒结合的均相检测中。

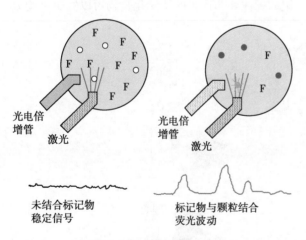

图 2-2-8 荧光波动分析

注:弯曲的光纤浸入到颗粒悬浮液中,可以探测纳升体积,区分游离的荧光标记和标记了荧光的颗粒,从而进行荧光波动分析

Applied Biosystems 的 FMAT® 系统中,表面有受体或抗体的细胞或颗粒、荧光标记的配体以及待测化合物在微量滴定孔中混合。用激光扫描孔底表面,每次只激活一小部分体积。荧光波动的大小可以用来估计标签结合的程度,这与待测化合物结合的能力呈负相关。这种方法允许标记两种发射不同波长的染料来实现多路复用。

从足够小的体积测量荧光的能力使**荧光相关光谱**(fluorescence correlation spectroscopy,FCS)能够取代荧光标签聚集体的简单检测。FCS 可以在足够低的荧光浓度和足够小的扫描体积下(通常大约 1fL)观察到单个分子的荧光。待检测分子可以通过它们在检测体积中扩散的特征速率来与其他的荧光物质区分开来,而这种特征扩散速率受分子的数量和形状影响。该方法可用于药物的高通量筛选,筛选条件确保游离和结合的荧光颗粒具有不同的扩散速率,可以实现灵敏的均相免疫检测。例如,Tang et al.(2010)使用荧光分子标记的抗体和结合到更大的 14nm 银纳米颗粒的第二抗体进行夹心免疫检测,可以检测到浓度低至 1.4pM 的血清甲胎蛋白。更高的灵敏度可以通过使用不同的人 IgG 抗体分别与 40nm 的金颗粒结合来获得(Chen et al.,2009)。这种颗粒具有荧光性和光稳定性(He et al.,2008),且它们的扩散特征可以被免疫化学性诱导的聚集极大的改变。在 20% 犬的血清中,可以检测到浓度低至 5pg/mL(30fM)的人 IgG。

通过使两个不同的荧光分子变得在免疫化学上相互关联,可以避免区分其不同扩散速率的要求(Winkler et al.,1999)。来自成对荧光剂的共焦发射可以很容易与非成对分子区分开。该方法被称为共焦荧光一致分析,后更名为**荧光交叉相关光谱**(fluorescence cross-correlation spectroscopy,FCCS),通过在光谱波动分析中包括 FRET 的相互作用,这种方法被进一步增强。Eggeling 等人于 2005 年描述了各种额外的分子组合。

五、化学和生物发光免疫检测法

化学和生物发光免疫检测法(chemi-and bioluminescent immunoassay)作为均相免疫测定的方法被深入研究。

用可能更灵敏的**化学发光共振能量转移**

（chemiluminescence resonance energy transfer，CRET）取代 FRET 的努力目前还不乐观。CRET 不同于 FRET 之处只是用化学激发 FRFT 供体而不是用光激发。早期试验中，为了获得更高的灵敏度，使用异鲁米诺标记的多种半抗原和蛋白质抗原可以在其与荧光素标记的抗体结合时，使荧光发射更灵敏（Patel 和 Campbell，1983）。尽管该检测法在灵敏度上与放射免疫检测法相当，但化学发光反应对样本组成差异的高度敏感性导致其部分性能无法接受，至少对临床应用来说是这样的。最近，高效的微分子能量受体，例如石墨烯（Lee 等，2012）已被用来淬灭过氧化物酶催化的鲁米诺氧化的化学发光。使用石墨烯和过氧化物酶分别偶联两种不同抗体的均相 C 反应蛋白（C-reactive protein，CRP）夹心免疫检测法，可在临床相关水平（nM）检测血清 CRP。在类似的用于检测甲胎蛋白的夹心免疫检测法中，使用 AuNPs 取代石墨烯进行淬灭，在较低 pM 范围具有更高灵敏度（Huang 和 Ren，2011）。

天然生物发光酶在免疫检测法中的使用具有潜在的优势，因为发色团通常会被隔离，受样本中可能存在的干扰物质的影响最小。**生物发光共振能量转移**（bioluminescence resonance energy transfer，BRET）作为监测蛋白结合相互作用的方法已经被深入地研究，但是令人惊讶的是 BRET 免疫检测法却很少受到的关注。在一个值得关注的例子中，生物发光的海肾荧光素酶被用作供体，增强的黄色荧光蛋白被用作受体；抗溶菌酶抗体的 V_H 和 V_L 片段分别以每种标签的嵌合蛋白形式表达；溶菌酶的存在引起两种抗体片段的结合和重组，导致在底物腔肠素存在的情况下，受体蛋白的发射光增加（Arai 等，2001）。同一组研发人员论证了一种用于检测十肽的竞争性 BRET 免疫检测法，该检测法使用萤火虫荧光素和十肽抗原的融合蛋白以及荧光（Cy3.5）受体标记的抗体（Yamakawa 等，2002），这两种方法都没有很高的灵敏度。

六、表面增强拉曼散射

拉曼光谱测量的是化学物质在辐照过程中以偏移频率散射的极小部分光。频率偏移是由电子振动耦合引起的，与激发波长无关。分子在接近金属表面时会显示出**表面增强拉曼散射**（surface-enhanced Raman scattering，SERS），可产生 10^{11} 倍的拉曼信号增强。AuNPs 和银纳米粒子可以产生较大的增强功能，具体取决其大小和形状以及与其他增强子的接近程度。粗糙金属表面增强的磁场可使吸附在金属表面的分子拉曼散射信号被放大。通过免疫化学诱导的颗粒与粗糙金属表面的结合，可构建高灵敏度的异相免疫检测法。近年来，人们对开发 SERS 均相免疫检测法表现出相当大的关注，但该方法的潜在高灵敏度尚未被认识到。Chen 等人在 2008 年报道了使用 SERS 的人 IgG 均相免疫检测法。该方法在 AuNPs 上标记抗人 IgG 抗体和另一个增强子；粒子与 IgG 结合后的聚集增强了拉曼散射，但该方法的灵敏度限制在约 0.7nM IgG。Li 等人在 2008 年使用蛋白 A 标记的金颗粒和荧光素（增强子）标记的生物素，将生物素化 IgG 的模型检测系统的检测限值降低了一个数量级。相比之下，在 IgG 的异相夹心免疫检测法中，标记特制立方金颗粒的抗体与金表面结合，其灵敏度可达到 1pM（Narayanan 等，2008）。

七、酶免疫测定法

酶免疫测定法（enzyme immunoassays）包括以下几种技术：

（一）酶放大免疫测定技术

均相酶免疫测定法于 1972 年被首次提出，次年以 EMIT®（Rubenstein 等，1972）作为商品名应用于尿液中药物滥用的商业化检测法，又称为**酶倍增免疫检测技术**（enzyme-multiplied immunoassay technique）。该检测法使用一种简单的"混合 - 读数（mix-and-read）"方法，其优点是可使用通用标准实验室分光光度计。该方法是基于抗药物抗体抑制溶菌酶 - 药物偶联物酶活性的能力，酶可催化细菌细胞壁水解，通过清除混浊的细菌悬液进行监测。在游离药物存在的情况下，与偶联物结合的抗体减少，从而导致清除率增加。之所以选择溶菌酶，是因为其与大的底物反应似乎容易受到抗体的空间抑制（图 2-2-9，左箭头）。然而，光散射检测并不非常灵敏，且由于血清引起的细菌凝集，该方法并不适用于血清检测。

理想的酶不应存在于待测样本中，低浓度状态下也可被通用的光谱仪检出，且酶活性不受样

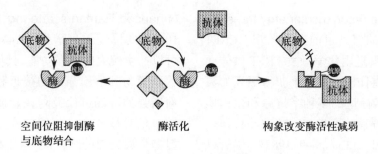

空间位阻抑制酶　　　　　酶活化　　　　　构象改变酶活性减弱
与底物结合

图 2-2-9   酶放大免疫测定技术(EMIT)
注:抗体可以通过空间阻断酶底物的途径或诱导酶的构象变化来抑制
抗原标记的酶活性

本基质影响;此外,酶在偶联后必须保持活性和稳定性,最重要的是,产生的偶联物活性必须由抗体调节。葡糖 -6- 磷酸脱氢酶(G6PDH)来自于肠膜样明串珠菌中,可满足大多数这些要求。G6PDH 的相对分子质量为 109kDa,包含两个相同的亚基,可将 NAD 转化为 NADH,在 340nm 波长处可测量吸光度;血清中的内源性 G6PDH 与 NADP 反应,因此不会干扰测量。当半抗原与 G6PDH 上赖氨酸的氨基结合时,所形成的半抗原和 G6PDH 偶联物会受到抗半抗原抗体的抑制;尽管抗体不大可能对小底物产生空间位阻,但结合的抗体与酶之间的分子接触通过改变酶的构象产生抑制作用(图 2-2-9,右箭头);观察到的抗体抑制率可高达 80%,但其抑制率的大小主要取决于半抗原的结构和抗体的特异性。增加每个酶分子的半抗原数量可提高抑制能力,但同时也会降低酶的活性。将半抗原仅靶向定位于那些具有抑制作用的赖氨酸是很困难的,因为不同位点针对不同的半抗原具有活性,因此该方法需要经常进行广泛筛选,以确定连接偶联物的合适方法和确定有效的抗体。

尽管存在这些局限性,但针对大量治疗药物的血清 EMIT G6PDH 检测法和针对滥用药物的尿液检测法已经被成功开发出来。目前已报道了几种利用大分子底物的替代酶,如淀粉酶、磷脂酶 C、线粒体苹果酸脱氢酶和葡聚糖酶等,但这些酶要么对血清成分过于敏感,要么在低浓度时难以测量。

当前的 EMIT 法使用转基因的 G6PDH 以实现使用更少的半抗原进行更大调节,其偶联物更稳定并提供更大的检测响应。半抗原连接到每个亚基的单个半胱氨酸(没有天然的半胱氨酸)上,半抗原结合在一个位点上,使得抗体诱导的

调节最大化;合适的位点可通过绘制酶表位图来确定,该表位由一个可诱导酶构象变化的抑制型抗 G6PDH 单克隆抗体来识别;然后利用半胱氨酸系统地一次替换该表位中的氨基酸(Ullman,1999 年);药物与半胱氨酸巯基结合制备的偶联物的活性未受影响。目前,西门子医疗公司(Siemens Healthcare) 使用重组的 G6PDH 构建的 EMIT 检测正在销售,用于地高辛的检测,该检测必须对低至 500pM 的地高辛进行精确定量。

基于酶偶联物活性的简单调节免疫检测法的主要局限性在于针对大分子设计检测法的难度。该问题的根源是需要使抗体与酶紧密结合,从而对酶的活性产生强烈的影响。目前一种基于抗体与蛋白质类抗原形成聚合物能力的方法取得了些许成效。已经发现,辣根过氧化物酶(HRP)可被高浓度过氧化氢抑制,但当其作为一个大聚合物的一部分时,酶活性则可以得以保存(Hoshino 等,1987)。利用该原理,已经报道了用于蛋白 C (protein C)、甲胎蛋白和多形核白细胞弹性蛋白酶的均相酶免疫测定法。在这些检测中,抗体 -HRP 偶联物与抗原结合形成聚合物(沉淀素)后,当使用高浓度的过氧化氢时,其酶活性仍然能保持。该方法必须使用足够的抗体来避免前带现象,且检测的灵敏度受到系统对血清干扰敏感性的限制。

蛋白质检测的另一种方法是基于抗体 - 酶偶联物复合物针对大的酶底物的空间阻断潜力。这一点在 β- 半乳糖苷酶偶联物上得到了很好的证明。β- 半乳糖苷酶偶联物通常不受抗体调节,即使当抗原很小时;然而,当底物**邻硝基苯 -β- 半乳糖苷(**o-nitrophenyl-β-galactoside) 连接到大的葡聚糖聚合物上时,小抗原和大抗原酶结合物的抗体诱导调节作用被观测到(Gibbons 等,1980)。

该底物已应用于人 IgG 和 CRP 的 EMIT 检测法中。使用葡聚糖连接的荧光底物,建立了竞争性铁蛋白检测法,其检测限约为 4pM(Armenta 等,1985)。遗憾的是,血清中偶有存在的低水平抗 β- 半乳糖苷酶抗体阻碍了该方法在高灵敏度血清检测中的应用。

(二)电荷诱导的酶活化

酶活性免疫化学调节的另一种方法是在酶与免疫复合物结合时改变酶的微环境。一种免疫复合物高度带电的 CRP 检测法可作为例证,该检测法又称为**电荷诱导的酶活化(charge-induced enzyme activation)**。在该方法中,CRP 与抗 CRP 抗体 -β- 半乳糖苷酶偶联物结合时不会显著影响酶活性;随后加入过量的未结合的抗 CRP 抗体,会增加免疫复合物内的拥挤程度,并在使用大分子底物时降低酶活性;然而,如果未结合的抗体是琥珀酰化的,且大分子底物带正电荷,则由于底物对免疫复合物的库仑吸引作用,酶活性会增加(图 2-2-10)。基于这一原理的蛋白质抗原和抗体的酶激活免疫检测法已经得到证实(Gibbons 等,1981)。通过简单地添加大量过量的琥珀酰化抗体就可以避免前带现象。

尽管这种方法具有明显的吸引力,但也存在一些缺陷。检测混合物中浓度低至 60fM 的抗原可被检出,但使用超过 0.1% 的血清便会影响定量。因此,其实际检测限仅为 60pM 左右。此外,因为高灵敏度检测法的响应曲线不是单调递增的,所以虽然检测法没有前带效应,但数据处理比较困难。

(三)酶连传

酶连传(enzyme channeling)提供了一种检测免疫复合物中两种酶接近度的方法。第一种酶可催化中间底物的形成,第二种酶再将中间底物转化为可检测的产物;当两种酶在同一溶液中独立分散时,产物的形成速度一开始较缓慢,但随着中间底物浓度的增加而加快。当两种酶在同一表面紧密结合时,这一动力学行为会发生变化;中间产物在第一种酶分子附近的局部浓度是由中间产物的生成速率和扩散速率决定的。局部稳态浓度迅速达到高于本体溶液中的浓度;第一种酶的几个分子在一个表面局部化地增加了中间底物的形成速度,从而增加了它的局部浓度。当第二种酶与这个表面结合时,它会经历一个相对恒定的中间体浓度升高,从而导致最终产物的生成速率线性增加。

均相酶连传免疫测定法利用了这一现象(Litman 等,1980),包括琼脂糖颗粒、胶乳珠和微量测试孔的聚苯乙烯表面在内的各种表面均已被使用。一种酶用于标记抗体或抗原,另一种酶则过量结合于表面。通常,第一个酶附着在表面,因为这样可以获得了更多的线性动力学,尽管当酶的作用被逆转时连传也能发生。目前多种配对酶已被使用,包括碱性磷酸酶 /β- 半乳糖苷酶、己糖激酶 /G6PDH 和**葡糖氧化酶(GO)**/HRP。当天然底物不可用时,如碱性磷酸酶 /β- 半乳糖苷酶,可以制备允许顺序反应发生的合成结构。

HIgG 的竞争性检测法可以使用标记有 HIgG 和 GO 的琼脂糖颗粒来进行(图 2-2-11)。在与葡萄糖反应时,这些颗粒被过氧化氢所包围;当过氧化氢扩散到本体溶液中时,其被稀释,且浓度被反应混合物中的过氧化氢酶进一步降低;当 HRP 标记的抗 HIgG 抗体在 ABTS(**一种显色性 HRP 底物**)存在的情况下与颗粒结合时,颜色

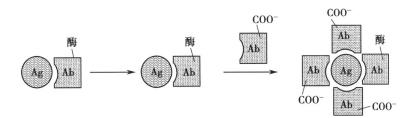

更高亲和力增加了多聚阳离子底物的催化效率

图 2-2-10 酶激活免疫分析
注:由于酶与底物之间电荷吸引(较低的 K_M)增加,当使用多聚阳离子的底物时,酶标记的抗体和琥珀酰化的抗体与多表位抗原结合可产生更高的催化活性

形成的速率几乎是恒定的,且与 HIgG 的浓度成反比。

　　酶连传最灵敏的应用避免使用预制表面,有利于胶体沉淀的原位形成。Ullman 等人使用含有 GO 标记的抗 PRP 抗体(Ab-GO)、HRP 标记的**抗 PRP 抗体**(Ab-HRP)和游离 GO 的试剂,对流感嗜血杆菌细胞壁成分聚核糖磷酸酯(polyribose phosphate,PRP)进行了检测(Ullman 等,1984)。该试剂与添加有抗 GO 抗体的临床样本相结合产生 Ab-GO:PRP:Ab-HRP 夹心复合物,并与胶体 GO:抗 GO 抗体免疫复合物(沉淀素)相结合(图 2-2-12)。葡萄糖、ABTS 和过氧化氢酶的加入启动

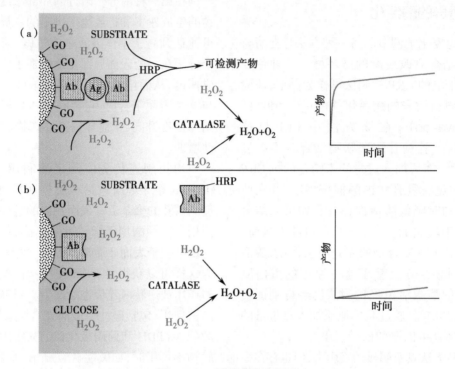

图 2-2-11　酶连传免疫测定

注:过氧化氢在葡糖氧化酶(GO)标记的琼脂糖颗粒表面比在本体溶液中更浓缩。(a) HRP 标记的抗体与抗原在琼脂糖表面结合,催化无色染料被氧化。(b)无抗原存在时,颜色的形成需要过氧化氢扩散至本体溶液中。过氧化氢酶的存在抑制了该反应

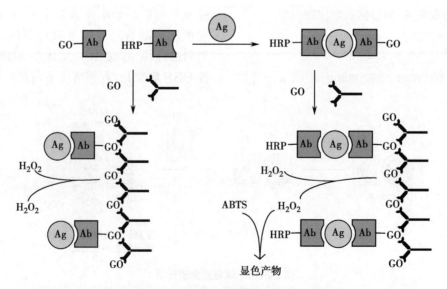

图 2-2-12　免疫复合物增强酶连传免疫测定

注:免疫复合物增强酶连传免疫测定,采用葡糖氧化酶(GO)和抗葡糖氧化酶抗体在原位生成颗粒

了酶连传反应;检测反应几乎是线性的,其检测限约为 10fM PRP,足以用于细菌性脑膜炎的脑脊液检测。值得注意的是,尽管均相酶连传免疫测定法灵敏度高和检测方法简便,但在这些初步的研究之后就很少受到关注。

八、酶效应物免疫测定法

均相免疫测定法可以不使用完整的酶,而使用可以与酶或酶片段结合并影响酶活性变化的催化惰性标签,这种方法被称为**酶效应物免疫测定法**(enzyme effector immunoassays)。已被研究的标签包括酶底物、辅酶和抑制剂,以及酶片段。

(一)底物连接荧光免疫测定

底物标签已被用于监测血清中药物浓度相对较高的治疗药物水平。β- **半乳糖苷酶伞形酮**(β-galactosidylumbelliferone)与**茶碱**(theophylline)的结合并不影响其作为 β- 半乳糖苷酶的荧光底物。当抗茶碱抗体存在时,反应受到抑制,因为底物与抗体结合时,其在空间上不易与酶接近;如果茶碱存在,它会竞争抗体结合位点,荧光伞形酮产物的出现速率会增加。

底物连接荧光免疫测定(substrate-linked fluorescence immunoassay)方法的一个主要问题是必须使用低浓度的底物才能使分析物进入有效的竞争性结合。在低浓度时,酶的转化速度较慢;在非常高的酶浓度下可以显著提高其速率,但随后成本就变得难以承受。此外,该方法不具有其他酶免疫检测法所具有的信号放大的优点,即提供信号的分子数永远不能大于被分析物的分子数。

克服这些限制的一种方法是使用一种能够提供非常容易检测到信号的底物,如 ATP 可以用作底物。ATP- 抗原偶联物与萤火虫荧光素酶反应产生一种当抗体存在时会被抑制的化学发光信号。该方法已被应用于 HIgG 和 2,4- **二硝基苯丙氨酸**(2,4-dinitrophenylalanine)的竞争性检测(Carrico等,1976)。虽然这克服了灵敏度的一些限制,但由于化学发光反应对基质效应的敏感性,样本与样本间的变异大大抵消了灵敏度方面的理论增益。

(二)酶辅因子免疫测定

辅因子或其他辅基是刺激酶活性的更有吸引力的标签,被应用于**酶辅因子免疫测定**(enzyme cofactor immunoassay)。与底物标签不同,这些基团提供了信号放大的机会。最成功的例子是使用 FAD- 分析物偶联物,它可以与无活性的**脱辅基葡糖氧化酶**(apo-glucose oxidase)形成复合物,产生有活性的 GO;当这些偶联物与抗分析物抗体结合时,络合作用被空间抑制,酶不被激活。样本中分析物的竞争作用增加了可用的偶联物浓度,从而增加了酶的活性(图 2-2-13)。Miles Laboratories 公司将该方法商业化用于蛋白质分析物,如甲状腺结合球蛋白。试剂也被制备成干燥试剂条,用于一步测量血清中的药物;被称为 ARIS™ 的脱辅酶再激活免疫检测系统,条带浸渍有干燥的 FAD 偶联物、抗体、脱辅酶、葡萄糖和检测过氧化氢的试剂,过氧化氢是酶反应的产物;当条带与样本接触时,如抗体与被分析物结合而不是偶联物结合,脱辅酶和 FAD 偶联物的组装会增强;形成的颜色的强度被用来确定**苯妥英**(phenytoin)和茶碱等药物的浓度。这是一种该

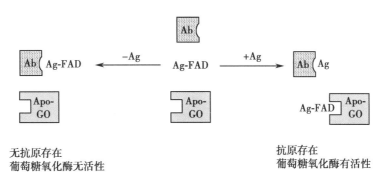

图 2-2-13 酶因子免疫分析

注:游离 FAD 标记的抗原与无活性的脱辅基葡糖氧化酶(Apo-GO)结合形成有活性的全酶。当 FAD 标记的抗原与抗体结合时,反应受到抑制

类型检测的理想形式,因为它允许不稳定的脱辅酶以干燥的形式储存。

(三) 酶抑制剂免疫测定法

酶抑制剂可像辅酶一样用作标签(图 2-2-13)。**酶抑制剂免疫测定法**(enzyme inhibitor immunoassay)的关键是选择合适的酶抑制剂。**硫代乙氧基甲基膦酸酯**(S-substituted ethoxy-methylphosphonothioates)是乙酰胆碱酯酶(acetylcholinesterase)的不可逆抑制剂;**甲状腺素**(thyroxine)、茶碱等半抗原与硫结合不影响其抑制作用。然而,当偶联物与抗半抗原抗体结合后,酶抑制率降低;游离半抗原竞争抗体结合位点,增加有效抑制剂的浓度,造成相应的抑制加速和酶活性下降;反应之后是二硫硝基苯甲酸与乙酰硫胆碱酶解后形成的硫胆碱反应产生的颜色形成的速率(Blecka 等,1983)。通过使用茶碱和甲氨蝶呤(一种酶的可逆抑制剂)的偶联物,**二氢叶酸还原酶**(dihydrofolate reductase)也以类似的方式被用于茶碱的检测(Place 等,1983)。

胆碱酯酶抑制检测主要由雅培(Abbott)公司销售并在其双色分析仪上进行,但该方法的适用范围和局限性目前尚不明确。很明显,足够的灵敏度需要抑制剂与酶的结合作用非常强,且最好是不可逆的,同时需要一种灵敏的酶活性检测手段。由于难以找到更好的抑制剂 / 酶组合,该方法的进一步研究可能受到阻碍。

(四) 酶互补免疫测定

有些酶可以被分解成无酶活性的片段,只有当它们与原始全酶结合时才会变得有活性。来自于**核糖核酸酶 A**(ribonuclease A)的无活性 S 蛋白与其 20 个氨基酸的 N 末端 S 肽互补,可使其酶活性恢复正常。甲状腺素与 S 肽的偶联可以在不阻断与较大的 S 蛋白片段互补作用的情况下实现;然而,重新组装的酶活性降低。抗甲状腺素抗体与重新组装酶的结合产生酶活性的恢复作用,这是均相免疫检测的基础(Gonnelli 等,1981)。相反,当抗甲状腺素抗体添加到游离的 S 肽偶联物中时,互补作用被阻断,酶活性受到抑制。该方法同样可用于甲状腺素的均相检测(Farina 和 Gohlke,1983)。前者是一种简单的 EMIT 类型的检测,其中抗体提供活性增强作用而不是抑制作用;后者是基于一个相关但不同的现象,概念上类似于酶辅因子免疫测定。在这两种情况下,游离甲状腺素对抗体的竞争导致酶活性的变化。

虽然核糖核酸酶没有被证明是有吸引力的,可能是因为没有高灵敏度的方法来检测核糖核酸酶的活性,但使用另一种酶——β- 半乳糖苷酶的**酶互补免疫测定法**(enzyme complementation immunoassay)已经被商业化,商品名为 CEDIA®(cloned enzyme donor immunoassay,**克隆酶供体免疫测定**)。这种天然酶有 4 个相同的亚基,但对于必须组装多少个亚基才能产生活性,目前还没有达成共识。然而,人们很早就认识到,两个共同组成一个亚基的多肽可以结合,具有几乎完全恢复的酶活性,这一过程被称为 α- 互补作用(Ullmann 等,1967)。这些片段包括较小的"供体"肽和较大的"受体"蛋白;多个供体 - 受体对具有此属性;每一对的成员一起包含了天然酶的整个氨基酸序列。在 CEDIA 中,供体多肽通常来自 N 端,受体缺失了包括供体一部分的氨基酸;供体经过修饰后可以在特定位点与抗原偶联,并通过基因工程提供良好的酶活性恢复(Engel 和 Khanna,1992;Henderson 等,1986)。

在 CEDIA 检测法中,首先分析物和供体偶联物竞争抗体结合位点,然后加入底物和过量的受体;分析物浓度越高,能够结合该偶联物的抗体就越少,产物的组装速率和最终催化生成速率也越快(图 2-2-14)。CEDIA 法已被应用于各种小分子以及一些蛋白质的检测。与 EMIT 检测一样,CEDIA 法需要大量的筛选来确定不仅具有所需的特异性和亲和力,而且也能抑制互补作用的抗体。大分子抗原的供体偶联物很难设计,因为庞大的取代基会干扰互补作用,但对供体进行基因工程改造的能力提供了比 EMIT 更大的灵活性。由于 β- 半乳糖苷酶的高转化率和良好的检测能力,这些检测比 EMIT 提供了稍高一些的灵敏度,它们的主要缺点是需要重新构建相对不稳定的受体酶片段,而这些片段必须干燥保存,并且互补反应需要额外的时间。与 EMIT 一样,构建实用的非竞争性夹心免疫检测法的便捷方法尚未见报道。

基于 β- 半乳糖苷酶互补作用,目前 Discoverx 公司在出售对细胞内蛋白 - 蛋白结合进行定量的相关检测方法(Wehrman 等,2005)。与 CEDIA 的不同之处在于,蛋白质的结合将两个酶片段结合在一起,并在酶活性出现的情况下启动互补作用。其中一个片段以融合蛋白形式表达,定位于特定

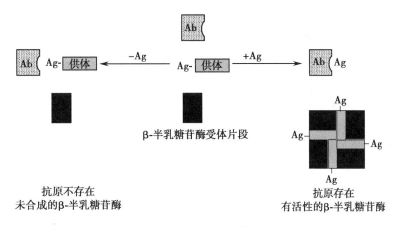

图 2-2-14 酶互补免疫测定

注:游离的肽标记的抗原(Ag- 供体)与 β- 半乳糖苷酶的一个更大的无活性的受体片段结合,形成有活性的全酶。抗体与 Ag- 供体的结合可抑制反应。如图所示,产物是否是完全组装的八聚体尚不明确

的亚细胞区域,如细胞膜或细胞核;另一个片段融合到正在进行易位和结合的蛋白上。该方法的成功关键在于选择不影响易位和结合过程的酶片段。该方法通常用于通过测量药物诱导的 **β- 抑制蛋白(β-arrestin)与 G 蛋白偶联受体(G-protein coupled receptors,GPCRs)**结合的高通量筛选。该技术在体外蛋白免疫检测法中的应用尚未展开研究。

九、邻位诱导杂交

许多细胞过程的一个特点是通过两个或两个以上反应物在细胞间隔内结合位点的定位来实现化学反应。定位导致反应组分的有效浓度增加,从而产生更高的反应速率,增强结合事件。**邻位诱导杂交(proximity-induced hybridization)**,如上述连传和电荷诱导酶免疫测定法一样,都是基于这一原理。免疫复合物通常占 0.01 飞升量级的球形体积。在这个体积中,单个自由扩散分子的有效浓度约为 200mM。因此,附着在复合物不同成员上的寡核苷酸之间的速率和复合物内的平衡可以提高许多数量级。基于这一原则的两项应用已受到关注。

(一) 邻位连接免疫测定

邻位连接测定法(proximity ligation assays,PLAs),又称**邻位连接免疫测定(proximity ligation immunoassay)**,使用两到三种"邻近探针",每一种探针都能被整合到一个包含分析物的复合物中,每个探针都包含不同的寡核苷酸。PLA 最简单的配置之一是使用两种标记的多克隆或单克隆抗体制剂的免疫检测(Gullberg 等,2004)。第一步,将标记抗体的混合物与样本混合,然后形成包括两种寡核苷酸的免疫复合物。第二步,加入包括连接酶和连接模板寡核苷酸的试剂组合,该模板与免疫复合物中的两个邻近的寡核苷酸结合,从而使它们能够相互连接。免疫复合物外探针序列浓度较低,因而大大降低了非特异性连接的速度;PCR 所需的所有元素也包括在组合试剂中。第三步,只需要通过热循环对连接探针进行 PCR 扩增,不需要对反应混合物进行额外处理。使用这种方法,在低至 1μL 的样本中可检测低 fM 浓度的 IL2、IL4 和 VEGF(Gullberg 等,2004)。

该方法的一个改良(称为 3PLA),使用了 3 个邻近探针(Schallmeiner 等,2007)。探针可以是任何结合物质,如抗体、适配体、寡核苷酸等。结合物质可以直接作用于同一分子上的不同位点,或者使用直接作用于复合物中不同分子的结合剂来检测分子复合物。在 3PLA 中,两个邻近探针用上述不同的寡核苷酸进行标记,第三个邻近探针用上述模板寡核苷酸进行标记。由于这三种寡核苷酸必须非常接近才能发生连接,因此该方法有望具有更高的特异性,并且应该能够耐受更高浓度的未结合抗体,而不会发生不适当的非特异性连接。此外,该方法还提供了一种提高灵敏度的方法,通过包括只有在靠近模板时才能被置换的互补寡核苷酸,来保护寡核苷酸不受非特异性连接的影响(图 2-2-15)。该方法已被证明在 1μL(约

200aM）中可检测低至 100 个分子的 VEGF、PSA 和肌钙蛋白。虽然与其他非常高灵敏度的均相免疫测定法，如发光氧连传免疫测定（LOCI）相比，PLA 更耗时，但它很可能成为研究单细胞水平或接近单细胞水平的分子相互作用的有力工具。

（二）邻位杂交免疫测定

在均相检测中，邻位诱导杂交的一个相关方法是使用 FRET 检测（Heyduk 等，2008）。与 PLA 类似，在夹心免疫测定中使用了两种不同寡核苷酸标记的抗体制剂。在该方法中，寡核苷酸分别用一个 FRET 受体（如 Cy5）和一个 FRET 供体（如荧光素或铕螯合物）标记。寡核苷酸具有短的（6-7bp）互补部分，这样设计的目的是使与游离抗体结合的探针杂交最小化，而不干扰免疫复合物内的杂交。该方法称为**邻位杂交免疫测定**（proximity hybridization immunoassay），是一种很有吸引力的替代 FRET 免疫检测法的方法，FRET 免疫检测法使用多种染料标记的抗体，其中一些抗体距离太远，无法实现有效的能量转移。复合物内寡核苷酸结合也有望通过稳定三分子夹心复合物而提高灵敏度。肌钙蛋白和 CRP 的模型检测法已经

进行了研究，得到的肌钙蛋白检测限约为 30pM。

十、同位素标签

闪烁亲近测定

同位素标签（isotopic labels）的一个优点是可以构建与自由配体在化学上完全相同的标记配体。这对于配体的化学标记可能干扰与天然受体结合的检测具有特别的价值。然而，这种优势必须与放射性同位素的生物危害、稳定性和处理问题，以及标准放射结合检测法的分离和清洗步骤的不便进行权衡。

闪烁亲近测定法（scintillation proximity assay）（SPAs）是一种避免分离和清洗的放射性同位素检测法。SPA 需要一种可以发射出只在浓缩介质中短距离传播的 α 或弱 β 粒子的放射标签。受体或抗体与荧光基团溶解的聚合物表面（如胶乳珠）结合。如果放射标记与表面结合，标记的辐射就会穿过聚合物并产生光脉冲，这些光脉冲可以通过闪烁计数检测到。大多数未结合的标记距离太远，辐射无法到达活动表面（图 2-2-16）。除了荧

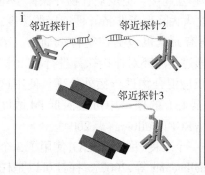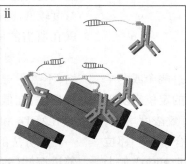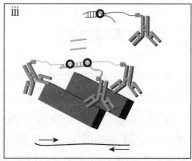

图 2-2-15　基于抗体的 3PLA 邻位连接测定

注：三种寡核苷酸标记的抗体与蛋白质分析物结合，从而能够连接两种寡核苷酸探针。用 PCR 法扩增连接链。通过加入封闭序列，可防止不存在于免疫复合物中的寡核苷酸的随机连接

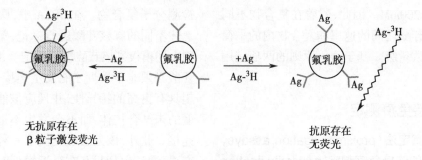

图 2-2-16　闪烁亲近测定

注：^{3}H 标记的抗原发射的 β 粒子在标记的抗原与颗粒结合时，被装载闪烁计数器的颗粒更有效的拦截

光胶乳珠,荧光孔也可以被使用,抗体或受体可与孔表面结合。无论哪种形式,只需要将标记的抗原和样品与包被了抗体的表面一起孵育,然后测量光发射(Hart 和 Greenwald,1979)。

Perkin Elmer 公司销售 SPA 试剂可用于高通量药物筛选。在这一应用中,除了使用抗体外,还使用天然受体,可以进行竞争性和夹心法免疫检测。抗体、抗原或受体可携带放射性标记。

SPA 的一个重要的考虑因素是标签的选择。每一分解事件产生的光最多的是 α 粒子,它们有很高的能量和很短的电离轨道,电子密度很高。此外,短路径长度提供了结合和非结合标签之间的最佳区分。然而,与 α 发射相关的高能量使它们在被摄入时特别危险,不能作为常规标签使用。弱 β 粒子也有较短的路径长度,但每次衰变事件产生的发射较弱。β 衰变同位素如 ^3H、^{33}P、^{35}S 和 ^{125}I,每一种都发出能量低于 300keV 的 β 粒子,是最实用的(Udenfriend 等,1987)。

十一、电活性标签

使用**电活性标签**(electroactive labels)的均相免疫检测有以下几种:

(一) 安培检测

二茂铁(ferrocene)在不影响大多数血清成分的电压下易于被氧化(340mV 与饱和甘汞电极(SCE))。由于电子转移到电极上需要非常近的距离,所以电流随着二茂铁体积的增大而减小;利用该原理设计了均相电化学免疫检测法,称为**安培检测**(amperometric detection)。二茂铁与甲状腺素等半抗原偶联,偶联物的电解氧化是在一种电化学惰性试剂的存在下进行的,这种惰性试剂旨在快速地将二茂铁离子还原回中性标签。葡萄糖和 GO 可用于此目的。当甲状腺素抗体存在时,由于偶联物与电极的可及性降低,电流降低(图 2-2-17)。游离甲状腺素与抗体竞争,导致电流增加(Robinson 等,1986)。

(二) 电化学发光

电化学发光(electrochemiluminescence,ECL) 的测量使高灵敏度的免疫检测法的发展成为可能。该方法最初是通过使用一个在电极上可以被氧化的芘标签,然后通过循环伏安法快速还原来得以证明;在适当的电压下,后一过程充分放热,使芘最终处于激发态,随后发射光子。与安培检测一样,当标签与体积较大的复合物相关联时,这个过程会受到阻碍。因此,抗白蛋白抗体的结合减少了芘标记的白蛋白的发射,而游离白蛋白的竞争性结合导致信号的恢复(Ikariyama 等,1985)。

使用强荧光钌(Ⅱ)螯合物代替芘可大幅提高灵敏度(Blackburn 等,1991)。与芘一样,钌在电极上被氧化,但在反应混合物中加入三丙胺后,在不改变电极极性的情况下被还原。胺的电化学氧化与钌氧化同时发生,生成的自由基阳离子经过去质子化形成胺自由基;这种物质本身就是一种强还原剂,能把一个电子转移回钌。该过程充分放热,使钌处于电子激发态,随后发射光子(图 2-2-18)。

免疫检测法是通过使钌标签与悬浮珠子上的抗体结合来进行的。根据检测法是竞争性的还是夹心(免疫测定法)免疫检测,确定标记分析物类似物还是第二抗体。这些珠子可以减少钌对电极的可及性。在竞争性检测中,标记的抗原被抑制与珠子结合,因此信号随抗原浓度的增加而增加;在夹心法检测中,标记的抗体会随着抗原浓度的增加而与珠子结合,导致信号下降。

一些用于逆转珠子保护作用的方法也被研

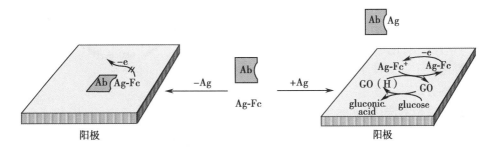

图 2-2-17　均相电化学免疫测定

注:二茂铁(FC)标记的抗原通在阳极与还原的葡糖氧化酶[GO(H)]之间的电子穿梭产生电流。二茂铁标记的抗原在与抗体结合时无活性

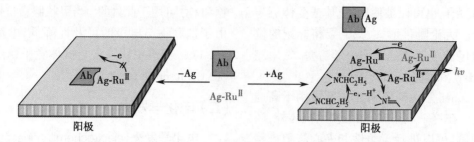

图 2-2-18　均相电化学发光免疫测定

注:钌(Ⅱ)标记的抗原和三丙胺同时在阳极氧化。氧化产物氨丙基自由基与钌(Ⅲ)发生反应,生成钌(Ⅱ)的激发态,随后发出激发光。钌(Ⅱ)标记的抗原与抗体结合后,其氧化受到抑制

究,以便当标签结合到珠子上时信号会增加。这是通过使用磁珠来实现的,磁珠被集中在电极,在读取之前进行清洗。该非均相方案提供了更高的灵敏度,且该方法被扩展到非常低浓度的分析物,如血清 TSH。这种类型的 ECL 检测已被设计用于许多临床上重要的分析物,并被用于罗氏(Roche)公司的 Elecsys® 免疫检测系统。

十二、氧通道免疫检测法

发光氧通道免疫检测

为了在均相免疫检测中获得超高灵敏度而不需要耗时的扩增步骤,必须确定标签不仅可以在非常低的浓度下检测到,而且能够产生可以调节的信号。除了只提供中等灵敏度的同位素标签外,所有可调节的标签都在一定程度上受到样本基质的影响。高量子产率的荧光化合物具有高消光系数,光散射金属纳米颗粒与单分子检测技术具有良好的灵敏度,但微弱的信号可以被来自大量样品的本底发射所掩盖。化学发光检测对单分子检测的灵敏度本来就低得多,因为每个分子最多只能产生一个光子。但是,化学发光本底在大多数类型的样本中是不可测量的,因此化学发光标签是测量非常低浓度的最佳选择,这有别于非常低的绝对数量。不幸的是,化学发光反应对介质效应的高度敏感性阻碍了许多设计实用的均相化学发光免疫检测法的尝试。

发光氧通道免疫检测法(luminescent oxygen-channeling immunoassay,LOCI)是目前唯一一种能够充分利用化学发光精细灵敏度优势的均相免疫检测法(Ullman 等,1996 年)。该方法是通过在胶乳珠内部诱导化学发光反应来实现的,此时

它是完全从样本基质中分离出来的。该方法使用两种类型的配体或受体包被的胶乳珠,它们足够小(约 250nm)且不会从水悬浮液中沉淀出来。其中一种珠子是化学发光剂珠子,其中溶解的烯烃能与单线态氧($^1\Delta_gO_2$)迅速反应,产生一个电子激发产物;该反应生成一种能在约 1s 内自发分解的二氧杂环丁烷,并能有效发光;另一种珠子含有一种溶解的感光剂,如酞菁(phthalocyanine),它能使氧分子在光照下处于单线态;感光剂也被从与样品的接触中物理分离,从而与非特异性的介质效应绝缘。

LOCI 检测与酶连传免疫检测法类似(图 2-2-19)。感光剂珠子被波长足够长的光激发,化学发光剂很少被激发。珠内形成的单线态氧扩散到水溶液中;因为它在水中只有 4μs 的寿命,因此它只存在于每一个最邻近的感光剂珠子上,约 300nm 以外珠子表面几乎检测不到。当化学发光剂珠子与感光剂珠子结合时,暴露在单线态氧中,单线态

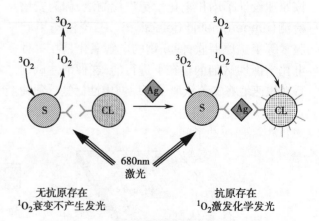

图 2-2-19　发光氧通道免疫分析法(LOCI)

注:光激发感光剂颗粒(S)时产生的单线态氧被结合的化学发光颗粒(CL)拦截,并诱导延迟的化学发光发射。在没有抗原的情况下,结合不会发生,单线态氧在遇到 CL 之前会衰变

氧扩散到珠子中,引发化学发光反应;未结合的珠子由于太偏远而不会受到影响。虽然每个结合事件产生的光子数变化小于 FRET 免疫检测法,但该方法每个结合事件产生的光子数比标准的化学发光检测法多 10^4 个以上,后者每个结合事件产生的光子数少于一个。

任何一种特定的检测模式所需的结合试剂都可以结合到珠子表面,前提是反应导致两种类型珠子之间依赖分析物的结合。结合反应后,用 680nm 激光照射珠子悬浮液,持续多个 0.1~1s 的周期,在 550~650nm 处产生较短波长的化学发光发射,在相同的时间周期内被积分;只需要一个装有激光和机械快门的光度计即可。由于信号强度很少受到限制,因而在结合平衡建立之前就可以进行测量。因此,信号是在特定时期内形成的珠子对数量的度量。

该方法的检测灵敏度至少等于且常常优于最敏感的非均相免疫检测法。在一种 TSH 夹心免疫检测中,在每一个珠子上使用不同的抗 TSH 抗体,低至 120 000 个分子(在最终 900μL 检测溶液中 230aM,或 50μL 血清样本中 4.1fM)能被检测到,总孵育时间为 14min。适用于 pM 浓度水平的药物(如地高辛)的竞争性检测可以在 1min 内完成。

夹心免疫检测的方案已经被开发出来,它可以减少孵育时间并限制化学发光烯烃的长波长激发所产生的非常微弱的本底化学发光。在一个典型的夹心检测中,首先将样本与包被有抗体的化学发光剂珠子和针对不同抗原表位的过量生物素化抗体混合孵育;将珠子的浓度保持在低水平以减少本底,但由于每个珠子有 1 000 个或更多的抗体结合位点,因此可以获得中等浓度的抗体。这使得夹心结构的有效形成不依赖于缓慢的珠子间结合。在较短的孵育期后,添加包被有链霉抗生物素蛋白的珠子,并与结合于化学发光剂珠子的生物素的数量成比例;大量过量的感光剂珠子可以用来加速珠子间的结合,因为其对本底没有贡献。在第二个较短的孵育期后测量化学发光发射。利用这些条件,可得到分析物浓度超过 5 个数量级的检测范围。该方法在药物、蛋白质、抗体、细胞表面抗原、受体和核酸的检测中都已被证实。

样本基质对 LOCI 信号的影响不大。单线态氧在珠子之间的传输过程中,原则上可以被样本组分截留,但单线态氧的寿命太短,只能被反应性强、浓度高的化合物所捕获。蛋白质是血清中单线态氧的主要淬灭剂(Wagner 等,1993)。这对样本间变异的影响很小,通常使用终浓度不超过 10% 的血清或血浆来避免这一问题;对于尿液,一个更严重的问题是大剂量维生素 C 治疗后尿液中抗坏血酸盐浓度高,需要相对较高的最终稀释步骤(尿液 <1%)或加入氧化剂来解决。该方法已在西门子(Siemens)公司的 Dimension Vista® 分析仪和珀金埃尔默(Perkin Elmer)公司的用于药物发现的高通量 AlphaScreen® 和 Aphalisa® 上商业化使用。

十三、小结

尽管与一些非均相检测法相比,均相检测法的灵敏度有限,但由于其自动化的要求较低,且有机会使用常见的实验室仪器手动进行检测,因此较老的均相免疫检测法(如 EMIT、CEDIA、FRET 和胶乳凝集法)已得到广泛应用。在过去的十年中,人们开发出了新的方法来实现更高的灵敏度和降低对基质效应的敏感性。最近发展的 ECL、磁聚集、LOCI 和 PLA 免疫检测法在不同程度上保留了早期方法的简单性。这些方法受样本基质的影响很小,并且可以在非常小的样本体积下进行。近年来,针对 LOCI 的通用均相免疫检测试剂的商业化应用,可能会加速传统的非均相免疫检测法(如 RIA 和 ELISA)在商业化应用和基础研究中的替代。

均相方法的一个重要的、与非均相方法相比不甚理想的特性就是其有限的多路复用能力。考虑到人们对开发新均相方法的浓厚兴趣,这一限制很可能很快就会被克服。多路复用的一种有效方法是基于测量荧光配体与包被不同捕获抗原或抗体的珠子的结合;每个捕获配体都由与其珠子相关联的独特荧光标记编码;荧光标记与特定配体的结合可以通过流式细胞术来确定(Lima 和 Zhang,2007)。可以说,这是一种均相的方法,尽管经常使用分离步骤,而且仪器很复杂。通过用均相波动分析代替流式细胞术,单个编码的珠子原则上可以用一种简单得多的方法在本体悬浮液中进行分析。此外,量子点和金属纳米颗粒作为标识码的使用,为提高灵敏度提供了机会;进一步利用光散射和扩散速率作为附加编码参数,我们可以有理由地预计,未来高灵敏度的均相方法的发展可以与大规模非均相方法的多路复用水平相媲美。

十四、参考文献

Algar, W.R. and Krull, U.J. New opportunities in multiplexed optical bioanalyses using quantum dots and donor-acceptor interactions. *Anal. Bioanal. Chem.* **398**, 2439–2449 (2010).

Arai, R., Nakagawa, H., Tsumoto, K., Mahoney, W., Kumagai, I., Ueda, H. and Nagamune, T. Demonstration of a homogeneous noncompetitive immunoassay based on bioluminescence resonance energy transfer. *Anal. Biochem.* **289**, 77–81 (2001).

Armenta, R., Tarnowski, T., Gibbons, I. and Ullman, E.F. Improved sensitivity in homogeneous enzyme immunoassays using a fluorogenic macromolecular substrate: an assay for serum ferritin. *Anal. Biochem.* **146**, 211–219 (1985).

Arquilla, E.R. and Stavitsky, A.B. The production and identification of antibodies to insulin and their use in assaying insulin. *J. Clin. Invest.* **35**, 458 (1956).

Austin, R.H. and Lim, S. *Proc. Natl Acad. Sci. U. S. A.* **105**, 17217–17221 (2008).

Baudry, J., Rouzeau, C., Goubault, C., Robic, C., Cohen-Tannoudji, L., Koenig, A., Bertrand, E. and Bibette, J. Acceleration of the recognition rate between grafted ligands and receptors with magnetic forces. *Proc. Natl Acad. Sci. U. S. A.* **103**, 16076–16078 (2006).

Blackburn, G.F., Shah, H.P., Kenten, H., Leland, J., Kamin, R.A., Link, J., Peterman, J., Powell, M.J., Shah, A., *et al.* Electrochemiluminescence detection for development of immunoassays and DNA probe assays for clinical diagnostics. *Clin. Chem.* **37**, 1534–1539 (1991).

Blecka, L.J., Shaffer, M. & Dworschack, R. Inhibitor enzyme immunoassays for the quantification of various haptens: a review. In: *Immunoenzymatic Techniques* (eds Avrameas, S., Druet, P., Masseyeff, R. and Feldmann, G.), 207–214 (Elsevier, New York, 1983).

Boyden, A., Bolton, E. and Gemeroy, D. Precipitin testing with special reference to the measurement of turbidity. *J. Immunol.* **57**, 211 (1947).

Canova-Davis, E., Redemann, C.T., Vollmer, Y.P. and Kung, V.T. Use of a reversed-phase evaporation vesicle formulation for a homogeneous liposome immunoassay. *Clin. Chem.* **32**, 1687–1691 (1986).

Carrico, R.J., Yeung, K., Schroeder, H.R., Boguslaski, R.C., Buckler, R.T. and Christner, J.E. Specific protein-binding reactions monitored with ligand-ATP conjugates and firefly luciferase. *Anal. Biochem.* **76**, 95–110 (1976).

Chan, S.W., Tan, C.T. and Hsia, J.C. Clinical applications of ESR spin-labeling technique. Part 2. Spin membrane immunoassay: simplicity and specificity. *J. Immunol. Methods* **21**(1–2), 185–195 (1978).

Chen, J., Wang, C. and Irudayaraj, J. Ultrasensitive protein detection in blood serum using gold nanoparticle probes by single molecule spectroscopy. *J. Biomed. Opt.* **14**, 040501 (2009).

Chen, J., Lei, Y., Liu, X., Jiang, J., Shen, G. and Yu, R. Immunoassay using surface-enhanced Raman scattering based on aggregation of reporter-labeled immunogold nanoparticles. *Anal. Bioanal. Chem.* **392**, 187–193 (2008).

Chun, C., Joo, J., Kwon, D., Kim, C.S., Cha, H.J., Chung, M.S. and Jeon, S. A facile and sensitive immunoassay for the detection of alpha-fetoprotein using gold-coated magnetic nanoparticle clusters and dynamic light scattering. *Chem. Commun.* **47**, 11047 (2011).

Coons, A.H., Creech, H.J., Jones, R.N. and Berliner, E. The demonstration of pneumococcal antigen in tissues by the use of fluorescent antibody. *J. Immunol.* **45**, 159 (1942).

Dandliker, W.B. and Feigen, G. Quantification of the antigen-antibody reaction by the polarization of fluorescence. *Biochem. Biophys. Res. Commun.* **5**, 299 (1961).

Dandliker, W.B., Kelly, R.J., Dandliker, J., Farquhar, J. and Levin, J. Fluorescence polarization immunoassay. Theory and experimental method. *Immunochemistry* **10**, 219–227 (1973).

Devlin, R., Studholme, R.M., Dandliker, W.B., Fahy, E., Blumeyer, K. and Ghosh, S.S. Homogeneous detection of nucleic acids by transient-state polarized fluorescence, *Clin. Chem.* **39**, 1939–1943 (erratum 2343), (1993).

Eggeling, C., Kask, P., Winkler, D. and Jäger, S. Rapid analysis of Forster resonance energy transfer by two-color global fluorescence correlation spectroscopy: trypsin proteinase reaction. *Biophys J.* **89**, 605–618 (2005).

Elings, V.B., Nicoli, D.F. and Briggs, J. Fluorescence fluctuation immunoassay. *Methods Enzymol.* **92**, 458–472 (1983).

Engel, W.D. and Khanna, P.L. CEDIA *in vitro* diagnostics with a novel homogeneous immunoassay technique. Current status and future prospects. *J. Immunol. Methods* **150**, 99–102 (1992).

Farina, P. and Gohlke, J.R. Method for carrying out non-isotopic immunoassays, labeled analytes and kits for use in such assays. US Patent 4,378,428 (1983).

Förster, T. Zwischen molekulare energiewanderung und fluoreszenz. *Ann. Phys.* **2**, 55–75 (1948).

Frost, S.J., Firth, G.B. and Chakraborty, J. A novel colorimetric homogeneous liposomal immunoassay using sulforhodamine B. *J. Liposome Res.* **4**, 1159–1182 (1994).

Geissler, D., Charbonnière, L.J., Ziessel, R.F., Butlin, N.G., Löhmannsröben, H. and Hildebrandt, N. Quantum dot biosensors for ultrasensitive multiplexed diagnostics. *Angew. Chem. Int. Ed.* **49**, 1396–1401 (2010).

Ghazarossian, V., Laney, M., Vorpahl, J., Pease, J., Skold, C., Watts, R., Jeong, H., Dafforn, A., Cook, R. and Ullman, E.F. A non-flow cytometric system for detecting antibodies and cellular antigens in blood. *Clin. Chem.* **34**, 1720–1725 (1988).

Gibbons, I., Skold, C., Rowley, G.L. and Ullman, E.F. Homogeneous enzyme immunoassay for proteins employing β-galactosidase. *Anal. Biochem.* **102**, 167–170 (1980).

Gibbons, I., Hanlon, T.M., Skold, C.N., Russell, M.E. and Ullman, E.F. Enzyme-enhancement immunoassay: a homogeneous assay for polyvalent ligands and antibodies. *Clin. Chem.* **27**, 1602–1608 (1981).

Gonnelli, M., Gabellieri, E., Montagnoli, G. and Felicioli, R. Complementing S-peptide as modulator in enzyme immunoassay. *Biochem. Biophys. Res. Commun.* **102**, 917–923 (1981).

GuoX.-Q., Castellano, F.N., Li, L. and Lakowicz, J.R. Use of a long-lifetime Re(I) complex in fluorescence polarization immunoassays of high molecular weight analytes. *Anal. Chem.* **70**, 632–637 (1998).

Gullberg, M., Gústafsdóttir, S.M., Schallmeiner, E., Jarvius, J., Bjarnegard, M., Betsholtz, C., Landegren, U. and Fredriksson, S. Cytokine detection by antibody-based proximity ligation. *Proc. Natl. Acad. Sci. U. S. A.* **101**, 8420–8424 (2004).

Haga, M., Hoshino, S., Okada, H., Hazemoto, N., Kato, Y. and Suzuki, Y. An improved chemiluminescence-based liposome immunoassay involving apoenzyme. *Chem. Pharm. Bull.* **38**, 252–254 (1990).

Hammer, M.M., Wehrman, T.S. and Blau, H.M. A novel enzyme complementation-based assay for monitoring G-protein-coupled receptor internalization. *FASEB J.* **21**, 3827–3834 (2007).

Hart, H.E. and Greenwald, E.B. Scintillation proximity assay (SPA): a new method of immunoassay. Direct and inhibition mode detection with human albumin and rabbit antihuman albumin. *Mol. Immunol.* **16**, 265–267 (1979).

Haun, J.B., Yoon, T.-J., Lee, H. and Weissleder, R. Magnetic nanoparticle biosensors. *Wiley Interdiscip. Rev. Nanomed. Nanobiotechnol.* **2**, 291–304 (2010).

He, H., Xie, C. and Ren, J. Nonbleaching fluorescenceof gold nanoparticles and its applications in cancer cell imaging. *Anal. Chem.* **80**, 5951–5957 (2008).

Hemmilä, I. Lanthanides as probes for time-resolved fluorometric immunoassays. *Scand. J. Clin. Lab. Invest.* **48**, 389–400 (1988).

Hemmilä, I., Malminen, O., Mikola, H. and Lövgren, T. Homogeneous time-resolved fluoroimmunoassay of thyroxin in serum. *Clin. Chem.* **34**, 2320–2322 (1988).

Henderson, D.R., Friedman, S.B., Harris, J.D., Manning, W.B. and Zoccoli, M.A. CEDIA®, a new homogeneous immunoassay system. *Clin. Chem.* **32**, 1637–1641 (1986).

Heyduk, E., Dummit, B., Chang, Y.-H. and Heyduk, T. Molecular pincers: antibody-based homogeneous protein sensors. *Anal. Chem.* **80**, 5152–5159 (2008).

Hildebrandt, N. and Geissler, D. Semiconductor quantum dots as FRET acceptors for multiplexed diagnostics and molecular ruler application. *Adv. Exp. Med. Biol.* **733**, 75–86 (2012).

Hoshino, N., Nakajima, R. and Yamazaki, I. The effect of polymerization of horseradish peroxidase on the peroxidase activity in the presence of excess hydrogen peroxide: a background for a homogeneous enzyme immunoassay. *J. Biochem. (Tokyo)* **102**, 785–791 (1987).

Huang, X. and Ren, J. Gold nanoparticles based chemiluminescent resonance energy transfer for immunoassay of alpha fetoprotein cancer marker. *Anal. Chim. Acta* **686**, 115–120 (2011).

Ikariyama, Y., Kunoh, H. and Aizawa, M. Electrochemical luminescence-based homogeneous immunoassay. *Biochem. Biophys. Res. Commun.* **128**, 987–992 (1985).

Jameson, D.M. and Ross, J.A. Fluorescence polarization/anisotropy in diagnostics and imaging. *Chem. Rev.* **110**, 2685–2708 (2010).

Ius, A., Bacigalupo, M.A. and Meroni, G. A homogeneous time-resolved fluoroimmunoassay for haptens utilizing liposomes. *Anal. Biochem.* **238**, 208–211 (1996).

Kataoka, T., Inoue, K., Galanos, C. and Kinsky, S.C. Detection and specificity of lipid A antibodies using liposomes sensitized with lipid A and bacterial lipopolysaccharides. *Eur. J. Biochem.* **24**, 123–127 (1971).

Kinsky, S.C. Antibody-complement interaction with lipid model membranes. *Biochim. Biophys. Acta* **265**, 1–23 (1972).

Kraus, R. *Wien. Klin. Wochenschr.* **10**, 736 (1897) as quoted by Kabat, E.A. & Mayer, M. *Experimental Immunochemistry.* (Charles C. Thomas, Springfield, IL, 1961).

Kuningas, K., Päkkliä, H., Ukonaho, T., Rantanen, T., Lövgren, T. and Soukka, T. Upconversion fluorescence enables homogeneous immunoassay in whole blood. *Clin. Chem.* **53**, 145–146 (2007).

Lee, J.S., Joung, H., Kim, M. and Park, C.B. Graphene-based chemiluminescence resonance energy transfer for homogeneous immunoassay. *ACS Nano* **6**, 2978–2983 (2012).

Leute, R., Ullman, E.F. and Goldstein, A. Spin immunoassay of opium narcotics in urine and saliva. *J. Am. Med. Assoc.* **221**, 1231–1234 (1972).

Leuvering, J.H.W., Thal, P.J.H.M., Van der Waart, M. and Schuurs, A.H.W.M. Sol particle immunoassay (SPIA). *J. Immunoassay* **1**, 77–91 (1980).

Li, T., Guo, L. and Wang, Z. Gold nanoparticle-based surface enhanced Raman scattering spectroscopic assay for the detection of protein–protein interactions. *Anal. Sci.* **24**, 907 (2008).

Li, T.M., Benovic, J.L., Buckler, R.T. and Burd, J.F. Homogeneous substrate-labeled fluorescent immunoassay for theophylline in serum. *Clin. Chem.* **27**, 22–26 (1981).

Lima, C.T. and Zhang, Y. Bead-based microfluidic immunoassays: the next generation. *Biosens. Bioelectron.* **22**, 1197–1204 (2007).

Litman, D.J., Hanlon, T.M. and Ullman, E.F. Enzyme channeling immunoassay: a new homogeneous enzyme immunoassay technique. *Anal. Biochem.* **106**, 223–229 (1980).

Liu, L., Shao, M., Dong, X., Yu, X., Liu, Z., He, Z. and Wang, Q. Homogeneous immunoassay based on two-photon excitation fluorescence resonance energy transfer. *Anal. Chem.* **80**, 7735–7741 (2008).

Liu, M., Zhao, H., Quan, X., Chen, S. and Fan, X. Distance-independent quenching of quantum dots by nanoscale-graphene in self-assembled sandwich immunoassay. *Chem. Commun.* **46**, 7909–7911 (2010).

Liu, X., Dai, Q., Austin, L., *et al.* A one-step homogeneous immunoassay for cancer biomarker detection using gold nanoparticle probes coupled with dynamic light scattering. *J. Am. Chem. Soc.* **130**, 2780–2782 (2008).

Liu, Y.P., de Keczer, S., Alexander, S., Pirio, M., Davalian, D., Kurn, N. and Ullman, E.F. Rapid luminescent oxygen channeling immunoassay (LOCI™) for homocysteine. *Clin. Chem.* **46**, 1506–1507 (2000).

Lowery, T. Nanomaterials-based magnetic relaxation switch biosensors. In: *Magnetic Nanomaterials* (ed C. Kumar), 3–54 (Wiley, 2009).

Mayilo, S., Kloster, M.A., Wunderlich, M., Lutich, A., Klar, T.A., Nichtl, A., Kürzinger, K., Stefani, F.D. and Feldmann. Long-range fluorescence quenching by gold nanoparticles in a sandwich immunoassay for cardiac troponin T. *Nano Lett.* **9**, 4558–4563 (2009).

Masson, P.L., Cambiaso, C.L., Collet-Cassart, D., Magnusson, C.G.M., Richards, C.B. and Sindic, C.J.M. *Methods Enzymol.* **74**, 106–139 (1981).

Mathis, G. Rare earth cryptates and homogeneous fluoroimmunoassays with human sera. *Clin. Chem.* **39**, 1953–1959 (1993).

Meyer, K. Über hämagglutininvermehrung und hämagglutinationfordernde wirkung bei menschlichen seren. *Z. Immun. exp. ther.* **34**, 229 (1922).

Mikola, H., Takalo, H. and Hemmilä, I. Syntheses and properties of luminescent lanthanide chelate labels and labeled haptenic antigens for homogeneous immunoassays. *Bioconjug. Chem.* **6**, 235–241 (1995).

Morgner, F., Stufler, S., Geißler, D., *et al.* Terbium to quantum dot FRET bioconjugates for clinical diagnostics: influence of human plasma on optical and assembly properties. *Sensors* **11**, 9667–9684 (2011).

Mosbach, K. and Mattiasson, B. Matrix-bound enzymes. II. Matrix-bound two-enzyme-system. *Acta Chem. Scand.* **24**, 2093–2100 (1970).

Narayanan, R., Lipert, R.J. and Porter, M.D. Cetyltrimethylammonium bromide-modified spherical and cube-like gold nanoparticles as extrinsic Raman labels in surface-enhanced Raman spectroscopy based heterogeneous immunoassays. *Anal. Chem.* **80**, 2265–2271 (2008).

Patel, A. and Campbell, A.K. Homogeneous immunoassay based on chemiluminescence energy transfer. *Clin. Chem.* **29**, 1604–1608 (1983).

Perez, J.M., Simeone, F.J., Saeki, Y., Josephson, L. and Weissleder, R. Viral-induced self-assembly of magnetic nanoparticles allows the detection of viral particles in biological media. *J. Am. Chem. Soc.* **125**, 10192–10193 (2003).

Place, M.A., Carrico, R.J., Yeager, F.M., Albarella, J.P. and Boguslaski, R.C. A colorimetric immunoassay based on an enzyme inhibitor method. *J. Immunol. Methods* **61**, 209–216 (1983).

Ranzoni, A., Sabatte, G., van Ijzendoorn, L.J. and Prins, M.W.J. One-step homogeneous magnetic nanoparticle immunoassay for biomarker detection directly in blood plasma. *ACS Nano* **6**, 3134–3141 (2012).

Robinson, G.A., Martinazzo, G. and Forrest, G.C. A homogeneous bioelectrochemical immunoassay for thyroxine. *J. Immunoassay* **7**, 1–15 (1986).

Rubenstein, K.E., Schneider, R.S. and Ullman, E.F. Homogeneous enzyme-immunoassay. A new immunochemical technique. *Biochem. Biophys. Res. Commun.* **47**, 846–851 (1972).

Sakashita, H., Tomita, A., Umeda, Y., Narukawa, H., Kishioka, H., Kitamori, T. and Sawada, T. Homogeneous immunoassay using photothermal beam deflection spectroscopy. *Anal. Chem.* **67**, 1278–1282 (1995).

Schallmeiner, E., Oksanen, E., Ericsson, O., Spangberg, L., Eriksson, S., Stenman, U.H., Pettersson, K. and Landegren, U. Sensitive protein detection via triple-binder proximity ligation assays. *Nat. Methods* **4**, 135–137 (2007).

Singer, J.M. and Plotz, R.M. The latex fixation test. I. Application to the serologic diagnosis of rheumatoid arthritis. *Am. J. Med.* **21**, 888–892 (1956).

Sklar, L.A., Jesaitis, A.J., Painter, R.G. and Cochrane, C.G. Ligand/receptor internalization: a spectroscopic analysis and a comparison of ligand binding, cellular response, and internalization by human neutrophils. *J. Cell. Biochem.* **20**, 193–202 (1982).

Tang, L., Dong, C. and Ren, J. Highly sensitive homogenous immunoassay of cancer biomarker using silver nanoparticles enhanced fluorescence correlation spectroscopy. *Talanta* **81**, 1560–1567 (2010).

Tatsu, Y. and Yoshikawa, S. Homogeneous chemiluminescent immunoassay based on complement-mediated hemolysis of red blood cells. *Anal. Chem.* **62**, 2103–2106 (1990).

Tatsu, Y., Yamamura, S., Yamamoto, H. and Yoshikawa, S. Fluorimetry of hemolysis of red blood cells by catalytic reaction of leaked Hb: application to homogeneous fluorescence immunoassay. *Anal. Chim. Acta* **271**, 165–170 (1992).

Thompson, R.B. and Gaber, B.P. Improved fluorescence assay of liposome lysis. *Anal. Lett.* **18**(B15), 1847–1863 (1985).

Udenfriend, S., Gerber, L. and Nelson, N. Scintillation proximity assay: a sensitive and continuous isotopic method for monitoring ligand/receptor and antigen/antibody interactions. *Anal. Biochem.* **161**, 494–500 (1987).

Ullman, E.F., Schwarzberg, M. and Rubenstein, K. Fluorescent excitation transfer immunoassay. *J. Biol. Chem.* **251**, 4172–4178 (1976).

Ullman, E.F., Bellet, N.F., Brinkley, J.M. and Zuk, R.F. Homogeneous fluorescence immunoassays. In: *Immunoassays: Clinical Laboratory Techniques for the 1980s* (eds Nakamura, R.M., Dito, W.R. and Tucker, E.S.), 13–43 (Alan R. Liss, New York, 1980).

Ullman, E.F. Recent advances in fluorescence immunoassay techniques. In: *Ligand Assay* (eds Langan, J. and Clapp), 113–136 (J. Masson, New York, NY, 1981).

Ullman, E.F. and Khanna, P.L. Fluorescence excitation transfer immunoassay. *Meth. Enzymol.* **74**, 28–60 (1981).

Ullman, E.F., Gibbons, I., Weng, L., DiNello, R., Stiso, S.N. and Litman, D. Homogeneous immunoassays and immunometric assays. In: *Diagnostic Immunology: Technology Assessment and Quality Assurance* (eds Rippey, J.H. and Nakamura, R.M.), 31–46 (College of American Pathologists, Skokie, IL, 1984).

Ullman, E.F., Kirakossian, H., Switchenko, A.C., Ishkanian, J., Ericson, M., Wartchow, C.A., Pirio, M., Pease, J., Irvin, B.R., *et al.* Luminescent oxygen channeling assay (LOCI™): sensitive, broadly applicable homogeneous immunoassay method. *Clin. Chem.* **42**, 1518–1526 (1996).

Ullman, E.F. Homogeneous immunoassays. EMIT and beyond. *J. Clin. Ligand Assay* **22**, 221–227 (1999).

Ullmann, A., Jacob, F. and Monod, J. Characterization by *in vitro* complementation of a peptide corresponding to an operator-proximal segment of the beta-galactosidase structural gene of *Escherichia coli*. *J. Mol. Biol.* **24**, 339–343 (1967).

Von Schulthess, G.K., Cohen, R.J. and Benedek, G.B. Laser light scattering spectroscopic immunoassay in the agglutination-inhibition mode for human chorionic gonadotropin (hCG) and human luteinizing hormone. *Immunochemistry* **13**, 963–966 (1976).

Wagner, J.R., Motchnik, P.A., Stocker, R., Sies, H. and Ames, B.N. The oxidation of blood plasma and low density lipoprotein components by chemically generated singlet oxygen. *J. Biol. Chem.* **268**, 18502–18506 (1993).

Wehrman, T.S., Casipit, C.L., Gewertz, N.M. and Blau, H.M. Enzymatic detection of protein translocation. *Nat. Methods* **2**, 521–527 (2005).

Wilson, K.M., Gerometta, M., Rylatt, D.B., Bundesen, P.G., McPhee, D.A., Hillyard, C.J. and Kemp, B.E. Rapid whole blood assay for HIV-1 seropositivity using an Fab-peptide conjugate. *J. Immunol. Methods* **138**, 111–119 (1991).

Winkler, T., Kettling, U., Koltermann, A. and Eigen, M. Confocal fluorescence coincidence analysis: an approach to ultra high-throughput screening. *Proc. Natl Acad. Sci. U. S. A.* **96**, 1375–1378 (1999).

Yamakawa, Y., Ueda, H., Kitayama, A. and Nagamune, T. Rapid homogeneous immunoassay of peptides based on bioluminescence resonance energy transfer from firefly luciferase. *J. Biosci. Bioeng.* **93**, 537–542 (2002).

Yasuda, T., Ishimori, Y. and Umeda, M. Immunoassay using fluorescent dye-trapped liposomes. Liposome immune lysis assay (LILA). In: *Nonisotopic Immunoassay* (ed Ngo, T.T.), 389–399 (Plenum, New York, NY, 1988).

Yguerabide, J. and Yguerabide, E.E. Light-scattering submicroscopic particles as highly fluorescent analogs and their use as tracer labels in clinical and biological applications, I and II, *Anal. Biochem.* **262**, 137–156 (1998) 157–176.

Yu, B.S., Choi, Y.K. and Chung, H.H. Development of immunoassay methods by use of liposomes. *Biotechnol. Appl. Biochem.* **9**, 209–216 (1987).

Zuk, R., Rowley, G.L. and Ullman, E.F. Fluorescence protection immunoassay: a new homogeneous assay technique. *Clin. Chem.* **25**, 1554–1560 (1979).

（关秀茹、刘彦虹　译，何建文　审）

侧向层流免疫检测系统：从当前的技术发展水平到下一代高灵敏、定量快速检测的演变

在诊断技术中,存在着一个传统的从检测手段和应用场景上连续演变的特点,即从高度准确的需要基础设备和集中式的方法,跨越到不那么精确的但可以用于分散的或用于床旁(point-of-care,POC)的几乎不需要或者很少需要基础设备的检测方法。一般认为**侧向层流免疫检测**(lateral flow immunoassays,LFIAs)在这个连续演变的过程中具有相当重要的地位。换言之,侧向层流技术过去被认为是一种解决简单问题的廉价方法,但目前事实已不再如此。

技术的进步允许 LFIA 的性能扩展到需要更高准确度和灵敏度的应用中,同时从基础设备需求和用户友好性的角度仍保持了该技术的优势(几乎不需要或很少需要基础设备)。这使得该技术在分散的测试环境、医疗和其他方面的应用得到了改善。此外,发达国家把该技术进步应用于临床检测,使 LFIA 模式功能更强大,甚至可以执行复杂实验室系统的功能。这种 LFIA 模式利用侧向层流试纸条作为高度特异性平台的一个组成部分,同时利用读取器、专门设计的样本处理设备,以及具有机载功能的盒式解决方案等先进的实用性技术——从本质上创建了以侧向层流模式为核心的实验室分析仪。该项技术的其他应用处于这两端之间,需要高性能和易用性,加上用于高端现场应用的可移动的、实用性的技术。简言之,

LFIA 作为一项曾经与基于实验室条件的测试没什么关系的技术,现在越来越被视为是一种真正通用的技术,能够在整体应用场景的所有端都具有足够的性能。

为了适应这种发展方向,LFIA 技术在物料、试剂、开发方法、制造设备、制造工艺技术和引进新一代的实用性技术方面都进行了不断地改进。本节主要概述侧向层流技术的基本原理,并讨论设计、开发、制造和支持技术中的关键要素,这些要素使这种检测技术能用于当今高要求的应用中。

一、侧向层流概述——当前的市场机会和标准技术

(一)侧向层流市场

全球侧向层流检测的市场规模预计在 2022 年将达到 82.40 亿美元,复合年增长率(CAGR)为 8%(表 2-3-1)。

依据应用场景分类,侧向层流市场可以分为临床医学/床旁检测、兽医学、食品安全和环境检测(包括食物、水和环境)、药物研发和质量控制测试等类型。

在 2017 年,临床医学/床旁检测部分占据了

表 2-3-1　全球侧向层流测试销售收入(百万美元)

	2017	%Mkt	2022	%Mkt	CAGR%
临床	4 700	86	7 090	86	9
兽医	550	10	760	9	7
食品和饮料	150	3	260	3	12
制药/生物制剂	40	1	50	1	5
环境	20	0.4	35	0.4	12
供水设施	30	1	45	1	8
	5 490	100	8 240	100	8

资料来源:Stratcom,蒙特利尔(加拿大)

最大的市场份额。人口的增加、慢性病的流行、医疗保健成本的削减压力和以患者为中心照料需求的增加驱动了临床医学/床旁检测份额的增长。

世界范围内传染性疾病的高度流行、人口的快速老龄化、对床旁测试需求的增加和基于家庭的侧向层流设备应用的增加促进了临床医学市场的增长。

食品安全部分的检测包括:食物来源的致病菌、毒物和污染物。

环境测试可以分为:空气、土壤、水、重金属、有机物和微生物。

全球化食物供应的增加需要能够帮助安全分配和保质期的快速解决方案。调节标准需要经济高效的过程和步骤,这对于食物来源的病原菌的检测尤其关键。

环境和食品安全检测受到高度的管控,且管控定期进行。因此,生产厂商同样需要对产品进行更加规律和有效的测试。

从地域上分析,全球侧向层流市场分为北美、欧洲、亚太、拉丁美洲和中东、非洲几大区域。2017年,北美占据了最大的市场份额,其主要原因为人口的快速老龄化和慢性疾病的增加。

这些数据不包括非传统或者涉及机遇市场增量如消费者健康、生物学、化学或者放射防御等应用,这些领域在某个时间点有非常显著的增量潜能。

(二)标准侧向层流检测的结构

LFIA的典型配置如图2-3-1所示。传统设计的检测法由多种材料组成,每种材料都有一个或多个用途,它们相互重叠,用压敏黏合剂嵌在背板卡上。

LFIA检测由几个区域组成,通常由用不同材料组成的独立部分构成,这里将对每个区域进行

简要解释。当进行一个检测时,将样本添加到试纸条近端和**点样板**(sample application pad)中。在这里,样本会被进行处理,使其与测试的其他部分兼容。处理后的样本通过这个区域移动到**偶联物板**(conjugate pad)。

在偶联物板中被固定的颗粒偶联物,通常为胶体金或者有色的、荧光的或顺磁性的单分散胶乳颗粒。该颗粒已经偶联到待检测的特定生物成分之一上。颗粒偶联物是抗原还是抗体,取决于检测的模式。样本使干燥的偶联物重新活化,当两者都移动到试纸条的下一部分,即反应基质中,样本中的分析物与偶联物相互作用。

该反应基质是一种多孔膜,在其上固定了该检测的其他特定生物成分。这些生物成分通常是蛋白质,可能是抗原或者抗体,它们被放置在膜特定区域的条带当中,在那里它们用来捕获移动到捕获条带的分析物和偶联物。

多余的试剂通过捕获条带,并滞留在**芯状结构**(wick)或吸收板中。反应基质上的结果可以解读为捕获的偶联物条带存在或者不存在,可以通过肉眼或者读取器进行读取。

免疫检测的模式可以是非竞争性的(也称为夹心法或直接免疫检测法)或者是竞争性的(或竞争性抑制法),检测模式可以适用于定性的、半定量的,或在某些情况下完全定量的检测。直接检测法通常用于检测具有多个抗原位点的较大的分析物,如hCG、登革抗体或抗原、HIV。在这种情况下,检测条带的存在表明测试结果为阳性。需要适当少于过量的样本分析物,这样一些偶联的颗粒就不会在捕获条带被捕获,它们将继续流向第二条固定抗体的条带,即质控条带。这条质控条带通常包括一种特异性抗免疫球蛋白抗体,该抗体对偶联物上的偶联抗体具有特异性。竞争性模式通常用于检测具有单一抗原决定簇的小分

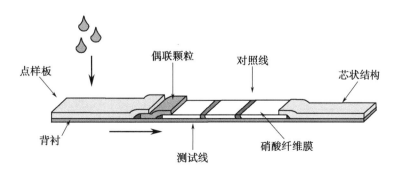

图2-3-1 典型的侧向层流测试试纸条的配置

子,这种小分子不能同时与两种抗体结合。在这种模式中,反应基质上没有检测条带表明阳性检测结果。不管检测条带的结果如何,质控条带仍然会形成。

(三) 制造工艺和方法

图 2-3-2 概述了传统的侧向层流测试试纸条的通用制造工艺。通常用于制造这些系统的材料和工艺以及材料的使用方式,几乎没有发生过大的变化。

1. 工艺和设备

传统的和改进的制造技术、设备及供应商将在下面进行讨论。

快速检测法的性能要求在不同的细分市场之间存在相当大的差异。然而,一般来说,LFIA 的性能一直在两个主要方面受到挑战:重现性和灵敏度。缺乏试纸条与试纸条间的重现性一直困扰着 LFIA 检测模式的名声,且限制了这些检测在许多定量模式中的采用和应用。这种重现性缺乏的主要原因来自检测试剂中使用的材料。然而,所使用的制造工具和工艺的差异也是这种批内变异的相当大的部分。另一个因市场需求而提升到更高水平的性能是灵敏度。这是诊断市场中所有检测技术的一个普遍趋势,在考虑制造工艺和工具的情况下,必须记住的是,提高灵敏度的要求是对制造工艺提出的新要求,而不是对制造工艺功能的单纯要求。非典型的工艺,如将偶联物冻干成珠子,以及使用非标准的、非颗粒的报告分子,

反过来要求新的和可控的制造技术,这类非典型的工艺正越来越多地应用于克服侧向层流模式的变异性,提高速度和灵敏度。

(1) 传统的生产过程技术:批间和卷到卷

LFIA 的制造所需的主要工艺如下:

1) 分配。将含有包括蛋白质、表面活性剂和聚合物在内的多种复合物的液体,以一种可控的、可重现的方式添加到 LFIA 的组分中,是这些检测产品生产中最具有技术挑战性的工艺之一。这里主要使用了两种将试剂应用于材料当中的方法。

对于大体积液体的添加,如膜封闭试剂、样本板和偶联物板处理剂,材料的浸注是通过**浸渍(dipping)** 到容器中,然后进行**印迹(blotting)** 和**干燥(drying)** 来完成的。

对于以可控的方式添加定量体积的液体,如检测条带和质控条带分配以及偶联物沉积,需要更可控的、高度准确的和可复现的工艺。膜测试条带和质控条带的沉积已经可以使用多种分配方法来实现,这些方法在实际的生产基础上具有量值可变性和同样可变的适用性以及可扩展性。当今在工业上广泛应用的技术基本上有 3 种将定量体积的试剂分配到表面的方法。

接触头分配器(contact tip dispensers):BioDot公司的 FrontLine 滑动头分配器是接触头分配器的一个示例。这种分配方法的其他生产商包括Kinematic Automation 和 Imagene Technology。该分配器由一个注射器或其他带有一个可在膜表面拖动的柔性尖端的变容真空泵组成,通过接触头

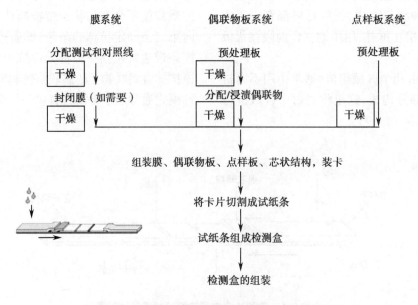

图 2-3-2　典型的侧向层流测试试纸条的制造工艺

系统的液体量是可定量的，这由所使用的泵的精度决定。然而，单位长度材料吸收的液体量却不一定是可定量的或可量化的。这是因为通常使用的硝化纤维素材料的吸收率取决于材料相关的问题。这些包括：

- 膜的水合作用；
- 膜的孔径；
- 膜表面特性（光滑度、灰尘）；
- 液体因素，包括黏度和蛋白质浓度；
- 环境因素，如试纸条加工区域的环境相对湿度。

这些因素引入到沉积工艺中的变异性会导致单位长度沉积体积的变化，并可能导致生产出的条带宽度的变化。这会进而将潜在的关键的变异水平引入到定量检测系统中。此外，由于接触头在材料表面的拖拽，可能会对材料，尤其是薄膜造成损伤。然而，这些分配器往往是非常可靠的，除了仔细地清洗之外，几乎不需要维护，所以从制造的角度来看，它们可以为测试条带和质控条带试剂的相对准确的分配要求提供一个很好的解决方案。

非接触式泵驱动电磁分配器（noncontact, pump-driven solenoid dispensers）：包括 BioDot 公司的 BioJet Quanti，它使用一个滴液式驱动器，就像一个电磁阀通过液压泵与一个变容真空系统，如注射泵。该方法的优点是材料与分配器头之间不接触，提高了分配时的一致性，同时最大限度地减少了分配器尖端在材料表面拖拽造成材料表面损伤的可能性。这些分配器的优点与对分配器尖端的仔细维护、防止堵塞、流体脱气以获得非常准确的分配的要求相抵消，这对制造工艺来说意味着更大的维护负担。必须充分评估和权衡分配器更准确的性能带来的好处和在可规模制造性上应用所需的成本。

定量喷枪式分配器（quantitative airbrush-type dispensers）：颗粒偶联物在具有可变表面特征的平板上的沉积，如玻璃纤维和聚酯，通常是通过浸渍或喷涂工艺来实现的。大多数颗粒偶联物，如 40nm 的胶体金或 100~200nm 的乳胶颗粒，因为会堵塞或损坏分配器头，所以不能使用电磁阀或接触头分配器进行分配。因此，AirJet type 分配器被广泛地使用。BioDot 公司生产的 AirJet Quanti 是一种用于液体或颗粒定量沉积的独特技术，它既可以用于浸渍，也可以用于基底层上细线

条或斑点的生成。这种技术的另一种产品是由 Kinematic Automation 公司生产的。这种分配器由一个气动喷雾发生器和变容真空系统如注射泵组成。典型的发生器是一个气动驱动的气溶胶，类似艺术家的喷枪。在这种情况下，分配器/发生器以 μL/s 为单位提供喷雾定量输送，当它与移动同步时，可以同时产生单独的圆点和线条。

2）浸注。浸注是材料与试剂的饱和。这道工艺之后，通常是被严格控制的干燥工艺。这可以通过在试剂中浸泡材料的薄板或网状物或者使用分配器使材料饱和来实现。其中任一过程都可以使用各种样式的薄板或网状物来完成。该方法的典型应用方式是用聚合物、表面活性剂和蛋白质的溶液对偶联物或样本板进行预处理，以使其更亲水、控制流速，或使用样本处理缓冲液使其饱和。阻断试剂通常也使用浸注法固化在膜上。

基本工艺包括将材料以平板或成卷的形式浸泡在液体容器中。许多在检测中使用的材料，由于其极端疏水性（如玻璃纤维或聚酯平板），需要较长的浸润时间来确保材料与液体完全浸注。这些工艺本质上可以分批，也可以是连续进行。如果分批，将平板或薄片浸入到相关溶液中，用手或通过其他方法如超声波振动搅拌，以确保液体被均匀吸收。然后将其去除，以印迹或挤压的方式去除表面水分，并使用冻干或高温强风进行干燥。

在一个连续的工艺流程中，仍然是成卷形式的材料，以小心控制的速度和接触角通过水浴槽，然后通常是在干燥道或干燥塔中进行挤压和干燥。由于多种原因，该浸泡和干燥的工艺，尤其是在分批的模式，是导致变异性的一个主要来源。这些原因包括不均匀的液体吸收和材料在烘箱中批量性的不一致的干燥程度。

3）干燥。干燥是实现 LFIA 一致性、稳定性和灵敏度的关键工艺之一。在一个试纸条的生产过程中，通常需要进行多次干燥过程，每种干燥的目的各不相同。例如，当测试条带和质控条带在分配后干燥到膜上时，其目的是获得稳定的免疫反应蛋白涂层。因此，干燥过程对检测的最终性能至关重要，必须非常小心地加以控制。干燥的程度、干燥的方法和时间，对于在表面上获得有活性的、稳定的蛋白质非常关键。干燥的控制和一致性是其中的关键，因为蛋白质干燥的时间、方法和程度对于干燥后蛋白质重新折叠成有活性的构象至关重要。

一般来说,当蛋白质溶液干燥到膜表面时,由于水分从系统中挥发,蛋白质与膜表面分离。最初的电荷吸引将蛋白质带到表面,在那里发生疏水结合过程。在此疏水结合过程中,蛋白质将其疏水区域暴露于膜表面。随着时间的推移,蛋白质会发生一些重新折叠,理想的结果是形成一个有活性的构象。所有这些都是在膜润湿试剂(即表面活性剂)存在的情况下完成的,这些润湿试剂可以对过程和蛋白质的最终活性产生影响。为了在干燥过程后产生最佳的活性,干燥的程度、干燥的速度和干燥的方法都可以针对单个蛋白质进行优化。因此,控制温度、时间和湿度成为影响干燥效果和重现性的关键因素。在干燥颗粒偶联物,如胶体金或偶联蛋白质的单分散胶乳时,同样的控制程度是也很关键的。合理的水分去除程度获得均匀的干燥,对于实现干燥后偶联物的稳定性、促进偶联物平板的均匀再润湿和偶联物颗粒的有效再悬浮至关重要。

两种基本的干燥工艺已经用于侧向层流工业界:高温强风干燥和冻干。冻干本质上是一种分批的工艺,具有较低的生产能力,因此尽管其具有良好的干燥特性,但并不常用于平板。强风干燥的常用方法是批量烘箱或网格式嵌入烘箱。尽管如此,冻干在其他偶联物模式的生产中变得越来越普遍,如储存在样本采集装置中或装载盒中的颗粒化偶联物。如果设计得当,即使储存在相对湿度为 20% 的情况下,偶联物颗粒也可以非常稳定,并且能非常一致和有效地将偶联物释放到检测系统中。这将在本节的后面进一步讨论。

4) 纵切。结合本文的使用背景,纵切是一种沿着层压板网格轴线对材料进行切割的工艺,而切割是指垂直于网格轴线进行切割,以形成单个检测试纸条或材料卡片长度。纵切主要是用于将样本的宽幅薄板或网格储料和偶联物平板材料切割成更薄的网格来进行层压。材料可以在处理前和处理后进行预纵切,这取决于整个生产工艺和材料的特性,如拉伸强度和脆性。

5) 层压。层压工艺是基于使用不同材料的试纸条或网格,将其黏合到塑料背板表面的压敏黏合剂上。塑料背板带有一个保护性的释放衬里,在层压之前将其移除。通常来说,层压是使用制造商如 BioDot 和 Kinematic Automation 生产的半自动层压机来进行的,或者使用将处理过的材料卷层压成背板材料卷的联机设备来进行,这通常会形成一个符合卡片长度的材料切割过程。这些材料在后续的步骤中会进一步加工成单个的试纸条。

6) 切割。切割过程用于从层压板上切割最终的检测试纸条,将其装瓶或组装到塑料盒中。基本上有三种类型的刀具:铡刀、单旋转叶片、旋转式卡片切割机。

铡刀式切割机每个切割周期切割一部分,可以用于层压板的高速切割,也可以用于单个测试试纸条的切割,以进行拣选和放置组件操作。旋转卡片切割机使用一系列旋转刀片将层压板高速地切割成测试试纸条,同时将整个层压板切割成单个的试纸条。

7) 检测盒组装。典型的检测盒的形式是一个带有塑料包装的检测试纸条,也可以包括干燥剂。在这种情况下,检测试纸条要么手动放置,要么自动放置在组件的底部,顶部通过焊接或者咬合与底部固定在一起。此外,在组件中包含射频识别(RFID)标签是当前一个逐渐明显的趋势,这对基于读取器应用的功能来说不可或缺。这些标签通常是在整体组盒组装时进行编程并被插入到检测盒中。检测盒组装通常是一个工艺瓶颈,如果该工艺是手动完成的,则需要高劳动力的投入;如果该工艺是机械完成的,则需要使用复杂的、定制的机械以相当高的每分钟零件组装率来完成组装过程。

8) 包装。此操作包括将检测盒包装到含有干燥剂的锡箔袋中,并且在某些情况下,还包括与检测相关的其他材料的包装。包装可以手工来完成,操作者将检测盒和其他部件放置在预先成型的袋子中,然后用旋转封口机将袋口密封。包装也可以通过机器自动完成,此时袋子的成型是与其他操作一起完成的。

(2) 加工选项

对于上述工艺,两种基本的方法是可行的且是常用的,即需要大量的手工劳动投入的分批工艺,以及连续(或**卷到卷** reel-to-reel)方法,它可以减少工艺中的手工劳动部分。

1) 分批制造。分批制造技术的基本前提是,长度在 150~300mm(通常情况下)的单张卡片是单独加工的。这种制造工艺允许使用成本较低的设备,但缺点是手工劳动投入高、工艺可重复性差、通常情况下产品变异性高。这种加工方法通常用于产量相对较低的情况。

分批加工通常由多台式仪器来执行，包括：

- 带有分配器的 XY 运动系统；
- 浸渍罐；
- 烘箱；
- 手动或半自动层压机；
- 切割机。

XY 运动系统通常配备至少两个线式分配器用于测试条带和质控条带，以及一个偶联物分配器。

分批加工方法对于研发和制造基本上是一样的，且可以通过使用复制的系统来扩大生产规模，实现更高产量的生产。分批加工方法有两个主要的问题：第一个是质量易受手工操作的影响；第二个是分批工艺不能直接扩展到连续工艺。其主要优点是投资成本较低和使用方便（图 2-3-3）。

2）连续制造。分批加工的替代方法是卷到卷或连续加工。在该方法中，材料被加工成 50~100m 长的连续卷，直到层压过程结束。这将产生更好的工艺控制、更高的产量、更低的手工投入和产品变异性。

连续设备通常由试剂加工和干燥模块、加工网格纵切模块和将材料层压到背板卡片上的模块组成。连续试剂处理单元执行分配和浸渍功能，并具有连续干燥和自动 QC 的能力。该系统可以安装不同类型的分配器，这些分配器与分批加工使用的分配器相同，包括接触式、非接触式和喷雾式分配器。

该单元还可以容纳浸渍罐模块，该模块由带有辊压机系统的试剂储存器组成，用于使移动的网格饱和。饱和的或分配的材料网格使用集成的干燥道或干燥塔进行干燥。

连续层压系统的功能是将所有经过预处理及横切至适当宽度的材料层压至带有预纵切的释放衬里的塑料背板上（图 2-3-4）。

（3）最终设备组装。

在 LFIA 的生产中，最终组装通常是操作最密集的工艺。这一工艺的自动化的设计和实现被一个现实情况所困扰，即塑料包装的设计通常是为个别生产商或生产线定制的。这导致需要为每个包装设计定制工具。不过最近在组装方法上的创新具有将这种定制需求的影响降到最低的潜力。组装工艺可以被视为分批的（手工的）或连续的（自动化的）。

分批组装模式基本上是手动的，需要使用用于切割、组装和包装的相关设备。所需要的设备包括切割机、塑料包装的封口工具和带有预成型

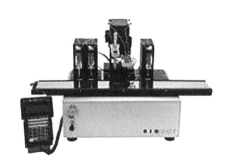

分配器：BioDot XYZ 3050

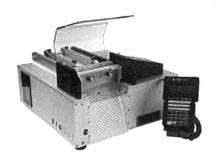

切割机：BioDot CM 4000

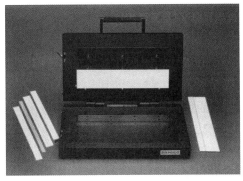

层压机：BioDot LM 5000

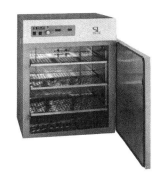

干燥烘箱

图 2-3-3 典型的分批制造设备

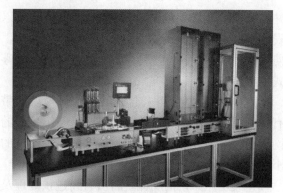

卷到卷分配、浸渍、干燥设备：BioDot RTR 4500

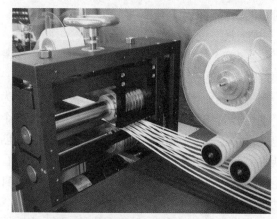

线性材料切割模块 BioDot 公司

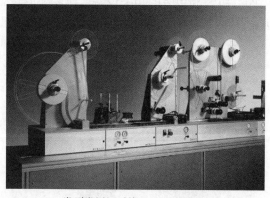

卷到卷层压系统 BioDot LM5000

图 2-3-4　典型的连续制造设备

锡箔袋的密封机。使用高速铡刀或旋转式卡片切割机切割大批的试纸条。然后操作人员分别将切割后的试纸条放入底部塑料包装中，放置顶部部件，并使用压力工具将这两部分卡在一起。在使用手动密封机进行密封之前，操作者将零件放入带有干燥剂和其他任何辅助成分的锡箔袋中。这种方法是成本最少和劳动投入最密集的。从质量的角度来看，这也是最糟糕的情况，随着产量和操作者数量的增加，质量可能会下降。除了最容易受到操作者错误的影响之外，工艺中的这一步骤

还涉及最大数量的零部件处理操作，这些操作既可能损坏部件，又会由于与操作者相关的错误而带来一定程度的变异性。

对于高质量和/或定量检测模式的产品来说，在产品组装和包装中尽可能多地实现自动化的同时兼顾实用性和成本效益一样都很重要。环境控制的实施也是很关键的，如在 20~25 ℃ 的舒适的室温下，将相对湿度控制在 20% 以下。实现最低资金密集度的自动化方法是使用工作站，将层压卡片和轧辊料送入切割机，切割机将切好的试纸条放置到塑料零件中。切割系统应该配备瑕疵标记传感器，用于识别在上游已经被标记瑕疵的层压板上的零件。此零部件在切割操作中被切割和拒绝。然后，塑料盒零件手工放置并从工作站取出。一旦检测试纸条受到塑料包装的保护，该设备更易于手工处理。

下一个自动化级别是实现完全连续或自动化加工。在该方法中，使用的机器集成了所有的装配操作，从切割到试纸条放置、试纸条的 QC、干燥剂的放置、盖子的放置和关闭、插入到袋子中以及袋子的关闭。打印、标签以及 RFID 插入也包括在流水线当中。这可以以很高的速率完成并产生非常高的产能。然而，这些机器往往是高度定制的和高度资本密集型的。

在发达国家，该类试纸条加工步骤的主要供应商是 Kinematic Automation 和 BioDot Inc。最近，已经有一些新进入到装配市场的公司，如 JOT Automation（芬兰），正采用模块化的、基于机器人的方法来完成此类装配工作。这种方法具有减少定制需求数量的潜力，并可能减少资产设备成本，尤其是在组装多个生产线的时候。

（4）其他工艺

其他关键的制造过程包括盒子的成型、盒子的组装、盒子和缓冲液的包装以及其他可选的工艺，如冻干，所有这些都是根据检测设计定制的过程。还必须执行的辅助过程，包括标签和条码的打印、RFID 标签的插入、带有标识、条码和用于患者识别信息的盒子的标记，或打印、袋子的密封、盒子的组装及包装。

2. 总结

我们应该从一个基本前提开始，即在 LFIA 的制造中，要处理的是一个与生俱来的复杂系统，该系统具有大量的可以带入到产品中的变异源。许多制造步骤设计和控制的目的是尽量减少材料

和试剂的变异对整个产品变异性的贡献。在设计和开发过程中必须非常小心,以确保开发的过程可以适当地扩展和控制,从而使引入到产品性能中的不必要的变异源最小化。

二、未来 POC 诊断性能的发展

本节介绍影响 POC 检测和快速诊断未来的一些更相关的技术问题。其目的是讨论改进在现场和实验室环境中使用的 POC 快速测试的性能,正在采用的某些开发方法的现状和关键因素,并关注在快速医学诊断方面尚未满足的需求。

POC 应用的技术设计的一个主要目的是将更准确的技术扩展到分散的检测场景,在这些场景中,它们通常是最常用到的。这方面的发展正沿着多条路径进行,但可以大体上分为两个领域:努力改进现有技术的性能以及以芯片上实验室的形式开发新技术的更彻底的方法和为了应对 POC 环境中分子诊断系统应用的挑战而专门设计的方法。本节的重点是侧向层流,因此本次讨论的主要内容将放在改进侧向层流系统的方法上。本节后面部分也将会提到使用侧向层流技术作为分子诊断的检测组件的内容。

现有技术的改进

为了提高系统的性能,使其既可以有效地应用在应用范围的低资源端,又可以应用在发达国家环境中的高端应用端,创新是侧向层流系统的每一个关键组件的需要。在任何应用的 POC 诊断设备的合理开发中必须解决的关键组件技术是:

- 样本采集和处理(如浓缩和准备);
- 识别和信号生成技术;
- 读出和信号转导技术;
- 设备(盒子)设计。

除了这些系统的设计外,精心控制的制造工艺的设计和实现对于生产具有高度重现性的、定量的或多重系统的能力是很关键的。这些系统元素中的每一个都将通过举例进行讨论。

1. 样本采集和处理

对于许多应用来说,传统的侧向层流模式能够提供足够的灵敏度。然而,在许多感染性疾病的应用和检测方法中,对于灵敏度的需求日益增长,如接近核酸扩增的灵敏度(LaBarre,2011)。在侧向层流中标记和检测的标准方法不太可能达到这些应用所需的灵敏度。因此,在许多情况下,样本准备是提高灵敏度和整体性能的关键。应当记住的是,LFIA 和其他需要现场检测系统的一个重要吸引力在于:它们应该在可能的情况下,在单一步骤中提供完整的“从样本到答案”的解决方案。因此,将整个系统作为一个整体来考虑是至关重要的,包括样本、采样方法、样本预处理方法以及系统中分析物的浓度。当分析物浓度对于检测过高或过低时,它都可以是一个混淆因素,样本处理可以而且必须用来克服这些相关的问题。

取样是指生成非均匀对象的代表性样本。这种不均匀性对分析方法的成功提出了挑战。作为应用于高灵敏度快速的诊断,最关键的因素不是系统的绝对灵敏度,而是尽可能获得具有代表性的样本的能力,并最终在初始样本中检测出的分析物浓度才是至关重要的。取样和预处理的方法,主要是浓缩和去除潜在交叉反应剂和减少本底噪声,是确定一个检测法是否可以检测许多分析物的关键。此外,在某些情况下,高浓度分析物可能是免疫检测法的干扰因素。

样本操作和 / 或处理根据样本类型可以包括多种变异来源,如包括从手指针刺或静脉全血分离血浆、过滤,以及在唾液或呼吸样本中分解黏蛋白或改变尿液的 pH。

在任何要运用到分散的检测环境的检测系统中,样本收集、处理和运送的方法必须简单、稳定和可靠,并且最好是检测设备的集成组件,应该是只需要最少的依赖于用户的步骤。

侧向层流全血处理策略的具体例子将在本节的其余部分进行讨论。

(1) 手指针刺全血的采集选择和侧向层流应用中用于检测的血浆分离

为全血检测设计的集成检测解决方案的设计需考虑的关键因素是从血液样本是否来自于试管开始的。若是,则需要考虑是哪些抗凝剂,或者样本是否来自手指针刺。血液样本的主要处理步骤是:

- 从管子或手指针刺采集来的定量或半定量血液样本的计量;
- 从无明显溶血的样本中分离血浆;
- 样本传送到设备,纯样本、带有追踪缓冲液的纯样本或者预稀释的样本。

创建以一种直观的、用户友好的方式实现几

个或者所有这些步骤的解决方案是一个持续的挑战,况且每个检测系统的要求都是不同的。

1)样本采集和转移。如果样本要从试管中抽取,那么通过提供用于现场环境的低成本的移液器/滴管,可以相对简单地将样本定量转移到设备,或者如果在实验室条件下,也可使用定量移液器。然而,即使在这一领域也有可能进行一些创新,使用低成本、不锋利的定制设备从采血管中采集和传送固定体积的血液。这样的装置已经被设计出来了。

根据用于血浆分离和传送到设备的策略,手指针刺的应用也需要创新。手指针刺样本的采集可以使用多种方式。现成的毛细管和低成本的一次性半定量移液器一样都是常见的。然而,还可以采用一些更新颖的方法,包括使用带有集成分配移液器的毛细管,该毛细管可以方便地根据体积和重现性进行定制(图 2-3-5)。使用海绵收集也是可能的,这是一种与垂直过滤选项的使用相集成的方法。

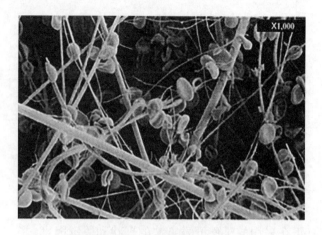

图 2-3-6 红细胞分离材料

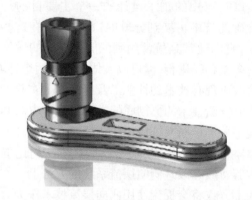

图 2-3-7 垂直血液分离和缓冲液传送设备

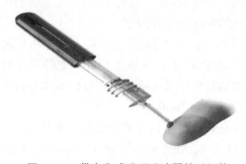

图 2-3-5 带有集成分配移液器的毛细管

2)血浆分离和传送到检测。在快速检测法中,可以通过多种方法实现分离。

① 过滤膜(filtration membranes):许多侧向层流类型的系统利用一个连续的血液分离膜,如 Pall Vivid™ 或 Cytosep™ 膜。这些系统是相对有效的,尽管它们在可处理的样本体积上受到限制。如果它们负载过重,红细胞会释放到检测中,导致本底噪声问题。通常,为了将血浆从膜上清洗干净且提供足够的体积来使系统完全湿润,该系统需要对样本进行预稀释,或需要使用追踪/清洗缓冲液(图 2-3-6)。

② 其他方法(other methods):另外一种方法是使用主动垂直分离,这是一种已经被用在其他应用领域的血浆分离设备的方法,如 FABPulous 心血管 FABP 方法(FABPulous BV 荷兰),如图 2-3-7

所示。

2. 识别

识别和信号生成元件是构成满足高性能要求的分析设备的必要组成部分,它可以产生在某种程度上与待检测分析物的存在和/或浓度有关的信号。

识别元件是检测的生物识别系统,在免疫检测中,它们通常是基于抗体-抗原的,尽管一些应用需要其他方法,如亲合素-生物素或核酸杂交。仔细筛选和选择试剂对这些应用的性能至关重要。检测性能将受变量(如抗体质,包括特异性和亲和力)及一些参数(如结合速率常数和抗体类别)的影响。为了追求更高的性能,LFIA 系统与 ELISA 系统有着不同的系统特性要求,如不同的系统结构要求。

(1)侧向层流检测抗体选择

快速检测的整体性能受包括抗体质量在内的许多变量的影响。这包括抗原特异性和亲和力(由解离常数定义)等显而易见的参数。然而,更重要的可能是结合速率常数,该常数通常不在抗体筛选和选择以及抗体分类期间进行测量。有些亚型更容易偶联或片段化,并且可能导致与纯化、溶解性和长期储存相关的特殊挑战。例如,IgG3 不能与蛋白 A 很好地结合,并在冷冻过程中容易沉淀。

侧向层流系统中涉及的抗体主要考虑因素包括:

- 是否使用单克隆或多克隆抗体;
- 如何选择和筛选抗体;
- 如何最优化偶联;
- 如何将抗体固定在膜上;
- 如何优化抗体的特性。

1) 单克隆 vs 多克隆抗体。对于大多数系统来说,单克隆抗体比多克隆抗体更受青睐。然而,在许多情况下,多克隆抗体也可以提供充分的结果。商业问题和抗原相关的问题也在选择中起作用。多克隆抗体的供应受各种不确定因素的影响,除非能够在单个抗体库中获得足够的产品更新换代周期所需的抗体。在一段时间内,来自单个动物的重复供血将受到显著的变异影响,并且如果该动物死亡,来自另外一个动物的抗体特征将会有显著差异。商业上的问题是,产品更新换代周期总量的需求不能提前预测,并且用另一个多克隆抗体库来替代的验证成本很高,还可能需要重新优化 LFIA 的其他元素来匹配新的抗体库。多个抗体库可能需要被评估才能找出最接近的匹配的抗体库(表 2-3-2)。

表 2-3-2　选择单克隆抗体与多克隆抗体用于侧向层流应用的关键问题

多克隆抗体	单克隆抗体
快速大批量生产	定义明确的试剂
生产成本相对较低	易制备纯抗体
可以提供非常高的亲和力	可以在颗粒和捕获条带上实现更高的抗体负载
可以在动物之间以及随时间推移发生变化	准备时间最长 通常来说更昂贵
可能需要额外的纯化。靶向特异性的抗体占比较低	可能不能提供最高的亲和力

选择用于选择和筛选抗体的方法很重要,这将在下面进行讨论。

抗体的特异性本质将在偶联物制备和膜上的固定化方面具有重要地位。

除非正在开发的检测是针对浓度高于纳摩尔的物质,否则需要具有高亲和力的抗体。然而,高“亲和力”可能还不够充分。在侧向层流模式中,这种亲和力主要由快速的正速率(k_{on})来推动。(注意这个常数也被称为结合速率常数(k_a),但是 k_{on} 通常被用来避免混淆 k_a 和 K_a,结合常数也被称为 K_{eq}、平衡常数。)

如果考虑 LFIA 的动力学,那么通常会有一个 0.5~1.0mm 宽、流速约为 0.1~0.7mm/s 的检测条带区域。在大多数系统中,这会为结合到检测条带上产生 1~6s 的潜在时间(Brown,2009)。因此,需要高正速率的抗体。

这种情况对于偶联物更有利,因为它与分析物接触的时间更长。“有效的”结合始于偶联物的再溶解,并在偶联物通过检测条带后结束。这一时间通常为 10~20s,但是对于从偶联物平板中释放出来的最后的颗粒,这个时间可能长达数分钟。需要注意的是,对于正速率非常低的抗体来说,最先释放的颗粒(通常代表大多数颗粒)将会与只有少量抗原结合的捕获条带亲密接触,导致灵敏度低于偶联物颗粒被分析物饱和情况。这就是为什么样本和偶联物预先混合会有利的一个原因(稍后更详细讨论)。

2) 偶联物上的抗体。胶体金的浓度通常用 520nm 处的光密度或吸光度来表示。40nm 金的“1OD”溶液含有 9 900 亿个颗粒 / 毫升。能结合到一个金颗粒的最大抗体量取决于金颗粒的表面积。对于胶体金来说,如果使用 40nm 的金,那么每个颗粒大约有 150 个 IgG 分子(表 2-3-3)。

表 2-3-3　每个胶体金颗粒 IgG 结合能力

金直径 /nm	每个颗粒结合 IgG 的能力
1	1~3
5	3
10	12
20	48
30	86~100
40	150~160

使用金颗粒时,通常并不能定位抗体的结合或用共价键将两者结合。这是为什么胶体颗粒可以优于金颗粒的一个原因。这点将在之后的“试剂信号”相关内容中做进一步的讨论。

(2) 侧向层流的抗体筛选方法

采用 ELISA 进行抗体筛选和选择是一种常

见的方法,通常涉及用感兴趣的分子包被平板。

虽然这种方法对于寻找潜在的抗体对和亲和力的相对排序很有用,但是它通常不能预测 LIFA 的性能。检测条件是非常不同的。通常这些筛选检测需要较长的孵育时间。因此,反应通常处于平衡状态,并且 ELISA 中抗体表面浓度远低于 LFIA。

虽然最初的抗体筛选可以采用 ELISA 或类似的方法来进行,但是应尽可能早地以能够预测 LIFA 检测性能的模式对抗体进行测试。

这可以很方便地使用点样法来完成,该方法以实际需要执行的检测模式来测试抗体和试剂。这是一种非常简单的方法,适用于筛选大量的抗体和检测条件。它使用"1/2 油标尺",这是一个没有样本和偶联物平板的侧向层流试纸条。捕获抗体在各种条件下进行点样,以探索固定条件。抗原在小试管或者微量滴定板中与偶联物预混合,然后将试纸条浸入到该溶液中。当然,这是一种混合和运行类型,但可以预测带有干燥偶联物的标准 LFIA 的性能。然而,重要的是使用既作为偶联抗体又作为捕获抗体的抗体来执行此测试,因为将偶联物与样本进行预混合比使用干燥偶联物提供更长的偶联物/分析物反应时间,因此在实际系统中成对定位的性能可能会有所不同(图 2-3-8)。

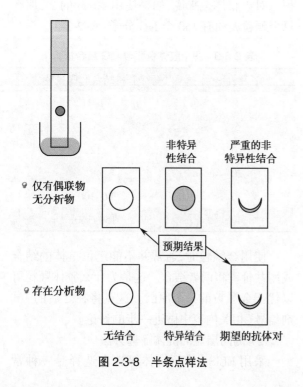

图 2-3-8 半条点样法

(3) 侧向层流应用的替代捕获试剂——适配体技术

在 POC 快速检测法的设计和开发中,需要解决的关键元素之一就是热稳定性问题。大多数 LFIA 要求可控的储存条件以获得最佳稳定性。某些检测法完全不能容忍较高的温度。这在很大程度上是系统所使用的结合试剂稳定性的一个函数。这种对温度控制的要求,即使检测法不一定要保存在低温条件下,也会增加供应链的成本,并且可能妨碍其在高温现场环境中检测的使用。这对于发展中国家的诊断应用,或在发达国家中生物战、农业或兽医检测应用来说都是一个主要问题。

适配体的使用可以替代需要高热稳定性的检测法的抗体。

适配体(aptamers)是可以结合到靶向分子的寡核苷酸或肽分子。适配体通常是从一个大的随机序列池中选择来创建的。更具体地说,适配体可以分为:

• DNA 或 RNA 适配体。它们是由(通常是短的)寡核苷酸链组成的。

• 肽适配体。它们由短的可变的肽结构域组成,连接到蛋白质支架的两端。

核酸适配体是通过体外重复轮次筛选而设计的核酸种类。适配体在生物技术和治疗应用中非常有用,因为它们提供能与抗体相媲美的分子识别特性。除了辨别识别外,适配体比抗体更具有优势,因为它们可以完全在测试试管中设计,很容易通过化学合成来生产,具有理想的储存特性,以及在治疗应用中很少或根本不会引起免疫原性。

1990 年,两个实验室独立地开发了选择技术:Gold 实验室,通过指数富集(SELEX)利用配体的系统性进化这一术语来描述选择针对 T4DNA 聚合酶配体的过程;Szostak 实验室,创造了体外选择这一术语,选择针对各种有机染料的 RNA 配体。Szostak 实验室还为这些以核酸为基础的配体创造了"适配体"(来自拉丁语,aptus,意为"合适")这一术语。两年后,Szostak 实验室和 Gilead Sciences 两个彼此独立的机构,利用体外选择方案分别开发出了针对有机染料和人类促凝剂(凝血酶)的单链 DNA 配体。RNA 和 DNA 适配体之间似乎没有任何系统性的差异,除了 DNA 内在的化学稳定性更强。

自从适配体发现以来,许多研究者已经利用

适配体选择作为应用和发现的手段。2001年,位于德克萨斯大学奥斯汀分校和 SomaLogic,Inc.(Boulder,CO)的艾灵顿实验室(Ellington lab)实现了体外适配体选择过程的自动化,将选择实验的时间从6周缩短到了3天。

SELEX 过程已经在商业应用中得到了最广泛的应用。然而,提高了选择效率的替代选择方法也正在进入市场。诸如 Base Pair Biotechnologies(Houston,TX,USA)和 BioAptus(Belo Horizonte,Brazil)等公司已经开发出快速筛选适配体库和在快速周转时间内生产高纯度、高亲和力的适配体的方法,大大降低了试剂的成本。

快速诊断应用中使用适配体的主要优势包括:

- 高热稳定性;
- 定制的特异性和亲和力;
- 产生针对几乎任何表位的适配体,甚至非免疫原表位的能力;
- 生产的可扩展性——一旦选定,这些分子就会被简单地排序和生产。

在撰写本文的时候,适配体在侧向层流技术中的应用正在研究中。虽然基于适配体的检测方法的商业化到目前为止还很有限,然而基于上述优势,该技术还是显示出了如上所述的令人信服的前景。

3. 信号生成

信号生成元件包括标记物和读取器或所使用的结果解读方法。对于 POC 免疫检测来说,大多数检测仍然是通过肉眼或使用光学读取器进行的,然而荧光、化学发光和磁场测量系统的使用越来越多。各种信号传感器也被应用在这里,包括荧光团、颗粒结合或直接标记、光学(胶体金或彩色胶乳颗粒)或顺磁颗粒。在全行业中,已经发生的变化是将读取器系统整合到 POC 免疫检测系统中,其中很大一部分是基于荧光的使用来实现的,这主要是考虑灵敏度、可用性和成本的原因。在降低灵敏度方面,非光学标记物如荧光颗粒,可以预期产生比典型的胶体金或彩色光学标记物高 1~2 个 log 的灵敏度。

侧向层流系统中最常用的颗粒检测试剂是胶体金和单分散胶乳。其他的选择如纤维素纳米颗粒技术(NanoAct™ 来自日本的 Asahi K asei Fibers 公司)代表了一类可以提高灵敏度、重复性和可视化侧向层流新技术。胶乳颗粒可以与各种检测试剂偶联,包括有色染料、荧光染料和磁性或顺磁性组分。特定的侧向层流系统中使用的颗粒标签和检测试剂的选择由以下几个因素决定。

- 共价偶联的需要。通常是为了稳定性、灵敏度和变异性的控制。共价结合可以在所有这些领域产生益处。活化胶乳颗粒通常是这种偶联的唯一选择,因为蛋白质与胶体金的结合通常是通过被动吸收实现的。

- 量化的需求。以侧向层流模式开发真正的定量检测法需要在开发和选择所使用的基本材料和技术方面做出大量的努力和关注。如果应用需要一种读取器技术,那么标签选择的可用选项将扩展到包括胶体金、彩色或荧光胶乳以及顺磁胶乳颗粒。

- 高灵敏度。在光学读取检测中,由于金颗粒的尺寸较小(通常在 20~40nm 范围内,对比这些系统中使用的彩色胶乳颗粒,则为 100~300μm),从而在测试条带上可以达到较高的填充密度,因此通常可以使用胶体金而不是彩色胶乳颗粒来提高灵敏度。与典型的彩色胶乳颗粒相比,金也具有更高的颜色强度,这使在检测中能够更好地识别低值阳性结果。然而,相比之下,胶乳可以产生多种颜色,并且可以利用较深的颜色,如深蓝色染料,这些颜色与侧向层流膜的白色背景形成比胶体金更强烈的对比。纤维素纳米颗粒有许多不同的颜色,在复杂的应用中也很有用。在以读取器为基础的检测中,使用荧光或顺磁颗粒,在某些情况下比使用胶体金或彩色胶乳等光学标签,通常可以在高几个数量级的区域产生更高的灵敏度。

有些标记方式尽管并不常用,也可以进行选择,例如上转换发光物、酶、胶体碳、铂、顺磁颗粒等。这些物质也可以产生高灵敏的信号,但是由于商务、法规等原因限制,它们并未广泛使用。

(1)常规颗粒、标记和供应商

表 2-3-4 列举了一些 LFIA 中最常用的荧光染料,以及其对应的激发、发射波长。表 2-3-5 列举了常用的荧光信号以及对应的着色颗粒。

(2)下一代侧向层流标记物性能的改善

传统的 LFIA 方法包括将偶联物颗粒分配到诸如玻璃纤维或聚酯纤维等纤维性偶联物平板上。这些玻璃纤维是疏水材料,经过亲水性试剂处理,以使其具有足够的亲水性以接受偶联物。然后用高温或冻干法在偶联物平板上进行干燥。偶联物通常在高浓度的糖或聚合物中干燥和

表 2-3-4 侧向层流应用中常用的染料

制造商	描述	Ex/nm	Em/nm
Invitrogen/Life Technologies	Alexa Fluor® 350	346	442
	Alexa Fluor 405	400	424
	Alexa Fluor 430	433	539
	Alexa Fluor 488	494	519
	Alexa Fluor 514	518	540
	Alexa Fluor 532	530	555
	Alexa Fluor 546	554	570
	Alexa Fluor 555	555	572
	Alexa Fluor 568	578	603
	Alexa Fluor 594	590	617
	Alexa Fluor 610	612	628
	Alexa Fluor 647	651	672
Thermo Fisher	DyLight® 350	353	432
	DyLight 405	400	420
	DyLight 488	493	528
	DyLight 550	562	576
	DyLight 594	593	618
	DyLight 633	638	658
	DyLight 650	652	672
	DyLight 680	692	712
	DyLight 755	754	776
	DyLight 800	777	794
AZCO Biotech	TF1	341	447
	TF2	399	522
	TF3	554	578
	TF4	588	610
	TF5	656	670
	TF6	686	702
	TF7	756	775
	TF8	787	808

表 2-3-5 侧向层流应用中常用的颗粒

制造商	描述	Ex/nm	Em/nm	表面化学基团
Bangs Labss	Ultra violet（紫外）	360	390	没有和 COOH
	Plum purple（梅子紫）	360	420	
	Glacial blue（石蓝色）	360	450	
	Yellow green（黄绿色）	441	486	
	Surf green（Surf 绿色）	470	525	
	Dragon green（龙绿色）	480	520	
	Envy green（鲜绿色）	525	565	
	Suncoast yellow（阳光海岸黄）	540	600	
	Flash red（鲜红色）	660	690	

续表

制造商	描述	Ex/nm	Em/nm	表面化学基团
Invitrogen	Blue(蓝色)	350	440	没有,COOH,醛基,氨基,硫酸盐
	Blue(蓝色)	365	415	
	Yellow green(黄绿色)	505	515	
	Nile red(尼罗红)	535	575	
	Orange(橙色)	540	560	
	Red-orange(红橙色)	565	580	
	Red(红色)	580	605	
	Red(红色)	580	605	
	Crimson(深红色)	625	645	
	Dark red(暗红色)	660	680	
	Infrared(红外)	715	755	
Merck-Estapor	White(白色)	375	420	COOH,氨基
	Yellow(黄色)(X)	468	510	
	Pink(粉色)(XC)	480	525	
	Red(红色)(Z)	515	550	
	Pink(粉色)(Y)	515	570	
Thermo Scientific Magsphere	Fluoro-Max Eu(氟代-Max 铕)	333	613	COOH
	Red(红色)			COOH,氨基
	Yellow green(黄绿色)			
	Blue(蓝色)			
	Orange(橙色)			
Spherotech	Yellow(黄色)	460	485	COOH
	Nile red(尼罗红)	510	560	
	Pink(粉色)	560	590	
	Purple(紫色)	600	615	
	Nile blue(尼罗蓝)	605	650	
	Sky blue(天蓝色)	680	705	
Phosphorex	Blue/violet(蓝色/紫罗兰)	360	440	COOH
	Green(绿色)	460	500	
	Orange(橙色)	540	560	
	Red(红色)	660	685	
PolySciences	Bright blue(亮蓝色)	360	407	COOH
	Yellow green(黄绿色)	441	485	
	Yellow Orange(黄橙色)	529	546	

稳定。

这个过程需要多个步骤,每个步骤都包含内在的变异来源,而这些变异来源又相应地导致测试结果的变异性。偶联物平板的释放效率通常不高,而且对于偶联物颗粒来说总是变化很大。这是 LFIA 中信号强度标准变异系数(CV)的一个主要贡献因素,试纸条和试纸条之间的变异系数在 15%~30% 的范围内。为了克服这些问题,诊断咨询网络(DCN)已经开发了一些替代方法。

1)使用直接荧光标记。作为使用颗粒标记物的一种替代方法,荧光染料可以直接标记检测试剂。普遍认识表明使用荧光颗粒会使灵敏度下降。这背后的原因是,一个直径在 300~400nm 范围内的荧光颗粒可以容纳 20 000~30 000 个荧光团分子。相比之下，一个抗体通常只能标记 5~10 个分子。然而，实践表明，如果存在灵敏度损失也是最小的，反而系统中的 CV 大大减少。这可能是因为在没有颗粒存在的情况下，检测条带上的结合抗体密度会高得多，从而补偿了每个结合中荧光团的数量。从偶联物平板上释放出来的直接标记的蛋白质也要高很多，因为当在没有颗粒存在的情况下，材料的纤维中捕获的机会更少。

2）冻干法。传统过程包括使用强风烘箱或干燥道将颗粒偶联物干燥到偶联物平板上。这一过程本质上是非均匀的，导致标准侧向层流设计中偶联物性能的变化，尤其是稳定性和释放性。替代的方法是使用冻干法来制备微球，并将这些微球与检测的其他部分分开储存。这意味着偶联物不在试纸条上，而是在检测中的另外一个元件中干燥，如在将混合的样本和偶联物传送到设备之前，可以将样本添加到管子中。

从系统中去除微粒带来了许多好处，包括：
- 提高偶联物从平板释放的效率；
- 提高干燥或冻干试剂的稳定性；
- 提高释放的重现性。

这种方法的另一个优点是：偶联物和样本是预混合的，这使得抗原检测法的性能更好，并且避免了与从偶联物平板缓慢释放以及样本和偶联物的混合物缺乏活性相关的潜在问题。使用该系统，较高的灵敏度和较低的 CV（<10%）都是可能的。缺点是：这种方法的一个结果是制造工艺不同于传统的方法，需要优化和操作冻干工艺，其本质上是分批处理工艺，除非精心设计，否则会成为制造的瓶颈。微球的冻干和稳定化是一种特殊的工艺，对于不熟悉该工艺的厂家，相对来说很难将其扩展到生产批量。然而，有一些服务供应商可以优化这些类型的工艺，并根据生产规模提供冻干服务。最后，冻干微球除非精心设计和稳定化，否则对湿度高度敏感。许多冻干工艺需要将最终产品储存在相对湿度低至 3% 的环境中。这导致需要在侧向层流生产环境中对微球进行特殊处理，并且无法在通常的包装环境中将微球储存在盒中，而通常包装环境中相对湿度通常保持在 20% 或以下。成功的关键是需要一个策略，包括仔细设计微球中使用的稳定剂和辅料，使微球能够在相对湿度为 20% 或 20% 左右的稳定状态下处理和储存。

冻干法的另一个缺点是：现在可能需要两个或多个操作步骤。然而，这可以通过一些创造性的设计和开发策略来克服。例如，DCN 诊断公司已经设计了集成侧向层流设备，该设备包含了多种附加功能，包括在机试剂储存和集成的样本处理功能。可以设计具有在机储存试剂功能的试剂盒，既可以冻干形式，也可以液体形式。因此，可以为用户设计操作简单的设备，仍然可以实现美国 CLIA 的豁免（CLIA 是指 1988 年的临床实验室改进修正法案修正案，见"床旁测试"），但是需要确定什么定义为多用户步骤，包括样本传递、偶联物再水化，以及追踪缓冲液传递（图 2-3-9）。

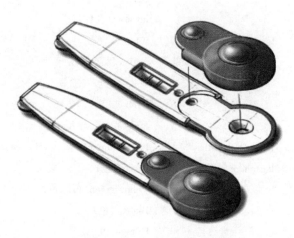

图 2-3-9　可以被整合进样本收集装置的偶联和缓冲存储设备

4. 信号转导和分析处理

传统的 POC 免疫检测被设计成定性的、阈值的检测法，由使用者进行解释，没有读取器的帮助。这种解释方法导致了主观性问题，并且几乎不可能开发出定量的系统。在临床和现场环境中，还存在数据丢失、患者信息错误记录以及使用者错误的可能性。开发具有集成读取器系统的检测法是许多下一代 POC 检测系统的关键特性，同时代表了一个重要的技术挑战，尤其是对基于现场的诊断平台来说。

目前已经开发出了市售的读取器系统，并且可以在各种环境和应用中使用。读取器可以是手持式、便携式台式（移动）或真正的台式系统。还可以购买到多种光学模式。以下的讨论仅限于比色法（如胶体金或彩色胶乳）或荧光系统。

在开发用于现场应用的仪器时，目的是设计检测和设计设备，使其具有分析过程的生物学所要求的适当水平的复杂性。这些检测的自动读取使得读取检测结果相对容易，并且减少人为错误的机会。

目前有许多读取器技术用于侧向层流应用，这些技术由不同公司生产，如 Qiagen Lake Constance（德国）、Axxin Inc（澳大利亚）、Hamamatsu（日本）和 LRE Medical（德国）。这些单元对于许多在"第一世界"的环境中的应用是非常理想的，它们是功能强大的、相对低成本的、经过校准的、高性能的单元，具有相关客户服务和支持。然而，对于发展中国家来说，这些读取器通常过于复杂和昂贵，并且用于校准、维护和操作的支持基础设备不到位。

另一种替代方法是使用智能手机摄像功能将模拟信号格式的检测结果转换成数字信号格式。进一步的技术进步是分析应用和算法的开发，然后查询数字数据，以提供可用的检测结果，其中还可以包括处理选项。这些产品提供的读取器解决方案可以应用于现场，并且利用现有的光学和通信技术。然而，这些在现场读取检测结果的通用方法面临一些挑战，包括平台淘汰问题、缺乏与开发人员的协调和校准问题。监管问题也将阻碍许多发达国家市场采用这种类型的技术。由于这些问题，在未来一段时间内，读取器在医疗诊断中的应用可能仍将局限于专门为该应用设计的专用读取器系统。

（1）侧向层流应用可用的光学选项

1）成像系统。成像系统的主要优点是，它们可以产生包含检测条带和质控条带的读取区域的完整图像记录。这在许多方面都很重要，包括医学或执法应用结果的存档，以及在试纸条全宽度范围内条带强度的平均，如果条带的开发中存在不均匀性，这一特性可以用来使图像获益——在定性应用中特别有用。对于功能强大的、准备在现场有效应用的读取器，这些系统中移动部件的缺少可能是一个特别的优势。此外，许多成像系统可以针对特定客户使用的标记物进行定制和优化，以减少噪声并提高检测灵敏度。这种定制允许提供读取荧光标记物的仪器，包括基于铕的颗粒或荧光分子。

随着数码相机技术的发展，图像生成和图像处理技术也得到了长足的发展。包括 Axxin Inc（维多利亚，澳大利亚）在内的多家公司，已经将低成本、高性能的成像硬件整合到专用设备中。其他公司使用现有的智能手机摄像头和图像分析软件

来在侧向层流系统中生成高保真的结果。所有这些都将成像能力和高性能成像分析软件相结合，该软件可以识别检测条带和质控条带的存在和位置、确定强度、扣除背景噪声，并将结果与预先编程好的校准曲线和/或阳性/阴性判定的判断值进行比较。

这些系统的缺点来自于许多方面。旧的基于 CCD 的技术成本较高，难以小型化。新的基于 CMOS 的技术虽然比较便宜，但是在图像保真度方面的性能可能较差。尽管对于所有可用的技术来说都是如此，但成像系统的成本/体积比往往是至关重要的。被认为是使用通用平台（如智能手机）的系统的主要缺点之一是平台淘汰的问题。这类平台的软件、固件和硬件都在不断发展，导致定期淘汰，使供应链的关键元素超出了服务供应商的范围。某些读取器供应商已经克服了这一问题，他们囤积其技术所基于的基础单元，以确保以这种方式向客户提供服务。其他供应商将淘汰包括在其设计阶段，允许他们仔细地选择具有实用的生命周期的组件，并计划未来的组件替代（图2-3-10）。

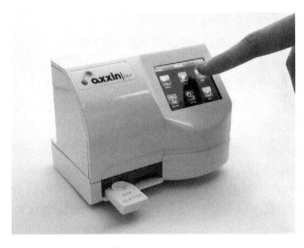

图 2-3-10　台式侧向层流成像系统

2）扫描系统。各种供应商，包括 Qiagen Lake Constance（施托卡赫，德国）、LRE（慕尼黑，德国）和 Hamamatsu（东京，日本），都提供基于扫描光学的侧向层流读取器。基本选项是点扫描系统，扫描区域较小，仅扫描反应后条带宽的 10%~20%，通常与线扫描相比，线扫描是扫描整个条带宽或非常接近条带宽的位置来完成的。使用点扫描，使试纸条在整个宽度上非常均匀的反应变得至关重要，这将许多责任推给试纸条开发人员和制造

商来确保不会由于试纸条中不适当的流动特性而产生异常结果。这是一个一般通过适当的设计和控制试纸条的制造过程而可以避免的问题。该扫描系统的优点在于其低成本和低复杂性（图 2-3-11、图 2-3-12）。

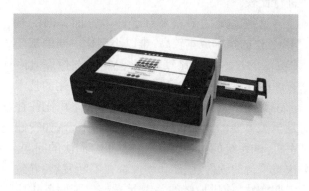

图 2-3-11　ESEQuant™ LR3 侧向层流条读取器

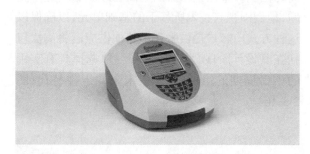

图 2-3-12　cPOC™ 侧向层流条读取器

（2）总结

一般来说，对于侧向层流应用中的设计、开发和实现读取器系统都有解决方案。实现这样的系统的关键在于规格的仔细设置和合作伙伴的选择。然而，应该记住，读取器只是性能最佳测试平台的一部分，连同检测试纸条和在其中运行的设备，所有这三个元素必须一起进行优化才能获得最佳效果。

5. 对下一代性能的设备设计的考虑

在设计一个具有高水平性能且重要的是在商业化环境中具有操作的自由度的完整 LFIA 系统时，考虑整个系统的设计是至关重要的。设计中的一些创造性可以带来巨大的性能收益。相比于标准的试纸条性能，改进的典型区域包括多路复用的能力和产生低 CV 结果的能力，从而实现量化。以下给出一些可能的设计方法示例，并对每一种方法进行考虑。

（1）量化和读取器集成。

当考虑在 LFIA 中进行量化时，检测盒设计

中许多元素发挥作用。

1）样本添加的控制。在许多系统中，定量地向试纸条传递准确的样本体积变得至关重要。样本可能已经经过了预处理，如过滤或稀释。传递的体积和浓度的可容忍的误差应该仔细的计算，还有在可行性验证过程中所建立的检测所致的可容忍的误差，以及检测公可容忍误差应决定在样本处理步骤中做出的许多设计决策。

2）流量控制。在确保试剂盒中适当的和一致的流量方面，有许多工程方面的考虑。要应用的第一条规则是，除非不同试纸条之间的所有材料是相同的，否则跨多条生产线使用相同的盒子需要仔细评估。不应该使用现成的零部件。通常用于侧向层流生产的材料和工艺有相对较大的公差，这必须在盒子的设计中加以考虑。主要考虑因素包括：

- 将检测试纸条安装到盒子中——材料和层压的可容忍的误差；
- 样本板是否允许充分压缩以防止泄漏；
- 重叠 / 层压的可容忍的误差是多少；
- 条带位置的可容忍的误差是多少。

首先制成实际试纸条的工程图纸是很重要的，这一步通常会被试纸条开发人员忽略。这给了工程师们一个关于系统可变性和关键可容忍的误差的清晰的概念，他们必须在塑料的设备中考虑到这些（图 2-3-13、图 2-3-14）。

第一个关键步骤是确保添加到样本孔中的整个样本被吸收到样本平板中，没有发生溢流。特别是当读取器要扫描设备的时候，横跨试纸条宽度的均匀的条带反应非常关键。平板之间重叠处的压力点对于确保流动的均匀性至关重要。

3）读取器集成。对于读取器集成来说，还有另一组关键因素要考虑，包括条带位置的可容忍的误差，这些可容忍的误差由层压工艺和试纸条在设备中以及设备在读取器中的定位来控制。试纸条的制造过程必须加以控制，以防止在拆除和层压过程中在条带位置上发生严重的漂移。检测盒必须保持试纸条处于正确的位置，并且读取器上插口内的功能需要将设备保持在相对于读取器正确的方位。对于大多数光学系统来说，读取窗口的形状以及它如何影响试纸条的光照也是至关重要的。检测盒被光照时不应投下阴影（图 2-3-15）。

（2）多重检测

如果打算要进行多重检测，应及早考虑是否

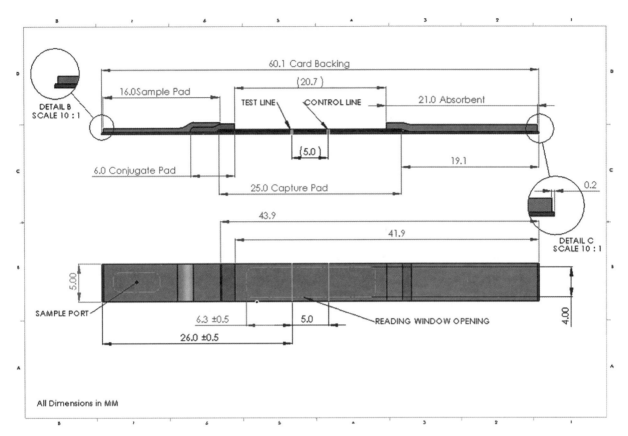

图 2-3-13 考虑关键特异性和公差的侧向层流条工程图

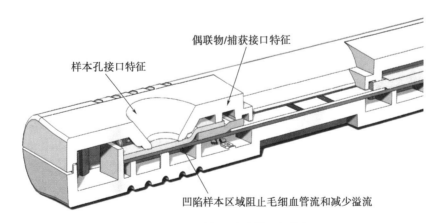

图 2-3-14 侧向层流盒的工程特征

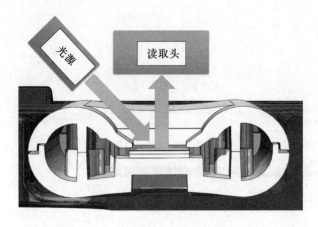

图 2-3-15　侧向层流检测盒的阴影

在试纸条上尝试多重(如一个试纸条上有多个分析物),或者是否在单个盒子中放置多个试纸条。是否可以使用单个试纸条完全取决于检测方法和试剂,以及是否可以使用一个单独的、允许每个试剂组发挥适当功能的条件组合来将分析物提供给每个检测。这个决定可以影响读取器的选择、检测盒的设计和加工,以及生产线开发的总体方法(图 2-3-16)。

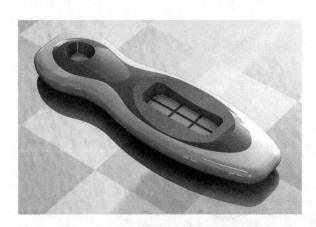

图 2-3-16　多重检测盒:单一条带与多条带

三、总结:侧向层流的未来方向

根据过去的性能和趋势来推断快速检测市场的未来需求和方向是有难度的,而且基本上是徒劳的。例如,临床快速检测/POC 市场正在发生结构性变化,包括产品购买和支付的方式、监管的方式、从传统诊断市场内外出现的新的和强大的企业,以及全新市场的出现如个体化医疗和辅助诊断。由于所有的这些原因,很难预测在未来 5~10 年内市场将向何处演变。

然而,从技术角度来看,侧向层流向其演变的方向也有一个相对清晰的走向。侧向层流技术可能会继续将重点放在更好的灵敏度、重现性、量化和多重的持续改进上。而它的应用向诸如消费者诊断等领域的演变,将继续推动向集成设计特性的方向发展,这些特性可以使经过最低程度或未经培训的用户能够直观地使用。侧向层流技术还将会继续发现其他应用。它跨越各种潜在细分市场的一个主要的例子就是**核酸侧向层流**(nucleic acid lateral flow,NALF)。

下一代检测方法的目标是实现分子技术的灵敏度,以及侧向层流检测试纸条的稳健性、易用性、简单性和降低成本。用于诊断应用的特异性 DNA 或 RNA 链的实验室检测的标准方法涉及固有的劳动密集型、复杂工作流程元素的应用,其中许多元素要求有自动化和高水平的质量控制,尤其是在定量检测的应用中,以产生确认有效的结果。将这个复杂的工作流程简化为一个简单的一次性的盒子或一组简单的易于执行的步骤,对于在 POC 中实现分子检测是一个巨大的挑战。这样做意味着处理分子诊断检测的工作流程中每一个被执行的步骤都需要被应用并被集成到一个检测设备里。

这种简化方法的一个关键元素是检测不依赖于仪器。NALF 是一种已经在许多系统中成功使用的方法。准备和制造 NALF 设备的方法是相对明确的,并且经过充分的验证(例如,参见 Piepenburg *et al.*,2006)。然而,在工业规模上的实现已被证明是困难的,有限数量的几个系统已经接近商业化,包括 BioHelix ExpressStrip(BESt)和 SAMBA(基于简单扩增的检测)来自 Diagnostics for the Real World(剑桥,英国)。目前这些研究进展迅速,预计 NALF 将成为下一代 POC 核酸检测的标准工具。

这只是侧向层流技术不断演化的一个领域中的一个例子,然而,这也是这种技术灵活性的一个主要的证明。

世界卫生组织性传播疾病诊断倡议(SDI)制定了确定的标准,作为确定检测是否满足疾病控制需要的基准。此后,这些标准作为预期是用于大多数分散的或快速检测环境条件下的诊断技术的有益基准,得到了广泛的应用。这些关键标准是可负担得起的、灵敏的、特异的、用户友好的、快速和稳健的、无需设备以及可交付给终端用户的。

侧向层流技术仍然是唯一一种广泛使用的检测模式,如果不是全部,它也能够满足大多数已经认同的标准,并在同时证明其应用的灵活性和性能保真度的能力,这种能力已经可以接近更加复杂的诊断技术。作为这种独特的特征的集合,这种检测模式很可能在未来许多年里在快速检测领域占有一席之地。

四、参考文献和进一步阅读

Brown, M.C. Antibodies: key to a robust lateral flow immunoassay. In: *Lateral Flow Immunoassay* (eds Wong, R. and Tse, H.), 59–74 (Humana Press, New York, 2009).

Fiechtner, M. Theory and practice of point of care tests. Presented at BioDot Workshop *Materials and Methods to Develop and Produce Quantitative Rapid Tests*, Burlingame, CA, November 9, 2009.

LaBarre, P. Non-instrumented nucleic acid amplification (NINA): Instrument-free diagnostics for low resource settings. Presented at the *Next Generation Diagnostics Summit*, Washington DC, August 23–25, 2011.

O'Farrell, B.J. Practical development of quantitative and high sensitivity fluorescent rapid assay systems, Part 1. Presented at *AACC Industry Workshop*, Los Angeles, CA, July 2010.

Piepenburg, O., Williams, C.H., Stemple, D.L. and Armes, N.A. DNA detection using recombination proteins. *PLOS* **4**, 1–7 (2006).

Rosen, S. and O'Farrell, B.J. *Point of care diagnostics for emerging infectious disease threats (Dengue Fever, HIV, HPV, STDs, Chagas, TB, and other IDs): market analysis and technical considerations.* Kalorama Information (2011).

Stratcom, Montreal, Canada. Personal Communication.

Tisone, T. and O'Farrell, B.J. Manufacturing the next generation of highly sensitive and reproducible lateral flow immunoassays. In: *Lateral Flow Immunoassay* (eds Wong, R. and Tse H.), 131–136 (Humana Press, New York, 2009).

Zeis, J. Practical development of quantitative and high sensitivity fluorescent rapid assay systems, Part 2. Presented at *AACC Industry Workshop*, Los Angeles, CA, July 2010.

（李士军、杨薇　译,何建文　审）

游离分析物免疫检测

游离激素假说最初由 Robbins 和 Rall 在 20 世纪 50 年代末期提出。游离激素假说认为,有些激素在体内同时存在结合形式以及游离形式,但是仅游离激素决定着激素在体内的活性。甲状腺激素(甲状腺素,即 T_4 和 3,3'5- 三碘甲腺原氨酸,即 T_3)和一些类固醇激素(如睾酮)广泛适用于这一假说。这一假说也适用于其他分析物,如维生素和药物,但受限于缺乏测量游离维生素和药物的准确方法,故鲜有证据表明此类分析物的游离态浓度而非其总浓度与之生物活性有更密切的关系。游离分析物(如游离甲状腺素,FT_4)测量方法的开发始于 20 世纪 70 年代,主要基于 Ekins 及其同事的开创性工作(如 Ekins&Ellis,1975;Ekins 等,1980)。在过去的 20 年中,大量的方法被开发出来,而其中许多方法最近已经实现自动化(例如,见第七部分第二节"甲状腺"或 Demers,1999),这就增强了这类方法在临床实践中应用的吸引力。由于关于某些商业方法的准确性和有效性仍存在争论,因此目前欧洲大多数实验室测量的是 FT_4 而非总 T_4(TT_4),而美国 FT_4 测量在甲状腺检测中所占的比例低于欧洲。

本节的主要目的是介绍血清中游离分析物浓度计算的基本机制,以及这些机制如何应用于开发有效的游离激素测定方法。此外,本节将描述可有效测量游离分析物的简单实验方法。

一、控制游离激素浓度的基本原理

某些激素(如甲状腺激素和类固醇激素)在内源性释放进入血液循环后与**运输蛋白(transport proteins)**结合。同样,一些药物和维生素在外源性给药后也会形成结合蛋白 - 分析物复合物,并保留一小部分药物或维生素处于非结合态。分析物与血清蛋白的结合是可逆的,在达到平衡状态时,分析物与血清蛋白的解离速率等于其结合速率。血清蛋白结合的分析物比例取决于每种结合蛋白的相对亲和力和蛋白质浓度。现在普遍认为(至少针对甲状腺激素和类固醇激素是如此)游离

分析物,而非其与血清蛋白结合的部分,是与受体结合并发挥生物活性的部分。这并不意味着激素 - 结合蛋白复合物没有功能,复合物的主要作用是通过激素与蛋白质结合的平衡而保证器官组织激素的供应相对稳定。因此,当游离激素被组织吸收时,通过复合物的解离可获得足够的游离激素,以确保向组织提供近乎恒定的游离激素。激素 - 蛋白质复合物的这一特性(即激素与蛋白质的分离,同时保持接近恒定的游离激素浓度)已被用于开发测量游离激素浓度的方法。

由于游离甲状腺素(FT_4)是被研究最广泛的激素,因此在本节的其余部分中,FT_4 被用作一个典型案例来说明游离分析物浓度计算和其测量方法开发中所涉及的原理。本节所讨论的原理适用于所有游离分析物的测量。

二、游离分析物浓度的计算

以 T_4 为例,随着 T_4 从甲状腺释放到血液循环中,它会与三种不同的蛋白质结合,包括甲状腺素结合球蛋白(TBG)、人血清白蛋白(HSA)和甲状腺素视黄质运载蛋白(transthyretin,TTR)。正常个体总甲状腺素和结合蛋白的典型浓度以及结合蛋白(与 T_4)的平衡常数(K_{eq})如下所示。

TT_4 浓度 $=1 \times 10^{-7}$mol/L;

TBG 浓度 $=3.57 \times 10^{-7}$mol/L,

$K_{eq}=2.2 \times 10^{10}$L/M;

HSA 浓度 $=6.18 \times 10^{-4}$mol/L,

$K_{eq}=1.3 \times 10^{6}$L/M;

TTR 浓度 $=5.56 \times 10^{-6}$mol/L,

$K_{eq}=3.9 \times 10^{7}$L/M。

T_4 与蛋白质结合的比例取决于每种蛋白质的**相对结合能力(relative binding capacity)**,即亲和力(K_{eq} 或 K)乘以浓度。因此,在平衡时,

$$\text{TBG 结合的 } T_4 \text{ 量} = TT_4 \times \frac{K_{TBG}}{K_{TBG}+K_{HSA}+K_{TTR}}$$

$$(2\text{-}4\text{-}1)$$

游离 T_4 的浓度是由结合的 T_4 与蛋白质未结

合位点之间的平衡所控制的。FT_4 的浓度可以通过质量作用定律(law of mass action)计算。如下所示：

$$FT_4 = PBT_4 / K[P_{free}] \qquad (2\text{-}4\text{-}2)$$

式中 P_{BT4} 代表蛋白质结合的 T_4 的浓度；K 代表蛋白质针对 T_4 的净亲和力；$[P_{free}]$ 代表蛋白质上未结合位点的浓度。

基于上述方程、分析物总浓度以及结合蛋白和 T_4 间亲和力，可以很容易地预测体内血清 FT_4 浓度。在下文中，体内血清 FT_4 浓度计算中的相关数据被归纳为一张表格。该表格也可以扩展到免疫检测试剂(如抗体和其他化学物质)中，因此可以用来预测这些试剂在使用时对血清 FT_4 浓度的影响。

三、游离分析物浓度计算的电子表格

游离分析物的浓度可以通过电子表格计算得出。仍然以 FT_4 为例进行说明，相关程序可由作者提供。该程序能够被用于计算体内或体外(如通过免疫检测)的 FT_4 浓度。

表 2-4-1 显示了体外 FT_4 浓度的计算推导过程，表 2-4-2 以一组数据为例展示了计算的结果。体内 FT_4 浓度可以用相同程序进行计算，但需去除公式中试剂相关部分(即输入"0"作为试剂的浓度和体积)。

计算步骤简要概述如下：

在 C 列(单元格 4~6)中输入血清、抗体和其他试剂的体积，在单元格 C7 中通过加和得到总反应体积。通过总反应体积除以血清体积(即 C7/C4)可获得稀释系数。如果需要计算体内 FT_4 浓度，则在抗体体积(单元格 C5)和其他试剂(单元格 C6)中输入 0。

(1) 在 C 列(单元格 C13~C16)中输入血清中结合蛋白(TBG、HSA 和 TTR)、TT_4 的浓度以及免疫检测中使用的抗体的浓度(以 g/L 表示)。如果免疫检测试剂中引入其他结合蛋白(如牛血清白蛋白，BSA)，则在 C20 中输入其浓度。

(2) 在 D 列中，输入结合蛋白和 TT_4 的相对分子质量。

(3) 在 E 列中，通过将 C 列输入的质量浓度除以 D 列的相对分子质量来计算结合蛋白的摩尔浓度。

(4) 在 F 列中，计算出免疫检测"管"中结合蛋白和 TT_4 的摩尔浓度。

(5) 在 G 列中，输入单个结合蛋白(包括模拟免疫检测性能相关程序中的抗体)的亲和常数。

(6) 在 H 列中，通过 G 列乘以 F 列计算出亲和力(即 $K[P_{total}]$)。

(7) 在单元格 H25 中，计算出 H 列总和。

(8) 在 I 列中，通过将 F 列与 H 列 / 单元格 H25 的结果相乘获得每个蛋白结合的 T_4 的浓度。

(9) 在单元格 H26 中，通过单元格 F16(TT_4 浓度)减去 F16/H25 得到总蛋白结合的 T_4(PBT_4)浓度。

(10) 在 J 列中，通过 F 列减去 I 列获得每种蛋白质上未结合位点的浓度。

(11) 在 K 列中，通过 G 列与 J 列相乘，得出产品 $K[P_{free}]$。

(12) 在单元格 H27，计算 K 列之和。

(13) 在单元格 H28，通过 H26 除以 H27，得出 FT_4 浓度。

(14) 在 L 列中，通过 H 列除以 H25 可获得每个蛋白质携带的 T_4 比例。

(15) 在 M19 单元格中，通过将 J19 除以 F19 可估算出未结合的抗体比例。

上述电子表格基于结合蛋白仅与一种底物(本例中为 T_4)结合而进行计算，其可以扩展至其他底物同时竞争结合蛋白的情况(如 T_3)。后面章节中的模拟计算仍然采用上述表格，在 FT_4 的例子中，T_3 的贡献未对 FT_4 分析结果产生显著影响。然而，当血清中存在大量的结合抑制剂(如非酯化脂肪酸)时，采用上述计算表格将严重低估 FT_4 的浓度。此外，本程序假设 T_4 与相关结合蛋白之间已达到完全平衡，但这种情况在某些免疫检测方法中可能并非如此。因此，建议以定性角度(如确定激素浓度将上升或下降)对待上述计算结果。

可以通过输入相关亲和力和结合蛋白浓度(以及总分析物浓度)等数据构建为其他游离分析物(如 FT_3、皮质醇、睾酮等)来构建类似的程序。然而需要注意的是，以 FT_3 为例，由于蛋白质对 T_4 的亲和力远强于 T_3，计算 FT_3 浓度时 T_4 将具备显著贡献，因此需要构建一个更加复杂的计算程序。

四、血清蛋白质对游离分析物浓度的影响

与前文相同，游离甲状腺素仍然作为示例分

表 2-4-1　计算游离分析物浓度的方法

	B	C	D	E	F	G	H	I	J	K	L	M
1												
2												
3		µL										
4	样本体积	25										
5	抗体体积	1 100										
6	其他试剂体积	0										
7	总体积	=SUM(C4:C6)										
8	稀释度	=C7/C4										
9												
10												
11												
12		g/L (血清)	M.W	M/L (血清)	$[P_{总}]$M/L (反应管)	K_{eq}	$K[P_{总}]$	蛋白结合 T_4 (PBT$_4$)	$[P_{游离}]$M/L	$K[P_{游离}]$	$K[P_{单独}]/K[P_{总}]$	$[P_{游离抗体}]/[P_{总抗体}]$
13	TBG	0.02	56 000	=C13/D13	=E13*(C4)*(1/C7)	2.20E+10	=G13*F13	=F16*(H13/H25)	=IF (F13−I13) >0, F13−I13,0	=G13*J13	=H13/H25	
14	HSA	42	68 000	=C14/D14	=E14*(C4)*(1/C7)	1.30E+06	=G14*F14	=F16*(H14/H25)	=IF (F14−I14) >0, F14−I14,0	=G14*J14	=H14/H25	
15	TTR	0.3	54 000	=C15/D15	=E15*(C4)*(1/C7)	3.90E+07	=G15*F15	=F16*(H15/H25)	=IF (F15−I15>0, F15−I15,0	=G15*J15	=H15/H25	
16	TT4	8.89E−05	889	=C16/D16	=E16*(C4)*(1/C7)							
17												
18		g/L (试剂)										
19	抗体	0.000 336	150 000	=C19/D19	=E19*(C5/1)*(1/C7)	1.00E+10	=G19*F19	=F16*(H19/H25)	=IF (F19−I19>0, F19−I19,0	=G19*J19	=H19/H25	=J19/H19
20	试剂中的 BSA	0	66 000	=C20/D20	=E20*(C5+C6)*(1/C7)	1.30E+06	=G20*F20	=F16*(H20/H25)	=IF (F20−I20>0, F20−I20,0	=G20*J20	=H20/H25	
21												
22												
23												
24						计算						
25						总 $K[P_{总}]$	=SUM (H13:20)					
26						PBT$_4$	=F16−(F16/H25)					
27						总 $K[P_{游离}]$	=SUM (K13:K20)					
28						FT$_4$	=H26/H27					
29												
30												
31												

表 2-4-2　游离分析物的免疫检测

	B	C	D	E	F	G	H	I	J	K	L	M	N
1													
2													
3		μL											
4	样本体积	25											
5	抗体体积	100											
6	其他试剂体积	0											
7	总体积	125											
8	稀释度	5											
9													
10													
11													
12		g/L(血清)	$M.W$	M/L(血清)	$[P_总]M/L$(反应管)	K_{eq}	$K[P_总]$	蛋白结合 T_4 (PBT_4)	$[P_游离]M/L$	$K[P_游离]$	$K[P_单独]/K[P_总]$	$[P_游离抗体]/[P_总抗体]$	
13	TBG	0.02	56 000	3.571E−07	7.143E−08	2.20E+10	1.57E+03	1.753E08	5.390E−08	1.186E+03	87.63%		
14	HSA	42	68 000	6.176E−04	1.235E−04	1.30E+06	1.61E+02	1.791E−09	1.236E−04	1.606E+02	8.96%		
15	TTR	0.3	54 000	5.556E−06	1.111E−06	3.90E+07	4.33E+01	4.833E−10	1.111E−06	4.331E+01	2.42%		
16	TT4	8.89E−05	889	1.000E−07	2.000E−08								
17													
18		g/L(试剂)											
19	抗体	0.000 336	150 000	2.240E−09	1.792E−09	1.00E+10	1.79E+03	2.00E−10	1.592E−09	1.592E+01	1.00%	88.85%	
20	试剂中的 BSA	0	68 000	0	0.000E+00	1.30E+06	0.00E+00	0.00E+00	0.00E−00	0.00E−00	0.00%		
21													
22													
23													
24						计算							
25						总 $K[P_总]$	=1.79E+03						
26						PBT_4	=1.999E−06						
27						总 $K[P_游离]$	=1.406E+03						
28						FT_4	=1.422E−11						
29													
30													
31													

析物。

使用电子表格程序,可以模拟预测任何情况下的 FT_4 浓度,如当某种结合蛋白质浓度和亲和力($K[P_{total}]$)发生变化或 TT_4 浓度改变时的情况。

图 2-4-1 显示了改变内源性蛋白质浓度(同时保持 TT_4 浓度恒定)对 FT_4 的影响。

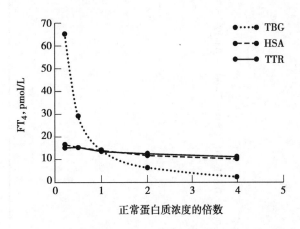

图 2-4-1　内源性蛋白质浓度的改变对 FT_4 浓度的影响

在本例中,单个蛋白质(TBG、HSA 和 TTR)的浓度发生变化(从正常浓度的 1/4 变为正常浓度的 4 倍),而 TT_4 的浓度保持在 100nmol/L(甲状腺功能正常浓度)。从图 2-4-1 中可以清楚地看出,蛋白质浓度的升高将导致 FT_4 浓度的降低,而蛋白质浓度的降低将导致 FT_4 浓度的升高。同时,图 2-4-1 也表明 FT_4 浓度主要受 TBG 浓度(亲和力)的影响(控制),而不是其他两种结合蛋白。这也是 T_4/TBG 比值被用于"间接"度量 FT_4 浓度的原因。

然而,由于 T_4/TBG 的计算使用的是总 TBG 浓度而非未结合位点的浓度,其结果与 FT_4 真实浓度仍然存在差异。图 2-4-2 展示了预测的 FT_4

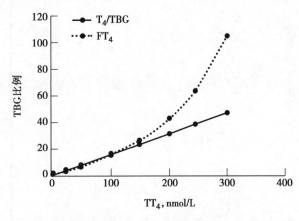

图 2-4-2　T_4/TBG 比值的偏倚效应

浓度(使用电子表格程序)和 FT_4 "指数"的差异,相关数据通过向甲状腺功能亢进患者血清中添加不同浓度的 T_4(并以"FT_4 单位"校准)计算得出。

结果表明,T_4/TBG 比值与 TT_4 浓度呈线性关系,而 FT_4 与 TT_4 浓度呈曲线关系。在高 TT_4 浓度(当 TBG 上的未占据结合位点浓度降低时)下,T_4/TBG 比值出现负偏倚(与 FT_4 相比),而在低 TT_4 浓度(当 TBG 上的未占据结合位点浓度增加时)下,T_4/TBG 呈正偏倚。这一情况在图 2-4-3 中也进行了说明(作为偏倚图)。可以预测,在 TBG 对 T_4 亲和力降低或血清中含有可与 TBG 结合的物质时(从而降低未占据位点浓度),也会得到有偏倚的 T_4/TBG 结果。如果不考虑结合位点的减少,电子表格程序估算出的 FT_4 浓度也将呈现上述规律。

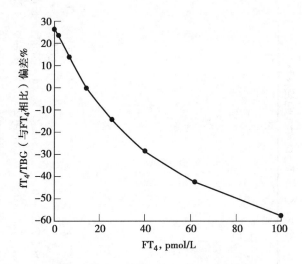

图 2-4-3　T_4/TBG 比值与 TT_4 浓度的偏倚

电子表格的计算有助于理解在某些临床条件下可能影响 FT_4 浓度的机制。例如,重症患者的 FT_4 浓度通常比门诊患者的 FT_4 浓度高约 30%,而这些重症患者中相应的 TT_4 浓度却比门诊患者低约 50%。为了解释 TT_4 和 FT_4 之间的不一致性,一些假设被提出,其中包括:

• 患者血清中含有与白蛋白结合的物质,降低了未被占用的 T_4 结合位点的浓度;

• 白蛋白浓度降低;

• 白蛋白对 T_4 结合亲和力降低;

• TBG 对 T_4 结合亲和力降低或 TBG 浓度降低。

利用电子表格中的公式,人们可以通过计算不同条件下 FT_4 的浓度来挑战上述假设,并确定 TT_4/FT_4 不一致的最有可能原因。结果表明,无论 HSA 和 TTR 的亲和力以及浓度降低到何种程度,低 TT_4 浓度(比正常浓度低 50%)都不会引起 FT_4 浓度的升高。然而,如果 TBG 的浓度或者亲和力降低 75%~80%(或当浓度和亲和力降低 50%时),将导致 FT_4 浓度上升 30%。由此可见,患病人群中 FT_4/TT_4 的比例特征很可能由于 TBG 的浓度或亲和力降低而形成。而事实上,上述两种可能性在**非甲状腺疾病**(non-thyroidal illness,NTI)患者中均有发生(Csako et al.,1989;Wilcox et al.,1994)。

五、游离分析物浓度的体外测量

有许多不同的方法可用于量化生物体液中的游离分析物浓度。所有的方法都涉及"取样",即从血清样本中获取一些游离分析物,然后定量分析待测组分的含量。无论采用何种方法,取样均要求获取的游离组分能够反映出其在体内的游离分析物浓度。本小节将审视不同取样方法是否满足上述要求。

(一)直接平衡透析

直接**平衡透析**(equilibrium dialysis,ED)是许多研究者认为的一种测量游离激素的参考方法。图 2-4-4 解释了本方法的基本原理。

ED 腔体由两个腔组成,两个腔之间用半透膜隔开。半透膜允许小分子自由地从一个腔扩散到另一个腔,但大分子(如蛋白质)无法透过。进行透析处理时,血清样本和缓冲液被分别放在两个腔中。在孵育过程中,T_4 和其他小分子从一个腔扩散到另一个腔。达到平衡时(通常在 16h),两个腔之间 FT_4 以及其他小分子的浓度相等。然而,如图 2-4-4 所示,尽管 FT_4 在两腔中浓度(每毫升)是相似的,但存在于缓冲液腔中的 FT_4 分子的数量比在血清腔中的分子数量要多得多。FT_4 分子的数量取决于两个腔液体的体积比。例如,在图 2-4-4 中,200μL 血清与 2.4mL 缓冲液平衡,因此缓冲液腔中 FT_4 分子的数量是血清腔的 12 倍。这种"额外"的 FT_4 来源于结合蛋白,即通常与血清蛋白结合的 T_4 解离并扩散到缓冲液腔。

FT_4 测定时的一个关键要求是采样所获取的 FT_4(或在 ED 中,从血清腔扩散至缓冲液腔中的 T_4 量)不会改变体内 FT_4 的真实浓度,即在缓冲液腔中测量的 FT_4 浓度应与其在未透析血清中的浓度保持一致。直接 ED 方法能否满足上述要求,取决于以下因素:

- 透析缓冲液的缓冲液组成和 pH(其影响结合蛋白的亲和力);
- 透析过程环境温度(蛋白质的亲和力与温度相关);
- T_4 非特异性结合(nonspecific binding,NSB)的强度(增加 NSB 会导致 T_4 进一步从结合蛋白上解离);
- 膜的性质(即应该仅允许小分子透过);

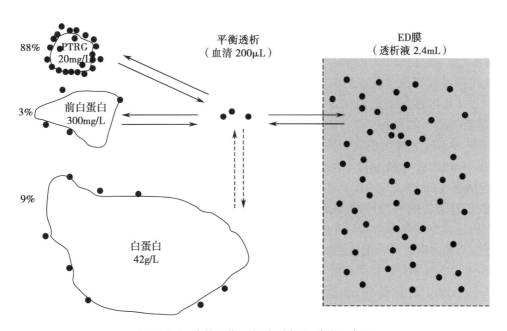

图 2-4-4 直接平衡透析法测定 T_4 浓度示意图

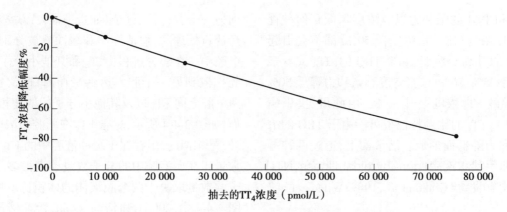

图 2-4-5　去掉 T_4 的含量与 FT_4 浓度的减少量之间的关系

● 缓冲液体积与血清体积的比例。

这些因素是非常重要的,因为它们将决定从缓冲蛋白中解离出的 T_4 的浓度,从而决定待测的 FT_4 浓度。

最近一种基于直接 ED 和 ID-MS 的参考方法被提出(Thienpont *et al.*,2010),该方法被 NCCLS 批准的指南文件 C-45A 所推荐。

1. 降低的蛋白结合的 T_4 浓度对 FT_4 浓度的影响

去除掉增量 T_4 后的 FT_4 浓度可以通过电子表格进行估算(图 2-4-5)。当从甲状腺功能亢进血清中去除 T_4 的量逐渐增多时,血清中 FT_4 浓度逐渐降低。但是,FT_4 浓度的大幅降低仅发生在非常大量地去除血清中 T_4 之后。例如,解离(去除) 1 000pmol/L 的 TT_4 仅会使 FT_4 浓度降低小于 2% (或 <0.2pmol/L)。

2. 血清稀释

上述例子考虑了 FT_4 从血清腔通过透析膜扩散至缓冲液腔的情况。在理想情况下,如果将血清用惰性缓冲液稀释也会观察到 T_4 与其结合蛋白解离并使 FT_4 浓度保持近似恒定。就机制而言,上述现象与透析的存在与否并无关系。图 2-4-6 展示了三种不同血清用相同一种惰性溶液 (如 10mmol/L HEPES 缓冲液,pH7.4)稀释后计算 (使用电子表格程序)出的 FT_4 浓度。其中一份血清具备正常的 T_4 结合能力,另两份血清的 T_4 结合能力分别比正常血清高 4 倍和低 4 倍(结合能力由结合蛋白亲和力乘以结合蛋白的浓度得到)。结果表明,在正常血清和高结合能力血清中,仅当稀释倍数高于 1 000 时才会使 FT_4 浓度显著降低 (超过 10%)。然而,在低结合能力血清中,稀释窗口降低,因此比正常血清更易引起 FT_4 浓度的显

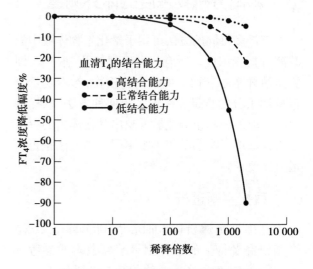

图 2-4-6　血清稀释对 FT_4 水平的影响

著下降。这些数据表明,为了在低结合力血清中获得正确的 FT_4 浓度结果,检测中应用的稀释倍数应保持在最低水平(其同样适用于其他游离激素检测方法)。在检测中若进行高倍血清稀释将会使这些患者产生负偏倚结果。

(二) 游离分析物免疫检测

在所有 FT_4(以及其他游离分析物)的免疫检测中,无论采用何种检测形式,均具备许多通用步骤:血清稀释步骤;抗体添加步骤;对抗体上未结合位点进行定量分析。

但是,这些检测方法在形式(对抗体上未结合位点的定量分析方法)上,以及在使用检测试剂和方法时对 T_4/ 蛋白质平衡进行扰动的水平上均存在显著差异。

在稀释血清中加入抗体时,将会发生如下一系列事件。当抗体与 FT_4 结合,更多的 T_4 从蛋白质 -T_4 复合物上解离而形成更多的 FT_4。因此,T_4

在血清蛋白质以及抗体间进行重新分配。这种重新分配取决于抗体的浓度、亲和力（相对于血清的结合能力），以及缓冲液配方中的其他成分（如BSA）是否会影响 T_4 与血清蛋白的结合。上述过程所涉及的反应能够用如下两个简单公式描述：

式(2-4-2)（前文已介绍）描述了体内 FT_4 的血清浓度：

$$FT_4 = PBT_4/K[P_{free}]$$

式中 PBT_4 代表蛋白质结合的 T_4 浓度；K 代表蛋白质（针对 T_4）的净亲和力；$[P_{free}]$ 代表蛋白质上未结合（游离）的结合位点浓度。

式(2-4-3)描述了体外（即在免疫检测管中）FT_4 的血清浓度：

$$FT_4=(PB_{T_4}+IA_{T_4})/(K[P_{free}]+K[IA_{free}])$$
$$(2-4-3)$$

式中 PB_{T_4} 和 IA_{T_4} 分别代表与血清蛋白和与免疫检测试剂（包括抗体）结合的 T_4 的浓度；$K[P_{free}]+K[IA_{free}]$ 代表血清蛋白质与免疫检测试剂的结合能力（即亲和力乘以未结合位点的浓度）。

电子表格程序能够用于计算体外（即免疫检测管中）和体内 FT_4 的浓度。它也能够用于分析：

- 添加抗体（具备不同 $K[P]$）对血清稀释 FT_4 的影响；
- 具备不同结合能力（$K[Ab]$）的抗体对不同患者人群（即具有不同血清结合能力（$K[P_{free}]$））的偏倚效应；
- 外源性结合物（例如，添加到免疫检测试剂中的不同数量的BSA）的偏倚效应（对 FT_4）；
- 免疫分析中抗体的最佳亲和常数（K_{eq}）要求。

1. 抗体添加对游离分析物样本稀释曲线的影响

当抗体亲和力（K）和抗体浓度（$[P_{ab}]$）从0（即未添加抗体）变化到 $K[P_{ab}]$ 为免疫检测管中总结合能力的 0.2%、0.5%、1% 和 15%，即 $K[P_{ab}]/((K[P_{ab}])+K[P_{total}])$ 比值为 0.002、0.005、0.1 和 0.15 时，血清稀释曲线的变化情况如图2-4-7所示。在这些情况下，抗体将截留（或"抽出"）血清总 T_4 的 0.2%~15%。这些用于模拟的甲状腺功能正常的血清中结合蛋白和 T_4 的浓度与本小节前文假设相同，免疫检测中采用 $25\mu L$ 血清样本，而检测反应终体积为 $125\mu L$（试剂中仅抗体可与 T_4 结合）。血清的稀释系数为1（即血清在反应前后

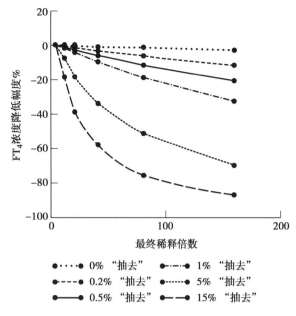

图2-4-7 抗体对游离 T_4 浓度的影响

为5倍稀释，而在检测过程中未对血清进行额外稀释）至160。

结果表明，当抗体浓度以及亲和力（$K[P_{ab}]$）的联合效应与天然结合蛋白的总浓度和亲和力相比维持在最低水平时，如 $K[P_{ab}]/((K[P_{ab}])+K[P_{total}])$ 比值小于 0.5% 时，FT_4 浓度在血清稀释过程中保持相对稳定。当 $K[P_{ab}]$ 较高时，FT_4 浓度随着稀释因子增大而降低；随着 $K[P_{ab}]$ 的增加，稀释导致的 FT_4 浓度下降逐渐增强。血清稀释曲线的临床意义将在本节后文中进行讨论。

2. 抗体对不同患者群游离分析物浓度的影响

图2-4-8描述了血清中添加抗体（具备不同 $K[P_{ab}]$）时所造成的偏倚效应。图中抗体的结合能力覆盖了进行甲状腺功能测试的患者的常见情况（Nelson等人提示上述结合能力存在30倍差异，重症患者蛋白质结合能力比门诊患者低8倍，而妊娠血清或TBG过量患者比门诊患者血清结合能力高4倍）。其他血清 T_4 结合能力低下的人群包括TBG缺乏症患者、甲状腺功能亢进患者和患呼吸窘迫综合征的新生儿。

结果表明，使用高 $K[P_{ab}]$ 抗体时，低结合能力患者血清会产生负偏倚，而高结合能力患者血清会产生正偏倚。仅当抗体 $K[P_{ab}]$ 较低，如 $K[P_{ab}]/(K[P_{ab}]+K[P_{total}])$ 低于 1% 时，检测结果会接近 FT_4 的真实浓度，即小于 10% 差异。

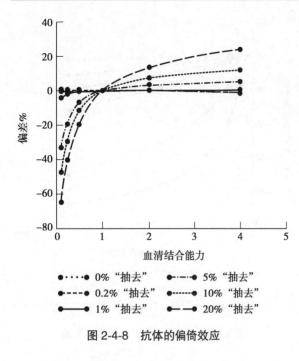

图 2-4-8 抗体的偏倚效应

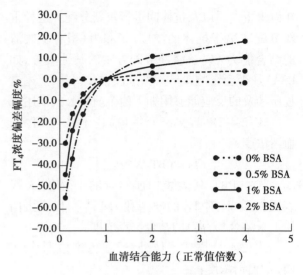

图 2-4-9 抗体的偏倚效应

3. 免疫检测试剂中 BSA 对游离分析物浓度的影响

在大多数免疫检测试剂中通常会包含外源性蛋白(如 BSA),用于减少抗体或分析物的 NSB。在使用免疫法测定 FT_4 和 FT_3 时,试剂中引入 BSA 可以使检测对非酯化脂肪酸(NEFAs)* 具有鲁棒性。图 2-4-9 模拟了免疫检测试剂中不同浓度外源性 BSA 在具备不同 T_4 结合能力血清中对 FT_4 浓度的影响。免疫检测中采用 25μL 血清样本,其最终反应体积为 125μL。结果表明,在游离激素免疫检测试剂中引入 BSA 会对测量结果产生不同影响。当检测试剂中 BSA 浓度增加时,低结合能力血清的负偏倚会变大,而高结合能力血清则产生正偏倚。至于 BSA 会防止 NEFA 干扰的观点(NEFA 会与 BSA 结合),由于接受肝素治疗的患者通常血清 T_4 结合能力较低,BSA 实际上会导致 FT_4 浓度出现负偏倚。由于 NEFA 的产生使血清组成改变而导致 FT_4 体外浓度与体内浓度不同,因此不建议对接受肝素治疗的患者进行 FT_4

和 FT_3 水平的测定。

4. 抗体亲和力和浓度的优化

截至目前,电子表格程序已被用于当分析物/蛋白质平衡受外源添加缓冲溶液(血清稀释)或分析物结合物(抗体和 BSA)的影响而产生干扰时,或受结合蛋白浓度和亲和力变化影响时,预测游离分析物的浓度。这些模拟的结果表明,为了开发一种有效和准确的游离分析物检测方法,对于分析物/蛋白质平衡的干扰应降至最低。如果样本内在的精密平衡被破坏,游离分析物测量对比总分析物测量的优势将会丧失,因为此时游离分析物的检测结果将接近总分析物的结果。

前文中讨论可见,在血清中添加抗体会导致其 FT_4 浓度降低,降低的程度取决于抗体的结合能力($K[P_{antibody}]$)。因此,为了减少上述偏倚,抗体的结合能力需要被保持在较低水平。模拟计算显示,抗体的最佳结合能力应小于正常血清结合能力的 1%。采用电子表格程序,可以改变抗体的亲和力和浓度,从而使 $K[P]$ 保持在正常血清结合能力的 1%。如前所述,在这些情况下抗体将截留(或"抽去")1% 的血清 TT_4。随着总 T_4(表格中单元格 C16)浓度改变,抗体上的未占据结合位点的百分比(单元格 M19 中的计算结果)与 FT_4 的浓度均会发生改变。图 2-4-10 展示了上述模拟计算的结果。显然,采用高亲和力(1×10^{11}L/mol)抗体(浓度为 1.79×10^{-10}mol/L),会使 FT_4 检测具备优异的灵敏度,但其检测范围有限,因此并不适于常规应用。

---

*NEFAs 通常是通过脂蛋白脂酶在体外产生的,其能够与甲状腺结合蛋白连接,因此会造成 FT_3 和 FT_4 浓度的"假性"升高。但是血清中 NEFAs 的浓度通常很低,因此难以对检测结果产生显著影响。然而,当患者接受肝素治疗时,会在体外产生大量的 NEFAs,进而导致 FT_4 浓度的上升。肝素有时用于防止输注套管内的凝血。体内注射肝素会刺激脂蛋白脂酶的产生,进而导致 NEFAs 的释放。

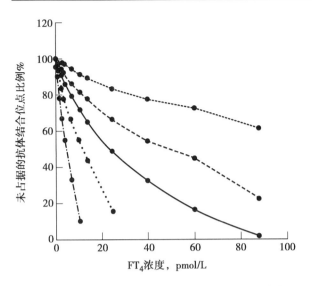

图 2-4-10 不同亲和常数的抗体对 FT₄ 剂量 - 响应曲线的影响

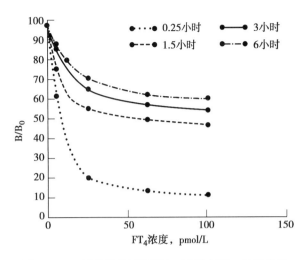

图 2-4-11 同种抗体不同孵育时间的剂量 - 响应曲线

随着抗体亲和力的降低(通过调整抗体浓度,并保持 $K[P]$ 不变),剂量 - 响应曲线变缓但检测范围增大。当亲和力低于 $1×10^{10}$L/M 时,曲线将过于缓和而不适于常规应用。令人惊讶的是两个文献报道的 FT₄ 检测采用亲和力低于 $1×10^{10}$L/M 的抗 T₄ 抗体但却具备所需特性的曲线(Christofides et al., 1992;Christofides & Sheehan, 1995)。这在文献中引起了一些争论,如 Ekins(1992,1998)指出,上述检测中抗体的亲和常数测定存在错误,仅当抗体亲和常数大于 $1×10^{11}$L/M 时才会产生必要的曲线形状。下面的数据展示了亲和力低于 $1×10^{10}$L/M 时,抗体如何应用于 FT₄ 的检测。

第一个实验采用一种 T₄ 抗体(K 为 $8×10^9$L/M,其采用称重制备的 T₄ 标准品,并用缓冲液进行稀释,通过经典的 Scatchard 曲线分析获得)。检测基于反滴定形式(见下一小节)进行,具体如下:25μL 等分的血清 FT₄ 标准品(通过 ED 校准)被加入到包被了驴抗绵羊抗体微孔中。向微孔中加入 100μL 绵羊抗 T₄ 抗体,在 37℃ 下孵育 15min。孵育完成后,将微孔进行清洗并加入 100μL 含 T₃ 偶联**辣根过氧化物酶**(horseradish peroxidase, HRP)的溶液(T₃-HRP 的加入可以减少抗体 -T₄ 的解离)。孵育时间选择 0.25~6h。此后,继续清洗微孔并加入 HRP 底物。HRP 发光通过光度计进行测量。上述反应的剂量 - 响应曲线如图 2-4-11 所示。正如 Ekins 所预测的结果(如 Ekins,1998),当检测接近平衡时(孵育 6h),采用亲和力小于

$1×10^{10}$L/M 的抗体形成的剂量 - 响应曲线过于平缓而难以实际应用。然而,当孵育时间缩短时,剂量 - 响应曲线斜率显著变陡,0.25h 的孵育时间可以形成有效的斜率和测量范围。

第二个实验采用 ¹²⁵I 标记的抗 T₄ 鼠单克隆抗体,其亲和常数为 $5×10^9$L/M,检测采用"标记"抗体方法(参见本节"标记抗体方法"部分)。50μL FT₄ 血清校准品被加入到聚苯乙烯管中,之后加入 100μL 示踪抗体和 100μL 含 T₃ 的溶液,其中 T₃ 与磁性纤维素微球连接形成**分离悬浮液**(separation suspension,SS)。SS 的浓度从"纯"溶液变化至 1 000 倍稀释。聚苯乙烯管在 37℃ 下孵育 60min,之后放置于磁性底座上 20min 进行分离。管中上清液被去除,微球通过伽马计数器(NE1600)进行测量。图 2-4-12 展示出采用不同浓度 SS 的检测方法所形成的剂量 - 响应曲线(由 SS 上结合的总抗体与 FT₄ 浓度相比作图)。数据也以 %B/B₀ 与 FT₄ 浓度相比进行作图(图 2-4-13)。上述数据可见,采用高 T₃ 纤维素时,曲线形状非常平缓,因此检测不利于实际应用。这一结果与 FT₄ 抗体亲和力低于 $1×10^{10}$L/M 时灵敏度过低的预测保持一致。但是,随着 T₃ 纤维素浓度的降低,剂量 - 响应曲线(针对 FT₄ 检测)具备所需特征。图 2-4-13 中不同检测的 ED₅₀(减少 50% 结合抗体量所需的 FT₄ 浓度)范围从 >100pmol/L(采用"纯"T₃ 纤维素溶液)至 13pmol/L(采用 1/1 000 浓度 T₃ 纤维素溶液)。

上述两个实验清晰地表明,如果检测达到(接近)平衡,那么理论预测(不可能采用亲和力低于 $1×10^{10}$L/M 的抗体形成有效的 FT₄ 检测)是正确

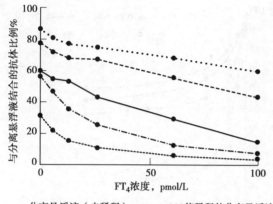

图 2-4-12　不同 SS 浓度的剂量 - 响应曲线

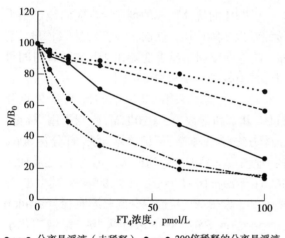

●…… 分离悬浮液（未稀释）　●—·— 200倍稀释的分离悬浮液
●--- 4倍稀释的分离悬浮液　●……… 1 000倍稀释的分离悬浮液
●—— 40倍稀释的分离悬浮液

图 2-4-13　不同 SS 含量的剂量 - 响应曲线

的。然而，使用非平衡条件和 / 或优化检测中的反应物，如调整 T_3 纤维素（用于从游离抗体中分离结合的抗体）的浓度和亲和力，可以开发出具备必要灵敏度和检测范围的 FT_4 检测方法。

5. 返滴定（两步）法测试游离分析物

在此方法中，血清与固相载体上固定的抗体进行反应。在首轮孵育中（应在 37℃ 下进行），抗体与血清中的分析物结合。首轮孵育完成后，反应混合物被吸走去除，并对固定抗体进行清洗。抗体上未被占据的结合位点通过与标记分析物结合而实现定量，如图 2-4-14 所示。

通常分析物类似物的标记物更为常用，与内源性激素相比其与抗体的亲和力更低，因此更有利于减少测试过程中已结合的分析物从抗体上解

离。已知量的示踪剂与抗体结合并对比游离分析物浓度可以绘制校准曲线，因此抗体上结合的示踪剂数量能够通过校准曲线被转化为浓度。校准品所对应的游离分析物的浓度则通常由直接 ED 方法得出。

6. 标记类似物示踪剂方法

在该方法中，血清与抗体（通常固定在固相表面）和标记的分析物衍生物（标记的类似物示踪剂）同时孵育。在孵育过程中（37℃），类似物示踪剂与游离分析物共同竞争抗体上有限的结合位点。抗体上结合的示踪剂的数量与分析物的浓度成反比。在孵育完成时，抗体与剩余的反应物分离，并对结合的示踪剂进行定量（测量基于示踪剂标记特性进行，如 ^{125}I、酶或荧光基团），其结果结合校准曲线即可转化为浓度信息。校准品中对应游离分析物的浓度通常采用直接 ED 方法作为参考方法得出，如图 2-4-15 所示。

该方法以及标记抗体方法的一个重要要求是分析物类似物对任何血清结合蛋白均没有亲和力。如果类似物对血清结合蛋白具有亲和力，那么最终得到的游离分析物浓度将与蛋白质的浓度相关。类似物与蛋白质的结合能够通过将类似物与大蛋白质进行预先偶联而消除（Georgiou & Christofidis, 1996; Tsutsumi et al., 1987）。偶联将为类似物引入足够的空间位阻，从而阻止其与血清蛋白质的结合。

7. 标记抗体方法

再次以游离甲状腺激素为例。甲状腺激素（如 T_4 或 T_4- 蛋白结合物）被固定在固相表面（如微孔表面）。血清样本以及标记的抗 T_4 抗体被加入固相，混合物在 37℃ 下孵育。在孵育过程中，抗体在液相（包含内源性 FT_4）和固相上进行分配。固相上结合的标记抗体数量（当液相反应物从固相上分离后估测）与血清中 FT_4 的数量成反比，并且可以通过已知 FT_4 浓度的血清（浓度通常通过 ED 获得）进行定量计算。

通过固定 T_3 或 T_3 偶联物以及标记的抗 T_3 抗体示踪剂可以开发 FT_3 检测方法。

该方法的一种变体（Christofides et al., 1992, 1995, 1999a, b）已成功地用于开发商品化 FT_4 免疫检测方法（图 2-4-16）。该方法借助于标记的抗 T_4 抗体与固定化 T_3- 蛋白质偶联物之间的弱交叉反应性（<1%）。弱交叉反应的 T_2- 蛋白质偶联物已被用于 FT_3 检测方法的开发。

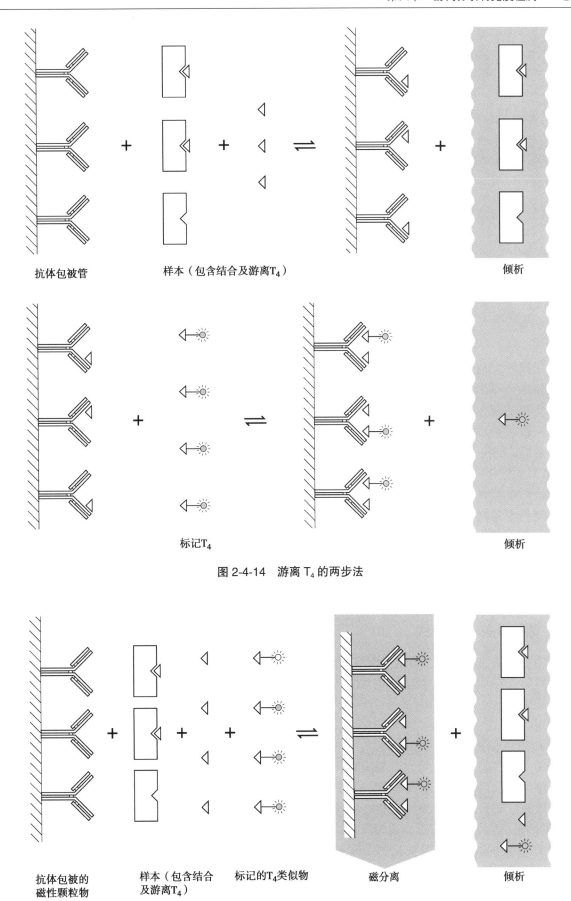

图 2-4-14 游离 T_4 的两步法

图 2-4-15 标记类似物示踪剂法测定游离 T_4

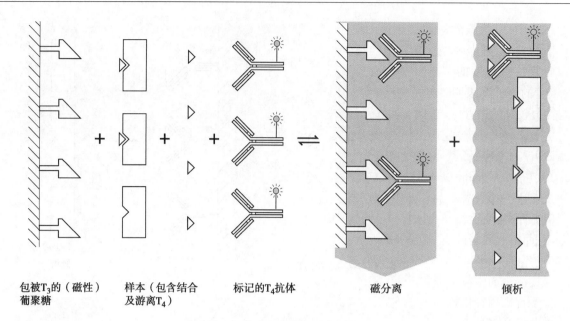

包被T₃的（磁性）   样本（包含结合   标记的T₄抗体   磁分离   倾析
葡聚糖   及游离T₄）

图 2-4-16   标记抗体测定游离 T₄

使用这种"异源检测"方法有诸多优点。首先，与所有的异源检测相同，此类方法的剂量 - 响应曲线更加陡峭。其次，该方法还具备包括反应动力学更快、信号强度更高以及针对内源性抗甲状腺激素抗体的抗干扰能力更强等优点。值得注意的是，对固定化抗原具有极高亲和力的 T_3 自身抗体以高浓度存在时，会对检测产生干扰。这些检测类型均包含两项重要要求，即甲状腺结合蛋白应避免与固定化抗原间存在结合力（其通常通过将抗原与大分子连接而满足），并且与所有游离甲状腺激素检测一致，应尽可能降低对内源性 T_4/蛋白质平衡的影响。

（三）有效性（准确度）测试

利用前文所述的质量作用定律模型，可以设计实验对任意游离分析物检测方法的性能与理论检测性能进行比较。本文针对一些可实操的实验进行介绍。

1. 血清样本中添加结合蛋白

当加入蛋白质增多时，可以预见游离分析物浓度逐渐降低。以 FT_4 为例，在检测中不含任何干扰物质的情况下，可以预测加入 TBG 所导致的 FT_4 浓度降低的百分比将大于加入等浓度的 TTR 或 HSA 所导致的 FT_4 浓度降低比例。该实验的问题在于游离分析物浓度的降低不仅取决于加入蛋白的浓度以及亲和力，而且还取决于内源性蛋白的浓度和亲和力。因此，除非外源性蛋白和内源性蛋白的浓度以及亲和力是已知的，否则直接

比较上述实验结果和理论结果是不可取的。尽管如此，该实验在确定检测过程中存在严重问题时是有用的。例如，如果检测中使用的示踪剂针对任意结合蛋白具有亲和性，那么在血清中加入这种蛋白将导致 FT_4 浓度的显著上升（或不变），而非预期的 FT_4 浓度降低。

2. 血清样本中添加结合阻断剂

随着结合阻断剂的加入，可以预见游离分析物的浓度呈现剂量依赖性升高。可以用于甲状腺激素的阻断剂包括药物诸如呋塞米、酮洛芬、苯丁氮酮、甲芬那酸、二苯海因、丙磺舒、舒林酸、芬氯酸和水杨酸等，以及其他物质包括苯胺 - 萘磺酸和非酯化脂肪酸（如油酸）。在这种测试中，由于游离分析物的浓度增加不仅与添加物质的浓度以及亲和力有关，而且与内源性蛋白质的浓度和亲和力相关，所以其与上述蛋白质添加实验类似，可以用于定性分析而非定量分析。

3. 稀释测试

血清稀释测试是一种可以应用于任何游离分析物检测的定量评价方法。如果检测方法有效，那么血清稀释后应产生近乎恒定的游离分析物结果；但是如果检测方法无效，那么所得到的游离分析物浓度与稀释之前比会降低。在甲状腺激素检测中，该方法被用于预测不同患者类别下的检测性能（Christofides et al.，1999a；Christofides et al，1999b）。在血清稀释时会产生一组样本，其血清结合能力会反映出患者接受甲状腺功能测试时的结合能力谱。例如，在接受甲状腺功能测

试的患者中,甲状腺激素的结合能力存在 20~30 倍跨度的差异;妊娠晚期血清稀释至 20~30 倍时可以重现这种跨度的差异。在血清稀释后任何 FT_4 浓度的降低都表明该检测方法可能低估了 T_4 结合能力较低的患者体内的 FT_4 浓度,例如住院患者。血清稀释试验中常用的缓冲溶液为 10mmol/L HEPES (N-[2- 羟乙基] 哌嗪 -N'-[2- 乙烷] 磺酸),(其可以从 Sigma 获取,货号 H7523),pH7.4。这种方法的一个潜在问题是,当血清稀释至 20~30 倍时,会使检测试剂中的蛋白质含量过度降低,进而引起显著的非特异性效应。因此,稀释倍数应控制在 4~8 倍(以反映严重的低蛋白血症),以确保检测试剂中包含足够的蛋白质从而避免非特异性干扰。稀释依赖性的 FT_4 浓度降低表明此检测方法将产生负偏倚结果,而该血清的 T_4 结合能力较低。

4. 与参考方法进行对比

在该方法中,对比时所选择的患者人群构成至关重要。当患者人群中排除了具备高或低结合力的个体时,无效的游离分析物检测方法与参考方法之间也会得到良好的比对关系。因此,该方法评估时应选择包含重症患者血清、住院患者血清、妊娠血清(尤其是妊娠晚期血清)。更为重要的是,用于对照的参考方法本身应该被证明是一种有效的游离激素检测方法。

六、总结

在测量患者样本中的游离激素或药物时,需要尽可能减少对分析物与结合蛋白之间平衡的影响。在对检测方法进行评价时,应聚焦于其对上述平衡的影响而非检测方法自身的构建形式。基于公认的物理 - 化学原理(如 ED)所构建的检测方法并不一定有效;相反,当一个检测方法无效时,也并不意味着该方法所依赖的基本构架原理无效。

七、参考文献和进一步阅读

Christofides, N.D. and Sheehan, C.P. Enhanced chemiluminescence labeled-antibody immunoassay (Amerlite MAB) for free thyroxine: design, development, and technical validation. *Clin. Chem.* **41**, 17–23 (1995).

Christofides, N.D., Sheehan, C.P. and Midgley, J.E.M. One-step, labeled antibody assay for measuring free thyroxine. I. Assay development and validation. *Clin. Chem.* **38**, 1118 (1992).

Christofides, N.D., Wilkinson, E., Stoddart, M., Ray, D.C. and Beckett, G.J. Assessment of serum thyroxine binding capacity-dependent biases in free thyroxine assays. *Clin. Chem.* **45**, 520–525 (1999a).

Christofides, N.D., Wilkinson, E., Stoddart, M., Ray, D.C. and Beckett, G.J. Serum T_4 binding capacity-dependent bias in the AXSYM FT_4 assay. *J. Immunoassay* **20**, 2101–2121 (1999b).

Csako, G., Zweig, M.H., Glickman, J., Ruddel, M. and Kestner, J. Direct and indirect techniques for free thyroxin compared in patients with nonthyroidal illness. II. Effect of prealbumin, albumin, and thyroxin-binding globulin. *Clin. Chem.* **35**, 1655–1662 (1989).

Demers, L.M. Thyroid function testing and automation. *J. Clin. Ligand Assay* **22**, 38–41 (1999).

Ekins, R.P. and Ellis, S. The radioimmunoassay of free thyroid hormones in serum. In: *Thyroid research: proceedings of the seventh international thyroid conference, Boston* (eds Robbins, J. and Braverman, L.E.), 597–600 (Excerpta Medica, Amsterdam, 1975).

Ekins, R., Filetti, S., Kurtz, A.B. and Dwyer, K. A simple general method for the assay of free hormones (and drugs); its application to the measurement of serum free thyroxine levels and the bearing of assay results on the 'free thyroxine' concept. *J. Endocrinol.* **85**, 29–30 (1980).

Ekins, R. One-step, labeled antibody assay for measuring free thyroxin. I. Assay development and validation (Letter). *Clin. Chem.* **38**, 2355–2357 (1992).

Ekins, R. The science of free hormone measurement. *Proc. UK NEQAS Meeting* **3**, 35–59 (1998).

Ellis, S.M. and Ekins, R. Direct measurement by immunoassay of the free thyroid hormone concentrations in serum. *Acta Endocrinol.* **177**(Suppl), 106 (1973).

Georgiou, S. and Christofidis, I. Radioimmunoassay of free thyroxine (T_4) using ^{125}I-labeled T_4-IgG complex with very large molecular weight. *Clin. Chim. Acta* **244**, 209–220 (1996).

NCCLS. Measurement of free thyroid hormones; approved guidelines reference no. C-45A, Vol. 24, No. 31.

Nelson, J.C. and Wilcox, R.B. Analytical performance of free and total thyroxine assays. *Clin. Chem.* **42**, 146–154 (1996).

Robins, J. and Rall, J.E. The interaction of thyroid hormones and protein in biological fluids. *Recent Prog. Horm. Res.* **13**, 161–208 (1957).

Thienpont, L., *et al.* Report of the IFCC Working group for standardization of thyroid function. *Clin. Chem.* **56**, 919–920 (2010).

Tsutsumi, S., Ishibashi, K., Miyai, K., Nagase, S., Ito, M., Amino, N. and Endo, Y. A new radioimmunoassay of free thyroxine using ^{125}I-labelled thyroxine-protein complex uninfluenced by albumin and thyroxine-binding globulin. *Clin. Chim. Acta* **170**, 315–322 (1987).

Wilcox, R., Nelson, J.C. and Tomei, R.T. Heterogeneity in affinities of serum proteins for thyroxine among patients with non-thyroidal illness as indicated by the serum free thyroxine response to serum dilution. *Eur. J. Endocrinol.* **131**, 9–13 (1994).

(张轶　译,何建文　审)

定性免疫检测的特点和设计

与定量免疫检测给出浓度值不同,定性免疫检测通常直接给出"诊断"或分类结果,如抗体/抗原阴阳性判断,即定性免疫检测通常给出是或否的结论。与定量检测相比,人们对定性免疫检测的第一印象可能是其更加简单,也更容易使用。然而定性免疫检测需要对产生的信号进行解释,即给出是或否的结论,而不仅仅是给出浓度值,因此这类方法与临床诊断紧密相关。整体而言,定性检测方法在设计时需要更加严谨,同时要求使用者理解其应用局限性。例如,很多定性免疫检测设定了灰区,表示在这一区段内不能给出确定的诊断结果或者结果需要进一步确认。以献血筛查为例,初筛阳性结果需要采用第二种定性或定量试剂确认。对于定性免疫检测的阴性结果而言,其可以不进行进一步的确认,并提供有意义的临床信息,如可以确认妇女并未怀孕。如果没有临床解释的特殊要求,这种阴性结果通常不会进行复测。因此,了解用户的需求和客户对测试结果的解释是定性检测方法设计的基础。

定性免疫检测在免疫检测法发明后不久即已出现。然而,在早期定性免疫检测中,每轮测试都需要进行标准化(因为早期定性检测方法非常依赖于精确的试剂浓度和放射性同位素的衰退平衡),这限制了其使用价值和可靠性。通过测试质控品,可以对每轮检测中的临界值信号水平进行修订。随着临界非放射性的、稳健的免疫计量检测技术的引入,如 ELISA、侧向层流免疫检测,定性检测得到迅速发展。很多早期定性检测是为了测量抗体的滴度,如针对乙型肝炎病毒相关抗体的检测,其对应的"定量"检测结果的报告单位在不同的检测方法间存在差异。对定性检测方法而言,上述滴度测量结果使其具备部分定量检测的优势。

定性检测被广泛应用于筛查,因此其测试通量非常重要。特别是对于血液中心而言,大量的献血筛查样本一般选用大型自动化仪器进行定性检测。另一方面,定性检测也是家庭用户的常用方法,如最为常见的家用验孕试纸。上述两种情况涵盖大量不同使用场景,因此定性检测也被全科医生、兽医、警察、环境专家和安全专家等临床检验领域以外的专业人士使用。

定性免疫检测可以分为两类,一类是确认分析物是否存在,如病毒的抗原、抗体或毒品;另一类是区分分析物的浓度与背景浓度的差异,如验孕检测中的 hCG 测试。对于第一类检测,检测方法的灵敏度和特异性是关键因素;对于第二类检测,设计者还需要考虑到分析物在正常人群中的浓度分布。

在增长潜力方面,由于发展中国家市场的开拓和血筛查检测应用的拓展,定性免疫检测的市场规模正在稳定增长。

定性检测方法的开发在原理设计、条件优化、性能验证和确认中具备独特的特征,也受到额外的监管。本节所讨论的定性检测试剂的设计和开发的相关概念主要基于自动化的免疫检测方法,但其原则在其他类型的定性检测中同样适用。

一、定性检测的特点

(一) 定义

免疫检测可以按照输出的结果分为定性、半定量和定量。定性指的是确定结果的性质或特征,而不是数量或量值。**定性免疫检测**(qualitative immunoassay)基于分析物是否存在或分析物浓度相对于已建立的参考点的高低,来区分两个或多个相互排斥的特征并得出相应的结论。在一些应用中,一个定性免疫检测方法可能需要同时检测两种或更多种分析物。定性检测的结果通常是二元的,即有反应性或无反应性。根据检测的设计,上述结果可以被解释为阳性或阴性。**定量**(quantitative)或半定量检测能推算出分析物的浓度。定性免疫检测不仅仅是简单地根据测量的浓度和参考区间来解释定性结果,更重要的是给出样本状态(如阳性或阴性)的结论。尽管部分定性检测与定量检测在某些领域或使用场景下存在一定重叠,但定性检测的首要目的不是确认样本中分析物浓度。

在定性检测中，通常定义分析物的某个阈值浓度水平(临界值，将在下面讨论)以判断分析物是否存在。分析物存在与否不应依据其浓度是否为零的绝对度量进行判断，而应该依据预先确定的基于检测灵敏度和特异性之间平衡的临界值进行判断，并与参比系统或临床结果进行比较。由于上述原因，定性检测的临界值附近通常存在灰区。

半定量检测(semiquantitative assays) 基于定量检测结果的有临床意义的变化给出分类结果，通常认为其与定性检测十分类似。整体而言，半定量检测提供分类信息，如阴性、弱阳性、中等阳性和强阳性。半定量检测给出的分类结果与检测的应用相关。例如，监测患者对抗病毒治疗的应答时，可以测量患者体内抗病毒抗体的水平。换言之，半定量是指根据抗原浓度或抗体滴度的增加或减少提供额外的定性信息的能力，即定性结果的变化。与其他免疫检测方法类似，半定量检测的结果也有一定不确定性。在实际应用中，半定量检测与定性和定量检测之间均存在一定程度的重叠。从监管的角度来看，半定量检测法必须作为定性检测方法进行确认，才可以声称其分类结果具有临床意义。

在一些定量检测中，源自多个校准点的校准曲线可以将仪器的信号响应转换成数值单位，以确定样本中的分析物的水平。根据特定检测的临床应用需求，半定量免疫检测也可以提供丰富的定量信息。

定性免疫检测法可以通过设计达到尽可能高的灵敏度，这是其实际应用中的主要优势之一。这样，当样本中抗原浓度或抗体滴度非常低时，就可以报告阳性或反应性结果。在设计定性检测方法时，通常不需要对目标分析物形成可量化的或数字化的响应。

(二) 抗原和抗体检测

定性免疫检测可用于检测抗原或抗体，或同时检测两者。然而，检测抗原和抗体的检测方法，其设计的目标和要求是完全不同的。如果检测抗原，如病毒抗原，检测方法必须以实现最大灵敏度为目标进行设计。这主要是为了在特异性不受过度影响前提下，在基质低背景中检出痕量的外源病毒抗原。然而，对于抗体检测，检测方法的设计虽然仍集中于实现最佳灵敏度，但需与更好的临床特异性达到平衡。此外，与抗原检测不同，抗体检测可以通过测量特异性抗体与特异性抗原结合的亲合力来获取抗体的滴度，而其结果通常以任意单位(arbitraty unit，AU)表示。

在设计检测方法以实现高灵敏度或特异性时，需要着重考虑假阳性和假阴性结果的临床影响。高灵敏度的实现通常以牺牲特异性为代价(反之亦然)，因此必须要考虑到后续的确认试验，以达到检测灵敏度和特异性的平衡，并获得最佳的分析和临床性能。当检测方法的灵敏度过高时，其特异性可能相对较低，导致假阳性结果。例如，用于诊断时，高灵敏度的 HBsAg 检测将可能报告更多的初始反应性(阳性)结果，这些结果需要通过复杂流程以确认或纠正。此外，假阳性结果将导致不必要的重复测试，或者在血液筛查中导致不必要的结果延迟和有价值的血液制品的浪费。另一方面，在误诊的情况下，如抗 HTLV 抗体假阳性，特别是考虑到与该病毒相关疾病发病率相对较低，患者可能承受过度的压力和恐慌情绪。与之类似，在癌症的诊断中，检测方法需要具备高特异性以使结果假阳性率最小化，防止由于治疗导致的医源性疾病。

对病毒 IgM 检测来说，检测的目的是替代传统病毒分离方法，快速诊断急性或原发性感染，因此必须证明该方法能够检测出病毒感染的真实疾病状态，并且不会漏检可能的阳性样本。病毒 IgM 检测试剂在设计时需要针对高特异性和灵敏度进行充分的优化。从这些例子中可以看出，在优化筛查试剂时，其后续确认试验相关的成本和风险不可忽视。

最后，需要注意设计针对正常人群(如献血者)的筛查检测和设计针对具有症状或临床病史的患者的诊断检测之间存在差异。

最新的第四代定性免疫检测能够同时检测抗原和抗体。检测方法的设计主要聚焦于实现最高灵敏度，如第四代 HIV 检测即可对早期血清转化期间产生的低水平抗体及 HIV p24(gag)病毒抗原进行联合检测。在这些检测中，初筛阳性结果必须使用另外的试剂进行补充测试以确认 HIV 感染，因此检测方法具备合适的特异性仍然十分重要。HIV 抗体是 HIV 感染的可靠指标，但其在约 3~4 周的初始窗口期后(并且某些个体的窗口期较长)才出现。HIV 抗原抗体联合检测使之相对于 NAT 筛查的窗口期显著减少至 2.35~4.04 天。

由于 HIV 基因组中免疫支配区域内的抗原变异性高,在设计检测方法时,需要优先选用多种从不同病毒株分离出来的、表达保守区域蛋白序列的抗原。对于美国和欧盟的监管当局来说,第四代检测方法如 HIV 抗原抗体联合检测越来越受欢迎,但其更为复杂,使开发和生产面临更多挑战。

(三) 开发和监管要求

与定量检测类似,定性检测方法的主要开发过程通常包括可行性研究、优化、验证和确认以及产品发布。其中,验证和确认阶段对于开发定性检测方法非常关键。相比定量检测,定性检测确认的要求和方法与具体检测试剂关系更大,如临界值的验证和确认,以及不同类别和疾病阶段的检测灵敏度的确定。关于定性检测开发的更多细节将在后文进行介绍。

理解针对特定分析物和检测方法的监管要求同样重要。例如,在美国用于血液筛查的试剂由美国食品和药品管理局(FDA)的生物制剂部门监管,兽用筛查试剂由美国农业部(USDA)监管。监管机构高度关注定性检测的安全性和有效性,对于检测抗病毒 IgM 抗体的试剂尤其如此。实验室可能依赖于 IgM 检测来诊断病毒感染,因此相关 IgM 检测必须具备高特异性。如果 IgM 检测不能有效区分所检测的特定群体的真阳性和假阳性,则可能对受试者造成不利后果,如使健康个体接受不必要的抗病毒治疗。同样,假阴性结果可能导致治疗延误。此外,某些病毒感染的漏诊或误诊可能对孕妇和胎儿产生严重的不良影响。因此,相关机构对抗病毒 IgM 抗体检测的开发有一些特殊的要求。以下是定性抗体 - 抗原检测的监管要点,其原则也适用于特定 IgM 的检测。

• 抗原。分析物是什么抗原? 为什么选择这种抗原? 抗原是天然的还是重组的? 它是蛋白质还是多肽? 它是纯化的蛋白质还是细胞裂解液? 在检测设计中使用的病毒株、抗血清和合成材料的来源是什么? 所有这些都是决定检测的特异性和灵敏度的关键因素。

• 临界值。如何确定和验证临界值? 必须基于**受试者操作特征**(receiver operating characteristic,ROC)曲线来建立。

• 质量控制(quality control,QC)材料。QC 的关键要求是其材料应与检测的预期用途和临床效用相关,并具有代表性。定性免疫检测至少应

该提供或推荐与测试样本基质相同的两个质控品(阳性和阴性)。

根据 FDA 的要求,如果是半定量检测,应进行适当的研究以证实结果与感染阶段(如早期、急性、感染减弱)的关系。感染阶段的判断应依据已确立的参考范围。对于每个感染阶段,应至少选择 10 名患者的结果以建立参考范围。如果厂家宣称检测具备半定量能力,还必须证明产品的线性达到或超过宣称的指标。

(四) 临床应用

整体而言,定性检测适用于以筛查、诊断和确认为目的的检测场景。根据其应用对象的差异,不同的定性检测具有不同的特征。在筛查中,定性检测方法需要实现尽可能高的灵敏度,以使假阴性结果的风险最小化。然而,如前文所述,达到极高的灵敏度可能会牺牲特异性。因此,筛查试剂可能产生假阳性结果。对于以筛查为目的的定性检测,假阳性结果的危害远小于假阴性结果的危害。例如,在使用 HBsAg 试剂筛查献血者时,由于假阴性结果会给血液供应带来风险,因此高灵敏度非常重要,同时这也是监管的要求。相反,血液筛查中的假阳性结果对血液供应几乎没有风险。此外,虽然确认某些分析物的存在可能比较烦琐、耗时和昂贵,如果有必要也可以通过后续的确认实验来纠正假阳性结果,但是如果筛查时假阳性结果过多,可能需要大量的确认试验,并可能缩短血液制品保质期并导致献血者的流失,这可能会严重影响血库运行。同时,这些定性检测方法通常还可能用于诊断用途。因此,在设计过程中有必要尽可能减少假阳性结果的出现。

在用于诊断时,定性检测需要同时实现高灵敏度和高特异性。设计用于诊断的免疫检测方法的核心是在灵敏度和特异性之间实现最佳平衡。一些检测方法在设计中不仅确定样本的反应性和非反应性,而且预先设定了灰区或可疑区间。灰区或可疑区间根据检测的临界临界值确定,通常在关键的最小灵敏度附近。当检测出现可疑结果时,通常需要复测。

在一些应用中,定性筛查测试结果为有反应性的样品,随后会用合适的确认方法进行分析。对定性检测结果进行确认以保证其可靠性和准确性是重要的,而且在某些情况下是必需的。在作为确认方法时,定性检测需要具备高特异性和高

阳性预测值。确认试验的检测方法在设计时,一般可以通过在首轮筛查检测中添加特定的中和抗体来确定特定分析物的存在与否,如在初筛阳性的样本中加入抗 HBs 抗体以确认 HBsAg 的存在。此外,一些筛查结果可以通过蛋白质印迹(Western blotting)或免疫印迹(immunoblotting)等其他方法确认,如对 HCV 和 HIV 的抗体初筛阳性结果的可以通过上述方法进行确认。确认试验的可能结果包括确认(阳性)、未确认(阴性)或不确定(可疑)。

在图 2-5-1 的判定流程中,Access HBsAg 检测的临界值是 1.0 S/CO(其中样品信号与临界值的比等于 1),S/CO 在 0.9~1.0 之间为灰区。当样本进行筛查测试时,如果结果≥1.0S/CO,则称为**初筛阳性**(initially reactive,IR);如果结果在 0.9~1.0 S/CO 范围内,则称之为灰区(**不确定**(indefinite)或**可疑**(equivocal))。具有反应性或不确定结果的样品需要用筛查试剂复测两次。如果在总共三次筛查检测中有两次结果≥1.0 S/CO,则称为**复测反应性**(repeatedly reactive,RR)。具有 RR 结果的样本用确认试剂再次测试。如果确认对照的结果≥1.0 S/CO 且中和率≥40%,则样品的结果被称为**确认阳性**(confirmed positive)。然而,如果确认结果的对照≥1.0 S/CO,而中和率 <40%,则需要进一步稀释后复测样本。如果确认结果的对照最终是 <1.0 S/CO,则称其**未确认反应性**(not confirmed reactive)。

确认初筛阳性反应结果的流程较为耗时。在采用定性检测方法进行诊断时,每个 IR 结果都应通过上述判定流程,以确认上述例子中最终结果是否为 HBsAg 阳性。因此,需要充分优化筛查检测方法以获得最佳灵敏度和特异性,从而尽可能降低初筛假阳性率。

在每种应用中,必须进行适当的临床研究,以表明其结果对疾病的判断与参比方法或"金标准"(如果存在)相一致。

二、定性检测方法的设计和开发

(一) 检测模式的选择

定性检测使用的反应模式与定量检测相同,反应模式的选择主要取决于检测的预期用途和需求,如用于抗原或抗体的检测,以及患者、用户和监管机构的要求等。在进行定性检测设计时,必须精心选择合适的反应模式以满足设计输入。针对定性检测的特点,其设计时常见考虑因素如下:

1. 对于抗原检测,最常用的模式是使用双抗体夹心法免疫检测。这种模式具有更宽的检测范围和更稳定的结果。对于小分子,如类固醇激素和药物等,最为常用的检测模式为竞争法。这种模式也可以用于抗原或抗体检测。

2. 对于抗体检测,可以选择间接法、免疫捕获法或双抗原夹心法。

• **间接法**(indirect format):第一步,使用包被有合成蛋白质或多肽、纯化的病毒抗原或病毒感染的细胞裂解物的固相载体(如顺磁性颗粒)来捕获特异性抗体(IgG、IgM 或总抗体)。第二步,使用酶或荧光标记的抗人 IgG 或抗人 IgM 检测捕获的抗体,或用抗原与标记的抗人 IgG 或 IgM 形成的免疫复合物检测捕获的抗体。

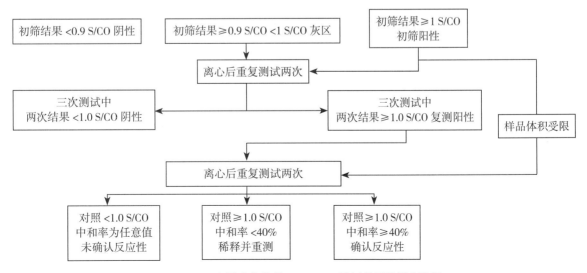

图 2-5-1 贝克曼库尔特公司 HBsAg 检测结果的判定流程

- **免疫捕获法**(immunocapture format):第一步,使用包被有抗人抗体(如小鼠抗人 IgG、山羊抗人 IgM 或蛋白 G/A)的固相载体捕获特异性人抗体(IgG、IgM 或总抗体)。第二步,将捕获的抗体通过标记有酶或荧光基团的特异性抗原,或抗原与标记的抗人 IgG 或 IgM 形成的免疫复合物进行检测。

- **夹心法**(sandwich format):使用包被特异性抗原的固相载体也可以捕获特异性抗体,被捕获的抗体可以通过标记的特异性抗原检测。然而,这种模式下,需要了解抗原的性质并使用纯化的抗原,而且抗原需要具备合适的相对分子质量。双抗原夹心法不能区分 IgG 和 IgM,其针对总抗体进行检测。

在检测抗体时,每种模式都各有利弊。一般而言,检测模式的选择需要综合考虑检测的对象为 IgG、IgM、IgA 或是总抗体,获取特异性抗原的可行性,不同亚类免疫球蛋白与特定抗原结合的竞争性,对干扰的敏感性等。以 IgM 检测为例,检测的灵敏度可能受非 IgM 免疫球蛋白影响。因此在免疫捕获模式中,捕获的 IgM 在第一步中与其他血清组分分离,防止后续 IgM 与 IgG 以及其他免疫球蛋白亚类间的竞争。对于间接法而言,其进行 IgM 检测时,灵敏度可能受到非 IgM 类免疫球蛋白的影响。然而,捕获法中特异性 IgM 也可能与其他非特异性 IgM 分子竞争固相载体上的抗人 IgM 抗体。因此,捕获法中灵敏度受特异性 IgM 抗体与总 IgM 的比例的影响。与间接法相比,免疫捕获法的缺点是需要针对每种待测的特异性 IgM 标记抗血清或抗原,即通常需要纯化的特异性抗原或抗原 - 抗体免疫复合物。此外,标记抗原在实践中比标记免疫球蛋白更困难。

对特异性抗病毒 IgM 进行检测时,间接法易受**类风湿因子**(rheumatoid factors,RFs)的干扰。RF 是识别人 IgG 的自身免疫抗体,通常属于 IgM 类。因此,间接法的第一步反应中,RF 可以与被特异性病毒抗原捕获的特异性 IgG 结合。然后,标记的抗人 IgM 偶联物在下一步中可能识别结合的 RF。当样本含有高滴度的特异性病毒 IgG 时,这个问题尤为突出。在这种情况下,特异性病毒 IgG 可以与特异性病毒 IgM 竞争结合固相上的抗原,进而影响测定灵敏度。另一方面,与间接法相比,免疫捕获法不易受到 RF 干扰。如果使用间接法,需要对样本进行前处理以去除 IgG,从而改善测试含有高滴度特异性病毒 IgG 的样本时结果的可靠性。

(二) 试剂的选择和优化

与定量检测类似,试剂优化对于设计定性检测方法而言也是至关重要的。其中,选择合适的生物活性原料(如抗体对和抗原),优化试剂配方,以及优化检测过程,都是试剂优化的重要要素。试剂优化可以从评估关键的影响因素开始,包括可能的浓度范围、可能的交叉反应物和其他干扰物质。将试剂性能优化提升到一个新水平,需要考虑如下关键因素:

1. 抗体对:在检测设计的两端,即作为捕获或者检测,都使用单克隆抗体,以避免 HAMA 干扰。

2. 抗原:天然的或重组抗原,在检测设计的两端,即作为捕获或者检测,使用的原料需要来自不同种属或使用不同的表达和细胞培养系统。

3. 可以检出亚型或基因型。

4. 固相化学:文献中有多种选择。

5. 偶联化学:文献中有多种选择。

6. 温育时间:满足灵敏度和特异性要求,以及满足用户需求。

7. 检测模式:满足灵敏度和特异性要求,以及满足用户需求。

8. 试剂的组成和浓度:阻断剂、稳定剂、防腐剂,以及化学品对环境的影响。

9. 试剂稳定性:包括试剂在 2~8℃下储存时的稳定性,用户可能经常将其移至环境温度以进行测试时的稳定性,以及从厂家运输到最终用户的过程中的稳定性。

10. 用于制作校准品和质控品的抗原 / 抗体:重组的或天然的。

11. 校准品和质控品的基质:样品的正确采集和处理。

12. 样本类型:EDTA、肝素、柠檬酸血浆和血清的等效性。

检测方法的开发人员应评估这些因素及其相互作用对检测的准确性、精密度、重复性、灵敏度和特异性的影响。对定性检测而言,设置正确的临界值是最基本的要求。

(三) ROC 曲线、临界值的确定和灰区

定性检测设计中最重要的参数之一是确定临界值。临界值是用于区分反应性和非反应性状态

的信号响应水平,合理设定临界值是给出正确临床解释的先决条件。确定临界值的方法有很多种。通常,将临界值定义为阴性质控品平均值加上 2~3 倍 SD。确定临界值的最佳方法为使用 ROC 曲线(ROC curve)临界。ROC 曲线是用诊断测试的灵敏度对所有可能的假阳性率(1– 临床特异性)作图。ROC 曲线作为表征临床灵敏度(当疾病确实存在时检测出疾病)和临床特异性(当没有疾病时识别出没有疾病)的标准方法已被广泛认可(Obuchowski et al,2004)。ROC 曲线体现了免疫检测设计时对临床灵敏度和特异性之间的权衡。通过对设计输入中灵敏度和特异性要求进行平衡,可以确定用于定性检测的最佳临界值(图 2-5-2)。

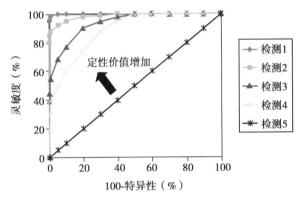

图 2-5-2 受试者操作特征(ROC)曲线示意图
注:5 条曲线分别来源于 5 组假设的数据。检测 1 代表最佳(理想)的 100% 灵敏度和 100% 特异性;检测 5 不能区分真阳性和假阳性,代表最差的结果

选择 ROC 曲线设定临界值时,原则上是为了实现最少的假阳性和假阴性结果,以达到灵敏度和特异性之间的最佳平衡。假阳性结果或假阴性结果的危害和严重程度取决于检测的预期用途。

例如,用于献血筛查的检测方法应该具备高灵敏度,因为假阴性结果将对输血安全性产生极高的风险。相反,用于辅助诊断恶性肿瘤的免疫检测应该具有高特异性,因为假阳性结果可能导致不必要的治疗而给患者带来更高的风险。最佳临界"cutoff"值的确定对于每种用途是独特的;或者从更小的范围讲,对每种检测设计是独特的。因此,定性检测的"准确性"通常通过证明临界值能够给出满足诊断要求的灵敏度和特异性,从而在筛查的目标人群中达到最佳预测值来进行确认。

在实践中,由于生物和系统因素,没有一种检测具有完美的灵敏度和特异性。在某些情况下,

设置临界值的目的是尽可能多的识别出真阳性,并尽量减少相同群体中的假阴性结果。在其他情况下,临界值的设定应以实现结果的真阴性结果的概率达到最大,而假阳性结果概率最小为目标。

综上所述,在待测生物标志物固有生物学特性的约束下,需要综合考量试剂选择、优化并合理设置临界值,以达到临床有效性的目标临界。

在检测方法设计时,需要定义和计算临界值,计算临界值的相关公式可以基于校准品建立(Xu et al.,1997)。例如,使用两水平校准时,其中一个校准品不含特定分析物用于反映系统的噪声信号,另一个校准品以基于功能灵敏度的浓度制备。临界值可以通过以下公式计算:

$$临界值 = xX_n(阴性校准品平均值) +$$
$$yX_p(阳性校准品平均值) + z$$

式中 x、y 和 z 是根据 ROC 曲线为获得最佳灵敏度和特异性所确定的参数。通常将定性检测的结果报告为样品信号与临界值(S/CO)的比值。定义反应性结果对应的 S/CO 后,要通过内部和外部研究进行确认。在大多数情况下,S/CO≥1.0 意味着反应性或阳性。

在检测方法开发过程中,正常人群(没有症状的健康个体)中分析物的浓度水平通过采用临界值对一定数量的标本进行判断来确定。标本的数量应有统计学意义,标本来源的人群应符合预期临床用途,并应包含相关的样本类型。

尽管定性检测中临界值可能存在不确定性,但是临界值对分析和 / 或诊断的可靠性依然是方法确认过程中最重要的内容(Coste et al.,2006)。灰区(gray zone)是在定性检测中临界值的附近的一个区间;在此区间内,检测结果难以被归为反应性或非反应性,即检测结果可能为"不确定、可疑或无结论"。灰区的上限为诊断结果可以判断阳性,且阳性可能性最低的值。灰区的下限为诊断结果可以排除阳性,且阴性可能性最高的值。如果检测结果"非黑即白",则可能由于检测系统和临床应用过程中的不精密性而造成偏差,不利于实际使用;灰区的设定避免了上述"非黑即白"的情形。灰区和临界值均应基于统计学上足够大的样本数量来确定,同时样本群中患病和未患病的个体必须能够代表常规测试的人群。对检测进行优化和确认的主要目的是确保灰区的范围尽可能窄,因此设计定性检测的理想目标是没有灰区。

在实际使用中,同一种检测方法针对不同人群或不同应用,可能设置不同的临界值。

(四) 校准和质量控制

与定量检测中使用多个校准品浓度绘制校准曲线不同,定性检测通常使用双水平校准品来确定临界值。在某些情况下,如对于微孔板 EIA 而言,临界值通过重复测定校准品获得平均值并结合一个预先设定的值(方法确认过程中通过大样本量测试而来)计算而得。用于抗原检测的定性分析方法中的校准品,一般通过向合成基质中添加抗原而制备,以降低非特异性结合并实现更好的稳定性;用于检测抗体的定性分析方法中的校准品,则一般通过向血清或血浆来源的天然基质中添加抗体而制备。阴性校准品(校准品 0,通常是基质本身)用于反映系统间差异,通常包含在临界值的计算公式中。第二个校准品(校准品 1)中的抗原浓度或抗体滴度通常处于非常低的水平。如前文所述,临界值通常是校准品 0 和校准品 1 的函数,此函数通过测试大量阴性样品和弱阳性样品并形成 ROC 曲线来确定。同时,为了包容仪器台间差、检测日间差以及试剂批间差,临界值应进行微调。由于临界值主要由校准品 1 的信号响应值确定,因此校准品 1 的稳定性对于试剂的可制造性和结果重复性至关重要。

质量控制的目的是在检测试剂制造过程中监控产品性能并评估产品质量。对定性检测而言,质量控制没有统一的理论(Simonet,2005)。整体而言,质控品应该在成分和性质上类似于临床样本,以发现试剂的性能异常,如检测灵敏度的下降(Garrett,1994)。因此,理想的质控品应使用天然的基质、抗原和抗体进行制备。**临床实验室改进法**(Clinical Laboratory Improvement Act,1988)要求实验室使用与用于计算临界值的校准品不同的阳性质控。此外,除了试剂盒中制造商提供的质控品外,一些实验室还要求使用额外的阳性质控品。QC 质控品至少应具备两个水平,即阴性和阳性质控,并与测试样品的基质相同。

根据检测方法原理和获取阳性样品的难易程度,可以通过混合和添加阳性人群样品的方式制备质控品。

(五) 抗病毒抗体和亲合力测试

众所周知,在免疫后,由于抗体从 IgM 逐渐转换为 IgG,因此抗体的亲和力随时间逐渐增强。亲合力测试的目的是测量目标 IgG 与包被在固相载体上的抗原的结合强度。抗体亲合力测试可以用于确认定性筛查的结果,以确定是否是近期感染。此外,抗体亲合力也可以通过定性检测来确定。用于抗体亲合力测定的定性检测的设计与常规的定性检测有些差异,其通常需要增加一个变性的步骤,来表征抗体结合能力的变化。

亲合力(avidity)是通过比较变性剂存在和不存在的情况下抗体结合亲和力的差异来测定的。高亲和力抗体的滴度测定通常需加入离液序列高的表面活性剂,如尿素、SDS、二乙胺或乙醇胺,以去除低亲合力 IgG。表面活性剂可以预先加入患者样本或用于固相载体清洗,以缓解低亲和力抗体与固相的结合或温育过程中抗体与固相的结合。之后,通过加入相同的抗人 IgG 偶联物,可以得到结合的高亲和力 IgG 滴度。总 IgG 滴度测定时,通常选择上述相同的检测试剂,但无须添加上述表面活性剂。

亲合力指数可以通过存在和不存在变性剂的情况下的亲合力结果进行计算,公式如下:

$$亲合力指数 = 有变性剂时的结果 / 无变性剂时的结果 \times 100$$

通常,50% 或更低的亲合力指数被称为低亲合力指数。

亲合力检测的方法确认,应当采用包含大量样本的、充分表征的样本盘;最终结果会确定亲合力临界值,高于临界值的结果误判风险低。

免疫应答的成熟过程因个体而异,因此应谨慎地解释抗体亲合力的检测结果。对于免疫功能低下或服用药物(包括一些抗生素)的个体尤其如此,其在弓形虫或 CMV 感染后可表现出亲合力增强趋势逐渐减缓的现象(Lefevre-Pettazzoni et al.,2006,2007)。

(六) 验证和确认

毫无疑问,定性分析方法应该进行验证和确认(Taverniers et al.,2004)。目前定性检测方法众多,但用于评估二元性"是/否"响应和相关的定性检测的系统化方法鲜有报道(Trullols et al.,2005)。在实践中,验证和确认策略取决于相关定性检测方法的使用和设计过程中的具体特点。在验证和确认之前以及过程中,应当确定不同定性方法中最重要的质量参数。总的来说,定性检测的主要分析特性与定量检测类似,因此两者验证和确认的要求和规范也是相似的。然而,定性检测具备一些独特的特征。

(1)需要对定性检测方法中的临界值进行确认,以确保其满足分析和临床性能要求。临界值直接决定了阴性和阳性响应的范围,对于定性检测方法至关重要。结果不确定区域的上下限取决于临界值附近的测量误差。在确认过程中,样本的结果应该通过样本信号响应与临界值的关系来确定。通常,推荐测试中包含阴性、临界值附近或阳性的质控品。相关质控品可以通过将抗体人为添加到基质中,以达到目标滴度的方法来制备。在这个过程中,样本选择、临床决定水平和临界值附近区域十分重要。在临床应用时,临界值会决定诊断的结果,因此在方法确认过程中,诊断特异性和灵敏度是主要关注点。

对于定性检测而言,只有在高于检测限的浓度时才能获得定性结果。在确认临界值时,应提供相关数据以证实其可以有效区分阳性和阴性样本。确认过程中选择的样本,应包含与方法预期用途和建议的临床应用中相对应的相关疾病人群,且样本数量应具备统计学意义。此外,一项完整的临床确认还应考虑不同地域人群的差异。

为了对灰区进行确认,需要准备与临界值处分析物浓度相近的样本,包括浓度为临界值,浓度比临界值高20%和低20%;其样本量应足以进行20次重复测试。将每个样本重复测试20次,计算结果为阴性和阳性的百分比,然后通过分析-20%到+20%的浓度范围是否在95%置信区间内来评估临界值是否准确(图2-5-3)。灰区的理想范围是在高、低端各95百分位之间。

(2)与定量检测不同,定性免疫检测方法在验证和确认过程中确定检测的临床灵敏度和特异性

十分重要。临床灵敏度和特异性的评估是通过将临界值检测结果与患者样本实际情况比对而进行的。如前文所述,高灵敏度通常是定性检测设计的主要目标。因此,检测方法在实现高灵敏度同时可能会出现一些假阳性结果,这种情况是可以理解的。对于临床特异性和灵敏度评估时,建议选择日常工作条件(如规范的样本采集和处理流程)对检测方法的假阳性率和假阴性率同时进行测试。

(3)检测性能需要通过有效的方法学对比进行评估。理想情况下,新建检测方法的所有性能评估都应与成熟产品进行直接比较。比对时的样本选择应当谨慎,除了明显的阴性和阳性样本,还应确保有一定数量的样本在临界值附近和处于灰区。测试的结果应根据预定标准,使用定性(是或否)结果的符合率来评估。在某些情况下,使用可量化的 S/CO 比值变化来评估方法之间的相关性也可获得有用的信息。如果评估中有不一致的结果,应尽可能对这些结果进行确认,例如:

- 通过在其他测试系统中进一步评估不一致的样本;
- 通过使用替代方法或标志物,包括亲和力测试;
- 通过回顾患者的临床状况和诊断;
- 通过测试后续样本。

定性方法的性能评估通常比定量方法复杂得多。在评估中,引入一组已知分析物浓度的样本或(如果不能确定样本浓度)一组通过参考方法或金标准方法确定的具备不同响应水平的样本会对评估效果有很大帮助。

三、结束语

在世界各地的临床实验室中,越来越多定性

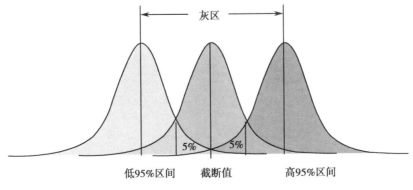

图 2-5-3　理想的灰区位置

检测被应用于不同的场景中。针对定性免疫分析，目前市面上仍没有系统性专著，本节基于经验和最佳实践提供了相关介绍和指引。原则上，定性检测旨在为样本定性和分类提供快速、简单和可靠的"是或否"结果。与定量检测相比，定性检测的设计具备自身的特点，尤其是定性检测中与临界值确定过程相关的部分。由于定量检测的分析特性不能直接适用于定性检测，因此定性检测必须根据其自身的特点进行确认。

免疫检测技术的发展十分迅速，相应的需求量也逐年增多。在过去的 20 年中，定性测试的应用场景大幅增加。亚洲和非洲作为新兴市场，传染性疾病仍然流行，其对于定性检测的需求也在不断增长。

血清学检测通常用来检测传染病病原体和对应的抗体。检测常采用半定量或定性方法，并要求高灵敏度。定性检测能够提供快速和明确的结论，满足用户相关的需求。在定性检测的产品设计中，简明的信息、直接的结果、先进技术的应用以及自动化和小型化将是未来的发展趋势。

四、参考文献和进一步阅读

Aguilera, E., Lucena, R., Cárdenas, S., Valcárcel, M., Trullols, E. and Ruisánchez, I. Robustness in qualitative analysis: a practical approach. *Trends Anal. Chem.* **25**, 621–627 (2006).

Beelaert, G. and Fransen, K. Evaluation of a rapid and simple fourth-generation HIV screening assay for qualitative detection of HIV p24 antigen and/or antibodies to HIV-1 and HIV-2. *J. Virol. Methods* **168**, 218–222 (2010).

Cárdenas, S. and Valcárcel, M. Analytical features in qualitative analysis. *Trends Anal. Chem.* **24**, 477–487 (2005).

Coste, J., Jourdain, P. and Pouchot, J. A gray zone assigned to inconclusive results of quantitative diagnostic tests: application to the use of brain natriuretic peptide for diagnosis of heart failure in acute dyspneic patients. *Clin. Chem.* **52**, 2229–2235 (2006).

Crowther, J.R. (ed), *The ELISA Guidebook: Methods in Molecular Biology*, 2nd edn, (Humana Press, New York, 2010).

Dangel, V., Bäder, U. and Enders, G. Improvement of cytomegalovirus avidity testing by adjusting the concentration of CMV-specific IgG in test samples. *J. Clin. Virol.* **35**, 303–309 (2006).

Ellison, S.L.R. and Fearn, T. Characterising the performance of qualitative analytical methods: statistics and terminology. *Trends Anal. Chem.* **24**, 468–476 (2005).

FDA IgM Assay Guidance, (1992 version).

Gall, D. and Nielsen, K. Comparison of some methods for determining cutoff values for serological assays: a retrospective study using the fluorescence polarization assay. *J. Immunoassay Immunochemistry* **22**, 85–98 (2001).

Garrett, P.E. Quality is quantitative: so how do we QC qualitative tests? *J. Clin. Immunoassay* **17**, 231–236 (1994).

Green, IV, G.A., Carey, R.N., Westgard, J.O., Carten, T., Shablesky, L., Achord, D., Page, E. and Van Le, A. Quality control for qualitative assays: quantitative QC procedure designed to assure analytical quality required for an ELISA of hepatitis B surface antigen. *Clin. Chem.* **43**, 1618–1621 (1997).

Greenwood, N.P., Ovsyannikova, I.G., Vierkant, R.A., O'Byrne, M.M. and Poland, G.A. A qualitative and quantitative comparison of two rubella virus-specific IgG antibody immunoassays. *Viral Immunol.* **23**, 353–357 (2010).

Grenache, D.G., Greene, D.N., Dighe, A.S., Fantz, C.R., Hoefner, D., McCudden, C., Sokoll, L., Wiley, C.L. and Gronowski, A.M. Falsely decreased human chorionic gonadotropin (hCG) results due to increased concentrations of the free beta subunit and the beta core fragment in quantitative hCG assays. *Clin. Chem.* **56**, 1839–1844 (2010).

Hedman, K., Hietala, J., Tiilikainen, A., Hartikainen-Sorri, A.L., Räihä, K., Suni, J., Väänänen, P. and Pietiläinen, M. Maturation of immunoglobulin G avidity after rubella vaccination studied by an enzyme linked immunosorbent assay (avidity-ELISA) and by haemolysis typing. *J. Med. Virol.* **27**, 293–298 (1989).

Kim, S., Kim, J.H., Lee, J.H. and Kim, H.S. Evaluation of three automated enzyme immunoassays for detection of anti-cyclic citrullinated peptide antibodies in qualitative and quantitative aspects, *Rheumatology (Oxford)* **49**, 450–407 (2010).

Koren, E., Smith, H., Shore, E., Shankar, G., Finco-Kent, D., Rup, B., Barrett, Y.-C., Devanarayan, V., Gorovits, B., Gupta, S., Parish, T., Quarmby, V., Moxness, M., Swanson, S., Taniguchi, G., Zuckerman, L., Stebbins, C. and Mire-Sluis, A. Recommendations on risk-based strategies for detection and characterization of antibodies against biotechnology products. *J. Immunol. Methods* **333**, 1–9 (2008).

Kricka, L.J. Selected strategies for improving sensitivity and reliability of immunoassays. *Clin. Chem.* **40**, 347–357 (1994).

Krouwer, J.S. Critique of the guide to the expression of uncertainty in measurement method of estimating and reporting uncertainty in diagnostic assays. *Clin. Chem.* **49**, 1818–1821 (2003).

Lefevre-Pettazzoni, M., Bissery, A., Wallon, M., Cozon, G., Peyron, F. and Rabilloud, M. Impact of spiramycin treatment and gestational age on maturation of *Toxoplasma gondii* immunoglobulin G avidity in pregnant women. *Clin. Vaccine Immunol.* **14**, 239–243 (2007).

Lefevre-Pettazzoni, M., Le Cam, S., Wallon, M. and Peyron, F. Delayed maturation of immunoglobulin G avidity: implication for the diagnosis of toxoplasmosis in pregnant women. *Eur. J. Clin. Microbiol. Infect. Dis.* **25**, 687–693 (2006).

Lin, Y., Fu, Q., Zhu, J., Miller, J.M. and Van Eyk, J.E. Development of a qualitative sequential immunoassay for characterizing the intrinsic properties of circulating cardiac troponin I. *Clin. Chem.* **56**, 1307–1319 (2010).

Liu, Z.H., Li, M.Y. and Cui, D.F. A novel method for polypeptide design to prepare specific antibody of the peptide and applied to immunoassay. *J. Immunological Methods* **281**, 17–25 (2003).

Ly, T.D., Ebel, A., Faucher, V., Fihman, V. and Laperche, S. Could the new HIV combined p24 antigen and antibody assays replace p24 antigen specific assays? *J. Virol. Methods* **143**, 86–94 (2007).

Mire-Sluisa, A.R., Barrettb, Y.C., Devanarayanc, V., Korend, E., Liue, H., Maiaf, M., Parishg, T., Scotth, G., Shankari, G., Shoresj, E., Swansond, S.J., Taniguchik, G., Wierdal, Y. and Zuckerman, L.A. Recommendations for the design and optimization of immunoassays used in the detection of host antibodies against biotechnology products. *J. Immunol. Methods* **289**, 1–16 (2004).

Montoya, J.G., Liesenfeld, O., Kinney, S., Press, C. and Remington, J.S. VIDAS test for avidity of toxoplasma-specific immunoglobulin G for confirmatory testing of pregnant women. *J. Clin. Microbiol.* **40**, 2504–2508 (2002).

Obuchowski, N.A., Lieber, M.L. and Wians, Jr., F.H. ROC curves in clinical chemistry: uses, misuses, and possible solutions. *Clin. Chem.* **50**, 1118–1125 (2004).

Pesce, A.J., Ford, D.J. and Gaizutis, M.A. Qualitative and quantitative aspects of immunoassays. *Scand. J. Immunol.* **8** (Suppl 7), 1–6 (1978).

Pulido, A., Ruisánchez, I., Boque, R. and Rius, F.X. Uncertainty of results in routine qualitative analysis. *Trends Anal. Chem.* **22**, 647–654 (2003).

Sensini, A. *Toxoplasma gondii* infection in pregnancy: opportunities and pitfalls of serological diagnosis. *Clin. Microbiol. Infect.* **12**, 504–512 (2006).

Simonet, B.M. Quality control in qualitative analysis. *Trends Anal. Chem.* **24**, 525–531 (2005).

Spiehler, V., Fay, J., Fogerson, R., Schoendorfer, D. and Samniedbala, R. Enzyme immunoassay validation for qualitative detection of cocaine in sweat. *Clin. Chem.* **42**, 34–38 (1996).

Taverniers, I., De Loose, M. and Van Bockstaele, E. Trends in quality in the analytical laboratory. II. Analytical method validation and quality assurance. *Trends Anal. Chem.* **23**, 535–552 (2004).

Trullols, E., Ruisánchez, I., Rius, F.X. and Hugue, T.J. Validation of qualitative methods of analysis that use control samples. *Trends Anal. Chem.* **24**, 516–524 (2005).

Van der Voet, H. and van Raamsdonk, L.W.D. Estimation of accordance and concordance in inter-laboratory trials of analytical methods with qualitative results. *Int. J. Food Microbiol.* **95**, 231–234 (2004).

Wood, R. How to validate analytical methods. *Trends Anal. Chem.* **18**, 9–10 (1999).

Xu, H., Lohr, J. and Greiner, M. The selection of ELISA cut-off points for testing antibody to Newcastle disease by two-graph receiver operating characteristic TG-ROC/ analysis. *J. Immunol. Methods* **208**, 61–64 (1997).

（吴令嘉、于丽娜　译，何建文　审）

传染病相关抗体的检测

实验室对疑似(现症或既往)感染性疾病的调查研究可以通过检测来自可疑微生物的抗原、检测机体应答可疑微生物形成的抗体,或者检测可疑微生物的 DNA 或 RNA 等微生物检测方法来进行。这些方法都各有利弊:整体来说,微生物检测方法需要至少 24h 才能完成,并且许多微生物无法成功培养;对抗原检测而言,有时抗原水平可能由于过低而难以检测;抗体在感染后 1~4 周内无法检测,甚至在某些个体中无法被检出;最后,DNA 和 RNA 的检测方法在多数情况下不能确定患者当前的感染状态,而且由于循环水平过低无法用于某些微生物的检测。

当需要进行全面调查以明确感染的性质时,可以同时采用上述方法,但相应的研究成本可能大幅增加。在多数情况下,可以选择其中一种方法以解决研究中所关心的某一特定问题,而其中抗体检测方法最为常用。例如,在确定机体对风疹病毒的免疫力时,由于风疹病毒难以被检出,可以依据检测相应的抗体确认由实际感染或免疫接种产生的免疫力,即采用抗体检测较为合理。如果医生怀疑患者的感染发生在过去的数周或数月内,那么抗体检测是最实用的确诊方法,如梅毒或莱姆病的诊断。抗体还能提供信息来区分近期感染和既往感染。例如,EB 核抗原 1(EBNA-1)IgG 抗体在急性 EB 病毒(EBV)感染时并不存在,因此在检测不到 EBNA-1 IgG 抗体的患者中检测 EB 病毒衣壳抗原(VCA)IgM 和 / 或 IgG 抗体,有助于确认活动性感染。

大多数免疫分析方法都是用来检测明确的实体,包括小分子或蛋白质,而不是抗体。要检测抗体时,需要了解与检测方法开发相关的抗体特性,包括亲和力、亲合力和同种型。此外,抗体识别表位有时可能并不明确,即表位在不同个体之间、疾病不同阶段以及同一微生物的不同毒株之间都有可能存在差异。免疫检测方法的设计必须考虑到这些特征,而抗体的多样性要求检测方法的设计同样具备多样性。

免疫系统是一个高效的制造场所,因此抗体检测的一个优点是其浓度通常相当可观。对需要早期检出的免疫检测方法,如 HIV 抗体的检测,其可能需要方法具备很高的灵敏度。但是,当抗体在 B 细胞中稳定产生后,抗体浓度大幅升高,此时检测方法只需要适度的灵敏度即可。另一方面,抗体检测的校准非常困难。抗体的合成通常耗时且昂贵,因此人源性物质常被用于校准。然而,人类抗体的亲和力、亲合力和表位特异性可能存在差异,给检测方法的校准带来了相当大的挑战。重组抗体应用正逐步扩展,未来可能为抗体检测方法的校准优化提供机遇。

一、检测模式

当前几乎所有抗体免疫检测方法的共同特征是将目标抗原与固相结合。快速检测通常使用反应条,而临床化学领域通常选择基于微球的检测方法。单项检测可以在罗氏、西门子、雅培和其他制造商的仪器中实现;多重检测则可以使用 Luminex 仪器及其相关技术进行。酶联免疫吸附试验(ELISA)易于制备,并且可以使用廉价设备在几乎所有实验室中进行,因此被广泛地用于抗体检测。平面阵列技术以 ELISA 原理为基础进行扩展,允许多种抗体的同时检测。详见第四部分第一节"ELISA 开发实用指南"。

当对检测特异性有极高要求时,如血液中心筛查场景下,可以采用双抗原夹心检测技术。在这种模式下,抗原以低密度被固定在固相上。抗体的其中一个识别位点将与这个靶抗原结合,另一个识别位点保持未结合状态。在清洗步骤后,加入另外一种已预先与标记的检测抗体结合的抗原,从而更好地保障目标抗体被正确识别和捕获。但是,这种技术的缺点是难以区分抗体的不同分型。

二、检测方法研发

(一)捕获试剂的选择

捕获试剂是构建免疫检测方法的基础,因此选择捕获试剂是开发用于量化目标分析物的特定检测方法中最关键步骤之一。捕获试剂应与目标分析物特异性结合,所以在选择捕获试剂时,特异性可能是最重要的考虑因素。为了检测针对感染因子的抗体,最好的捕获试剂是感染因子本身的免疫原性部分。研究人员可以在计算机上运用表位建模软件预测高免疫原性区域。但通常推荐通过实验来确定感染因子的高免疫原性区域信息,其结果更为可靠。例如,可以测试经免疫反应(比如,病毒灭活株或减毒株)产生的抗体与来自感染因子的蛋白质之间的反应性,以确定后者哪些蛋白质最具免疫原性。免疫原性蛋白质可以通过多肽或突变体进一步定位免疫原性表位。

在选择捕获试剂时还应考虑物种间的特异性差异,即如果该检测方法旨在测试针对感染因子不同毒株的抗体,则捕获试剂在这些毒株之间应该足够保守。反之,可能需要具有毒株特异性的捕获试剂。人们还应该考虑抗体反应的异质性(见下文)。推荐选择一种免疫显性抗原以确保大部分(即使不能全部)含抗感染因子抗体的样本能被检测出。

一旦识别出潜在的捕获试剂,就可以根据其结合亲和力和特异性来进行筛选。为此,建议在相应物种中制备多克隆抗体作为阳性对照。所选择的捕获试剂应在目标基质(如人血)中表现出较高的结合亲和力和特异性(通过低本底和缺少基质干扰来评估)。如果捕获试剂与基质的内源性蛋白质相互作用,将导致检测背景信号升高及假阳性结果的出现。

当捕获试剂被固定在固相上时,必须保留其与目标分析物结合的能力。基于捕获试剂的非极性部分与塑料基质之间的疏水作用,捕获试剂能够固定在 ELISA 微孔板上。在某些情况下,包被过程可能会使捕获试剂用于与目标抗原结合所需的区域被掩盖或隐藏,导致无法有效地实现目标分析物的捕获。在这些情况下,可以将捕获试剂进行标记,并通过标记的捕获试剂与预先结合在微孔板上的高亲和力配体相互作用,从而实现固定化。常用的标记方式包括生物素标记(与带有亲和素的包被板结合),以及组氨酸标记(与带有镍包被板结合)。由于标记试剂的包被依赖于标记物(而非捕获蛋白质本身)与微孔板的结合,因此捕获试剂的结合区域可能处于更有利的位置,并且能更自由地与目标抗体结合。在进行标记时,需要着重关注试剂被标记的位置和程度,以确保

该标记过程不会改变试剂的结合活性。

(二)检测试剂的选择

检测试剂的作用是结合目标抗体,并提供可量化的信号以供测量。最常见的情况下,酶(如辣根过氧化物酶,HRP)与检测试剂结合,并与相应的底物(如四甲基联苯胺)反应以产生与结合的目标抗体数量成比例的显色信号、化学发光信号或化学荧光信号。市面上有大量的商品化酶标记试剂可以实现上述目的。但是,如果酶与目标检测试剂偶联不便,也可以采用二级检测试剂代替。例如,如果使用自制的小鼠单克隆抗体作为一抗,则可以使用商品化 HRP 标记的羊抗鼠抗体作为二抗以产生检测信号。在选择酶标记物时,应考虑温育温度、缓冲液组成、pH、酶的稳定性以及对辅酶因子的要求等。与所有的检测试剂一样,酶标记物的使用浓度应该针对每一种检测方法进行优化。

灵敏度是选择检测方法时最重要的考虑因素之一,如表 2-6-1 所示。尽管显色法的灵敏度比化学荧光法和化学发光法低,但这并不一定是缺点。高度灵敏的检测方法更容易因封闭液或稀释液发生随机性微小变化而受到影响。因此,合适的检测方法通常提供等于或低于试剂预期检测范围的信号。如果试剂的预期检测范围在较高的 pg 或 μg 级别,则首选显色检测,而化学荧光或化学发光检测则更适合更低检测下限的检测(如较低的 pg 或 fg 级别)。基于电化学发光技术的 Meso Scale Discovery(MSD)平台(www.mesoscale.com)通常用于开发灵敏度高、线性范围宽的检测试剂。MSD 使用钌标记检测抗体,在对 MSD 微孔板电极表面启动电化学反应后,会发出与样本中抗体浓度成正比的光信号。光信号经过多个激发周期放大以增加灵敏度,同时检测体系保持较低的背景信号,以获得良好的信噪比。

(三)封闭缓冲液

ELISA 板中微孔的结合容量通常会超过用于包被的捕获试剂的数量,因此需要利用**封闭液**(blocking solution)进行封闭。封闭液包含与免疫反应不相关的、无免疫反应性的蛋白质。这些蛋白质能包被微孔的剩余表面,以减少测试样本或检测试剂中蛋白质的非特异性结合。表面活性剂也能够有效地降低蛋白质的非特异性结合。常用的封闭成

表 2-6-1 关于 ELISA 检测方法选择的注意事项

检测方法	灵敏度	设备要求	优点	缺点
显色	5~200pg/孔	酶标仪	肉眼可视;使用常见设备	灵敏度较低
化学荧光	1~5pg/孔	荧光检测仪	灵敏度高	高灵敏度易导致结果波动
化学发光	1~5pg/孔	发光分析仪	灵敏度高	信号快速衰减,易导致多次测试之间结果波动

分包括白蛋白、酪蛋白、牛奶、Tween®、Triton® 和硫酸葡聚糖。封闭成分的有效性取决于测定过程中的多种组分,其中最重要的可能是待测分析物的基质。

非特异性结合的一个明确指标是当目标抗体(即待测分析物)不存在时产生背景信号的强度。较高的背景信号会显著降低检测方法的信噪比,从而限制了方法的检测范围。除了在包被后立即封闭微孔板外,在随后的清洗步骤中加入封闭蛋白质或表面活性剂也有助于降低背景信号。推荐通过实验来确定最佳的封闭条件,包括封闭液中封闭蛋白质或表面活性剂的浓度以及封闭过程的温育时间和温度。最佳封闭组合可以通过评估不同条件下对背景信号和信噪比的影响来确定。

(四) 待测抗体的异质性

机体对感染因子的免疫反应所产生的抗体几乎都是多克隆抗体。因此,目标抗体群通常非常多样,并与感染因子免疫原性成分的数量相关。为了确保检测中不遗漏阳性样本(假阴性),在试剂设计上需要对个体的全部抗体实现检测,这一点十分重要。这类检测试剂可以选择将用于捕获的免疫显性蛋白质或表位与通用的检测试剂(如抗物种特异性 IgG 抗体)进行配对。

(五) 同种型特异性

抗体同种型分型可以用来鉴别目标抗体的血清学类别。分型通常能更好地表征抗体,并提供与抗体反应相关的有用信息(如反应时间和抗体结构)。在使用 ELISA 检测时,目标抗体的同种型可以通过捕获或检测对抗体同种型(如 IgG 和 IgM)特异的抗体来确定。在市面上可以购买到这些同种型特异性抗体(其通常为试剂盒形式,用以确定目的抗体类型)。其他的一些方法,包括琼脂糖凝胶扩散和同种型 "试纸条" 分型试剂等也可以用于抗体分型。与 ELISA 试剂类似,人们可以利用同种型特异性对目标抗体进行分型,但在不清楚目标抗体分型的情况下研发检测试剂需要避免同种型特异性的情况。

(六) 疫苗免疫研究的特殊考虑

由疫苗引发机体针对特定抗原的抗体应答能力可以通过定量免疫测定来评估,其最终结果可以以抗体滴度的形式报告。商品化试剂盒可用于针对常见疫苗抗原的定量抗体滴度分析;然而,罕见疫苗或实验性疫苗则需要研发新的免疫检测方法。由于机体对疫苗的抗体应答因人而异,因此形成可推算抗体绝对浓度的校准曲线是不现实的。为此,抗体滴度的定量检测通常是通过对待测样本连续稀释来进行,其最终滴度报告为产生高于本底的可靠信号时的最高样本稀释度。抗体的含量并不是了解疫苗免疫应答的唯一重要因素;抗体应答动力学同样重要,通常通过加入同种型特异性检测抗体(如上述)来跟踪抗体应答的动力学特征。

三、方法确认

(一) 定量范围

免疫检测的**定量范围**(quantitation range)应符合可接受稀释水平下未知样本的预期抗体浓度。定量范围由定量的上限值和下限值进行定义。利用上下限以及介于两者之间的四种建议抗体浓度对应样本相对于已知对照样本产生的信号生成校准曲线,然后根据未知样品测定过程中产生的信号,利用校准曲线来确定未知样品中抗体的浓度。

经确认的定量范围要求已知抗体浓度的对照样本需具有可接受的精密度和准确度。除了校准曲线各个点(校准品)的抗体浓度外,至少高、中和低浓度(相对于定量的上限和下限)的对照样本也必须具有可接受的准确度和精密度。方法学准确度的定义是通过该方法获得的测试结果与对照样本已知浓度的接近程度,通常以相对误差(relative error)表示。检测精密度的定义是指在同一微孔板内(批内)或不同微孔板间(批间)多次进行重复检测时的抗体浓度的接近程度。当前管理指南,如来自美国食品和药物管理局(FDA)和欧洲药品管理局(EMA)建议,经确认的抗体定量检测方法准确度的相对误差应为已知抗体浓度的 ±20% 和精密度的变异系数≤20%。有关指标确认的参数信息可以在当前的管理指南和行业白皮书中找到。

(二) 稀释线性

如上所述,免疫检测的定量范围应与可接受稀释度下测试样本的预期抗体浓度相适应。当待测样本中抗体浓度超出定量范围时,通常需要稀释以使抗体浓度落在定量范围以内。为了展示样本可以被稀释的程度并且通过反向计算获得准确的目标抗体浓度,应该对稀释线性进行评估。通常将高浓度的抗体投入到待测样本的基质中,并对该样本进行连续稀释,以使其检测结果浓度值落在分析的定量范围内。当落在定量上、下限之间的 80% 的检测结果经反算(乘以稀释因子)得到的浓度在已知抗体浓度 ±20% 以内时,稀释线性性能是可接受的。将满足上述标准的最高稀释倍数定义为稀释极限(limit of dilution)。

需要特别注意,如果稀释前目标抗体理论上应该产生高于定量上限的信号,但实际上却落在定量范围内,这表明测定中可能存在**前带(prozone)效应**,也称**高剂量钩状效应(high-dose hook effect)**。这种情况可能在抗体水平相对于检测试剂过量时发生,从而使捕获和检测试剂的结合力饱和并抑制了信号的产生。当检测方法疑似存在钩状效应时,测试者需要格外留意。为了避免低估抗体的高浓度水平,建议在多个稀释度下对测试样本进行检测,以展现稀释线性,即**平行样本(parallelism)**。

(三) 选择性和特异性

选择性(selectivity)是评估当测试样本基质(如血浆)中含有其他物质的情况下,方法检测出目标抗体的能力。类似地,**特异性(specificity)**是评估检测试剂与目标抗体结合的能力,尤其是当测试样本中预期存在结构相似的化合物或潜在交叉反应物时。为了确保在目标抗体不存在时不会产生高水平的信号,选择恰当的捕获和检测试剂至关重要。为了评估选择性,应在独立批次的空白样本基质中加入目标抗体,并测量抗体浓度以计算每个样本的回收率。如果至少 80% 的测试样本中抗体的回收率是已知抗体浓度的 ±20%,则认为该方法的选择性是可以接受的。同理,特异性的评估可以通过将抗体加入

已添加已知浓度潜在交叉反应物的样品基质中来进行。如果与已知浓度的加标样品相比,含有潜在交叉反应物情况下抗体的回收率在 80%~120% 的相对误差范围内,则特异性可接受。此外,对于仅含有潜在交叉反应物的样本,其测定结果应低于定量下限。

(四) 稳定性

在任何确认试验中,确认分析物在待测样本储存条件下(储存时间和温度)保持稳定是十分重要的。抗体在长期冷冻的条件下可以在很长时间(如 1 年)保持相对稳定;然而,非理想的储存条件和反复多次的冻融会导致样本内物质降解。通常可以通过制备多个水平的质控品(在适当的基质中加入抗体)来模拟测试样本以评估其稳定性。测试的时间和温度应该反映样本可能的存储条件,并且还应该包括样本处理过程中可能发生的潜在误操作(如样品留在工作台上)。常见的稳定性评估实验设计包括在室温和冷藏温度下进行短期评估、冷冻条件下进行长期评估以及反复冻融下评估。当至少 2/3 的稳定性评估样本和每种浓度水平的 50% 或以上样本结果符合该方法设定的准确度和精密度要求时,稳定性可接受。

四、仪器

对于简易的试纸条检测,通常采用目测观察而无需仪器。试纸条测试费用低廉,可以在传统实验室之外和设备有限的国家使用。抗体在干燥时通常会保持稳定,所以血斑可以在偏远地区中收集并转移到检测中心进行洗脱,从而进一步增强检测方法在发展中国家的适用性。

ELISA 设备应用广泛,可支持显色、荧光或化学发光检测技术。为了提高通过量,可以使用机械设备实现自动化吸样、移液和清洗等步骤,其还可以同时处理 2~16 块微孔滴定板。由于 ELISA 中抗体浓度较高,温育时间一般选择 30~60min,所以 ELISA 测试的总耗时为 2~3h。

自 1997 年多重微利分析技术出现以来,该技术已得到广泛应用。在许多情况下,医院需同时测定多种抗体以辅助病人的诊疗。例如,为了建立儿童期感染的免疫力,医院通常要求同时检测**流行性腮腺炎、麻疹、风疹和水痘(MMRV)**抗体。在本书中描述的 Luminex 200 系统被广泛用于上述检测,而

抗原阵列也可以实现多种抗体的同时检测。

五、应用

目前已有相当多的感染性疾病可以通过血清学检测来鉴定。下述总结了关于血清学检测的一些更重要的应用以及部分新兴用途。

（一）血库检测

为确保血液供应的安全,血库必须对献血人员进行传染病筛查。通常包括艾滋病、肝炎和梅毒检测;在某些病原体流行的地区还需进行其他传染病的筛查,如人 T 淋巴细胞病毒(HTLV)、疟疾和锥虫病。

HIV 检测必须具备高灵敏度和高特异性,因此其相关检测方法的要求在当前已有免疫分析项目中可能最为严格。在实验室中,目前的 HIV 第四代试剂必须具有超过 99.5% 的灵敏度和 99.7% 的特异性;对用于社区诊所的快检试剂来说,其要求略为降低。为了满足特异性的要求,一些制造商采用夹心法的模式进行检测,即 HIV 抗体的一只臂识别固定于固相表面的靶标分子,另一只臂识别偶联了酶或其他标记物的抗原,最终通过荧光和化学发光信号来检测。如果 IgG 和 IgM 抗体均存在,检测方法必须能同时检出。此外,无论采用何种初筛方法进行检测,阳性结果都必须进行确认。过去,常用**免疫印迹法(Western blot)** 作为确证试验;如今筛查试验的灵敏度可能超越了免疫印迹法,因此需要采用诸如基于**聚合酶链反应(PCR)** 的**核酸扩增试验(NAAT)** 来进行补充检测。最后,HIV 是一种具有多种血清型的病毒,因此检测试剂必须能够识别足够广泛的抗体类型以检出各种血清型以及 HIV-2 这一种基因序列有显著差异的不同病毒株。图 2-6-1 举例说明了实验室应进行 HIV 抗体的筛查和确认的基本流程。

（二）确认急性疾病状态

通过抗体检测可以确认许多疾病是否处于急性期。传染性单核细胞增多症是儿童和青少年中的一种常见传染病,数十年来人们一直采用一种检测"嗜异性抗体"的简便方法来辅助诊断。这种方法采用试纸条的形式,用于检测存在于人血清中且能与绵羊或马的血液提取物反应的抗体。目前,针对 EB 病毒 VCA 抗原的 IgM 抗体检测灵敏度更高,并常作为优选方法;但该检测方法一般只在提供全面服务

的实验室采用。关于感染后的其他情况可以利用 EBV VCA IgG 和 EBV 早期抗原(EA-D)IgG 抗体来确定。最后,因为 EBNA IgG 抗体通常在初次感染后 3 个月出现,因此若未能检测到上述抗体则可以排除患者处于感染晚期或二次感染的可能。图 2-6-2 汇总了这些抗体出现的先后顺序。许多医生没有接受过解读检测结果的训练,而技术的进一步发展可能会继续改变这些测试的使用方式。例如,在 2 000 年以前,EBNA 抗体的检测均采用间接免疫荧光法。该方法可以检测多种 EBNA 分子,同时包含早期和较晚阶段出现的分子。然而,所有现代方法检测的抗重组 EBNA-1 蛋白抗体均是在感染较后期才形成的,因此提高了检测的实用性。

（三）影响妊娠的病原体

抗体检测的另一个主要用途是筛查孕妇是否患有可能传染给其子女的疾病。这类筛查与血库筛查不同,因为前者只有活动的、未经治疗的传染病才有意义。这类检测包括弓形虫、风疹、巨细胞病毒(CMV)和梅毒感染等,某些国家也把单纯疱疹病毒(HSV)的检测包括在内。筛查试验包括 IgG 和 IgM 抗体,而近期感染有时仅能通过 IgM 抗体的检测来发现。

（四）疫苗有效性

前文提到了医院工作人员对麻疹、腮腺炎、风疹和水痘带状疱疹病毒的检测,并且还报道了用于白喉、破伤风监测的多种方法。此外,新疫苗的开发一般需要进行抗体检测以确定制剂是否能有效地引起免疫反应,该过程减少了对烦琐的中和试验的需求。近期引进的人类乳头瘤病毒和肺炎球菌疫苗便得到了快速抗体筛查的极大帮助。

（五）移植和免疫抑制监测

许多用于监测急性感染、妊娠期疾病和疫苗接种功效的检测对于在移植前评估供体和受体具备价值。例如,来自 EBV 或 CMV 感染供者的器官可能会导致未曾感染过的受者出现严重疾病。抗体筛检费用低廉,有助于发现潜在风险。后续检测通常需要 NAAT 来确认是否存在活动性感染,在某些情况下还需要确定病毒载量。器官受赠者为降低排斥风险而引发的免疫抑制状态可能会导致潜伏病毒(CMV、EBV 或 HSV)致病,使患者和器官都处于危险之中。

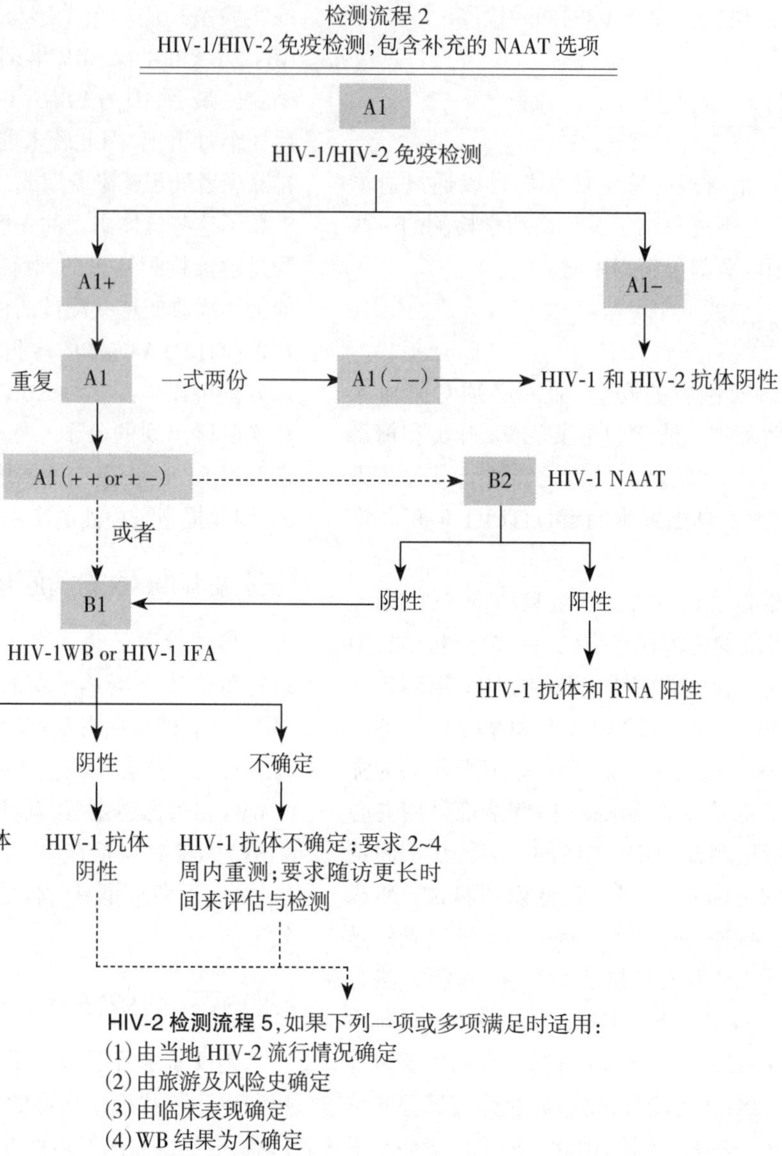

检测流程 2
HIV-1/HIV-2 免疫检测,包含补充的 NAAT 选项

A1
HIV-1/HIV-2 免疫检测

A1+   A1−

重复 A1   一式两份 → A1(− −) → HIV-1 和 HIV-2 抗体阴性

A1(+ + or + −) ⋯⋯⋯⋯→ B2   HIV-1 NAAT

或者

B1 ← 阴性   阳性

HIV-1WB or HIV-1 IFA   HIV-1 抗体和 RNA 阳性

阳性   阴性   不确定

HIV-1 抗体 阳性   HIV-1 抗体 阴性   HIV-1 抗体不确定;要求 2~4 周内重测;要求随访更长时间来评估与检测

HIV-2 检测流程 5,如果下列一项或多项满足时适用:
(1)由当地 HIV-2 流行情况确定
(2)由旅游及风险史确定
(3)由临床表现确定
(4)WB 结果为不确定

图 2-6-1 当前 HIV 实验室检测流程示例
注:发布于 2010 年 3 月 24 日至 26 日,佛罗里达州奥兰多举行的第三届 CDC-APHL 艾滋病诊断会议

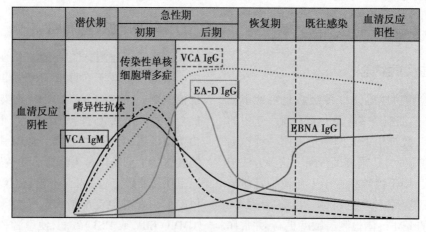

图 2-6-2 由 EB 病毒感染引起的抗体水平随时间变化的特点

(六) 流行病学

鉴定新的传染病通常需要确定当地人口中疾病暴发的流行性情况,如汉坦病毒。此外,对动物种群的检测也有助于确定可能携带该疾病的物种。这些研究可以通过**反转录 - 聚合酶链反应(RT-PCR)**分析来补充,并鉴定出了长期散播汉坦病毒的动物——鹿鼠。此外,许多患者可能已经暴露感染但尚未表现出症状;利用血清学检测,则可以更准确地确定该病的真实发病率。在 1999 年纽约市西尼罗病毒暴发期间,据称只有 1% 的感染者报告了症状。

(七) 动物实验

用于研究的动物可以通过定期检测以确定是既往感染或现症感染。由于动物实验通常采用小鼠或大鼠进行传染性疾病测试,因此可以同时筛查多种感染的多重分析方法逐渐流行。同样,家畜也经常在兽医诊所中接受传染病筛查。

(八) 生物战

对于炭疽等急性病原体而言,在生物战攻击事件中通常并不会首选抗体检测。然而,在其他情况下,当局可能必须进行广泛的抗体检测,以确定传染病的流行程度。与此同时,抗体检测还可帮助有过病原体接触史的人群排除感染可能。

六、扩展阅读

Andreotti, P.E., Ludwig, G.V., Peruski, A.H., Tuite, J.J., Morse, S.S. and Peruski, Jr., L.F. Immunoassay of infectious agents. *Biotechniques* **35**, 850–859 (2003).

Bissonette, L. and Bergeron, M.G. Diagnosing infections—current and anticipated technologies for point-of-care diagnostics and home-based testing. *Clin. Microbiol. Infect.* **16**, 1044–1133 (2010).

Deshponde, S.S. *Enzyme Immunoassays: From Concept to Product Development.* (Kluwer Academic Publishers, Norwell MA, 1996).

Lim, D.V., Simpson, J.M., Kearns, E.A. and Kramer, M.F. Current and developing technologies for monitoring agents of bioterrorism and biowarfare. *Clin. Micro. Rev.* **18**, 583–607 (2005).

Mairhofer, J., Roppert, K. and Ertl, P. Microfluidic systems for pathogen sensing: a review. *Sensors* **9**, 4804–4823 (2009).

Uttamchandani, M., Neo, J.L., Ong, B.N. and Moochhala, S. Applications of microarrays in pathogen detection and biodefence. *Trends Biotechnol.* **27**, 53–61 (2009).

(周宏伟　译,何建文　审)

基于微球的多重免疫分析:Luminex® xMAP® 技术的发展和应用

多重分析是指能够同时检测多种分析物的技术,与传统的单一分析物检测技术相比,它具有多种优势并逐渐成为研究和诊断实验室的首选检测方法。通过使用不同染色的功能化微球,Luminex® xMAP® 技术平台能够快速地对同一个样本进行多重检测和定量分析。与单一靶标检测技术相比,Luminex® xMAP® 技术更经济且检测性能更好。由于标准品是以共价方式包被于 xMAP 微球上,因此该方法可广泛应用于包括蛋白质、核酸、多糖类和磷脂类在内的多种生物分子的检测中。基于微球的多重分析平台迅速流行,目前已超过 9 000 台仪器在全球投放,同时 Luminex 公司及其合作伙伴提供了丰富的检测项目清单。

除了适用于 xMAP 平台的诸多商品化检测项目,该技术框架开放,用户还可以根据自身需求快速开发、优化和验证某些定制项目。目前有超过 14 000 篇同行评议刊物报道基于 xMAP 技术的检测方法在研究和诊断中的应用和 / 或开发,表明该技术具有广泛的用途(Luminex Corporation,2010a)。在本节中,重点介绍 xMAP 技术在免疫检测中的应用,包括检测方法的开发、优化以及不同免疫学方法的样本处理流程,并提供一些仪器、项目清单以及推荐的参考文献。

一、xMAP 技术

xMAP 分析系统是由悬浊液阵列(液态芯片)组成。微阵列中特异性捕获分子共价偶联于染色的微球表面,分析物与捕获分子的结合反应发生于微球的表面。根据所使用的 Luminex 分析仪,微球可制成能够检测 100~500 个分析物的阵列。分析物的结合能够通过荧光报告基团进行检测。藻红蛋白(phycoerythrin,PE)荧光量子产率高,多数情况下被选作荧光报告基团。Luminex 分析仪根据微球自身的荧光信号识别、鉴定、分类微球,并通过 PE 的发射强度定量测定微球表面结合的分析物。与传统的二维检测模式相比,该方法具有几大优势,包括由良好的近液相结合动力学所致

的较短孵育时间、重复性高、灵敏度和特异性好、样本用量少且通量高等(Nolan and Mandy,2001;Nolan and Sklar,2002;Kellar and Iannone,2002;Kellar,2003)。

二、xMAP 微球

xMAP 技术的关键部分是聚苯乙烯微球,利用两种或三种光谱差异大的荧光染料按精确比例混合,对微球进行染色。每种类型的多重分析微球大小一致,但微球内部的荧光染料之间的比例不同。尽管这些荧光染料的激发条件相似,但是其发射光谱特征独特。因此,每个或每种微球的光谱特征是独一无二的,从而使多重分析中每个或每种微球能够与其他微球区分开来。由于每个或每种微球都共价偶联了一种特定的捕获试剂,并可通过荧光报告基团的信号进行区分,因此每个或每种微球都对应一种特定的分析物。当这些微球混合在一起,可在同一个反应体系中同时检测多种分析物,微球内部荧光可从多重数据中去卷积。

为了满足各种应用需求,目前已经研发出多种商品化 xMAP 微球并可用于免疫检测应用开发。第一代 xMAP 微球是根据内部两种荧光染料的光谱特征进行区分,它可以提供 100 种光谱不同的微球阵列。如果使用三种荧光染料可以将微球阵列扩增至 500 种(图 2-7-1)。原始未包被的 MicroPlex®(裸球)是直径为 5.6μm 的聚苯乙烯微球,携带的羧基可以共价结合捕获分子,并可提供 500 种不同的颜色组合。LumAvidin® 微球表面包被抗生物素蛋白,它能够结合生物素化的捕获试剂。这种检测技术使分析物由于生物素和抗生物素蛋白的间隔远离微球表面,使反应保留足够的空间。通常,对于小分子或多肽类分析物的检测,这种方式具备更优的反应性能。然而,如果使用 LumAvidin® 微球,就不能使用生物素 - 亲和素检测系统。SeroMAP™ 是针对血清学检测中

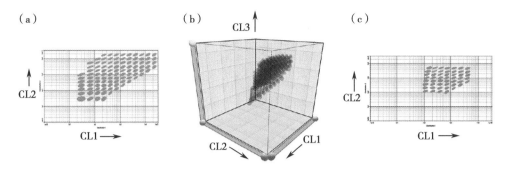

图 2-7-1 Luminex 微球图

注:(a)100 个微球阵列的二维图,x 轴代表 1 类染色(CL1),y 轴代表 2 类染色(CL2)。灰色椭球代表 100 个微球区域(颜色簇)的位置。(b)500 个微球簇的三维图,x 轴是 CL2,y 轴是 3 类染色(CL3),z 轴是 CL1。灰色椭球代表 500 个微球区域的位置。这个软件允许用户放大微球图的特定区域(微球的切面)以获得更详细的视图。(c)MAGPIX® 仪器可以提供 100 个微球阵列图谱中的 50 个微球区域

出现的高背景而专门研发的微球。SeroMAP™ 是直径为 5.6μm 的羧基化微球,可提供 100 种不同的颜色组合。其设计可减少非特异性结合,在血清检测中具有出色的表现(Waterboer 等,2006)。MagPlex® 是直径为 6.5μm 的超顺磁性微球,表面具有羧基功能基团,可提供 500 种不同的颜色组合。MagPlex 微球可以通过磁力作用与溶液分离,因此更易于自动化和便于洗涤。与 SeroMAP™ 微球的组成相似,MagPlex 微球可减少非特异性结合,背景更低,它在血清学检测中具有优异的检测性能(Luminex Corporation,2008a)。目前,市面上已有 MagPlex 微球和商品化磁力洗板仪联用的方案,Luminex 和其他供应商也提供手持式磁力架用于手工洗涤 MagPlex 微球(Luminex Corporation,2007b,2010b)。

三、Luminex 分析仪

Luminex 100/200™ 和 FLEXMAP 3D® 是两种基于流式细胞术的仪器(图 2-7-2)。在这些检测系统中,样品探针从 96 孔板或者 384 孔板中吸取包含微球的反应体系,样本在流体动力学驱动下聚焦成一束快速流动的液流。当液流通过成像室时,每个微球都会受到两种激光的照射。波长 635nm、10mW 的红色激光器激发每个微球内部的荧光染料,发射的荧光经由雪崩光电二极管进行检测,侧向散射光用于滤除空气和磁珠聚集,鉴别每一个微球,并排除气泡和微球聚集体。波长 532nm、13mW 的钇铝石榴石激光器激发微球表面捕获的报告荧光基团(PE),其发射光经由光电倍

(a)
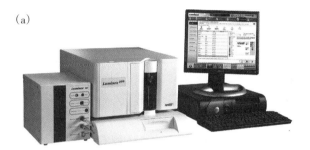

(b)
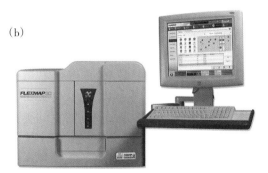

(c)
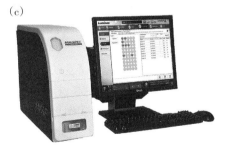

图 2-7-2 Luminex 分析仪

注:(a)Luminex® 200™ 系统包括 Luminex 200 流式分析仪,Luminex XYP™ 检测板装卸平台,Luminex SD™ 鞘液输送系统,xPONENT® 软件和计算机。(b)FLEXMAP 3D™ 系统的分析器,检测板装卸平台和鞘液输送系统都集成在一个单元内,还包括 xPONENT® 软件和以铰接臂容纳显示器和键盘的计算机。(c)MAGPIX® 是基于 CCD 成像技术的小型化系统。xPONENT® 软件提供简化的启动和关闭程序以及最低的维护要求

增管（PMT）进行检测。高速数字信号处理器通过微球内部荧光信号判定微球的荧光编码，而微球表面的荧光报告基团信号强度可以实现对待测物的定量测定。每一种微球都要进行多次读数以确保结果稳定可靠。报告通道读数取自微球液滴周围的信号并通过专门的减数计算而作为背景被扣除。通常情况下，每孔每个区至少检测50或100个微球，结果以荧光强度中位数（MFI）报告。当每个样本每个区域吸取的微球足够少时，使用中位数统计可以很好地避免孔间的携带污染。

Luminex 100/200™分析仪在诊断和研究领域都有广泛的应用，其拥有超过50个510(k)许可的试剂盒以及许多终端用户**实验室研发的测试**（laboratory-developed test，LDT）。在Luminex 100/200™上，MicroPlex微球可以检测高达100种不同的分析物，MagPlex微球可检测的分析物也多达80种。该系统稳定灵活，应用广泛，可用于免疫检测、基因分型、基因表达、酶学分析和感染性疾病检测等领域。通常，这一技术只需几微升的样品就能检测多达100种分析物，因此该技术尤其适用于稀有样本或者体积有限的样品。这种方法的检测结果与其他方法如**酶联免疫分析**（**ELISA**）高度一致，而且可以对超过3~4数量级浓度范围的分析物进行定量测定。Luminex系统自带的xPONENT软件十分直观，使得自定义检测和商品化检测试剂盒的检测设置、反应板读数和数据分析非常便捷。每个项目都有特定的实验方案，而且可重复用于新批次的测定。美国《联邦法规21章》（美国——译者注）第11款规定的兼容升级可以提供多级用户管理、全程追踪、电子档案和电子签名，该系统也被批准用于体外诊断（IVD）。

FLEXMAP 3D系统是Luminex研发的第二款基于流式的分析平台，它的灵敏度更高，检测范围更广，通量高达500种分析物，工作效率更高。此外，这款仪器的设计更易于自动化，且可连接**实验室信息管理系统**（**LIMS**），而且同时兼容96孔板和384孔板。该系统还能自动调整样品探针的高度并具穿刺功能，能够分析密封的反应板。它可以设计双进样系统提高工作效率，分析速度是Luminex 200的2~3倍。在该系统中，96孔板的检测时间大约为20min，384孔板的检测时间约75min。FLEXMAP 3D系统还带有方便的校准程序以及日常维护功能。由于浓度检测范围提高至

4.5个数量级，之前由于水平差异巨大而需要分孔检测的分析物现在可以在同一个检测中进行多重分析。FLEXMAP 3D这种特性和能力成为快速和高通量检测的理想方法。

第三种系统MAGPIX®使用磁性微球，并采用流式细胞和CCD光学成像技术，一次可检测多达50种分析物（图2-7-2c）。在MAGPIX系统中，已结合靶标的磁性微球通过鞘流池进入成像室，在磁场的作用下，磁性微球被吸附固定并与液体分离，以进行光学分析。红色激光器（630nm）激发微球内部荧光染料，绿色激光器（515~521nm）激发磁珠表面的荧光报告基团。CCD成像仪识别微球和定量分析报告基团。MAGPIX分析仪的xPONENT操作系统，既可用于商品试剂盒的操作，又可用于LDT项目的检测。由于成本低、体积小（仅需64.8cm的工作台空间），MAGPIX是中小实验室最理想的多重检测平台，也可用于偏远地区实验室。

四、检测项目开发

xMAP技术为用户提供了一个灵活、开放的平台，用户可以构建自定义检测项目，也可以使用Luminex与合作伙伴开发的商品化或定制检测试剂盒。Luminex网站上的技术支持提供样本操作流程、建议以及各种信息以帮助用户的项目开发（Luminex Corporation，2011d）。Luminex向用户提供现场版和网络版xMAP项目开发教程。许多出版刊物也对特定xMAP应用的项目开发提供了详细说明，下面介绍xMAP用于免疫学项目开发的通用流程和建议。

检测项目开发首先必须准备所需试剂，包括抗体、分析物、标准品/质控品和基质等。如有必要，偶联剂可以采用（外源性）纯化的伯胺（如载体蛋白、三羟甲基氨基甲烷等）。通常，采用公价方式使微球与捕获试剂（如抗体、蛋白质等）结合，而未结合的试剂则会被除去。微球的结合反应必须在缓冲溶液中进行，并选用适当的检测试剂（如偶联鼠源性单克隆抗体的微球应该使用抗小鼠IgG）。在检测前，需对检测系统基质效应进行分析以评估非特异性结合和交叉反应性，同时使用与样本类似的阳性对照，以评估阳性反应、方法学的灵敏度和特异性。

通常，其他品牌的单靶标免疫学试剂在xMAP

平台上也具有良好的性能,且能够提供足够的灵敏度和特异性。此外,除了含氨基化合物的缓冲液不能用于偶联微球(如 Tris),其余标准的免疫缓冲液也能用于 xMAP 平台。 表 2-7-1 列举了用于偶联微球和 xMAP 免疫检测的各种缓冲液(Luminex Corporation,2007a)。Luminex 网站提供有经过验证的试剂、材料和设备的综合清单,其均可与 xMAP 技术平台兼容(Luminex Corporation,2011b)。

(一) 微球偶联

抗体或者蛋白质上的伯胺可以通过标准的碳二亚胺二步偶联法与微球表面的羧基基团共价结合。某些常用的蛋白质添加剂会影响偶联反应,如一些含氨基化合物包括 Tris、BSA、叠氮化物以及某些表面活性剂、甘油、尿素和咪唑等。这些化合物可以通过透析或者脱盐的方式从蛋白质制品中除去。在某些情况下,干扰物质如表面活性剂或尿素不能去除,那么必须充分稀释偶联蛋白以提高偶联效率。碳二亚胺偶联反应在低 pH(如 pH 5~6)时效率最高,但是它必须储存在低 pH 的缓冲液中才能确保其稳定和功能构象。当使用单

克隆抗体将待测物捕获至微球表面时,检测系统可以获得最佳的灵敏度和特异性。如果使用多克隆抗体进行捕获,它必须是单特异性的并且经过亲和纯化。捕获抗体的最适用量取决于其自身的效价,一般每 100 万个微球使用 3~5μg 时抗体达到最优效能。

下面概述如何使用二步碳二亚胺偶联法将蛋白偶联至(500 万个)MagPlex 微球上。MicroPlex 微球或 SeroMAP 微球操作方案与 MagPlex 微球操作相同,只是在洗涤时不同微球分离纯化方式存在差异,其中前两者利用离心法(≥8 000g,离心 1~2min)分离,而 MagPlex 微球使用磁分离。表 2-7-2 列举了 MagPlex 微球在偶联和洗涤过程中所使用的磁力分离器和 96 孔板(Luminex Corporation,2007b)。偶联微球的稳定性取决于偶联蛋白的稳定性,通常在适当条件下,偶联的微球可稳定保存 1 年以上(Luminex Corporation,2008b)。

1. MagPlex™ 微球碳二亚胺蛋白偶联两步法的操作步骤

(1)根据微球产品操作说明,重悬未偶联的微球。

表 2-7-1 xMAP 免疫测定缓冲液

缓冲液	成分	用途	来源	说明
活化缓冲液 [1]	0.1M NaH$_2$PO$_4$,pH 6.2	微球活化缓冲液用于偶联蛋白	Sigma S3139	用 5N NaOH 调节 pH 至 6.2,过滤消毒,4℃保存
偶联缓冲液 [2]	50mM MES,pH 5.0	微球 - 蛋白偶联缓冲液	Sigma M2933	用 5N NaOH 调节 pH 至 5.0,过滤消毒,4℃保存
磷酸盐缓冲液(PBS),pH 7.4 [3]	138mM NaCl,2.7mM KCl,pH 7.4	可代替微球 - 蛋白偶联缓冲液	Sigma P3813	过滤消毒,4℃保存
PS-T 洗液	PBS,0.05% 吐温 –20,pH 7.4	微球洗液	Sigma P3563	过滤消毒,4℃保存
PBS-BN 缓冲液 [4]	PBS,1% BSA,0.05% 叠氮化钠	微球封闭液 / 保存液 / 检测缓冲液	Sigma P3688 Sigma S8032	过滤消毒,4℃保存
PBS-TBN 缓冲液 [4,5]	PBS,0.1% BSA,0.02% 吐温 –20,0.05% 叠氮化钠	微球封闭液 / 保存液 微球洗液 / 检测缓冲液	Sigma P3813 Sigma A7888 Sigma P9416 Sigma S8032	过滤消毒,4℃保存
PBS-BSA 缓冲液	PBS,1% BSA,pH 7.4	检测缓冲液	Sigma P3688	过滤消毒,4℃保存

注:[1] 活化过程可使用 50mM MES,pH 6.0~6.2 的缓冲液,不影响结果。

[2] 偶联过程可使用 100mM MES,pH 6.0 的缓冲液,不影响结果。对于某些蛋白质,偶联时提高 pH 可以增加溶解度和偶联效率。

[3] 蛋白偶联替代缓冲液在 pH 5~6 时,偶联效率较低。

[4] 也可用作检测缓冲液。

[5] 也可用作洗液。

表 2-7-2　适用于 MagPlex 微球的磁力分离器

产品	用途	来源	兼容的试管 / 反应板的类型
Dynal MPC®-S 磁性粒子浓缩器	偶联	Life Technologies, #A13346	1.5ml 微量离心管（USA Scientific, #1415-2500）
Luminex 磁性板分离器	检测	Luminex 公司, #CN-0269-01	圆底聚苯乙烯 96 孔板（Costar, #3789 or #3792）:
LifeSep™ 96F 磁选装置	检测	Dexter Magnetic Technologies, Inc. #2501008	圆底聚苯乙烯 96 孔板（Costar, #3789 or #3792）:
Ambion® 96 孔磁环架	检测	Life Technologies, #AM10050	圆底聚苯乙烯 96 孔板（Costar, #3789 or #3792）:
DynaMag™-96 侧板（旧称 Dynal MPC®-96S）	检测	Life Technologies, #120-27	圆底聚苯乙烯 96 孔板（Costar, #3789 or #3792）: 96 孔聚碳酸酯 PCR 板（Costar, #6509）
96 孔强磁磁板	检测	PerkinElmer（Customer Care）5083175	圆底聚苯乙烯 96 孔板（Costar, #3789 or #3792）: 96 孔聚碳酸酯 PCR 板（Costar, #6509）

（2）将 5.0×10^6 个微球转移至微量离心管［如 USA Scientific（1415-2500）或 Eppendorf Protein LoBind（022431081）］中。

（3）将微量离心管放置于磁力分离器上，分离 30~60s。

（4）磁分离完全后在磁分离器上去除离心管中的上清液，当心不要搅动微球。

（5）将离心管从磁力分离器上取下，用 100μl 去离子水重悬微球，涡旋混匀，超声约 20s。

（6）将微量离心管放置于磁力分离器上，分离 30~60s。

（7）磁分离完全后在磁分离器上去除离心管中的上清液，当心不要搅动微球。

（8）将离心管从磁力分离器上取下，用 80μl 活化缓冲液（100mM 磷酸二氢钠，pH 6.2）重悬微球，涡旋混匀，超声处理约 20s。

（9）加入 10μl 50mg/ml **N- 羟基硫代琥珀酰亚胺（Sulfo-NHS**，用去离子水或者偶联缓冲液稀释），轻轻涡旋混匀。

（10）加入 10μl 50mg/ml **EDC（1-（3- 二甲氨基丙基）-3- 乙基碳二亚胺盐酸盐**），用去离子水或者偶联缓冲液稀释），轻轻涡旋混匀。

（11）室温孵育 20min，每隔 10min 进行轻轻涡旋混匀。

（12）将微量离心管放置于磁力分离器，分离 30~60s。

（13）磁分离完全后在磁分离器上去除离心管中的上清，当心不要搅动微球。

（14）将离心管从磁力分离器上取下，用 250μl 偶联缓冲液（50mM MES，pH 5.0）重悬微球，涡旋混匀，超声处理约 20s。

（15）重复步骤（12）和步骤（13），再偶联重复 1 次。

（16）将离心管从磁力分离器上取下，用 100μl 偶联缓冲液重悬已经活化和洗涤的微球，涡旋混匀，超声处理约 20s。

（17）将蛋白质加入重悬的微球中。蛋白质量取决于自身的效价，一般每 100 万个微球偶联 1~25μg 蛋白质，最适量为每 100 万个微球偶联 3~5μg 蛋白质。

（18）加入偶联缓冲液补充至 500μl。

（19）涡旋混匀。

（20）将微量离心管放于摇床上旋转混匀，室温孵育 2h。

（21）将微量离心管放置于磁力分离器，分离 30~60s。

（22）磁分离完全后在磁分离器上去除离心管中的上清，当心不要搅动微球。

（23）取出微量离心管，加入 500μl PBS-T 洗液或者 PBS-TBN 缓冲液，涡旋混匀，超声处理约 20s。如果选用步骤（24），则这一步骤使用 PBS-TBN 缓冲液。

（24）放于摇床上，室温孵育 30min（注意：如果当天使用微球则选用本步骤）。

（25）将微量离心管放置于磁力分离器，分离 30~60s。

（26）磁分离完全后在磁分离器上去除离心管中的上清，当心不要搅动微球。

（27）取出磁力分离器中的微量离心管，使用 1ml 封闭液 / 储存液（PBS-BN 或者 PBS-TBN）重悬微球,涡旋混匀,超声处理约 20s。

(28) 重复步骤(25)和步骤(26)。用 1ml 封闭液 / 储存液洗涤 2 遍。

(29) 移除磁力分离器中的微量离心管,用 250~1 000μl 封闭液 / 储存液重悬偶联和洗涤的微球。

(30) 将偶联的微球放置于 2~8℃,避光保存。

注意事项：

① 在整个操作过程中,微球应该避免长时间的光照。

② 缓冲液的信息详见表 2-7-1。

③ 磁力分离器的信息详见表 2-7-2。

通常,利用小规模的偶联反应(250 万 ~500 万个微球)优化蛋白偶联的最佳条件,如偶联反应中抗原或者抗体的量。偶联反应的规模根据需要可以扩大或者缩小；但是每 100 万个微球中捕获试剂的比例应该是恒定的。活化缓冲液的体积、Sulfo-NHS 和 EDC 的用量、偶联反应的总体积可根据偶联反应的规模和反应管的大小进行调整(Luminex Corporation,2007h)。以下是 $(2.5~200)×10^6$ 个微球偶联反应的常规建议：①偶联 $(2.5~12.5)×10^6$ 个微球需要活化缓冲液的体积是 100μl, $(50~200)×10^6$ 个微球活化缓冲液的体积是 500μl；② $(2.5~12.5)×10^6$ 个微球需要 Sulfo-NHS 和 EDC 是 0.5mg(50mg/ml 样品 10μl), $(10~50)×10^6$ 个微球需要 2.5mg(50mg/ml 样品 50μl),以及 $(100~200)×10^6$ 个微球需要 5mg(50mg/ml 样品 100μl)；③ $(2.5~5)×10^6$ 偶联个微球偶联反应体系体积是 0.5ml, $(10~12.5)×10^6$ 个微球反应体系体积是 1ml,而 $(50~200)×10^6$ 个微球是 2ml；④ 0.5~1ml 偶联反应体系的偶联可以在 1.5ml 离心管进行,2ml 偶联反应可以使用 4ml 离心管或 15ml 聚丙烯管。

未偶联的微球黏性大,可黏附于大多数离心管管壁上。USA Scientific 公司(货号 #1415-2500)和 Eppendorf Protein LoBind 的离心管(货号 #022431081)在偶联反应后微球回收率最好。此外,将偶联反应置于滚筒式摇床混匀器(VWR 公司,货号 56264-302)上可获得最佳偶联效率。在 15ml 聚丙烯管中进行的较大规模偶联反应,可将离心管倾斜置于转速 300r/min 的轨道微量滴定板摇床上。

用于偶联的其他化学物质,包括偶联蛋白和多糖,如 4-(4,6- 二甲氧基 -1,3,5- 三嗪 -2- 基)-4-

甲基吗啉(DMTMM)可作为一步法偶联试剂代替 EDC 和 Sulfo-NHS 偶联。DMTMM 比 EDC 和 Sulfo-NHS 更加稳定,因此它是一种微球偶联的稳健方法(Schlottmann 等,2006)。其他用于偶联的化学物质,包括酰肼和马来酰亚胺也可将蛋白质共价偶联至微球表面。

肽类、磷脂和其他小分子可以直接偶联至微球表面(Komatsu 等,2004；Shichijo 等,2004),但是如果对这些小分子或偶联的微球进行修饰使微球表面有足够的空间可提高偶联的效率。该方法是利用接头序列或者载体蛋白连接小分子,再通过标准的碳二亚胺两步法将其偶联至微球表面。生物素化小分子可以结合到 LumAvidin 微球,其上偶联的抗生物素蛋白为微球表面提供结合的空间(Iannone 等,2001；Drummond 等,2008；Gu 等,2008)。下文将讲述生物素化分子结合 LumAvidin 微球的实验方案(Luminex Corporation,2007c)。然而,这种生物素 - 链霉抗生物素蛋白系统不能用于标记荧光报告基团,这种情况下可能需要选择其他标记方法,比如将 PE 直接连接于检测试剂。

2. 生物素标记分子结合 LumAvidin 微球的操作步骤

(1) 根据微球产品说明,重悬 LumAvidin 微球悬液。

(2) 将 $1.0×10^5$ 个微球转移至 USA Scientific (1415-2500)或者 Eppendorf Protein LoBind (022431081)微量离心管。

(3) 离心(≥8 000g)1~2min,收集微球。

(4) 去除上清液,用 250μl PBS-BSA 重悬微球,涡旋振荡混匀和超声处理约 20s。

(5) 用 PBS-BSA 稀释生物素标记分子,采用滴定法确认最佳稀释浓度,滴定范围为 4~4 000nM。

(6) 将 250μl 生物素标记的分子加入微球悬液,立即涡旋混匀。

(7) 室温旋转混匀、孵育 30min。

(8) 离心(≥8 000g)1~2min,收集结合的微球。

(9) 移除上清液,用 500μl 封闭液 / 储存液 (PBS-BN 或者 PBS-TBN)重悬,涡旋混匀。

(10) 离心(≥8 000g)1~2min,收集微球。

(11) 重复步骤(9)和步骤(10)两遍。

(12) 移除上清液,用 250~1 000μl 封闭液 / 储存液重悬,涡旋混匀,超声处理约 20s。

(13) 将结合的 LumAvidin 的微球放置于 2~8℃,避光保存。

注意事项：

① 在整个操作过程中，微球应避免长时间的光照。

② 缓冲液的信息详见表 2-7-1。

另一种连接小分子的方法是将功能性的接头序列偶联至微球表面。这种交联试剂具有不同的功能基团，它们充当小分子和微球表面的间隔物。**己二酸二酰肼**（adipic acid dihydrazide，ADH）中的酰肼为偶联羧基基团提供 10 个原子的间隔序列，而 **4-（4-N- 马来酰亚胺苯基）丁酸酰肼盐酸盐**（4-（4-N-maleimidophenyl）butyric acid hydrazide hydrochloride，MPBH）为巯基基团提供 8 个原子的间隔序列。下文将讲述用 ADH 和 MPBH 羧基化修饰微球的实验方案。微球修饰后可用 EDC 一步法将捕获试剂偶联至修饰微球。

3. ADH 修饰羧基化微球的操作步骤

（1）根据微球产品说明重悬微球悬液。

（2）吸取 25×10^6 个微球，离心（≥4 000g）2min。

（3）移除上清液，用 1ml 0.1M MES（pH 6.0）重悬微球，涡旋混匀，超声处理约 20s。

（4）将重悬的微球移至 USA Scientific（1415-2500）或者 Eppendorf Protein LoBind（022431081）微量离心管，离心（≥8 000g）1~2min。

（5）移除上清液，用 1ml 35mg/ml ADH（用 0.1M MES，pH 6.0 配制）重悬微球，涡旋混匀。

（6）加入 200μl 200mg/ml EDC（用 0.1M MES，pH 6.0 配制，现配现用），涡旋混匀。

（7）室温下旋转孵育 1h。

（8）离心（≥8 000g）1~2min 收集微球。

（9）移除上清液，用 1ml 0.1M MES（pH 4.5）重悬微球，涡旋混匀。

（10）离心（≥8 000g）1~2min 收集微球。

（11）重复步骤（9）和步骤（10）两遍。共洗 3 遍。

（12）用 1ml 0.1M MES（pH 4.5）重悬微球，置于 2~8℃，避光保存。

注意事项：

在整个操作过程中，微球应该避免长时间的光照。

4. MPBH 修饰羧基化微球的操作步骤

（1）根据微球产品说明重悬微球悬液。

（2）取出 25×10^6 个微球，离心（≥4 000g）2min 收集微球。

（3）移除上清液，用 1ml 0.1M MES（pH 6.0）重悬微球，涡旋振荡混匀，超声处理约 20s。

（4）将重悬的微球移至 USA Scientific（1415-2500）或者 Eppendorf Protein LoBind（022431081）微量离心管，离心（≥8 000g）1~2min。

（5）移除上清液。

（6）用 DMSO 配制 80mM MPBH（28.3mg/ml）溶液。

（7）用 0.1M MES（pH 6.0）稀释 MPBH 溶液至 16mM（5.7mg/ml）。

（8）取 250μl 稀释的 MPBH 重悬微球，涡旋混匀。

（9）向微球悬液中加入 100μl 20mg/ml EDC（用 0.1M MES，pH 6.0 配制，现配现用），涡旋混匀。

（10）室温旋转孵育 1h。

（11）加入 1ml 0.1M MES（pH 4.5），涡旋混匀。

（12）离心（≥8 000g）1-2min 收集微球。

（13）移除上清液，用 1ml 0.1M MES（pH 4.5）重悬微球，涡旋混匀。

（14）离心（≥8 000g）1~2min 收集结合的微球。

（15）重复步骤（9）和步骤（10）。共洗 2 遍。

（16）用 1ml 0.1M MES（pH 4.5）重悬 MPBH 修饰的微球，置于 2~8℃，避光保存。

注意事项：

在整个操作过程中，微球应该避免长时间的光照。

多糖抗原也可以通过抗原或者微球表面修饰与羧基化的微球偶联。例如，**三聚氯氰**（cyanuric chloride）交联修饰的多聚 -L- 赖氨酸与标准的 EDC 介导的化合物偶联方法联用，可以将肺炎球菌血清型多糖偶联至微球表面的羧基基团（Pickering 等，2002）。高碘酸钠氧化肺炎球菌多糖已经成功地偶联至 ADH- 功能性微球（Biagini 等，2003）。DMTMM 也可用于肺炎球菌多糖与羧基化微球的偶联（Schlottmann 等，2006）。

（二）偶联确认

捕获试剂与微球偶联后应检测两者之间共价结合的效率（Luminex Corporation，2006c）。偶联抗体的效价可以通过 PE 标记的抗种属特异性抗体确定，而偶联抗原的滴度可以用标记的特异性抗体检测。下面举例说明抗体偶联确认的操作方案。该方案的洗涤步骤使用了真空抽滤装置；对 MagPlex 微球而言，洗涤可以选用磁分离法。值得注意的是，当使用真空过滤时，在抽真空的过程中不要让过滤器干燥,否则会导致微球粘在滤膜上。滤膜上的微球可以通过轻轻吹打重悬下来。MFI 应随着标记的检测抗体的浓度增加而增加。通常情况下,抗体偶联在饱和时的 MFI 至少达到 10 000 才能在免疫学分析中取得最佳的效果(Luminex Corporation,2006g)。

抗体偶联的确认实验方案:

(1) 选择合适的抗体偶联微球簇。

(2) 涡旋混匀重悬微球,超声处理约 20s。

(3) 制备微球工作液:用试验缓冲液将偶联微球稀释至终浓度为每微升每套微球 100 个。每次反应需要 50μl 微球工作液。

(4) 用试验缓冲液以倍比稀释法将 PE 标记的抗种属 IgG 抗体从 4μg/ml 稀释至 0.062 5μg/ml。每次反应需要 50μl 稀释抗体。

(5) 预湿滤膜孔径 1.2μm 的滤板(Millipore,MABVN1250):每孔加入 100μl 试验缓冲液,用真空歧管吸出。

(6) 每孔加入 50μl 微球工作液至滤板相应孔中。

(7) 每孔加入 50μl 稀释的检测抗体至滤板对应孔中。

(8) 用多通道移液器轻轻吹吸混匀。

(9) 封板,在板式振动器上室温孵育 30min。

(10) 用真空歧管吸走上清液。

(11) 用 100μl 试验缓冲液洗 2 遍,真空歧管吸干。

(12) 加入 100μl 试验缓冲液重悬微球,用多通道移液器轻轻吹吸混匀 5 遍。

(13) 取出 50~75μl 微球悬液在 Luminex 分析仪中进行检测。

注意事项:

① 在整个操作过程中,微球应该避免长时间的光照。

② 缓冲液的信息详见表 2-7-1。

(三) 方法学优化

确认微球成功偶联后,选择性能最优的试剂与标准品或质控品进行下一步检测。通常,选择重组蛋白或者已知的阴阳性标本,并采用合适的基质将其溶解以尽可能地使之与测试样品的成分一致。多重分析的优点是可以筛选候选的捕获试剂和检测试剂。例如,偶联针对一个待测物的几种不同捕获抗体先分别偶联至不同种微球,然后利用多重分析对各自候选的检测抗体及待测物进行检测,可以快速鉴定出针对该待测物的最佳捕获抗体和检测抗体。多克隆抗体和单克隆抗体都能用于检测,但是单克隆抗体作为检测抗体时与捕获抗体针对的是不同的抗原表位,或者它们是针对待测物上重复的相同表位。检测抗体通常是生物素化抗体,与链霉抗生物素蛋白 -R-藻红蛋白 (SAPE)联用作为报告基团。检测抗体也可以直接标记 PE,这样在分析时不需要再标记其他报告基团。一旦确定了最佳的抗体组合,偶联的微球微阵列应该与每一个分析物和每一个检测抗体进行测试,以评估检测性能和特异性。如果抗体与不同的待测物存在交叉反应,那么起初筛选鉴定的捕获抗体或检测抗体必须替换。

然后,用单个待测物和多重检测抗体测试多重分析微球的灵敏度,用不同检测抗体检测微球的干扰物。检测抗体的最佳浓度随所用试剂的变化而变化,其效价应该用滴定法确定(如倍比稀释从 4μg/ml 稀释至 1μg/ml),但是通常情况下,2~4μg/ml 的抗体浓度即已足量。与单一分析相比,多重分析由于不同的检测抗体之间会发生相互作用,因此检测抗体的浓度应该相应增加。同样,如果多重分析的通量数(测试项目数)增加,那么每种检测抗体所需的量也应该相应增加。在免洗的方法学测定中,检测抗体的浓度应该增加高至 5 倍,以中和上清液中过多的未结合的待测物。通常情况下,报告荧光基团(SAPE)的浓度应该是检测抗体的 1.5~2 倍。SAPE 的浓度超过 4μg/ml 需要在标记后进行洗涤以降低背景,而终浓度超过 8μg/ml 可能会干扰分析仪的背景消除。

最后,由于多重分析中待测物和试剂种类众多,为了检测多重分析方法的灵敏度和抗干扰特性,必须进行全面和完善的多重分析法的性能验证。多重分析方法的研发是一个迭代过程,由于检测组分间相互作用复杂,优化试验需要不断重复。根据方法学的特异性,所有的试验条件都需要进行优化以达到最优设计结果,包括缓冲系统、封闭试剂、样本体积和稀释度、反应总体积、每个反应所需的微球数量(每孔每个区域 2 000~5 000 个微球)、偶联捕获试剂的浓度、检测抗体和报告基团的浓度、方法特点(洗涤或免洗)和孵育时间等。检测方法的性能需要用已知的标本来评估和验证。浓缩样品和组成非常复杂的样品至少 1∶5 稀释,如血清、血浆或者组织裂解物,以避免干扰或微球凝集,防止基质效应的产生。任何能够引起干扰、交叉反应或者效能不佳的试剂都应该被替换。

当开发多重分析方法时,应该考虑检测性能的优化、方法学的灵敏度、检测范围、操作简便性以及报告时间。为了提高灵敏度和增强检测信号强度,可使用多种信号放大技术,包括调整 Luminex 100/200 和 FLEXMAP 3D 分析仪的 PMT 设置、筛选 SAPE 报告基团的类别、选取树状大分子、滚环扩增技术和增加标记额外的报告基团等。减少微球和样本的初始孵育体积和 / 或增加初始的孵育时间,可以提高待测物的结合动力学,从而提高试验的灵敏度。虽然看似矛盾,但有些时候通过减少偶联至微球的捕获试剂可以提高试验灵敏度。尽管这可能会导致在待测物浓度很低的情况下就会出现饱和现象而降低信号峰值,但它可能会改善低浓度时的线性,因此提高检测限(图 2-7-3(a))。无论是捕获抗体还是检测抗体,高亲和力的抗体也能提高检测灵敏度。当待测物浓度很高时,增加偶联至微球的捕获试剂的量,可以获得更高的检测信号和扩大检测范围(图 2-7-3(a))。有时通过对不同颜色的微球偶联不同亲和力的捕获抗体,并将它们组合可建立多重分析的标准曲线,有助于提高检测灵敏度和扩大检测范围(图 2-7-3(b))。将不同浓度的同一种抗体偶联至不同颜色的微球也能获得相同的效果。

将含有洗涤步骤的实验改为免洗的实验可以减少手工操作时间并减少总测定时间。如果改为免洗模式,那么可能需要减少样本体积和 / 或增加检测抗体和 SAPE 的浓度以中和反应体系中高浓度的未结合待测物和检测抗体。与含有洗涤步骤的方法相比,免洗法增加检测抗体和检测前稀释样本可以克服干扰物质引起的基质效应。在某些情况下,添加标记后的洗涤步骤可以减少背景信号和提高方法学的总体效能和灵敏度。

五、免疫检测构架

(一)免疫计量分析法

xMAP 技术灵活性高,该系统与多种检测方法兼容,应用于其他平台的常用免疫检测方法也适用于 Luminex 分析仪。常用于 ELISA 的免疫计量分析法(或夹心捕获法)同样适用于 xMAP 平台,两者差别在于 ELISA 使用酶报告系统而 xMAP 平台使用的是固定且稳定的荧光报告系统。xMAP 技术是将特异性捕获抗体共价包被在具有多重标记的微球上,微球与样品进行孵育(图 2-7-4)。样品中各种待测物与对应的微球特异性结合,然后加入常用的生物素和链霉抗生素蛋白 - 藻红蛋白标记的特异性检测抗体,即可对待测物进行检测分析。实验过程是否需要洗涤取决于试验性能与时间需求、样本基质和所使用试剂的性质。洗涤可手工操作,也可通过真空抽滤或磁性分离(用 MagPlex 微球时)由自动洗板机来完成。目前已有一些应用 Microplex 或 MagPlex 微球的免疫测定法(夹心法)的操作步骤可供参考(Luminex Corporation,2006e,f,2007g)。对于需洗涤的(MagPlex 微球法)和免洗的免疫分析方法,本节分别列举了具有代表性的操作步骤,具体如下。

1. 使用 MagPlex 微球的免疫分析法(夹心法)的操作步骤

(1)选择合适的抗体偶联微球组合。

(2)涡旋震荡和超声约 20s 以重悬微球。

(3)配制微球工作液,用检测缓冲液将每组偶联的贮存微球稀释至终浓度为 100 个微球 /μl,每个反应需要 50μl 微球工作液。

(4)分装微球工作液到圆底孔板的相应孔中反应(CoStar 3789),每孔 50μl。

(5)空白孔加 50μl 检测缓冲液。

(6)加 50μl 标准品或样本至相应孔中。

(7)用排枪轻轻吹打反应液数次以混匀。

(8)反应封板,于摇床上室温孵育 30min,转速约为 800r/min。

(9)将反应板置于磁珠分离器上分离 30~60s。

(10)用排枪小心地吸出上清液,注意不要吸到微球。

(11)将反应板置于分离器上继续进行以下步骤:

① 各孔加入 100μl 检测缓冲液;

② 使用排枪小心吸出各孔上清液,或使用手工倒置去除上清液,注意不要触到微球;

③ 重复上述步骤 a 和 b。

(12)从磁性分离器上取下反应板,用排枪吸取 50μl 检测缓冲液重悬微球,轻轻吹打数次

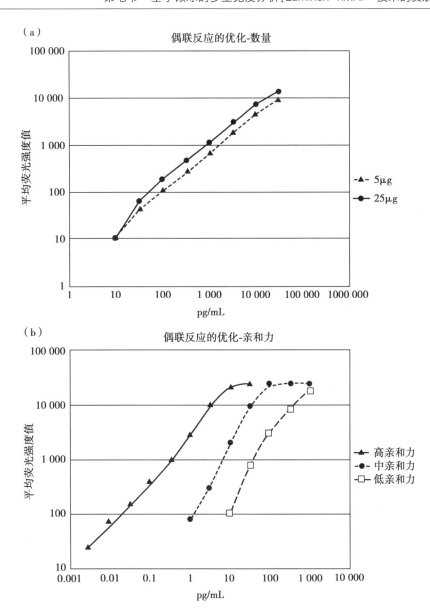

图 2-7-3　检测性能中微球的偶联效率

注:(a)偶联的捕获抗体越少,MFI 越低但是灵敏度越高,偶联抗体越多,MFI 越高,动态范围越宽;(b)用不同亲和力的捕获抗体偶联不同的微球簇用于制作多重分析的标准曲线,它的灵敏度很高,检测范围很宽

混匀。

(13) 用检测缓冲液稀释生物素化检测抗体到 4μg/ml,每个反应需要稀释后的检测抗体 50μl。

(14) 在各孔中加入 50μl 稀释后的检测抗体。

(15) 用排枪轻轻吹打反应物数次以混匀。

(16) 反应封板,于摇床上室温孵育 30min,转速约为 800r/min。

(17) 将反应板置于磁性分离器中,30~60s 内完成分离。

(18) 用排枪小心吸出各孔上清,或手工倒置

去除上清液,注意不要触到微球。

(19) 将反应板置于分离器上继续进行以下步骤:

①各孔加 100μl 检测缓冲液;

②用排枪小心吸出各孔上清液,或手工倒置去除上清液,注意不要触到微球;

③重复上述步骤 a 和 b。

(20) 从磁性分离器上取下反应板,用排枪吸取 50μl 检测缓冲液重悬微球,轻轻吹打数次混匀。

(21) 用检测缓冲液稀释 SAPE 到 4μg /ml,每

捕获夹心免疫分析

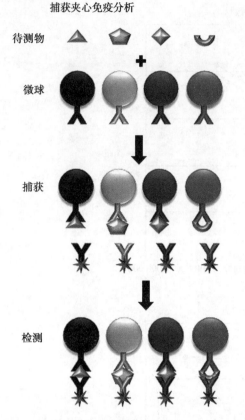

待测物

微球

捕获

检测

图 2-7-4 免疫计量分析法(夹心法)

注:样品中的待测物与抗体偶联的微球相结合。待测物被捕获到相应的微球上,与荧光标记的检测抗体结合形成夹心复合物,通过荧光定量检测待测物含量

个反应需要稀释后的 SAPE 50μl。

(22) 加入 50μl 稀释后的 SAPE 到各孔中。

(23) 用排枪轻轻吹打反应物数次以混匀。

(24) 反应封板,于摇床上室温孵育 30min,转速约为 800r/min。

(25) 将反应板置于磁性分离器中,30~60s 内完成分离。

(26) 用排枪小心吸出各孔上清液,注意不要触到微球。

(27) 将反应板置于分离器上继续进行以下步骤:

① 各孔加入 100μl 检测缓冲液;

② 用排枪小心吸出各孔上清液,或人工倒置去除上清液,注意不要触到微球;

③ 重复上述步骤 a 和 b。

(28) 从磁性分离器上取下反应板,用排枪吸取 100μl 检测缓冲液重悬微球,轻轻吹打数次混。

(29) 按系统操作手册,取 50~75μl 样品于 Luminex 分析仪中检测。

注意事项:

① 在操作过程中避免微球在光线中长时间暴露;

② 缓冲液信息见表 2-7-1;

③ 磁性分选器信息见表 2-7-2。

2. 免洗免疫分析法(夹心法)的操作步骤

(1) 选择合适抗体偶联的微球组合。

(2) 涡旋振荡和超声混匀约 20s 以重悬微球。

(3) 配制微球工作液,用检测缓冲液将偶联的微球稀释到终浓度为 200 个 /μl,每个反应需要 25μl 微球工作液。

(4) 分装微球工作液到圆底反应板相应的孔中(CoStar 3789),每孔 25μl。

(5) 加入 25μl 检测缓冲液至空白孔中。

(6) 加入 25μl 标准品或样本至相应的孔中。

(7) 用排枪轻轻吹打反应物数次以混匀。

(8) 封板,于摇床上室温孵育 30min(非磁性微球时转速约为 400r/min,MagPlex 微球时转速约为 800r/min)。

(9) 用检测缓冲液稀释生物素化的检测抗体到合适的浓度,每个反应需要稀释后的检测抗体 25μl。

(10) 每孔加入稀释后的检测抗体 25μl。

(11) 用排枪轻轻吹打反应物数次以混匀。

(12) 封板,于摇床上室温孵育 30min(非磁性微球时转速约为 400r/min,MagPlex 微球时转速约为 800r/min)。

(13) 用检测缓冲液稀释 SAPE 到合适的浓度(一般≥4μg/ml),每个反应需要稀释后的 SAPE 25μl。

(14) 加 25μl 稀释后的 SAPE 到各孔中。

(15) 用排枪轻轻吹打反应物数次以混匀。

(16) 封板,室温下在摇床上孵育 30min(非磁性微球时转速约为 400r/min,MagPlex 微球时转速约为 800r/min)。

(17) 按系统操作手册,取 50~75μl 样品于 Luminex 分析仪中检测。

注意事项:

① 在操作过程中避免微球在光线中长时间暴露;

② 缓冲液信息见表 2-7-1;

③ 检测抗体和 SAPE 浓度应优化至最佳浓度,最佳浓度一般高于洗涤法中的浓度;

④ 如果背景较高,则需在分析前增加一次标

记后的洗涤步骤。洗涤方法参考真空过滤或磁性分离洗涤法。

（二）间接免疫分析法

xMAP 技术也可应用于间接（血清学）免疫分析法，即待测样品中特异性抗体通过与微球表面偶联的抗原结合而被检测（图 2-7-5）。如前文所述，抗原的偶联可通过多种化合物来实现。偶联抗原的最佳浓度取决于抗原分子大小，其应通过滴定法进行确定，但是在血清学检测中，通常以 0.04~5μg/100 万个微球为宜。利用标记的抗种属特异性的检测抗体（二抗）来检测微球表面捕获的抗原特异性抗体（一抗）。抗种属特异性检测抗体通常用 PE 荧光报告基团直接标记或用生物素 -SAPE 标记。血清学免疫检测通常需要洗涤，以去除未结合的抗体和其他复杂基质蛋白，以免引起干扰和增加背景信号（Luminex Corporation，2006d，2011c）。使用 Mag-Plex 微球和磁性分离器可以简化清洗步骤。下面详细介绍应用 MagPlex 微球的间接免疫测定法的操作步骤。

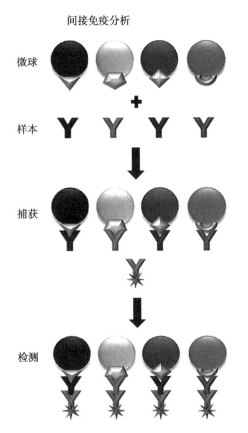

图 2-7-5 间接免疫分析法
注：将含有抗原特异的抗体的样品与抗原偶联的微球结合。抗体被相应微球捕获，然后通过定量结合荧光标记的抗种属检测抗体进行检测

间接（抗体捕获）免疫分析法操作步骤

1. 选择合适的抗原偶联的微球阵列。
2. 涡旋振荡和超声混匀约 20s 以重悬微球。
3. 配制微球工作液，用检测缓冲液将偶联的微球稀释到终浓度为 100 个微球 /μl，每个反应需要 50μl 微球工作液。
4. 分装微球工作液到圆底反应板（CoStar 3789），每孔 50μl。
5. 加 50μl 检测缓冲液到各空白孔中。
6. 加 50μl 标准品或样本到相应分析孔中。
7. 用排枪轻轻吹打数次以混匀。
8. 封板，并在室温下于摇床上孵育 30~60min（MagPlex 微球时转速约为 800r/min）。
9. 将反应板置于磁性分离器上 30~60s。
10. 用排枪小心吸出各孔上清液，注意不要触到微球。
11. 将反应板置于分离器中继续以下步骤：
（1）加 100μl 检测缓冲液到各孔中；
（2）使用排枪小心吸出各孔上清液，或手工倒置去除上清液，注意不要触到微球；
（3）重复上述步骤 a 和 b。
12. 从磁性分离器上取下反应板，用排枪吸取 50μl 检测缓冲液重悬微球，轻轻吹打数次混匀。
13. 用检测缓冲液稀释 PE 标记的抗种属 IgG 检测抗体浓度至 4μg/ml，每个反应需要稀释后的检测抗体 50μl。
14. 加 50μl 稀释后的检测抗体到各孔中。
15. 用排枪轻轻吹打数次以混匀。
16. 封板，室温下于摇床上孵育 30min（MagPlex 微球时转速约为 800r/min）。
17. 将反应板置于磁性分离器上 30~60s。
18. 用排枪小心吸出各孔上清液，注意不要触到微球。
19. 将反应板置于磁性分离器上继续以下步骤。
（1）加 100μl 检测缓冲液到各孔中；
（2）使用排枪小心吸出各孔上清液，或人工倒置去除上清液，注意不要触到微球；
（3）重复上述步骤 a 和 b。
20. 从磁性分离器上取下反应板，用排枪吸取 100μl 检测缓冲液重悬微球，轻轻吹打数次混匀。
21. 按系统操作手册，取 50~75μl 样品于

Luminex 分析仪中检测。

注意事项：

（1）在操作过程中避免微球在光线中长时间暴露；

（2）缓冲液信息见表2-7-1；

（3）磁性分离器信息见表2-7-2。

（三）竞争免疫分析法

竞争免疫分析法特别适用于小分子待测物检测，这些小分子仅含有一个或几个抗原表位，可获得的抗体也仅有一种或几种。该方法中由于存在竞争性分析物，MFI 信号随着待测物浓度的增加而降低。图 2-7-6 显示的是 xMAP 技术平台的两种竞争免疫分析法。模式 1：将待测物特异的抗体偶联到微球表面，样品中的待测物与试剂中标记的待测物会竞争结合微球表面偶联的抗体。模式 2：微球表面偶联的待测物，与样本中的待测物竞争结合标记的检测抗体（模式 2）。对于这两种模式，标记的检测试剂的浓度应达到最大信号强度的 70%~80%（[IC_{70}] 或 [IC_{80}]），以避免结合达到饱和状态，并且确保在标准曲线的最陡部分进行测量。[IC_{70}] 或 [IC_{80}] 的测定是通过在没有样品的情况下用微球偶联的标记检测试剂来滴定完成的。以下介绍两种模式（免洗涤）的操作步骤，两种模式的主要差别是加入试剂的顺序不一样（Luminex Corporation，2006b，2007d）。

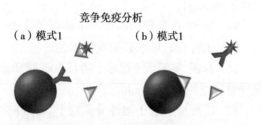

竞争免疫分析

（a）模式1　　（b）模式1

图 2-7-6　竞争免疫分析法

注：(a) 模式 1 中，样品中的分析物与标记的分析物竞争结合特定抗体偶联的微球；(b) 模式 2 中，样品中的分析物与分析物偶联的微球竞争结合标记的检测抗体

1. 微球偶联抗体的竞争免疫分析法操作步骤

（1）选择合适的抗体偶联的微球阵列。

（2）涡旋和超声混匀 20s 以重悬微球。

（3）配制微球工作液，用检测缓冲液将偶联的微球稀释到终浓度为 200 个微球 /μl，每个反应孔需要加入 25μl 的微球工作液。

（4）用检测缓冲液将生物素化的竞争抗原试剂稀释到 [IC_{70}] 或 [IC_{80}]，每个反应需要 25μl 稀释后的生物素化的竞争抗原试剂。

（5）加 25μl 检测缓冲液到圆底反应板（CoStar3789）的各空白孔中。

（6）在相应孔中加 25μl 标准品或样本。

（7）每孔中加入 25μl 稀释后的生物素化竞争抗原。

（8）用排枪轻轻吹打反应物数次以混匀。

（9）各孔加 25μl 微球工作液。

（10）用排枪轻轻吹打反应液数次以混匀。

（11）封板，室温下在平板摇床上孵育 30min（非磁性微球时转速约为 400r/min，MagPlex 微球时转速约为 800r/min）。

（12）用检测缓冲液稀释 SAPE 到适当的浓度（通常 ≥4μg/ml），每个反应需要 25μl 稀释后的 SAPE。

（13）每孔中加 25μl 稀释的 SAPE。

（14）用排枪轻轻吹打反应物数次以混匀。

（15）封板，室温下在平板摇床上孵育 30min（非磁性微球时转速约为 400r/min，MagPlex 微球时转速约为 800r/min）。

（16）按系统操作手册，取 50~75μl 样品于 Luminex 分析仪中检测。

注意事项：

① 在操作过程中避免微球在光线中长时间暴露。

② 缓冲液信息见表 2-7-1。

③ [IC_{70}] 和 [IC_{80}] 分别指获取最大捕获信号强度的 70% 和 80% 的生物素化竞争性抗原的浓度，[IC_{70}] 和 [IC_{80}] 需要用检测缓冲液滴定来确定。

④ SAPE 浓度应优化至最佳浓度，最佳浓度一般高于洗涤法中的浓度。

⑤ 如果背景较高，则需在分析前增加一次洗涤的步骤，可参考洗涤检测方法中真空过滤或磁性分离洗涤法的步骤。

2. 微球偶联抗原的竞争免疫分析法操作步骤

（1）选择合适的抗原偶联的微球阵列。

（2）涡旋振荡和超声混匀 20s 以重悬微球。

（3）配制微球工作液，用检测缓冲液将偶联的微球稀释到终浓度为 200 个微球 /μl，每个反应需要 25μl 微球工作液。

(4) 用检测缓冲液将生物素化的检测抗体稀释到 $[IC_{70}]$ 或 $[IC_{80}]$,每个反应需要 25μl 稀释后的生物素化的检测抗体。

(5) 加 25μl 检测缓冲液到圆底反应板(CoStar3789)各空白孔。

(6) 在相应孔中加 25μl 标准品或样本。

(7) 每孔加 25μl 微球工作液。

(8) 用排枪轻轻吹打反应物数次以混匀。

(9) 每孔加 25μl 生物素化的检测抗体。

(10) 用排枪轻轻吹打反应物数次以混匀。

(11) 封板,室温下在平板摇床上孵育 60min(非磁性微球时转速约为 400r/min,MagPlex 微球时转速约为 800r/min)。

(12) 用检测缓冲液稀释 SAPE 到适当的浓度(通常≥4μg /ml),每个反应需要 25μl 稀释后的 SAPE。

(13) 每孔加 25μl 稀释的 SAPE。

(14) 用排枪轻轻吹打反应物数次以混匀。

(15) 封板,室温下在平板摇床上孵育 30min(非磁性微球时转速约为 400r/min,MagPlex 微球时转速约为 800r/min)。

(16) 按系统操作手册,取 50~75μl 样品于 Luminex 分析仪中检测。

注意事项:

① 在操作过程中避免微球在光线中长时间暴露。

② 缓冲液信息见表 2-7-1。

③ $[IC_{70}]$ 和 $[IC_{80}]$ 分别指获取最大捕获信号强度的 70% 和 80% 的检测抗体的浓度,$[IC_{70}]$ 和 $[IC_{80}]$ 需要用检测缓冲液滴定来确定。

④ 检测抗体和 SAPE 的浓度应优化至最佳浓度,最佳浓度一般应高于洗涤法中的浓度。

⑤ 如果背景很高,则需在分析前增加一次洗涤的步骤,可参考经洗涤法中真空过滤或磁性分离洗涤法的步骤。

(四) 直接免疫测定和竞争免疫分析法的联合应用

竞争免疫分析法也可与免疫计量分析法(夹心法)联用进行多重分析(Luminex Corporation,2006a)。这个联合应用策略(免洗)的操作步骤如下。

直接免疫测定法和竞争抑制免疫分析法联用操作步骤

1. 选择合适的抗体和(或)抗原偶联的微球

试剂。

2. 涡旋振荡和超声混匀 20s 以重悬微球。

3. 配制微球工作液,用检测缓冲液将偶联的微球稀释到终浓度为 1 000 个微球 /μl,每个反应需要 5μl 微球工作液。

4. 用检测缓冲液将生物素化的竞争物稀释到 $[IC_{70}]$ 或 $[IC_{80}]$,每个反应需要 5μl 稀释后的生物素化的竞争物。

5. 加 10μl 检测缓冲液到圆底反应板(CoStar 3789)的各空白孔中。

6. 在相应孔中加入 10μl 标准品或样本。

7. 每孔加 5μl 稀释的竞争物。

8. 用排枪轻轻吹打反应物数次以混匀。

9. 每孔加入 5μl 微球工作液。

10. 用排枪轻轻吹打反应物数次以混匀。

11. 封板,室温下在平板摇床上孵育 60min(非磁性微球时转速约为 400r/min,MagPlex 微球时转速约为 800r/min)。

12. 用检测缓冲液将生物素化的检测抗体稀释到适当的浓度,每个反应需要 10μl 稀释后的生物素化检测抗体。

13. 每孔加入 10μl 稀释的检测抗体。

14. 用排枪轻轻吹打反应物数次以混匀。

15. 封板,室温下在平板摇床上孵育 60min(非磁性微球时转速约为 400r/min,MagPlex 微球时转速约为 800r/min)。

16. 用检测缓冲液稀释 SAPE 到适当的浓度(通常≥10-12μg /ml),每个反应需要 10μl 稀释的 SAPE。

17. 各孔加入 10μl 稀释的 SAPE。

18. 用排枪轻轻吹打反应物数次以混匀。

19. 封板,室温下在平板摇床上孵育 30min(非磁性微球时转速约为 400r/min,MagPlex 微球时转速约为 800r/min)。

20. 每孔中加入检测缓冲液至终体积为 100μl。

21. 按系统操作手册,取 50~75μl 样品于 Luminex 分析仪中检测。

注意事项:

(1) 在操作过程中避免微球在光线中长时间暴露。

(2) 缓冲液信息见表 2-7-1。

(3) $[IC_{70}]$ 和 $[IC_{80}]$ 分别指获取最大捕获信号强度的 70% 和 80% 时的检测抗体的浓度,$[IC_{70}]$

和[IC_{80}]需要用检测缓冲液滴定来确定。

（4）生物素化的竞争物、检测抗体和 SAPE 的浓度应优化至最佳浓度，最佳浓度一般应高于洗涤法中的浓度。

（5）如果背景很高，则需在分析前增加一次洗涤的步骤。可参考经洗涤的检测方法中真空过滤或磁性分离洗涤法的步骤。

六、商品化免疫检测应用和检测平台

xMAP 技术的广泛应用促进了一系列科研产品和平台的开发，并获准用于免疫诊断实验室的体外诊断。这些产品包括人类白细胞抗原（HLA）和组织配型的蛋白和抗体检测、自身免疫性疾病分析、感染性疾病的血清学检测、神经退行性变以及过敏原筛查（Luminex Corporation，2011a）。表 2-7-3 介绍了 Luminex 合作伙伴提供的各种免疫诊断平台、应用领域和相关服务。列出的参考文献是最近（2013 年，译者注）发表的论文，这些论文描述了相关产品在免疫诊断中的应用和性能。

七、结语

Luminex xMAP 系统可在一个反应体系中同时检测多达 500 种待测物，通量高，性能佳。xMAP 技术所需仪器、实验方法学和软件容易获

表 2-7-3　xMAP 免疫诊断应用和平台

公司	应用领域	产品 平台	产品 试剂	产品 其他	网站	参考文献
Alere	全身免疫性疾病 感染性疾病	AtheNA Multi-Lyte® Instrument AIMS®	AtheNA Multi-Lyte®		www.alere.com	Dhiman 等，2010；Binnicker 等，2010；Martins 等，2008；Avaniss Aghajani 等，2007；Biagini 等，2007
BMD	全身免疫性疾病 感染性疾病 细胞因子	FIDIS™ system FIDIS™ 200 system CARIS™ CARIS™μ	FIDIS™/Multiplex	MLx Booster 软件 Fpx 软件 自定义项目	www.bmd-net.com	Vercammen 等，2007；Tozzoli 等，2006；Buliard 等，2005
Bio-Rad Laboratories	全身免疫性疾病 感染性疾病	BioPlex® 2200	BioPlex®	eFlex™ 软件	www.bio-rad.com	Binnicker 等，2010；Loeffelholz 等，2011；Binnicker 等，2011；Hanly 等，2010
Gen-Probe	HLA 测定	Gen-Probe Fluoroanalyzer	LIFECODES 抗体检测		www.gen-probe.com	Middleburg 等，2011；Jung 等，2009
InGen Biosciences	感染性疾病		BJI InoPlex™	分布	www.ingen.fr	
Inova Diagnostics	全身免疫性疾病	QUANTA Plex™	QUANTA Plex™		www.innovadx.com	Ghillani 等，2007
ImmuneTech	过敏性疾病		My Allergy Test（send in test）	过敏测试、测试服务	www.immunetech.com	
Indoor Biotechnologies, Inc.	过敏性疾病		MARIA™	测试服务	www.inbio.com	King 等，2007；Earle 等，2007

续表

公司	应用领域	产品			网站	参考文献
		平台	试剂	其他		
Innogenetics	神经变性疾病		INNO-BIA		www.innogenetics.com	Lewczuk 等，2008；Fagan 等，2011
Mikrogen	感染性疾病		*recom* Bead®	分布	www.mikrogen.de	
Multimetrix	感染性疾病 细胞因子		Multimetrix	检测服务 自定义项目 项目开发试剂	www.multimetrix.com	
One Lambda, Inc.	HLA 检测	LABScan™100	LABScreen®	HLA Visual™ 软件 HLA Fusion™ 软件	www.onelambda.com	（Jung 等，2009；Irving 等，2011；Quillen 等，2011）
Tellgen ZEUS Scientifc	肿瘤标志物 全身免疫性疾病 感染性疾病	AtheNAMulti-Lyte® Instrument AIMS	Tellgenplex™ AtheNA Multi-Lyte®	Alere 分配	www.tellgen.com www.zeusscientifc.com	（Dhiman 等，2010；Binnicker 等，2010；Martins 等，2008；Avaniss-Aghajani 等，2007；Biagini 等，2007）

得，因此广泛用于免疫诊断、临床前期试验/临床试验以及研究领域，是一种快速、经济、高通量的生物检测平台。同时，涉及该方法的实验方案和出版物也容易获得，进一步促进了该技术的发展和推广应用。目前，已发表的文献也证明了该技术平台的灵活性和通用性。虽然本章节主要介绍 xMAP 技术的免疫检测方法、诊断应用及相关产品，但是该技术同样广泛应用于核酸检测，包括单核苷酸多态性基因分析、分子遗传学、基因表达谱、传染性疾病的分子检测和 microRNA 表达谱分析等。

八、参考文献和进一步阅读

Avaniss-Aghajani, E., Berzon, S. and Sarkissian, A. Clinical value of multiplexed bead-based immunoassays for detection of autoantibodies to nuclear antigens. *Clin. Vaccine Immunol.* **14**, 505–509 (2007).

Biagini, R.E., Schlottmann, S.A., Sammons, D.L., Smith, J.P., Snawder, J.C., Striley, C.A., MacKenzie, B.A. and Weissman, D.N. Method for simultaneous measurement of antibodies to 23 pneumococcal capsular polysaccharides. *Clin. Diagn. Lab. Immunol.* **10**, 744–750 (2003).

Biagini, R.E., Parks, C.G., Smith, J.P., Sammons, D.L. and Robertson, S.A. Analytical performance of the AtheNA MultiLyte® ANA II assay in sera from lupus patients with multiple positive ANAs. *Anal. Bioanal. Chem.* **388**, 613–618 (2007).

Binnicker, M.J., Jespersen, D.J. and Harring, J.A. Evaluation of three multiplex flow immunoassays compared to an enzyme immunoassay for the detection and differentiation of IgG class antibodies to herpes simplex virus types 1 and 2. *Clin. Vaccine Immunol.* **17**, 253–257 (2010).

Binnicker, M.J., Jespersen, D.J. and Rollins, L.O. Evaluation of the Bio-Rad BioPlex measles, mumps, rubella, and varicella-zoster virus IgG multiplex bead immunoassay. *Clin. Vaccine Immunol.* **18**, 1524 (2011).

Buliard, A., Fortenfant, F., Ghillani-Dalbin, P., Musset, L., Oksman, F. and Olsson, N.O. Analysis of nine autoantibodies associated with systemic autoimmune diseases using the Luminex technology. Results of a multicenter study. *Ann. Biol. Clin. (Paris)* **63**, 51–58 (2005).

Dhiman, N., Jespersen, D.J., Rollins, L.O., Harring, J.A., Beito, E.M. and Binnicker, M.J. Detection of IgG-class antibodies to measles, mumps, rubes, and varicella-zoster virus using a multiplex bead immunoassay. *Diagn. Microbiol. Infect. Dis.* **67**, 346–349 (2010).

Drummond, J.E., Shaw, E.E., Antonello, J.M., Green, T., Page, G.J., Motley, C.O., Wilson, K.A., Finnefrock, A.C., Liang, X. and Casimiro, D.R. Design and optimization of a multiplex anti-influenza peptide immunoassay. *J. Immunol. Methods* **334**, 11–20 (2008).

Earle, C.D., King, E.M., Tsay, A., Pittman, K., Saric, B., Vailes, L., Godbout, R., Oliver, K.G. and Chapman, M.D. High-throughput fluorescent multiplex array for indoor allergen exposure assessment. *J. Allergy Clin. Immunol.* **119**, 428–433 (2007).

Fagan, A.M., Shaw, L.M., Xiong, C.J., Vanderstichele, H., Mintun, M.A., Trojanowski, J.Q., Coart, E., Morris, J.C. and Holtzman, D.M. Comparison of analytical platforms for cerebrospinal fluid measures of β-amyloid 1–42, total tau, and p-tau181 for identifying Alzheimer disease amyloid plaque pathology. *Arch. Neurol.* **68**, 1137–1144 (2011).

Ghillani, P., Dufat, L., Charuel, J.L., Diemert, M.C., Cacoub, P., Amoura, Z., Piette, J.C. and Musset, L. Use of multiplex technology QUANTA Plex™ from Inova in autoimmune disease diagnosis. *Immuno. Anal. Biol. Special.* **22**, 24–33 (2007).

Gu, A.D., Xie, Y.B., Mo, H.Y., Jia, W.H., Li, M.Y., Li, M., Chen, L.Z., Feng, Q.S., Liu, Q., Qian, C.N. and Zeng, Y.X. Antibodies against Epstein–Barr virus gp78 antigen: a novel marker for serological diagnosis of nasopharyngeal carcinoma detected by xMAP technology. *J. Gen. Virol.* **89**, 1152–1158 (2008).

Hanly, J.G., Thompson, K., McCurdy, G., Fougere, L., Theriault, C. and Wilton, K. Measurement of autoantibodies using multiplex methodology in patients with systemic lupus erythematosus. *J. Immunol. Methods* **352**, 147–152 (2010).

Iannone, M.A., Consler, T.G., Pearce, K.H., Stimmel, J.B., Parks, D.J. and Gray, J.G. Multiplexed molecular interactions of nuclear receptors using fluorescent microspheres. *Cytometry* **44**, 326–337 (2001).

Irving, C., Carter, V., Parry, G., Hasan, A. and Kirk, R. Donor-specific HLA antibodies in paediatric cardiac transplant recipients are associated with poor graft survival. *Pediatr. Transplant.* **15**, 193–197 (2011).

Jung, S., Oh, E.J., Yang, C.W., Ahn, W.S., Kim, Y., Park, Y.J. and Han, K. Comparative evaluation of ELISA and Luminex panel reactive antibody assays for HLA alloantibody screening. *Korean J. Lab. Med.* **29**, 473–480 (2009).

Kellar, K.L. and Iannone, M.A. Multiplexed microsphere-based flow cytometric assays. *Exp. Hematol.* **30**, 1227–1237 (2002).

Kellar, K.L. Applications of multiplexed fluorescent microsphere-based assays to studies of infectious disease. *J. Clin. Ligand Assay* **26**, 76–86 (2003).

King, E.M., Vailes, L.D., Tsay, A., Satinover, S.M. and Chapman, M.D.

Simultaneous detection of total and allergen-specific IgE by using purified allergens in a fluorescent multiplex array. *J. Allergy Clin. Immunol.* **120**, 1126–1131 (2007).

Komatsu, N., Shichijo, S., Nakagawa, M. and Itoh, K. New multiplexed flow cytometric assay to measure anti-peptide antibody: a novel tool for monitoring immune responses to peptides used for immunization. *Scand. J. Clin. Lab. Invest.* **64**, 535–545 (2004).

Lewczuk, P., Kornhuber, J., Vanderstichele, H., Vanmechelen, E., Esselmann, H., Bibl, M., Wolf, S., Otto, M., Reulbach, U., Kölsch, H., Jessen, F., Schröder, J., Schönknecht, P., Hampel, H., Peters, O., Weimer, E., Perneczky, R., Jahn, H., Luckhaus, C., Lamla, U., Supprian, T., Maler, J.M. and Wiltfang, J. Multiplexed quantification of dementia biomarkers in the CSF of patients with early dementias and MCI: a multicenter study. *Neurobiol. Aging* **29**, 812–818 (2008).

Loeffelholz, M.J., Wen, T. and Patel, J.A. Analysis of Bioplex syphilis IgG quantitative results in different patient populations. *Clin. Vaccine Immunol.* **18**, 2005–2006 (2011).

Luminex Corporation, 2006a. Sample protocol for combined capture sandwich/competitive immunoassay. Available from: http://www.luminexcorp.com/prod/groups/public/documents/lmnxcorp/combined-capture-sandwich-comp.pdf.

Luminex Corporation, 2006b. Sample protocol for competitive immunoassay for antibody-coupled microspheres. Available from: http://www.luminexcorp.com/prod/groups/public/documents/lmnxcorp/competitive-immunoassay-antibo.pdf.

Luminex Corporation, 2006c. Sample protocol for confirmation of antibody coupling. Available from: http://www.luminexcorp.com/prod/groups/public/documents/lmnxcorp/sample-protocol-antibody-coup.pdf.

Luminex Corporation, 2006d. Sample protocol for indirect (antibody capture) immunoassay. Available from: http://www.luminexcorp.com/prod/groups/public/documents/lmnxcorp/indirect-antibody-capture-immu.pdf.

Luminex Corporation, 2006e. Sample protocol for no wash capture sandwich immunoassay. Available from: http://www.luminexcorp.com/prod/groups/public/documents/lmnxcorp/no-wash-capture-sandwich-immun.pdf.

Luminex Corporation, 2006f. Sample protocol for washed capture sandwich immunoassay. Available from: http://www.luminexcorp.com/prod/groups/public/documents/lmnxcorp/washed-capture-sandwich.pdf.

Luminex Corporation, 2006g. What results should be expected from a successful antibody coupling reaction? Available from: http://www.luminexcorp.com/prod/groups/public/documents/lmnxcorp/antibody-coupling-results.pdf.

Luminex Corporation, 2007a. Protein buffers. Available from: http://www.luminexcorp.com/prod/groups/public/documents/lmnxcorp/protein-buffers-protocol.pdf.

Luminex Corporation, 2007b. Recommended materials for magnetic microspheres. Available from: http://www.luminexcorp.com/prod/groups/public/documents/lmnxcorp/magnetic-microspheres-recommen.pdf.

Luminex Corporation, 2007c. Sample protocol for binding biotin-conjugated molecules to LumAvidin microspheres. Available from: http://www.luminexcorp.com/prod/groups/public/documents/lmnxcorp/lumavidin-binding-protocol.pdf.

Luminex Corporation, 2007d. Sample protocol for competitive immunoassay for antigen-coupled microspheres. Available from: http://www.luminexcorp.com/prod/groups/public/documents/lmnxcorp/competitive-immunoassay-antige.pdf.

Luminex Corporation, 2007e. Sample protocol for two-step carbodiimide coupling of protein to carboxylated microspheres. Available from: http://www.luminexcorp.com/prod/groups/public/documents/lmnxcorp/protein-coupling-protocol.pdf.

Luminex Corporation, 2007f. Sample protocol for two-step carbodiimide coupling of protein to MagPlex magnetic carboxylated microspheres. Available from: http://www.luminexcorp.com/prod/groups/public/documents/lmnxcorp/protein-coupling-protocol-magp.pdf.

Luminex Corporation, 2007g. Sample protocol for washed capture sandwich immunoassay using magnetic microspheres. Available from: http://www.luminexcorp.com/prod/groups/public/documents/lmnxcorp/washed-capture-sandwich-magnet.pdf.

Luminex Corporation, 2007h. Scale-up recommendations for coupling IgG to carboxylated microspheres. Available from: http://www.luminexcorp.com/prod/groups/public/documents/lmnxcorp/recommendations-for-scaling-up.pdf.

Luminex Corporation, 2008a. High non-specific background signal in serology assays. Available from: http://www.luminexcorp.com/prod/groups/public/documents/lmnxcorp/high-background-in-serology.pdf.

Luminex Corporation, 2008b. Post-coupling stability of antibody-coupled microspheres. Available from: http://www.luminexcorp.com/prod/groups/public/documents/lmnxcorp/antibody-post-coupling.pdf.

Luminex Corporation. 2010a. Luminex publications. Available at: http://www.luminexcorp.com/bibliography/.

Luminex Corporation, 2010b. Manual washing procedure for MagPlex Microspheres. Available from: http://www.luminexcorp.com/prod/groups/public/documents/lmnxcorp/230-magplex-manual-wash-method.pdf.

Luminex Corporation, 2011a. Clinical diagnostic partners. Available from: http://www.luminexcorp.com/Partners/ClinicalDiagnostics/index.htm.

Luminex Corporation, 2011b. Recommended materials. Available from: http://www.luminexcorp.com/Support/SupportResources/index.htm.

Luminex Corporation, 2011c. Sample protocol for washed serological assay using magnetic microspheres. Available from: http://www.luminexcorp.com/prod/groups/public/documents/lmnxcorp/washed-serological-assay-magn.pdf.

Luminex Corporation, 2011d. Support resources. Available from: http://www.luminexcorp.com/Support/SupportResources/index.htm.

Martins, T.B., Litwin, C.M. and Hill, H.R. Evaluation of a multiplex fluorescent microsphere immunoassay for the determination of Epstein–Barr virus serologic status. *Am. J. Clin. Pathol.* **129**, 3441 (2008).

Middleburg, R.A., Porcelijn, L., Lardy, N., Briet, E. and Vrielink, H. Prevalence of leukocyte antibodies in the Dutch donor population. *Vox Sang.* **100**, 327–335 (2011).

Nolan, J.P. and Mandy, F.F. Suspension array technology: new tools for gene and protein analysis. *Cell Mol. Biol.* **47**, 1241–1256 (2001).

Nolan, J.P. and Sklar, L.A. Suspension array technology: evolution of the flat-array paradigm. *Trends Biotechnol.* **20**, 9–12 (2002).

Pickering, J.W., Martins, T.B., Greer, R.W., Schroder, M.C., Astill, M.E., Litwin, C.M., Hildreth, S.W. and Hill, H.R. A multiplexed fluorescent microsphere immunoassay for antibodies to pneumococcal capsular polysaccharides. *Am. J. Clin. Pathol.* **117**, 589–596 (2002).

Quillen, K., Medrano, C., Adams, S., Peterson, B., Hackett, J., Leitman, S.F., Klein, H.G. and Stroncek, D.F. Screening plateletpheresis donors for HLA antibodies on two high-throughput platforms and correlation with recipient outcome. *Transfusion* **51**, 504–510 (2011).

Schlottmann, S.A., Jain, N., Chirmule, N. and Esser, M.T. A novel chemistry for conjugating pneumococcal polysaccharides to Luminex microspheres. *J. Immunol. Methods* **309**, 75–85 (2006).

Shichijo, S., Keicho, N., Long, H.T., Quy, T., Phi, N.C., Ha, L.D., Ban, V.V., Itoyama, S., Hu, C.J., Komatsu, N., Kirikae, T., Kirikae, F., Shirasawa, S., Kaji, M., Fukuda, T., Sata, M., Kuratsuji, T., Itoh, K. and Sasazuki, T. Assessment of synthetic peptides of severe acute respiratory syndrome coronavirus recognized by long-lasting immunity. *Tissue Antigens* **64**, 600–607 (2004).

Tozzoli, R., Villalta, D., Kodermaz, G., Bagnasco, M., Tonutti, E. and Bizzaro, N. Autoantibody profiling of patients with autoimmune thyroid disease using a new multiplexed immunoassay method. *Clin. Chem. Lab. Med.* **44**, 837–842 (2006).

Vercammen, M., Meiriaen, P., Senneseal, J., Velkeniers, B., T'kint, S., Verbruggen, L., Haentjens, P., Broodtaerts, L., Demanet, C. and De Waele, M. Diagnostic accuracy of the FIDIS multiplex fluorescent microsphere immunodetection system for anti-extractable nuclear antigen (ENA) antibodies in connective tissue diseases. *Clin. Chem. Lab. Med.* **45**, 505–512 (2007).

Waterboer, T., Sehr, P. and Pawlita, M. Suppression of non-specific binding in serological Luminex assays. *J. Immunol. Methods* **309**, 200–204 (2006).

（黄宪章、郑磊 译，陈福祥 审）

芯片上的实验室、微／纳米免疫检测系统、微阵列芯片

本书"免疫检测产品技术"部分（该部分未译，有兴趣的读者可参考原书——译者注）介绍了市场上许多不同的商业化的免疫检测系统，所使用的仪器尺寸包括从落地式的实验室分析仪到紧凑的床旁检测（POC）设备。最早的 POCT 测试是基于玻片凝集法用于检测人绒毛膜促性腺激素（Santomauro and Sciarra, 1967），此后 POCT 的应用范围不断扩大（Kasahara and Ashihara, 1997；Price, 1998；Rasooly, 2006；Sia and Kricka, 2008；Gervais 等，2011a）。虽然传统的 POCT 系统是独立且体积相对较小，但是不需要放大就可以很容易地看到其试剂和反应容器。然而，在过去的十多年间，许多微量免疫检测方法已经在科研实验室得到了证实，且相当一部分产品已经上市，并有力地带动相应设备的市场化。虽然有些微量免疫检测方法具有纳米级的元素，但真正的纳米流控免疫检测方法还处于早期研发阶段，它们在技术上和商业上是否可行仍有待观察。

检测系统微型化的主要目的有以下几点：

• 经济——减少生物材料的消耗和降低生产过程成本。

• 环保——减少固体和液体废弃物和包装的生物危害。

• 简化——整合所有免疫检测步骤（包括样本制备、分析、数据处理和结果呈现等），这对于 POCT 至关重要。

• 便携——方便现场检测，比如资源匮乏的地区或场所。

• 通量——能同时检测多种不同的分析物，比如蛋白组学研究。

• 速度——由于扩散距离短，反应速度更快。

随着检测微型化概念的进一步发展，分析仪器也可能被重新设计，与测试单元融为一体，从而实现完全的一次性免疫诊断测试。与传统的大型检测仪器相比，微芯片分析仪有很多优势，但也有不足（表 2-8-1）。

把复杂的分析功能集成到小型设备的想法是基于**微全分析系统（micro total analysis systems,**

表 2-8-1　微型分析仪的优缺点

优点	缺点
生产成本低	取样少，缺乏代表性
设计成本低、周期短	灵敏度受限
样本量少	人机界面或交流不足（如无显示器、触摸屏）
分析速度快	校准
通量高	单个检测成本
整合所有检测步骤（LOC）	
占地面积小，方便实验室外使用	
密封，生物安全好	
一次性使用	

μTAS）的概念，这个概念最初是由 Manz 及其同事于 20 世纪 90 年代早期提出（Manz 等，1990，1993）。该概念的目标是将尽可能多的实验步骤包括加样、样本处理、分离、检测、数据分析等集成到紧凑的"**芯片实验室（lab-on-a-chip, LOC）**"设备中。将这些设备与免疫传感器区分开来是它能整合分离的步骤，从而避免与多分析物检测和干扰相关的典型传感器问题（Harrison 等，1992，1993）。尽管侧向层流检测被认为是 LOC 的一种，但这里不予讨论（相关内容见第二部分第三节"侧向层流免疫检测系统"）。

基于 LOC 设备所需的**微芯片（microchips）**是小型化的组件，大小一般为 100nm 至 1mm。通常，这些芯片从外观上看是二维的，且制造成一些列的层。**微流控（microfluidic）**微芯片（也称为**流控微芯片（fluidic microchips）**）主要是由狭窄通道连接的反应池组成，样本和反应液沿着这些通道运输。不同的检测阶段在芯片的不同部位运行。内部容积取决于特定结构的横截面和几何结构，但通常在纳升到微升范围内。

生物电子（bioelectronics）芯片在生物分子（抗体、抗原或信号生成分子）与非生物材料之间有一个连接，该连接会将信号从生物分子传递或

调制到设备上,该设备可以将电子信号放大。芯片内置电气组件与流体组件。电气组件(比如电极)位于芯片内部如微室,控制微室内液体或其中成分(Ronkainen 等,2010)。芯片通常组装在电路板上,通过电路板连接芯片内各电子元件,并插入到控制显示器上。

微阵列芯片(microarray) 最初是将试剂有规律地固定在小且平整的硅片、玻片或塑料片的表面(Schena,1999,2000),阵列是通过在芯片表面进行点样、冲压或者直接原位合成试剂而形成,根据芯片上试剂的位置不同可进行识别。另一种基于微球的微阵列芯片是将试剂偶联在微米大小的微球上,每组微球具有不同的光学特性,检测的过程中可以进行单个识别。微阵列试剂包括互补脱氧核糖核酸(cDNA)、寡核苷酸、适配体、抗体、亲合体、抗原、寡肽和组织切片。不同的芯片其微点(microspots)的大小、密度和数量可以差别很大。点的大小一般在 $100\mu m$ 以下,日常使用的芯片每平方厘米包含有数百个点。

早期微流控系统的**微加工(microfabrication)** 是基于对玻片或硅片等物质的蚀刻,然后进行热封以产生密闭的通道(Madou,2011)。其免疫检测的应用集中在带有电泳分离步骤的均相免疫反应模式。在过去的十多年中,芯片加工技术取得显著进步,已转变为通过注塑或压花然后层压的聚合芯片。(Becker and Locascio,2002;Liu,2007;Becker and Gaertner,2008)这些基于复制的方法使低成本微流体变成了现实,正如一次性 POC 免疫诊断所需要的一样。制作该芯片典型的材料包括聚苯乙烯、聚碳酸酯、聚甲基丙烯酸甲酯(有机玻璃)和环烯烃共聚物(Nanes 等,2010)。聚二甲硅氧烷(PDMS)芯片广泛应用于研究领域,因为它们可以通过一个简单的铸造工艺制造,并且表面可以功能化以满足免疫检测的要求(McDonald 等,2000;Sia and Whitesides,2003;Zhou 等,2010)。值得注意的是,热塑性材料注塑和 PDMS 铸造可以扩展到纳米级(Attia 等,2009)。

就连那些被认为具有非凡创新能力的免疫检测的科学家和工程师们也不可避免地会被纳米技术所吸引。由于免疫检测实际上是分子反应,免疫检测可微型化以节约成本并提高检测容量。**纳米技术(nanotechnology)** 指的是在原子、分子以及小于100nm的大分子水平进行的操作技术。虽然免疫检测跟分子反应有关,但是只有

检测系统的结构、加工或控制达到了纳米水平才算是纳米技术。这包括由纳米组件或者**纳米粒子(nanoparticles,小于100nm)** 组装的更大的结构。

微流控中液体驱动有两种方式,一种是通过毛细管作用被动填充,一种是利用压力差、电场作用、旋转离心力或者动态改变表面湿度来驱动。与微流控相比,**纳流控(nanofluidic)** 需要纳米级别驱动液体流动的新方法以克服表面张力(Sparreboom 等,2010;Eijkel and van den Berg,2005)。虽然已经出现许多纳米级的分析系统,但免疫诊断设备目前还很难见到(Sparreboom 等,2009;Napoli 等,2010)。

为了理解微/纳米级免疫检测的优点和挑战,需要先了解一些基本理论。微/纳米级免疫检测跟传统的免疫检测有很多不同。

一、微型化的基本原理

大型分析系统与微型分析系统有许多根本上 的 区 别(Janasek 等,2006;Gad-el-Hak,2006;Kirby,2010),这些变化主要影响液流和被取样的分析物分子数量,也就是检测能力问题。本节主要是侧重于微米级分析系统,也会涉及纳米级系统。

(一) 黏度和表面张力

表面张力(surface tension) 源自液体表面的分子间引力。水的表面张力强是由于相邻水分子的氢键作用力。在含水的液态生物样本中,如血液、尿液和痰液,还有其他的分子间引力会产生更高的表面张力导致**黏度(viscosity)** 增加。

即使在厘米水平,表面张力也能影响样本和试剂在反应容器中的分布,如微量反应板。随着物体尺寸的减少,物体的体积和惯性按尺寸的三次方减少,而表面张力只是按线性减少。因此,在微米和纳米水平,表面张力是主要的作用力,对于表面性能的控制至关重要。

湿润(wetting) 是指一个固体表面与液体(润湿相)接触的能力。**湿润程度(或湿润性,wettability)** 是由表面黏附力(自由能)和润湿相内的凝聚力(表面张力)之间的平衡所决定。润湿相倾向于在固体表面扩散,多孔固体倾向于吸收润湿相。在免疫检测中,液体通道对水溶液具有高湿润性是非常重要的。湿润性是通过测量一滴水

溶液滴在塑料、玻璃或金属等固体材料上形成的**接触角**（contact angle）来确定的。

表面张力可以通过使用吸引液滴的亲水表面来修正。有许多方法可以增加检测设备中使用的塑料材料的湿润性，包括电晕放电和等离子体处理。化学表面处理方法包括清洁、底漆、涂层和蚀刻。温度升高会降低表面张力（及黏度），但是因为蛋白在高温下会变性，所以在免疫检测方面价值有限。也可以在样本或者流动基质中添加表面活性剂使注塑的模制塑料等疏水性表面能够被润湿。然而，表面活性剂对免疫检测结合可能存在干扰。

（二）毛细管流

毛细管流（capillary flow）是利用高表面积与体积比介质的表面张力效应，介质包括多孔材料（如硝酸纤维素膜试纸条）和封闭的微结构表面（如基于微芯片的免疫诊断）（Eijkel and van den Berg，2006）。水分子被这些介质内的亲水表面所吸引，导致窄管内前缘的水向前移动，甚至可以克服重力的影响。当水分子对管壁的黏附力强于水分子之间的凝聚力时，毛细作用就会发生。由于表面张力，水分子之间的吸引力也会导致前面的水分子牵引着后面附近的水分子向前运动。毛细管力作用于液体和通道壁的接触周界，因此有助于微型化。这是因为在尺度缩小时，周长相对于通道横截面积将变得更大。正如 Lucas-Washburn 方程所示，在微通道的毛细管填充过程中，弯月面是在填充通道段的流体阻力线性增加的基础上，以时间的平方根成正比进行的（Delamarche 等，2005）。然而，在恒定截面通道中，这种被动填充速度减慢的问题可以通过改变设备的几何结构和/或表面疏水性，从而可以有效的生成"可编程"的被动式微流控线路来克服。

（三）电渗流

对于电动微型免疫检测系统来说，**电渗流**（electroosmotic flow，EOF）是一种简便的流体驱动方法。EOF 是基于带电表面（如玻璃、硅或等离子体处理的塑料上的微通道）形成的离子层而产生。这里，样本成分形成了与静态的带电表面所带电荷相反的可移动的离子层。在电场的作用下，离子层会朝着带相反电荷的电极方向迁移。对于微型系统，则会在通道中产生大量的液体流动。EOF 可以方便地通过电场控制微芯片周围的液流，但它所需要的带电表面在注塑成型的塑料微流体较难以获得。

（四）减少样品体积对于低浓度样本的影响

样本中分析物的浓度是恒定的，与样本体积无关。当样本体积减小的时候，样本中分子数量会减少。免疫检测分析物的浓度通常在微摩尔、纳摩尔或皮摩尔级水平。

从表 2-8-2 可以看出，这对免疫检测的规模有一个基本限制。如果样本体积是 1fl，那么它的规格也就是 $1\mu m^3$，这比一个真正纳米元件的体积大了 10 倍。然而，如果样本的浓度是 1nmol/L，那么很有可能 1fl 样本中没有一个分析物分子。

表 2-8-2　1nmol/L 分析物的样本体积与分子数量关系

体积	规格	分子数量
1l	$100mm \times 100mm \times 100mm$	6×10^{14}
1ml	$10mm \times 10mm \times 10mm$	6×10^{11}
$1\mu l$	$1mm \times 1mm \times 1mm$	6×10^{8}
1nl	$100\mu m \times 100\mu m \times 100\mu m$	600 000
1pl	$10\mu m \times 10\mu m \times 10\mu m$	600
1fl	$1\mu m \times 1\mu m \times 1\mu m$	0 或者 1

低样本体积对低浓度样本测定的影响在定性和定量上是不一样的。如果能够开发出理论上理想的免疫检测方法，其检测效率是 100%（能检测到样本中的每一个分子），且信噪比大于 1 000，那么在上述的例子中，可以基于小于 200fl 的样本体积设计定性检测方法。然而，对于定量检测来说，为了将误差控制在 1% 以内，分析物的分子数量必须为 10 000 个（因为标准差大约等于分子数量的平方根），那么样本体积必须为 17pl。

为了解决纳米设备中样本体积的问题，一个办法就是提供足够的样本量，以便增加与捕获抗体或抗原作用的分子数量（Eijkel，2007）。时间积分流通系统将抗体或抗原固定在表面，去捕获分析物并集中在一个点上。可是，不论是竞争性还是非竞争性免疫检测，样品体积应该通过固定加样体积或系统设计要求来确定。当然环境分析物免疫测定是个例外（见"环境分析物免疫测定"（该部分未译，有兴趣的读者可参考原书——译者注））。

(五) 减少样本体积对反应动力学的影响

免疫检测微型化的一个优点是减少了分子移动距离。分子扩散需要的时间与扩散距离的平方成正比,跟分子自身的扩散系数成反比。分子的扩散系数主要是由分子大小决定的。

在液相检测法中,所有的分子在溶液中自由运动。除非样本被过度稀释,否则样本量不会影响抗原抗体的结合。但是随着检测方法的发展,越来越注重非均相的固相免疫分析,这种方法需要分离洗涤步骤。在固相免疫检测中,主要的反应物是被固定的。这就减缓了反应速度,因为只有液相中的反应物可以自由移动。由于微型反应体系体积特别小,反应物的扩散时间也就缩短了,因此可以增加反应速率从而减少反应到达平衡的时间,从而减少总的分析时间。

另一个增强反应动力学的方法是使样本通过检测器时保持一段时间以确保能够检测到,或用电场将分子吸附到表面。在设计流通系统时,最小化包被有捕获抗体的反应池的直径很重要(Hofmann 等,2002)。用电场吸引生物分子到敏感表面的方法包括电热效应(Sigurdson 等,2005;Feldman 等,2007)和介电电泳(Yasukawa 等,2007;Hart 等,2010),更详细的内容参见近期的综述(Wang,2006;Ronkainen 等,2010)。

(六) 纳米级分析系统

需要注意的是,上述许多构思在纳米分析系统中仍需要进一步改善。常规分析系统的原理在纳米级似乎不适用,此外还存在一个"可检测性"问题,就是检测的分子数目太少不具有代表性。这可能是至今仍缺乏真正意义上的纳米级免疫检测系统的部分原因。然而,应该指出的是,大多数纳米研究仍处于起步阶段,"可检测性"的问题能够通过仅仅一维纳米尺度的系统或通过信号随时间累积的时间积分系统来解决(Eijkel,2007)。

二、微 / 纳米级免疫检测设计

(一) 检测模式

目前常用的两种免疫检测模式是**竞争性**(competitive)免疫检测和**直接免疫检测**(immunometric)(通常也称为非竞争性免疫检测)(见第二部分第一节"竞争性和非竞争性免疫测定(包括 ELISA)的原理")。竞争性免疫检测的根本局限是分析物的浓度在零和非常低的水平时,信号相当强,造成低信噪比,牺牲了灵敏度。由于微 / 纳米级免疫检测产生的信号水平极低,所以优先使用直接免疫检测法来最大化信噪比。

为了提高非均相免疫检测方法性能,有效地去除未结合的标记分子至关重要,也就是说只有将所有未结合的标记物全部洗涤后,极低浓度的与标记物结合的分析物才能被准确地测出来。微流控免疫诊断设备可以整合主动洗涤步骤,但是对于常规的自动分析仪的被动洗涤,要将分离效率提高到 >99.99% 是非常困难的(见第三部分第三节"固相和其他分离系统")。

环境分析物检测作为非均相分析中的一种,它有两点独到的优势。首先它不需要加样,捕获抗体只对抗体区附近的分析物"采样"。其次这种检测模式包括很小的抗体埋点靶,这些点通常直径小于 $100\mu m$,间距小于 $50\mu m$,使它适于在微水平和免疫检测阵列上制造生产(见"环境分析物免疫测定"(该部分未译,有兴趣的读者可参考原书——译者注))。

在均相免疫检测中,检测抗体和分析物均处于液相中。虽然大多数均相免疫检测方法往往比非均相检测灵敏度低,但它的优势在于不需要洗涤分离步骤去除未结合的标记检测抗体(见第二部分第二节"均相免疫测定")。

电动(electrokinetic)检测的分离系统包括亲和电泳和电色谱检测(Hou and Herr,2008),电动分离检测可进一步分为以下几类:①**预亲和**(affinity preparative):在分离之前或分离期间发生的基于亲和力的结合;②**预平衡亲和检测**(pre-equilibrated affinity assays):在芯片分离步骤之前,亲和试剂和样品预先混合至平衡;③**芯片平衡亲和检测**(on-chip equilibrated affinity assays):亲和试剂和样本在分离通道内动态混合至平衡。预亲和可以用于免疫富集或免疫耗竭(Breadmore,2007),这有助于降低检测限并能扩大免疫诊断检测的动态范围,特别是在对复杂的临床样品进行检测时(Mondal and Gupta,2006)。以 LOC 为基础的微流控系统非常适用于芯片平衡亲和检测,因其可以将多个步骤整合到单一芯片上,并可以选择多步骤同时进行。经过免疫提取、标记、电洗脱以及 2min 的电泳分离后,同时检测血液、唾液和尿液中的 4 种激素的技术已有应用(Wellner and Kalish,2008)。免疫亲和样品制备甚至能对皮肤活检样本中的 12 种炎性标志物同时进行检测,主要是通过电泳分离所有标志物,再与荧光标记的检测抗体结合(Phillips and Wellner,2007)。其他基于电动分离的微流控免疫诊断系统包括检测血浆中抗感染药的设备(Phillips and Wellner,2006)、监测胰岛素分泌的四通道检测系统(Dishinger and Kennedy,2007)以及同时定量检测经 50s 电泳分离后的血清中 4 种肿瘤标志物的仪器(Yang 等,2010)。

Yager 及其同事已开发出基于扩散系数的免疫检测方法,其通过扩散系数的变化将结合与未结合的检测抗体区分开。美国华盛顿州雷德蒙德市的 Micronics 公司已经研制出一种竞争性均相免疫检测方法,在玻璃 - 聚酯薄膜 - 玻璃的杂交芯片上嵌入一个 T 形传感器,芯片包含两个流体入口,分别经过两个通道后汇合成一个 $100\mu m \times 1\ 200\mu m$(深 × 宽)的反应槽,然后连接到流体出口(Kamholz 等,1999;Hatch 等,2001)。在层流条件下,两种流体(抗体试剂和掺有荧光标记抗原的样本)平行流动,它们只能通过扩散来混合。抗原向平行流体的扩散受平行流体中的

抗体结合比例的限制。样本中抗原和标记抗原竞争结合抗体流中抗体的结合位点,这是抗原定量的基础。这种检测的优点是可以检测稀释的全血而无须去除红细胞。该方法检测全血中苯妥英钠需要不到 1min(10~400 倍稀释),能够检测到低至 0.43nM 的苯妥英钠(Hatch 等,2001)。

(二) 一次性 POC 与可读性检测卡

免疫检测设计需考虑的一个重要因素是针对不同应用需求设计免疫诊断方法。理想的 POC 免疫诊断设备组成如图 2-8-1 所示。

大多数 POC 装置都是可读性检测卡(如 Alere TRIAGE® 系列),同时也有纯粹的一次性 POC,这些主要面向家庭测试和医疗资源贫乏的地区(如 BayerA1CNow+®),表 2-8-3 概述了不同检测仪器的主要区别。

一次性测试仪应用的关键问题在于无法使用外部设备(如泵)来主动驱动液体的流动。目前主要着眼于发展基于毛细管填充微流体回路的被动驱动检测设备,但是在进行非均相检测时,就可能需要面对难以洗去未结合检测抗体的难题。对于被动驱动系统来说,需要使用过量的样本去洗涤未结合的抗体。以下介绍免疫诊断设备对定标、

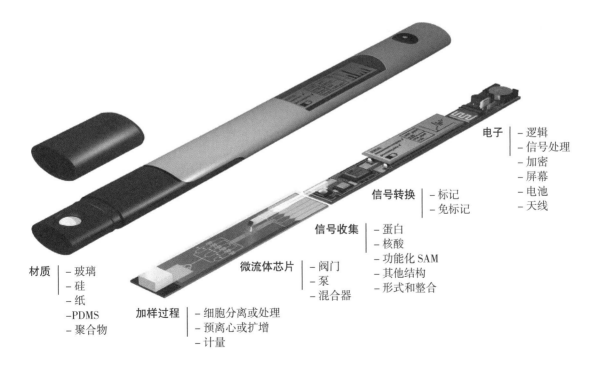

图 2-8-1 理想的 POC 免疫诊断设备组成

注:该设备能在数分钟内以足够的灵敏度定量检测体液中的几种分析物,并将加密后的结果报告给电子健康记录。微流控芯片是一次性的,批量生产的材料成本不到 1 美元(彩图可见 www.immunassayhandbook.com)。图片和注释摘自 Gervais 等(2011a)并同意。版权归 IBM 公司

表 2-8-3　不同免疫诊断设备的主要区别

	一次性测试仪	检测卡读卡器
检测方式	• 主要为非均相检测 • 所有试剂都在芯片上,不需要缓冲液清洗,加入过量样品 • 难以应用于均相检测 • 可用于扩散型均相检测	• 主要为非均相检测 • 需用样品或外部缓冲液进行清洗 • 电动力分离后可用于均相检测,可选 • 可用于扩散型均相检测
流体驱动方式	被动	被动或主动
校准	出厂时已固定于芯片上	可以调整以延长定标有效期或提供准确性验证
检测	加样即可,配套使用费用低	可配备读卡器使用

校准、信号生成和检测的影响。

(三) 抗体

与常规免疫检测一样,微量免疫检测需要抗体具有适当的特异性,且还需要具有高的亲和力($K_{eq}>10^{10}$)。单克隆抗体能够提供最高浓度的活性抗体(这对微/纳米级检测仪器是非常有利的),但大多数单克隆抗体缺乏像多克隆抗体一样的高亲和力。理想的抗体应该是具有高亲和力的单克隆抗体。对抗体互补决定簇区域的氨基酸序列进行选择性修饰,产生新的噬菌体 DNA 序列,再利用噬菌体展示技术从大的噬菌体文库中筛选出高亲和力的单克隆抗体(通常 K_{eq} 是 $10^7{\sim}10^9$)。通过这种方法可获得亲和力 $K_{eq}{\geqslant}10^{11}$ 的单克隆抗体(见第三部分第一节"抗体")。

(四) 捕获抗体固定

在非均相免疫检测中,可以将试剂固定在微流控结构内的微球上(Tarn and Pamme,2011)。这种捕获抗体的固化不仅增加了表面积-体积比,还能够减少分析物的扩散距离,提高分子间相互作用。典型的珠子材料包括聚苯乙烯/乳胶(Ohashi 等,2009;Yuan 等,2009;Ihara 等,2010)和玻璃(Tsukagoshi 等,2005)。

磁珠具有的额外优势,就是无须设置物理限制屏障。磁珠能够被磁力吸附,在需要的时候通过关闭磁场而释放磁珠(Pamme,2006)。因此,各种各样的基于磁珠的免疫检测应用于微流控中并不为奇(Hayest 等,2001;Choi 等,2002;Petkus 等,2006;Mulvaney 等,2007;Do and Ahn,2008;Peyman 等,2009;Chen 等,2011)。

然而更常见的是,先将免疫试剂包被于微流控结构的内表面,再将抗原或抗体固化于其上。固化方法包括物理吸附、**自组装单层膜(self-assembled monolayers,SAMs)**、溶胶-凝胶法和共价偶联(Shankaran and Miura,2007)。常见的化学物质包括葡聚糖、蛋白 A 或蛋白 G 和生物素-链霉抗生物素蛋白。一个重要的区别是功能基团的方向,因为这能影响固化抗体的活性。通过抗体的微接触打印技术,能够在微通道产生定向功能化的自组装单层膜(Foley 等,2005)。

另一种方法是直接将抗体固定于致敏的表面,如**表面等离激元共振(surface plasmon resonance,SPR)**或**表面增强拉曼散射(surface enhanced Raman scattering,SERS)**。同样可将抗体固定于电极或**场效应晶体管(field effect transistor,FETs)**上进行电化学检测,或固定于**石英晶体微天平(quartz crystal microbalance,QCM)**上,或悬臂上进行机电检测,详见本节后述的"芯片检测方法"部分。

(五) 标准化和校准

与常规免疫检测相同,定量微量免疫检测在标准化和校准上充满了挑战(见第三部分第五节"标准化和校准")。与临床分析仪一样,基于微芯片的免疫诊断采用可溯源的国际标准制物质来确认其准确性。微加工技术能够在微芯片上生产出相同的反应通道和反应孔,因此如果校准品和样本同批检测,则可以直接通过参考校准曲线来估算样本浓度。在微量检测中,反应动力学更快,这使得反应可以在更短的时间内达到平衡。这种快速达到平衡的检测方法能够允许样本和校准物之间的微小差异,且在极微量检测中,更容易在各样本间快速达到平衡温度。

理论上具有近线性剂量-反应曲线的非竞争性免疫检测法所需要的校准品可能不超过两个，而特异性强、呈线性剂量-反应的试验可仅使用一个标准品。对于可读性检测卡系统，操作人员可根据已知浓度的分析物的响应选择（重新）校准，这在一次性POC免疫诊断上是难以实现的。这种情况下，可以使用厂家提供的定标曲线，它是以电子文档存储在检测设备上的，但随着时间的推移，该定标曲线的准确度会发生下降，且无法补偿和调整，因此厂家要求在有效期内使用。

由于以缓冲液为基质的校准品和血液样本之间的表面张力差异，其基质效应在微通道内可能会被放大，通过稀释样品可降低其影响，但这需要人工操作，并减少了样本中分子的数量，可能会降低检测灵敏度。对于一次性免疫诊断检测，微芯片里的缓冲液会发生蒸发，但又难以补充，这也限制了该方法的有效期。

（六）信号生成

在免疫检测中，由于分析物浓度非常低时，产生的信号很弱，在微量免疫检测中信号会更弱，因此必须使用高特异性和高活性的标记物。为了实现高信噪比，必须消除噪声源。后面我们将在不同的章节中详细讨论免疫测定中信号发生系统（见第三部分第二节"信号产生及检测系统"），这里我们将具体讨论微量免疫检测信号生成面临的挑战及解决方案。

在传统的免疫诊断检测中，**酶联免疫吸附试验（enzymelinked immunosorbent assay，ELISA）** 因其通过酶促反应放大信号而被广泛使用。一般情况下，ELISA使用**辣根过氧化物酶（horseradish peroxidase，HRP）** 作为标记物，催化发色底物的3,3′,5,5′-**四甲基联苯胺（tetramethylbenzidine，TMB）** 显色而放大信号。然而在微量条件下，能够检测的光路波长是有限的，这也部分解释了为什么在微量免疫检测中更多倾向于使用化学发光法进行检测，因为它只需要一个检测器就可实现。

信号放大也可以通过银增强的纳米颗粒标记来实现（Nam等，2003）。具有高扩散性的金标纳米颗粒在复合物形成后通过银颗粒沉积被催化放大。形成的银包被标记物有很高的灵敏度，可以被普通的相机或扫描仪检测，同时也有助于POC诊断（Chin等，2011）。

然而，绝大多数微量免疫诊断方法仍然依赖于荧光标记，免疫夹心法中最常见的是标记二抗。与使用单一染料分子相比，携带大量染料分子的微球由于能发射更强的荧光更为可取。最近，在激发光和发射光之间具有较大斯托克斯位移的荧光微球已成为可用于集成一次性免疫诊断装置的光谱过滤材料。例如，包含一系列染料的TransFluoSpheres™聚苯乙烯微球能产生高达200nm的斯托克斯位移特别有应用价值，已应用于具有集成正面荧光检测的免疫诊断芯片中（Ryu等，2011）。

目前，利用光学检测的微芯片免疫诊断方法中信号增强措施主要聚焦于使用纳米技术源探针（Myers and Lee，2008；Azzazy等，2006）。**量子点（quantum dots，Q-dots）** 尤其受人关注，因其发射光窄且可调节，非常适合于多通道检测（Lee等，2007）。这些半导体颗粒通常被植入高分子微球里，目前已经应用于同时检测HIV、HBV和HCV的微芯片中（Klostranec等，2007）。目前，Q-dot的成本较高，功能化和稳定性仍然存在问题，限制了其在POC诊断中的应用。

一个有趣的Q-dots信号产生替代物是含有陶瓷纳米微球的稀土金属，可充当上转换荧光（Yan等，2006）。这种荧光在红外区被吸收，并以可见光谱发射，产生了有效的反斯托克斯位移。这避免了体液中的背景自发荧光，从而提高了定量诊断应用中的信噪比。

对于非光学检测方法，可以充分利用微量分析系统中增加的表面积与体积比的技术，尤其是对于致敏表面作为生成信号的设备，就像在电化学和机电检测系统中一样。下一节将回顾现有的光学和非光学检测的解决方案及其在微量分析系统中的应用。

（七）芯片检测方法

基于微芯片的分析设备受（Jiang等，2011）到体积小和光程短的限制（Myers and Lee，2008）。此外，还要求这些设备低成本和便于携带，以便应用于POC检测，但又不能影响灵敏度和精密度（Weigl等，2008）。以下概述如何解决以上的挑战，表2-8-4列举了光学和非光学芯片检测的方法。

根据朗伯-比尔定律，微芯片中光程长度的减少会对**吸光度（asorbance）** 检测产生不利的影响。研究人员已经研发出许多巧妙的解决方案，

表 2-8-4 芯片免疫检测方法

检测方法	参考文献
吸光度	(Lee 等,2009a;Maier 等,2008)
荧光	(Herr 等,2007;Ryu 等,2011;Ruckstuhl 等,2011;Jokerst 等,2008;Meagher 等,2008)
荧光偏振	(Tachi 等,2009)
磷光	(Yan 等,2006)
化学发光	(Yacoub-George 等,2007;Yang 等,2009;Bhattacharyya 和 Klapperich,2007;Sista 等,2008b)
热透镜显微镜	(Ihara 等,2010)
表面增强拉曼	(Mulvaney 等,2003;Cho 等,2009)
表面等离激元共振	(Karlsson 等,1991;Lee 等,2007b;Feltis 等,2008;Chinowsky 等,2007)
电位测定	(Chumbimuni-Torres 等,2006)
电流检测	(Yoo 等,2009;Nie 等,2010)
电导	(Liu 等,2009)
电容	(Ghafar-Zadeh 等,2009)
场效应晶体管	(Cui 等,2001;Stern 等,2010)
石英晶体微天平	(Uludag and Tothill,2010)
悬臂	(Waggoner 等,2010;Luchansky 等,2011)

综述:Jiang 等(2011),Myers 和 Lee(2008),Weigl 等(2008)。

如通过使用反射镜或透镜来增加光路长度以检测大体积样本(Myers and Lee,2008)。相反,Lee 及其同事在芯片 ELISA 方法中,在基于**光盘(CD)**的检测系统上,使用深 6mm 的检测池和偶联硅光电二极管的 450/630nm 波长 LED 光源,检测 HRP 标记催化 TMB 显色,根据其颜色深浅对乙型肝炎进行检测(Lee 等,2009a)。Maier 及其同事在增强共振吸收 ELISA 中使用标记的金纳米颗粒对食品过敏原进行检测(Maier 等,2008),其目测半定量的检测限可以达到 1ng/ml,如果使用读数仪器,检测限会更高。

荧光(fluorescence)检测在芯片免疫检测中得到了广泛的发展。早期的工作主要集中于**激光诱导荧光(laser-induced fluorescence,LIF)**,这种高能激光聚焦在一个小区域,它的窄发射光谱有利于区分激发光和发射光(Chiem and Harrison,1997;Jiang 等,2000)。带有荧光扫描检测的多通道微流控免疫检测也已经被开发出来(Cheng 等,2001)。最近,一种基于 LIF 对唾液中牙周疾病标志物进行检测的口腔免疫诊断集成便携式仪器已经问世,其灵敏度可达到纳摩尔至皮摩尔水平(Herr 等,2007)。McDevitt 和他的同事利用 Q-dots 独特的光谱特性,将传统的用于 HIV 患者 CD4+

T 细胞计数的台式落射荧光显微镜功能简化为一种手持诊断设备(Jokerst 等,2008)。美国桑迪亚国家实验室开发了一种小型并整合有 LIF 功能的免疫诊断系统,它能够同时检测一组生物毒素,其敏感性可达皮摩尔水平(Meagher 等,2008)。该系统集成了电子元件,并使光学元件小型化,这些光学元件包括二极管激光器、反射镜、透镜、滤光器和**光电倍增管(photomultiplier tube,PMT)**。作为迈向完全一次性荧光检测系统的第一步尝试,Ryu 和他的同事开发了一种基于无机 LEDs 和有机光电二极管的综合免疫诊断检测系统,据报道该系统对心肌标志物肌红蛋白和**肌酸激酶 MB(creatine kinase MB,CK-MB)**同工酶的敏感性能达到 ng/ml(Ryu 等,2011)。

Baba 及其同事最近展示了一种具有荧光偏振检测的均相微芯片茶碱检测法(Tachi 等,2009)。该方法的原理是,当荧光标记物与分析物结合后会发生旋转运动,并有荧光偏振的变化。这种变化可使用激光、**电荷耦合器件(charge-coupled device,CCD)**相机和固定并可旋转的偏振器进行量化。最近,一种新型**超临界角荧光(supercritical angle fluorescence,SAF)**免疫检测概念已在一次性高分子试管中得到应用和验证,该方法可以检测皮摩尔水平白细胞介素 -2 (Ruckstuhl 等,2011)。SAF 只发生在透明基质的表面,因此可以用来区分表面结合和基体效应,从而避免了类似 ELISA 的繁琐洗涤步骤。

为了克服荧光检测中激发光和发射光光谱重叠方面的一些局限性,可以利用长寿命的**磷光(phosphorescence)**采用时间 - 门控方法进行检测,其激发光为脉冲形式,可在脉冲结束后检测发射光。然而这种方法需要复杂的锁定检测电子器件,这可能是其尚未应用于 POC 免疫诊断检测中的原因。最近一种基于上转换荧光(见第三部分第二节"信号产生及检测系统")的独立方法已应用于检测鼠疫耶尔森菌,这种小巧、便携的扫描装置在 980nm 处由二极管激发激发光,PMT 检测541nm 处的发射光(Yan 等,2006)。

化学发光(chemiluminescence)是一种常用的免疫诊断检测技术,由于不需要光学激发设备,其对一体化的一次性仪器更具有吸引力。在早期检测模型小鼠 IgG 的研究中,在毛细管电泳微芯片上使用标准鲁米诺／过氧化物系统对 HRP 标记的 IgG 二抗进行免疫检测(Mangru and Harrison,1998)。镶嵌在检测区背面的铝镜提供了一个可以提高发射光的收集效率的反射面,使小鼠 IgG 的线性范围达到 0~60μg/ml。最近,化学发光检测已经扩展到用于生物制剂检测的 10 通道毛细管流式夹心免疫检测法(Yacoub-George 等,2007)。该方法使用微型蠕动泵驱动流体进入 10 个平行安装于毛细管中的微芯片内,在多阳极 - 光电倍增管阵列上进行 HRP 为标记物的化学发光检测。一种基于磁珠并集成气动微泵、微阀和微混合器的微芯片已应用于血清中 C 反应蛋白(C-reactive protein,CRP)的免疫检测(Yang 等,2009)。这种化学发光检测通过芯片外光度计对吖啶酯标记的抗体进行检测,使 CRP 检测限达到 0.012 5mg/L。在多通道注塑成型的环烯烃芯片上使用 HRP/ 鲁米诺化学发光并用台式成像系统读数,通过间接免疫测定法,测定血清 CRP 的检测限为 0.1mg/L(Bhattacharyya and Klapperich,2007)。更有趣的是,对板载即时胶片模块进行测试发现,与参考胶片相比,它更适合在定性 POC 仪器中使用。Pamula 及其同事已经将磁免疫测定法在数字微流体平台应用于胰岛素和白细胞介素 -6 的测定(Sista 等,2008b)。该平台使用标记的 HRP 与 PS-Atto 底物反应,利用 PMT 进行读数。

热透镜显微镜(thermal lens microscope,TLM)检测采用双激光束来测量非荧光分子的光热效应,通常采用胶体金进行标记。在之前的研究中,TLM 已经有效地应用于对人分泌型免疫球蛋白 A 和**癌胚抗原(carcinoembryonic antigen,CEA)**的免疫检测中(Sato 等,2000,2001)。将捕获抗体包被于聚苯乙烯微球,封闭在 $100μm \times 250μm$(深 × 宽)的玻璃通道中,孵育 10min 后检测 CEA,检测限可达 0.03ng/ml。Kitamori 和他的同事将高敏 TLM 应用于开放式夹心 ELISA 芯片中,检测人血清骨钙素(Ihara 等,2010)。该方法使用 658nm 激发光、785nm 检测光和一个光电二极管,检测骨钙素灵敏度能达到 1.0μg/L,其能力与板式 ELISA 相当。

在**表面增强拉曼散射(surface-enhanced Raman scattering,SERS)**光谱学中,当分子靠近被局部电磁场增强的金属表面时,拉曼光谱的分子指纹信号会增强。在 Natan 及其同事的早期研究中,将核心为拉曼活性金或银、**表面包被玻璃的分析纳米颗粒(glass-coated analytetagged nanoparticles,GANs)**应用于表面结合免疫检测法(夹心法)(Mulvaney 等,2003)。他们使用激光作为激发光,利用 CCD 检测散射光。Lee 和其同事最近研究了在多晶硅涂层的玻璃薄片上无标记测定腺嘌呤的方法(Cho 等,2009)。他们在顶部圆柱形线电极和底板金电极之间(SERS 活性区域)施加电场,使带电分析物在电场中泳动,积聚在相反电极的检测区域。如果使用集成的拉曼系统检测,这种电动预富集可以使检测灵敏度提高 8 个数量级,所以 SERS 在低浓度诊断检测中有很大的发展前景。

表面等离激元共振(surface plasmon resonance,SPR)可以无须标记直接检测表面的免疫复合物,详见本部分第九节"表面等离激元共振在结合位点、动力学和浓度分析中的应用"。值得注意的是,基于 SPR 的 Biacore™ 系统已商业化,并广泛应用于免疫检测平台(见本节后述"商业化微流控免疫诊断"部分)。这里,我们仅讨论 SPR 在微流控免疫诊断设备上的应用。在之前的研究中,SPR 与微流体单元联合使用并与传感器表面接触,实时测量单克隆抗体 - 抗原反应的动力变化。抗体或抗原被固定在一个附着在传感器表面的葡聚糖基质中,可以通过 SPR 监测抗原抗体的反应过程(Karlsson 等,1991)。在过去的 20 年中,这种对复杂样本中低分子量分析物进行检测的高灵敏度、可靠的检测方法已经取得了相当大的进步,特别是在传感表面稳定性和仪器小型化方面(Shankaran 等,2007;Shankaran and Miura,2007)。Lee 和他的同事研制出了二维 SPR 成像检测的自动化聚二甲基硅氧烷(PDMS)芯片,它基于 Kretschmann 结构,带有微泵和阀门,已应用于免疫检测阵列中(Lee 等,2007)。考虑到 SPR 测量的温度敏感性,该系统还集成了由微加热器和温度传感器组成的温度控制模块,使 IgG 的初步检测限达到 0.67nM。作为 POC 应用的重要一步,Davis 和他的同事已经开发了一种由 9V 电池供电的完全独立手持 SPR 设备(Feltis 等,2008)。为了证明该系统的有效性,他们在固定了抗蓖麻毒素抗体的塑料圆柱形感应孔中 10min 内检测到 200ng/ml 蓖麻毒素,与 Yager 和他的同事研究类似。Yager 和他的同事已经建立了一个基于发光二极管、图像检测器、集成数字信号处理器和被动温度控制的小型 **SPR 成像(SPRi)仪器**(Chinowsky 等,2007)。这种设计理念也同样被用于竞争性免疫检测法测定苯妥英钠。

尽管上述光学检测方法用处非常广泛,且直接受益于传统临床实验室检测方法的转换及相关光学标记化合物的发展,但是其所需的硬件通常非常昂贵,难以小型化,并且光学读数装置的性能易受微量检测方式的影响。如前所述,将光学检测集成在芯片上检测的方法已经克服了上述一些不足,但更简单的小型化检测技术仍有很大的发展空间。电化学检测提供了一种可行的替代方法,虽然电化学检测方法在多分析物检测时的干扰以及电极污染和稳定性方面有一定的局限性。下面我们将回顾电化学检测技术的现状,并在其他章节提供更多细节(见"免疫生物传感器"(该部分未译,有兴趣的读者可参考原书——译者注))。

在早期的研究中,pH 敏感的**光寻址电位传感器(light addressable potentiometric sensors)**被用来监测细胞膜上捕获的免疫复合物中结合的尿素酶标记的交联物发生酶促反应时的 pH 变化(Briggs and Panfili,1991;Owicki 等,1994)。Bakker 和他的同事近来已将电位检测用于纳米颗粒的免疫夹心法检测中(Chumbimuni-Torres 等,2006)。当标记金纳米颗粒与检测抗体结合并被银催化沉积后,使用 Ag^+ 选择性电极对银溶解进行电位检测,50μl 样本中 IgG 的检测限达到 12.5pmol。

Wang 等(2001)报道,当碱性磷酸酶标记抗体与柱上的抗原结合后,分离去除游离的抗体,酶标记物与 4- 氨基苯磷酸酯底物发生酶促反应,催化底物生成 4- 氨基苯酚,引起电流变化,芯片通过检测电流的变化而实现对产物的检测。Yoo 等(2009)报道,在玻璃微芯片 $50\mu m \times 20\mu m$(深 × 宽)的反应通道中检测小鼠 IgG,其检测限能达到 1.7amol。基于微流控的酶联电流检测的 PDMS 微芯片已应用于检测尿液的马尿酸,其检测范围达到 0~40mg/ml。Whitesides 及其同事已经在**微流控纸基电化学仪器(microfluidic paper-based electrochemical devices,mPEDs)**上利用电流时间曲线法测定葡萄糖和方波阳极溶出伏安法检测重金属离子(Nie 等,2010)。这种简单的低成本装置包括两个内置碳电极作为工作电极和反电极,并有一个内置 Ag/AgCl 电极作为伪参比电极,其本质上与基于免疫检测方法的分析是兼容的。最近有一种用纳米金标记并在微梳型电极上进行的**电导(conductometric)**免疫(夹心)检测血清中**乙型肝炎表面抗原(hepatitis B surface antigen,HBsAg)**的方法,其检测限可达 0.01ng/ml(Liu 等,2009)。作为上述电化学方法的延展,在微流控免疫检测中使用**互补金属氧化物半导体(complementary metal oxide semiconductor,CMOS)**传感器进行**电容(capacitive)**检测也有报道(Ghafar-Zadeh 等,2009)。

Lieber 及其同事将 FETs 与胺和氧化的**硅纳米线(silicon nanowires,SiNWs)**用在源极和漏极之间,研制出了高灵敏度的实时免疫传感器(Cui 等,2001)。通过监测抗生物素 - 生物素化的 SiNWs 的结合,已证明了其理念的可行性,但是由于 NSB 和生物淤积,迄今为止检测体液样本中的生物标志物仍然困难。Fahmy 及其同事最近通过研发一种微流控芯片克服了这一问题,该芯片从血液样本中捕获多种标志物,然后基于 FET 的硅纳米带检测器对清洗后释放到纯缓冲液中的标志物进行感应检测(Stern 等,2010)。它可以在不到 20min 内通过无标记的免疫夹心法检测出全血样本中两种肿瘤标志物,证明了该方法是有效的。

机电检测方法是基于传感表面的结合诱导变化,这种变化可通过电气方法进行测量。**石英晶体微天平(quartz crystal microbalance,QCM)**测量原理基于表面结合诱导正、负电极之间的石英晶片振荡变化。虽然这种方法本质上是无须标记的,但添加如金纳米颗粒后可以提高检测灵敏度。Tothill 及其同事已将这种方法用于测定 75% 人血清中的肿瘤标志物,前列腺特异性抗原(prostate-specific antigen,PSA)的检测灵敏度可达到 0.29ng/ml(Uludag and Tothill,2010)。QCM 应用于 POC 免疫诊断的主要缺点是其对基质黏度的敏感性,因此需要在芯片上使用质控。**悬臂(cantilever)**法测量的是抗原抗体分子识别时产生的表面应力(Hwang 等,2009;Waggoner and Craighead,2007),其检测 CK 和肌红蛋白的检测限 <20μg/ml(Arntz 等,2003)。Cho 和他的同事已经能用这种方法检测皮摩尔水平的尿 PSA(Cho 等,2005)。最近,Craighead 研究组使用纳米粒子的质量标记免疫测定法将血清 PSA 的灵敏度提高到 1~100fM(Waggoner 等,2010)。硅光子微环谐振器已应用于 200fM 水平血清 CRP 的检测,其检测范围含 6 个数量级(Luchansky 等,2011)。

三、微流控检测的免疫诊断标志物

在过去 10 年左右的时间里,大量的免疫诊断实验已可以通过微芯片完成,见表 2-8-5。分析物的数量同样也在增加,现在几乎已经覆盖了临床实验室中检测的所有疾病标志物。其中最令人关注的是心脏标志物、传染病和肿瘤标志物。心脏标志物的研究集中在肌红蛋白、CK-MB、肌钙蛋白

I、CRP 和 B 型钠尿肽(B-type natriuretic peptide,BNP)的检测(Mohammed and Desmulliez,2011)。传染病检测主要包括用于 HIV 监测的 CD4$^+$ T 淋巴细胞计数、登革热、甲型流感、丙型肝炎、疟疾和结核病(Yager 等,2006;Chin 等,2011)。迄今为止,通常以低浓度存在的肿瘤标志物的研究包括 PSA、肿瘤坏死因子 α(tumor necrosis factor-α,TNF-α)、肝癌标志物甲胎蛋白(α-fetoprotein,AFP)和 CEA。各种新标记物的快速增加显示了先进技术的活力,预示着基于微流控的免疫诊断技术的良好前景。现有的基于微流控的商业检测系统见表 2-8-6。

四、微流控免疫诊断技术的应用

POC 免疫诊断检测提供更适用和更高效的护理服务(见第五部分第三节"即时检测")。对于医护人员来说,可以使检测分散和更有效地利用资源,同时患者也从个性化治疗、现场诊断和早治疗中受益,并在疾病管理结果方面有益。然而,要成为一种经济、适用、普遍的诊断工具,POC 检测需是定量的、高通量测量一组分析物,为便携式或手持的,并且成本足够低,可以一次性使用。

迄今为止,大多数**非处方(OTC)**的 POC 测试仍然是以多孔硝酸纤维素膜为基质进行试剂沉积和流体横向流动的形式进行的(详见本部分第三

表 2-8-5　微流控诊断中使用的重要标志物

检测物	参考文献
肌红蛋白,CK-MB,TnI	(Ryu 等,2011)
CRP	(Bhattacharyya 和 Klapperich,2007;Ikami 等,2010)
BNP	(Kurita 等,2006)
CD4$^+$	(Cheng 等,2007)
登革热	(Lee 等,2009b)
甲型流感	(Lien 等,2011)
丙型肝炎	(Einav 等,2008)
疟疾	(Lafleur 等,2009;Castilho 等,2011)
结核	(Nagel 等,2008)
PSA	(Goluch 等,2006;Panini 等,2008;Okada 等,2011)
TNF-α	(Cesaro-Tadic 等,2004)
AFP	(Kawabata 等,2008)
CEA	(Zhang 等,2009)

表 2-8-6　商品化微流控免疫检测系统

公司名称	检测系统	分析物	信号类型	美国和欧洲批准机构	网站
Abbott	i-Stat®. Cartridge/handheld reader	CK-MB,肌钙蛋白 I, BNP(仅限单次分析)	电化学	510(k)	www.abbott.com
Advanced Liquid Logic	Cartridge/handheld reader	数字化微流控免疫分析平台	荧光,化学发光	No	www.liquid-logic.com
Alere/Biosite	TRIAGE® Cartridge/benchtop reader	肌钙蛋白 I,CK-MB,myoglobin 和 BNP(不同套餐)	荧光	CLIA 弃权,CE 认证	www.alere.com www.biosite.com
Atlas Genetics	Velox® Cartridge/reader	基于 DNA 的细菌和病毒感染检测。免疫分析方法正在开发中	电化学	No	www.atlasgenetics.com
Ortho Clinical Diagnostics	4castchip® Cartridge/reader	正在开发 PDGF,NT-proBNP	荧光	No	www.orthoclinical.com
Bayer	A1C Now₊® Single use disposable integrated analysis and reading system	HbA1C	荧光	CLIA 弃权	www.bayerdiabetes.com
Biacore(GE Healthcare)	Biacore™ X100 and T200 Cartridge/benchtop analyzer	研究分析平台	SPR	No	www.biacore.com
Claros Diagnostics	Cartridge/reader	PSA	光学(金标记的抗原)	CE 认证	www.clarosdx.com
	mChip Cartridge/handheld reader	HIV,梅毒		No	
Daktari Diagnostics	Daktari™ CD4 Counter Cartridge/reader	CD4 细胞计数	电化学	No	www.daktaridx.com
Epocal	epoc™ Smart Card Fluidics-on-Flex™ Card/reader	正在开发免疫分析套餐	电化学	No	www.epocal.com
Gyros AB	Gtrolab™ Bioaffy™ CD/reader	研究分析平台	荧光	No	www.gyros.com
Micronics (Sony)	ABORhCard® Fully integrated	ABO 和 Rh 血型分析	颜色变化(定性,可视化)	510(k)	www.micronics.net
	Active H™, Active T™, and Access™ cards	用于研究分析方法开发		No	
Molecular Vision	BioLED™ fully integrated disposable chips	为个性化应用开发的平台系统。正在开发中	荧光	No	www.molecularvision.co.uk
MycroLab	Various cartridge/reader and fully integrated card system in development	用于个性化分析方法开发	电化学或光学	No	www.myrolab.com
NanoEnTek	FREND™ Handheld reader/cartridge	Myoglobin,CK-MB,肌钙蛋白 I,D-Dimer,NT-proBNP,PSA	荧光	No	www.nanoentek.com www.digital-bio.com
Philips	Magnotech Handheld reader/cartridge	正在开发心肌和肿瘤套餐	受抑全内反射	No	www.philips.com/magnotech
Prolight	Handheld cartridge/reader	正在开发 Myoglobin,CK-MB,肌钙蛋白 I,FABP,GBPP	化学发光	No	www.pldab.com
Vantix	Vantix™ POC Handheld reader/cartridge system in development	用于个性化服务的平台系统	电化学	No	www.vantix.co.uk
		MRSA 和艰难梭状芽孢杆菌		No	
Vivacta	Benchtop reader/cartridge	用于个性化服务的平台系统	光响应的压电膜	No	www.vivacta.com
		TSH,已证实。其他项目正在开发中			
Wako Diagnostics	μTASWako®i30 Benchtop reader/cartridge	AFP-L3,DCP	荧光	510(k)	www.wakodiagnostics.com

节"侧向层流免疫检测系统"部分）。然而,这些侧向层流系统仅限于进行定性或半定量分析。另外,复杂的可读性检测卡系统可以对一组分析物进行定量测试,如 Alere 公司的 TRIAGE® 系列心肌标志物检测板（详见"TRIAGE"（此部分未译,有兴趣的读者可参考原书——译者注））。这些系统充分利用了微流控技术的强大功能,能够同时检测一批相关分析物,并被集成到一个小型低成本的一次性微流控检测板上,而精细的数据读取和数据处理功能储存于可重复使用的读卡器中。

然而,要访问更多的远程 POC 应用程序,如家用检测,仍然需要开发类似于侧向层流测试这样的小型手持诊断设备,其分析能力应与可读性检测卡系统一致,甚至完全与临床实验室分析仪相当。本节回顾了在实现这一宏伟目标过程中,微流控技术发展的各个关键节点。目前 POC 的应用仍然面临一些问题,包括被动流体的质量控制、降低检测成本,以及将上述功能集成到一个诊断设备,并适用于非专业用户和医疗条件匮乏的地区,如发展中国家。

（一）流体控制

大多数传统实验室用微流控系统均依赖于流体控制驱动。典型的驱动方式是对微芯片入口施以正压来促进微流体回路的填充,在这种方法中常使用高精度注射泵。其他驱动方式包括使用集成微泵或者在微芯片出口处真空抽吸。另外,还可以利用带电玻璃或硅表面上的电渗作用,但这种方法需要使用高压电源。由于上述微流体控制方法都需要额外的辅助设备,限制了其在 POC 领域的应用。因此,为突破当前的局限,人们开展了广泛的研究以寻找更好的流体控制方法,包括基于 CD 驱动的离心体系、数字化微流控和基于毛细管的被动填充系统,以及它们在免疫诊断 POCT 中的应用。在以下内容中,我们将介绍这些新型的流体控制方法,并总结当前的技术状态,重点阐述其在免疫诊断 POCT 中的适用性。

在实验室用微流控系统向轻便手持式 POC 装置的过渡过程中,人们开发了离心式微流体平台。在这一平台中,CD 驱动器用来通过离心力、欧拉力和科里奥利力来控制微流控盘中的液体流动。在生物磁盘平台上,多个流体单元操控程序与液流驱动、液面接触及结果检测连接在一起,形成一个低成本的半便携式平台。目前,该理念已

成功应用于基于 ELISA 的血清和全血心脏标志物的免疫学检测,并且适用于吸光度、化学发光和荧光检测。也有其他研究组将基于 CD 的流体控制应用于多重免疫测定和全血中乙型肝炎的 ELISA 检测,见图 2-8-2。

不同于被动毛细管吸附填充体系,基于离心方法产生的这种小型半便携式装置不受血黏度和表面张力的影响,能提供稳健的液流操控。但该方法目前尚存在成本、可靠性和难以实现高灵敏度读取等方面的不足。

在数字化微流控中,样本在绝缘体包裹的电极阵列上作为离散液滴进行操作。通过不断地给电极施加一系列电位,电荷将在电极表面蓄积并动态地改变其湿润度,进而对液滴进行分配、移动、融合、混合和分裂液滴。为防止蒸发、交叉污染和减少通道表面的非特异性结合,这些液滴通常悬浮在不相溶的油中。开放式单板配置系统可在同时兼容驱动电极和接地电极的单层基板上处理液滴。然而,POC 免疫诊断最常使用的是封闭的双板系统以方便装置操控和减少液体蒸发。尽管 Srinivasan 早在 2004 年就首次证明了数字化微流体与体液（包括全血）的兼容性,但数字化微流控在免疫诊断中的应用最近才出现。Pamula 研究组开发了一种可用于检测胰岛素和白细胞介素的微滴磁珠免疫检测法,见图 2-8-3。

在这一方法中,样本与偶联捕获抗体的磁珠、检测抗体和封闭蛋白质进行数字化混合;然后,形成的抗原抗体复合物随后用磁铁吸附,经洗涤和重悬后,利用碱性磷酸酶化学发光系统进行检测。这一数字化微流控平台亦已应用于全血中肌钙蛋白 I 的测定,该检测可在 8min 内完成。基于其优越的液流控制性能,该体系可实现 40 个循环的 PCR 检测,这在其他研究组中也得到了证实。

数字化微流控的主要优点有:使用模块化和可扩展的印制电路板来替代复杂的通道网络;固态兼容（如需进行全血检测时）及上样量灵活。总的来说,该技术解决了便携、经济的 POC 免疫诊断平台中难以兼容的复杂的液流控制问题。然而,数字化微流控仍处于起步阶段,非特异性结合和绝缘体电极表面积垢等问题依然存在。

Delamarche 及其在 IBM 的同事开发了一种基于毛细管力填充的硅毛细管系统的自主被动微芯片流体控制系统。该整合微流控体系包括充液港、微通道和被动"毛细管泵"出口。"毛细管泵"

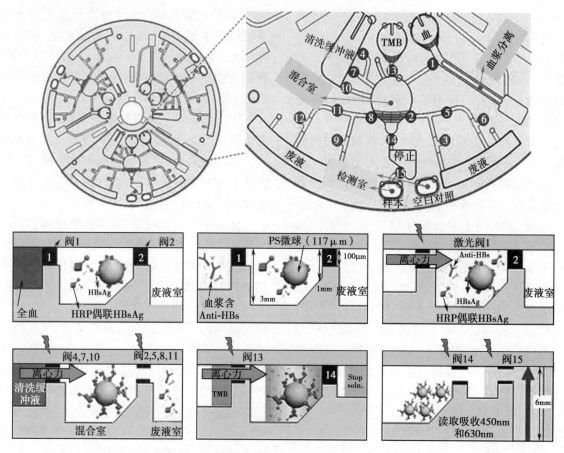

图 2-8-2   基于 CD 的微流控用于全血 ELISA 检测

注：从加样孔加入全血，分离出含乙肝表面抗体（Anti-HBs）的血浆，通过离心血浆（含 Anti-HBs）从 1 号阀进入搅拌室，搅拌室中含有 HRP 标记的 HBsAg（HRP-HBsAg）和包被有 HBsAg 的微球，形成 HRP-HBsAg-Anti-HBs-HBsAg 标记微球复合物，同时用激光照射 1 号管道，然后 4 号、7 号和 10 号管道进冲洗液，将未结合的 HRP-HBsAg 和 Anti-HB 洗涤分离，之后显色剂 TMB 在离心力作用下通过 13 号管道进入搅拌室，显色，显色液进入终止室，在终止液作用下终止反应，最后进入样本室读取 450nm 和 630nm 的吸光度

出口包含多个分支通道以增加表面积并促进流体蒸发，这有助于基于毛细管作用的液流填充。交互式流体控制可通过冷却 Peltier 元件控制液流蒸发速率来实现。用于免疫检测的生物功能化修饰在一个附着于硅毛细管的独立 PDMS 聚二甲硅氧烷底物上进行。该研究组证实该体系能在次微升体积中检测出皮摩尔级别的细胞因子 TNF-α。早期的检测是手工依次把分析物和检测抗体加入进样口，该研究组随后专注于全自动一步法免疫检测的研发。最终实现了通过一个包含有样本收集器、延迟阀、阻流器、反应室和硅毛细管的无源装置，在 5min 内完成 5μl 血清样本中 CRP 的检测，且检出限可达 1ng/ml。在最新研发出来的多功能六通道一步法免疫检测平台，还可以调节和优化样本流速、上样体积及检测抗体的浓度。而众多研究团队的研究表明，样本流速和检测抗体的浓

度及分布是芯片式免疫检测获得高灵敏度的关键。在被动式硅毛细管平台中，可以通过可控的试剂积分器对试剂进行程序式分配来优化试剂的投放。

尽管上述被动式一步法硅毛细管系统兼顾了性能卓越、成本低和操作简便的优点，但它们需要一个加湿器以确保流速稳定，这限制了其在 POC 中的应用。

（二）经济落后地区的微流控

目前，人们正致力于提升资源配置相对匮乏的发展中国家的免疫诊断能力。根据世界卫生组织的规定并遵循 ASSURED 标准，为有需要的地区提供经济适用、敏感性高、特异性好、操作简便、稳定、无设备要求以及便于运输或携带的理想诊断测试。而微流控具备上述技术要求，有望在实

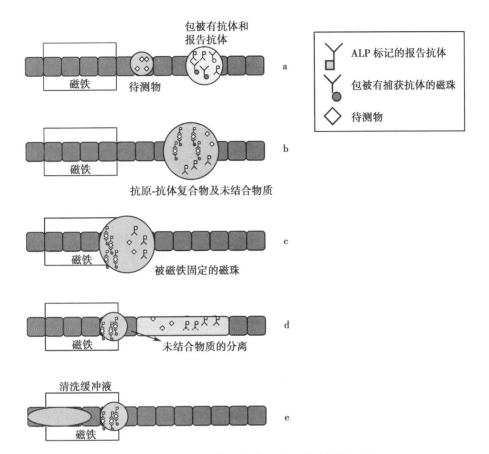

图 2-8-3 基于数字微流控的磁珠免疫测定的示意图

注:一端是磁极,另一端是包被有抗体和报告抗体的磁珠,在中间加入待测物,包被磁珠
向磁极移动的过程中,与样本接触形成抗原 - 抗体复合物及未结合物共存的整体,通过磁
极的吸引,结合有磁珠的结合物继续向磁极移动,而未接物停滞在途中

现这一目标中发挥重要作用。

最近一项从传统的**芯片实验室(LOC)**技术转向纸上芯片实验室系统的研究,部分解决了资源贫乏地区免疫诊断测试的大部分要求。如上所述,基于微芯片的微流控可以为 POC 免疫诊断提供各种复杂的解决方案,但不一定成本低或无需辅助设备。另一方面,侧向层流装置虽然易于操作、成本低且独立包装使用,但不能定量。纸上实验室技术是通过在纸这种低成本的一次性介质刻画图案,形成实际的微流体通道来克服侧向层流系统的性能限制。

2007 年,Whitesides 研究组首次展示了基于 SU-8 的等离子体处理纸的图案。这一理念通过同时检测尿液中葡萄糖和蛋白质时颜色的变化进行验证。这种光刻图案化方法已被改进为与印刷掩模兼容的快速模型制作方法。其功能进一步增强,主要表现为垂直堆叠的纸层能使样本分布在试剂点阵列上,可同时检测多种分析物,以及可编程 3D 系统来实现特定应用程序的重新构建。虽然上述系统仍需要每步手工加入试剂,但 Yager 研究组已研发出了一种纸芯片系统,该系统基于可溶的海藻糖屏障可自动运送和加入多种试剂。在这一问题上,最近有研究展示了用一个 96 区的纸盘进行血清 HIV 检测的 ELISA 技术。在这项研究中,人抗 HIV-1 抗体被包被的 HIV-1 抗原捕获,加入碱性磷酸酶标记的羊抗人 IgG 二抗进行显色,最后用台式扫描仪进行比色检测。除了这种基于反射比色法的检测之外,还包括吸光度、荧光强度和电化学发光的检测,这些检测均可通过纸芯片实验室系统实现。值得关注的是,一个美国财团已经尝试将柔性电子元件的 LED 阵列、光探测器和晶体管与纸基微流控技术进行整合,该财团包括美国全民诊断公司、伊利诺伊大学香槟分校和电子初创公司 MC10。

结合上述的某些改进技术并辅以相应的附加组件,就能用来解决微流控免疫诊断技术在发展中国家资源贫乏地区的使用问题。例如,Linder 及其同事开发了一种在常规聚乙烯管中放置一系列液体试剂接口的方法,这如同 ELISA 检测时一样。在进行测定时,聚乙烯管连接于微芯片入口,在芯片出口处施以负压,通过接口即可逐个吸入试剂。将该方法应用在附着于聚苯乙烯底物的 PDMS 微芯片上,利用荧光显微镜,可在 13min 内完成血清 HIV 检测,其灵敏度可达到纳摩尔级。尽管这些试剂在常温储存和运输过程中是稳定的,人们仍在努力证明这种方法在发展中国家现场检测的有效性。Yager 及其同事已经开发出了一种用于流式免疫检测系统中的检测抗体和捕获抗体的干试剂储存模式,以便在发展中国家使用。在芯片外制备了聚酯(检测抗体)和硝酸纤维素(捕获抗体)上的试剂干片,并在组装包含多层聚脂薄膜和 PMMA 的检测卡时插入。利用外部注射泵驱动液体,用平板扫描仪可在 9min 内完成血清中疟疾的检测,其灵敏度达到次纳摩尔级。

在临床实验室中,通常将全血离心获取血浆用于分析。对于微流控体系,目前已有多种不同的血液过滤方法。为满足资源贫乏地区的特殊要求,人们开发了手动搅拌器样的装置进行全血分离。将全血样本加到聚乙烯管中,并在搅拌器样装置上手动旋转 5min 以分离出血浆,通过这种方法能从 100μl 全血中分离出约 40μl 血浆。这种低科技的样本预处理方法已经得到了验证,适用于纸基微流控胆固醇的测定,理论上来说,同样适用于免疫检测。

最近,人们开发出了全血兼容的**自供电集成微流控血液分析系统**(self-powered integrated microfluidic blood analysis system,SIMBAS),见图 2-8-4。

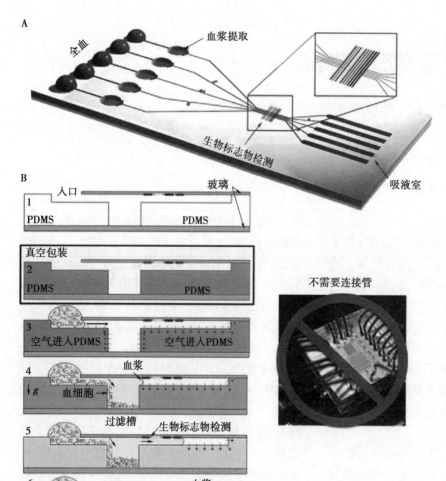

图 2-8-4　独立自供电集成微流控血液分析系统(SIMBAS)示意图

注:该分析系统是真空包装储存,当进行标本检测时,空气进入 PDMS,随后由于重力效应全血进入过滤槽,血细胞沉积在过滤槽中,而抽提出的血浆将进行生物标志物检测

值得注意的是,这种带有基于物质沉降血液过滤的被动一步法系统,不需要手工制备样本或额外的流体控制设备,但它依赖于真空 PDMS 芯片中的负压驱动来被动填充液体试剂(如存储在干燥的真空袋中)。已经证实,利用标记的生物素-抗生物素蛋白方法,通过荧光扫描仪即可检测 5μl 全血中的物质,其灵敏度可达皮摩尔及以下水平。为实现低配条件下的检测结果扫描分析,Whitesides 及其同事开发了一种基于常用的可拍照手机的远程分析方法。检测人员通过手机拍照,将芯片试验的比色结果数字化,并将数字信息传输给经过培训的专业医疗人员进行非现场分析。尽管这种方法非常适合偏远环境,但由于照相手机和环境条件所导致的图像质量差异,使得该方法仍存在技术缺陷。只有克服了上述技术难点,基于微流控的免疫诊断技术才能在 POC 领域,包括发展中国家的资源匮乏地区大放异彩。

五、商业化微流控免疫诊断

POC 设备和基于免疫检测的诊断产品的关键成功因素在本手册的其他地方有所描述。虽然侧向层流 OTC 妊娠检测已取得商业化成功,但基于微流控的免疫诊断产品的商业化却受到一定限制,见表 2-8-6。微流控的诊断产品之所以稀缺,一部分原因是这种复杂但低成本的微芯片在准确度和精确性上难以达到市场和监管体系的认可。监管方面,在美国基于微流控免疫诊断法与传统的基于免疫检测的测试受相同的法规约束;再者,还得考虑 POC 应用,最好是实现临床实验室改进修正案(CLIA)豁免,证明该测试是"非专业用户可以轻松操作",并且错误风险较低。而且,该方法要求精密度好、配置高,能提供具有防止故障发生的用户界面,这对商业系统的设计和开发提出了很高的要求。目前有几个这样的系统正在开发中,但监管许可和市场接受程度远比预期的要慢。

最成功的商业微流控诊断设备之一是雅培的手持式 i-STAT® 系统。该系统基于硅片上的电化学检测,可为实验室提供实时的检测结果。目前使用最广泛的测试卡是 CHEM8+,它能利用几滴全血在 2min 内提供 8 种代谢项目,包括钙离子和血细胞比容的结果。还有已通过 FDA510(k)批准的用于血液学、血气、凝血和心脏标志物免疫测定的测定卡,但目前只有 CHEM8+ 为 CLIA 豁免。

拜耳公司的 A1cNow+® 是一种手持式家用型 HbA1c 免疫检测设备。HbA1c 是评价糖尿病患者长期血糖控制的重要指标。该 CLIA 免检设备包括微流控和横侧向层流组件及机载荧光检测。Alere TRIAGE® 是美艾利尔公司生产的一种便携式荧光测定仪,可检测肌红蛋白、CK-MB 和肌钙蛋白 I(TnI)等心肌损伤标志物以及 D-二聚体和 BNP。同样也是全血加样,样本通过毛细管作用被动吸入通道,通过荧光读数,在 15min 内可获得定量结果。该系统还可用于尿液样本中某些药物的定性筛查(见 "Triage" 相关内容(该部分未译,有兴趣的读者可参考原书——译者注))。

Biacore™ X100 及 T200 系统是一种无标记的 SPR 技术,该 510(k)批准的系统旨在作为开发平台,用于实现定制化检测,是一种使用注射泵驱动液流的一次性多通道微流控技术。

已被 510(k)批准的美克罗尼公司的 ABORhCard®,可同时定性检测个体的 ABO 血型和 Rh 因子。该检测卡单个测试一次性包装、信用卡大小,通过检测手指末梢血,几分钟内便可目测结果。索尼公司最近已将这种微流控驱动技术收购,以寻求在医疗和保健领域的多元化发展。

日本 Wako 公司的 i30® 微流控免疫分析仪已被 510(k)批准生产,该免疫分析仪整合了复杂的微流控技术、电泳技术以及免疫化学检测技术来检测肝癌风险标志物甲胎蛋白异质体(AFP-L3)和脱-γ-羧基凝血酶原(DCP)。该检测卡可以并行分析多达 6 种标志物,最快可在 10min 内出结果。

美艾利尔 TRIAGE® 检测系统最近正式推出新一代 CE 认证的心脏标志物检测卡,包括单通道高敏 TnI,双通道 TnI 和 BNP(Cardio2)以及三通道 TnI、BNP 和 CK-MB(Cardio3)。通过提高 TnI 检测灵敏度,这些检测卡可测量出 99% 人群的 TnI 浓度,帮助急诊科更早地诊断急性心肌梗死并改善患者预后。卡拉洛斯诊断公司生产的 PSA 检测仪最近通过了 CE 认证,它基于微流体芯片技术,是一款信用卡大小、小型银标记的高灵敏度分析仪,能够在数分钟内从手指末梢的全血样本中得到定量检测结果,见图 2-8-5。

除了上述市场上已在使用的诊断产品外,还有大量非常有前景的处于开发阶段的免疫诊断设备。特别是,目前正在从传统的外置读卡器发

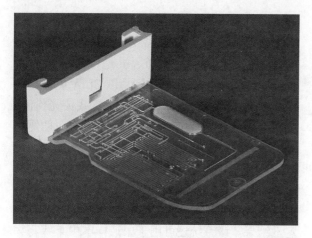

图 2-8-5 Claros 免疫测定卡

注:可在 10min 内同时测试全血中多达 10 种疾病标记物,目前用于 PSA、HIV 和梅毒的检测,参见 Chin 等(2011)。这款便携式检测仪基于微流控芯片及光学分析检测结果

展为完全集成的一次性检测卡系统,从而无需额外仪器,并且用户操作也更为简单。MycroLab 公司的 Mycro®Check 检测系统就是基于一次性的 Mycro®Card 卡,该卡包括先进的微流控装置、电子设备和显示屏。Molecular Vision 的 BioLED™ 平台将有机发光半导体(OLED)和有机光电探测器(OPV)与注塑成型的微流控芯片相结合,形成了低成本和完全一次性的 POCT 免疫诊断产品。

六、芯片、免疫检测和蛋白质组学

1961 年,Feinberg 首次报道了生物分析芯片的使用。该技术先将琼脂薄膜浸入自身免疫性甲状腺病患者的血清中,再将几微升甲状腺球蛋白抗原点在该膜表面,如果观察到免疫沉淀反应,即表明甲状腺球蛋白和患者血清中的抗体发生反应。醋酸纤维素膜条的出现使该技术得以改进,但直到几十年后,Ekins 及其同事才进一步发展了这一概念,推导出了环境分析物理理论,并基于微型化可增加检测灵敏度的理念,证明了多点和多分析物免疫检测的高灵敏度。这是第一个真正意义上的抗体芯片,并显示小型化多重免疫检测可能对临床诊断产生重大影响。然而,芯片技术首次取得重大进展是在基因组学领域,伴随高精度液体处理机器人技术和光学扫描仪的出现。随着人类基因组测序的完成,高通量 DNA 芯片、mRNA 表达谱以及单核苷酸多态性分析得到了进一步发展。就生化和诊断效用而言,由于蛋白质翻译和

降解速率上的差异,mRNA 水平的变化并不一定与蛋白质水平的变化成比例。此外,核酸检测并不能反映蛋白质翻译后修饰,而这种修饰对蛋白质功能是至关重要的,且一个基因可以编码多种不同的蛋白质。由于控制细胞活性的是蛋白质而非 mRNA,因此鉴定蛋白质本身就很重要。由于大部分技术来源于早期基因组芯片,在过去十年中,蛋白质微阵列技术得到了很到的发展。由于人类蛋白质的数量比 24 000 个蛋白质编码基因大一个数量级,可能多达 10^6 个蛋白质,因此蛋白质组学研究人员的任务是相当艰巨的。微阵列能够在单个实验中检测数百或数千种不同的蛋白质,可成为解决该问题的有力工具。此外,芯片技术还可广泛用于各种应用,包括药物开发和分类、生物标志物检测、患者疾病的诊断及疗效监测等。由于通常是低丰度蛋白质提供最重要的生物信息,因此更需要高灵敏度、特异性和高通量测试平台,用于对蛋白质进行定性和定量检测以及进行健康与疾病的差异分析。

(一) 芯片模式

芯片的基本概念是在可定义的位置(通过空间位置或光学识别)使用包被的捕获分子特异地结合单个分析物,若存在不同的捕获分子,则可同时检测复杂混合物中的多种成分。在过去的十年中,人们设计了各种各样的阵列模式。阵列通常可分为两类:**正相蛋白微阵列(forward-phase protein microarrays,FPPMs)**(进一步分为分析抗体阵列和功能蛋白阵列)和**反相蛋白微阵列(reverse-phase protein microarrays,RPPMs)**,见图 2-8-6。

在一种形式中,分析抗体微阵列作为经典的两位点非竞争性免疫检测法的微型版本,通过固定在载玻片上的抗体阵列文库来捕获样本溶液中的靶蛋白,随后使用针对该蛋白质上的不同抗原决定簇的标记二抗检测靶蛋白。标准的检测方法包括荧光法、化学发光法和比色法。这种微阵列通常用于分析复杂的蛋白质混合物,以测定单个样本内的结合亲和力、特异性和蛋白质表达水平。抗体微阵列是分析微阵列中最为常见的形式。该技术似乎对具有高质量抗体、特征已明确的蛋白质更为有效,但通常情况并非如此。为了避免对每个目的蛋白质都需要匹配抗体对,可以选择在与捕获抗体一起孵育之前,简单地标记(如荧光素

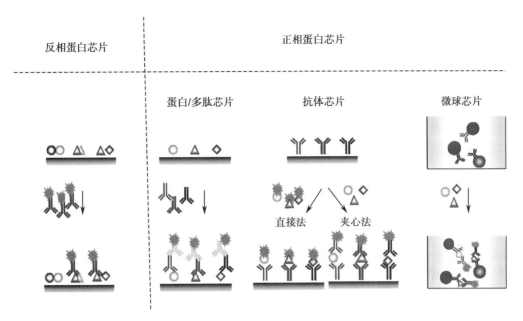

图 2-8-6　蛋白质芯片模式

注：反相蛋白微阵列（RPPMs）可用于测量组织或细胞裂解液中不同的参数，或用于在固相支撑上包埋的阵列中取样。**正相蛋白微阵列（FPPMs）** 是基于直接标记或夹心免疫分析法的、用于同时分析不同样本的不同参数

标记）样本中的所有蛋白质，通过这种方法可以直接比较两个样本。该方法的缺点是对样本中低丰度蛋白质通常难以高效标记，并且可能由于单一抗体的交叉反应性而使特异性降低。

不同于分析芯片，功能蛋白质芯片是由单个、全长功能蛋白或蛋白结构域制备的，用于研究整个蛋白质组的更广泛的蛋白结合事件。功能蛋白质芯片可以研究不同形式的蛋白质相互作用，包括蛋白质 - 蛋白质、蛋白质 -DNA、蛋白质 -RNA、蛋白质 - 磷脂和蛋白质 - 小分子。

反相（间接）芯片是将包含复杂蛋白质混合物的样本固定在芯片上，用标记的特异性抗体检测样本中的靶蛋白。该技术可避免每种靶蛋白需要两种高亲和力和高特异性抗体的问题。将含有复杂蛋白质成分的组织或细胞裂解物或体液印迹在芯片上，每张芯片用不同的抗体探测。每张芯片可以固定多个不同的患者样本或系列稀释的样品。该技术非常适合于在临床研究中大样本受试者的筛查。

（二）芯片制造

对于核酸芯片，材料应具有共同的化学特性，因此无论核酸序列如何，都可以使用通用的方法将其固定到芯片上。在蛋白质芯片中，载玻片的表面性质和固定方法会对蛋白质的构象、功能和稳定性产生深远的影响。因此，为了在保持蛋白质构象和功能的同时，使结合能力最大化，人们尝试了许多不同的技术。随着用于 DNA 阵列的设备能够适用于蛋白质芯片，人们在启用自动打印机和激光扫描仪之后选择显微镜载玻片作为载体。在此之前，人们尝试了聚偏氟乙烯、硝化纤维素、聚苯乙烯、琼脂糖、PDMS 和醛基活化的普通玻璃等。这些方法和其他如包被多聚 -L- 赖氨酸或通过硅烷或环氧衍生物共价附着于玻璃表面的方法，均可使载玻片表面的蛋白质产生一个随机方向，在某些情况下，这会影响蛋白质检测。亲和标签可以避免上述问题，在可重复的方向上提供稳定的连接。典型的例子是在镍表面使用 6xHis 标签、N 端 GST 标签和麦芽糖结合蛋白质。

早期制作蛋白质阵列的其他方法包括：在二氧化硅表面上吸附 n- 辛癸基三甲氧基硅烷的 sSAM，二氧化硅预先用紫外光刻技术将其压成微米大小的阵列；将 RNA- 蛋白质融合杂交到一组表面结合的 DNA 捕获探针上来实现自组装；点在玻片、包被金的硅片或塑料表面（如聚苯乙烯）；电喷雾沉积于镀铝塑料上和固定在玻璃表面的聚丙烯酰胺凝胶小垫片（如 $100\mu m \times 100\mu m \times 20\mu m$）内。

为了将蛋白质或抗体点在芯片上，人们使用了两种机器人微阵列打印机：接触型和非接触型。接触型打印机使用金属针直接与载玻片接触，在玻片上放置纳升级的蛋白质或抗体溶液,针的大小决定加样体积。用实心针点阵需要在每次应用后补充液体;使用带有毛细管作用填充内部储层的空心针,可以在一次填充后进行多次应用,点样的体积取决于接触时间。非接触型打印机通过传统的喷墨式、压电脉冲或电喷雾沉积释放出定量液体。后一种打印机提供了更精确的流体输送,从而改善了点与点之间的差异,尽管它们通常需要更大的样本量,有时还可能会出现点样位点错误。

现在许多商业组织提供用于打印阵列、执行测试和光学测量的预制或定制阵列和自动化设备。例如,Aushon Biosystems(www.aushon.com)、Arrayit Corporation(www.arrayit.com)、Affymetrix(www.affymetrix.com)、Invitrogen Life Sciences(www.invitrogen.com)、GeSim(www.gesim.de)、Arrayjet(array-jet.co.uk)、RayBiotech(www.raybiotech.com)、R&D Systems(www.rndsystems.com)和 Gentel Biosciences(www.gentelbio.com)等公司。

(三) 自组装的蛋白质芯片

蛋白质或抗体芯片的一个重要问题是它们的稳定性。蛋白质尤其是抗体的稳定性有很大的差异。含有成百上千个蛋白质的微阵列极易受到单个和非可控条件下的蛋白质降解的影响。相比之下,基于核酸的阵列非常稳定。利用这一点,He和 Taussig 发明了一种**蛋白质原位阵列**(protein in situ array,PISA),蛋白质直接由 DNA 表达,并通过识别标签序列或将组氨酸标记的新生蛋白质结合而附着在镀镍阵列表面上。该方法通过将 DNA 模板包被于板上(而不是混悬于 PISA 溶液)进行转录和翻译得到了进一步改进。**核酸编程蛋白质芯片**(nucleic acid programmable protein array)用生物素化 cDNA 质粒编码的蛋白质作为 GST 融合蛋白,与抗 GST 抗体一起印刷到抗生物素蛋白包被的载玻片上以捕获蛋白质。因此,表达的蛋白质与 cDNA 一同固定在芯片上。在He 和同事的另一个发明中,蛋白质表达是在两个载玻片之间的膜中进行的,其中一个载玻片载有DNA,另一个载玻片载有试剂以捕获翻译后的蛋白质。标签蛋白质表达的同时即可转移至第二载玻片进行固定,形成的蛋白质阵列是 DNA 阵列的镜像。这种方法的优点是所得到的蛋白质阵列不含 DNA,并且用以产生蛋白质阵列的 DNA 阵列

可以重复使用,有报道称至少可以重复 20 次。

(四) 芯片的抗体来源

从理论上讲,针对每种人类蛋白质的特异性抗体的研究,将勾画出整个人类蛋白质组学的轮廓。近年来也有一些倡议,建立一系列专业协作的组合联盟,但是考虑到此工作的重要性和范围,凭单个组织甚至国家之力难以承担这份重担。ProteomeBinders 及其后续的 AffinityProteome 研究,集结了欧洲诸多组织的努力,包括 Antibody Factory 公司(德国,www.antibody-factory.org)、人类蛋白质组学研究组织(www.hupo.org)、**抗体资源数据库**(www.antibodypedia.org),旨在建立一个经过验证的人类蛋白质抗体的综合目录。同样,美国国家癌症研究所已经建立了临床蛋白质组学试剂资源库,以开发针对肿瘤标志物(特别是低丰度标志物)的单克隆抗体。这些计划前景可期,且在技术上可行,并具重大的科学和经济价值。

(五) 检测策略

蛋白质芯片使用的检测方法类似于常规免疫检测方法中使用的检测方法。在基于芯片的酶免疫检测中,通过使用比色法、荧光测定法和化学发光信号检测系统来检测酶标记物。

随着最初用于 cDNA 和寡核苷酸分析的检测和芯片激光扫描仪的普及,荧光标记物如 Cy3和 Cy5 染料在蛋白质芯片标记检测中逐渐流行。Srivastava 等人通过这一样本直接检测的常用技术比较了正常人和囊性纤维化患者混合血清的蛋白质组学特征,并在其中对这些染料的用途作了说明,见图 2-8-7。

由于半导体 Q 点(Q-dot)标记具有更高的量子产量、抵抗光漂白和宽斯托克斯位移等优点,因此也被应用于蛋白质芯片,与传统的荧光标记相比,它具有更高的信噪比。也有研究人员提出磁性纳米标签也可作为多路复用蛋白质阵列荧光标签的替代品,据报道其分析灵敏度可低至飞摩尔级。

通过应用**滚环扩增**(rolling circle amplification)技术扩增出与检测抗体共价连接的寡核苷酸引物,可提高芯片免疫检测的灵敏度。该方法结合荧光检测技术,可在芯片上以高灵敏度检测出单个抗原 - 抗体复合物的信号(如可检测出 0.1pg/ml

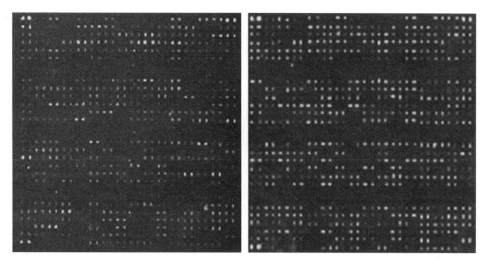

图 2-8-7 混合血清样本的抗体芯片比较分析

注:混合血清分别与 Cy3 或 Cy5 反应,混合在一起并应用于芯片。将反向标记的样品应用于另一个阵列。来自其中一个阵列的蛋白质比另一个阵列的蛋白质高会发出绿色或红色荧光,而两个样本中具有相似水平的蛋白质则都呈现黄色。将来自两个玻片的数据平均来计算单个蛋白质比率,或者根据阵列中间值将数据标准化来计算单个蛋白质的绝对水平。注意,当染料在样品之间互换时,一侧的红点对应于另一侧的绿点

的 PSA 和 1pg/ml 的 IgE)。该方法运用到在玻璃阵列上同时检测 75 种细胞因子,其中 45 种细胞因子的灵敏度达到 ≤10pg/ml。另一种蛋白质芯片中使用的信号放大技术是**酪胺信号放大技术**(tyramide signal amplification,也称为**催化报告沉积技术**,catalyzed reporter deposition technique),它使用 HRP 标签来催化荧光酪胺衍生物转化为能与探针上邻近酪氨酸残基相结合的活性中间体。

无论标记的类型如何,依赖标记的检测的一个缺点是标记本身有可能会改变与其连接的分子的结合特性。为了弥补这一缺陷,最近开发了许多无标记检测技术,这些技术增加了具有可以实时监测蛋白质芯片结合反应动力学的优点。表 2-8-7 总结了这些技术的例子。其中,SPR 技术最受关注且技术成熟。其余的 SPRi、碳纳米线和**碳纳米管**(CNT)以及干涉测量和椭圆偏振技术也引起了人们的极大关注,它们既具高灵敏度,又有高水平的复用能力,但这些目前仍处于研究阶段。

质谱(MS)技术也被应用于芯片免疫检测,并且作为生物标志物开发项目的一部分,基于**基质辅助激光解吸/电离飞行时间**(matrix-assisted laser-desorption/ionization time-of-flight,MALDI-TOF)质谱和**表面增强激光解吸/电离飞行时间**(surface-enhanced laser-desorption/ionization time-of-flight,ELDI-TOF)质谱的技术平台已经被研发出来。在这两种方法中,待分析的蛋白质与具有紫外吸收能力的化合物在阵列上共结晶,并通过脉冲紫外激光束蒸发。离子化的蛋白质碎片随后在电场中被加速并通过速度被鉴别,其速度由不同的质/荷比表征。这两种技术在样本靶标和分析仪设计的构造上有所不同。这些方法为每个样本提供蛋白质分析谱,并已广泛用于新的生物标志物的寻找。但事实证明候选生物标志物的鉴定和验证更具挑战性。新出现的一项 MS 技术在加速该过程中极具潜力。在三重四极杆质谱仪上的**多重反应监测质谱技术**(multiple reaction monitoring-MS,MRM-MS)中,根据目标蛋白质的质/荷比来筛选目标多肽离子,再对其进行碰撞诱导解离,以监测所选片段。通过使用样本中特征蛋白多肽合成的、稳定的同位素标记标准物(**稳定同位素稀释法**,SIDMRM-MS),可以对测试进行量化并提供近乎绝对的结构特异性。复杂样本(血清)和高丰度蛋白质的存在会限制该方法的灵敏度,但可以通过免疫捕获来弥补这个不足:**抗肽抗体捕获的稳定同位素标准方法**(stable isotope standards with capture by anti-peptide antibodies,SISCAPA®)是一种有效的传统非竞争性免疫检测(夹心)方法,用 MS 技术代替标记抗体,其检测能力达到低至纳克每毫升的水平,且 CV<20%。

表 2-8-7 蛋白质芯片的无标记检测方法

技术与原理	示例应用
SPR:测量与金属表面接触的介质的折射率的变化,金属表面通常是载玻片上的金薄膜	噬菌体展示文库中抗体的高通量亲和排序
SPRI:允许同时监测多种生物分子相互作用。整个芯片表面被照亮,并且 CCD 相机从每个点捕获反射光,从而提供每个点的实时动力学数据	监测类风湿性关节炎患者血清中自身抗体的结合
纳米孔阵列:金属表面两侧的表面等离激元通过亚波长孔共振耦合	展示了 GST 和 GST 抗体之间 25 种结合反应的同时监测
椭圆偏振仪:测量入射光偏振状态的变化,这取决于薄膜的介电特性和折射率	蛋白质芯片与微流体系统结合以筛选抗体 - 抗原相互作用,测量乙型肝炎的五种标志物
斜入射光反射差(OI-RD):椭圆偏振技术的一种形式,测量调制光电流的谐波;由蛋白质结合引起的厚度或电介质响应的变化产生可检测的信号。适用于普通玻片	应用于 DNA-DNA 杂交、抗体 - 抗原捕获和蛋白质 - 小分子结合反应的终点和实时研究
光谱反射成像生物传感器:一种光学干涉技术,利用光波干涉检测由于捕获阵列表面上的生物材料而引起的光学指数的变化	用 25 个斑点阵列显示,每个斑点与抗体结合的四种蛋白质:BSA、HSA、兔 IgG 和蛋白 G
双通道 BioCD:在旋转盘格式上测量干涉和荧光的同时检测质量和荧光	展示了 6 800 种抗兔 IgG / 抗小鼠 IgG 斑点的阵列
阵列成像反射计:取决于从硅衬底反射的偏振光的破坏性干涉。测量薄膜光学厚度的小的局部变化	细胞裂解液和血清中的人蛋白质的检测
扫描 Kelvin 纳米探针:Kelvin 探针力显微镜检测感兴趣的基底(通常是金)的表面电位的区域变化。具有作为能够高速测量高密度阵列的非接触技术的优点	展示了具有高灵敏度和可重复性的抗原 - 抗体对的形成
原子力显微镜(AFM):高分辨率扫描探针显微镜检测悬臂的垂直和水平偏转	扫描探针显微镜系列中最常用的技术。例如,使用 AFM 进行无标记蛋白质和病原体检测
碳纳米管:靶蛋白与功能化表面的结合导致装置电导的可检测的变化	单壁碳纳米管在用于检测 PSA 的无标记免疫传感器中的应用
微悬臂梁:从固体载体水平悬挂的硅基镀金表面由于生物分子相互作用而发生偏转,或者通过光学测量反射角的变化或者使用金属氧化物半导体 FET 进行光学检测	抗原 - 抗体结合试验

摘自 Ray 等(2010)。德国威利公司版权所有。经许可转载。

(六) 基于微球的芯片

在平面芯片中,是依据分析物在芯片中的空间位置来识别分析物。而在基于微球的芯片中,试剂耦合至不同的微球集合,每个微球集合可通过其颜色、大小、形状或其他编码因素来识别。这种试剂特异的微米大小的微球混合在一起可以提供多重分析,并可通过类似于常规非竞争性免疫检测的方法与样本进行孵育。其检测原理是通过使用荧光标记抗体或荧光标记链霉抗生物素蛋白和生物素标记的抗体来分析每一个分析物。洗涤后,通过流式细胞仪对微球悬液进行处理,来识别微珠并测量结合的免疫复合物的荧光。基于微球的芯片的检测方法稳定、灵活,且可以通过使用标准的实验室液流处理系统来轻松地实现自动化,从而提供与传统 ELISA 相当的性能。

最普遍的基于微球的平台是 Luminex 公司的 xMAP 技术,它使用 100 个不同颜色编码的 5.6μm 直径的微球结合,以及一种可测量两个波长荧光的仪器。这种仪器首先识别出每一个微球来自哪个微珠集合,其次对结合的免疫复合物进行定量分析。这种开放式体系结构系统允许研究人员建立自己的多重分析方法,也可以从 Luminex 或其合作伙伴处选择各种商品化试剂盒(www.luminexcorp.com)。此外,在 Luminex 升级系统中,FLEXMAP 3D® 系统可扩展至 500 种微球集合,以及 MAGPIX® 系统外形小巧紧凑,使用 LED 和 CCD 摄像取代流式细胞系统的激光和光电倍增管,来检测编码磁珠的荧光图像(参见本部分第七节"基于微球的多重免疫分析:Luminex®xMAP®技术的发展和应用")

其他基于微球的系统有:来自 BD 生物科学公司的**细胞微球阵列(cytometric bead array,CBA)**(www.bdbiosciences.com),它使用 30 种不同光谱识别微球集合;eBioscience 公司生产的 FlowCytomix™ 多重免疫检测试剂盒,它能够通过大小和染色强度同时区分 20 种微球集合;Enzo 生命科学公司也有类似的 MultiBead™ 免疫检测试剂盒(www.enzolifesciences.com)。

此外,来自 Immucor 的 BioArray Solutions BeadChip™ 系统使用光谱可区分的微球,但在测试前,微球混合物以单分子层固定在硅片上,检测结束时去除未结合的检测交联物,再在专业成像系统上读取芯片结果(www.immucor.com/bioarray/)。Illumina 的 BeadX-Press™ 和 Veracode™ 技术使用全息图形编码圆柱形玻璃微球(长 240μm,直径 28μm)作为其多重分析系统的固相,通过读取板槽中收集的微球编码来鉴定结合在微球上免疫复合物的种类和检测荧光强度(www.illumina.com)。尽管这些技术最初是为了 DNA 分析而开发,但 Illumina 可为用户提供羧基化玻璃微球以开发他们自己所需的免疫检测方法。

微球芯片和平面芯片的相对优势已在业界引起争论,支持平面芯片的一方声称其具有更强的多重分析能力(单张芯片可进行几万项测试)、易于操作、非特异性结合低、实验室设备常规化,以及可使用不同标记物或无标记检测。而微球芯片在其多重分析能力可能性上更为有限,在测试特异性成为问题之前,测试混合物中的 50 种分析物的实际范围是有限的,但它们能够对每种微球进行独立的质量控制,因此更符合 FDA 批准用于临床诊断的验证和确认要求。

(七) 应用

自从高密度蛋白质或抗体芯片的操作版本首

次被引入使用以来,它们已经成为蛋白质表达谱、生物标志物筛选、疾病谱、抗体特征、临床诊断的可靠和稳定平台,并已成为蛋白质组学研究的重要工具。

蛋白质芯片可以对少量样本中的数百种蛋白质进行平行量化分析,使研究者可以同时比较某种疾病患者和对照患者之间的浓度模式。大多数疾病特异性蛋白质组学研究都是从癌症患者的样本中进行的。例如,2005 年 Gao 等在肺癌的研究中使用一个 84 种抗体阵列来探讨肺癌患者和对照组之间的区别。2006 年 Sebastiani 研究组在乳腺癌研究中使用 149 个癌样本检测 8 个蛋白质与存活的相关性。在 2008 年另一项乳腺癌研究中,Sauer 等利用 54 种蛋白质筛选,发现其中 5 种蛋白质标志物组合可以对乳腺癌患者进行分型鉴定。2008 年 Linkov 等人应用 19 种细胞因子、趋化因子和生长因子的血浆蛋白组合模式筛选出其中 5 种蛋白质可用于鉴别甲状腺恶性和良性疾病。2006 年 Sanchez-Carbayo 等使用含有 254 种不同抗体的抗体芯片对膀胱癌患者与对照进行区分,其检出率可达 94%。也有许多关于卵巢癌患者的研究,包括磷酸化抗体的研究和应用 6-plex 试验在 156 名新诊断的卵巢癌患者和 362 名健康受试者中验证其筛选效率,结果显示 6-plex 对卵巢癌的诊断敏感性为 95.3%,特异性为 99.4%。Hudson 等人的一项研究,使用了一个含 5 005 种蛋白质的芯片来识别自身抗体谱,该抗体谱能够识别卵巢癌患者血清中的 94 种抗原,选取筛选出的其中两种抗原联合应用比单独使用 CA125 鉴定卵巢癌的效果更好。随着芯片研究的深入,其在前列腺癌中的应用也受到越来越多的关注,包括应用反相蛋白阵列来随访疾病进展;Miller 等利用一个包含 184 种抗体的芯片检测了 33 个前列腺癌患者和 20 个对照组血清,在这两组人群中鉴定出 5 种显著差异表达的蛋白质。另有 Shafer 等人的研究表明,血小板反应蛋白-1 可以区分良性和恶性前列腺疾病,但该蛋白质与 PSA 无关。

其他临床应用实例还包括在 400 例暴发的严重急性呼吸综合征的血清样本中,使用含有 82 种蛋白质的冠状病毒蛋白质芯片进行的研究,以证明蛋白质芯片可用于大规模地鉴定血清中的病毒特异性抗体;Bozza 等利用蛋白质芯片评估了 17 种细胞因子作为脓毒血症特异性生物标志物,以确定其与器官功能障碍相关的生物标志物。

许多商业化芯片产品现在可供科研使用,包括蛋白质芯片和抗体芯片,如细胞因子、趋化因子、肿瘤标志物和生长因子等。表 2-8-8 列出了可供研究使用的商用平面芯片系统的示例。

基于微球的系统主流产品是 Luminex 公司的 xMAP 和 MAGPIX 系统,为了满足科研需求,Luminex 及其合作伙伴(Millipore、R&D Systems、Bio-Rad、Invitrogen、Innogenetics、Inverness Medical、Rules-based Medicine、Affymetrix 和 Zeus Scientific)还可提供大量的测试项目组合,覆盖自身免疫性疾病、心脏标志物、炎性疾病、细胞凋亡、细胞信号、细胞因子、趋化因子和生长因子、内分泌、代谢标志物和神经生物学等。其他基于微珠系统的商品化科研产品包括 BD 生物科学 CBA 系统的黏附分子、细胞因子、趋化因子;eBiosciences FlowCytomix 系统的黏附分子、细胞因子、趋化因子、心血管标志物和肥胖相关标志物;以及 Enzo Life Science MultiBead™ 系统的细胞因子和定制组合项目。

FDA 认证或欧洲 CE 标识的多重分析芯片产品更加有限,迄今为止仅限于单个测试项目获得认证的多分析物测试组合。Luminex 多重分析系统主要应用于通过较少检测项目即可诊断的临床疾病,目前可用于临床检测的产品列表即反映了这一点,主要以全身免疫性疾病和传染性疾病的诊断应用为主(表 2-8-9)。

(八) 芯片在临床诊断中的应用展望

芯片能同时分析成百上千种蛋白质间的相互作用,理论上可有力推进生物标志物探索项目的开发,但目前收效甚微。在过去的 15 年中,新型蛋白质分析物引入常规临床使用的转化率每年平均仅有 1.5 项。研究人员认为,造成上述困境的原因是缺乏高效的大样本验证技术平台、临床样本获取受限,以及缺乏明确且连贯的生物标志

表 2-8-8   可供科研用的商用平面芯片系统实例

公司	产品
Arrayit	等离子体扫描抗体芯片、定制蛋白质芯片和反相芯片。OvaDx® 卵巢癌术前筛选试验(PMA 尚未提交)
Aushon Biosystems	Searchlight 多重免疫检测细胞因子、趋化因子、血管生成
Clontech Laboratories	抗体 380 芯片用于疾病分析,芯片 500 用于一般评价
Full Moon Biosytems	抗体芯片,用于血管生成、凋亡、肿瘤学、细胞因子及相关蛋磷酸化分析
Gentel Biosciences	SilverQuant® 谱抗体芯片,用于检测血管生成、凋亡、炎症、肿瘤标志物、细胞因子和相关蛋白质
Hypromatrix	信号转导和凋亡抗体芯片、定制芯片
Invitrogen	ProtoArray®9000 蛋白质相互作用和自身抗体分析
Meso Scale Discovery	MULTI-ARRAY® 多重免疫分析组合,用于检测心脏标志物、生长因子、肿瘤学、糖尿病、阿尔茨海默病
Panomics(Affymetrix)	细胞因子和血管生成抗体芯片
Protein Biotechnologies	SomaPlex™ 组织裂解蛋白质芯片用于检测肿瘤、心血管和糖尿病
Quansys Biosciences	Q-Plex® 多重免疫检测细胞因子、血管生成,趋化因子
R&D Systems	蛋白质组 Profiler 抗体芯片用于检测细胞因子、磷酸激酶、血管生成、肾脏生物标志物
Randox	Evidence® 生物芯片多重免疫分析检测细胞因子、生育、肿瘤学、甲状腺
RayBiotech	RayBio® 蛋白质芯片、234 蛋白质用于血管生成蛋白质 - 蛋白质互作以及生长因子相互作用和自身抗体分析
Sigma Aldrich	Panorama® 抗体芯片——Xpress Profiler 725。725 抗体用于蛋白质表达谱分析
Spring Biosciences	抗体芯片用于血管生成、凋亡、肿瘤学、细胞周期、信号转导
Whatman	FAST,Macro® 细胞因子抗体芯片

表 2-8-9　FDA 认证的芯片系统

公司	产品
Alere/Zeus Scientific	AtheNA Mult-Lyte® 基于 Luminex xMAP 技术的多重免疫分析：ANA、甲状腺自身免疫和传染病
Bio-Rad Laboratories	Bio-Plex 基于 Luminex xMAP 技术的多重免疫检测：Ana 自身免疫组合、传染病（EBV）、梅毒
Biomedical Diagnostics（BMD）	免疫检测基于 Lumine xMAP 系统：腹腔自身免疫组合、甲状腺、血管炎
Focus Diagnostics	Plexus™ HSV 1 和 2 的多重血清学试验和基于 LuminexMAP 技术的 EBV 病毒
Immucor（BioArray Solutions）	BeadChip™ ENA 自身免疫组合
INOVA Diagnostics	基于 Luminex xMAP 系统的 QUANTAPlex® 免疫检测方法：自身免疫组合、ENA、SLE、ANCA、乳糜腹泻
Randox	证据生物芯片，用于药物滥用检测

物开发流程等。另一种观点认为，临床实验室缺乏新产品也反映出行业风险规避、学术界专注于科学新发现，以及研究人员对满足监管机构要求的高标准的稳定性和可重复性缺乏理解。后面的观点已被蛋白质组学研究界广泛接受，为了缩短候选生物标志物的发现到临床应用的流程，人们已经采取了一些举措来消除转化医学研究人员需要验证基于蛋白质多重分析的特定分析测量标准的不确定性。在此背景下，**美国国家癌症研究所的癌症临床蛋白质组学倡议（NCI-CPTC，**proteomics.cancer.gov）提出了生物标志物临床前验证阶段的新途径，与临床实验室组织合作制定共同的标准，并与 FDA 密切合作，使蛋白质组学研究界理解评估要求的注意事项。作为这一过程的一部分，NCI-CPTC 成员准备了两份模拟的送审前的蛋白质多重测定说明，提交给美国 FDA 体外诊断设备评估和安全性办公室，以获得反馈。办公室给出的指导意见包括需要充分注意对可能影响检测稳定性和可靠性的潜在失效模式的理解，并在验证过程中相对于样本收集和测试，需要充分注意选择适当的预期用途群体。

从单个样本获得的多个测试结果的可用性在质量控制方面提出了新的挑战，无论这些结果是单独报告的，还是作为**多变量指标检测（multivariate index assay，IVDMIA）**输入到算法中生成单个结果。一张芯片可以提供数百乃至数千种分析物的结果，但是传统实验室通过监控高、中、低分析物水平的质控性能作为日常质量

控制的方案就变得不切实际，特别是对于平面芯片。多重分析项目数越多，问题就越严重。如果一种（或多种）分析物的响应超出预期范围，则必须考虑其他分析物的所得结果要如何处理。对于一些需发布（或不需发布）或没有被要求提交的结果还存在一些争议，这些结果包括商业、伦理和法律问题，所有这些都需要在测试项目上市前得到解决。这些问题更多地局限于基于微球的芯片，尤其是通量小的多重分析芯片。因此，目前 FDA 认证的基于微球的测试项目主要为自身免疫和感染性疾病。更高通道数的多重分析芯片目前仅限于**实验室开发测试（laboratory developed tests，LDT）**，而不是 FDA 许可的广泛使用项目，如 Rules Base Medicine 公司生产的 VeriPsych 试剂盒，其通过测定 51 个蛋白质标志物组合来辅助诊断精神分裂症。

对新生物标志物的发现，其中每种蛋白质组学技术都可能发挥作用，没有任何一项技术可以提供高水平的多重分析、高灵敏度、高特异性，并具有可与当今临床实验室分析仪相当的稳定性和可靠性。很可能，免疫亲和/质谱和抗体芯片技术的结合将为结构化生物标志物的研发提供相关工具。

在临床应用方面，现在有机会利用多重分析蛋白质通路，结合相关的解释算法，可以为患者提供特异性基线，从而使医疗状况的监测可以真正实现个性化，而不是通过与基于人群的参考区间进行比较。这种方法可以检测样本中蛋白质

表达谱的微小变化,从而早期发现疾病相关的病变。考虑到芯片与现有实验室分析仪竞争的可能性,现有的检测系统可以通过要求按顺序进行测试的一个样本进行进一步的测试,从而轻松地提高通量。除非多重分析系统能够获得更多收益,如 IVDMIA 预期的那样或样本量非常有限,否则诊断公司不太可能在开发新的多重分析系统方面投入大量资金。

七、结论

本节阐述了为实现免疫检测小型化目标所做的大量研究工作,以及所取得的成果,特别是已经应用于解决所面临的各种挑战的创新性分析技术。然而,最终的成功和真正衡量创新的标准取决于应用领域对技术的采用程度、明确需要所解决的问题,以及终端用户组织采用该解决方案的能力。目前,在研究领域中 LOC 概念的采用程度要高于其他任何领域。虽然前面的讨论强调的是临床诊断应用,但是 LOC 和 POC 测试在其他领域如环境、食品和材料鉴别检测中也有应用潜能。快速、简易和便携是检测仪器的理想属性,而经济和环境问题同样需要考虑。毫无疑问,这些是实现应用最大化的关键。然而,POCT 检测的经验表明(见第五部分第三节"即时检测(床旁检测)"部分),这些新技术采用的速度很慢,且在医疗卫生系统中采用新技术存在某些障碍。关键障碍之一是对新技术应用尚未满足的需求认识不足。虽然分析设备理论上应该解决未满足的需求,但在临床诊断中存在明显过度需求,这可能与医疗付费业务模式的主导有关。

此外,从中心实验室分析技术的演变中可以吸取到许多教训,早期通过开发"多通道分析仪"来扩大检测"范围",广泛采用该技术的结果表明,患者往往在接受与其病情无关的分析物(或生物标志物)的检测。这引发了两个问题:首先,患者(或保险公司)是否应该支付不必要的检查费用;其次,报告的一部分异常结果与所关注的临床病症无关。这种经验使开放型分析仪的开发更加强调"相关"生物标志物或"生物标志物组合"检测。因此,虽然检测通量是 LOC 概念的主要属性,但制定正确的"生物标志物组合"并发挥临床效用仍面临更大的挑战。还必须考虑的是,在前面的讨论中提到的关于不必要检测结果所产生的伦

理问题,以及对临床医学循证日益增长的需求,这也是改善患者医疗保健服务质量要求的一部分。

因此,虽然 LOC 诊断的原则已明确,但常规应用却明显滞后。或许还可以从 POC 测试中学习到其他的东西,尽管由于未能提供良好的商业案例以及客户组织无法为引入颠覆性技术的临床实践做出改变,减缓了新技术的采用速度,但有好几个方案可能被使用,这些方案涉及的是多个项目检测。因此,当必须对一名患者依次进行少量项目检测时,单个分析物 POC 测试显得十分耗时。然而,尽管 LOC 解决方案可能正确,但我们所面临的挑战在于所选择的项目是否能够同时平行检测,因为在临床有关的检测项目菜单中可以提供许多检测项目;此外,这些与疾病相关的检测项目并不总是限于使用免疫检测原理对分析物进行检测。

因此,这就引发了另外两个问题:首先,LOC设备是否可以采用多种分析技术? 其次,选择LOC设备的真正优势是否在于制造的灵活性,以及生产多分析物一次性设备组合的能力,该组合是否取决于客户?

毫无疑问,小型分析设备具有广泛、巨大的应用前景。此外,许多客户需要的,尤其是感兴趣的分析物范围内,相关产品已被逐步开发。然而,将其转化为最适合的设置、(具有即时响应且不需要任何专业技术知识的移动设置)、生产功能强大的设备和单测试 / 单分析物检测试剂或仪器以满足客户个性化需求,仍然是一个挑战。

八、参考文献和进一步阅读

Abdelgawad, M. and Wheeler, A.R. The digital revolution: a new paradigm for microfluidics. *Adv. Mater.* **21**, 920–925 (2009).

Afanassiev, V., Hanemann, V. and Wölfl, S. Preparation of DNA and protein microarrays on glass slides coated with an agarose film. *Nucleic Acids Res.* **28**, E66 (2000).

Anderson, N.L. The clinical plasma proteome: a survey of clinical assays for proteins in plasma and serum. *Clin. Chem.* **56**, 177–185 (2010).

Anderson, N.L., Anderson, N.G., Haines, L.R., Hardie, D.B., Olafson, R.W. and Pearson, T.W. Mass spectrometric quantitation of peptides and proteins using stable isotope standards and capture by anti-peptide antibodies (SISCAPA). *J. Proteome Res.* **3**, 235–244 (2004).

Arenkov, P., Kukhtin, A., Gemmell, A., Voloshchuk, S., Chupeeva, V. and Mirzabekov, A. Protein microchips: use for immunoassay and enzymatic reactions. *Anal. Biochem.* **278**, 123–131 (2000).

Arntz, Y., Seelig, J.D., Lang, H.P., Zhang, J., Hunziker, P., Ramseyer, J.P., Meyer, E., Hegner, M. and Gerber, C. Label-free protein assay based on a nanomechanical cantilever array. *Nanotechnology* **14**, 86–90 (2003).

Arora, A., Simone, G., Salieb-Beugelaar, G.B., Kim, J.T. and Manz, A. Latest developments in micro total analysis systems. *Anal. Chem.* **82**, 4830–4847 (2010).

Attia, U.M., Marson, S. and Alcock, J.R. Micro-injection moulding of polymer microfluidic devices. *Microfluid. Nanofluidics* **7**, 1–28 (2009).

Avseenko, N.V., Morozova, T.Y., Ataullakhanov, F.I. and Morozov, V.N. Immobilization of proteins in immunochemical microarrays fabricated by electrospray deposition. *Anal. Chem.* **73**, 6047–6052 (2001).

Azzazy, H.M.E., Mansour, M.M.H. and Kazmierczak, S.C. Nanodiagnostics: a new frontier for clinical laboratory medicine. *Clin. Chem.* **52**, 1238–1246 (2006).

Becker, H. and Gaertner, C. Polymer microfabrication technologies for microfluidic systems. *Anal. Bioanal. Chem.* **390**, 89–111 (2008).

Becker, H. and Locascio, L.E. Polymer microfluidic devices. *Talanta* **56**, 267–287 (2002).

Bertone, P. and Snyder, M. Advances in functional protein microarray technology. *FEBS J.* **272**, 5400–5411 (2005).

Bhattacharyya, A. and Klapperich, C.M. Design and testing of a disposable microfluidic chemiluminescent immunoassay for disease biomarkers in human serum samples. *Biomed. Microdevices* **9**, 245–251 (2007).

Boja, E.S. and Rodriguez, H. The path to clinical proteomics research: integration of proteomics, genomics, clinical laboratory and regulatory science. *Korean J. Lab Med.* **31**, 61–71 (2011).

Boja, E.S., Jortani, S.A., Ritchie, J., Hoofnagle, A.N., Tezak, Z., Mansfield, E., Keller, P., Rivers, R.C., Rahbar, A., Anderson, N.L., Srinivas, P. and Rodriguez, H. The journey to regulation of protein-based multiplex quantitative assays. *Clin. Chem.* **57**, 560–567 (2011).

Bozza, F.A., Salluh, J.I., Japiassu, A.M., Soares, M., Assis, E.F., Gomes, R.N., *et al.* Cytokine profiles as markers of disease severity in sepsis: a multiplex analysis. *Crit. Care* **11**, R49 (2007).

Breadmore, M.C. Recent advances in enhancing the sensitivity of electrophoresis and electrochromatography in capillaries and microchips. *Electrophoresis* **28**, 254–281 (2007).

Briggs, J. and Panfili, P.R. Quantitation of DNA and protein impurities in biopharmaceuticals. *Anal. Chem.* **63**, 850–859 (1991).

Büssow, K., Cahill, D., Nietfeld, W., Bancroft, D., Scherzinger, E., Lehrach, H. and Walter, G. A method for global protein expression and antibody screening on high density filters of an arrayed cDNA library. *Nucleic Acids Res.* **26**, 5007–5008 (1998).

Carrilho, E., Phillips, S.T., Vella, S.J., Martinez, A.W. and Whitesides, G.M. Paper microzone plates. *Anal. Chem.* **81**, 5990–5998 (2009).

Castilho, M.D.S., Laube, T., Yamanaka, H., Alegret, S. and Pividori, M.I. Magneto immunoassays for *Plasmodium falciparum* histidine-rich protein 2 related to malaria based on magnetic nanoparticles. *Anal. Chem.* **83**, 5570–5577 (2011).

Cesaro-Tadic, S., Dernick, G., Juncker, D., Buurman, G., Kropshofer, H., Michel, B., Fattinger, C. and Delamarche, E. High-sensitivity miniaturized immunoassays for tumor necrosis factor a using microfluidic systems. *Lab Chip* **4**, 563–569 (2004).

Chang, Y.-H., Lee, G.-B., Huang, F.-C., Chen, Y.-Y. and Lin, J.-L. Integrated polymerase chain reaction chips utilizing digital microfluidics. *Biomed. Microdev.* **8**, 215–225 (2006).

Chen, H., Abolmatty, A. and Faghri, M. Microfluidic inverse phase ELISA via manipulation of magnetic beads. *Microfluid. Nanofluidics* **10**, 593–605 (2011).

Cheng, C.-M., Martinez, A.W., Gong, J., Mace, C.R., Phillips, S.T., Carrilho, E., Mirica, K.A. and Whitesides, G.M. Paper-based ELISA. *Angew. Chem. Int. Ed.* **49**, 4771–4774 (2010).

Cheng, S.B., Skinner, C.D., Taylor, J., Attiya, S., Lee, W.E., Picelli, G. and Harrison, D.J. Development of a multichannel microfluidic analysis system employing affinity capillary electrophoresis for immunoassay. *Anal. Chem.* **73**, 1472–1479 (2001).

Cheng, X., Irimia, D., Dixon, M., Sekine, K., Demirci, U., Zamir, L., Tompkins, R.G., Rodriguez, W. and Toner, M. A microfluidic device for practical label-free CD4+T cell counting of HIV-infected subjects. *Lab Chip* **7**, 170–178 (2007).

Chiem, N.H. and Harrison, D.J. Microchip-based capillary electrophoresis for immunoassays: analysis of monoclonal antibodies and theophylline. *Anal. Chem.* **69**, 373–378 (1997).

Chin, C.D., Laksanasopin, T., *et al.* Microfluidics-based diagnostics of infectious diseases in the developing world. *Nat. Med.* **17**, 1015–1019 (2011).

Chinowsky, T.M., Grow, M.S., Johnston, K.S., Nelson, K., Edwards, T., Fu, E. and Yager, P. Compact, high performance surface plasmon resonance imaging system. *Biosens. Bioelectron.* **22**, 2208–2215 (2007).

Cho, H., Kang, J., Kwak, S., Hwang, K., Min, J., Lee, J., Yoon, D., Kim, T. Integration of PDMS microfluidic channel with silicon-based electromechanical cantilever sensor on a CD chip. In: *MEMS 2005 Miami: Technical Digest*, 698–701, 2005.

Cho, H., Lee, B., Liu, G.L., Agarwal, A. and Lee, L.P. Label-free and highly sensitive biomolecular detection using SERS and electrokinetic preconcentration. *Lab Chip* **9**, 3360–3363 (2009).

Choi, J.W., Oh, K.W., Thomas, J.H., Heineman, W.R., Halsall, H.B., Nevin, J.H., Helmicki, A.J., Henderson, H.T. and Ahn, C.H. An integrated microfluidic biochemical detection system for protein analysis with magnetic bead-based sampling capabilities. *Lab Chip* **2**, 27–30 (2002).

Chumbimuni-Torres, K.Y., Dai, Z., Rubinova, N., Xiang, Y., Pretsch, E., Wang, J. and Bakker, E. Potentiometric biosensing of proteins with ultrasensitive ion-selective microelectrodes and nanoparticle labels. *J. Am. Chem. Soc.* **128**, 13676–13677 (2006).

Cui, Y., Wei, Q.Q., Park, H.K. and Lieber, C.M. Nanowire nanosensors for highly sensitive and selective detection of biological and chemical species. *Science* **293**, 1289–1292 (2001).

Delamarche, E., Juncker, D. and Schmid, H. Microfluidics for processing surfaces and miniaturizing biological assays. *Adv. Mater.* **17**, 2911–2933 (2005).

Dimov, I.K., Basabe-Desmonts, L., Garcia-Cordero, J.L., Ross, B.M., Ricco, A.J. and Lee, L.P. Stand-alone self-powered integrated microfluidic blood analysis system (SIMBAS). *Lab Chip* **11**, 845–850 (2011).

Dishinger, J.F. and Kennedy, R.T. Serial immunoassays in parallel on a microfluidic chip for monitoring hormone secretion from living cells. *Anal. Chem.* **79**, 947–954 (2007).

Do, J. and Ahn, C.H. A polymer lab-on-a-chip for magnetic immunoassay with on-chip sampling and detection capabilities. *Lab Chip* **8**, 542–549 (2008).

Ducree, J., Haeberle, S., Lutz, S., Pausch, S., Von Stetten, F. and Zengerle, R. The centrifugal microfluidic bio-disk platform. *J. Micromech. Microeng.* **17**, S103–S115 (2007).

Dungchai, W., Chailapakul, O. and Henry, C.S. Electrochemical detection for paper-based microfluidics. *Anal. Chem.* **81**, 5821–5826 (2009).

Eijkel, J.C.T. Scaling revisited. *Lab Chip* **7**, 1630–1632 (2007).

Eijkel, J.C.T. and Van den Berg, A. Nanofluidics: what is it and what can we expect from it?. *Microfluid. Nanofluidics* **1**, 249–267 (2005).

Eijkel, J.C.T. and Van den Berg, A. Young 4ever – the use of capillarity for passive flow handling in lab on a chip devices. *Lab Chip* **6**, 1405–1408 (2006).

Einav, S., Gerber, D., Bryson, P.D., Sklan, E.H., Elazar, M., Maerkl, S.J., Glenn, J.S. and Quake, S.R. Discovery of a hepatitis C target and its pharmacological inhibitors by microfluidic affinity analysis. *Nat. Biotechnol.* **26**, 1019–1027 (2008).

Ekins, R.P. and Chu, F.W. Multianalyte microspot immunoassay microanalytical 'compact disk' of the future. *Clin. Chem.* **37**, 1955–1967 (1991).

Ekins, R.P. and Chu, F.W. Multianalyte testing. *Clin. Chem.* **39**, 369–370 (1993).

Ekins, R.P., Chu, F. and Biggart, E. Multispot, multianalyte, immunoassay. *Ann. Biol. Clin.* **48**, 655–666 (1990).

Evans-Nguyen, K.M., Tao, S.-C., Zhu, H. and Cotter, R.J. Protein arrays on patterned porous gold substrates interrogated with mass spectrometry: detection of peptides in plasma. *Anal. Chem.* **80**, 1448–1458 (2008).

Feinberg, J.G. A 'microspot' test for antigens and antibodies. *Nature* **192**, 985–986 (1961).

Feinberg, J.G. and Wheeler, A.W. Detection of auto-immune antibody and tissue antigens by the 'microspot' technique. *J. Clin. Pathol.* **16**, 282–284 (1963).

Feldman, H.C., Sigurdson, M. and Meinhart, C.D. AC electrothermal enhancement of heterogeneous assays in microfluidics. *Lab Chip* **7**, 1553–1559 (2007).

Feltis, B.N., Sexton, B.A., Glenn, F.L., Best, M.J., Wilkins, M. and Davis, T.J. A hand-held surface plasmon resonance biosensor for the detection of ricin and other biological agents. *Biosens. Bioelectron.* **23**, 1131–1136 (2008).

Foley, J., Schmid, H., Stutz, R. and Delamarche, E. Microcontact printing of proteins inside microstructures. *Langmuir* **21**, 11296–11303 (2005).

Fu, E., Lutz, B., Kauffman, P. and Yager, P. Controlled reagent transport in disposable 2D paper networks. *Lab Chip* **10**, 918–920 (2010).

Gad-El-Hak, M. *MEMS Introduction and Fundamentals*, CRC Press (2006).

Gao, W.M., Kuick, R., Orchekowski, R.P., Misek, D.E., *et al.* Distinctive serum protein profiles involving abundant proteins in lung cancer patients based upon antibody microarray analysis. *BMC Cancer* **5**, 110 (2005).

Gavin, I.M., Kukhtin, A., Glesne, D., Schabacker, D. and Chandler, D.P. Analysis of protein interaction and function with a 3-dimensional MALDI-MS protein array. *Biotechniques* **39**, 99–107 (2005).

Gervais, L. and Delamarche, E. Toward one-step point-of-care immunodiagnostics using capillary-driven microfluidics and PDMS substrates. *Lab Chip* **9**, 3330–3337 (2009).

Gervais, L., de Rooij, N. and Delamarche, E. Microfluidic chips for point-of-care immunodiagnostics. *Adv. Mater.* **23**, H151–H176 (2011a).

Gervais, L., de Rooij, N. and Delamarche, E. Microfluidic diagnostic devices: microfluidic chips for point-of-care immunodiagnostics. *Adv. Mater.* **23**, H208 (2011b).

Gervais, L., Hitzbleck, M. and Delamarche, E. Capillary-driven multiparametric microfluidic chips for one-step immunoassays. *Biosens. Bioelectron.* **27**, 64–70 (2011c).

Ghafar-Zadeh, E., Sawan, M. and Therriault, D. CMOS based capacitive sensor laboratory-on-chip: a multidisciplinary approach. *Analog Integr. Circ. S.* **59**, 1–12 (2009).

Goluch, E.D., Nam, J.-M., Georganopoulou, D.G., Chiesl, T.N., Shaikh, K.A., Ryu, K.S., Barron, A.E., Mirkin, C.A. and Liu, C. A bio-barcode assay for on-chip attomolar-sensitivity protein detection. *Lab Chip* **6**, 1293–1299 (2006).

Hall, D.A., Ptacek, J. and Snyder, M. Protein microassay technology. *Mech. Ageing Dev.* **128**, 161–167 (2007).

Harrison, D.J., Fluri, K., Seiler, K., Fan, Z.H., Effenhauser, C.S. and Manz, A. Micromachining a miniaturized capillary electrophoresis-based chemical analysis system on a chip. *Science* **261**, 895–897 (1993).

Harrison, D.J., Manz, A., Fan, Z.H., Ludi, H. and Widmer, H.M. Capillary electrophoresis and sample injection systems integrated on a planar glass chip. *Anal. Chem.* **64**, 1926–1932 (1992).

Hart, R., Lec, R. and Noh, H.M. Enhancement of heterogeneous immunoassays using AC electroosmosis. *Sensor. Actuat. B Chem.* **147**, 366–375 (2010).

Hartmann, M., Roeraade, J., Stoll, D., Templin, M.F. and Joos, T.O. Protein microarrays for diagnostic assays. *Anal. Bioanal. Chem.* **393**, 1407–1416 (2009a).

Hartmann, M., Sjödahl, J., Stjernström, M., Redeby, J., Joos, T.O. and Roeraade, J. Non-contact protein microarray fabrication using a procedure based on liquid bridge formation. *Anal. Bioanal. Chem.* **393**, 591–598 (2009b).

Hatch, A., Kamholz, A.E., Hawkins, K.R., *et al.* A rapid diffusion immunoassay in a T-sensor. *Nat. Biotechnol.* **19**, 461–465 (2001).

Hayes, M.A., Polson, N.A., Phaye, A.N. and Garcia, A.A. Flow-based microimmunoassay. *Anal. Chem.* **73**, 5896–5902 (2001).

He, M. and Taussig, M.J. DiscernArray technology: a cell-free method for generation of protein arrays from PCR DNA. *J. Immunol. Methods* **274**, 265–270 (2003).

He, M. and Taussig, M.J. Single step generation of protein arrays from DNA by cell-free expression and in situ immobilisation (PISA method). *Nucleic Acids Res.* **29**, E73 (2001).

He, M., Stoevesandt, O., Palmer, E.A., Khan, F., Ericsson, O. and Taussig, M.J. Printing protein arrays from DNA arrays. *Nat. Methods* **5**, 175–177 (2008).

Herr, A.E., Hatch, A.V., Giannobile, W.V., Throckmorton, D.J., Tran, H.M., Brennan, J.S. and Singh, A.K. Integrated microfluidic platform for oral diagnostics. In: *Oral-based Diagnostics*, (ed Malamud, D.N.R.S) (2007).

Hiller, R., Laffer, S., Harwanegg, C., *et al.* Microarrayed allergen molecules: diagnostic gatekeepers for allergy treatment. *FASEB J.* **16**, 414–416 (2002).

Hitzbleck, M., Gervais, L. and Delamarche, E. Controlled release of reagents in capillary-driven microfluidics using reagent integrators. *Lab Chip* **11**, 2680–2685 (2011).

Hofmann, O., Vorin, G., Niedermann, P. and Manz, A. Three-dimensional microfluidic confinement for efficient sample delivery to biosensor surfaces. Application to immunoassays on planar optical waveguides. *Anal. Chem.* **74**, 5243–5250 (2002).

Holt, I.J., Bussow, K., Walter, G. and Tomlinson, I.M. Bypassing selection: direct screening for antibody-antigen interactions using protein arrays. *Nucleic Acids Res.* **28**, E72 (2000).

Honda, N., Lindberg, U., Andersson, P., Hoffman, S. and Takei, H. Simultaneous multiple immunoassays in a compact disc-shaped microfluidic device based on centrifugal force. *Clin. Chem.* **51**, 1955–1961 (2005).

Hortin, G.L. The MALDI-TOF mass spectrometric view of the plasma proteome and peptidome. *Clin. Chem.* **52**, 1223–1237 (2006).

Hou, C. and Herr, A.E. Clinically relevant advances in on-chip affinity-based electrophoresis and electrochromatography. *Electrophoresis* **29**, 3306–3319 (2008).
Hu, S., Zhi, X., Qian, J., Blackshaw, S. and Zhu, H. Functional protein microarray technology. *Syst. Biol. Med.* **3**, 255–268 (2011).
Huang, R.P., Huang, R., Fan, Y. and Lin, Y. Simultaneous detection of multiple cytokines from conditioned media and patient's sera by an antibody-based protein array system. *Anal. Biochem.* **294**, 55–62 (2001).
Huckle, D. Point-of-care diagnostics: an advancing sector with nontechnical issues. *Expert Rev. Mol. Diagn.* **8**, 679–688 (2008).
Hudson, M.E., Pozdnyakova, I., Haines, K., Mor, G. and Snyder, M. Identification of differentially expressed proteins in ovarian cancer using high-density protein microarrays. *Proc. Natl. Acad. Sci. USA* **104**, 17494–17499 (2007).
Huff, J.L., Lynch, M.P., Nettikadan, S., Johnston, J.C., *et al.* Label-free protein and pathogen detection using the atomic force microscope. *J. Biomol. Screen.* **9**, 491–497 (2004).
Hwang, K.S., Lee, S.-M., Kim, S.K., Lee, J.H. and Kim, T.S. Micro- and nanocantilever devices and systems for biomolecule detection. *Annu. Rev. Anal. Chem.* (2009).
Ihara, M., Yoshikawa, A., Wu, Y., Takahashi, H., Mawatari, K., Shimura, K., Sato, K., Kitamori, T. and Ueda, H. Micro OS-ELISA: rapid noncompetitive detection of a small biomarker peptide by open-sandwich enzyme-linked immunosorbent assay (OS-ELISA) integrated into microfluidic device. *Lab Chip* **10**, 92–100 (2010).
Ikami, M., Kawakami, A., Kakuta, M., Okamoto, Y., Kaji, N., Tokeshi, M. and Baba, Y. Immuno-pillar chip: a new platform for rapid and easy-to-use immunoassay. *Lab Chip* **10**, 3335–3340 (2010).
Isaaq, H.J., Veenstra, T.D., Conrads, T.P. and Felschow, D. The SELDI-TOF MS approach to proteomics: protein profiling and biomarker identification. *Biochem. Biophys. Res. Commun.* **292**, 587–592 (2002).
Janasek, D., Franzke, J. and Manz, A. Scaling and the design of miniaturized chemical-analysis systems. *Nature* **442**, 374–380 (2006).
Jebrail, M.J. and Wheeler, A.R. Let's get digital: digitizing chemical biology with microfluidics. *Curr. Opin. Chem. Biol.* **14**, 574–581 (2010).
Ji, J., O'Connell, J.G., Carter, D.J. and Larson, D.N. High-throughput nanohole array based system to monitor multiple binding events in real time. *Anal. Chem.* **80**, 2491–2499 (2008).
Jiang, G.F., Attiya, S., Ocvirk, G., Lee, W.E. and Harrison, D.J. Red diode laser induced fluorescence detection with a confocal microscope on a microchip for capillary electrophoresis. *Biosens. Bioelectron.* **14**, 861–869 (2000).
Jiang, H., Weng, X. and Li, D. Microfluidic whole-blood immunoassays. *Microfluid. Nanofluidics* **10**, 941–964 (2011).
Jokerst, J.V., Floriano, P.N., Christodoulides, N., Simmons, G.W. and McDevitt, J.T. Integration of semiconductor quantum dots into nano-bio-chip systems for enumeration of CD4+T cell counts at the point-of-need. *Lab Chip* **8**, 2079–2090 (2008).
Jones, V.W., Kenseth, J.R., Porter, M.D., *et al.* Microminiaturized immunoassays using atomic force microscopy and compositionally patterned antigen arrays. *Anal. Chem.* **70**, 1233–1241 (1998).
Kamholz, A.E., Weigl, B.H., Finlayson, B.A. and Yager, P. Quantitative analysis of molecular interaction in a microfluidic channel: the T-sensor. *Anal. Chem.* **71**, 5340–5347 (1999).
Karlsson, R., Michaelsson, A. and Mattsson, L. Kinetic analysis of monoclonal antibody–antigen interactions with a new biosensor based analytical system. *J. Immunol. Methods* **145**, 229–240 (1991).
Kasahara, Y. and Ashihara, Y. Simple devices and their possible application in clinical laboratory devices downsizing. *Clin. Chim. Acta* **267**, 87–102 (1997).
Kawabata, T., Wada, H.G., Watanabe, M. and Satomura, S. "Electrokinetic analyte transport assay" for alpha-fetoprotein immunoassay integrates mixing, reaction and separation on-chip. *Electrophoresis* **29**, 1399–1406 (2008).
Keller, K.L. and Iannone, M.A. Multiplexed microsphere-based flow cytometric assays. *Exp. Hematol.* **30**, 1227–1237 (2002).
Keshishian, H., Addona, T., Burgess, M., Kuhn, E. and Carr, S.A. Quantitative, multiplexed assays for low abundance proteins in plasma by targeted mass spectrometry and stable isotope dilution. *Mol. Cell. Proteomics* **6**, 2212–2229 (2007).
Kirby, B. *Micro-and Nanoscale Fluid Mechanics: Transport in Microfluidic Devices* (Cambridge University Press, 2010).
Klostranec, J.M., Xiang, Q., Farcas, G.A., Lee, J.A., Rhee, A., Lafferty, E.I., Perrault, S.D., Kain, K.C. and Chan, W.C.W. Convergence of quantum dot barcodes with microfluidics and signal processing for multiplexed high-throughput infectious disease diagnostics. *Nano Lett.* **7**, 2812–2818 (2007).
Kurita, R., Yokota, Y., Sato, Y., Mizutani, F. and Niwa, O. On-chip enzyme immunoassay of a cardiac marker using a microfluidic device combined with a portable surface plasmon resonance system. *Anal. Chem.* **78**, 5525–5531 (2006).
Lafleur, L., Lutz, B., Stevens, D., Spicar-Mihalic, P., Osborn, J., McKenzie, K. and Yager, P. *Micro Total Analysis Systems, Conference Proceedings, Jeju, Korea.* 1698–1700 (2009).
Lee, B.S., Lee, J.-N., Park, J.-M., Lee, J.-G., Kim, S., Cho, Y.-K. and Ko, C. A fully automated immunoassay from whole blood on a disc. *Lab Chip* **9**, 1548–1555 (2009a).
Lee, J.A., Mardyani, S., Hung, A., Rhee, A., Klostranec, J., Mu, Y., Li, D. and Chan, W.C.W. Toward the accurate read-out of quantum dot barcodes: design of deconvolution algorithms and assessment of fluorescence signals in buffer. *Adv. Mater.* **19**, 3113–3118 (2007).
Lee, K.-H., Su, Y.-D., Chen, S.-J., Tseng, F.-G. and Lee, G.-B. Microfluidic systems integrated with two-dimensional surface plasmon resonance phase imaging systems for microarray immunoassay. *Biosens. Bioelectron.* **23**, 466–472 (2007b).
Lee, Y.-F., Lien, K.-Y., Lei, H.-Y. and Lee, G.-B. An integrated microfluidic system for rapid diagnosis of dengue virus infection. *Biosens. Bioelectron.* **25**, 745–752 (2009b).
Lien, K.-Y., Hung, L.-Y., Huang, T.-B., Tsai, Y.-C., Lei, H.-Y. and Lee, G.-B. Rapid detection of influenza A virus infection utilizing an immunomagnetic bead-based microfluidic system. *Biosens. Bioelectron.* **26**, 3900–3907 (2011).
Linder, V., Sia, S.K. and Whitesides, G.M. Reagent-loaded cartridges for valveless and automated fluid delivery in microfluidic devices. *Anal. Chem.* **77**, 64–71 (2005).
Linkov, F., Ferris, R.L., Yurkovetsky, Z., Marrangoni, M., Velikokhatnaya, L., Gooding, W., *et al.* Multiplex analysis of cytokines as biomarkers that differentiate benign and malignant thyroid diseases. *Proteomics Clin. Appl.* **2**, 1575–1585 (2008).
Liu, C. Recent developments in polymer MEMS. *Adv. Mater.* **19**, 3783–3790 (2007).
Liu, H., Yang, Y., Chen, P. and Zhong, Z. Enhanced conductometric immunoassay for hepatitis B surface antigen using double-codified nanogold particles as labels. *Biochem. Eng. J.* **45**, 107–112 (2009).
Lokate, A.M., Beusink, J.B., Besselink, G.A., Pruijn, G.J. and Schasfoort, R.B. Biomolecular interaction monitoring of autoantibodies by scanning surface plasmon resonance microarray imaging. *J. Am. Chem. Soc.* **129**, 14013–14018 (2007).
Luchansky, M.S., Washburn, A.L., McClellan, M.S. and Bailey, R.C. Sensitive on-chip detection of a protein biomarker in human serum and plasma over an extended dynamic range using silicon photonic microring resonators and sub-micron beads. *Lab Chip* **11**, 2042–2044 (2011).
Luecking, A., Horn, M., Eickhoff, H., Bussow, K., Lehrach, H. and Walter, G. Protein microarrays for gene expression and antibody screening. *Anal. Biochem.* **270**, 103–111 (1999).
Macbeath, G. and Schrieber, S.L. Printing proteins as microarrays for high-throughput function determination. *Science* **289**, 1760–1763 (2000).
Mace, C.R., Streimar, C.C. and Miller, B.L. Detection of human proteins using arrayed imaging reflectometry. *Biosens. Bioelectron.* **24**, 334–337 (2008).
Madou, M. *Fundamentals of microfabrication and nanotechnology*, (Boca Raton, CRC Press, 2011).
Maier, I., Morgan, M.R.A., Lindner, W. and Pittner, F. Optical resonance-enhanced absorption-based near-field immunochip biosensor for allergen detection. *Anal. Chem.* **80**, 2694–2703 (2008).
Mangru, S.D. and Harrison, D.J. Chemiluminescence detection in integrated post-separation reactors for microchip-based capillary electrophoresis and affinity electrophoresis. *Electrophoresis* **19**, 2301–2307 (1998).
Manz, A., Graber, N. and Widmer, H.M. Miniaturized total analysis systems: a novel concept for chemical sensors. *Sensor. Actuat.* **B1**, 244–248 (1990).
Manz, A., Harrison, D.J., Verpoorte, E. and Widmer, H.M. Planar chips technology for miniaturization of separation systems – a developing perspective in chemical monitoring. *Adv. Chromatogr.* **33**, 1–66 (1993).
Martinez, A.W., Phillips, S.T. and Whitesides, G.M. Three-dimensional microfluidic devices fabricated in layered paper and tape. *Proc. Natl. Acad. Sci. USA* **105**, 19606–19611 (2008b).
Martinez, A.W., Phillips, S.T., Butte, M.J. and Whitesides, G.M. Patterned paper as a platform for inexpensive, low-volume, portable bioassays. *Angew. Chem. Int. Ed.* **46**, 1318–1320 (2007).
Martinez, A.W., Phillips, S.T., Carrilho, E., Thomas, III, S.W., Sindi, H. and Whitesides, G.M. Simple telemedicine for developing regions: camera phones and paper-based microfluidic devices for real-time, off-site diagnosis. *Anal. Chem.* **80**, 3699–3707 (2008a).
Martinez, A.W., Phillips, S.T., Nie, Z., Cheng, C.-M., Carrilho, E., Wiley, B.J. and Whitesides, G.M. Programmable diagnostic devices made from paper and tape. *Lab Chip* **10**, 2499–2504 (2010a).
Martinez, A.W., Phillips, S.T., Whitesides, G.M. and Carrilho, E. Diagnostics for the developing world: microfluidic paper-based analytical devices. *Anal. Chem.* **82**, 3–10 (2010b).
Martinez, A.W., Phillips, S.T., Wiley, B.J., Gupta, M. and Whitesides, G.M. FLASH: a rapid method for prototyping paper-based microfluidic devices. *Lab Chip* **8**, 2146–2150 (2008c).
Master, S.R., Bieri, C. and Kricka, L.J. Diagnostic challenges for multiplexed protein microarrays. *Drug Discov. Today* **11**, 1007–1011 (2006).
McDonald, J.C., Duffy, D.C., Anderson, J.R., Chiu, D.T., Wu, H.K., Schueller, O.J.A. and Whitesides, G.M. Fabrication of microfluidic systems in poly(dimethylsiloxane). *Electrophoresis* **21**, 27–40 (2000).
Meagher, R.J., Hatch, A.V., Renzi, R.F. and Singh, A.K. An integrated microfluidic platform for sensitive and rapid detection of biological toxins. *Lab Chip* **8**, 2046–2053 (2008).
Miller, J.C., Zhou, H., Kwekel, J., Cavallo, R., *et al.* Antibody microarray profiling of human prostate cancer sera: antibody screening and identification of potential biomarkers. *Proteomics* **3**, 56–63 (2003).
Mohammed, M.-I. and Desmulliez, M.P.Y. Lab-on-a-chip based immunosensor principles and technologies for the detection of cardiac biomarkers: a review. *Lab Chip* **11**, 569–595 (2011).
Mondal, K. and Gupta, M.N. The affinity concept in bioseparation: evolving paradigms and expanding range of applications. *Biomol. Eng.* **23**, 59–76 (2006).
Mooney, J.F., Hunt, A.J., McIntosh, J.R., *et al.* Patterning of functional antibodies and other proteins by photolithography of silane monolayers. *Proc. Natl. Acad. Sci. USA* **93**, 12287–12291 (1996).
Morais, S., Tortajada-Genaro, L.A., Arnandis-Chover, T., Puchades, R. and Maquieira, A. Multiplexed microimmunoassays on a digital versatile disk. *Anal. Chem.* **81**, 5646–5654 (2009).
Mulvaney, S.P., Cole, C.L., Kniller, M.D., Malito, M., Tamanaha, C.R., Rife, J.C., Stanton, M.W. and Whitman, L.J. Rapid, femtomolar bioassays in complex matrices combining microfluidics and magnetoelectronics. *Biosens. Bioelectron.* **23**, 191–200 (2007).
Mulvaney, S.P., Musick, M.D., Keating, C.D. and Natan, M.J. Glass-coated, analyte-tagged nanoparticles: a new tagging system based on detection with surface-enhanced Raman scattering. *Langmuir* **19**, 4784–4790 (2003).
Myers, F.B. and Lee, L.P. Innovations in optical microfluidic technologies for point-of-care diagnostics. *Lab Chip* **8**, 2015–2031 (2008).
Nagel, T., Ehrentreich-Foerster, E., Singh, M., Schmitt, K., Brandenburg, A., Berka, A. and Bier, F.F. Direct detection of tuberculosis infection in blood serum using three optical label-free approaches. *Sensor. Actuat. B Chem.* **129**, 934–940 (2008).
Nam, J.M., Thaxton, C.S. and Mirkin, C.A. Nanoparticle-based bio-bar codes for the ultrasensitive detection of proteins. *Science* **301**, 1884–1886 (2003).
Napoli, M., Eijkel, J.C.T. and Pennathur, S. Nanofluidic technology for biomolecule applications: a critical review. *Lab Chip* **10**, 957–985 (2010).

Nie, Z., Nijhuis, C.A., Gong, J., Chen, X., Kumachev, A., Martinez, A.W., Narovlyansky, M. and Whitesides, G.M. Electrochemical sensing in paper-based microfluidic devices. *Lab Chip* **10**, 477–483 (2010).
Nunes, P.S., Ohlsson, P.D., Ordeig, O. and Kutter, J.P. Cyclic olefin polymers: emerging materials for lab-on-a-chip applications. *Microfluid. Nanofluidics* **9**, 145–161 (2010).
Ohashi, T., Mawatari, K., Sato, K., Tokeshi, M. and Kitamori, T. A micro-ELISA system for the rapid and sensitive measurement of total and specific immunoglobulin E and clinical application to allergy diagnosis. *Lab Chip* **9**, 991–995 (2009).
Okada, H., Hosokawa, K. and Maeda, M. Power-free microchip immunoassay of PSA in human serum for point-of-care testing. *Anal. Sci.* **27**, 237–241 (2011).
Okuno, J., Maehashi, K., Kerman, K., Takamura, Y., Matsumoto, K. and Tamiya, E. *Biosens. Bioelectron.* **22**, 2377–2381 (2007).
Osterfeld, S.J., Yu, H., Gaster, R.S., Caramuta, S., Xu, L., Han, S.-J., *et al.* Multiplex protein assays based on real-time magnetic nanotag sensing. *Proc. Natl. Acad. Sci. USA* **105**, 20637–20640 (2008).
Owicki, J.C., Bousse, L.J., Hafeman, D.G., *et al.* The light-addressable poteniometric sensor. *Ann. Rev. Biophys. Biomol. Struct.* **23**, 87–113 (1994).
Özkumur, E., Needham, J., Bergstein, D., Gonzalez, R., Cabodi, M., Gershoni, J., Goldberg, B. and Ünlü, M. Label-free and dynamic detection of biomolecular interactions for high-throughput microarray applications. *Proc. Natl. Acad. Sci. USA* **105**, 7988–7992 (2008).
Pamme, N. Magnetism and microfluidics. *Lab Chip* **6**, 24–38 (2006).
Panini, N.V., Messina, G.A., Salinas, E., Fernandez, H. and Raba, J. Integrated microfluidic systems with an immunosensor modified with carbon nanotubes for detection of prostate specific antigen (PSA) in human serum samples. *Biosens. Bioelectron.* **23**, 1145–1151 (2008).
Parsa, H., Chin, C.D., Mongkolwisetwara, P., Lee, B.W., Wang, J.J. and Sia, S.K. Effect of volume- and time-based constraints on capture of analytes in microfluidic heterogeneous immunoassays. *Lab Chip* **8**, 2062–2070 (2008).
Paweletz, C.P., Charboneau, L., Bichsel, V.E., Simone, N.L., *et al.* Reverse phase protein microarrays which capture disease progression show activation of prosurvival pathways at the cancer invasion front. *Oncogene* **20**, 1981–1989 (2001).
Petkus, M.M., McLauchlin, M., Vuppu, A.K., Rios, L., Garcia, A.A. and Hayes, M.A. Detection of FITC-cortisol via modulated supraparticle lighthouses. *Anal. Chem.* **78**, 1405–1411 (2006).
Peyman, S.A., Iles, A. and Pamme, N. Mobile magnetic particles as solid-supports for rapid surface-based bioanalysis in continuous flow. *Lab Chip* **9**, 3110–3117 (2009).
Phillips, T.M. and Wellner, E.F. Analysis of inflammatory biomarkers from tissue biopsies by chip-based immunoaffinity CE. *Electrophoresis* **28**, 3041–3048 (2007).
Phillips, T.M. and Wellner, E.F. Measurement of naproxen in human plasma by chip-based immunoaffinity capillary electrophoresis. *Biomed. Chromatogr.* **20**, 662–667 (2006).
Pollard, H.B., Srivastava, M., Eidelman, O., *et al.* Protein microarray platforms for clinical proteomics. *Proteomics Clin. Appl.* **1**, 934–952 (2007).
Price, C.P. The evolution of immunoassay as seen through the journal clinical chemistry. *Clin. Chem.* **44**, 2071–2074 (1998).
Ramachandran, N., Hainsworth, E., Bhullar, B., Eisenstein, S., Rosen, B., Lau, A.Y., Walter, J.C. and LaBaer, J. Self-assembling protein microarrays. *Science* **305**, 86–90 (2004).
Rasooly, A. Moving biosensors to point-of-care cancer diagnostics. *Biosens. Bioelectron.* **21**, 1847–1850 (2006).
Regnier, F.E., Skates, S.J., Mesri, M., Rodriguez, H., Tezak, Z., Kondratovich, M.V., *et al.* Protein-based multiplex assays: mock pre-submissions to the US food and drug administration. *Clin. Chem.* **56**, 165–171 (2010).
Riegger, L., Grumann, M., Nann, T., Riegler, J., Ehlert, O., Bessler, W., Mittenbuehler, K., Urban, G., Pastewka, L., Brenner, T., Zengerle, R. and Ducree, J. Read-out concepts for multiplexed bead-based fluorescence immunoassays on centrifugal microfluidic platforms. *Sensor. Actuat. A Phys.* **126**, 455–462 (2006a).
Riegger, L., Steigert, J., Grumann, M., Lutz, S., Olofsson, G., Khayyami, M., Bessler, W., Mittenbuehler, K., Zengerle, R. and Ducreee, J. Disk-based parallel chemiluminescent detection of diagnostic markers for acute myocardial infarction. In: *Tenth Int. Conf. on Miniaturized Systems for Chemistry and Life Sciences (uTAS 2006) Tokyo, Japan*, (eds Fujita, H., Kitamori, T. and Hasebe, S.), 819–821 (Society for Chemistry and Micro-Nano Systems, 2006b).
Rifai, N., Gillette, M.A. and Carr, S.A. Protein biomarker discovery and validation: the long and uncertain path to clinical utility. *Nat. Biotechnol.* **24**, 971–983 (2006).
Rodriguez, H., Tezak, Z., Mesri, M., Carr, S.A., Liebler, D.C., *et al.* Analytical validation of protein-based multiplex assays: a workshop report by the NCI-FDA interagency oncology task force on molecular diagnostics. *Clin. Chem.* **56**, 237–242 (2010).
Ronkainen, N.J., Halsall, H.B. and Heineman, W.R. Electrochemical biosensors. *Chem. Soc. Rev.* **39**, 1747–1763 (2010).
Ruckstuhl, T., Winterflood, C.M. and Seeger, S. Supercritical angle fluorescence immunoassay platform. *Anal. Chem.* **83**, 2345–2350 (2011).
Ryu, G., Huang, J., Hofmann, O., Walshe, C.A., Sze, J.Y.Y., McClean, G.D., Mosley, A., Rattle, S.J., deMello, J.C., deMello, A.J. and Bradley, D.D.C. Highly sensitive fluorescence detection system for microfluidic lab-on-a-chip. *Lab Chip* **11**, 1664–1670 (2011).
Sanchez-Carbayo, M., Socci, N.D., Lozano, J.J., Haab, B.B. and Cordon-Cardo, C. Profiling bladder cancer using targeted antibody arrays. *Am. J. Pathol.* **168**, 93–103 (2006).
Santomauro, A.G. and Sciarra, J.J. Comparative evaluation of a hemagglutination inhibition test and a latex agglutination inhibition test for HCG. *Obstet. Gynecol.* **29**, 520–525 (1967).
Sato, K., Tokeshi, M., Kimura, H. and Kitamori, T. Determination of carcinoembryonic antigen in human sera by integrated bead immunoassay in a microchip for cancer diagnosis. *Anal. Chem.* **73**, 1213–1218 (2001).
Sato, K., Tokeshi, M., Odake, T., Kimura, H., Ooi, T., Nakao, M. and Kitamori, T. Integration of an immunosorbent assay system: analysis of secretory human immunoglobulin A on polystyrene beads in a microchip. *Anal. Chem.* **72**, 1144–1147 (2000).
Sauer, G., Schneiderhan-Marra, N., Kazmaier, C., Hutzel, K., Koretz, K., Muche, R., *et al.* Prediction of nodal involvement in breast cancer based on multiparametric protein analysis from preoperative core needle biopsies of the primary lesion. *Clin. Cancer Res.* **14**, 3345–3353 (2008).
Schena, M. *DNA Microarrays. A Practical Approach* (Oxford University Press, Oxford, 1999).
Schena, M. *Microarray Biochip Technology* (Eaton Publishing, Natick, MA, 2000).
Schweitzer, B., Roberts, S., Grimwade, B., Shao, W., *et al.* Multiplexed protein profiling on microarrays by rolling-circle amplification. *Nat. Biotechnol.* **20**, 359–365 (2002).
Schweitzer, B., Wiltshire, S., Lambert, J., *et al.* Inaugural article: immunoassays with rolling circle DNA amplification: a versatile platform for ultrasensitive antigen detection. *Proc. Natl. Acad. Sci. USA* **97**, 10113–10119 (2000).
Sebastiani, V., Botti, C., Di Tondo, U., Visca, P., *et al.* Tissue microarray analysis of FAS, Bcl-2, Bcl-x, ER, PgR, HSP60, *p53* and Her2-neu in breast carcinoma. *Anticancer Res.* **26**, 2983–2987 (2006).
Shafer, M.W., Mangold, L., Partin, A.W. and Haab, B.B. Antibody array profiling reveals serum TSP-1 as a marker to distinguish benign from malignant prostatic disease. *Prostate* **67**, 255–267 (2006).
Shankaran, D.R. and Miura, N. Trends in interfacial design for surface plasmon resonance based immunoassays. *J. Phys. D Appl. Phys.* **40**, 7187–7200 (2007).
Shankaran, D.R., Gobi, K.V.A. and Miura, N. Recent advancements in surface plasmon resonance immunosensors for detection of small molecules of biomedical, food and environmental interest. *Sensor. Actuat. B Chem.* **121**, 158–177 (2007).
Sia, S.K. and Kricka, L.J. Microfluidics and point-of-care testing. *Lab Chip* **8**, 1982–1983 (2008).
Sia, S.K. and Whitesides, G.M. Microfluidic devices fabricated in poly(dimethylsiloxane) for biological studies. *Electrophoresis* **24**, 3563–3576 (2003).
Sigurdson, M., Wang, D.Z. and Meinhart, C.D. Electrothermal stirring for heterogeneous immunoassays. *Lab Chip* **5**, 1366–1373 (2005).
Silzel, J.W., Cercek, B., Dodson, C., Tsay, T. and Obremski, R.J. Mass-sensing, multianalyte microarray immunoassay with imaging detection. *Clin. Chem.* **44**, 2036–2043 (1998).
Simpson, R.J. Characterization of protein complexes. Chapter 10 in Proteins and Proteomics (ed. Simpson). (Cold Spring Harbor Laboratory Press, Cold Spring Harbor, NY, USA, 2003).
Sinensky, A. and Belcher, A. Label-free and high resolution protein/DNA nanoarray analysis using Kelvin probe force microscopy. *Nat. Nanotechnol.* **2**, 653–659 (2007).
Sista, R.S., Eckhardt, A.E., Srinivasan, V., Pollack, M.G., Palanki, S. and Pamula, V.K. Heterogeneous immunoassays using magnetic beads on a digital microfluidic platform. *Lab Chip* **8**, 2188–2196 (2008b).
Sista, R.S., Hua, Z., Thwar, P., Sudarsan, A., Srinivasan, V., Eckhardt, A., Pollack, M. and Pamula, V. Development of a digital microfluidic platform for point of care testing. *Lab Chip* **8**, 2091–2104 (2008a).
Sparreboom, W., van den Berg, A. and Eijkel, J.C.T. Principles and applications of nanofluidic transport. *Nat. Nanotechnol.* **4**, 713–720 (2009).
Sparreboom, W., van den Berg, A. and Eijkel, J.C.T. Transport in nanofluidic systems: a review of theory and applications. *New J. Phys.* **12**, 015004 (2010).
Srinivasan, V., Pamula, V.K. and Fair, R.B. An integrated digital microfluidic lab-on-a-chip for clinical diagnostics on human physiological fluids. *Lab Chip* **4**, 310–315 (2004).
Srivastava, M., Eidelmann, O., Jozwik, C., Paweletz, C., *et al.* Serum proteomic signature for cystic fibrosis using an antibody microarray platform. *Mol. Genet. Metab.* **87**, 303–310 (2006).
Steigert, J., Grumann, M., Brenner, T., Riegger, L., Harter, J., Zengerle, R. and Ducree, J. Fully integrated whole blood testing by real-time absorption measurement on a centrifugal platform. *Lab Chip* **6**, 1040–1044 (2006).
Stern, E., Vacic, A., Rajan, N.K., Criscione, J.M., Park, J., Ilic, B.R., Mooney, D.J., Reed, M.A. and Fahmy, T.M. Label-free biomarker detection from whole blood. *Nat. Nanotechnol.* **5**, 138–142 (2010).
Stevens, D.Y., Petri, C.R., Osborn, J.L., Spicar-Mihalic, P., McKenzie, K.G. and Yager, P. Enabling a microfluidic immunoassay for the developing world by integration of on-card dry reagent storage. *Lab Chip* **8**, 2038–2045 (2008).
Stoevesandt, O. and Taussig, M.J. Affinity reagent resources for human proteome detection: initiatives and perspectives. *Proteomics* **7**, 2738 (2007).
Tachi, T., Kaji, N., Tokeshi, M. and Baba, Y. Microchip-based homogeneous immunoassay using fluorescence polarization spectroscopy. *Lab Chip* **9**, 966–971 (2009).
Tao, S.C., Chen, C.S. and Zhu, H. Applications of protein microarray technology. *Comb. Chem. High Throughput Screen.* **10**, 706–718 (2007).
Tarn, M.D. and Pamme, N. Microfluidic platforms for performing surface-based clinical assays. *Expert Rev. Mol. Diagn.* **11**, 711–720 (2011).
Taussig, M.J., Stoevesandt, O., Borrebaeck, C.A.K., Bradbury, A.R., *et al.* ProteomeBinders: planning a European resource of affinity reagents for analysis of the human proteome. *Nat. Methods* **4**, 13 (2007).
Tsukagoshi, K., Jinno, N. and Nakajima, R. Development of a micro total analysis system incorporating chemiluminescence detection and application to detection of cancer markers. *Anal. Chem.* **77**, 1684–1688 (2005).
Uludag, Y. and Tothill, I.E. Development of a sensitive detection method of cancer biomarkers in human serum (75%) using a quartz crystal microbalance sensor and nanoparticles amplification system. *Talanta* **82**, 277–282 (2010).
Varnum, S.M., Woodbury, R.I. and Zanger, R.C. A protein microarray ELISA for screening biological fluids. *Methods Mol. Biol.* **264**, 161–172 (2004).
Visintin, I., Feng, Z., Longton, G., Ward, D.C., Alvero, A.B., Lai, Y., *et al.* Diagnostic markers for early detection of ovarian cancer. *Clin. Cancer Res.* **14**, 1065–1072 (2008).
Vorderwülbecke, S., Cleverey, S., Weiberger, S.R. and Wiesner, A. Protein quantification by the SELDI-TOF-MS based proteinchip® system. *Nat. Methods* **2**, 393–395 (2005).
Waggoner, P.S. and Craighead, H.G. Micro- and nanomechanical sensors for environmental, chemical, and biological detection. *Lab Chip* **7**, 1238–1255 (2007).
Waggoner, P.S., Tan, C.P. and Craighead, H.G. Microfluidic integration of nanomechanical resonators for protein analysis in serum. *Sensor. Actuat. B Chem.* **150**, 550–555 (2010).
Wang, J. Electrochemical biosensors: towards point-of-care cancer diagnostics.

Biosens. Bioelectron. **21**, 1887–1892 (2006).

Wang, J., Ibanez, A., Chatrathi, M.P. and Escarpa, A. Electrochemical enzyme immunoassays on microchip platforms. *Anal. Chem.* **73**, 5323–5327 (2001).

Wang, X., Zhao, M. and Nolte, D. Area-scaling of interferometric and fluorescent detection of protein on antibody microarrays. *Biosens. Bioelectron.* **24**, 987–993 (2008).

Wang, Z., Meng, Y., Ying, P., Qi, C. and Jin, G. A label-free protein microfluidic array for parallel immunoassays. *Electrophoresis* **27**, 4078–4085 (2006).

Wassaf, D., Kuang, G., Kopacz, K., Wu, Q.L., *et al.* High-throughput affinity ranking of antibodies using surface plasmon resonance microarrays. *Anal. Biochem.* **351**, 241–253 (2006).

Weigl, B., Domingo, G., Labarre, P. and Gerlach, J. Towards non- and minimally instrumented, microfluidics-based diagnostic devices. *Lab Chip* **8**, 1999–2014 (2008).

Wellner, E.F. and Kalish, H. A chip-based immunoaffinity capillary electrophoresis assay for assessing hormones in human biological fluids. *Electrophoresis* **29**, 3477–3483 (2008).

Weng, S., Gu, K., Hammond, P.W., Lohse, P., Rise, C., Wagner, R.W., Wright, M.C. and Kuimelis, R.G. Generating addressable protein microarrays with PROfusion covalent mRNA-protein fusion technology. *Proteomics* **2**, 48–57 (2002).

West, J., Becker, M., Tombrink, S. and Manz, A. Micro total analysis systems: latest achievements. *Anal. Chem.* **80**, 4403–4419 (2008).

Whiteley, G. Bringing diagnostic technologies to the clinical laboratory: rigor, regulation and reality. *Proteomics Clin. Appl.* **2**, 1378–1385 (2008).

Wong, A.P., Gupta, M., Shevkoplyas, S.S. and Whitesides, G.M. Egg beater as centrifuge: isolating human blood plasma from whole blood in resource-poor settings. *Lab Chip* **8**, 2032–2037 (2008).

Wulfkuhle, J.D., Aquino, J.A., Calvert, V.S., Fishman, D.A., *et al.* Signal pathway profiling of ovarian cancer from human tissue specimens using reverse-phase protein microarrays. *Proteomics* **3**, 2085–2090 (2003).

Yacoub-George, E., Hell, W., Meixner, L., Wenninger, F., Bock, K., Lindner, P., Wolf, H., Kloth, T. and Feller, K.A. Automated 10-channel capillary chip immunodetector for biological agents detection. *Biosens. Bioelectron.* **22**, 1368–1375 (2007).

Yager, P., Edwards, T., Fu, E., Helton, K., Nelson, K., Tam, M.R. and Weigl, B.H. Microfluidic diagnostic technologies for global public health. *Nature* **442**, 412–418 (2006).

Yan, Z., Zhou, L., Zhao, Y., Wang, J., Huang, L., Hu, K., Liu, H., Wang, H., Guo, Z., Song, Y., Huang, H. and Yang, R. Rapid quantitative detection of *Yersinia pestis* by lateral-flow immunoassay and up-converting phosphor technology-based biosensor. *Sensor. Actuat. B Chem.* **119**, 656–663 (2006).

Yang, W., Yu, M., Sun, X. and Woolley, A.T. Microdevices integrating affinity columns and capillary electrophoresis for multibiomarker analysis in human serum. *Lab Chip* **10**, 2527–2533 (2010).

Yang, Y.-N., Lin, H.-I., Wang, J.-H., Shiesh, S.-C. and Lee, G.-B. An integrated microfluidic system for C-reactive protein measurement. *Biosens. Bioelectron.*

24, 3091–3096 (2009).

Yasukawa, T., Suzuki, M., Sekiya, T., Shiku, H. and Matsue, T. Flow sandwich-type immunoassay in microfluidic devices based on negative dielectrophoresis. *Biosens. Bioelectron.* **22**, 2730–2736 (2007).

Yoo, S.J., Choi, Y.B., Il Ju, J., Tae, G.-S., Kim, H.H. and Lee, S.-H. Microfluidic chip-based electrochemical immunoassay for hippuric acid. *Analyst* **134**, 2462–2467 (2009).

Yu, X., Schneiderhan-Marra, N. and Joos, T.O. Protein microarrays for personalized medicine. *Clin. Chem.* **56**, 376–387 (2010).

Yuan, X., Yoshimoto, K. and Nagasaki, Y. High-performance immunolatex possessing a mixed-PEG/antibody co-immobilized surface: highly sensitive ferritin immunodiagnostics. *Anal. Chem.* **81**, 1549–1556 (2009).

Yue, M., Stachowiak, J.C., Lin, H., Datar, R., *et al.* Label-free protein recognition two-dimensional array using nanomechanical sensors. *Nano Lett.* **8**, 520–524 (2008).

Zajac, A., Song, D., Qian, W. and Zhukov, T. Protein microarrays and quantum dot probes for early cancer detection. *Colloids Surf. B Biointerfaces* **58**, 309–314 (2007).

Zhang, S., Cao, W., Li, J. and Su, M. MCE enzyme immunoassay for carcinoembryonic antigen and alpha-fetoprotein using electrochemical detection. *Electrophoresis* **30**, 3427–3435 (2009).

Zhao, W. and van den Berg, A. Lab on paper. *Lab Chip* **8**, 1988–1991 (2008).

Zhou, J., Ellis, A.V., Voelcker, N.H. Recent developments in PDMS surface modification for microfluidic devices. *Electrophoresis* **31**, 2–16 (2010).

Zhu, H., Hu, S., Jona, G., Zhu, X., Kreiswirth, N., Willey, B.M., Mazzulli, T., Liu, G., Song, Q., Chen, P., *et al.* Severe acute respiratory syndrome diagnostics using a coronavirus protein microarray. *Proc. Natl. Acad. Sci. USA* **103**, 4011–4016 (2006).

Zhu, H., Bilgin, M. and Snyder, M. Proteomics. *Ann. Rev. Biochem.* **72**, 783–812 (2003).

Zhu, H., Bilgin, M., Bangham, R., Hall, D., *et al.* Global analysis of protein activities using proteome chips. *Science* **293**, 2101–2105 (2001).

Zhu, H., Klemic, J.F., Chang, S., Bertone, P., Casamayor, A., Klemic, J.G., Smith, D., Gerstein, M., Reed, M.A. and Snyder, M. Analysis of yeast protein kinases using protein chips. *Nat. Genet.* **26**, 283–289 (2000).

Zhu, X., Landry, J.P., Sun, Y.-S., Gregg, J.P., Lam, K.S. and Guo, X. Oblique-incidence reflectivity difference microscope for label-free high-throughput detection of biochemical reactions in a microarray format. *Appl. Opt.* **46**, 1890–1895 (2007).

Zimmermann, M., Hunziker, P. and Delamarche, E. Autonomous capillary system for one-step immunoassays. *Biomed. Microdevices* **11**, 1–8 (2009).

Zimmermann, M., Schmid, H., Hunziker, P. and Delamarche, E. Capillary pumps for autonomous capillary systems. *Lab Chip* **7**, 119–125 (2007).

（贾克刚、侯敏　译，陈福祥　审）

表面等离激元共振在结合位点、动力学和浓度分析中的应用

表面等离激元共振、生物层干涉、共振波导光栅和石英晶体微天平等众多无标记检测技术可研究分子相互作用。在这些技术的辅助下，人们可以直接检测并连续监测抗体与抗原或受体与配体之间的特异性结合。与终点法免疫检测方法（如ELISA）相比，上述技术为人们提供了更完整地研究分子结合过程动力学的方法。在过去的 20 年里，无标记定量技术的出现使人们的研究焦点从分子相互作用的亲和力转移到了结合动力学上。同时，这些技术伴随着灵敏度和通量的提升也日渐成熟。这些进展对抗体的筛选及开发产生了重大影响，并开始将其影响扩展至药物的研发。例如，在药物研发领域，动力学数据通常被用于预测药物在体内的残留时间，进而判断药效。

无标记定量检测技术可在数分钟内快速提供待测物活性、浓度等关键信息，因此其被越来越多地应用于生物制品开发和制造流程中的活性监测中。目前，该技术已被广泛应用于学术及工业领域，基于已发表的文献检索显示，**表面等离激元共振**（surface plasmon resonance，SPR）技术在无标记定量技术中居于首位。

本节重点介绍蛋白质的相互作用和 SPR 技术的核心信息，并探讨 SPR 在蛋白质相互作用过程中结合位点确认、动力学分析、浓度分析和相似性分析中的应用。

一、基础及应用研究领域中的蛋白质相互作用

目前人们对于蛋白质间相互作用及蛋白质相互作用在生物体系中功能的理解尚不完全。

通过使用特异性结合试剂（如抗体），人们可以分析蛋白质的表达情况，从而对细胞裂解物或组织标本中的目的蛋白质进行检测。与此同时，人们可以澄清蛋白质时空分布特征，从而为蛋白质功能研究提供一定线索。通常，蛋白质功能学研究更为复杂，其需要更多生物分子间相互作用信息来支持。

国际分子交换联盟（International Molecular Exchange Consortium，IMEx，http://www.imexconsortium.org）曾致力于建立一个独立的搜索界面而使用户更好地了解蛋白质间的相互作用。Orchard 团队对此发表了评论，认为在 IMEx 数据库（集中在 IntAct 数据库）所列的蛋白质间相互作用清单中，有大约 3 000 对已被 SPR 确认（2019 年 11 月）。在所有蛋白质相互作用中，大部分通过物理作用结合，即对于蛋白质复合物而言，其具体蛋白质构成可能并不明确，而仅了解其通过物理作用结合在一起。由此可见，人们对蛋白质之间的特异性相互作用相对来说知之甚少，此外也说明特异蛋白质在健康和疾病状态中的重要性亟待阐明。

SPR 等体外研究技术的出现为蛋白质间相互作用提供了直接证据。自 2006 年起，每年有超过 1 000 篇出版文献描述 SPR 在不同领域的重要应用，现论文总数已超过 2.5 万篇。

这些分子间是否存在相互作用，蛋白质哪些结构域参与相互作用，突变如何影响结合过程，Fc 受体的翻译后修饰将如何影响免疫球蛋白的结合，这些分子是结合在同一位点还是多个位点，这些蛋白质结合的方式和内参蛋白类似吗？这些实际问题通过分析由 SPR 得到的结合曲线可以解决，这些曲线可以直观地进行比较，也可以通过分析得到更加详细的动力学速率常数、亲合常数或者是活性浓度。

通过对 SPR 结合数据的初步解读，可将分子间相互作用按亲和力强度分为高亲和力、中亲和力、低亲和力，或者根据结合速率和解离速率的快慢对相互作用的过程加以区分。在药物研发中，Copeland 团队、Lu 团队以及 Georgi 团队进一步将结合动力学与药效学和药物作用分子机制联系起来。结合速率和浓度对于药物的靶标结合率有着十分重要的影响，而解离速率可以用来预测药物靶标在体内的残留时间。尽管这些概念在小分子药物研发中被广泛讨论，但它们与治疗性抗体的应用也相关，如抗体的解离速率是选择治疗性抗

体一个重要的标准。

蛋白质相互作用动力学与抗体的特异性有关。Wu 等发现影响 k_a 的**莫维珠单抗(motavizumab)**突变可增加其与多种组织的非特异结合,而 Schräml 和 Biehl 则将复杂的抗体结合动力学与特异性联系起来,并介绍了筛选具有高特异性的单相结合物的方法。

对新的蛋白质进行表达和分析时,由于无标准品可供使用,通常通过测定蛋白质的纯度和光密度来得出新蛋白质浓度。然而,上述测量结果无法提供蛋白质活性浓度(即能够结合到蛋白质特定相互作用配体的蛋白分子浓度)相关信息。一种直接测定活性浓度而不依靠标准品的方法在 Biacore™ 上可以实现分析。这种方法称为**无标定浓度分析法(CFCA)**,可用于绝对浓度和相对浓度的测定。

在所有类型的研究和检测中,试剂质量至关重要。Staack 等和 O'Hara 等从工业角度讨论了可溶性受体、单克隆抗体、多克隆抗体、工程蛋白、肽及其偶联物等试剂的质量控制要求。这两篇论文均指出,SPR 技术是可以用来确定试剂关键参数的几种技术之一。

根据要求筛选候选抗体是诊断试剂和抗体药物研发过程中的常规工作。筛选抗体时,通常需满足以下要求:结合位点特异性高、解离反应速率低、与其他物种靶抗原的交叉反应明确。正如 Säfsten 等和 Schräml 等所述,一个典型的抗体筛选试验包括捕获抗体的偶联,以及随后的抗体和抗原的进样。Katayama 等指出优化抗体的偶联水平有利于提升动力学鉴别能力。Hayes 等关注于抗体结构,他们发现当抗体中的**单链可变区片段(ScFv)**被**单链抗体(ScAb)**取代时,抗体表达水平升高且筛选结果得到改善。而 Hardy 等则采取了不同的方法,开发了一种依靠自组装脂质表面的筛选试验,用于识别 HIV 中和抗体 4E10 和 2F5 的类似抗体。

随着抗体和重组疗法的快速发展并逐渐进入工艺开发和生产阶段,SPR 同时也可以用于测量蛋白质活性浓度并确认其关键的相互作用特性,如抗原和 Fc- 受体的结合不受过滤和色谱分离纯化的影响。这里通过设计程序和比较研究,可用 SPR 进行定性检测。这个应用领域正在发展,但公开发表的资料很少。

一旦抗体进入临床前及临床研究阶段,SPR 可再次被用于检测动物或人类血清中的**抗药抗体(anti-drug antibodies,ADA)**。对帕木单抗、托珠单抗和促红素 αADA 的研究表明,与更敏感的检测方法如桥联 ELISA 法相比,SPR 法能更早且更完全地检测出 ADA。这一发现看似矛盾,但 SPR 确实可以检测低亲和力 ADA 以及 IgG4 型 ADA。目前此类 ADA 与临床的相关性还不清楚。虽然鲜有研究同时应用 ELISA 和 SPR 技术检测 ADA,ELISA 和 SPR 的结合能够更好地说明 ADA 应答的整个过程。与单独使用其中任何一种技术相比,ELISA 与 SPR 组合检测可以提供更全面的安全性和有效性数据。

二、SPR 生物传感器

(一) 技术原理

SPR 生物传感器可直接检测溶液中的待测物分子与传感器表面偶联的第二分子或分子复合物之间的相互作用。SPR 法对于分子间结合过程的检测是瞬时的,无须提前标记或加入辅助试剂。传感器表面通常由沉积在玻璃载体上的金薄膜构成,金薄膜表面由羧甲基化的葡聚糖聚合物附着,后者便于生物分子的偶联。

传感器表面的金质界面与流动系统相接触,因此标本中的待测物会结合到传感器表面的离散点或流动单元上。传感器表面的玻璃一侧位于棱镜上并由此与生物传感器上的光学元件相连。通过上述设计,可检测到表面等离激元共振现象(图 2-9-1)。在内全反射条件下,以一定入射角射入的光线,其能量和动量可从光子转移到传感器芯片金属膜中的表面等离子体子上。反射光强度降低时的角度取决于接近芯片表面的金/葡聚糖界面的折射率,当分析物与传感器表面结合时,由此产生的质量浓度的变化可引起传感器表面折射率的改变。符合 SPR 的共振条件的入射角度较为局限,仅在小范围内波动。通过检测器监测可观察到的最小光强度对应的角度偏移即 SPR 角,将 SPR 角的位置与时间结合进行分析,形成传感图。传感图中 y 轴上的 SPR 应答以**反应单位(response units,RU)**来表示,每增加一个 RU 对应增加约 $1pg/mm^2$ 的蛋白质量。

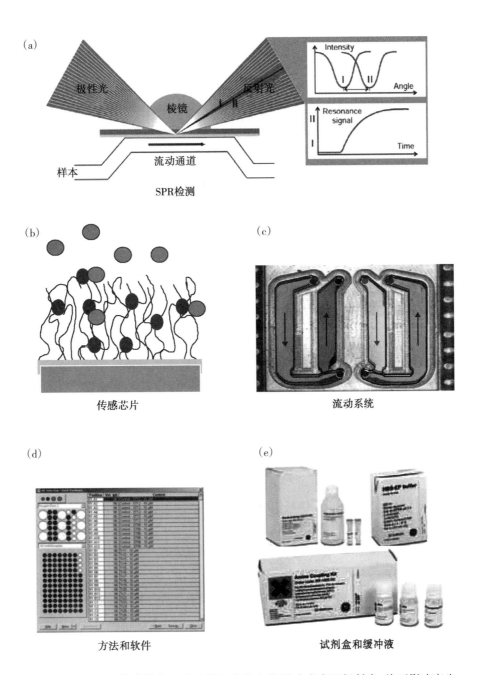

图 2-9-1　注:(a)传感器表面的质量浓度的变化可改变表面折射率,从而影响产生 SPR 信号的角度。可观测到的最低反射强度对应的角度的偏移,在传感图中将被绘制为**反应单位(RU)**。(b)传感器芯片将分子吸附或共价耦合在芯片表面,依靠聚合物基质作为支架,使固化分子在三维空间内可与其结合物发生相互作用。(c)每个流动系统有四个流动单元可与传感器表面接触,每个流动单元相分隔,这使不同的配体可固定于不同的流动单元中,非功能化流动单元可作为参考对照。(d)具有方法构建功能的控制软件可用于实验设置,评估软件用于显示和分析数据。(e)试剂盒及缓冲液可将分子与传感器芯片的耦合过程简化,使实验更方便操作

（二）传感图和报告点

从技术角度来看,所有 SPR 实验都可以看作一系列的进样过程,其中每次注入的持续时间和相邻两次注入的间隔时间是不相同的。典型 SPR 实验的样品注入时间范围为 30s~10min,进样体积的范围为 5~100μl,实验过程中流速可以变化。在大多数情况下,使用阴性对照表面来校正不同缓冲液之间折射率的变化,因此通过扣除对照应应值使得能够直接观察到芯片表面分子间的特异性相互作用。

SPR 生物传感器由计算机控制,配套软件可为用户提供检验过程中各个步骤相关指导。当测试程序设定完成后,仪器可自行完成超过 100 个样本的检测,无须用户额外操作。所有检测结果均保存于数据文件中,用户可使用专用软件进行数据分析。

对于传感图的解释相对简单,如图 2-9-2 所示。两次相互作用反应的数据以相互叠加的点图表示。分析物 1 与固定化的配体快速结合,其在样品注入的过程中即达到了饱和状态。当样品注入停止时,分析物在缓冲液流中解离,从而使信号迅速回到基线水平。与之相对,分析物 2 的结合明显缓慢,同时也以较慢的速率进行解离。值得注意的是,两个样品对偶联于芯片的配体具有相

同的亲和力,但是两者的结合和解离速率显著不同。分子间相互作用的亲和常数 K_D 等于相互作用分子解离速率常数与结合速率常数的比值(k_d/k_a),具有相同亲和力的抗体(或任何其他分子)其半衰期可能从数分钟到数天不等。

通常,每次样品注入分析均设置 5 个报告点,其中一点用于确定基线水平,而其余 4 点用来提供特定时间点的信号响应水平信息。样品注入过程中的报告点通常分别称为**结合早期**(binding early)和**结合晚期**(binding late),而样品注入结束后的报告点称为**稳定早期**(stability early)和**稳定晚期**(stability late)。数据结果文件中通常包含完整的传感图及每个报告点对应的应答值的列表。

基于 SPR 传感器进行大规模筛选分析时,报告点的数值可快速显示数据以跟踪反应趋势,并设置阈值。同时,报告点数值也可以用于浓度分析、大量表位分析研究及单次注入间的信号响应水平的关联及分析。

（三）偶联

生物分子可以通过共价偶联或捕获作用固定在传感器表面,两者原理见图 2-9-3。共价偶联可以基于氨基、羧基、疏基或糖醇以在传感器上形成稳定的表面,偶联的水平可控制在较宽的范围

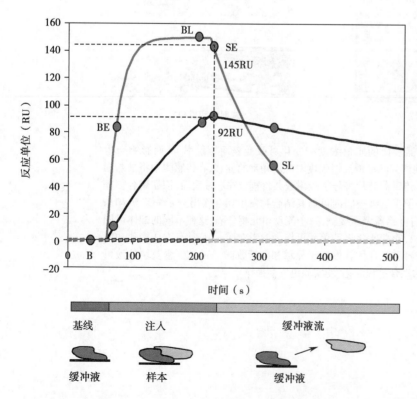

图 2-9-2　传感图基线水平的建立依靠通过传感器表面的缓冲流与固定相之间的相互作用

注:当注入分析物时,分析物与靶分子在相互作用表面发生结合而引起质量变化,从而应答增强。由图可见分析物 1 结合迅速,分析物 2 结合缓慢。分析物注入后,缓冲液再次流经传感器表面时,与分析物 2 相比,分析物 1 发生迅速解离。每次注射均设置 5 个报告点,基线、结合早期、结合晚期、稳定早期和稳定晚期,相关数据(反应性、时间)均用于综合数据分析过程。报告点的设定与注入时间相关,通常设定在注入前、中、后的 10s 范围内。该图中,分析物 1 稳定早期报告点的应答水平为145RU,而分析物 2 则为 92RU

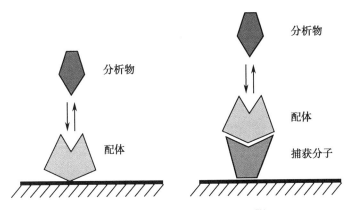

图 2-9-3　传感器表面固定相互作用物（Biacore™ 的配体）的两大主要原理

注：在共价偶联方法（左图）中，配体上的不同化学基团如胺、巯基或醛基可形成共价偶联。而在捕获方法（右图）中，捕获分子（如抗 Fc 抗体）首先与传感器表面共价偶联，随后对注入的配体进行捕获

（<1RU 至 >10 000RU）。共价偶联的过程主要包括传感器表面羧基的活化、生物分子的偶联、表面未反应基团的封闭。

共价偶联可减少固定过程所引起的分子损耗，但是通常需要对待包被分子进行预先纯化。氨基偶联法较为直接，常被作为固定化首选方法。如果共价偶联难以实现，可尝试对合适标记的生物分子进行捕获以实现固定化。

捕获的过程主要分为两步。第一步，亲和捕获分子（如抗组氨酸抗体、抗 GST 抗体、生物素捕获试剂、蛋白 A 或抗 Fc 抗体等）通过共价方式连接到传感器表面。第二步，目标生物分子在注入时被传感器表面的捕获分子获取。捕获分析时，每个循环之间，分析物和配体均会从传感器表面脱离。通过这种方法，人们可以用一个通用的传感器表面去与多种不同的生物分子结合和分析。该方法的另一个优点是，传感器表面可直接从培养液或细胞裂解液中捕获生物分子，无须预先对样本进行纯化。捕获法对于标记蛋白质和抗体的分析非常有效，但同时也存在潜在的技术缺陷，如稳定性和结合容量较低。

然而，在一些情况下，蛋白质结构的优化可以提高稳定性。Fischer 等报道中通过引入双重组氨酸标签，双标签之间用短间隔单元分开，可极大提升组氨酸捕获的稳定性。

此外，可以将捕获技术与共价偶联技术相结合，即在传感器表面失活前完成捕获，或在捕获分子就位时重新激活表面。通过这些方法，带组氨酸标签的分子被含镍的**氨三乙酸**（nitrilotriacetic acid，NTA）捕获后可共价结合到表面，或结合到偶联抗组氨酸抗体表面。

（四）表面活性与固定化水平

固定化生物分子的结合活性可简便地通过注射递增浓度的分析物进行测定，如图 2-9-4 所示。

首先将待注入的分析物制备为稀释至 10 倍的一系列样品，从最低浓度样品开始分析。在这个例子中，当分析物浓度刚好超过 80μg/ml 时，结合表面饱和，结合力约为 50RU。这一信号响应可与固定化生物分子的量类比，活性生物分子的占比可通过如下方程加以计算：

$$活性 = \frac{结合能力}{分子量_{分析物}} \times \frac{分子量_{固定化生物分子}}{固定化程度} \times$$

$$\frac{1}{结合位点数} \tag{2-9-1}$$

结合位点数是指固定化生物分子上的结合位点数量。活性数值通常在 0.2~0.8（20%~80%），但也可更低或更高。传感器表面活性受固定化方法的影响，如果活化的固定化分子低于 20%，则应该考虑更换固定化方式。

然而在多数情况下，蛋白质从一开始就未处于完全活性状态，因此仍应通过提高蛋白表达或通过增强纯化效果等方式来增加蛋白质活性。

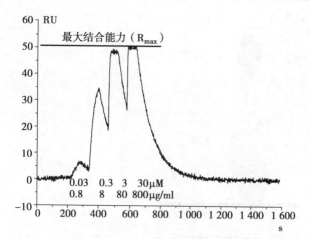

图 2-9-4 最大结合能力(maximum binding response, R_{max})是传感器表面呈饱和状态对应的分析物结合能力,而 R_{max} 可通过注入递增浓度的分析物来确定

三、结合位点分析——抗原表位分析

抗原表位分析通常用于针对某一靶标蛋白单克隆抗体的分类。如果两个抗体可以同时结合,那么这两个抗体结合在拓扑的不同表位上;如果它们互相干扰对方的结合,那么它们结合在相同的或者重叠的表位。具有相同或者紧密相关表位的抗体被分到同一类。在表位分析的过程中,在考虑抗体结合特性的同时也会考虑表位的结构。

表位预测分析的常用技术主要包括 ELISA 和 RIA。与传统技术相比,SPR 生物传感器进行此类研究的一个优势在于它可以实时测量,即对预测分析的每一步骤进行跟踪监测。在进行结构分析时,直接抗体表位分析常与多肽抑制分析互补使用,以确认与特定抗体结合的抗原区域。Fägerstam 等首先报道了 SPR 用于表位配对和在 biacore 上对肽抑制的预测;Säfsten 等发表了更新后的实验步骤,Abdiche 等比较了不同的无标记检测平台在表位预测中的应用。

(一) 配对表位分析

图 2-9-5 显示了小鼠单克隆抗体(monoclonal antibodies,MAbs)的典型配对分析试验。

在研究小鼠单克隆抗体时,通常首先将抗小鼠 Fc 端抗体固定在传感器表面。然后,先注入第一种单克隆抗体(MAb$_1$),并持续 1~2min,使其被抗小鼠 Fc 抗体充分捕获,再注入与抗原无关的封闭抗体来封闭传感器表面剩余的抗体结合位点。依次注入抗原、第二种单克隆抗体(MAb$_2$)。最

后,注入再生试剂(通常为低 pH 溶液,如 pH 1.8 10mM 甘氨酸溶液)以洗脱传感器表面捕获的抗体和抗原(未显示),此时一个注入循环终止。通过这种方法,一个传感器芯片通常可以重复使用 100 次以上。当对照传感器表面应用于表位分析试验时,对照表面通常与活性表面的各种操作一致,只是对照表面无须注入抗原。

与其他技术相比,SPR 生物传感器能够提供整个试验过程中所有结合事件的全面细节,而其他技术只是在第二种抗体结合后才能获得反应结果。如图 2-9-5(a)所示,MAb$_1$ 被大量捕获,抗原迅速与抗体结合,结合后的抗原发生缓慢解离,而 MAb$_2$ 与抗原的另一个表位发生结合。在图 2-9-5(b)中,MAb$_2$ 结合时产生的信号强度很低,分析传感图结果清晰地表明其由于抗原与 MAb$_1$ 的结合缓慢造成。与抗原结合过程相比,MAb$_2$ 结合引起的信号响应强度类似。由此可见 MAb$_2$ 与抗原的另一个表位相结合。

在图 2-9-5c 中,MAb$_2$ 未出现信号响应,可能由于抗原与 MAb$_1$ 结合后迅速发生解离。这意味着当 MAb$_2$ 注入时,抗原不再位于传感器表面,因此无法得出该抗原表位特异性的结论。在图 2-9-5(d)中,MAb$_2$ 引起的信号响应低,是由于传感器表面 MAb$_1$ 捕获量较低造成,预示 MAb$_1$ 在培养基中浓度较低。同时这一现象也再次说明 MAb$_2$ 的信号响应与传感器表面抗原的固定化水平相关,MAb$_2$ 可能识别抗原上的另一个表位。

SPR 分析可以展示蛋白质结合过程的全部事件,其有助于对表位分析试验结果的解释,同时也可以帮助我们对实验中的故障及时进行排除,并在必要时调整实验条件。如图 2-9-5b 中出现的现象可通过注入高浓度抗原来加以验证;图 2-9-5c 中提早注入 MAb$_2$ 可获得可解读的结果;图 2-9-5d 中的数据质量可通过延长进样时间或提高 MAb$_1$ 浓度来改善。

在抗原表位预测试验中,对照实验包括抗原直接注入到包被着抗鼠 Fc 抗体的芯片表面(不注入 MAb$_1$ 和封闭抗体)和仅捕获封闭抗体的传感器表面(不注入 MAb$_1$),以及缓冲液代替抗原注入。

根据这些实例可见,表位预测试验可提供表位特异性相关数据,同时也展示出培养基中抗体的近似浓度。更重要的是,它能提供客观数据以对抗原抗体结合的稳定性进行排序,这有利于免疫计量(夹心法)分析中配对抗体的选择。

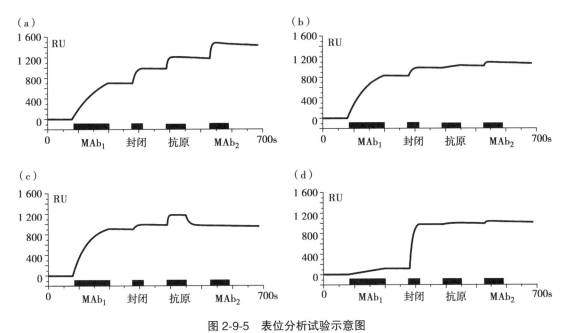

图 2-9-5　表位分析试验示意图

注:(a)二抗产生了明显的免疫应答,说明二抗与一抗的结合位点不同。(b)抗原与一抗的缓慢结合可降低二抗的结合反应速率,通过与抗原水平比较可知二抗的应答与抗原相关。因此,这两种单克隆抗体的抗原表位可能不同。(c)由于一抗的解离速率过快,无法从这些数据中得出关于表位特异性的定论。(d)尽管二抗呈现低反应性,但这一现象与感受器表面抗原及一抗的水平相关,并且二抗很可能直接识别抗原上的第二表位

利用 SPR 生物传感器进行的表位分析试验通常涉及 5~50 种抗体,这些抗体可以以纯化形式注入,或以培养液形式直接注入。通常情况下,抗原的注入浓度通常为 10~100μg/ml。

(二) 案例分析

以下介绍一些与治疗性抗体和病毒样颗粒相关的结合位点分析案例。

1. 治疗性抗体

Alvarenga 等使用配对抗原表位分析法对马妥珠单抗、西妥昔单抗和帕木单抗与可溶性 EGF 受体的结合作用进行了研究。马妥珠单抗和西妥昔单抗以恒定的动力学结合 EGF 受体,而马妥珠单抗和帕木单抗虽然也可与 EGF 受体结合,但结合动力学过程易改变。西妥昔单抗和帕木单抗两者相互排斥,不能同时与受体结合。这些结果表明以上抗体具有不同的表位特异性,并且针对 EGF 受体的靶向治疗性抗体之间可能存在协同作用。

Stephan 等讨论了治疗性抗体与细胞毒性试剂的偶联在癌症治疗中的应用。他们确认 SPR 和生物层干涉技术能够分析治疗性抗体的特性,以及其与细胞毒性制剂偶联的可行性。Acchione 等使用 SPR 法研究化学偶联对抗原和 Fc 受体结合的影响,其团队发现虽然在一种情况下偶联影响抗原与 Fc- 受体的结合,但整体而言偶联对 IgG1 抗体功能影响很小。

以上文献例证了 SPR 如何用于鉴定一对抗体是与抗原的两个独立表位结合,还是与抗原的部分重叠和完全重叠的表位结合,以及用于分析偶联对抗体功能结合位点的影响。

2. 病毒样颗粒

Fleury 等利用 15 个单克隆抗体进行了表位预测试验,旨在表征乳头瘤病毒 31 型主要衣壳蛋白的抗原表位。通过使用 SPR 法,他们构建了一个抗原表位图,分析出了可中和细胞黏附和细胞内化的抗体,或能够结合于肝素的病毒样颗粒。

Zhao 等人的一系列文章中突出强调了 SPR 用于比较乙型肝炎病毒主要表面抗原或乳头瘤病毒衣壳蛋白 L1 组成的**病毒样颗粒(virus-like particles, VLPs)**的抗原有效性。这些病毒样颗粒通常被用作疫苗。作者采用 SPR 法检测 VLPs 经加热和氧化还原处理后 VLPs(肝炎)的抗原性,以及经酸分解再重装配后 VLPs(乳头状瘤)的抗原性。以上处理可提高 VLPs 的抗原性,现 SPR 测量多应用于疫苗研发过程以改进疫苗构成,并用于后续的质量控制。Mulder 等介绍了对基于重组 VLP 疫苗进行功能性和结构性非侵入式分析

的工具,并推荐将 SPR 和溶液竞争性 ELISA 结合使用。

以上文献表明,SPR 技术如何应用于病毒研究来鉴定表位特异性抗体,以及如何使用这些抗体来监测 VLPs 上结合位点有效性的变化。

四、动力学分析

对于两分子间的相互作用,亲和常数可用来反映其相互作用的平衡趋势,常用以下公式表示:

$$K_D = \frac{A \times B}{AB} \qquad (2\text{-}9\text{-}2)$$

式中 K_D 是解离平衡常数,A 和 B 是相互作用分子的浓度,AB 则是复合物的浓度。另一方面,动力学可提供相互作用速率的信息,并且可用如下公式表示:

$$\frac{dAB}{dt} = k_a \times A \times B - k_d \times AB \qquad (2\text{-}9\text{-}3)$$

式中 t 为时间,k_a 和 k_d 分别代表结合和解离速率常数。当两者达到平衡时,应用以下公式:

$$\frac{dAB}{dt} = 0, \quad \text{因而} \frac{k_d}{k_a} = K_D \qquad (2\text{-}9\text{-}4)$$

亲和力常数和速率常数通常是基于操作上定义的,取决于实验条件,如温度、pH 和缓冲液的组成等。因此,在何种条件下确定亲和力和速率常数是非常重要的。根据速率常数和亲和常数之间的关系分析,动力学分析比亲和力分析具有更高的分辨率。亲和常数是两个速率常数之间的比值,因此亲和常数可以从无限个速率常数的组合中获得。

在不同温度下重复进行动力学实验,可以得出反应的**焓(enthalpy)**和**熵(entropy)**。亲和常数可提供关于自由态和结合态之间的自由能变化的相关信息,而动力学分析还可额外提供关于自由态、过渡态和结合态之间的能量变化的信息(图 2-9-6)。

亲和常数、速率常数以及焓和熵的变化常被用来描述单独一对分子间的相互作用,但它们往往也被用于比较相关多组目标分子之间相互作用的性质。例如,在抗体筛选中,通常选择以上参数对一组抗体与同一抗原反应的结合特性进行比较;而在突变研究中,可对野生型和突变型抗体的上述参数进行比较;在药物研发中对候选药物的

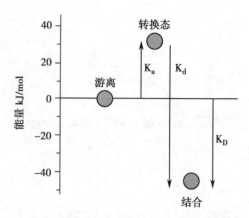

图 2-9-6　亲和常数(K_D)可提供自由态和结合状态之间自由能变化的信息。动力学速率常数(k_a 和 k_d)给出了自由态、过渡态和结合态之间的能量变化的相关信息

相互作用特性加以研究。此外,两个或多个分子可在某一特定相互作用条件下具有相同的相互作用特性,但当这一相互作用条件发生改变时,这些分子的相互作用特性可能也会发生改变。

当比较多组相互作用分子对时,通常以 k_a 与 k_d 对应值的散点图来显示比较结果。如图 2-9-7a 所示,一些相互作用性质未知的分子首先被分成三个组:低亲和力组、中亲和力组和高亲和力组。动力学分析可获得更高的分辨率,从而将这些相互作用进行更精细的分类。图 2-9-7b 对 k_a 和 k_d 散点图进行进一步解释。该图表明,当比较中也包括动力学数据时,具有相同亲和力的相互作用其结合特性可能不同,甚至高亲和力的抗体形成的复合物的半衰期会很短。

SPR 在动力学研究中的应用

由于 SPR 可以实时测量传感器表面的质量变化,因此它是一种理想的动力学分析方法。同时,作为一种通用型分析方法,SPR 可以采用几乎相同的实验流程对包括蛋白质、核酸及小分子在内的多种分子间的相互作用进行分析。由于分析物在层流条件下被注入传感器表面,因此分析物通过扩散(质量迁移)被传输到传感器表面的速率,与传感器表面基于相互作用的结合速率之间始终存在平衡。当质量迁移速率低于相互作用的结合速率时,分析受到物质迁移过程的限制。此时得到的结合速率可能无法反映相互作用性质。随着传感器表面固定化分子数量下降,结合速率随之降低。对于蛋白质与蛋白质分子间的相互作用的分析,调整固定化水平,使其**结合能力(R_{max})**调整在 10~100RU,可以在绝大多数情况下避免

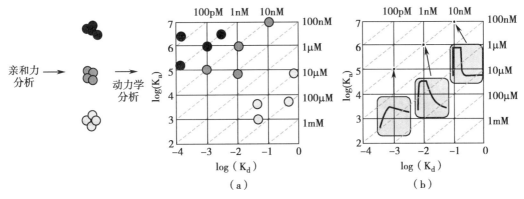

图 2-9-7　使用 k_a-k_d 散点图解析结合亲和力

注：y 轴方向代表结合速率递增，x 轴方向表示解离速率递增，从而形成等距亲和对角线（红色虚线表示）。由图可见，亲和性从右下到左上递增。(a)单独的亲和性分析可以区分几组由 K_D 值相似或一致的多个分子组成的分析物（如图左侧的彩色编码组中所示）。然而，k_a-k_d 图则揭示了存在相同的亲和力的对角线上的分析物所具有的不同的动力学特征。(b)图中嵌入的三组数据图片显示了具有相同亲和力的分析物对应的不同的动力学状态。

物质迁移限制的出现，从而实现对动力学参数的有效测定。

当物质迁移限制发生时，传感器表面的分析物浓度会被耗尽。此时，可以通过引入计算传感器表面实际分析物浓度的数学公式来对动力学加以确定，这就产生了一组可用于数据分析的速率方程。关于待测物 A 和固化分子 B 之间的相互作用，相关公式如下：

$$\mathrm{d}A/\mathrm{d}t = k_\mathrm{t} \times (\mathrm{conc} - A) - \qquad |A(0) = 0\,(\mathrm{M})$$
$$\qquad\qquad (k_a \times A \times B - k_d \times AB)$$
$$\mathrm{d}B/\mathrm{d}t = -(k_a \times A \times B - k_d \times AB) \quad |B(0) = R_{\max}\,(\mathrm{RU})$$
$$\mathrm{d}AB/\mathrm{d}t = (k_a \times A \times B - k_d \times AB) \quad |AB(0) = 0\,(\mathrm{RU})$$

在上述公式中，"conc"代表注入的待测物浓度，k_t 是迁移系数。在每个速率公式的右侧，各个参数在 0 时间点的起始数值均用括号中的对应单位加以表示。传感器表面的待测物浓度以及复合物浓度均为 0，而固定化配体的浓度则以饱和响应值表示。

在动力学实验中，分析物注入浓度通常选择两个（至少）至五个水平。注入时间可以较短（1~2min），然而在缓冲液流动条件下复合物解离阶段，注入时间通常为 15~20min。通过本节所述的实验设计和数据分析模型，可确定以下范围内的速率常数：

$$k_a = 10^3 - 10^8\,\mathrm{M}^{-1}\mathrm{s}^{-1}$$
$$k_d = 10^{-4} - 10^{-1}\,\mathrm{s}^{-1}$$

这些数据基本上与图 2-9-7 中 k_a 和 k_d 散点图所示的范围相同。其引用的范围近似，但终点可能扩展正负各一个数量级。对于结合速率常数，其上限取决于物质迁移速率和结合速率之间的平

衡，其下限取决于可能注入的高浓度分析物。解离速率常数较低时可以通过延长解离时间加以改善。如果解离发生的速率快于从待测物扩散至缓冲液流所需的时间（高流速下约为 1s），解离过程将难以被分辨出来。

图 2-9-8 显示了 4 组动力学分析数据，其中 b 组和 c 组中展示的相互作用速率常数容易获得。需要注意的是，上述曲线顶部响应几乎不变，即此时已达到饱和状态。这几组曲线中，若干个分析物注入后的结合阶段可形成不同的结合曲线。在 b 和 c 两组曲线中，我们可以很容易的观察到解离形态，并通过评估软件计算得出 $R_{\max}$、k_a 和 k_d 等参数信息。

在 a 组数据中，注入期间传感器曲线几乎呈直线，即使结合接近饱和水平，其曲率也很小或没有出现。这表明分析物迁移速率和结合速率之间存在逆差，因此很难获得可靠的速率常数值，但是仍然可以通过这些结合曲线确定亲和力数值。在 d 组中，解离速率非常高，传感图只能反映稳态水平，无法从中获取动力学相关数据。在这种情况下，亲和常数可以从稳态值与分析物浓度的曲线中计算得出。

单循环模式下进行动力学实验时（图 2-9-9），所有分析物按照顺序依次注入，每次进样后传感器表面不需要进行再生。这种方法有如下优点：首先在无再生条件的情况下也可以进行动力学分析，而在捕获实验中，该方法可减少捕获试剂的使用量，并且加快总体分析速率。

在多数情况下，结合事件不是在单相中发生，而是发生于非均相中。非均相可能与配体和分析

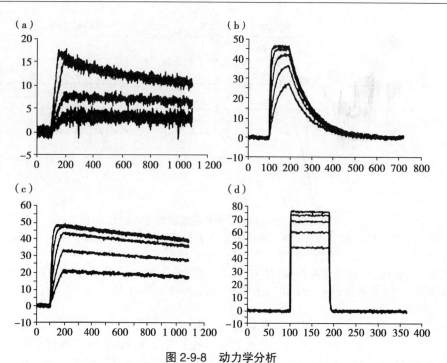

图 2-9-8　动力学分析

注:(a)在注入过程中缺乏传感器曲线,难以获得相互作用的动力学速率常数。(b)和
(c)中每个相互作用的速率常数均可确定。(d)数据集主要反映稳态水平,无法揭示
动力学信息

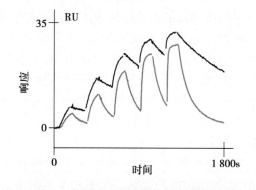

图 2-9-9　单循环动力学模式下传感图叠加图

注:在单循环动力学中,分析物连续注入,并且在最后一次
注入分析物之后出现长解离周期。通过这种设计,即使在
无合适的再生条件存在时也可以进行动力学实验。在捕
获实验中,配体需要量更少,且整个实验进行更为快速,通
常每次分析需要进行 3~5 次分析物注入

物性质都有关,如图 2-9-10 所示。

非均相性的产生有不同的来源,传感器表面
固定化捕获物可能部分失活,或对待测物存在多
个不同的结合位点。如 Schräml 和 Biehl 所述,对
抗体而言,非均相性也可能与抗原免疫后抗体获
得的时间有关。双相抗体常见于免疫后最初两周,
而单相抗体则在免疫后期占优势。

具有多结合位点的分析物可产生亲和效应,
这一现象多出现于一个 IgG 抗体的两个结合位点

分别与两个配体分子结合。一个双臂都结合抗原
的抗体与仅单臂结合的抗体相比,前者解离速度
慢得多。当最大结合能力降低至约 5RU 时,亲和
效应明显降低甚至完全消失。这可能是由于固定
化的抗原分子相距较远,而抗体无法在固定化的
抗原分子之间形成桥连。

固定化捕获物导致的非均相性使 SPR 分析
困难增加。在这种情况下,建议使用其他技术(如
离子交换层析法、2D 电泳等)研究特定条件下均
相的蛋白质配体,以获悉更多的蛋白质制备过程
中的性质。

动力学分析是 SPR 技术的最广泛应用之一,
但数据有时过于复杂,难以理解,需要依靠经验对
其进行分析。Rich 和 Myszka 在年度综述中介绍
了一些优秀案例和部分存疑的示例。

五、浓度分析

浓度测定对所使用技术的重复性和准确性具
有较高的要求,特别是在认证机构管控领域尤为
重要。确认实验表明,Biacore™ 浓度测定具有很
高的重复性,其 CV 值通常低于相应的 ELISA 检
测。更重要的是,SPR 无须额外的放大步骤即可
直接进行检测。使用 SPR 生物传感器进行浓度

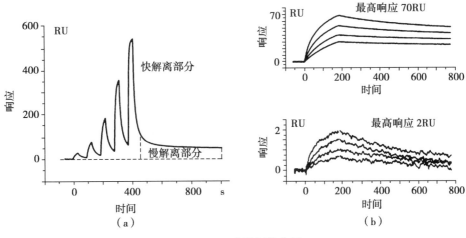

图 2-9-10　非均相性分析

注:(a)通过对解离相进行分析可更好的阐述双相行为。初始解离速率通常较快,然后变慢,并开始偏离预期的单相行为。这表明解离过程中同时存在快速解离和缓慢解离。(b)通过比较不同固定水平下的传感器图,可对亲和力效应进行分析。在高的固定水平下,亲和力效应占主导地位。而在较低的固定化水平下,解离通常更快,结合变得更加单相

分析时主要通过两种分析模式:直接结合检测和抑制检测。

(一) 直接结合检测

在直接结合检测(图 2-9-11)中,样品注入传感器表面,分析物与固定化的生物分子(通常是抗体)发生相互作用。直接结合检测的灵敏度取决于固定化分子捕获物的浓度水平、试剂的相互作用性质(k_a、k_d)以及进样时间。如果使用选定的抗体进样几分钟,可识别到缓冲液中 10pM 到 10μM 浓度范围内的分析物。当检测样本来自于更复杂基质如血清时,由于血清成分与传感器表面的非特异结合会降低其检测的灵敏度,因此此时检测浓度下限约为 100pM。

通过调整几个不同的参数,可以影响和优化直接结合检测中校准曲线的形状及操作范围。固定体积分析的分析物浓度随着反应进行而降低,并与之区别。直接结合检测的反应过程是在流动条件下进行的,分析物浓度在整个注入过程中是恒定的,这意味着其平衡时信号响应将高于固定体积分析时的情况。

然而,在注入过程中通常很难达到平衡,因此用于捕获分析物的固定化分子的动力学性质的改变将会影响校准曲线的平衡点位置。通过延长注入时间可以对较低的分析物浓度进行测定,同时注入二抗来增强信号也可以提高灵敏度。

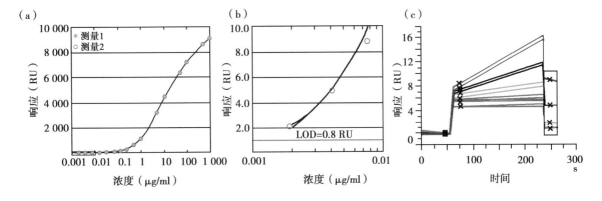

图 2-9-11　治疗性抗体浓度分析的直接结合检测

注:(a)动态范围为 2ng/ml 至 1mg/ml 的剂量反应曲线。样本注入时常为 3min,注入结束后立即从报告点获得的反应值的数据。(b)检测的限度和接近检测限度的浓度的分辨率。(c)将阴性对照、以及样本在 2ng/ml、4ng/ml 和 8ng/ml 治疗性抗体浓度处理下对应的传感图进行叠加

另外,人们也可以不依靠标准品直接对分析物浓度进行测定。二十多年前,Karlsson 等和 Christensen 等就提出了**无标定浓度分析(calibration-free concentration analysis,CFCA)**。如 Pol 所述,此后 CFCA 技术被不断改进,其操作非常简单并且易于评估。在 CFCA 中,目标分析物通常以两种速率(10μl/min 和 100μl/min,图 2-9-12)注入,若结合速率可随流速的增加而增加,则结合速率可部分或完全受到物质迁移效应的影响。在这种情况下,传感图数据可以使用预先确定迁移系数的动力学模型的变型来进行拟合。此类分析需要了解分析物的相对分子质量或扩散系数(优选)。无标定浓度分析的动态范围相对局限,通常从 1nM 到 50nM;如果相互作用的结合速率常数过低,则相互作用无法出现部分传输受限,在这种情况下 CFCA 也无法实行。

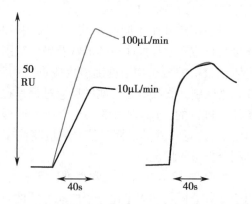

100μL/min

50 RU

10μL/min

40s　　　　40s

图 2-9-12　无标定浓度分析(CFCA)是通过注入两种流速的分析物(通常为 10μl/min 和 100μl/min)来进行分析的
注:左侧数据显示,随着分析物注入流速增加,结合速率也伴随升高,这一曲线可用与 CFCA 分析。右侧数据显示,结合速率与分析物流速变化无关,这一曲线不能用于 CFCA 分析

尽管存在以上限制,无标定浓度分析仍是一个非常有效的检测方法,如 Karlsson 等所述,CFCA 被用在蛋白质试剂的质量监控、测定胁迫对结合活性的影响、建立浓度分析法的标准、阐明动力学分析、生物治疗品批间差的控制、纯化步骤的指导、疫苗构建体的分析、确定抗体对疫苗的响应以及生物标志物的分析上。

图 2-9-11 和图 2-9-12 中的数据分别显示了样本在抗体培养基质中、抗体制备过程中或通过缓冲液交换或稀释而简化的样本基质中的分析结果。在更加复杂的基质中进行浓度分析时,可以通过向样本中加入可溶性的羧化右旋糖酐或者如 Moberg 等所描述的精心设计缓冲液配方来降低非特异性结合。

如前文所述,SPR 可应用于血清或血浆中抗原的免疫原性研究,但该技术的实际应用不仅局限于此。Kikuchi 等采用 SPR 法跟踪小鼠血浆中注入抗体浓度。雄性 SCID 小鼠静脉注射未标记的 ScFv,然后从小鼠尾部采集 20μl 血样,用 SPR 法对 ScFv 进行分析。该试验的标准曲线浓度范围为 0.01~1.28μg/ml,样本分析时的注入时间 1min。Gill 等认为使用血清中 p38α 水平作为头颈部鳞状细胞癌的生物标志物,可用于预后判断及放射性治疗后的随访。他们使用固定化的抗 p38α 抗体和 0.1~1.8μg/ml 浓度范围的标准曲线对该指标进行检测。通过分析发现,癌症患者的 p38α 水平显著高于健康对照组。患者放射性治疗后,p38α 水平较之前明显降低,并且数值逐渐趋于对照组。Trabucchi 等测定了儿童期和成年期糖尿病患者血清中**胰岛素原自身抗体(proinsulin autoantibodies,PAA)**水平,发现两组人群之间 PAA 浓度和亲和力存在差异。Westdijk 等对不同 GMP 批次的灭活脊髓灰质炎病毒疫苗特性进行了表征,他们将特异性抗体固定化,使用无标定浓度分析来测定单价疫苗的浓度。通过 CFCA 测定的 Sabin IPV 2 型结果明显低于通过 A260 测定的浓度,这可能反映了病毒颗粒上的所有 D- 抗原均无活性。

(二)抑制检测

抑制检测(图 2-9-13)通常用于低分子量分析物的检测。该方法通常将小分子(或其类似物或衍生物)固定在传感器表面。一定数量的检测分子(通常是针对分析物的抗体)在注入仪器之前先与样品混合,相互作用,然后将该混合物注入仪器,其中没有作用的游离抗体与传感器表面固定化的物质相互作用并产生结合响应,即反应结果与样品中分析物的浓度成负相关。在抑制检测中,灵敏度取决于相互作用分子间的亲和力。为了获得更高的灵敏度,最好使用低浓度的抗体。在实践中,抑制试验的灵敏度通常接近 1nM。该检测方法的一个额外优势是固定有小分子的感受器表面十分稳定,通常可用来分析数百个样品。

与直接结合检测类似,抑制检测中抗体与样本接触时间的改变可影响标准曲线,即接触时间

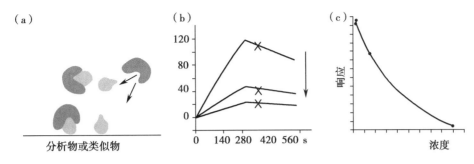

图 2-9-13　浓度分析的抑制试验

注:(a)分析物(或分析物类似物)固定在传感器表面上,检测分子与样品同时以固定浓度注入。增加样品中的分析物浓度可降低用于结合到感受器表面的自由检测分子的数量。(b)通过对一系列样品的分析数据传感图进行叠加,得出应答水平与分析物浓度成反比。(c)根据一系列已知分析物浓度计算出标准曲线,通过此标准曲线对样本浓度进行测定。在这一分析中,标准曲线与分析物浓度呈负相关

越长,响应范围越大。将抑制检测的这一特性与检测分子的低浓度相结合,有利于对较低浓度的分析物进行测定。

抑制检测经常用于分析低分子量分析物(如毒素)以及食品中的添加剂等。这些典型的样品基质包括牛奶、果酱、果汁、蜂蜜、小麦、肉、肝、尿液和胆汁等。与 HPLC 和 ELISA 等技术相比,SPR 技术具备样本制备简单、高通量、自动化和数据分析灵活等优点。

抑制检测也常被用来确认特异性以及流感病毒定量分析。在后者中,Nilsson 等将来源于 H1N1、H3N2 甲流病毒和乙流病毒的**凝血素**(hemagglutinins,HA)进行固定化,每种 HA 分子固化到一个独立的流动池上。溶液中的病毒与传感器表面的 HA 竞争结合液相中的抗体。与传统的单向放射免疫扩散法相比,SPR 法具备灵敏度高、精密度高、分析时间短、操作简便等优点。

六、传感图比较

当多种蛋白质混杂在一起或者涉及多个结合位点时,确定速率常数比较困难。例如,在抗体和 $Fc\gamma III$ 的糖基化水平不均一时会导致复杂的动力学,因为亲和力与二价的抗体结合到抗原表面相关。但是通过比较重叠的结合曲线图表可以预估这些抗体是否来自同一批次,或者是生物学相似同一来源的产物与固相受体或抗体是否有同样的结合方式。而两幅重叠的传感图并不能反映出不同蛋白质组之间存在的可接受的误差,传感图之间的比较可以克服这些限制。内参样本中可控的

误差被用来定义由上限和下限构成的比较窗口。当新样本的结合曲线落在传感图上限和下限之间时,这个样本也可以类似地当作内参样本。

当比较窗口基于多次重复实验绘制时,该窗口会很狭窄并且反映该方法的表现。当准备了若干组内参时,可用来定义一个包含相互作用特性误差的比较窗口。实际上,通常只有一组内参和一个可控的变量——蛋白质浓度。

假设用 1∶1 结合模型来模拟 k_a、k_d 和浓度上、下限有 ±10% 改变的传感图。图 2-9-14 中间的传感图是内参,$k_a=1\times10^5 M^{-1}\cdot s^{-1}$,$k_d=1\times10^{-5} s^{-1}$,$R_{max}=100RU$,浓度 =150nM,注射时间 =600s,解离时间 =30s。传感图上、下限的实线反映了 k_a、k_d 和浓度 10% 的改变,传感图上、下限之间的距离随着时间发生改变。在注射结束的时候,达到了平稳的状态,这时的结合曲线都比较相似,但是在注射的过程中,不同传感图上、下限之间的距离超过了 10RU。传感图中的短划线通过假设分析物浓度有 ±20% 的改变而得到。显然,可以通过单一改变某一浓度来生成一个相关的比较窗口。

甚至在注射的阶段,低 k_d 值的大幅度改变对传感图的形状没有影响。当 k_d 小到 $1\times10^{-5} s^{-1}$ 时,延升的解离阶段可以和基于响应值相对改变的比较窗口组合使用(图 2-9-14b)。这里中间的传感图是内参,上方和下方的传感图分别对应 $k_d=9\times10^{-6} s^{-1}$ 和 $k_d=1.1\times10^{-5} s^{-1}$ 的结合曲线。短划线表示与内参传感图不一样的基于 ±0.5% 响应的比较窗口。只要新的样本数据落到比较窗口中,样本与内参之间的差异就很小。

这些模型提示,通过运行不同浓度分析物得

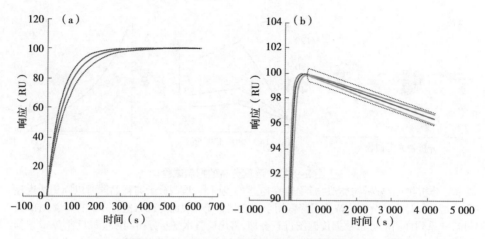

图 2-9-14　结合和解离阶段传感图比较数据

注:(a)基于一个内参(中间的传感图)和 k_a、k_d 和浓度有 ±10% 变化的(上、下实线的传感图)比较窗口对应于分析物浓度有 ±20% 变化的比较窗口(短划线传感图);(b)基于对内参响应有 ±0.5% 变化(短划线)近似于内参 k_d 有 ±10% 变化(中间)的传感图的比较窗口。在此例中,内参的 $k_d=1 \times 10^{-5} \mathrm{s}^{-1}$,解离阶段 =3 600s

到的比较窗口可能与结合阶段相关。一个新样本如果落到窗口里,就会被认为与内参类似。对于一个基于应答百分比变化的解离阶段的窗口,同样得到真实的结果。因为解离阶段是不依赖于浓度的,所以使用百分比的改变。

传感图比较能够使效能分析法简单化并且提高其真实性,在治疗性药物的释放中常常要求使用效能分析法。通过单一浓度抗体使用,方法得到了简化,而解离过程的关注提高了方法的真实性。

七、总结和致谢

无标记技术如 SPR,是对结合过程分析时非常有价值的工具。随着捕获试剂种类的逐渐增多和分析方法的简化,如单循环动力学分析、无标定浓度分析和传感图比较,SPR 技术易用性逐渐加强,这使研究者可以更专注于研究具体科学问题而无须在分析方法开发上耗费过多时间。SPR 分析可为一些基础问题提供答案:这些分子间是否存在相互作用? 哪些位点参与相互作用? 相互作用涉及的动力学和热力学细节如何? 这些分子是否有相似的结合谱?

由于研究基础坚实,SPR 现在也被认为是一种筛选技术,而且也开始应用于诊断。未来的临床应用可能即将面世,这将取决于人们提出哪些问题以及将如何应用这一技术。

感谢我以前的合著者 Gary Franklin 和 Marie Arvola,他们协助我构建了本章以前版本的框架。非常感谢 Ewa Pol 和 ÅsaFrostell 对于图 2-9-10 图 2-9-12 给予的数据支持。

八、参考文献

Abdiche,Y.N., Malashock, D.S., Pinkerton, A. and Pons, J. Exploring blocking assays using Octet, ProteOn, and Biacore biosensors. *Anal. Biochem.* **386**, 172–180 (2009).

Acchione, M., Kwon, H., Jochheim, C.M. and Atkins, W.M. Impact of linker and conjugation chemistry on antigen binding, Fc receptor binding and thermal stability of model antibody-drug conjugates. *MAbs* **4**, 362–372 (2012).

Alvarenga, M.L., Kikhney, J., Hannewald, J., Metzger, A.U., Steffens, K.J., Bomke, J., Krah, A. and Wegener, A. In-depth biophysical analysis of interactions between therapeutic antibodies and the extracellular domain of the epidermal growth factor receptor. *Anal. Biochem.* **421**, 138–151 (2012).

Barger, T.E., Kuck, A.J., Chirmule, N., Swanson, S.J. and Mytych, D.T. Detection of anti-ESA antibodies in human samples from PRCA and non-PRCA patients: An immunoassay platform comparison. *Nephrol. Dial. Transplant.* **27**, 688–693 (2012).

Biehl, M. *Biacore 4000 to Unmask Complex Binding Kinetics*. Presentation at German Biacore™ and MicroCal™ User Meeting, EMBL Heidelberg, September 2011.

Campbell, K., Rawn, D.F., Niedzwiadek, B. and Elliott, C.T. Paralytic shellfish poisoning (PSP) toxin binders for optical biosensor technology: Problems and possibilities for the future: A review. *Food Additives & Contaminants: Part A: Chemistry, Analysis, Control, Exposure & Risk Assessment* **28**, 711–725 (2011).

Copeland, R.A., Pompliano, D.L. and Meek, T.D. Drug-target residence time and its implications for lead optimization. *Nat. Rev. Drug Discov.* **5**, 730–739 (2006).

Dodel, R., Balakrishnan, K., Keyvani, K., Deuster, O., Neff, F., Andrei-Selmer, L.C., Röskam, S., Stüer, C., Al-Abed, Y., Noelker, C., Balzer-Geldsetzer, M., Oertel, W., Du, Y. and Bacher, M. Naturally occurring autoantibodies against beta-amyloid: Investigating their role in transgenic animal and *in vitro* models of Alzheimer's Disease. *J. Neurosci.* **31**, 5847–5854 (2011).

Ferrara, C., Grau, S., Jäger, C., Sondermann, P., Brünker, P., Waldhauer, I., Hennig, M., Ruf, A., Rufer, A.C., Stihle, M., Umaña, P. and Benz, J. Unique carbohydrate–carbohydrate interactions are required for high affinity binding between FcγRIII and antibodies lacking core fucose. *PNAS* **108**, 12669–12674 (2011).

Fischer, M., Leech, A.P. and Hubbard, R.E. Comparative assessment of different histidine-tags for immobilization of protein onto surface plasmon resonance sensorchips. *Anal. Chem.* **83**, 1800–1807 (2011).

Fleury, M.J., Touzé, A., Maurel, M.C., Moreau, T. and Coursaget, P. Identification of neutralizing conformational epitopes on the human papillomavirus type 31 major capsid protein and functional implications. *Protein Sci.* **18**, 1425–1438 (2009).

Fägerstam, L.G., Frostell, Å, Karlsson, R., Kullman, M., Larsson, A., Malmqvist, M. and Butt, H. Detection of antigen-antibody interactions by surface plasmon resonance. Application to epitope mapping. *J. Mol. Recognit.* **3**, 208–214 (1990).

Gill, K., Mohanti, B.K., Ashraf, M.S., Singh, A.K. and Dey, S. Quantification of p38αMAP kinase: A prognostic marker in HNSCC with respect to radiation therapy. *Clin. Chim. Acta* **413**, 219–225 (2012).

Hayes, C.J., Leonard, P. and O'Kennedy, R. Overcoming antibody expression and screening limitations by smart design: Applications to PSA immunoassay development. *Protein Expr. Purif.* **83**, 84–91 (2012).

Hardy, G.J., Lam, Y., Stewart, S.M., Anasti, K., Alam, S.M. and Zauscher, S. Screening the interactions between HIV-1 neutralizing antibodies and model lipid surfaces. *J. Immunol. Meth.* **376**, 13–19 (2012).

Indyk, H.E., Filonzi, E.L. and Gapper, L.W. Determination of minor proteins of bovine milk and colostrum by optical biosensor analysis. *J. AOAC Int.* **89**, 898–902 (2006).

Johnsson, B., Löfås, S., Lindquist, G., Edström, Å, Müller Hillgren, R.-M. and Hansson, A. Comparison of methods for immobilization to carboxymethyl dextran sensor surfaces by analysis of the specific activity of monoclonal antibodies. *J. Mol. Recognit.* **8**, 125–131 (1995).

Karlsson, R., Fägerstam, L., Nilshans, H. and Persson, B. Analysis of active antibody concentration. Separation of affinity and concentration parameters. *J. Immunol. Meth.* **166**, 75–84 (1993).

Karlsson, R. Affinity analysis of non-steady-state data obtained under mass transport limited conditions using BIAcore technology. *J. Mol. Recognit.* **12**, 285–292 (1999).

Karlsson, R., Katsamba, P.S., Nordin, H., Pol, E. and Myszka, D.G. Analyzing a kinetic titration series using affinity biosensors. *Anal. Biochem.* **349**, 136–147 (2005).

Katayama, M., Sato, T. and Kuromitsu, J. Capture molecules preconditioned for kinetic analysis of high-affinity antigen–antibody complex in Biacore A100. *Anal. Biochem.* **424**, 168–177 (2012).

Kikuchi, Y., Uno, S., Nanami, M., Yoshimura, Y., Iida, S., Fukushima, N. and Tsuchiya, M. Determination of concentration and binding affinity of antibody fragments by use of surface plasmon resonance. *J. Biosci. Bioeng.* **100**, 311–317 (2005).

Kwon, M.J., Lee, J., Wark, A.W. and Lee, H.J. Nanoparticle-enhanced surface plasmon resonance detection of proteins at attomolar concentrations: Comparing different nanoparticle shapes and sizes. *Anal. Chem.* **84**, 1702–1707 (2012).

Lin, Z., Cao, P. and Lei, H. Identification of a neutralizing scFv binding to human vascular endothelial growth factor 165 (VEGF165) using a phage display antibody library. *Appl. Biochem. Biotechnol.* **144**, 15–26 (2008).

Lindhagen-Persson, M., Brännström, K., Vestling, M., Steinitz, M. and Olofsson, A. Amyloid-β oligomer specificity mediated by the IgM isotype – Implications for a specific protective mechanism exerted by endogenous auto-antibodies. *PLoS ONE* **5**, e13928 (2010).

Lofgren, J.A., Dhandapani, S., Pennucci, J.J., Abbott, C.M., Mytych, D.T., Kaliyaperumal, A., Swanson, S.J. and Mullenix, M.C. Comparing ELISA and surface plasmon resonance for assessing clinical immunogenicity of panitumumab. *J. Immunol.* **178**, 7467–7472 (2007).

Lu, H. and Tonge, P.J. Drug-target residence time: Critical information for lead optimization. *Curr. Opin. Chem. Biol.* **14**, 467–474 (2010).

Markgren, P.O., Schaal, W., Hamalainen, M., Karlen, A., Hallberg, A., Samuelsson, B. and Danielson, U.H. Relationships between structure and interaction kinetics for HIV-1 protease inhibitors. *J. Med. Chem.* **45**, 5430–5439 (2002).

Mulder, A.M., Carragher, B., Towne, V., Meng, Y., Wang, Y., Dieter, L., Potter, C.S., Washabaugh, M.W., Sitrin, R.D. and Zhao, Q. Toolbox for non-intrusive structural and functional analysis of recombinant VLP based vaccines: A case study with Hepatitis B vaccine. *PLoS ONE* **7**, e33235 (2012).

Navratilova, I., Macdonald, G., Robinson, C., Hughes, S., Mathias, J., Phillips, C. and Cook, A. Biosensor-based approach to the identification of protein kinase ligands with dual-site modes of action. *J. Biomol. Screen.* **17**, 183–193 (2012).

Nilsson, C.E., Abbas, S., Bennemo, M., Larsson, A., Hämäläinen, M.D. and Frostell-Karlsson, A. A novel assay for influenza virus quantification using surface plasmon resonance. *Vaccine* **28**, 759–766 (2010).

O'Hara, D.M., Theobald, V., Egan, A.C., Usansky, J., Krishna, M., Terwee, J., Maia, M., Spriggs, F.P., Kenney, J., Safavi, A. and Keefe, J. Ligand binding assays in the 21st century laboratory: Recommendations for characterization and supply of critical reagents. *AAPS J.* **14**, 316–328 (2012).

Orchard, S., Kerrien, S., Abbani, S., Aranda, B., Bhate, J., Bidwell, S., Bridge, A., Briganti, L., Brinkman, F.S., Cesareni, G., Chatr-aryamontri, A., Chautard, E., Chen, C., Dumousseau, M., Goll, J., Hancock, R.E., Hannick, L.I., Jurisica, I., Khadake, J., Lynn, D.J., Mahadevan, U., Perfetto, L., Raghunath, A., Ricard-Blum, S., Roechert, B., Salwinski, L., Stümpflen, V., Tyers, M., Uetz, P., Xenarios, I. and Hermjakob, H. Protein interaction data curation: The International Molecular Exchange (IMEx) consortium. *Nat. Meth.* **9**, 345–350 (2012).

Pol, E. The importance of correct protein concentration for kinetics and affinity determination in structure-function analysis. *J. Vis. Exp.* **17**, 1746 (2010).

Prinsloo, E., Kramer, A.H., Edkins, A.L. and Blatch, G.L. STAT3 interacts directly with Hsp90. *IUBMB Life* **64**, 266–273 (2012).

Radaev, S. and Sun, P.D. Recognition of IgG by Fcgamma receptor. The role of Fc glycosylation and the binding of peptide inhibitors. *J. Biol. Chem.* **276**, 16478–16483 (2001).

Rich, R.L. and Myszka, D.G. Grading the commercial optical biosensor litera-

ture—Class of 2008: 'The Mighty Binders'. *J. Mol. Recognit.* **23**, 1–64 (2010).

Rich, R.L. and Myszka, D.G. Survey of the 2009 commercial optical biosensor literature. *J. Mol. Recognit.* **24**, 892–914 (2011).

Säfsten, P., Klakamp, S.L., Drake, A.W., Karlsson, R. and Myszka, D.G. Screening antibody-antigen interactions in parallel using Biacore A100. *Anal. Biochem.* **353**, 181–190 (2006).

Shelver, W.L. and Smith, D.J. Determination of ractopamine in cattle and sheep urine samples using an optical biosensor analysis: Comparative study with HPLC and ELISA. *J. Agric. Food Chem.* **51**, 3715–3721 (2003).

Staack, R.F., Stracke, J.O., Stubenrauch, K., Vogel, R., Schleypen, J. and Papadimitriou, A. Quality requirements for critical assay reagents used in bioanalysis of therapeutic proteins: What bioanalysts should know about their reagents. *Bioanalysis* **3**, 523–534 (2011).

Stephan, J.P., Kozak, K.R. and Wong, W.L.T. Challenges in developing bioanalytical assays for characterization of antibody–drug conjugates. *Bioanalysis* **3**, 677–700 (2011).

Stubenrauch, K., Wessels, U., Birnboeck, H., Ramirez, F., Jahreis, A. and Schleypen, J. Subset analysis of patients experiencing clinical events of a potentially immunogenic nature in the pivotal clinical trials of tocilizumab for rheumatoid arthritis: Evaluation of an antidrug antibody ELISA using clinical adverse event-driven immunogenicity testing. *Clin. Ther.* **32**, 1597–1609 (2010).

Suzuki, N., Tsumoto, K., Hajicek, N., Daigo, K., Tokita, R., Minami, S., Kodama, T., Hamakubo, T. and Kozasa, T. Activation of leukemia-associated RhoGEF by G13 with significant conformational rearrangements in the interface. *J. Biol. Chem.* **284**, 5000–5009 (2009).

Swinney, D.C. and Anthony, J. How were new medicines discovered? *Nat. Rev. Drug Discov.* **24**, 507–519 (2011).

Trabucchi, A., Guerra, L.L., Faccinetti, N.I., Iacono, R.F., Poskus, E. and Valdez, S.N. Surface plasmon resonance reveals a different pattern of proinsulin autoantibodies concentration and affinity in diabetic patients. *PLoS ONE* **7**, e33574 (2012).

Uhlén, M., Björling, E., Agaton, C., Szigyarto, C.A., Amini, B., Andersen, E., Andersson, A.C., Angelidou, P., Asplund, A., Asplund, C., Berglund, L., Bergström, K., Brumer, H., Cerjan, D., Ekström, M., Elobeid, A., Eriksson, C., Fagerberg, L., Falk, R., Fall, J., Forsberg, M., Björklund, M.G., Gumbel, K., Halimi, A., Hallin, I., Hamsten, C., Hansson, M., Hedhammar, M., Hercules, G., Kampf, C., Larsson, K., Lindskog, M., Lodewyckx, W., Lund, J., Lundeberg, J., Magnusson, K., Malm, E., Nilsson, P., Odling, J., Oksvold, P., Olsson, I., Oster, E., Ottosson, J., Paavilainen, L., Persson, A., Rimini, R., Rockberg, J., Runeson, M., Sivertsson, A., Sköllermo, A., Steen, J., Stenvall, M., Sterky, F., Strömberg, S., Sundberg, M., Tegel, H., Tourle, S., Wahlund, E., Waldén, A., Wan, J., Wernérus, H., Westberg, J., Wester, K., Wrethagen, U., Xu, L.L., Hober, S. and Pontén, F. A human protein atlas for normal and cancer tissues based on antibody proteomics. *Mol. Cell Proteomics* **4**, 1920–1932 (2005).

Vyas, P. and O'Kane, A.A. Determination of vitamin B12 in fortified bovine milk-based infant formula powder, fortified soya-based infant formula powder, vitamin premix, and dietary supplements by surface plasmon resonance: Collaborative study. *J. AOAC Int.* **94**, 1217–1226 (2011).

Westdijk, J., Brugmans, D., Martin, J., van't Oever, A., Bakker, W.A., Levels, L. and Kersten, G. Characterization and standardization of Sabin based inactivated polio vaccine: Proposal for a new antigen unit for inactivated polio vaccines. *Vaccine* **29**, 3390–3397 (2011).

Wu, H., Pfarr, D.S., Johnson, S., Brewah, Y.A., Woods, R.M., Patel, N.K., White, W.I., Young, J.F. and Kiener, P.A. Development of motavizumab, an ultrapotent antibody for the prevention of respiratory syncytial virus infection in the upper and lower respiratory tract. *J. Mol. Biol.* **368**, 652–665 (2007).

Yang, H., Hreggvidsdottir, H.S., Palmblad, K., Wang, H., Ochani, M., Li, J., Lu, B., Chavan, S., Rosas-Ballina, M., Al-Abed, Y., Akira, S., Bierhaus, A., Erlandsson-Harris, H., Andersson, U. and Tracey, K.J. A critical cysteine is required for HMGB1 binding to Toll-like receptor 4 and activation of macrophage cytokine release. *PNAS* **107**, 11942–11947 (2010).

Zeck, A., Pohlentz, G., Schlothauer, T., Peter-Katalinić, J. and Regula, J.T. Cell type-specific and site directed N-glycosylation pattern of FcγRIIIa. *J. Proteome. Res.* **10**, 3031–3039 (2011).

Zhao, Q., Modis, Y., High, K., Towne, V., Meng, Y., Wang, Y., Alexandroff, J., Brown, M., Carragher, B., Potter, C.S., Abraham, D., Wohlpart, D., Kosinski, M., Washabaugh, M.W. and Sitrin, R.D. Disassembly and reassembly of human papillomavirus virus-like particles produces more virion-like antibody reactivity. *Virol. J.* **9**, 52 (2012).

Zhao, Q., Wanga, Y., Abraham, D., Towne, V., Kennedy, R. and Sitrin, R.D. Real time monitoring of antigenicity development of HBsAg virus-like particles (VLPs) during heat- and redox-treatment. *Biochem. Biophys. Res. Commun.* **408**, 447–453 (2011).

Zhukov, A., Andrews, S.P., Errey, J.C., Robertson, N., Tehan, B., Mason, J.S., Marshall, F.H., Weir, M. and Congreve, M. Biophysical mapping of the adenosine A2A receptor. *J. Med. Chem.* **54**, 4312–4323 (2011).

（段朝晖　译，陈福祥　审）

数字 ELISA 方法测定单个蛋白质分子

研究免疫检测方法学的学者们一直在致力于提高蛋白质分析方法的灵敏度。较高灵敏度的蛋白质分析方法不仅意味着可以检测更低浓度的蛋白质,有利于疾病的早期发现,而且还可以提高蛋白质检测的准确度,并降低方法学干扰(通过稀释),提高分析速度,缩小检测样本体积。因此,大部分免疫检测技术的创新都聚焦于提高检测方法的灵敏度。从方法学研究的角度来看,在免疫检测中,方法的最高分析灵敏度体现在该方法对于单个蛋白质分子的检测能力。因此,免疫检测方法学未来的发展方向是对于单个蛋白质分子检测方法的研发。单分子检测方法学的最新进展可能会对临床免疫诊断领域产生重大影响,并对检测多种蛋白质分子整体反应的传统方法带来挑战。

近年来出现的一些新技术,包括激光诱导荧光法(Todd et al.,2007;Nalefski et al.,2006)、全内反射荧光显微镜法(Tessler et al.,2009)和微腔回廊耳语模式法(Armani et al.,2007)等,使单个蛋白质分子检测成为可能。研究人员使用以上方法证明,新的技术与**检测限(limits of detection,LODs)** 在皮摩尔浓度附近的**酶联免疫吸附法(enzyme-linked immunosorbent assay,ELISA)** 相比较,分析方法的灵敏度有了显著提高。尽管新技术高灵敏度的特性得到证实,单分子检测方法在替代目前已广泛应用于研究和**体外诊断(in vitro diagnostics,IVDs)** 领域中的、可靠的传统方法方面仍然面临着一些挑战。首先,单分子方法检测结果的精密度和准确度必须达到免疫检测方法预期的标准,即单分子方法检测结果必须可靠;其次,单分子检测方法必须简单易行,在临床实验室应用中,易于实现流程的自动化及标准化;最后,单分子检测方法使用的试剂和耗材必须符合低成本的要求。尽管单分子蛋白质检测技术具有高灵敏度,如果该技术存在试剂耗材昂贵、操作复杂、结果不可靠等问题,那么该方法则不能作为合格的商业化产品。

本节重点详细描述我们实验室开发的一种单分子免疫分析方法,我们称之为"数字 ELISA 法"

(Rissin et al.,2010)。该分析方法可检测到血清中飞摩尔浓度水平以下的蛋白质,并使免疫检测新技术在广泛应用于科学研究和临床诊断中成为可能。数字 ELISA 法不仅有可能成为一种强大的单分子免疫分析平台,而且还具有通过"分子计数"来量化浓度的特性。这种对蛋白质分子数量逐个计数的能力,使得本书前几章中提出的一些理论模型成为可能。

一、数字酶联免疫吸附法

数字 ELISA 起源于 Walt(Rissin and Walt,2006a,2006b)和 Noiji 等人(Rondelez et al.,2005)的工作,他们利用微孔阵列以极小的体积(50fl)捕获酶,最常见的是 β-半乳糖苷酶。将酶捕获在含有荧光底物的小体积溶液中,然后封闭这些孔,酶-底物反应的荧光产物被限制在小体积内。Walt 等人(Rissin and Walt,2006a)研究表明,将酶限制在飞升微孔中,短时间内由单个酶分子产生的荧光分子(7-羟基吩噁嗪酮)的数量足以在标准荧光显微镜下检测到该酶。例如,被限制在 50fl 100μM 7-羟基吩噁嗪酮-β-D-吡喃型半乳糖(RPG)底物内的 β-半乳糖苷酶单分子,在 30s 内平均产生大约 5 600 个荧光 7-羟基吩噁嗪酮分子(或约 200nM 7-羟基吩噁嗪酮),这个浓度在显微镜下可以很容易被检测到。与酶在传统的大容量 ELISA 孔(体积约 100μl,即大 20 亿倍)中的情况相比,将酶和酶-底物反应的产物限制在密封的飞升微孔中,这种概念性的"手段"基本上消除了扩散。而对大容量 ELISA 孔"整体式"的检测方法而言,扩散至大体积中的荧光产物会被极大地稀释(Rissin et al.,2010),导致需要数百万的酶使荧光产物浓度达到常规检测仪器(如读板器和荧光计)的检测限以上。因此,从传统的整体"模拟"检测到单分子阵列的"数字"检测,这一技术飞跃显示出灵敏度大幅度增加的潜力(从数百万个酶分子下降到单分子)。这种**单分子阵列(single molecule array,SiMoA)** 方法(图 2-10-1)实现了

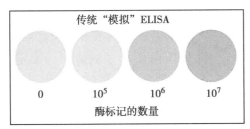

图 2-10-1　传统"模拟"ELISA 和单分子阵列(SiMoA)数字 ELISA 信号生成的比较

注:在传统的 ELISA 方法中,酶信号在相对大体积的孔内产生,并且需要数百万的酶信号才可超出背景信号。在数字 ELISA 方法中,来自酶信号的产生被限制在飞升微孔中,仅需要单一酶分子信号即可超出背景信号

从模拟世界到数字世界检测方法概念上的转变。

这种检测单个酶分子的免疫分析方法具有较大性能优势,其特点如下:

• 与使用酶标检测蛋白质的传统 ELISA 有相容性。

• 具有非常高的敏感性,原则上可检测到单个酶标蛋白。

• 在低浓度(酶分子数量与孔体积的比例很小)的情况下,通过计数活性微孔,利用 Poisson 统计来定量浓度(Rissin,2006a),使得该方法对酶活性的变化不敏感,原则上更精确。

• 阵列的应用使得多个单分子可同步成像,从而减少了连续单分子方法的读取时间(Todd et al.,2007;Nalefski et al.,2006),提高了方法精密度。

• 与荧光标记分子直接检测的单分子方法相比,通过酶放大的单分子方法具有更高的信噪比(Todd et al.,2007;Nalefski et al.,2006;Tessler et al.,

2009),允许使用低成本的照相机和激发源。

受 SiMoA 方法对单个酶分子分离和检测能力的启发,我们着手开发一种基于分离单酶标记免疫复合物用于检测血清中低浓度蛋白质的方法(Rissin et al.,2010)。我们尝试开发一种利用 SiMoA 方法对酶标的精细敏感性,以及其在蛋白质捕获和标记方面的高动力学效率,将捕获过程从关键的封闭步骤中完全分离出来的数字 ELISA 检测方法。

我们开发的数字 ELISA 分析方法示意图见图 2-10-2。首先,选择 IVD 领域常用的免疫微球。微球为包被捕获抗体的顺磁性磁珠(约 2.7μm 直径),用于捕获复杂基质(如血清)中的蛋白质。随后,被捕获的蛋白质用生物素化检测抗体和**链霉抗生物素蛋白 -β- 半乳糖苷酶**(SβG)偶联物孵育,从而与酶形成复合物。通常,一个样本中有 20 万 ~50 万个微球用于捕获蛋白质,这个数目不仅确保了高动力学效率(参见本节后述"理论分

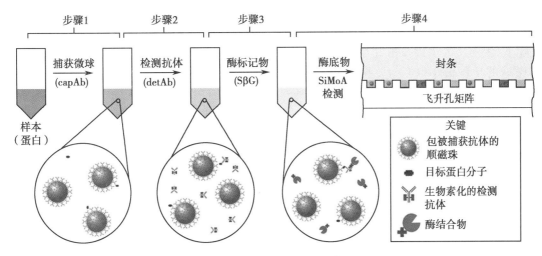

图 2-10-2　数字 ELISA 示意图

析"部分),同时也确保了微球装载到孔内的良好效率。下一步,是数字 ELISA 方法的独特步骤,以实现高检测灵敏度。在这一步骤中,与常规 ELISA 不同,并不是将微球与酶底物孵育,来测定自所有微球的集合信号,而是尽可能多地分离出微球,并确定哪些微球与标记的蛋白质相关联,即将 ELISA 信号数字化。通过将微球装入含有底物的飞升微孔阵列中,并保持每孔中仅有单个微球,然后采用物理方法封闭这些微孔(使用橡胶垫或油)并允许单个酶分子与其底物发生反应(通常持续 30s~2.5min),这样实现免疫复合物检测结果的数字化。反应开始和结束时,通过在酶 - 底物反应产物的波长处获取荧光图像以确定单个酶的存在。然后,通过白光或荧光图像分析可以识别含有微球的反应孔以及这些孔在反应产物波长处的荧光强度。随后,设置截留点可以识别含有酶的孔("开"或活性孔)和不含酶的孔("关"或非活性孔)。该方法对实验前后活性孔荧光强度的变化也进行了测定。利用活性孔的比例及其强度(见下文)信息,可以计算出每颗微球上的平均酶数(Rissin et al.,2011)。

单分子分辨率是如何从这个数字化过程中产生的呢?答案在于 Poisson 统计。它描述了当阳性结果(本例中为"开"孔)与阴性结果("关"孔)相比,阳性结果相对罕见时发生事件的概率。当分析含有极低浓度蛋白质的样本时,捕获和标记的蛋白质的数量少于用于捕获的微球的总数量,Poisson 统计即可在基于微球的免疫检测中发挥作用。

Poisson 统计应用于数字 ELISA 方法中对于飞摩尔浓度附近蛋白质的检测,原理如下:100μl 1fM 溶液包含大约 60 200 个蛋白质分子,它们分布在大量微球(200 000~500 000)上。在这种低蛋白浓度下,蛋白质分子以及由此产生的酶标复合物与微球的比例很小(<1∶1),我们可以使用 Poisson 分布方程[方程式(2-10-1)]来描述微球分别与 0、1、2 个蛋白质分子相结合的概率。Poisson 分布描述了在平均事件数已知的前提下大概率事件发生的可能性。如果预期的平均发生次数为 μ,那么精确发生 ν(ν 为非负整数,$\nu=0,1,2,3$ 等)次的概率计算公式为:

$$P_{\mu}(\nu)=e^{-\mu}\left(\frac{\mu^{\nu}}{\nu!}\right) \qquad (2\text{-}10\text{-}1)$$

在数字 ELISA 方法中,方程式(2-10-1)中的

关键变量 μ 等于捕获和标记的蛋白质分子与微球的比率,ν 是整个微球群体的每个亚群携带的结合标记蛋白质分子的数目。事实上,μ 是数字 ELISA 方法的基本单位,我们给它起了一个更具描述性的名字:每颗微球上酶标蛋白质分子的平均数,或简称 AEB(Rissin et al.,2011)。数字 ELISA 方法的单分子性能可以通过输入低浓度下的 μ 值,以及确定与 0、1、2 个标记蛋白质结合的微球比例来阐明。在 1fM 时,假设每个蛋白质分子都被捕获并标记在 500 000 个微球上,那么 μ=AEB≈0.12,方程式(2-10-1)告诉我们,与 0 个蛋白质结合的微球比例[$P_{\mu}(0)$]是 88.7%,与单个酶分子结合的微球比例[$P_{\mu}(1)$]是 10.7%,与 2 个酶分子结合的微球比例[$P_{\mu}(2)$]是 0.6%。在 100aM,对应值分别为 98.8%、1.2% 和 0.01%。上述计算显示,在低浓度下,绝大多数具有相关酶活性的微球是单酶分子结合。基于 Poisson 统计学原理,可对数字 ELISA 方法中的单个分子进行检测。

数字 ELISA 方法的目的是测定 μ(=AEB),并将其作为定量参数来确定蛋白质浓度。如何从微球被确定为"开"或"关"的检测图像中确定 AEB?幸运的是,此分析中没有必要知道特定的微球是否与 1、2、3 个标记蛋白质相结合。事实上,这种方法也是不可行的。因为与酶分子活性相关的静态异质性,结合单个酶标的微球很难与具结合两个酶标的微球区分开,其中单个酶分子的群体在酶活性的分布中已多达 7 倍(Gorris et al.,2007;Xue and Yeung,1995;Craig et al.,1996)。实际上,结合 1,2,3 个酶分子的微球彼此无法区分。由于上述酶活性的广泛分布,只有 ν=0 的出现可以被明确地确定,其相当于[$P_{\mu}(0)$]。$P_{\mu}(0)$ 可以通过实验直接确定,从方程(2-10-1)可将 $P_{\mu}(0)$,或者说"关"状态下的微球的比例与 μ 联系起来。

$$\mu=-\ln\left[P_{\mu}(0)\right] \qquad (2\text{-}10\text{-}2)$$

由于"关"状态下的微球的比例等于 1 减去"开"状态下微球的比例,因此通过 f_{on}("开"微球的比例),可以确定 μ 或者说数字化 AEB(AEB$_{digital}$):

$$\mu=-\ln\left[1-f_{on}\right]=\text{AEB}_{digital} \qquad (2\text{-}10\text{-}3)$$

方程式(2-10-3)表明,在数字 ELISA 方法中,"关"状态下的微球与"开"状态下的微球同样重要,即如果没有阴性事件的信息,单个分子的分辨率不能得到保证。该技术的量化依靠于不起作用

的微球与起作用微球的比例。此分析也证明了该方法的数字化特性：只需要计数"开"状态下的微球数量即可确定每个微球捕获和标记的蛋白质分子平均数量。数字化使得该方法对实验和天间的酶活性变化不敏感。由于数字模式中的 AEB 仅依赖于酶的存在与否，不依赖于绝对强度，因此该方法拥有更高的精密度。此外，当浓度增加时，该方法对与 2、3、4 个酶分子结合的微球数目增加不敏感，即当该方法不再有效于"单分子"结合时：在不确定有多少标记蛋白与特定微球结合达到一个高 f_{on} 值时，AEB 能够通过方程式(2-10-3)被测定。

在更高的蛋白质浓度下，当每个微球都与标记的蛋白质结合时会发生什么？该方法是否达到动力学范围的极限？幸运的是，上述问题的答案是否定的。一旦每个微球都与 1 个酶分子结合，并且简单的活性微球"计数"对浓度的增加并不敏感，我们将分析结果转换为可利用来自数字化单分子信息的"模拟"模式。在这种模式下，使用阵列中所有微球的平均强度结合单个酶产生的平均强度来确定 AEB。通过将数字化计数模式与基于强度的模拟模式相结合，能够大大增加数字 ELISA 的动态检测范围(Rissin et al.,2011);这两种模式的示意图见图 2-10-3。每个"开"状态下**微球的"模拟"信号**(I_{bead})是第二张和第一张荧光**图像之间的强度差，即**($I_{bead,F2}-I_{bead,F1}$)。根据阵列**中所有活性微球的平均荧光强度**($\overline{I}_{bead}$)**与单个酶****产生的平均荧光强度**($\overline{I}_{single}$)的比值，确定模拟体系中的 AEB(AEB_{analog})，校正为"开"状态下的微球比例[方程(2-10-4)]：

$$AEB_{analog}=\frac{f_{on}\times\overline{I}_{bead}}{\overline{I}_{single}} \qquad (2\text{-}10\text{-}4)$$

为了确定方程式(2-10-4)中使用的 $\overline{I}_{single}$ 值，我们将数字[方程式(2-10-3)]和模拟[方程式(2-10-4)]AEB 项等同于单酶分子结合占优势的活性珠比例[方程式(2-10-5)]。通常选择满足这些标准的"开"状态下的微球比例 <0.1 的阵列，因此 $\overline{I}_{single}$ 由方程式(2-10-6)给出：

$$-\ln\left[1-f_{on,<0.1}\right]=\frac{f_{on,<0.1}\times\overline{I}_{bead,<0.1}}{\overline{I}_{single}} \qquad (2\text{-}10\text{-}5)$$

$$\overline{I}_{single}=\frac{f_{on,<0.1}\times\overline{I}_{bead,<0.1}}{-\ln\left[1-f_{on,<0.1}\right]} \qquad (2\text{-}10\text{-}6)$$

因此，AEB_{analog} 的计算要求每个实验都包含

$\overline{I}_{single}$ 可以确定的阵列，即 f_{on}<0.1 的阵列。用于生成 AEB 相对浓度的校准曲线的样品，通常具有满足 f_{on}<0.1 要求的两个或三个浓度。使用来自多个阵列的数据来计算 $\overline{I}_{single}$，对数千个独立酶分子的动力学活性进行平均，并且与单个分子速度相关的静态异质性不会给 $\overline{I}_{single}$ 测定增加显著的变化(Rissin et al.,2011)。

从一组图像中，AEB 的数字值和模拟值都可以使用方程式(2-10-3)或(2-10-4)来确定，从而绘制成浓度函数并生成一条校准曲线。在针对阵列分析时，选择 $AEB_{digital}$[方程式(2-10-3)]或 AEB_{analog}[方程式(2-10-4)]是基于 f_{on} 的固定截点值。在该固定截点值以上，使用方程式(2-10-4)来确定 AEB，而在该固定截点值以下，使用方程式(2-10-3)。在较低的 f_{on}(0.1)值下，由于多酶结合的微球模拟强度贡献较小，$\overline{I}_{bead}$ 不高于 $\overline{I}_{single}$ 的测量噪声，因此模拟强度测量是不可靠的方法，必须采用 $AEB_{digital}$ 方法。当 f_{on} 接近并超过 1.0 时，数字计数是不可行的，因为所有的微球都至少有一个酶标结合。在 $f_{on}\approx0.1$ 和 $f_{on}\approx1.0$ 的极端之间，可以模拟使用数字计数和模拟强度测量，在此临界值之下使用 $AEB_{digital}$，在此之上使用 AEB_{analog}。这两种计算的不精确度曲线大约在 $f_{on}=0.7$ 处相交，定义了数字化到模拟的临界值(Rissin et al.,2011)。

二、分析灵敏度和动力学范围

上述部分已经描述了单分子灵敏度和宽动力学范围数字 ELISA 的基本方法，但该方法如何在实践中执行？在进行特定的免疫检测以回答这个问题前，我们希望对数字 ELISA 方法中使用的标记进行测试，即测定 SβG 的敏感性和动力学范围。数字 ELISA 方法的大前提是分离和检测单个酶标，因此在考虑蛋白质捕获动力学和抗体标记动力学的影响之前，使用 SiMoA 手段来测试对酶的灵敏度改进尤其重要(图 2-10-3)。为了测试对酶标的灵敏度，我们开发了基于微球的检测方法，该方法可有效捕获 SβG，并使用 SiMoA 检测这些微球上的酶活性(Rissin et al.,2010)。在本试验中，用 SβG 的稀释溶液孵育包被有生物素的微球，将这些微球装入飞升微孔阵列中，用 RPG 密封，如上所述将酶活性和微球存在的阵列成像，并从所得图像中测定 AEB。随着溶液中

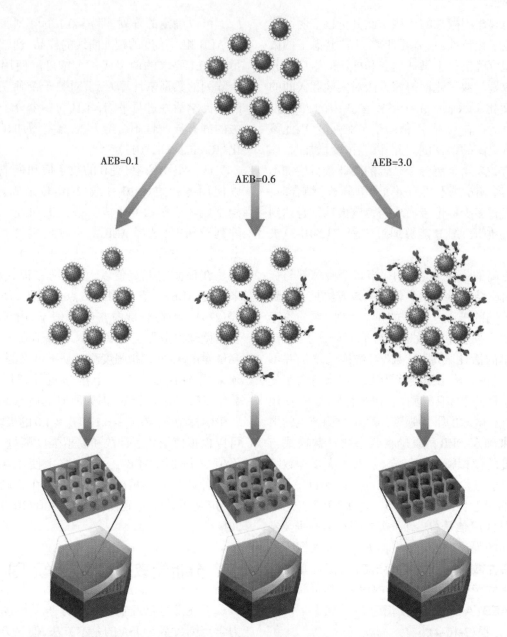

图 2-10-3 数字 ELISA 方法的单分子(左)、数字化(中)和模拟(右)体系,每个微球上的平均
酶分子数目(AEB)

SβG 浓度变化的 AEB 和 f_{on} 函数图(Rissin et al.,2011)如图 2-10-4 所示。该检测的 LOD 是 100μl 220zM 的 SβG 或大约 10 个酶分子(Rissin et al.,2010)。这一结果证实了 SiMoA 由于具有高捕获效率和检测效率,并对酶非常敏感。相比之下,数据显示标准荧光读板器对同一组微球的 LOD 为 15fM(Rissin et al.,2010),即将近 100 万个酶标。因此,酶信号的数字化使对标记的灵敏度提高了近 10^5 倍。如本书的其他部分(参见第三部分第二节"信号产生及检测系统")所述,使用**化学发光**(chemiluminescent,CL)底物检测碱性磷酸酶——这是近 20 年来免疫诊断系统的主流——LOD 为 30aM。因此,SiMoA 比最先进的免疫分析检测系统对酶的敏感性高 100 倍以上。

基于数字 ELISA 方法对酶标记物更高的敏感度,我们开发了其他几种数字 ELISA 方法。第一种是针对**前列腺特异性抗原**(prostate specific antigen,PSA)的数字 ELISA 方法,该分析指标在临床诊断中被广泛应用。常规 PSA 检测 LOD 约为 100pg/ml,"超灵敏" PSA 检测 LOD 为 3~10pg/ml(Ferguson et al.,1996)。在最初的数字 ELISA 方法发展过程中,我们观察到使用常规浓度的标

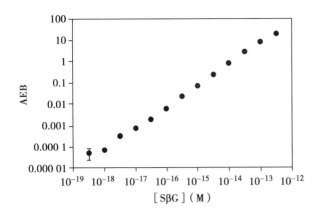

图 2-10-4　SiMoA 测定随生物素包被珠捕获酶结合物（SβG）浓度变化的 AEB

注：该图显示 SiMoA 可以检测从 zepto 摩尔浓度（zeptomolar）到皮摩尔浓度的酶，动力学范围大于 6

记试剂（即生物素化检测抗体和酶结合物），即使血清中缺乏 PSA 背景，SiMoA 信号也非常高。因此，我们大大降低了标记试剂的浓度，以将 SiMoA 背景信号降低到合理的噪声下限，即大约 100 个活跃的微球，使得 Poisson 噪声 = $\sqrt{N}/N \leqslant 10\%$，其中 N 是检测到的活跃微球的数量。在降低浓度时，我们根据 PSA 等效浓度大大降低了背景，至约 1fM。我们还发现，大部分背景可由标记试剂与捕获珠的相互作用来解释。因此，该方法能够检测出飞摩尔浓度以下的 PSA，即大约 200aM 或 6fg/ml（图 2-10-5），这种检测比基于 CL 检测的"超灵敏"PSA 敏感 1 000 倍。数字 ELISA 方法对酶标记物具有超高灵敏度，因此能够降低标记试剂的浓度，从而降低检测背景并增加蛋白质的敏感性。这一重要概念将在本节后述的"理论分析"

一节中详细描述。自 PSA 数字 ELISA 检测方法建立以来，我们已经证明数字 ELISA 方法可显著提高许多蛋白质免疫测定的灵敏度（表 2-10-1）。与传统技术的 pg/ml 灵敏度相比，数字 ELISA 方法可实现 fg/ml 灵敏度。通过与最佳商品化免疫检测方法比较，新方法的灵敏度平均提高了约 1 000 倍。

表 2-10-1　部分代表性数字 ELISA 方法的检测限

蛋白质	SiMoA 检测限 / （fg/mL）	灵敏度提升倍数（相比 类似商品化检测方法）
IL-1β	1	57
TNF-α	3	35
GM-CSF	3	87
p24	5	3 000
IL-6	5	8
PSA	6	1 667
Aβ42	20	2 500
tau	20	3 000
IL-1α	24	42
GLP-1	33	333
Troponin I	50	60
p-tau-231	50	ND
p-tau-181	100	600

上述 SβG 的检测还允许我们对 SiMoA 进行测定以实现检测方法的线性和动力学范围。图 2-10-6 展示了 Poisson 分布方程的有效性，其通过方程式（2-10-3）将"开"状态微球的比例转换为 AEB，在 SiMoA 读出的数字范围内校正结合了多个酶的微球。$AEB_{digital}$ 保持高达约 70% 的线性响应，而在 f_{on} 中有非线性响应（图 2-10-6）。使用上述数字和模拟综合的方法在酶标方面可以实现的动力学范围如图 2-10-5 所示。我们建立的 SβG LOD 为 220zM，曲线线性范围内的最高检测浓度为 316fM，使用数字和模拟结合方法读出的线性动力学范围是 6.2logs，$AEB_{digital}$ 动力学范围是 4.7logs，AEB_{analog} 动力学范围是 1.5logs。在免疫分析中，酶的某些动态范围被分析的背景所消耗；使用数字 ELISA 方法测量的蛋白质浓度动力学范围通常 >4logs。

这些动力学范围并非数字 ELISA 方法固有

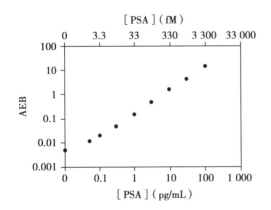

图 2-10-5　AEB 与数字 ELISA 方法测定的 PSA 浓度的关系

y 轴上的数据点对应于背景，即零 PSA。由于数字 ELISA 背景低，对酶敏感度高，因此其 LOD 约为 10fg/ml PSA

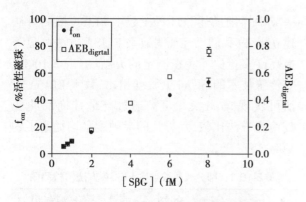

图 2-10-6 数字 ELISA 的 Poisson 校正

注:随着"开"状态下的微球比例(f_{on})上升到 0.1 以上,很大一部分微球与多个酶结合,因此 f_{on} 与浓度偏离了线性关系。$AEB_{digital}$ 的计算[方程式(2-10-3)]考虑了每个微球的多酶结合,因此与浓度呈线性关系

的限制。有几个因素可能限制了检测的动力学范围,对仪器、阵列和酶底物化学的改进可以对动力学范围产生显著的改进。尤其在以下方面:

(1) 所成像的微球数量可能限制动力学范围。因为至少需要 100 个以上的微球防止显著的Poisson 噪声、微球负荷,以及允许大约 10 000 个微球平均成像的成像效率,这意味着背景 f_{on} 被迫为 1%左右。通过提高微球负荷效率和采用更大的阵列,使用具有更宽视野的 CCD 相机成像,可以成像更多的微球。因此,如果可以成像 100 000 个微球,那么Poisson 噪声考虑将背景设置为 0.1%,允许在动态范围内校准曲线最敏感部分提升 10 倍。

(2) CCD 成像的动力学范围限制了数字 ELISA方法的动态范围。成像必须不仅对低浓度的单一酶敏感,当每个微球上都有酶时也不达到饱和。随着科学相机的"位-尺寸"的提高(目前,我们使用 12位相机来最小化仪器成本),数字 ELISA 动力学范围的上限也将提高。

(3) 在孔密封和孔成像之间的时间间隔可能限制动力学范围。随着时间的增加,在拍摄第一图像之前更多的酶底物被消耗,限制了拍摄第二图像之前剩余待消耗底物的浓度,即减小了可达到的动态范围($I_{bead,F2}-I_{bead,F1}$)。使用更快密封-成像时间的仪器将扩大可用于测量的酶-底物浓度的"动态范围",并允许更高 AEB 值的样品被定量。长密封-成像时间是第一代 SiMoA 仪器动态范围的主要限制(Rissin et al.,2011)。

(4) 酶底物的溶解度可能限制动态范围。RPG 的溶解度目前将测量中可用的底物量限制

在约 100M。在 50fl 中的酶底物被微球上越来越多的酶耗尽之前,更多的可溶性底物将允许分析更高 AEB 样本。

三、理论分析

前文中描述了数字 ELISA 方法的基本原理,但是该方法仍然是一种免疫学分析,应该遵循本书的第一部分中概述的基本原则。本文阐述数字 ELISA方法的基本动力学理论(Chang 等人,2012a)。

与环境分析物测定结果(见"环境分析物免疫测定"(该部分未译,有兴趣的读者可参考原书——译者注))相反,数字 ELISA 方法通常使用高浓度的酶来捕获抗体。这种方法通过使用过量的捕获试剂,用动力学驱动捕获溶液中尽可能多的蛋白质分子。通过使微球上捕获的蛋白质数量最大化,并且用酶标记这些蛋白质,就可以获得近乎无限的灵敏度。这样可以减少常规检测方法中需要与酶标记物结合才能被检测的蛋白质分析物的比例,进而降低标记试剂的浓度,减弱背景噪声,并最终实现超高检测灵敏度。在此,我们将展示一个基于 Chris Davies 所著的章节[参见本部分第一节"竞争性和非竞争性免疫测定(包括 ELISA)的原理"部分]中给出的方程,用于描述数字 ELISA 方法捕获和标记蛋白质的结合模型。AEB 是数字 ELISA 方法的测量单位,是数字 ELISA 方法的特质之一,因此根据磁珠数量可以直接确定捕获和检测的分子的数量。这一特性来源于该技术计算分子的能力,使得直接测试结合与非结合物质浓度的理论模型成为可能。为了证实这个模型,我们将考虑图 2-10-2 所示分析的每个步骤的效率,然后根据检测到的分子数量判断数字 ELISA方法的总体效率。

数字 ELISA 方法前三个步骤的每一步都可以用简单的双分子相互作用($A+B \rightleftharpoons AB$)进行动力学建模,即捕获磁珠与样品的孵育、捕获蛋白质与检测抗体的孵育,以及检测酶标记蛋白质的孵育。这些公式要求已知反应中所涉及的两种结合分子的物质浓度([A] 和 [B])、两种物质之间相互作用的动力学参数(结合和分离速度 k_{on} 和 k_{off},以及分离常数K_D)和孵育时间。在反应平衡状态下(足够的孵育时间),生成物([AB])的数量(浓度)可以通过求解二次方程(2-10-7)[相当于本部分第一节"竞争性和非竞争性免疫测定(包括 Elisa)的原理部分中的方程式(2-1-28)]确定:

$$[AB]^2 - (K_D + [B_{total}] + [A_{total}])[AB] + [B_{total}][A_{total}] = 0$$
$$(2-10-7)$$

式中 A_{total} 和 B_{total} 是溶液中的物质浓度（如捕获抗体总量或目的蛋白质浓度）。这些算法确定了在足够的孵育时间下分子最大结合量。由于在实践中，免疫分析通常用于较短的孵育时间，在已知物质的结合和分离速率条件下，了解结合物质浓度是如何随着时间而变化是很重要的。结合物浓度（AB）的增长速率由公式（2-10-8）给出：

$$\frac{\partial [AB]}{\partial t} = k_{on}([A_{total}] - [AB])([B_{total}] - [AB]) - k_{off}[AB] \quad (2-10-8)$$

式（2-10-8）中没有解析来确定 $[AB]$ 随时间变化而改变的函数，但是可以使用数值计算来获取。下面将描述：a) 平衡条件，b) 前三个步骤中的每个步骤里结合过程的动力学变化。

第一步：磁珠法捕获蛋白质（A：捕获抗体，[capAb]；B：目的蛋白，[protein]）

平衡状态下，以**抗体 - 蛋白结合物**[capAb-protein]的变化作为**总蛋白含量**[protein$_{total}$]（如从 pM 下降到 aM）的函数，可以用从实验得出在 K_D 值不同的情况下，磁珠捕获抗体的**总浓度估计值**（[capAb$_{total}$]）来模拟。根据偶联反应中抗体的损耗量，我们估计每个磁珠可以被 274 000 个抗体修饰（Chang 等，2012a）。数字 ELISA 方法通常适用于每 100μl 体系的样品中使用 500 000 颗磁珠，即 [capAb$_{total}$] ≈ 2.3nM（Chang 等，2012a）。用于免疫分析的抗体，如 ELISA 中，通常 K_D 值在 10pM~10nM。根据式（2-10-7），K_D 值在 10pM~10nM 区间时，500 000

颗用于捕获总蛋白的磁珠上的捕获抗体 - 蛋白复合物的数量和 K_D 值的变化曲线（图 2-10-7）。插入表显示了捕获效率，但实际上捕获效率与浓度无关，除非过量的抗体与蛋白质分子结合，即抗体以纳摩尔为浓度单位且远高于蛋白质浓度。

在 $K_D ≈ 10^{-10}$M 时，几乎所有的蛋白质都会被捕获。分离常数在纳摩尔级别时，捕获效率仍然很高（约 70%）（图 2-10-7）。该发现表明，在平衡状态下，数字 ELISA 方法有效适用于多种抗体亲和力测定。为了确定在这个范围内可以检测到的相对分子质量，单分子免疫阵列技术可以在 100μl 体系中检测 10 种酶标，相当于 AEB 约为 0.000 02。这个检测上限远低于式（2-10-7）预测的捕获分子的平均数量（图 2-10-7 中 y 轴右侧）。总之，从动力学角度来看，如果抗体具有普遍亲和性，磁珠在平衡状态下可以从艾摩尔浓度级别的溶液中捕获大量的蛋白质，且使用 SiMoA 可以检测到低浓度的蛋白质。

根据捕获蛋白质的动力学变化，图 2-10-8 展示了假定 [capAb$_{total}$]=2.3nM 和 [protein$_{total}$]=1fM 情况下，使用式（2-10-8）可获得捕获抗体 - 蛋白复合物浓度 [capAb-protein] 随时间变化的函数图。图中数据点在分离常数 1nM~10pM 范围以及 k_{on} 范围 10^4~10^6/(M·s)、k_{off} 范围至 10^{-3}~10^{-6}/s 区间条件下获得。我们可以用这些典型的动力学参数，改进数字 ELISA 方法和其他技术的抗体（Karlsson 等，1991）。例如，本实验中使用变压吸附法捕获抗体的动力学参数 $k\neq=2.7 \times 10^5$/(M·s)，$k_{off}=3 \times 10^{-6}$/s，K_D=12pM（Chang 等，2012a）。

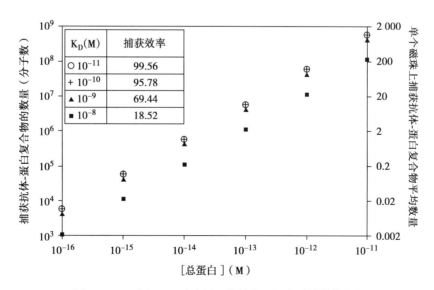

图 2-10-7 式（2-10-7）预测平衡状态下蛋白质的捕获效率

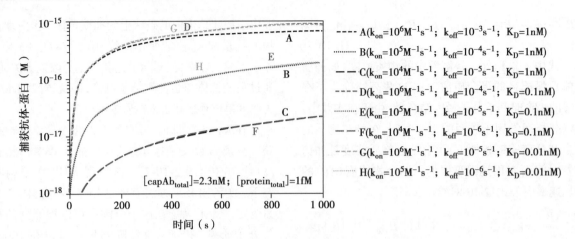

图 2-10-8　根据式(2-10-8)预测捕获蛋白质的动力学曲线

捕获蛋白质的速率主要由 ELISA 实验过程中抗体结合反应的结合速率决定(图 2-10-8)。经过 1 000s(17min)的孵育,对于 $k_{on}=10^6/(M\cdot s)$ 的反应,蛋白质捕获效率很高,从 67% 到 89% 不等,且 K_D 在 1nM~10pM 之间。对于 $k_{on}=10^5/(M\cdot s)$ 和 $10^4/(M\cdot s)$ 的反应,捕获效率分别为 20% 和 2.3%,与 K_D 值无关。因此,最佳的捕获抗体是具有较高结合速率的抗体。也就是说,由于 SiMoA 对所捕获蛋白质的标记酶非常敏感(见下文),为了更高效地捕获蛋白质,实验过程中只需标记捕获蛋白质的一小部分。因此,即使抗体的结合速率较低 [k_{on} 约 $10^4/(M\cdot s)$],飞摩尔浓度的蛋白质也可以用数字 ELISA 方法检测。

除了捕获蛋白质吸附动力学的限制之外,测定结果还会受到反应物扩散的限制。但是,捕获磁珠的使用基本上消除了这种限制,导致吸附动力学(即抗体的结合速率和分离速率)成为捕获多少分子随时间变化函数的主要限制。简单计算表明,磁珠之间的平均距离约 60μm,大小约 30kDa 的蛋白质可以在大约 30s 内扩散。基于这一事实,以及碰撞频率的简单模型(Chang 等,2012),蛋白质与微球碰撞,并且可能在 10min 的孵育时间内多次被抗体捕获。

第二步:用生物素化检测抗体标记捕获的蛋白质(A= 捕获抗体 - 蛋白质复合物[capAb-protein];B= 检测抗体[detAb])

不同浓度的捕获抗体 - 蛋白质复合物在平衡状态下的被检测抗体检测的标记效率图如图 2-10-9 所示,其中所用检测抗体浓度的函数具有固定的 K_D 值,或在确定的检测抗体浓度下的不同 K_D 值。假设检测抗体的 K_D 值为 1nM 且捕获抗体

具备高效率(即[capAb-protein]≈[protein_total],这对于前列腺特异性抗原数字 ELISA 捕获和检测抗体是合理的),标记效率对位于整个分析区的捕获蛋白质浓度不敏感(图 2-10-9a)。在示例分析中,我们通常将检测抗体浓度定为 0.1μg/ml,即约 1nM,以确保足够的标记量,并且将**非特异性结合(nonspecific binding,NSB)** 的主要来源最小化。当 $K_D=1nM$ 时,这个浓度可以达到约 50% 的捕获效率(图 2-10-9a)。与此类似的趋势可以当做检测抗体的亲和力(K_D)的函数(图 2-10-9b)。检测较低亲和力的抗体需要更高的浓度以实现更高的

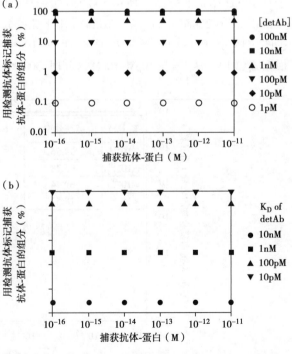

图 2-10-9　由式(2-10-7)所得,在平衡状态下,检测抗体标记捕获蛋白质的标记效率

标记效率,但是这也将导致非特异性结合增多。

检测抗体标记的捕获抗体 - 蛋白复合物(即捕获抗体 - 目的蛋白 - 检测抗体复合物)的吸附动力学如图 2-10-10 所示。在 [capAb$_{total}$]=2.3nM、[protein$_{total}$]=1fM、[detAb]=1nM 的情况下,捕获抗体 - 目的蛋白 - 检测抗体复合物与时间的函数关系成线性。图例所示的 k_{on} 和 k_{off} 值的区间分别位于 10^4~10^6/(M·s) 和 10^{-3}~10^{-6}/s。至于蛋白质的捕获,可以清楚地看出,在捕获蛋白质的过程中,检测抗体标记捕获蛋白质的速率很大程度上取决于结合反应的结合速率(图 2-10-10)。因此,最佳的检测抗体必须具有更高的结合率。换言之,对于结合速度较慢的抗体,可以通过提高此步骤中标签酶的标记效率来增强结合速度。由于标记效率具有典型时间依赖性,我们预计在 1 000s 内 1nM 的检测抗体可以在前列腺特异性抗原数字 ELISA 中标记大约 22% 的捕获蛋白质。至于蛋白质的捕获效率,蛋白质的标记一般不受扩散影响。

第三步:用酶结合物标记生物素化检测抗体(A= 捕获抗体 - 蛋白质 - 检测抗体复合物,[capAb-protein-detAb];B= 酶结合物,[SβG])

式(2-10-17)表明,通常用于数字 ELISA 方法的 SβG 浓度在 1~150pM。假定 SβG 与生物素化检测抗体相互作用时的 K_D 值为 10~15M,在达到平衡时,捕获抗体 - 蛋白质 - 检测抗体复合物将基本上全部被酶结合物(SβG)标记。根据式(2-10-8),假设 [capAb$_{total}$]=2.3nM,[protein$_{total}$]=1fM,[detAb]=1nM,在几种不同的 SβG 浓度下,捕获抗体 - 蛋白质 - 检测抗体复合物浓度与时间变量之间的函数曲线图如图 2-10-11 所示。

链霉抗生物质蛋白与生物素的相互作用中,假设 k_{on}=5.1×10^6/(M·s),k_{off}=5.1×10^{-9}/s,并且每个检测抗体至多能结合一个酶结合物,则可以得到以上图例。SβG 浓度在 15~50pM 时,只有部分捕获抗体 - 蛋白质 - 检测抗体复合物能被酶标记(图 2-10-11)。例如,在 [SβG]=15pM(前列腺特异性抗原数字 ELISA 和其他实验的浓度)的条件下孵育 30min 后,只有 13% 的复合物被酶标记。标记效率低的原因是,SiMoA 的高灵敏度可以使分

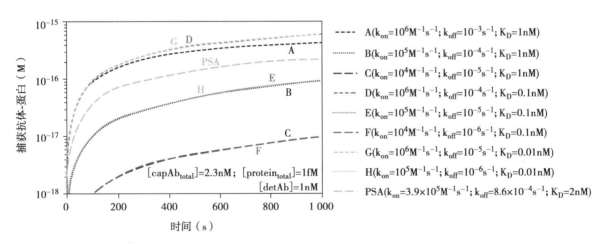

图 2-10-10 由式(2-10-8)所得,检测抗体标记捕获蛋白质的动力学曲线

图例:
- A(k_{on}=10^6M^{-1}s^{-1}; k_{off}=10^{-3}s^{-1}; K_D=1nM)
- B(k_{on}=10^5M^{-1}s^{-1}; k_{off}=10^{-4}s^{-1}; K_D=1nM)
- C(k_{on}=10^4M^{-1}s^{-1}; k_{off}=10^{-5}s^{-1}; K_D=1nM)
- D(k_{on}=10^6M^{-1}s^{-1}; k_{off}=10^{-4}s^{-1}; K_D=0.1nM)
- E(k_{on}=10^5M^{-1}s^{-1}; k_{off}=10^{-5}s^{-1}; K_D=0.1nM)
- F(k_{on}=10^4M^{-1}s^{-1}; k_{off}=10^{-6}s^{-1}; K_D=0.1nM)
- G(k_{on}=10^6M^{-1}s^{-1}; k_{off}=10^{-5}s^{-1}; K_D=0.01nM)
- H(k_{on}=10^5M^{-1}s^{-1}; k_{off}=10^{-6}s^{-1}; K_D=0.01nM)
- PSA(k_{on}=3.9×10^5M^{-1}s^{-1}; k_{off}=8.6×10^{-4}s^{-1}; K_D=2nM)

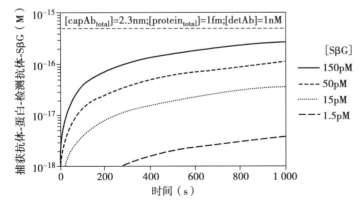

[SβG]
- 150pM
- 50pM
- 15pM
- 1.5pM

图 2-10-11 由式(2-10-8)所得,酶结合物标记捕获蛋白质检测抗体复合物的动力学曲线
水平虚线对应所示条件下的充分标记的复合物

析中用到的酶结合物的浓度最小化,酶偶联物会产生限制分析灵敏度的信号。充分标记这些复合物在动力学上很容易实现,但是这个过程会增加 NSB,并增加每颗磁珠上的平均酶量,以致不能充分利用 SiMoA 的全动力学范围和灵敏度。至于分析过程中的其他步骤,用酶偶联物标记检测抗体通常不受影响。

捕获和标记步骤的总体效率:通过测定数字 ELISA 方法中每个步骤的动力学效率的乘积,可以根据捕获和标记的分子来确定分析的总体效率。已知使用磁珠的数量,可以为每个假设实验确定理论 AEB 值,并且可以将这些理论值与实际实验数据进行比较。表 2-10-2 显示了 AEB 的理论值和相应的实际实验值。如上所述,使用方程(2-10-7)和(2-10-8)以及不同的孵育时间和试剂浓度可以确定理论值。从表 2-10-2 中可以清楚地看出,在平衡状态下,数字 ELISA 方法总体上是有效的,并且数字 ELISA 方法的设计确实可以检测体系中的大多数分子。通过比较数字 ELISA 平衡条件与典型免疫检测中的平衡条件,可以展示上述信号和动力学控制带来的有益背景信号降低。通常情况下,我们观察到的背景信号相当于在 AEB<0.005 的条件下添加 1fM 分析物到样品中。我们注意到,如果体系达到平衡状态,这样的 1fM 背景信号相当于 AEB≈0.03 或约 750 个活性磁珠(假设检测到约 25 000 颗磁珠)的背景信号,远大于约 100 个活性磁珠的背景信号。因此,在数字 ELISA 方法中,必须对信号进行动态控制,以充分利用该方法的全动态范围和灵敏度。在我们之前发表的"120-60-30min"实验中,表 2-10-2

显示,通过使用低浓度的 SβG,平衡状态下的标记效率从将近 100% 降到大约 13%,从而将背景值降至噪底。因此,尽管总体效率较低(只有 2.9%),但阵列的全动力学范围可以被充分利用。另一种动态监控信号的方法是,可以使用较短的孵育时间和较高浓度的标记试剂。表 2-10-2 以"10-10-10min"实验为例,较高浓度的检测抗体和酶偶联物可在较短时间内达到相同的 AEB 值。每次开发新的检测方法时,为了将背景降至 Poisson 噪底,都会优化检测抗体和 SβG 浓度以确定孵育时间。

第四步:SiMoA 检测酶标记物

数字 ELISA 方法的最后一步是检测结合磁珠的免疫复合物上的酶标记物。本节前面我们将 SiMoA 定义为将一种酶及其底物限制在一个飞微升的小孔中,用这种方法能够检测大量的单一酶,并且效率非常高。数据表明,捕获和检测酶标记的效率大于 70%,且上样到小孔内被捕获的酶的检测效率接近 100%(Rissin 等,2010)(图 2-10-3)。

为了提升单一酶检测效率和灵敏度,并实现"检测到体系中的每一个分子"的目标,必须解决磁珠装载效率的问题。虽然数字 ELISA 方法是一种比值法,但极低 AEB 情况下,它的灵敏度可能受到被检测磁珠数量的限制。使用玻璃制成的包含 50 000 个小孔的阵列,并用离心的方法装载磁珠,此时数字 ELISA 方法每使用 200 000 个微球,可以检测到大约 25 000~30 000 个微球,总效率小于 15%(Rissin 等,2010)。为了提高效率以及检测到剩余的 85% 的酶,可以利用 SiMoA 检测中的三种改进方法。首先,实验中可以使用含有

表 2-10-2　不同孵育时间和试剂浓度下 AEB 与各实验数值的关系

实验条件	[PSA]/ (pg/mL)	[PSA]/ (fM)	捕获效率	标记物检测效率	酶标记效率	总效率	标记的分子数	预测 AEB	实验 AEB–AEB[PSA]=0
平衡	0.1	3.33	99.5%	23.4%	100%	23.24%	46 644	0.093 3	NA
[检测抗体]=0.67nM	1	33.3	99.5%	23.4%	100%	23.24%	466 440	0.932 9	NA
[SβG]=15 pM	10	3.33	99.5%	23.4%	100%	23.24%	4 664 402	9.329	NA
120-60-30 分钟	0.1	33.3	98.3%	22.9%	12.9%	2.91%	5 849	0.011 7	0.014 6
[检测抗体]=0.67nM	1	333	98.3%	22.9%	12.9%	2.91%	58 489	0.116 9	0.144 4
[SβG]=15pM	10	3.33	98.3%	22.9%	12.9%	2.91%	584 669	1.169	1.557
10-10-10 分钟	0.1	33.3	30.5%	56.8%	20.6%	3.57%	7 163	0.014 3	0.004 2
[检测抗体]=5nM	1	333	30.5%	56.8%	20.6%	3.57%	71 634	0.143 3	0.102 1
[SβG]=75pM	10	3.33	30.5%	56.8%	20.6%	3.57%	716 266	1.433	1.172

更多小孔的阵列。我们已经开发出含 216 000 孔的塑料微复制阵列（Kan 等，2012）。这些制造工艺的基础方法与制作 DVD 的方法相同（Kan 等，2012），可以制成具有数百万计小孔的阵列。其次，可以利用具有足够分辨率和芯片大小的 CCD 相机制成大阵列。使用分辨率超过 800 万像素的科研专用相机，我们能够成像大约 200 000 个小孔。最后，可以提高磁珠上到小孔内的传输效率。固定体积和阵列表面小孔所占的有限面积意味着磁珠输送是一个低效的过程。通常需要数十万颗磁珠才能将数万颗磁珠输送到孔内。虽然一般来说这种局限性对比率法来说并不重要，但是通过将更多的磁珠放入孔中可以提高效率和灵敏度，从而提高实验的整体动力学范围。

数字 ELISA 方法的特异性：SiMoA 的高效性和单分子性会导致数字 ELISA 对极少量分子的分析敏感性较低，此时数字 ELISA 免疫检测的总体灵敏度可能取决于分析的背景噪声信号强度。测定的基底值由非靶蛋白与磁珠的结合以及随后的阵列检测来决定，即它取决于测定过程的特异性。与灵敏度相比，建立特异性的定量模型更具难度，但其定性分析是很有必要的。以纳摩尔 K_D 级别的捕获抗体为例，ELISA 抗体的交叉反应通常是由与之相关的蛋白质决定的。如果具有最高交叉反应性的蛋白质抗体的 K_D 值为 1μm（1 000 倍特异性），那么这种抗体对目的蛋白质的浓度特异性约为 1 000 倍，在鉴别 10^{12} 倍浓度差异时这种抗体没有实际意义。使用两种标记抗体可以大大提高检测的特异性。假设第二种抗体对靶蛋白也具有纳摩尔级的亲和力，但它比检测抗体的交叉反应性低，比如 K_D 值为 1mm，那么选择性大约可以达到 10^9 倍。这种定性的特异性分析结果与用数字 ELISA 方法所证明的差异接近（如检测血清和血浆中非靶蛋白的毫摩尔浓度与特定蛋白的毫摩尔浓度的差异）。蛋白质在固相基质上的解离率的降低可以反映出更强的结合特异性。与溶液中的抗体相比，与固定化抗体结合的蛋白质的解离率较低，这很可能是因为表面再黏附效应或多价交互作用（如本部分第一节"竞争性和非竞争性免疫测定（包括 ELISA）的原理"所述）造成。磁珠上捕获的蛋白质具有非常低的解离率，这意味着我们能够在样品孵育完成后剧烈地洗涤微球，而不会产生明显的损失。同时，洗涤过程可能去除许多浓度高但亲和力低的蛋白质。这些表面

效应可能贡献 10^2~10^6 倍特异性差异，并使总体特异性高出 10^{11} 倍。

尽管缺乏特异性的定量评价模型，数字 ELISA 方法具备高特异性是不容置疑的（在血浆中 10^{-4} M 的非靶蛋白中检测到 5×10^{-17} M 靶蛋白）。最重要的是，我们没有观察到来自基质蛋白质的明显背景噪声信号，所有检测信号似乎都来自标记试剂与捕获抗体的相互作用，这就是高灵敏度的 SiMoA 带来的背景弱化效应。

四、检测方法的开发

以下主要讨论数字 ELISA 方法的实际应用。这里介绍的方法主要是从其他免疫分析法中涉及的相关技术上改进和发展而来。数字 ELISA 需要满足在单一磁珠上检测单分子的需求，因此使其具备一些独特性能。

1. 试剂

包被捕获抗体的顺磁性磁珠在数字 ELISA 中至关重要。通常选择美国安捷伦公司的 LodeStar™ 磁珠、Life Technology 的 Dynabeads® 磁珠和美国赛默飞世尔科技公司的 Sera-Mag® 磁珠等商品化磁珠。这些磁珠直径约 3μm，均一性好，便于其在反应孔中被捕获，适用于各种表面化学反应。已经有研究（Kourilov 和 Steinitz，2002）报道在自动化免疫诊断分析仪中采用了基于顺磁性磁珠的免疫检测方法。这些磁珠的工艺和成分虽然不同，却均以氧化铁为基础。氧化铁可以使磁珠吸附在磁体上，如市售的 96 微孔板磁体和自动化免疫分析磁珠洗涤工作站。顺磁性磁珠的一个重要特征是其在外部磁场下具备磁响应，而去除磁体之后磁珠不保留剩余的磁性，并且容易在溶液中重新分散开。因此，顺磁性磁珠在免疫分析中的主要优点是易于分离和洗涤。

在数字 ELISA 中，将捕获抗体交联到表面含有高密度**羧基（—COOH）**的磁珠上最为方便。通过碳二亚胺直接偶联法，抗体可以与羧基磁珠偶联并制备夹心法免疫检测试剂（Hermanson，2008）。1-乙基 -3-（3- 二甲基氨基丙基）碳二亚胺盐酸盐是一种水溶性碳二亚胺，以盐酸盐形式存在，是最常见的交联剂，也称为 EDC 或 EDAC。通常，EDC 使用时的 pH 范围为 4.0~6.0。此时，EDC 作为羧基活化剂与抗体上的伯胺反应生成酰胺键。EDC 可与 **N- 羟基琥珀酰亚胺（NHS）**或磺基 NHS 结合，提高偶联效率或者生成稳定的反应产物。在抗体偶联到羧基磁珠

上的过程中,没有结合 NHS 的 EDC 也能活化抗体,用于包被数字 ELISA 中的磁珠。

用于数字 ELISA 的抗体包被磁珠,大多数能够保持单分散状态,以使每个微孔中可容纳一个磁珠。常规基于微球的免疫分析法中,微球聚集对其性能影响不大,但是数字 ELISA 需要严格控制磁珠的聚集状态。在不同包被条件和包被抗体溶解特性下,抗体偶联过程中磁珠可能发生不同程度的聚集。此时,可以使用 Coulter 计数器(如美国贝克曼库尔特公司的 Multiisizer)或荧光显微镜监测磁珠的聚集状态。包被反应条件可以在保持磁珠单分散状态的前提下,通过尽可能提高抗体偶联效率进行优化。一般来说,过量的 EDC 和高浓度抗体有利于交联反应发生,并易于引发磁珠聚集。如果有聚集现象发生,可以尝试降低这两种反应物的浓度,以产生具有高抗体载量(抗体溶液的光密度测量值,一般为 50~100μg/10 亿磁珠)的单分散磁珠试剂,即适于数字 ELISA 的磁珠。

生物素化 NHS 酯能与抗体上的伯胺结合,依照此原理,生物素化的检测抗体可以很容易地由商品化试剂盒制备。通常,我们采用试剂盒(如美国 Solulink 的 Chroma-Link)来精确量化结合到抗体上的生物素基团的数目。数字 ELISA 中的信号和背景取决于体系中生物素的结合数量;而随着检测抗体的差异,生物素的数量可能区别很大。通过测量和控制生物素化基团的含量,可以更好的保证试剂的批次间重复性。即可以使用不量化生物素含量的生物素化试剂盒(如美国赛默飞世尔科技公司的 EZ-Link)进行抗体偶联。整体而言,在不引起抗体沉淀的情况下,我们力求将抗体上结合的生物素化基团数量达到最大。一般每个抗体可结合 5~9 个生物素,但是在实验中的实际生物素结合比例则要少得多。

数字 ELISA 中要特别注意 SβG 偶联物的制备。商业来源的 SβG 的常常处于聚集态,对于集合分析来说无关紧要,但其对单分子检测方法有巨大影响。单体 SβG 可以使单分子酶分布在大量单个微孔,而聚合物只能在更少的微孔中产生更亮的阵列图像,严重地影响了检测效率。Rissin 等人已经开发了一种将链霉抗生物素蛋白结合到 β- 半乳糖苷酶的方法,可以确保大多数聚合物仅包含一个酶分子(Rissin et al.,2011)。他们采用 EDC 交联剂将链霉抗生物素蛋白和 β- 半乳糖苷酶偶联后,利用**高效液相色谱**(high performance liquid chromatography,HPLC)对合成的混合物产物进行分析,结果显示:80% 以上的偶联物分子中含有一个 β- 半乳糖苷酶分子,整体平均值为 1.2 个酶 / 高聚物。与标准相对分子质量相比,偶联物中每个酶分子结合的链霉亲和素分子的平均数目为 2.7(Rissin et al.,2011)。

2. 检测优化与操作方案

数字 ELISA 的优化通常按照标准流程进行,其目标是针对有限数量样本实现信号响应最大化,同时将背景和干扰尽可能降低。一般而言,每个反应最初选择 500 000 个磁珠进行优化。通过在适当的空白样本中加入靶蛋白(如向牛血清中加入目标人类蛋白),即进行检测样本信噪比的优化。检测抗体和 SβG 的最佳浓度主要取决于检测抗体的导入率和结合步骤的温育时间,这些数据可以通过上文中相关公式进行预测。背景信号通常难以预测,但是可以尽量减低标记物浓度来降低背景信号,而延长温育时间可以与低浓度标记物配合使用。数字 ELISA 需要检测体系同时具备高结合效率(>30%)的分析物捕获条件和可以使背景信号接近检测技术的噪声下限(磁珠上大约为 100)的最小化标记效率。对于示例的全长(2~3h)研究型检测,当检测抗体和 SβG 浓度分别为 0.05~0.5μg/mL 和 10~50pM 时,可将约 3% 被捕获的分析物进行标记(Chang et al.,2012)。

经典的数字 ELISA 通过一步法、二步法或三步法生成捕获抗体 - 蛋白质 -SβG 复合物。三步法(样本、检测抗体和酶偶联物温育分别在两步之间进行洗涤)是最常见的,其可以提供高抗体导入率并提供最高的灵敏度。在每个洗涤周期中,磁体采集磁珠,上清液由自动化液体处理仪吸去;去除磁体后,添加洗涤缓冲液使磁珠重新分散。在每个洗涤步骤中,重复此过程数次。在酶偶联物添加后的最后一次洗涤完成时,将磁珠重悬于 15~25μl 含有 RGP 底物的缓冲液中,并将磁珠装载到飞升微孔阵列中。如果在检测方法优化过程中没有成功开发出超高灵敏度的数字 ELISA,通常可能存在两个问题:不良的抗体结合动力学或者存在高背景干扰,后者将在下文中介绍。当怀疑(或者经测量)渐次体系的抗体导入或导出率不良时,一步或二步法会有更高的检测灵敏度。二步法中,将样本与磁珠和检测抗体一起温育(可以在样本与磁珠的初始温育之后进行),磁珠洗涤后,再与 SβG 一起温育。一步法中,样本、磁珠、检测抗体和酶偶联物都结合在一起。一步法和二步检测法会使背景信号提升,但是可以减少检测时间,从而克服抗体结合动力学不良的影响。

3. 试剂、基质和干扰效应产生的背景信号

单分子检测的灵敏度随着标记蛋白质分子的减少而发生重大变化。如果免疫检测的灵敏度是通过降低特异性实现的,最终检测特异性将无法实现。导致上述检测背景信号变化的分子间相互作用主要来自如下三个方面:

(1) 在无靶蛋白存在时,标记试剂与磁珠之间具有非特异性相互作用。

(2) 基质(如血清或血浆)中内源性分子相互作用并与磁珠结合,其于酶标记物结合后产生假阳性信号。

(3) 基质(如血清或血浆)中由于免疫作用产生的分子,可以与捕获或检测抗体特异性结合后产生假阳性信号或抑制信号产生,这类物质通常称为嗜异性抗体。

图 2-10-12 呈现了数字 ELISA(或任何免疫分析)中对特异性信号错误地增强或抑制的一些相互作用(图 2-10-12a)。NSB 效应(图 2-10-12b~ 图 2-10-12e)是制约所有免疫分析灵敏度提高的关键症结所在。数字 ELISA 实验表明大多数情况下,背景信号来自检测抗体(图 2-10-12b~ 图 2-10-12d)的非特异性结合以及酶偶联物(图 2-10-12e)与磁珠的相互作用。一般情况下,数字 ELISA 中大约有 2/3 的背景信号与检测抗体结合到磁珠上捕获抗体的"抗原结合槽"上有关(图 2-10-12d),而约 1/3 的背景信号与结合到捕获磁珠表面的 SβG 相关(图 2-10-12e)。上述来源的背景可通过在磁珠上偶联后添加合适的蛋白质(如牛血清白蛋白、酪蛋白等)进行阻断、高效洗涤磁珠(洗涤次数、表面活性剂类型和浓度)、添加试剂温育过程的通用试剂(如新生牛血清[NCS])、添加用于阻断特异性相互作用的试剂来进行抑制。在最后一种情况下,如对于山羊抗人检测抗体而言,可以添加山羊血清或高浓度的山羊 IgG 专门阻断检测抗体在捕获表面上的相互作用位点,从而降低背景信号。

除了普遍存在的标记试剂可产生背景信号,"基质效应"也可能造成这一现象。"基质效应"即样品中分析物以外的其他内源性组分非特异性结合,可能影响目标分析物的准确定量(Wood,1991)。基质效应可能由如下物质造成,包括不确定的非特异性背景蛋白结合(如白蛋白、IgG)、补体因子、内源性化合物[如脂质、胆红素和血红

素、抗动物抗体(与动物衍生的免疫分析试剂相互作用)]、类风湿因子、纤维蛋白等(Selby,1999)。减少上述物质的种类和数量可以显著提升分析物的定量准确度。例如,对白蛋白有亲和力的分析物在未稀释的情况下可能测值偏低,而在预稀释后进行检测时会抬升其回收率(符合稀释线性研究中阐述的原理)。我们发现,在把样品加入磁珠之前,用含有 0.1% 吐温 -20 的 PBS 缓冲液对样品进行简单的 4 倍预稀释,就可以大大提升样本的稀释回收率。如果能识别增强信号或抑制检测信号的特异性相互作用,通常可以采取措施消除或减少这些干扰。例如,数字 ELISA 中我们发现血清中补体的激活会抑制 TNF-α 的信号(Song et al.,2011)。如果选择血浆作为样本进行 TNF-α 检测,则可以减轻这种抑制作用。

潜在的与样品有关的桥联机制包括嗜异性抗体(Kricka,1999)(图 2-10-12f)和其他潜在的非特异性、可交叉反应的物质(图 2-10-12g)(Bartels 等,2011)。不仅桥接复合物能假性抬高信号,嗜异性抗体、非特异性结合类物质、交叉反应性物质也可以通过各种机制阻断磁珠捕获的复合物,而假性抑制信号(图 2-10-12h-l)。在样本和(或)磁珠稀释缓冲液中加入商品化异嗜性阻断剂可以削弱嗜异性抗体的干扰作用(图 2-10-12h-i)。我们还用蛋白 G 柱对样本预温育,除去样本中的所有抗体,并且消除嗜异性抗体产生的高背景(Song 等,2011)。通过样品预稀释、添加稀释剂添加剂(如新生小牛血清)和高效洗涤磁珠等方式可以减轻非特异性物质造成的干扰(图 2-10-12j-l)。

通常,我们采用简单的对照实验来识别分子间的相互作用,或识别导致的背景增加或不可解释的信号增强的分子间相互作用。一旦识别出这些相互作用,就能缓解这些效应,并开发出超高灵敏度的数字 ELISA。我们还注意到,高灵敏数字 ELISA 可能成为使基质或嗜异性抗体干扰最小化的一种策略。在免疫检测中,稀释常常能快速减少不必要的干扰,但可能伴随着检测灵敏度的降低。数字 ELISA 的灵敏度很高,能够在保持对靶蛋白的灵敏度和检测动态范围的同时,进行高倍数稀释,从而最大化降低背景干扰。

4. 剂量响应与线性

数字 ELISA 中检测信号高于背景信号强度时,信号强度与分析物剂量成线性响应。图 2-10-5 中,一种针对 PSA 的研究型数字 ELISA 在 3.5 个

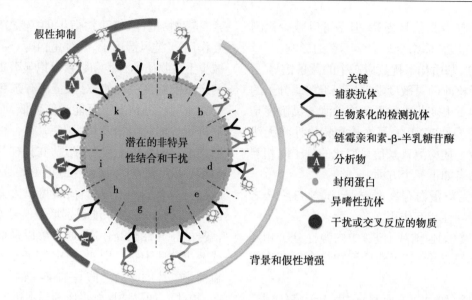

图 2-10-12　导致数字 ELISA（或任何免疫分析）特异性信号增强或抑制的非特异性结合相互作用的来源

数量级的浓度范围内展示出典型的剂量响应。在这项为期 10 天的 20 条校准曲线研究中，PSA 浓度为 0.1pg/ml 时的信噪比为 4.33（SD 0.76）（Wilson et al.，2011）。按照 CLSI EP6-A（临床实验室标准化研究所，Clinical Laboratory Standards Institute，2003）的要求，对含较高浓度和极低浓度 PSA 的女性血清进行混合以评价线性。线性拟合和三阶多项式拟合的相关系数几乎相同（R^2 分别为 0.988 和 0.990）。在检测范围内，两种模型之间的线性

偏差小于 5%。

5. 灵敏度

图 2-10-13 描述了研究性 PSA 数字 ELISA 分析的**变异系数（CV）**分布情况（Wilson et al.，2011）。CV 曲线表示信号标准差到浓度标准差的转换，可以通过代表校准曲线的最佳拟合条件的公式计算获得。在常规免疫检测中，由于剂量响应在浓度范围的低端会被背景信号掩盖，而在浓度范围高端逐渐降低，因此检测结果的变异系数

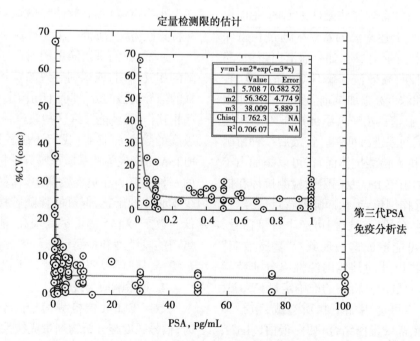

图 2-10-13　PSA 数字 ELISA 基于连续 6 周样本重复变异系数分析确定的精密度

在浓度两端相较于中间会急剧升高。通常,检测方法开发人员的任务是优化检测过程信号响应,以在临床最重要的浓度范围附近获得最佳准确度;通常某一浓度范围内的良好剂量响应会导致其他区域检测准确度降低。

由于 PSA 数字 ELISA 分析具备线性的剂量响应和稳定的信噪比,因此其分析结果的 CV 曲线整个检测范围内可以保持平坦,最终 CV 波动保持在 fg/mL 范围内。这些数据展示了连续 6 周对校准品、质控品和女性血清样品测量结果的 CV(n=3)。对数据进行非线性幂拟合以估计浓度 CV 变化达到 20% 的点,该点通常被作为**定量检测限值(LOQ)**。根据幂拟合方程,本方法 LOQ 为 0.035 2pg/ml(标准误 =0.034 0~0.038 7pg/ml)。这一结果比常规的第 3 代超敏 PSA 免疫分析灵敏 100 倍。

6. 重现性

数字 ELISA 针对分子进行计数分析,并且在数字化范围内对单个酶分子的输出信号变化不敏感,因此其具有良好的重复性。图 2-10-14 表示数字 ELISA 按照 CLSI EP5-A2(临床实验室标准研究所,2004)方案进行的重复性试验的结果。重复性试验选择 4 个不同浓度的样品(由 PSA 抗原添加入 25%NCS 制备)进行,每天测定 2 轮,每轮测试均重复 3 次,连续 10 天(即每个样品测试次数 n=60)。最低值样品选择接近 LOQ(0.035pg/ml)的浓度。每轮次的测试结果是 3 次重复测量的平均值,因此该评价方法每天为每个样品提供两个

结果。将各浓度样本结果按照测试天排列,每天表示两个结果,即可形成结果阵列,重现性包含各浓度阵列的结果。PSA 结果由反应板内的标准曲线计算。因此,整个研究结果变异包括检测处理变异、校准引入变异以及批内、批间和天间变异。在这一方法中,PSA 在 1~52pg/ml 范围内,以上所有变异的总 CV 小于 10%。当样品中 PSA 浓度为 0.04pg/ml 时,检测结果的总 CV 为 18.3%,与 LOQ 估算值(0.035pg/ml 时 CV 达到 20%)一致。

7. 准确度

由于缺少其他可达到亚飞摩尔量级浓度的金标准方法进行比较,确定数字 ELISA 的准确度通常难以实现。因此,为了与常规的免疫检测方法结果进行比较,需使用含有更高浓度分析物的样本进行预稀释。PSA 的常规免疫检测范围在 ng/ml 范围,比 PSA 数字 ELISA 的 LOQ 高出 6 个数量级,这里仍以 PSA 为例评估数字 ELISA 的准确度(Wilson et al.,2011)。采用 WHO 标准品对数字 PSA 检测进行标准化后,可以使之与采用相同方式标准化的商品化 PSA 免疫检测结果进行比较。为了实现 PSA 数字 ELISA 与常规免疫检测的结果互认,分别采用两种方法对 40 份正常男性的血清样本和 8 份前列腺切除术后患者的血清样本(必须保证 PSA 浓度足以在常规方法中进行检测)进行检测(图 2-10-15)。PSA 数字 ELISA 中所有样本在测试之前要稀释 100 倍。在整个结果范围内(0.17 至 >13ng/ml,平均偏倚 0.024ng/ml),这两种方法结果均无明显差异。

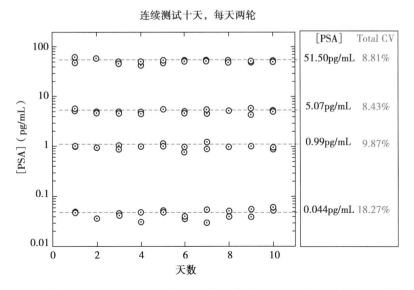

图 2-10-14　PSA 数字 ELISA 确定的日间精密度(20 个 96 孔板测试 10 天的结果)

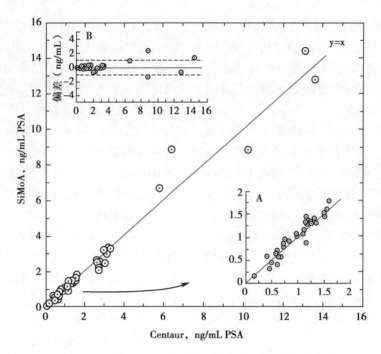

图 2-10-15 PSA 数字 ELISA 与标准免疫分析确定的准确度的比较

8. 校准

数字 ELISA 校准品的数量和设置取决于检测方法的预期用途。同其他分析方法类似,数字 ELISA 检测结果的准确度与两个因素有关:合适浓度分布的校准品以准确代表剂量响应特征和准确的曲线拟合得到剂量响应曲线。如果需要在极低分析物浓度下获得高准确度,可在该区域增设校准品浓度点,以尽可能减少按百分比快速放大的校准读数误差。关于校准曲线拟合的详细论述详见本书的其他章节(参见第三部分第六节"校准曲线拟合")。

9. 测定速度

如本节"理论分析"部分所述,使用磁珠捕获、标记和计数单分子可以使数字 ELISA 的高检测效率用于提高检测速度。常规免疫检测采用模拟型方法,结合过程需达到平衡状态,以产生足量的标记免疫复合物用于检测。与之不同,数字 ELISA 的动力学过程需进行控制以使其保持在浓度动态范围内。这种动力学控制可以通过降低标记试剂浓度和延长温育时间来降低背景信号强度(Rissin 等,2010),抑或是增高标记试剂浓度并缩短温育时间(表 2-10-2)(Chang 等,2012)。数字 ELISA 独特的动力学特性提供了多种可能性,利用其超高灵敏度可以对较高浓度的分析物进行快速(几十秒至几分钟)分析。但是,检测速度优化时,需要关注使用高浓度标记物可能使背景信号抬升。

五、仪器

数字 ELISA 所需的仪器原理上较为简单,通常这些仪器的许多部分由现有成熟的技术为基础建立起来。数字 ELISA 所需的仪器包含如下部分:

• 自动化液体处理仪,可以自动处理包含顺磁性磁珠的溶液,以完成温育和洗涤步骤。

• "装载 - 密封 - 成像"(load-seal-image,LSI)模块,将磁珠装载到飞升微孔阵列中,密封阵列以分离单分子,并对阵列成像,以确定磁珠和酶的位置。

• 飞升体积的微孔阵列,即 SiMoA 耗材。

在免疫诊断行业中自动化液体处理仪非常普遍,它可以逐个、连续对含有顺磁性磁珠的反应管进行处理。因此,可以从这些系统的"前端"开发和改进全自动化的数字 ELISA 分析仪,还可以通过以 LSI 模块替代常规检测模块(如光度计)实现数字 ELISA 分析系统的部分自动化。此外,还可以采用商品化、研究型的液体处理仪(如瑞士 Tecan 公司的 EVO 系列)舱板上的磁铁来执行液体处理步骤。我们开发的第 1 代免疫分析系统即采用 Tecan 系统处理 96 孔板中的样本。此分析系统面临检测抗体分离的问题,从而导致反应板起始到末端的信号逐渐下降,进而使平板内孔间 CV 抬高（Chang 等，2012）。这个问题可以通过在蔗糖存在条件下对反应孔内磁珠进行干燥来解决，即快速"冷冻"免疫复合物。同时，该方法能观察到从去除检测抗体到读取 SiMoA 的时间内的信号变化。在我们开发的第二代免疫分析系统中，通过采用反应杯作为处理单元实现全自动分析。其中，每个样本的温育时间、温度等都相同，消除了抗体解离的不利影响和所谓的"平板效应"。将现有的自动化液体处理仪用于数字 ELISA 还意味着该技术与当前的医院和参考实验室（如高度自动化的血清管处理系统）的免疫诊断工作流兼容。

LSI 模块是数字 ELISA 所特有的，但它也是在现有技术的基础上构建的。该项技术的优点之一是，它利用酶的专一性、高效性来实现高灵敏的单分子检测，从而降低了对检测硬件上灵敏度的要求。过去常用的方法中，每个分子产生 1~6 个荧光基团用于检测（Todd 等，2007；Nalefski 等，2006；Tessler 等，2009）。在 SiMoA 中，每个酶标记物可产生数千个荧光基团。而这些荧光基团被限域在非常小的体积内，使单分子的信号可以用常规显微镜（配备有白色光源或 LED 光源以及廉价 CCD 照相机的显微镜）检测。此时，超高灵敏度的单分子检测无需激光器和昂贵的冷却探测器即可实现，从而降低了仪器的复杂性和成本。SiMoA 还解决了单分子检测中常见的信噪比问题。常规检测方法中单分子仅能对应少量荧光基团，此时任何轻微的背景荧光都有可能淹没单分子的信号，因此常规方法检测单分子非常困难。过去为了解决这一问题，研发人员大力开发低荧光材料，并将环境因素（如灰尘）对背景荧光的影响降至最低。SiMoA 不存在上述问题，因为 50fl 反应体系中单个酶产生的荧光信号远强于样本中内源性荧光。因此，SiMoA 可以选择多种常见的固相载体（如玻璃和某些塑料），同时其不要求超净的环境。我们开发的第 1 代系统以现成的显微镜物镜和低成本的 CCD 摄像机为基础，可在开放的实验室中使用。

用于形成 SiMoA 耗材的飞升级微孔阵列可以采用微制造工业中各种常见的方法制造。第 1 代系统的阵列通过蚀刻光纤束制造，其核心玻璃的蚀刻速度快于包层玻璃，从而产生微孔凹陷（Pantano 和 Walt，1996）；在基因组学中，这类阵列过去被用于基因表达谱分析（Kuhn 等，2004）。阵列排列成 8 排，间距与 96 孔微量滴定板相同，便于简单的液体处理；这些阵列经过抛光和重新蚀刻可以再次使用。玻璃阵列相对昂贵，容易破裂，密封方法（以硅酮垫片施加在阵列间）也不容易自动化。

在第 2 代全自动系统中，我们开发出阵列耗材，可以克服玻璃阵列的局限性（Kan 等，2012）。这种耗材是由两块环烯烃聚合物制成的光盘组成，通过 Sony DADC 开发的 DVD 制造技术制备（图 2-10-16a）。其中，光盘的一半包含 24 个飞升级微孔阵列，每个阵列包含 216 000 个体积为 40fl 的微孔。光盘的另一半具有流体通道和模制在其中的通孔，以便自动吸液系统将磁珠输送到阵列中。光盘的两半用激光粘合形成一个整体，可以方便地堆叠起来，利于包装和插入仪器。该阵列耗材成本低（大批量制造时每个阵列的成本在数十美分左右），性能稳定，非常适合于自动化系统。

光盘的另一个好处是它采用能与自动化系统兼容的方法来密封微孔。密封过程中，悬浮在 RPG 中的磁珠通过入口孔被输送到流体通道中，并通过在通道末端的出口处施加的负压流向阵列。磁珠在重力作用下落入微孔中（因为含有铁，磁珠的比重很高）。然后使用自动吸管将氟化油再次注入到流体通道中。这种氟化油有两个用途：首先，它把阵列表面上没有落入微孔的磁珠推到水相中，从而避免来自磁珠聚集的强信号干扰；其次，它将 RPG 溶液和磁珠局限在飞升微孔中，密封它们并阻止酶 - 底物反应产物的扩散。微孔中的水溶液完全被氟化油截留，而未观察到有信号泄漏的情况。此外，荧光磁珠测量结果表明，相邻微孔之间的未发生光学串扰现象；即每个微孔基本上是一个独立的飞升反应孔。上述过程均可以通过自动化液体处理步骤实现，由此可以开发全自动数字 ELISA 分析系统。

SiMoA 方法和设计十分简便，使我们得以开发出（与 Stratec Bio-MedicalAG 合作）全自动数字 ELISA 分析仪，并且其符合当前免疫诊断行业的工作流程。该仪器称为 Simoa HD-1 分析仪，如图 2-10-16b 所示。该系统让用户把样本、试剂和消耗品加载到仪器上，随后液体处理仪自动处理每个反应杯中的样本。在这一系统中，自动化液体处理使每个样本温育和检测时间等参数保持一致。通过自动输液系统，磁珠输送到 SiMoA 光盘中，并加入油相密封微孔。定制的光学器件已经

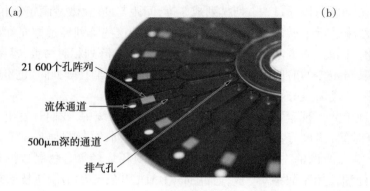
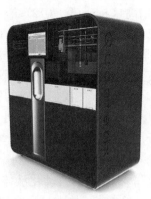

(a)　　　　　　　　　　　　　　　　　　(b)

21 600个孔阵列
流体通道
500μm深的通道
排气孔

图 2-10-16　数字 ELISA 仪器

（a）SiMoA 盘（图片已被参考文献 Kan et al.（20.2）获准使用）；（b）全自动 SiMoA 仪器示意图（图片由 Continuum［Boston，MA］赠与使用）

可以对 200 000 阵列微孔成像，还可以有更大的成像动态范围。最终图像结果可以通过软件进行分析，并通过校准品和曲线拟合将 AEB 转换为浓度。

六、应用

超高灵敏度的数字 ELISA 开拓了大量诊断和研究领域的应用，并为免疫检测方法的改进提供了思路。在大多数情况下，数字 ELISA 是一种确认和诊断技术，而不是发现技术，即检测方法需要抗体，因此目标蛋白质需要是已知物质。目前临床蛋白质组学研究的瓶颈并不是发现未知蛋白质。质谱、基因表达谱分析和下一代测序等方法通过鉴定组织样品中过度表达的分子，已经发现了许多可能的蛋白质（或基因产物）标志物。在抗体制备完成后，多种用于常见体液（如血液）中标志物的检测方法可以被开发。但通常，这些常规免疫检测方法灵敏度不足，导致目标标志物难以被检出。数字 ELISA 具备超高灵敏度，可以检测出血液中的新型低丰度标志物来弥补这种"翻译鸿沟"。因此，基于数字 ELISA 原理，越来越多的蛋白质临床检测和诊断方法会被开发和批准。

具备超高灵敏度的数字 ELISA，不仅能确认新的蛋白质生物标志物，还能使现有、常规的蛋白质检测具备更高的临床价值。超高灵敏度的数字 ELISA 具备如下用途：

（1）开发"大脑疾病血液测试"。**血脑屏障（BBB）**的存在使从中枢神经系统释放至全身循环中的蛋白质维持在极低浓度，因此目前尚无可用

于神经紊乱检测的常规血液分析方法（2013 年陈述，译者注）。 为了探索大脑的生物化学信息，通常要借助磁共振成像或脊髓穿刺获取的**脑脊液（CSF）**。数字 ELISA 使穿透 BBB 进入血液循环的极少量蛋白质的检测成为可能。

我们采用数字 ELISA 检测了阿尔茨海默病（$A\beta_{1-42}$）（Zetterberg 等，2011）和**神经学损伤（tau）**（Randall 等，2012）心脏病发作后缺氧患者血浆中蛋白质标志物的浓度。这些蛋白质的浓度低到每毫升亚皮克水平，并且与急诊室医护人员认为相关标志物无法被检测的长期固定思维相一致。

（2）能够尽早检测引起传染病症状的病毒和细菌的蛋白质。目前只有基于扩增的**核酸检测（NAT，如聚合酶链反应）**灵敏度能实现在感染的最早期阶段检测病毒和细菌，但该方法复杂且昂贵。在自然界中，通过病毒或细菌的每个基因拷贝产生数以千计的蛋白质拷贝，形成一种天然的"放大"效应。数字 ELISA 将这种天然的放大效应与 1 000 倍于常规免疫检测的灵敏度相结合，可以实现与 NAT 相近的病毒和细菌检出能力（每毫升 <100 病毒）。此外，免疫检测结果还可以提供病毒或细菌的病原性信息，而基因鉴定则难以实现。

我们已经测定了低至 5fg/ml 的艾滋病病毒 p24 衣壳蛋白，此浓度相当于每毫升中约 50 拷贝的病毒（Chang 等，2012b）。对早期 HIV 感染者血清中蛋白质的检测结果表明，数字 ELISA 对病毒感染的早期检出能力与 NAT 相当。

（3）癌症复发的可靠、早期监测。常见的癌症治疗方法是手术切除癌组织。手术之后，肿瘤组

织表达的蛋白质生物标志物的浓度持续下降,并低于传统免疫检测的检出限。数字 ELISA 可以检测这些蛋白质的术后残留量,并监测其浓度变化。肿瘤标志物浓度增加表明癌组织尚未完全清除或癌症复发。同时,数字 ELISA 提供预后信息以及复发后的早期检测结果。

我们通过对前列腺癌根治性前列腺切除术后患者几个月 PSA 的监测,数字 ELISA 可用于进行预后判断。相较而言,目前的"超敏"PSA 检测方法可能需要数年的监测才能获得预后结论(Wilson 等,2011;Lepor 等,2011)。

(4) 监测下一代抗体药物治疗的疗效。抗体已被证实可作为高效药物,在体内识别并清除目标蛋白质。但是,现有技术尚无法对上述目标蛋白质血液中的浓度进行测量。因此,临床医生没有可靠的生化标志物来判断治疗的效果或监测患者的依从性。数字 ELISA 可以检测这些目标蛋白质(需经过适当的处理以避免检测抗体药物本身或机体对药物产生的抗体而造成干扰),从而在治疗过程或初始临床试验期间即可监测其浓度变化。

我们采用数字 ELISA 可以测定在抗 TNF-α 药物疗程中克罗恩病患者体内 TNF-α 浓度的微小变化(Song 等,2011)。

(5) 疾病的早期发现。检测极低浓度蛋白质使疾病可能在更早阶段被发现。例如,检测健康个体中低浓度的特异性肿瘤标志物(如 CA-125)和心血管疾病标志物(如肌钙蛋白)能预测慢性疾病的进展。

(6) 检测母血中的胎儿蛋白质。众所周知,胎儿体内的部分分子会进入母血,但其浓度很低。数字 ELISA 可以以非侵入方式从母体血液中检测这些蛋白质,用于确定胎儿的生化发育状况,而避免使用羊膜穿刺术。

(7) 针对难以获取的体液类型中的蛋白质分析。可以选择其他易于获取的体液类型,但是后者中相关蛋白质常由于被稀释而浓度较低。例如,尿液或唾液中的蛋白质比血液更容易获取,但是尿液或唾液中的蛋白质浓度会更低。

(8) 检测微量样本中的蛋白质。在许多应用场景下,可用于检测的样本的体积(0.001~0.01ml)比抽血体积(ml)的要小得多。例如,在药物开发中,样品一般来自小型哺乳动物的动物模型;新生儿血液检测时,样品量通常较少。数字 ELISA

的超高灵敏度使这些微量样品能被稀释成 10 或 100 倍进行测试,而此时待测物浓度仍在检测方法 LOD 之上。

七、展望

随着单分子检测高灵敏、高通量、全自动、高性价比的仪器和耗材的开发以及一系列潜在应用的发现,数字 ELISA 在生命和医学研究、生物制药和临床诊断等领域将在未来几年具备更广泛的应用。目前,数字 ELISA 技术仍处于初期阶段,其单分子检测能力有可能未来 50 年中持续推进免疫分析技术的发展。数字 ELISA 技术在临床研究人员中的广泛应用,将额外拓展更多的新型应用领域。同时,数字 ELISA 可以在多种蛋白质同时检测(多重检测)和灵敏度、通量、检测范围提升等维度持续改进。其中,最值得期待的是对数字 ELISA 在微型化方面的持续提升,以及随之而来集成设备的发展,这将使单个微流控芯片上进行数字 ELISA 成为可能(Kan et al.,2012)。最终,这些设备将促使灵敏、可靠的免疫法即时诊断(point of care test,POCT)技术的开发,并最终实现非专业人员的广泛应用。

八、推荐阅读

Armani, A.M., Kulkarni, R.P., Fraser, S.E., Flagan, R.C. and Vahala, K.J. Label-free, single-molecule detection with optical microcavities. *Science* 317, 783–787 (2007).

Bartels, E.M., Wätjen, I., Andersen, E., Danneskiold-Samsøe, B., Bliddal, H. and Ribel-Madsen, S. Rheumatoid factor and its interference with cytokine measurements: problems and solutions. *Arthritis* 2011, 741071 (2011).

Chang, L., Rissin, D.M., Fournier, D.F., Piech, T., Patel, P.P., Wilson, D.H. and Duffy, D.C. Single molecule enzyme-linked immunosorbent assays: theoretical considerations. *J. Immunol. Meth.* 378, 102–115 (2012a).

Chang, L., Song, L., Fournier, D.R., Kan, C.W., Patel, P.P., Ferrell, E.P., Pink, B.A., Minnehan, K.A., Hanlon, D.W., Duffy, D.C. and Wilson, D.H., Simple diffusion-constrained immunoassay for p24 protein with the sensitivity of nucleic acid amplification for detecting acute HIV infection. J Virol Methods. 2012 Oct 2. pii: S0166-0934(12)00296-0. doi: 10.1016/j.jviromet.2012.08.017. [Epub ahead of print].

Clinical Laboratory Standards Institute. Evaluation of the Linearity of Quantitative Measurement Procedure: A Statistical Approach; Approved Guideline. 2nd edn. CLSI Document EP6-A, 2003.

Clinical Laboratory Standards Institute. Evaluation of Precision Performance of Quantitative Measurement Methods; Approved Guideline. 2nd edn. CLSI Document EP5–A2, 2004.

Craig, D.B., Arriaga, E.A., Wong, J.C.Y., Lu, H. and Dovichi, N.J. Studies on single alkaline phosphatase molecules: reaction rate and activation energy of a reaction catalyzed by a single molecule and the effect of thermal denaturation—the death of an enzyme. *J. Am. Chem. Soc.* 118, 5245–5253 (1996).

Davies, C. Introduction to immunoassay principles. In: *The Immunoassay Handbook*, 3rd edn (ed Wild, D.), 3–37 (Elsevier Ltd., Oxford, 2005).

Ferguson, R.A., Yu, H., Kalyvas, M., Zammit, S. and Diamandis, E.P. Ultrasensitive detection of prostate-specific antigen by a time-resolved immunofluorometric assay and the immulite immunochemiluminescent third-generation assay: potential applications in prostate and breast cancers. *Clin. Chem.* 42, 675–684 (1996).

Gorris, H.H., Rissin, D.M. and Walt, D.R. Stochastic inhibitor release and binding from single-enzyme molecules. *Proc. Nat. Acad. Sci.* 104, 17680–17685 (2007).

Hermanson, G.T. *Bioconjugate Techniques*. 2nd edn, (Academic Press, 2008).

Kan, C.W., Rivnak, A.J., Campbell, T.G., Piech, T., Rissin, D.M., Mösl, M., Peterça, A., Niederberger, H.P., Minnehan, K.A., Patel, E.P., Meyer, R.E., Chang, L., Wilson, D.H., Fournier, D.R. and Duffy, D.C. Isolation and detection of single molecules on paramagnetic beads using sequential fluid flows in microfabricated polymer array assemblies. *Lab. Chip* **12**, 987–995 (2012).

Karlsson, R., Michaelsson, A. and Mattsson, L. Kinetic analysis of monoclonal antibody-antigen interactions with a new biosensor based analytical system. *J. Immunol. Methods* **145**, 229–240 (1991).

Kourilov, V. and Steinitz, M. Magnetic-bead enzyme-linked immunosorbent assay verifies adsorption of ligand and epitope accessibility. *Anal. Biochem.* **311**, 166–170 (2002).

Kricka, L.J. Human anti-animal antibody interference in immunological assays. *Clin. Chem.* **45**, 942–956 (1999).

Kuhn, K., Baker, S.C., Chudin, E., Lieu, M.H., Oeser, S., Bennett, H., Rigault, P., Barker, D., McDaniel, T.K. and Chee, M.S. A novel, high-performance random array platform for quantitative gene expression profiling. *Genome Res.* **14**, 2347–2356 (2004).

Lepor, H., Cheli, C.D., Thiel, R.P., Taneja, S.S., Laze, J., Chan, D.W., Sokoll, L.J., Mangold, L. and Partin, A.W. Clinical evaluation of a novel method for the measurement of prostate-specific antigen, AccuPSA(TM), as a predictor of 5-year biochemical recurrence-free survival after radical prostatectomy: results of a pilot study, *BJU Int.* (2011). Oct 12, doi: 10.1111/j.1464-410X.2011.10568.x.

Nalefski, E.A., D'Antoni, C.M., Ferrell, E.P., Lloyd, J.A., Qiu, H., Harris, J.L. and Whitney, D.H. Single-molecule detection for femtomolar quantification of proteins in heterogeneous immunoassays. *Clin. Chem.* **52**, 2172–2175 (2006).

Pantano, P. and Walt, D.R. Ordered Nanowell arrays. *Chem. Mater.* **8**, 2832–2835 (1996).

Randall, J., Mörtberg, E., Provuncher, G.K., Fournier, D.R., Duffy, D.C., Rubertsson, S., Blennow, K., Zetterberg, H. and Wilson D.H., Tau proteins in serum predict neurological outcome after hypoxic brain injury from cardiac arrest: Results of a pilot study, Resuscitation, 2012 Aug 9. [Epub ahead of print].

Rissin, D.M. and Walt, D.R. Digital concentration readout of single enzyme molecules using femtoliter arrays and Poisson statistics. *Nano Lett.* **6**, 520–523 (2006a).

Rissin, D.M. and Walt, D.R. Digital readout of target binding with attomole detection limits via enzyme amplification in femtoliter arrays. *J. Am. Chem. Soc.* **128**, 6286–6287 (2006b).

Rissin, D.M., Kan, C.W., Campbell, T.G., Howes, S.C., Fournier, D.R., Song, L., Piech, T., Patel, P.P., Chang, L., Rivnak, A.J., Ferrell, E.P., Randall, J.D., Provuncher, G.K., Walt, D.R. and Duffy, D.C. Single-molecule enzyme-linked immunosorbent assay detects serum proteins at subfemtomolar concentrations. *Nat. Biotechnol.* **28**, 595–599 (2010).

Rissin, D.M., Fournier, D.R., Piech, T., Kan, C.W., Campbell, T.G., Song, L., Chang, L., Rivnak, A.J., Patel, P.P., Provuncher, G.K., Ferrell, E.P., Howes, S.C., Pink, B.A., Minnehan, K.A., Wilson, D.H. and Duffy, D.C. Simultaneous detection of single molecules and singulated ensembles of molecules enables immunoassays with broad dynamic range. *Anal. Chem.* **83**, 2279–2285 (2011).

Rondelez, Y., Tresset, G., Tabata, K.V., Arata, H., Fujita, H., Takeuchi, S. and Noji, H. Microfabricated arrays of femtoliter chambers allow single molecule enzymology. *Nat. Biotechnol.* **23**, 361–365 (2005).

Selby, C. Interference in immunoassay. *Ann. Clin. Biochem.* **36**, 704–721 (1999).

Song, L., Hanlon, D.W., Chang, L., Provuncher, G.K., Kan, C.W., Campbell, T.G., Fournier, D.R., Ferrell, E.P., Rivnak, A.J., Pink, B.A., Minnehan, K.A., Patel, P.P., Wilson, D.H., Till, M.A., Faubion, W.A. and Duffy, D.C. Single molecule measurements of tumor necrosis factor α and interleukin-6 in the plasma of patients with Crohn's disease. *J. Immunol. Methods* **372**, 177–186 (2011).

Tessler, L.A., Reifenberger, J.G. and Mitra, R.D. Protein quantification in complex mixtures by solid phase single-molecule counting. *Anal. Chem.* **81**, 7141–7148 (2009).

Todd, J., Freese, B., Lu, A., Held, D., Morey, J., Livingston, R. and Goix, P. Ultrasensitive flow-based immunoassays using single-molecule counting. *Clin. Chem.* **53**, 1990–1995 (2007).

Wilson, D.H., Hanlon, D.W., Provuncher, G.K., Chang, L., Song, L., Patel, P.P., Ferrell, E.P., Lepor, H., Partin, A.W., Chan, D.W., Sokoll, L.J., Cheli, C.D., Thiel, R.P., Fournier, D.R. and Duffy, D.C. Fifth-generation digital immunoassay for prostate-specific antigen by single molecule array technology. *Clin. Chem.* **57**, 1712–1721 (2011).

Wood, W.G. "Matrix effects" in immunoassays. *Scand. J. Clin. Lab. Invest. Suppl.* **205**, 105–112 (1991).

Xue, Q. and Yeung, E.S. Differences in the chemical reactivity of individual molecules of an enzyme. *Nature* **373**, 681–683 (1995).

Zetterberg, H., Mortberg, E., Song, L., Chang, L., Provuncher, G.K., Patel, P.P., Ferrell, E.P., Fournier, D.R., Kan, C.W., Campbell, T.G., Meyer, R., Rivnak, A.J., Pink, B.A., Minnehan, K.A., Piech, T., Rissin, D.M., Duffy, D.C., Rubertsson, S., Wilson, D.H. and Blennow, K. Hypoxia due to cardiac arrest induces a time-dependent increase in serum amyloid β levels in humans. *PLoS One* **6**(12), e28263 (2011).

（李可、张裕平、吴超 译，何建文 审）

免疫组织化学和免疫细胞化学

免疫化学(immunochemistry)是指在组织学切片**免疫组织化学**(immunohistochemistry, IHC)或细胞制片**免疫细胞化学**(immunocytochemistry, ICC)中,通过抗原与抗体的特异性结合来反映其中是否存在特定抗原(如蛋白质)的技术。抗体(通常称为"第一"抗体)的结合通常可使用合适的报告标签进行显色,显色物可以是酶和底物反应的最终产物,也可以是荧光产物。当对某些表达较弱的抗原进行观察时,信号增强尤为重要。因此,为了增强信号,一般会将显示标记物与适当的放大系统进行结合,而并非直接与第一抗体相结合。放大系统可以是由一个显示标记物直接与第二抗体(可识别并结合第一抗体亚类)进行结合,也可以是**抗生物素抗体 - 生物素复合物**(avidin-biotin complex, ABC)或者致密聚合物这种更为复杂的放大系统,以提供更高的灵敏度。

本节对上述基本原理进行深入讨论,给予读者必要的理论和实践知识,使其更有信心地进行免疫化学染色试验,其中有关质量保证中所涉及的结果准确性和重现性需要予以特别的注意。

显微照片示例详见本节最后部分。

一、免疫化学中的样本处理方法

在免疫化学中,常见的样本处理方法有 4 种,即石蜡包埋法、冷冻法、自由漂浮法和细胞制片。

(一) 石蜡包埋法

从大体标本中提取组织后,应进行固定处理以保持其抗原性和形态学特征,然后加工成石蜡组织块。在固体石蜡的支撑下,使用切片机对组织进行切片,切片厚度通常为 $4\mu m$(大约是一个细胞的厚度)。然后将切片放入 45℃的水中漂浮水浴,以去除切片过程中所形成的组织折痕。将组织切片放置在载玻片上之后,应在 37℃温度下烘干过夜,以增加组织切片对载玻片的黏附性。

然后进行切片脱蜡,并在免疫组化染色和显微镜下观察前进行必要的预处理。

(二) 冷冻法

对于不能耐受标准醛固定剂和石蜡加工法处理的抗原,冷冻切片则是最理想的选择。由于亚甲基桥形成的缺乏或处于相对低的水平(见下文"甲醛固定机制"),以及没有石蜡加工过程中苛刻的化学和高温环境(见"石蜡加工组织"),标本的抗原性可在冷冻切片中得到更大程度的保留,使抗原以更"天然"的状态呈现。通常新鲜组织在从大体标本中取出后立即放入合适的冷冻剂(如液态氮冷冻后的异戊烷)中,然后放入低温恒温盘上进行冷冻,在 –20℃的环境下再将其嵌入合适的介质中,如**最佳切割温度**(optimal cutting temperature, OCT)复合物。如果标本需安装在显微镜载玻片上进行观察,低温恒温部分可被切成 4~10μm 的切片;如果是自由漂浮法,则需切成大约 40μm。那些最初未经醛固定剂灌注的动物组织且被固定在显微镜载玻片上的冷冻切片,需在免疫组化染色和显微镜下观察前,使用甲醛或合适的蛋白变性剂进行短暂固定。

由于缺乏石蜡加工和最佳醛固定的步骤,冷冻切片的形态和图像分辨率往往低于醛固定的石蜡包埋组织切片。但是,只要按照最佳的冷冻切片技术指导进行操作,这些不利影响微乎甚微。

(三) 自由漂浮法

自由漂浮切片通常来源于上述的冷冻切片,也可以来源于非冻存组织切片,该种切片是由振荡切片机切割而成的厚度为 40μm 的组织切片。非冻存组织切片几乎都来自醛灌注固定的动物组织,在神经类抗原的可视化研究中十分常见。这些切片漂浮在合适的缓冲液上,并在缓冲液中进行免疫组化染色。切片的厚度是保证切片在染色过程中完好无损的基础,染色后的切片被固定在显微镜载玻片上并使用显微镜进行观察解读。

(四) 细胞制片

细胞制片的常见形式为传统的细胞学涂片，也可以是越来越受欢迎的显微镜载玻片上的单层液基细胞膜。实验室培养的体细胞系可以在载玻片、玻璃盖玻片或96孔成像板上生长。然后将载玻片、盖玻片或96孔成像板放入甲醛或合适的凝血固定剂中进行处理后，再进行免疫组化染色并在显微镜下观察解读。就抗原性而言，细胞制片和冻存切片存在类似的优点和缺点，但是需要注意的是，由于高度的突变性，天然抗原的表达在培养的体细胞中与活体组织细胞相比差异很大，如**海拉 (HeLa)** 细胞和其宫颈涂片的某些特定抗原表达。

二、固定

用于免疫组化的组织可来自死亡个体或活着的受试者，可能是来自动物的，也有可能是来自人类的。组织一旦被从死亡个体或从活体捐赠者身上摘除下来，其在体内正常的稳态则会被打破，组织内发生的变化可对抗原性产生至关重要的影响。早期，缺氧、pH变化和溶酶体酶可对抗原保存造成恶劣的影响。在降解的晚期会出现由细菌和霉菌造成的组织腐化，可对抗原性和细胞形态造成严重破坏。因此，组织，或更准确地描述为"免疫化学检测的抗原"，必须尽可能地保存为在体内的状态。这可以通过"固定"的过程来实现，将切除的组织浸入到合适的固定液中，使固定液浸透组织，并通过改变三级结构来使组织中的蛋白质生物灭活，从而完成"固定"的步骤。

(一) 固定剂类型

固定剂可以是通过变性蛋白质 (凝固性固定

剂) 来发挥其保鲜性的固定剂，也可以是通过其他方式来发挥保鲜性的固定剂，如共价交联邻近蛋白 (非凝固性固定剂)。固定剂更详细的分类，详见表2-11-1。

最常用于免疫化学染色技术中的固定剂是醛类固定剂 (甲醛)、蛋白质变性剂 (甲醇、乙醇) 和丙酮。不常见的固定剂包括其他一些化学物质的固定剂，详见表2-11-1，如 Bouin's、B5、Zenker's 和锌福尔马林。每种固定剂都有其特定的应用，此部分将不在本节进行讨论。

1. 甲醛

甲醛 (HCHO) 是一种低分子量气体，—CHO为功能醛基。当溶于水时，这些 HCHO 分子可形成**亚甲基水合物 (HO—CH$_2$—OH)**，然后亚甲基水合物又会相互作用而形成聚合物 (图2-11-1)。

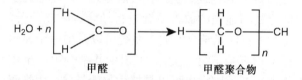

图 2-11-1　多聚甲醛的形成

甲醛溶液又称为"福尔马林"，由 40%(V/V) 甲醛和 60%(V/V) 水组成。对于大多数免疫化学实验来说，甲醛工作液含量为 4%~10%(V/V)，由 2~8 个重复单元的甲醛聚合物组成。多达 100 个重复单位的聚合物被称为"多聚甲醛"，不溶于水。然而，为了能够穿透组织从而更有效地对组织进行固定，甲醛工作溶液需要主要由单体亚甲基水合物组成，因而涉及聚合形式的单体化。该种单体化通常是通过使用生理 pH 缓冲液将福尔马林稀释至 10%(V/V) 来实现的。在微碱性溶液中，在氢氧根离子的催化作用下，这种转化几乎是瞬间完成的。多聚甲醛还可用于制备单体亚甲基

表 2-11-1　固定剂种类

序号	类别	固定剂
(1)	醛类:	甲醛(多聚甲醛,福尔马林);戊二醛;丙烯醛;乙二醛;甲醛混合物,包括氯化汞,醋酸,锌和赖氨酸碘化钠
(2)	蛋白变性剂(沉淀剂):	醋酸,甲醇,乙醇和变性酒精
(3)	氧化剂:	四氧化锇,高锰酸钾和重铬酸钾
(4)	其他交联剂:	羟基二亚胺
(5)	物理:	热/微波
(6)	其他/未知:	无醛固定剂,丙酮和苦味酸

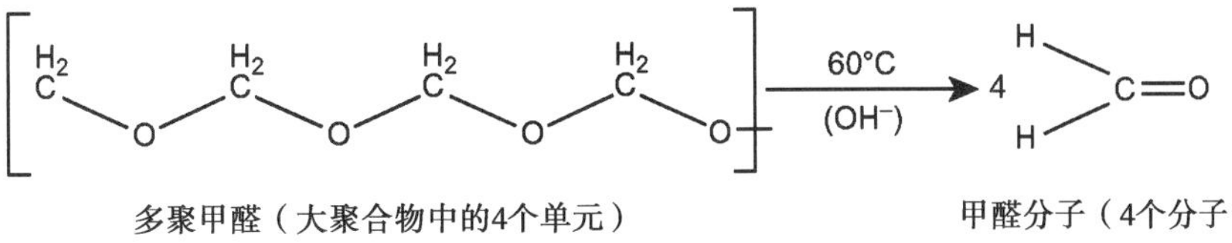

图 2-11-2 多聚甲醛的解聚过程

水合物的甲醛工作溶液,可通过将含有氢氧根离子源的缓冲液加热到 60℃,并用盐将缓冲液 pH 调至 7.2~7.6 来实现(图 2-11-2)。

甲醛固定机制:甲醛的醛基可在相邻蛋白质外表面的赖氨酸之间形成亚甲基桥联(图 2-11-3)。因此,细胞质被转化为蛋白质凝胶状网状结构,细胞被尽可能地保留在类似体内的状态,并被有效地呈现出来。可溶性蛋白质与不溶性蛋白质共价结合。像脂质、碳水化合物和核酸这些细胞成分不会被甲醛直接交联,而是被交联网络捕获。

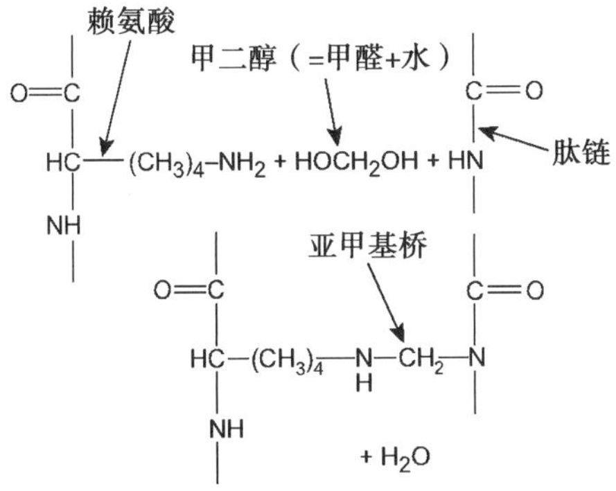

图 2-11-3 通过相邻蛋白质间交联进行甲醛固定

2. 甲醇、乙醇和丙酮

甲醇和乙醇都是蛋白质变性固定剂,并通过沉淀蛋白质发挥作用。蛋白质的三级构象由于内部疏水键的破坏而被改变,但是由于氢键不受影响,所以蛋白质的二级结构得以保留。与醛类固定剂不同,甲醇和乙醇处理不会形成共价交联,因此使用蛋白质变性固定剂处理的标本一般不需要进行抗原修复。丙酮固定的机制被认为与蛋白变性固定剂相似。

(二) 固定步骤的质量控制

固定步骤是免疫化学染色的基础。如果抗原没有被充分地保存,那么使用免疫化学方法来证明它就是没有意义的。此外,评估免疫化学染色成功与否是基于抗原在组织内的定位,这需要高度的组织形态学保存。因此,应在固定不足或过

度固定之间取得微妙的平衡。从实际操作角度来讲,需要在良好的组织形态学和抗原保存之间取得平衡。对固定程度有显著影响的因素如下:

* 固定剂的穿透性
* 固定剂的浓度
* 固定时长和温度

以下重点讨论标准化的 SOPs 在组织固定时的重要性。这也说明了一个事实:不存在一种理想的固定剂溶液。因为相较于众多的固定剂种类,有些抗原更适合其中某一种特定的固定剂。这在免疫化学进行新抗体优化时具有重要意义[参见本节后述“免疫化学染色技术(优化新抗体”)]。

1. 穿透性

固定剂必须迅速渗透到组织中才可发挥固定作用。甲醛可能更适合作为快速固定剂,这是因为沉淀固定剂往往只适用于在显微镜观察和细胞制片前未固定的冻存切片。从大体标本中取出尽可能小的组织,以便使固定剂穿透至组织中心区域所需的距离最小化。目前的建议是提取组织块尺寸应不大于 1.0cm × 1.0cm × 0.4cm。

蛋白质变性固定剂的穿透性较差,因此通常只适用于冷冻切片或细胞制片,而不是组织块。一些实验室通常用 5%(V/V)醋酸:95%(V/V)酒精混合物来促进穿透。

2. 浓度

甲醛工作液用于组织块和细胞制片的浓度分别为 10%(V/V)和 4%~10%(V/V)。

乙醇和甲醇用于冷冻切片和细胞制片的浓度通常为 10%~95%(V/V),这样可以避免 100%(V/V)乙醇造成的细胞质内容物损失和核畸变。在乙醇中加入乙酸也有助于预防此种情况。对于某些抗原,100% 乙醇和 100% 甲醇也可以按照 1:1 的比例混合。

丙酮用于冷冻切片和细胞制片的浓度通常为 100%(V/V)。

3. 时长和温度

上述建议尺寸的组织块也应至少固定 3.5h,且不应超过 24h。亚甲基桥的形成程度会随着时

间的推移而增加。因此,固定不足可导致抗原保存和形态学不良。过度固定则会导致形态学程度较高,同时由于亚甲基桥交联的数量较多,抗原掩蔽程度也较高。这些亚甲基交联可形成抗体结合的物理屏障,因此有必要在免疫化学染色前进行抗原修复(见本节后述"抗原修复"部分)。由于所有化学反应都受温度影响,温度越高,亚甲基桥形成的越快。对于细胞制片和组织块而言,通常认为室温条件下使用甲醛固定 18~24h 可以使得形态学和抗原保存保持一个良好的平衡。对于那些来源于未固定组织的冷冻切片,室温下甲醛固定 10min 最佳。因为组织大约只有 4μm 厚,并不存在无法渗透的问题。10min 可提供足够程度的交联且不会导致过度固定。因为相对于石蜡包埋,抗原修复无法在冷冻切片法中达成,细胞制片则更不适用。

蛋白质变性固定剂和丙酮通常用于冷冻切片和细胞制片,时间为 5~10min。冷冻切片可在室温下固定。为了抑制细胞裂解,细胞制片需用使用冷冻的蛋白质变性固定剂或丙酮在 −20℃ 条件下进行固定。

用 100% 丙酮固定的冷冻切片往往易碎并出现形态学变化,如核膜丢失。为了避免这种变化,可以将冷冻切片在丙酮固定前进行干燥过夜,并在固定后放置 10min 再进行免疫组化染色。

4. 醛固定剂的其他注意事项

使用醛固定剂,每次都必须新鲜配制。由于单体亚甲基水合物会随着时间而逐渐恢复到聚合状态,因此甲醛溶液放置时间越久,其作为固定剂的效果越差。甲醛溶液应为 pH 7.0 左右的中性缓冲液,因为酸性甲醛溶液会导致组织切片中形成福尔马林色素。这是一种棕色/黑色的色素,由酸性甲醛与血液反应产生。这与 HRP/DAB 反应产生的最终沉淀产物类似,可能导致假阳性结果。甲醛固定也会使组织硬化,有助于石蜡加工后的切片步骤。

5. 蛋白质变性固定剂的其他注意事项

蛋白质变性固定剂不能形成共价交联。用蛋白质变性固定剂固定的标本不需要进行抗原修复。沉淀物固定剂特别适用于冷冻切片和细胞学标本,因为这些标本易碎,不能很好地抵抗热介导的抗原修复。因此,蛋白质变性固定剂可用于不耐受醛固定或石蜡处理的抗原的冷冻组织切片。

关于固定剂的进一步讨论,请参阅 Renshaw (2006) 和 Bancroft and Gamble (2007)。

三、组织块的石蜡处理

经甲醛的最佳固定并预备进行石蜡包埋的组织切片需进行进一步"加工"。石蜡是组织切片过程中的支持介质。其基本步骤是:首先将组织在一系列递增浓度的乙醇中进行孵育脱水,然后使用合适的有机清除剂如二甲苯去除组织中的乙醇,再将组织置于融化的石蜡中包埋,再由石蜡代替二甲苯。这种方法是组织开始于水相(固定在甲醛溶液中),水不仅存在于组织外部,而且分布贯穿整个组织。但是,石蜡是有机物,因此不容易与水混合,而作为组织切片的支持介质,石蜡需要充分渗透到组织中。这时乙醇便能起到有效的桥梁作用,因为乙醇在水和有机液体中都是可溶的。组织处理被认为是免疫组织化学质量控制的一个重要方面。整个组织处理的过程大约需要 12h。其中包括大约 8h 的乙醇水浴,2h 的二甲苯孵育,然后在融化的石蜡中孵育至少 2h。乙醇本身是一种蛋白质变性固定剂,因此会影响某些抗原的抗原性。组织处理的后期需要在 60℃ 左右的条件下进行,这会使一些抗原降解。总之,有些抗原可能无法很好地在组织处理中保存,甚至根本无法保存。在这种情况下,冷冻切片更适合抗原的免疫组化检测,因为它不需要进行相同程度的组织处理。

在组织处理过程中,不采用二甲苯的情况也存在,但是这样可能会使得某些抗原的抗原性受到影响,因此实验室从一种处理方式切换到另一种处理方式时应注意这些方面。

关于样本处理的理论和实践的进一步讨论,请参见 Bancroft and Gamble,2007。

四、切片法

从质量控制的角度来说,石蜡包埋和冷冻切片的切片厚度最好为约 4μm。若切片较厚,抗体更有可能被困在组织中,导致非特异性染色。但使用漂浮法的冻存切片除外,因此冻存切片可以切成约 40μm。

在进行免疫组化染色前,4μm 的冻存切片和石蜡包埋切片通常被置于玻璃的显微镜载玻片上。在免疫组化染色过程中,为了最大限度地延长组织存活时间,应对载玻片进行涂布处理。最常见的形式是多聚赖氨酸包覆、APES(3- 氨基丙基三乙氧基硅烷)涂布和使用带正电荷的载玻片。这种涂布处理对需要经过高温介导的抗原修复(见本节"抗原修复")的石蜡包埋组织切片尤为重要。

关于切片法的进一步讨论,请参见 Bancroft and Gamble,2007。

五、组织芯片

组织芯片(tissue microarray,TMA)近年来越来越受各大实验室的欢迎。TMA 组织切片是将多个不同供体组织核心标本放置于同一载体上。因此,TMA 块可由来自不同物种、器官类型和疾病状态的组织组成。根据实验设计,TMA 通常是定制的。因此,在单一的免疫组化分析中,操作者可以收集大量关于新抗体结合特性的信息,或筛选大量组织,确定其是否存在某种抗原。

然而,与单个组织切片相比,每个组织核心是非常小的(通常直径在 0.6~3.0mm)。因此必须非常小心,以确保组织核心可以代表整个供体块。例如,一个癌组织块也可能包含正常组织的区域,而随机的组织核心抽样则很有可能取到正常组织。因此,从供体块中取出两个或三个组织核心,并将其放入相同的 TMA 受体块中并不罕见。因此,应从供体组织块上取苏木精和伊红(H&E)染色切片,并在显微镜下标出感兴趣的区域,以便进行组织核心取样。因此,为了确保组织切片中的关键病灶不被切除,定期对受体 TMA 区域进行H&E 染色是非常有益的。

有关 TMA 理论和实践的进一步讨论,请参见Kumar 和 Rudbeck(2009)。

六、样本储存

样本储存的方式可分为免疫化学染色前和免疫化学染色后两大类。

(一) 石蜡包埋组织切片

在免疫组化染色前的石蜡包埋切片中,某些抗原的表达会在几个月内衰减到免疫组化检测不到的程度,这取决于所研究的抗原种类(Divito et al. 2004)。而石蜡组织块的情况似乎并非如此,它

们的抗原性可以保存很多年(Manne et al. 1997)。其机制目前尚不清楚,普遍认为氧化作用可能在其中扮演着重要角色。因此,当石蜡包埋组织块完成后,不应将其"大规模"切割以组织切片的方式储存起来,而是应以石蜡包埋组织块的方式进行保存,在有需要的情况下再进行石蜡包埋组织块切片。将石蜡包埋的组织切片在玻璃载玻片上固定后再将其短暂浸入融化的石蜡中,然后让石蜡与载玻片水平放置,这是一种建议的方法,因为这样可以使暴露在外的组织上形成一层薄薄的厌氧屏障。近年来,有一种假说认为,水的存在对抗原的降解起着至关重要的作用。这既适用于组织加工过程中的内源性脱水不足,也适用于潮湿储存条件下的外源性脱水(Xie et al.,2011)。这也进一步强调了组织处理的重要性以及将存储湿度降到最低的必要性。

免疫组化染色石蜡包埋组织切片的储存条件通常取决于染色原和使用的固定介质。使用粘接剂固定的切片可在室温条件下保存,且不破坏载玻片和组织切片(见本节"制片"部分)。使用非粘接剂固定的切片必须水平储存,这将占用额外的空间。此外,为了防止固定介质蒸发,应将其保存在 4℃的温度下,并用透明的指甲油将载玻片密封。因此,非粘接性固定介质被认为是一种短期解决方案,而不是用于组织切片的存档。在显色剂方面,HRP 和 DAB 反应产生的沉淀在阳光下有很强的抗褪色能力,而 HRP 和 AEC 反应生成的沉淀则在短期内则会逐渐褪色。因此,建议尽量在黑暗中保存所有的组织切片,并经常检查染色原数据表中有关储存特性的信息。

(二) 冻存组织切片

免疫细胞化学染色前,冷冻组织及其切片应至少保存在 –20℃,最佳储存温度为 –80℃。除非是需要立即固定及进行免疫组化染色的组织切片,否则在实验的任何阶段都不应进行解冻。

免疫组织化学染色后,冷冻切片应遵循石蜡包埋组织切片相同的操作原则。

(三) 细胞学标本

免疫细胞化学染色前,建议将细胞制片储存在使用商业化细胞学固定液黏合的玻璃显微镜载玻片上,并放置于 4℃保存。这些固定液通常是含有聚乙二醇(PEG)的醇溶液。乙醇作为一

种非凝固性固定剂,聚乙二醇可形成一层蜡质,覆盖在细胞表面,保护细胞免受过度脱水和物理损伤。

对于已固定的细胞制片,可放置于载玻片、96孔板或在玻璃平皿盖玻片中保存,并用含 0.01% 叠氮化钠的 PBS 溶液填充,可使细胞在 4℃ 下保持水分和数月不受细菌污染。

免疫细胞化学染色后,细胞学标本应遵循与石蜡包埋组织切片相同的操作程序。

(四) 荧光标记标本

使用荧光报告标签进行免疫化学染色的任何自然标本都需要在黑暗中储存,以保护它们免受光漂白的影响。这种方法应使用非黏性安装介质(见"制片"部分)。

七、脱钙作用

最佳固定后,石蜡处理前,一些组织需要进行脱钙处理。随着疾病的发展,有些组织中会存在钙沉积的现象。乳房组织就是一个常见的例子。这样的沉积物会导致切片机的刀片老化,并最终损坏组织切片。因此,清除钙沉积是有必要的。这可通过将组织浸泡在合适的脱钙剂中,然后加工成石蜡来实现。

目前市面上有很多脱钙剂可供使用,包括商业化生产的专用溶剂和普通的酸和螯合剂。常用的酸有 5%~10% 硝酸、10% 盐酸、5% TCA(三氯乙酸)、5% 甲酸和 10% EDTA(乙二胺四乙酸)。

从质量控制的角度来说,脱钙溶液不能破坏免疫组化对抗原的检测。强酸(如硝酸和盐酸)虽然可快速对组织进行脱钙(通常只需要几个小时),但这往往会导致大量抗原损失。因此,建议使用较弱的酸,如甲酸或三羧酸。更好的方法是使用温和的螯合剂,如 EDTA。然而,该过程可能需要花费几周的时间,但它的优势在于具有更好保存的抗原性。

关于脱钙理论和实践的进一步讨论,请参见 Bancroft and Gamble(2007)。

八、抗原修复

抗原修复(antigen retrieval)又称抗原**表位修复**(epitope retrieval)或**去遮蔽**(unmasking)

是为了逆转使用醛固定后所产生的抗原**掩蔽效应**(masking effects)一种有效的方法(参见本节前述"**甲醛固定机制**"部分)。相邻蛋白质之间的亚甲基桥可以阻止抗体与抗原表位的物理结合。因此,如果在免疫组织化学染色前未进行抗原修复,有些抗原会出现弱染色,甚至不染色的情况。尽管抗原修复对于某些抗原来说似乎根本是不需要的,但一般认为抗原修复对于大部分抗原的暴露都有一定程度的帮助。

常用于抗原修复的两种方法为**热诱导法**(heat induced)和**酶促法**(enzymatic)。抗原修复的确切机制目前尚不清楚。通常认为热诱导或蛋白质水解是这一过程的基础,通过断裂亚甲基桥从而使抗体和抗原表位进行结合。由于亚甲基桥的形成允许蛋白质和钙结合,因此钙沉淀也被认为是抗原修复中的一个重要因素。

目前尚未开发出通用的抗原修复液。因此,为了明确最合适的抗原修复液(或者酶)、pH、方法和操作流程,必须对每种抗原均进行研究。如前所述,抗原修复成功与否很大程度上取决于组织内亚甲基桥的裂解(与浓度、温度以及醛固定的时间直接相关)以及抗原的敏感性,而抗原的敏感性又与抗原的修饰程度以及抗原修复过程的条件(如温度、时间、方法的有效性以及抗原修复液的组成和 pH)密切相关。因此,从质量控制的角度来说,应尽量保持上述条件的一致性,从而减少结果的变异性。

切片后,强烈建议使用带电或涂膜的载玻片对组织标本进行固定。过分苛刻的抗原修复条件可导致组织与载玻片分离,从而导致后续的免疫组化染色无法进行。聚赖氨酸涂层、3-氯丙基三乙氧基硅烷涂层(APES)以及带正电荷的载玻片是最常用的选择。

(一) 热诱导抗原修复法

热诱导抗原(抗原决定簇)修复法(heat-induced antigen retrieval,HIER)是指在一定温度和时间条件下,以适当的抗原修复液对组织切片进行加热。常见的方法是使用高压锅或微波进行加热诱导,家用设备或专用设备均可。考虑到家用设备存在的一些固有问题,专用设备目前更受欢迎。例如,家用微波炉会在加热过程中产生冷热点,使得被加热物的受热力度不均衡。这意味着由于组织切片在装有细胞修复液的容器中的位置不同,抗原修复的温度也会不同。然而,科研专用微波加热装置会包含搅拌设备,用来保证抗原修复液中温度的一致性,同时也会有温度监测系统,将抗原修复液温度保持在沸点以下,从而降低组织切片分离的风险,确保抗原修复的成功。科研专用的高压锅设备,如 Dako Pascal,通常会有一定的相似点。例如,无论是使用科研专用微波还是高压锅设备,操作者都可以自行选择修复的时间。另外,一些科研专用微波修复设备会含有内置的压力容器,将加热与压力设备巧妙地结合在一起;某些特定的自动免疫组化染色平台可内置抗原修复功能,如 Lecia Bond,保证了染色的便捷性。一般认为,抗原修复平台自动化程度越高,其结果的一致性将越好。总之,是选择微波炉、高压锅或者某种自动形式的 HIER,似乎在很大程度取决于各个实验室的发展趋势和资金状况。

热诱导抗原修复方法的成功很大程度上依赖于组织内亚甲基桥的裂解(与浓度、温度和醛固定的时长直接相关)、抗原遮蔽时抗原的敏感性和抗原修复的过程(温度、时间、方法的有效性以及抗原修复液的组成和 pH)。即便是 2~3min 抗原修复时间的差异,也会对后续免疫化学染色的强度产生显著的影响。常用的抗原修复液为柠檬酸三钠缓冲液(pH 6)和 EDTA 缓冲液(pH 9)。在其他因素保持不变的情况下,一种抗原修复液对某些抗原的免疫化学染色会比另一种抗原修复液更为明显,这也证实了缓冲液组成与 pH 不同所造成的影响。

如果操作正确,热诱导抗原修复法的优点远大于其缺点。在操作过程中,操作者应留意以下几点:

• 热诱导抗原修复液的温度很高,对于操作者的健康和安全必须加以注意,尤其是涉及使用加压容器时。

• 由于热诱导抗原修复液温度高,当从其中取出组织切片时,组织切片几乎立即干燥。这种"快速干燥"可能会导致抗原特性的丧失,并产生人工制品。因此,建议将冷水注入用于存放抗原修复液的容器中,直到抗原修复液冷却到可以取出切片为止。在流动自来水中冷却 10min 有利于抗原修复,保证过程的一致性将有利于保持结果的一致性。

• 过度的抗原修复会导致组织切片分离,而抗原的破坏则会造成假阴性染色、非特异性/假阳性染色的概率增加。

1. 热诱导抗原修复法方案:高压锅法(HIER protocol:pressure cooker method)

(1)设备和试剂

• 家用不锈钢高压锅;

• 加热板;

• 2L 的烧杯或锥形烧瓶;

• [1] 柠檬酸三钠缓冲液,由 5.88g 柠檬酸三钠、44ml 的 0.2M 盐酸溶液和 1 956ml 的超纯水混合而成;

• 0.5%(*W/V*)氢氧化钠溶液;

• 0.5%(*V/V*)盐酸溶液;

• 二甲苯(或其他脱蜡剂);

• 100% 甲基化工业酒精(IMS)或甲醇。

(2)方法

1)制备柠檬酸三钠[1]缓冲液:将柠檬酸三钠、盐酸和超纯水倒入 2L 的烧杯或锥形烧瓶中混合,用磁性搅拌器搅拌,确保所有试剂都充分溶解。

2)用 0.5%(*W/V*)氢氧化钠和 0.5%(*V/V*)盐酸溶液调整 pH 至 6.0[1],将缓冲液添加至高压设备中。将高压设备放至电热板上,打开电源,功率调至最大。此时不要扭紧加压阀,放在上面即可。

3)在等待高压设备沸腾的同时,需将石蜡玻片先放入 3 种不同浓度的二甲苯溶液中,每次 3min;然后再将其分别加入 3 种不同的 IMS 或甲醇中,每次 3min;随即使用流动的冷水冲洗,通过这种方式完成石蜡片的脱蜡及再水化处理。此时应当保证玻片浸没在自来水中,直至高压设备沸腾。

4)当高压设备[2]沸腾后,将玻片从自来水中移至高压设备中。操作过程中应使用镊子和手套,以防止被高温液体或蒸汽烫伤,并根据制造商说明书扣紧加压法阀。

5)当设备达到最大压强(参见厂家说明书),开始计时 3min[3]。

6)3min 之后,关闭加热板,将高压设备放入一个空的水槽中。启动泄压阀(参见厂家说明书),并使用冷水冲洗设备用以冷却锅身。

7)减压后,打开锅盖,将冷水倒入锅中 10min。小心高温液体和蒸汽。

8)选择适当的免疫化学染色方案进行染色。

2. 热诱导抗原修复方案:微波修复方法(HIER protocol:microwave method)

石蜡切片须放在塑料架中进行此操作。

（1）设备和试剂

- 家用（850W）或科研专用微波设备；
- 1L 烧杯或锥形烧瓶；
- 微波容器，内置或可容纳约 400~500ml；
- [1] 柠檬酸三钠缓冲液，由 2.94g 柠檬酸三钠、22ml 0.2ml 2M 盐酸溶液和 978ml 超纯水混合而成；
- 0.5%（W/V）氢氧化钠溶液；
- 0.5%（V/V）盐酸溶液；
- 二甲苯（或其他脱蜡剂）；
- 100% 甲基化工业酒精（IMS）或甲醇。

（2）方法

1）将石蜡片先放入 3 种不同的二甲苯溶液中，每次 3min；再分别放入 3 种不同的 IMS 或甲醇中，每次 3min；最后用自来水冲洗，通过此种方式完成石蜡片的脱蜡与再水化处理。完成后，将玻片浸没在自来水中，直至步骤（3）。

2）制备柠檬酸三钠 [1] 缓冲液：将柠檬酸三钠、盐酸和超纯水倒入 1L 烧杯或锥形烧瓶中混合，用电磁搅拌器搅拌，确保所有试剂都完全溶解。然后，使用 0.5%（W/V）氢氧化钠和 0.5%（V/V）盐酸溶液调整 pH 至 6.0[1]，将缓冲液添加至微波容器中[2]。

3）将玻片从自来水中取出，移至微波容器中，再将容器放入微波设备中。如果使用家用微波设备，应将功率调至最大直至缓冲液沸腾，并使其持续沸腾 15min[4]。如果使用科研专用微波设备，设定程序使其温度达到 98℃后，进行抗原修复 15min[4]。

4）15min 之后，取出容器，将冷水倒入容器中 10min。小心高温缓冲液！

5）选择合适的免疫化学染色方案进行染色。

（二）酶促抗原修复法

酶促抗原修复法（enzymatic antigen retrieval）已普遍被热诱导抗原修复法所取代，因为热诱导抗原修复法更容易操作，各批次间具有更好的一致性，适用于更多种类的抗原。

酶促抗原修复法是指在特定的浓度、pH 条件下以及在酶的最大反应速率（V_{max}）温度条件下，在蛋白质水解酶缓冲液中孵育组织切片。该过程通常在恒温的容器中（如水浴箱）进行。酶促抗原修复法的成功与否与热诱导抗原修复相同的参数。温度与 pH 是两个重要因素，因为温度和 pH 会大大影响酶的蛋白质水解效率，从而影响随后的抗原修复程度。在酶促抗原修复法中，常用的酶有胰蛋白酶、胃蛋白酶、链霉蛋白酶和蛋白酶 K。

与热诱导抗原修复法一样，过度的抗原修复可导致组织切片分离、破坏抗原导致假阴性染色、增加出现非特异性 / 假阳性染色的程度。当使用酶促抗原修复法时，还应考虑一个额外质量因素，即蛋白质水解酶活性的批次间差异。

酶促抗原修复法方案

1. 设备和试剂

- 含两个槽的水浴池（包括玻片架）；
- [5] 胰凝乳蛋白酶（Ⅱ 型，来自牛胰腺）；
- 氯化钙；
- 超纯水；
- 0.5%（W/V）氢氧化钠溶液；
- 0.5%（V/V）盐酸溶液；
- 二甲苯（或其他脱蜡剂）；
- 100% 甲基化工业酒精（IMS）或甲醇；
- 石蜡组织切片。

2. 方法

（1）设置水浴温度为 37℃[5]。在每个槽中加入适量的超纯水，将槽放入水浴池中[6]。待超纯水温度升至 37℃。

（2）将石蜡片先放入 3 种不同的二甲苯溶液中，每次 3min；再放入 3 种不同的 IMS 或甲醇中，每次 3min；最后用自来水冲洗 3min。

（3）将玻片置于一个 37℃超纯水槽内进行加热[7]。

（4）取出另一个槽，每 100ml 蒸馏水中溶解 0.1g 氯化钙和 0.1g 胰凝乳蛋白酶，使用磁力搅拌器搅拌，保证所有试剂都充分溶解[8]。

（5）待充分溶解后，用 0.5%（W/V）氢氧化钠和 0.5%（V/V）盐酸溶液将溶液 pH 调至 7.85。再将槽放回至水浴池中，使酶缓冲液再加热至 37℃[9]。

（6）将加热后的玻片转移到酶缓冲液中，建议放置 20min[10]。然后取出玻片，并将其放置流动自来水下冷却 3min[11]。

（7）选择合适的免疫化学染色方案进行染色。

关于抗原修复的进一步研究，请参考 Renshaw（2005）和 Kumar and Rudbeck（2009）。

九、对照

在任何免疫化学染色试验中进行对照（controls）

检测都是必要的。没有合适的对照,再显著的染色结果基本上都是没有意义的。对照用于验证所观察到的染色结果是否真实、准确、可靠。

在免疫化学检测中常用的对照有两种,分别是**抗原对照**(antigen controls)和**试剂对照**(reagents controls)。

(一)抗原对照

阳性抗原对照是指已经被证实含有某种抗原的组织切片。因此,检测结果应为阳性。这些对照切片都已经由抗原显微染色领域的专家来验证,使用已知特异性的抗体(一般为单克隆抗体)来确定该组织切片中确实含有某种特定抗原。因此,阳性对照为检测试剂的染色方法和质量提供了有效的保证。为了消除因方法改变而产生的结果差异,阳性对照玻片的处理方法必须与待检测组织的处理方法保持一致。阳性对照在检测含某种特定抗原的未知阳性待检测组织样本时很有用,即在所有组织上通过使用已知特异性的抗体对该抗原进行鉴别。另外,还可以通过使用相同的阳性对照去检测所有的抗体,来对特定抗原特异性未知的抗体进行识别。

相反,阴性抗原对照是已经被证实不含某种抗原的组织切片。因此,检测结果应为阴性。阴性对照组织切片的任何染色结果都必须是由与第一抗体的非特异性结合、检测系统的某些成分或待检测组织的固有特性产生。

(二)试剂对照

试剂对照是用来保证待检测组织中的任何检测结果都是由第一抗体和抗原的特异性结合产生,而不是由检测系统的某种成分或待检测组织的固有特性产生。

由检测系统的某种成分或待检测组织的固有特性而导致的假阳性结果可以通过使用稀释液替换第一抗体来确定。因此,任何随后的染色结果,都是由第一抗体以外的成分导致。

关于对照的进一步讨论,请参考 Renshaw(2005)。

十、免疫化学染色技术(优化新抗体)

在获得一种新的抗体之后,任何实验室都会研究一个共同的问题:"我应该如何使用这个抗体来进行免疫化学检测来获得最佳的结果?"。在这种情况下,最优的结果意味着检测系统在正确的细胞类型(或细胞系)的正确细胞间隔中,从正确物种和疾病状态的组织中发出很强的特异性信号,而有问题的抗原预期就是在这些组织中表达的。这往往意味着没有背景干扰或假阳性染色。

质量控制相关关键参数前文已进行讨论,本文主要对质量控制过程进行讨论。

(一)抗体采购前/优化研究

在采购一种抗体或设计优化试验之前,应针对以下问题进行研究(至少在本节):

- 该抗体针对的抗原是什么,抗体是由哪种免疫原产生的?
- 在哪些组织中该抗体已经被成功地应用于相应抗原的检测?还有哪些组织可以表达这种抗原?该抗原是在正常组织表达的,还是只在特定疾病状态下表达?抗原表达是否有性别、种族特异性区分,或者只是在特定的个体中产生?
- 在哪些细胞实验室中,该抗体已经成功地在用来检测抗原?哪些细胞实验室的细胞系可表达待测抗原?细胞系是否需要暴露在特定的条件下、生长在特定的生长基质中(例如胶原蛋白)或需要特定的化学物质处理,才能表达抗原?细胞聚集是否会影响相关抗原的表达(如当细胞接触时,黏附蛋白的表达会增加)?
- 该抗体已经成功地用于检测何种标本类型中的抗原(如石蜡包埋、冷冻、细胞学等)?
- 该抗体在哪些物种中已经被成功地用来检测目标抗原,以及在哪些物种中可能发生交叉反应?
- 待检测抗原一般会在哪种细胞器中表达?是否有细胞器特异性?
- 使用哪些固定剂可成功地证明抗体?固定液浓度和配方是什么?在什么时间或温度条件下,固定剂如何固定相应的标本?
- 在免疫化学或免疫荧光中,抗原修复是否已经证明可以显示抗原?如果是,是热诱导还是酶修复?是否在水浴、微波、高压设备或其他容器中进行?使用了哪些缓冲液或酶?在什么 pH 和配方的条件下,在什么温度和时间条件下可进行抗原修复?
- 在什么浓度或稀释度条件下,该抗体已经被成功地用于显示抗原?

• 抗体本身是在哪个物种中产生的?

条件允许的情况下,应该选择能够提供性能稳定的抗体和良好的售后技术支持的商业公司购买抗体。一般情况下,抗体的数据表中所包含的特征描述信息越多,终端客户就越相信它对待检测抗原的特异性。这适用于数据表中呈现的所有用途,而不仅仅是免疫化学或免疫荧光法。蛋白印迹法的数据在这方面特别有用。如果在检测特定抗原时,在蛋白印迹中出现了相应分子量的单带,那么该抗体极有可能会在免疫化学或免疫荧光中被证明是成功的,即可以给出有极少或没有本底的高特异性阳性染色。

如果有可能,应采购已经被免疫化学或免疫荧光数据证明的抗体!但是通过常规的网络搜索,并不能获得所有的未知信息。例如,如果你使用的是单克隆抗体,使用克隆编号进行搜索可以找到成功应用该抗体的科研论文或图片。这些资料通常可提供所使用的组织、抗原修复和使用的浓度/稀释度等信息。对待检测抗原的常规搜索可以找到生物信息数据库,这些信息库可包括组织表达和亚细胞定位等信息。如果数据表中提供了免疫原的氨基酸序列,同源检索可搜索到不同种族中具有一定相似性的抗原,以帮助评估物种反应性。此外,向所购买抗体的商业公司的技术服务部咨询,通常会很有帮助。

免疫原设计及形式完全不受最终用户控制(当然,除非花费一定的费用进行抗体定制采购),但这确实是需要考虑的问题。相比于只有20个左右的氨基酸组成的短肽,使用纯化后的蛋白质作为免疫原,更容易产生可识别天然蛋白质的抗体。这是因为纯化后的蛋白质具有三级结构,而多肽没有。重组蛋白质被认为是仅次于纯化蛋白质的最佳选择,尽管重组蛋白质并不具有同样程度的三级结构,因为它们的操作方式决定了蛋白质是由非原生宿主细胞(通常是细菌)所产生的。这并不意味着使用精心挑选的肽(目标抗原特有的氨基酸序列、亲水性等)产生的抗体没有任何价值,因为事实证明许多肽确实很好。因此,在数据表中显示的特定抗体的特征数据是关于该抗体在你选择的应用程序中是否为成功的更可靠的信息来源。有关最佳免疫原设计更深入的综述,请参考 Renshaw(2005)。

(二)制定抗体优化试验

根据上述信息,终端用户现在可以开始制定抗体优化研究。需要注意的是,对于一个实验室有效的方法不一定对另外一个实验室同样有效,因此强烈建议分别使用几个不同的预期结果为阳性的组织、第一抗体浓度以及抗原修复液进行综合研究。综合研究示例见表 2-11-2。

该研究使用了 4 种不同浓度的第一抗体、两种抗原修复条件以及两种预期结果为阳性的组织的不同组合。修复条件可根据结果进行"微调"。

对于第一抗体,建议使用经过培养免疫原亲和纯化的单克隆抗体或多克隆抗体。这是为了消除可能存在于抗体缓冲液中的不同特异性污染抗体的存在。

对于第二抗体,建议使用至少可与来源组织切片物种交叉吸收的第二抗体,以尽量较少与组织内任何内源性免疫球蛋白的交叉反应(见本节后述"抗生物素蛋白-生物素复合物(ABC)免疫化学染色方案"部分,脚注 13)。

通常建议使用一种以上的第一抗体浓度。如果仅在一种浓度下观察到任何背景染色,就不能判断是抗体使用的浓度过高,还是说明存在着某种交叉反应。如果原因是前者,那么降低浓度可导致预期结果为阳性的染色结果与预期结果为阴性的染色结果的染色强度比降低。如果原因是后者,那么降低浓度可造成两种结果的染色强度比保持不变,但强度呈一致性下降。

此外,还建议使用大于一种预期结果为阳性的组织,这样不仅可以增加成功的机会,而且还考虑到不同捐赠者抗原表达水平之间的基因差异。其中一个例子就是雌激素受体在乳腺组织中的表达。因为有些捐赠者可表达这种抗原,有些则不会。

如果可能,在确定第一抗体是工作液而不是稀释液时,应始终使用同一绝对浓度。例如,假设一些文献建议抗体的稀释度为 1/1 000。如以 1mg/ml 为起始浓度,1/1 000 稀释的 1ml 工作液应包含 1μg 的免疫球蛋白。那么,如以 0.5mg/ml 为起始浓度,1/1 000 稀释的 1ml 同种工作液只含有 0.5μg 的免疫球蛋白。但是,1μg/ml 始终是 1μg/ml,与起始浓度无关,它只是使结果的重现性更加容易。显然,如果抗体没有纯化,没有起始浓度,那么抗体工作液必须被定义为稀释液。

表 2-11-2 抗体优化试验示例

玻片	第一抗体浓度 /(μg/ml)	阳性组织(预期)	HIER 抗原修复时间(20min)
1	0.1	组织 A	柠檬酸钠,pH6
2	1.0	组织 A	柠檬酸钠,pH6
3	5.0	组织 A	柠檬酸钠,pH6
4	10.0	组织 A	柠檬酸钠,pH6
5	0.1	组织 B	柠檬酸钠,pH6
6	1.0	组织 B	柠檬酸钠,pH6
7	5.0	组织 B	柠檬酸钠,pH6
8	10.0	组织 B	柠檬酸钠,pH6
9	0.1	组织 A	EDTA,pH9
10	1.0	组织 A	EDTA,pH9
11	5.0	组织 A	EDTA,pH9
12	10.0	组织 A	EDTA,pH9
13	0.1	组织 B	EDTA,pH9
14	1.0	组织 B	EDTA,pH9
15	5.0	组织 B	EDTA,pH9
16	10.0	组织 B	EDTA,pH9
17	试剂对照(不含第一抗体)	组织 A	柠檬酸钠,pH6
18	试剂对照(不含第一抗体)	组织 A	EDTA,pH9
19	试剂对照(不含第一抗体)	组织 B	柠檬酸钠,pH6
20	试剂对照(不含第一抗体)	组织 B	EDTA,pH9

(三) 检测系统的选择

检测系统可用于实现**第一抗体**(primary antibody)和抗原结合的可视化。本文提供几种常用的检测系统模式,可实现不同程度的信号放大。无论采用何种模式,所有的检测系统都使用到**报告标签**(reporter label),这种报告标签可使样本在适当的显微镜下通过肉眼观察到。报告标签可以是酶促或者荧光性质的。

1. 常见的酶标记和染色剂

当适当的**染色剂**(chromogen)存在时,酶促报告标签会在与第一抗体结合位点处产生稳定的有色沉淀物。其反应原理如下:

酶 + 底物(染色剂)→ 酶 + 产物(沉淀物)

其中,最常用的两种免疫化学酶标签是**辣根过氧化物酶(HRP)**和**碱性磷酸酶(AP)**。

(1) 辣根过氧化物酶

在二氨基联苯胺(3,3'-diaminobenzidine,DAB)染色剂存在的情况下,辣根过氧化物酶与过氧化氢结合,将过氧化氢分解成水和氧气。DAB 在这过程中被氧化,提供电子来驱动反应。氧化 DAB 在反应部位形成棕色 / 黑色沉淀。表 2-11-3 总结了 HRP 常用的染色剂。

(2) 碱性磷酸酶

表 2-11-3 HRP 常用染色剂

HRP 常用的染色剂	沉淀物颜色	备注
AEC(3- 氨基 -9- 乙基咔唑)	红色	可溶于酒精(需要水溶性封片剂)
DAB(3,3'- 四盐酸二氨基联苯胺)	棕色	不可溶于酒精(与有机封片剂相容)
带镍增强剂的 DAB	黑色	不可溶于酒精(与有机封片剂相容)

碱性磷酸酶通过水解去除有机酯中的萘酚磷酸基，最终生成酚类化合物，并与重氮盐结合。然后，这些重氮盐被酚类化合物还原，在反应部位生成一种有颜色的沉淀物（甲䐶）。表 2-11-4 总结了 AP 常用的染色剂。

表中染色剂不是详尽无遗的。市场上正不断地研发和生产可适用于 HRP 和 AP 的新染色剂，为使用者提供各种不同颜色的沉淀。

当选择酶报告标签时，应充分考虑免疫组化实验中所用到的组织材料以及内源性酶。内源性过氧化物酶存在于红细胞中，可与 HRP 染色剂反应产生假阳性染色。这种 HRP 活性可通过往组织中加入过氧化氢溶液进行封闭（详见本节后述"抗生物素蛋白 - 生物素复合物（ABC）免疫化学染色方案"备注 19）。同样，内源性 AP 在大肠中普遍存在，这种 AP 酶活性可通过在组织培养中加入左旋咪唑溶液来封闭（详见本节后述"抗生物素蛋白 - 生物素复合物（ABC）免疫化学染色方案"备注 21）。所以，从以上情况看，使用 HRP 比 AP 更实际和方便。

2. 常用的荧光标签

荧光报告标签（荧光物）是一种化学分子，它具有吸收特定波长的光，然后再激发出更长波长的光的能力。由于分子在发出荧光之前会向其周围环境损失一部分能量，所以光会在更长的波长进行发射，这个过程称为"**内部转换（internal conversion）**"。荧光分子中的电子可以处于基态（S_0），也可以在特定波长的光激发下处于更高能级（S_1, S_2）。激发后，电子从 S_2 回到 S_1，从而完成内部转换过程。从这种更高能级的状态到 S_0 的进一步**弛豫（relaxation）**，伴随着光子的发射，从而产生荧光现象。发射的光具有特定的波长和颜色，这取决于它在光谱中所显示的位置。这种吸收和激发的循环可重复多次直至**光漂白（photobleaching）** 的出现，即荧光染料不再发出荧光为止。然而，有些荧光染料比其他的更耐受光漂白。第二代荧光染料，如 Alexa Fluor 和 DyLight range，相较于 FITC 更不容易发生光漂白，这得益于它们的超级化学结构。因此，我们强烈建议尽可能选择第二代荧光染料。

表 2-11-5 总结了常用的荧光染料及其相关特性。

荧光染料的选择在很大程度上取决于终端用户显微镜上的**滤光片（filter sets）** 和**荧光复染剂（fluorescent counterstains）** 的选择（见本节"复染"）。单次 IF 实验中，应该慎重选择荧光物和复

表 2-11-4　AP 常用染色剂

AP 常用的染色剂	沉淀物颜色	备注
萘酚 AS-MX 磷酸盐 + 坚固蓝	蓝色	可溶于酒精（需要水溶性封片剂）
萘酚 AS-MX 磷酸盐 + 坚固红	红色	可溶于酒精（需要水溶性封片剂）
萘酚 AS-BI 磷酸盐 + 新品红	红色	不可溶于酒精（与有机封片剂相容）

表 2-11-5　常用荧光染料及其相关特性

标签	激发波长 /nm	吸收波长 /nm	颜色
DyLight® 405	400	420	蓝
HiLyte Fluor™ 405	404	428	蓝
DyLight® 350	353	432	蓝
Phycoerythrin（PE）	488	576	蓝
EviTag™ quantum dots Lake Placid Blue	470	490	蓝
Cy2®	489	506	绿
DyLight® 488	493	518	绿
Fluorescein isothiocyanate（FITC）	495	519	绿
Alexa Fluor® 488	495	519	绿
EviTag™ quantum dots Adirondack Green	505	520	绿

续表

标签	激发波长 /nm	吸收波长 /nm	颜色
HiLyte Fluor™ 488	501	527	绿
EviTag™ quantum dots Catskill Green	525	540	绿
Alexa Fluor® 430	434	541	绿
Alexa Fluor® 532	532	554	绿
EviTag™ quantum dots Hops Yellow	545	560	黄
Cy3®	548	561	黄
Alexa Fluor® 555	555	565	黄
HiLyte Fluor™ 555	550	566	黄
Alexa Fluor® 546	556	573	黄
Tetramethyl rhodamine isothiocyanate（TRITC）	557	576	黄
DyLight® 549	562	576	黄
EviTag™ quantum dots Birch Yellow	560	580	黄
Cy3.5®	576	589	黄
Rhodamine RedX	570	590	黄
EviTag™ quantum dots Fort Orange	585	600	橙
Alexa Fluor® 568	578	603	橙
Texas Red®	595	613	红
HiLyte Fluor™ 594	593	616	红
Alexa Fluor® 594	590	617	红
DyLight® 594	593	618	红
EviTag™ quantum dots Maple Red Orange	600	620	红
Alexa Fluor® 633	632	647	红
Allophycocyanin	650	680	红
DyLight® 633	638	658	红
Cy5®	647	665	红
Alexa Fluor® 647	650	665	红
DyLight® 649	654	673	红
HiLyte Fluor™ 647	650	675	红
Alexa Fluor® 660	663	690	红
Cy5.5®	675	694	红
HiLyte Fluor™ 680	678	699	红
Alexa Fluor® 680	679	702	红
DyLight® 680	692	712	红
Cy7®	753	775	红
DyLight® 750	752	778	红
HiLyte Fluor™ 750	753	778	红
DyLight® 800	777	794	红

染剂,避免它们的吸收光谱和发射光谱产生重叠,以便分别进行激发和观察。有几个常用的光谱分析仪程序,通常在商业试剂公司的网站上可查,允许终端用户检查他们打算使用的荧光染料的吸收和激发特性,以确保信号没有重叠。这样的程序倾向于让终端用户在他们的显微镜上安装滤光片,以进一步检查其整体兼容性。

有关标记物和染色剂的进一步讨论,请参见Renshaw(2005)和Kumar and Rudbeck(2009)。

3. 酶促还是荧光?

通常,酶报告标签和**色复染剂**(tinctorial counterstains)用于组织切片,无论是福尔马林固定石蜡包埋或冷冻的切片。荧光报告标签和复染剂通常用于冷冻组织切片和**细胞制片**(cell preparation)。然而,这一规律并不是一成不变的,检测系统应该针对特定免疫染色实验的特点进行量身定制。

大多数情况下,荧光相较于酶促最主要的优点是可分别观察所有的荧光通道,然后合并成一张伪彩色图像。因此,可以更容易地看出特定荧光复染剂和相应检测系统的信号共定位,增加了第一抗体特异性的可信度。单独观察每个通道的另一个好处是,在不受其他信号干扰的情况下,可以单独观察到来自第一抗体本身的非常微弱的染色。然而,组织切片往往会出现一定程度的**自动荧光**(autofluorescent),因为有些组织的成分会自动发出荧光,如胶原蛋白。福尔马林固定切片时会增强这种自动荧光的程度。如果自动荧光足够强,会掩盖来自荧光报告标签的信号,使荧光结果难以解释。因此,酶催化检测往往更适合于组织切片。细胞制片和冷冻切片通常无须通过长期暴露在甲醛中的方式来加剧自身荧光,且许多细胞制片往往不具有这种天然荧光成分。

4. 信号放大

无论选择何种标签,始终建议采用某种信号放大而不是直接结合的第一抗体,从而大大增强弱表达抗原的可视化。

信号放大通常需要使用报告标签偶联第二抗体。这种第二抗体是针对第一抗体的免疫球蛋白亚类而产生的(因此会与之结合)。第二抗体可以通过某些方式直接偶联到标签上,也可以偶联到生物素上,从而允许随后添加带有偶联标签的ABC。对于初学者来说,看到免疫组化图常常会引起混淆,因为它们几乎总是被描述为与抗原结合的单一第一抗体、与第一抗体结合的单一第二抗体以及与第二抗体偶联的单一标签。然而实际上,多个第一抗体可能与抗原结合(取决于抗体和抗原的性质),然后多个第二抗体将与每个第一抗体结合,每个第二抗体可能有多达8个标签分子与之偶联。因此,在免疫染色方案的每一阶段,都在为增加最终将定位于第一抗体结合位点的标签数量而做准备。常见的检测系统方法(具有不同的相关信号放大程度)见表2-11-6。

其中,推荐使用**葡聚糖聚合物**(dextran polymer)、**致密聚合物**(compact polymer)或ABC(**抗生物素蛋白-生物素复合物**),因为它们能最大程度地放大信号。它们可以直接从很多试剂厂家购买,往往是一个现成的试剂盒形式。聚合物检测系统现在备受欢迎,因为聚合物系统的信号放大程度与ABC系统相当,但额外的优势是操作起来只需两个步骤,因此使用起来更快更简便。致密聚合物比葡聚糖聚合物更受欢迎,因为在致密聚合物中,标签分子与第二抗体通过共价键紧密结合,而不是与一个大磷酸右旋糖酐骨架结合,后者再与第二抗体结合。由于葡聚糖聚合物的体积较大,据报道在观察细胞内抗原时,当葡聚糖聚合物试图与第一抗体结合时,其会存在空

表 2-11-6　检测系统

检测系统	第一步	第二步	第三步
偶联标记物的第一抗体	偶联标记物的第一抗体	N/A	N/A
偶联标记物的第二抗体	第一抗体	偶联标记物的第二抗体	N/A
葡聚糖聚合物	第一抗体	偶联葡聚糖标记聚合物的第二抗体	N/A
致密聚合物	第一抗体	偶联标记聚合物的第二抗体	N/A
抗生物素蛋白-生物素复合物（ABC）	第一抗体	偶联生物素的第二抗体	偶联标记物的ABC

间位阻的问题。聚合物系统的另一个优势是不含生物素,因此在某些组织中,聚合物体系的背景染色比 ABC 体系更清晰。肝等组织中的内源性生物素可与 ABC 系统中的 ABC 结合,呈假阳性染色结果。

有关信号放大的进一步讨论,请参见 Renshaw(2005)和 Kumar 和 Rudbeck(2009)。

(四) 免疫染色技术

下文所介绍的是已被广泛使用的并已被证明可提供可靠和一致结果的**免疫染色技术**(immunostaining techniques)。终端用户在对组织切片或细胞制片进行免疫染色时,这些方法则略有差异。其中具体差异详情在每个方案的备注部分会有说明。因此,终端用户应该根据其自身的需求提取相关的信息来制定适合个人需要的方案。如果终端用户使用的是商业化的免疫染色试剂盒,则应遵循制造商的说明。

为了保证质量,确保所有试剂在实验当天都是新配制的。所有冻存或冷藏的试剂需在使用前平衡至室温。确保使用已校准的测量设备去制备试剂,并充分混合。当使用从商业公司购买的试剂时,应遵循制造商的说明,并注意有效期。

请注意,使用荧光标记时,应尽可能保证所有孵育步骤不受光线照射,以尽量减少光漂白的发生。

1. 抗生物素蛋白 - 生物素复合物(ABC)免疫化学染色方案(图 2-11-4)

第 1 天

(1) 标本预处理(组织切片脱蜡、抗原提取等)。

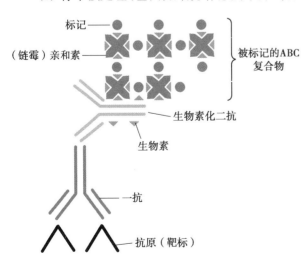

标记——

(链霉)亲和素——

被标记的ABC复合物

生物素化二抗

生物素

一抗

抗原(靶标)

图 2-11-4　抗生物素蛋白 - 生物素复合物(ABC)免疫化学染色方法

(2) 用含有表面活性剂的缓冲液冲洗载玻片或孔,3×5min。[12]

(3) 在含有表面活性剂的缓冲液[含 10%(V/V)正常血清,1%(W/V)BSA 和 0.3M 甘氨酸]中,室温封闭 2h。[13]

(4) 用含有表面活性剂的缓冲液冲洗载玻片或孔,3×5min。[14]

(5) 加入第一抗体,抗体已用含有表面活性剂的缓冲液[含 1%(W/V)BSA]稀释到最佳浓度。[15]

(6) 4℃孵育过夜。[16]

第 2 天

(7) 用含有表面活性剂的缓冲液冲洗载玻片或孔,3×5min。

(8) 加入生物素化的第二抗体,抗体用含有表面活性剂的缓冲液[含 1%(W/V)BSA]稀释到最佳浓度,室温孵育 1h(在这一步,按照制造商的说明制备 ABC)。[17,18]

(9) 用含有表面活性剂的缓冲液冲洗载玻片或孔,3×5min。

(10) 如果只使用酶标签:执行内源性酶淬灭。[19]

(11) 加入 ABC,室温放置 30min(按照制造商的说明制备)。[20]

(12) 用含有表面活性剂的缓冲液冲洗载玻片或孔,3×5min。

(13) 如果只使用酶标签:用显色剂室温下显色 10min(或者在显微镜下观察,直到达到所要求的染色程度)。[21]

(14) 如果只使用酶标签:用自来水冲洗 5min。

(15) 复染。[22]

(16) 脱水,清洁(可选),制片。[23]

(17) 此时,应该会有一个可见的标签定位于抗体结合的位点。这与目标的位置相对应。[24]

请参阅每个步骤的相关备注,以及荧光标签的特别注意事项。确保第二抗体直接偶联到标签上。

2. 标签偶联的第二抗体免疫化学染色方案(图 2-11-5)

第 1 天

(1) 标本预处理(组织切片脱蜡、抗原提取等)。

(2) 用含有表面活性剂的缓冲液冲洗载玻片或孔,3×5min。[12]

(3) 在表面活性剂的缓冲液[含 10%(V/V)正常血清,1%(W/V)BSA 和 0.3M 甘氨酸]中,室温

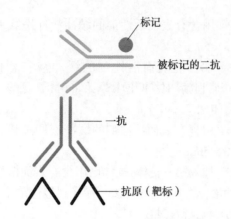

图 2-11-5   被标记第二抗体的免疫化学染色方法

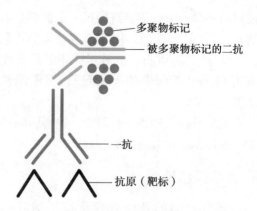

图 2-11-6   致密聚合物免疫化学染色方法

封闭 2h。[13]

（4）用含有表面活性剂的缓冲液冲洗载玻片或孔,3×5min。[14]

（5）加入第一抗体,抗体已用含有表面活性剂的缓冲液[含 1%(W/V)BSA]稀释到最佳浓度。[15]

（6）4℃ 孵育过夜。[16]

第 2 天

（7）用含有表面活性剂的缓冲液冲洗载玻片或孔,3×5min。

（8）如果只使用酶标签:执行内源性酶淬灭。[19]

（9）用含有表面活性剂的缓冲液冲洗载玻片或孔,3×5min。

（10）加入标签偶联的第二抗体,抗体已用含有表面活性剂的缓冲液[含 1%(W/V)BSA]稀释到最佳浓度,室温孵育 1h。[17]

（11）用含有表面活性剂的缓冲液冲洗载玻片或细胞,3×5min。[20]

（12）如果只使用酶标签:用显色剂室温下显色 10min(或者在显微镜下观察,直到达到所要求的染色程度)。[21]

（13）如果只使用酶标签:用自来水冲洗 5min。

（14）复染。[22]

（15）脱水,清洁(可选),制片。[23]

（16）此时,应该会有一个可见的标签定位于抗体结合的位点。这与目标的位置相对应。[24]

请参阅方案 1 中有关每个步骤的相关说明,以及荧光标签的特别注意事项。还要注意该具体方案的附加说明。

3. 致密聚合物免疫化学染色方案(图 2-11-6)

第 1 天

（1）标本预处理(组织切片脱蜡、抗原提取等)。

（2）用含有表面活性剂的缓冲液冲洗载玻片或孔,3×5min。[12]

（3）在表面活性剂的缓冲液[含 10%(V/V)正常血清,1%(W/V)BSA 和 0.3M 甘氨酸]中,室温封闭 2h。[13]

（4）用含有表面活性剂的缓冲液冲洗载玻片或孔,3×5min。[14]

（5）加入第一抗体,抗体已用含有表面活性剂的缓冲液[含 1%(W/V)BSA]稀释到最佳浓度。[15]

（6）4℃ 孵育过夜。[16]

第 2 天

（7）用含有表面活性剂的缓冲液冲洗载玻片或孔,3×5min。

（8）如果只使用酶标签:执行内源性酶淬灭。[19]

（9）用含有表面活性剂的缓冲液冲洗载玻片或孔,3×5min。

（10）加入致密聚合物标签偶联的第二抗体,抗体已用含有表面活性剂的缓冲液[含 1%(W/V)BSA]稀释到最佳浓度,室温孵育 1h。[17]

（11）用含有表面活性剂的缓冲液冲洗载玻片或孔,3×5min。

（12）如果只使用酶标签:用显色剂室温下显色 10min(或者在显微镜下观察,直到达到所要求的染色程度)。[21]

（13）如果只使用酶标签:用自来水冲洗 5min。

（14）复染。[22]

（15）脱水,清洁(可选),制片。[23]

（16）此时,应该会有一个可见的标签定位于抗体结合的位点。这与目标的位置相对应。[24]

关于免疫染色技术的进一步讨论,请参见 Renshaw(2005)和 Kumar and Rudbeck(2009)。

4. 使用多种第一抗体和报告标签的免疫化学染色

在同一标本上使用多种第一抗体和报告标签进行免疫染色,可以提供有关两种或两种以上抗原彼此之间相互关联表达的有价值的信息(此问题可以单独写一章节。因此,讨论此问题超出了本章的范围)。上述免疫化学染色方案是基于只使用一种第一抗体和一种报告标签的假设进行编写的。但是,它们同时也可适用于多重染色技术。

关于多重染色技术的进一步讨论,请参见Renshaw(2005)和Kumar and Rudbeck(2009)。

5. 使用与被染色的标本相同物种产生的第一抗体的免疫化学染色

如果第一抗体与被染色的标本是在相同物种中产生的,并使用第二抗体,则会发生高本底染色,因为第二抗体不仅会与第一抗体结合,还会与标本中的任何内源性免疫球蛋白结合。如在小鼠组织上使用小鼠第一抗体。当然,最简单的解决方案是使用由与标本具有足够大种系差异的物种所产生的第一抗体,如兔源的第一抗体用于人的组织(如果小鼠的第一抗体与大鼠免疫球蛋白会发生交叉反应,将小鼠的第一抗体用于大鼠组织,仍可能会产生背景染色)。然而,如果上述方法不可能实现,那么为了避免背景染色,最简单的方法就是直接将第一抗体生物素化(使用商品化的生物素化试剂盒),并使用 ABC 系统作为第二步检测试剂。这避免了第二抗体的使用,同时仍然保证了足够程度的信号放大。此外,市场上还有许多商品化的"鼠对鼠"试剂盒,要么包含生物素化步骤,要么包含一些其他特殊的封闭步骤。

十一、复染

复染(counterstains)是在组织切片或细胞制剂上引入色彩对比度,通过对某些细胞器或细胞间隙进行特异性染色,从而进一步确定第一抗体和目标蛋白的定位。它们可以是着色的,也可以是荧光的,并匹配合适的检测系统来示踪第一抗体。

对于酶/染色剂检测系统,通常使用单一的核复染剂。对于 IF,通常使用核膜和细胞膜复染剂。然而,不管在免疫染色实验中使用了多少复染剂,它们均需要与自身和所使用的检测系统具有不同的颜色(或如果是荧光,要有不同的吸收和发射特征),从而可以充分地识别不同的信号。

(一) 适用于酶/染色剂免疫染色的复染剂

苏木精(hematoxylin)可以说是使用酶/染色剂检测系统时最常见的核染色剂。有多种可用的配方,根据所用酶染剂的类型以及它们是强化还是退化来区分。根据苏木精的种类不同,它们最终都会使细胞核呈现出不同色调和强度的令人愉悦的蓝色。

苏木精本身(或者更准确地说是它的氧化产物,血色素)是阴离子,因此对 DNA 没有太大的亲和力。媒染剂是铁盐,即铁、铝、钨和铅媒染剂。媒染剂与血红素结合,形成带正电荷的染料-媒染剂复合物,从而使其与阴离子染色剂结合。明矾(铝媒染)苏木精可用于强化或退化。使用强化型苏木精(例如 Mayer 苏木精、Carazzi 苏木精和 Gill 苏木精),组织和细胞在苏木精中孵育,在被蓝化之前,就能达到所需的核染色程度。相比之下,在使用退化型苏木精的情况下(如 Harris 苏木精),组织或细胞被孵育,直到达到一定程度的过度染色,然后将组织和细胞浸泡在酸性溶液(如 1% 的酸性酒精)中去除过剩的苏木精,这个过程称为**分化**(differentiation)。因此,强化型苏木精使用起来比退化型苏木精更方便,因为没有分化步骤,以及由此产生的与醇溶酶/底物终产物(如 HRP 和 AEC 产生的终产物)的相容性。

无论是强化染色还是退化染色,一旦达到所需的核染色水平,苏木精就会被"蓝染"。在酸性条件下,苏木精会将细胞核染成红色。然而,一旦暴露在碱性环境中,苏木精就会变成令人愉悦的蓝色。通常会使用自来水达到这一目的,因为它具有足够的碱性,特别是在"硬水"地区。在"软水"区域,可采用适当的碱性溶液对苏木精进行蓝染,如 0.05%(V/V) 氨。

其他常用的核着色剂有浅绿、坚固红、甲苯胺蓝和亚甲蓝;分别将细胞核染成绿色、红色和蓝色。

值得注意的是,在使用核染色剂时,如果想显示核抗原,不要染色过强,因为染色剂可能会掩盖来自检测系统的阳性信号。

（二）适用于荧光染色的复染剂

目前市面上有许多荧光复染剂，它们是专为多种不同的细胞器和细胞结构染色而设计的。它们可能是化学物质本身（如用于染细胞核的 DAPI 或 Hoechst），也可能是与特定细胞结构具有亲和性的凝集素偶联的荧光分子（如给细胞膜染色的 Alexa Fluor 594 偶联的小麦胚芽凝集素）。荧光复染剂的选择应根据操作人员显微镜上的滤光片组，以及染色实验中使用荧光报告标签的吸收光谱和发射光谱（见本节前述"常用的荧光标签"）。

有关复染剂的进一步讨论，请参阅 Renshaw (2005)、Kumar 和 Rudbeck (2007) 以及 Bancroft 和 Gamble (2007)。

十二、制片

制片（mounting）是为了方便免疫化学染色标本结果分析和后续储存。它既可保护标本和免疫化学染色免受物理损伤，又可在显微镜下形成更清晰的图像来提高结果分析的质量。

对于使用酶报告标签进行免疫化学染色的组织和细胞学标本，制片将会用一块薄玻璃覆盖标本，称为**盖玻片（coverslip）**。盖玻片是用相应的粘合剂（这里称**固定液**，mounting medium）固定在适当的位置上的。市场上有很多种固定液，不同种类有不同的特性，需要根据标本类型和报告标签进行选择。

简言之，固定液即可以是有机物也可以是自然界中的亲水性物质。在条件允许的情况下，建议使用有机固定液，如 **DPX（邻苯二甲酸二丁酯二甲苯，dibutyl phthalate xylene）**，因为它们的**折射率（RI）**更接近于固定组织的折射率（约 1.53），在显微镜下具有更高的对比度和锐度。因为当光从一种介质照射到另一种介质时，它会发生弯曲并改变速度。这就像现实生活中把棍子放入水中，你会观察到棍子弯曲的现象。光在真空中的传播速度最快，在其他介质中较慢。折射率即介质中光传播速度（大于 1）与真空中光传播速度（为 1）的比率。因此，固定组织与固定液之间的折射率越接近越好，这样可减少光扭曲现象。

因此，为了将组织固定在有机溶液中，首先必须对组织脱水和清洁。最基本的方法是在用固定液固定组织之前，先用 100% 的酒精孵育组织 3

次，每次 5min，以置换组织中的水分；然后用合适的有机清洗剂如**二甲苯（xylene）**置换酒精，清洗 3 次，每次 5min。之所以称为**清洁（clearing）**，是因为二甲苯与被固定的组织有相近的折射率，当其浸入组织时呈现透明的颜色。免疫组化染色的方法是在水相中进行的，因此在组织切片中存在水，如果在固定时未完全去除水，有机固定液不易和水结合。在显微镜下观察时，可以清晰地看到水滴且整个标本呈乳白色。酒精在水和有机溶剂中均可溶，因此在两相之中起着有效的桥梁作用。

应当谨慎选择固定液和染色剂。例如，AEC 染色剂与 HRP 所产生的红色沉淀物均是溶于酒精的，因此在这种情况下有机固定液就不是一个好的选择，因为在脱水那一步，会将红色沉淀物从组织中除去。一定要核对染色剂的使用说明，以便找出合适的固定液。例如，唯一适合 AEC 的固定液就是水性固定液。

水性固定液的优点是，由于免疫组化染色是在水相进行的，所以它们可以立即使用。这样既方便又快捷，但是由于水性固定剂的光折射率比有机固定液固定的组织相差更远，因此在显微镜下观察时，图像往往不那么清晰。

有机固定液和水性固定液又可进一步分为胶黏剂和非胶黏剂。一般情况下，有机固定液往往是胶黏剂，而水性固定液往往是非胶黏剂。胶黏固定液一般较硬，可以使标本和盖玻片紧密结合。这可以更大程度地维持免疫组化染色，并且有利于标本的储存。非胶黏固定液保持液体状态，如果不能立即对组织进行显微镜分析，通常需要用到透明的指甲油或者石蜡沿盖玻片的边缘进行封闭，以防止标本干燥。

对于使用荧光标签进行免疫化学染色的组织和细胞标本，通常使用非胶黏性水性固定液。含有 10%（*V/V*）甘油的 PBS 是一种很好的荧光标签通用的固定液。市面上的固定液常含有自由基清除剂，有助于减缓光漂白的作用。一些还含有核复染剂，如 DAPI。但是，在使用藻胆色素蛋白作为报告标签时，应注意不能使用含有甘油的固定液，因为它对荧光具有淬灭作用。

对于免疫荧光法，最好用显微镜在空白盖玻片上观察所选择的固定剂，以确保它不会产生任何强度的荧光。

有关脱水、清除和固定理论和实践的讨论，请参见 Renshaw (2005) 和 Bancroft and Gamble (2007)。

十三、免疫染色图片示例

在本文中,提供了 5 张免疫组织化学和 4 张免疫细胞化学 / 免疫荧光的显微照片(图 2-11-7~图 2-11-15)。

(一) 免疫组织化学

图 2-11-7 为阿尔茨海默病患者海马体中的 ab39377 染色,是通过用福尔马林固定,石蜡包被切片,用 Leica Bond™ 检测系统进行检测,按照方案 F 标准操作所获得。切片使用热诱导抗原修复(antigen retrieval)和柠檬酸钠溶液(pH=6,抗原决定簇修复液 1)进行预处理 20min。然后,加入 5μg/ml ab46538 在室温孵育 15min。用 HRP 偶联致密聚合物检测系统进行检测。染色剂为 DAB。苏木精复染,DPX 固定。对于其他的免疫组织染色系统(自动化或非自动化),用户需要优化多个参数,如抗原修复条件、第一抗体浓度和抗体孵育时间。

图 2-11-8 为人结肠癌中的 ab46538 染色,是通过用福尔马林固定,石蜡包被切片,用 Leica Bond™ 检测系统进行检测,按照方案 F 进行标准操作所获得。切片使用热诱导抗原修复和柠檬酸钠溶液(pH=6,抗原决定簇修复液 1)进行预处理 20min。然后,加入 5μg/ml ab46538 在室温孵育 15min。用 HRP 偶联致密聚合物检测系统进行检测。染色剂为 DAB。苏木精复染,DPX 固定。对于其他的免疫组织染色系统(自动化或非自动

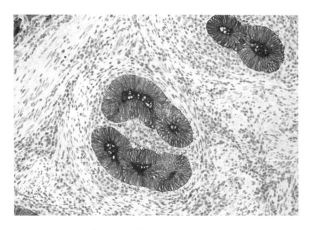

图 2-11-8　鼠单克隆抗体(CI-P83-10)锚定的癌胚抗原(CEA)(ab46538)

化),用户需要优化多个参数,如抗原修复条件、第一抗体浓度和抗体孵育时间。

图 2-11-9 为人扁桃体中的 ab18822 染色,是通过用福尔马林固定,石蜡包被切片,用 Leica Bond™ 检测系统进行检测,按照方案 B 进行标准操作所获得。切片使用热诱导抗原修复和柠檬酸钠溶液(pH=6,抗原决定簇修复液 1)进行预处理 20min。然后,加入 5μg/ml ab18822 在室温孵育 15min。用 HRP 偶联致密聚合物检测系统进行检测。染色剂为 DAB。苏木精复染,DPX 固定。对于其他的免疫组织染色系统(自动化或非自动化),用户需要优化多个参数,如抗原修复条件、第一抗体浓度和抗体孵育时间。

图 2-11-10 为人乳腺癌中的 ab4729 染色,是通过用福尔马林固定,石蜡包被切片,用 Leica Bond™ 检测系统进行检测,按照方案 F 进行标准操作所获得。切片使用热诱导抗原修复和柠檬酸钠溶液(pH=6,抗原决定簇修复液 1)进行预处

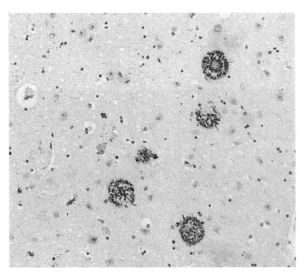

图 2-11-7　兔多克隆抗体锚定的 β- 淀粉样蛋白 1-42(ab39377)

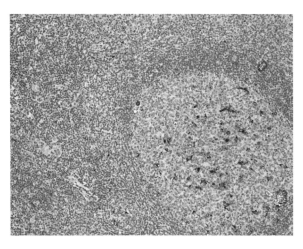

图 2-11-9　羊多克隆抗体锚定的组织蛋白酶 S(ab18822)

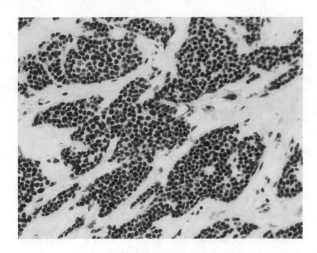

图 2-11-10　兔多克隆抗体锚定的组蛋白 H3（acetyl K27）——ChIP Grade（ab4729）

理 20min。然后,加入 1μg/ml ab4729 在室温孵育 15min。用 HRP 偶联致密聚合物检测系统进行检测。染色剂为 DAB。苏木精复染,DPX 固定。对于其他的免疫组织染色系统（自动化或非自动化）,用户需要优化多个参数,如抗原修复条件、第一抗体浓度和抗体孵育时间。

该免疫组化图片为人肺中的 ab4729 染色,是通过用福尔马林固定,石蜡包被切片,用 Leica Bond™ 检测系统进行检测,按照方案 F 进行标准操作所获得。切片使用热诱导抗原修复和柠檬酸钠溶液（pH=6,抗原决定簇修复液 1）进行预处理 20min。然后,加入 0.1μg/ml ab64693 在室温孵育 15min。用 HRP 偶联致密聚合物检测系统进行检测。染色剂为 DAB。苏木精复染,DPX 固定。对于其他的免疫组织染色系统（自动化或非自动化）,用户需要优化多个参数,如抗原修复条件、第一抗体浓度和抗体孵育时间。

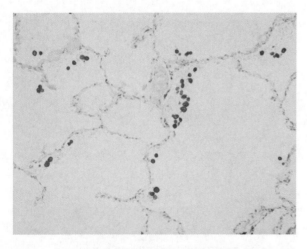

图 2-11-11　兔多克隆抗体锚定的甘露糖受体（ab64693）

（二）免疫细胞化学法 / 免疫荧光法

人 Hek293 细胞 ab41972 染色的免疫细胞化学 / 免疫荧光图。细胞先用 4%PFA 进行固定（10min）,浸透在 0.1%PBS-Tween（20min）,加入抗体（ab411972,1μg/ml）室温孵育 1h,其间用 1%BSA 或 10% 正常羊血清或 0.3M 甘氨酸封闭非特异性蛋白质间的干扰。加入 1 000 倍稀释的第二抗体（绿色）Alexa Fluor® 488 羊抗鼠 IgG（H+L）,孵育 1h。用 Alexa Fluor® 594 WGA 染细胞质膜（红色）。用 DAPI 染细胞核（蓝色）。

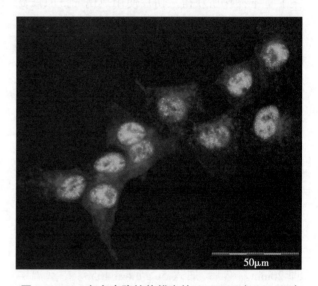

图 2-11-12　兔多克隆抗体锚定的 TARDBP（ab41972）

人 HeLa 细胞 ab26650 染色的免疫细胞化学 / 免疫荧光图。细胞先用 4%PFA 进行固定（10min）,浸透在 0.1%PBS-Tween（20min）,加入抗体（ab26650,5μg/ml）室温孵育 1h,其间用 1%BSA 或 10% 正常羊血清或 0.3M 甘氨酸淬灭自动荧光

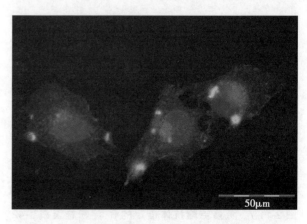

图 2-11-13　兔多克隆抗体锚定的 VASP（ab26650）

和封闭非特异性蛋白质间的干扰。加入 1 000 倍稀释的第二抗体(绿色) Alexa Fluor® 488 羊抗鼠 IgG(H+L)，孵育 1h。用 Alexa Fluor® 594 WGA 染细胞质膜(红色)。用 DAPI 染细胞核(蓝色)。

　　鼠 PC12 细胞 ab23375 染色的免疫细胞化学/免疫荧光图。细胞先用甲醇进行固定(5min)，浸透在 0.1%PBS-Tween(20min)，加入抗体(ab23375，1μg/ml)室温孵育 1h，其间用 1%BSA 或 10% 正常羊血清或 0.3M 甘氨酸封闭非特异性蛋白质间的干扰。加入 1 000 倍稀释的第二抗体(绿色) Alexa Fluor® 488 羊抗鼠 IgG(H+L)，孵育 1h。用 Alexa Fluor® 594 WGA 染细胞质膜(红色)。用 DAPI 染细胞核(蓝色)。

　　人 HeLa 细胞 ab59426 染色的免疫细胞化学/

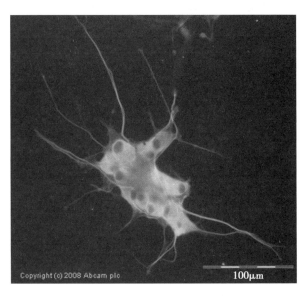

图 2-11-14　兔多克隆抗体锚定的 ALDH1A1- 神经标志物(ab23375)

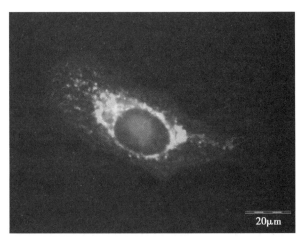

图 2-11-15　鼠单克隆抗体(mAbcam59426)锚定的线粒体内参(Mitochondrial Loading Control) COX IV(ab59426)

免疫荧光图。细胞先用 PFA 进行固定(5min)，浸透在 0.1%PBS-T(20min)，加入抗体(ab59426，1μg/ml)室温孵育 1h，其间用 1%BSA 或 10% 正常羊血清或 0.3M 甘氨酸淬灭自动荧光和封闭非特异性蛋白质间的干扰。加入 1 000 倍稀释的第二抗体(绿色) Alexa Fluor® 488 羊抗鼠 IgG(H+L)，孵育 1h。用 Alexa Fluor® 594 WGA 染细胞质膜(红色)。用 DAPI 染细胞核(蓝色)。

十四、脚注

　　1. 在这个方案中，柠檬酸三钠缓冲液是作为抗原修复的缓冲液，但是它可以被具有通用 pH 的任何适用缓冲液所替代。

　　2. 使用足够体积的抗原修复液将玻片浸于液面下几厘米。

　　3. 3min 的时间仅作为抗原修复时间的起始时间。短于 3min 可能造成抗原修复不完善，从而导致染色减弱；超过 3min 可能会造成抗原过度修复，从而导致错误染色，同时也增加玻片分离的概率。在进行免疫生化染色前，建议进行对照实验，分别对相同组织进行 3、5、10、20min 抗原修复的研究，以评估待修复抗原的最佳修复时间。

　　4. 15min 的时间仅作为抗原修复的建议时间。短于 15min 可能造成抗原修复不完善，从而减弱染色效果；超过 15min 可能会造成抗原过度修复，从而导致错误染色，同时也增加玻片分离的概率。在进行免疫生化染色前，建议进行对照实验，分别对相同组织进行 3、5、10、20min 抗原修复的研究，以评估待修复抗原的最佳修复时间。

　　5. 本方案中使用的酶为胰凝乳蛋白酶，但是它可以被任何蛋白水解酶取代。根据使用酶的反应最大速率的温度和最佳 pH 调整反应条件。

　　6. 使用足量超纯水覆盖玻片。

　　7. 将冷玻片放入酶缓冲液中将会降低缓冲液反应温度，从而降低酶活性，这可导致抗原修复不足。

　　8. 胰凝乳蛋白酶可引起过敏反应，应使用面罩和萃取柜称重。

　　9. 应尽快配制胰凝乳蛋白酶缓冲液，以免影响酶的活性。在放入玻片前，应使缓冲液升回 37℃。

　　10. 20min 的时间仅作为抗原修复的建议时间。短于 20min 可能造成抗原修复不完善，从而导致染色减弱;超过 20min 可能会造成抗原过度修复,从而导致错误染色,同时也增加玻片分离的概率。在进行免疫生化染色前,建议进行对照实验,分别对相同组织进行 10、15、20、25 和 30min 抗原修复的研究,以评估待修复抗原的最佳修复时间。

11. 自来水可通过冲走酶来阻止抗原修复过程。

12. 组织标本推荐使用含 0.025%(*V/V*) Triton X-100 的 TBS 作为表面活性剂,细胞制剂推荐使用含 0.1%(*V/V*) Tween 的 PBS 表面活性剂。TBS 的盐浓度较高,因此使用后的背景较 PBS 干净、清晰。但是,TBS 可导致细胞发生裂解,所以在实际应用过程中最好只用于组织切片。在使用 AP 酶标记时不应使用 PBS,因为磷酸盐溶液可以淬灭 AP 酶活性。磷酸盐是 AP 的底物,因此会和染色剂产生竞争关系。

表面活性剂可以主动地促使抗体进入标本中,并可以去除细胞膜的脂质。对于胞膜蛋白,在溶液中最好不要加入表面活性剂,否则将导致蛋白的流失。Triton 相比 Tween 来说是一种较硬的表面活性剂,这使得 Tween 更适合于细胞制剂。使用表面活性剂同时也可降低表面张力,使得试剂容易扩散和覆盖标本。同时在冷冻标本中也可以起到降解 Fc 受体的作用,因此有助于减少特异性但不是想要的背景染色。

脱氧胆酸钠(sodium deoxycholate,4mM)是另一种离子清洁剂,其作用是通过溶解脂质膜来渗透入细胞。如果在细胞制剂时需要更高程度的渗透,可于步骤 1 和步骤 2 之间额外增加一步,即使用 4mM 脱氧胆酸钠孵育 10min,清洗后再进行下一步。

13. 正常血清需与第二抗体同源。例如,如果第一抗体是兔产生的而第二抗体是羊抗兔抗体,那么应该使用正常羊血清。正常血清有助于阻止第二抗体与组织中的内源性免疫球蛋白发生交叉反应。例如,当要检测人组织中的抗原时,如果第二抗体是羊产生的,首选正常羊血清进行封闭。羊血清会与任何人免疫球蛋白结合发生交叉反应。当加入第一抗体时,如兔 IgG 亚型抗体,它会与靶蛋白结合。当加入第二抗体时,如生物素化羊抗兔 IgG 抗体,它将只与第一抗体兔 IgG 亚型抗体结合,因为第二抗体对人组织中的内源性抗体无任何亲和性,这是由于人组织中的抗体已

与羊血清结合,同源的抗体之间不会发生反应,因此第二抗体只会结合到第一抗体上。

除此之外,抗体是主要血清中最具疏水性的蛋白质之一(这就是为什么抗体在长期储存后会产生聚集体的原因)。一个蛋白质的疏水性越强,那么它与另一个疏水蛋白质结合的可能性就越大;因此,组织蛋白质与抗体之间会发生疏水作用。醛固定剂可进一步加强这种作用,这就是甘氨酸的作用所在,它能够有效地解开任何游离的醛基团。通过使用正常血清来阻止第二抗体的非特异性和有效地封闭组织中的疏水性结合位点(因为同源的抗体不会发生交叉反应)。

BSA 也有同样的作用。在加入第一抗体前使用正常血清也有助于消除白细胞 Fc 受体与第一抗体及第二抗体的结合。

14. 更高强度的封闭作用可以通过简单移除多余血清(通过吹打),而不是将它完全清洗掉来获得。但并不是必选的。

15. 第一抗体会与其产生时所抗的抗原决定簇结合。对于蛋白质来说,它就是所研究的蛋白质尽可能独特的一段氨基酸序列。要确保第一抗体和需要染色的组织来源于不同种族。例如,如果用鼠第一抗体来处理鼠的组织,那么用到的抗鼠 IgG 第二抗体将会结合到鼠组织中所有的内源性 IgG 并产生非特异性背景。

16. 过夜孵育通过简单地增加抗体结合时间而有利于低滴度和低亲和力的抗体结合。同样,不管抗体的滴度或者对靶蛋白的亲和度多小,一旦达到饱和状态,将不会再发生结合。过夜孵育可保证饱和状态的发生。低温孵育可通过增加反应时间来降低背景颜色。该反应可通过摇床摇动进一步加强。如果时间紧急,第一抗体在室温孵育 1h 即可。过夜孵育不是必需的,但是它具有上述优点。

17. 第二抗体可识别第一抗体的免疫球蛋白种类和亚型。例如,一个生物素化的羊抗兔 IgG 抗体可用于与兔 IgG 抗鼠抗体第一抗体结合(详见备注 13)。第二抗体是生物素化的,这意味着它已与生物素偶联(详见备注 18)。

18. ABC 包括生物素酶或生物素 - 荧光标记连接体与抗生物素蛋白结合。使用时,ABC 将与生物素化的第二抗体结合。在加入第二抗体之后,根据厂家操作手册制备 ABC,室温放置至少 30min。这个时间是为了使结合物产生。抗生物

素蛋白是在鸡蛋清中发现的一种蛋白质,具有与链霉抗生物素蛋白(在链霉菌中发现)一样的性能。抗生物素蛋白与链霉抗生物素蛋白均对生物素具有很大的亲和性,生物素是一种可促羧酸化的酶的辅助因子。抗生物素蛋白与链霉抗生物素蛋白均可被用于免疫化学染色,但是链霉抗生物素蛋白因敏感性更高而更受欢迎。链霉抗生物素蛋白同样也可减少非特异性背景染色,因为不像抗生物素蛋白,它不是糖基化的,因此它不与**凝集素(lectin)**或其他碳水化合物连接蛋白质发生反应。ABC 是抗生物素蛋白形成的,抗生物素蛋白具有 4 个生物素结合位点。ABC 与生物素化的第二抗体结合,第二抗体与第一抗体结合,第一抗体反过来与组织标本中的靶蛋白结合。

19. 过氧化氢能够抑制内源性过氧化物酶的活性从而降低背景颜色,因为过氧化物酶及过氧化物酶标记的 HRP 会与染色剂发生反应。因此加入低浓度 1.6%(V/V)H_2O_2 到含表面活性剂溶液中,室温反应 30min(对于冷冻标本或细胞制剂反应 5min 即可)充分封闭内源性过氧化物酶的活性,对组织的抗原表位没有任何有害影响。若使用 AP 酶,则忽略此步骤和步骤 12。有关封闭内源性 AP 酶活性的方法可参照备注 21。H_2O_2 必须现配现用,因为 H_2O_2 在室温下易分解为水和氧气,这使得它不能封闭内源性过氧化物酶的活性。对于内源性过氧化物酶活性高的组织如脾,AP 是一个很好的选择。

20. 酶标记物与适当的染色剂产生有颜色的产物。染色剂的选择取决于酶标记物的使用、终产物的颜色和水性固定剂或有机固定剂的选择。

21. 确保所有的染色剂的制备遵照厂家标准操作规程。

如果用 DAB,不要忘了它是一种可疑致癌物,必须穿戴适当的防护服。依据实验室 COSHH 指南,在密闭的空间用次氯酸钠处理一个晚上(加入次氯酸钠后会产生毒烟)。对于任何实验室试剂的储存、使用、处理和丢弃,应遵守相应的 COSHH 指南。使用 AP 时,会在染色剂溶液中加入 0.24mg/ml 左旋咪唑(Sigma L9756)。尽管不是在胎盘或小肠中,左旋咪唑通过抑制内源性磷酸酶活性从而减少背景染色。AP 标记不会受到左旋咪唑的影响。

22. 如果使用酶标记,应选择适当的核复染剂,通常用苏木精。染色强度可根据个人喜好,但要衡量能获得一个良好的核形态和不遮蔽任何核染色这两个因素。在分化和/或蓝染之前,先试着将苏木精涂在标本上 1min,然后根据得到的结果进行相应的调整。

如果使用荧光标记,大部分荧光复染剂都可使用,这些可根据本节“复染”部分的讨论进行选择。例如,如果用一个 488 标记去看第一抗体,那么两种复染剂将会被用到,用 DAPI 染色后看细胞核和 Alexa Fluor 594 连接小麦胚芽凝集素去看细胞膜。始终应按照制造商的指示使用复染剂。如果有必要,需对实验进行优化,以找出最合适的浓度。

23. 如果使用的是酶标记加 AEC、坚固红、碘硝基四唑紫(INT)或其他亲水性染色剂,注意它们是溶于酒精的,应使用合适的亲水性固定液。在固定之前不要进行脱水和清洁。

脱水和清洁 DAB,**新品红(new fuchsin)**、**Vega 红(vega red)**、NBT 和 TNBT(或其他标本所使用的有机染色剂)的步骤为:用 100% 酒精处理 3 次,每次 3min;再用第二抗体甲苯处理 3 次,每次 3min。用适当的有机固定液固定标本,如**邻苯二甲酸二丁酯二甲苯(DPX)**。

使用荧光标记时,不需要脱水和清洁。使用水性固定液,详见本节“制片”部分。含 10%(V/V)甘油的 PBS 是常见的适用于荧光报告标记的固定液。

24. 酶免疫化学染色法可在常规光学显微镜下进行观察。

荧光免疫化学染色法必须使用荧光显微镜且根据所使用的标记的激发和发射特点进行选择。

25. 多聚免疫标记的大部分分子可直接与第二抗体连接,这样可避免使用左旋糖苷骨架聚合系统所发生的潜在空间位阻问题。由于缺少多聚物骨架可使试剂更好地扩散到目标位点,潜在的非特异性结合也会减少。

十五、致谢

本章节中显微照片所使用的第一抗体为 Abcam 提供,特此表示感谢。

十六、参考文献和扩展阅读

Bancroft, J. and Gamble, M., (eds), *Theory and Practice of Histological Techniques*. 6th edn (Elsevier Health Sciences, Oxford, 2007).

DiVito, K.A., Charette, L.A., Rimm, D.L. and Camp, R.L. Long-term preservation of antigenicity on tissue microarrays. *Laboratory Investigation* **84**, 1071–1078 (2004).

Kumar, G. L. and Rudbeck, L., (eds), *Dako Immunohistochemical Staining Methods*. 5th edn (Dako North America, Carpinteria, 2009).

Manne, U., Myers, R.B., Srivastava, S. and Grizzle, W.E. Loss of tumor marker-immunostaining intensity on stored paraffin slides of breast cancer. *J. Natl. Cancer Inst.* **89**, 585–586 (1997).

Renshaw, S., (ed), *Immunohistochemistry: Methods Express*. 1st edn (Scion Publishing Ltd, Oxford, 2006).

Xie, R., Chung, J.-Y., Ylaya, K., Williams, R.L., Guerrero, N., Nakatsuka, N., Badie, C. and Hewitt, S.M. Factors influencing the degradation of archival formalin-fixed paraffin-embedded tissue sections. *J. Histochem. Cytochem.* **59**, 356 (2011).

（刘树业、袁玉华　译，陈福祥　审）

第三部分

免疫检测的组成

毫无疑问,抗体是免疫检测性能的至关重要的组分。为特定的应用场景选择抗体的时候,首先考虑的因素应该是如何选择正确的特异性和结合亲和力,但同时也应考虑其他因素,包括是多克隆抗体、单克隆抗体还是重组抗体,是用纯化的还是天然的血清,是抗体片段、双特异性抗体的还是融合的蛋白,以及综合考虑相关成本是否需要购买或者制备新试剂。本章的目的是概述现有抗体试剂的类型,包括抗体是如何制备的,以及能够得到的抗体精确性、交叉反应性、相对成本和生产时间等方面,以做出合理的决策。

为了最好的利用资源以及提供高度准确的信息,为特定的应用场景选择抗体的时候,也需要仔细考虑检测方法及其组分。当所需的只是对一个蛋白质进行简单的鉴定时,也许就不会去开发既昂贵又耗时的精密技术。同样,如果将**单克隆抗体(mAbs)**用于不敏感的沉淀检测,那么生产单克隆抗体也就没有意义。事实上,由于很难形成免疫复合物,某些单克隆抗体甚至在此类检测中根本不起作用。如果没有适当地收集抗原样本,如果没有正确地对抗体进行表征分析,或者检测方法不够灵敏,或者统计分析不准确,那么检测结果的解释也可能具有误导性。本书其他章节讨论了这些问题并做出了解释。

一、抗体结构

抗体是一种糖蛋白,属于免疫球蛋白超基因家族,由许多参与免疫识别和宿主防御系统的蛋白组成。在大多数高等哺乳动物中,免疫球蛋白有五种类型:IgG、IgM、IgA、IgD 和 IgE,它们的大小、电荷、氨基酸组成和碳水化合物含量均不同。此外,各型抗体亚类内也存在一定的异质性,尤其是 IgG,人 IgG 存在 4 个亚型(IgG1、IgG2、IgG3、IgG4),在小鼠中也存在 4 个亚型(IgG1、IgG2a、IgG2b、IgG3),但是这些亚型在物种之间并没有同源性。人类有两个 IgA 亚型。

抗体的基本结构由两条相同的"重链"与两条相同的较短的"轻链"组成,形成一个近似的、柔软的"Y"形结构(图 3-1-1)。这些链被细分为各种结构域,结构域由约 110 个氨基酸组成,这些结构域由数量不定的二硫键连接,总相对分子质量约为 150kDa。

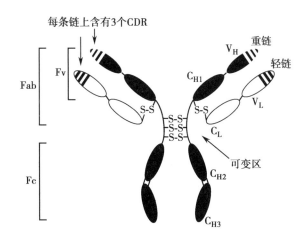

图 3-1-1　抗体基本结构示意图
注:一对相同的包含三个恒定区(CH1,CH2,CH3)和一个**可变区(VH)**的重链,链接到一对相同的包含有一个恒定区(CH)和一个可变区(CL)的轻链上。每个可变区含有 3 个高变异的**环状结构(CDRs)**以结合抗原

免疫球蛋白 G(IgG)抗体是血清中含量最丰富的一类抗体,由一个 Y 单位结构组成。IgG 的亚型主要是重链间二硫键的数量上有所不同。C_H 和 C_L 结构域在序列上相对恒定,糖基化程度不同,并起到抗体的效应器作用,即它与补体和参与免疫反应的细胞结合。然而,V_H 和 V_L 结构域在序列上的变化更大。在每个链的可变区域内,有三个高变异度的序列,称为**互补决定区(complementarity-determining regions,CDRs)**,每个区域形成一个由 β 折叠支撑的环结构(图 3-1-2)。抗体 Y 形结构的每个臂上的六个 CDRs 共同形成抗原结合位点。这些序列的结构是本章后面讨论的抗体工程技术的重要基础。

免疫检测几乎只用 IgG。它在免疫反应中产量最高,与表位的结合亲和力更高,在分离纯化过程中稳定,具有多个功能位点可用于化学偶联,

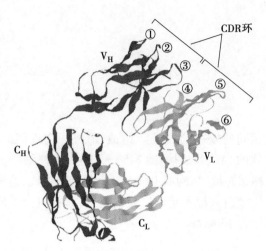

图 3-1-2　抗体 Fab 段互补决定区分子模型
注：该结构来自于 Brookhaven 数据库，并以 Rasmol 软件显示

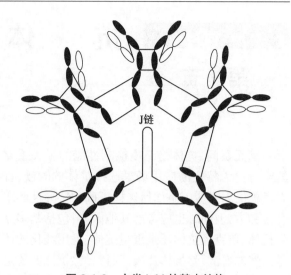

图 3-1-3　人类 IgM 的基本结构
IgM 是基本 IgG 结构的五聚体，由二硫键和 J 链相连。每个重链包含 5 个结构域。其中 C 端链结构未在图中显示

而且对抗体结合力损失最小。通过化学方法可以将 IgG 拆分为 Fab 和 F(ab')₂ 片段，这在 Fc 区域可能存在干扰的检测中是一个优势。利用基因工程技术可以产生更小的抗体片段如**单链 Fvs (scFvs)**，这些抗体片段可以与其他蛋白质基因(如酶)进行连接生成有用的融合蛋白。

免疫球蛋白 M(IgM) 抗体是由 5 个基本的 Y 亚基组成的五聚体，由二硫键和 J 链连接(图 3-1-3)，每个重链由 5 个结构域组成。IgM 抗体的五聚体特性使其在如免疫组织化学等检测中需要信号放大时才具有一定的用途，但大分子的空间位阻可能会带来问题。与 IgG 相比，IgM 的亲和力较低，因为它主要是在免疫反应的早期阶段形成的，而且与 IgG 相比，它更不易纯化和分离。

体内存在的**免疫球蛋白 A(IgA)**、**免疫球蛋白 D(IgD)**、**免疫球蛋白 E(IgE)** 等其他亚类，由于其丰度低或亲和力低，很少用于免疫检测。表 3-1-1

总结了人类免疫球蛋白亚类之间的本质区别。

鸡免疫后，鸡蛋也可以产生抗体(IgY)。**免疫球蛋白 Y(IgY)** 是禽类、爬行动物和肺鱼的主要抗体。这些动物在其血清中产生 IgA、M 和 Y，但只有 IgY 可以进入蛋黄，其进入方式类似 IgG，后者是唯一能够通过胎盘的哺乳动物抗体。因此，IgY 在功能上与哺乳动物 IgG 相当，结构和大小相似，有两条 25kDa 的轻链和两条 65~68kDa 的重链，但灵活性较差。IgY 在 4℃ 条件下非常稳定，不会激活人类补体因子或人抗鼠 IgG 抗体，也不与细胞表面 Fc 受体、蛋白 A 或蛋白 G 结合，这对纯化方法有一定影响，详见稍后描述。与传统的抗体生产方法相比，IgY 可采用简单、无创的方法进行收集，鉴于其免疫原与宿主的亲缘关系较远，使得该抗体非常有吸引力。

骆驼科动物，包括骆驼、大羊驼、羊驼和小羊驼，具有一种特殊的抗体，没有轻链(Ungar-Waroni

表 3-1-1　人类免疫球蛋白分类

	IgG1	IgG2	IgG3	IgG4	IgM	IgA1	IgA2	sIgA	IgD	IgE
正常人血清浓度 (mg/mL)	5~10	1.8~3.5	0.6~1.2	0.3~0.6	0.5~2.0	0.8~3.4	0.2~0.6	痕量	0.003~0.3	0.000 1~0.000 7
相对分子质量(kDa)	146	146	170	146	900	160	160	390	165	185
重链分子量	51	51	60	51	67	56	53	53~56	60	70
重链结构域数量	4	4	4	4	5	4	4	4	4	5
重链内部二硫键数	2	4	11	2	1	2	2	1	2	2
碳含量(%)	3~4	3~4	3~4	3~4	12~16	10~15	10~15	10~15	14~17	13~16
血清半衰期(天)	12~21	12~21	7~8	11~21	10	5.8	5.8		1	2

et al.,1987;Hamers-Casterman et al.,1993)。这种抗体所具有的一些生物物理特性,使得它们与传统的抗体相比具有明显的优势。它们有三个异构体,IgG1 是一种含重链和轻链的异质二聚体,而 IgG2 和 IgG3 是只有重链的同二聚体。这些抗体中没有 C_H1 结构域,而是含有一条由重复的脯氨酸、赖氨酸、谷氨酰胺和谷氨酸构成的狭长铰链,使分子刚性更强。重链抗体的可变区域称为 V_{HH}。人类的 CDR3 平均长度为 9-12 个氨基酸,该抗体的 CDR3 平均长度为 16~18 个氨基酸,这个异常长和可变的 CDR3 补偿了轻链的缺失,这使得该抗体能够深入待测病毒裂隙。由于 CDR1 和 CDR3 环之间有额外的二硫化键,即使在变性剂、高温和表面活性剂存在的情况下,它也是一种溶解性和稳定性很高的分子。这种物理稳定性在免疫层析中特别有用,据报道,与 V_{HH} 片段结合的纯化柱可成功再生多达 2 000 次(Verheesen et al.,2003)。该抗体的体积较小,能够更有效地穿透组织,甚至穿透细胞和血脑屏障,且它对人类的免疫原性也很弱。另一个巨大的优点是,由于其结构域单一,克隆起来相对容易,在细菌中表达效率高;因此,其作为抗体工程技术的基础分子越来越受到人们的青睐。

如前所述,抗体是糖蛋白,具有高度的微异质性。碳水化合物部分可对蛋白质产生各种影响,有助于蛋白质的折叠、稳定性、构象、溶解度、半衰期或功能。对于抗体,其抗原结合特性不应受到影响,但已知正确的糖基化对于与 Fc 受体和补体的最佳结合至关重要(reviewed by Jefferis,2012;Loos and Steinkellner,2012)。据估计,可能有几百种不同的糖型,且已证明这些糖型在不同疾病、处于怀孕或衰老过程中会有所不同。人类 IgG 有一个可变的寡糖附着在 Fc 段的 Asn 297 区域,但在其他亚型中可能有多达 7 个位点。它通常是一种多糖,添加了可变的海藻糖、半乳糖、n-乙酰氨基葡萄糖和唾液酸。不到 10% 的结构是单甲酰化或二甲酰化的。研究证明,缺乏核心岩藻糖的 IgGs 对 Fc 受体的亲和力会大大增强(Ferrara et al.,2006;Li et al.,2006)。

重组抗体可以以不同的方式进行增殖,但需要考虑到分子糖基化的影响。由于不需要糖基化,所以没有 Fc 片段的抗体可以在细菌中表达。完整抗体需要糖基化,应在哺乳动物细胞(大多数治疗的单克隆抗体是在其中产生的)、酵母和植物中增殖,这些细胞具有不同的糖基化途径。抗体糖基化也会受到培养条件和压力的影响,因此糖基化的产物可能是可变的,这种可变的产物可能会对体内效应器功能产生显著影响,从而对治疗效果产生影响。这些明显细微的差异在体外可能也有影响,但这一领域的研究目前还处于起步阶段。

二、抗体在体内的反应

抗体由 B 淋巴细胞(B lymphocytes)产生,B 淋巴细胞相继在胎儿肝脏和骨髓中发育。在这些脏器中,免疫球蛋白发生基因重排(见下文),以便清除产生"自身"抗体的潜在有害细胞克隆。在静息状态下,每个 B 细胞表面都具有单一特异性的抗体。因此,外来抗原只与这些休眠的 B 淋巴细胞中的少数进行结合。一旦与抗原结合将刺激它们分裂并成熟为浆细胞,浆细胞分泌大量的免疫球蛋白,并表达最初的抗体。在这种增殖过程中,产生的主要抗体种类发生了变化,从 IgM 到 IgG、IgA 或 IgE,这个复杂的过程称为**类交换(class switching)**,由其他参与免疫反应的细胞信号机制进行调控。分泌更高亲和力抗体的 B 细胞也开始被优先选择,这一过程称为**亲和力成熟(affinity maturation)**。一些增殖的类交换 B 细胞不分泌抗体而是持续表达其表面抗体。这些**记忆 B 细胞(memory B cells)**在随后的免疫反应中负责更迅速和更有效的免疫应答。这些过程对于免疫检测应用的结果是,抗血清是异质性混合物,含有不同特异性、亲和力和同型的多种抗体,并且其混合模式会随着每次从动物身上取血而改变。

在生产抗体的过程中,需要在早期将自身反应性克隆进行消除,主要是通过将新生儿或胎儿的淋巴细胞暴露在抗原下以抑制随后产生的抗体,这一过程称为**免疫耐受(tolerization)**。例如,当用家兔生产抗雌二醇抗体时,可以通过先将新生家兔暴露于潜在的交叉反应物质以提高特异性,这样动物成年后就不会产生与耐受交叉反应物发生交叉反应的抗体克隆。

三、抗体的多样性

蛋白质的每个区域都是由不同的基因外显子编码,由此形成了免疫球蛋白的独特多样性。编码重链可变区域的基因包括 V(可变)、D(多样性)和 J(连接)片段。在生殖系 DNA 中,大约 100 个 V 片段中的一个将与大约 50 个 D 片段中的一个和 4 个 J 片段中的一个结合,产生一个功能性的 **VDJ 基因**(VDJ gene)。同样,轻链可变基因是由大约 200 个 V 片段和 4 个 κJ 或 2 个 λ 组合来生成一个功能性的 **VJ 基因**(VJ gene)。恒定区域基因被安排在 VDJ 或 VJ 区域的下游,任何 C 基因都可以与 VDJ 或 VJ 基因重新结合,产生不同亚型的抗体。通过体细胞突变和不同轻链和重链的结合,赋予了最终抗体产物更多的多样性。每个 B 细胞从最初的 10^{10} 种可能组合中表达出一种独特的抗体。欲知更多关于抗体结构和产生多样性的细节,可参阅更多教科书,如 Roitt's Essential Immunology(Delves et al., 2011),Janeway's Immunobiology(Murphy, 2011),或 Abbas, Lichtman and Pillai(2011)。

四、免疫接种

除了本节后面将讨论的合成重组抗体的复杂方法外,几乎所有的抗体都来自于用免疫原对实验动物进行主动免疫。在许多国家,都有为研究目的使用动物的相关法规。例如,在英国,此类工作受到 1986 年《动物(科学程序)法》的严格控制,根据该法,相关项目、科学家进行动物实验之前必须取得相应的许可;为了保护动物,还有许多管理动物饲养、记录保存和检查程序的规定。如果对某一国家的规章制度不清楚,负责动物设施的技术人员将熟悉当地的规章制度。

(一) 免疫原

免疫原(immunogen)是一种注射到动物体内时能够引起免疫反应的分子,在此要与抗原区别开,抗原能够与抗体结合,但不一定引起免疫反应。免疫原和抗原可能有许多不同的结合位点,抗体可在这些位点结合抗原,称为**表位**(epitopes)或**抗原决定簇**(epitopes or antigenic determinants)。影响免疫原**免疫原性**(immunogenicity)的主要因素是分子的大小和性质、暴露于免疫系统细胞的时间长短、以及它是否被宿主识别为异物。最有效的免疫原是蛋白质和多糖,但脂质、核酸和合成多肽也可具有免疫原性。

一般来说,相对分子质量大于 2 000 的蛋白质具有免疫原性。然而,通过与白蛋白或钥形贝血蓝蛋白等载体结合,可以使本身不具有免疫原性的小分子产生免疫原性,它们被称为**半抗原**(haptens)。小到 6~20 个残基的合成肽都能产生抗体反应,在合成过程中可以方便地与聚赖氨酸等载体进行偶联,而不需要在注射前对其进行纯化和化学偶联。表 3-1-2 显示了不同种类免疫原的典型结构和剂量。

表 3-1-2　典型免疫原注射计量示例

免疫原	每针浓度
可溶性或膜蛋白	10~100μg(鼠)
	50~250μg(兔)
	250μg~10mg(羊)
共轭肽 / 半抗原	100μg(鼠)
	100~500μg(兔)
核酸	200μg
真核细胞	$(2\text{~}20)\times 10^{6}$
细菌	50μg
病毒	107×3 周
真菌抗原	20~100μg

为了延长免疫原在体内的暴露时间,通常需要在**佐剂**(adjuvant)(大颗粒或细胞物质除外)的作用下使用免疫原。佐剂主要有三类:

(1) 抗原库佐剂(完全弗氏佐剂、不完全弗氏佐剂、氧化铝水化合物),从给药点起通过缓慢释放抗原起作用,并可促进富含巨噬细胞和其他免疫功能细胞的肉芽肿形成。

(2) 细菌佐剂,如百日咳博代菌和胞壁二肽,可直接刺激巨噬细胞。

(3) 两性和表面活性剂,如皂苷。脂质体也可以使用,特别是在使用有毒化合物时。

(二) DNA 免疫

DNA 免疫(DNA immunization)是分子生物学家特别感兴趣的一种替代方法。将编码特定蛋白质或多肽的 DNA 克隆到表达质粒中,将质粒肌肉注射入小鼠体内。这种方法可诱导持续分泌抗原和高水平的循环抗体(Davis et al., 1993)。它的优点是可以避免在体外表达和纯化大量的蛋白质,此外,还可以随意改变蛋白质结构。不但节省时间,而且不需要常规佐剂,只需要注射一次质粒,有利于减少动物的痛苦。因此,极少量的蛋白就可以产生很高的免疫反应,引起树突状细胞的募集和细胞因子集聚,从而提高抗原提呈和表位表达的效率(Donnelly et al.,1997)。这种技术用于疫苗的研发有很大的前景,特别是在那些蛋白疫苗多次接种困难且昂贵的地区(Donnelly et al.,2005;Kutzler and Weiner,2008)。

五、多克隆抗血清

(一) 概述

多克隆抗血清(Polyclonal antisera)是具有不同结合亲和力和同型异质体的异质性混合物,具有不同的特异性,能够识别免疫原和注入免疫原及其他无关免疫反应的表位。在开始主动免疫之前,动物血清中存在一些未知特异性的"噪声"抗体。同时,单个动物每次采血所得到的血液中的抗体谱会有不同,特别是在亲和力和同型性方面。

抗血清的制备相对来说是快速和廉价的,但其特异性取决于免疫原的纯度和抗血清的纯化。这并不一定是个问题,如针对合成肽的高度特异性的抗血清已经发展得很成熟了,在按要求使用时,得到假阳性结果的可能性极小。抗血清中的抗体是针对免疫注射材料中的免疫原性表位制备的,包括制剂中的任何杂质以及载体蛋白或连接链。因此建议免疫注射时尽可能使用纯的免疫原。在某些情况下,可能无法获得足够数量的纯免疫原,或者抗原的确切性质尚不清楚(比如在细胞表面)。在这种情况下,制备单克隆抗体可能是更好的选择。

在规模化多克隆抗血清生产的研究中,家兔是最常用的动物,具有低成本和重复生产有效血清(每只重复采血的动物的预期产量可达几百毫升)的特点。建议制备抗血清时使用多个动物个体,因为即使注射了相同的物质,不同的动物个体之间也可能存在显著差异,这一点在注射合成肽时尤其明显。对于规模化的商业性生产来说,一般会使用较大的家畜,如绵羊、山羊、马和驴等,尽管理论上任何哺乳动物或禽类都可以用来制备抗血清,但一般情况下,当将免疫原注射到与供体进化距离更远的物种时,免疫原性最强。

合适的注射部位也能促进免疫原的缓慢释放,或至少能减少其被机体清除的概率。皮下注射常在靠近淋巴结的多个部位进行,这种注射方式对动物造成的不适感最小,是免疫注射的首选方式。其他较少使用的部位是皮内、肌肉内、腹膜内和足垫。静脉注射途径(不含佐剂)仅在制备单克隆抗体时使用,该方式可以刺激淋巴细胞增殖。

注射时间取决于已知抗体在血液循环中的水平。第一次注射后,主要产生 IgM 抗体,但如果第二次注射 3~4 周后,具有更高亲和力的抗体,免疫球蛋白 IgG 在血清中的水平会到达顶峰,并于 10~14 天后逐渐下降(图 3-1-4)。因此,标准的免疫接种流程是将两次注射的时间间隔 4 周,末次注射 10 天后开始检测血清中抗体效价。如果检测到抗血清的效价或亲和力不够高,应每月进行重复注射。

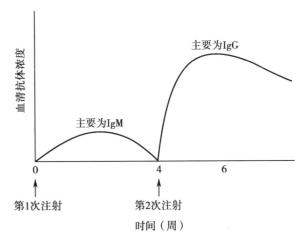

图 3-1-4 体内抗体的产生

注:第一次免疫注射后,将首先产生 IgM 抗体。第二次免疫后,伴随成熟的免疫反应,高亲和力的 IgG 抗体大量产生。抗血清的收集应选择在出现最大抗体浓度的适当时间

(二) 抗血清纯化

对于许多分析技术来说,抗血清可不需纯化而直接稀释使用。当抗体要用于检测试剂标记时,为避免其他蛋白质被标记后导致高非特异性结合,有必要预先对抗血清进行纯化。现在有四种主要的纯化技术。

第一种方法使用简单的物理分离法——盐析,通常使用铵根或硫酸钠,然后通过透析或凝胶过滤除去盐。从抗血清中盐析纯化得到的 IgG 纯度约为 80%~90%,可以满足多种用途。IgG 的析出是由于其溶解性随离子强度的增加而降低。然而,一些免疫球蛋白会一直保持溶解状态,因此 IgG 的产量严重依赖于其起始浓度。对于纯抗血

清,IgG 浓度是 25mg/mL,回收率可达 90% 左右。需要注意的是,务必除去所有的硫酸铵盐,因为在抗体标记的反应过程中,铵离子可能与偶联试剂发生可逆竞争。

第二种方法是基于梯度离子交换技术,这种方法得到的抗体比盐析法纯度高,但耗时长,而且可能在规模上受到限制。即使在抗体浓度相对较低的情况下,产率通常也很好。

第三种方法利用 Fc 区域与凝集素(如蛋白 A 和蛋白 G)特异性可逆结合,将粗制抗体通过含有凝集素与惰性载体结合的柱子。清洗柱子后,用低 pH 缓冲液洗脱 IgG。利用该技术纯化抗体,产量高、纯度高,但成本昂贵,因此在大规模纯化时的应用有限。

上述所有技术都是非特异地分离总 IgG 的方法。

第四种,即**免疫亲和纯化**(Immunoaffinity purification),它依赖于抗体的免疫特异性,因此只分离与目标抗原反应的 IgG 抗体。在该方法中,抗原与惰性载体共价偶联,然后让粗制抗体以相对较低的流速通过纯化柱;彻底过柱冲洗后,除去所有与抗原不结合的物质;再通过低 pH 或高浓度酸性试剂(如氯化胍)破坏免疫结合来洗脱特异性抗体。该方法可进一步改进为**免疫吸附**(immunoadsorption),用于去除不需要的抗体,如兔抗可以首先使用免疫亲和色谱纯化,然后与人类免疫球蛋白进行耦合,以去除任何与人类免疫球蛋白发生强烈交叉反应的抗体。

直到最近,蛋黄中纯化 IgY 一直很困难且产量低,因为蛋黄去脂较难。现有的商业化纯化试剂盒和更经济有效的方法(Tan et al. 2012),可以从蛋黄中得到 5~20mg/mL 或 5~6mg/g 的 IgY。一个蛋黄的体积为 15mL,结合鸡蛋日产量,抗体产量可以很高。

六、单克隆抗体

如上所述,多克隆抗血清由数千个不同 B 淋巴细胞分泌的产物组成,每个 B 淋巴细胞产生一种识别单个表位的特异性抗体。如果单个 B 淋巴细胞可以在体外分离并繁殖,就可以得到均一的抗体试剂。实际上这是不可能实现的,因为淋巴细胞不能在体外条件下正常存活。

然而,Köhler 和 Milstein(1975)发现 B 淋巴细胞与永生的**骨髓瘤**(myeloma)细胞融合产生杂交细胞,这种细胞既具有分泌特异性抗体的能力,又具有在组织培养中无限增殖的能力。通过本节所述的一系列选择过程,可以在单个组织培养孔中分离出单个分泌抗体的**杂交瘤**(hybridoma)细胞,继而通过有丝分裂形成大克隆(单克隆),每个克隆均分泌相同的抗体。这种技术可以用作制备特异性强的试剂,能够区分分子、细胞或微生物之间的细微差别。**单克隆抗体**(mAbs)可以无限制地获得,这是因为杂交瘤细胞可以在组织培养基中几乎无限地生长,可以实现工业规模化。杂交瘤细胞的另一个优势是可以冷冻储存并在需要时回收,而不需要像多克隆抗血清那样需要重新鉴定。

这项开创性的工作使得 Köhler 和 Milstein 获得了 1986 年诺贝尔奖,并利用此技术在基础生物学研究和医学诊断领域研究发掘出了大量的新信息。

绝大多数单克隆抗体来源于小鼠细胞,也有一些少见的大鼠抗体和人抗体。当然也可制备兔单克隆抗体(后面讨论),它也有一定的优点。也可能获得来自异种杂交瘤的抗体,杂交瘤是来自两个物种的母细胞的产物。杂交瘤法生产单克隆抗体的基本步骤如图 3-1-5 所示,在很多文章里面可以找到更多的生产实践细节。

(一) 免疫淋巴细胞

免疫淋巴细胞的制备与之前描述的多克隆抗血清的制备原理基本相同,但有一些重要因素需要考虑。任何品系的小鼠或大鼠都可用来免疫,但如果是通过腹水(见"储存"和"增殖"节)在体内制备抗体,那么该动物类别与亲代骨髓瘤细胞的来源需要相同,比如,常用的免疫小鼠品系是 Balb/c,这是因为常用的骨髓瘤细胞系也来自 Balb/c 小鼠。或者在 Balb/c 小鼠与免疫小鼠杂交的 F1 代中进行腹水培养。

由于分泌特异性抗体细胞系的选择是在融合后发生的,并依赖于筛选试验中使用的抗原的纯度,因此免疫原的纯度并不像其对于多克隆抗血清的生产那么重要。事实上,如果需要获得针对"天然"蛋白质的抗体,最好使用未被修改的免疫原。单克隆抗体结合的某些表位很可能随着蛋白质三级结构的改变而破坏。

传统的免疫流程是建议遵循方案,直至进行血液检测。在融合之前,动物可以饲养至一年。

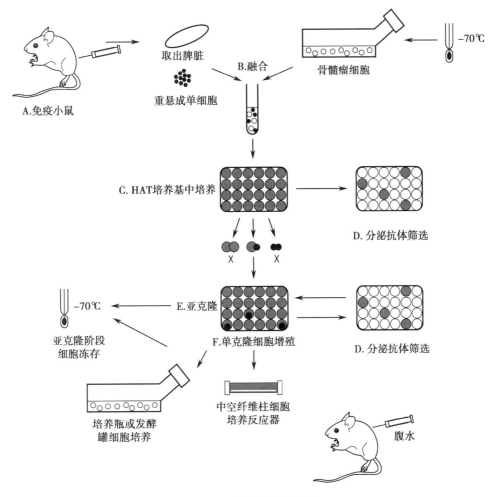

图 3-1-5　单克隆抗体的制备

注:该图现实了单克隆抗体制备的主要过程。请注意:腹水的制备在一些国家受到禁止

但是为了提高融合的成功率,可以在 4 天前对动物进行增强,最好采用静脉注射,可确保相关淋巴细胞处于增殖的高峰期,而不是抗体分泌的高峰期。产生杂交瘤最常见的淋巴细胞来源于脾脏,但也可使用淋巴结。小鼠脾脏含有约 10^8 个细胞,其中 50% 为 B 细胞。大多数情况下,成功的融合可以通过使用全脾细胞悬液实现,而无须预先选择 B 细胞或表达特定抗体的细胞。

(二) 骨髓瘤细胞系

骨髓瘤(Myeloma) 或**浆细胞瘤(plasmacytoma)** 细胞是可以产生抗体的肿瘤细胞。在小鼠和大鼠等相关啮齿动物中可进行实验性繁殖(尤以 Balb/c 小鼠敏感),但很难产生特异性抗体。在组织培养中适应生存和适合细胞融合的各种细胞系(表3-1-3)可以从大型国际细胞培养机构中获得,如ATCC(http://www.atcc.org),欧洲的动物细胞培养机构(http://www.hpacultures.org.uk),这些机构组织提供各类细胞供研究使用。用于杂交瘤的骨髓瘤细胞系有两个重要特征:首先,它们缺乏相应的酶,以便于从未融合的细胞中选择融合的细胞;其次,不能自分泌任何免疫球蛋白。

大多数骨髓瘤细胞系缺乏**次黄嘌呤鸟嘌呤磷酸核糖基转移酶(HGPRT)**,也缺乏**胸腺嘧啶激酶(TK)** 和 G 毒毛旋花苷。HGPRT 对 DNA 和 RNA 的合成至关重要。这种酶的缺乏阻碍了骨髓瘤细胞在 HAT 培养基中的存活,HAT 培养基是融合后细胞混合物生长的培养基,而由于融合细胞从淋巴细胞母体遗传了 HGPRT,使得它们能在 HAT 中存活。分离 HGPRT 阴性的骨髓瘤细胞相对比较容易,因为该酶的编码基因位于单一活跃的 X 染色体且存在于所有细胞。这意味着只需一个突变就会导致 HGPRT 活性丢失。毒碱类似物(8-氮杂鸟嘌呤或 6-硫鸟嘌呤)可通过 HGPRT 结合到 DNA 上,进而可以筛选获得 HGPRT 阴性细胞。但是通常不需要特意选择酶缺乏的骨髓瘤细胞,

表 3-1-3 用于杂交瘤制备的候选骨髓瘤细胞系

来源	骨髓瘤细胞系	简称	分泌或合成的 Ig 链	参考文献
鼠(Balb/c)	P3-X63/Ag8	P3	IgG1,κ	Köhler and Milstein(1975)
	P3-NS1/1Ag4.1	NS-1	非分泌 κ	Köhler and Milstein(1976)
	SP2/0Ag14	SP2	—	Shulman *et al.*(1978)
	P3-X63/Ag8.653	653	—	Kearney *et al.*(1979)
大鼠(Lou)	Y3-Ag1.2.3	Y3	K	Galfre(1979)
	YB2/3.0Ag20	Y0	—	Galfre *et al.*(1981),Kilmartin *et al.*(1982)
	IR983F	983	—	Bazin(1982)
人类	SK0-007		IgEλ	Olsson and Kaplan(1980)
	RPMI 8226		非分泌 λ	Matsuoka *et al.*(1967)
	GM4672		IgG2,κ	Croce *et al.*(1980)
	Karpas 707		非分泌 λ	Karpas(1982)

目前有一系列 HGPRT 阴性的商品化细胞系(表 3-1-3)。这些酶缺陷细胞在杂交选择中的机制将在"杂交选择"一节中做更全面的描述。

前两种细胞系已经无法获得,但是,仍然把它们列入了该表中,这是因为后面的许多商品化细胞系都源自于它们。

Köhler 和 Milstein 首次使用的骨髓瘤细胞系是 P3,它可分泌免疫球蛋白,当与淋巴细胞融合时,混合型细胞分泌来自双亲的重链和轻链的混合物,大大减少了杂交瘤分泌仅来自免疫母细胞特异性抗体的概率。随后的骨髓瘤细胞系可合成但不分泌 κ 轻链。因此,融合之后,杂交瘤细胞系除了可分泌来源于淋巴细胞的 κ 链外,还可以分泌来源于骨髓瘤细胞的 κ 链。像 NS-1 这样的骨髓瘤细胞系,作为完全"非分泌"的细胞系已经被广泛使用,它们不合成任何免疫球蛋白链(如 653,SP-2),是制作单克隆抗体的良好选择。

近年来为了提高杂交瘤的生产效率,不断涌现出大量的关于转基因小鼠种属及其衍生的骨髓瘤细胞株的研究(Knott et al.,1996;Takahashi et al.,2000)。尽管还未形成共识,但凋亡抑制基因的存在可能导致融合后存活的 B 细胞数量和种类增加(Peterson,2005),如常用的 P3X63Ag8.653 骨髓瘤细胞系就具有抗凋亡的特性(Gaultier et al.,1996)。而且若充分利用骨髓瘤细胞的某些特性,可极易让其在悬浮组织培养中生长。它们能适应商品化的培养基(例如,RPMI 1640,含 10% 胎牛血清),但是要注意不应该长时间持续传代或密度超过 5×10^6/ml,以防细胞密度过大。因为当细胞处于应激状态时,有可能发生自发突变,导致 HGPRT 阳性的细胞系复现。实际上有些人类骨髓瘤细胞系特别容易出现这种问题。所以应定期保存和使用稳定的细胞冷冻库,以防止出现污染问题或培养箱故障的情况。在毒碱类似物的存在下定期培养骨髓瘤细胞,有助于消除 HGPRT 复阳细胞。

(三)细胞融合

细胞融合是单克隆抗体制备整个过程的核心,此过程约需 30min,且不需特殊的设备。从本质上讲,骨髓瘤细胞(指数增长阶段)和经免疫的脾或淋巴结的单个淋巴细胞悬液在无菌离心管(骨髓瘤:脾细胞比例为 $(10^7 \sim 10^8):10^8$)中混合,温和离心沉淀。将聚乙二醇(PEG,40%~50%;M.W. 1 500~4 000)溶液缓慢加入,倾倒时间不少于 1~2min,之后在培养基中慢慢稀释,在新鲜培养基中重悬。时间的准确掌握对避免 PEG 的潜在毒性影响至关重要。细胞混合物通常在 3×96 微孔板均匀分布,并在 37℃/5% 二氧化碳培养箱中生长。

PEG 融合对细胞类型或抗体分泌细胞没有选择性,故融合后会出现不同的细胞混合液,如未融合的骨髓瘤细胞和脾细胞、杂交的骨髓瘤细胞 - 骨髓瘤细胞、脾细胞 / 脾细胞、骨髓瘤细胞 / 脾细胞,以及两个以上细胞系杂交。由于无法在组织培养中生长,多个杂交的细胞系将无法存活,未融合的脾细胞和脾 / 脾细胞杂交系也无法存活数周以上。而未分化的骨髓瘤细胞和骨髓瘤 / 骨髓瘤杂交也必须处理干净,仅存杂合的骨髓瘤细胞/脾细胞。以上过程可通过在选择培养基(如 HAT)中进行细胞培养来实现。

(四) 混合选择

为了理解 HAT 选择的机制,我们需要认识到核酸合成可以遵循两种途径之一:从头合成和补救合成途径。所有正常细胞都使用从头合成途径,如这条路被阻断,则会绕过从头合成途径,并使用补救合成途径。嘌呤合成的补救途径是利用底物次黄嘌呤和鸟嘌呤,分别在 HGPRT 的作用下形成肌苷-核糖磷酸酯和鸟嘌呤-核糖磷酸酯。同样地,嘧啶合成的补救合成是利用底物脱氧胸腺嘧啶,在胸腺嘧啶激酶作用下形成磷酸胸腺嘧啶。若两条途径都被阻断,细胞就无法存活。

HAT 培养基由正常培养基和三种添加剂组成:次黄嘌呤、氨基蝶呤和胸腺嘧啶脱氧核苷。氨基蝶呤是一种抗生素,它能有效地阻断核酸从头合成途径,迫使所有细胞使用补救合成途径。次黄嘌呤和胸腺嘧啶是 HGPRT 和 TK 转化的底物,但是如果这两种酶缺失,就像骨髓瘤细胞一样,嘌呤或嘧啶的合成就不能发生,细胞就会死亡。酶缺乏的骨髓瘤细胞和酶阳性的淋巴细胞的混合细胞之所以能够存活,是因为它们从母代淋巴细胞中遗传了这些酶。在 HAT 培养基中生长 5 天后,大部分原始细胞死亡,骨髓-脾脏混合细胞会幸存下来(形态学上与骨髓瘤细胞没有区别)。

对**哇巴因(ouabain)**的敏感性差异,在人/鼠异种杂交瘤的选择中尤为常用。通常人细胞系在哇巴因 $10^{-7}M$ 浓度下死亡,而啮齿动物在 $10^{-3}M$ 可发生抵抗,因此,未融合的人细胞可被选择性杀死。

(五) 抗体筛选试验

在融合后的两周内,混合细胞迅速生长(12~24h 翻倍),当克隆生长到足够大时则需要转移到更大的容器中,否则细胞就会因过度拥挤而开始死亡。这些细胞中产生的目标抗体相对较少。此时为了鉴定融合细胞是否为有价值的细胞,需要检测培养上清中的分泌性抗体。理论上大多数免疫检测方法都适用于单克隆抗体检测。然而,在实践中,最合适的筛选试验需要考虑抗体的最终应用和杂交瘤细胞的生长特性。

筛选试验应尽可能使用所应用的抗原来观察抗体反应。这是因为 mAb 结合到的表位不一定是由连续的氨基酸序列组成,很可能是由邻近的重叠链(**不连续表位,discontinuous epitope**)组成。构象改变会破坏这种表位,抗体也不会与之结合。因此,若单克隆抗体的选择基于其与天然蛋白的结合,那么它与变性蛋白就可能不会发生反应,反之亦然。因此,在**酶联免疫吸附试验(ELISA)**中呈现阳性信号的**单克隆抗体(mAb)**可能无法识别已暴露于 SDS 电泳的同一抗原。

在筛选试验中最好使用纯抗原,但在实际操作中,抗原的数量或纯度可能不够。在这种情况下,对主要污染物或替代细胞类型的二次筛检可消除交叉反应抗体。

杂交瘤细胞生长非常快速,这一特性就要求筛选试验应尽快进行(至多 24h),且需一次性检测数百个试验样本。因此,那些涉及单个样品处理、离心或显微镜载玻片观察、抗原或标记探针的长时间制备、或携带抗原细胞的平行生长分析等方法不可行。

ELISA 是一种理想的单克隆抗体筛选方法,可以满足上述大多数标准。数百个样品可以在几个小时内进行分析,商品化的标签试剂可以很容易地获得而且价格便宜,也不需要昂贵的设备来测定相对浓度,可以通过直观观察来进行测定。这种类型的检测可以用来排除大多数不相关的细胞株,当培养数量减少到适合手工操作的水平时,如果需要则可以引入特异性更高的二次筛选试验。

(六) 克隆

在细胞培养过程中,一旦检测出了含有分泌特定抗体的细胞,则需要对分泌目的抗体的细胞进行**克隆(clone)**,这就需要从混有其他细胞的混合物中分离出单个克隆,最常用的方法是**有限稀释(limiting dilution)**。通过计算悬浮液中细胞的总数,将其稀释到单孔,对单孔内细胞群落进行培养,由于单孔内的细胞都是相同的,因此分泌的抗体也是相同的,从而达到分泌特异性抗体的目的。在早期阶段,需要补充供体细胞或补充等效培养基。**供体细胞(Feeder cells)**是胸腺细胞、腹腔巨噬细胞或脾细胞的悬浮液,可以分泌克隆生长所必需的生长因子。在显微镜下仔细观察,可以确定孔内的单个克隆,如果培养不受干扰,不分散,这相对来说很容易。在克隆的两周内,单个克隆已经生长到足以产生足够多的抗体来进行检测。那些阳性的和"单克隆"的细胞需要被转移到更大的培养孔中并重新克隆。不断的重复克隆和抗体检测，直到所有生长细胞的孔皿都能分泌出特异性抗体为止，这样才能充分地确定细胞株是单克隆的。

另一种有限稀释克隆的方法是将原始的融合细胞混合物铺在半固体琼脂平板上。这样新出现的单克隆能够保持在原位，使得它们就不太可能被不产生抗体的克隆所淹没。检测这些克隆分泌的抗体需要将平板覆盖或将每个克隆移至液体培养基，以便检测可溶性抗体。理论上，在早期可以通过这种方法获得更多的单克隆，但培养物被污染的风险也会更大。当然，也可以用荧光激活细胞分选设备来更准确地完成克隆过程。

（七）存储和增殖

在杂交瘤细胞制备的不同阶段，冷冻克隆样本是非常重要的，可以防止污染或其他导致细胞系丢失的情况发生。

一旦已经建立了一个单克隆细胞株，应将细胞分成数瓶 10^7/ 瓶的细胞，并存储在几个不同的 –70℃冰箱或液氮中。冷冻介质应含有 10% DMSO 或同等浓度的 DMSO，以防止细胞内的水结晶。

细胞可在大培养瓶中通过组织培养进行增殖，产生含有抗体的培养上清液。如果让细胞过度生长至死亡，将可产生最高浓度达 50μg/ml 的抗体，可以满足初步特性的研究。当然可以对上清液进行进一步浓缩，但同时也会混入血清中的其他杂蛋白，可能会干扰试验。可以用滚筒瓶和搅拌瓶来提高体外产生抗体的浓度，缺点是体力消耗大且需要大量含有昂贵血清的培养基。目前有确定的完全无血清培养基可供使用，但有些杂交细胞系无法在完全无血清培养基中生长。大多数细胞株需要在数周内逐渐降低血清百分比来适应新培养基。

在**中空纤维反应器**（hollow fiber reactors）中培养抗体已成为体外培养的首选方法。中空纤维反应器本质上是细多孔纤维束，类似肾透析筒，培养基通过透析筒循环。细胞在毛细管外的空间中进行生长，该空间中培养基的体积比透析筒内的小得多。营养物质和废物可以在这两个空间之间自由传递，但大的分子（如抗体）只能滞留在细胞室中。在这个系统中，大量的细胞可以维持几个月，每天产生数百毫克的抗体。循环培养基不含血清，培养基的成本相对较低，收获的抗体浓度高。透析筒是最关键的设备，需要特别小心以避免污染。

发酵槽深层培养（Air-lift fermentors）也可用于杂交瘤细胞的生长。细胞生长在悬浮液或微载体上，从容器的下面充气，气泡轻轻混合细胞，相对于传统搅拌器产生的剪应力，这种混合方式对细胞的破坏最小。容器的尺寸从用于研究的 5 升，到用于商品化生产的 1 000~10 000L，每升可生产 40~500mg 的抗体。但该技术面临的问题仍然是培养基费用高及需要浓缩和纯化抗体的过程。

获得高浓缩的抗体（5~10mg/mL）最简单的方法是将约 2×10^6 细胞注射到经过姥鲛烷预处理的组织相容小鼠体内（腹腔内为 0.5mL，注射前 10~60 天）。**姥鲛烷**（Pristane）能促进浆细胞瘤的生长，抑制受体动物的正常免疫功能。细胞注射后 2 周内，腹腔内应充满腹水，腹水富含抗体（5~15mg/mL；约 4mL/ 鼠）。抗体的数量和腹水的产生高度依赖于特定细胞系。有些细胞只会在极少量液体的情况下诱发实体瘤，当然，在组织相容性不佳的小鼠体内不会发生肿瘤或产生腹水。如果小鼠免疫淋巴细胞供体不是 Balb/c，则必须使用与 Balb/c 的 F1 杂交种来生产腹水。由此产生的腹水会被包括普通免疫球蛋白在内的其他鼠源蛋白"污染"，但大部分时候在 1 : 10 万或更大的工作浓度稀释度下，这些"污染"会变得无关紧要。在一些国家，如英国和德国，禁止以这种方式生产腹水，使得除了应用体外繁殖单克隆抗体的方法外，别无选择。

（八）人源单克隆抗体

人源单克隆抗体除了可用于自身免疫性疾病的研究以外，其他以诊断为目的的生产需求是有限的。人源单克隆抗体用于治疗时，需要极力避免其与抗小鼠抗体发生反应。然而，事实已经证明通过这种方法制备人源单克隆抗体非常困难，其中部分原因是因为人类骨髓瘤细胞系不稳定，在对志愿者进行免疫时，很难实现只针对一小范围的抗原发生免疫反应，并且在多数情况下还必须采用外周血淋巴细胞而不是脾细胞。尽管如此，通过传统的杂交瘤技术，仍能制备出来某些人源单克隆抗体。

另一种可供选择的方法是创建转基因小鼠，用人类的等效基因替代小鼠体内内源性免疫球蛋白基因。首先免疫这些转基因小鼠，进而合成杂交瘤细胞，就可以制备出人源性抗体。与使用普通小鼠毒株相比，使用转基因小鼠毒株需要许可证，这就限制了人们使用合成抗体的自由度。

为了从免疫球蛋白基因库中获得特定的人源抗体片段，人源化和 DNA 重组技术已经很大程度上取代了杂交瘤技术。毫无疑问，未来这两项技术也将有助于人类治疗疾病。最近，有报道称在转基因牛中制备出了人类多克隆抗体。

（九）兔源单克隆抗体

由于啮齿类动物抗体能够适用于大多数的诊断和研究，所以其他物种抗体的开发受到限制。然而，众所周知兔的抗原表位识别能力比其他啮齿类动物更为多样化，并且对于小的抗原表位具有更好的免疫应答，相比其他啮齿类动物具有更高的特异性和敏感性。应用双抗体免疫组化染色技术，具有更广的应用范围，因为在某些情况下，它可以有助于染色成功而不破坏抗原。由于兔体内缺乏天然浆细胞瘤以及兔 - 鼠异种杂交瘤的不稳定性，最初尝试制备兔源单克隆抗体并不成功。但是，通过在 c-myc/v-abl 转基因兔（译者注：正常细胞组分 c-myc 被病毒癌基因 v-abl 所替代的兔）体内产生兔浆细胞瘤细胞系，已经克服这些障碍，并且这些细胞系还被成功地用于制备稳定的兔 - 兔杂交瘤细胞株。

（十）单克隆抗体的纯化

多克隆抗体的纯化方法也同样适用于单克隆抗体。单克隆抗体的纯化需求取决于抗体的来源和用途。如果培养液中含有小牛血清会产生问题，那么我们可以采用低血清或无血清的培养基来培育杂交瘤细胞。受体小鼠腹水中含有来自供体小鼠的血清蛋白，但是实际上由于大多数腹水都会被稀释 $10^5 \sim 10^6$ 倍以及所有的抗体都是特异的，所以供体小鼠的血清蛋白浓度很低，不会造成影响。

在许多试验中，特异性抗体直接与抗原结合，而信号则是由一个与酶、荧光物或其他标记物结合的二级抗同型抗体提供。市场上可以购买到各种各样的第二抗体，而且价格相对便宜，因此几乎不需要自己制备。如果要将抗体直接与标记物结合，那么抗体必须是浓缩的，并且要有足够的纯度，以尽量减少污染蛋白质对标记过程的干扰。将纯化的抗体储存在 1% 海藻糖中有助于维持抗体的 3D 构象，并且海藻糖在冻干时起到保护作用。单克隆抗体的亲和纯化是不必要的，并且亲和纯化在酸性洗脱过程中会造成破坏而降低产量。使用蛋白 A 或 G 进行纯化时，应该首先对抗体进行分型，因为不是所有的同种型抗体都能与这些试剂同等效率的结合。

七、抗体片段

在试验中为了减少非特异性结合，有时需要除去抗体的 Fc 段。例如，存在于某些细胞和组织中的 Fc 受体会与抗体的 Fc 区域非特异性结合，导致产生假阳性结果。同样的，在某些检测设计中，补体与抗体 Fc 区域的特异性结合或许会影响检测结果。较小的抗原结合片段 [Fab 和 F(ab')$_2$] 可能对一些固相免疫分析有利，因为这些免疫分析的限速步骤是通过边界反应层扩散。然而，不利方面是，包被抗体片段到固相载体会困难更大，且可用作标记的能被结合而且不影响抗体片段功能的位点则相应减少。

IgG 分子容易被分离而且不影响其与抗原的特异性结合。其中发挥关键作用的是 Fab 或 F(ab')$_2$ 段。Fab 段由非特异的巯基蛋白酶和木瓜蛋白酶水解而成。木瓜蛋白酶首先通过还原半胱氨酸、2- 巯基乙醇或二硫苏糖醇活性位点上的巯基而被激活。再用 EDTA 螯合物去除原料酶中的所有重金属，并且将酶与抗体以 1：100 的比例混合。通过透析或巯基与碘乙酰胺间的不可逆烷基化，终止水解反应。然后用琼脂糖蛋白 A 或离子交换色谱法分离产生的两个 Fab 段和一个 Fc 段（图 3-1-6）。当然，Fab 段是单价的，因此与原抗体相比，结合的亲和力会降低。如果原抗体的亲和力较低，就会是一个问题。

用胃蛋白酶制备二价的 F(ab')$_2$ 段更加困难，因为胃蛋白酶会导致羧基端的重链间二硫键断裂。这一过程的成功与否取决于免疫球蛋白的种类和亚型，但是很难平衡 F(ab')$_2$ 片段的理想产量和使分子完全降解。小鼠 IgG2b 对此特别易感，因此必须是同型抗体，并优化条件以产生最佳结果（Lamoyi，1986）。

尽管一些二抗（特别是多克隆起源的抗体）可能仍会与片段结合，用间接二抗标记的检测中使

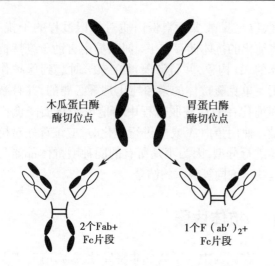

木瓜蛋白酶酶切位点　　　　胃蛋白酶酶切位点

2个Fab+Fc片段　　　　1个F（ab'）₂+Fc片段

图 3-1-6　蛋白酶水解产生 Fab 和 F（ab'）₂
注:IgG 分子被木瓜蛋白酶水解为两个 Fab 段和一个 Fc 段,或被胃蛋白酶水解为一个 F（ab'）₂ 段

用 Fab 或 F（ab'）₂ 段时,应该采用特异性的抗 Fab 或抗 F（ab'）₂ 抗体。

八、双特异性抗体

双特异性抗体是将不止一种来源的抗体用人工方法合成的抗体,同时保留了原抗体的特异性。在双特异性抗体最简单的结构下,它们失去了二价性,故与抗原结合的亲和力就会降低。因此,双特异性抗体在免疫检测中的应用相当有限,但通过细胞靶向的重定向作用,其在治疗应用中具有更大的潜力。此外,双特异性抗体或许有一些其它的用途,例如,它的一个位点可以与过氧化物酶结合,另一个位点又与目标抗原结合,这样就有助于减少免疫组化和免疫印迹法中二级试剂的非特异性结合。合成双特异性抗体的方法有超过 35 种之多,我们可以将它们分为三种:化学重组、细胞融合和基因操纵(Dhimolea 和 Reichart,2012)。近年来有许多关于构建双特异性抗体的不同策略的报道,包括 Wu(2009);Gu 和 Ghayur(2012);Kontermann(2012),尽管其中强调了治疗方面的应用,但是仍然可以借鉴。

有限蛋白水解链间二硫键产生的各种抗体片段是相对稳定的,并且可以以不同的组合方式重新结合而不丧失其结合特性。两个或两个以上的 Fab 段可以结合在一起形成双特异性或三特异性 F（ab'）₂ 段或双特异性三聚体分子。通常使用两种同型双功能试剂来形成该基团:5,5,- 二硫对硝基苯甲酸(DTNB),它能重新生成二硫键和

0- 邻苯二甲酰亚胺(0-PDM),后者是在两个 Fab 段之间形成了特定的硫醚键。异型双功能连接肽还可用于将反应基团引入 Fab 段,使其与另一个 Fab 段形成共轭。**琥珀酰亚胺 3-(2- 联硫基吡啶)丙酸盐(SPDP)**和 **N- 琥珀酰亚胺 S- 乙酰硫代乙酸乙酯(SATA)**可以与主要的氨基发生反应,在这些位点引入游离的巯基。**琥珀酰亚胺 4-(N- 马来酰亚胺甲基)环己烷 -1- 羧酸酯(SMCC)**可以与主要的氨基发生反应,将反应性马来酰亚胺引入到蛋白质中,并且 **4-(4-N- 马来酰亚胺苯基)丁酸酰肼(MPBH)**通过与糖蛋白上的碳水化合物基团反应来实现相同的目的。

制备双特异性抗体的另一种方法是将两种不同的杂交瘤融合在一起形成**四聚体(quadroma)或四聚体瘤(tetradoma)**,或将杂交瘤与分泌不同特异性抗体的脾细胞融合形成**三聚体瘤(trioma)**。杂交瘤的选择取决于对各组成部分所采取的不同机制。其中一种杂交瘤细胞可以通过在 8- 氮鸟嘌呤中培养产生**次黄嘌呤鸟嘌呤磷酸核糖基转移酶(HGPRT)**缺陷或在溴脱氧尿苷中培养产生酪氨酸激酶缺陷而成为对**组蛋白乙酰转移酶(HAT)**敏感。其他可供选择的方法是基于杂交瘤细胞对箭毒苷、放线菌素 D、新霉素、甲氨蝶呤或吐根碱的敏感性。还有,通过转染带有生化或抗生素耐药性基因(如 G418 或甲氨蝶呤)的逆转录病毒衍生的穿梭载体,可以更可靠地引入抗生素耐药性。还有一些方法是用荧光标记物**异硫氰酸荧光素(FITC)**或**四甲基异硫氰酸罗丹明(TRITC)**对两个融合部分进行外部标记,然后通过**流式细胞仪(FACS)**选择具有两个标记物的细胞。

由于免疫球蛋白的**重链(H)**和**轻链(L)**是单独进行转录的,因此由这种四聚体分泌的抗体含有各个部分的随机分组,产生高达 10 种不同的组合。它们中很少有所期望的双特异性组合。有证据表明,这一过程并不是完全随机的,而是遵循同源链优先配对原则,并且分泌相同类型和亚类抗体的杂交瘤细胞融合才可能产生最高水平的功能性双特异性抗体。

目前,更可靠的制备多价和多特异性抗体的方法是基于基因重组的方法,稍后会对此进行论述。

九、嵌合和人源化抗体

嵌合抗体(chimeric antibodies)是由来自不

同物种的结构域组成的分子。例如,小鼠单克隆抗体的 Fc 区域或所有恒定区域可以被人类或任何其他物种抗体所取代。之所以要这样做,是因为在使用小鼠单克隆抗体进行治疗时出现了问题。人类患者对外来蛋白的排斥反应使长期抗体治疗无效,并且由于免疫复合物的形成而引起并发症。这就是**人抗鼠抗体反应**(human antimouse antibody response or HAMA)。通过尽可能多地用人抗体替换原抗体中的非抗原结合部分(即**人源化,humanization**),这种排斥反应会减少且不影响抗原结合。然而,即使替换了所有的恒定区域,仍然会产生大量的抗鼠抗体反应而引发问题。

这一过程还可以进一步改进,即只替换小鼠单克隆抗体的互补决定区(CDR)并将其插入人类抗体框架中,这种技术被称为**互补决定区移植**(**CDR grafting**)。它是通过聚合酶链式反应(PCR)技术、定点诱变或合成寡核苷酸来实现的。它利用了现有的许多具有显著特征的小鼠单克隆抗体,这些单克隆抗体原本并不适宜治疗。许多最初被批准用于治疗的药物都是这种性质的构造。研究表明,这些互补决定区环结构本身的转移或许并不足以保持结合的亲和力,因为人类抗体框架残基会影响环结构的方向,且可能需要修饰。然而,仅仅通过替换互补决定区内的表面残基或许也可以保持与抗原的结合;这一过程被称为表面再塑。Almagro 和 Fransson(2008)回顾了上述以及其他用于抗体人源化方法的发展。

十、重组抗体

由于杂交瘤方法不能可靠地生产用于临床治疗的人单克隆抗体,从而推动了采用基因学方法生产人单克隆抗体的发展。然而,这些技术也与诊断试剂的生产改进有关。与杂交瘤方法相比,基因学方法有许多优点:第一提高了生产速度;第二丰富了所获得抗体特异性的多样化,即便针对弱免疫原也同样如此;第三便于通过操纵分离基因来精细调节抗原结合的亲和力和特异性。现在也可以完全绕过免疫系统,无须对动物进行免疫,就能产生特异性抗体。

从本质上来讲,这个过程始于从免疫的或未免疫的淋巴细胞中分离出重链和轻链基因片段,之后将这些基因片段随机组合并克隆到噬菌体展

示载体中,使代表抗原结合位点的抗体蛋白片段在噬菌体的外表面表达。这样就会创建一个**噬菌体展示文库**(**phage display library**),里面可能包含 10^9 或更多种重组抗体片段。然后,在抗体片段和抗原结合的基础上,我们可以选择所需的噬菌体附着的抗体片段(包括编码该片段的基因),这一过程称为**筛选**(**panning**)。噬菌体抗体可以与抗噬菌体二级抗体一起使用,或者采用其他标记物标记分离出来的抗体片段后再使用。该噬菌体展示文库可以用任何抗原反复探查,以检索许多不同特异性的抗体。此外,如果有必要,可以通过各种基因操纵方法进一步提高抗体的亲和力和特异性。

Smith(1985)最先演示了在噬菌体表面表达多肽片段的噬菌体展示技术,并且该技术使得从噬菌体展示文库中选择所需的克隆变得既简单又快速。这项技术的进步,加上 PCR 技术和抗体的抗原结合片段(Fv 和 Fab)可以在大肠杆菌中表达的论证(Skerra 和 Plückthun,1988;Better et al.,1988),使得我们能够快速且容易地扩增和分析克隆的抗体基因。几个研究小组已经率先通过这种方法分离出了特异性抗体(Huse et al., 1989;McCafferty et al.,1990;Barbas et al.,1991;和 Hoogenboom et al.,1991)。

(一)重组噬菌体抗体库的构建

重组噬菌体抗体库构建的总体策略如图3-1-7 所示。实际应用中的更多细节可以参考 Kontermann 和 Dübel(2010)的文献。

1. 抗体基因扩增

首先,从免疫淋巴细胞如脾脏、外周血或骨髓中分离出 RNA。以 RNA 为模板,利用寡聚脱氧胸苷酸或抗体特异性引物制备互补 DNA,并利用与所需抗体基因片段的两端互补的特异性引物通过 PCR 对互补 DNA 进行扩增。基因的重链和轻链分别进行扩增,并且片段大小取决于是否制备完整的 Fab 片段或是**单链可变片段**(**scFv**)(图3-1-8)。

为了获得**重组 Fab 片段**(**recombinant Fab fragments**),要对整个轻链和重链的 V_H 和 C_H1 结构域进行扩增(Barbas et al.,1991)。该重链的 3′PCR 引物与铰链区序列杂交,铰链区序列包含一个含有二硫键的半胱氨酸,二硫键可以将重链和轻链自然地连接在一起。这些引物(每个同种

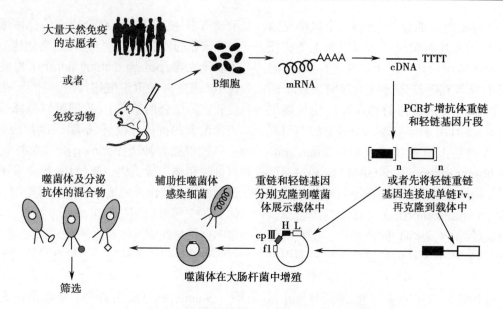

图 3-1-7   通过噬菌体展示技术产生重组抗体基因库

注:从非免疫人类供体或免疫动物体内获得 B 淋巴细胞并提取 mRNA,逆转录得到 cDNA,以 cDNA 为模板,利用 PCR 技术扩增抗体的轻链和重链片段。对于 Fab 段,其轻链和重链分别克隆到噬菌体展示载体上,而对于 scFv 段,其轻链和重链先进行连接,再克隆到噬菌体展示载体上。用噬菌体感染大肠杆菌,随着大肠杆菌的繁殖,噬菌体抗体也在不断扩增。用大肠杆菌感染辅助噬菌体,则会产生大量的噬菌体抗体,从中筛选出所需的特异性抗体

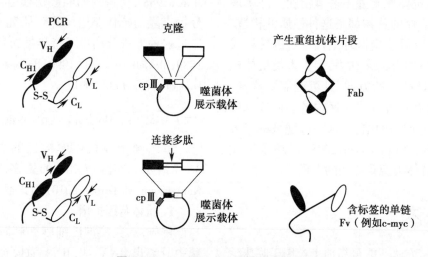

图 3-1-8   Fab 和 scFv 抗体片段的引出

注:通过 PCR 扩增的抗体基因片段编码箭头所示的抗体蛋白部分,为了制备重组 Fab 段,重链和轻链基因分别克隆到载体上,需要两个克隆步骤。Fab 段是由二硫键的自然形成而生成的。为了制备一个 scFv 段,重链和轻链基因在被首次克隆之前由一小段 DNA 连接。必须包含像 c-myc 或 his 这样的标记,才能被抗标记抗体识别

型一个引物)与基因 5′ 末端的多个(通常是 9 个)不同引物配对,因此代表了原始文库中大部分不同抗体的变异。通常轻链首先被克隆到载体中,并且在重链插入到相同的载体之前扩增。重链与载体中的 gⅢ 基因相连,这样在表达时,gⅢ 外壳蛋白被固定在附着有重链的细菌周质中。轻链被单独分泌到周质中,但能够通过二硫键与重链连接,而不需要人工连接。因此,Fab 段结构与原始形式非常相似,具有天然的灵活性,这对于与抗原的结合非常重要。

另一个抗体片段,**单链可变片段(scFv)** 较小(25kDa)并且仅代表两个抗体链的可变区域(V_H

和 V_L)(McCafferty et al.,1990)。3' 末端需要更多的引物来解决该区域更丰富的多样性,并且没有天然的二硫键将这两个抗体链连接在一起。因此,scFv 在克隆到载体之前,它的两个基因片段是通过一小段 DNA 连接在一起,如(Gly$_4$Ser)$_3$。总之,与 Fab 段构建相比,scFv 段的构建只有一个克隆阶段,并且产生一个较小的片段,该片段在需要的情况下可以促进细胞内渗透。

2. 克隆

利用凝胶电泳技术对 PCR 扩增出的每个引物对的重链和轻链基因片段进行分析,分离和纯化两个单独的重链和轻链池。如果需要制备 Fab 段,那么将轻链和重链分别克隆到噬菌体展示载体中;如果需要制备 scFv 段,重链和轻链基因必须首先通过一个短寡核苷酸链连接,之后才能进行克隆(译者注),但只需要一个克隆步骤。

当然,在构建文库的过程中,形成原文库中特异性抗体的重链和轻链的原始组合被破坏,并且分离的链被随机重组。通常有 10^8 种不同的重组可以获得潜在的特异性和结合亲和力。文库的大小和特异性范围直接取决于细菌与载体的转化效率,随着技术的进步,转化效率也稳步提高。在对各个插入物进行限制性酶切之后,将它们连接至与 g(Ⅲ)外壳蛋白基因连接的合适表达载体上,并通过电穿孔转染大肠杆菌,从而最大限度地提高转化效率。

目前最受欢迎的表达载体是噬菌粒,它结合了转化效率高和控制抗体片段显示数量的优点。噬菌粒是具有丝状噬菌体复制起点的质粒,因此它们不能包装 DNA 以产生表达表面蛋白质的游离噬菌体颗粒,也不会与辅助噬菌体共同感染细菌。辅助噬菌体的复制起点有缺陷,因此有利于其分泌噬菌粒包装蛋白。调整实验条件使得只有一个 g(Ⅲ)外壳蛋白携带抗体片段,故显示为单价。抗体的多价表达在噬菌体的选择过程中是不可取的,因为多个复制的较差亲和力结合物会出现与高亲和力结合物等效的状况,以至于很难筛选出真正的高亲和力结合物。

(二)特异性噬菌体抗体的选择

通过对特定抗原的亲和纯化选择表达所需要特异性的噬菌体,这个过程通常称为筛选(图 3-1-9)。将抗原附着在固相载体上,与来自文库的噬菌体展示抗体的混合物结合并洗去未结合的抗体。

结合的噬菌体抗体用酸或过量的抗原洗脱,使其再次感染大肠杆菌,随着大肠杆菌的繁殖,所选择的噬菌体抗体也在不断扩增。辅助噬菌体的二次感染会释放更多的噬菌体抗体颗粒,这些抗体颗粒重新暴露在抗原中,这个过程会重复多次。由于噬菌体与结合表面存在非特异性吸附,所以需要进行几轮筛选。每经过一轮筛选,特异性噬菌体在种群中的比例可以增加几千倍。最终,细菌菌落被剥离,并选择单个菌落进行繁殖,用于噬菌体抗体的单克隆生产。在这个阶段,抗体片段仍然附着在噬菌体上,并且可用于利用标记抗体对噬菌体表面进行检测。另一种方法是,根据所使用的特定载体,通过各种方法从载体中切除 gⅢ 基因来制备游离抗体片段。可溶性 Fab 段可以通过常用的、廉价的抗 Fab 偶联标记物进行检测。但抗 Fab 试剂不能检测可溶性 scFv 片段,因此为了能够用抗 c-myc 抗体标记物检测表达 c-myc 标签的 scFv 段,载体中需要包括诸如 c-myc 基因的标记物。

1997 年,出现了一种新的选择特异性抗体的方法,即**选择性感染噬菌体(selectively infective phage,SIP)**技术(Spada & Plückthun,1997)。噬菌体通过去除 gⅢ 外壳蛋白的 N- 端结构域(N1 和 N2)而表现为非感染性,这些结构域起到对接和细菌细胞渗透作用。抗体片段展示在附着于噬菌体上的剩余 C- 端结构域,而 N- 端结构域则附着于抗原,当所需的抗原抗体配对发生时,gⅢ 外壳蛋白的感染性恢复,从而仅繁殖所需的噬菌体抗体。

(三)重组抗体的增殖

不含低聚糖的抗体片段可以在大肠杆菌等细菌中繁殖,但是如果需要含有 Fc 区域的完整抗体或含有低聚糖的其他抗体结构,则需要将它们转染到哺乳动物细胞(通常是 CHO)、酵母、昆虫细胞、植物如烟草或拟南芥或藻类叶绿体中。如前所述,这些生物体系不一定具有与 B 淋巴细胞相同的糖基化机制,而该机制可以影响抗体效应器功能。

(四)改变抗体表征

相对于杂交瘤方法,组合文库方法的一个重要优点是简单和快捷,无需重新开始即可改变和改进初始抗体。通过基因操纵,可以改善抗

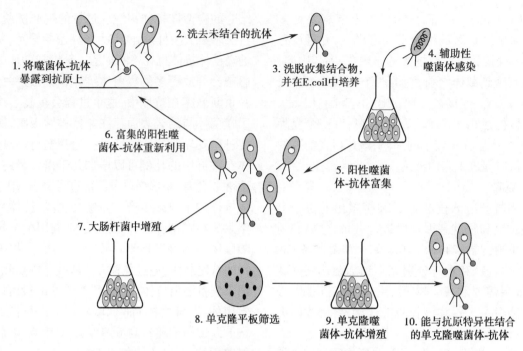

图 3-1-9 筛选噬菌体抗体库（文库可以重复使用任何抗原）

注：将噬菌体抗体混合物暴露在抗原下，洗去未结合的抗体。结合的噬菌体抗体用酸或过量的抗原洗脱，感染大肠杆菌，并随大肠杆菌的繁殖而不断扩增。用大肠杆菌感染辅助噬菌体后会产生大量的阳性噬菌体抗体，这些抗体重新暴露在抗原中，重复富集循环。将噬菌体抗体再次感染大肠杆菌并扩增，剥离细菌菌落，并选择单个菌落进行单克隆扩增，最终产生针对特定抗原的单克隆噬菌体抗体

原 - 抗体结合的亲和力，消除不良的交叉反应，甚至可以完全改变抗体的特异性，构建双特异性抗体，同时对抗体结合位点的结构分析也有助于确定抗原的结构。此外，一旦建立了一个抗体文库，许多具有不同结合特性的抗体就可以在几天内从库中选出。选择过程可以偏向消除不良的交叉反应，增加某些情况下的交叉反应（如提高对快速进化的病毒抗原的识别能力），并提高亲和力。

从免疫源获得的重组抗体的抗原 - 抗体结合亲和力趋向于 $10^7 \sim 10^9 M$，这与预期的体内二次免疫应答相似。抗原 - 抗体结合亲和力可以在体外通过几种不同的基质进一步改善，包括**链替换**（**chain shuffling**）和各种**诱变**（**mutagenesis**）方法。链替换包括保留原来的重链并将其与原轻链文库重组，从而产生一系列特定的抗原结合物，其中一些结合物可能改善了结合特性（据报道亲和力增加了 300 倍）。通过标准化学方法、PCR 或利用突变菌株的体内诱变，可以诱导可变区基因的随机或定点突变。对越来越多的抗体结合位点分析，可以不断认识那些需要改变或保留最重要的靶点。

（五）合成重组抗体

制备人类重组抗体的目的之一是完全绕过免疫接种，已经证明这是可行的，甚至达到了制备半合成和全合成抗体的程度。来源于原始或非免疫淋巴细胞的抗体基因文库几乎可用于任何抗原结合的筛选。文库越大，选择所需特异性的机会就越大。获得的抗体具有与初次免疫后发现的抗体相当的结合亲和力（$10^6 \sim 10^7/M$）。源于原始文库的抗体很可能具有与源于免疫源的抗体不同的特异性谱，其中免疫显性表位的获得是以牺牲那些较弱的免疫原性的表位为代价的，包括用常规方法也很难得到的自身抗原。类似的方法已经用于生产细菌细胞表面肽，这些肽可以识别小的无机分子，如 Fe_3O_4（后面描述的更新的例子），而这不可能在体内方法中使用。

半合成文库是由联合基因文库或单个克隆构建而成，这些单克隆经历随机核苷酸序列重组，以取代重链的 CDR3 环。通过对不同抗原的筛选来选择不同的特异性。通过这种方法，已经可以将抗破伤风类毒素抗体转化为荧光素特异性抗体。一些早期的报道表明，可以从单个基因文库中获

得多种不同的抗体特异性。

从一个文库中获得的抗体多样性的广度取决于文库的大小，由于细菌转染效率的限制，文库被限定在最大值约为 10^9。通过应用组合感染的方法，可以突破这种限制。将含有随机 CDR3 序列的多种重链质粒文库与同一细菌中的轻链噬菌体文库结合，构建了大小为 6.5×10^{10} 的抗体文库。Lox P 位点包含在每个载体中，这些载体可以在 Cre 重组酶存在的情况下结合（通过与含有该酶的噬菌体共感染而引入）。因此这两个载体，以及重链和轻链基因被随机组合。文库的大小可能与细菌感染的数量相当。

（六）二价和双特异性重组抗体

通过构建二价和多价分子可以提升单价 scFv 片段和 Fab 片段的亲和力，也可以采用类似的方法制备双特异性分子。治疗性抗体发展的一个重要方面不仅在于提高抗体的亲和力和灵活性，还在于增强其组织渗透性、延长血清半衰期和降低免疫原性。为此，人们已经尝试了各种模式和蛋白质设计，并且仍旧是今后研究的重点。

某些 scFv 片段可以自发地进行二聚甚至多聚化。单体的百分比与连接两个可变结构域的连接肽的长度成正比。假如是短连接肽（5 个氨基酸），它的 V_H 或 V_L 结构域不能到达另一个 scFv 的配对结构域，则无法形成二聚体。只有当连接肽足够长（20 个氨基酸）能够跨越该距离时，才会形成两个 V_H/V_L 组合体或**双体（diabodies）**。另一种连接两个 scFv 或 Fab 片段的方法是在 C- 端添加额外的半胱氨酸残基，其在氧化过程中会形成域间二硫键。也可以利用双马来酰亚胺衍生物形成硫醚键进行连接。

一种更为直接的方法是在每个 scFv 的 C- 端设计一个"关联域"。关联域包含一个长柔性铰链序列、一个自关联的二级结构和一个可选的半胱氨酸尾巴，这样就能创建一个与普通 Fab 片段具有相似灵活性的二价或双特异性结构，这些结构被称为**微型抗体（miniantibodies）**。同样的，也可以构建二价或双特异性 Fab 片段，但是由于 V_H 和 V_L 连接不是固定的，因此制备过程更加困难。scFvs 在体内可以通过结合各种自关联的二级结构如螺旋束或螺旋线圈（**亮氨酸拉链，leucine zippers**）形成二聚体。一个含有螺旋 - 转角 - 螺旋基序并导致非共价二聚体形成的四螺旋束拥有

与整个源抗体相当的功能性亲和力和稳定性。另一种方法是将两个或多个 scFv 片段与柔性连接器线性连接。

如果使用适当的关联域，是有可能构建多聚体结构的。转录因子的修饰螺旋、GCN4、链霉亲和素和人 IgG3 铰链 / 人 p53 蛋白都被用来生产具有强大功能亲和力的四聚体分子。

十一、抗体偶联物与融合蛋白在诊断中的应用

如本章所述，抗体可作为完整的分子或片段用于免疫分析，也可作为偶联物与各种标记物结合，常用的标记物有比色酶、荧光、发光分子以及放射性元素。这些偶联物和制备的化学方法在本卷的其他章节有描述（参见偶联法）。因为抗原结合位点不受影响，利用重组抗体技术制备**抗体融合蛋白（antibody fusion proteins）**能够提高偶联物的产量，并且可以直接生产均相试剂。本节描述了几种用于免疫分析的有用的融合蛋白（表 3-1-4），但目前还没有一种被广泛应用。有时很难表达全功能融合蛋白，并且失去了像化学偶联一样改变连接稳定性的能力，但毫无疑问，在这方面还有发展的空间。

总之，有许多不同的抗体产品在不同的应用领域有着广泛的用途，每种产品都有比其他产品更适合的应用领域。在过去的 20 年中，单克隆抗体对诊断的贡献显著。在治疗方面，进展相对缓慢，却激发了重组抗体技术的迅速发展，这无疑将产生更多新颖和有益的治疗药物。在未来的几年里，重组抗体技术也将更有效地应用于提高免疫检测抗体试剂的生产和精细化。

纳米技术中的抗体

通过将抗原固定到无机物表面，抗体可应用于生物传感器中，但为了使检测灵敏度最大化，它们需要在高密度下结合并结构呈现正确。通过基因工程重组抗体在生物传感器表面进行自我组装是可行的，从而使得这一过程更加高效。Zeng et al. (2012) 发表了一篇综述，其中介绍了一些用于开发高度特异性和灵敏性的基于生物传感器的重组抗体的技术。请参阅 Rattle 等人在该卷（芯片上的实验室、微 / 纳米免疫检测系统和微阵列芯片）中的章节。

表 3-1-4　重组抗体融合蛋白在诊断中的应用

融合伙伴	抗体片段	应用	参考文献
碱性磷酸酶	ScFv，F(ab')₂	用底物生产比色产品	Wels et al.(1992)；Ducancel et al.(1993)
亲和素	Fab，F(ab')₂，IgG	结合生物素偶联蛋白	Shin et al.(1997)
生物素羧基载体蛋白	Fab	分泌过程中生物素附着	Weiss et al.(1994)
蛋白 A 片段	ScFv	结合 Fc 段	Tai et al.(1990)
金属硫蛋白	F(ab')₂	允许后续结合 ^{99m}Tc	Das et al.(1992)
多肽	ScFv	多肽与金属螯合后可结合 ^{99m}Tc	George et al.(1995)
多肽	ScFv	用 ^{32}P 标记多肽	Neri et al.(1996)
大肠杆菌主要脂蛋白的氨基末端	ScFv	在表达过程中附着脂质	Laukkanen et al.(1993,1995)
链霉亲和素	ScFv	结合生物素偶联蛋白，也可用于生产四聚体	Dubel et al.(1995)；Kipriyanov et al.(1995)

对无机纳米材料表面具有高亲和力的抗体片段有潜力成为生物传感器界面分子，近年来的研究进展使其有可能成为现实。事实上，由于无机分子的低免疫原性，用常规方法生产针对无机分子的抗体几乎是不可能的。从噬菌体文库中分离任何此类抗体都很困难，因为它们很稀少，而且噬菌体外壳蛋白与无机物表面高度非特异性结合。尽管如此，此类抗体已经从免疫小鼠或与磁铁矿、1,4-二硝基苯有机晶体、手性表面、砷化镓、多羟基丁酸酯和黄金表面结合的天然人类抗体库中识别出来。

组合肽文库的建立使与无机物结合的小分子肽得以分离。然而，这种结合的亲和力往往是太低，不太可行。抗体潜在的高亲和性和稳定性可以克服这个问题。Hattori 等人通过将一种候选肽移植到羊驼 V_{HH} 抗体的 CDR1 区域，产生了一种与原肽具有相似结合亲和力但稳定性更强的抗体，从而解决了这个问题。通过使用羊驼 V_{HH} 抗体，而不是不稳定的 F_V 段小鼠抗体，产生了一种功能性抗体。该抗体通过将富含组氨酸和精氨酸残基的随机序列引入到另一个不相关的 CDR 环中，能够极大地增强结合的亲和力，并从中筛选出高亲和力抗体。据报道，由于组氨酸、精氨酸和赖氨酸残基在无机物结合过程中经常出现，所以组氨酸残基对于无机物的结合非常重要。这种多肽移植和分子进化的结合产生了对氧化锌、氧化铝和氧化钴具有高亲和力的抗体。类似的方法也被用来开发对黄金粒子具有特异性的工程抗体分子。

十二、多克隆抗体、单克隆抗体还是重组抗体

在某种特定应用中，选择哪种抗体更为适合，需要考虑许多因素，例如：

- 有现成的抗体吗？
- 费用；
- 易于制备；
- 设备要求；
- 准备的时间和费用，包括后续加工；
- 所需的特异性和亲和力水平。

制备多克隆抗体血清是最容易、最快捷、最廉价的，但在特异性、纯度和产量方面受到限制。这些不利因素都能够被克服，尤其是有纯抗原可以用作免疫原时。例如，合成多肽的多克隆抗体血清具有与单克隆抗体相似的特异性。虽然在许多应用中，多克隆抗体血清永远无法产生类似与单克隆抗体的媲美特异性，但在一些检测中，其对不同表位的抗体谱或许更具优势。见表 3-1-5。

与多克隆抗体血清不同，单克隆抗体通常可以直接使用，无需进一步纯化。然而，对于单克隆抗体，我们应当认识到其独特的特异性是针对某

表 3-1-5 抗体的比较

	多克隆抗血清	单克隆抗体	重组噬菌体抗体
制备			
生产时间	至少 6 周	至少 4 个月(包括免疫)	文库的准备:1~6 个月 从已建立的文库中筛选:几周
免疫原的纯度	必需	不需要	不需要。"非免疫"文库可用
特殊设施	动物设施和许可证	首先,动物设施和许可证。其次,组织培养	分子生物学实验室
产品特性			
浓度	10~30mg/mL("特异性"抗体浓度往往更低,最高到 1mg/mL)	培养上清液(5~10μg/mL 静态;100~200μg 发酵罐;0.5~10mg 中空纤维)。腹水 2~10mg/mL	在高细胞密度发酵罐中高达到 4g/L
数量	大约 100mL 血清 / 兔子	无限	无限
纯度	取决于免疫原。亲和纯化通常是必需的	表位特异性。并不总是需要进一步纯化	表位特异性。需要脱离噬菌体
效价	IgG 二聚体	IgG 二聚体	单体,但利用基因技术可以成为多聚体
主要污染物	免疫球蛋白杂质;其他血清蛋白质	培养上清液:小牛血清,但可使用无血清培养基。腹水:其他小鼠蛋白质	细菌蛋白质
亲和力	不均一	均一	均一
特异性	可广泛	表位特异性,尽管相同的表位可能存在于不同的蛋白质中	表位特异性,尽管相同的表位可能存在于不同的蛋白质中
后期生产的多功能性			
批间差异	每次产生的血清略有不同	抗体特性保持不变,只有浓度会发生变化	抗体特性保持不变,只有浓度会发生变化
亲和力的改善	可以用提升剂略微改善	固定的亲和力	利用基因技术可提高 100 倍
基因操纵	不可能	虽然杂交瘤基因或许可以,但事实是不可能	可能
专利限制	无	无,除了某些检测类型	各种技术和文库
主要优势	便宜,程序简单	特异性好,数量无限	能重新探测文库的其他特异性;可能相对快速的生产;用于治疗的人源抗体;可以绕过免疫接种而获得新的特异性
主要劣势	特异性和产量差	劳动密集型生产;获得人源抗体困难	原始抗体亲和力低;一些载体稳定性差;技术要求高

个特定表位的,而未必是针对整个分子的。如果该表位对其他分子来说很常见,那么单克隆抗体也可能会与明显不相关的抗原结合。然而,尽管如此,如果抗体能够区分两种不同的细胞类型或分子,那么就并不总是需要精确地知道抗体识别什么表位。

或许仅有一种筛查检测类型(如 ELISA)会使用单克隆抗体。由于抗原的构象可能发生改变,所以这种抗体或许无法在不同类型的检测中识别相同的抗原。一些单克隆抗体和真正的杂交瘤对冷冻很敏感,因此它们在不同储存条件下的稳定性可能是研究具有相同特异性的不同杂交瘤细胞系的原因。

现在在商业上可以获得数以万计的单克隆抗体,以纯化的形式,或作为天然的培养上清液或腹水,还可以用各种酶或荧光素标记后供人们使用。购买抗体非常昂贵,这是一个严重的问题,因此从**细胞培养物收集(Cell Culture Collection)**或起源机构获得杂交瘤细胞系(通常对以研究为目的的免费)并自行繁殖抗体是值得探讨的选择。显然,如果人们在查阅了商业数据库和科学文献之后,仍无法获得所需的特定抗体特异性,就必须考虑制备自己的单克隆抗体。从以往的经验来看,这可能需要耗费少则 4 个月,多则 1 年以上的时间,尤其是在应对一个弱的免疫原时。一旦开始细胞培养,所涉及的工作也相当密集。然而,制备自己的单克隆抗体就可以生产无限量的、有用的、高度特异性的试剂。如果足够新颖,这些试剂也会具有商业价值。另外,还有许多公司和以大学为依托的单位可以提供定制生产服务。

利用重组抗体进行诊断的主要优势是,一旦方法建立(理论上只需要几周),就可以快速生产抗体文库,并且从文库中获得的抗体特异性具有多样性(特别是当明确的靶抗原是未知的或弱的免疫原性)。对抗体文库的不同特异性和亲和力进行筛选可以在短至 1 周内完成。从而,就拥有了一系列不同单克隆抗体的所有优势,以及操纵基因以消除任何不需要的交叉反应、提高亲和力和创建多价结构的能力。抗体在细菌中生长的能力也促进了抗体的增殖,这比体外杂交瘤繁殖方法更快、更便宜。

制备重组抗体对非专业实验室来说也是可行的,并且所需要的设备不超过普通分子生物学实验室中使用的设备。尽管一些噬菌体展示载体的稳定性存在问题,但该技术正在迅速改进,并将很快成为常规技术。有时也可以获得现成的简单抗体文库,这些文库可以针对所需的抗原进行淘选,并且有些公司也提供这种服务。抗体 scFv 文库可用于小鼠、人类、非人灵长类动物和兔子。

当然,任何抗体试剂的特性都很重要,无论抗体是多克隆的、单克隆的,还是基因工程的,其过程都是相似的。在放心地使用抗体之前,必须结合相应的质控,对抗体的特异性和效价进行彻底地检测。

为了确定最合适的纯化方法、免疫检测中合适的"第二抗体",以及它是否具有合适的效应功

能,如补体结合,那么明确单克隆抗体的同种型显得尤为重要。另外,好的免疫检测需要高的结合亲和力,而纯化抗原则首选较低的结合亲和力,以便能够轻易地打破抗原抗体的结合而不损伤抗原,因此了解抗原 - 抗体结合亲和力也是很有必要的。通过表面等离子体共振法(使用来自 GE Healthcare 的生物大分子相互作用分析系统)测量抗原 - 抗体结合和断开的速率是了解这种信息的最有效方法。详见结合位点的表面等离子体共振法,动力学和浓度分析。

综上所述,由于各种抗体产品都有其适合的领域,所以不同的抗体产品在广泛的领域有不同的应用,其中某些产品将比其他产品更适合某些特定用途。自从单克隆抗体技术在 1975 年首次问世以来,它对诊断学的贡献是显而易见的。在治疗学方面,单克隆抗体进展相对缓慢,但这刺激了重组抗体技术、分子进化和后续加工过程的快速技术进步。这些技术在改进诊断性免疫试剂方面已经卓有成效,而不仅仅是亲和力的改善和效应功能的改变,如开发抗体样分子与纳米材料结合就是典型案例。毫无疑问,未来,选择一种特定的抗原结合模块插入到各种各样的效应器支架上以达成不同的目的,将成为一种常规方法。

十三、参考文献

Abbas, A.K. and Lichtman, A.H., Pillai, S. *Cellular and Molecular Immunology*. 7th edn, (Elsevier Health, Oxford, 2011).

Abulrob, A., Sprong, H., Van Bergen En Henegouwen, P. and Stanimirovic, D. The blood-brain barrier transmigrating single domain antibody: mechanisms of transport and antigenic epitopes in human brain endothelial cells. *J. Neurochem.* **95**, 1201–1214 (2005).

Albitar, M. (ed), *Monoclonal Antibodies: Methods and Protocols. Methods in Mol. Biol.* 378 (Humana Press, 2007).

Almagro, J.C. and Fransson, J. Humanization of antibodies. *Front. Biosci.* **13**, 1619–1633 (2008).

Artzy-Schnirman, A., Sivan, U., Zahavi, E., Benhar, I., Rosenfeld, R., Yeger, H. and Reiter, Y. Antibody molecules discriminate between crystalline facets of a gallium arsenide semiconductor. *Nano Lett.* **6**, 1870–1874 (2006).

Barbas, III, C.F. Recent advances in phage display. *Curr. Opin. Biotechnol.* **4**, 526–530 (1993).

Barbas, III, C.F., Bain, J.D., Hoekstra, D.M. and Lerner, R.A. Semisynthetic combinatorial antibody libraries: a chemical solution to the diversity problem. *Proc. Natl. Acad. Sci. USA* **89**, 4457–4461 (1992).

Barbas, C.F., Kang, A.S., Lerner, R.A. and Benkovic, S.J. Assembly of combinatorial antibody libraries on phage surfaces: the gene III site. *Proc. Natl. Acad. Sci. USA* **88**, 7978–7982 (1991).

Barbas, C.F., Rosenblum, J. and Lerner, R. Direct selection of antibodies that coordinate metals from semisynthetic combinatorial libraries. *Proc. Natl. Acad. Sci. USA* **90**, 6385–6389 (1993).

Bazin, H. Production of rat monoclonal antibodies with the Lou rat non-secreting IR983F myeloma cell line. In: *Protides of the Biological Fluids* (ed Peeters, H.), 615–618 (Pergamon Press, Oxford, 1982).

Beck, A. and Reichert, J.M. Marketing approval of mogamulizumab A triumph for glyco-engineering. *Mabs* **4**, 419–425 (2012).

Benkovic, S.J. and Lerner, R.A. Generation of a large combinatorial library of the immunoglobulin repertoire in phage lambda. *Science* **246**, 1275–1281 (1989).

Better, M., Chang, C.P., Robinson, R.R. and Horwitz, A.H. *Escherichia coli* secretion of an active chimeric antibody fragment. *Science* **240**, 1041–1043 (1988).

Bradbury, A.R.M., Sidhu, S., Dübel, S. and McCafferty, J. Beyond natural antibodies: the power of in vitro display technologies. *Nat. Biotechnol.* **29**, 245–254 (2011).

Brown, S. Metal recognition by repeating polypeptides. *Nat. Biotechnol.* **15**, 269–272

(1997).

Brown, S. Engineered iron oxide-adhesion mutants of the *Escherichia coli* phage lambda receptor. *Proc. Natl. Acad. Sci. USA* **89**, 8651–8655 (1992).

Croce, C.M., Linnenbach, A., Hall, W., Steplewski, Z. and Koprowski, H. Production of human hybridomas secreting antibodies to measles virus. *Nature* **288**, 488–489 (1980).

Charlton, K.A. Expression and Isolation of Recombinant Antibody Fragments in *E. Coli*. In: *Antibody Engineering: Methods and Protocols* (ed Lo, B.K.C.), 245–254 (Springer, 2004).

Cheuk, W., Wong, K.O., Wong, C.S. and Chan, J.K. Consistent immunostaining for cyclin D1 can be achieved on a routine basis using a newly available rabbit monoclonal antibody. *Am. J. Surg. Pathol.* **28**, 801–807 (2004).

Das, C., Kulkarni, P.V., Constantinescu, A., Antich, P., Blattner, F.R. and Tucker, P.W. Recombinant-antibody metallothionein: design and evaluation for radio-imaging. *PNAS* **89**, 9749–9753 (1992).

Davis, H.L., Michel, M.-L. and Whalen, R.G. DNA-based immunization for Hepatitis B induces continuous secretion of antigen and high levels of circulating antibody. *Hum. Mol. Genet.* **2**, 1847–1851 (1993).

Delves, P.J., Martin, S.J., Burton, D.R. and Roitt, I.M. *Roitt's Essential Immunology*. 12th edn, (Wiley-Blackwell, 2011).

De Buck, S., Peck, I., De Wilde, C., Marjanac, G., Nolf, J., De Paepe, A. and Depicker, A. Generation of single-copy T-DNA transformants in Arabidopsis by the CRE/loxP recombination-mediated resolution system, *Plant Physiol.* **145**, 1171–1182 (2007).

De Marco, A. Biotechnological applications of recombinant single-domain antibody fragments. *Microb. Cell Fact.* **10**, 44 (2011). http://dx.doi.org/10.1186/1475-2859-10-44.

Dhimolea, E. and Reichart, J.M. World Bispecific Antibody Summit, September 27–28, 2011, Boston, MA. *MAbs* **4**, 4–13 (2012). http://dx.doi.org/10.4161/mabs.4.1.18821.

Dias da Silva, W. and Tambourgi, D.V. IgY: a promising antibody for use in immunodiagnostics and in immunotherapy. *Vet. Immunol. Immunopathol.* **135**, 173–180 (2010).

Diaz, M., Stanfield, R.L., Greenberg, A.S. and Flajnik, M.F. Structural analysis, selection, and ontogeny of the shark new antigen receptor (IgNAR): identification of a new locus preferentially expressed in early development. *Immunogenetics* **54**, 501–512 (2002).

Dolk, E., van der Vaart, M., Lutje Hulsik, D., Vriend, G., de Haard, H., Spinelli, S., Cambillau, C., Frenken, L. and Verrips, T. Isolation of llama antibody fragments for prevention of dandruff by phage display in shampoo. *Appl. Environ. Microbiol.* **71**, 442–450 (2005).

Donnelly, J.J., Wahren, B. and Liu, M.A. DNA vaccines: progress and challenges. *J. Immunol.* **175**, 633–639 (2005).

Donnelly, J.J., Ulmer, J.B., Shiver, J.W. and Liu, M.A. DNA vaccines. *Ann. Rev. Immunol.* **15**, 617–648 (1997).

Dreier, B. and Plückthun, A. Ribosome display: a technology for selecting and evolving proteins from large libraries. *Methods Mol. Biol.* **687**, 283–306 (2011).

Dubel, S., Breitling, F., Kontermann, R., Schmidt, T. and Skerra, A. Bifunctional and multimeric complexes of streptavidin fused to single chain antibodies (scFv). *J. Immunol. Meth.* **178**, 201–209 (1995).

Ducancel, F., Gillet, D., Carrier, A., Lajeunesse, E., Menez, A. and Boulain, J.C. Recombinant colorimetric antibodies: construction and characterization of a bifunctional F(ab)2/alkaline phosphatase conjugate produced in *Escherichia coli*. *Biotechnology* **11**, 601–605 (1993).

Facchetti, F. and Dei Tos, A.P. Rabbit monoclonal antibodies. A comparative study between a novel category of immunoreagents and the corresponding mouse monoclonal antibodies. *Am. J. Clin. Path.* **124**, 295–302 (2005).

Fanger, M.W. (ed), *Bispecific Antibodies*. (R.G. Landes Company, Texas, 1995).

Ferrara, C., Stuart, F., Sondermann, P., Brunker, P., Umana, P. The Carbohydrate at FcγRIIIa Asn-162: An element required for high affinity binding to non-fucosylated IgG glycoforms. *J. Biol. Chem.* **281**, 5032–5036 (2006).

Fishwild, D.M., O'Donnell, S.L., Bengoechea, T., Hudson, D.V., Harding, F., Bernhard, S.L., Jones, D., Kay, R.M., Higgins, K.M., Schramm, S.R. and Lonberg, N. High-avidity human IgG kappa monoclonal antibodies from a novel strain of minilocus transgenic mice. *Nat. Biotechnol.* **14**, 845–851 (1996).

Floss, D.M. and Conrad, U. Expression of Complete Antibodies in Transgenic Plants. In: *Antibody Engineering Volume 1*, 2nd edn (eds Kontermann, R., and Dübel, S.), 489–502 (Springer-Verlag, 2010).

Galfre, G., Milstein, C. and Wright, B. Rat x Rat hybrid myelomas and a monoclonal anti-Fd portion of mouse IgG. *Nature* **277**, 131–133 (1979).

Galfre, G., Cuello, A.C. & Milstein, C. New tools for immunochemistry: internally labelled monoclonal antibodies. In: *Monoclonal antibodies and developments in immunoassay* (eds Albertini, A. and Ekins, R.), 159–162 (Elsevier, Amsterdam, 1981).

Gaulthier, E.R., Piché, L., Lemieux, G. and Lemieux, R. Role of bcl-X(L) in the control of apoptosis in murine myeloma cells, *Cancer Res.* **56**, 1451–1456 (1996).

George, A.J.T., Jamar, F., Tai, M.S., Heelan, B.T. and Huston, J.S., *et al*. Radiometal labeling of recombinant proteins by a genetically engineered minimal chelation site: technetium-99m coordination by single-chain Fv antibody fusion proteins through a *C*- terminal cysteinyl peptide, *PNAS* **92**, 8358–8362 (1995).

Geva, M., Frolow, F., Addadi, L. and Eisenstein, M. Antibody recognition of chiral surfaces. Enantiomorphous crystals of leucine-leucine-tyrosine. *J. Am. Chem. Soc.* **125**, 696–704 (2003).

Griffiths, A.D., Williams, S.C., Hartley, O., Tomlinson, I.M., Waterhouse, P., Crosby, W.L., Kontermann, R.E., Jones, P.T., Low, N.M., Allison, T.J., Prospero, T.D., Hoogenboom, H.R., Nissim, A., Cox, J.P.L., Harrison, J.L., Zaccolo, M., Gherardi, E. and Winter, G. Isolation of high affinity human antibodies directly from large synthetic repertoires. *EMBO J.* **13**, 3245–3260 (1994).

Gu, J. and Ghayur, T. Generation of dual-variable-domain immunoglobulin molecules for dual-specific targeting. *Methods Enzymol.* **502**, 25–41 (2012).

Guttieri, M.C. and Liang, M. Human Antibody Production Using Insect-Cell

Expression Systems. In *Antibody Engineering: Methods and Protocols*. (ed Lo, B.K.C.), 269–300 (Springer, 2004).

Hamers-Casterman, C., Atarhouch, T., Muyldermans, S., Robinson, G., Hamers, C., Songa, E.B., Bendahman, N. and Hamers, R. Naturally occurring antibodies devoid of light chains. *Nature* **363**, 446–448 (1993).

Harmsen, M.M. and De Haard, H.J. Properties, production, and applications of camelid single-domain antibody fragments. *Appl. Microbiol. Biotechnol.* **77**, 13–22 (2007).

Hattori, T., Umetsu, M., Nakanishi, T., Sawai, S., Kikuchi, S., Asano, R. and Kumagai, I. A high-affinity gold-binding camel antibody: antibody engineering for one-pot functionalization of gold nanoparticles as biointerface molecules. *Bioconjug. Chem.*, **23**, 1934–1944 (2012). http://dx.doi.org/10.1021/bc300316p.

Hattori, T., Umetsu, M., Nakanishi, T., Togashi, T., Yokoo, N., Abe, H., Ohara, S., Adschiri, T. and Kumagai, I. High affinity anti-inorganic material antibody generation by integrating graft and evolution technologies. Potential of antibodies as biointerface molecules. *J. Biol. Chem.* **285**, 7784–7793 (2010).

Holliger, P., Prospero, T. and Winter, G. Diabodies: small bivalent and bispecific antibody fragments. *Proc. Natl. Acad. Sci. USA* **90**, 6444–6448 (1993).

Hoogenboom, H.E., Griffiths, A.D., Johnson, K.S., Chiswell, D.J., Hudson, P. and Winter, G. Multi-subunit proteins on the surface of filamentous phage: methodologies for displaying antibody (Fab) heavy and light chains. *Nucleic Acids Res.* **19**, 4133–4137 (1991).

Huse, W.D., Sastry, L., Iverson, S.A., Kang, A.S., Alting Mees, M., Burton, D.R., Benkovic, S.J. and Lerner, R.A. Generation of a large combinatorial library of the immunoglobulin repertoire in phage lambda. *Science* **246**, 1275–1281 (1989).

Hust, M and Dübel, S. Human Antibody Gene Libraries. In: *Antibody Engineering* 2nd edn, Vol 1 (eds Kontermann, R., and Dübel, S.), 65–84 (Springer-Verlag, 2010).

James, K. and Bell, G.T. Human monoclonal antibody production. *J. Immunol. Methods* **100**, 5–40 (1987).

Jakobovits, A. Production of fully human antibodies by transgenic mice. *Curr. Opin. Biotechnol.* **6**, 561–566 (1995).

Jefferis, R. Isotype and glycoform selection for antibody therapeutics. *Arch. Biochem. Biophys.* (2012). http://dx.doi.org/10.1016/j.abb.2012.03.0215.011.

Jensenius, J.C., Andersen, I., Hau, J., Crone, M. and Koch, C. Eggs: conveniently packaged antibodies. Methods for purification of yolk IgG. *J. Immunol. Methods* **46**, 63–68 (1981).

Joosten, V., Lokman, C., van den Hondel, C.A.M.J.J. and Punt, P.J. The production of antibody fragments and antibody fusion proteins by yeast and filamentous fungi. *Microb. Cell Fact.* **2**, 1 (2003).

Jostock, T. and Li, J. Expression of IgG Antibodies in Mammalian Cells. In: *Antibody Engineering Vol. 1*, 2nd edn (eds Kontermann, R., and Dübel, S.), 517–530 (Springer-Verlag, 2010).

Kacskovicsc, I., Cervenak, J., Anna Erdei, A., Goldsby, R.A. and Butler, J.E. Recent advances using FcRn overexpression in transgenic animals to overcome impediments of standard antibody technologies to improve the generation of specific antibodies. *MAbs* **3**, 431–439 (2011).

Karpas, A., Fischer, P. and Swirsky, D. Human myeloma cell line carrying a Philadelphia chromosome. *Science* **216**, 997–999 (1982).

Kay, B., Winter, J., and McCafferty, J., (eds), *Phage Display of Peptides & Proteins: A Laboratory Manual* (Academic Press, San Diego, 1996).

Kearney, J.F., Radbruch, A., Leisegang, B. and Rajewsky, K. A new mouse myeloma cell line that has lost immunoglobulin expression but permits the construction of antibody-secreting hybrid cell lines. *J. Immunol.* **123**, 1548–1550 (1979).

Kellner, C., Bruenke, J., Stieglmaier, J., Schwemmlein, M., Schwenkert, M., Singer, H., Mentz, K., Peipp, M., Lang, P., Oduncu, F., Stockmeyer, B. and Fey, G.H. A novel CD19-directed recombinant bispecific antibody derivative with enhanced immune effector functions for human leukemic cells. *J. Immunother.* **31**, 871–884 (2008).

Kellner, C., Nodehi, S.M., Peipp, M. *Mouse Immune Libraries for the Generation of ScFv Fragments Directed Against Human Cell Surface Antigens. Antibody Engineering Vol. 2*. (eds Kontermann, R. and Dübel, S.), (Springer, Berlin, 2010).

Kessler, N., Perl-Treves, D. and Addadi, L. Monoclonal antibodies that specifically recognise crystals of dinitrobenzene. *FASEB J.* **10**, 1435–1442 (1996).

Kilmartin, J.V., Wright, B. and Milstein, C. Rat monoclonal antibodies derived by using a new non-secreting rat cell line. *J. Cell Biol.* **93**, 576–582 (1982).

Kipriyanov, S.M. Generation of bispecific and tandem diabodies. *Methods Mol. Biol.* **178**, 317–331 (2002).

Kipriyanov, S.M., Breitling, F., Little, M. and Dubel, S. Single-chain antibody streptavidin fusions; Tetrameric bifunctional scFv-complexes with biotin binding activity and enhanced affinity to antigen. *Human Antibodies & Hybridomas* **6**, 93–101 (1995).

Knappik, A., Ge, L., Honegger, A., Pack, P., Fischer, M., Wellnhofer, G., Hoess, A., Wölle, J., Plückthun, A. and Virnekas, B. Fully synthetic human combinatorial antibody libraries (HuCAL), based on modular consensus frameworks and CDRs randomized with trinucleotides. *J. Mol. Biol.* **296**, 57–86 (2000).

Knott, C.L., Reed, J.C., Bodrug, S., Saedi, M.S., Kumar, A. and Kuus-Reichel, K. Evaluation of Bcl-2/B cell transgenic mice (B6) for hybridoma production. *Hybridoma* **15**, 365–371 (1996).

Köhler, G. and Milstein, C. Continuous cultures of fused cells secreting antibody of predefined specificity. *Nature* **256**, 495–497 (1975).

Köhler, G. and Milstein, C. Derivation of specific antibody-producing tissue culture and tumour lines by cell fusion. *Eur. J. Immunol.* **6**, 511–579 (1976).

Kontermann, R. Dual targeting strategies with bispecific antibodies. *MAbs* **4** (2), 182–197 (2012).

Kontermann, R., and Dübel, S. (eds), *Antibody Engineering*, 2nd edn, vol 2 (Springer-Verlag, 2010).

Kosma, P., and Muller-Loennies, S. (eds), *Anticarbohydrate antibodies. From molecular basis to clinical application* (Springer, 2012).

Kuroiwa, Y., Kasinathan, P., Sathiyaseelan, T., Jiao, J., Matsushita, H., Sathiyaseelan, J., Wu, H., Mellquist, J., Hammitt, M., Koster, J., Kamoda, S., Tachibana, K., Ishida, I. and Robl, J.M. Antigen specific human polyclonal

antibodies from hyperimmunized cattle. *Nat. Biotechnol.* **27**, 173–181 (2009).
Kutzler, M.A. and Weiner, D.B. DNA vaccines: ready for prime time? *Nat. Rev. Genet.* **9**, 776–788 (2008).
Lamoyi, E. Preparation of F(ab')2 fragments from mouse IgG of various subclasses. *Methods Enzymol.* **121**, 652–663 (1986).
Laukkanen, M.J., Orellana, A. and Keinanen, K. Use of genetically engineered lipid-tagged antibody to generate functional europium chelate loaded liposomes. Application in fluoroimmunoassay. *J. Immunol. Meth.* **185**, 95–102 (1995).
Laukkanen, M.J., Teeri, T.T. and Keinanen, K. Lipid-tagged antibodies: bacterial expression and characterisation of a lipoprotein-single chain antibody fusion protein. *Protein Engineering* **6**, 449–454 (1993).
Lerner, R.A., Kang, A.S., Bain, J.D., Burton, D.R. and Barbas, III, C.F. Antibodies without immunisation. *Science* **258**, 1313–1314 (1992).
Leung, D.W., Chen, E. and Goeddel, D.V. A method for random mutagenesis of a defined DNA segment using a modified polymerase chain reaction. *J. Methods Cell Mol. Biol.* **1**, 11–15 (1989).
Li, H., Sethuraman, N., Stadheim, T.A., Zha, D., Prinz, B., Ballew, N., Bobrowicz, P., Choi, B.-K., Cook, W.J., Cukan, M., Houston-Cummings, N.R., Davidson, R., Gong, B., Hamilton, S.R., Hoopes, J.P., Jiang, Y., Kim, N., Mansfield, R., Nett, J.H., Rios, S., Strawbridge, R., Wildt, S. and Gerngross, T.U. Optimization of humanized IgGs in glycoengineered *Pichia pastoris*. *Nat. Biotechnol.* **24**, 210–215 (2006).
Li, J.W., Xia, L., Su, Y., Liu, H., Xia, X., Lu, Q., Yang, C. and Reheman, K. Molecular imprint of enzyme active site by camel nanobodies: rapid and efficient approach to produce abzymes with alliinase activity. *J. Biol. Chem.* **287**, 13713–13721 (2012).
Lonberg, N. and Huszar, D. Human antibodies from transgenic mice. *Int. Rev. Immunol.* **13**, 65–93 (1995).
Lonberg, N. Human antibodies from transgenic mice. *Nat. Biotechnol* **23**, 1117–1125 (2005).
Loos, H. and Steinkellner, H. IgG Fc glycoengineering in non mammalian expression hosts. *Arch. Biochem. Biophys.* **526**, 167–173 (2012). http://dx.doi.org/10.1016/j.abb.2012.0.
Male, D., Brostoff, J. and Roitt, I. *Immunology* 8th edn (Elsevier Health, 2012).
Marks, J.D., Hoogenboom, H.R., Bonnert, T.P., McCafferty, J., Griffiths, A.D. and Winter, G. By-passing immunization: human antibodies from V-gene libraries displayed on phage. *J. Mol. Biol.* **222**, 581–597 (1991).
Martineau, P. Synthetic Antibody Libraries. In *Antibody Engineering Vol. 1*, 2nd edn (eds Kontermann, R., and Dübel, S.), 85–98 (Springer-Verlag, 2010).
Matsuoka, Y., *et al.* Production of free light chains of immunoglobulin by a hematopoietic cell line derived from a patient with multiple myeloma. *Proc. Soc. Exp. Biol. Med.* **125**, 1246–1250 (1967).
McCafferty, J., Griffiths, A.D., Winter, G. and Chiswell, D.J. Phage antibodies: filamentous phage displaying antibody variable domains. *Nature* **348**, 552–554 (1990).
McCafferty, J., Hoogenboom, H. R., and Chiswell, D. J., (eds), *Antibody Engineering: A Practical Approach* (IRL Press, Oxford, 1996).
Mendez, M.J., Green, L.L., Corvalan, J.R.F., Jia, X.-C., Maynard-Currie, C.E., Yang, X.-D., Gallo, M.L., Louie, D.M., Lee, D.V., Erickson, K.L., Luna, J., Roy, C.M.-N., Abderrahim, H., Kirschenbaum, F., Noguchi, M., Smith, D.H., Fukushima, A., Hales, J.F., Finer, M.H., Davis, C.G., Zsebo, K.M. and Jakobovits, A. Functional transplant of megabase human immunoglobulin loci recapitulates human antibody response in mice. *Nat. Genet.* **15**, 147–156 (1997).
Mondon, P., Dubreuil, O., Bouayadi, K. and Kharrat, H. Human antibody libraries: a race to engineer and explore a larger diversity. *Front. Biosci.* **13**, 1117–1129 (2008).
Moutel, S. and Perez, F. Intrabodies, potent tools to unravel the function and dynamics of intracellular proteins. *Med. Sci.* **25**, 1173–1176 (2009).
Murphy, K. *Janeway's Immunobiology* 8th edn (Garland Science, 2011).
Myers, R.M., Lerman, L.S. and Maniatis, T. A general method for saturation mutagenesis of cloned DNA fragments. *Science* **229**, 242–247 (1985).
Neri, D., Petrul, H., Winter, G., Light, Y., Marais, R., Britton, K.E. and Creighton, A.M. Radioactive labelling of antibody fragments by phosphorylation using human casein kinase II and g32P-ATP. *Nature Biotechnology* **14**, 485–490 (1996).
Niedbala, W.G. and Stott, D.I. A comparison of three methods for production of human hybridomas secreting autoantibodies. *Hybridoma* **17**, 299–304 (1998).
Nissim, A., Hoogenboom, H.R., Tomlinson, I.M., Flynn, G., Midgley, C., Lane, D. and Winter, G. Antibody fragments from a 'single pot' phage display library as immunochemical reagents. *EMBO J.* **13**, 692–698 (1994).
Olsson, L. and Kaplan, H.S. Human-human hybridomas producing monoclonal antibodies of predefined antigenic specificity. *PNAS* **77**, 5429–5431 (1980).
Orcutt, K.D. and Wittrup, K.D. Yeast Display and Selections. In *Antibody Engineering Vol. 1* 2nd edn (eds Kontermann, R., and Dübel, S.), 207–234 (Springer-Verlag, 2010).
Park, D.J. (ed), PCR Protocols, *Methods in Molecular Biology*, 687, Springer (2011).
Pavlovic, M. From Pauling's abzyme concept to the new era of hydrolytic anti-DNA autoantibodies: a link to rational vaccine design? – A review. *Int. J. Bioinform. Res. Appl.* **7**, 220 (2011).
Peelle, B.R., Krauland, E.M., Wittrup, K.D. and Belcher, A.M. Design criteria for engineering inorganic material-specific peptides. *Langmuir* **21**, 6929–6933 (2005).
Pelat, T., Hust, M and Thullier, P. Immune Libraries from Nonhuman Primates (NHP) In: *Antibody Engineering Vol. 1*, 2nd edn (eds Kontermann, R., and Dübel, S.), 99–114 (Springer-Verlag, 2010).
Peterson, N.C. Advances in monoclonal antibody technology: genetic engineering of mice, cells and immunoglobulins. *ILAR J.* **46**, 314–319 (2005).
Proetzel, G. and Ebersbach, H. *Antibody Methods and Protocols*. (Humana Press, New York, 2012).
Plückthun, A. and Pack, P. New protein engineering approaches to multivalent and bispecific antibody fragments. *Immunotechnology* **3**, 83–105 (1997).
Ridder, R. and Gram, H. Generation of Rabbit Immune Libraries In: *Antibody Engineering Vol. 1*, 2nd edn (eds Kontermann, R., and Dübel, S.), 115–126 (Springer-Verlag, 2010).
Roguska, M.A., Pedersen, J.T., Henry, A.H., Searle, S.M., Roja, C.M., Avery, B., Hoffee, M., Cook, S., Lambert, J.M., Blättler, W.A., Rees, A.R. and Guild, B.C. A comparison of two murine monoclonal antibodies humanized by CDR-grafting and variable domain resurfacing. *Protein Eng.* **9**, 895–904 (1996).
Rossi, S., Laurino, L., Furlanetto, A., Chinellato, S., Orvieto, E., Canal, F., Facchetti, F. and Dei Tos, A.P. Rabbit monoclonal antibodies: a comparative Study between a novel Category of immunoreagents and the Corresponding mouse monoclonal antibodies. *Am. J. Clin. Pathol.* **124**, 295–302 (2005).
Sarikaya, M., Tamerler, C., Jen, A.K.-Y., Schulten, K. and Baneyx, F. Molecular biomimetics: nanotechnology through biology. *Nat. Mater.* **2**, 577–585 (2003).
Schaaper, R.M. Mechanisms of mutagenesis in the *Escherichia coli* mutator *mutD5*:role of DNA mismatch repair. *Proc. Natl. Acad. Sci. USA* **85**, 8126–8130 (1988).
Schade, R., Calzado, E.G., Sarmiento, R., Chacana, P.A., Porankiewicz-Asplund, J. and Terzolo, H.R. Chicken egg yolk antibodies (IgY technology): a review of progress in production and use in research and human and veterinary medicine. *Altern. Lab. Anim.* **33**, 129–154 (2005).
Schaefer, J.V., Honegger, A., and Plückthun, A. Construction of scFv fragments from hybridoma or spleen cells by PCR assembly. In: *Antibody Engineering* vol. 1, 2nd edn (eds Kontermann, R., and Dübel, S.), 21–44 (Springer-Verlag, 2010).
Schaefer, J.V., Lindner, P., and Plückthun, A. In *Antibody Engineering: Miniantibodies* vol 1, 2nd edn (eds Kontermann, R., and Dübel, S.), 85–99 (Springer Verlag, 2010).
Sharon, J., Kao, C.-Y.Y. and Sompuram, S.R. Oligonucleotide-directed mutagenesis of antibody combining sites. *Int. Rev. Immunol.* **10**, 113–127 (1993).
Shin, S.U., Wu, D., Ramanthan, R., Pardridge, W.M. and Morrison, S.L. Functional and pharmacokinetic properties of antibody-avidin fusion proteins. *J. Immunol.* **158**, 4797–4804 (1997).
Shirahata, S., Katakura, Y. and Teruya, K. Cell hybridization, hybridomas, and human hybridomas. *Methods Cell Biol.* **57**, 111–145 (1998).
Shulman, M., Wilde, C.D. and Kohler, G. A better cell line for making hybridomas secreting specific antibodies. *Nature* **276**, 269–270 (1978).
Skerra, A. and Plückthun, A. Assembly of a functional immunoglobulin Fv fragment in *Escherichia coli*. *Science* **240**, 1038–1041 (1988).
Smith, G.P. Filamentous fusion phage: novel expression vectors that display cloned antigens on the surface of the virion. *Science* **228**, 1315–1317 (1985).
Smolarek, D., Bertrand, O. and Czerwinski, M. Variable fragments of heavy chain antibodies (VHHs): a new magic bullet molecule of medicine? *Postepy. Hig. Med. Dosw.* **66**, 348–358 (2012).
Spada, S. and Plückthun, A. Selectively infective phage (SIP) technology: a novel method for *in vivo* selection of interacting protein-ligand pairs. *Nat. Med.* **3**, 694–696 (1997).
Spieker-Polet, H., Sethupathi, P., Yam, P.C. and Knight, K.L. Rabbit monoclonal antibodies: generating a fusion partner to produce rabbit-rabbit hybridomas. *Proc. Natl. Acad. Sci. USA* **92**, 9348–9352 (1995).
Spillner, E.B., Greunke I., Seismann K., Blank H., Du Plessis S. Avian IgY antibodies and their recombinant equivalents in research, diagnostics and therapy. *Biologicals*, in press.
Stanimirovic, D., Tomanek, B., Sutherland, G. and Abulrob, A. Kinetic analysis of novel mono- and multivalent VHH-fragments and their application for molecular imaging of brain tumours. *Br. J. Pharmacol.* **160**, 1016–1028 (2010).
Stoger, E., Schillberg, S. Twyman, R.M., Fischer, R. and Paul Christou, P. Antibody Production in Transgenic Plants. In: *Antibody Engineering: Methods and Protocols* (ed. Lo, B.K.C.), 301–318 (Springer, 2004).
Takahashi, N., Kakinuma, H., Hamada, K., Shimazaki, K., Yamasaki, Y., Matsushita, H. and Nishi, Y. Improved generation of catalytic antibodies by MRL/MPJ-lpr/lpr autoimmune mice. *J. Immunol. Methods* **235**, 113–120 (2000).
Tan, S.H., Mohamedali, A., Kapur, A., Lukjanenko, L. and Baker, M.S. A novel, cost-effective and efficient chicken egg IgY purification procedure. *J. Immunol. Methods* **380**, 73–76 (2012).
Tai, M.S., Mudgett-Hunter, M., Levinson, D., Wu, G.M., Haber, E., Oppermann, H. and Huston, J.S. A bifunctional fusion protein containing Fc binding fragment B of Staphylococcal protein A amino terminal to antidigoxin single-chain Fv. *Biochem* **29**, 8024–8030 (1990).
Teillard, J.-L. From whole monoclonal antibodies to single domain antibodies: think small. *Methods Mol. Biol.* **911**, 3–13 (2012).
Todorovska, A., Roover, R.C., Dolezal, O., Kortt, A.A., Hoogenboom, H.R. and Hudson, P.J. Design and application of diabodies, triabodies and tetrabodies for cancer targeting. *J. Immunol. Methods* **248**, 47–66 (2001).
Tran, M. and Mayfield, S.P. Expression of Full Length Monoclonal Antibodies (mAb). in Algal Chloroplast In: *Antibody Engineering, Vol. 1*, 2nd edn (eds Kontermann, R., and Dübel, S.), 503–516 (Springer-Verlag, 2010).
Ungar-Waroni, H., Elias, E., Gluckman, A. and Trainin, Z. Dromedary IgG: purification, characterization and quantitation in sera of dams and newborns. *Israel J. Vet. Med.* **43**, 198–203 (1987).
Veggiani, G. and de Marco, A. Improved quantitative and qualitative production of single-domain intrabodies mediated by the co-expression of Erv1 p sulfhydryl oxidase. *Protein Expr. Purif.* **79**, 111–114 (2011).
Verheesen, P., Roussis, A., de Haard, H.J., Groot, E.H., Stam, J.C., den Dunnen, J.T., Frants, R.R., Verkleij, A.J., Theo Verrips, C. and van der Maarel, S.M. Reliable and controllable antibody fragment selections from Camelid non-immune libraries for target validation. *Biochim. Biophys. Acta* **1764**, 1307–1319 (2006).
Verheesen, P., ten Haaft, M.R., Lindner, N., Verrips, C.T. and de Haard, J.J.W. Beneficial properties of single-domain antibody fragments for application in immunoaffinity purification and immuno-perfusion chromatography. *Biochim. Biophys. Acta* **1624**, 21–28 (2003).
Watanabe, H., Tsumoto, K., Taguchi, S., Yamashita, K., Doi, Y., Nishimiya, Y., Kondo, H., Umetsu, M. and Kumagai, I. A human antibody fragment with high affinity for Biodegradable Polymer Film. *Bioconjug. Chem.* **18**, 645–651 (2007).
Watanabe, H., Nakanishi, T., Umetsu, M. and Kumagai, I. Human anti-gold antibodies: biofunctionalization of gold nanoparticles and surfaces with anti-gold antibodies. *J. Biol. Chem.* **283**, 36031–36038 (2008).
Waterhouse, P., Griffiths, A.D., Johnson, K.S. and Winter, G. Combinatorial

infection and *in vivo* recombination: a strategy for making large phage antibody repertoires. *Nucleic Acids Res.* **21**, 2265–2266 (1993).

Weiss, E., Chatallier, J. and Orfanoudakis, G. *In vivo* biotinylated recombinant antibodies: construction, characterization and application of a bifunctional Fab-BCCP fusion protein produced in *E. coli. Protein Expr. Purif.* **5**, 509–517 (1994).

Wels, W., Harwerth, I.M., Zwickl, M., Hardman, N., Groner, B. and Hynes, N.E. Construction, bacterial expression and characterisation of a bifunctional single-chain antibody-phosphatase fusion protein targeted to the human erbb-2 receptor. *Biotechnology* **10**, 1128–1132 (1992).

Whaley, S.R., English, D.S., Hu, E.L., Barbara, P.E. and Belcher, A.M. Selection of peptides with semiconductor binding specificity for directed nanocrystal assembly. *Nature* **405**, 665–668 (2000).

Williams, D.G., Matthews, D.J. and Jones, T . Humanising antibodies by CDR grafting. In: *Antibody Engineering, Vol. 1*, 2nd edn (eds Kontermann, R., and Dübel, S.), 319–339 (Springer-Verlag, 2010).

Williamson, R.A., Burioni, R., Sanna, P.P. and Partridge, L.J. Human monoclonal antibodies against a plethora of viral pathogens from single combinatorial libraries. *Proc. Natl. Acad. Sci. USA* **90**, 4141–4145 (1993).

Winter, G. Antibody fragments from a 'single pot' phage display library as immunochemical reagents. *EMBO J* **13**, 692–698 (1994).

Winter, G., Griffiths, A.D., Hawkins, R.E. and Hoogenboom, H.R. Making antibodies by phage display technology. *Ann. Rev. Immunol.* **12**, 433–455 (1994).

Wu, C. Diabodies: molecular engineering and therapeutic applications. *Drug News Perspect.* **22**, 453–458 (2009).

Yazaki, P.J. and Wu, A.M. Expression of Recombinant Antibodies in Mammalian Cell Lines. In: *Antibody Engineering: Methods and Protocols*. (ed Lo, B.K.C.), 255–268, (Springer, 2004).

Zeng, X., Shen, Z. and Mernaugh, R. Recombinant antibodies and their use in biosensors. *Anal. Bioanal. Chem.* **402**, 3027–3038 (2012).

Zhang, C. Hybridoma technology for the generation of monoclonal antibodies. *Methods Mol. Biol.* **901**, 117–135 (2012).

（马越云、周建平　译，王传新　审）

在免疫检测中，多种多样的标记物和标记检测系统已得到广泛应用。放射性标记物，如 ^{125}I 是最早用于免疫学测定的标记物之一。然而，使用放射性标记物存在着不足和一定风险，包括潜在放射性暴露的风险、放射性废物需特殊处理以及放射性标记试剂固有不稳定性，促进了非放射性标记物的发展（表 3-2-1）。同时，为了实现超敏，人们开发了多种不同策略，主要包括增加免疫检测的信号或降低背景噪声两种途径（Kricka，1994）。在高于背景噪声的情况下检出标记物并最大限度减少示踪剂的非特异性结合是信号产生和检测系统的首要要求，这对于免疫夹心法尤为重要。通过使用高特异性活性的标记物可以设计 10^{-21} 摩尔灵敏度的免疫分析方法，相当于对仅 1 000 个分子即可实现检测。

一、放射性标记

放射性同位素是原子的不稳定变体，能够通过粒子和电磁脉冲的形式释放能量，从而自发转变成更稳定的状态。每一种同位素的衰变速率都是特异的，称之为**半衰期**（half-life），即半数放射性同位素衰变所经过的时间。放射性标记物信号很强；在竞争法中可以使用放射性标记的抗原作为示踪剂来估算结合或游离的部分；在夹心法中可以使用放射性标记的抗体来确定结合分析物的数量。

最常用的放射性同位素是 ^{125}I，它的半衰期 60 天。在某些应用中会使用氚（^{3}H）作为标记，其半衰期长达 12.26 年。此外，^{57}Co（用于维生素 B_{12} 的检测）和 ^{14}C 也有应用。

放射性同位素样本的活性水平会随着同位素衰变而逐渐降低。同时，一些能量的释放也会对标记化合物造成损害[**辐射分解**（radiolysis）]。

（一）放射性测量

闪烁剂（Scintillant）能在电离辐射下发出闪光，放射性水平可以使用含有闪烁剂的闪烁计数

表 3-2-1　用于免疫检测的标记物和融合偶联物示例

化学发光体	吖啶酯、磺胺吖啶、异鲁米诺
辅酶	ATP、FAD、NAD
电化学发光体	三联吡啶钌
酶	醋酸激酶、碱性磷酸酶、β- 内酰胺酶、葡萄糖氧化酶、萤火虫荧光素酶、β- 半乳糖苷酶、HRP、葡萄糖 -6- 磷酸脱氢酶、漆酶、海肾荧光素酶、黄嘌呤氧化酶
荧光体	三联吡啶铕（和其他镧系元素配合物）、荧光素、β- 藻红蛋白、罗丹明、伞酮衍生物、德克萨斯红、半导体纳米晶体量子点
自由基	硝基氧
融合偶联物	碱性磷酸酶 - 抗光敏色素单链抗体、碱性磷酸酶 - 碱性成纤维细胞生长因子受体、水母蛋白 -IgG 重链、细菌性碱性磷酸酶 -IgG Fc 结合蛋白、细菌性碱性磷酸酶 - 合成八肽、细菌性碱性磷酸酶 - 抗 HIV-1 gp41 单链抗体、细菌性碱性磷酸酶 - 人胰岛素原、β- 半乳糖苷酶 - 干扰素 $α_2$、β- 半乳糖苷酶 -B19- 特异性寡肽、核心链霉亲和素 - 单链抗体（scFv）、萤火虫荧光素酶 - 蛋白 A、人胎盘碱性磷酸酶 -4-1 BB 配体、海洋细菌荧光素酶（β- 亚型）- 蛋白 A、变儿茶酚酶 - 蛋白 A、蛋白 A- 抗光敏色素单链抗体、Pyrophorus plagiophthalamus 荧光素酶 - 蛋白 A
基因	萤火虫荧光素酶
金属和非金属	金、银、硒
金属络合物	环戊二烯基锰（I）三羰基、金团簇
微粒	胶乳、红细胞、脂质体、磁微粒
核酸	pUC19 DNA
寡聚核苷酸	序列确定
磷光体	铕激活氧化钇上转换磷光技术（UPT）
光蛋白	（水母体内的）发光蛋白质
放射性同位素	^{125}I
底物	半乳糖伞酮
病毒	T4 噬菌体

器来测量。由氚发射出的β粒子强度很弱并且容易被容器壁吸收,因此在使用氚作为放射性同位素标记物时,需要将闪烁剂在溶液中与待测样本混合。闪烁液是有机溶液,而样本是水溶液,为了促进二者混合,必须加入表面活性剂。来自 ^{125}I 或 ^{57}Co 的γ射线不会被样本容器吸收,而闪烁剂为一种涂有铊的碘化钠晶体直接位于计数孔内。β和γ计数的原理都是光电倍增管将来自闪烁剂的闪光信号转换为电脉冲信号,从而触发电子计数。

进行放射免疫分析(RIA)的实验室大多使用多孔γ计数器,其可以对多个样本管进行同时计数。

放射活性通过计数**每分钟的衰变数量**(disintegrations per minute,d.p.m)来测定;然而并非所有的衰变数都能被计数器检测到,**每分钟检测到的信号数量**(counts per minute,c.p.m.)称为**计数效率**(counting efficiency)。对于 ^{125}I,计数效率通常约为80%。与酶免疫分析[EIA]中的吸光度不同,放射免疫分析中每分钟的计数不是连续变量,这就导致低计数时容易出现较大的误差。测量的标准偏差约等于计数总数的平方根,因此需要足够的计数时间来累积至少10 000个计数,以实现1%以内的计数误差。

应当定期检查放射性计数器和其中放置样本载体的背景信号,确保其维持在50c.p.m以下。对于多孔计数器而言,每个孔都需要提供一致的测量结果,因此控制背景信号尤为重要。 ^{125}I 衰减是一个双光子过程,通过设置检测系统仅记录双光子过程的信号,可以减少RIA的背景,使背景降至每周0.5个计数,检测灵敏度低至0.1埃摩尔。这种利用双检测器探测脉冲形状和高度的方法被称为**多光子检测**(multiphoton detection)(BioTraces,Inc.,Herndon,Virginia,USA)。

(二)放射性示踪剂的制备

放射性同位素可以替换潜在分析物中的一个或多个原子来制备示踪剂。如甲状腺素(T4)中的碘可被 ^{125}I 取代,氚可用于取代大多数分析物中的氢原子。但是,最常用的同位素 ^{125}I 通常被标记在分析物上来制备示踪剂(而不是做取代)。碘原子大小与苯环相当,为了避免空间位阻效应,需要考虑抗原上的抗体结合位点,因此碘标记位置的选择非常重要。

使用 ^{125}I 标记抗原主要有两种方法。大部分蛋白质可以通过将 ^{125}I 直接取代酪氨酸或组氨酸的芳香环进行标记;但这种方式对于药物或类固醇等没有合适的酪氨酸残基或半抗原的多肽来说难以实现。在这种情况下,示踪剂通过采用碘化含有苯酚或咪唑基团的载体并将其与抗原偶联来合成。所选择的载体具有反应基团,当二者混合时,反应基团可以与抗原共价连接。

理论上,更高特异性的示踪剂会使检测更灵敏,但如果蛋白质标记了过多的 ^{125}I,蛋白质分子可能由于辐射而被破坏。通常情况下,每个蛋白质分子约标记一个 ^{125}I 原子。

直接标记法是将碘化钠(^{125}I)与蛋白质和氧化剂混合,碘化物会在氧化剂的作用下转化为游离碘或带正电荷的碘自由基,从而进一步取代蛋白质中酪氨酸残基的酚环上的氢原子。最常见的氧化剂是氯胺T,它在水溶液中会生成次氯酸从而起氧化作用(Greenwood et al.,1963)。该反应可以通过加入还原剂偏亚硫酸氢钠终止(通常需10~15s)。

使用固相催化剂"氯甘脲"是一种更简单的偶联方法(Fraker 和 Speck,1978;Salacinski et al.,1979)。

在低浓度过氧化氢的条件下,乳糖过氧化物酶提供了一种更温和的方法,该方法可以用于标记易被氯胺T、氯甘脲或偏亚硫酸氢钠破坏的敏感抗原。

半抗原可以通过多种方法进行偶联,这些方法也可用于偶联不能直接碘化或可能干扰抗体结合位点的蛋白质。Bolton 和 Hunter 于1973年提出了一种利用赖氨酸残基或多肽N端氨基进行标记的方法:使用氯胺T,将3-(对羟基苯基)丙酸N-羟基琥珀酰亚胺酯碘化,然后加入到多肽中。甘氨酸可以灭活未偶联的活化酯,该反应通过加入甘氨酸可以终止。一些其他化合物也可以用于偶联,如酪氨酸甲酯、酪胺和组胺。

偶联物的选择需要谨慎、技巧和经验。通过偶联标记的抗原在结构上与天然分析物有很大区别,尤其是在分析物参与偶联区域处的结构。偶联后的示踪剂尺寸可能是分析物的两倍以上。如果抗体识别的位点远离偶联的位点,则抗体对分析物和示踪剂的识别可能没有差异,但通常情况并非如此。偶联物的主体(碘化环)可以通过**桥连**(bridge)分子与抗原分隔。

在半抗原检测中，偶联物和免疫原之间的关系非常重要。如果形成免疫原时制备的载体分子——分析物偶联物与制备示踪剂时相比，二者采用相同的桥连分子，并在相同位点偶联，就可能产生针对桥连分子的抗体。此时抗体对示踪物比对天然分析物结合力更强，从而使免疫检测的灵敏度降低。通常情况下，免疫原和示踪剂使用不同的桥连分子可以避免这种效应，一般而言，用于示踪剂的桥连分子更大。

碘化反应结束后，为了减小对分析物的化学和放射性损伤，需要快速稀释反应混合物，并通过纯化除去游离碘及氧化还原剂。蛋白质分析、纯化最常用的方法是凝胶过滤色谱法。通过测定每分钟从色谱柱中洗脱的体积，并确定蛋白质和碘化物峰的总活性，可以计算出碘化物在蛋白质中所占的百分比。示踪剂的**比活性（specific activity）**可以根据碘化蛋白质的量和所用碘化物的总活性来计算，它表示每单位质量或每摩尔分析物的放射活性，可以用如 mCi/μg 表示。

碘化方法详见 Chard 于 1990 年的报道。

二、酶标记

相比于其他类型的标记方法，酶标记方法应用更加广泛。酶具有催化特性，可以从"中性"底物中产生有色、荧光或发光化合物，并使用各种电极或换能器进行电子测量，因此可以在极低的浓度下被检测到。单分子酶每分钟可转化 10^7 个底物分子来增加信号强度，因此与仅产生一个信号的标记方式相比，酶标记物检测灵敏度超过其一百万倍。免疫检测中常用酶的活性比 ^{125}I 更稳定，因此试剂的半衰期更长，可以间隔几天或几周才需要重新校准（Gosing，1990；Wisdom，1976）。

酶免疫分析（EIA）的主要缺点是在信号产生阶段容易受到干扰物质和检测条件变化的影响，而放射免疫分析（RIA）则更稳定。对于 RIA，抗体和抗原的孵育需要在试剂开发过程中格外关注和优化，但其信号生成阶段通常是一个简单的过程。而在 EIA 中，信号生成过程与抗体抗原孵育的过程一样，必须受到控制、优化，并且保证不受干扰。对 EIA 而言，信号生成和抗原抗体结合的二个孵育过程均有各自的要求，且 EIA 开发过程中对技能和经验的需求比 RIA 更高。酶 - 底物的孵育过程对时间、温度和 pH 非常敏感，且不能

含有抑制物；有些酶需要辅酶因子的共同作用，如 Mg^{2+}。通常情况下底物是过量的，但也有例外。如采用辣根过氧化物酶（HRP）和过氧化氢条件的 EIA，底物浓度过高会抑制酶的活性，此时底物不能过量。

免疫检测中最常用的两种酶是**碱性磷酸酶（Alkaline phosphatase，ALP）**和**辣根过氧化物酶（HRP）**。HRP 是一种 44kDa 大小的糖基化血红蛋白，由原卟啉 IX 氯化血红素辅基和 308 个氨基酸组成，包括四个二硫键和两个钙离子。HRP 含有大约 20% 重量百分比的糖链，并具有 6 个赖氨酸残基可用于偶联并保持酶活性。HRP 是一种氧化还原酶，可在各种氢供体存在的情况下还原过氧化氢。根据使用的底物不同，该特性已被用于生成有色、荧光或发光衍生物。HRP 具有较高的催化速率，可以实现信号放大。HRP 的活性 pH 范围为 4.0~8.0。

ALP 是一种 140kDa 大小的二聚糖蛋白，含有多个可用于偶联的游离氨基，可催化（与伯醇、酚和胺连接的）磷酸酯水解。免疫检测中使用的 ALP 是从小牛肠中纯化制得，且含有锌，因此其活性会被正磷酸盐、锌螯合剂、硼酸盐、碳酸盐和尿素所抑制。ALP 活性在 pH 9.5~10.5 时最佳。

近年来，许多其他种类的酶也被尝试用于免疫检测（如醋酸激酶、萤火虫荧光素酶、黄嘌呤氧化酶）。目前只有 β-D- 半乳糖苷酶、葡萄糖氧化酶和葡萄糖 6- 磷酸脱氢酶在商业化产品中得到应用。

酶可以通过多种的化学偶联技术与抗原或抗体（取决于分析的形式）共价连接而形成偶联物。近年来，相关偶联方法逐渐增多、也越来越复杂。这些方法针对蛋白质中不同氨基酸采用具有不同交联特异性的同型或异型的双官能团交联剂。简单的同型双官能团一步法反应会导致酶 / 抗体的高度交联，可能形成非均匀产物而引入困难。如 HRP 和 ALP 可以使用戊二醛与抗体或抗原偶联。戊二醛是一种可以与氨基反应的同型双官能团交联剂，由于大多数蛋白质含有多个氨基，使用过量浓度的戊二醛会使蛋白结构遭到严重破坏。利用戊二醛进行蛋白偶联的基本方法有两种：第一种是一步法，即参与反应的酶、抗体和戊二醛同时混合；另一种是两步法，即先使用适量的戊二醛将其中一种蛋白质"活化"，然后经纯化步骤后加入第二种蛋白质进行偶联。相比于两步法，一

步法更易形成大聚集体(偶联物含有一个分子以上的酶或蛋白质)。此外,HRP 是一种糖蛋白,所以也可以采用高碘酸法通过糖链的残基进行偶联(Tijssen,1985)。目前,简单的偶联剂已经可以直接从商品化渠道购买,它们一般为不同酶的"预活化"衍生物,如预先被戊二醛或马来酰亚胺基团活化的酶,能够在适当的缓冲条件下分别与分子上的氨基或巯基反应,从而进行标记。HRP 的偶联物可以通过测定其在 403nm 处的吸收峰来定量。还有一些其他的方法也被应用到蛋白质偶联中,如采用分子生物学方法将标记物基因与抗原或结合蛋白的基因融合表达,形成融合偶联物(如人胰岛素 - 碱性磷酸酶、蛋白 A- 萤火虫荧光素酶)。这对于在偶联反应中容易受损的敏感蛋白质来说是一种非常实用的技术。表 3-2-1 列出了可用于免疫检测的融合偶联物。

(一) 比色法

根据底物的不同,酶标记物可能产生几种不同的信号源。最简单的检测信号是颜色,图 3-2-1 说明了如何利用酶来设计一种常规的竞争性免疫分析方法。在这个例子中,抗体被包被在微孔板的反应孔(固相)上,带有酶的分析物与样本中的分析物竞争有限数量的抗体结合位点。孵育完成后,将未结合的物质吸出或倒出,使已结合的酶标记物附着在微孔板的孔内。

在信号产生阶段,将底物添加到微孔板的孔中,进行第二次孵育,孵育过程中酶逐渐将底物转化为有色的终产物。酶是一种催化剂,它能使底物反应而自身不发生化学变化,因此可以持续转化底物直至反应终止。在孵育结束时,添加终止试剂,如改变反应体系 pH 抑制酶的活性。终产物显色的程度取决于酶的含量,在竞争法中,颜色与样本中的分析物浓度成反比。

分光光度计可以检测信号的强度,通过信号强度并结合校准曲线可以估算分析物浓度。

酶作为标记物在免疫计量法(夹心法)和不同的分离系统中同样适用。目前,人们已经开发出一种专门的免疫检测微孔板读数器,它可以透过微孔板中每个孔的透明基底快速确定颜色,并计算出校准曲线、患者样本值和各种 QC 参数。

比色法检测受限于分光光度计的测量范围

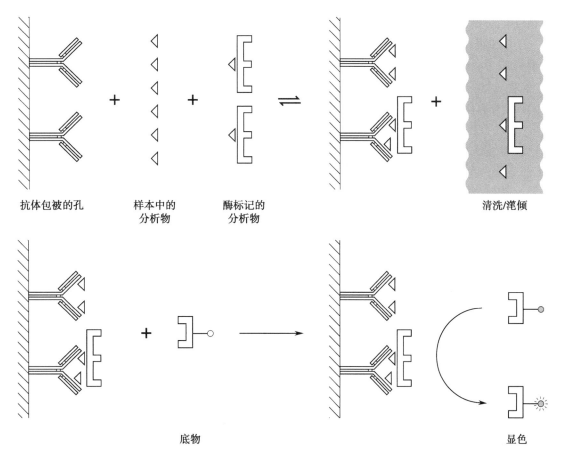

抗体包被的孔　　样本中的　　酶标记的　　　　　　　　　　清洗/滗倾
　　　　　　　　　分析物　　　分析物

底物　　　　　　　　　　　　　　　　　　　　　显色

图 3-2-1　有显色终点的酶免疫分析(竞争法)

（通常吸光度在 0.10~2.00 单位范围内）。这一范围可以满足竞争法的要求，但是夹心法通常需要更宽的测量范围。比色法测量范围可以通过以下方法来扩展：在偏离主峰中心的波长处读取高水平的吸光度；或者使用动态读数器在一段时间内监测显色速率。对于过氧化物酶和 3,3′,5,5′- 四甲基联苯胺（TMB）作为底物的显色系统，其颜色的产生速率相对较快，因此通常选择第二种方法。

常用的过氧化物酶底物包括 ABTS®（2,2'-azino-bis［ethylbenzothiazoline-6-sulfonate］）、OPD（邻苯二胺）和 TMB（四甲基联苯胺）。所有的上述底物的反应都需要过氧化氢的参与。ABTS 是一种用途广泛的通用试剂。TMB 具有高吸光值、低背景以及不易诱导有机体变异（OPD 可能发生）等优点，因此通常被优先选用。最常用的 ALP 底物是对硝基苯磷酸酯。磷酸吲哚可以产生不溶性靛蓝染料，而被用于即时检测。

在使用比色底物的检测中，由于相同条件下 HRP 的信号强度比 ALP 高一个数量级，因此基于 HRP 的测试具有比 ALP 更高的灵敏度。

（二）荧光检测法

比色法的灵敏度理论上可以达到与 RIA 相当的水平，但却很少实际应用。但对 RIA 而言，每个放射性原子只能释放一次能量，并且在半衰期内（可能是几个星期）仅有一半的原子释放能量，因此其灵敏度是有限的。例如，在 7.5×10^6 个放射性同位素 ^{125}I 原子中，每秒仅有一个原子发生裂解。比色法（吸收光谱法）测量两个较强光信号之间的差异，主要受分光光度计上下限测量范围的限制。没有外界干扰时，使荧光 EIA 比使用相同酶的比色法检测灵敏度高几个数量级，在某种程度上，这是由于荧光化合物可以被入射光反复激发，从而在短时间内产生荧光信号。相对于 HRP，ALP 的灵敏度近年来得到了较大的提升，利用 ALP 设计的荧光 EIA 在灵敏度水平上已经接近于 HRP。

荧光免疫检测有两种方式：一种是直接标记荧光体（与使用 ^{125}I 的方式相同），另一种是采用底物转化为荧光终产物。本小节主要描述这两种荧光检测方法的原理，直接荧光免疫检测的设计将在后面的章节中介绍（参见"直接荧光法"和"时间分辨荧光"）。

荧光检测原理如图 3-2-2 所示。通常，人们将能吸收特定波长的光，并发射出更长波长的光

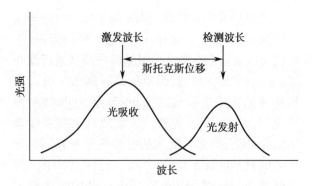

图 3-2-2　荧光检测的原理

的分子称为荧光体（fluorophores）。根据量子力学选择定则，假设基态具有较高的消光系数，并且电子跃迁包括自旋和对称。当使用具有基态和激发态之间能量差波长的光照射荧光体时，会导致荧光分子内电子变成激发态。激发态电子在返回基态的过程中，能量可能会在其他光物理、光化学和非辐射过程中丢失，因此最终荧光分子以较低的能量（即较长的波长）发出光子。激发光和发射光之间的波长差称为斯托克斯位移（Stokes' shift），发射光的能量占激发光能量的比例被称为量子产率或效率（quantum yield or efficiency）。当斯托克斯位移较大时，发射光的测量不容易被入射光干扰；同时，如果量子产量很高，接近于 1，则信号更强，检测也就更灵敏。

使用 ALP 作为酶标的荧光 EIA 通常选择 4- 甲基伞酮磷酸酯（4-MUP）作为底物。4-MUP 可以在 ALP 的作用下脱磷酸化形成 4- 甲基伞酮（4-MU）。4-MU 是一种荧光体，入射光波长约 365nm，发射光在约 448nm。需要注意，检测时入射光应进行滤光，以避免在低于 350nm 的波长下激发 4-MUP。

传统荧光计的检测器是光电倍增管，与入射光源成直角放置。现在通常使用前表面荧光计，其中的二向色分光器以 45° 的角度位于含有荧光体溶液的正上方（或下方）。入射光由位于上方的光源产生然后到达固相载体的一侧，再通过滤光器照射二向色分光器，即反射光波长 365nm，发射光波长 488nm。入射光通过调焦镜向下反射到固相上；少部分入射光透过二向色分光器照射光电二极管，由其测量光强并控制光源电流，补偿由于光源老化引起的变化。结合到固相载体上的荧光体发出的光通过二向色滤光片和另一个带通滤光片向上传递，以减少来自 4-MUP 或原始样本中荧光体的多余荧光信号（图 3-2-3）。

荧光受温度、极性、pH 和溶解氧含量的直接影响。在信号产生前,如果清洗效果不佳,可能由于光散射、荧光背景和样品淬灭等原因而产生干扰。光散射由颗粒状物质引起,会导致背景增加。血清和血浆样品中天然存在荧光背景,其主要来自短波长的蛋白质以及长波长的 NADH 和胆红素。血浆的荧光发射峰大约为 350nm(在 280nm附近激发),胆红素在 520nm 处具有较弱的荧光发射峰(但有时其影响更为关键)。当样本中的分子吸收来自光度计的激发光或荧光体的发射光时,可能发生光淬灭现象。在极端高强度的光照下,样本内物质还可能发生光解。

荧光能够在强度(淬灭/增强)、波长(荧光共振能量转移)、极化、寿命和表面等离子体耦合发射等方面调节,因此荧光标记已被广泛应用于均相(非分离)方法、生物传感器和芯片实验室中,但本节未对其进行详细论述。

(三) 化学发光

经过优化设计的荧光免疫检测灵敏度通常要高于比色免疫检测,但其灵敏度受限于荧光背景以及自身淬灭效应。基于化学发光化合物(如吖啶酯、磺胺吖啶、异鲁米诺等)的化学发光免疫检测,可通过化学反应发射光子而用于测试。

与荧光检测不同,化学发光信号来源于发光化合物发出的光子,而不存在荧光检测中的入射光。假若光度计设计合理,在完全避光的条件下,理论上背景信号最低可达到零值。相对于放射性衰变,化学发光可在极短的时间内将化学发光化合物的光子激发出来,极大地增强其检测性能。因此,就灵敏度指标而言,化学发光免疫检测要比放射免疫检测以及荧光免疫检测高几个数量级。

化学发光免疫检测分为多种类型。本节重点介绍具有化学发光检测终点的常规 EIA(图 3-2-4),其他种类可以参见"增强型化学发光"和"直接化学发光"。有些底物可以产生所有常用酶标记物(最值得关注的发光酶是 HRP 和 ALP)的化学发光终点。

磷酸化的 1,2- 二氧杂环丁烷化合物作为一种灵敏、通用的底物,可用于 ALP 的检测。随着

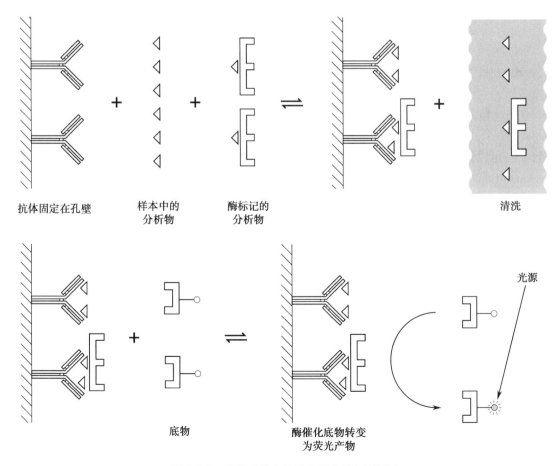

抗体固定在孔壁　　样本中的分析物　　酶标记的分析物　　清洗

底物　　酶催化底物转变为荧光产物　　光源

图 3-2-3　有荧光终点的酶免疫分析(竞争法)

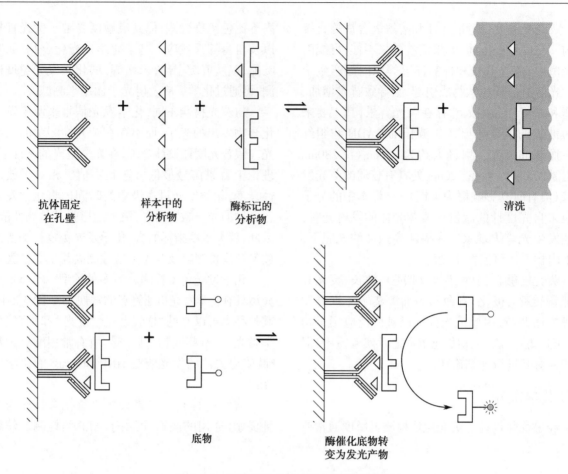

抗体固定 在孔壁　　样本中的 分析物　　酶标记的 分析物　　清洗

底物　　酶催化底物转 变为发光产物

图 3-2-4　有发光终点的酶免疫分析（竞争法）

ALP 水解磷酸基团,二氧杂环丁烷形成一个结构不稳定的阴离子中间体,进而分解发光(图 3-2-5)。二氧杂环丁烷检测 ALP 的最低检测限为 1zmol $(10^{-21}\text{mole},602$ 个分子)。该反应发射光为辉光(发光时间 >1h),可以简化化学发光的启动以及光测量。Beckman Coulter 公司的 Access® 免疫检测分析仪就采用了这类检测的试剂。

化学发光检测试剂也适用于 HRP。Lumigen® PS-1 基于吖啶底物的氧化。Lumigen PS-atto™ 主

要针对溶液检测,其工作液的稳定性至少可以维持一年。Lumigen TMA-6 更适用于基于薄膜的检测,并被 Amersham Biosciences 公司应用于免疫印迹试剂盒的开发,其工作液在数月内稳定性良好。Lumigen 化学发光试剂适用于多个商用免疫诊断体系。最近,HRP 和吖啶酯标记的试剂已被证实可用于均相分析,前提是两种标记物能紧密相邻。

二氧杂环丁烷的衍生物还可用于检测其他酶标记物,如 β-D- 半乳糖苷酶标记物(Bronstrein 和 Kricka,1992)。

(四) 增强型化学发光

大多数酶介导的化学发光反应都面临量子产率低、发射光弱、衰变快的缺点,但是可添加其他化学物质使输出的发射光增强几个数量级。在存在过氧化氢的条件下,HRP 通过发射光可以使鲁米诺发生氧化。鲁米诺被氧化形成酚或者萘酚(如 4- 碘苯酚)后,输出光可增强 1 000 倍以上。同时,鲁米诺与过氧化物的背景信号也相应减少,从而极大地提升信噪比(horpe 和 Kricka,1986)。

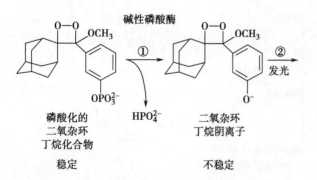

磷酸化的 二氧杂环 丁烷化合物　　HPO$_4^{2-}$　　二氧杂环 丁烷阴离子

稳定　　　　　　　不稳定

图 3-2-5　碱性磷酸酶在 IMMULITE® 系统中的作用

值得一提的是,虽然通常检测时只在 2~20min 之间读取信号,但增强型发光是辉光型而不是闪光型,可持续数小时(见图 3-2-6)。这种类型的信号发生系统被用于 Vitros® ECi **免疫诊断产品**(Ortho-Clinical Diagnostics)。

增强 HRP 发光系统灵敏度的新型增强剂和底物也已被发现。

三、直接荧光法

荧光检测的原理已经在上文酶标记 - 荧光检测中介绍。荧光体不仅在 EIA 中广泛应用,其也可以在竞争法中直接标记,这一过程与放射性同位素标记类似(图 3-2-7)。荧光分子可以通过异硫氰酸酯、N- 琥珀酰亚胺或马来酰亚胺基团进行

活化偶联,典型的主要有活化荧光素以及罗丹明衍生物,这类偶联化学已经被广泛报道。最近,由聚合物链作为"分子天线"组成的高灵敏度**荧光系统**(HSF™)已经被报道(Sirigen Ltd),这些聚合物链可以收集并转移增强的能量到基准的荧光标记物上。与标准的荧光法相比,这项技术信号值能增强 1~2 个数量级并保持背景不变。

荧光免疫检测法(Immunofluorescence)利用荧光素标记抗体,可以实现对组织显微切片中的抗原成像。

由 Evident Technologies(EviTags™) 提供的可调**量子点**(quantum dots)是一种纳米晶体,其直径分布在 30~50nm,包含一系列的颜色,具有窄发射波长范围、无干扰激发等特点。量子点的颜色与颗粒的特定尺寸相关,每种颜色量子点直

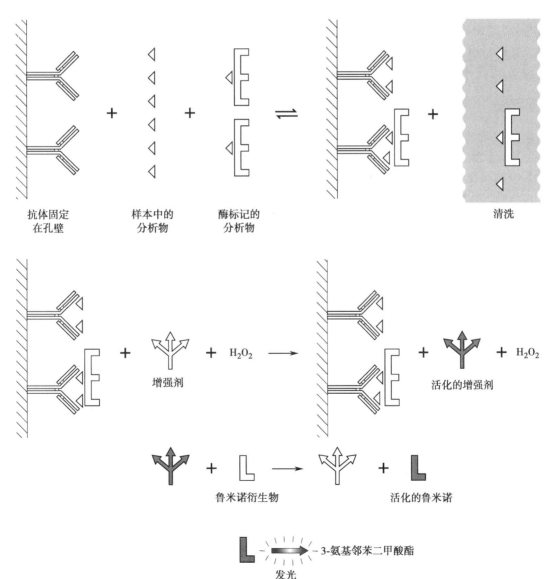

图 3-2-6　有增强型发光终点的酶免疫分析(竞争法)

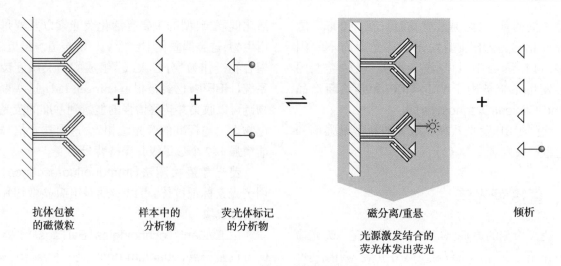

抗体包被　　　　样本中的　　　荧光体标记　　　　　磁分离/重悬　　　　倾析
的磁微粒　　　　分析物　　　　的分析物

光源激发结合的
荧光体发出荧光

图 3-2-7　直接荧光检测系统

径变化范围小于 5%。所有量子点的发射波长都处于可见光谱内,而只要比发射波长短的光都可激发量子点,因此一个紫外光源就可以激发出所有颜色。此外,这些量子点也可以在末端修饰氨基或者羧基,方便进一步偶联。

长波长荧光

如果发射光波长处于 600~1 000nm,对应荧光可认为是**长波长荧光(long wavelength fluorescence)**,包括可见光谱长波长端以及近红外区域。在这一波段内,多数天然有机化合物没有荧光发射,因此可以极大降低来自样本成分的背景荧光;并且瑞利散射(由溶剂,如水,引起的与入射光波长相同的散射光子)和拉曼散射(效果较小,来自水的荧光)也将大大减少。长波长荧光计可以使用固态光源设备,如二极管激光器和电荷耦合器件(CCD),这些元件易于在电子工业中获取,价格便宜且容易微型化。许多荧光体标记物适用于长波长荧光,如染料中的噁嗪基团。

四、时间分辨荧光

常规荧光示踪剂的分析检测限受到背景干扰的影响,如血样中某些成分(血清蛋白、NADH 和胆红素)会发出荧光。如果荧光体的光激发与光测量之间存在时间差,特别是荧光体的发射光衰减时间相对较长时,可以避免这种干扰,即时间分辨荧光检测的原理。某些有机配体可以吸收激发光并传递能量,而部分镧系元素(如铕)可以与这些有机配体生成高荧光强度螯合物。配体与镧

系离子之间的能量传递效率可以高达 100%。这些螯合物具有斯托克斯位移大(>200nm)、衰减时间长(>500ns)和量子产率高(30%~100%)等优点。衰减时间长使这些螯合物成为时间分辨荧光的理想选择;同时,较大的斯托克斯位移降低了来自于样本中的荧光分子和蛋白质或胶体散射光的干扰,从而降低背景噪声;而高量子产率可增加信号强度,提高检测灵敏度。图 3-2-8 展示了 DELFIA®(Wallac)系统的运行原理。

N1-(p-isothiocyanatobenzyl)-diethylene triamine tetra-acetic acid-Eu^{3+} 是时间分辨荧光中最常用的标记物。它在碱性环境中与靶蛋白中的氨基结合。在经过孵育和分离后,铕离子从标记螯合物中分解并进入酸性溶液,其与加入的增强剂中的配体氟化 β- 二酮(fluorinated β-diketone)形成新的荧光复合物。螯合物的溶解度有限,并且在水分子氢氧键的碰撞下可能发生荧光淬灭。为解决这一问题,可以在增强剂中添入表面活性剂、**三正辛基氧膦(trioctylphosphine oxide)和 2- 萘甲酰 - 三氟丙酮(2-naphthoyl-trifluoroacetone)**形成胶束,使螯合物处于疏水外壳的保护之中。

螯合系统的改良集中于开发惰性、稳定并具备水相本征荧光的分子,从而避免对特殊增强溶液的需求。在这种情况下,镧系螯合物能直接用作标记物,并且在清洗步骤后直接进行信号测量,例如螯合物 4-(2-[4-isothiocyanatophenyl] ethynyl)-2,6,-bis([N,N-bis{carboxymethyl}amino] methyl)pyridine。日本团队开发出另一种可用于标记蛋白的荧光螯合物,具有极高的信噪比。

在 DELFIA 系统中,荧光计每秒提供 1 000

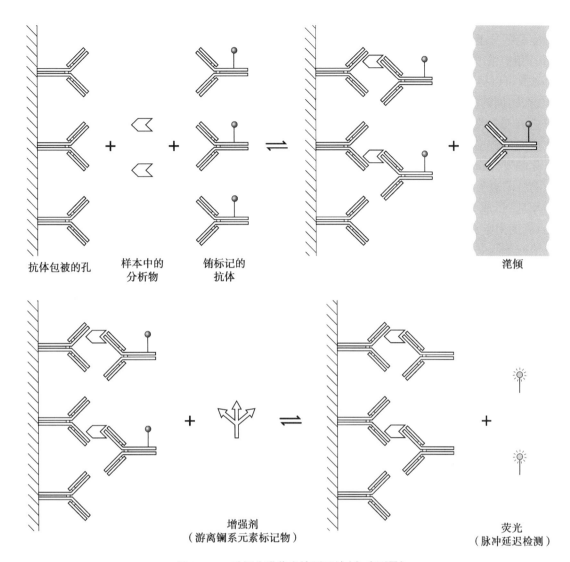

图 3-2-8　时间分辨荧光检测系统(免疫测量)

注:分析物与固相包被抗体和铕标记抗体结合,形成夹心结构。通过清洗去除未反应的标记抗体。铕离子从标记螯合物中分解并进入酸性溶液,并与加入的增强剂中的络合剂形成新的荧光复合物

次光脉冲,每次持续少于 1μs,在每次脉冲后的 400~800μs 之间测量荧光信号。

　　酶促反应可以生成荧光基团,并用于时间分辨荧光检测的开发。目前,已合成了一系列水杨基磷酸盐作为碱性磷酸酶的底物,其可在 EDTA 的作用下与镧系元素螯合形成合适的荧光基团。这时检测系统集成了酶的放大能力和酶促反应产物高灵敏信号生成能力。

五、直接化学发光

　　化学发光作为信号生成系统的优势已在前文阐述。早期免疫检测中使用鲁米诺作为化学发光标记物,但鲁米诺与抗体偶联时会降低化学发光的量子产率,异鲁米诺衍生物在研究中展现出更加广阔的应用前景。吖啶酯(和磺胺类)同样应用广泛,它们作为化学发光标记物可以直接与抗原或抗体偶联,这与**放射免疫检测**和免疫放射分析法(译者注:原文分别为 radioimmunoassays 和 immunoradiometric assays)中 ^{125}I 的使用大致相同。在信号生成阶段,在检测体系中加入碱性过氧化氢溶液,溶液中的过氧化氢阴离子与吖啶酯部分的 C9 原子发生亲核反应。反应生成的复合物通过环化反应形成二氧杂环丁酮中间体,从而清除吖啶酯中的苯氧基阴离子。环状中间体被分解生成处于电子激发态的甲基 - 蒽酮,并随着光子释放转变为基态。ACS:180$^®$ 和 ACS:Centaur$^®$ 系统(Chiron Diagnostics 公司)即采用了上述原理

（图 3-2-9）。

吖啶酯的分子结构变化会导致化学发光反应的动力学相应的改变。例如，苯酚阴离子共轭碱 pKa 的降低可以提高化学发光反应的速度。利用此性质，在不同的时间窗口检测光的强度可用于多元分析。与之类似，吖啶核的结构变化可导致发光波长变化。

电化学发光物质是化学发光免疫检测中另一种标记物。阳离子如三联吡啶钌在电极表面发生电化学反应，形成激发态物质，随着光发射（电化学发光）衰变为电子基态。在免疫检测时，流通电化学电池或预制电极微孔中通常需要加入三丙胺

（参见微阵列 -Meso Scale Discovery®）。

六、生物发光

水母素是从水母（维多利亚多管发光水母）体内提取的一种生物发光蛋白质。这是一种 22kDa 的蛋白质复合物，含有结合氧、荧光素腔肠素和三个钙结合位点。重组水母素和基于水母素标记物（AquaLite®）的检测方法已经研制成功。在检测中，经过孵育和分离后，加入钙离子可触发峰值为 469nm 的蓝光，从而实现分析。在孵育期间，使用螯合物如 EDTA 和 EGTA 能防止钙离子过早激活

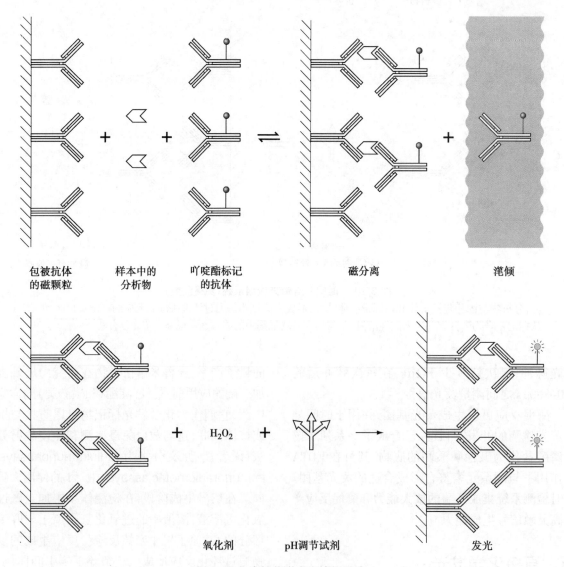

| 包被抗体 的磁颗粒 | 样本中的 分析物 | 吖啶酯标记 的抗体 | 磁分离 | 滗倾 |

| 氧化剂 | pH 调节试剂 | 发光 |

图 3-2-9　直接化学发光检测系统

注：分析物与包被在磁颗粒上的抗体和吖啶酯标记抗体结合，形成夹心结构。通过清洗去除未反应的标记抗体。加入 H_2O_2 氧化剂和 pH 调节剂后，过氧化氢阴离子与吖啶酯部分的 C9 原子发生亲核反应。反应生成的复合物通过一系列反应生成处于电子激发态的甲基 - 蒽酮，并随着光子释放转变为基态

标记物。生物荧光蛋白是另一种非常灵敏的标记物。

七、磷光

磷光体是受到入射光的激发后,产生持久、强发射光的物质。在免疫检测中,蛋白质可以吸附到磷光颗粒上,并且在免疫检测结束时使用紫外光激发磷光体发光。由于能量损失,磷光的发射光波长处于可见光谱段。由紫外激发光源产生可见发射光的过程称之为**下转换(down-conversion)**。

OraSure Technologies,Inc. 基于含镧系元素的亚微米量级陶瓷磷光颗粒构建检测方法,该方法被称为**上转换磷光技术(up-converting phosphor Technology,UPT™)**。在这一技术中,使用红外入射光激发磷光颗粒产生可见发射光,这种现象被称作**上转换(up-conversion)**。通常,上转换不是自然发生的过程,因此这种方法可以避免样本中自然荧光生物分子的干扰。磷光体可以发射不同波长的光,因此可用于多元分析。迄今为止,已研发出9种具有不同发射波长的磷光体。

八、微米和纳米颗粒标记物

目前,已开发出多种方法用于不同微米和纳米颗粒的标记。

在免疫检测中,乳胶微粒作为固相被广泛使用(参见分离系统),其也可以作为标记物应用于定量比浊法和浊度检测(参见均相免疫检测)。在非均相免疫检测中,可采用非常微小的**染色乳胶颗粒(dyed latex particles)**作为标记物。例如,在 Clearblue 一步妊娠检测®中,蓝色颗粒上包被 hCG 抗体,并在硝化纤维素膜上干燥。在测试条一端沾染尿液,然后通过毛细作用使其流动。颗粒随尿液输送至固定有抗 hCG 抗体的固相带。如果尿液中存在 hCG,固相抗体和颗粒标记抗体之间会形成夹心,产生蓝色条纹,检测结果无需使用者借助外部工具即可轻松观测。目前,这类一次性设备得到了长足发展。结合含光传感器和数字显示器的检测设备,这种方法具备半定量能力,从而进一步降低了使用者对结果的读取难度。

Luminex 的 xMAP® 技术也是基于染色颗粒的免疫检测方法。在此方法中,微粒内的混合染料赋予微粒独有的信号,可配套适当的仪器进行检测。现在有多达500种不同的染色颗粒可供选择,且可以组合使用。这种方法采用染色颗粒同时作为免疫捕获试剂和信号检测试剂,并在检测中与被捕获的报告染料标记物联合使用。在检测时,免疫复合物按特性被不同微粒染料识别,并通过检测染料信号强度实现定量分析。上述检测可以通过流式细胞仪或者荧光成像实现。在检测时,首先将样本与试剂各组分进行孵育,生成免疫捕获复合物,然后分离和清洗。分离过程可以选择真空歧管或顺磁性磁珠在磁性分离系统上实现清洗与分离,然后将混合物上机进行分析。

金具有极高的电子密度,**胶体金(colloidal gold)**颗粒可用于标记抗体,并使用电子显微镜进行直接观察。胶体金携带负电荷,可与带正电荷的蛋白质结合。**银增强(silver enhancement)**技术在金微粒表面形成致密的黑色沉积物,可以通过光学显微镜对抗体进行观察。金微粒标记抗体已被应用于免疫检测中。在检测结束时,加入银增强剂溶液,在还原剂对苯二酚的作用下,金催化银离子(乳酸银)还原为金属银,并沉积在金微粒表面。金微粒表面银沉积物的密度高,可使用传统微量滴定板式检测仪或电转导法进行测定。化学增强后的颗粒可以避免在信号产生阶段影响 EIA 的结果,并能简化抗体标记方法。同时,由此产生的黑色沉淀是永久性的。

金团簇(Gold clusters)是在三(芳基)膦配体或卤素离子作用下形成的具备特殊结构的金原子团。金团簇通过共价键与目标分子的特定官能团偶联,并作为标记物使用。金团簇不携带电荷,受非特异性结合的影响较小,可在免疫荧光法中更清晰地标记细胞结构。

金纳米颗粒(Gold nanoparticles)常被应用于表面增强拉曼散射分析法。拉曼效应是分子在单色远红光的照射下对入射光的非弹性散射的现象。金表面可以增强拉曼效应,因此金纳米颗粒标记试剂可以采用具备拉曼光谱分析能力的仪器进行测量和量化。

胶体硒(Colloidal selenium)也可以用作 hCG 等简单定性免疫检测中乳胶染色颗粒的替代物,这类免疫检测是床旁和家庭妊娠检查的主要方式。胶体硒颗粒呈红色,同样可以简化检测结果的读取。

在一种检测**甲胎蛋白(AFP)**的超敏检测试

剂(检测限 1.6amol)中,抗体与直径小于 1μm 的羧酸盐丙烯酸酯微粒进行偶联标记。检测结束后,使用显微镜对分析孔表面进行拍照,并通过对每张照片中的粒子数量进行计数而实现定量检测。

磁颗粒(Magentic particles) 作为免疫检测的固相载体被广泛应用,也有系统将它用作标记物。通过高灵敏磁力计或更为复杂的方法如磁弛豫/剩磁分析(剩余磁化强度是指移除外部磁场后铁磁材料(如铁)剩余的磁化强度),可对体系中磁颗粒进行检测。

九、链霉亲和素/亲和素-生物素

生物素是一种小分子水溶性维生素,相对分子质量为 244kDa,其与卵清蛋白、溶液中的亲和素(亲和常数 10^{15}L/mol)具有极高的亲和性。生物素的生理功能之一是防止肠道吸收生鸡蛋中影响健康的亲和素。亲和素和生物素之间的结合强度高、结合速度快,可用于连接分子,形成信号生成系统。通常,来源于细菌蛋白的链霉亲和素(相对分子质量 60kDa)比亲和素更加常用。与亲和素不同,链霉亲和素等电点接近中性且不含糖链。这些特性使得链霉亲和素在分析系统中惰性更强,非特异性结合更低,因此可提升检测灵敏度。

每个链霉亲和素分子有四个生物素结合位点。生物素常代替放射性同位素或酶作为标记配体。蛋白质的生物素衍生化反应通常不会影响产物生物活性。在检测结束时,加入链霉亲和素-信号生成物质偶联物。偶联物的链霉亲和素部分与生物素迅速结合,从而使信号生成物质也与生物素部分结合(图 3-2-10)。常用的偶联物包括链霉亲和素-碱性磷酸酶、链霉亲和素-辣根过氧化物酶、链霉亲和素-^{125}I、链霉亲和素-荧光素和链霉亲和素-罗丹明。在免疫检测中,每个标记抗体分子可偶联多个生物素分子,因此生物素标记抗体可以和多标记亲和素的酶分子结合,从而实现了反应信号的放大。如需进一步放大信号,可引入标记有两个或三个酶分子的链霉亲和素偶联物。使用链霉亲和素-酶偶联物的优势之一在于它可以作为通用信号生成剂应用于一系列分析物的检测中。在不同的检测中,只需要将相关分析物的特异性抗体(免疫计量分析法)或分析物(竞争法)进行生物素标记即可。

链霉亲和素可以被引入含有大量铕离子螯合

位点的大分子复合物(**链霉亲和素的大分子复合物,streptavidin-based macromolecular complexes**)中,为每个生物素标记物提供数千倍的信号扩增能力。

链霉亲和素-生物素体系的最大优点是快速和简单。采用通用信号生成物质与链霉亲和素偶联,避免了为每个试剂摸索单独的偶联方法。一些公司也采用链霉亲和素和生物素作为通用的捕获系统,如在固相(如微滴定板)上进行链霉亲和素包被,同时对捕获抗体进行生物素化标记,利用链霉亲和素和生物素的结合反应实现捕获抗体的固定化。这极大降低了新包被方法的开发需求,并且有利于亲和性高但包被效果差的抗体的使用(参见"固相和其他分离系统")。免疫检测中生物素-链霉亲和素体系的应用综述参见 Diamandis 和 Christopoulos(1991)。

十、蛋白A

蛋白 A 来自金黄色葡萄球菌的细胞壁,它与 IgG 的 Fc 部分具有很高的亲和性。通过与合适的酶偶联,如过氧化物酶或荧光素,蛋白 A 可用作免疫分析、蛋白质印迹和免疫细胞化学中的通用标记物。类似地,蛋白 A 在固相分离系统中也可用作通用型捕获剂。

十一、信号放大策略

在免疫检测中,标记物信号可通过多种策略进行放大。

在常规 EIA 中,酶标记物将底物转化为可识别的颜色、荧光或发光信号进行检测。在酶浓度非常低的情况下,产物生成量低,且由于背景噪声的影响,难以测量如此微弱的信号。采用多重标记的方法可以增加生成的检测物产量,如聚赖氨酸通过氨基可标记多个 4-甲基伞形酮基团。

另一个商用信号放大策略是使用多个酶和底物循环放大的方法(图 3-2-11)。信号生成的第一阶段为常规阶段:酶标记物催化底物 1 生成产物。但这个产物并非直接用于检测。信号试剂中的两个循环酶将上述产物和反应物反复转化。在每次循环中,生成底物 2 和 3(体系中过量)的产物。这些终产物具备颜色、荧光或发光等性质,可以被测量。

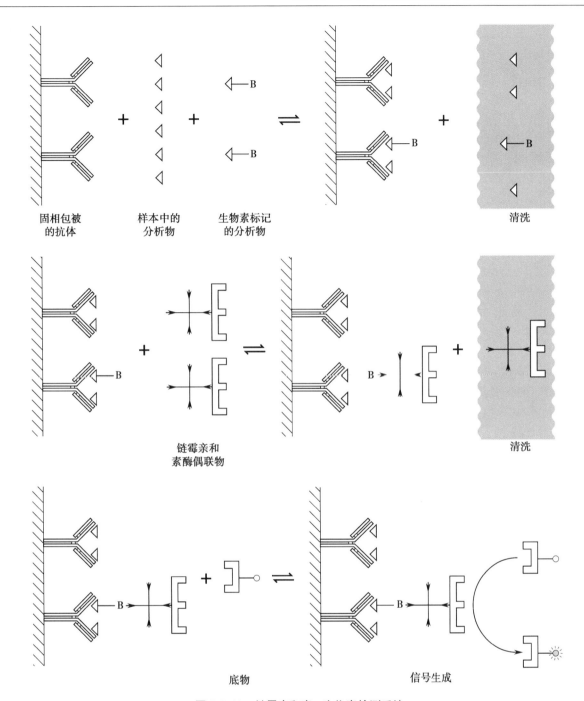

图 3-2-10 链霉亲和素 - 生物素检测系统

注:分析物与生物素标记分析物竞争,与固相包被抗体结合。通过清洗去除未反应的分析物和生物素标记
分析物。加入链霉亲和素酶偶联物,偶联物的链霉亲和素部分与固定在固相表面的亲和素结合。通过清洗
去除未反应的链霉亲和素酶偶联物。之后加入底物,酶催化底物产生信号,进行检查

通过循环催化底物 1 的产物,可将每个底物
1 分子作为标记物进行转化,生成大量有色产物
分子。这种方式可产生更强的信号,从而提升灵
敏度。这类系统通过生物分子进行信号放大,可
以将信号放大 1 000 倍以上,其已成功应用于商
业产品。

例如,选择碱性磷酸酶作为标记物,NADPH

作为底物 1。NADPH 在初始反应中转化为
NADH,继而在心肌黄酶(循环酶 1)和乙醇脱氢酶
(循环酶 2)作用下转化为 NAD 和 NADH。上述体
系最终产生有色物质——甲䐂。

乙酸激酶可作为标记物形成超灵敏分析系
统。乙酸激酶催化乙酰磷酸和 ADP 产生 ATP。
在镁离子的作用下,使用萤火虫荧光素酶和萤

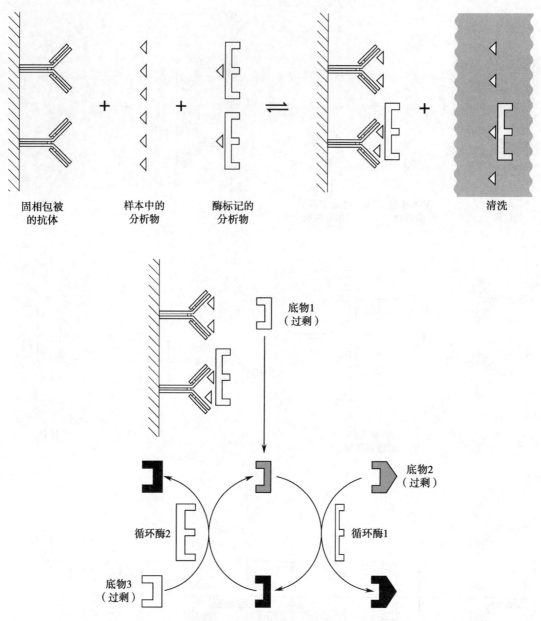

图 3-2-11   酶扩增检测系统

注:分析物与酶标记分析物竞争,与固相包被抗体结合。通过清洗去除未反应的分析物和酶标记分析物。
加入底物 1 后,酶催化底物 1 生成产物。在信号试剂中的两个循环酶将该产物和反应物反复转化。在每
次循环中,生成底物 2 和 3(体系中过量)的产物。这些终产物具备颜色、荧光或发光等性质,可以被测量

火虫荧光素可检测 ATP。乙酸激酶的检测限为
$9zmol(9 \times 10^{-12}mol)$,即少于 6 000 个酶分子。

脂质体内可包含成千上万个能够生成信号
的分子,如酶。脂质体可以作为标记物实现信号
放大。

另外一个例子是催化指示沉积法(catalyzed
reporter deposition),它是另一种旨在提升分析
灵敏度的信号放大策略,已被用于免疫细胞化学
和免疫检测。在免疫计量(夹心)检测中,分析物
被固相包被抗体捕获,并与过氧化物酶 - 抗体偶

联物结合,形成夹心结构。过氧化物酶与生物素 -
酪胺底物发生反应,形成生物素 - 酪胺自由基。
这些高反应性物质与偶联物蛋白质靠近标记物位
置的氨基酸发生反应,形成生物素基团沉积。沉
淀物在二次孵育步骤中与链霉亲和素 - 过氧化物
酶偶联物反应,并通过其复合物中过氧化物酶与
底物的反应进行定量。最终,过氧化物酶分子的
数量可达到最初被结合分析物的 30 倍。

采用 DNA 序列作为标记物,通过免疫聚合酶
链式反应(免疫 -PCR,Immuno-PCR)进行扩增,也

可以实现实验信号的放大。DNA 复制 25 个周期，DNA 的片段数量可增加 100 万倍。

"DNA 荧光基团条形码"是另一种宣称具有高灵敏度且无需 PCR 的 DNA 标记方法。此方法中检测抗体包含一个包被抗体的微珠和大量的"荧光基团 DNA 条形码链"。在磁微粒上形成免疫复合物并按常规方式清洗后，单链荧光标记核酸被释放到溶液中并进行量化。一个包被抗体的微珠能释放出多个荧光 DNA 分子。

酶的 DNA 编码序列也可以用作标记物(**表达免疫检测**, expression immunoassay)。这种方式可以生产大量酶分子，为免疫检测提供有效放大。例如，在检测中使用生物素偶联"标记"抗体，在免疫反应结束后加入与链霉亲和素预结合的生物素化萤火虫荧光素酶编码 DNA 片段，使之与生物素标记抗体结合。通过清洗去除未结合 DNA 后，加入混合试剂，并进行无细胞转录和翻译，产生荧光素酶。产物酶在荧光素、氧和 ATP 共同作用下产生光信号。这是一种有效的二级放大策略，每个 DNA 片段都可以合成多个酶分子，每个酶分子又可以转化为多个底物分子。此方法的检测限可以低至 3 000 个 DNA 标记物分子以下。

目前已报道的最灵敏的免疫检测方法之一是通过纯化检测体系中抗体标记偶联物来去除背景噪声。捕获抗体、酶标记抗体和分析物在溶液中进行孵育，之后将形成的免疫复合物固定到聚苯乙烯微粒上。固定化过程可通过抗二硝基苯(DNP)抗体包被珠与 DNP 和生物素双重标记捕获抗体实现。清洗后，使用 DNP-L-赖氨酸去除微粒上的免疫复合物，并使用链霉亲和素包被的聚苯乙烯微粒捕获免疫复合物；最后，使用底物和酶标记抗体进行量化检测。此方法可以检测到 1zmol 的铁蛋白(602 个分子)。

十二、多元分析和微型化

作为最早的多分析物(多元)检测示例之一，两种不同的放射性同位素(^{57}Co 和 ^{125}I)可在双通道 γ 射线计数器中进行定量。这项技术应用于需对两种分析物同时检测的临床场景中，如甲状腺功能检测。非同位素免疫检测的持续发展极大增加了多元免疫检测的可能性。随着超敏标记技术、信号检测技术、非特异性结合和背景信号降低等技术的发展，多数情况下免疫检测的性能表现远超过基本要求。然而，有两个领域可利用最新进展持续提升免疫检测的性能，即在同一测试中对多个分析物测量以及测试的微型化。分析物同步分析早有应用，但并不广泛。随着新分析物的发现，特别是随着人类基因组计划的开展和基因测序结果分析能力的提升，越来越多的分析物被鉴定出来，多元分析再次引起极大关注。

荧光系统可以通过分辨不同的波长实现多元免疫检测。例如，使用铕和铽螯合物分别标记 LH 和 FSH 抗体，通过上述时间分辨荧光法可同时检测促黄体激素(LH)和促卵泡激素(FSH)。在高复合水平的多元检测中，荧光铕、铽、钐和镝螯合物标记物可同时实现促甲状腺激素(TSH)、17-OHP、IRT 和 CK-MM 的四重检测。基于化学发光反应动力学的瞬时分辨和发射光的波长分辨，使用不同的化学发光标记物可实现低复合水平多元检测。极高复合程度的多元免疫检测可采用微粒的系统如上述 Luminex 的 xMAP® 技术。这一技术中使用的微粒具备独特的荧光"条形码"而非仅有单纯的荧光特征。采用适当检测仪识别这些数字条形码，可检测出每个条形码所对应的抗体。检测系统使用生物素标记基准试剂和荧光基团，如藻红蛋白-链霉亲和素偶联物。这与上文描述"DNA 条形码"技术不能混为一谈(参见信号放大策略)。

包被技术的进步和环境分析物免疫检测概念的提出(参见环境分析物免疫检测)，使微环境(微点)中包被不同的抗体以检测不同分析物成为可能。此时需要新型信号检测设备来测量每个微点上产生的信号。荧光显微镜施加荧光标记物对应的激发波长进行观测，此方法常用于免疫细胞化学。在这种方法中，观察视野被限制在特定范围内，为荧光标记物的识别提供了足够的对比度。当需要荧光标记物准确定量时，共聚焦显微镜(confocal microscopy)更具优势。在扫描共聚焦显微镜中，激光作为入射光聚焦在结合有免疫复合物的固相载体上。发射光通过棱镜被导入检测器。透镜系统形成共聚焦探测，以测量同一个位点发出的发射光。实际应用中，可使用两个检测器接收同一个微点发射的 α 和 β 光子。多元分析能力来源于显微镜对固相表面的扫描，从而分辨不同位点发出的荧光。采用这种方法进行 TSH 分析的检测限可低至 0.000 2mU/L。

许多电检测系统也采用上述形式，其可通过

转换器将其他信号转换为电信号并进行检测。这些技术包括交指状电极上的酶或介导的导电沉淀物(如银),或酶催化氧化还原反应的电检测等。

十三、微阵列

有关微型化免疫检测中信号生成系统的全面综述,请参见《芯片上的实验室、微 / 纳米免疫检测系统和微阵列芯片》。

荧光基团在多分析物检测中具备应用价值。例如,使用荧光素 - 亲和素和 Cy3- 绵羊抗地高辛 IgG 可进行双色分析,而类似的方式也可以实现三色检测。常用的染料包括 BODIPY-FL、Cy3、Cy5 染料和 Alexa488、Cy3、Cy5。时间分辨荧光检测也可应用于微阵列免疫检测中。使用 streptavidin-biotinylated-polyvinylamine 4, 7-bis(chlorosulfophenyl)-1, 10-phenanthroline-2, 9-dicarboxylic acid(BCPDA)-europium(每个聚乙烯胺分子含 50~100 个 BCPDA- 铕配合物)的微阵列,可实现对 0.25pg/ 点的生物素化抗体的检测。

Meso Scale Discovery(MSD®)平台采用 24~384 孔微量滴定板上一系列试剂点,利用滴定板的内置电极实现电化学发光,并且通过专用仪器分辨和测量光的强度。

在微阵列免疫检测中,将检测抗体以共价键方式与寡核苷酸引物偶联,通过滚环扩增技术对寡核苷酸引物扩增可提升灵敏度。当与扩增寡核苷酸的荧光检测相结合时,可以检测到微阵列上单个抗原 - 抗体复合物发出的信号,从而实现高灵敏度分析。

另一种应用于微阵列免疫检测的技术采用**基质辅助激光解吸 / 离子化飞行时间质谱分析法**(matrix-assisted laser desorption/ionization time-of-flight mass spectrometric analysis, MALDI-TOF)定性检测阵列表面结合的分析物。微阵列还可以使用原子力显微镜对抗体与阵列上固定的抗原结合时基体表面高度的增加进行检测。

除多色检测法外,还可以在固相表面绘制抗原线条,然后利用微流控通道使样本流过并与抗原结合,从而对多个样本进行测试。靶抗体与表面固相抗原的特异性结合形成马赛克条纹,其可在单个测试中被观察到。因此,这种检测方法也被称作**马赛克式免疫检测**(mosaic-format Immunoassay)。

十四、总结

本节描述了多种检测系统,但其中大多数系统未能经受时间的考验,仅有少数能成功应用到商业产品中。近年来,免疫检测的工作更多针对已满足分析性能水平要求的、较成熟的技术平台进行开发。

十五、参考文献

Akhavan-Tafti, H., DeSilva, R., Eickholt, R., Handley, R., Mazelis, M. and Sandison, M. Characterization of new fluorescent peroxidase substrates. *Talenta* **60**, 345–354 (2003).

Aslam, M. and Dent, A. *Bioconjugation: Protein Coupling Techniques for the Biomedical Sciences.* (Macmillan Reference, London, 1998).

Avseenko, N.V., Morozova, T.Y., Ataullakhanov, F.I. and Morozov, V.N. Immobilization of proteins in immunochemical microarrays fabricated by electrospray deposition. *Anal. Chem.* **73**, 6047–6052 (2001).

Bernard, A., Michel, B. and Delamarche, E. Micromosaic immunoassays. *Anal. Chem.* **73**, 8–12 (2001).

Beverloo, H.B., van Schadewijk, A., Zijlmans, H.J.M.A.A. and Tanke, H.J. Immunochemical detection of proteins and nucleic acids on filters using small luminescent inorganic crystals as markers. *Anal. Biochem.* **203**, 326–334 (1992).

Blackburn, G.F., Shah, H.P., Kenten, J.H., Leland, J., Kamin, R.A., Link, J., et al. Electrochemiluminescence detection for development of immunoassays and DNA probe assays for clinical diagnostics. *Clin. Chem.* **37**, 1534–1539 (1991).

Bobrow, M.N., Harris, T.D., Shaughnessy, K.J. and Litt, G.J. Catalyzed reporter deposition, a novel method of signal amplification. *J. Immunol. Methods* **125**, 279–285 (1989).

Bobrow, M.N., Shaughnessy, K.J. and Litt, G.J. Catalyzed reporter deposition, a novel method of signal amplification. II. Application to membrane immunoassays. *J. Immunol. Methods* **137**, 103–112 (1991).

Bolton, A.E. and Hunter, W.M. The labelling of proteins to high specific radioactivities by conjugation to a ^{125}I-containing acylating agent. *Biochem. J.* **133**, 529–539 (1973).

Briggs, J. Sensor-based system for rapid and sensitive measurement of contaminating DNA and other analytes in biopharmaceutical development and manufacturing. *J. Parenteral Sci. Technol.* **45**, 7–12 (1991).

Briggs, J. and Fanfili, P.R. Quantitation of DNA and protein impurities in biopharmaceuticals. *Anal. Chem.* **63**, 850–859 (1991).

Bronstein, I. and Kricka, L.J. Chemiluminescence: properties of 1,2-dioxetanes. In: *Nonradioactive Labeling and Detection of Biomolecules* 168–175 (Springer-Verlag, Berlin, 1992).

Case, J.F., Herring, P.J., Robison, B.H., Haddock, S.H., Kricka, L. J. and Stanley, P.E. (eds), *Bioluminescence and Chemiluminescence* (John Wiley and Sons, Chichester, 2000).

Chard, T. *An Introduction to Radioimmunoassay and Related Techniques*, 4th edn (Elsevier, Amsterdam, 1990).

Christopoulos, T.K. and Chiu, N.H. Expression immunoassay. Antigen quantitation using antibodies labeled with enzyme-coding DNA fragments. *Anal. Chem.* **67**, 4290–4294 (1995).

Diamandis, E.P. and Christopoulos, T.K. The biotin-(strept)avidin system: principles and applications in biotechnology. *Clin. Chem.* **37**, 625–636 (1991).

Diamandis, E.P., Kitching, R. and Christopoulos, T.K. Enzyme amplified timeresolved fluoroimmunoassays. *Clin. Chem.* **37**, 1038 (1991).

Diamandis, E.P. and Christopoulos, T.K. (eds), *Immunoassay* (Academic Press, San Diego, 1997).

Ekins, R.P. Ligand assays: from electrophoresis to miniaturized microarrays. *Clin. Chem.* **44**, 2015–2030 (1998).

Ekins, R.P. and Chu, F.W. Multianalyte microspot immunoassay microanalytical 'compact disk' of the future. *Clin. Chem.* **37**, 1955–1967 (1991).

Ekins, R. and Chu, F.W. Multianalyte testing. *Clin. Chem.* **39**, 369–370 (1993).

Ekins, R.P. and Chu, F. Microspot®, array-based, multianalyte binding assays: the ultimate microanalytical technology? In: *Principles and Practice of Immunoassay* 2nd edn (eds Price, C.P. and Newman, D.J.), 625–646 (Macmillan, London, 1997).

Ekins, R. and Chu, F.W. Microarrays: their origins and applications. *Trends Biotechnol.* **17**, 217–218 (1999).

Ekins, R., Chu, F. and Biggart, E. Multispot, multianalyte, immunoassay. *Ann. Biol. Clin.* **48**, 655–666 (1990).

Evangelista, R.A., Wong, H.E., Templeton, E.F.G., Granger, T., Allore, B. and Pollak, A. Alkyl- and arul-substituted salicyl phosphates as detection reagents in enzyme-amplified fluorescence DNA hybridization assays on a solid support. *Anal. Biochem.* **203**, 218–226 (1992).

Exley, D. and Ekeke, G.I. Fluoroimmunoassay for 5-dihydrotestosterone. *J. Steroid Biochem.* **14**, 1297–1302 (1981).

Fraker, P.J. and Speck, J.C. Protein and cell membrane iodinations with a sparingly soluble chloramide, 1,3,4,6-tetrachloro-3α,6α-diphenylglycoluril. *Biochem. Biophys. Res. Commun.* **80**, 849–857 (1978).

Gosling, J.P. A decade of development of immunoassay methodology. *Clin. Chem.* **36**, 1408–1427 (1990).

Gow, S.M., Caldwell, G., Toft, A.D. and Beckett, G.J. SimulTRAC simultaneous radioimmunoassy of thyrotropin and free thyroxin evaluated. *Clin. Chem.* **32**, 2191–2194 (1986).

Greenwood, F.C., Hunter, W.M. and Glover, J.S. The preparation of ^{131}I-labelled human growth hormone of high specific radioactivity. *Biochem. J.* **89**, 114–123 (1963).

Guifeng, J., Attiya, S., Ocvirk, G., Lee, W.E. and Harrison, D.J. Red diode laser induced fluorescence detection with a confocal microscope on a microchip for capillary electrophoresis. *Biosens. Bioelectron.* **14**, 10–11 (2000).

Gutcho, S. and Mansbach, L. Simultaneous radioassay of serum vitamin B_{12} and folic acid. *Clin. Chem.* **23**, 1609–1614 (1977).

Guven, B., Basaran-Akgul, N., Temur, E., Tamer, U. and Boyacı, I.H. Surface-enhanced Raman Scattering (SERS) and gold nanoparticles SERS-based sandwich immunoassay using antibody coated magnetic nanoparticles for *Escherichia coli* enumeration. *Analyst* **136**, 740–748 (2011).

Hadd, A.G., Raymond, D.E., Halliwell, J.W., Jacobson, S.C. and Ramsey, J.M. *Anal. Chem.* **69**, 3407–3412 (1997).

Handley, R.S., Akhavan-Tafti, H. and Schaap, A.P. Chemiluminescent detection of DNA in low- and medium-density arrays. *Clin. Chem.* **44**, 2065–2066 (1998).

Hashida, S. and Ishikawa, E. Detection of one milliattomole of ferritin and ultrasensitive enzyme immunoassay. *J. Biochem.* **108**, 960–964 (1990).

Hastings, J.W., Kricka, L. and Stanley, P. (eds), *Bioluminescence and Chemiluminescence Reporting with Photons* (John Wiley and Sons, Chichester, 1997).

Hayat, M.A. (ed), *Immunogold-Silver Staining: Principles, Methods and Applications* (CRC Press, Boca Raton, 1995).

Hemmilä, I. *Applications of Fluorescence in Immunoassays.* (John Wiley & Sons, New York, 1991).

Hemmilä, I., Holttinen, S., Petterson, K. and Lövgren, T. Double-label time-resolved immunofluorometry of lutropin and follitropin in serum. *Clin. Chem.* **33**, 2281–2283 (1987).

Hiller, R., Laffer, S., Harwanegg, C., *et al.* Microarrayed allergen molecules: diagnostic gatekeepers for allergy treatment. *FASEB J.* **16**, 414–416 (2002).

Huang, R.P., Huang, R., Fan, Y. and Lin, Y. Simultaneous detection of multiple cytokines from conditioned media and patient's sera by an antibody-based protein array system. *Anal. Biochem.* **294**, 55–62 (2001).

Huang, Y., Wang, T.H., Jiang, J.H., Shen, G.L. and Yu, R.Q. Prostate specific antigen detection using microgapped electrode array immunosensor with enzymatic silver deposition. *Clin. Chem.* **55**, 964–971 (2009).

Johannsson, A., Ellis, D.H., Bates, D.L., Plumb, A.M. and Stanley, C.J. Enzyme amplification for immunoassays. Detection limit of one hundredth of an attomole. *J. Immunol. Methods* **87**, 7–11 (1986).

Joos, T.O., Schrenk, M., Hopfl, P., *et al.* A microarray enzyme-linked immunosorbent assay for autoimmune diagnostics. *Electrophoresis* **21**, 2641–2650 (2000).

Kerstens, H.M.J., Poddighe, P.J. and Hanselaar, A.G.J.M. A novel in situ hybridisation signal amplification method based on the deposition of biotinylated tyramine. *J. Histochem. Cytochem.* **43**, 347–352 (1995).

Kricka, L.J. Chemiluminescent and bioluminescent techniques. *Clin. Chem.* **37**, 1472–1481 (1991).

Kricka, L.J. Ultrasensitive immunoassay techniques. *Clin. Biochem.* **26**, 325–331 (1993).

Kricka, L.J. Selected strategies for improving sensitivity and reliability of immunoassays. *Clin. Chem.* **40**, 347–357 (1994).

Kricka, L.J. Strategies for immunoassay. *Pure Appl. Chem.* **68**, 1825–1830 (1996).

Kricka, L.J. Microchips, microarrays, biochips and nanochips: personal laboratories for the 21st century. *Clin. Chim. Acta* **307**, 219–223 (2001).

Kricka, L.J. and Wilding, P. Microfabricated immmunoassay devices. In: *Principles and Practice of Immunoassay* 2nd edn (eds Price C.P. and Newman, D.J.), 605–624 (Stockton, New York, 1997).

Law, S.J., Miller, T., Piran, U., Klukas, C., Chang, S. and Unger, J. Novel poly-substituted aryl acridinium esters and their use in immunoassay. *J. Biolumin. Chemilumin.* **4**, 88–98 (1989).

Lövgren, T., Meriö, L., Mitrunen, K., Mäkinen, M.-L., Mäkelä, M., Blomberg, K., Palenius, T. and Pettersson, K. One-step all-in-one dry reagent immunoassays with fluorescent europium chelate label and time-resolved fluorometry. *Clin. Chem.* **42**, 1196–1201 (1996).

Luo, L.Y. and Diamandis, E.P. Preliminary examination of time-resolved fluorometry for protein array applications. *Luminescence* **15**, 409–413 (2000).

Mangru, S.D. and Harrison, D.J. Chemiluminescence detection in integrated post-separation reactors for microchip-based capillary electrophoresis and affinity electrophoresis. *Electrophoresis* **19**, 2301–2307 (1998).

Nam, J.M., Thaxton, C.S. and Mirkin, C.A. Nanoparticle-based bio-bar codes for the ultrasensitive detection of proteins. *Science* **301**, 1884–1886 (2003).

Nedelkov, D. and Nelson, R.W. Analysis of human urine protein biomarkers via biomolecular interaction analysis mass spectrometry. *Am. J. Kidney Dis.* **38**, 481–487 (2001).

Nguyen, N.-T. and Nwereley, S.T. *Fundamentals and Applications of Microfluidics* (Artech House, Norwood, Massachusetts, 2002).

Niedbala, R.S., Feindt, H., Kardos, K., Vail, T., Burton, J., Bielska, B., Li, S., Milunic, D., Bo, P. and Vallejo, R. Detection of analytes by immunoassay using up-converting phosphor technology. *Anal. Biochem.* **293**, 22–30 (2001).

Nikitin, P.I., Vetoshko, P.M. and Ksenevich, T.I. Magnetic immunoassays. *Sensor Lett.* **5**, 1–4 (2007).

Oh, B.K., Nam, I.M., Lee, S.W. and Mirkin, C. A fluorophor-based bio-barcode amplificatiuon assay for proteins. *Small* **2**, 103–108 (2006).

Okano, K., Takahashi, S., Yasuda, K., Tokinaga, D., Imai, K. and Koga, M. Using microparticle labeling and counting for attomole-level detection in heterogeneous immunoassay. *Anal. Biochem.* **202**, 120–125 (1992).

Papanastasiou-Diamandi, A., Christopoulos, T.K. and Diamandis, E.P. Ultrasensitive thyrotropin assay based on enzymatically amplified time-resolved fluorescence with a terbium chelate. *Clin. Chem.* **38**, 545–548 (1992).

Price, C.P. and Newman, D.J. (eds), *Principles and Practice of Immunoassay*, 2nd edn (Macmillan, London, 1997).

Pringle, M.J. Analytical applications of chemiluminescence. *Adv. Clin. Chem.* **30**, 89–183 (1993).

Ryan, O., Smyth, M.R. and Fagain, C.O. Horseradish peroxidase: the analyst's friend. *Essays Biochem.* **28**, 129–146 (1994).

Salacinski, P., Hope, J., McLean, C., Clement-Jones, V., Sykes, J., Price, J. and Lowry, P.J. A new simple method which allows theoretical incorporation of radio-iodine into proteins and peptides without damage. *J. Endocrinol.* **81**, 131P (1979).

Sano, T., Smith, C.L. and Cantor, C.R. Immuno-PCR: very sensitive antigen detection by means of specific antibody-DNA conjugates. *Science* **258**, 120–122 (1992).

Sato, K., Tokeshi, M., Kimura, H. and Kitamori, T. Integration of immunoassay system into a microchip. *Jpn. J. Electrophor.* **44**, 73–77 (2000a).

Sato, K., Tokeshi, M., Odake, T., Kimura, H., Ooi, T., Nakao, M. and Kitamori, T. Integration of an immunosorbent assay system: analysis of secretory human immunoglobulin A on polystyrene beads in a microchip. *Anal. Chem.* **72**, 1144–1147 (2000b).

Sato, K., Tokeshi, M., Kimura, H. and Kitamori, T. Determination of carcinoembryonic antigen in human sera by integrated bead immunoassay in a microchip for cancer diagnosis. *Anal. Chem.* **73**, 1213–1218 (2001).

Schweitzer, B., Wiltshire, S., Lambert, J., *et al.* Inaugural article: immunoassays with rolling circle DNA amplification: a versatile platform for ultrasensitive antigen detection. *Proc. Natl. Acad. Sci. USA* **97**, 10113–10119 (2000).

Scorilas, A., Bjartell, A., Lilja, H., Moller, C. and Diamandis, E.P. Streptavidin-polyvinylamine conjugates labeled with a europium chelate: applications in immunoassay, immunohistochemistry, and microarrays. *Clin. Chem.* **46**, 1450–1455 (2000).

Self, C.H. Enzyme amplification: a general method applied to provide an immunoassisted assay for placental alkaline phosphatase. *J. Immunol. Meth.* **76**, 389–393 (1985).

Silzel, J.W., Cercek, B., Dodson, C., Tsay, T. and Obremski, R.J. Mass-sensing, multianalyte microarray immunoassay with imaging detection. *Clin. Chem.* **44**, 2036–2043 (1998).

Smith, D.F., Stults, N.L., Rivera, H., Gehle, W.D., Cummings, R.D. and Cormier, M.J. Applications of recombinant bioluminescent proteins in diagnostic assays. In: *Bioluminescence and Chemiluminescence: Current Status* (eds Stanley, P.E. and Kricka, L.J.), 529–532 (Wiley, Chichester, 1991).

Sreekumar, A., Nyati, M.K., Varambally, S., *et al.* Profiling of cancer cells using protein microarrays: discovery of novel radiation-regulated proteins. *Cancer Res.* **61**, 7585–7593 (2001).

Thorpe, G.H.G. and Kricka, L.J. Enhanced chemiluminescent reactions catalyzed by horseradish peroxidase. *Methods Enzymol.* **133**, 331–353 (1986).

Thorpe, G.H.G., Kricka, L.J., Moseley, S.B. and Whitehead, T.P. Phenols as enhancers of the chemiluminescent reactions catalyzed by the horseradish peroxidase reaction: application in luminescence monitored enzyme immunoassays. *Clin. Chem.* **31**, 1335–1341 (1985).

Tijssen, P. *Practice and Theory of Enzyme Immunoassays* (Elsevier, Amsterdam, 1985).

Wang, J., Ibanez, A., Chatrathi, M.P. and Escarpa, A. Electrochemical enzyme immunoassays on microchip platforms. *Anal. Chem.* **73**, 5323–5327 (2001).

Weeks, I., Beheshti, I., McCapra, F., Campbell, A.K. and Woodhead, J.S. Acridinium esters as high-specific-activity labels in immunoassay. *Clin. Chem.* **29**, 1474–1479 (1983).

Weeks, I. Chemiluminescence immunoassay. In: *Wilson and Wilson's Comprehensive Analytical Chemistry* (ed Svehla, G.), (Elsevier Science Publishers, Amsterdam, The Netherlands, 1992).

Weitschies, W., Kötitz, R., Bunte, T. and Trahms, L. *Pharm. Pharmacol. Lett.* **7**, 1–7 (1997).

Wilson, R., Akhaven-Tafti, H., DeSilva, R. and Schaap, A. Comparison between acridan esters, luminol and ruthenium chelate electrochemiluminescence. *Electroanalysis* **13**, 1083–1092 (2001).

Wisdom, G.B. Enzyme-immunoassay. *Clin. Chem.* **22**, 1243–1255 (1976).

Woodhead, J.S., Weeks, I., Batmanghelich, S. Detecting or Quantifying Multiple Analytes using Labelling Techniques. Patent WO100511(A1) (1991).

Xu, Y.Y., Pettersson, K., Blomberg, K., Hemmilä, I, Mikola, H. and Lövgren, T. Simultaneous quadruple-label fluorometric immunoassay of thyroid-stimulating hormone, 17α-hydroxyprogesterone, immunoreactive trypsin and creatine kinase MM isoenzyme in dried bloodspots. *Clin. Chem.* **38**, 2038–2043 (1992).

Yakovleva, J., Davidsson, R., Lobanova, A., Bengtsson, M., Eremin, S., Laurell, T. and Emneus, J. Microfluidic enzyme immunoassay using silicon microchip with immobilized antibodies and chemiluminescence detection. *Anal. Chem.* **74**, 2994–3004 (2002).

Yuan, J. and Matsumoto, K. A new tetradentate β-diketonate-europium chelate that can be covalently bound to proteins for time-resolved fluoroimmunoassay. *Anal. Chem.* **70**, 596–601 (1998).

(王頔、于丽娜　译,张轶　审)

固相和其他分离系统

在免疫检测中,需要在信号检测前将已结合的抗体与游离示踪剂分离的方法被称为**非均相(heterogeneous)**免疫检测。本节旨在介绍非均相免疫检测中广泛使用的分离技术。**均相(homogeneous)**免疫检测不需要分离过程,其详细内容可参见"均相免疫检测"章节。在非均相免疫检测中,除了将结合组分和游离组分分离之外,还可能包括其他类型的分离系统。例如,在全血测试中可能需要将血浆与血细胞进行分离。同样,在一些含有双重技术的检测系统中,免疫检测后可能伴随着分离(比如电泳)过程。这些特殊的分离过程不涉及非均相免疫检测中基础分离过程,即未结合的标记抗体或抗原的分离,因此不在本节的讨论范围之内。

在夹心法中,分离过程是为了去除未结合的被标记抗体;在**竞争(competitive)**法中,分离过程是为了去除未与抗体结合的分析物(包括样本中的分析物和已标记的分析物)。两种反应模式下,分离都是为了保证在信号生成和检测的阶段,只保留被结合的部分(在有些检测中,也选择除去结合的部分,以采用游离的部分进行信号检测)。在免疫检测中,被标记的抗体或分析物被称为**示踪剂(tracer)**。将未结合的示踪剂分离是异相免疫检测的基本要求,分离的效率直接影响检测结果的质量(参见"竞争性和非竞争性免疫测定的原理(含酶联免疫吸附试验)")。通常,分离效率降低可分为如下类型:

(1)未能将所有未结合的示踪剂除去,残留的未结合示踪剂导致背景信号偏高;

(2)已结合的示踪剂被部分除去;

(3)对抗体和分析物之间的反应造成干扰;

(4)由于样本基质的差异导致分离效率不一致。

夹心法中分离的效果将直接影响检测灵敏度。如果没有将所有未结合的示踪剂除去,将会导致检测灵敏度降低且精密度变差,这种情况在低浓度范围时将表现得更加明显。在夹心法中使用流动清洗方式时,针对未结合的残余示踪剂的清洗效率会大幅提升。目前夹心法免疫检测中,分离效率最高可以达到99.99%以上。

竞争法中非特异性结合是一个普遍存在的问题,因其可能提升背景噪音的信号进而导致精密度变差,尤其对高浓度范围影响更大。非特异性结合主要由示踪剂与反应杯的表面结合或者示踪剂被污染所导致;上述情况可以通过使用固相或二抗分离系统来改善。竞争法中的分离效率需要达到99%以上;当分离效率大于99.9%时,影响检测灵敏度和精密度的直接原因就由分离效率变成了其它因素。

夹心法中的**分离效率(separation efficiency)**是指零浓度样本测试时被除去的示踪剂占全部示踪剂的百分比。竞争法中的分离效率是指极高浓度分析物样本测试中被除去的示踪剂占全部示踪剂的百分比。在竞争法中,分离效率可以通过测量检测体系中示踪剂被除去的比例来间接估算。

一、固相表面修饰

传统的分离手段,例如硫酸铵和**聚乙二醇(PEG)**沉淀法,大多是非特异性方法,可能受样本中蛋白质含量的影响。双抗体分离具有更高的特异性,但是以双抗体进行分离需要耗费大量的抗体,成本过高。将一抗或用来捕获的抗体固定在不溶解的固相载体(如反应管、反应孔、塑料颗粒等)上,可以有效提升分离效率。该方法由 Catt 和 Tregear 于 1967 年报道。在这种方法中,抗体不再以游离状态存在于溶液中,因此温育后,抗体跟随固相将轻松地和上清液分离。分离效率的提升最终改善了检测的性能。没有 Catt 和 Tregear 的开创性工作,高灵敏夹心法免疫检测恐怕将无法实现。基于固相载体的免疫检测具有非特异性结合低的优点,这种优势在清洗步骤存在的情况下表现得更加明显。非特异性的分离试剂,如 PEG 会产生致密的沉淀并导致未结合的标记物被捕获;而固相载体通常选择惰性材料且内部无法穿透,因此非特异性结合只发生在表面。球形的固相颗粒可以在液相中重新悬浮,颗粒周围的液流能够将弱结合的物质除去。使用含有少量表面活性剂的清洗溶液充分冲洗表面修饰的反应管或微孔板也能实现相同的效果,这个原理与洗碗机类似。固相相关理论的细节介绍请参见"竞争性和非竞争性免疫测定的原理(含酶联免疫吸附试验)"中"固相免疫检测的考量要点"。

(一) 蛋白质与塑料表面结合的通用原理

大多数的固相免疫检测中,蛋白质被固定在塑料表面。传统的免疫检测中,抗体被固定在固相载体上;如果待测物是抗体,则抗原被固定。以上两种情况下,被固定的蛋白质都被称为**捕获蛋白**(capture protein)。直接将捕获蛋白固定在塑料表面上可能会导致蛋白质结构改变而减弱其对分析物的亲和力。为了避免这种问题,可以在塑料表面连接一个间隔基团(如链霉亲和素),然后通过修饰使捕获蛋白与间隔基团连接。例如,在间隔基团为链霉亲和素的情况下,将捕获蛋白进行生物素化修饰可与间隔基团连接,从而使捕获蛋白与固相之间分隔。

蛋白质会被动吸附在玻璃或塑料的表面,其结合比例从5%~95%不等。低包被效率会造成抗体的浪费,但是过度饱和包被会导致试剂性能变差,因此仔细优化包被过程十分重要。蛋白质与塑料表面之间的强结合力主要来自疏水相互作用。水分子之间的亲和力要大于它们与疏水材料(如塑料或者蛋白质的非极性区域)之间的作用力,因此,导致蛋白质的疏水部分从溶液中被排斥而与同样疏水的塑料表面黏附。

大蛋白质倾向于结合得更紧密,可能原因有两个:其一,大蛋白质疏水区域更多,从而能形成多位点的吸附;其二,大蛋白质具有更高的柔韧性,其与固相结合时可能通过形态变化将通常隐藏的疏水区域暴露出来。在这种情况下,尽管大蛋白质与固相间每一个点的亲和力与小蛋白质类似,但前者整体的亲合力会大大增加。大多数的血浆蛋白结合力很强,其中纤维蛋白原尤为突出。抗体也具有一定的疏水性(这从它们能用PEG或硫酸铵选择性沉淀的现象可以证明),因此可以与塑料很好的结合。一些高度糖基化的蛋白质,表面具有很高的极性,可以通过将其暴露在低pH(pH2~3)的条件下预处理以改变构象,从而暴露更多的疏水位点来增加疏水性。

溶液中的蛋白质浓度会影响包被速率,浓度越高需要的包被时间就越短。通常情况下,包被过程使用的蛋白质浓度在10~100μg/mL的范围内。但是,高浓度下相邻的蛋白质分子会在蛋白质-塑料的相互作用中产生影响,因此高浓度包被后形成的蛋白质结构可能与低蛋白质浓度时存在差异。而在更高的浓度下,蛋白质还可能会发生聚集现象。

pH是包被缓冲液中最关键的影响因素。大多数抗体最佳的包被pH为中性或弱碱性。对于蛋白质来说,在等电点附近的pH环境中,蛋白质上带的电荷最少,从而疏水性就最强,一般会获得比较好的包被效果。抗体包被过程通常会选择略高于等电点的pH,这样可以抵消塑料表面略微偏酸的环境,也会增强免疫球蛋白分子的Fc端与固相进行结合的倾向性。离子强度对包被速率的影响相对较小,但是某些特定离子的存在对维持蛋白质结构的稳定性是必要的。温度对包被效率的影响显著,升高温度可以有效地提升反应颗粒的包被速率,通常选择37℃条件下进行包被反应。对于微孔板和反应管的包被过程而言,其包被速率会受蛋白质向塑料扩散的影响而变慢(塑料与蛋白质之间的作用力只发生在部分区域,相当于只有少量蛋白质分子起作用)。这种情况下,搅拌可以增加溶液中蛋白质向固相表面扩散的速率,从而有效提升包被速率。通常,搅拌速度需高于12 000r/min以克服由于表面张力导致的小体积包被液的阻力。

蛋白质被结合的数量由蛋白质的大小和塑料表面的覆盖程度决定。一般来说,在一个有效的包被过程中,每cm²塑料表面可结合0.5~1μg的IgG。

时间是包被过程中的关键变量。在高蛋白质浓度的条件下,大部分的结合反应在几分钟内即会发生,但是几个小时之后仍然会有额外的蛋白质在固相表面沉积。

需要注意的是,蛋白质结合在塑料表面上会由于构象改变而导致亲和力减弱。将捕获抗体或多肽、抗原(在检测抗体的ELISA测试中用作捕获蛋白)连接在固相表面上时需要重点考虑。包被过程蛋白质发生构象上的改变并不意外。在水溶液中,蛋白质的疏水位点倾向于在内部,而带电荷的位点一般在外表面。当蛋白质靠近塑料的表面,其疏水位点会被吸引,它们之间的作用力会随着距离的缩小而逐渐加大。与塑料结合之后,有些蛋白质可以保留它们的活性,但是大部分蛋白质的亲和力都会因为构象改变而造成一定程度的削弱;只有极少数的蛋白质会由于与塑料结合反而增加了亲和力。对于某些蛋白质而言,其活性结合位点可能位于或靠近其疏水区域,这些蛋白质与固相结合后会受到的空间位阻效应的影响而导致蛋白质失活。针对单克隆抗体的实验结果表明,包被后蛋白质会丧失至少90%的功能性结合能力,甚至完全变性。当包被过程中蛋白质浓度较低时,蛋白质失活更易发生。向低浓度的待包被蛋白质溶液中添加一定量的白蛋白可以减弱这种效应(图3-3-1)。

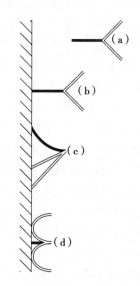

图 3-3-1   抗体与塑料表面结合

注:(a)未结合的抗体(b)理想化的抗体通过 Fc 端偶联的示意图,保持 Fv 端的抗原特异性结合活性。这种情况实际上不会存在(c)如果 Fv 端是疏水性的,它们可能会与塑料结合,同时由于空间位阻效应影响与抗原的结合(d)抗体成功固定的真实情况。抗体分子的部分疏水区域与塑料紧密结合,但是抗体 Fv 端上抗原特异性的配位保持完好

蛋白质结构的破坏和特定条件下蛋白质发生结合的比例都具有很高的特异性。

结合反应的特征已经被广泛研究,但是其全貌还不清晰。在一定的条件下,蛋白质和塑料之间的疏水结合遵循一阶反应动力学特征,表明该反应不是随机或非特异性反应。但是一定时间之后或者在特定浓度之上,线性反应动力学就不再适用,结合反应呈现发生多阶反应动力学特征,如蛋白质聚集成簇。在一项研究报道中,当塑料表面蛋白质覆盖率在20%以内时,蛋白质结合为一阶反应,随后二阶、三阶反应就会逐渐产生。蛋白

质与塑料的结合可以想象成塑料海上的单个蛋白质分子岛屿的画面;随着蛋白质浓度的增加,部分岛屿会连成一簇,而不再仅包含一个蛋白质分子。如果仔细优化包被过程参数,并且选择合适的包被蛋白质,就可能形成一个均一的近乎单分子的蛋白质层。由于蛋白质分子与塑料结合之后会对附近的其他分子产生排斥作用,并且塑料的表面也会存在不均一性,因此包被形成单分子蛋白质层的情况比较少见。一些研究表明,在与塑料结合的过程中,高包被浓度会使蛋白质在固相表面形成不同的构象。

蛋白质与塑料之间的结合力越强,除去已包被的蛋白质就越困难。但是,强结合力的蛋白质(如纤维蛋白原)可以替换掉弱结合力的蛋白质。同时,有证据表明已经结合的蛋白质也会沿着塑料表面缓慢移动。

相比于大多数的单克隆抗体吸附到塑料表面上之后会丧失部分或全部的亲和力,包被多克隆抗体具备一定的优势。多克隆抗体被吸附之后至少有部分种类的抗体可以保持活性。然而,由于塑料表面的吸附能力只有大约 $1\mu g/cm^2$,在多克隆抗体的包被过程中,塑料的部分结合位点可能被低亲和力的抗体所占据。因此即使蛋白质分子在包被过程中能够保持其功能,包被多克隆抗体也并不会达到包被单克隆抗体的效果。通常情况下,包被的多克隆抗体只有1%的比例在免疫检测中起作用。在某种程度上,包被前对多克隆抗体进行亲和纯化,或采用40%硫酸铵沉淀,以使免疫球蛋白与其他的血清蛋白质分离,可以有效提升包被效果。

如上所述,包被多克隆或者单克隆抗体时会遇到很多挑战。为了应对上述挑战,目前大多数分离系统使用微粒作为固相载体(可以增强有效的比表面积),或使用通用的捕获蛋白(通常是链霉亲和素或者二抗)来包被塑料表面,而单克隆抗体(当使用链霉亲和素作为捕获蛋白的情况下,这里为生物素化的抗体)与通用捕获蛋白在反应的温育阶段结合。

当抗体(或抗原)与塑料表面结合后,可以使用含有 BSA 的缓冲液清洗颗粒或微孔板壁以封闭多余的结合位点。将剩余裸露的结合位点封闭的过程可以有效防止非特异性吸附,如后续反应中标记物的非特异性结合。

聚苯乙烯价格便宜,易于被塑形成各种形状,

或者制备成均一粒径分布的胶乳颗粒,同时其表面性质非常适合蛋白质吸附,是一种理想的固相载体材料。蛋白质通过疏水作用与固相载体结合,但是亲水位点对于蛋白质保留功能活性至关重要。研究表明,当蛋白质极性和非极性位点的比例大致相同的情况下,蛋白质与固相载体间可能达到最佳的结合状态。在成型过程中,聚苯乙烯表面会吸附空气中的氧原子,从而使疏水性聚合物结构表面增加极性位点。聚苯乙烯暴露在 γ-射线辐射中或等离子体放电环境中时,其表面会进一步在空气中被氧化,从而使表面氧含量增大。对于很多蛋白质而言,固相表面氧含量增加能显著增加固相表面结合能力;但是过度处理反而会降低结合能力。

抗体包被塑料的过程需要严格控制。尤其是在竞争法中直接包被一抗时,孔间抗体浓度的差异将直接影响竞争法检测的信号值水平。在这种情况下,抗体包被浓度的一致性差异需要低于2%。一些主流的厂家有自己的塑料原材料制备配方、原料库存以及生产设备以保证塑料颗粒、反应球和微孔板表面性质的一致。在夹心法中,捕获抗体是过量的,因此其包被过程的要求相对没有那么严格。但是,夹心法包被过程容易受塑料和脱模剂中杂质的影响,可能导致检测过程中已结合物质的脱落。同时,抗体包被浓度的差异会对夹心法的动力学产生影响,从而使非平衡态检测中信号水平产生差异。

蛋白质与聚丙烯和聚苯乙烯之间的结合活性差异不大。均一的聚苯乙烯胶乳颗粒可以很方便获得,同时聚苯乙烯可以精确的注塑成各种有用的形状,如微量滴定的板或孔。因此,无论是做反应颗粒或是微孔板,聚苯乙烯都是更为常用的固相材料。聚苯乙烯(PS)、聚对苯二甲酸乙二醇酯(PETG)和聚碳酸酯相对于聚烯烃类的聚合物(低/高密度聚乙烯(LDPE,HDPE)和聚丙烯(PP))和含氟聚合物来说,前者会与蛋白质间形成更强的结合。

传统的反应管或微孔板的包被条件为在室温的条件下温育过夜。目前,包被反应时间在某些条件下可以缩短至几分钟,如提高温育温度或增加包被蛋白质的浓度可大幅缩短包被时间。此外,干燥步骤也可以缩短蛋白质固定化反应时间。干燥过程需要严格的控制,其在去除多余的水分的同时不能引起已包被蛋白质完全脱水。通常,

干燥过程需要在湿度可控的干燥室中处理数天来完成。然而,实验显示,固相表面多余的水分可以通过在有效的抽吸步骤之后立刻使用温湿度可控的空气通过管或孔的表面来快速去除。在一项报道中,一个完整包被及干燥过程可以在 2h 之内完成,包括 3 个连续的包被步骤,8 次清洗和孔道的干燥;按照这种操作包被好的微孔板孔间精密度大约为 1.6%。近年来,干燥过程被进一步优化:通过改善吸液装置的遥测技术和优化干燥气流,几乎所有的多余液体都在抽吸步骤被除去,同时经过吸液器配备探针的气流可以干燥表面,整个过程可以在几秒内完成。

反应颗粒和反应球在大的容器中进行包被。当包被完成之后,磁性颗粒与包被溶液在电磁场的作用下实现分离,并且可以通过在液流中重悬来除去结合较松散的包被蛋白。反应球和无磁性的颗粒可以通过过滤与液体分离。切向流过滤和混合离子交换层析都可以用来分离和清洗颗粒。

在进行包被工艺开发或包被过程故障排查的时候,理解固相载体(反应孔、反应球、反应颗粒等)在包被流程中的每一步的细节十分重要。这些细节包括塑料的原材料配方、固相载体的制造过程、包被过程中的每一个步骤以及最后的免疫检测方案。每个步骤都有需要注意的关键过程变量。同时,在制造商的包被过程和用户实验室的测试步骤之间存在微妙的关系。例如,在工厂包被期间去除松散结合物质的清洗/抽吸步骤的强度必须与在免疫分析仪上测试过程的清洗/抽吸阶段的强度相匹配。

用来配制包被溶液和清洗溶液的水的品质经常容易被忽视。在这些场景中,不必要的离子会干扰包被过程,因此水必须高度纯化。包被和清洗溶液的其他成分中存在的杂质也会产生类似的影响。

(二) 蛋白质与固相载体的共价连接

在实践中,蛋白质被动吸附到塑料表面是制造商品化免疫检测产品中固相分离系统最常用的技术。然而,通过共价方式使蛋白质(抗体、抗原或第二捕获蛋白,如链霉亲和素)固定化可以更好地控制检测设计指标的实现。尽管经过优化的被动吸附可以在塑料表面实现均匀的、近似单分子层的包被,但是更高浓度的蛋白质包被时难以达到上述效果。如果选择蛋白质上合适的共价结合

位点,蛋白质与塑料的共价连接可以减少由于抗原结合位点周围的构象变化或空间位阻所导致的蛋白质活性降低。蛋白质的共价连接使固定化不可逆。虽然在大多数情况下,被动吸附的蛋白质发生部分脱附不会影响检测结果,但对某些与固相结合力很弱的蛋白质而言,共价连接可以避免其在免疫检测的温育或清洗阶段发生脱落。

大多数普通塑料的表面由于惰性强而不能直接进行共价连接。一般通过化学处理改性以使塑料表面产生活性基团。例如,可以用浓硝酸处理聚苯乙烯以产生硝基,然后使用连二亚硫酸盐将硝基转化成氨基;也可在氨气的存在下辐射聚苯乙烯以引入氨基。蛋白质与氨基的偶联可以通过常见的酶 - 抗体偶联方法实现。如果交联剂(如具有两个氨基反应性基团的同型双官能团分子)与已活化的固相载体预反应,则可以制备通用型活性固相载体,用于后续共价固定免疫检测中的不同种类蛋白质。羧基、酰肼、羟基和巯基等反应性基团也可以通过化学处理固相载体表面产生。表面带有羧基的固相载体可以使用 N- 取代的碳二亚胺预活化生成高反应性和短半衰期的 O- 酰基异脲衍生物,然后与蛋白质中的氨基反应形成酰胺键。

具有特定活性基团的表面包被可以应用于塑料微孔或微粒。在聚合过程的原料中加入适当的单体或添加剂也可以产生特殊塑料。如苯乙烯与丙烯酸共聚可以生成表面覆盖有羧酸酯基团的颗粒。许多具有活化基团的固相载体(反应颗粒和微孔板)已经商品化。

(三)玻璃和塑料微粒

颗粒状固相载体包括玻璃、聚苯乙烯胶乳、Sepharose®、Sephadex®、Sephacryl® 和尼龙。其中,胶乳是最常见的固相载体材料。用于免疫检测的聚苯乙烯胶乳反应颗粒具有很宽的粒径范围,其直径范围涵盖 0.015~20μm(较大的反应颗粒或反应球甚至可达到 25mm)。聚苯乙烯胶乳微粒使用苯乙烯单体聚合而成。通过严格控制生产条件,可以产生粒径分布均匀的颗粒,粒径分布差异通常为 1%~3%。反应颗粒不会彼此吸引团聚是形成稳定胶体溶液的重要决定因素,胶乳颗粒表面自带的电荷有助于颗粒之间的相互排斥。

大量的小粒径球形颗粒为捕获抗体结合提供了高比表面积。尺寸小于 0.5μm 的胶乳微粒具有

与水相似的密度,它们在温育期间可以保持悬浮状态。这种状态下,分子扩散距离很短,可以加快检测的动力学,从而最大限度地缩短温育时间。

分离通常通过离心或者倾析的方法实现。但是在**微粒捕获酶免疫检测(MEIA)**中,胶乳微粒由玻璃纤维基质组成的过滤器或膜过滤捕获。这种方法的优势在于微粒可以很容易地被清洗,从而减少背景信号。

当抗体与微孔或反应管表面结合时,由于抗体不能自由分散到溶液中,扩散距离更长,因此温育时间往往更长。然而,小尺寸微粒的分离更加困难。一些基于微粒的检测方法比基于微孔的方法需要更长的分离时间。在选择固相形态时,需综合权衡分离和反应时间,以使总测试时间趋于相同。基于微孔检测的反应体积可以很小,使其具有更快的动力学。同时,基于微孔的试剂可以在烘箱中预热,以进一步提高反应速率。

(四)可磁化颗粒

在纤维素或胶乳微粒中引入氧化铁可以形成超顺磁微粒。微粒的外表面包覆涂层能有效防止氧化铁与检测试剂直接接触。这种磁性固相载体具有不需要离心分离的优点,可以通过外加磁场将其吸引到检测池的侧面或底部来实现分离。上清液溶液可以通过抽吸或倾析除去。

二氧化铬具有比氧化铁更少的剩磁,因此其在关键的清洗过程中更容易重悬,故也被用于制备可磁化固相载体。

并非所有的磁分离系统都基于微粒悬浮液。TOSOH 公司过去制造的 AIA®-PACK 系列检测中的固相载体由 12 个涂有铁氧体的聚合物反应球(粒径 1.5mm)组成。外部磁场可以让磁性反应球在温育期间保持运动。目前尚不清楚 AIA-PACKs 中的颗粒尺寸是否仍然如此。

(五)反应管、微孔和微孔板

抗体被动地结合到聚苯乙烯反应管、微孔或微孔板上的最佳条件与其在反应颗粒上的结合条件类似。基于抗体或抗原包被的反应管或微孔板的竞争法和夹心法免疫检测被广泛开发。微孔与比反应管相比,每一个位置都有行和列标签识别,避免了手工标记,因此包被更为便捷。通过将孔条嵌入板支架可以改善固定的 96 孔板导致的浪费。某些类型的孔条还可以被折断,使得检测中

只包括所需的确切数量的反应孔,而多余的空间通过空白孔封闭。最近,具有更多更小孔的微孔板已经被用于自动化批量检测。对于大批量的用户,如制药研究人员来说,这具有显著的经济价值。Vitros ECiQ® 设计的锥形圆底孔,可以在试剂包装中堆叠。

对于竞争法免疫检测,必须同一批次中的所有微孔(或反应管)上抗体包被量保持一致,因此需要通过对生产条件(包括用于制造聚苯乙烯孔的工艺)进行严格控制。未占据的结合位点可以使用蛋白质,如牛血清白蛋白或酪蛋白来封闭。已包被的微孔或反应管装在含有干燥剂的气密包装中以起到保护的效果。理论上,对于夹心法或使用二抗的检测方法而言,这些反应模式中抗体过量,因此抗体包被的精确量重要性稍低。然而,大多数包被管或孔的免疫检测是非平衡态测试,抗体的包被浓度影响结合反应的速率,进而影响信号水平。

与基于反应颗粒的包被方法相比,包被微孔和反应管的主要缺点是用于识别反应的表面积小。抗体和抗原的反应只能在固相和液相之间的界面处发生,从而限制了检测的速率。与反应管相比,微孔中样品和试剂的体积容量仅为前者1/10。较小的尺寸可以减小扩散距离并且使其中的物质更快地升温至最佳温育温度。辐射或化学条件预处理会提升聚苯乙烯微孔板结合能力。此外,在温育期间振荡反应管或微孔板也可以提升检测的动力学。

基于微孔板的免疫检测通常需要在37℃温育。水浴可能会将水滴溅入到微孔中而造成污染,因此微孔板温育时一般采用空气浴。在传统的空气培养箱中,由于周围孔中液体的隔热效果,位于角落处的反应孔会比中心的反应孔升温更快,这将导致二者结合速率的差异明显。为了避免这种情况,一些特殊的、可以保证所有孔的温度保持一致的平板培养箱被开发。同样,在分析仪的开发中,温育温度的一致性也是一项工程学上的挑战。对于15min的温育,不同位置之间以及从一次校准到几周之后下一次校准之间,温度都需要控制在 ±0.2℃内。

尽管存在理论上的局限性以及制造上的难度,基于包被反应管和微孔板的免疫检测已经取得非常成功的应用。使用包被反应管的放射免疫检测避免了试剂添加阶段(抗体)并减少了非特异

性结合。微孔板由于尺寸小,并且具有大量可用的自动处理以及信号测量的设备,增加了便利性,使其得到广泛应用。目前,包被管已鲜有使用,但微孔板免疫检测依然是实验室内部普遍使用的检测模式。

(六) 反应球

在全自动分析仪出现之前,基于反应球的免疫检测主要集中于夹心法。反应球比微粒的粒径大得多,因此每次测试仅使用一个反应球。由反应球提供的表面积类似于包被管的表面积,但是反应球可以大量地在悬浮液中批量生产而不是逐个单独进行包被,因此其重复制备比反应管更容易实现。

(七) 通用固相载体

工业化的包被工艺开发需要投入大量的时间和金钱,"通用性"固相载体具有明显的商业优势。首先,基于通用固相载体,不必为每个单独的抗血清包被过程都进行工艺研究。其次,通用固相载体可以使用相对便宜且易于获得的物质(如链霉亲和素)进行包被,也可以避免被动抗体吸附包被过程中高达90%的抗血清的浪费。在这种情况下,抗血清的亲和力不受包被过程的影响。使用媒介分子使待包被蛋白与塑料表面形成桥连可以使很多单克隆抗体保持高亲和力,避免其直接固定在塑料上而导致的失活。

链霉亲和素(Streptavidin) 通常与生物素化的一抗同时使用(参见"信号产生及检测系统")。链霉亲和素可以直接吸附在塑料上或通过生物素化的载体蛋白与固相载体相连(因为链霉亲和素具有四个生物素结合位点,可以使用生物素将链霉亲和素固定到固相载体上,并利用其他的位点来结合捕获抗体)。直接包被链霉亲和素会降低其生物素结合活性。用于分析物检测的特异性生物素化捕获抗体存在于检测试剂的液态组分中,其在测试的温育阶段再与固相载体结合。许多单克隆抗体直接吸附到塑料上时会由于构象变化而失去活性或特异性,使用上述方法能保留它们的大部分功能。不过,生物素化衍生若发生在抗体结合位点附近,也可能由于空间位阻而影响抗体亲和力。

物种特异性的**多克隆抗 IgG(polyclonal anti-IgG)**抗体可以作为链霉亲和素的替代物包被在塑

料上。这类多抗为捕获抗体提供了高度特异性的固定化试剂,同时可以保留捕获抗体的构象。由于抗 IgG 结合的是捕获抗体的恒定区域,这一过程产生空间位阻的可能性较小。

来源于细菌的蛋白质 A 或蛋白质 G 等其他抗体结合剂也可以用来包被塑料。这类蛋白能与免疫球蛋白的 Fc 端结合,但其亲和力弱于链霉亲和素 - 生物素或抗 IgG-IgG 之间的亲和力,因此一般需要通过化学方法使之与捕获抗体交联,以防止捕获抗体在检测的温育阶段从固相载体上脱落。交联也可用于"固定"与某些类型的塑料或膜结合力较弱的蛋白质以防止脱附。

化学交联剂已在实验中被用于桥连蛋白质和塑料。这些交联剂可以通过疏水区域与塑料结合,并通过氨基反应性基团来连接捕获蛋白。

MAIAclone® 检测是液相夹心法免疫检测,其捕获抗体与**异硫氰酸荧光素**(fluorescein isothiocyanate)(FITC)偶联。在溶液中首次温育后,加入通用固相载体(具有抗 FITC 抗体的磁颗粒)。然后进行第二次温育已捕获免疫复合物,之后通过外加磁场将磁性颗粒分离。这种独特的设计结合了液相检测快速和固相检测背景信号低的双重优势。

(八) 膜过滤

膜过滤(membrane filtration)可用作分离方法。在 Hybritech ICON® 测试中,捕获抗体(或抗原)被固定在尼龙膜上或固定在干燥到膜表面上的聚合物颗粒上。当样品通过膜到达吸收垫,已经结合的物质会保留在膜上,而未结合的物质会从膜中通过。添加清洗溶液可以有效去除膜上未结合的物质。

(九) 免疫层析

在许多**即时检测**(point of care tests,POCT)和家用检测中,样本通过**色谱法**(chromatography)流动,如 Clearblue® 和 Persona®(参见用户诊断 -CLEARBLUE 妊娠和生育检测)。在免疫层析试验中,样本沿着吸收性基质(如多孔膜)移动。当样本通过时,固定在条带中的捕获抗体捕获分析物并与标记抗体(附着于有色乳胶颗粒)结合,而未结合的物质可通过色谱效应从捕获抗体条带移走。这种类型的检测系统被称为**侧向层流免疫检测**(lateral flow immunoassay),本书有一节

专门介绍该类型的检测(参见第二部分第三节"侧向层流免疫检测系统")。在大多数侧向层流免疫检测中,唯一可用于清洗的液体为样品本身,这是此类检测的一个重大挑战。如在一个妊娠检测中,尿液作为分析物的同时起到洗液的作用。血浆黏度更大,但通过严格的设计和优化可以获得相同的效果。对有限量的样品而言,其也需要在提供分析物的同时达到清洗作用,这些要求限制了定量侧向层流免疫检测的广泛应用。

虽然本节的重点是免疫分析中的结合物与游离部分的分离,但血液样本的侧向层流检测中通常还包含用于血浆与血细胞分离的过滤器(参见 Tarage® 系统章节)。

Baxter Stratus® 系统使用玻璃纤维包被捕获抗体。试剂从中心部位连续加入,未结合的组分通过径向扩散洗去。

AccuLevel® 检测利用毛细管流产生垂直彩色条纹,条纹高度与分析物浓度成正比。固相载体是通过浸渍来固定捕获抗体的层析纸,宽 4mm,长 90mm。将全血与标记物(辣根过氧化物酶标记的分析物)和葡萄糖氧化酶混合,然后将纸条浸入混合物中,该混合物就会向上迁移。因为混合物中已标记的分析物浓度是相同的,迁移距离取决于样本中分析物的浓度。层析纸条带具有锯齿状边缘,可以避免条带边缘处的液体以更快的速率迁移。

(十) 免疫印迹

免疫印迹是特异性抗体的重要检测方法。它可以基于使患者体内产生抗体的确切病毒抗原来区分传染病的亚型。

在免疫印迹法中,首先通过凝胶电泳分离病毒裂解物中的各种蛋白质。然后,使用电转膜的方法将凝胶中的蛋白质转移到硝酸纤维素或聚偏二氟乙烯膜上。然后,将样本与膜一起温育,并且通过酶标记的二抗和底物显色,以呈现结合抗体的条带。利用这种方法,样本中的抗体可以根据其对应的靶抗原进行表征。

(十一) 样本中蛋白质的电动力学分离

电泳是电动分离的一种形式。电泳可用于在一抗结合步骤之前对样本中的蛋白质进行分离。检测时可以采用一种抗体或多种抗体。二维电泳也可以与抗体检测相结合,通过电荷和分子量进行二维分离。

二、清洗

清洗（washing）过程改善了异相免疫检测中已结合与未结合物质的分离质量。低信号水平时信噪比最高，此时清洗对精密度的影响最大。基于这个原因，在竞争法的高浓度范围和夹心法的低浓度范围清洗步骤对检测性能的提升最为明显。通常，清洗步骤对夹心法的影响更大。

（一）竞争法

在竞争法中，最低水平的结合发生在样本浓度最高时，通常至少为信号总量的2%。信号**总量**（total）是指不进行分离，不管是已结合的还是未结合的，所有标记物都留在测试中所产生的信号。如果最低水平的已结合标记物产生的信号是总量的2%，则必须从结合标记物中除去98%的未结合标记物信号。假设分离方法去除了99%的未结合标记物，剩余的1%会将来自结合部分（2%）的最低信号水平增加到3%，即总误差为50%；如果可以去除99.9%的信号，则残余未结合标记物产生的信号为0.1%，这会将结合部分的信号从2%变为2.1%，误差为5%。从上述实例可以看出，如果清洗步骤将未结合标记物的去除率从99%提高到99.9%，将显著提高高浓度条件下的测试精密度，此时清洗可以改善分离效果。当分离效率超过99.9%，其他来源的信号误差会变得更加显著，继续提升分离效率可能不会带来更多额外的改善。竞争法针对高浓度样本检测时，随着分析物浓度的增加，曲线变得扁平，导致信号水平的变化更加微小，这种情况下误差来源与分离效果无关。

（二）夹心法

有效去除未结合的示踪剂在夹心法免疫检测（和一些具有极低结合率的竞争法检测）中更为关键。典型的竞争法检测由于其他因素的限制，难以达到精密度和灵敏度水平的极限。但是在具备高特异性活性示踪剂和高灵敏的信号检测系统的夹心法免疫检测中，分离的效率对检测灵敏度具有非常直接的影响。从上述竞争法的例子中可以看出，当信号水平占总信号的比例较少时，分离的效率的影响更高。低信号水平下，微量残余的未结合标记物就可能会导致已结合标记物信号的产生较大偏差。在夹心法中，在零分析物浓度时检

测信号最低。理想情况下，对于夹心法而言，没有分析物时信号值应为零。

以一个假设的TSH免疫检测作为例子，其灵敏度为0.005μU/mL，检测范围为0~50μU/mL。为了避免高浓度分析物条件下产生钩状效应，该检测需要具有足够量的捕获抗体和标记抗体，以保证可以结合500μU/mL的分析物。同时，为了检测低至0.005μU/mL浓度下的分析物，分离系统必须要除去至少99.999%的被标记的抗体。但是此时，通过分离仅去除恰好99.999%的未结合标记物并不够，因为0.001%的残余标记物就会导致已结合部分信号翻倍。因此，对于这个检测方法而言，达到99.999 9%的分离效率是实现高灵敏TSH检测的必要条件，即检测系统中未结合的标记物残余量不超过一百万分之一。显然，通过倾析、抽吸或者过滤等简单的一次性去除上清液的方法很难达到这个要求。当前市场上一些最好的免疫分析仪的清洗系统已能够实现这些更高的分离效果。

（三）去除干扰物质

清洗不仅可以去除未结合的标记物还可以去除在信号生成阶段可能产生干扰的物质，包括来自患者样本自身的荧光团和酶抑制剂，或可以影响信号产生步骤的其他试剂组分。基于酶和荧光的检测方法最容易受到这些类型的干扰。

（四）清洗的机制

为了理解清洗过程，以包被抗体的微孔板的夹心法（非竞争性，试剂过量）免疫检测作为示例进行说明。在检测过程中，当温育结束时，反应孔中含有来自样本和检测试剂的液体。如果直接倾倒液体，含有未结合物质的液滴仍会残留在反应孔内。如果向反应孔中加水让液滴分散并再次倾倒，尽管此时仍会残留新的液滴，但液滴中包含的未结合物质浓度要低得多。这个过程表明了清洗的第一个功能：**稀释**（dilution）。如果在倾倒前将清洗液停留在孔中30s，残余的未结合物质的水平会显著降低，这一过程称为**浸泡**（soaking）。浸泡给予结合松散的物质扩散到清洗液中的时间。在清洗液中添加一些表面活性剂，通过**增溶作用**（solubilization）可以改善黏性未结合物质的去除效果。清洗液配方一般选择中性pH的缓冲液，以保持结合物质的**稳定性**（stabilization）。清

洗效率还可以通过加热清洗液**热增强**(thermal enhancement)或**搅拌**(agitation)来提高。重复添加清洗液和倾倒步骤**多重清洗**(multiple washing)可以进一步提高清洗效率。

在去除清洗液的各种方法中,倾倒是一个温和的过程,但会在管壁上留下大的液滴。将微孔板倒扣在棉纸上敲打可以更好地去除液滴。上述传统的手工方法难以实现自动化,因此商品化清洗仪和分析仪中的清洗模块通常采用**抽吸**(aspiration)方式以有效去除多余液滴。抽吸过程中**抽真空**(vacuum depression)的相关参数须经过仔细优化,以避免剥离或损坏已结合的物质。在抽吸过程中,反应孔的**形状**(shape)也有影响,锥形孔底与固定在中间位置的窄吸头配合使用效果较好。方形底部的微孔板更具挑战性,通常使用宽口径吸头从孔底的边缘吸取溶液。此外,清洗液加入孔中的相关参数也很重要,如**喷嘴直径**(nozzle diameter)、**流速**(flow rate)等。比较将清洗液轻轻滴入管的中心,通过喷嘴喷射加入清洗液可以除去更多松散结合的物质。

与反应管和反应微孔相比,基于磁珠的固相载体具备独特的优势或劣势。基于磁珠的免疫检测法,其清洗过程的优势在于当磁珠在清洗液中**沉淀**(sedimented)时(如使用顺磁性颗粒时外加磁场),清洗液可以流过每个磁珠的表面,从而形成非常有效的清洗过程;而其主要缺点在于每次沉降后都需要用新的清洗液**重新悬浮磁珠**(resuspension),以实现高性能夹心法所需的高分离效率。MEIA 测试在过滤器下方放置吸墨纸,可以在不重新悬浮的情况下将一定量的温热清洗液加到过滤器中的磁珠上。其他基于膜的免疫检测在清洗液通过过滤器流动的同时可以实现磁珠捕获。

反应球作为固相载体时,其清洗过程更类似于微孔板而非磁珠。经过特殊设计的清洗/吸头可在反应球表面形成清洗液流。

在免疫层析法中,已结合的物质被保留在固相载体(如多孔膜)的适当位置上,而未结合的物质通过**毛细管作用**(capillary action)随基质被带走。提供额外的清洗液可显著提升分离效果。

三、液相分离

液相分离在竞争性免疫检测中偶有使用。**液相**(Liquid-phase)[有时称为**溶液相**(solution-phase)]分离在溶液中发生,检测使用的容器内壁不参与反应,同时也没有抗体包被的磁珠存在。

(一) 电泳

电泳可以用于分离免疫检测中已结合组分和游离部分。但是,此方法过于昂贵且耗时较长,因此不适合常规使用。

(二) 凝胶过滤

凝胶过滤色谱法(gel filtration chromatography),又称为体积排除色谱法。凝胶过滤使用交联凝胶形成的小尺寸颗粒作为基质,如 Sephadex®。在每个颗粒内均包含一个只允许未结合的示踪剂等小分子通过的三维网状结构。在温育结束时,剩余的反应液通过填充有凝胶的色谱柱,与抗体结合的示踪剂由于不能穿透凝胶颗粒而在色谱柱中快速流出,实现与游离小分子示踪剂的分离。

该方法对于日常使用来说也存在昂贵且耗时的问题。

(三) 葡聚糖包被的活性炭

将葡聚糖包被的活性炭加入到温育后的检测体系中,粉末状**活性炭**(charcoal)能够将小分子的游离示踪剂吸附到其表面的微小裂缝中,而已经与抗体结合的示踪剂由于尺寸较大则不能以这种方式被吸附。活性炭可以以片剂或粉末的形式添加,并需要维持悬浮的状态(如采用涡旋方式实现悬浮)。引入活性炭的免疫检测不同于常规检测,在这类方法中游离部分被沉淀而结合部分仍保留在溶液中;加入活性炭之后,通过离心可以将游离组分连同活性炭与结合组分分离,之后再将上清液倒入另一管中进行信号采集。

在引入活性炭的免疫检测中,分离和离心过程中的时间和温度至关重要,并且需要特别注意确保每管活性炭的加入量保持一致。在某些情况下,活性炭可能会与一抗竞争结合分析物,干扰反应平衡。这一类方法仅适用于低分子量分子标记物作为示踪剂的检测,即小分子检测。目前,此类方法已鲜有应用。

(四) 使用盐、有机溶剂和聚乙二醇的沉淀法

免疫球蛋白在中性 pH 下的溶解性较差。增

加溶液中的盐浓度时,盐可以吸引水分子远离抗体。由于水对于维持抗体结构是必需的,所以盐的加入会导致抗体变性,从溶液中析出。**硫酸铵**(ammonium sulfate)是免疫检测分离过程中最常用的盐。在温育结束时,加入硫酸铵溶液,抗体会迅速沉淀。离心抗体沉淀物,包括已结合的示踪剂,然后通过倾倒上清液即可以除去溶液中的游离示踪剂。硫酸铵沉淀法简单、廉价、有效,并且几乎没有批次变化。但是,硫酸铵沉淀法会导致高水平的非特异性结合(5%~20%)而同样很少被使用。

乙醇(ethanol)可以按照与硫酸铵完全相同的方式使用,并且具有许多类似的优点和缺点。

聚乙二醇(PEG)的沉淀具有类似的原理。PEG 是一种能够吸收水分的聚合物,可以实现对抗体沉淀过程的良好控制。PEG 沉淀法通常使用平均相对分子质量约为 6 000 的 PEG 6 000。

(五) 双重(第二)抗体沉淀法

二抗(second antibody)沉淀法可以提升抗体分离的特异性,并增加结合部分与游离部分分离的特异性。在温育结束时,加入不同的抗 IgG 抗体,可以特异性识别一抗。例如,如果绵羊抗 AFP 是一抗,驴抗羊抗体就是合适的二抗。抗体的二价性质是形成由抗体和分析物组成的交联网状结构的原因,即每个分析物分子可以结合一个以上的抗体分子;而在不同的表位,每个一抗分子又可以与两个分析物分子结合;同时,每个二抗分子可以与两个一抗分子结合。交联的分子网状结构会发生沉淀,并可以通过离心和倾析进行分离。

二抗分离法相对于盐析的主要优势是非特异性结合率较低(约 2%),但是需要二次温育,使检测花费的总时间增加一倍以上。

(六) 聚乙二醇辅助二抗沉淀法

聚乙二醇辅助二抗(PEG-assisted second antibody)沉淀结合了二抗和聚乙二醇方法的优势:特异性高和速度快。使用低至 4% 浓度的聚乙二醇可以加速交联基质的沉淀,其兼顾了性能和便利性,可能是目前所有液相分离方法中最好的方式。

(七) 抽吸和倾析法

液相分离通常基于在溶液中形成沉淀,并通过离心方式使沉淀与上清液分离。抽吸法也可以实现上述目标,但是难以保证在不影响沉淀的情况下去除所有上清液。分离过程最好使用倾析架倾倒,或抽吸或联合两者来完成。最有效的方法之一是在倾析架中以陡峭的角度(但不是垂直)倾倒上清液,然后将反应孔或反应管压在一团吸水纸上,轻轻摇动以除去黏附在反应孔或反应管边缘上的液滴。将倾析架以 45° 的角倾斜的同时,使用连接到真空管的巴斯德吸液管抽吸以去除最后残余的液滴,锥形底部的测试管效果会更好。这一操作可以显著提高大多数液相检测的精密度。

及时、连续的倾析过程是十分重要的。在倾析过程的最后可以通过将管中液体导流在一团棉纸上去除管边缘处的液滴。需要注意的是,不要直接将管子翻转把管内的液体排入水槽,而是将其倒置在实验室其他地方的棉纸上,这样可能同时倒出沉淀。

每种类型的分离系统都需要不同的倾析方法才能获得最佳性能。当溶液黏度比较大的时候,需要在棉纸上进行强力的敲击以除去附着在沉淀物上的液滴。

四、微阵列免疫检测分离

微阵列免疫检测可以在蛋白质组的水平上提供细胞活性调控的重要信息。与 DNA 的微阵列不同,免疫检测微阵列仅与信使 RNA 的水平轻微相关(Kusnezow&Hoheisel,2002)。这类小型化免疫检测真的得到广泛的关注(参见第二部分第八节"芯片上的实验室、微/纳米免疫检测系统、微阵列芯片")。使用抗体和抗原的微阵列用于血清蛋白免疫检测已被证明具备良好的实用性。将抗体微阵列技术应用于肿瘤活检样品中的蛋白质表达的分析也具备优异的应用价值(Huang 等,2001)。

Roger Ekins 在 20 世纪 80 年代末提出微斑点多分析物免疫检测的概念(Ekins,1998)。与传统的免疫检测相比,微斑点免疫检测代表了一种新型分析系统。在这类分析系统中,分析物相比结合位点的数量是过量的,所以检测过程中待测流体中分析物没有明显减少,这极大地促进了受体 - 配体复合物的形成。因此,在所谓的"环境分析物条件"下的微斑点检测可以比传统的 ELISA

或放射性免疫检测的灵敏度高几个数量级。然而，微斑点免疫检测灵敏度的增加需在微阵列系统中的热力学平衡状态下获得，并且随着所使用抗体的亲和力升高而增加（Kusnezow 等，2004）。基于这两个假设，Ekins 的理论表明，对于斑点面积 $100\sim1\ 000\mu m^2$ 的微阵列，其检测极限约为 $10^{-17}M$。

与竞争法不同，Ekins 提出了基于直接测量**结合位点占有率（FOB）**的分离原理。这种方法通常具备更高的灵敏度和重复性。显然，直接测量由低浓度分析物产生的低强度信号要比间接测量高强度信号的降低值更容易；相对而言，后者的绝对误差更大。典型的双位点夹心法是用于微阵列免疫检测的常用方法之一，其也被称为"三明治法"。然而，每个抗原的检测都需要两种抗体，因此这种检测方法成本更高。用染料或含生物素的试剂作为标记物是微阵列免疫检测的趋势。此外，竞争法适用于小分子分析物的检测，因此在微阵列免疫检测中也有少量应用。

Kezevic 等使用 368 个抗体以微阵列的形式分析口腔鳞状细胞癌中的蛋白表达情况。但是，其获得的数据不能以定量形式（如比值）呈现，并且报道中只发现 11 种蛋白质具有不同的表达水平。Sreekumar 等人创建的含有 146 个抗体的微阵列系统，用于检测经电离辐射治疗的结肠癌细胞系中蛋白质水平的变化。在这篇报道中仅呈现了 20 种抗体的对应数据。

为了充分澄清商业应用可行性，微阵列免疫检测还需要克服许多技术挑战。微阵列免疫检测的大多数问题源于蛋白质的生物物理性质，其可能会对微阵列检测过程产生负面影响。此外，蛋白质的多样性和复杂性也进一步阻碍了微阵列免疫分析技术的发展。为了理解微阵列检测的问题本质，下文将介绍这种技术中分离相关的生物物理基础。

（一）微阵列上受体 - 配体相互作用的基本原理

1. 反应动力学的限制

由于微阵列表面上的结合面积非常小，分析物浓度决定了达到热力学平衡所需的时间（Kusnezow 等，2004）。仅从理想的反应动力学的角度来看，在环境分析物检测模式下，识别反应达到热力学平衡所需的时间可能从高分析物浓度下

的几秒钟或几分钟到低分析物浓度下的数小时不等（Kusnezow et al.，2006b）。最佳温育时间取决于特定抗体的亲和力。因此，仅考虑理想动力学的影响，复合微阵列需要温育 10~20h 才能达到最大的灵敏度。实验中使用容器的几何形状、搅拌与否、斑点大小和抗体结合位点密度都会影响反应动力学，可以优化这些参数来减少温育时间（Kusnezow 等，2006a）。

2. 质量传递限制

由于微阵列检测中分析物扩散受到强烈地限制，上述情况将变得更加复杂。在常规的基于微粒的固相免疫检测中，样本和试剂接触的表面积大，缩小了分析物与固相上捕获抗体之间的扩散距离。在针对单一分析物的非颗粒型固相检测中，分析物必须与溶液周围的连续表面（如微孔板的孔）紧密接触，因此促进扩散是一项挑战。在微阵列中，连续表面只有非常小的部分被抗体包被，因此扩散就成为一个主要问题。

典型的微阵列检测只有在非常高的分析物浓度下，才能在非混合条件下实现热力学平衡，而较低浓度下即使经过数天的温育也不可能达到热力学平衡（Kusnezow et al.，2006b）。因此，大多数（或全部）温育 1~2h 的抗体微阵列检测在强非平衡态下完成测试，其仅能获得最大可能信号强度的百分之几。

对于 DNA 微阵列而言，混合操作对于获得高结合率进而形成高信号强度至关重要，对于低丰度的转录物尤其如此。与 DNA-DNA 双链相比，抗体 - 抗原相互作用的亲和力一般较低，从而大大降低了抗体点上的反应速率，因此蛋白质微阵列中混合的重要性更加突出。此外，蛋白质在大小和形状上有很大的差异，所以特异性分析物扩散速度存在显著区别。为了说明这一点，以两个明显差异的蛋白质分子为例：胰岛素（5.8kDa）和**钥孔血蓝蛋白（KLH）**（大约 6 000kDa）。二者的扩散系数在同一流体中的相关系数大致为 $D_1/D_2=\sqrt[3]{(M_2/M_1)}$，其中 D_1、D_2 是扩散系数，M_2、M_1 是两种不同蛋白质的相对分子质量。可见，即使抗 KLH 和抗胰岛素抗体的亲和力相似，胰岛素的扩散速度也会比 KLH 高 10 倍，即抗 KLH 位点上的反应速度至少慢 10 倍。此外，由于蛋白质同时具备亲水性基团和疏水性基团，蛋白质在界面区域的迁移性变得复杂，因此蛋白质在表面可发生连续的吸附 / 去吸附。

综上，非层流、高效的混合操作不仅可以提高反应速率，还可以提高检测结果的重现性，对于蛋白质微阵列免疫检测必不可少。在强混匀条件下，微阵列免疫检测可以达到飞摩尔级别的灵敏度（Kusnezow 等，2006b）。此外，为微阵列免疫检测特别设计的搅拌系统也已经实现。

3. 与固相载体结合

表面上，抗体或抗原微阵列与 DNA 微阵列相似，只是由多肽链取代了多核苷酸。然而，多肽比多核苷酸更加多样化，预测和控制它们的固定化行为非常困难。同时，蛋白质鲁棒性弱于 DNA，容易改变形状而失去其结合特性，且如果暴露在脱水或其他不稳定的环境中会发生变性。一般来说，固定化后抗体亲和力会降低并不成为非均相状态（Vijayendran 和 Leckband，2001），这可能会进一步导致反应速率的降低。为了减少微阵列表面蛋白质的变性，需要在点样缓冲液中添加保护性物质如甘油、二糖（海藻糖或蔗糖）或低分子量聚乙二醇。

4. 非特异性结合

微阵列免疫检测的基本要求是结合蛋白被固定在特定的位置。然而，大的两亲性蛋白质分子表现出丰富的表面活性。静电、范德华力和路易斯酸碱力、疏水相互作用以及构象变化和表面附近的受限横向扩散都会增强蛋白质的吸附性。微阵列上蛋白的非特异性结合主要发生在未被大抗体占据的斑点间隙中，且随着样本复杂性或应用的二抗总量的增加而加强。由于吸附过程具有竞争性，即使在最优的阻断条件下，长时间温育含有数千个分子的复杂蛋白质样本，也很难有效降低非特异性结合水平。

即使控制了非特异性吸附，微阵列免疫检测还会面临交叉反应的问题，特别是当微阵列上不同目标分析物在结构上相似的时候。同时样品中存在的干扰物质也会引入额外干扰。

尽管分离原理与其他免疫检测方法相似，微尺度的免疫分析由于路径较短，实现有效分离更加困难。电动分离和扩散速率差异分离有时可以被用来增强结合和未结合组分的分离效果。如何在一个测试（如侧向层流免疫分析）中保证充足的清洗液也是一项挑战。有关微尺度分析的深入研究可以参见第二部分第八节"芯片上的实验室、微/纳米免疫检测系统、微阵列芯片"相关内容。

（二）固相介质

1. 过滤器和微孔板

常规的硝化纤维素过滤器和微孔板已被用于微阵列免疫分析中。基于过滤器的微阵列免疫检测分辨率低，高背景信号限制了其进一步小型化，而且分析过程难以自动化。由于需要的反应体积较大，当样品量有限时（如肿瘤活检中蛋白质的表达分析），使用过滤器微阵列是不切实际的。

基于微孔板的免疫阵列最大容量可达到每孔几百个特征。与传统 ELISA 法相比，该方法具有较高的灵敏度和宽动态检测范围，并且可与用于样本及试剂的处理、温育和混合的大量设备适配。

2. 芯片模式

芯片模式理论上可以无限微型化，这有利于提升检测信号并减少样本体积。根据蛋白质微阵列的不同的应用模式以及制造和检测可行性，芯片型微阵列检测可以细分为许多种系统。最广泛应用的芯片型微阵列基于从互补 DNA 微阵列原理制造的自动化分析仪。目前，该模式广泛应用于包括抗原和抗体微阵列、ELISA 微阵列或芯片微阵列免疫印迹分析等蛋白质分析领域。使用玻璃载玻片作为载体可以实现固相基质表面多种多样的化学衍生化，下文中会详细介绍。

（三）蛋白质在微阵列上的附着

微阵列的制备需要采用一种通用的蛋白质结合方法。尽管大多数免疫检测涉及 IgG 的基础结构，但抗体分子可变区域的结构多样性是维持其天然功能的必要条件。由于抗体的可变区域与通用基础结构同样是由固定种类的氨基酸构成的，确认一种不影响微阵列中抗体结合多样性的通用固定化方法是一项挑战。如果微阵列用于抗体检测，其通常需要将抗原进行固定。而抗原的结构更加多样，因此确定抗原的通用固定化方法更加困难。

此外，样本中分析物分子的大小、结构和电荷存在巨大差异，也为微阵列表面蛋白质的固定化增加的复杂性。因此，通用的固定化方法中应在蛋白质结合后引入中和步骤，以封闭免疫检测的反应表面。

良好的反应斑点区质量对于随后的免疫检测的信号产生和检测阶段也是必不可少的。疏水表面倾向于产生小而不均匀的斑点，而大多数亲水表面通常产生均匀的、具有不规则形状的斑点（Kusnezow 和 Hoheisel，2003）。微阵列中抗体包被需要高度一致性，以避免在一个小斑点上产生的相对较少的信号而导致的统计学结果差异。在点样液中优化抗体浓度，可以提升斑点上的反应速率，改善信号强度的重现性和均一性。最佳点样浓度通常从每毫升几百微克到几毫克不等。

蛋白质与表面的共价结合是微阵列首选的蛋白质固定化方法。对于蛋白质的固定化方法而言，优选能使结合蛋白排列方向一致且抗体固定位点远离其结合位点的方法，或者在抗体与固相表面之间引入间隔物的方法。然而，抗体的化学修饰增加了额外的生产过程，相应的生产步骤随着检测涉及的抗体数量增多而成倍增加。共价结合方法可以通过氨基、巯基和糖基以及使用蛋白质 A 和生物素 - 链霉亲和素交联剂等方式实现。更多详细信息参见 Kusnezow 和 Hoheisel 在 2003 年的相关文章发表。

合适的表面化学性质是蛋白质微阵列技术的首要关注点之一。许多单一分析物免疫检测采用被动吸附技术使抗体非特异性地结合到塑料表面，然后用第二种蛋白质封闭塑料上的剩余位点。微阵列技术的发展使开发人员重新审视特异性固定化方法的可行性。然而，将 DNA 微阵列表面固定化的化学方法直接应用于蛋白质微阵列是不可行的，因为两类生物分子的基本生物物理和化学性质存在巨大差异。考虑到上述蛋白质微阵列的特点，为蛋白质固定化开发新的、精细的化学交联方法很有必要。最优的蛋白质微阵列表面应满足以下条件：

- 蛋白质附着密度高且不会引起蛋白质变性；
- 蛋白质吸附程度低；
- 固定化化学反应方法对不同类型的受体 - 配体相互作用影响尽可能低；
- 与制造设备兼容；
- 斑点一致性高。

使用单一的固定方法应用于所有微阵列系统是难以实现的，所以不可避免的需要做出折中方案。这一过程需要使开发人员充分理解不同的包被需求，以使这种方案更加合理。基于微阵列的免疫检测技术引发了广泛的兴趣，这也反过来促进了更加完善、更加可控的固定化方法的开发。

1. 传统的包被表面

典型的 DNA 微阵列表面，如聚 -L- 赖氨酸和氨基硅烷包被物已被应用于各种蛋白质微阵列检测中。然而，这些表面上蛋白质通过被动吸附进行结合。与共价结合相比，这种方法中蛋白质结合能力较弱，因此检测信号强度较低。玻璃表面可以通过环氧树脂、巯基和氨基硅烷包被，也可以选择使用双官能团交联剂（巯基和氨基反应性交联剂）进一步活化。这些连接方法的主要优点是操作简单且衍生化成本低（Kusnezow 等，2003）。由于疏水性较强，这类表面可能导致蛋白质变性，同时其也表现出更强的非特异性结合。此外，由于固相表面与固定化分子之间的距离很近，此时检测系统可能会面临更大的空间位阻影响。

2. 聚乙二醇包被的表面

聚乙二醇衍生物可以在固相基质表面提供一个二维基质，其可以将抗体与固相载体隔离开，增加结合位点的潜在表面积，并大大减少非特异性结合。常用方法是将含有氨基、巯基或其他官能团的线性聚乙二醇衍生物固定到载体表面。然而，在这种情况下，聚乙二醇与固相表面的交联效率通常较低。另一种方法将聚乙二醇侧链与聚合物骨架交联，其可以获得高密度聚乙二醇修饰的表面。聚 L- 赖氨酸可以通过这种方式与**聚乙二醇形成共聚物**（PLL-g-PEG）。这种共聚物性能优异，其蛋白质非特异性结合率比未处理的表面低 100 多倍。非生物素化的蛋白质与 PLL-g-PEG- 生物素的非特异性结合率极低，甚至可以从细菌裂解液中直接将生物素化蛋白质纯化并固定到微阵列上。

3. 自组装单层膜

自组装单层膜（SAMs）一般通过金表面吸附烷基硫醇形成，其末端的短 PEG 基团可以改善非特异性吸附。一般可以通过混合功能化聚合物和非功能化聚合物的方式优化反应性基团的密度。SAM 可以制备表面形貌可控的微阵列，其表面蛋白质结合过程可以通过原子力显微镜观测斑点表面高度增加而实现测量。SAM 也适用于平面波导技术。在平面波导技术中，荧光标记物的激发只在离实际表面很近的距离内发生。

4. 三维固相载体表面

为了对宽动态范围的分析物浓度进行测量，需要增加结合位点的数量，同时应尽量减少非特异性结合。其原理与传统的单分析物免疫检测完全相同。三维树枝状基质已被尝试用于 DNA 微阵列。

　　载玻片上附着凝胶囊可形成三维固相载体表面,其可以实现宽检测动态范围、低非特异性结合率、有限蛋白质变性的目标。然而,凝胶阻碍了分析物的扩散,因此通常需要较长时间温育才能达到平衡(Arenkow 等,2000)。

　　一种更简单的方法采用**水凝胶聚丙烯酰胺载玻片**(Perkin-Elmer Life Science),或**硝酸纤维素包被的 FAST® 载玻片**(Maine Manufacturing,其**前身是 Whatman/Schleicher and Schuell**)。上述基质可以以近乎定量的方式保留、排列蛋白质,它们具备强大的结合能力,可用于点样蛋白质裂解物以检测特定的抗体。然而,保留在三维基质中的分子不容易被清洗去除,所以这种类型固相表面可能会产生很强的背景信号。因此,使用这类三维结构包被的固相载体不宜进行长时间温育。这类三维表面可以固定化抗体以进行免疫检测,但其对于未纯化的生物样本的应用会受到限制(参见 Tanase 等,2011)。

　　5. 重组抗体在微阵列上的结合

　　如何使用一种通用的方法固定多种抗体(或抗原)分子,同时最大限度地减少测试样本中复杂蛋白质混合物的非特异性结合是基于微阵列的免疫检测的基本问题之一。重组抗体(参见第三部分"抗体"一节)为解决上述问题提供了一种独特的方法。此外,重组蛋白质的相对分子质量小,有利于促进蛋白质与载体表面的密集结合。

　　利用噬菌体展示(参见第三部分"抗体"一节)等技术可得到具有所需结合特异性的抗体片段对应的 DNA 编码链,以分离和增强重组抗体。使用常规的分子生物学技术,可以在 DNA 序列中添加一个特殊的编码,以在蛋白质上引入特定的多肽片段,作为特异性固定化的标签,即形成**融合蛋白**(fusion protein)。这些亲和标签被广泛应用于重组蛋白的纯化,同时也能促进重组蛋白在微阵列表面上以正确角度定向固定化。蛋白质在固相表面的定向固定化还可以提高蛋白质的稳定性并提升检测的灵敏度。亲和标签可以被设计成与通用交联剂结合,如生物素融合抗体可通过链霉亲和素结合,而**组蛋白标签(His-tag)**融合蛋白可与镀镍表面结合。标签可用于在活化表面上共价固定融合蛋白。角质酶是一种 22kDa 的丝氨酸酯酶,其与膦酸配体能形成位点特异性的共价结合物,因此可以在膦酸配体的单分子层上共价固定角质酶融合蛋白。

(四) 清洗

　　在所有免疫检测中,清洗步骤至关重要。在微斑点阵列中,清洗的质量对检测结果的超灵敏性尤为重要。Arrayit® 公司(www.arrayit.com)生产的一系列清洗设备可以用于清洗基于载玻片的微阵列免疫检测。

五、参考文献

Andrade, J.D. and Hlady, V. Protein adsorption and materials biocompatibility: a tutorial review and suggested hypotheses. *Adv. Polym. Sci.* **79**, 1–63 (1986).

Arenkov, P., Kukhtin, A., Gemmell, A., Voloshchuk, S., Chupeeva, V. and Mirzabekov, A. Protein microchips: use for immunoassay and enzymatic reactions. *Anal. Biochem.* **278**, 123–131 (2000).

Avseenko, N.V., Morozova, T.Y., Ataullakhanov, F.I. and Morozov, V.N. Immobilization of proteins in immunochemical microarrays fabricated by electrospray deposition. *Anal. Chem.* **73**, 6047–6052 (2001).

Avseenko, N.V., Morozova, T.Y., Ataullakhanov, F.I. and Morozov, V.N. Immunoassay with multicomponent protein microarrays fabricated by electrospray deposition. *Anal. Chem.* **74**, 927–933 (2002).

Ball, V., Huetz, P., Elaissari, A., cazenave, J.P., Voegel, J.C. and Schaaf, P. Kinetics of exchange processes in the absorption of proteins on solid surfaces. *Proc. Natl Acad. Sci. U. S. A.* **91**, 7330–7334 (1994).

Benters, R., Niemeyer, C.M. and Wohrie, D. Dendrimer-activated solid supports for nucleic acid and protein microarrays. *Chembiochem.* **2**, 686–694 (2001).

Bernard, A., Fitzli, D., Sonderegger, P., Delamarche, E., Michel, B., Bosshard, H.R. and Biebuyck, H. Affinity capture of proteins from solution and their dissociation by contact printing. *Nat. Biotechnol.* **19**, 866–869 (2001).

Butler, J.E. (ed), *Immunochemistry of Solid-Phase Immunoassay* (CRC Press, Boca Raton, 1991).

Butler, J.E. The behavior of antigens and antibodies immobilized on a solid-phase. In: *Structure of Antigens* vol. 1, (ed Van Regenmortel, M.H.V.), 209–259 (CRC Press, Boca Raton, 1992).

Catt, K.J. and Tregear, G.W. Solid-phase radioimmunoassay in antibody-coated tubes. *Science* **158**, 1570–1572 (1967).

Dent, A.H. and Aslam, M. Other categories of protein coupling. In: *Bioconjugation: Protein Coupling Techniques for the Biomedical Sciences*, (Macmillan, London, 1997).

Ekins, R.P. Ligand assays: from electrophoresis to miniaturized microarrays. *Clin. Chem.* **44**, 2015–2030 (1998).

Fu, Q., Schoenhoff, F.S., Savage, W.J., Zhang, P. and Van Eyk, J.E. Multiplex assays for biomarker research and clinical application: translational science coming of age. *Proteomics Clin. Appl.* **4**, 271–284 (2010).

Harris, T.M., Massimi, A. and Childs, G. Injecting new ideas into microarray printing. *Nat. Biotechnol.* **18**, 384–385 (2000).

Huang, J.X., Mehrens, D., Wiese, R., Lee, S., Tam, S.W., Daniel, S., Gilmore, J., Shi, M. and Lashkari, D. High-throughput genomic and proteomic analysis using microarray technology. *Clin. Chem.* **47**, 1912–1916 (2001).

Kusnezow, W. and Hoheisel, J.D. Antibody microarrays: promises and problems. *Biotechniques* **33**(Suppl.), 14–23 (2002).

Kusnezow, W. and Hoheisel, J.D. Solid supports for microarray immunoassays. *J. Mol. Recognit.* **16**, 165–176 (2003).

Kusnezow, W., Jacob, A., Walijew, A., Diehl, F. and Hoheisel, J.D. Antibody microarrays: an evaluation of production parameters. *Proteomics* **3**, 254–264 (2003).

Kusnezow, W., Pulli, T., Witt, O., and Hoheisel, J.D. Solid support for protein microarrays and related devices. In: *Protein Microarrays*, (ed Mark Schena), 247–283 (Jones and Bartlett Publishers, Sudbury, 2004).

Kusnezow, W., Syagailo, Y.V., Goychuk, I., Hoheisel, J.D. and Wild, D.G. Antibody microarrays: the crucial impact of mass transport on assay kinetics and sensitivity. *Expert Rev. Mol. Diagn.* **6**, 111–124 (2006).

Kusnezow, W., Syagailo, Y.V., Rüffer, S., Baudenstiel, N., Gauer, C., Hoheisel, J.D., Wild, D. and Goychuk, I. Optimal design of microarray immunoassays to compensate for kinetic limitations: theory and experiment. *Mol. Cell. Proteomics* **5**, 1681–1696 (2006a).

Kusnezow, W., Syagailo, Y.V., Rüffer, S., Klenin, K., Sebald, W., Hoheisel, J.D., Gauer, C. and Goychuk, I. Kinetics of antigen binding to antibody microspots: strong limitation by mass transport to the surface. *Proteomics* **6**, 794–803 (2006b).

Masseyeff, R.F., Delaage, M., Barbet, J. *et al.* Separation (distribution) methods. In: *Methods of Immunological Analysis*, vol. 1, (eds Masseyeff, R.F., Albert, W.H. and Staines, N.A.), 475–533 (VCH, Basel, 1993).

Moody, V.D., Van Arsdell, S.W., Murphy, K.P., Orencole, S.F. and Burns, C. Array-based ELISAs for high-throughput analysis of human cytokines. *Biotechniques* **31**, 186–190 (1994).

Morozov, V.N. and Morozova, T. Electrospray deposition as a method for mass fabrication of mono- and multicomponent microarrays of biological and biologically active substances. *Anal. Chem.* **71**, 3110–3117 (1999).

Newman, D.J. and Price, C.P. Separation techniques. In Principles and Practice of Immunoassay, 2nd edn (eds Price, C.P. and Newman, D.J.), 153–172 (Macmillan, London, 1997).

Norde, W. Adsorption of proteins from solution at the solid-liquid interface. *Adv. Colloid Interface Sci.*, **25**, 267–340 (1986).

Okamoto, T., Suzuki, T. and Yamamoto, N. Microarray fabrication with covalent attachment of DNA using bubble jet technology. *Nat. Biotechnol.* **18**, 438–441 (2000).

Pandey, A. and Mann, M. Proteomics to study genes and genomes. *Nature* **405**, 837–846 (2000).

Robinson, W.H., DiGennaro, C., Hueber, W., Haab, B.B., *et al.* Autoantigen microarray for multiplex characterization of autoantibody responses. *Nat. Med.* **8**, 295–301 (2002).

Schetters, H. Avidin and streptavidin in clinical diagnostics. *Biomol. Eng.* **16**, 73–78 (1999).

Stillman, B.A. and Tonkinson, J.L. FAST slides: a novel surface for microarrays. *Biotechniques* **29**, 630–635 (2000).

Tanase, C.P., Albulescu, R. and Neagu, M. Application of 3D hydrogel microarrays in molecular diagnostics: advantages and limitations. *Expert Rev. Mol. Diagn.* **11**, 461–464 (2011).

Tijssen, P. *Practice and Theory of Enzyme Immunoassays*. (Elsevier, Amsterdam, 1985).

Vijayendran, R.A. and Leckband, D.E. A quantitative assessment of heterogeneity for surface-immobilized proteins. *Anal. Chem.* **73**, 471–480 (2001).

Zhu, H., Bilgin, M., Bangham, R., *et al.* Global analysis of protein activities using proteome chips. *Science* **293**, 2101–2105 (2001).

（王颐　译，张轶　审）

偶 联 方 法

如前文所述,免疫检测的设计依赖于抗体的高特异性。免疫检测时抗体与目标分析物结合反应的程度与后者浓度成定量关系。但是,抗体分子本身无法使被结合的分析物在低浓度下被直接检测。因此,免疫检测中常借助信号生成技术实现分析,如**比色法**(colorimetry)、**荧光分析法**(fluorescence)或**发光法**(luminescence)等(详见第三部分第二节"信号产生及检测系统")。

免疫检测中通常借助**偶联物**(conjugates)与分析物结合并产生信号。偶联物是指两个或两个以上不同分子交联形成的复合物,它们集成了单体分子的特性。

第一,为了形成信号,免疫检测中使用的偶联物大多由抗体与适当**标记物**(label)衍生而成。在多数商品化免疫检测中,特异性的抗体可以被直接标记。然而在某些情况下,偶联物由适当的"抗物种"抗体标记而成,即**第二抗体(简称为二抗,second antibody)**,其可与第一抗体(简称为一抗)结合。例如,当一种鼠单克隆抗体作为一抗时,被标记的羊抗鼠抗体可以作为标记二抗实现前者的检测,而此时一抗无需直接与标记物偶联。目前,大量的二抗抗体偶联物可以从商业渠道获得,它们可以有效避免对于分析抗体的直接偶联。但是,二抗的引入会导致免疫检测中增加额外的试剂组分,使测量过程更加复杂并可能降低试剂的灵敏度。

第二,某些免疫检测选择非抗体类蛋白质形成偶联物,如抗原或具有与抗体类似结合功能的蛋白质。在这类偶联物中,待标记蛋白虽然与抗体不尽相同,但其制备时需满足与抗体偶联物类似的通用要求。

第三,免疫检测中的偶联物也可以用于固定结合分子。在免疫检测中,结合蛋白质可以直接通过化学或物理吸附手段固定在固相表面(详见Butler,1992,以及Aslam和Dent,1998,第8章)。但通常间接结合技术在偶联蛋白的固定化中应用更为广泛,如选择生物素-亲和素结合体系或生物素-链霉亲和素结合体系。在上述情况下,需制备如生物素化抗体等偶联试剂。

无论属于哪种类型,免疫检测中偶联物的性质往往对检测性能至关重要。因此,优化偶联物是实现免疫检测性能目标的关键因素。

时至如今,偶联技术发展的主要驱动力来自于"领域内需求",即需要越发灵敏的免疫检测以满足市场需要。药物行业中也常应用蛋白质偶联技术,如广泛使用的**抗体-药物结合物**(antibody-drug conjugates,ADCs)或"**靶向抗体**(armed antibodies)",其将药物运送至特定的体内靶点;但这些案例对诊断行业中偶联技术的应用和发展影响甚微。在过去几年中,药物领域对偶联物要求日益提高,业内对偶联物的理解——如硫醚键的稳定性(Alley等,2008)和抗体巯基的还原行为(Liu等,2010)等逐渐加深。这些发现与偶联技术在免疫检测中的应用具备潜在相关性;虽然目前其在商品化蛋白质偶联应用中仍未表现出实际影响,但随着研究深入,这一情况将逐渐改观。

与之类似,生物药领域对偶联物监管要求的提升也将驱动偶联技术的升级,以形成均一度更高、结合位点更清晰的产物。这些要求是推动抗体二硫键还原可控性提升的来源之一,同时其也推进偶联化学选择非天然基团进行蛋白质交联,从而避免偶联过程对蛋白质上天然功能基团的影响。例如,基于叠氮化物-炔烃环加成反应的**点击化学**(click chemistry)方法在生命科学中的应用越来越广泛,其被用于制备蛋白质偶联物(Lallana等,2012;Hudak等,2012)。目前,标记试剂供应商除提供"传统"的琥珀酰亚胺脂衍生物进行生物素和荧光染料偶联外,也同时提供叠氮化合物和炔烃衍生物以用于点击化学反应实现蛋白质偶联。

虽然诊断领域偶联技术的发展非常缓慢,但更精良的偶联方法如未导致更优异的分析性能也似乎不大可能。这将驱动相关技术,如点击化学,成为免疫检测中偶联物的主流制备方法。

一、免疫检测中偶联物的分类

在上文描述的三种不同场景中,构成偶联物的单体随着应用的差异而不同。从广义上讲,偶联物可以简单地分类(图 3-4-1)。第一类为**蛋白质 - 蛋白质偶联物**(protein-protein conjugates),其由两个蛋白质分子交联而成,如酶标记抗体或抗原(图 3-4-1a)。蛋白质表面能够用于偶联的官能团有限,因此在蛋白质 - 蛋白质偶联物制备时有许多共通之处。蛋白质对很多化学合成中使用的反应条件敏感,如常规合成反应中的非水溶剂体系或极端温度、压力、pH 等条件,因此仅有少量有机合成技术应用于蛋白质间的偶联反应。

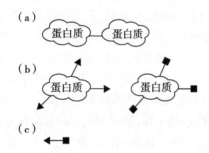

图 3-4-1   免疫检测中偶联物的类型
(a)蛋白质 - 蛋白质偶联物;(b)蛋白质 - 小分子偶联物;
(c)小分子 - 小分子偶联物

第二类偶联物为**蛋白质 - 小分子偶联物**(protein-small molecule conjugates)(图 3-4-1b),其通常由抗体与小分子交联获得,如生物素或荧光团,或者由低分子量抗原与酶交联获得。从功能化学的角度,此类小分子种类繁多,它们也被称为**半抗原**(haptens)。半抗原是免疫学术语,其在广义上是指分子太小而不能靠自身构造引起免疫反应的分子。这一特性赋予此类偶联物在免疫检测中的另一项重要应用——利用蛋白质 - 半抗原偶联物作为**免疫原**(immunogens)生产半抗原的特异性抗体。无论产物是作为标记偶联物或免疫原,小分子均需与指定蛋白质进行交联。因此,蛋白质 - 小分子偶联物的制备条件也受到类似于蛋白质 - 蛋白质偶联时相关因素的制约。

第三类偶联物为**小分子 - 小分子偶联物**(small molecule-small molecule conjugates)(图 3-4-1c),其由小分子之间交联形成(如生物素化类固醇的制备),此类反应很少受到上述化学反应条

件的限制。在小分子偶联时,可以引入多种官能团。同时由于这些小分子对于温度、pH 等具备良好的耐受性,偶联的反应条件更加宽泛。这类偶联物的制备构成了有机化学合成中的一个分支,这里将不会进行深入讨论。

最后,在特定的免疫检测中会引入许多其他成分,包括大分子可溶性碳水化合物(如葡聚糖)、具备特定性质的合成聚合物(如聚乙二醇 PEG)、DNA、RNA,以及其他更大的结构性组分(如血细胞及其合成类似物——脂质体)。本节不对上述物质进行进一步的讨论。同时,抗体或其他可溶性成分与固相载体(如乳胶粒子)连接的产物有时也被称为偶联物,这类偶联物在本节中也不会进行详细论述。如需深入了解蛋白质偶联方法在这些领域中的应用,可以参见分离系统一章以及本节参考文献(Aslam 和 Dent 1998 中第 7~8 章)。

免疫检测中应用的绝大多数偶联物为蛋白质 - 蛋白质偶联物或蛋白质 - 小分子偶联物,本章的剩余部分将对上述两种偶联物进行详细介绍。

二、蛋白质 - 蛋白质偶联

(一)蛋白质的功能化学

在自然界中,蛋白质具备多种多样的功能,许多功能精细而特异。蛋白质的特性通过非常有限的原材料实现,包括 20 种常见氨基酸、一些简单的碳水化合物、金属离子以及少量的有机成分,这一现象归功于进化的力量。蛋白质分子中的活性基团种类相对有限,为偶联提供了化学基础。

1. 氨基

蛋白质分子中每个肽链都具有末端氨基。在体内衍生化过程中,这些氨基有时会失去反应活性。**赖氨酸**(lysine)是蛋白质中十分常见的一种氨基酸,每个赖氨酸均能通过其侧链为蛋白质提供一个氨基。氨基在蛋白质中大量存在,使其成为蛋白质偶联反应中最为常见的靶标基团。氨基与多种官能团具有反应性,包括活化羧基(如琥珀酰亚胺酯、酰氯和酸酐)、醛、异硫氰酸酯。这些反应要求蛋白质上至少一部分氨基以未质子化的**伯胺**(NH_2)形式而非质子化的**季铵盐**(NH_3^+)形式存在,即反应需在 pH 7 或以上进行。尽管氨基的 pKa 值(即溶液 pH 高于此值时非质子化基团为主

导)可以高达 9.5,但在环境 pH 低于 p*K*a 二甚至三个单位时蛋白质上仍有足量非质子化氨基存在以保证反应进行。蛋白质氨基的一些常用反应如图 3-4-2 所示。

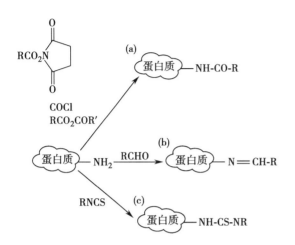

图 3-4-2　蛋白质氨基的一些常用反应
(a)与活化羧基衍生物反应形成酰胺;(b)与醛基反应形成亚胺;(c)与异硫氰酸酯反应形成硫脲

2. 巯基

巯基是蛋白质上另一种重要的反应基,具备很高的反应活性。**半胱氨酸(cysteine)**能够为蛋白质提供其侧链上的巯基。多数情况下,蛋白质上的巯基会交联形成分子内二硫键(胱氨酸),而二硫键无法直接用于衍生。在自然条件下,除非完全隔绝氧化环境,否则巯基将自发形成二硫键,因此天然蛋白质中罕有游离巯基存在。当蛋白质上存在天然或人为引入的游离巯基时,这些基团能够与马来酰亚胺、二硫化物、卤代乙酰基反应。同样,高 pH 促进更活泼**巯醇盐(S-)** 的形成(蛋白质中巯基 p*K*a 通常为 8.5),此类偶联反应通常选择 pH7 或以上的条件。蛋白质巯基的一些常用反应如图 3-4-3 所示。

3. 糖类

许多蛋白质含有糖基,它们通过天冬酰胺、丝氨酸或苏氨酸残基与肽链相连。糖链上的羟基本身反应性不强,但是邻二羟基的两碳原子之间能够被高碘酸钠氧化而断开,形成活性醛基而与氨基反应。

4. 其他天然基团

也许令人难以置信,但蛋白质中能够用于偶联反应的其他天然基团十分有限。尽管蛋白质上具备由天冬氨酸侧链、谷氨酸侧链以及多肽碳端

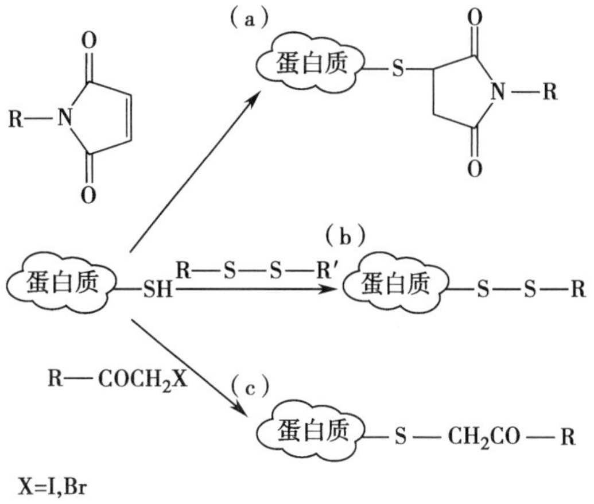

图 3-4-3　蛋白质巯基的一些常用反应
(a)与马来酰亚胺反应形成琥珀酰亚胺硫醚;(b)与二硫化物连接形成另一个二硫化物;(c)与乙酰卤化物反应形成硫醚

所提供的**羧酸(carboxylic acid)** 基团(即羧基),但是它们仅在活化后具备反应性,而自身在溶液体系中反应效率不足。羧基在极少数酶催化情况下可直接用于蛋白质偶联反应。而当羧基形成酰胺后(如在天冬酰胺和谷氨酰胺残基中),它们的反应性更低。**酪氨酸(tyrosine)** 和**组氨酸(histidine)** 包含环状结构,易受亲电试剂进攻,如可与重氮化合物交联;但这类经典的合成路线目前大多已成为历史。这些环状氨基酸残基的一个保留用途为制备放射免疫分析(RIA)中的偶联物,其中最常用的是亲电碘试剂。但由于非放射性免疫检测逐步成为免疫检测的主流,这种应用也在急剧减少。

在某些特定情况下,**丝氨酸(serine)** 和**苏氨酸(threonine)** 上的羟基拥有异常高反应活性,而**精氨酸(arginine)**、**甲硫氨酸(methionine)**、**色氨酸(tryptophan)** 也具备一些非常特异的化学反应。在实际应用中,可以通过对蛋白质上的氨基、巯基、糖基的充分表征而选择合适的偶联路径。

表 3-4-1 总结了免疫检测工作中一些常用蛋白质(包括标记酶和标记抗体)中氨基酸和糖类的含量。

(二)蛋白质 - 蛋白质偶联反应类型

蛋白质 - 蛋白质偶联有多种通用方法,在描述其具体化学过程前将对这些通用方法进行简要介绍。两个目标蛋白质分子偶联时可以不引入多余原子,即**直接偶联(direct coupling)**,或通过双功能偶联试剂连接。在双功能偶联试剂中,一类试剂与同种基团反应且具备相同反应性(**同双**

表 3-4-1 标记酶和抗体中氨基酸和糖类的含量

蛋白质	来源	分子量/kDa	赖氨酸数量	游离巯基数量	游离羧基数量	糖类含量/%
过氧化物酶(HRP)	辣根	44	6(通常只有2个可用)	—	28	20
碱性磷酸酶	大肠杆菌	94	56	—	98	—
碱性磷酸酶	牛	125	42	—	106	10
β-半乳糖苷酶	大肠杆菌	465	80	64(通常只有16个可用)	508	—
IgG	人	约150	约90	多变	约120	约2
IgM	人	约970	约350	多变	约620	约12

注:免疫球蛋白结构在不同物种间具备高度同源性,故其他物种免疫球蛋白相关信息与人免疫球蛋白类似

功能偶联,homobifunctional coupling),另一类试剂针对不同靶标基团进行反应(**异双功能偶联,heterobifunctional coupling**)。

下面以两个蛋白质在不同方式下的偶联为例对上述三种通用方法进行介绍(图 3-4-4)。在图 3-4-4a 中,一个蛋白质上的氨基能够与另一个蛋白质上的羧基偶联;后者需要活化为琥珀酰亚胺酯,但是最终产物中仅包含原蛋白质中的原子,即直接偶联。在同双功能偶联中,包含两个琥珀酰亚胺酯的试剂能够分别与两个蛋白质上不同氨基进行反应而实现偶联(图 3-4-4b)。在异双功能偶联中,试剂中同时含有琥珀酰亚胺酯和与巯基反应的基团(如马来酰亚胺);这种试剂能够通过氨基和巯基实现两个蛋白质上的天然基团的连接(图 3-4-4c)。第四种方法引入两个互补的试剂进行异双功能偶联,如一个试剂引入巯基,另一个试剂引入具备巯基反应性的马来酰亚胺基团,之后通过巯基和马来酰亚胺之间的反应而实现连接(图 3-4-4d)。

对于蛋白质-蛋白质偶联物,直接交联法有许多缺点。首先,这种方法受限于蛋白质上仅有的几种互有反应性的基团。其次,每个蛋白质分子通常含有许多上述官能团,因此这类反应很难形成如图 3-4-4a 所示的 1:1 交联产物峰,其产物通常为大型交互式复合物。最后,在此类产物中,蛋白质分子之间几乎没有冗余空间,空间位阻的存在会影响偶联产物在免疫检测中的性能。

同双功能偶联方法解决了直接偶联法中的两个问题:几乎所有蛋白质都含有足量氨基与双琥珀酰亚胺酯或类似的氨基反应性双功能偶联剂反应,并且这类偶联剂的引入有效地缓解了蛋白质直接偶联法中空间位阻问题。但是,此类偶联方式仍然无法避免蛋白质间的交叉反应,因此产物通常较大且交联细节不明。

异双功能试剂是蛋白质-蛋白质偶联中的最优方式。由于蛋白质中的游离巯基数量有限,此类方法能够有效地形成结合细节清晰的产物(图 3-4-4c)。在理想情况下,通过对衍生化程度的控制,使每个蛋白质 1 上只引入 1 个马来酰亚胺基团,而蛋白质 2 上仅有 1 个游离的巯基,此时反应唯一的产物是蛋白质 1 与蛋白质 2 偶联比例为 1:1 的产物。

在大多数情况下,目标蛋白质不含有游离巯基。此时可以采用类似于图 3-4-4d 的方式进行偶联,即将巯基和马来酰亚胺分别引入目标分子,而后进行偶联。同样,如果控制每个分子只引入一个基团,同时目标蛋白质中不含有竞争性反应基团,那么仍然可以实现 1:1 结合物为唯一可能产物。但实际应用中,难以如此精准控制基团的引入,因此仍然会存在多重标记的分子。从免疫检测性能的角度来看,某些情况下需要高交联程度的偶联物。这类方法所制备出的偶联物具备明确的交联细节,且其制备过程可重现。为了说明不同方法制备的偶联产物的区别,本章列举了直接偶联法和异双功能偶联法制备的 IgG-**辣根过氧化酶(HRP)**偶联物在尺寸排斥色谱下的差异(图 3-4-5)。

异双功能偶联方法可控性更强,近年来获得了极大的普及,特别是基于温和化学反应的异双功能偶联方法,如使用琥珀酰亚胺脂进行偶联。

(三) 常见蛋白质-蛋白质偶联方法

下面将对上文介绍的各种常规蛋白质-蛋白质偶联方法进行介绍和举例说明。

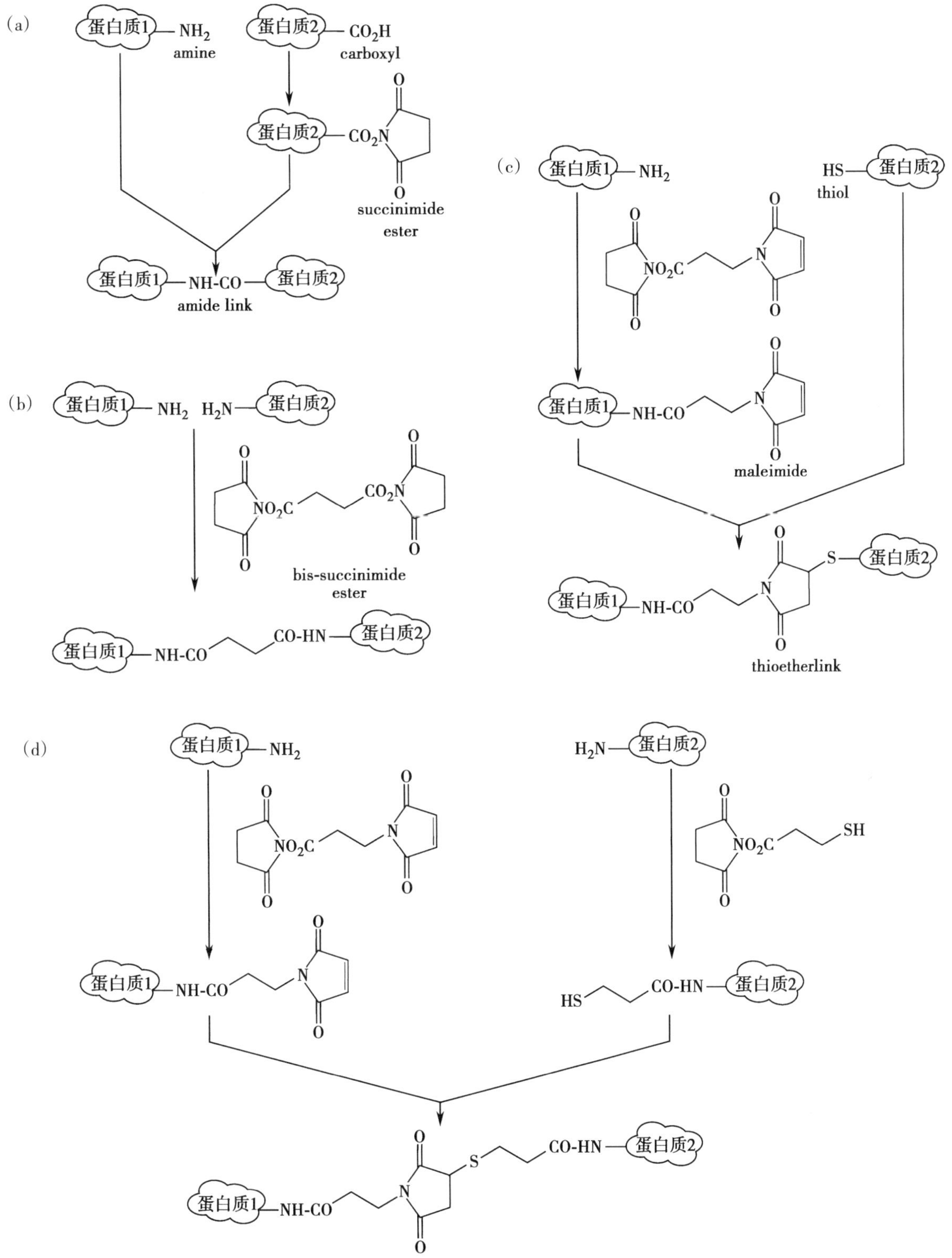

图 3-4-4 蛋白质 - 蛋白质偶联的主要反应类型

(a) 一个蛋白质的氨基与另一个蛋白质上经过琥珀酰亚胺酯活化的羧基直接偶联;(b) 使用双琥珀酰亚胺酯对两个蛋白质上的氨基进行同双功能偶联;(c) 使用氨基反应性异双功能偶联试剂向一个蛋白质上引入马来酰亚胺,并与另一个蛋白质巯基偶联;(d) 使用两个氨基反应性异双功能偶联试剂分别向一个蛋白质上引入马来酰亚胺基团,并向另一个蛋白质上引入巯基,之后而蛋白质进行偶联

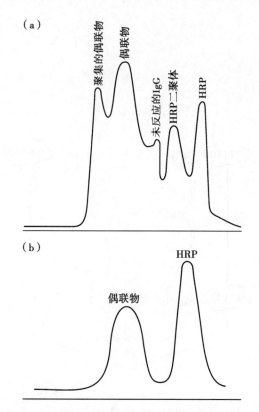

图 3-4-5 通过(a)高碘酸钠直接偶联法和(b)两个异双功能巯基 - 马来酰亚胺方法制备的 IgG-HRP 偶联物纯化过程的尺寸排斥色谱图

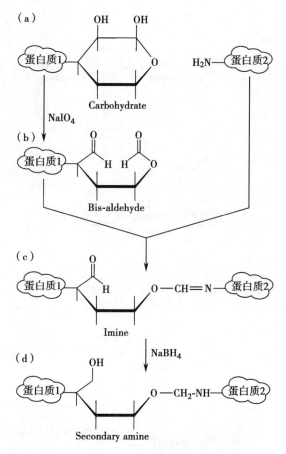

图 3-4-6 高碘酸盐偶联

注:氧化糖基(a),切断邻二醇的碳链形成两个醛基,这些醛基(b)能够与另一个蛋白质上的氨基反应,形成**亚胺**(imine)或**席夫碱**(Schiff's Base)(c),常采用还原剂对其处理形成**仲胺**(二级胺,secondary amine)形式(d)

1. 高碘酸盐法(直接偶联法)

蛋白质偶联中仅有的被广泛应用的直接偶联法是高碘酸盐偶联法(Nakane & Kawaoi,1974),其主要适用于目标蛋白质中至少包含一个糖蛋白的情况(图 3-4-6)。如前文所述,高碘酸钠能够氧化糖基(图 3-4-6a),切断邻二醇(两个相邻碳原子上存在羰基)的碳链形成两个醛基。这些醛基(图 3-4-6b)能够与另一个蛋白质上的氨基反应,形成**亚胺**(imine)或**席夫碱**(Schiff's Base)(图 3-4-6c)。但是上述产物基团是不稳定的,因此常采用还原剂对其处理形成**仲胺**(二级胺,secondary amine)形式(图 3-4-6d)。硼氢化钠是最常用的还原剂,而氰基硼氢化钠通常表现出更高的选择性。

高碘酸盐是一种强氧化剂,能够破坏蛋白质结构,因此使用时通常以低浓度进行并尽可能缩短反应时间。即便如此,糖蛋白上仍然会产生多个醛基,而蛋白质上通常包含多个氨基,故此方法中多重偶联较为常见(图 3-4-5)。

在免疫检测领域,高碘酸盐反应有两个特别重要的应用。其一是制备 HRP 偶联物,HRP 是免疫检测中最为常用的标记酶,具备广泛的糖基

化。温和的氧化条件下能够有效保留 HRP 的酶活性,这为 HRP 与 IgG 的偶联提供了一种便捷的途径。其二是由于 IgG 分子上的糖基化主要集中在 Fc 端,远离结合位点,因此温和的氧化反应能够使上述糖基被氧化而与标记蛋白结合,如 HRP 或碱性磷酸酶,此反应形成的产物对抗体 - 抗原识别时干扰较小。

2. 双马来酰亚胺法(同双功能偶联)

同双功能偶联试剂,如广泛使用的双琥珀亚胺酯试剂或过去常用的戊二醛试剂,能够将蛋白质上的氨基偶联起来。此类试剂没有明显的优劣势,但其仍无法避免交叉偶联和聚集体的出现。目前免疫检测中使用戊二醛连接的偶联物已十分少见。当两种目标蛋白均拥有少量巯基时,采用同双功能偶联对巯基连接是一种有效的选项。含有双巯基反应性的偶联试剂中 N,N'-(邻亚苯基)二马来酰亚胺(N,N'-o-phenylenedimaleimide,

PDM)的应用最为广泛,其偶联反应如图 3-4-7 所示。

在免疫检测领域,双马来酰亚胺法特别适合将标记酶 β- 半乳糖苷酶与抗体片段如 Fab 或 Fab′偶联。上述两种蛋白均具备有限数量的游离巯基,同时 PDM 偶联产物绝大部分为单体偶联物,偶联效率高同时酶活性损失小(Ishikawa 等,1983)。巯基 - 马来酰亚胺偶联反应可在中性至弱碱性环境下发生。

由于两个待偶联蛋白同时具备游离巯基的情况较少,限制了这类偶联方法的广泛应用。

3. 巯基 - 马来酰亚法及相关方法(异双功能偶联)

如前文所述,与直接偶联法和同双功能偶联法相比,异双功能偶联方法能够更好的控制产物的构成,采用巯基 - 马来酰亚胺反应进行偶联是其最常见的方式(图 3-4-4d)。此时,通常需要两种偶联试剂,其中一种试剂包含氨基反应基团并携带巯基,另一试剂包含氨基反应基团并携带马来酰亚胺(Ishikawa 等,1983)。由于游离巯基在空气环境中能够被氧化而发生副反应——形成不需要的二聚体,因此在实际应用中巯基通常以被保护形态存在,如 S- 乙酰化合物。

此类偶联试剂中包含众多商品化产品,本节中列举了一些常见试剂(表 3-4-2 和表 3-4-3)。所有常见的氨基反应性马来酰亚胺为琥珀酰亚胺酯或其磺酸化衍生物以增强水溶性。马来酰亚胺基团是否与芳香族官能团或脂肪组官能团连接也十分重要,后者通常更加稳定。连接基团的长度是另一个值得关注的参数,长链化合物如 SMTCC 被宣称可赋予免疫检测偶联物更优性能。

某些巯基化试剂能够影响蛋白质的电荷(表 3-4-2)。与其他琥珀酰亚胺酯类似,SATA 在其典型 pH 下偶联时由于损失一个氨基而降低一个电荷。当使用 SAMSA 时,由于引入额外的羧基,降低两个净电荷。使用 2-IT 时,氨基被具备类似电荷的脒代替,蛋白质的原始电荷得到保留。由 SATA 或 SAMSA 产生的 S- 乙酰硫醇在与羟胺作用前需要去掉保护,而 2-IT 则直接产生硫醇。

将上述巯基和马来酰亚胺试剂进行各种组合,可以使获得的偶联产物产生细微变化。这满足了免疫检测中偶联物的制备需求,即形成偶联细节明确的产物且同时保留蛋白质的功能(如酶的活性)。该方法中形成的硫醚在常规免疫检测条件下十分稳定。在相关报道中,硫醚在体内条件下可能存在可逆变化(Alley 等,2008),但这一现象不会影响该方法在诊断领域中的广泛应用。

在这类方法中,马来酰亚胺可以被其他反应基团替代而与巯基偶联。特别值得一提的是 SPDP((N-Succinimidyl-3-(2-pyridyldithio)propionate),其含有二硫键(图 3-4-8)。此试剂与马来酰亚胺使用方式相同,可形成具备二硫键的偶联产物(图 3-4-3)。在巯基或其他还原性基团存在时,产物并非稳定状态,在实际应用中这种不稳定状态可用于断裂蛋白质 - 蛋白质连接。但在

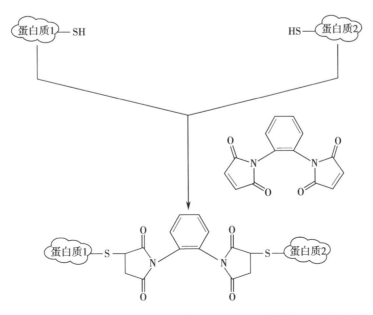

图 3-4-7 双琥珀酰亚胺酯试剂可用作蛋白巯基的同双功能偶联

表 3-4-2 用于向蛋白质引入巯基的氨基反应性异双功能偶联试剂

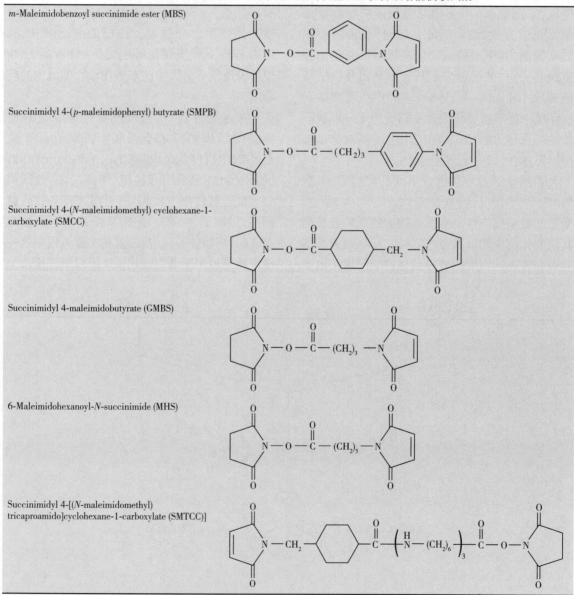

S-Acetylmercaptosuccinic anhydride (SAMSA)

2-lminothiolane hydrochloride (2-IT)

N-Succinimidyl-*S*-acetyl thioacetate (SATA)

表 3-4-3 用于向蛋白质引入马来酰亚胺的氨基反应性异双功能偶联试剂

m-Maleimidobenzoyl succinimide ester (MBS)

Succinimidyl 4-(*p*-maleimidophenyl) butyrate (SMPB)

Succinimidyl 4-(*N*-maleimidomethyl) cyclohexane-1-carboxylate (SMCC)

Succinimidyl 4-maleimidobutyrate (GMBS)

6-Maleimidohexanoyl-*N*-succinimide (MHS)

Succinimidyl 4-[(*N*-maleimidomethyl) tricaproamido]cyclohexane-1-carboxylate (SMTCC)]

NB: most of these reagents are also available as the water-soluble sulfosuccinimidyl analogs (*cf*, Figure 15b, sulfo-NHS-biotin), e.g. sulfo-SMCC.

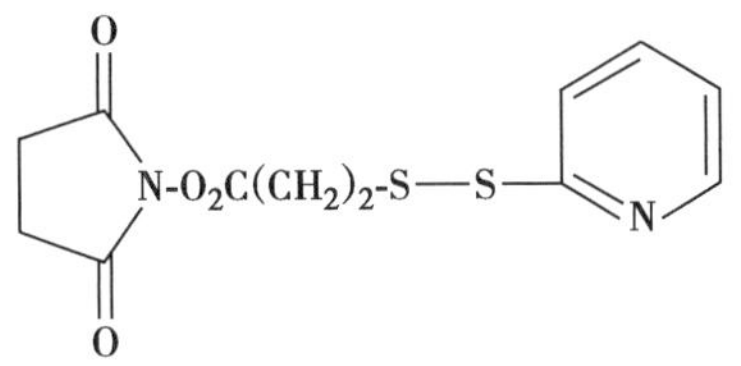

图 3-4-8　SPDP

免疫检测中上述应用并不常见,马来酰亚胺试剂仍然占据异双功能偶联的主导地位。

(四)蛋白质偶联中的基因工程方法

在过去二三十年中,基因工程方法被用于蛋白质 - 蛋白质偶联,但此方法目前仍未对商品化免疫检测产生显著影响。该方法利用 DNA 重组技术构建**融合蛋白**(fusion protein),其 DNA 由编码两不同蛋白质的核酸序列拼接而成,之后通过将此序列转移至合适的宿主体内而表达出目标蛋白质。这种方法能够制备比例良好的 1 : 1 形式偶联物,并可以按需、持续、大量地表达。

此方法已经用于表达免疫检测中的酶标记物,如碱性磷酸酶标记的胰岛素以及 β- 半乳糖苷酶标记的疟疾抗原。随着相关基因的出现,包含抗体的融合蛋白也能被成功制备。尽管在商品化免疫检测中尚未广泛应用,使用重组抗体片段,如**单链可变片段**(single chain variable fragments,ScFvs),进行偶联正逐渐成为诊断领域中的流行技术(参见 Backmann 等,2005)。尽管这种方式制备的抗体具备结合比例明确且可以重复应用等优势,但表达和加工这些人工构建的 DNA 序列仍会面临诸多问题(Teillaud,2005)。截至目前,开发融合蛋白偶联物仍需耗费的大量成本和努力,这阻碍了基因工程方法在免疫检测领域的进一步应用。

三、蛋白质 - 小分子偶联

在免疫检测中,与蛋白质偶联的小分子通常选择目标分析物或其类似物。免疫检测中的蛋白质 - 小分子偶联物制备以及抗体生产中的免疫原制备均适用上述结论。

蛋白质分子中可用于偶联反应的活性基团已经在上文中进行了总结。在某些情况下,目标小分子已经包含了一个可进行偶联反应的活性基团,如氨基、巯基或羧基,在这种情况下可直接实施偶联反应,无需额外化学加工。但是通常情况下,目标小分子上不含有上述活性基团。此时需要在保留抗体对小分子识别性的前提下,在小分子上通过衍生化方法合成并引入一个具备适当反应性的“把手”基团与蛋白质连接,这一过程通常挑战较大。

小分子衍生化的方法需要谨慎选择。其中,识别小分子上与抗体结合的部位十分重要,衍生化应避免在上述位点发生。通过交叉反应分析可以判断小分子上的抗体识别位点。例如,某抗体可以区分一个甾体分析物和其仅在 A 环上有一个取代基的类似物。当此甾体类似物通过该位点与蛋白质连接时,此免疫原将很难产生具备必要特异性的抗体。与之类似,在已有特异性抗体的情况下,通过此位点与蛋白质连接的偶联物与抗体之间的结合力也将较弱。因此上述两种情况中,远离 A- 环进行甾体衍生时会产生最优结果。

为了与蛋白质偶联,小分子上可以衍生各种各样的“把手”基团,一些针对氨基和巯基的常见衍生化方法可参见图 3-4-2 和图 3-4-3。为了与蛋白质偶联,这些基团常被用于小分子衍生化。针对羧基的小分子衍生化方法相对固定、可控,其被广泛用于与蛋白质上的氨基偶联。在此类合成路线中,需向小分子内引入羧基。图 3-4-9 展示了两个常见的例子——使用琥珀酸酐在氨基或羟基(效率较低)上引入羧基,以及使用羧甲氧基胺盐酸盐“转化”醛或酮为含羧基的**肟**(oxime)。

值得注意的是,小分子中的氨基本身可以用作把手进行交联。小分子的同双功能偶联方法与蛋白质 - 蛋白质偶联中的相关方法类似。如使用双琥珀酰亚胺脂可以将小分子与蛋白质进行偶联,但该方法偶联效率低下,因此通常优选在小分子上引入羧基。在衍生化过程中形成的琥珀酸脂隔基团具备更好的空间效果(允许抗体有效接触),从而提升检测性能。

蛋白质 - 小分子常用偶联方法

基于羧基的小分子 - 蛋白质偶联方法非常常见,下面针对此类方法中最常见的类型进行介绍。当无法直接制备含交联把手的衍生物时,**曼尼希反应**(Mannich reaction)提供了一种十分有用的备选方案。

1. 碳二亚胺法
羧基能够以多种方式被活化从而与氨基偶

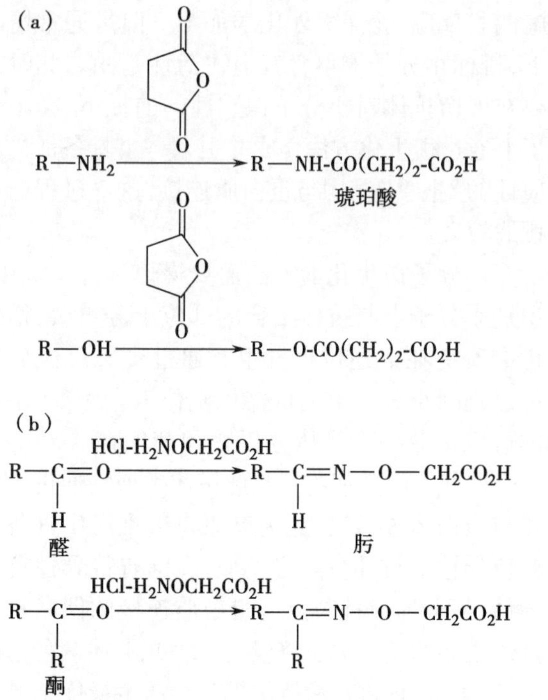

（a）

R—NH₂ ——→ R—NH-CO(CH₂)₂-CO₂H
                           琥珀酸

R—OH ——→ R—O-CO(CH₂)₂-CO₂H

（b）

$$R\underset{\underset{H}{|}}{-C}=O \xrightarrow{HCl-H_2NOCH_2CO_2H} R\underset{\underset{H}{|}}{-C}=N-O-CH_2CO_2H$$

醛   肟

$$R\underset{\underset{R}{|}}{-C}=O \xrightarrow{HCl-H_2NOCH_2CO_2H} R\underset{\underset{R}{|}}{-C}=N-O-CH_2CO_2H$$

酮

图 3-4-9 引入羧基的方法

注：使用琥珀酸酐在氨基或羟基上引入羧基（a），以及使用羧甲氧基胺盐酸盐"转化"醛或酮为含羧基的**肟**（oxime）（b）

联，但是这些方法从某种程度上会引入水相环境中不稳定的中间体。小分子与蛋白质偶联时需要选择倾向于产生可与氨基偶联并抵抗自身水解的中间体类型。**碳二亚胺**（carbodiimide）在活化羧基时会产生 O- 酰基异脲（O-acylisourea），这种中间体可满足上述要求（图 3-4-10）。

碳二亚胺化合物可以分为水溶性和非水溶性两类。**二环己基碳二亚胺**（dicyclohexylcarbodiimide，DCC）是最常见的非水溶性碳二亚胺化合物。使用 DCC 的典型偶联反应分为两步：首先在与水互溶的有机溶剂中引入 DCC 对小分子进行衍生，其次将上述反应产物加入蛋白质水溶液实现偶联。

选择水溶性碳二亚胺作为活化剂时，活化与偶联可以同时发生。水溶性碳二亚胺在蛋白质溶液中可以通过一步反应形成异脲，并避免引入有机溶剂。最常用的水溶性碳二亚胺是 **1- 乙基 -3-（3- 二甲氨基丙基）碳二亚胺盐酸盐**〔1-ethyl-3-（3-dimethylaminopropyl) carbodiimide hydrochloride，EDAC〕**和 1- 环己基 -3-〔2-（4- 甲基吗啉 -4- 基）乙基〕碳二酰亚胺对甲苯磺酸盐**{1-cyclohexyl-3-〔2-(4-methylmorpholin-4-yl) ethyl〕carbodiimide p-toluenesulfonate，CMC}。

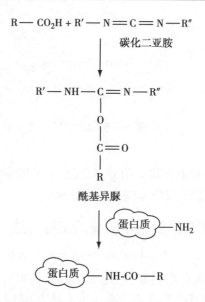

R — CO₂H + R′ — N ＝ C ＝ N — R″
                碳化二亚胺

$$R'-NH-\underset{\underset{\underset{R}{|}}{\underset{C=O}{|}}}{C}=N-R''$$

酰基异脲

蛋白质—NH₂

蛋白质—NH-CO — R

图 3-4-10 碳二亚胺（carbodiimide）在活化羧基时会产生 O- 酰基异脲（O-acylisourea）

一步法碳二亚胺反应的缺点是异脲形成的最适 pH 是 5~6，远低于氨基的最佳活性范围（pH 9~10）。因此，即使所有的活化试剂均为水溶性化合物，偶联反应仍然倾向于选择两步法进行。

2. 碳二亚胺 /N- 羟基琥珀酰亚胺法

在实际应用中，直接碳二亚胺偶联法中异脲常在原位被转化为琥珀酰亚胺脂，后者与蛋白质进行偶联（图 3-4-11），该方法可有效提升产率。因此，在两步碳二亚胺合成法中，常选择 DCC 和 **N- 羟基琥珀酰亚胺**（N-hydroxysuccinimide，NHS）的混合物在有机溶剂中活化羧基，而后将其加入蛋白质水溶液中。与之类似，水溶性 **N- 羟基硫代琥珀酰亚胺**（N-hydroxysulfosuccinimide NHSS）可以用在 EDAC 或 CMC 的一步偶联法中。

就结合效率而言，两步 DCC/NHS 合成方法产率高，是含羧基化合物与蛋白质偶联时的最佳选择。同时，纯水相环境的反应可以避免有机溶剂对蛋白质活性的影响，但是由于水解作用的存在，此类反应得率常常受到损失。

3. 混合酸酐法

酸酐（anhydride）是两个羧基脱水后形成的化合物，其能够在水溶液中长期稳定存在并可以与蛋白质上的氨基反应。羧酸脱水形成对称酸酐的反应条件十分苛刻，实际应用中通常采用氯甲酸酯（chloroformate）与小分子形成混合酸酐（mixed anhydride）中间体。氯甲酸异丁酯（isobutyl chloroformate，IBCF）是最常用的氯甲酸酯。羧基化合物向其混合酸酐的转化需要在无

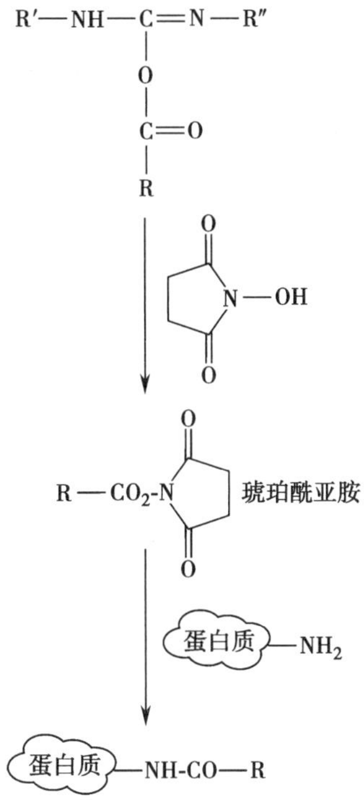

R′—NH—C=N—R″

R—CO₂-N 琥珀酰亚胺

蛋白质—NH-CO-R

图 3-4-11 异脲与 N- 羟基琥珀酰亚胺反应生成氨基活跃的琥珀酰酯

水环境下进行,因此以该方法进行蛋白质偶联时通常选择两步法(图 3-4-12),即首先羧酸脱水形成酸酐,而后与蛋白质在水相中进行偶联。

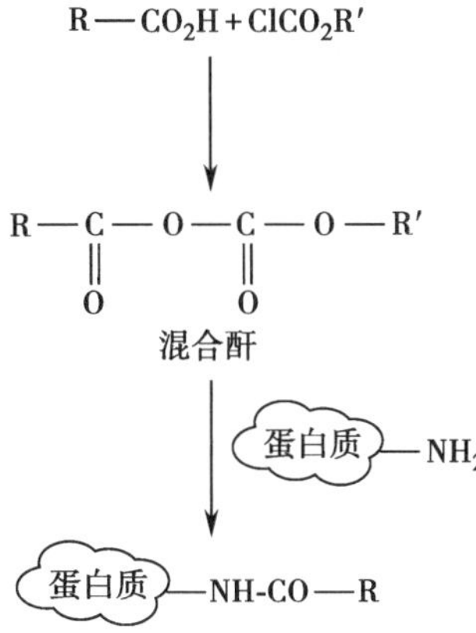

R—CO₂H+ClCO₂R′

混合酐

蛋白质—NH-CO—R

图 3-4-12 羧酸与氯甲酸酯反应生成氨基活跃的酸酐

4. 曼尼希反应

在曼尼希反应中,氨基(如蛋白质上的氨基)在醛(通常为甲醛,但其有毒性)的存在下能够与多种有机物上的碳原子进行偶联(图 3-4-13)。碳原子需要包含一个"活泼"而易于脱去的氢原子,即其具备一定酸性。图 3-4-14 中列出了一系列能够通过曼尼希反应进行偶联的有机化合物。曼尼希反应的速率和产率通常较低,但是当常规方

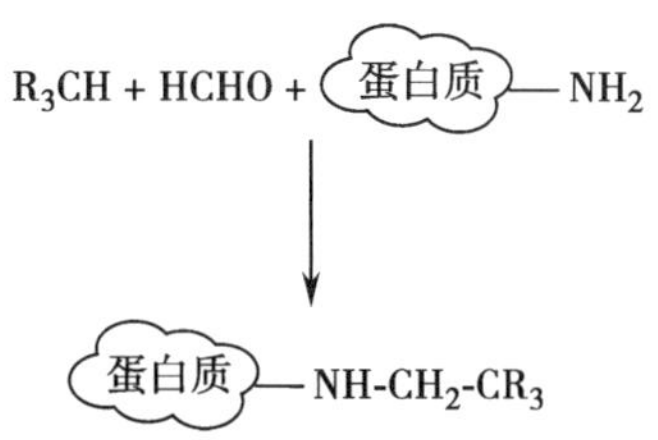

R₃CH + HCHO + 蛋白质—NH₂

蛋白质—NH-CH₂-CR₃

图 3-4-13 曼尼希反应允许多种有机物产生一个"活泼"的氢离子以偶联到蛋白的氨基上

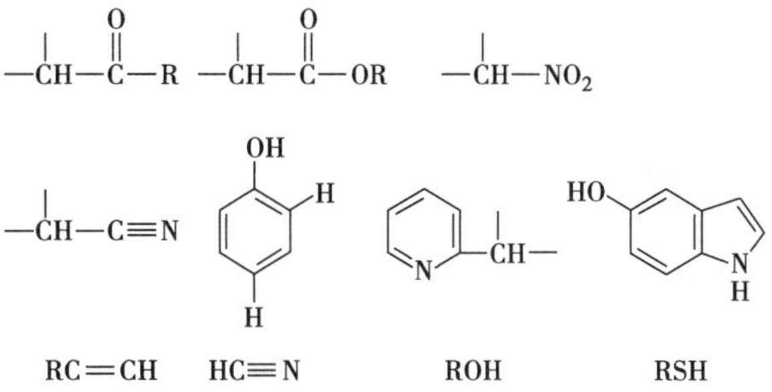

图 3-4-14 能够通过曼尼希反应进行偶联的有机化合物组分

法难以实现偶联时,该方法不失为一种替代选项。

5. 即用型生物素偶联试剂

在基于生物素 - 亲和素或生物素 - 链霉亲和素相互作用的免疫检测中,蛋白质需预先与生物素偶联。由于一步法生物素偶联的需求十分广泛,此类试剂很容易从商业渠道获得,因此蛋白质 - 生物素偶联易于实现。生物素分子具备含有羧基的侧链,其能够通过适当的活化反应与蛋白质上的氨基偶联。**生物素琥珀酰亚胺酯**(biotin-NHS)是常用的商品化生物素偶联试剂。同样,包含长链作为间隔区域的生物素琥珀酰亚胺酯类似物也用于与蛋白质的偶联,一些常用生物素化试剂如图 3-4-15 所示。使用这些试剂时,偶联反应可以在 pH 7 或更高的反应环境中进行。该反应产率很高,且可以有效保留蛋白质的活性。

许多针对其他官能团的生物素化试剂可通过商业渠道获得:如 N-[6-(生物素酰氨基)己基]-3′-(2′- 吡啶二硫基)丙酰胺(N-(6-biotinamidohexyl)-3′-(2′-pyridyldithio)propionamide,biotin-HPDP]常用于通过巯基与蛋白质进行偶联(图 3-4-16)。

6. 其他即用型蛋白质衍生化试剂

当蛋白质某种衍生化需求获得充分的市场重视时,供应商将为其提供合适的商品化试剂。荧光基团衍生化试剂和发光基团衍生化试剂便是这种情况,相关商品化偶联试剂主要为琥珀酰亚胺酯或异硫氰酸酯形式,这些试剂可以通过氨基与

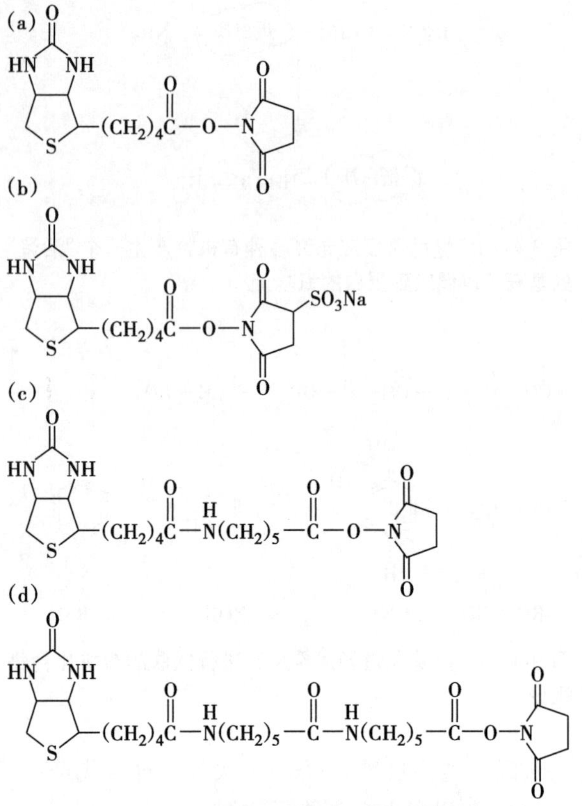

(a)

(b)

(c)

(d)

图 3-4-15   常用的生物素化试剂

蛋白质进行连接(图 3-4-17)。这类试剂为相关蛋白质偶联物的制备提供了便捷、有效的方法,如制备荧光素标记的 IgG。

四、偶联物纯化方法

在免疫反应中,虽然有时偶联物以粗产物形式使用,但是经过纯化后的偶联物可控性更强。可控性对于实现免疫检测性能十分关键。目前,偶联物通常采用色谱法进行纯化。

(一) 偶联物纯化中的色谱法

色谱法的所有分支都基于混合物中不同组分在两相中的相互作用不同而实现分离。在实际应用中,上述两相中的作用在绝大多数情况下指的

是溶质在水相和固相色谱柱上的相互作用。

在尺寸排阻色谱法(size exclusion chromatography,SEC)或凝胶过滤法(gel filtration)中,固相载体包含多孔结构。与大分子相比,小分子更容易进入孔内,因此小分子在色谱柱上洗脱需经过更长时间,而大分子流经色谱柱的速度通常更快。例如,这种方法可用于蛋白质-小分子偶联物与未反应的半抗原进行分离,或在异双功能蛋白质-蛋白质偶联中将巯基化蛋白质与多余的巯基化试剂进行分离,即"脱盐"。在"脱盐"过程中,蛋白质成分的相对分子质量(50~500kDa)与杂质的相对分子质量(50~500Da)存在显著差异。高效尺寸排阻色谱法分辨率更高,能够分离和纯化蛋白质混合物,如能够将未反应的酶(44kDa)与 IgG-HRP 偶联物(200~300kDa)分离而去除。

在**离子交换色谱法**(ion exchange chromatography,IEC)中,固相载体带有电荷,与溶质间存在静电相互作用。离子交换色谱法与基于分子尺寸分离的凝胶过滤法相对应,也可作为蛋白质偶联物的纯化方法。当溶液中离子强度较低时,待分离物质由于表面电荷种类差异能够分别从含有正电(**阴离子交换 anion exchange**)或负电(**阳离子交换 cation exchange**)的固相载体上洗脱而实现分离。随着溶剂离子强度增加,溶质与固相间的静电吸引被溶质与固相溶剂间作用所超越,从而使溶质被洗脱。调节洗脱体系的离子强度是离子交换色谱中最简便的分析物洗脱方法。当洗脱体系 pH 变化时,有时洗脱能力会逐渐变强,因此调整 pH 也可以实现目标分析物的洗脱。

疏水作用色谱法(hydrophobic interaction chromatography,HIC)和**反相色谱法**(reverse phase chromatography,RPC)是基于蛋白质疏水区域与固相疏水表面之间的相互作用实现分离。在疏水作用色谱法中,离子强度也影响溶质的洗脱;由于高盐环境下蛋白质与固相间疏水作用会增强,因此洗脱时通常选择低离子强度的溶液。用于蛋白质分离的反相色谱法中,固相载体

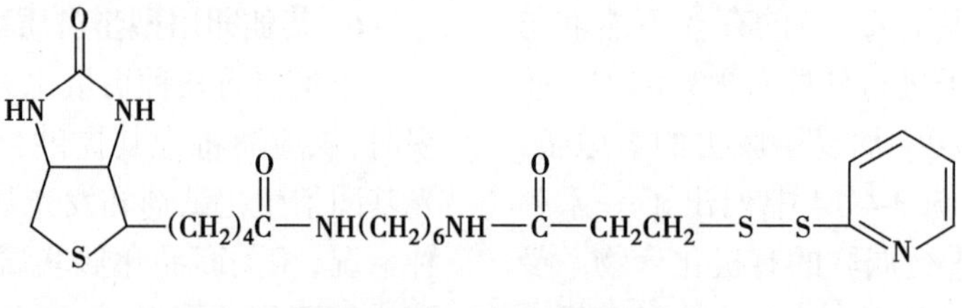

图 3-4-16   biotin-HPDP

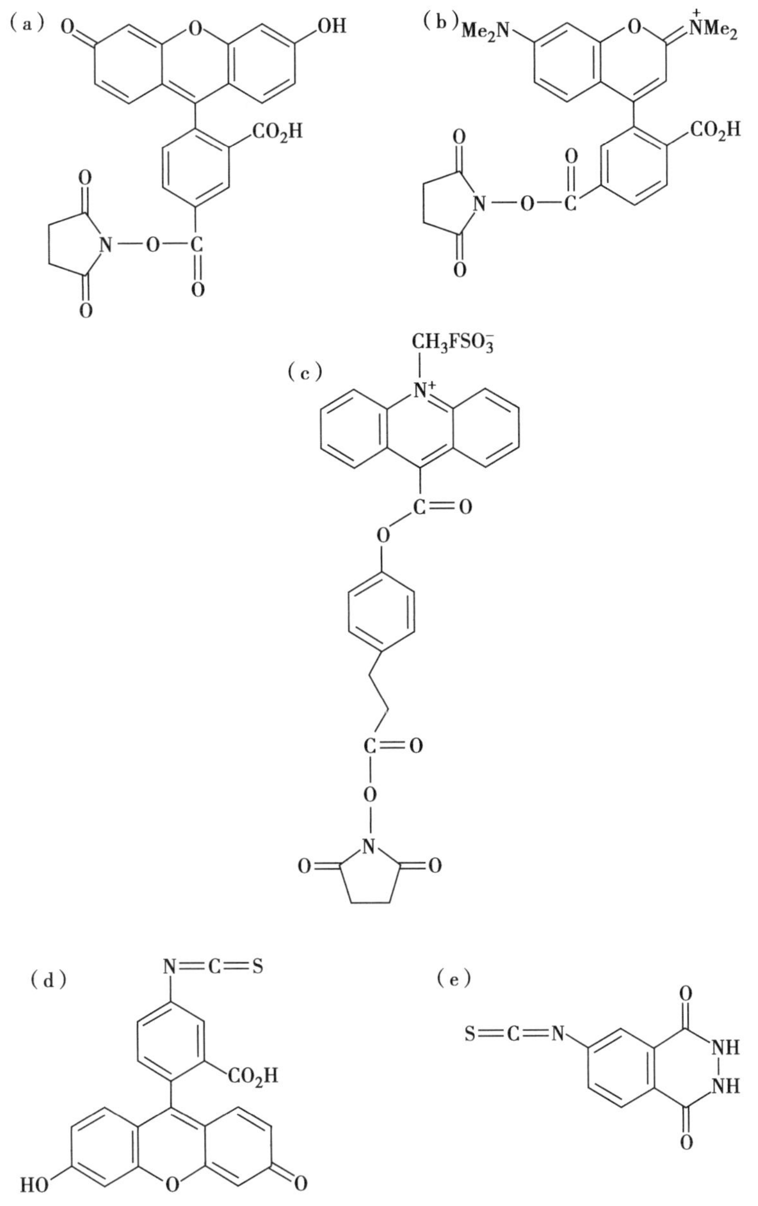

图 3-4-17 一些有用的荧光基团衍生化试剂和发光基团衍生化试剂

与溶质间结合强度比疏水作用色谱法中更强,因此通常选择有机溶剂作为洗脱剂以破坏被结合溶质与固相之间的作用。

亲和色谱法(affinity chromatography)的固相能够特异性识别一种或一类化合物,从而使目标偶联物从混合物中分离出来。与前文所述通用型分离方法相比,亲和色谱法可以实现高特异性分离。此类方法的应用实例不胜枚举,但在免疫检测领域亲和纯化的固相载体通常含有**蛋白 A(Protein A)**、**蛋白 G(Protein G)**以及它们的重组变体。这些蛋白来自于细菌,对很多物种中的主要免疫球蛋白具备高亲和力。**凝集素(Lectins)**是一种与糖类结合的天然蛋白质,其被广泛应用于糖蛋白偶联物的纯化中。**刀豆蛋白 A(concanavalin A)**是亲和纯化中最常用的凝集素。在亲和纯化中,结合蛋白的洗脱可以通过多种方式实现:最常见的洗脱剂为低 pH 溶液,也可以采用有机溶剂或可改变蛋白质结构的**变性溶液(chaotropes)**进行洗脱。

(二) 偶联物纯化的其他方法

分子量分布广的混合物分离可采用其他类型的通用手段,这些方法与尺寸排阻色谱中的脱盐方式有所区别。**透析(dialysis)**是一种耗时但是稳定的分离技术,该方法使用半透膜保留高分子量物质而允许小分子扩散至膜外。在透析法中,

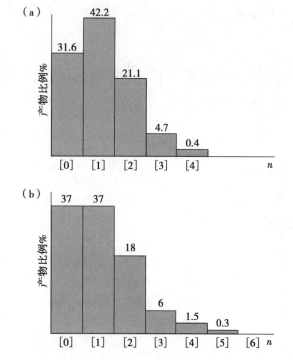

图 3-4-18　注:有四个衍生位点的蛋白中巯基偶联物的二项分布,平均交联比为 1(a),有大量衍生位点的蛋白中巯基偶联物的泊松分布,平均交联比为 2(b)

外部溶液的重复置换能够提升分离效果。**超滤(ultrafiltration)** 技术采用与透析相同的原理,并引入压力或离心而使蛋白质溶液穿过膜结构,加速分离过程。透析法或超滤法使用的膜具备不同的分子量截流值,因此可以通过对膜的孔径选择实现对混合物中目标物质的保留,但是实际应用中超滤膜的孔径往往较为接近。

电泳(electrophoresis) 技术基于溶质在适当的介质中被电场驱动程度的差异而实现分离,其对于蛋白质分离、分析具备优异的解析能力。电泳法通常采用涂覆在某种平面结构上的凝胶基质作为固相载体进行分离。但是,在电泳分离过程中会产生大量热量,对蛋白质偶联物产生负面影响。因此,电泳法主要应用于蛋白质分析,而在蛋白质纯化制备中鲜有报道。

五、偶联物表征方法

长久以来,偶联物中实际的分子组成很少受到关注。以小分子琥珀酰亚胺酯进行蛋白质氨基衍生化为例,实际应用时通常对其平均交联比进行计算,得到如“每个蛋白质分子连接 1.7 个半抗原基团”或类似结论。紫外 - 可见分光光度法可

获得相关实验数据,其通过单体与偶联物吸收波长不同而实现分析。其他技术适用于一些特殊场景,如辐射测量可以用于分析放射性标记的化合物,基于染料 **4- 羟基偶氮苯 -2'- 羧酸(HABA)** 的比色分析法可以用于分析生物素标记的化合物。但是,上述检测手段几乎均得到平均结合比。

使用如泊松分布、二项分布等简单的统计方法分析偶联物平均交联比可以得到偶联物的统计学分布(图 3-4-18)。这些例子表明,仅从数字上认知偶联物平均结合比,难以真正理解蛋白质偶联物的行为和性质。

为了确认蛋白质偶联物中偶联比例的具体分布,需要从分子水平上解析偶联产物混合物的具体组成。这一领域主要包含三种技术。第一种是 **等电聚焦(isoelectric focusing)** 技术,该方法是电泳法的一种,其利用化合物电荷的不同而实现分离。蛋白质与小分子偶联过程中,多数情况下由于小分子对蛋白质上带正电的氨基进行衍生而使产物所携带电荷发生变化。基于这一原理,等电聚焦可被用于蛋白质衍生化程度的分析(Barbarakis 和 Bachas,1991;以及 Pam 等,1995)。

第二种是 **聚丙烯酰胺凝胶电泳(SDS-PAGE)** 技术,该方法也是电泳法的一种,其基于分子量大小进行分析,因此也常被用于蛋白质 - 蛋白质偶联物的表征(事例参见 Åkerblom 等,1993)。**毛细管电泳(capillary electrophoresis)** 是上述传统方法的最新应用形式,目前毛细管电泳主要应用于高通量筛选领域。

第三种是 **质谱法(mass spectrometry,MS)**,能够对大分子的分子量进行准确测量。诸如 **电喷雾(electrospray)** 和 **基质辅助激光解析离子化(matrix-assisted laser desorption ionization,MALDI)** 质谱技术在蛋白质偶联物表征中的应用逐年增加(参见 Chiu 等,2011)。质谱法也可以简单地作为监控偶联反应进程的工具(参见 Safavy 等,2003)。目前,随着质谱对大分子鉴定能力的增强,其在临床诊断领域的应用越来越广泛(Vékey,2007)。类似于免疫检测,基于蛋白质碎片检测的质谱技术如 **稳定同位素标准和抗肽抗体捕获(stable isotope standards and capture by anti-peptide antibodies,SISCAPA)** 已被用于临床分析(Jain,2010)。

蛋白质偶联物在免疫检测中起核心作用,其

组成差异能够显著影响免疫检测的性能。因此，需要更加深入研究并理解偶联物的计量化学及其与免疫检测性能之间的关系，最好包括提升偶联物纯化能力，直至一定程度上实现对单一种类偶联产物进行识别和分离。如前文所述，希望在不久的将来生物医药领域对于抗体偶联物的研究也能够驱动免疫检测中相关技术的发展。

六、小结

综上所述，尽管诸如点击化学等新技术在生命科学领域获得了越来越广的应用，但用于免疫检测中偶联物的化学制备方法在过去二三十年中仍然鲜有变化。在蛋白质-蛋白质偶联反应中，异双功能偶联的方法仍然占据主导地位，其中基于巯基-马来酰亚胺的偶联方法最为常用。在蛋白质-小分子偶联中，使用最为广泛的方法是碳二亚胺和混合酸酐的方法。

色谱法的进展主要由商业供应商推动，他们定期推出性能更优的仪器以及更加有效的基质，实现偶联产物纯化效率的提升。近年来，色谱数据的分析和处理软件变得更加强大，为监测分离效率提供了有力工具。

过去十年，免疫检测中偶联物表征技术的实用性逐渐加强，但这一领域仍然未受到足够重视。质谱法在未来将可能主导并推进对这一领域的理解。与色谱法类似，这一进程中供应商提供的更加强大的分析仪器也将发挥主要作用。

最后，用于商品化免疫检测中偶联物的生产是一个制造过程，需要关注制造工艺以保障产品的稳健性和重现性。

七、参考文献

Åkerblom, E. *et al.* Preparation and characterization of conjugates of monoclonal antibodies and staphylococcal enterotoxin A using a new hydrophilic cross-linker. *Bioconjugate Chem.* **4**, 455–466 (1993).

Alley, S.C. *et al.* Contribution of linker stability to the activities of anticancer immunoconjugates. *Bioconjugate Chem.* **19**, 759–765 (2008).

*Aslam, M. and Dent, A.H. (eds), *Bioconjugation: protein coupling methods for the biomedical sciences* (Macmillan, London, 1998)

Backmann, N. *et al.* A label-free immunosensor array using single-chain antibody fragments. *Proc. Nat. Acad. Sci.* **102**, 14587–14592 (2005).

Barbarakis, M.S. and Bachas, L.G. Isoelectric focusing electrophoresis of protein–ligand conjugates: effect of the degree of substitution. *Clin. Chem.* **37**, 87–90 (1991).

Butler, J.E. The behaviour of antigens and antibodies immobilized on a solid phase. In: *Structure of Antigens* (ed Van Regenmortel, M.H.V.) vol. I 209–259 (CRC Press, Boca Raton, FL, 1992)

Chiu, M.L. Characterization of morphine-glucose-6-phosphate dehydrogenase conjugates by mass spectrometry. *Bioconjugate Chem.* **22**, 1595–1604 (2011).

*Hermanson, G.T. *Bioconjugate Techniques*, 2nd edn (Academic Press, New York, 2008)

Hudak, J.E. *et al.* Synthesis of heterobifunctional protein fusions using copper-free click chemistry and the aldehyde tag. *Angew. Chem. Int. Ed.* **51**, 4161–4165 (2012).

Ishikawa, E. *et al.* Enzyme-labeling of antibodies and their fragments for enzyme immunoassay and immunohistochemical staining. *J. Immunoassay* **4**, 209–325 (1983).

Jain, K.K. *The Handbook of Biomarkers*, 49 (Springer, New York, 2010).

Lallana, E. *et al.* Zuverlässige und effiziente Konjugation von Biomolekülen über Huisgen-Azid-Alkin-Cycloaddition. *Angew. Chem.* **123**, 8956–8966 (2012).

Liu, H. *et al.* Ranking the susceptibility of disulfide bonds in human IgG1 antibodies by reduction, differential alkylation and LC-MS analysis. *Anal. Chem.* **82**, 5219–5226 (2010).

Nakane, P.K. and Kawaoi, A. Peroxidase-labeled antibody: a new method of conjugation. *J. Histochem. Cytochem.* **22**, 1084–1091 (1974).

Pham, D.T. *et al.* Electrophoretic method for the quantitative determination of a benzyl-DTPA ligand in DTPA monoclonal antibody conjugates. *Bioconjugate Chem.* **6**, 313–315 (1995).

Safavy, A. *et al.* Synthesis and biological evaluation of Paclitaxel-C225 conjugate as a model for targeted drug delivery. *Bioconjugate Chem.* **14**, 302–310 (2003).

Singh, K.V. *et al.* Synthesis and characterization of hapten–protein conjugates for antibody production against small molecules. *Bioconjugate Chem.* **15**, 168–173 (2004).

Teillaud, J.-L. Engineering of monoclonal antibodies and antibody-based fusion proteins: Successes and challenges. *Exp. Opin. Biol. Therapy* **5**, S15–S27 (2005).

Vékey, K. *Medical Applications of Mass Spectrometry* (Elsevier, Amsterdam, 2007).

（张轶 译，何建文 审）

标准化和校准

同其他所有测量程序一样,免疫测定也需要标准化。**标准化(Standardization)** 是一个用于确保测量某一特定分析物浓度的所有方法给出相同结果的过程。**校准(Calibration)** 是一个使用**标准品(standard)** 给未知样本定值的过程。免疫测定通过与标准样品比较信号强度(源自标记试剂)来确定未知样本中的分析物浓度,不提供直接测量(如米尺提供直接测量)。免疫测定方法的大多数分析物,暂时没有参考方法,而且对于很多免疫测定分析物而言,这个现状在相当长的时间内都是个挑战。

标准化的重要性经常被低估。通常的做法是在报告患者结果的同时给出特定方法的参考区间(参见临床概念),但是一旦这个参考区间使用成习惯,就很难避免潜意识地用其去解释结果,因此,如果实验室改变检测方法并且参考区间也明显不同,但仍潜意识使用原来方法的参考区间去解释结果,可能对患者的诊断产生严重影响。

缺乏标准化阻碍了沟通和科学进步。例如,它降低了科学文献中综合年龄和性别的相关参考区间的价值,这些信息本可以用来改善不同制造商对同一分析物的测试的诊断能力。还有连带效应。例如,一些文献指出促黄体激素:卵泡刺激素(LH:FSH)比值大于 3 是多囊卵巢综合征的诊断。如果其他的免疫测定法给出的 LH 值远低于在建立该比值时使用的方法,这时使用该比值作为诊断判断值是不合适的。

标准化要求:
- 以有意义的单位赋值。
- 标准品与测试样本中的分析物相同。
- 测试样本无基质的干扰。
- 参考方法。
- 方法间一致性验证。

正如本节将要讨论的,在免疫测定领域极少能满足上述标准化要求,标准化受到诸多问题的困扰,标准化经过许多不同组织机构的持续努力已经形成了共识,但其中有一些不得不有的折中妥协,主要是由于免疫测定技术的局限性和患者标本的异质性所致。标准化改善的空间还很大,这是一个大有可为的领域。患者在治疗过程中比以往任何时候都更有可能通过不同的方法(如床旁检测和实验室自动化分析仪检测)对相同的分析物进行检测,而其检测结果可能是根据他处设置的参考区间进行判断的,以及可能使用的是不同的检测方法。因此,现在对标准化的需求更迫切,这个领域仍然是免疫分析科学家面临的最大挑战之一。

一、标准化

1. 室间质量评价(能力验证,PT)计划的作用

历史上,实现同一分析物的不同免疫测定方法的标准化的第一步源于定期的室间质量评价(能力验证)计划。室间质量评价计划的做法是:先将混合后的样本发送到许多实验室检测,然后由计划组织者分析结果。通常,第一批结果显示出很大的差异。然而,实践已经证明,采用向计划参加者和试剂制造商反馈与**所有参加实验室修正均值(ALTM)** 的偏差的策略,使得最终的整体变异变小了。那些与其他方法具有一致偏差的方法被清楚的标示出来,并且那些与其同一参与评价组的结果不一致的实验室也能了解其在同组中所处的相对水平。一些计划组织者发出添加特定分析物的样本来评估实验室对该分析物的回收率,这可以帮助实验室精准定位特定方法的根本性问题。由于有了多方合作的去取得标准化的不懈努力,标准化的改善在室间质量评价计划结果中即可显而易见,并且也可更清晰地识别出异常方法。研究表明,ALTM 趋向于接近"真实"浓度,尽管回收实验可能有助于识别不适当的标准化方法,但在没有参考方法的情况下,ALTM 值不能理所当然的认为就是"真实"浓度。如果特定测定方法的值与 ALTM 存在大的偏差,室间质量评价计划的参加者有责任告知相应的制造商。

2. 国际标准品

为了在不同方法之间获得一致的结果,最终

需要一个公认的标准品。为了取得广泛的认同，最好在国际机构的全面管理下进行标准品制备。一些分析物有高纯度的形式可用标准品，例如，可从美国的 NIST 获得的皮质醇 cortisol，纯度为 $(98.9 \pm 0.2)\%$。然而，大多数免疫测定分析物的**国际标准品（International Standards）**是由英国国家生物学标准品和质控研究所（www.nibsc.ac.uk）制备的。

国际标准品的制备是一个非常专业的流程，并应对每个步骤进行确认，同时需要由多个独立的实验室提供支持。标准品制备可能遇到的常见问题之一是异质性。许多免疫测定分析物是具有不同程度糖基化的蛋白质。如果所制备的标准品使用时需要保留这些糖基化，则应使用温和的纯化方法以保留分析物的结构完整性。如果分析物是蛋白质，制备所需原材料还必须有可靠的且人源的来源。如果从器官中提取蛋白质，则所选择的器官中的蛋白质结构应尽可能与血液中的相应蛋白质结构接近。

将纯化好的蛋白质与惰性载体化合物混合，否则冻干后会因为量太小看不到冻干物。然后将溶液平均分装到玻璃安瓿中，冷冻干燥，并在氮气下密封安瓿。

在证明制剂的安瓿间可重现性（好于 ±0.25%）并确保低残留水分含量后，样品被送到各实验室进行独立的浓度检测评价，并证明制剂中的标准分析物的表现类似于人体血液样本中天然存在的分析物。

要被指定为**国际标准品（IS）**，该制剂必须**由世界卫生组织（WHO）下的生物学标准化专家委员会（ECBS）**进行认证。国际标准品是一个制剂，该制剂的**国际单位（International Unit，IU）**是由一项包含不同实验室的多个分析系统的国际合作研究来约定的。**"IRP"（国际参考制剂）**一词不再用于新制备的材料。它曾经被分配给不符合 IS 要求但对于方法间标准化是有用的制剂。

国际标准品状态的指定有时被描绘为标准化道路的终点。毫无疑问，在共同标准上达成全球协议是一项重大成就，但国际单位（IU）仍然是自定义单位。在某种程度上，国际单位来源于酶测定或生物测定，酶测定以底物转化活性单位表示，生物测定则通过生物活性来表示检测样品中的激素。在蛋白质浓度没有以 IU 表示时，它们有时会以质量单位表示（如 ng/L）。自定义单位

和质量单位的局限性通过 hCG 国际标准品（IS 75/537），hCGα 亚基（IRP 75/569）和 hCGβ 亚基（IRP 75/551）国际参考制剂的单位使用来说明。hCG 国际标准品的赋值基于生物测定单位，而 hCG 亚基 IRP 基于质量单位，因此除了使用大约的转换因子外，它们不可比较。［请注意，这些标准品的最新版本是：75/589（完整 hCG），99/720（α 亚基）和 99/650（β 亚基），并且有一个特殊的第一代 WHO 参考试剂（99/688）用于完整 hCG 的免疫测定］。乍一看，质量浓度单位似乎是免疫分析物的理想测量单位，但由于不同分析物的分子量不同，它们也有局限性。例如，一个样品中的 hCG 的 β 亚基分子和另一个样品中的完整 hCG 蛋白质浓度相同，由于 hCG 的 β 亚基分子较低的分子量，将导致其对应质量浓度约为一半。免疫测定标准化最终应该用更有意义的术语，并且希望有一天我们将看到以摩尔浓度表达的蛋白质浓度。为实现这一目标，需要对有关蛋白质的表征进行大量工作。胰岛素和**促肾上腺皮质激素（ACTH）**已取得进展，其浓度通常表示为 mol/L。

现有国际标准品摩尔浓度赋值的相关问题非常重要。一个实验室将摩尔浓度指定为不超过两个有效数字可能很快就会出现另一个宣布不同的估计值，这根本不是进一步推进标准化的原因。异质性分析物摩尔浓度赋值相关问题特别复杂，甚至有人认为这个目标在科学上是无解的。然而，解决这种困难的实用方法正在出现，例如：目前用于免疫测定的 FSH 国际标准品（92/510），其中的 FSH 蛋白质是由一个重组的 DNA 制备，它给出了一种确定的结构，该标准品同时附有一份包含了基于紫外吸光度测量和肽链的理论消光系数计算的大约摩尔数含量的宣称。

国际标准品的指定有助于解决因欧洲和美国尝试在当地进行标准化带来的潜在差异。许多组织机构积极参与标准化工作，包括位于布鲁塞尔的**参考物质与测量研究所（IRMM，以前称为 BCR）**，以及**美国疾病控制中心（CDC）、美国病理学家协会（CAP）、美国国家临床实验室标准化委员会[NCCLS 现称为临床实验室和标准研究所（CLSI）]、美国国家标准与技术研究院（NIST）和美国国立卫生研究院（NIH）**，尽管这些组织在方法上有细微差别。**国际临床化学家联合会（IFCC）**一直积极鼓励全球标准化。

国际标准品的长期稳定性可使用并行存储

于多个不同温度的样品来测试。长期稳定性可以使用**阿伦尼乌斯方程**(Arrhenius plot)即每个温度下的活性与时间的关系曲线得到一些预测(通常叫作加速老化试验),并且有一个粗略的经验算法,即温度每降低10℃,保质期加倍。世界卫生组织采用的一种实用方法是将标准样品储存在−20℃和−80℃。如果样品的活性在这个过程中没有观察到差异,则可以安全地假设这两种方式储存的样品都是安全的和活性是完整的。通过几代标准的传递,每代标准均用其前一代标准品进行校准,胰岛素的国际标准化已经稳定保存了70多年。

3. 决定性方法和参考方法

在临床化学领域,已经选择了一些成熟的方法作为**决定性方法**(definitive methods)或**参考方法**(reference methods)[(NCCLS文件NRSCL 12-P;EP15-A2精确度和真实性的用户验证;批准指南-(第二版)(www.clsi.org)]。决定性方法是最理想的方法。它经过充分研究和评估不准确的原因,包括非特异性,并使用准确的一级参考物质。决定性方法被认为是准确和精确的,并且在美国适用于所有方法和标准的校准。参考方法是一种辅助方法,它可以用决定性方法校准,并用于校准现场用的方法和参考物质,或者它可以是仍处于评估状态中的决定性方法候选者。参考方法已经过详尽研究,并且这些方法已经形成非常简明的和可重复操作的标准作业程序。对于某些分析物,参考方法被认为是最高类别的方法,因为专家认为不太可能获得决定性方法。

一种地高辛的免疫测定方法已被提交作为候选参考方法。对于许多分析物而言,很难证明一种方法比另一种方法更准确,因为免疫测定是间接测量技术,并且取决于使用给它们的预设或自定义值的标准,以及不确定的生物试剂即抗体。免疫测定不直接测量确定的物理或化学参数,如摩尔数或克数。然而,免疫测定具有一定程度的分析灵敏度优势,这是其他将用于参考方法的技术所无法比拟的。

对于一些免疫测定分析物,确实存在独立的参考方法。ID-GCMS(同位素稀释-气相色谱质谱法)适合作为皮质醇的参考方法。它包括通过气液色谱法分离皮质醇,通过质谱法进行特异性检测,并测定添加到样品中的重同位素标记物回收率。一款具有高纯度的皮质醇参比制剂被制

备了出来,并通过了国际一致认可确认。世界上有几个开发了ID-GCMS方法的专业实验室使用参考制剂独立验证了此方法的有效性。作为最终测试,将患者样本提交给每个参考实验室,并对他们的浓度值进行了评估确认,均在严格的公差范围内。只有这样,方法才会被赋予"参考方法"的状态。有关使用ID-GCMS参考方法和皮质醇测定标准化的其他方面的说明,请参阅Gosling等人(1993)。

皮质醇参考方法的可用性使**英国国家室间质量评估计划**(UK NEQAS)能够推行,通过在几个月时间内为计划参与者提供他们测试一系列对照样本的偏差数据,来引导整个行业的标准化进程。含有皮质醇的血清库由加迪夫的参考实验室使用ID-GCMS校准定值,并送至英国各地的测试实验室。发现几种免疫测定方法相对于ID-GCMS有偏差,一些方法高达25%。尽管在卡迪夫的同一参考实验室使用ID-GCMS校准了测定校准品,但一种方法偏差仍达到20%。这种大的差异是因为校准品是使用活性炭处理人血清作为基质制成的,因此不能很好地代表患者样本。虽然校准品被正确定义了皮质醇值,但是在对患者样本进行免疫测定产生信号时,其表现并不与校准品相同[这是**基质效应**(matrix effect)的典型例子]。在一段时间内,各种商业免疫测定方法的制造商对皮质醇进行了校准修正,以使它们与ID-GCMS对齐。这项行动对减少英国变异达到了有益效果,并将免疫测定方法与参考方法关联起来,提高了准确性。同样的工作在德国成功地用于雌二醇等类固醇标准化。

有时错误地认为所有ID-GCMS方法都是参考方法。然而,只有当几个高度控制的实验室在内部对这种方法进行了验证,为了进一步达到高标准,然后在国际研究中进行确认,结果都在严密的界限范围内,这时才能被指定为参考方法。

不幸的是,ID-GCMS仅适用于小型均质分子,如类固醇。蛋白质的参考方法很少,许多蛋白质,尤其是糖蛋白是异质的(即它们以不同的亚型或异构体存在),这导致问题更加复杂。为了在没有参考方法的情况下校准免疫测定,必须使用已经认可作为国际标准的纯分析物或纯化的制剂。

4. 其他参考物质

国际标准品是以高度纯化的蛋白质提取物提供的,不会被血清或血浆污染。使用这些物质

作为一级标准品校准后的免疫测试仍不能保证患者样本在不同测定中得到相同的结果。因此,基于人血清基质提供的国际参考材料也被制备了出来。这些包括来自 IRMM 的皮质醇和**孕酮认证参考物质(CRM)**,血清蛋白质标准品(具有 14 种分析物的值)和载脂蛋白标准品。

5. 标准物质的异质性

许多分析物,尤其是糖蛋白,是天然异质的。异质性的来源包括糖基化、唾液酸化、聚合、聚集和降解。不同水平的激素原(如 ACTH)、亚单位(如 α- 和 β-hCG)、片段(如 PTH)、复合物(如 PSA)和亚型(如 CEA)产生额外的多样性,其可能导致二种不同免疫测定方法影响程度不一样。个体间天然差异产生和形成,会随着不同的生理状态、性别或年龄而增加或减少。

使用纯化材料进行校准是很重要的,但纯化过程可能会进一步改变分析物的结构或性质。因为一个国际标准品仅能代表一种异质分析物的样本,采用相同 IS 标准化的方法可以对给定系列的患者样本测值有很大的不同。这是因为每种免疫测定方法都有一个唯一的抗体组,而此抗体组只能识别分析物上特定表位。一对单克隆抗体夹心测定方法相比使用多克隆抗体竞争测定方法有更好的特异性,并且可能给出较低的糖蛋白值。

一些分析物具有不同的性质,这取决于它们来源的组织或体液。例如,从垂体中提取的**促黄体激素(LH)**和**卵泡刺激素(FSH)**相比在尿液提取的,其与血清中循环的物质结构更加相似。第3 代 hCG 国际标准品(IS 75/537)被广泛用于检测标准化,但它是从妊娠尿液制备的,因此含有切口(氨基酸序列中的切割),可能导致免疫和生物学效力降低。该标准已被连续的 IRP 代替。然而,方法差异仍然存在,并且对所有 hCG 结构进行分别测定时,方法间差异还是很大(Sturgeon 等,2009)。

加拿大临床化学家协会发表了一篇关于对生长激素、催乳素、hCG、LH、FSH 和 TSH 检测结果多样性及其标准化影响因素的综述(1992)。他们提出了一系列建设性建议,包括:

- 结构明确的多肽(例如 ACTH、PTH、胰岛素、胃泌素、抗利尿激素、胰高血糖素和生长抑素)的血清或血浆浓度应以摩尔单位报告。
- 应使用双位点免疫测定法进行多肽激素测定。

- 关于抗体针对每种多肽激素所识别的表位,应寻求共识。
- 如果可能,应使用重组 DNA 技术制备多肽激素测定校准品。

即便这样,TSH 检测仍然存在偏倚。在 IFCC 对 16 种方法测定的结果评估发现,三种方法测定仍显示高达 39% 的偏差(Thienpont 等,2010)。

由于分子量的变化和去除残留水的困难,不能简单地通过将重量除以分子量来确定异源糖蛋白的摩尔浓度。

6. 方法相关的标准化差异原因

即使纯净、均匀的分析物可用于制备标准品,也可能发生方法之间的差异。尽管免疫测定中使用的抗体非常特异并且对其靶标抗原具有高亲和力,但在其他物质存在下缺乏绝对特异性和足够的亲和力是导致许多方法变异的根本原因。这表明最终抗体的质量在开发稳定且无偏倚的测定中是最重要的。

7. 样本和校准品基质

以上已经解释了参考标准品和患者样本之间分析物的分子结构有潜在的差异。这与抗体异质性相结合,可能提高使用相同参考物质标准化的免疫测定之间的差异。然而,这种差异也可能由标准品和样本的非分析物成分[基质(matrix)]引起。基质对分析物浓度测量的影响是众所周知的,并且在基质效应、样本干扰和交叉反应之间存在一些联系。

基质效应(matrix effect)是指同一分析物在两种基质之间测定偏差,如血清和血浆之间,或血清和活性炭处理的血清。它通常用于描述具有未知原因的已知偏差来源。最重要的基质效应类型是在用于制备校准曲线的基质和测试样本的基质之间发生的。

样本干扰(sample interference)是指将一种能分离出来的已知物质添加到先前未受影响的样本中后,测试结果引起偏差的一种现象。样本干扰可能是基质效应的根本原因。多年前,我发现外部质量保证(能力验证)方案中测定的一致偏差是由于样本分解导致对照样本中存在过量的非酯化脂肪酸产生的。在确定原因之前,最好将其描述为基质效应。但实际上,这是一个样本干扰。

作为另一个例子,许多免疫测定在配对的血清和血浆样本中给出不同的分析物浓度(即将每个血液样本分成两个等分试样并分别处理成血清和血浆)。这是基质效应的典型特征。然而,实际的百分比差异可能是由特定样本或患者导致的。这是样本干扰的特征。样本中的补体可以与抗体结合,尤其是 IgG2 亚类单克隆抗体,并进一步干扰与分析物的结合。血清和血浆之间结果的差异可能是由于血浆收集管中抗凝血剂中螯合剂成分对补体活性的抑制。当使用血清或血浆标准品校准时,尿液样本测量倾向于显著差异。这是基质效应的一个更极端的例子。然而,个体尿样在盐浓度方面也有很大差异。

交叉反应(cross-reactivity) 可以通过干扰物的分子结构将交叉反应与样本干扰区分开来。如果由于与测试分析物的结构相似性而与抗体的分析物结合位点结合,导致测试结果的错误升高,则它是交叉反应物。因此可以想象,一旦具有不明原因的基质效应,通过确认是否具有样本特异性和可转移性,可来推断是不是样本干扰,进一步对干扰物质的特性进行鉴定,则最终可以推断是否为交叉反应性。

从以上说明可以得出结论,个体样本可以在一种样本类型基质中存在不同。血清和血浆可能受类风湿因子、自身抗体、**人抗小鼠抗体(HAMA)** 和交叉反应药物和代谢物的影响。血浆中的纤维蛋白原也可以干扰,并且可以从固相中置换蛋白质。用作血浆收集的抗凝血剂(如 EDTA)可直接干扰信号的产生。血清蛋白、胆红素和 NADH 可引起背景荧光。溶血样本可能含有来自破裂的红细胞膜的过氧化物酶,因为没有洗涤步骤去除未结合的干扰分子,导致均相测定的信号产生非常容易受到干扰。其他潜在的干扰源是补体、磷脂、肝素、非酯化(游离)脂肪酸、以及从样本采集装置中使用或浸出的化学品。

应始终小心存放样本和标准品,以避免由于不稳定性引起的进一步问题。尽管样本稳定性可以通过一种免疫测定方法实验验证,但是分解产物的存在可能影响另一种方法给出的判断。

样本干扰会导致方法之间单个样本的结果不一致。但是由于样本中非分析物成分的敏感性,无论这种敏感性是基质效应、样本干扰还是交叉反应,都可以导致即使使用相同国际标准化的两种方法之间,仍存在一致偏差。这是由于标准基质和样本之间的非分析物组分的性质不同导致的。例如,活性炭处理的血浆是制备类固醇标准品的合适基质,其大部分小分子被完全除去,因此

与预期用于该试验的患者样本不同。标准品中不存在潜在的交叉反应物,但患者样本可能存在。血清样本和去纤维蛋白、脱脂血浆(用于制备试剂盒校准品基质的常用来源)之间显著差异不大。另一个例子涉及在血清或血浆标准品和质控品的冷冻干燥过程中溶解的二氧化碳的损失,导致复融基质的 pH 提高。

通过二级标准品和校准品测试的每个过程,以国际标准品和测试样本作为校准过程的每个步骤,都可能受到基质效应的影响。抗体和分析物之间的结合可能受局部环境的影响,例如 pH、离子强度、蛋白质的存在和疏水材料的水平。尽管大多数基于酶标记的测定包括去除干扰物质的洗涤步骤,但是信号产生期间的酶活性也可能受到影响。每种类型的信号系统都具有独特的基于样本的干扰,如样本中天然荧光团的存在会干扰荧光测量。固相的结构和完整性也可能受到影响。

通过在孵育过程降低添加入测定试剂中样本量,可以最小化样本基质对抗原 - 抗体结合的影响,尽管这降低了测定的灵敏度,还可以通过增加测定试剂成分中蛋白质和离子浓度以及缓冲能力强度来最小化样本基质影响。从相同物种中提取的动物血清或免疫球蛋白作为抗干扰剂,可以消除一些样本特异性作用,如 HAMA(**人抗小鼠抗体**)干扰。通过有效的分离系统可以大大降低潜在干扰对信号产生的影响,包括有效的洗涤步骤,特别是如果包括短的浸泡阶段,以便结合不紧密的物质从固相扩散到洗涤溶液中。

均相分析不具有洗涤步骤,因此需要极其注意以便最小化基质效应带来的影响。

总而言之,重要的是要充分了解特定免疫测定系统的固有弱点,并设计测定方法以弥补这种弱点。无论在何种应用场景,只要允许尽可能选择最高亲和力和最具特异性的抗体,并特别注意选择用于标准品和校准品的基质。注意测定方法设计的这些方面可以显著减少与方法相关的偏差和样本干扰。

8. 缓冲液

缓冲液标准品与患者样本非常不同,因此对于实现方法标准化的准确性而言是不可靠的。在分析试剂中也有缓冲组分,但由于这些组分被添加到标准品,也同样添加到患者样本中,它们不太可能直接引起方法偏差。然而,缓冲液的性质可能对蛋白质的构象产生影响,并且这反过来可能

影响抗体结合。因此,仔细选择缓冲液、优化 pH、离子强度和其他活性成分可以帮助最小化标准化中的方法偏差。

缓冲液还可能包括一种化学物质,能将分析物从载体蛋白上的结合位点中释放出来[称为**封闭剂(blocking agents)**]。重要的是选择合适浓度以便完全释放各种样本和标准基质中分析物。所有缓冲液成分应具有高纯度,并且不含潜在的干扰污染物。

9. 抗体

抗体是免疫测定的核心。选择最高亲和力和最具特异性的抗体将显著降低基质效应的影响。然而,该策略将增加对异质性分析物测试敏感性。因此,针对特定免疫测定选择最合适的抗体涉及一系列权衡,这取决于对分析物和免疫测定系统的组分(样本/标准品基质、分离系统和信号产生系统)的详细理解。在认识存在局限的情况下,采用实验来验证无可替代。

成功的抗体产生取决于充分表征的免疫原。可能难以获得与样本中的分析物完全相同的纯化分析物源。如前所述,hCG 通常来自妊娠尿液,在氨基酸之间含有缺口,缺乏一些碳水化合物侧链。比起患者样本中的分析物来说,偏爱这些特性的抗体在识别标准品或质控品中的分析物时具有更高亲和力,从而导致标准化问题。

双位点免疫测定更具特异性。单克隆抗体能提供好的特异性,但这可能以牺牲亲和力为代价。低亲和力抗体特别容易受到基质效应和样本干扰。如果将单克隆抗体直接包被在固相载体上,更可能显著改变其结合特性,并进一步降低亲和力。

如果可以选择一种抗体,其对于不同来源分析物识别表位都不存在变化时,则免疫测定对分析物异质性不太敏感。选择重组来源蛋白质用于制备标准品,然后筛选与重组和天然蛋白具有共同结合位点的单克隆抗体,是实现标准化很有希望的一块领域。

10. 标记分析物或抗体

在标准化的背景下,标记的目的应该是尽可能少地修饰标记分子(竞争法中的分析物和免疫测定法中的抗体)的结合区域。使用竞争法测定小分子,这是一个特殊的挑战。如过氧化物酶标记的三碘甲腺原氨酸(T3)比单独的 T3 大62倍。

11. 分离

一些分离系统易受基质干扰的影响。使用具有有效洗涤过程的固相载体有助于最小化此影响。在免疫测定分析中,低浓度分析物往往较容易发生问题。低洗涤效率可能导致由于样本成分产生的虚假高信号。洗涤效率受洗涤过程的物理性质、洗涤溶液的配方和洗涤过程中溶液的温度影响。过度洗涤可以去除结合物质。

12. 对抗体检测的特殊考虑

尽管一些抗体存在国际标准品,但天然存在的抗体群体中固有的异质性是方法之间一致标准化的主要障碍。每个实验室必须根据正常人群确定自己的参考区间或分割值。从长远来看,可以通过使用重组蛋白作为捕获抗原来改善标准化,这已经用于献血者筛选的传染病测试领域中。在该领域中,还广泛使用认可的灰区样本和血清转化样本盘。这有助于在阴阳性符合率方面定义定性方法的标准化。

二、校准

1. 分析物

校准需要最高等级的纯化来源分析物。可合成的分析物,如类固醇、药物和小多肽,通常不会出现问题,但必须小心处理,避免污染并严格按照制造商的说明进行储存。必须特别注意吸水性材料,并且为含有结晶水化学品制定容许偏差。用于一级校准的纯分析物应避光储存在干燥器中。许多这种类型的免疫测定分析物溶解在有机溶剂中,如乙醇。这些溶液应该用适当的含水基质稀释,以将有机溶剂的最终浓度降低至小于 1%。

尽管存在例外,大多数具有临床重要性的蛋白质在患者样本中表现出一定程度的异质性,如**甲胎蛋白(AFP)**。有几种是糖蛋白,如**癌胚抗原(CEA)、卵泡刺激素(FSH)、黄体生成素(LH)**和**人绒毛膜促性腺激素(hCG)**。蛋白质的异质性质产生了对国际标准品的需求,国际标准品代表了标准材料的单一来源。虽然它们可能并不总是均匀的,但它们至少为所有可用方法提供了共同的、统一的分析物来源。

在过敏领域,用于免疫测定的过敏原的制备充满了技术和标准化问题。食物过敏原纯化过程,如加热或化学修饰,可以改变过敏原的免疫原性并使它们不能结合患者样本中的过敏原特异性

IgE 抗体。

2. 国际标准品

为了给一个新蛋白质测试方法提供校准,通常需要获得一瓶**国际标准品(IS)**或**国际参考制剂(IRP)**。

使用安瓿中标准品制备一级标准溶液需要非常小心,并且应委托给有经验的人员处理。理想情况下,应该在两个不同的场合由不同的人分别复融安瓿中标准品,并检查由两个标准品制成的标准溶液结果是否达成了良好的一致性。标准溶液应等比例分装储存于 −70℃。

国际标准品的使用需受到严格控制。可以从 NIBSC 查找到生物标准和参考材料目录。

缺乏 IRP 是方法差异的主要原因。肌钙蛋白 I 已经通过 ELISA 测量了大约 20 年,但不同方法间显示出 2~5 倍的差异,因为难以获得适用于所有测定形式的物质来推进标准化。

3. 二级标准品

在实践中,准备多组二级标准品是有用的,从中可以为未来的许多校准品定值。它们充当 IS 一级标准品(因为一级标准品量少,大规模使用受到限制)和新批次的常规校准品之间的中间体。通过使用合适的基质稀释可靠来源的分析物,来批量制备覆盖整个测定范围的 6~10 个工作浓度溶液。溶液应进行等比例分装,以防止反复冻融。这些应该储存在 −70℃,或冷冻干燥。稀释基质应与用于最终校准品的基质相同(如去纤维蛋白,去脂质的人血浆)。使用 IS(或纯分析物)稀释制备约 10 个浓度左右稀释品,用其作为校准曲线定标,从而得到二级参考品的值。通过检查对比 IS 稀释液的实际浓度与拟合浓度,来判断校准曲线拟合误差。有必要绘制标准曲线以最小化偏差。曲线中一致的"摆动"可能表明稀释不正确(免疫测定曲线应该只有一个拐点)。最好不要使用二次稀释,因为累积误差可能导致较低浓度的偏差。应运行至少 20 次测定以获得二级标准品的平均值。在 **ANOVA(方差分析)**实验设计中,如果可能,应使用不同的试剂批次和仪器。任何异常数据都应该被剔除。在 ANOVA 分析检测中,任何试剂批次或分析仪之间的显著差异都应该被研究。

4. 校准品

免疫测定需要使用校准品,以便为未知样本定值或浓度。在经典免疫测定中,在未知样本测试之前运行一组约六个浓度校准品,绘制信号对浓度的校准曲线,就可以通过信号确定未知样本的浓度(参见本部分第六节"校准曲线拟合")。这通常使用计算机进行。校准品是大批量制造的,并且可以通过参考二级标准品来定值(需要大约 20 轮测定)。许多免疫分析试剂盒都包含**固定值(fixed-value)**校准品,无论批次如何,它们总是被赋予相同的值。这需要在制造期间对二级标准品进行仔细的过程控制。

理想情况下,校准品应使用与测试样本相同的基础基质进行制备。用于许多临床试验的优选材料是来自捐献的人血制备的去纤维蛋白、脱脂的血浆。每个捐献的血液样本必须分别检测 HIV、HCV 抗体和 HBsAg。

制造商面临的困难之一是必须制造一系列校准品,包括分析物浓度为零的校准品。许多分析物存在于正常人血清中,因此零浓度校准品的制备需要使用不同的基质。可能的替代品包括动物血清或含有蛋白质的缓冲溶液,但这两者都可能产生基质效应。马血清特别多变,应该避免。最好的选择可能是使用固定在柱子上的抗体,通过亲和层析去除了分析物的人血清。然而,一些少量的抗体容易从柱子中脱落出来。可以通过使用活性炭或离子交换树脂去除血清中一些低分子量分析物,但这也会去除其他小分子,从而显著改变基质。

5. 标准品和校准品基质

校准品的基质需要与样本基质有一致的表现,将较少的可溶性分析物保持在溶液中或与载体蛋白结合,并提供一种可能在孵育或分离阶段中起作用的存在背景信号的蛋白质。校准品基质选择有两个相互矛盾的要求:

(1) 基质应该在批次之间保持一致。

(2) 基质应反映在测定中具有背景效应的患者样本的任何非分析物成分。

实现(1)的理想方法是使用含有例如 1% 牛血清白蛋白的缓冲液,但这通常不足以满足第二个要求。偶尔会使用动物血清,但可能会受到批次之间差异的影响。对于临床应用,人血清(或去纤维蛋白、脱脂的血浆)是优选的基质。通过收集一定个体数量混合人血清,可以最大限度地减少捐赠者之间自然变异的影响。

6. 减少校准和存储校准曲线

除非一次需要对多个样本进行测试,否则一式两份地运行一组六个浓度的校准品来获得校准曲线,就非常浪费试剂。如此,在小量测试或随机存取的分析仪上,更多的试剂被消耗在了校准而非测试样本。出于这个原因,已经开发了各种减少的校准曲线方法。一些具有线性校准曲线的免疫测定法中仅需要运行一个或两个校准品。通过在固相上固定高水平的捕获抗体来实现线性,然而这种方法仅适用于某些测定。随着只需要定期校准的稳定全自动分析仪和配套稳定试剂推出,**存储校准曲线**(stored calibration curves)的方法就向前迈出了一大步。例如,六个浓度的校准品一式两份运行并拟合出校准曲线。曲线存储在分析仪的存储器中,用于确定使用相同批次试剂测试的任何样本的浓度。通常,这些存储的校准曲线可稳定至少14天,但某些系统具有几个月的校准稳定性。

下一步是使用减少的一个或两个浓度的校准品来延长校准周期,用于校正主校准曲线,如用于长期分析仪波动。一个很好的例子是 Abbott IMx™ 单点"MODE 1"校正。

ACS™:180 通过引入编码的主校准曲线进一步推动了这一进程。它们来源于制造商的 QC 实验室在每个新批次上进行的一系列分析,并以条形码编码,条形码由分析仪上的条形码读取器读取。通过运行两个含不同浓度分析物的校准品(或调节器)来完成定期重新校准。计算机使用两个浓度的校准品的信号对主曲线进行修订,以补偿分析仪间的差异以及在保质期内试剂盒的变化。

编码主校准曲线现在已用于许多随机存取分析仪中。主校准数据和其他信息使用传统的条形码、二维条形码(可以编码更多数据并且更加稳健)、磁卡、智能卡或软盘从制造商传输到分析仪。

通常,由制造商使用几批试剂来对待调整的校准品进行定值,然后在临床实验室中匹配后期批次使用。但是,试剂批次之间的微小差异可能导致校准品定值存在不一致。有些公司的(Vitros ECi™)系统具有批次特异性的校准值,将校准品的定值与每批次主曲线确定联系起来。这些值编码在磁卡里的主曲线数据中。

为了获得稳定的校准曲线,分析仪必须保持孵育温度(包括预热速率)、信号测量和其他可能影响信号水平变量的一致性和稳定性。它还必须能够承受环境实验室温度和湿度在规定限度内的变化。批次内的不同试剂盒必须提供一致的结果,即使它们在不同时间运输并因此在运输途中经受

不同的条件。为确保一致性,一些制造商已推出冷链运输。任何通用试剂(如底物液或清洗液)还必须在批次间和同一个批次整个生命周期内提供恒定的信号水平。

许多针对滥用药物和传染病免疫测定都使用单个校准品或"质控品"。这是为了确定阴阳性临界值。通常,阳性和阴性质控品也作为未知样本运行以检查校准测试结果。

在医生办公室、药房和家中使用的测试是自校准的,通常在测定分析物浓度具有临床意义时会显色。

7. 回收率和稀释

回收率和稀释是校准质量的关键指标。一旦对一种方法进行校准后,应核实回收率和稀释特性。这些和其他核实点在其他章节的方法评估中阐述。

三、参考文献和扩展阅读

Apple, F.S. Clinical and analytical standardization issues confronting cardiac troponin I. *Clin. Chem.* **45**, 18–20 (1999).

Canadian Society of Clinical Chemists Position paper: standardization of selected polypeptide hormone measurements. *Clin. Biochem.* **25**, 415–424 (1992).

Dikkeschei, L.D., de Ruyter-Buitenhuis, A.W., Nagel, G.T., Schade, J.H., Wolthers, B.G., Kraan, G.P.B. and van der Slik, W. GC–MS as a reference method in immunochemical steroid hormone analyses. *J. Clin. Immunoassay* **14**, 37–43 (1991).

Gosling, J.P., Middle, J., Siekmann, L. and Read, G. Standardization of hapten immunoprocedures: total cortisol. *Scand. J. Clin. Lab. Invest.* **53** (Suppl 216), 3–41 (1993).

Hilgers, J., von Mensdorff-Pouilly, S., Verstraaten, A. *et al.* Quantitation of polymorphic epithelial mucin: a challenge for biochemists and immunologists. *Scand. J. Clin. Lab. Invest.* **55** (Suppl 221), 81–86 (1995).

Jeffcoate, S.L. Analytical and clinical significance of peptide hormone heterogeneity with particular reference to growth hormone and luteinizing hormone in serum. *Clin. Endocrinol.* **38**, 113–121 (1993).

Kallner, A., Magid, E. and Albert, W. (eds), Improvement of Comparability and Compatibility of Laboratory Assay Results in Life Sciences, 3rd Bergmeyer Conference: Immunoassay Standardization, *Scand. J. Clin. Lab. Invest.* 51, *Suppl*, **vol. 205**, (1991).

Kallner, A., Magid, E., Ritchie, R. (eds), Improvement of Comparability and Compatibility of Laboratory Assay Results in Life Sciences, 4th Bergmeyer Conference: Proposals for Two Immunomethod Reference Systems: Cortisol and Human Chorionic Gonadotropin, *Scand. J. Clin. Lab. Invest.* 53, *Suppl*, **vol. 216**, (1993).

Marcovina, S.M., Albers, J.J., Henderson, L.O. *et al.* International federation of clinical chemistry standardisation project for measurements of A-1 and B. III. Comparability of apolipoprotein A-1 values by use of international reference material. *Clin. Chem.* **39**, 773–781 (1993).

Mire-Sluis, A.R., Das, R.G. and Padilla, A. WHO cytokine standardization: facilitating the development of cytokines in research, diagnosis and as therapeutic agents. *J. Immunol. Methods* **216**, 103–116 (1998).

NCCLS. National Reference System for the Clinical Laboratory. Reference system: clinical laboratory. NRSCL13-P (NCCLS, Wayne, Pennsylvania).

NCCLS. National Reference System for the Clinical Laboratory. Terminology and definitions for use in NCCLS documents. NRSCL8-A (NCCLS, Wayne, Pennsylvania).

NCCLS. A candidate reference method for serum digoxin. I/LA9-T (NCCLS, Wayne, Pennsylvania).

NCCLS. National Reference System for the Clinical Laboratory. Reference methods, materials and related information for the clinical laboratory. NRSCL12-P (NCCLS, Wayne, Pennsylvania).

NIBSC. Catalogue of Biological Standards and Reference Materials (National Institute for Biological Standards and Control, Potters Bar, UK, www.nibsc.ac.uk).

Panteghini, M. Recent approaches in standardization of cardiac markers. *Clin. Chim. Acta* **311**, 19–25 (2001).

Seth, J. Standardization of protein hormone immunoassays. *Ann. Clin. Biochem.* **33**, 482–485 (1996).

Stamey, T.A. 2nd Stanford conference on international standardization of prostate-specific antigen immunoassays, 1994. *Urology* **45**, 173–184 (1995).

Stenman, U.-H., Bidart, J.-M., Birken, S., Mann, K., Nisula, B. and O'Connor, J. Standardization of protein immunoprocedures: choriogonadotropin. *Scand. J. Clin. Lab. Invest.* **53** (Suppl 216), 42–78 (1993).

Stenman, U.-H. Standardisation of immunoassays. In: *Principles and Practice of*

Immunoassay, (eds Price, C.P., and Newman, D.J.) pp. 243–268 (Macmillan, London, 1997).

Storring, P.L. Assaying glycoprotein hormones—the influence of glycosylation on immunoreactivity. *Trends Biotechnol.* **10**, 427–432 (1992).

Sturgeon, C.M. and McAllister, E.J. Analysis of hCG: clinical applications and assay requirements. *Ann. Clin. Biochem.* **35**, 460–491 (1998).

Sturgeon, C.M., Berger, P., Bidart, J.-M. *et al.* Differences in recognition of the 1st WHO international reference reagents for hCG-related isoforms by diagnostic immunoassays for human chorionic gonadotropin. *Clin. Chem.* **55**, 1484–1491 (2009).

Tate, J.R., Bunk, J.M., Christenson, R.H. *et al.* Standardisation of cardiac troponin I measurement – past and present. *Pathology* **42**, 402–408 (2010).

Taylor, S.L., Nordlee, J.A., Niemann, L.M. and Lambrecht, D.M. Allergen immunoassays – consideration for use of naturally occurring standards. *Anal. Biochem. Chem.* **395**, 83–92 (2009).

Thienpont, L.M. and Van Houcke, S.K. Traceability to a common standard for protein measurements by immunoassay for *in vitro* diagnostic purposes. *Clin. Chim. Acta* **14**, 2058–2061 (2010).

Thienpont, L., Siekmann, L., Lawson, A., Colinet, E. and De Leenheer, A. Development, validation and certification by isotope dilution gas chromatography-mass spectrometry of lyophilized human serum reference materials for cortisol (CRM 192 and 193) and progesterone (CRM 347 and 348). *Clin. Chem.* **37**, 540–546 (1991).

Thienpont, L.M., Van Uytfanghe, K., Beastall, G. *et al.* Report of the IFCC working group for standardization of thyroid function tests; part 1: thyroid-stimulating hormone. *Clin. Chem.* **56**, 902–911 (2010).

Vihko, P. and Wagener, C. Structure and genetic engineering of antigens and antibodies: applications in immunoassays. *Ann. Biol. Clin.* **50**, 607–611 (1992).

Whicher, J.T., Ritchie, R.F., Johnson, A.M. *et al.* New international reference preparation for proteins in human serum (RPPHS). *Clin. Chem.* **40**, 934–938 (1994).

WHO and Van Aken, W.G. *WHO Expert Committee on Biological Standardization: 56th Report*, (2007). (Available for download from WHO website).

Wood, W.G. 'Matrix effects' in immunoassays. *Scand. J. Clin. Lab. Invest.* **51** (Suppl 205), 105–112 (1991).

四、有关标准化讨论参考文献

Ellington, A.A., Kullo, I.J., Bailey, K.R. and Klee, G.G. Antibody-based protein multiplex platforms: technical and operational challenges, *Clin. Chem.* **56**, 186–193 (2010). Good section on standardization and QC of multiplex assays.

Gorovitz, B. Antidrug antibody assay validation: industry survey results. *AAPS J.* **11**, 133–138 (2009).

Resch-Genger, U. Standardization and Quality Assurance in Fluorescence Measurements II: Bioanalytical and Biomedical Applications (*Springer Series on Fluorescence, vol. 2*). (Springer, 2008). Includes a section on fluorescence immunoassay microarray standardization.

Sztefko, K. *Immunodiagnostics and Patient Safety* (Walter de Gruyter & Co, Berlin 2011). Good general section on standardization as a review.

（李可　译，何建文　审）

校准曲线拟合

定量免疫检测是通过一条校准曲线间接地从分析物的反应度得到分析物的浓度。校准曲线,是指反映一系列已知浓度样本和其各自反应度关系的曲线,该校准曲线通常在浓度轴上横跨两个或多个数量级和反应度轴上横跨一个或多个数量级。如果可以对无穷多数量的梯度浓度样品,进行无限次重复测定,则可以得到真实的校准曲线,但实际上只能测定有限个数梯度浓度样品,因此必须从相对较少的浓度点来估计校准曲线。由于校准品个数的有限性,必须通过插值拟合方法来估计量效关系(剂量 - 反应关系)。虽然曲线可以通过图表手绘得到,但是定量免疫检测的定标曲线通常是用数学函数或者**回归**(regression)来得到近似精确的校准曲线,将这种曲线逼近函数称为**曲线模型**(curve model)。曲线模型通常表征含有两个或多个参数的曲线簇,而测定数据的曲线模型拟合则是通过调整曲线模型参数获得一条最优拟合曲线。这些曲线模型的拟合计算通常使用复杂程度不同的软件程序来进行。

无论使用何种曲线模型,数据回归总误差都有两个来源:其一是数据测定过程中的随机误差,此误差可以通过增加测定重复次数或增加标准品数量来减小;其二是由于所选曲线模型不能准确逼近真实曲线而引起的**失拟**(Lack-of-fit)误差,此误差只能通过更精确的曲线模型来消除。就好比无论测定多少个浓度梯度样品,都不能用一条直线毫无误差地拟合一条 S 形曲线。

高度自动化的临床诊断研究与药品、生命科学和环境监测等领域的研究是有很大区别的。对于免疫测定的应用研究,主要方向是提高准确度和精密度。分析物通常是由标准品溶液经过一系列稀释制备得到,测定得到的曲线因此也称为**标准曲线**(standard curve)。不同测定项目、不同测定项目批次都有自己的标准曲线,专业供应商提供的高效灵活的曲线拟合软件是非常有用的工具,可满足多种测定项目的曲线拟合数据处理。在临床诊断领域,发展趋势是使用单一测量方法

和存储好的**校准曲线**(calibration curve)实现大部分分析物的随机测量。其中"校准曲线"一词是源自于免疫测定试剂盒,试剂盒中包含配套的校准品和试剂。在医疗保健领域,主要目标是追求更低的成本和更高的测试通量,尽管高水平的自动化仪器和试剂生产控制可以减少误差来源,但低成本和高测试通量需求的满足减小了开发者对准确精密结果的设计余地。尽管大多数曲线拟合的理论方法是类似的,但在各种应用中的具体实现方法却不尽相同。

一、反应度转换

曲线拟合中涉及的两个基础变量是样本的分析物浓度[也常用"剂量(dose)"表示]和信号强度或**反应度**(response)。信号的表现类型有很多,如放射免疫测定中的放射性计数、发光免疫测定中的发光强度和 ELISA 免疫测定中的颜色深度。在免疫测定中,浓度的梯度变化与信号强度的线性变化大致呈对数关系,当横轴浓度数值以对数标度表示,纵轴信号强度以线性标度表示时,校准拟合曲线呈现 S 形曲线形状。

当反应度是从测量系统的原始信号转换而来时,需要注意一些其他问题。如从样本反应度中减去空白样本的平均反应度时,会导致低浓度水平的反应度小于或等于零,这将影响校准曲线的拟合回归。将反应度用结合百分比表示会改变反应度的分布模型,在低百分比值时将正态分布变为二项式分布,并且需要使用反正弦变换将其转换为正态分布。

logit 变换是将具有单个拐点的对称 S 形曲线变换为直线的一种变换方法。在竞争法的测定中,以浓度的对数为横轴,信号的 logit 值为纵轴作图,这里的信号经过了零浓度结合率(B_0)和非特异性结合率(NSB)的校正。如图 3-6-1 所示。

$$logit\ Y = \ln\left(\frac{Y}{1-Y}\right) \quad (3\text{-}6\text{-}1)$$

其中

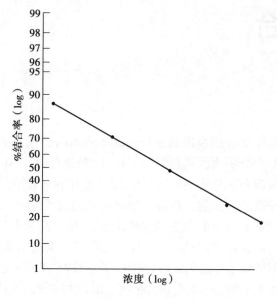

图 3-6-1　logit-log 拟合方法

$$Y = \frac{\text{Bound} - \text{NSB}\,(\%\text{bound})}{B_0 - \text{NSB}\,(\%\text{bound})}$$

式中 B_0 为竞争性结合测定中的零浓度校准品对应的结合率，或夹心法测定中的最高浓度校准品对应的结合率。NSB 为没有抗体加入的竞争性结合测定中的零浓度校准品对应的非特异性结合率，或者夹心法测定的零浓度标准品对应的非特异性结合率。以反应度的 logit 变换值和标准品浓度的对数变换值来计算线性回归。由于 logit 变换在低浓度和高浓度区产生不可靠的结果，因此其不适用于不对称的免疫项目测定。目前，logit 变换已不常用。

当使用 4 参数 logistic（4PL）拟合计算时，有时候用 log 函数来减小 S 形剂量 - 反应曲线的不对称性，但当拐点高于曲线的中间点时，log 变换反而会产生反作用，致使非对称性加剧从而导致 4PL 拟合效果更差。而大多数 ELISA 和免疫测定的典型曲线都是这种拐点高于曲线中间点的情况。

在实际应用中，除非在回归拟合中正确处理由变换引入的误差，否则这些变换将会引入除回归已有的随机和失拟误差之外的其他误差。

二、反应度 - 误差分析

为了得到回归理论中真实曲线的**最大似然估计**（maximum likelihood estimate），首先需要确定与单个样本反应度相关的随机误差。即反应度误差分析（Determining the response-error relationship）免疫测定中的随机误差，即反应信号的方差，主要与三个因素有关：

- 反应信号的幅度；
- 不同浓度下的抗原 - 抗体反应动力学；
- 信号的测量误差。

通常反应度高值和低值会差 3~4 个数量级，这并不奇怪，因为反应信号自身的变异就有可能达到 2 个或多个数量级。

大多数检测器噪声信号的标准差与反应信号的幅度成比例关系。与其不同的是同位素检测器和发光检测器，这类检测器是测量离散的光子数，误差分布为泊松分布，即为计数数量的平方根。

此外，与抗原 - 抗体反应动力学相关的误差是非线性的，反应过程中的动力学变化与分析物在示踪反应结合中的占比不成比例关系，且不同的抗体之间反应动力学差异也很大，所以不同的测试方法具有不同的方差模型。因此，免疫测量的反应度方差总是表现出**异方差**（heteroscedastic）性，而非**同方差**（homoscedastic）性，即不是一个固定的方差常量，如使用对数转换或简单的 $1/Y$ 或 $1/Y^2$。所以，对于不同的测试方法，均需要分别进行反应度方差分析。

这种反应度 - 误差的关系通常用回归函数表示，用测量信号的幂函数可以近似得到标准品的测量方差：

$$\text{Variance} = V(r) = A \times response^B \qquad (3\text{-}6\text{-}2)$$

式中 A 是反应信号的幅度和平均噪声水平的函数表达式；B 的取值范围为 1.0~2.2。若加入一个最小方差参数常量（C），可以提高在反应度较小时的拟合精度。

$$\text{Variance} = V(r) = A \times response^B + C \qquad (3\text{-}6\text{-}3)$$

通过对单个测试方法进行足够多次重复来获得真实方差函数的可靠估计是不现实的，因此只能根据该测试方法的一些随机选取的测试反应度来进行方差分析，而且这样做也可以体现出不同测试间的内源性差异。使用每个测定的重复性测量数据，对每个样本稀释液分别进行**单因素方差分析**（anova）；以每个样本稀释液反应度均值的对数为自变量，偏差平方和均值的对数为因变量来计算幂线性回归，这样得到的方差回归估计值称为期望方差，将各点期望方差的倒数作为剂量 - 反应曲线回归拟合时各点的权重，见图 3-6-2。

方差回归时所用的数据，是从正常的分析测

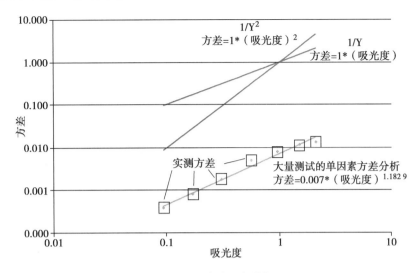

图 3-6-2　方差回归分析

注:依据实测剂量 - 反应曲线点测测量方差进行方差回归分析,得到期望方差,期望方差的倒数就是拟合剂量 - 反应曲线时的权重

试中随机选取的,这些数据也可用来评估这种测量方法的精密度水平。下文也将基于这种方差回归的方法来讨论误差分布,以及如何确定定量限、检测限、效价测定中的平行曲线和其他计算。

三、曲线拟合方法

一个好的曲线模型应该具有三个特点:一是该曲线模型可以很好地模拟真实曲线的形状,从而减小总误差中的失拟误差部分;二是好的曲线模型能够均衡实际测试中出现的多种随机误差,以获得更准确的浓度估计值;三是好的曲线模型必须能够对标准品之间的浓度点进行准确的浓度估计。

(一) 经验方法

经验方法(empirical)也称为插值法,如常用的点对点法和三次样条插值法。这种插值曲线是直接通过所有数据点的,并没有对数据作均化处理来减小随机误差。由于数据点随机误差的存在,也即测试值偏离真实值,因而经验方法的插值曲线并不能很好的逼近真实曲线。点对点曲线是将邻近的数据点用直线连接起来,所以对这些数据点区间的浓度估计是不可靠的(图 3-6-3)。

三次样条插值中,每个数据节点的随机波动导致三次样条拟合的曲线并不是连续且平滑的,其有可能不单调且出现上下震荡。

因为经验方法的上述缺点,在进行浓度估计

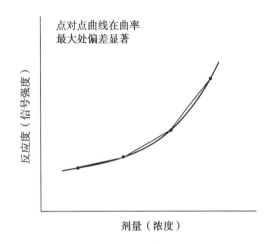

图 3-6-3　点对点线性插值

时,有可能产生更大的误差。相比之下,曲线回归方法使用更少的参数,并且能很好地减小随机波动带来的影响(图 3-6-4)。

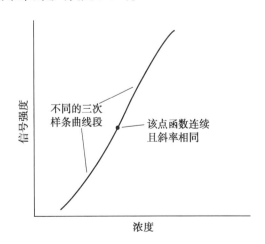

图 3-6-4　节点间样条函数拟合曲线

（二）回归方法

回归方法（regression）是使用给定的函数形式或数学模型拟合已知数组，从而对校准品点处的误差进行部分修正，使校准曲线更加逼近真实曲线。好的回归模型可以通过它自身的特性和参数变化，使函数曲线与剂量 - 反应标准曲线形状一致，如果对单次测量的校准品数据进行回归拟合，那么选择一个合适的回归模型尤其重要。

回归拟合中，最常被用来进行参数估计的统计学方法就是**最小二乘法**（least-squares）。在最小二乘法拟合中，计算每个点的实测值与曲线拟合值的差值，即残差，并对所有点的残差求其平方和，称为**残差平方和**（SSE，the sum of squares error）。最小二乘法拟合就是得到使 SSE 最小的拟合曲线，如图 3-6-5 所示。

如果 SSE 只是简单的求每个点的残差平方和，会存在下述问题：当各个点相对残差是一定的，那么残差的平方在反应度高值处非常大，而在低值处非常小。例如，假设所有点的相对残差都是 5%，那么在反应度高值处实际测量值和曲线拟合值分别是 11 500 和 11 000，其残差的平方为 250 000。而在反应度低值处，实际测量值和曲线拟合值分别是 105 和 100，其残差的平方是 25。这意味着使用回归算法进行曲线拟合时，基本只使用反应度高值处的数据来进行拟合，反应度低值处的点对求 SSE 几乎没有任何贡献，无论低端

的拟合程度多么差，SSE 都不会体现出来。

假设不存在失拟误差，则样本重复测量结果的方差，也即随机误差估计值，与回归模型得到的残差平方是相同的。因此，当使用反应度均值进行回归计算时每个反应度的期望方差（通过方差回归拟合得到）与该反应度的回归残差的平方是相同的。使用每个点的残差平方除以期望方差，即对每个点进行**加权**（weighting），这样所有点对曲线拟合的贡献就相等了，这意味着残差占比最小的浓度点比残差占比大的浓度点对拟合曲线的影响更大，具有最小 SSE 的最佳拟合曲线是对真实曲线的最大似然估计，符合回归理论的预测。这也是为什么加权回归拟合曲线与不加权回归拟合曲线计算得到的样本浓度差异很大的原因。

$$SSE = \sum_{i=1}^{N} w_i [y_i - \hat{y}_i]^2 \qquad (3-6-4)$$

加权的 SSE 有时候被称为**加权残差平方和 wSSE**（weighted sum of squares error，wSSE），或者 RSSE（residual sum of squares error）。

在统计学中，认为每个点的误差分布是正态分布，在实际测量中，只要每个浓度点的实测结果分布呈现出向中心集中的趋势，就可以认为该测试结果符合正太分布。所有免疫测量基本都是符合正态分布的。

注意，信号值超出检测器线性量程的数据点应该被舍弃。几乎所有检测器的测量范围都是有限的，在测量范围内，信号值与产生这些信号的标

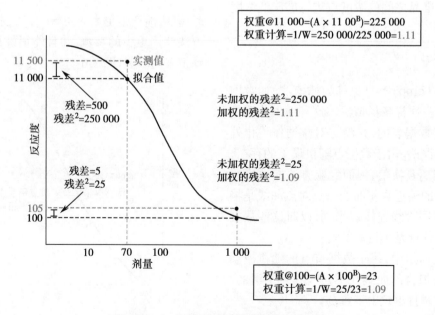

图 3-6-5 wSSE 的单点残差平方示意图

记物的数量呈线性相关;当测量值位于线性范围之外时,其值不是可信的,且信号值的分布形式将会产生畸变,不再适用于曲线拟合。

(三) 曲线拟合评价

曲线拟合后也需要一种评价拟合质量的方法,对于经验方法暂时还有没有对应的评价标准。当评价不加权非线性回归时,没有合适的统计学标准,因此通常使用 r^2 来评估拟合度,这种方法是衡量回归模型拟合值与实测值的一致性,而不是计算未拟合的残差和。r^2 本质上是衡量浓度与反应度之间的相关性,但不适合评价非线性回归模型,这也解释了为什么有些拟合较差的曲线通常也有很好的 r^2 值。

对于加权回归,SSE 本身就是一个可以直接评价拟合精密度的指标。SSE 通常被表示为残差的方差,通过将 SSE 除以曲线的自由度(数据点数减去参数个数),从而使不同曲线模型、不同数据点数的拟合评价方法标准化。但是上述这些指标均未给出拟合质量的好坏与拟合较优的曲线标准值之间的关系。

加权 SSE 的一个统计特性是,如果反应度服从正态分布(要求数据是趋向于中心的分布),那么 SSE 服从自由度为数据点个数减去参数个数的 χ^2 分布。

$$\begin{aligned}
\text{SSE} &= \sum_{i=1}^{N} w_i (y_i - \hat{y}_i)^2 = \sum_{i=1}^{N} \frac{(y_i - \hat{y}_i)^2}{variance_i} \\
&= \sum_{i=1}^{N} \left(\frac{y_i - \hat{y}_i}{SD_i} \right)^2 = \sum_{i=1}^{N} (t\ statistic)_i^2 \\
&= \chi^2\ statistic
\end{aligned} \tag{3-6-5}$$

根据这个特性可以得到 χ^2 分布的概率。假设在完全相同的条件下开展无限多次测量,可能会出现比当前拟合曲线更差的拟合曲线,也就是更大的 SSE 值,那么 SSE 的概率 p 值可以被看作大量测试中出现较差拟合结果的这一部分。χ^2 分布的概率也被称为**拟合概率** (fit probability)。

$$\chi^2 Prob = \chi^2 Dist(RSSE, N-P) \tag{3-6-6}$$

因此评价指标是一个概率,当拟合概率大于等于 0.01 时,认为该拟合曲线是可接受的,说明该拟合已具有较小的 RSSE。

(四) 加权最小二乘法

通常可以采用三种加权最小二乘法得到免疫测定分析中的剂量 - 反应曲线,分别是线性回归、

4PL 回归和 5 参数 logistic 回归(5PL)。这三种方法有两个共同点:一是为每个点都配置了权重值;二是都可以通过最小化过程得到该种方法下的最小 SSE。所有最小二乘回归曲线拟合都要求数据点最少比模型中的变量数多一个,这些额外的自由度可以使模型中的误差更平均。

1. 线性回归模型

因为**线性回归**(Linear regression)是一种可以用代数方法求解的封闭函数,所以它相较于其他两种方法较为简单。这意味着回归参数的求解会有精确解。这样的计算过程较为简单,只需要手持计算器或者简单的软件程序就能求解。形式如下:

$$Y = a + bX$$

式中 Y 是反应度;X 是浓度。通过上式可以得到斜率为 b、截距为 a 的直线。则浓度可通过如下转换得到:

$$X = \frac{Y}{b} + a$$

然而问题是,除了被分割成最小段的免疫测定曲线,几乎所有的免疫测定曲线都是非线性的。虽然在以前计算资源不足甚至没有的情况下,有各种方法可以将曲线"线性化",如最常用的方法就是前面讲到的 logit 变换。但是,尝试线性化非线性曲线终究不是一个好方法,因此经过多年的发展,这些线性化变换方法逐渐被 4PL 和 5PL 这类的非线性曲线模型所取代。

在某些情况下,可以认为线性 logit-log 模型与 4PL 模型是有一定相关性的(4PL 曲线可以转换为 logit-log 标度的直线),这些模型已被证明可以一定程度上近似质量作用模型。质量作用模型是唯一可以用来测定物理属性的模型,但确定这些物理特性以及在动力学回归方程中对这些物理特性进行建模都很复杂,因而其在实际应用中并不多见。

2. 非线性曲线模型

非线性曲线模型比线性回归复杂得多,求解模型需要通过数值迭代过程来寻找解。数值迭代过程是通过逐步对各个系数重新赋值来寻找最优解(即更低的 SSEs),数值迭代过程主要包含两个关键步骤:第一步是找到各个变量的初始估计值;第二步是在第一步指定的拟合算法区域内寻找最优解。初始估计中指定的区域是非常重要的,因为在 4PL 或 5PL 方法对应的 4 或 5 维数组中均有且

仅有一组全局最小系数,可以令曲线拟合最优。但是在边界区域内通常都有很多局部最小值,这些局部最小值有时会使拟合算法误判而得到非最优拟合结果,有时候局部最小值会导致算法得到非常糟糕的拟合结果,甚至会导致算法无法收敛。

Marquardt-Levenberg 法和 Gauss-Newton 法是许多免疫测定软件程序中常用的最小算法模块。通常这两种算法足以求解 4PL 模型,但是在应用于 5PL 模型的求解时还存在一些问题。现在的软件程序中一般都使用更强大、更适用于 5PL 模型的数值算法,这些算法需要计算机具有更快的计算速度和更大的内存,目前现代的个人计算机也都足以支持这些程序的运行。

值得注意的是,这些非线性曲线模型仅是数学函数模型,模型中的参量与任何免疫测定反应中的实际属性都无关。尽管有时曲线看起来很相似,而且形状差异也不大,但模型参数可能会有很大的差异,尤其是 5PL 中的 b、c 和 g 系数。但是,只要 SSE 足够小,这些差异都无关紧要。

3. 4PL 和 5PL 模型

4PL 能得到广泛的应用,很大程度上是因为这种模型比 5PL 模型更容易计算拟合。因为近些年出现了一些强大的拟合算法,5PL 也才得到了更多的应用。当剂量 - 反应曲线对称时,4PL 模型可以很好的对曲线进行拟合。4PL 曲线模型为:

$$y=d+\frac{(a-d)}{\left[1+(x/c)^b\right]} \quad (3\text{-}6\text{-}7)$$

式中 a 和 d 是渐近线的两个端点,b 控制两个渐近线的过渡,c 是两条渐近线之间曲线改变方向的中间拐点。

从式(8)可以得到 4PL 曲线的浓度估计值:

$$X=c\left[\left(\frac{a-d}{y-d}\right)-1\right]^{\frac{1}{b}} \quad (3\text{-}6\text{-}8)$$

通过增加控制曲线不对称度的第 5 个参数 g,可以扩展 4PL 模型,使模型具有更高的灵活性,因此 5PL 模型可以消除 4PL 模型在拟合非对称剂量 - 反应曲线时产生的失拟误差。**欠参数化模型**(under-parameterized models)一般都存在较大的失拟误差,**过参数化模型**(over-parameterized models)可以很好地拟合数据,但是拟合结果的方差较大,而 5PL 模型可以在过参数化模型和欠参数化模型之间实现非常好的平衡。这是因为任何常见的非对称 S 型函数都至少有 5 个变量:一个表示上渐近线,一个表示下渐近线,一个用于指定

函数过渡区域的总长度,一个用于指定过渡区域的位置,最后一个表示不对称程度。如果一个函数的参数少于五个,其就不可能具备足够的灵活度来实现对非对称 S 型剂量 - 反应数据的高质量拟合。

5PL 曲线公式如下:

$$y=d+\frac{(a-d)}{\left[1+(x/c)^b\right]^g} \quad (3\text{-}6\text{-}9)$$

式中 a 和 d 是渐近线的两个端点,b 控制两条渐近线之间的过渡,c 是两条渐近线之间曲线改变方向的拐点,g 和 b 控制接近较低渐近线的速率。需要注意的是,在 5PL 中拐点 c 不在两条渐进线的中心,只有当 $g=1$ 时,也就是 5PL 简化到 4PL 时,拐点才在两条渐进线的中点。5PL 曲线上浓度估计值为:

$$X=c\left[\left(\frac{a-d}{y-d}\right)-1\right]^{\frac{1}{b}} \quad (3\text{-}6\text{-}10)$$

分别改变模型中 5 个参数的任一个参数,就可以得到如图 3-6-6 所示的 5PL 曲线簇。

从图 3-6-6 中我们可以直观地看到 5PL 模型的几个特征。当浓度趋于零时,函数接近水平渐进线;当浓度趋于无穷大时,函数也同样接近水平渐近线。在曲线的渐进区域之间有唯一的一个拐点,在拐点的两侧,曲线以不同的速率($g=1$ 时速率相同)趋近左右两侧的水平渐近线。

分析图 3-6-6 可以了解 5PL 函数模型的 5 个参数是如何影响最终的曲线形状的。参数 a 和 d 控制曲线水平渐进线的位置。进一步分析曲线的非对称特点,可以得到参数 b 和 g 的影响,当接近"a"控制的渐近线时,只有参数 b 控制接近渐近线的速率;但是,当接近"d"控制的渐进线时,接近速率则由 b 和 g 的乘积控制,这种参数的耦合性是 5PL 难以建模的原因之一。

表 3-6-1 总结了变量 a、b 和 d 对 logistic 函数斜率的影响。

表 3-6-1　单调 5PL 函数的斜率与 a 和 d 的相对大小以及 b 的符号之间的关系

情况编号	a 与 d 关系	b 值正负	斜率
1	$a>d$	$b>0$	向下
2	$a>d$	$b<0$	向上
3	$a<d$	$b>0$	向上
4	$a<d$	$b<0$	向下

注:对于 $g=1$(4PL 曲线),情况 1 与情况 4 得到的函数形式相同;情况 2 与情况 3 得到的函数形式相同。对于 5PL,所有四种情况得到的函数形式均不相同

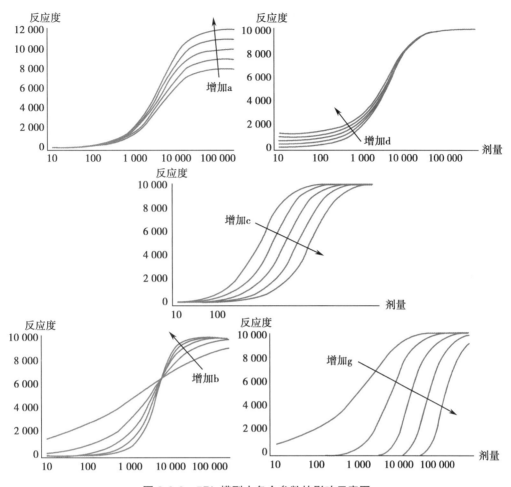

图 3-6-6　5PL 模型中各个参数的影响示意图

因为 4PL 在半对数轴上关于其中心点（$g=1$）是点对称的，所以本书采用了两种约定来消除 4PL 函数参数化中的这种冗余：令 $a>d$ 是固定值，那么 b 的符号就决定了 logistic 函数的斜率；或者令 $b>0$，那么 a 和 d 的相对大小就决定了 logistic 函数的斜率。在 4PL 模型中，这些约定都不能限定拟合回归产生的函数范围。相反，5PL 函数没有对称性。因此，表 3-6-1 中的各种情况都对应着不同的函数形式。情况 1 和 4 都可以用来拟合反应度随浓度增大而降低的数据，而情况 2 和 3 可以用来拟合反应度随浓度增大而升高的数据。$a>d$ 的形式可以拟合曲线高端的尖锐过渡（该曲线低端平缓过渡），$a<d$ 的形式可以用来拟合曲线低端的尖锐过渡（该曲线高端平缓过渡），但是这两种情况都不能拟合相反的情况。以上这些情况会出现在一些生物测定剂量 - 反应曲线中，但通常不会在无细胞免疫测定数据中出现。对于免疫测定曲线，任意形式的 5PL 都可以准确地进行曲线拟合。

图 3-6-7 和图 3-6-8 显示了通过加权 4PL 模型拟合得到的免疫测定曲线，以及对相同数据采用加权 5PL 模型拟合得到的曲线。

拟合曲线图下方的残差平方图表明，对于以残差平方和作为评价指标，4PL 模型的拟合曲线比 5PL 模型的拟合曲线误差更大。

很少有免疫测定曲线是完全对称的，如 ELISAs 等夹心法测定的曲线不对称表现尤为明显。而且，改善信噪比可能会使剂量 - 反应曲线的不对称情况更为突出。5PL 模型由于曲线拟合更为灵活，具有更低的 SSE，因此通常作为优先选择的拟合模型。如果曲线非常对称，则 4PL 和 5PL 曲线模型近似一致，再考虑到 4PL 曲线有额外的自由度，这样一来 4PL 的拟合概率就会略高于 5PL。在这种情况下，4PL 和 5PL 曲线模型都是合理的。如果测量范围小于曲线拐点处，那么曲线就只有一个末端区域，在这种情况下，4PL 就已经满足应用了。

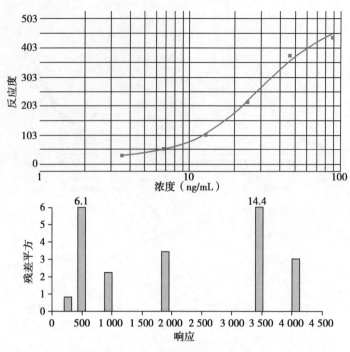

图 3-6-7 4PL 模型下 SSE 和拟合概率分别为 29.931 和 0.000 3

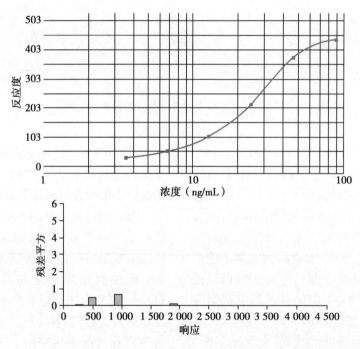

图 3-6-8 5PL 模型下 SSE 和拟合概率分别为 1.386 和 0.350

（五）标准品浓度

选择合适的标准品浓度,需要令反应度在线性标度上均匀分布,且不可聚集在同一个值上,但不必限制浓度点在对数标度上均匀分布,如图 3-6-9 中位于测定曲线下方的残差平方分布图所示。注意,在整个反应信号测量范围内,不同的反应度是均匀分布的。

如图 3-6-10,显示了不均匀梯度的反应度分布对反应信号值聚集区域残差平方大小的影响,因此也影响了加权回归的 SSE 大小。

相较于均匀分布的反应度,这种反应信号聚集的情况会导致整个曲线拟合的不均匀,如残差平方图中所示,所以所选的标准品浓度应该

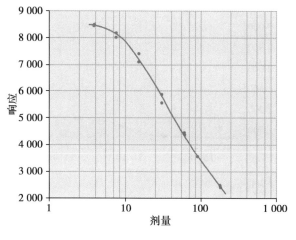

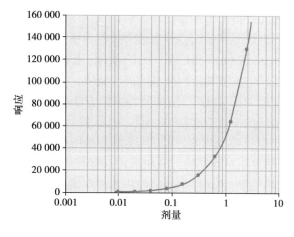

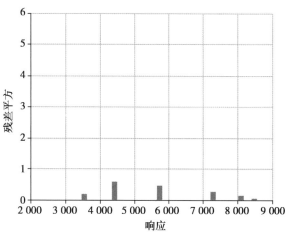

图 3-6-9　残差平方分布图

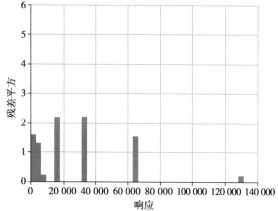

图 3-6-10　不均匀梯度反应度下的残差平方分布图

注：尽管浓度是均匀梯度分布的，但反应度并不是均匀梯度的，在浓度点聚集的区域处残差平方值更大，而在浓度点稀疏处的残差平方值更小

均匀的横跨随浓度变化的反应度测量范围。当浓度变化不会再引起反应信号变化时（曲线平台区域），所选的平台区域内的浓度点不能超过1个。

平台区域含有多个浓度点，那么这些点的浓度与反应度的关系很可能是非单调的，即使这些点的波动在允许方差范围内，但还是会降低曲线拟合的可靠性。这些点只对噪声有贡献，并且会使拟合曲线更加偏离真实曲线，发生 HOOK 效应时尤其如此。

四、误差分布

免疫测定试验的目的是确定未知样本的浓度，只有估计误差在合理范围内时，估计出的样本浓度值才真实可信。浓度估计误差一般由下列5个因素构成：

- 当前浓度点的反应度波动；
- 当前浓度点的剂量 - 反应曲线斜率；
- 相邻校准品点与该浓度点的接近程度；
- 校准品和未知样本的重复测试次数；
- 曲线拟合回归过程中引入的误差。

如果误差可以测量，那么在检测系统开发过程中可以减小上述因素带来的影响。通过进一步优化孵育条件和试剂，可以减小由反应信号波动带来的误差。通过改变测定条件，可以使诊断中更具参考意义的浓度区段的曲线斜率更加陡峭，通过调整校准品的浓度、校准品的个数和重复测试次数，以及选择更合适的曲线模型可以减少误差。但是需要精确地测定整个浓度范围内的误差分布，才能得知各个因素对测定结果的影响程度。

对于免疫测定得到的非线性曲线，精确测定其误差是非常复杂的，文献中报道的早期测量误差的方法也只是一种简化方法，只包含了上述5种因素的前两点。这种方法使误差的估计值比真实值少了1/3甚至更多，而且会在低端浓度和高端浓度处得出不可靠的误差估计值。这种早期采用的方法得到的误差分布通常被称为**精密度分布**（precision profiles），以"*%CV*"表示，来近似已知浓度样本重复测量数据波动的经验值。

近期研究表明,使用蒙特卡洛方法可以得到更精确的测定误差分布,且该方法考量了所有可能产生误差的因素,得到的误差分布用浓度的百分误差（相对误差的百分比形式）表示。源于单个样本重复次数和样本均值的样本浓度误差也可以从总的误差分布中推导出来。这种精确的误差分布,无论是对于测定项目的开发,还是对于由测定条件变化引起的结果差异排查都是非常有效的,同时还便于建立所测定项目的定量限以确定该项目的可报告范围。

基于标准曲线绘制得到的误差分布图的横坐标是浓度,纵坐标是百分误差,通过设定可报告结果允许的误差量,并计算不超过该误差量的最低和最高浓度,可以很容易就得到该测定的定量限。如 Gottschalk 和 Dunn 在 2005 年发表的论文中所述,使用 Brendan Technologies 公司的 StatLIA® 工具,采用加权的 5PL 曲线拟合模型计算了三组免疫测定数据,所有拟合曲线的拟合概率均大于 0.3。正常测定条件下得到的曲线如图 3-6-11 所示,低温孵育下测定得到的曲线如图 3-6-12 所示,增加两端浓度的校准品数量且减少中间浓度段

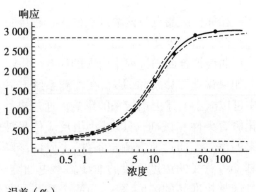

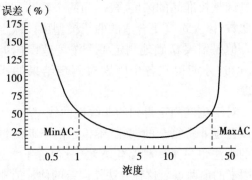

图 3-6-11　标准曲线

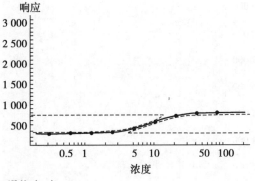

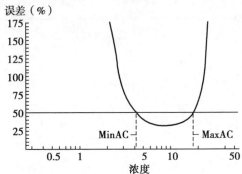

图 3-6-12　下凹曲线

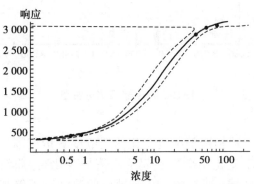

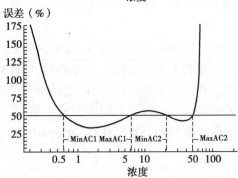

图 3-6-13　校准品点的分布对测定曲线及其误差的影响

的校准品数量得到的曲线如图 3-6-13 所示。计算每条曲线在 95% 置信水平下的误差概率,结果如下:

假设定量限内的允许误差为 50%,则从其误差分布可以很容易得到对应的**最低可接受浓度**（minimum acceptable concentrations,MinAC）

和**最大可接受浓度**（maximum acceptable concentrations，MaxAC）。在图 3-6-12 中，可报告浓度范围缩小且百分误差增大，这表明该测定分析的当前孵育温度并不是最佳条件。将图 3-6-13 的定量限和图 3-6-11 的定量限相比发现，增加低端和高端浓度的校准品数量，可报告范围的浓度下限降低半个数量级，浓度上限提高 30%。同时还注意到，远离校准点的回归区域内百分误差会增大。

五、离群值

识别离群值（Outliers）是进行免疫测定分析的必要条件。注意不要把离群值与失效样本混淆，离群值是指不服从该样本正态分布趋势的反应信号值，该离群的反应信号值合群概率非常低，通常低于 0.000 1。而失效样本的反应度是在统计上可能不离群，但测试结果通常不被接受，合群概率一般为 0.01~0.000 1。两者的区别体现在进行计算分析时，对于离群值需要剔除，而对于失效样本应该包括在计算范围内，即使可能会导致整个测定分析失效。

离群值一般有两种类型：**精度离群值**（precision outliers）和**残差离群值**（residual outliers）。精度离群值是指同一个样本多次重复测量，其反应度之间波动较大，通常以 $CV\%$（反应度标准偏差与其平均值的百分比形式）表示。对所有重复数据计算 $CV\%$，如果该 $CV\%$ 满足某既定值，则该精密度数据可接受。对于三次或三次以上的重复测定且其 $CV\%$ 不可接受的情况，则将离群最远的反应度作为离群值，可用**狄克逊法**（Dixon）或类似的离群值检验法对这些重复测定离群值进行再次筛选。但是类似**狄克逊法**（Dixon）的这类筛选方法，其问题在于因样本量太少而难以对该样本分布进行可靠估计。

评估重复测量结果更合理的方法是采用之前讨论的方差回归分析。将重复测量值的方差除以该样本反应度的期望方差，就可以得到 F 统计量，通过 F 分布就可以得到已知自由度下的 F 概率。具体的 F 分布自由度为：分子自由度为该点测量的重复次数，分母自由度为单个点的 ANOVA（单因素方差分析）自由度之和。F 概率（**精密概率**（precision probabilities））是针对方差回归分析进行讨论的，其参照的是依据历史数据分析得到的

该测试方法下当前反应度水平的正常情况。如果进行三次或三次以上的重复测量，则可以使用方差回归中的自由度来确定**格拉布斯**（Grubbs）阈值，对离群值进行筛查或剔除。

残差离群值点一般远离校准曲线，与其他点离群，所以拟合得到的曲线并不可靠。如果离群值是校准品重复测量的反应度均值，且校准品反应度的精密度也在可接受范围内，那么有可能是校准品自身造成，或某个测量结果离群导致。将该点的残差平方作为 F 统计量，浓度点的个数减去曲线模型参数个数的值作为分子的自由度，方差回归分析的自由度作为分母的自由度，计算 F 分布的概率，就可以识别校准品测量结果中的离群值。

六、存储校准曲线，出厂主曲线和调节校准品

在生命科学和药物研究以及许多其他领域中都用到了免疫测定分析，在这些领域中通常采用测定稀释主标准溶液得到标准曲线，然后对样本进行批量测定。通常测定试剂盒都会提供试剂配套的校准品。但是在临床诊断领域，为了缩短**测试周转时间**（TAT），需要随时将个体样本加载到随机进样的分析仪器上，这就要求校准曲线在一段时间内能够保持稳定可靠。虽然需要定期质控来监控免疫检测系统的稳定性，但是当前市场上大多数免疫检测系统所用的校准曲线都可以至少保持 2 周稳定可靠，并且这些校准曲线可以应用于同一批次的所有试剂。这说明现有试剂仪器的稳定性和一致性水平是足够临床诊断使用的。这些试剂和仪器之所以能够如此稳定，是因为制造商为免疫检测系统提供了主校准曲线，这可以减少用户定标所需的校准品数量，用户只需要使用较少数量的校准品来校正自身仪器的偏差。因此，在这种情况下，校准品也可以被称为调节校准品。

随机进样检测相对批量检测，对曲线拟合算法、曲线调整算法、测定试剂和测量仪器都提出了更高的要求。虽然实现起来略有困难，但制造商在考虑了许多潜在的误差来源后，通过对细节的把控和广泛验证，已经可以在随机进样检测系统中提供非常精确的样本测量结果。使用存储的校准曲线和采用较少校准品得到校准曲线的方法有很多种，而这些可行方法已经超出了本章所讨论

的范围,但仍有一些原则可供遵循,本文只做简单说明。

主曲线的使用过程可以分为两个步骤:第一步是在制造商的实验室内建立初始校准曲线,有时候也称之为"主曲线";第二步是用户在自己仪器上对主曲线进行调整。这样的方法一方面可以校正当前使用仪器的偏差,另一方面也可以校正试剂在生产后因时间推移而产生的偏差。

(一)主校准曲线

主校准曲线是指制造商为每一个试剂批次建立的标准曲线。主校准曲线的信息通常使用条形码、二维码、磁卡或者 IC 卡等方式储存并附在试剂盒包装内,也可以直接由制造商邮件发送至分析仪器或在相关网站下载。对每个批次的试剂,需要 6~10 个不同浓度的校准品重复测量多次来获取校准曲线,曲线拟合时的反应度数据应来自至少两台不同检测仪器的测量结果统计,并且通常在测定主校准曲线时,对于每一个校准品都要至少重复测量 20 次。校准曲线拟合模型一般采用 4PL 模型或 5PL 模型。由于商业系统的封闭性,曲线拟合过程可以针对特定的项目或项目类型进行特殊调整。

除了让用户在使用上更加方便外,主曲线还有两个很重要的优势:第一,校准品测量的重复次数比传统的用户定标多很多,但并未增加用户额外成本。因为对于同一批试剂的所有用户,主曲线只需要测定一次,因此,使用更多浓度梯度及更多重复测量的主曲线依然经济可行。第二,只需要使用一组主校准品就可以为所有检测仪器提供校准曲线,并且主校准品使用期限可能很长,这样就避免了用户采用传统市售校准品来定标产生的校准偏差。然而,理想情况下,新制备的标准品、未知样本和质控品同批测量是最好的,这样可以消除很多潜在的误差源,但这种理想情况在临床应用中是不切实际的。

(二)调节校准品

无论制造商使用多少检测仪器来生成主曲线,只要在用户端使用主校准曲线,用户自身仪器产生的任何偏差都会带来一定的测量偏差。正因如此,每个检测仪器都必须要采取一些针对性的校准工作。

用户端校准主要由两部分组成:其一是测试两个或三个已知浓度的调节校准品得到实测结果;其二是通过调节算法,根据每个调节校准品的信号强度来调节主校准曲线。例如,如果主校准曲线对浓度为 100 的样品给出了 1 000 的信号值,而浓度为 100 的调节校准品实测信号值为 950,那么算法就会将主校准曲线在该点的信号值调整 5%。使用多个调节校准品就可以根据用户端仪器的偏差来调节整条主校准曲线。然而,这种调节过程也使一些问题更为突出,如在上述例子中,到底是用户仪器与主校准曲线测定仪器的确存在5% 的偏差,还是这 5% 的偏差只是正常的测量波动呢?这类容易产生混淆的校准系统误差很大程度上来自于用户实验室测量调节校准品的不精密度。当然,校准品在运输过程或者冰箱储存过程中所造成的任何微小变质也会致使整个主校准曲线产生偏倚。

免疫测定系统开发人员所面临的问题是:到底应该使用多少个调节校准品?它们的浓度又应该如何设置?以及用户的分析仪器应该如何处理这些调节校准品的测量数据?显然,最好的方法是使用最少 4 个调节校准品重复测量 2 次,但这便会失去采用主校准曲线原本具有的低成本优势。折中的解决方案通常是使用两个或三个调节校准品,这些调节校准品可以进行单次测量也可以进行二次重复测量。

尽管缺乏用户调整出厂主曲线校准相关理论的文献报道,但是针对这些问题我们可以提供一些指导性建议,其中一个需要始终坚持的重要原则是:所有调节校准品总的测试次数不应少于主曲线模型中参数的个数,而参数个数也会随着使用不同的定标模型而变化。

1. 线性主曲线

识别主曲线的线性形式是非常有必要的,一般来说,线性形式有两种:一种是只有两个参数的直接线性形式,这两个参数分别是斜率(m)和截距(c),只要对反应度和浓度进行恰当的变换,这两个参数就可以很好的表现出特性参数的特征;另外一种是伪线性形式,反应度和浓度变换量之间是直接线性关系,但仍需要用一些未知参数来描述所用的浓度变换过程。如 4PL 模型,假设 NSB 和 B_0 是已知的,那么使用 logit-log 变换就可以得到线性曲线。

(1)直接线性形式。直接线性形式中有两种不同的情况:斜率固定和斜率不固定。如果主曲线的斜率是固定的,那么就只有截距这一个参数需要确定。因此,最少需要一个调节校准品。对于同方差测定系统,假设直线斜率为 m,调节校准品的反应度转换值误差为 σ_A,未知干扰的反应度转换值误差为 σ_U,那么中间的插值浓度点误差可以表示为:

$$\frac{1}{m}\sqrt{\sigma_U^2+\sigma_A^2} \tag{3-6-11}$$

σ_U 和 σ_A 可以通过增加重复测量次数来减小。一旦确定了误差的最大期望值,就会对 m、σ_U 和 σ_A 同时产生约束。这样一来,就意味着可能要使用更多的调节校准品和增加重复测量次数。

如果主曲线的斜率是不固定的,由于在这种情况下截距(c)和斜率(m)这两个参数都是未知的,所以最少需要两个调节校准品。根据标准统计理论,调节校准品的浓度设置应该覆盖整个测量线性范围,以此来避免线性延长区域的精度损失。

(2)伪线性形式。前文有提到,对于大多数免疫测定系统而言,线性关系一般都经过含有超过两个参数的数学变换推导而来,只使用两个调节校准品在理论上可能很难实现。例如,logit-log 变换有可能得到良好的线性曲线,但这一变换最少需要四个变量来表示反应度,分别是 logit-log 域中的斜率和截距,以及 NSB 和 B_0。如果 NSB 和 B_0 是已知的,那么 logit-log 的曲线就是完全线性的,只需要斜率和截距就可以表示这一变换的特性。如果 NSB 和 B_0 是未知的,那么就必须在主曲线的测定过程中引入更多的信息来推算 NSB 和 B_0 的值。可以采用如下描述的方法来推算 NSB 和 B_0 的值,假设生产厂家在建立传统校准曲线时经过了大量的测试,那么有时候会存在如下情况:尽管不同测定之间的信号幅度相差很大,但以结合率百分比相对于浓度作图得到的曲线在整个测定过程中却会非常稳定。因此我们就可以利用这种稳定性来减少校准品/调节校准品的数量。假设两个调节校准品分别有固定的结合率百分比 B_1 和 B_2,对于特定的分析测定,它们对应的反应度分别是 R_1 和 R_2。那么常量结合率百分比就可以写作下式:

$$B_1=\frac{(R_1-NSB)}{(B_0-NSB)}, \quad B_1=\frac{(R_2-NSB)}{(B_0-NSB)} \tag{3-6-12}$$

其中 B_1、B_2、R_1 和 R_2 是已知的,从而可以确定 NSB 和 B_0。制造商需要分析研究调节校准品浓度值及其对插值浓度的影响,从而确定最佳的调节校准品浓度。此外,对于存在渐近线(NSB 和 B_0)的任何校准曲线,软件也都应该采取一定的措施来处理反应度超出校准曲线测定范围的情况。

2. 定标模型、主曲线和调节方法的集成

大多数的制造商都会提供调节校准品,以确保用户可以根据经验来调整曲线的形状,而不必考虑基础的拟合模型。在试剂有效期内,可以通过大量的精密度测试来证明这种方法的有效性。但这种方法很容易出现单点误差和离群值。更好的方法是记录主曲线的关键模型参数,然后利用调节校准品的数据来改变模型中会随机器和试剂校期而变化的特定参数。这样一来,调节校准品的数量就完全由模型中可以变动的参数的数量决定。

(1)主曲线模型。接下来我们可以着手讨论主曲线模型的集成过程了。制造商实验室中可以通过测定大量的校准品和重复次数建立复杂的模型。例如,在低浓度待测物的免疫测定中,当高浓度底物存在时,辣根过氧化物酶在免疫测定中的效率会下降,若有这种类似的情况,就可以在 4PL 模型拟合时,为此测定系统增加额外的常数。由于主曲线的建立会有高达 200 次重复测量,实验数据是绰绰有余的,因此主曲线模型中可以包含许多常量以反映测定中的真实变量。虽然这样会对模型施加一定的约束,但主曲线的模型精度将会非常高。

(2)拟合过程。提供大量的额外数据还有另外的优点。这些大量的额外数据可以系统地确定曲线拟合模型中参数的最优值。传统的曲线拟合是以步进方式确定并拟合变量以获得最优拟合(最小残差平方和),然后单独优化最后一个变量。这种步进的方式可能需要采用极值来拟合模型,这是因为在确定其它变量值时存在一定的误差。但是,若使用制造商定标提供的大量数据,可以分别确定每一个模型参数,然后再对变量值进行小幅度调整,即可获得最优的拟合结果。之前的理论曾提到模型参数可能会受试剂批次间差异的影响,现在这一理论可以用来约束参数,以防止参数的变化超出已建立的模型范围。

(3)仪器间差异对模型参数的影响。必须对检测仪器间差异进行分析,才能明确曲线拟合模型中受影响的参数。例如,仪器间绝对信号水平可能存在差异,对低值信号的灵敏度也可能存在差异,同样地高值信号饱和特性也可能存在差异。这些差异因素都应该用尽可能少的参数拟合进模型内。此外,这些差异也有可能是分析测定特异性差异。例如,不同检测仪器在低浓度背景噪声水平上的差异可能只在较高灵敏度 TSH 检测中显著存在。

(4) 测定中的特异性分析。在新的项目开发过程中可以对整个模型进行更深层次的研究。新项目的分析方法是竞争性测定还是非竞争性测定,剂量 - 反应曲线的线性度如何,主曲线的零参考校准品是否真的为零,检测方法在信号生成阶段是否只需要较低水平的酶,这项工作是否可以推导出系统中某类代表性测定项目的基本模型? 系统模型中任何与测定项目无关的变量是否可以设定为常量或是否可以将其删除。

(5) 稳定性。在运输和长期稳定性研究中,可以用该模型来确定哪些参数的值会随着时间推移而发生变化。很可能不止一个参数会随着时间变化,但是这些参数之间的比例系数是固定的。因此这方面的理论可以用来确定调节校准品的数量和浓度。

(6) 调节校准品的数量。调节校准品的数量可以根据仪器与仪器间的差异以及稳定性对数量的要求来确定。调节校准品的最小数量取决于可改变的曲线拟合模型中的参数个数(或与之相关联的参数)。

(7) 调节校准品的浓度。对于调节校准品浓度选取,可以参考已知的可能发生的校准曲线的偏倚。例如,如果零浓度下的背景信号不发生变化,那么最低调节点的浓度可以不必为 0。

(8) 调节校准品的重复次数。选取调节校准品测定的重复次数,需要同时考虑方便易用和避免调节引起更大的偏差。调节校准品的测定重复次数与调节校准品的数量、用户端的测量系统精密度以及所需求的测定分析精密度息息相关。根据经验,对于总体上少于 4 次重复的测定(如 4 个调节校准品只测 1 次,或 2 个调节校准品重复测 2 次),曲线调节带来的偏差将是总测定不精确度的主要来源。

(9) 主曲线调节方法。通过参考在测定项目开发过程中积累的测量信息,可以使用调节校准品的测量信号来调节曲线拟合模型中的相关参数,同时保留预期不会改变的参数值。此方法基本保证了曲线拟合模型不会仅仅由于调节校准品的信号误差而被迫产生偏倚。然而这种可能还是存在的,调节校准品信号的测量误差可能会一定程度上影响拟合模型参数,使曲线形状变形。所以需要测量系统能够主动进行误差检查,对超出预期的信号变异标识警告。

(三) 校准曲线在使用效期内的变化

对于非常稳定的试剂,可能不需要在整个使用效期内定期进行重新校准。在文献报道中也很少提及对模型参数值随时间变化的建模分析。假定某测定分析的校准曲线拟合模型是 4PL,同时假设在一段时间内,四个参数值随时间变化的趋势是完全可以精确建模分析的,如果上述假设情况为真,那么就不需要进行校准调节,只需要关注实际的试剂有效日期即可。尽管可能需要对测定仪器进行周期性校准,但不需要对于特定的分析项目进行校准。这种方法对制造商提出了很大的要求,它要求生产的物料在整个使用寿命期内,具有一致且可预测的变化。但实际上在运输及储存期间,温度波动的不稳定可能使这种理想要求无法得到有效满足。目前我们仅知道这种方法被用于一个测定系统。

(四) 在线数据传输

如前所述,使用制造商实验室的一组二级参考标准品进行大量重复测定得到的主曲线具有若干优点,可以抵消用户实验室因调节校准品数量和重复次数较少而导致的额外误差。未来,我们可能会看到越来越多的主曲线更新将会通过互联网进行,用户端仪器校准可能使用来自制造商处的定期仪器偏差数据,尽管这些数据可能不是针对于某个特定的测定分析。

(五) 结论

影响使用默认校准曲线的关键因素是稳定性和仪器与仪器间的差异。如果在传统的测定分析中,基础的量效关系需要 k 个参数来确定其形式,那么至少需要使用 k 个调节点。除非已经通过实验证明,较少的参数也可以覆盖随时间推移产生的变化或者仪器与仪器之间的差异。要注意,制造商能否解释清楚其用户端校准系统的基础理论,以及提供具体数据支持其宣称的稳定性和精密度是非常重要的。如果不能,要谨慎对待这些类似"黑匣子"的专用校准系统,同时提高对质量保证措施和质控数据的重视,以检查校准是否具有完整性。

七、校准曲线拟合工具

STATLIA Quantum®,由 Brendan Technologies(www.brendan.com)公司发布,是一款用于定量免疫测定、效力生物测定和定性筛选测试的完整的数据处理程序。这款程序是一个高度集成的企业应用系统,其将多个检测器、液路系统、工作站、用户和 LIM 系统连接到一个中央 SQL 数据库。该程序集成了这家公司的 TrueFit™ 加权数据处理和 SmartQC™ **质量控制(QC)**工具。该程序通过将当前测定数据与历史性能数据进行对比,可以得到关于测定性能的统计学 QC 分析,全面的定制化测定分析,未知接受标准的分析和**检测方法性能鉴定(PQ)**评估。同时,该程序内置了多种格式的 2D 和 3D 图形,Excel、PDF、HTML、TIFF和 CSV 格式的模板。

八、参考文献和拓展阅读

Bates, D.M. and Watts, D.G. *Nonlinear Regression Analysis and Its Applications.* (Wiley, New York, 1988).

Baud, M., Mercier, M. and Chatelain, F. Transforming signals into quantitative values and mathematical treatment of data. *Scand. J. Clin. Lab. Invest.* **51**(Suppl. 205), 120–130 (1991).

Belanger, B., Davidian, M. and Giltinan, D. The effect of variance function estimation on nonlinear calibration inference in immunoassay data. *Biometrics* **52**, 158–175 (1996).

Box, F.E.P. and Hunter, W.G. A useful method for model-building. *Technometrics* **4**, 301–318 (1962).

Daniels, P.B. The fitting, acceptance, and processing of standard curve data in automated immunoassay systems, as exemplified by the Serono SR1 analyzer. *Clin. Chem.* **40**, 513–517 (1994).

Davidian, M., Carroll, R.J. and Smith, W. Variance functions and the minimum detectable concentration in assays. *Biometrika* **75**, 549–556 (1988).

DeSilva, B., Smith, W., Weiner, R., Kelley, M., Smolec, J., Lee, B., Khan, M., Tacey, R., Hill, H. and Celniker, A. Recommendations for the bioanalytical method validation of ligand-binding assay to support pharmacokinetic assessments of macromolecules. *Pharm. Res.* **20**, 1885–1900 (2003).

Draper, N.R. and Smith, H. *Applied Regression Analysis.* 3rd edn, (Wiley, New York, 1998).

Dudley, R.A., Edwards, P., Ekins, R.P., *et al.* Guidelines for immunoassay data processing. *Clin. Chem.* **31**, 1264–1271 (1985).

Feldman, H. and Rodbard, D. Mathematical theory of radioimmunoassay. In: *Competitive Protein Binding Assays* (eds Daughaday, W.H. and Odell, W.D.), 158–203 (Lippincott, Philadelphia, 1971).

Findlay, J.W., Smith, W.C., Lee, J.W., Nordblom, G.D., Das, I., DeSilva, B.S., Khan, M.N. and Bowsher, R.R. Validation of immunoassays for bioanalysis: a pharmaceutical industry perspective. *J. Pharm. Biomed. Anal.* **21**, 1249–1273 (2000).

Finney, D.J. *Statistical Method in Biological Assay.* (Charles Griffin, London, 1978).

Gerlach, R.W., White, R.J., Deming, S.N., Palasota, J.A. and Van Emon, J.M. An evaluation of five commercial immunoassay data analysis software systems. *Anal. Biochem.* **212**, 185–193 (1993).

Gottschalk, P.G. and Dunn, J.R. Determining the error of dose estimates and minimum and maximum acceptable concentrations from assays with nonlinear dose-response curves. *Comput. Methods Programs Biomed.* **80**, 204–215 (2005a).

Gottschalk, P.G. and Dunn, J.R. The five parameter logistic: a characterization and comparison with the four parameter logistic. *Anal. Biochem.* **343**, 54–65 (2005b).

Haven, M.C., Orsulak, P.J., Arnold, L.L. and Crowley, G. Data-reduction methods for immunoradiometric assays of thyrotropin compared. *Clin. Chem.* **33**, 1207–1210 (1987).

Healy, M.J.R. Statistical analysis of radioimmunoassay data. *Biochem. J.* **130**, 207–210 (1972).

Lynch, M.J. Extended standard curve stability on the CCD Magic Lite immunoassay system using a two-point adjustment. *J. Biolumin. Chemilumin.* **4**, 615–619 (1989).

Maciel, R.J. Standard curve-fitting in immunodiagnostics: a primer. *J. Clin. Immunoassay* **8**, 98–106 (1985).

Malan, P.G., Cox, M.G., Long, E.M.R. and Ekins, R.P. A multi-binding site model-based curve-fitting program for the computation of RIA data. In: *Radioimmunoassay and Related Procedures in Medicine*, vol. I, 425–455 (IAEA, Vienna, 1973).

Nisbet, J.A., Owen, J.A. and Ward, G.E. A comparison of five curve-fitting procedures in radioimmunoassay. *Ann. Clin. Biochem.* **23**, 694–698 (1986).

Nix, B. and Wild, D.G. Data processing. In: *Immunoassays*, (ed Gosling, J.P.), (Oxford University Press, Oxford, 2000).

Peterman, J.H. Immunochemical considerations in the analysis of data from non competitive solid-phase immunoassays. In: *Immunochemistry of Solid-Phase Immunoassay*, (ed Butler, J.E.), (CRC Press, Boca Raton, 1991).

Plikaytis, B.D., Turner, S.H., Gheesling, L.L. and Carlone, G.M. Comparisons of standard curve-fitting methods to quantitate *Neisseria meningitidis* Group A polysaccharide antibody levels by enzyme-linked immunosorbent assay. *J. Clin. Microbiol.* **29**, 1439–1446 (1991).

Raab, G.M. Estimation of a variance function, with application to immunoassay. *Appl. Stat.* **3**, 32–40 (1981).

Raggatt, P.R. Data manipulation. In: *Principles and practice of immunoassay*, 2nd edn (eds Price, C.P. and Newman, D.J.), 269–297 (Macmillan, London, 1997).

Rodbard, D. Statistical quality control and routine data processing for radioimmunoassay and immunometric assays. *Clin. Chem.* **20**, 1255–1270 (1974).

Rodbard, D. and Feldman, Y. Kinetics of two-site immunoradiometric ('sandwich') assays-I. Mathematical models for simulation, optimization and curve-fitting. *Immunochemistry* **15**, 71–76 (1978).

Rodbard, D. and Hutt, D.M. Statistical analysis of radioimmunoassays and immunoradiometric (labeled antibody) assays: a generalized, weighted, iterative, least-squares method for logistic curve-fitting. In: *Radioimmunoassay and Related Procedures in Medicine*, vol. I, 165–192 (IAEA, Vienna, 1974).

Rodbard, D., Munson, P.J. and De Lean, A. Improved curve-fitting, parallelism testing, characterization of sensitivity, validation and optimization for radioligand assays. In: *Radioimmunoassay and Related Procedures in Medicine, Proceedings of the Symposium, West Berlin, 1977*, (IAEA, Vienna, 1978).

Rogers, R.P.C. Data analysis and quality control of assays: a practical primer. In: *Practical Immunoassay, the State of the Art* (ed Butt, W.R.) 253–308 (Marcel Dekker, New York, 1984).

Wilkins, T.A., Chadney, D.C., Bryant, J., *et al.* Non-linear least-squares curve fitting of a simple theoretical model using a mini-computer. *Ann. Clin. Biochem.* **15**, 123–135 (1978a).

Wilkins, T.A., Chadney, D.C., Bryant, J., *et al.* Non-linear least-squares curve fitting of a simple statistical model to radioimmunoassay dose-response data using a mini-computer. In: *Radioimmunoassay and Related Procedures in Medicine*, 399–423 (IAEA, Vienna, 1978b).

（黄玉玲　译,李可　审）

第四部分

免疫检测的开发

ELISA 开发实用指南

免疫检测已成为临床诊断和生命科学研究领域最常用的方法之一。**酶联免疫吸附试验**（Enzyme-linked immunosorbent assay，ELISA）是使用最广泛的免疫检测方法，其缩写 ELISA 通常泛指所有类型的固相酶免疫检测方法。严格意义上讲，所有抗体或抗原包被的固相免疫测定，若包含酶介导的信号产生过程，均可称作 ELISA。尽管已有一些商品化的免疫检测系统中不再采用酶产生信号，但目前大多数免疫测定方法仍然是 ELISA。

ELISA 的原理非常清晰。由于单个分子的酶可以转化多个底物分子，在此过程中酶不被消耗，因此信号是被高度放大的。通常使用聚苯乙烯微孔板进行 ELISA。实验室规模的平板培养箱、洗板机和分光光度计为 ELISA 提供了灵活而廉价的平台。因此，ELISA 可以将免疫检测灵敏度和特异性的优势应用于几乎所有分析物。

实验室内部研发建立的 ELISAs 能够为筛查大量样本提供廉价、可靠的检测手段，这对于无数研究人员和临床生物化学家来说具有巨大的吸引力。

将两个生物分子（抗体和酶）组合形成最佳性能是一个耗时且需要摸索的过程。但是，ELISA 的建立过程通常是值得的，因为其可以最终实现对成千上万样本中的微量分析物进行快速、廉价的检测。

幸好目前大量的抗体是商品化的，同时常用的酶分子特性清楚，且其在多数情况下均被证明性能可靠。

ELISA 通常用于定性和定量检测抗原、抗体、激素以及其他分子。除了在临床诊断中的应用，ELISA 还可被用于许多研究领域，如新蛋白质的特性鉴定和新药研发。尽管许多体外诊断公司都在制造用于研究的试剂盒，但它们无法跟上蛋白质组学时代研究人员日益增加的需求。一些制造商为研究人员提供定制服务，但具体的研究要求通常超出了上述服务的能力范围。许多研究导向的 ELISA 试剂盒价格昂贵且不可靠。因此，研究人员经常会自己研发建立 ELISA 方法。

研发 ELISA 检测方法曾经是一项非常复杂的任务，需要多学科的知识和技能。在过去的十年中，尽管基本原理保持不变，但 ELISA 中涉及的技术有了显着提升。本节旨在为研究人员提供一般指导原则，通过介绍 ELISA 基本概念和最佳实践，研发建立满足其要求的检测方法。本节将重点阐述 ELISA 检测方法研发的实用过程，在本书的其他部分，有关 ELISA 研发过程的细节将有详细介绍。

ELISA 基本检测程序包括微孔板包被、封闭、洗涤、信号产生和信号测量等步骤。ELISA 通常在 96 孔板或由聚苯乙烯制成的 8 或 12 孔条带中进行，这些微孔板或条带作为固相载体被动地吸附蛋白质。在 ELISA 中，抗体通常直接吸附于聚苯乙烯微孔表面以进行抗原检测。与之类似，当进行抗体检测时，则将抗原吸附于聚苯乙烯微孔。然后用惰性蛋白质（如 BSA）封闭孔表面的残留的未包被区域，以防止非特异性吸附。ELISA 检测过程相对易于操作。首先，将样本加入孔中并孵育，使得分析物（即来自待测样本中的抗原或抗体）与包被的抗体（或抗原）结合。在分析过程中，捕获试剂被固定在微孔板表面，并与随后加入的样本中的分析物特异结合。清洗孔可去除非特异性吸附的物质，使 ELISAs 能够测量特定分析物。最后，加入特定的酶偶联抗体，温育后再次洗涤，加入酶底物，则酶偶联抗体与底物反应形成成比例变化的颜色反应，从而实现定性或定量分析。随着测量的进行，分析物保持在固定化的抗体层和酶偶联抗体层之间，形成"**三明治夹心（sandwich）**"结构，因此 ELISAs 也通常被称为夹心法（见图 4-1-1）。

为了设计和研发一种满足分析性能要求的 ELISA 方法，研究人员应该熟悉研发过程的基本概念和主要步骤。在实践中，实验室内部研发 ELISA 的主要阶段包括：

- 研发；
- 优化；

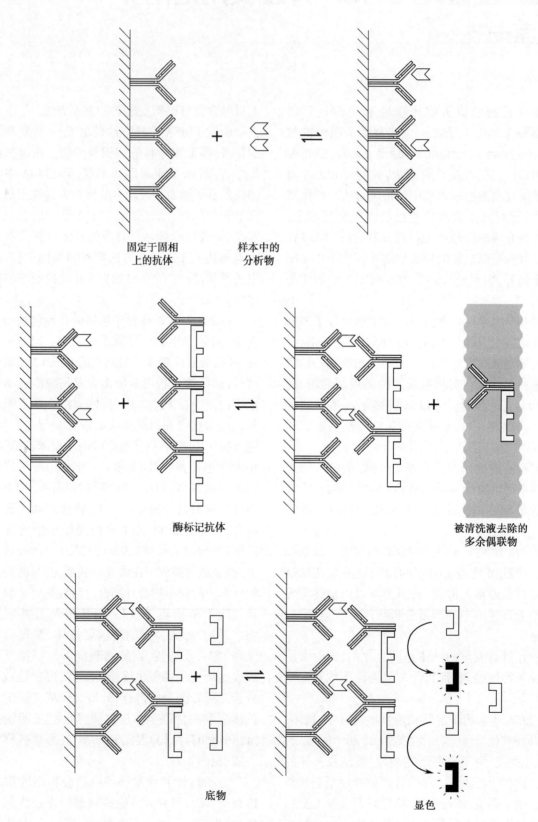

固定于固相
上的抗体

样本中的
分析物

酶标记抗体

被清洗液去除的
多余偶联物

底物

显色

图 4-1-1 夹心法 ELISA 实例

- 性能确认。

在研发阶段,需要选择试验设计的关键成分,如检测中涉及免疫反应的抗原和抗体和信号产生系统所涉及的试剂组成(酶、抗体及其测定方法)。在优化阶段,对关键因素进行检测,从而取得最佳的检测性能,以及最好的检测应用,如检测的便利性与检测通量之间的理想化。最后在性能确认阶段,按照所需要的检测性能对方法进行验证。研发建立一个 ELISA 方法耗时可能很短也可能很长,其取决于关键原材料的可获得性和其质量以及研发过程中遇到的技术挑战。在一个设备齐全及组织良好的实验室中,如果能获得合适的抗体,一个专业的免疫检测专家有时可以在几天内研发出所需的 ELISA 试剂和方法。但通常情况下,ELISA 研发周期需几个月甚至几年。

一、基本要求

实验室内部研发建立的理想 ELISA 应该具备以下特性:

(1) 灵敏。该方法能够检测足够低浓度的分析物,以满足检测预期用途。

(2) 特异。该方法对可能存在于样本中的与分析物具有相似分子结构的物质的交叉反应性可忽略不计。

(3) 简单。该方法易于操作并可快速提供结果。

(4) 稳定。该方法中所使用试剂的热稳定性良好,分析性能稳定。

(5) 安全。该方法中使用的试剂成分无害,无须特殊处理。

二、ELISA 研发的关键步骤

(一) 确定检测要求

任何设计过程的第一阶段都是对检测要求的确定,对于 ELISA 而言,其包括技术上的限制、原材料和分析性能预期等。上述要求需要澄清如下问题:

(1) 所测量的是什么(分析物)?

(2) 样本基质是什么(血清、血浆、细胞裂解物、腹水等)?

(3) 所需的检测限是多少?

(4) 对 ELISA 的特异性要求如何?

(5) 测量范围是多少?

(6) ELISA 的准确度要求如何?

(7) 检测系统(比色、荧光或化学发光)是什么以及使用哪种读板机?

(8) 对试剂、标准品、校准品、质控品和样本的稳定性要求是什么?

基于对上述问题的答案,首先研发原型 ELISA 方法进行概念验证以明确计划项上的可能性。随后对试剂组成和实验步骤进行理想化。

(二) 了解分析物

分析物是 ELISA 中的检测目标,并且其在大多数情况下需要定量结果。ELISA 的常见分析物包括蛋白质(含抗体)、天然小分子化合物(如类固醇激素)、药物和其他合成化合物等。在 ELISA 方法研发过程中,了解分析物的特征尤为重要。分析物的特征包括结构、分子量、等电点(pI)值、抗原性、可溶解性和热稳定性等,其通常可以通过文献和专利查询而获取。

同时,可以设计实验对分析物在被测样本中的特性进行研究。例如,可以通过实验确认血液中分析物是否与载体蛋白结合,如白蛋白。

分析物的**免疫原性**(immunogenicity)和**抗原性**(antigenicity)是 ELISA 设计和研发的两个重要考虑因素。免疫原性是指分析物引发抗体应答的能力;抗原性是指分析物与抗体结合的能力。免疫原性与抗原性是两个不同但相关的特性,其表明获得或产生合适抗体的困难程度。在抗体选择中,了解分析物上**表位**(epitopes,抗原决定簇)的大小和空间关系非常有用,并且可以极大地影响分析性能。**线性表位**(Linear epitopes)由蛋白质分析物中的连续氨基酸序列组成,**构象表位**(conformational epitopes)是由不连续的氨基酸区段形成的抗原决定簇。抗原表位的分布和变异性也可以为 ELISA 试剂组成的优化提供重要提示。在针对抗体检测的 ELISA 方法研发中,有必要确定待测抗体的种类或亚型。有时,ELISA 也被用于对总抗体进行测量。

小分子也称为**半抗原**(haptens),半抗原只有在附着于大分子载体(通常是蛋白质)时才能引发免疫应答,而载体本身可能并不引发免疫应答。一旦产生抗体,小分子半抗原也能够与抗体结合。

在研究领域中,待测分析物可以选择天然蛋

白质的重组形式。此时,需要了解重组蛋白与其对应天然蛋白之间的抗原性、稳定性、结合能力和反应性之间的差异。

在已建立的 ELISA 方法中,检测限和可测量范围通常由所选样本基质中可能遇到的预期分析物浓度范围决定。

(三) 选择合适的检测模式

ELISA 中经常使用检测模式有夹心法、竞争法、间接法和免疫捕获法。ELISA 检测模式的选择取决于试剂关键原料的可获得性、应用所需的灵敏度和检测范围。

1. 夹心法

夹心法通常使用两种抗体,二者分别倾向于与抗原上的不同位点结合。对抗原具有高度特异性的一抗通常附着在微量滴定板上。然后加入含有分析物的样本,并随后加入检测抗体(检测抗体通常与酶偶联获得)。在这种情况下,分析物在两种抗体之间形成"夹心"结构。有时,为了增加灵敏度,可以将多种抗体附着到微量滴定板上以捕获待测物。在检测的最后步骤进行信号采集,ELISA 信号与样本中存在的目标分析物的量成正比。与其他反应模式相比,夹心法更灵敏、更精确、更稳定,因此夹心法是最常选用的 ELISA 反应模式。然而,夹心法对分析物选择有一定限制,其通常需要选择分子量足够大的分析物(相对分子质量大于 6 000Da),以提供两个独立的抗原位点(图 4-1-1)。

2. 竞争法

竞争法通常用于低分子量分析物的检测,其仅采用分析物的一种特异性抗体进行分析。为获得最佳分析结果,优选纯化的抗体。与夹心法相比,竞争测定的灵敏度更多地取决于抗体的平衡常数、信号测量的精密度和非特异性结合的水平。竞争法 ELISA 的研发和验证需要在试剂特性和方法研发方面具有相当的专业知识。通常竞争法 ELISA 灵敏度弱于夹心法 ELISA,且其检测范围较窄,更易受基质效应的影响。在竞争法 ELISA 设计中,各孵育步骤时间的选择和设置对检测性能的实现较夹心法更为关键(图 4-1-2)。

3. 间接法

间接法用于检测特异性抗体,如抗病毒 IgG。在这种检测模式中,抗原被包被在板孔表面用于相应特异抗体的捕获,然后通过抗物种 IgG 或 IgM 检测捕获的抗体。间接法也容易受到非特异性结合的影响。因此在微量滴定板上包被的抗原的纯度和特异性对于 ELISA 方法的特异性至关重要(图 4-1-3)。

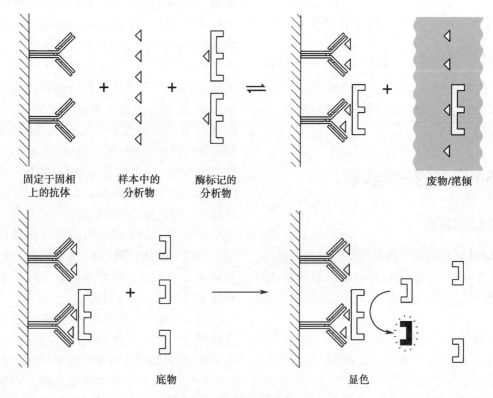

固定于固相　　　样本中的　　　酶标记的　　　　　　　　　　　　废物/滗倾
上的抗体　　　　分析物　　　　分析物

底物　　　　　　　　　　　　　　　显色

图 4-1-2 竞争法 ELISA 实例

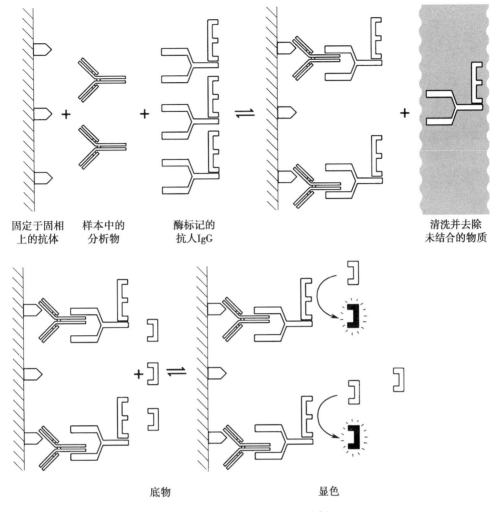

固定于固相　样本中的　酶标记的
上的抗体　分析物　抗人IgG

清洗并去除
未结合的物质

底物　　　　　　　　　　显色

图 4-1-3　间接法 ELISA 实例

4. 免疫捕获法

免疫捕获法通常也用于检测特异性抗体,但其主要针对 IgM 抗体。该模式使用动物抗 IgM 抗体捕获样本中的 IgM,然后使用特异性酶标记抗原或与酶标记的特异性抗体配对的抗原来检测目标 IgM。这种模式需要具有高纯度的特异性抗原,用于标记或桥接酶标记抗体(图 4-1-4)。

5. 固相

在研究领域,ELISA 方法通常为非均相的,即需要固相以便于将结合的分析物与未结合的分析物以及样本基质分离。固相化或包被是将特定抗体或抗原附着到固相上的过程,固相化或包被完成的固相可对分析物进行捕获。微量滴定板(包括 8 孔板、12 孔板或 96 孔板等)易于处理和加工,是 ELISA 中常用的固相。聚苯乙烯具有高蛋白质结合能力,是 ELISA 中常用的固相材料。在检测时,平底孔微量滴定板通常选择分光光度计读数,圆底(U 型)孔通常选择目视方法分析。

(四)抗体或抗原试剂

1. 亲和力

抗原和抗体之间的亲和力是包括 ELISA 在内所有免疫检测方法研发建立的基础。一般来说,抗原和抗体之间的结合过程由范德华力、氢键、离子间静电引力等能量驱使。抗体抗原之间的亲和力受许多因素的影响,包括温度、时间、pH、离子强度、表面活性剂类型和浓度以及其他大分子的浓度等。通常,ELISA 研发可行性论证阶段的目标是通过选择可用的抗体对并通过最大化抗体 - 抗原亲和力来提升检测灵敏度。可行性论证阶段的最终目标是实现最佳的抗体或抗体对的选择,并构建抗体和抗原达到最佳亲和力的环境。

抗体和抗原是 ELISA 设计中的关键生物因素。对于实验室内部的 ELISA 研发,抗体可以通过他人捐赠、购买或自制而获取。ELISA 中最常用的抗体是单克隆和多克隆 IgG 抗体。在抗体选

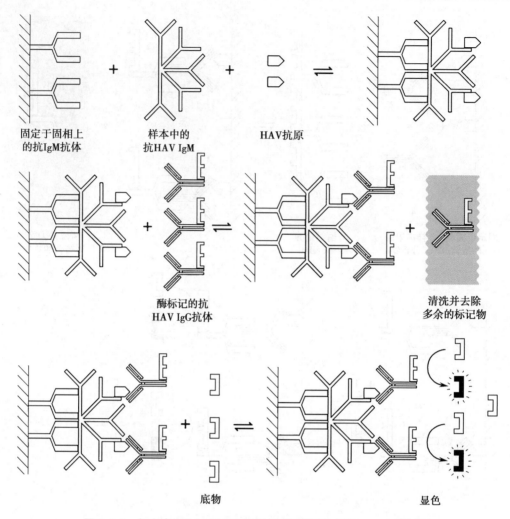

固定于固相上的抗IgM抗体   样本中的抗HAV IgM   HAV抗原

酶标记的抗HAV IgG抗体   清洗并去除多余的标记物

底物   显色

图 4-1-4   免疫捕获法 ELISA 实例（以抗甲型肝炎病毒 IgM 试验为例）

择中,亲和力和特异性是其最关键的特性。其中,亲和力可以通过比较抗体-抗原复合物形成的速率与解离速率来确定。通常,亲和常数决定了免疫检测可能的灵敏度。一般而言,建议选择亲和常数大于 10^{10}~10^{11}L/mol 的抗体或抗原。在理想情况下,免疫检测使用的抗体或抗原的亲和常数为 10^{12}L/mol。高亲和力抗体可能具备更强的抗干扰(来自环境、仪器或不同的检测技术)能力,并且这些抗体通常可能提供更稳定的结果。抗原抗体结合的亲和力也可能受抗原的影响:具有多个重复表位的抗原比单个表位的抗原具有更高的亲和力。当亲和常数 $<10^8$L/mol 时,通常该抗原或抗体不适用于 ELISA。许多公司将其最优的抗体克隆株用于其自有品牌商品化试剂盒的开发,而非直接销售相关抗体,因此实验室内自行研发的 ELISA 性能无法达到商品化试剂盒的水平。

为保障检测特异性,应使用具有分析物特异性的抗体。抗体交叉反应性的信息可以直接查

阅或咨询制造商。然而,高特异性抗体可能无法检测到所有抗原亚型,某些抗原亚型弱进而导致分析结果漂移和精密度下降。为了实现亲和力和特异性的平衡,重要着重考虑检测方法的应用场景。

当抗原作为检测试剂一部分时,即竞争法、间接法和免疫捕获法,需要着重掌握抗原的生物化学特性以及它在测定中将如何与其结合的抗体进行反应。

2. 抗体对

抗体处于 ELISA 的核心位置,确认最佳抗体,并将其正确地用于 ELISA 检测(是用作为捕获抗体还是用作为检测抗体),关键是要在特异性和亲和力方面取得平衡。捕获抗体通常对样本中的分析物应具有较高的亲和力和特异性,而检测抗体对分析物的特异性可以相对降低,尤其在加入检测抗体之前具有多个洗涤步骤的 ELISA 方法中,通常采用这种策略。如上所述,抗体-抗原结合

的亲和力通常决定了 ELISA 的灵敏度,因此研究人员需要谨慎选择抗体以避免与结构相似的分子发生潜在的交叉反应。

抗体对的选择取决于待检测的抗原种类和抗原上不同表位的可用性。通过商品化途径,可以获得大量**单克隆抗体(mAb)** 和**多克隆抗体(pAb)**,相关信息可以通过网络快速获取。此外,也可以制备新的特异性抗体来识别目标抗原。PAb 和 mAb 都可用于 ELISA。粗制抗体制剂如血清或腹水有时也可用于 ELISA,但粗制抗体包含的杂质可能增加背景信号的强度。为了获得具有最佳特异性的抗体,可以使用固相化特异抗原对相应目标抗体进行亲和纯化。

MAb 或 pAb 均可用作夹心 ELISA 系统中的捕获和检测抗体。PAb 通常用作捕获抗体以尽可能多地结合抗原。MAb 通常作为检测抗体,已提升检测结果特异性。在 ELISA 开发中,需要关注 mAb 和 pAb 之间的差异。

MAb 衍生自单一细胞系并且具有针对单个表位的固有单特异性,因此其可以精确检测和定量分析抗原中的微小差异。MAb 抗原特异性高,但每个抗原上只能结合一个 mAb,因此会牺牲一定的检测灵敏度。在 ELISA 中,mAb 的价值主要体现在其特异性、纯度和一致性,使 ELISA 具有较低背景信号。

PAbs 由不同的 B 细胞系产生并对指定抗原内多个表位具有不同的亲和力,并可形成识别反应。使用 pAbs 建立的 ELISA 中,多种抗体与单个抗原分子结合,检测具有更高的灵敏度。多克隆抗体较便宜且生产时间较短。整体来说,这两种类型的抗体各有利弊。对 pAbs 而言,其一个重要的缺点是具有更高的非特异性结合的风险。但另一方面,它们在不同表位的多价结合中显示出更好的亲和力和协同性。PAbs 可附着在复杂免疫原或抗原上的不同位点上,因此它们可以表现出优异的整体结合能力。通常,pAbs 更适于对大分子量抗原进行特异性的广谱测定。此外,pAbs 更适合用作检测抗体。对 pAbs 而言,单一特定来源的 pAbs 可获得性较为有限,即在原始来源的多克隆抗体耗尽之后,使用新的多克隆抗体很难保证有同样的检测性能。因此选择具备最高亲和力和最高特异性的抗体十分重要。但同样,选择过程中亲和力和特异性等性能的平衡是关键,否则检测会更容易受到分析物异质性的影响。

对于 mAbs,单表位特异性使其更容易受到表位的结构或构象变化的影响。为了克服这一点,有时在测定中需要使用多个 mAb 的混合物。通常,在夹心法中选择 mAb 作为一抗;但在药物、激素或其他小分析物的竞争性测定中,mAbs 是定量测量的最佳选择。另外,与 pAbs 相比,mAbs 更有利于保障检测的重复性。

在确定抗体对的平衡条件时,需要了解 ELISA 检测中的抗体功能是可切换的。例如,一些抗体更适合于捕获作用,但其也可以在特定偶联化学修饰后作为检测抗体表现出良好的分析性能。筛选正确的抗体对并确定每种抗体的作用是 ELISA 研发早期阶段的关键步骤。

设计夹心法 ELISA 的一个重要因素是捕获抗体和检测抗体必须识别抗原的两个非重叠的表位。当抗原与捕获抗体结合时,检测抗体识别的表位不得被阻隔或改变。在适于研发夹心法 ELISA 的抗体对中,捕获抗体和检测抗体不会相互干扰并且可以同时与抗原结合。在采用同一种抗体进行抗原的捕获和检测的**"双抗体自夹心"** ("self-sandwich")ELISA 中,检测方法的测量范围和检测灵敏度可能都会受到影响。

ELISA 研发建立的首要步骤是选择合适的抗体,并确定其用于捕获或检测。与此同时,抗体的使用浓度也十分关键。通常,人们将夹心法中两种抗体以不同浓度包被于 ELISA 板孔,加入高浓度、低浓度和零浓度的待测分析物,并使用不同浓度的两种抗体分别作为二抗。通过对**吸光度(Absorbance Units,AUs)** 检测,可以确定形成稳定最大信噪比或高低浓度分析物之间最大信号差异的浓度点,即抗体可能的最佳使用浓度。

抗体对 ELISA 的灵敏度和检测范围具有决定性作用。在研发过程中,抗体对分析物的实际亲和力通常在抗体筛选与反应条件优化后才得以确定。因此,如果在最终选定条件下 ELISA 灵敏度仍不能满足需求,则需要重新选择不同的抗体对进行评估。

(五) 捕获

1. 微量滴定板包被

抗体或抗原与微量滴定孔表面的结合主要通过蛋白质疏水区域与非极性塑料表面之间的非共

价作用进行。蛋白质(包括抗体)通常易于固相化,但包被效率因蛋白质种类而异。实验室自我研发建立的 ELISA 常推荐以非共价方式将抗体吸附于微量滴定孔表面,这种方法操作简便。在操作过程中,包被缓冲液必须不含除待包被蛋白以外的任何其他蛋白质。

在 ELISA 固相载体设计中,了解固相表面和包被蛋白质的性质以及二者的相互作用非常重要。在蛋白质包被中,通常需要考虑如下因素:
- 表面材料;
- 包被化学反应;
- 抗原或抗体特征;
- 缓冲液;
- 孵育时间;
- 孵育温度。

在蛋白固相化以后,抗体和抗原之间的作用方式可能发生改变,并可能导致抗原失去关键表位。当蛋白质以低浓度包被时,这种效应尤为明显。然而,以高浓度进行蛋白质包被则可能导致严重的蛋白质聚集。在蛋白质包被时,需要注意抗体和抗原具有不同的物理化学性质(如疏水性、等电点、糖基化和分子量等),因此应根据每种抗体或抗原特性调整包被条件。

通常,固相表面的蛋白质结合能力与其疏水性成正比。与未包被的相同蛋白质相比,高度疏水的表面可能对包被的大分子蛋白结构造成更多的破坏。在包被完成后,需要引入疏水性更强的封闭剂来削弱非特异性结合。包被完成后,大多数蛋白质的亲水残基位于外侧,而大多数疏水残基位于内侧。包被过程中,蛋白质的部分区域变性导致疏水区域的暴露以确保蛋白质与固相载体之间的相互作用更加牢固。

蛋白质构象具有高度特异性,通过共价方式包被可能覆盖或改变抗体上的抗原结合位点。被动吸附的方式包被存在若干问题,包括蛋白质解离、存在蛋白质表面空间位阻、蛋白质变性、包被效率低以及非特异性结合等。应用 Protein A-、G- 或 A/G 包被的固相可使抗体通过 Fc 端与固相表面包被的 Protein A-、G- 或 A/G 结合而间接固相化,从而使抗体保持正确的空间朝向(抗体的 $F_{(ab)2}$ 朝向外侧),并保持它们与抗原的结合能力。这种预包被板可选择性地结合目标蛋白,减少包被制备过程中其他分子对微孔表面的非特异吸附污染。包被溶液不能含有表面活性剂,因为表面活性剂会与蛋白质竞争性结合固相表面,并导致包被效率低和(或)包被不均匀。此外,包被缓冲液不应含有其他可能与靶抗原竞争结合固相表面的蛋白质。包被高纯度抗原或抗体将可能提高包被效率以及分析特异性。就一般经验而言,在有效的包被过程中,每 cm^2 可结合 0.5~1μg 的 IgG。对于竞争法,通常选择更低的包被浓度以确保抗体总量受限。包被过程中需要考虑以下因素:
- 待包被分子的扩散系数;
- 固相表面积与包被溶液体积的比值;
- 待包被物质的浓度;
- 温度;
- 时间。

待包被的蛋白质浓度通常为 1~10μg/mL,体积为 50~100μL。通常仍需摸索最佳抗体包被浓度,以使抗体空间取向和位阻达到最适条件,即最优抗体固相化状态。常用包被条件为 37℃孵育 1~3h 或 4℃孵育过夜。升高温度可能会缩短孵育时间,但某些抗原在高温下会不稳定。

常用的包被缓冲液如下:
- 50mM 碳酸盐缓冲液,pH 9.6;
- 20mM Tris-HCl 缓冲液,pH 8.5;
- 10mM 磷酸盐缓冲液,pH 7.2。

在进行蛋白包被时建议使用比目标蛋白的 pI 高 1~2 个单位 pH 的缓冲液,以避免包被过程中蛋白质沉淀。包被缓冲液中目标蛋白的浓度通常选择 1~10ng/μL。

2. 封闭

封闭是 ELISA 中的另一个关键步骤,其可以有效减少一抗或二抗与微量滴定板的固相表面的非特异性结合以及样本与固体相表面的低亲和力的非特异性结合。封闭微孔表面的空余位点可以减少后续检测步骤中蛋白质的非特异性结合。因此,封闭可以提高检测的灵敏度和特异性。同样,因为每种抗体-抗原的结合具有独特特性,所以没有一种封闭剂是适用于所有检测的。各种封闭缓冲液(从脱脂牛奶到高度纯化的蛋白质)均可用于封闭,因此需设计实验选择合适的封闭剂。对于特定的 ELISA,封闭剂的选择取决于抗原和酶偶联物。例如,**碱性磷酸酶(ALP)**偶联物会受到 PBS 溶液干扰,故应选择 TBS 作为封闭缓冲液。理想的封闭缓冲液将封闭固相表面所有可能的非特异性结合位点,从而消除背景噪声而不改变或占据抗体结合的位点。

三、分离与洗涤

洗涤是 ELISA 的关键步骤之一。样本中可能含有会对后续信号产生过程造成干扰的生物或化学成分，因此当捕获到目标分析物后，样本中的上述非特异成分需要被洗涤掉。同样，在与酶标记抗体孵育后，未结合的抗体 - 酶偶联物也需要被清洗以减少非特异性结合。ELISA 清洗步骤可以借助人工式、半自动式或自动式洗板机来轻松完成。

清洗缓冲液通常包含 0.15mol/L 的氯化钠和 0.05% 的 Tween20。洗涤频率取决于 ELISA 步骤。常规 ELISA 中，每次孵育后每一微孔可用 0.5mL 洗涤液洗涤 3~5 次。每次洗涤后，将微孔板倒扣在吸水纸上可以除尽残余液滴，这样可以提高检测的准确度。洗涤过程中需要始终保持反应孔内潮湿。如果反应孔干燥，将无法有效洗涤，进而导致反应背景信号增高。

四、信号产生与检测

（一）二抗

在实验室自研 ELISA 试剂盒的过程中，使用已有的商品化酶标抗体产生检测信号是最简单的方法。这类商品化酶标抗体不是用于检测抗原，而是用于检测抗体，因此也被称之为**二抗**（secondary antibody）。二抗的选择取决于一抗的物种来源，如果一抗为兔抗，那么二抗应该是山羊抗兔、鸡抗兔等抗体。如果某种二抗导致反应背景偏高，可以更换不同种属来源的二抗以降低背景。

降低背景也可以通过将二抗预先吸附到其他种属的动物血清蛋白上解决。这种方法去除了能与血清蛋白（包括抗体）产生交叉反应的抗体。ELISA 抗体通常储存在 1mg/mL 的原液中，使用时按照 1/100~1/500 000 不等的比例稀释，某种抗体在特定反应体系中的最佳稀释度需要通过实验确定。抗体通常使用含有封闭剂的清洗缓冲液稀释。稀释液中少量的封闭剂和表面活性剂的存在有助于进一步降低背景噪音。

目前，已有许多商品化标记二抗。每一种一抗包含多种表型，这些表型均可与标记后的二抗

结合，形成反应信号放大，因此使用二抗可提高反应灵敏度。然而，二抗的使用以及额外的孵育步骤也会使检测易受非特异性结合的影响。

（二）酶的选择

辣根过氧化物酶（HRP）和**碱性磷酸酶（ALP）**是 ELISA 中最常用的酶。这些酶可以产生颜色或光学信号，通过比色法、化学发光法和荧光法即可进行检测。然而，有的方法需要特殊的仪器。酶标仪是 ELISA 应用中最实用的仪器，实验结果可以通过颜色变化显示。

在 ELISA 中，与酶偶联物联合使用的底物有很大的选择空间。底物的选择取决于实验所要求的灵敏度和实验室中可用的检测设备。

将抗原或抗体与酶连接的过程称为标记，酶标记物在底物作用下产生可供检测的信号。酶可以直接与一抗或与能识别一抗的二抗进行标记。然而，从研究的角度讲，不推荐使用直接标记，其耗时费力且需要专门的技术手段。

HRP 是 ELISA 中最常用的标记酶。HRP 是 1 个相对分子质量为 44kDa 的糖蛋白，含有 4 个赖氨酸残基可以与目标分子结合。当与适当的底物一起孵育时，HRP 可以产生有色的、荧光的或发光的衍生物。此外，HRP 具有较高的转换率，能够保证在相对较短的时间跨度内产生较强的信号。HRP 与底物反应可在 pH 4~8 的范围内保持活性。HRP 在 0.1M 柠檬酸盐缓冲液中的稳定性要优于 0.1M 磷酸盐。高浓度的磷酸盐缓冲液会对在低 pH 环境中的 HRP 造成损伤。非离子型表面活性剂也会影响 HRP 的稳定性。HRP 的底物选择范围较广，如 TMB、DAB 和 ABTS 等。

ALP 相对分子质量为 140kDa，其催化底物分子的磷酸基团水解，产生有色或荧光产物，或作为副产物发光。ALP 在碱性环境（pH 8~10）中酶活性最强，其活性会被 EDTA 抑制。Mg^{2+} 是保持 ALP 活性必不可少的物质。在 ELISA 中，ALP 与其它酶相比具有明显的优势。首先，ALP 的活性不受诸如叠氮化钠等防腐剂的影响。其次，ALP 的反应速率呈线性，通过延长反应时间可以提高检测灵敏度。最后，非离子型表面活性剂对该酶活性无影响。PNPP 是 ALP 最常用的底物，该底物有多种存在形式。例如，Fischer Science 提供 PNPP 的干结晶粉末、一次性片剂、稳定的底物溶液以及包含底物溶液和二乙醇胺缓冲液的试剂盒

（www.fischersci.com）。

化学发光底物对上述两种酶均适用。化学发光底物与其他底物的不同之处在于它产生的信号是瞬时的，只有当酶与底物发生反应才存在。与之相比，在比色型 ELISA 中，当酶 - 底物反应终止后反应孔内保留形成的稳定有色产物。在化学发光型 ELISA 中，发光底物数量会限制反应的进行。当化学发光底物耗尽时，光的产生会逐渐减少并最终停止。因此，经优化的抗体稀释液可以使光信号持续、稳定产生。如果抗体未被充分稀释，此时体系中酶的数量相对过量，底物将很快会被耗尽，反应就不可能产生稳定的光信号。这是导致化学发光反应产生变异性的最大原因。为了避免这一问题，优化用于检测的抗体的量至关重要。抗体供应商通常会推荐抗体稀释范围。这种稀释范围适合于用相对不敏感的显色底物进行的检测，但是对于敏感的化学发光底物，稀释倍数则需要进一步扩大。

在竞争法中，标记抗原可能改变抗原表位，并影响检测抗体的抗原性，反之亦然。当标记位点与半抗原最初结合在免疫原上的位置相同时，抗体对标记抗原的识别能力可能增强。标记抗体或抗原需要考虑以下因素：

- 酶的相对分子质量大小；
- 标记难易程度；
- 稳定性；
- 价格。

从这些因素来看，HRP 比 ALP 更小、更稳定、更便宜，是一种理想的标记酶。这两种酶的底物需要保持稳定，可以将其制成缓冲液，分装密封好后冻存，待使用时再解冻。

强酸或强碱可以使酶快速变性而使其失活。叠氮化钠是一种有效的 HRP 抑制剂，而 EDTA 通过螯合金属辅助因子终止 ALP 反应。

加入终止液可以控制颜色的生成，终止液必须按照精确控制的体积加入。如果反应总体积发生变化会影响光度值，进而影响结果准确性。分光光度计可以测量特定波长的光透过溶液后的吸收量，进而测量酶催化底物形成的产物的数量，其需要选择正确的滤光片波长以进行数据采集。

五、实验条件优化

ELISA 的设计是一门科学，因为它需要利用一套独特的生物、化学和物理元素进行多项实验以获得最佳结果。ELISA 也是一种技术，操作人员根据自身的经验并参照别人的指导，形成他们自己的操作习惯。ELISA 还是一门艺术，因为富有经验的 ELISA 研发人员往往并不完全遵循固有的实验方案，而是将 ELISA 视为一个独特的集成系统，他们往往突破常规以达成设计需求。

ELISA 研发的基本目标包括：

（1）选择正确的抗体或抗原；

（2）建立检测反应动力学和亲和力的最适环境；

（3）持续提供具备最大灵敏度和特异性的结果。

为了实现这些目标，研究人员需要平衡许多因素——所有这些因素都围绕着质量、成本和时间。

（一）实验动力学与孵育时间

试剂配方一旦确定就需优化实验性能。一定浓度范围内孵育时间与信号强度之间的关系可以通过简单的动力学实验建立。实验优化的目标是实现高信噪比，以提高灵敏度和准确度，并非简单地使信号最大化。此外，一些实际因素如孵育时间，也需要考虑在内。使用高浓度的偶联物（酶标抗原或抗体）可以缩短反应时间，但同时也需要平衡偶联物的成本和可用性。

通常需要在预期实验性能之中寻求平衡，如缩短孵育时间会使信号减弱，而延长孵育时间也会导致非特异性信号增加。孵育时间的优化通常从观察时间和温度对信号强度和非特异性结合的影响开始。调整孵育时间通常有利于减少非特异性结合。如果这样不能达到预期的结果，使用特异性更强的单克隆抗体可以提高信噪比。

将反应物之一固定在固相载体上比其在溶液中需要更长的时间达到平衡。对于具有快速时间要求的检测，如心脏标志物检测，通常使用高浓度的偶联物来加快反应。

交叉反应通常随着孵育时间增加而减少，当反应达到平衡时交叉反应率最低。提高孵育温度也可降低交叉反应性。

从动力学上讲，保持整体平衡是很重要的。动力学需要结合其他因素进行优化，如反应体积、反应步骤数、偶联物分子量和基质效应。例如，较小的体积可能有利于反应进行，但相对较大的反应体积会缩小实验误差。动力学还受 pH、离子强度和温度影响。离子浓度和 pH 尤其影响动力学，并且二者对一些单克隆抗体的影响比其他因素都大。

另外需要考虑的是夹心法和竞争法的热力学平衡不同。夹心法因为可以使用较高浓度的抗体，所需孵育时间较短。竞争法需要仔细考虑试剂的用量。若抗体用量有所调整，夹心法也要考虑高浓度所带来的钩状效应。

（二）缓冲液

缓冲液是 ELISA 实验的主要影响因素。缓冲液的配方有多种因素需要考虑，如缓冲体系（Tris、磷酸盐、HEPES 或 MES 等）、离子强度、pH、盐、表面活性剂、蛋白质、封闭剂、防腐剂和其他添加剂。每个 ELISA 方法的试剂配方都是独特的，使用现成的试剂可能会缩短研发时间；但是这种做法没有优化过程，也可能存在潜在的问题。

在 ELISA 研发中，抗原特异性也值得关注。一般来说，使用表面活性剂可能有助于减少非特异性结合。但正确使用表面活性剂需要考虑抗原的特性。由多肽链连续片段组成的抗原表位（线性表位）与由蛋白质序列不同部分的多个片段并置而成的构象表位相比，前者能更好地耐受表面活性剂和破坏性更强的配方对蛋白质结构的影响。事实上，构象表位的存在可能限制或抑制表面活性剂或高盐的使用，并需要一个特定的 pH 范围。

此外，表面电荷的匹配在抗原特异性上起着重要的作用，特别是对于高电荷蛋白质抗原。静电引力是抗体抗原非共价结合的强大作用力。因此，中和电荷可以促进这种抗体抗原复合物的稳定性，使其被更好地识别。另一个影响因素是抗原的大小。抗原抗体结合位点在结构上可分为三种主要类型：空洞型、沟槽型和平面型。这些类型与被结合抗原的大小和形状相对应。小分子或短肽通常结合在重链和轻链可变区之间的口袋或沟槽中，而且抗体分子和表位中可能仅通过一到两种氨基酸接触。因此，小分子抗原可能对缓冲液配方的改变及优化过程中的细微变化更敏感。大分子蛋白质抗原在平面位点结合，可能接触到结合位点的 15~20 个氨基酸。缓冲液的优化可能使结合位点处形成更好的互补表面，这对抗原的运动性、亲和力和抗原性也非常重要。抗原的灵活性使其抗原表位在抗体结合位点上更容易呈现最佳和最具亲和性的结构。

（三）封闭

信噪比是选择正确封闭剂的最佳指标。与其他步骤一样，封闭剂的选择也是一个平衡的问题。封闭过度可能改变或掩盖抗体结合表位。同时，过量的封闭剂可能会阻止抗体 - 抗原的相互作用，或通过抑制酶活性，导致信噪比降低。

（四）试剂配方和滴定法

研发 ELISA 方法的目标是：

（1）在满足所期望的灵敏度前提下实现最佳信噪比；

（2）可测定一特定浓度范围内的抗原或抗体；

（3）对被测样本进行可靠的、可重复的分析。

因此，每种分析试剂的最佳浓度必须通过实验来确定。信噪比（signal-to-noise ratio）是含有目标分析物的样本的信号强度与背景噪声强度的比值。噪声是反复检测不包含分析物的样本时信号强度的标准差（SD）。信噪比越高，该方法在检测少量抗原时越有效。

增加信噪比的方法有两种：降低噪声或在分析物浓度恒定时增加检测信号。通过对试剂稀释度的调整，可以获得最佳的信噪比。

棋盘实验滴定法（checkerboard titration）也称为二维连续稀释法（two-dimensional serial dilution）是确定最佳稀释度的一种方法。棋盘实验滴定是一个单一的实验，其中两种成分的浓度以指定模式分布。这种设计能够分析每个格中不同浓度的两种试剂，以获得最高的信噪比。

（五）样本体积

ELISA 研发另一个需要考虑的因素是样本体积。样本量对试剂研发有明显的影响。理想情况下，样本量应该依据最小干扰和基质效应来决定。在不同检测中，样本体积对结果影响的敏感程度不同。抗体 - 抗原反应发生在固液界面，因此准确的反应体积难以确定。大样本量可增加检测灵敏度，但它们也可能导致较高的基质效应和较低的线性。为了减少样本的基质效应，我们可以减少孵育过程中样本体积占比（相对于反应试剂）。然而，此时同样会降低信号水平和潜在的信噪比，从而降低检测的灵敏度。另外,增加蛋白质和离子浓度以及缓冲能力也可以减轻样本的基质效应。

六、硬件和软件

(一) 仪器

信号检测仪器用来检测由结合酶和底物结合产生的信号强度,从而反映抗原抗体结合程度。在 ELISA 方法中,通常使用可溶性底物在溶液中产生信号。酶标试剂可选用显色剂、荧光化学试剂、或化学发光试剂,并分别用分光光度计、荧光光度计或发光光度计进行检测。当检测手段为比色法时,一般使用板式分光光度计。

吸光度测量,尤其是手动操作时,通常采用双波长法。在双波长检测中,第一次测量通常选择最大吸光度,第二次测量则选择接近基线的一个波长作为每一个孔的空白参考值。空白值信号不仅包括基线吸光度,也包括由外源性物质产生的孔外随机吸附导致的误差。微孔板读数器从第一次测量值中减去第二次吸光度读数,即可建立分析物浓度与吸光度的比例关系。

用于读取 ELISA 输出信号的仪器应该首先检测其线性度和性能。仪器性能应定期根据制造商的说明进行检测和重新校准。

(二) 校准曲线拟合

校准曲线拟合通常采用商业化产品进行。计算的校准曲线与校准信号之间的偏差可通过打印的曲线展示。详细内容在第三部分"校准曲线拟合"和第五部分"免疫检测问题原因分析指南"一节中有详细介绍。

七、分析管理

(一) 标准化和校准

已知浓度的分析物被用来提供校准曲线,根据这些曲线可以确定未知的样本浓度。参见本书第三部分"标准化和校准"和第五部分"免疫检测问题原因分析指南"一节。

(二) 质量控制与性能确认

质量控制的目的是独立地验证 ELISA 方法的重复性和准确性(与标准品相比)。质控样本可以来自患者,也可以通过外加待测物和混合不同样本人为配制。理想情况下,质控样本中的分析物浓度应该用另一种已经经过验证的方法来确定。外加已知浓度的标准品到常用的样本基质中,然后在每次实验中同时检测该种样本,可以跟踪 ELISA 的性能,从而建立一种外加已知量标准品的质控,通过计算剂量回收率(测量结果 / 添加标准品量 × 100%),这种质控品可用于方法的性能确认。在选择用于质控品的抗原时,需要评估以下特征:

- 纯度;
- 反应性;
- 稳定性;
- 溯源性。

用于研究的 ELISA 需要满足方法性能的要求。在设计 ELISA 方法之前,建议先确定可实现的性能指标。把新方法的目标设得太高,就有可能阻碍方法的研发。性能确认需要评估的主要参数是:

- 敏感性和特异性;
- 不精密度和重复性;
- 线性和稳定性;
- 交叉反应性和干扰。

八、ELISA 常用技巧和错误排除方法

(一) 影响 ELISA 结果的因素

1. 温度

温度的变化会影响抗体的亲和力。微孔板的边缘转角和中心区域之间最可能存在温度差异。堆砌的微孔板温度差异更加明显,特别是顶部和底部板的角落与堆叠板的中心之间。通过在整个板上不同的微孔分析同一质控品或样本可以检测温度影响。计算所有孔的**光密度(ODs)**的均值和**标准差(SD)**,然后将每个孔的信号水平归到以下某组中:≥2SD,-2~-1SD,-1~0SD,0~+1SD,1~2SD 和 >2SD。在每个孔位上标注:---（≥2SD),--(-2~-1SD),-(-1~0SD),+(0+1SD),++(1~2SD),+++(>2SD)。基于上述方法,在培养箱中由于温度梯度造成的影响将会清楚地显现出来。如果出现某种模式,要么增加孵化时间,要么改进培养箱。温度效应具有特征模

式,通常从中心到角落的差异最大。同样的检测方法可以用于展示其他因素影响的特殊模式,如影响板清洗(从中心线到侧面)或漂移(从第一孔到最后一孔)效率的多种效应。

2. 时间

时间的准确性对于检测结果的一致性至关重要。因此,建议始终使用相同的程序和遵循相同的顺序添加试剂,并在相同(短)的时间内完成加样。如果在每孔中检测同一样本,时间效应表现为结果从第一孔到最后一孔的漂移。通过增加孵育时间或提高连续上样的加样一致性,可以有效来减少漂移。

3. 移动

孵育期间最好保持微孔板震荡。微孔板摇晃可以消除了溶液黏度的影响,并降低温度梯度可能造成的结果漂移。

(二) ELISA 技巧

(1) 接受良好的训练。

(2) 遵照说明书操作。

(3) 在样本制备时要小心,避免样本中含有血脂、溶血和颗粒物。

(4) 保证微量加样的准确性

• 不要把加样器放在微孔板的一边。

• 在加入样本时避免产生泡沫。

• 保持加样的顺序和速度不变。

• 在 2min 内加完一个微孔板,一次只加一板。

(5) 小心地处理偶联物,配置新鲜工作溶液。

(6) 处理阳性标本时要小心;不要对阴性孔或样本造成交叉污染。

(7) 对板孔进行彻底的洗涤,特别是针对存在于细胞裂解液中的分析物,或需要使用含有 SDS 或其他变性试剂的试剂提取时。上述试剂可能会干扰检测结果,需要采用 PBS 等缓冲液彻底清洗。

(8) 确保读板时波长选择是正确的。

(9) 用高品质的水。

(三) 常见错误排除

1. 低吸光度或假阴性结果

(1) 移液器性能;

(2) 不是新包被的微孔板;

(3) 试剂混匀不充分;

(4) 孵育时间过短;

(5) 孵育温度低;

(6) 不正确的读板波长;

(7) 缓冲液使用错误。

2. 重复微孔结果 *CV* 变大

(1) 洗涤不充分;

(2) 移液/加样偏差导致携带污染。

3. 未显色

(1) 偶联物稀释错误或制备异常;

(2) 添加反应试剂顺序错误;

(3) 用错试剂或者将终止液用作试剂;

(4) 移液时漏加或错加;

(5) 重复性差:操作精度差、上样过快、孔间携带污染、试剂不一致、时间变异性、温度变异性、污染、选择错误波长、样本问题。

九、结论

ELISA 方法为生物和医学实验室的研究及应用提供了一个理想的工具。该方法具有样本处理能力高、分析性能可靠、使用方便等优点。ELISA 可以手动操作,也可以在自动或半自动平台上运行。ELISA 技术取决于试剂的复杂性和灵活性,而不是仪器本身,因此检测试剂的设计非常重要。

然而,ELISA 虽然原理简单,但其研发过程相对复杂,需要一定经验。选择关键原料、优化试剂配方、确定试剂反应过程是 ELISA 方法研发的关键因素。在每一个步骤中,都有关键因素需要权衡取舍,以最终达到整体优化。在每个步骤中,以及整个设计过程中找到各因素的平衡点是非常重要的。同样重要的是,要记住没有"绝对正确"的原材料和实验条件的组合,针对分析系统需求做出的原材料和实验条件之间的综合平衡才是最终合理的方案。最后,要将研发过程看作一个相互关联的系统,而不是许多各自独立的部分,这有助于确定最佳检测条件。从这个角度来看,检测系统最终可以作为一个整体来调整平衡因素,即没有绝对的最优条件,只有相对的最适条件。

十、参考文献

Diamandis, E.P., Theodore, K.C. and Mohammad, J.K. (eds). *Immunoassay*, (Christopoulos, Academic Press, 1996).

Ekins, R. Immunoassays: recent developments and future directions. *Nucl. Med. Biol.* **21**, 495–521 (1994).

Goldblatt, D., Van Etten, L., Van Milligen, F.J., Aalberse, R.C. and Turner, M.W. The role of pH in modified ELISA procedures used for the estimation of functional antibody affinity. *J. Immunol. Methods* **166**, 281–285 (1993).

Greenwood, N.P., Ovsyannikova, I.G., Vierkant, R.A., O'Byrne, M.M. and Poland, G.A. A qualitative and quantitative comparison of two rubella virus-specific IgG antibody immunoassays. *Viral Immunol.* **23**, 353–357 (2010).

Ivanov, V.S., Suvorova, Z.K., Tchikin, L.D., Kozhich, A.T. and Ivanov, V.T. Effective method for synthetic peptide immobilization that increases the sensitivity and specificity of ELISA procedures. *J. Immunol. Methods* **153**, 229–233 (1992).

Jeney, C., Dobay, O., Lengyel, A., Adám, E. and Nász, I. Taguchi optimisation of ELISA procedures. *J. Immunol. Methods* **223**, 137–146 (1999).

Martens, C., Bakker, A., Rodriguez, A., Mortensen, R.B. and Barrett, R.W. A generic particle-based nonradioactive homogeneous multiplex method for high-throughput screening using microvolume fluorimetry. *Anal. Biochem.* **273**, 20–31 (1999).

Rees, A.R., Staunton, D., Webster, D.M., Searle, S.J., Henry, A.H. and Pedersen, J.T. Antibody design: beyond the natural limits. *Trends Biotechnol.* **12**, 199–206 (1994).

Ruths, S., Driedijk, P.C., Weening, R.S. and Out, T.A. ELISA procedures for the measurement of IgG subclass antibodies to bacterial antigens. *J. Immunol. Methods* **140**, 67–78 (1991).

Steinitz, M. and Baraz, L. A rapid method for estimating the binding of ligands to ELISA microwells. *J. Immunol. Methods* **238**, 143–150 (2000).

Stenman, U.H. Improving immunoassay performance by antibody engineering. *Clin. Chem.* **51**, 801–802 (2005).

Stockwell, B.R., Haggarty, S.J. and Schreiber, S.L. High-throughput screening of small molecules in miniaturized mammalian cell-based assays involving post-translational modifications. *Chem. Biol.* **6**, 71–83 (1999).

Swartzman, E.E., Miraglia, S.J., Mellentin-Mitchelotti, J., Evangelista, L. and Pau-Miay, Y. A homogeneous multiplexed immunoassay for high-throughput screening using fluorometric microvolume assay technology. *Anal. Biochem.* **271**, 143–151 (1999).

Székács, A., Le, H.T.M., Szurdoki, F. and Hammock, B. Optimization and validation of an enzyme immunoassay for the insect growth regulator fenoxycarb. *Analytica. Chimica. Acta* **487**, 15–29 (2003).

Wierdal, D. and Zuckermanm, L. Recommendations for the design and optimization of immunoassays used in the detection of host antibodies against biotechnology products. *J. Immunol. Methods* **289**, 1–16 (2004).

Zuck, P., Lao, Z., Skwish, S., Glickman, J.F., Yang, K., Burbaum, J. and Inglese, J. Ligand–receptor binding measured by laser scanning imaging. *PNAS* **96**, 11122–11127 (1999).

网站

http://www.brendan.com/

（毛海婷　译，王传新　审）

不断更新和改进的免疫诊断产品为实验室提供了许多途径去进行提升产品质量、降低成本。然而,这些改进可能不一定能带来所预期的改善结果,造成负面的影响。紧跟主流趋势进行产品改进可能相对保险,但这种做法会导致一些可以有效改善的新技术不能及时应用到实验室中。那么,如何减少烦琐的工作,快速且高效地进行新方法筛选?

有时候,在分析仪进行过维修后,它的性能是否达标会受到质疑。这时候,推荐开展有效的测试去验证结果是否符合要求或者识别出问题模块。

本书的两个作者过去曾在同一个商业化免疫检测产品开发团队工作。过去,他们通常花费 6 个月去进行性能测试,这些测试作为新产品发布前的验证与确认工作的一部分。对检测产品进行优化时如果不考虑全面,可能会导致调整试剂配方和重启整个测试程序等不得不重复的工作。该团队开发了一个快速且全面的筛选流程,把本质上相同的性能测试时间缩短至 4 天,整个筛选过程还包括数据的分析及呈现。当中,这个团队最成功的产品发布得益于测试过程的多次迭代结果,这些结果促进系统进行持续微调直到性能的达到最优。之后,该团队还提出了进行性能问题的故障排查的类似流程。

制定有效且高效评估方案的实验室更容易避免误区并从改变中获益。为了能合理利用宝贵的实验时间去快速识别问题的产品,所制定的策略应该分阶段实施。当一个产品被首次引入实验室时,可以通过额外的测试在早期就发现问题并进行解决。

本节阐述了如何进行对产品快速且有效的问题初筛,文中所介绍的方法不作为产品验证与确认或方法评估的权威指南。

一、实验组成

测试的内容取决于实验的性质。在另一节

《免疫分析性能测试》中提出了定量测试的关键性能要素,这些关键要素包括以下几点:

(1) **灵敏度**(Sensitivity);

(2) **不精密度**(Imprecision)(批内 within- 和天间 between-assay)和最低可区分浓度;

(3) **特异性**(Specificity)和**交叉反应**(Cross-reactivity);

(4) **抗干扰能力**(Absence of interferences);

(5) **准确度**(Accuracy)、**回收率**(recovery)和**稀释线性**(dilution linearity);

(6) **相关性**(Correlation);

(7) **测试漂移**(Assay drift)。

在本书第六部分"免疫检测在临床化学之外的应用"中,本书对临床应用的要求进行了进一步阐述。在临床背景下,对方法最重要的评估内容是临床灵敏度和**特异性**(specificity),以避免**假阴性**(false negatives)结果和**假阳性**(false positives)结果。免疫分析中的**定性分析**(qualitative immunoassays)和**半定量分析**(semiquantitative immunoassays)之间会有细微的差异,但相同点是两种分析的测试的关注点都是**临界值**(cutoff)或低端、**灰区**(gray zones)和高端的边界点。总而言之,临床灵敏度和特异性对于这类测试至关重要(参见定性免疫分析 - 特点与设计)。

二、利用可用信息进行初步筛选

当计划对某个测试产品或者整个系统进行替换时,应考虑对需求点进行详细的考量和罗列,其中包括当下使用产品的优点、与测试有关的因素(如与某种药物有很低的交叉反应)、设备的特点(如可保存的校准曲线)和一些常规的关注点(如更好的服务支持)等。除此之外,成本也是必不可少的考量因素,所以要尝试区分内部成本(如技术人员的劳动力)和由系统和消耗品价格所带来的外部成本,还应考虑后期维护的相关费用。

此后,根据重要性对上述需求进行分组,分为"核心需求""强烈需求"或"建议需求(如果实现会更好)"。如何使用测试信息也会导致需求的差异,如疾病的排除和确诊测试会对测试的临界值和不精密度有不同的需求。需要深刻认识假阴和假阳所带来的影响并采取应对措施,如在进行传染病血液筛查时,设定的临界值需让假阴性的概率降到最低。在这个过程中,开发人员需要权衡质量和成本,而 ROC 曲线(receiver operator characteristic)和 ROC 曲线下的面积计算(AUROC)是权衡这些指标的重要方法。网站(http://www.anaesthetist.com/mnm/stats/roc)上有这些方法的实例应用展示。

下一步工作是汇总相关产品的信息并罗列清单。开发人员需尝试找出其中被团队其他成员正在使用的方法,并征求他们的意见,向相关人员咨询问题时需要有针对性,如"你是否喜欢这个产品?",这样的问题通常没有意义,通常建议基于罗列好的需求清单去询问更加详细和针对性的问题会更有帮助。一些实验室专门针对制造商进行不同系统的评估,他们的发现尤其具有启发性。然而他们的需求可能与你不同,所以应根据实际情况进行针对性的咨询。

室间质评(External quality assessment)报告会形成有用的信息库,这些结果报告显示出各种方法有多少单位正在使用。通过比较连续两年的结果可以获取更多有用的信息,并可以发现一些方法的市场占有率的改变。对每种方法进行不精密度的评估,并以百分比变异系数($\%CV$)来呈现,这样的结果很好地展示出天间和**室间不精密度**(between-laboratory imprecision);同时,结果中异常值的个数也反映出方法的不可靠性(虽然有时候这些异常值可能由于浓度单位的不一致所导致的)。此外,**方法学**(method)的应用可以反映出方法之间的差异,并可预测方法的改变所引起的变化程度。一些室间质评的组织者会根据方法的性能表现给予一些建议,而在一些国家,其国家组织或政府部门会进行独立的评估,如**英国卫生部**(department of health in the United Kingdom)会组织单独的评估。

此外,可以访问制造商的网站并获取相关信息,或者可以利用搜索引擎去查找关于目标产品的信息。除此之外,还可以参观厂商的展览,并针对具体问题致电他们的技术支持热线进行询问。对于每一个评估过的产品,需要在需求清单上记录相关信息。同时,需要核查是否有附加的设备

或试剂的需求,清单上的产品是否在贵国在售,并且估计所需的人力及周转时间,还要核查维护和服务要求及任何环境规范,如实验室的温度和湿度。如果实验室所在地不在主要的配送路线上或者离制造商较远,那么在运输过程中试剂的稳定性将会作为一个考量点。另外,需要核查在正常的装载、运输时间内是否需要进行冷链运输(如果存在顾虑,在订购第一批货物后可以留意整个发货时间)。

同时,可以使用网上的期刊搜索工具查找已发表的独立技术评估报道,提取当中的信息,如性能数据、异常结果或干扰的警告。对于新项目,则需要关注临床问题。

其他的一些关键需求的信息来源可以来自竞品分析(使用说明书)、监管机构网站(如 FDA 以及如美国 FDA 和英国 MHRA 等机构发布的警告和召回通知。此外,如英国 NICE 或皇家学院(Royal Colleges)或美国的一些协会所发布的临床指南也应该被合理应用,特别是引入新的项目和只有少量发布数据供参考的情况下,相关数据和信息更值得关注。**临床和实验室标准协会(CLSI)(前国家临床实验室标准委员会(NCCLS))** 所发布的一些指导方针也可以被引用,以进行方法评估。

当进行到上述阶段,就可以根据功能需求的优先级列表,罗列出最符合需求的产品候选名单了。

三、具有成本效益的初始测试评估

相对来说,只需要花费较少的成本,就可以开展一些与产品性能相关的基本测试,以评估文档资料质量和供应商所提供服务的质量。制造商对一个新产品的全面评估可能需要一组人员工作数月才能完成,但如果对实验进行精心设计,实验室评估时对每个分析物只需要进行不超过 200 个测试就可以得到相关的信息。如果这个初步的实验取得了成功,那么就可以启动更详细的评估流程。这个初步实验的内容包括如下方面:

(1)**校准品(Calibrators)**,一个样本重复测定 2 次;

(2)**质控品(Controls)**,一个样本重复测定 2 次;

(3)在一定浓度范围内的 5 个患者样本组成的样本组,一个样本重复测定 2 次,且这些样本应

该进行第三方确认;

（4）对有代表性的零值样本（或尽量低浓度的样本）进行 10 个重复测试;

（5）样本稀释（原倍、2 倍、5 倍和 10 倍），一个样本重复测定 2 次;

（6）上述样本稀释所用到的**稀释液**（dilutions），一个样本重复测定 2 次;

（7）室间质量评估或**能力验证**（proficiency testing）的样本，一个样本重复测定 2 次;

（8）质控品（与上述质控品相同），一个样本重复测定 2 次。

这个实验应该在分析仪或其他设备处于待机状态（如周末过后）的时候或者当天所有其他测试运行之前启动;并在几天后，在分析仪或设备处于运行和预热状态的时候重复这个实验。

尽管实验规模有限，但上述初步评估中对产品的一些基本性能参数进行测试仍可以提供有用的数据。其中，病人样本和质控品也应该在当前实验室所应用的测试中进行测定。室间质量评估或能力验证的样本应该是一套经相关机构溯源的样本。当分析仪和其他相关设备进入待机模式后立刻运行测试时，仪器启动所带来的启动效应将会在开端的几个重复测试中有明显的体现。

初步评估的结果分析

在这个待评估方法提供校准品或允许使用者获取仪器上所保存的**校准曲线**（calibration curve）信息，且提供各**校准点**（calibrator points）的浓度值和原始信号水平的前提下，可利用**线性坐标纸**（linear graph paper）和**弯曲曲线**（flexicurve）对校准曲线进行人工绘制，然后在曲线上读取出所对应的未知物浓度值，从而对曲线拟合错误进行核查。这样的方法看似很落后，但这却是最好的检测**曲线拟合偏倚**（curve-fitting bias）的方法。

1. 曲线拟合

尽管手工检查是一种有用的核查方式，但曲线拟合软件已经很大程度上取代了手工方式。使用**线性回归**（linear regression）对分别使用曲线拟合和人工方法计算出来的样本和质控品浓度进行比对。通过核查人工拟合的校准曲线所带来的偏倚，可以对制造商的曲线拟合方式的可接受性进行评价。

2. 批内不精密度

计算每个质控品、样本和校准品重复测试的平均值和 %CV 并制成表格进行结果展示，而且 %CV 的计算应该是在浓度值而不是信号水平的基础上。以浓度和 %CV 绘制**精密度图**（precision profile），且对样本、质控品和校准品进行不同的标记和区分。

3. 天间差异与储存校准曲线的稳定性

计算每个质控品和样本的两次测定结果之间的百分比差异，造成这些差异的影响可能为试剂盒、实验员操作因素或其他偶然因素。此外，通过与手工绘制校准曲线的结果进行比较，可以判断测试间差异是否因储存的校准曲线的不稳定所引起。

4. 漂移

通过比较测试前后的质控测值去检验方法是否存在测试漂移。这个过程中，需要确保整个测试过程使用的是同一个试剂盒。通常来说，由于严格把控时间，在全自动分析仪上运行的测试不太可能会发生漂移。但样品挥发、磁珠聚集、试剂稳定性变化和一些混合因素都会导致漂移的发生，这将会导致同一样本出现不同的测值。当实验进行时，通过比较两个时间点的原始信号水平可以检验是否有漂移发生。

5. 灵敏度

计算零值或接近零值样本的 10 个重复测试的测定结果，并以此测定结果作为**分析灵敏度**（analytical sensitivity）水平。理论上，分析灵敏度相当于零值校准品浓度均值加上或减去 2 倍**标准差**（standard deviation，SD）的浓度水平。需要注意的是，对于非竞争法或夹心法免疫检测来说，背景噪声信号的影响需要着重关注。对于灵敏度的详细评估参见本书第四部分第二节"最终评估测试"相关内容。

6. 准确度

将室间质评样本的测试结果与从其他方法和实验室获取的结果均值进行比较，同时比较新方法和当前实验室现有方法对病人样本的测值差异。其他的准确度评估方法参见本书第四部分第二节"最终评估测试"相关内容。

7. 稀释回收

样本稀释所使用的稀释基质应该为经验证过的样本稀释液、零值校准品或低浓度的病人样本（混合样本）。同时，在进行稀释时每个浓度梯度都应该单独进行稀释，而不要进行连续稀释。稀释基质的浓度可以不为零，但具体浓度需要通过测试确定并能应用于计算稀释回收率。以稀释倍数作为 X 轴，对应的浓度值作为 Y 轴可以绘制稀释曲线图。即使测试的不精密度会导致一定的误差，但稀释曲线应是一条近似直线。该实验设计是为了进行快速筛查方法有效性，每个样本通常会重复测定 3 次。

8. 其他信息

进行试剂外观的检查，观察是否有颗粒、凝块、沉降物或浑浊的存在，包装的易用性和说明书的质量也需要进行评估。同时，评估总的测试时间、上机时间和其他与需求相关的参数。除此之外，仪器启动的准备工作、试剂的存储空间和防护检修条目也应该当成验收点来进行考虑。此外，水、排水系统、危险废弃物处理与接口组成配套需求，这些因素都需要纳入考量范畴。如果有新的设备，则需要注意安装工作的质量是否到位，是否提供培训，维护细节是否有清晰的解释和演练。如果是第一次接触这个厂商，可尝试致电客服并询问几个问题去核实他们的服务质量与效率，并向他们索取一些可靠的数据，也可向该厂商的其他客户询问其评估方法所得出的可靠性结果。

四、用临床样本与当前的检测方法进行比对评估

关于临床评估的深入讨论请参见第六部分"免疫检测在临床化学之外的应用"。评估一种诊断测试的临床实用性是一项艰巨且耗时的工作，只有少数的实验室有足够的时间和资源能对每一个新产品执行完整的临床试验流程。在一定程度上，临床专家需要基于厂商提供的信息对新产品的适用性做出判断。同时，引入新项目时，需要以当地人群为基础建立参考区间。因为参考区间的改变会导致诊断的混乱和错误，所以同一项目的新旧方法的一致性建立是方法评估中最重要的需求之一。只有少数项目有参考方法去进行样本真实浓度的确定，因此大多数免疫分析项目无法进行准确度的评估。

最有效的准确性评估方法是用新方法和旧方法分别测定一系列样本，并对结果进行相关性分析。定量项目的评估旨于验证测值的一致性，对于定性项目则需要比较符合率。其中选择的样本浓度需覆盖项目的检测范围，并且涵盖处于关键浓度水平的样本，如定性项目临界值附近的样本；

同时用两种方法对这些样本进行测试。如果有样本稀释的要求，评估时可以加入高浓度的样本并进行适当的稀释。如果需要和历史测值进行比较，则需要考虑样本的保存时间、冻存和冻融带来的影响。此外，一些存疑和有确诊信息的样本需要在分析的过程中进行标记。

进行临床样本测试时，需要进行质控测试来确保实验结果的可靠性，此外还需要核查校准曲线是否正常。进行初步评价时应至少选取 20 例样本（最好能达到 50 例），而一个完整的方法学比对则需要更多的样本。测试的结果需以图表的形式表现，比对方法的结果作为 X 轴，新方法的结果作为 Y 轴。可以使用线性回归的方法进行比对，但使用其他函数关系（如 Deming 或 Passing-Boblock 回归）会更好。因为线性回归认为 X 轴没有错误并以 X 轴为基准进行分析，而后者在进行分析时会把两个参数的错误都考虑进去（Deming 回归详见免疫检测法的性能指标）。使用 Excel 进行线性回归分析，公式的形式为 $y=mx+c$，可以在 X-Y 轴的 45° 夹角处绘制一条直线作为参考。

为了提升比对试验的质量，可以在不同条件下对样本进行两次测定并取均值进行分析。

方法学比对的斜率和截距表明了在整个浓度范围内两种方法的相关程度。当比对的截距接近于 0 且斜率接近于 1 时，新方法可以直接使用旧方法的参考区间或对其进行略微的调整，但是参考区间接近于 0 的项目则不适用，如甲状腺激素（TSH）和一些肿瘤标志物。如果使用计算机软件进行回归分析，得出的结果会包含斜率和截距的置信区间。如果截距的置信区间包括了 0，则两者的截距无显著差异；同样地，如果斜率的置信区间包括了 1，则两者的斜率无显著差异。在引入新方法的时，需要着重考量其与旧方法是否存在显著性差异。

此外，任何线性回归都应该在适当的浓度动态范围内进行分析。如果测试样本集中在高端或低端，则需要对这部分样本单独进行详细的分析。因为当样本浓度范围跨度过宽时，其中独立的一两例样本会对分析带来误差。

相关系数 r 具备实用价值，但其需要一定的适用条件。方法学比对是一项统计学测试，因此除非存在严重的错误，否则两种方法之间会存在一定的相关性，且 r 值越接近 1.000 表示相关性越好。如果两个测试的相关性较好，则 r 值可能会

大于 0.995；如果 r 值低于 0.990 则需要核查数据以清晰认识方法的改变所带来的影响。要了解两种方法在临床应用上的相关性，单纯的统计分析是不充分的，需要同时检查 r 值大小、截距是否接近 0 和斜率是否接近 1.000。

之后，观察方法学数据图表，检查是否有明显的异常值出现。如果异常值位于样本浓度范围的两端，则会对斜率、截距和 r 值有相当大的影响。在两种方法的测试结果表现出明显的测值差异的样本将被作为异常样本，这些异常样本需要进行重新测试进行确认。如果使用经参考方法赋值的样本进行方法学评估，那么要求这些样本必须具备代表性且需要同时用两批试剂进行确认。

相关性测试无法分辨哪个测试更好，只能说明两者的一致性程度。然后，通过对有临床确诊信息的样本进行相关性测试，可以区分哪个测试的临床诊断测值更加准确。

半定量或样本浓度范围广的项目更适用于分级比较。分级中级别的本质是一系列范围值。这类方法在过敏免疫分析法比对（对 6 个分级进行比较）时应用广泛。相对于测值的一致性，分级的一致性更能代表两种方法的等价性。

对于定性分析的结果，需要比较评估方法与比对方法之间的符合率；对于比对过程中的不符样本需要进行确证分析。确证分析方法如下：

- 第三方确认；
- 临床结果；
- 样本稀释后的结果；
- 随访研究。

有关免疫测定临床性能评估的更多信息参见《Zweig 和 Robertson（1987）》。

五、最终评估测试

（一）不精密度

测试方法的不精密度评估从三个方面进行：批内不精密度、天间不精密度和产品**批次间不精密度（between-lot imprecision）**。批内不精密度评估的是重复测试单个样本时的精密度；天间不精密度评估的是多天连续重复测试样本的精密度；产品批次间不精密度评估的是厂商所生产的不同批次产品之间的精密度差异。因为患者的测试结果总是与固定的参考区间进行比对，所以天间不精密度和产品批次间不精密度相当重要。

与厂商的宣称比对时，许多因素可能会对不精密度的评估实验造成显著的影响，所以在设计实验时需对这些因素进行考虑。这些因素包括：

（1）用于评估测试的样本性质，例如冻干品或液体；

（2）质控品或样本的浓度；

（3）一次测试中质控品或样本的重复次数。

1. 批内不精密度

在一次测定中连续或随机地对样本或质控品进行重复测试，计算浓度值的平均值、标准差和 %CV。理想情况下，需要对至少 3 个不同浓度的质控品分别进行 20 次重复测定，但具体的样本数目取决于样本获取的难易程度或已知的不精密度水平。详见本书第五部分第二节"实验室质量保证"。

2. 天间不精密度

评估天间不精密度时（可以包括 / 不包括试剂批次的更换），整个评估周期内使用的质控或样本需要保持一致，测试结果经计算总体平均值、标准差和 %CV 后绘制成图。如果测试期间所使用的样本是液态的病人样本，需要保证充足的分装量并进行冷冻保存。除此之外，新鲜复溶或冻存的商品化分装质控品也可以作为样本进行测试。

当两者之间没有统计学差异时，仅由于更低的标准差或 %CV 就指出一种方法的不精密度比另一种方法更低是不对的。为了确定两种方法的不精密度是否存在显著的统计学差异，可以使用 F 检验：

$$F\ 值 = \frac{SD_1^2}{SD_2^2} \tag{4-2-1}$$

式中 SD_1 是两个标准差中较大的一个值。

在适当的置信水平（confidence level）下（例如，$P<0.05$ 代表 95% 置信水平），从 F 检验表上读取两种方法在合适的自由度（$n-1$）下的 F 统计量。除非由公式计算出的 F 值与读取出的 F 统计量一样大，否则这两种方法的不精密度水平不具有显著统计学差异。

此外，在 Excel 上运行 F 检验还可以进行相同样本或质控品的两组数据的不精密度比较，这样的检验可以确定两组数据具有相同不精密度的可能性。

3. 产品批次间不精密度

有很多方法可以应用于批次间变异的检测，

其中最简单方法是在实验室质控图上绘制质控数据的置信区间。计算每个试剂批次测定的质控平均值和置信区间（置信区间是平均值 $\pm t \times$ 标准误差；标准误差是标准偏差除以数据数目的平方根），当置信区间不重叠时，批次间的显著性差异会变得明显。在这里可选择的方法有方差分析和CUSUM 分析（参见第五部分第二节"实验室质控保证"）。此处，还需要注意液体样本的保存。

（二）准确度

理想情况下，测试方法准确度只能通过与参考方法比对去确定，但大多数免疫分析项目没有可靠的参考方法。

当新建参考方法（如气相色谱 - 质谱法，GC-MS）被接受，即可以制备、获取有值的参考物质。这些样本的浓度最好是临床关键水平并至少进行两次测定，以确定免疫分析的测定结果是否与参考值一致。

在没有参考方法的情况下，可以通过间接的方法去检验方法学差异及进行标准化。例如，比较方法间的患者样本、质控品或者质量控制能力测试的数据是新旧方法评估的切实有用的方法，其中与新方法进行比较的旧方法需与其他的方法有高度的一致性（参见第四部分"用临床样本与当前的检测方法进行比对评估"）。

此外，没有参考方法的时候评估准确度最有效的方法是回收实验。该方法通过测量既有浓度样本和添加已知量的纯分析物后样本的浓度差异来进行准确性评估。

进行回收实验的要求如下：

（1）需要准备浓度足够高的分析物纯品作为添加物，并尽量降低加入到样本中的体积。添加物的基质应当谨慎考虑，以免影响最终样本的基质一致性。

（2）需准备两个或三个不同既有浓度病人样本，样本可以是单独或混合样本。

选择两到三个样本进行回收实验，计算加入样本中添加物的量。同时建立对照组，其中加入等量的不含分析物的添加物，以测试干扰或稀释可能产生的影响。

测试所有样本，并用以下方法计算回收率：

$$回收率 = \frac{（测得浓度 - 既有浓度）}{添加物浓度} \times 100\%$$

$$(4\text{-}2\text{-}2)$$

如果必须加入大量添加物溶液才能达到所要求的分析浓度时，在应用式（4-2-2）计算回收率时需对稀释的影响进行确认。

（三）干扰实验和特异性

厂商通常会对他们的产品与相似的代谢物或药物之间的交叉反应进行宣称。除此之外，一些常见干扰物如**血红蛋白**（hemoglobin）和**胆红素**（bilirubin）的影响也会被检测。根据特定地区的病人信息，实验室会对一些其他影响因素进行测试，如当地常用药物或其代谢物，以确定它们对病人测值的影响。酶免测试更容易受到病人样本的非特异性干扰，如颜色、浑浊度、酶活性或还原剂的影响（详见《项目准备，样本收集和处理》）。此外，还有来自样本的其他类型干扰，如**人抗小鼠抗体**（HAMA）和**类风湿因子**（RF）（详见《免疫分析中的干扰》）。

为了确证某物质对测试不会造成干扰，首先需要对其可能存在的最大生理浓度进行确认。然后，选择至少 3 个含有不同浓度水平分析物的样本或质控品加入含有不同水平潜在干扰物的添加物（详见《回收实验》）。分别测定每个添加和未添加的样本，每个样本重复至少四次；这四次测试可分不同时间段或不同天进行，然后检查所有样本的不精密度是否符合要求。为了评估干扰物在不同水平的干扰程度，可计算其与未添加干扰物的对照组的差异的置信区间（配对 t 检验），如果置信界限涵盖了 0 值，则没有显著的干扰或交叉反应。

$$置信界限 = 添加样本均值 -$$
$$未添加样本均值 \pm 1.96 \sqrt{\frac{2SD^2}{n}}$$
$$(4\text{-}2\text{-}3)$$

式中 SD 为适当浓度下的天间标准差，可来自厂商说明书或内部实测数据；n 为样本或测试数量。

（四）测试灵敏度

测试灵敏度定义为可与 0 值区分的最低浓度水平，因此通常被用来表示**最低检测限**（lowest detectable limit）和**可报告范围的最低下限**（lowest limit of the reportable range）。灵敏度可由多种方法进行测定，在适用范围内每种方法都具有一定的有效性。厂商所建立的灵敏度宣称应该包含测试方法的说明。

1. 分析灵敏度

分析灵敏度（Analytical sensitivity）定义为零浓度校准品与 N 倍标准差之和的浓度水平，N 的最常见值是 2。用这种方法去确定灵敏度时，需要对同一零浓度校准品进行 20 次重复测定。计算出信号值的均值和标准差，然后从校准曲线上读取出均值加减 2 倍标准差的浓度值，这个与信号不精密度和曲线斜率相关的浓度水平就是分析灵敏度。然而这样的评估流程有明显的局限性。从实际应用的角度来看，零浓度样本应该是真实的病人样本基质，并需要一个由信号水平转化为浓度水平的数据处理程序。然而本方法最大的缺点是，对于非竞争法的免疫分析来说，样本中不含分析物，所以这样的测试仅仅是系统本底噪声的测量。基于上述原因，功能灵敏度更适用于在合适的精密度下评估低浓度样本的测试能力。

2. 功能灵敏度

功能灵敏度（Functional sensitivity）是由极低浓度样本的批内和天间不精密度决定的。最常用的方法是对低浓度样本或质控品进行连续稀释，然后对这些样本在不同时间进行多次测定（通常大于 6 次）。用这些数据建立精密度模型，得出特定不精密度水平（通常为 20%）所对应的浓度水平就是功能灵敏度。测试次数、不精密度水平、精密度模型建立方法、样本性质以及稀释液的选择都可能对最终的灵敏度测定造成影响。此外，灵敏度还可以用**检出限**（limit of detection，LOD）、**定量限**（limit of quantification，LOQ）和**空白限**（limit of blank，LOB）来表示。

3. 空白限

重复测定不含分析物的空白样本得出的最高可测出浓度就是空白限。

$$空白限 = 均值_{空白样本} + 1.645SD_{空白样本}$$

(4-2-4)

4. 检出限

检出限是能与空白限进行区分的最低可测出浓度水平。通过已测定的空白限水平以及重复测试已知的低浓度样本来确定检测限水平。在分析灵敏度的概念里，空白限和检测限相似且适用范围相同。

$$检测限 = 空白限 + 1.645SD_{低浓度样本}$$

(4-2-5)

5. 定量限

定量限是可以对分析物进行可靠定量测定的最低浓度水平。定量限的建立需满足预先设定的偏倚和不精密度。定量限可以与检出限保持一致，也可以是更高的浓度。定量限类似于功能灵敏度，但在评估临床应用方法时会优先选择定量限。

（五）线性

对于那些没有使用 5 个或以上校准品去建立校准曲线的检测方法，尤其是使用单点或两点定标并假定点之间为线性的方法，应进行线性的评估。最简单的评估方法是测量由高浓度样本进行梯度稀释的多个浓度点，并将结果绘制成图。其中未稀释的样本浓度应靠近测量范围的上限，而最低的浓度点应稀释至不为零校准品的最低浓度，这样线性稀释就可以覆盖整个测量范围。如果可以获得纯分析物样本，则可以用不含分析物的血清制备一组 5 个或以上校准品，这样得出的校准曲线可以用来计算样本和质控品的测值并与简化的校准曲线进行比较，结果可以通过 T 检验或置信限的比对进行分析。

（六）其他方面

应鼓励所有参与评估的工作人员对新方法的相关要素进行反馈评价，如易用性、安全需求和流程启动到产出可靠性数据的时间间隔。厂商所提供的常规信息和故障排查协助的可靠性，以及实验室日常运作的成本都应该纳入考量。在选择厂商时候，试剂的质量与供应、仪器服务和客户支持都是需要考虑的关键因素。此外，不能忽视一些需要另外订购的通用类试剂所增加的成本。

（七）不同的分析技术

一些新的技术，如**床旁检验**（point-of-care）、**微阵列**（microarray）和使用多种分析物的其他系统，仍然需要使用以上的方法进行评估。联合检验可以增加诊断的可信度，但每个单独检验的质量属性是相关的，因为它们可能导致总不精密度增加。定性测试看似简单，然而定性结果往往对病人有重要的意义，同样也会受到不精密和不准确的影响。当评估这类测试时，需要检查它们是否包含对用户有关于性能表现问题设计警示功能。

免疫分析的基本性能评估在非诊断性应用中同样重要，如药物开发和蛋白质组学研究。

六、评估报告的建议框架

方法评估的一个重要方面是在报告中做好数据和结论的展现,使得报告清晰明了并能为所决定的行动方针提供依据。建议评估报告中包含如下内容:

(1) 摘要:对评估的总结并列出摘要的优缺点。

(2) 引言:说明评估的理由,简述评估的方法及目标。

(3) 厂商信息:简述厂商提供的产品说明书的信息,如技术参数、测试流程、保质期、成本等。

(4) 评估方案的设计:描述待评估的性能指标及如何进行评估及分析。同时,需要包括所使用的试剂批号及非厂商提供任何商品化质控或其他材料的阐述。

(5) 结果:总结每一个实验的结果。如果数据不在报告正文中呈现,则需要确保在实验记录本中记录并引用所有数据,其中包括如易用性等非技术性评估。

(6) 结论:说明评估的整体结论并提出建议。

七、有用的指南文件

CLSI(原称为 NCCLS)制定了达成共识的标准,并发布了以下指南文件。有关所有详细信息请参见本节"参考文献和阅读资料"。

• 临床实验室的定量测试流程的初步评估(Preliminary Evaluantion of Quantitative Clinical Laboratory Measurement Procedures)

• 定性检测性能评估的用户手册(User Protocol for Evaluation of Qualitative Test Performance)

• 定量检测方法的不精密度性能评估(Evaluation of Imprecision Performance of Quantitative Measurement Methods)

• 不精密度和正确度的用户验证(User Verification of Performance for Imprecision and

Trueness)

• 医学实验室不确定度的评估(Expression of Measurement Uncertainty in Laboratory Medicine)

• 定量测试方法的线性评估(Evaluation of the Linearity of Quantitative Measurement Procedures)

• 临床化学中的干扰测试(Interference Testing in Clinical Chemistry)

• 病人样本的方法学比对及偏倚估计(Method Comparison and Bias Estimation Using Patient Samples)

• 定量检测发放的统计学质量控制:原理和定义(Statistical Quality Control for Quantitative Measurement Procedures:Principles and Definitions)

八、参考文献和阅读资料

Armbruster, D.A. and Pry, T. Limit of blank, limit of detection and limit of quantitation. *Clin. Biochem. Rev.* (Suppl. 1), S49–S52 (2008).

CLSI. *Evaluation of Precision Performance of Quantitative Measurement Methods; Approved Guideline* - 2nd edn, P05-A2 (CLSI, Wayne, Pennsylvania, 2004).

CLSI. *Expression of Measurement Uncertainty in Laboratory Medicine: Approved Guideline, C51-A.* (CLSI, Wayne, Pennsylvania, 2012).

CLSI. *Evaluation of the Linearity of Quantitative Measurement Procedures: A Statistical Approach; Approved Guideline,* EP06-A. (CLSI, Wayne, Pennsylvania, 2003).

CLSI. *Interference Testing in Clinical Chemistry; Approved Guideline* - 2nd edn, EP07-A2 (CLSI, Wayne, Pennsylvania, 2005).

CLSI. *Method Comparison and Bias Estimation Using Patient Samples; Approved Guideline* - 2nd edn, (Interim Revision). EP09-A2-IR (CLSI, Wayne, Pennsylvania, 2010).

CLSI. *Preliminary Evaluation of Quantitative Clinical Laboratory Measurement Procedures; Approved Guideline* - 3rd edn, EP10-A3 (CLSI, Wayne, Pennsylvania, 2006).

CLSI. *Statistical Quality Control for Quantitative Measurement Procedures: Principles and Definitions; Approved Guideline* - 3rd edn, C24-A3 (CLSI, Wayne, Pennsylvania, 2006).

CLSI. *User Protocol for Evaluation of Qualitative Test Performance; Approved Guideline* - 2nd edn, EP12-A2 (CLSI, Wayne, Pennsylvania, 2008).

CLSI. *User Verification of Performance for Precision and Trueness; Approved Guideline* - 2nd edn, EP15-A2 (CLSI, Wayne, Pennsylvania, 2006).

Cummings, J., Ward, T.H., Greystoke, A., Ranson, M. and Dive, C. Biomarker method validation in anticancer drug development. *Br. J. Pharmacol.* **153**, 646–656 (2008).

Ekins, R.P. The precision profile; its use in assay design, assessment and quality control. In: *Immunoassays for Clinical Chemistry* 2nd edn, (eds Hunter, W.M. and Corrie, J.E.T.) (Churchill Livingstone, London, 1983)

Feldkamp, C.S. & Smith, S.W. Practical guide to immunoassay method evaluation. In: *Immunoassay, a Practical Guide,* (eds Chan, D.W. and Perlstein, M.T.). 49–95 (Academic Press, Orlando, 1987).

Hopley, L. and van Schalkwyk, J. The magnificent ROC. http://www.anaesthetist.com/mnm/stats/roc

Jin, H. and Zangar, R.C. Antibody microarrays for high-throughput, multianalyte analysis. *Cancer Biomark.* **6**, 281–290 (2010).

Marchiò, C., Dowsett, M. and Reis-Filho, J.S. Revisiting the technical validation of tumour biomarker assays: how to open a Pandora's box. *BMC Med.* **9**, 41 (2011).

Khan, M.N. and Findlay, J.W. *Ligand-Binding Assays: Development, Validation, and Implementation in the Drug Development Arena.* (Wiley-blackwell, Oxford, 2009).

Zweig, M.H. & Robertson, E.H. Clinical validation of immunoassays: a well-designed approach to a clinical study. In: *Immunoassay, a Practical Guide* (eds Chan,D.W. and Perlstein, M.T.). 97–127 (Academic Press, Orlando, 1987).

(王晓琴　译,王传新　审)

免疫检测中的干扰

在现代临床实验室中,免疫检测法作为一种重要的高灵敏检测技术,其不足之处在于容易受到干扰。患者样本中存在的干扰物质会造成错误的检测结果,表现为假阳性或者假阴性。这种错误的检测结果会对临床诊断产生的巨大影响,而且可能会导致误诊,并对患者造成灾难性的伤害。关于免疫检测法中干扰的综述很多,这里仅对免疫检测法中干扰的类型、解决样本中干扰分析物问题的方法,以及对严重的临床案例进行总结。免疫检测法中的干扰是一个长期存在的问题,其最早可以追溯到 20 世纪早期的血清检测。正如使用瓦塞尔曼氏方法检测梅毒的记载中写到:

"除了死亡和税收,只有一件事令我深信不疑,那就是如果使用上述描述的方法去检测我的血清,结果为阳性反应,我不认为这是最终的判决,我会诉诸于其它更精确和可靠的方法。"

在 20 世纪 70 年代初曾报道过由于循环抗体的干扰,采用免疫检测法检测乙型肝炎病毒表面抗原产生假阳结果的案例。在这篇文章发表的 40 年后,免疫检测法中的干扰依旧是一个问题,但是针对不同干扰而制定的解决方法变得更为先进成熟,且实验室检验人员对此问题的意识和相关文献的报道也明显增加了。因检测方法及测试项目的不同、患者本身情况差异以及不同时间段测试所造成的结果差异都是造成各类复杂干扰的原因,这些因素都致使干扰这一重要的问题尚未得到解决。

一、免疫检测的干扰类型

表 4-3-1 总结了免疫检测法中主要干扰的来源,干扰可以来源于检测分析前或检测分析中(下文对此进行简要介绍)。

(一)循环抗体

1. 抗动物抗体

在夹心法或者双位点免疫检测法中,抗动物抗体会对检测结果产生正干扰或者负干扰(较不

表 4-3-1　免疫检测法中干扰的来源

抗分析物抗体	溶血
抗动物抗体(牛、山羊、马、小鼠、猪、兔、绵羊、大鼠)	草药疗法
	嗜异性抗体
	高剂量钩状效应
自身抗体	人抗动物抗体
血液替代品	显像剂
携带污染	免疫复合物
采血管	样本量不足
样本污染	脂血
造影剂	微小血凝块
补体	异常蛋白
交叉反应	部分填充的收集管
药物	类风湿因子
药物代谢物	样本存储
纤维蛋白	样本基质

常见)。正干扰的产生是由于抗动物抗体桥连了动物源的捕获抗体和抗体偶联物(图 4-3-1b)。这种结合与通过特定抗原结合偶联物所得到的结果几乎一样。负干扰的产生是由于抗动物抗体与捕获抗体或者抗体偶联物结合,阻碍了捕获抗体、分析物和抗体偶联物形成"三明治"结构(图 4-3-1c)。

循环抗动物抗体通常是由免疫系统对"外来的"蛋白抗原(如鼠科单克隆 IgG 抗体)的正常免疫反应而产生。越来越多的诊断和药物来源于动物,或者使用固定化的单克隆小鼠抗体进行亲和纯化,这些固定的抗体可能脱离与蛋白共纯化,因此为免疫挑战提供了基础。一些用于非常规疗法的滋补品中也存在动物源蛋白,如"antireticulocytoxique"(来自于注射了人骨髓和脾细胞匀浆的兔血清冻干品)。预防传染病的疫苗接种和输血是动物蛋白抗原可能激发抗体形成的其他可能途径。尽管有关流感疫苗会导致病毒抗体测试结果为假阳的说法仍有争论,但事实上来自于鸡胚、卵培养或兔血清的一些疫苗里确实有残留蛋白。表 4-3-2 和表 4-3-3 列举了诊断和药物中所含的动物源物质或重组蛋白。抗动物抗体的产生也有非医源性原因,包括宠物接触、胎盘传

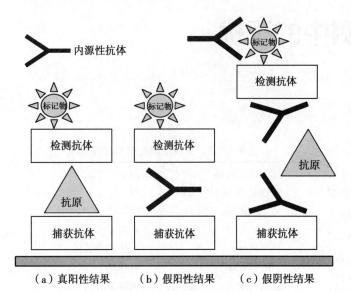

（a）真阳性结果　　（b）假阳性结果　　（c）假阴性结果

图 4-3-1　夹心免疫检测法

（a）抗原产生真阳性以及（b）假阳性和（c）假阴性产生机理示意图

表 4-3-2　动物源的药物和实验药物制剂

动物来源	试剂
鸡	透明质酸
牛	胰岛素
马	抗胸腺细胞球蛋白,结合雌激素软膏
马来西亚虹口腹蛇	安克洛酶
小鼠	单克隆抗体治疗和显像剂
猪	因子Ⅷ,胰岛素,肝素
大鼠	单克隆抗体治疗剂
三文鱼	降钙素
羊	地高辛抗体™

表 4-3-3　治疗用单克隆抗体

抗体（商品名）	治疗适应证
小鼠抗体（后缀 -omab）	
替伊莫单抗（Ibritumomab tiuxetan, Zevalin）	非霍奇金淋巴瘤（CD20）
莫罗莫那 -CD3（Muromonab-CD3, Orthoclone OKT3）	移植排斥反应（T 细胞 CD3 受体）
托西莫单抗（Tositumomab, Bexxar）	非霍奇金淋巴瘤（CD20）
嵌合鼠 / 人抗体（后缀 -ximab）	
阿昔单抗（Abciximab, ReoPro）	心血管疾病（糖蛋白Ⅱb/Ⅲa）
西妥昔单抗（Cetuximab, Erbitux）	结直肠癌、头颈癌（表皮生长因子受体）
英夫利昔单抗（Infliximab, Remicade）	自身免疫性疾病（TNF-α 信号）
利妥昔单抗（Rituximab, Rituxan, Mabthera）	非霍奇金淋巴瘤（CD20）
巴利昔单抗（Basiliximab, Simulect）	移植排斥反应（CD25）
人源化小鼠抗体（后缀 -zumab）	
贝伐单抗（Bevacizumab, Avastin）	结直肠癌、年龄相关性黄斑变性（血管内皮生长因子）
妥珠单抗（Certolizumab pegol, Cimzia）	克罗恩病（TNF-α 信号）
达克珠单抗（Daclizumab, Zenacax）	移植排斥反应
依库珠单抗（Eculizumab, Soliris）	阵发性睡眠性血红蛋白尿（C5）
依法利珠单抗（Efalizumab, Raptiva）	牛皮癣（CD11a）
吉姆单抗（Gemtuzumab, Mylotarg）	急性髓性白血病（CD33）
那他珠单抗（Natalizumab, Tysabri）	多发性硬化症和克罗恩病（α-4 整合素）
奥马珠单抗（Omalizumab, Xolair）	主要是过敏相关性哮喘（IgE）
帕利珠单抗（Palivizumab, Synagis）	呼吸道合胞病毒（RSV F 蛋白）
曲妥珠单抗（Trastuzumab, Herceptin）	乳腺癌
雷珠单抗（Ranibizumab, Lucentis）	黄斑变性（血管内皮生长因子 A）
人源化大鼠抗体	
阿伦单抗（Alemtuzumab, Campath）	慢性淋巴细胞白血病（CD52）
大鼠 - 小鼠杂交抗体	
厄妥索单抗（Ertumaxomab, Rexomun）	乳腺癌（CD3E）

输,畜牧业工作以及饮食中蛋白通过肠道的吸收。

人抗鼠抗体(HAMAs)一直是最为麻烦的干扰源,因此也是大量的研究关注点。一些研究试图明确 HAMA 和其它干扰抗体出现的广泛程度,但结果差异巨大。一项研究表明:用未免疫的鼠血清做预处理后,约 9% 的 CK-MB 测值(10~1 000μg/L,1 008 样本)降低到 <3μg/L。另一项研究使用 4 个免疫定量检测项目(TSH、PSA、hCG 和皮质醇)对 40 例样本进行测试,评估在测试中受抗体干扰的情况。此研究采用三个不同的干扰评价方法,结果表明,在竞争性免疫检测法(皮质醇)检测的样本中,有 7.5%~16.2% 的样本存在干扰抗体;在夹心法免疫检测法检测的样本中,有 0~83.6% 的样本存在干扰抗体(表 4-3-4)。然而,只有不到 11% 的测试干扰具有临床意义(改变测试结果,使其测值在参考区间内或超出参考区间)。根据嗜异性抗体封闭剂(HBR)检测干扰的评判标准,只有 2.9% 的测试存在干扰。使用梯度稀释法进行判断,只有 10.8% 的测试存在干扰。还有一项基于 TSH 和促性腺激素项目的大型研究表明,在 5 310 例病人样本中,有 28 例存在严重的干扰。另外一项跨区域型研究采用 10 名受试者的样本,并在 10 个国家的 66 个实验室使用 74 个检测项目进行测试,结果表明在 3 445 个结果中有 8.7% 是由于干扰导致的假阳。

人抗动物抗体反应可产生不同种类的抗体(IgG、IgA、IgM 或较为罕见的 IgE),根据其特异性可被归类为抗独特型、抗同种型或抗抗独特型。一般来说,同种型抗体比独特型抗体更为常见,但抗独特型抗体的例子也有报道。HAMA 反应的大小和持续时间都会呈现出很大的不同。目前已报道的血清 HAMA 浓度范围跨度从 μg/L 至 g/L,且该浓度水平可在接触小鼠后保持数周,甚至数月。

有研究专门针对多种动物免疫球蛋白的循环抗体进行过报道,其中抗兔抗体(IgG、IgA 和 IgM)和抗山羊抗体尤为重要,因为兔和山羊是免疫检测试剂中抗血清的主要来源。如用免疫抑制剂(兔和马**抗胸腺细胞球蛋白(ATG)**)治疗后,会产生**人抗兔抗体(HARA)**和人抗马抗体。其他引起干扰的抗动物抗体还包括抗羊抗体和抗牛抗体。此外,在使用嵌合抗体治疗的患者中也检测到了人类的抗嵌合抗体。

当然,并非所有动物性来源的药物都会导致抗体的产生。采用 Digibind™ 的绵羊抗地高辛 -Fab 治疗地高辛中毒,就尚未有抗羊抗体产生的报道。同样,并非所有抗体都会引起干扰。如采用猪因子Ⅷ治疗血友病的患者体内会产生人抗猪抗体,但并没有报道指出这种抗体会引起干扰。

另一个问题则是来自于不同动物物种的 IgG 分子之间的序列同源性可导致抗动物抗体和动

表 4-3-4 采用三种方法筛选免疫检测法干扰

干扰测试	ICON	HBR 预处理	梯度稀释
干扰的定义	阴性对照区域的阳性显色反应	HBR 处理前后,1:1 稀释结果之间存在显著差异	1:1 稀释的结果与其他稀释倍数之间测试结果存在显著差异
竞争法			
测试	阳性率	阳性率	阳性率
皮质醇(多克隆山羊抗兔捕获抗体和兔多抗偶联物)	7.5%	11.1%	16.2%
夹心法			
测试	阳性率	阳性率	阳性率
TSH(山羊抗鼠多克隆抗体:鼠单克隆捕获抗体与山羊多抗偶联物)	5%	55.6%	38.2%
PSA(小鼠单克隆捕获抗体和小鼠单克隆偶联物)	0%	17.5%	55%
β-hCG(山羊抗小鼠多克隆抗体:小鼠单克隆捕获抗体和兔多抗偶联物)	0%	73%	83.8%

物免疫球蛋白之间产生交叉反应。研究表明,类似的小鼠 IgG1、小鼠 IgG2a、大鼠 IgG 和小鼠、山羊或绵羊血清可以阻断干扰抗体。同时,还有一项研究指出,在双点位 CK-MB 检测中采用非免疫动物血清可以减少 80% 的阳性干扰,动物血清按有效性排序依次为小鼠 > 羊 = 牛 > 大鼠 > 豚鼠 > 兔子 > 猫 = 狗(鸽子血清没有效果)。

FDA 已经认识到使用抗动物抗体可能出现的问题,并要求体外诊断器械的包装说明书中须作如下限制性表述:"任何使用小鼠抗体的检测,都有可能与样本中**人抗鼠抗体(HAMA)**产生干扰。"随后,FDA 发出建议声明:"如果检测试剂盒使用鼠单克隆抗体,则应包括一项警告,即采用过鼠单克隆抗体诊断或治疗的患者,其标本中可能含有**人抗鼠抗体(HAMA)**,会与试剂盒中的鼠单克隆抗体产生反应,因此导致检测结果错误升高或降低。"

循环抗动物抗体不仅仅是人类的问题。在兽医学领域,犬类接受鼠单克隆药物(如鼠淋巴瘤单克隆抗体 231)治疗后的其体内发现了**犬抗鼠抗体(CAMA)**,并且在所有受试的犬类体内均有预先存在的低浓度 CAMA。猫类白血病病毒感染的检测中也出现了假阳性结果,这是由于猫体内存在针对小鼠免疫球蛋白的循环抗体。这项研究估计约 0.14%~0.57% 的猫体内含有抗鼠抗体。

2. 抗微生物抗体

微生物抗体也是一种干扰源。大肠杆菌败血症患者拥有限制性 IgM λ 异常蛋白,导致**心肌肌钙蛋白 I(cTnI)、促甲状腺激素(TSH)、总人绒毛膜促性腺激素(hCG)、甲胎蛋白(AFP)和肿瘤相关抗原 125(CA-125)**在免疫检测结果中的假阳性概率升高。但是通过与不相关的鼠单克隆抗体或来自患者感染的甲醛灭活大肠杆菌进行孵育,检测结果可以恢复正常(并且去除 IgM λ 异常蛋白)。这表明通过 IgM λ 抗体反应所产生的抗体具有抗免疫球蛋白活性,从而导致错误检测结果的增加。

3. 嗜异性抗体

嗜异性抗体是针对不明抗原产生的抗体,其特征通常是多特异性和结合力较弱。这不同于治疗中采用动物免疫球蛋白所产生的抗体。治疗中采用动物免疫球蛋白而产生的抗体是针对有明确抗原且结合力强的人抗动物抗体。在夹心法中,嗜异性抗体可以桥连捕获和偶联抗体,但在竞争

法中,这种抗体与高亲和性抗体相比竞争力较弱。有人建议具有以下表现的抗体应被视为是嗜异性抗体:即没有使用过动物免疫球蛋白或其它明确免疫原进行药物治疗史,并且干扰抗体具有多重特异性(与两种或以上物质发生免疫球蛋白反应)或表现出先天风湿因子活性。

4. 检测试剂的抗体

酶偶联物中的标记物也可以作为循环抗体的靶点。使用辣根过氧化物酶(而非 ^{125}I)作为标记物的检测系统所产生的干扰证明了干扰物对过氧化物酶标记物具有特异性。在全血他克莫司免疫检测中,循环抗体仅识别单克隆抗体酶偶联物上的表位,并且产生正干扰。免疫吸附试验研究表明,干扰物仅识别抗体与 β- 半乳糖苷酶的偶联物,而非未偶联抗体或 β- 半乳糖苷酶。

同样的,电化学发光免疫试剂中的钌(Ru)螯合标记物也可作为干扰的靶点。已有报道声明在一些血清样本中发现了抗钌抗体,可导致 fT3 结果假性升高(Elecsys® 系统)。这种抗体与钌标记的抗 T3 抗体结合,而不与未标记的抗体结合。有趣的是,这种抗体对游离甲状腺素或 TSH 检测试剂中的钌标记抗体组分并不产生干扰。这种现象被认为是由于 fT3 试剂中钌标记抗体的浓度较低,因此更容易受到干扰。此外在电化学发光检测中,抗链霉亲和素抗体的干扰会导致血清维生素 D 检测结果假性升高。

5. 自身抗体和抗分析物抗体

类风湿因子(RF)是一种循环的 IgM 自身抗体,存在于大多数类风湿关节炎和其它相关及不相关疾病的患者血清中。在夹心法中,它对检测系统的干扰是通过与 IgG 抗体的 Fc 片段相结合而产生的。RF 可通过阻断捕获抗体与分析物结合而产生假阴性干扰,或者通过桥连捕获抗体和抗体偶联物引起假阳性干扰。研究表明,在肌钙蛋白 I 微粒酶免疫检测中,有 RF 导致的正干扰,可以通过使用 RF 多克隆抗血清进行预处理来消除。

在免疫检测中,抗胰岛素抗体可与胰岛素结合从而无法与试剂中的抗体结合,引起胰岛素检测结果假性偏低。但是,通过沉淀法去除干扰抗体可以阻止这种干扰的产生。

各种研究表明,抗肌钙蛋白抗体存在于不同的患者群体中,包括献血人群中其自身抗体与 cTnI 和**肌钙蛋白 T(cTnT)**共同结合。这些抗体

掩盖了肌钙蛋白的释放，从而导致假阴性的测试结果。此外，还有报道描述了一名心脏病患者因 cTnI 和 IgG 的循环复合物而导致其 cTnI 一直维持在高水平。

巨泌乳素是一种泌乳素和抗泌乳素的复合物，这种循环复合物可导致明显的高催乳素血症。不过，在泌乳素免疫检测中，巨泌乳素干扰可以通过超速离心或聚乙二醇（PEG）沉淀来消除。

6. 病变蛋白和免疫复合物

病变蛋白的存在与免疫检测干扰有关。例如，有报道指出，由于嗜异性抗体阻断试管不能阻断病变蛋白（IgGκ 和 IgM λ）的干扰，导致一名患者的血清 TSH 测值升高。特别是对 UniCel® DxC 880i 系统（对 Architect® i2000SR® 不造成干扰），并且仅在其单克隆带消失后测值才会恢复正常。病变蛋白引起明显的激素水平异常的另一种方式是提供额外的激素结合能力。有报道表明，分泌 IgA-λ 的多发性骨髓瘤会导致**总甲状腺激素（T4）**和**三碘甲状腺氨酸（T3）**水平升高。病变蛋白对**放射免疫检测（RIA）**本身不产生干扰，而是作为一种额外的甲状腺激素结合蛋白，与 T4 和 T3 结合，从而增加了这些激素的血清浓度。

在一些病变蛋白血症的病例中，病变蛋白浓度本身过高，会导致血清粘稠度显著增加，从而影响样本的吸样准确性。由于多克隆丙种球蛋白病会导致样本黏度较高，这种高黏性的样本也被证明会以一种特定的方式错误地提升 RIA 中 T4 的测值。

由于循环免疫复合物在反应混合物中会被 PEG 沉淀，因此循环复合物导致的高黏稠度样本会对比浊法（如 IgM、IgA）产生干扰。另外，在放射免疫扩散法中，由于分子相互作用导致免疫球蛋白迁移失败也是造成干扰的原因之一。

（二）药物、草药疗法、血液替代品和造影剂

在治疗或诊断中使用的药剂（如基于抗体的造影剂）可能对多种检测方法产生干扰，其中就包括免疫检测法。

1. 药物

药物可能通过体内反应改变分析物的浓度，产生期望的或非期望的药效（体内干扰）。但更常见的是由于药物及其代谢物影响分析反应所造成的体外干扰。现已对全部药物干扰进行了分类。

一些药物可与试剂中的抗体组分发生交叉反应，如在皮质醇检测中，抗体与氟氢可的松衍生物存在交叉反应，从而产生假阳性结果。在其他检测中，代谢物的交叉反应使得药物含量的检测更为复杂化，如环孢菌素 A 免疫检测中的存在的环孢菌素 A 代谢物。其他药物，如安乃近，也被证实会对采用过氧化物酶标记物的免疫检测产生干扰。Digibind™，作为关于药物干扰的一个有趣例子，它是一种治疗地高辛过量的地高辛 -Fab 抗体，在荧光极化免疫检测和其他多种化学发光免疫检测中，通过与洋地黄毒苷的直接结合（Digibind 在体外中和了洋地黄毒苷和洋地黄毒甙配基），对洋地黄毒苷总浓度水平的测量产生负干扰。

2. 草药疗法

最近引起人们关注的一个问题是草药疗法引起的干扰，尤其是在地高辛免疫检测中，中药蟾酥或丹参的存在可能对测试结果产生影响。环孢菌素、地高辛和茶碱测值异常偏低则与圣约翰草的摄入有关。另外，中药被西药（如苯妥英）污染是导致假阳性结果的另一个原因。

3. 血液替代品

聚合血红蛋白或全氟碳乳剂（如全氟溴烷）血液替代品作为临时氧载体正在研制中。给药后所造成的副作用在血液中的表现不一致，接受血红蛋白血液替代品给药的患者其血清和血浆样本呈红色，而接受全氟化碳剂给药的患者其血清和血浆样本呈脂血状。尽管一些免疫检测法不受聚合血红蛋白血液替代品的影响，但也有一些免疫检测法显示出正干扰（如 AxSym® 庆大霉素分析）或负干扰（如 Axsym 万古霉素和 Stratus® CK-MB 分析）。然而，在这些研究中，使用全氟化碳血液替代品，则未发现对免疫检测产生干扰。

在对血红蛋白氧载体 HBOC-201（戊二醛聚合牛血红蛋白）的研究中表明，此血液替代品（体外浓度 60g/L）对不同的治疗药物免疫检测并没有产生明显的干扰。相比之下，使用 PEG 偶联人类血红蛋白 Hemospan® 会对 cTnI 免疫检测产生正干扰（Beckman Access® Ⅱ方法）。

4. 造影剂

有研究专门针对冠状动脉造影中所使用的 12 种不同造影剂对体外检测结果的影响做出报道，所有采用 Opus Magnum™ cTnI 试剂的造影剂样本的测试结果均呈假阳性，而采用 ACCESS cTnI 试剂，仅有一种造影剂（Lipiodol®；罂粟籽

油)样本呈阳性结果。另一项独立的研究表明,碘基不透射线造影剂(Ioversol 350、Iopamidol 370、Iomeprol 300、Iomeprol 400、Iohexol 300)和钆基造影剂(钆喷酸)会对**癌胚抗原(CEA)**、CA-130和组织多肽抗原的免疫放射检测产生干扰。然而,在一项以钆基为基础的磁共振造影剂靶向干扰的研究中发现,该造影剂在多种免疫测定平台上均未发现干扰。

(三) 黄疸、溶血、脂血和其他样本基质成分

使用微球酶免疫检测法测量cTnI(非CK-MB检测)时,胆红素浓度的升高(40mg/dL)可导致cTnI测值统计学上显著降低,但这种干扰的机制尚不清楚。

在cTnT免疫检测中发现溶血或血红蛋白升高会对检测系统产生负干扰。此外,溶血过程中从红细胞释放的蛋白酶通过降解cTnT可促进这一效果,蛋白酶抑制剂(胃蛋白酶抑制剂A)减少了对cTnI的负干扰证明了这一点。

样本的稀释往往会限制脂血造成的不良影响,但在使用电化学发光免疫检测法检测睾酮浓度中,血脂水平升高(>22.5g/L)会引起负干扰。此外,脂血症也是免疫比浊检测法中的干扰源(如载脂蛋白B、触珠蛋白分析)。

样本基质中的其它成分也有可能对检测系统产生正干扰。这种干扰已在使用层位荧光EIA法检测添加了碱性磷酸酶的样本中的cTnI中观察到。这类检测是基于样本和试剂的放射性扩散,从而使它们远离了含有固相捕获抗体的中心应用区。样本中高浓度的内源性碱性磷酸酶可能没有完全被从中心区洗掉,从而模拟了捕获的碱性磷酸酶偶联物,这就可能会导致假阳性结果。对于血浆类样本,纤维蛋白原也是潜在的干扰源,但通过热凝添固法即可消除此干扰。血清离心不彻底会产生微小的纤维蛋白链会干扰免疫检测,然而,重新离心可以消除此类干扰。

另一个有趣的例子是由于样本基质不稳定导致的检测干扰。以前在经过国际运输(超过2周的运输时间)的液体血清质控品中出现了苯妥英RIA的正干扰。这种干扰是由于在运输过程中血清质控品释放的非酯化脂肪酸造成的。推测是非酯化脂肪酸取代了与血清蛋白进行非特异性结合的苯妥英。非酯化脂肪酸对苯妥英的取代使得更多的苯妥英与标记的苯妥英竞争抗体结合位点,从而导致苯妥英测值假性升高。

(四) 加样、携带和污染

在自动分析仪加样过程中,由于污染或携带,也会出现假阳性检测结果。良好的实验室操作通常可以消除样本的污染。一般来说,免疫检测分析仪的清洗系统都是经过优化的,可以将由于加样针连续加样的样本残留而导致的携带降到极低(如 <0.001%)。另外,还有一个特别针对于样本类型的问题是在使用免疫检测法(AxSym® 分析仪法)测试cTnI浓度时,血清样本中的纤维蛋白会导致检测结果出现假阳性。

(五) 采血管

采血管是由不同材料组成的、具有多种部件的一种复杂医疗器械。采血管的成分能与样本中的物质相互作用,或将干扰物质带入到样本中。以往,采血管中的分离胶会对药物产生吸附,这一直是治疗药物监测时的一个特殊问题。采血管中不同防腐剂和储存条件也会影响测试结果。同样,采用硅化塑料管会导致ACTH RIA结果呈假阴性,且会造成C反应蛋白免疫测定结果呈假阳性。

最近,在竞争性免疫检测中,免疫检测平台依赖的正干扰(尤其是总T3)已经被证实,并且部分归因于血清分离管的组分,有机硅表面活性剂Silwet® L-720。该表面活性剂能置换固体载体表面包被的捕获抗体,因此在检测中,将会损失结合的标记物,从而导致测试信号的降低,这与测试高浓度分析物的结果类似。实际上每个采血管中都含有表面活性剂混合物,而且每种添加剂都有可能对免疫检测产生干扰。

采血管中添加剂产生干扰的例子是一个重要的提醒,当采用与患者样本完全相同的方式处理检测所使用的质控样本时,免疫检测的操作处于最佳状态。大多数具有自动免疫检测的实验室的标准做法是将质控品储存在仪器中,必要时由仪器直接取样测试。在此过程中,质控品不与采血管直接接触,因此错过检测出采血管添加剂干扰的机会。

(六) 抗体试剂的交叉反应性

在免疫检测法发展的早期阶段,一些抗血清具有交叉反应,从而导致测试结果假阳性(如**促黄体激素(LH)**对hCG检测的干扰)。如今,具有低

交叉反应性的高度特异性抗体占主导地位。由于样本中存在结构相似的物质(如药物或药物代谢物,或具有相同亚基的激素),交叉反应在某些检测中仍然是一个问题。关于交叉反应性的问题,在前面"性能与特异性"中已详细阐述。重点阐述了检测抗体与相关候选干扰物的交叉反应性。例如,对于 hCG 的检测,FDA 的建议如下:"对具有高生理浓度**黄体生成素(LH)**、**促卵泡激素(FSH)**和**促甲状腺激素(TSH)**的标本进行特异性研究。高水平的 LH 不应与所用的 hCG 抗体有明显的交叉反应。另外,也可以用**人胎盘泌乳素(hPL)**和**人生长激素(hGH)**进行类似的研究,且试验中可能需要使用添加样品。"

(七) 高剂量的钩状效应

假阴性形式的干扰的另一个来源是"高剂量钩状效应"。在这种情况下,由于捕获抗体和偶联抗体分别被高浓度的分析物所饱和,所以高浓度分析物产生了与极低浓度分析物相似的反应。由于 hCGβ(分析物的亚基)的存在,在定性和定量 hCG 的测定中都可能出现类似的效果。在一些不检测 hCGβ 亚基的检测中,由于竞争性的 hCGβ 亚基会将其中一种抗体饱和,因此也可能出现测试结果假性降低的现象。

二、识别潜在干扰因素的策略

在临床实验室的环境下,已经有许多策略用于探查检测的干扰。这些方法中有很多是可以在实验室进行技术测试、测量或处理,但是,若想要发现并确认干扰的存在,最有效的方法则是认识该测试项目的临床背景。实际上,在许多医疗事故和患者结果不佳的案例中,开单的临床医生最初并不相信患者的测试结果。但由于他们不了解免疫检测的干扰,他们会将错误的测试重复足够多次,来使自己相信测试结果具有临床意义。有时,造成的严重后果有可能是不必要的手术、化疗和(或)绝育。

理想情况下,当临床医生面对测试结果与患者的临床表现不符时,会咨询实验室。每当临床医生(或患者)与实验室联系,表达对该免疫测定结果的疑问时,这是一个验证测试中是否存在干扰的机会。如果错过了这个机会,就算知道无数种评估和证明免疫检测干扰的方法,也没有什么用处了。

除了提高临床工作者对免疫测定干扰的认识外,实验室还可以通过检测测试结果与其他实验室测值的一致性,并结合疾病发病率的背景来评估测试结果的可能性(贝叶斯分析),从而识别潜在的干扰病例。

(一) 临床意识

向临床医生普及免疫检测干扰知识的机会并不是很多。在医院实验室,一般可通过教学查房、临床会议、实验室简讯,以及电子病历和实验室测试系统来培训临床医生。

另一个对解剖/外科病理学医生的培训途径则是通过与临床医生就特定案例进行定期、紧密的互动。根据我们以往的经验,在肿瘤学会议设置此环节是特别有效的。肿瘤学会议常对肿瘤标志物的免疫检测进行讨论,当血清肿瘤标志物的结果呈现异常时,外科病理学医生也可抓住机会提及其中免疫检测干扰的可能性。

(二) 测试结果合理性的检查

免疫检测结果的综合解释可以在附加的实验室测试或者在基于疾病流行率的统计学概率的情况下进行。这些类型的工具可用于质量保证审核,也可在实验室信息系统中实现自动化。

关于结合实验室所有可用数据对测试结果的解释,最近一项关于**甲状旁腺激素(PTH)**的研究通过排除基于实验室测值确定的具有"临床上合理原因"的病例,识别了潜在的嗜异性抗体干扰的案例。该研究结合血清 25-羟基维生素 D(25VTD)、离子钙和肾小球滤过率估计值(eGFR)来解释 PTH。该研究设定了一个规则,当患者的 25VTD,离子钙和 eGFR 水平均在其各自的正常参考范围内时,将 PTH 测试结果升高的样本标记为可疑样本。基于此方法,9% 的 PTH 升高样本被认为是可疑,并且用嗜异性抗体阻断管中进行处理。在这些可疑样本中,40% 的样本在使用阻断管处理后 PTH 的测值降低;且其中一半样本的最终测值降低到正常人群参考范围以内。然后对剩余 60% 的可疑样本(嗜异性阻断管处理后,测值未改变)进行检测,确定是否存在 RF。如果样本 RF 为阳性,则采用 RF 沉淀试剂对样本进行处理,结果表明,24% 的嗜异性抗体阴性样本存在 RF 干扰。

在具有全面信息系统的实验室中,这种识别可疑样本的方法可能得到更广泛的应用。实际上,此规则可作为常规质量保证的内容录入信息系统中,来标记那些基于其他实验室测试结果不可信的可疑的免疫检测结果。除了PTH,甲状腺功能测试和其他激素免疫检测通常是多分析物多参数分析的一部分,适用于这一识别策略。基于对可疑病例的识别,可进行更深入的图表病例审查或实验室调查。

另一个识别免疫检测干扰的有力工具是根据疾病流行程度来确定测试结果的概率。之前的研究已经检验了统计方法在发现实验室错误的效用。最近的一项研究采用贝叶斯分析的统计方法来识别免疫检测的干扰。该研究的作者证明了贝叶斯分析法在识别包括TSH、PSA、hCG和肌钙蛋白在内的各种分析物干扰的潜力。以PSA为例,无症状的50岁男性中前列腺癌患病率约为1:5 000(0.02%)。采用文献中报道的免疫检测的假阳率0.4%,假阳性测试的计算概率约为95%。随着年龄的增长,疾病的患病率增加,所以假阳性率下降。因此年轻人PSA水平的升高比老年人更可疑。以TSH为例,亚临床甲状腺功能减退症在年轻成人和儿童中的患病率为1%,而在老年女性中的患病率为17%。同样,假设假阳免疫检测干扰的概率为0.4%,那么TSH水平的升高,在老年女性患者中将有2%的病例为假性的,而在年轻成人或儿童中假性病例的概率则为30%。

在临床实验室中对所有免疫检测结果进行复测是不切实际的,但是开发一种可以在实验室信息系统内自动化的有针对性的方法可能会为免疫检测干扰的识别提供更多水平的安全性。

三、证明干扰存在的策略

一旦识别了潜在干扰,有多种方法可以证明测试结果是由干扰导致的。

(一)线性稀释

对于在参考范围之外的免疫检测结果,线性稀释是最简单和首选的验证方法。包括嗜异性抗体在内,免疫检测干扰通常稀释不成线性。在这类研究中,通常采用1:5和1:10的稀释比例,表4-3-5给出了一些含有干扰物的样本稀释结果的实例。

表4-3-5 举例说明对含有干扰物的
样本进行稀释和阻断剂封闭

	稀释倍数	稀释后测值	备注
患者A		BNP	
		(pg/mL)	
未处理	1	1 551	稀释后测值不成线性。HAMA结果为阳性(40.5μg/L),因此证实为HAMA干扰
未处理	2	1 061	
未处理	5	247	
未处理	10	31.9	
未处理	100	2.56	
患者B		cTnI	
		(μg/L)	
未处理	1	19.99	患者cTnI初次测试结果与其他方法结果不符;稀释后测值不成线性在HBT中孵育后测值的降低,表明存在嗜异性抗体干扰
未处理	稀释	1.46	
用HBT处理	1	0.03	
患者C		TSH	
		(mIU/L)	
未处理	1	9.9	患者TSH初次结果与另一个实验室的测试结果不符与IgG混合物孵育后测值降低,表明存在干扰,确认为HAMA(44μg/L)
加入鼠和山羊IgG	1	1.8	

患者A:HAMA引起的正干扰。患者B:正干扰且使用HBT处理。患者C:正干扰,采用IgG混合物作为阻断剂。

(二)其他方法测试

免疫检测干扰物质对检测中使用的抗体克隆可以是特异性的。当怀疑为此类干扰时,应采用其他方法对样本进行测试。在选择替代方法的时候,最重要的考虑因素是替代方法必须使用不同的抗体克隆。对于给定的分析物,不同制造商生产的免疫检测试剂使用相同的抗体克隆是很常见的。此外,如果样本被送到第三方实验室进行测试,应再次确认所用的具体检测方法和抗体克隆。

由于尿液样本中不含免疫球蛋白,因此检测尿液中的分析物可能更为可靠。以β-hCG检测为例,血清样本测试易受到干扰,但尿液样本则不然。基于尿液的这种特性,美国妇产科医师协会(ACOG)推荐采用尿液样本对血清hCG呈假阳性的检测结果进行确认。

（三）处理样本去除干扰物

有些化学处理方法和商品化试剂可用于去除或阻断样本中所含有的嗜异性抗体。相对温和的去除干扰物的策略包括 PEG 沉淀法和与固化的蛋白 A 或蛋白 G 接触法。对于更稳定的分析物如 CEA，可使用酸提取或热灭活的方法去除干扰物。然而，一种特别方便的方法是使用阻断管，如**嗜异性阻断管（HBT）**或**非特异性抗体阻断管（NABT）**（Scantibodies Laboratories，Inc.Santee，CA）。具体方法如下：样本在管中进行孵育，管中冻干小球内含有的试剂与样本中的干扰物相结合。这种类型的预处理流程仅用于确认原始检测结果，或证实是由于干扰物的存在而导致检测结果的不准确，该流程不能用于生成可报告的结果。另一种非特异性样本的预处理流程是添加动物免疫球蛋白或非免疫血清。这种方法并不总是会成功，并且在某种情况下，干扰的阻断需要已经注入到患者体内的特异性的单克隆抗体，并且还需要与高浓度抗体进行长时间的孵育。此外，不同厂家也有一系列使用独特配方的阻断剂。

四、预防免疫检测干扰的措施和现行的监管指南

识别某种免疫检测对于干扰敏感性的时间点是在开发和临床使用前对测试的验证期间。除了检查免疫检测试剂的干扰外，还应对分析前的各种变量进行检测。这些变量可能包括患者正在服用的会存在于血清中的药物、采集样本使用的抗凝血剂类型，以及采血管的种类（参见采血管）。

（一）阻断剂和测试样本盘

很多商品化的检测法都会在其中添加阻断剂，并且现在有对于干扰物（如嗜异性抗体、RF）呈阳性的样本盘，可以用于评估和验证检测法所选择的阻断剂的有效性。

最近的一项针对自身免疫性疾病患者的细胞因子免疫检测的研究表明，当针对具有高干扰潜在风险的患者人群时，可以尝试多种嗜异性抗体阻断试剂，用以筛出消除干扰效果最佳的试剂。除了在测试验证期间筛选阻断剂外，还需要验证各种阻断剂与测试的相容性（如验证阻断剂是否引起干扰）。

不同配方的阻断剂可以从几个公司获得，包括 Scantibodies Laboratories，Inc（Santee，CA），Bioreclamation，LLC（Hicksville，NY），Millipore（Danvers，MA），IBL International（Hamburg，Germany）和 Meridian Life Science（Cincinnati，OH）。

（二）法规和标准

几十年以来，人们对临床实验室中分析干扰这一概念已经有了充分认识。对于免疫检测，美国联邦法律（CLIA '88）强制规定实验室在新项目测试验证期间必须测试常见的干扰，如脂血、溶血和黄疸（Medicare，1992）。免疫试剂制造商必须对免疫检测的干扰情况进行验证，这也是**美国食品和药物管理局（FDA）**批准新免疫检测法的标准要求。然而，对于内源性抗体干扰的适当的方法，目前几乎没有监管指南。但最近 CLSI 出版了一份详细的文件（Clin. Lab. Stds. Inst，2008），被 FDA 认可为全面标准。

具有美国临床实验室认证资格和检查资质的机构（如美国病理学家学会、联合委员会）扩展了 CLIA '88 对于评估干扰对临床实验室测试影响的要求。

五、免疫测定干扰的临床后果

以下临床案例阐述了免疫检测干扰所造成的一些不良后果。

（一）RUFER 案例

目前已有很多记录的有临床意义的免疫检测干扰的病例报告和病例系列。然而，有一个特别的案例引起了美国媒体的极大关注，这是因为其临床后果、解决的时间线以及通过最终司法系统做出的最终经济判决。案例中由于血清 hCG 的假阳性结果，使得 Jennifer Rufer 接受了数十项临床测试、放射成像、多剂量化疗、肺部手术和子宫切除术。

Rufer 女士最初出现腹痛和阴道出血，随之被妇产科医生诊断为异位妊娠。商业实验室测定她的血清 hCG 水平升高；这与异位妊娠的临床表现一致，因此患者接受低剂量化疗。然而，hCG 水平并没有随着治疗而降低，因此她被转到大学医院的妇科肿瘤专家那里。大学医院实验室确认其血

清 hCG 持续升高,这导致她被诊断为妊娠滋养细胞疾病,并且因怀疑有转移性疾病,她接受更高剂量的化疗、子宫切除术和肺部手术。

不幸的是,商业实验室和大学医院都在使用同一制造商的 hCG 检测试剂。大学医院的实验室主任对该测试进行大量的调查,检查了不同批次的试剂,并对患者样本进行稀释研究。在测试的 50 例样本中,Rufer 女士的样本是唯一一例未通过稀释分析的样本。大学医院的实验室将该结果反馈给制造商,但制造商随后并没有对临床实验室协助解释的需求进行反馈。在当时的医学文献中,由于干扰引起的 hCG 假性升高的可能性并不为人所知。制造商的包装说明书仅声明了以下几种限制:

(1) 出于诊断目的,hCG 结果应与其他数据结合使用:如症状、其他测试结果以及临床表现等。

(2) hCG 水平升高与某些异常生理状态有关,如果与临床证据一致,应予以考虑。

(3) 接受过用于诊断或治疗的小鼠单克隆抗体制剂的患者的标本可能含有 HAMAs。当使用小鼠单克隆抗体的检测试剂盒进行测试时,这些样本结果可显示为错误升高或降低的值。

(4) 由于嗜异性抗体的存在或与非特异性蛋白质结合,hCG 水平可能会出现持续升高,但这种现象非常罕见。如果 hCG 水平与临床证据不符,则应通过其他 hCG 测试方法对结果进行确认。

最后,大学实验室将样本送到另外两个临床实验室:第一个使用不同厂家的试剂进行测试,结果为正常;第二个使用与大学实验室相同的厂家制造的试剂进行测试,同样发现了其 hCG 测值升高。制造商进行了内部评估,并初步得到的结论是该检测是按预期进行所得出的结论。大学医院的医生最终确定 Rufer 女士血清 hCG 升高是由于干扰而引起的,所有对她进行的治疗是完全没有必要的。Rufer 女士起诉了大学医院和 hCG 测试的制造商。大学医院因医疗事故被起诉,该检测的制造商因产品责任被起诉。产品责任是因为认为制造商具有先验知识,并且没有警告医生,他们的测试可能产生假阳性结果,导致误诊以及针对妊娠滋养细胞疾病所做的那些不必要的治疗。该产品说明书被认为是不充分的,因为它没有具体说明检测的嗜异性升高实际上测试结果可能为错误的、假的或者基于其他分析是可疑的。此外,调查发现,制造商已收到超过 40 起假阳性结果的投诉,包括多个与 Rufer 女士类似的进行了不必要的化疗和手术的案例。在 Rufer 女士最初被诊断的那年秋天,制造商已经起草了一份通知,通知中建议医生对血清 hCG 结果存在疑问的患者,进行尿检确认,但该通知并未正式发出。陪审团裁决 Rufer 女士和她的丈夫获得 1 600 万美元的赔偿金,其中大学医院承担一半的过错。

Rufer 的案例提高了临床医生、实验室检验人员和测试制造商对免疫检测内源性抗体干扰的认识。一些重要经验教训包括:

(1) 免疫检测不应作为诊断的唯一工具;它必须结合其他临床诊断、影像学研究和实验室数据一并使用。

(2) 错误的免疫检测结果可能会带来灾难性的临床后果。

(3) 临床医生对检测结果的关注或疑虑必须得到最大程度的尊重并进行调查。

(4) 实验室不能将调查责任仅仅放在测试制造商身上。

(5) 在美国,实验室可能与其所使用的检测的制造商承担同等责任。

(二) 男性泌尿系统肿瘤患者的嗜异性抗体干扰

在 2000 年报道的一系列案例中,发现在没有活动性疾病的情况下,睾丸癌的血清标志物可以错误地升高;然而,这一系列案例并没有确定假阳性的机制,并且没有将嗜异性抗体描述为可能的因素。随之,又发生多例嗜异性抗体干扰对泌尿肿瘤患者的临床诊断产生重大影响的病例。

在一个案例中,一名 39 岁男性患有ⅡB 期转移性恶性**生殖细胞肿瘤(GCT)**,血清 hCG 的升高,进行了睾丸切除术并联合化疗三个周期。这名患者的血清 hCG 最初测值呈正常,但 2 个月后 hCG 测值升高。患者再一次接受腹膜后淋巴结检查手术,但肿瘤细胞并无淋巴转移。因患者血清 hCG 进一步升高,且胸部 CT 扫描显示纵隔淋巴结肿大,所以患者继续接受二线和三线化疗方案,但化疗并未使其血清 hCG 恢复到正常水平。对该患者所有的血清样本进行再次分析发现,第一轮化疗前的血清样本 hCG 浓度是真实升高的。但是,随后所有的血清 hCG 测值均为假性升高。

男性患者中其他嗜异性抗体干扰的案例,包括有一名 44 岁男性患者,患有早期非精原细胞性

GCT,并接受睾丸切除术治疗,化疗后 hCG 持续升高。另一名 43 岁男性因早期精原细胞性 GCT 接受了睾丸切除术治疗,在他 5 年的常规随访中,其 hCG 测值也出现了假性升高。

(三) 宠物

1. 人抗兔抗体

这是一例因人抗兔抗体(HARA)干扰造成不良后果的案例,一名快 30 岁且患有不育症和闭经症的女性,其血清 FSH 测值较高,这导致一系列不必要的诊断程序,其中包括腹腔镜检查、剖腹手术和卵巢活检。几个月后,患者的月经周期自然恢复。然而其 FSH 水平仍然保持较高水平。使用山羊抗体的检测法重对该患者的样本进行分析,得出了正常的测值。

来源于抗兔抗体更好的结果可以用一位 52 岁女性患者的案例来说明,该患者由于连续 9 年空腹肠道激素浓度持续升高而被安排进行进一步调查,该患者在 16 年前就已经被诊断为肠易激综合征。

先前的调查包括腹部计算机断层扫描、胰腺磁共振成像和奥曲肽扫描。所有这些影像学结果都是正常,因此异常的血液测试结果被归因于胰岛细胞的增生。这名患者接受的唯一药物是来源于一种雌激素植入物中含有的雌激素。两年一次的磁共振成像结果均正常,但有胰岛细胞增生的迹象。

转诊时,患者许多空腹肠激素结果仍升高(血管活性肠多肽 120pmol/L(正常值 <30)、胰多肽 72pmol/L(正常值 <300)、胃泌素 125pmol/L(正常值 <30)、胰高血糖素 63pmol/L(正常值 <50)、生长抑素 103pmol/L(正常值 <150)、神经降压素 101pmol/L(正常值 <100)。腹部成像和奥曲肽扫描结果正常,患者被安排进行在钙刺激下进行胰腺血管造影,以确认她体内的胰岛细胞功能是否存在异常。

由于神经内分泌肿瘤分泌多种激素是非常罕见的,所以考虑该患者存在干扰抗体的可能性。更为详细的临床病史显示,她和她的丈夫饲养了大量的宠物兔(一次多达 80 只),且她可能患有兔类导致的过敏性鼻炎。进一步将干扰与兔子关联的信息是她的丈夫是英国兔子委员会的官员。

用于测量该患者肠道激素 RIA 检测试剂均基于兔抗体。选择胃泌素检测用于阻断研究,向胃泌素检测的缓冲液中添加低浓度的非免疫兔血清。胃泌素初始测值高达 95pmol/L(未加入兔血清),添加 0.5% 和 1% 的兔血清使胃泌素测值降至 <20pmol/L,处于正常范围内(<30pmol/L)。

血管造影检查被取消,并且撤回了基于受嗜异性(兔)抗体干扰的各种肠道激素检测结果而做出的假定的肠易激综合征的诊断。

2. 人抗山羊抗体

一名 84 岁女性采用免疫检测和电泳方法检测肌酸激酶同工酶所得到的结果不一致且升高,免疫检测法(层析 CK-MB)的检测结果为 12~15fg/L,电泳法的检测结果为 >95%MM 同工酶,检测不到 MB。检测中添加小鼠 IgG 来验证 HAMA 干扰,没有效果,表明样本中可能不含 HAMA。然而,添加正常山羊血清使 CK-MB 测值降低至 1.7fg/L。这个结果表明人抗山羊抗体(HAGA)是最可能导致干扰的原因。层析 CK-MB 检测中山羊 IgG 作为抗 CK-MB- 碱性磷酸酶偶联物试剂的组分。当使用不含山羊 IgG 的 CK-MB 偶联物时,干扰同样消失。层析免疫检测采用径向扩散装置,推测干扰抗体与山羊 IgG 发生反应,所产生的复合物使未反应的偶联物保留在扩散装置的测量中心。

3. 服用药物

一名 35 岁的肾病晚期男性患者接受了尸体肾移植手术。根据方案,在移植当天,采用兔 -ATG 启动其免疫抑制。在移植后的第二天,继续使用吗替麦考酚酯、泼尼松和他克莫司进行免疫抑制。在他服用完首个 1mg 剂量的他克莫司的 12h 后,采用西门子 Dimension®RxL 免疫检测发测定其全血药物浓度,结果为 24.4ng/mL。由于移植后预期他克莫司的全血浓度为 5~15ng/mL,因此判定该患者的血液他克莫司水平偏高。患者的临床表现一直良好,没有药物毒性或排斥反应的迹象或症状,并重复测量他克莫司浓度。在移植后第 3 天和第 4 天,他克莫司浓度分别升至 24.0 和 23.6ng/mL。评估该患者的 RF,但结果为阴性。在移植第四天,得到的他克莫司水平仍然升高之后,临床实验室及时洞察,将血液样本送至参考实验室,采用液相色谱 - 串联质谱(LC-MS/MS)测量他克莫司浓度。参考实验室测定他克莫司水平为 <2ng/mL,偏低。因此,将患者的他克莫司剂量增加至 2mg,每日两次。之后继续采用 LC-MS/MS 对患者他克莫司水平进行监测,测试结果开始处于治疗范围内。

于是,研究人员对患者血清中是否存在 HAMA 干扰进行进一步检测,发现使用 HBR(Scantibodies Lab.Inc)或不相关的小鼠单克隆抗体对样本进行预处理并不能去除干扰。然后通过检测血清干扰西门子 RxL 环孢菌素 A 免疫检测的能力来研究血清中直接针对 β- 半乳糖苷酶标记的抗体,西门子 RxL 环孢菌素 A 采用相同的 β- 半乳糖苷酶复合物。结果显示患者血清对西门子环孢菌素检测没有干扰。随后的研究表明,干扰抗体针对的是由抗他克莫司单克隆抗体与 β- 半乳糖苷酶报告分子的偶联物产生的表位。

这个案例说明了干扰抗体是如何挑战内源性抗体干扰研究的标准方法的。报告本案例的作者提出了一种可识别用于治疗药物监测的免疫检测干扰的潜在解决方案。他们建议在开始免疫抑制前首先测量目标药物水平,由此可以立即识别测试中可能存在的假阳性干扰。

六、总结

免疫检测是一项非常有效的技术,但应牢记,它是对生物过程的一种评估。当免疫检测的结果与患者的整体临床情况不符时,医生应谨慎行事。作为实验室工作者,我们的职责是警惕临床医生和患者的担忧。我们不仅负责在极端结果出现的情况下识别免疫检测干扰,而且我们还需要发明识别免疫检测干扰的流程,从而避免发出可能有严重错误结果的报告。

七、参考文献

ACOG. Committee opinion: Number 278, November 2002. Avoiding inappropriate clinical decisions based on false-positive human chorionic gonadotropin test results. *Obstet. Gynecol.* **100**, 1057–1059 (2002).

Adamczyk, M., Brashear, R.J. and Mattingly, P.G. Coprevalence of autoantibodies to cardiac troponin I and T in normal blood donors. *Clin. Chem.* **6**, 676–677 (2010).

Afif, W., Loftus, Jr., E.V., Faubion, W.A., Kane, S.V., Bruining, D.H., Hanson, K.A. and Sandborn, W.J. Clinical utility of measuring infliximab and human anti-chimeric antibody concentrations in patients with inflammatory bowel disease. *Am. J. Gastroenterol.* **105**, 1133–1139 (2010).

Akamatsu, S., Tsukazaki, H., Inoue, K. and Nishio, Y. Advanced prostate cancer with extremely low prostate-specific antigen value at diagnosis: an example of high dose hook effect. *Int. J. Urol.* **13**, 1025–1027 (2006).

Allner, R. Fibrinogen as a source of interference in heterogeneous enzyme immunoassays. *J. Clin. Chem. Clin. Biochem.* **23**, 231–240 (1985).

Alvarez, F.V. and Scott, M.G. Interference due to heterophilic antibodies in immunometric assays: you can't win. *Clin. Chem.* **39**, 1268 (1993).

Arnold, N.L., Slade, B.A., Jones, M.M. and Popovsky, M.A. Donor follow-up of influenza vaccine-related multiple viral enzyme immunoassay reactivity. *Vox Sang.* **67**, 191–194 (1994).

Ballieux, B.E., Weijl, N.I., Gelderblom, H., van Pelt, J. and Osanto, S. False-positive serum human chorionic gonadotropin (hCG) in a male patient with a malignant germ cell tumor of the testis: a case report and review of the literature. *Oncologist* **13**, 1149–1154 (2008).

Baum, R.P., Niesen, A., Hertel, A., Nancy, A., Hess, H., Donnerstag, B., *et al.* Activating antiidiotypic human anti-mouse antibodies for immunotherapy of ovarian carcinoma. *Cancer* **73**, 121–125 (1994).

Beltran, L., Fahie-Wilson, M.N., McKenna, T.J., Kavanagh, L. and Smith, T.P. Serum total prolactin and monomeric prolactin reference intervals determined

by precipitation with polyethylene glycol: evaluation and validation on common immunoassay platforms. *Clin. Chem.* **54**, 1673–1681 (2008).

Berglund, L. and Holmberg, N.G. Heterophilic antibodies against rabbit serum causing falsely elevated gonadotropin levels. *Acta Obstet. Gynecol. Scand.* **68**, 377–378 (1989).

Berthod, C. and Rey, F. Enormous cross-reactivity of hydrocortisone hemisuccinate in the "Rianen" RIA kit for cortisol determination. *Clin. Chem.* **34**, 1358 (1988).

Boscato, L.M. and Stuart, M.C. Incidence and specificity of interference in two-site immunoassays. *Clin. Chem.* **32**, 1491–1495 (1986).

Boscato, L.M. and Stuart, M.C. Heterophilic antibodies: a problem for all immunoassays. *Clin. Chem.* **34**, 27–33 (1988).

Boscato, L.M., Egan, G.M. and Stuart, M.C. Specificity of two-site immunoassays. *J. Immunol. Methods* **117**, 221–229 (1989).

Bossuyt, X. and Blanckaert, N. Evaluation of interferences in rate and fixed-time nephelometric assays of specific serum proteins. *Clin. Chem.* **45**, 62–67 (1999).

Bowen, R.A., Chan, Y., Ruddel, M.E., Hortin, G.L., Csako, G., Demosky, Jr., S.J. and Remaley, A.T. Immunoassay interference by a commonly used blood collection tube additive, the organosilicone surfactant silwet l-720. *Clin. Chem.* **51**, 1874–1882 (2005).

Bowen, R.A., Vu, C., Remaley, A.T., Hortin, G.L. and Csako, G. Differential effect of blood collection tubes on total free fatty acids (FFA) and total triiodothyronine (TT₃) concentration: a model for studying interference from tube constituents. *Clin. Chim. Acta* **378**, 181–193 (2007).

Bowen, R.A., Hortin, G.L., Csako, G., Otanez, O.H. and Remaley, A.T. Impact of blood collection devices on clinical chemistry assays. *Clin. Biochem.* **43**, 4–25 (2010).

Braunstein, G.D. False-positive serum human chorionic gonadotropin results: causes, characteristics, and recognition. *Am. J. Obstet. Gynecol.* **187**, 217–224 (2002).

Buist, M.R., Kenemans, P., van Kamp, G.J. and Haisma, H.J. Minor human antibody response to a mouse and chimeric monoclonal antibody after a single i.v. Infusion in ovarian carcinoma patients: a comparison of five assays. *Cancer Immunol. Immunother.* **40**, 24–30 (1995).

Callas, D.D., Clark, T.L., Moreira, P.L., Lansden, C., Gawryl, M.S., Kahn, S. and Bermes, Jr., E.W. *In vitro* effects of a novel hemoglobin-based oxygen carrier on routine chemistry, therapeutic drug, coagulation, hematology, and blood bank assays. *Clin. Chem.* **43**, 1744–1748 (1997).

Cameron, S.J., Gerhardt, G., Engelstad, M., Young, M.A., Norris, E.J. and Sokoll, L.J. Interference in clinical chemistry assays by the hemoglobin-based oxygen carrier, hemospan. *Clin. Biochem.* **42**, 221–224 (2009).

Cavalier, E., Wallace, A.M., Knox, S., Mistretta, V.I., Cormier, C. and Souberbielle, J.C. Serum vitamin D measurement may not reflect what you give to your patients. *J. Bone Miner. Res.* **23**, 1864–1865 (2008).

Chang, C.Y., Lu, J.Y., Chien, T.I., Kao, J.T., Lin, M.C., Shih, P.C. and Yan, S.N. Interference caused by the contents of serum separator tubes in the Vitros CRP assay. *Ann. Clin. Biochem.* **40**, 249–251 (2003).

Chatenoud, L., Baudrihaye, M.F., Chkoff, N., Kreis, H., Goldstein, G. and Bach, J.F. Restriction of the human *in vivo* immune response against the mouse monoclonal antibody okt3. *J. Immunol.* **137**, 830–838 (1986).

Cissewski, K., Faix, J.D., Reinwein, D. and Moses, A.C. Factitious hyperthyroxinemia due to a monoclonal IgA in a case of multiple myeloma. *Clin. Chem.* **39**, 1739–1742 (1993).

Clinical and Laboratory Standards Institute. *Immunoassay interference by endogenous antibodies, approved guideline.* CLSI 1/LA30-A, **28** (6) (2008).

Covinsky, M., Laterza, O., Pfeifer, J.D., Farkas-Szallasi, T. and Scott, M.G. An IgM lambda antibody to *Escherichia coli* produces false-positive results in multiple immunometric assays. *Clin. Chem.* **46**, 1157–1161 (2000).

Czernichow, P., Vandalem, J.L. and Hennen, G. Transient neonatal hyperthyrotropinemia: a factitious syndrome due to the presence of heterophilic antibodies in the plasma of infants and their mothers. *J. Clin. Endocrinol. Metab.* **53**, 387–393 (1981).

Dasgupta, A. Review of abnormal laboratory test results and toxic effects due to use of herbal medicines. *Am. J. Clin. Pathol.* **120**, 127–137 (2003).

Dasgupta, A. and Bernard, D.W. Herbal remedies: effects on clinical laboratory tests. *Arch. Pathol. Lab. Med.* **130**, 521–528 (2006).

Dasgupta, A., Banerjee, S.K. and Datta, P. False-positive troponin I in the MEIA due to the presence of rheumatoid factors in serum. Elimination of this interference by using a polyclonal antisera against rheumatoid factors. *Am. J. Clin. Pathol.* **112**, 753–756 (1999a).

Dasgupta, A., Wells, A. and Datta, P. Effect of digoxin fab antibody on the measurement of total and free digitoxin by fluorescence polarization and a new chemiluminescent immunoassay. *Ther. Drug Monit.* **21**, 251–255 (1999b).

Dasgupta, A., Chow, L., Wells, A. and Datta, P. Effect of elevated concentration of alkaline phosphatase on cardiac troponin I assays. *J. Clin. Lab. Anal.* **15**, 175–177 (2001).

Datta, P., Xu, L., Malik, S., Landicho, D., Ferreri, L., Halverson, K. *et al.* Effect of antibody specificity on results of selected digoxin immunoassays among various clinical groups. *Clin. Chem.* **42**, 373–379 (1996).

DeForge, L.E., Loyet, K.M., Delarosa, D., Chinn, J., Zamanian, F., Chuntharapai, A. *et al.* Evaluation of heterophilic antibody blocking agents in reducing false positive interference in immunoassays for IL-17AA, IL-17FF, and IL-17AF. *J. Immunol. Methods* **362**, 70–81 (2010).

Despres, N. and Grant, A.M. Antibody interference in thyroid assays: a potential for clinical misinformation. *Clin. Chem.* **44**, 440–454 (1998).

Diamandis, E.P. Immunoassay interference: a relatively rare but still important problem. *Clin. Biochem.* **37**, 331–332 (2004).

Elbakri, A., Nelson, P.N. and Abu Odeh, R.O. The state of antibody therapy. *Hum. Immunol.* **71**, 1243–1250 (2010).

Emerson, J.F., Ngo, G. and Emerson, S.S. Screening for interference in immunoassays. *Clin. Chem.* **49**, 1163–1169 (2003).

Eriksson, S., Hellman, J. and Pettersson, K. Autoantibodies against cardiac troponins. *N. Engl. J. Med.* **352**, 98–100 (2005).

Evans, M.J., Livesey, J.H., Ellis, M.J. and Yandle, T.G. Effect of anticoagulants and storage temperatures on stability of plasma and serum hormones. *Clin. Biochem.* **34**, 107–112 (2001).

Falchuk, K.R. and Isselbacher, K.J. Circulating antibodies to bovine albumin in ulcerative colitis and Crohn's disease. Characterization of the antibody response. *Gastroenterology* **70**, 5–8 (1976).

FDA Review Criteria for Assessment of Professional Use Human Chorionic Gonadotropin (hCG) *In Vitro* Diagnostic Devices (IVDs) In: *Services FDA US*, (ed DoH), (Rockville, Maryland, 1996).

Frodin, J.E., Lefvert, A.K. and Mellstedt, H. The clinical significance of hama in patients treated with mouse monoclonal antibodies. *Cell Biophys.* **21**, 153–165 (1992).

Gallagher, D.J., Riches, J. and Bajorin, D.F. False elevation of human chorionic gonadotropin in a patient with testicular cancer. *Nat. Rev. Urol.* **7**, 230–233 (2010).

Galligan, J., Ward, G., Jacobi, J. and McMaugh, C. Preanalytical variation in samples collected for assay of adrenocorticotrophin. *Clin. Biochem. Rev.* **17**, 100 (1996).

Gascon-Roche, N., Mora-Brugues, J., Rodriguez-Espinosa, J., Cortes-Rius, M. and Gonzalez-Sastre, F. *In vitro* effect of dipyrone on several peroxidase labelled immunoassays. *Eur. J. Clin. Chem. Clin. Biochem.* **33**, 221–224 (1995).

Goto, S., Goto, H., Tanoshima, R., Kato, H., Takahashi, H., Sekiguchi, O. and Kai, S. Serum sickness with an elevated level of human anti-chimeric antibody following treatment with rituximab in a child with chronic immune thrombocytopenic purpura. *Int. J. Hematol.* **89**, 305–309 (2009).

Grenache, D.G., Greene, D.N., Dighe, A.S., Fantz, C.R., Hoefner, D., McCudden, C., *et al.* Falsely decreased human chorionic gonadotropin (hCG) results due to increased concentrations of the free beta subunit and the beta core fragment in quantitative hcg assays. *Clin. Chem.* **56**, 1839–1844 (2010).

Gronowski, A.M., Powers, M., Stenman, U.H., Ashby, L. and Scott, M.G. False-negative results from point-of-care qualitative human chorionic gonadotropin (hCG) devices caused by excess hCG beta core fragment vary with device lot number. *Clin. Chem.* **55**, 1885–1886 (2009).

Hamilton, R.G. Rheumatoid factor interference in immunological methods. *Monogr. Allergy* **6**, 27–44 (1989).

Harkiss, G.D. Antibodies to equine antithymocyte globulin in heart transplant recipients: evaluation of an enzyme immunoassay. *J. Clin. Lab. Immunol.* **15**, 175–180 (1984).

Hawkins, B.R., Saueracker, G.C., Dawkins, R.L., Davey, M.G. and O'Connor, K.J. Population study of heterophile antibodies. *Vox Sang.* **39**, 339–342 (1980).

Hiemstra, P.S., Baldwin, W.M., van der Voort, E.A., Paul, L.C., van Es, L.A. and Daha, M.R. Polymeric IgA antibody response to rabbit antithymocyte globulin in renal transplant recipients. *Transplantation* **45**, 701–705 (1988).

Hollinger, F.B. Radioimmunoassay for detection of hepatitis-associated antigen (HbAg). In: *Hepatitis and Blood Transfusion*, (eds Vycis, G.N., Hawkins, H.A. and Schmid, R.), 167–170 (New York: Grune and Stratton, 1972).

Hunter, W.M. and Budd, P.S. Circulating antibodies to ovine and bovine immunoglobulin in healthy subjects: a hazard for immunoassays. *Lancet* **2**, 1136 (1980).

Iitaka, M., Ishii, J., Ishikawa, N., Yoshimura, H., Momotani, N., Saitou, H. and Ito, K. A case of Graves' disease with false hyperthyrotropinemia who developed silent thyroiditis. *Endocrinol. Jpn.* **38**, 667–671 (1991).

Imperiali, M., Jelmini, P., Ferraro, B., Keller, F., della Bruna, R., Balerna, M. and Giovanella, L. Interference in thyroid-stimulating hormone determination. *Eur. J. Clin. Invest.* **40**, 756–758 (2010).

Ismail, A.A. and Barth, J.H. Wrong biochemistry results. *B.M.J.* **323**, 705–706 (2001).

Ismail, A.A. and Ismail, Y. Probabilistic Bayesian reasoning can help identifying potentially wrong immunoassays results in clinical practice: even when they appear 'not-unreasonable'. *Ann. Clin. Biochem.* **48**, 65–71 (2011).

Ismail, A.A., Walker, P.L., Barth, J.H., Lewandowski, K.C., Jones, R. and Burr, W.A. Wrong biochemistry results: two case reports and observational study in 5310 patients on potentially misleading thyroid-stimulating hormone and gonadotropin immunoassay results. *Clin. Chem.* **48**, 2023–2029 (2002a).

Ismail, A.A., Walker, P.L., Cawood, M.L. and Barth, J.H. Interference in immunoassay is an underestimated problem. *Ann. Clin. Biochem.* **39**, 366–373 (2002b).

Itoh, Y. and Yamaguchi, T. Factors that affect analytical results in an enzyme immunoassay. *Nihon Rinsho* **53**, 2143–2148 (1995).

Jeglum, K.A. The history and future of canine lymphoma monoclonal antibody 231. *Cancer Ther.* **7**, 59–62 (2009).

Jewell, D.P. and Truelove, S.C. Circulating antibodies to cow's milk proteins in ulcerative colitis. *Gut* **13**, 796–801 (1972).

John, R., Henley, R. and Barron, N. Antibody interference in a two-site immunometric assay for thyrotrophin. *Ann. Clin. Biochem.* **26**(4), 346–352 (1989).

Jones, G. Handling common laboratory interferences. *Clin. Biochem. Rev.* **23**, 105–111 (2002).

Kaplan, I.V. and Levinson, S.S. When is a heterophile antibody not a heterophile antibody? When it is an antibody against a specific immunogen. *Clin. Chem.* **45**, 616–618 (1999).

Kazmierczak, S.C., Sekhon, H. and Richards, C. False-positive troponin I measured with the Abbott AxSYM attributed to fibrin interference. *Int. J. Cardiol.* **101**, 27–31 (2005).

Khieng, V. and Stevens, C. Vitamin D toxicity. A case study. *NZ J. Med. Lab. Sci.* **64**, 44–50 (2010).

Kim, S., Yun, Y.M., Hur, M., Moon, H.W. and Kim, J.Q. The effects of anti-insulin antibodies and cross-reactivity with human recombinant insulin analogues in the E170 insulin immunometric assay. *Korean J. Lab. Med.* **31**, 22–29 (2011).

Kohse, K.P. and Wisser, H. Antibodies as a source of analytical errors. *J. Clin. Chem. Clin. Biochem.* **28**, 881–892 (1990).

Kricka, L.J. Human anti-animal antibody interferences in immunological assays. *Clin. Chem.* **45**, 942–956 (1999).

Kricka, L.J. Interferences in immunoassay—still a threat. *Clin. Chem.* **46**, 1037–1038 (2000).

Kricka, L.J., Schmerfeld-Pruss, D., Senior, M., Goodman, D.B. and Kaladas, P. Interference by human anti-mouse antibody in two-site immunoassays. *Clin. Chem.* **36**, 892–894 (1990).

Kricka, L.J., Park, J.Y., Senior, M.B. and Fontanilla, R. Processing controls in blood collection tubes reveal interference. *Clin. Chem.* **51**, 2422–2423 (2005).

Kroll, M.H. and Elin, R.J. Interference with clinical laboratory analyses. *Clin. Chem.* **40**, 1996–2005 (1994).

Kwong, P.Y.P. and Teale, J.D. Three cases of erroneous thyroid function tests caused by heterophilic antibodies. *Proc. A.C.B. Natl. Mtg.* **56** (1994).

Landau-Levine, M., Way, B.A., Clutter, W.E., Scott, M.G. and Gronowski, A.M. Antibody interference with the Abbott AxSYM immunoassay for thyroid-stimulating hormone. *Clin. Chim. Acta* **281**, 177–180 (1999).

Larsson, A., Hedenborg, G. and Carlstrom, A. Placental transfer of maternal anti-rabbit IgG causing falsely elevated TSH levels in neonates. *Acta Paediatr. Scand.* **70**, 699–703 (1981).

Larsson, A., Karlsson-Parra, A. and Sjoquist, J. Use of chicken antibodies in enzyme immunoassays to avoid interference by rheumatoid factors. *Clin. Chem.* **37**, 411–414 (1991).

Le, Q.A., Strylewicz, G. and Doctor, J.N. Detecting blood laboratory errors using a Bayesian network: an evaluation on liver enzyme tests. *Med. Decis. Making* **31**, 325–337 (2011).

Ledermann, J.A., Begent, R.H., Bagshawe, K.D., Riggs, S.J., Searle, F., Glaser, M.G., *et al.* Repeated antitumour antibody therapy in man with suppression of the host response by cyclosporin A. *Br. J. Cancer* **58**, 654–657 (1988).

Legouffe, E., Liautard, J., Gaillard, J.P., Rossi, J.F., Wijdenes, J., Bataille, R., *et al.* Human anti-mouse antibody response to the injection of murine monoclonal antibodies against IL-6. *Clin. Exp. Immunol.* **98**, 323–329 (1994).

Levinson, S.S. Antibody multispecificity in immunoassay interference. *Clin. Biochem.* **25**, 77–87 (1992).

Levinson, S.S., Perry, M., Goldman, J. and Nathan, L.E. Erroneous results with routine laboratory testing for immunoglobulins due to interference from circulating immune complexes in a case of hyperviscosity syndrome associated with autoimmune disease. *Clin. Chem.* **34**, 784–787 (1988).

Lin, C.T., Lee, H.C., Voon, W.C., Yen, H.W., Tang, M.H., Chin, T.T., *et al.* Positive interference from contrast media in cardiac troponin I immunoassays. *Kaohsiung J. Med. Sci.* **22**, 107–113 (2006).

Lind, P., Lechner, P., Arian-Schad, K., Klimpfinger, M., Cesnik, H., Kammerhuber, F. and Eber, O. Anti-carcinoembryonic antigen immunoscintigraphy (technetium-99m-monoclonal antibody BW 431/26) and serum CEA levels in patients with suspected primary and recurrent colorectal carcinoma. *J. Nucl. Med.* **32**, 1319–1325 (1991).

Lopez, N.A. and Jacobson, R.H. False-positive reactions associated with anti-mouse activity in serotests for feline leukemia virus antigen. *J. Am. Vet. Med. Assoc.* **195**, 741–746 (1989).

Ma, Z., Monk, T.G., Goodnough, L.T., McClellan, A., Gawryl, M., Clark, T., *et al.* Effect of hemoglobin- and perflubron-based oxygen carriers on common clinical laboratory tests. *Clin. Chem.* **43**, 1732–1737 (1997).

Marks, V. False-positive immunoassay results: a multicenter survey of erroneous immunoassay results from assays of 74 analytes in 10 donors from 66 laboratories in seven countries. *Clin. Chem.* **48**, 2008–2016 (2002).

Matsushita, H., Xu, J., Kuroki, M., Kondo, A., Inoue, E., Teramura, Y., *et al.* Establishment and evaluation of a new chemiluminescent enzyme immunoassay for carcinoembryonic antigen adapted to the fully automated access system. *Eur. J. Clin. Chem. Clin. Biochem.* **34**, 829–835 (1996).

McCarthy, R.C., Ryan, F.J. and McKenzie, C.M. Interference in immunoenzymometric assays caused by IgM anti-mouse IgG antibodies. *Arch. Pathol. Lab. Med.* **112**, 901–907 (1988).

McClennen, S., Halamka, J.D., Horowitz, G.L., Kannam, J.P. and Ho, K.K. Clinical prevalence and ramifications of false-positive cardiac troponin I elevations from the Abbott AxSYM analyzer. *Am. J. Cardiol.* **91**, 1125–1127 (2003).

Medicare, Medicaid and CLIA programs; regulations implementing the clinical laboratory improvement amendments of 1988 (CLIA)—HCFA Final rule with comment period. *Fed. Regist.* **57**, 7002–7186 (1992).

Morris, M.J. and Bosl, G.J. Recognizing abnormal marker results that do not reflect disease in patients with germ cell tumors. *J. Urol.* **163**, 796–801 (2000).

Morrison, A.E., Ludlam, C.A. and Kessler, C. Use of porcine factor VIII in the treatment of patients with acquired hemophilia. *Blood* **81**, 1513–1520 (1993).

Moseley, K.R., Knapp, R.C. and Haisma, H.J. An assay for the detection of human anti-murine immunoglobulins in the presence of CA125 antigen. *J. Immunol. Methods* **106**, 1–6 (1988).

Nishii, N., Takasu, M., Kojima, M., Hachisu, T., Wakabayashi, K., Iwasawa, A., *et al.* Presence of anti-insulin natural autoantibodies in healthy cats and its interference with immunoassay for serum insulin concentrations. *Domest. Anim. Endocrinol.* **38**, 138–145 (2010).

Nosanchuk, J.S., Combs, B. and Abbott, G. False increases of troponin I attributable to incomplete separation of serum. *Clin. Chem.* **45**, 714 (1999).

Nussinovitch, U. and Shoenfeld, Y. Anti-troponin autoantibodies and the cardiovascular system. *Heart* **96**, 1518–1524 (2010).

Oosterhuis, W.P., Ulenkate, H.J. and Goldschmidt, H.M. Evaluation of labrespond, a new automated validation system for clinical laboratory test results. *Clin. Chem.* **46**, 1811–1817 (2000).

Owen, W.E., Rawlins, M.L. and Roberts, W.L. Selected performance characteristics of the Roche Elecsys testosterone II assay on the modular analytics E 170 analyzer. *Clin. Chim. Acta* **411**, 1073–1079 (2010).

Padova, G., Briguglia, G., Tita, P., Munguira, M.E., Arpi, M.L. and Pezzino, V. Hypergonadotropinemia not associated to ovarian failure and induced by factors interfering in radioimmunoassay. *Fertil. Steril.* **55**, 637–639 (1991).

Page, Jr., S.G. and Heimoff, L.L. Biologic false positive serologic tests for syphilis; a study of 100 cases. *Va. Med. Mon. (1918)* **73**, 153–159 (1946).

Pan, X. and Wang, J.-A. False-positive BNP results caused by human antimouse antibodies (HAMAs) interference: a case report. *Heart* **97**, A105 (2011).

Parikh, B.A., Siedlecki, A.M. and Scott, M.G. Specificity of a circulating antibody that interferes with a widely used tacrolimus immunoassay. *Ther. Drug Monit.* **32**, 228–231 (2010).

Park, A., Edwards, M., Donaldson, M., Ghatei, M. and Meeran, K. Lesson of the week: interfering antibodies affecting immunoassays in woman with pet rabbits. *B.M.J.* **326**, 541–542 (2003).

Plebani, M., Mion, M., Altinier, S., Girotto, M.A., Baldo, G. and Zaninotto, M. False-positive troponin I attributed to a macrocomplex. *Clin. Chem.* **48**, 677–679 (2002).

Primus, F.J., Kelley, E.A., Hansen, H.J. and Goldenberg, D.M. "Sandwich"-type immunoassay of carcinoembryonic antigen in patients receiving murine monoclonal antibodies for diagnosis and therapy. *Clin. Chem.* **34**, 261–264 (1988).

Prince, A.M., Brotman, B., Jass, D. and Ikram, H. Specificity of the direct solid-phase radioimmunoassay for detection of hepatitis-B antigen. *Lancet* **1**, 1346–1350 (1973).

Proctor, K.A., Rao, L.V. and Roberts, W.L. Gadolinium magnetic resonance contrast agents produce analytic interference in multiple serum assays. *Am. J. Clin. Pathol.* **121**, 282–292 (2004).

Quinn, A.M., Rubinas, T.C., Garbincius, C.J. and Holmes, E.W. Determination of ultrafilterable prolactin: elimination of macroprolactin interference with a monomeric prolactin-selective sample pretreatment. *Arch. Pathol. Lab. Med.* **130**, 1807–1812 (2006).

Reinsberg, J. Interference by human antibodies with tumor marker assays. *Hybridoma* **14**, 205–208 (1995).

Ruchala, M., Kosowicz, J., Baumann-Antczak, A., Skiba, A., Zamyslowska, H. and Sowinski, J. The prevalence of autoantibodies to: myosin, troponin, tropomyosin and myoglobin in patients with circulating triiodothyronine and thyroxine autoantibodies (THAA). *Neuro. Endocrinol. Lett.* **28**, 259–266 (2007).

Rufer, V., Abbott Laboratories. In: Court WS, ed. 114 P 3d 1182 Vol., 2005.

Sampson, M., Ruddel, M., Zweig, M. and Elin, R.J. Falsely high concentration of serum lutropin measured with the Abbott IMx. *Clin. Chem.* **40**, 1976–1977 (1994).

Sapin, R., Agin, A. and Gasser, F. Efficacy of a new blocker against anti-ruthenium antibody interference in the Elecsys free triiodothyronine assay. *Clin. Chem. Lab. Med.* **45**, 416–418 (2007).

Schaison, G., Thomopoulos, P., Moulias, R. and Feinstein, M.C. False hyperthyrotropinemia induced by heterophilic antibodies against rabbit serum. *J. Clin. Endocrinol. Metab.* **53**, 200–202 (1981).

Seelman, J.J. Serum diagnosis of syphilis. *J.A.M.A.* **70**, 1487–1489 (1918).

Selby, C. Interference in immunoassay. *Ann. Clin. Biochem.* **36**(6), 704–721 (1999).

Sharma, S.K., Bagshawe, K.D., Melton, R.G. and Sherwood, R.F. Human immune response to monoclonal antibody-enzyme conjugates in adept pilot clinical trial. *Cell Biophys.* **21**, 109–120 (1992).

Simonsen, L., Buffington, J., Shapiro, C.N., Holman, R.C., Strine, T.W., Grossman, B.J., *et al.* Multiple false reactions in viral antibody screening assays after influenza vaccination. *Am. J. Epidemiol.* **141**, 1089–1096 (1995).

Smid, W.M. and van der Meer, J. Five-year follow-up of human anti-mouse antibody in multitransfused HIV negative haemophilics treated with a monoclonal purified plasma derived factor viii concentrate. *Thromb. Haemost.* **74**, 1203 (1995).

Sodi, R., Darn, S.M., Davison, A.S., Stott, A. and Shenkin, A. Mechanism of interference by haemolysis in the cardiac troponin T immunoassay. *Ann. Clin. Biochem.* **43**, 49–56 (2006).

Steimer, W. Performance and specificity of monoclonal immunoassays for cyclosporine monitoring: how specific is specific? *Clin. Chem.* **45**, 371–381 (1999).

Sturgeon, C.M. and Viljoen, A. Analytical error and interference in immunoassay: minimizing risk. *Ann. Clin. Biochem.* **48**, 418–432 (2011).

Supreme Court of Washington. Rufer v. Abbott Laboratories, University of Washington Medical Center and Hisham Tamini. In: Court of Appeals of Washington DO, ed. No 48909-7-1, 2003.

Tamagna, E., Hershman, J. and Premachandra, B.N. Circulating thyroid hormones in a patient with hyperviscosity syndrome. *Clin. Chim. Acta* **93**, 263–268 (1979).

Tate, J. and Ward, G. Interferences in immunoassay. *Clin. Biochem. Rev.* **25**, 105–120 (2004).

Thomas, C.M. and Segers, M.F. Discordant results for choriogonadotropin: a problem caused by lutropin beta-subunit interference? *Clin. Chem.* **31**, 159 (1985).

Thompson, R.J., Jacksonm, A.P. and Langlois, N. Circulating antibodies to mouse monoclonal immunoglobulins in normal subjects—incidence, species specificity, and effects on a two-site assay for creatine kinase-MB isoenzyme. *Clin. Chem.* **32**, 476–481 (1986).

Trojan, A., Joller-Jemelka, H., Stahel, R.A., Jacky, E. and Hersberger, M. False-positive human serum chorionic gonadotropin in a patient with a history of germ cell cancer. *Oncology* **66**, 336–338 (2004).

Van Kroonenburgh, M.J. and Pauwels, E.K. Human immunological response to mouse monoclonal antibodies in the treatment or diagnosis of malignant diseases. *Nucl. Med. Commun.* **9**, 919–930 (1988).

Vandalem, J.L., Hennen, G. and Czernichow, P. Transient apparent hyperthyrotropinaemia in mothers and babies. *Lancet* **13**, 584 (1980).

Vander Heiden, G.L., Sasse, E.A., Yorde, D.E., Madiedo, G. and Barboriak, J.J. Examination of a competitive enzyme-linked immunoassay (CELIA) technique and a laser nephelometric immunoassay technique for the measurement of apolipoprotein b. *Clin. Chim. Acta* **135**, 209–218 (1983).

Watanabe, N., Oriuchi, N., Higuchi, T., Yukihiro, M., Fukushima, Y., Tomiyoshi, K., *et al.* In vitro effect of contrast agents during immunoradiometric assay for tumour-associated antigens. *Nucl. Med. Commun.* **19**, 63–70 (1998).

Weber, T.H., Kapyaho, K.I. and Tanner, P. Endogenous interference in immunoassays in clinical chemistry. A review. *Scand. J. Clin. Lab. Invest. Suppl.* **201**, 77–82 (1990).

Wild, D.G. Radioimmunoassay results for phenytoin in serum increased by abnormally high concentrations of free acids in external quality-control samples. *Clin. Chem.* **28**, 2292–2294 (1982).

Young, D.S. *Effects of Drugs on Clinical Laboratory Tests.* 5th edn, vol. 2. (AACC Press, Washington, DC, 2000).

Zhu, Y., Jenkins, M.M., Brass, D.A., Ravago, P.G., Horne, B.D., Dean, S.B. and Drayton, N. Heterophilic antibody interference in an ultra-sensitive 3-site sandwich troponin I immunoassay. *Clin. Chim. Acta* **395**, 181–182 (2008).

（于丽娜　译，李可　审）

体外诊断产业中免疫检测的开发

免疫检测的开发既需要理论知识又需要实践经验。正如本书其他部分所讨论的,丰富的理论知识可以指导开发人员设计检测模式、选择抗体、确定最佳浓度和优化反应信号。例如,不管检测模式是竞争法的还是夹心法,对抗原 - 抗体结合亲和力的理解将为开发人员选择检测中捕获抗体的合适浓度提供有力工具。除了理论上的考虑之外,开发人员还面临着更多经验方面的问题。这些问题包括选择固相和报告分子、减少**非特异性结合**(non-specific binding,NSB)、最大化试剂的稳定性、开发出符合全球各地不同的监管要求的检测、确保遵循设计控制的实践,如 ISO 9000 和其他监管指南;以及最重要的一点,提供满足用户需求的试剂。显然,其中一些要求不适用于仅为内部研究使用而开发的免疫检测。因为在这种情况下,检测开发者也是用户,对检测的开发和使用的限制较少。

由于这些不同的考虑因素,免疫检测的开发是一项复杂的工作,需要仔细的规划、良好的科学技能和洞察力,以及参与开发的不同职能之间的协调。这种复杂性要求在开发过程中使用统一的方法以获得理解,并为可靠的免疫检测奠定基础。开发活动有时会遗漏两个问题:第一个是确保开发活动关注用户需求;第二个是确保设计和开发出可制造的产品。本节的目的是讨论这些问题,并主要在体外诊断产业的背景之下,为早期的开发活动提供一些指导性原则。

一、检测设计概述

对于每种免疫检测来说,检测生理学标本中分析物的能力是必不可少的。虽然有很多方法可以做到这一点,但典型的检测方法利用了两个重要的组成部分:固相和偶联物。固相用于捕获分析物,从而使其与标本的其他组分完全分离;偶联物用于直接或间接地产生信号,从而检测分析物。

除了这两种组分之外,检测还可以使用其他试剂使标本变性并释放分析物,将固相封闭以阻断标本中的干扰物质的结合和(或)放大信号的生成。

这些试剂的开发涉及发现、表征和制造。**发现**(discovery)揭示特定试剂对于检测性能的重要性。**表征**(characterization)揭示该试剂生产中重要的组分、浓度、时间或其他工艺中步骤。**制造**(manufacture)指选择最终生产产品的制造范围。在此过程中,检测构成的细节由开发人员负责,并取决于三个关键问题:用户需求、技术能力以及制造一致性的要求。

(一) 用户需求

缺乏充分的用户需求输入可能是检测方法开发工作中最大的问题。这可能导致开发出的产品不满足用户的期望、需求的权衡,以及用户对上市时间的要求。无法满足用户期望的原因在于产品设计的早期阶段没有与终端用户进行有效的沟通。因此,上面提到的表征研究可能没有满足对用户至关重要的需求。不能满足需求的权衡,不仅因为没有进行这种有效沟通,还因为未设定明确的性能优先级。因此,最终的制造或操作的范围可能无法体现这种取舍。例如,对于一个给定的分析物而言,优异的功能灵敏度可能比一个宽的动态范围更理想或更必要,但对于另一个分析物来说,则可能相反。最后,上市时间不满足可能是由于现代免疫检测系统的技术复杂性、不良的计划、不可预见的相互作用以及有时在产品开发周期内发生的大量技术方向上的变化。通常情况下,这些变化是由于用户需求定义不明确或根本没有输入。如果没有来自真实客户的明确输入,那么推动开发的不是客户需求,而是意见和猜测。换言之,客户输入应该是开发活动早期的焦点。开发人员可能更倾向于迎接新的挑战,但是本应该推动免疫检测设计和开发的用户需求变化的节奏通常要慢得多。

(二) 技术能力

一种特定技术的应用能力是免疫检测开发人

员的一个重要方面。不幸的是,这种能力通常被视为过于狭窄(如仅在检测技术上)或者不是由用户需求推动的。从最广泛的意义上讲,这种能力包括使该技术能够满足用户需求的所有方面。这包括试剂、仪器以及试剂和仪器之间的相互作用。更具体地说,一些其他驱动能力的因素包括检测技术、检测模式(如一步法与两步法检测)、抗体选择(分析物亲和力和特异性)、偶联方法、清洗液、样本稀释液、取样准确性和精确性、机械运动、检测时间和温度控制。只有当开发人员理解这些因素对性能的影响时,才能在开发过程中进行合理权衡。在考虑仪器-试剂相互作用时,这一点尤其重要。

免疫检测分析仪内部的温度控制对于检测性能很重要,但它有多重要呢? 没有人会否认取样准确性也很关键,但它有多关键呢? 开发者只有将仪器参数的变化(如温度)与检测结果、质控品或一组特定样本的值的变化联系起来,才能以定量的方式理解这些因素的影响。由于有许多仪器控制的参数可能影响给定检测的变化,因此检测开发人员面临的挑战是确定哪些参数更重要,以及确定它们到底有多重要。在我们简要讨论制造的问题之后,将讨论以有效的方式获得此类信息的方法。

(三) 生产一致性的要求

即使用户需求的输入非常出色,而且技术能力也很先进,如果制造过程不可靠,一切都将是徒劳的。正如能够驱动技术能力的因素很多一样,驱动可制造性的因素也很多。无论是固相还是偶联试剂组分、pH、蛋白质浓度、离子强度和交联剂浓度,以及用于封闭固相的包被条件和用于偶联的结合化学通常都是重要因素。无论是固相还是偶联物,试剂稀释液有时对于稳定性、降低**非特异性结合(NSB)**和增强信号都很重要。这些影响主要通过蛋白质、表面活性剂、pH、离子强度和其他试剂起作用。

鉴于在免疫检测的开发中通常会遇到大量的变量,因此多变量实验方法是确定检测性能、最佳浓度和反应条件,以及一个或多个因素之间相互作用的关键驱动因素的优选方法。这些因素形成了需要调整的关键控制因素以影响制造业的产出。实际上,无论是试剂还是仪器,控制这些因素是生产一致性的关键。下面给出了多变量实验设计过程的基本原理。

二、免疫检测开发的实验设计

在免疫检测开发中,实验设计要求开发者超越"经典"的、一次只改变一个变量的方法。至少有两个原因可以解释为什么这样做很重要。首先,免疫检测开发经常发生在产业界,即在体外诊断行业中,产品质量要求对给定产品的组成和制造过程的所有方面都有全面的理解。其次,免疫检测通常涉及试剂组分、样本组成和工艺参数之间的多种相互作用,如果一次研究一个因素,即使可以完成,也将使整个过程过于复杂和耗费时间。显然必须有更好的方法。该解决方案通常称为**实验设计(Design of Experiments)**或 DOE。DOE是一种基于统计学的方法,用于设计和分析多变量实验,目的是定义和(或)优化工艺。DOE 设计允许实验者同时改变一个工艺的多个输入变量,并从得到的数据中识别进一步研究的关键参数或构建**响应面模型(response-surface model)**。该数学模型定义了输入变量所对应的响应,允许确定最佳响应的条件,并识别出彼此相互作用的变量。与传统的一次更改一个变量的方法相比,所有这些目标都可以更快、更准确地实现。DOE 的另一个优点是,增加了找到输出最佳响应的真正最优条件的可能性,这是传统实验设计可能无法实现的目标。

(一) 过程概述

工艺或试剂配方的优化中,DOE 应该分两步进行。首先,应进行筛选实验以确定试剂配方或工艺的关键输入参数。这里应评估大量的输入变量。其次,对筛选实验中确定的关键参数进行响应面建模实验。由这些数据产生的模型可以用来优化工艺或配方。在某些情况下,可以进行初步的非 DOE 实验来确定实验的范围(如在稀释液优化中需要评估哪些组分)。与其他的预测方法一样,模型预测的结果应在最终的工艺/配方确定之前进行验证。

(二) DOE 可以帮助解决的问题

研究人员在设法开发免疫检测试剂和方法时,将特别面临至少三个困难是 DOE 方法可以帮助克服的。第一,实验误差或噪声;第二,混淆相关性与因果关系的可能性;第三,如上所述,影响的复杂性。

1. 实验误差

实验误差可以定义为由已知和未知的扰动影响所产生的测量响应的变化。通常这种变化的一小部分可以直接归因于测量误差。根据其相对于被测量响应的大小,测量误差的重要影响可能完全地或部分地被实验误差所掩盖。更糟糕的是,实验误差可能导致实验者得出错误的结论。

使用 DOE 方法进行充分的实验设计和分析可以大大减少由实验误差引起的潜在误导。此外,统计分析可以度量所研究的估计量值的准确度,从而允许客观地评估此类量值是否存在非零值。使用 DOE 方法进行实验设计的净效应是大大地增加了研究者在研究中得出真实结论的可能性。

2. 相关性与因果关系混淆

两个变量之间的相关性通常是由于它们各自与第三个因素相关联的结果。因此,相关性并不表明一个变量导致另一个变量。通过利用实验设计的 DOE 原理,特别是数据收集的随机化,可以生成和分析数据,从而实现**因果关系**(causality)的有效推导。

3. 影响的复杂性

将数据作为输入变量的函数进行数学建模时,最简单的关系是**线性**(linea)和**加合性**(additive)。线性关系只能由两个水平建立。在 DOE 过程中,通过测试两个原始点之间额外的中间水平来检查线性。加合性效应在作用于终点或响应时是独立的。遗憾的是,**非线性**(non-linear)和**相互作用**(interaction)的影响在现实中很多,特别是在免疫检测开发中,这明显地加剧了复杂性,这些现象只能通过相应的更复杂的方程来建模。DOE 实验设计允许以尽可能小的误差传递到模型中来评估所有这四种效应。

(三) 详细情况

1. 目的

一般来说,DOE 努力的目标是用最小的实验工作量以一种可靠的方式来预测工艺的性能。这样说来,其目标包括可制造性(包容性)、成本效益(最少量的实验工作量)和对工艺的理解(预测性能的能力)。由于所得到的答案只能与所提出的问题一样好(要想得到好的答案,就需要提出好的问题),所以应该仔细考虑目标。这些目标应该在一开始就清楚地说明和提炼。用亨利·大卫·梭罗(Henry David Thoreau)的话来说:"从长远来看,人们只能击中他们瞄准的东西。"

如前所述,DOE 方法可以针对两个具体的目标:第一,筛选,即实验者从许多控制变量中筛选出关键的少数几个;第二,响应面建模,在这一过程中考虑非线性,以获得精确的工艺图谱。筛选设计包含更多的变量,并假设了一个更简单的表面用于检测,而响应面设计评估较少的变量但允许更复杂的表面构造。在这两种情况下,用于模型设计和分析的计算机软件的出现极大地促进了该方法的应用,使得任何能够使用计算机的实验人员都可以使用这种方法。

2. 变量和模型

有两种类型的变量:观察到的**依赖响应**(dependent response)变量和影响响应的**独立控制**(independent controls)变量。

依赖响应变量是(或应该是)工艺的关键质量属性,通过测量这些属性来确保可重现的质量。它们定义了对用户最重要的或者产品性能中某些对质量至关重要的部分的产品行为特征。

该模型将依赖响应和独立控制变量联系在一起,并定义了可能的表面形状。线性模型(在大多数情况下是平面线性的)只能采用平面的形状,而二次模型将相互作用项添加到方程中以生成曲率。值得注意的是,模型越复杂,定义模型所需的数据就越多,即需要评估的试验次数就越多。随着控制变量数量的增加,人类的大脑和眼睛迅速丧失了可视化或分析模型的能力,但幸运的是,计算机没有这样的限制。

3. 分辨能力

分辨能力是一个经常被忽视的重要因素,尽管大多数统计软件包都具有评估它的能力。分辨能力的选择是实验所需的分辨率和实现该分辨率所需的试验次数之间的权衡。显微镜的类比对于形象地理解这个概念很有用。试验测试的次数越多,放大倍数越高,因此分辨能力(分辨率)越高,或区分差异的能力越强。

分辨率是被检测的最小信号或效果。该模型表述了可能的曲面形状,对于具有扭曲和曲线形状的复杂曲面来说,需要更多的条件。条件的数量是根据工艺所需的预测能力水平来选择的。

有两种方法可以查看和计算分辨能力:

(1) 从要检测效果的大小开始(分辨率),并计

算所需的试验次数(放大倍数);

(2) 从要测试的试验次数(放大倍数)开始,并计算可以检测到的效果的大小(分辨率)。

两者都需要选择一个模型来确定要收集的数据量。此外,必须知道重复标准偏差(SD)的估计值(测量过程的不精确性的量化)。由于此SD值通常最多是一个估计值,因此分辨率的计算结果不应视为最终的和严格的。该计算的最大价值在于消除了明显不可能的项目,即那些可能需要数百次试验才能获得统计学显著结果的项目。

如果试验次数太多,实验者通常有三种选择:

(1) 选择一个更简单的模型(仅当还没有使用最简单的模型时才有效);

(2) 重新考虑最不重要差异的大小;

(3) 减少重复SD。

后两个参数侧重于尝试通过增加信号(最不重要差异的大小)或通过降低噪声(重复SD)以获得更大的信噪比。

4. 实验设计

实验设计是用于支持所提出的模型试验运行和输入条件的特定集合。选择设计的第一个关键步骤是选择用于研究的变量。关于变量的选择,需要注意如下四点:

(1) 谨慎选择;

(2) 将变量的范围设置得足够宽,以检测差异并避免混淆;

(3) 按顺序进行实验;

(4) 仅在绝对必要时才进行中期修正。

选择一组变量进行研究,需要使用专业知识对那些最有可能影响响应的变量进行优先级排序。这主要是出于逻辑和成本的原因。数学工具可以处理具有大量变量的 DOE,但是诸如资源或时间限制之类的实际问题可能无法为实验者提供相同的自由度。优先级较低的变量以后再加入进来也是完全可行的。

由于测量中的实验误差,变量的范围设置得太窄会导致错误的结论。如果两点处的数据恰好落在统计概率临界处的相反两边,且两点十分接近,那么由此得到的两者之间的关系实际上可能与真实的关系相反。通过在距离足够远的数据收集点之间设置范围来避免这种情况。

按顺序进行实验可节省工作量和时间。当首先选择最可能的关键变量时,有必要假设其机制

很简单。如果这个假设被证明是错误的,那么有必要选择一个更复杂的设计;如果假设是正确的,但仍然没有答案,则变量是错误的,必须选择其他变量。通过按逻辑顺序设计实验,可以使理解该过程的研究更加有序,从而更有可能成功。

设计实验有两个可能的目的;相应地也有两种主要类型的实验设计:筛选和响应面。

5. 数据收集

在本小节中有三点要说明。首先,参与数据收集。职业生涯不应该在交付的数据上冒险。有必要了解可能影响响应值的所有事情。由于设计和分析的人员不在数据收集的现场,所以数据没有被正确收集的事例比比皆是。有这样一个故事,在一个工厂的实验设计中,实验的设计者在本应收集数据的班次开始时未进行通知而突然来到工厂,却发现数据收集表已经填写好了。经过询问,他发现工厂的"老手"已经"知道"结果会是什么,因此只是根据他们的经验填写数据表,而不是记录真实的数据!

这引出了第二点,沟通事情发生的原因和方式。分享设计的所有权。在考虑要研究哪些变量时,寻求其他人的意见,特别是那些有过程经验或其他类似过程的人。在典型的学术实验室,团队合作在科学研究中虽然也受到鼓励,但是经常被忽略。然而,团队合作对于在工业界的成功是不可或缺的。

第三点,尽可能增加随机性以打破所研究的控制变量和未知变量之间的相关性。未知影响可以通过扩大剩余SD表现出来,这表明模型有某些欠缺。

6. 分析

数据分析可以由软件执行,通过曲线拟合的形式进行回归分析,以找到最接近所有数据的曲面。这个过程中需要快速回答两个问题:模型是否合适和哪些是重要的变量。如果正在进行筛选实验,重要的变量将被代入到响应面研究中;如果正在进行响应面实验,重要的变量是放在等高线图轴线上的变量。需要牢记,最终目标是能够预测控制变量在任何给定设置下的响应。

曲线拟合和分析的细节通常由软件来进行处理。因此,实验者必须精通所选软件的使用。尽管对于 DOE 来说,许多参数和分析输出都是标准化的,但大多数软件在对输出结果的访问和呈现方式上有自己独特的风格。相关人员需要了解如

何在软件包中找到恰当的结果,然后确保理解了各种输出的解释。关于这一点的完整讨论超出了本书的范围,但是可以获得大量的文献参考资料,并且大多数销售此类软件的公司都会提供某种形式的培训来帮助终端用户(参见下一节)。

直到用检验点数据验证了模型预测,实验才算完成。之后,需要持续核对模型的预测结果。验证点可以在最佳点附近、可疑行为点附近、低成本设置点以及在实验范围内外进行对比。

(四) 软件工具

在上文的讨论中,已经多次提到软件是设计和分析的主要工具这一事实。事实上,这种软件的存在是该方法能够在当今任何场所有效使用的唯一原因。科学家在 DOE 软件市场上面临两种选择:带有 DOE 模块的通用统计软件,或专用 DOE 软件。二者各有利弊,一类的优势是另一类的劣势,反之亦然。在下面的讨论中,我们将简要地提及并讨论一些特定的软件包,但这既不是相关软件的详尽列表,也不是对所提到的软件包的任何形式的认可(尽管可能表明了个人偏好)。

如果开发人员想要或需要的不仅仅是 DOE 的功能,那么通用统计软件包的主要优势是具有更高的成本效益。很多统计软件越来越易用,且擅长 DOE 功能。尽管如此,由于其 DOE 功能可能隐藏在繁多的其他工具中,因此理解如何有效地使用这些模块可能比专用 DOE 软件包的学习更加困难。

在第一类中,可以提及三个软件包:JMP®(SAS,www.jmp.com)、Minitab®(Minitab,Inc.,www.minitab.com)和 Statgraphics Centurion(Stat-Point Technologies,Inc.,www.statgraphics.com)。在这三者中,我们最熟悉并且更喜欢使用 JMP。

第二类是专用的 DOE 软件包,它们通用优点是聚焦。因为它们只针对一个主要任务而设计,所以它们的用户界面通常更直观,使用细节也更容易理解。此外,由于它们聚焦,所以它们专注于工作的能力可能会比一般统计人员更强。其主要弱点(如果可以这么说)是缺乏其他统计功能;但这对于专用软件而言在所难免。

在第二类中,要提到的两个软件包是 ECHIP®(Experimentation by Design,LLC,www.experimentation bydesign.com)和 Design-Ease®(Stat-Ease,Inc.,www.

statease.com)。其中,我们最熟悉并且更喜欢使用 ECHIP。以 DOE 设计为目的,对比 ECHIP 和 JMP,我们更愿意使用 ECHIP。

开发人员可以通过评估以下几个特征来缩小软件包的候选列表:

(1)用户界面,个人认为易于使用和直观;

(2)编写良好和全面的手册和实践指导教程;

(3)设计实验时可以选择足够宽的范围,涵盖筛选和响应面实验;

(4)数据以电子表格格式输入,允许从其他应用程序(如 Excel®)轻松传输(数据收集过程中经常被制成表格);

(5)随机运行试验的能力;

(6)以任何给定的设计(如别名结构)来标记问题的设计评估;

(7)数据转换能力;

(8)充分报告诊断信息,例如"无法拟合"统计数据和异常值识别,以评估数据和模型质量;

(9)参加软件设计人员举办的培训研讨会,以获得如何最大限度地使用该软件的实践经验和指导。

以上哪一个特征是最重要的,取决于相关实验人员的个人选择。有些人可能会认为易用性最重要,而其他人可能会根据软件包功能进行选择。无论选择哪种软件包,主要的关注点都是彻底掌握它,以避免当这种强大的方法应用于选定场景时,犯下代价高昂的错误。

三、试剂设计的四个重要原则

以下四个原则可以指导免疫检测的开发。这些原则并不意味着提供详细和具体的指导;相反,它们旨在概述开发出可靠的免疫检测的过程中规划和步骤简化所需的关键指导。

(一) 提前计划

在开始免疫检测的开发过程之前,关键用户需求清单必不可少。此外,理解将要采取的方法、所需的资源以及方法的局限性至关重要。这里所涉及的一部分预先考虑是为了简化设计。这不仅是最终产品的目标,也是产品开发过程的目标。复杂的计划包括大量"性能组合",用于评估分析性能,极大地限制了可调查的选项和参数的数量;相反,这种方法可能使相关数据模糊不清,从而忽略了可行的选项,或者大大增加了所需的资源。另一方面,过于简单的方法可能会遗漏或忽略关键信息。除此之外,开发的基础工作包括准备有限数量的、能够指明开发方向的样本或样本盘。需要大量标本的评估应该保留用于初步研究所确定的两个或者最多三个选项的评估。

简单原则也适用于实验设计。如果在实验中评估了大量的阴性或阳性样本,那么考虑通过阴性或阳性的平均值和 SD 来评估它们的响应。几个简单设计的实验可能比一个复杂的实验更容易处理和评估。

(二) 从理论角度思考

由于开发一种检测方法或试剂时需要处理所有问题,有时很容易忘记什么是重要的。例如,所有的检测都是测量分析物(抗体或抗原),在检测性能中更重要的是分析物的浓度而不是产生的信号。从科学的角度来看,检测信号是一个因变量,而浓度是自变量。换言之,定量的认知有助于从理论上理解一个给定的检测模式中发生的情况。3% 的信号 CV 听起来还不错,但转化为浓度 CV 可以是 20%,这取决于剂量 - 响应关系。对于定性检测,开发人员以这种方式思考的话,可以使信噪比和截断值附近的单位浓度变化所产生的信号变化最大化,从而使不精确性最小化。换言之,截断值附近的测量不确定性的增加将直接转化为截断值附近样本中零星的假阳性和假阴性的数量的增加。重要的是要了解对于任何给定的试剂配方或检测方法,这种情况的概率有多高,但是如果没有某种定量,就不可能评估这种情况。

从理论角度思考,涉及将已知的科学原理应用于那些作用机制未知的问题。借助这种方法,它涉及将物理相互作用可视化,这种相互作用是免疫检测的行为和性能的基础。研究人员可以使用这种方法对实验结果进行预测。如果证明预测是正确的,他们可以用数学的方法对实验结果进行建模。这不仅使研究人员能够避免不必要的实验,而且使他们对免疫检测的工作原理有了更深入的理解。基于上述原理的理解,可以将其应用于免疫检测设计、制造中的关键领域包括抗原 - 抗体结合和动力学、样本介导的干扰的抑制、固相和偶联试剂的设计和制造、检测和信号产生的限制以及试剂 - 仪器相互作用。

(三) 简化方法

临床特异性和灵敏度是衡量免疫检测性能的两个重要指标。确定这些值的困难在于:在获得准确的测量值之前,必须评估成百上千的样本。这种研究在检测开发的早期是不切实际的。可以通过如下方法进行替代。

1. 临床特异性

通过确定阴性人群的平均值和 SD(如由 30 个样本组成的样本组,每组重复一次)相对于一个单独的阴性标本的平均值和 SD(重复次数与上述样本组中的样本数量匹配),可以评估良好临床特异性的潜力。如果检测结果在不同的标本类型中显示出不同的结论,或者如果 30 个样本组成的样本组的分布比单个标本的分布更宽,则表明存在非特异性的相互作用。当检测阴性人群的结果分布出现拖尾时尤其如此。为了使这种差异最小化,可以尝试优化检测模式、偶联物、固相、稀释液等。对 NSB 进行定位,研究人员可以了解首先要对哪个组分进行优化。例如,对于基于微粒的检测,如果去掉微粒时 NSB 减少,则怀疑是偶联物 - 微粒的相互作用;相反,如果 NSB 在微粒存在或不存在的情况下是一样的,那么可能与偶联物 - 样本的相互作用有关。也可能是微粒 - 样本 - 偶联物的相互作用。下面概述一些用于解决此类问题的方法。

微粒 - 偶联物间的相互作用(Particle-conjugate interactions) 可以通过用蛋白质封闭、改变偶联物稀释液和(或)消除偶联物和微粒试剂组分之间不需要的交叉反应(通过稀释液的改变或者,在很少情况下,试剂的纯化和修饰)来消除。

微粒 - 标本 - 偶联物间的相互作用(Particle-specimen-conjugate interactions) 可以通过用蛋白质封闭 / 共封闭、添加螯合剂、改变微粒或偶联物稀释液和(或)重新调整偶联物来消除。

偶联物 - 标本间的相互作用(Conjugate-specimen interactions) 可以通过添加蛋白质或动物血清和(或)改进偶联物稀释液来消除。

2. 临床灵敏度

临床灵敏度既与分析物指示疾病或健康的固有能力有关,又与检测在这些状态的截断值处准确测量分析物的能力有关。分析灵敏度,也称为**检测限(LOD)**,给出了一个检测的可能的临床灵敏度的概念(至少对于在患病人群中存在但在健康人群中不存在的分析物)。有些人认为 LOD 不是一个好的性能指标。功能灵敏度,定义为批间不精确度为 20% 时的分析物浓度,可能是评价一个给定的检测测量低浓度分析物能力的更好指标。然而,LOD 在早期检测开发中是有用的,因为它易于测定且通常与功能灵敏度成比例。LOD 定义为以 95% 置信度能够检测出来的分析物的最小浓度。在实践中,LOD 根据以下公式确定:

$$LOD=(2SD/(B-A))\,[\,B\,]$$

式中 SD 是零值或阴性校准品的标准差(OD 值、速率或计数); B 是 B(低浓度)校准品的信号值(OD 值,速率或计数); A 是零值或阴性校准品的信号值; $[\,B\,]$ 是 B 校准品的浓度。

该等式假定 A 和 B 之间的响应是线性的,且有若干含义。首先,在给定的 $B-A$ 下, SD 越低, LOD 越低(越好)(并且潜在地,临床灵敏度越好)。其次,在给定的 SD 下, $B-A$ 越高,LOD 越低。再次, SD 与 $B-A$ 的比值定义了一个检测的分析灵敏度。最后,不必知道 B 的浓度来评估可能的检测的 LOD(但必须使用一致的标本作为 B)。

(四) 在开始前建立规格

首先从计划开始。规格的建立不应基于可以制造什么,而是应该基于用户需要什么。需要将规格简化为可以测量的指标:LOD 可以关联 B/A 的比值、对于设计规格不精确性目标值来说可接受的样本组范围,或所需的检测灵敏度。用于系统中任何组件的规格指标的数值都应该是所要求的绝对最小值。

虽然规格不应建立在制造能力的基础上,但应对照制造工艺过程对其进行评估。如果工艺过程相对于规格来说是不稳健的,那么需要考虑如下因素:

(1) 工艺过程必须改进。

(2) 规格是错误的。

(3) 测试方法不合适。

如果制造工艺过程明显失控,即使测试方法是充分的,那么(1)也是可能的。如果检测看起来满足最关键的设计规格,但是其中一个组件不能满足其组件的规格,那么(2)是可能的。在这种情况下,需要基于一个检测的需求是什么来重新考虑规格。如果测试方法不合适,则需要增加重复或采用新的测试方法。

四、总结

在过去十年间,免疫检测开发在体外诊断工业中已经发生了巨大的(本质上的)变化,正是由于这一变化,检测的开发需要使用系统的方法,包括多变量分析。虽然方法需要是明确的,但也必须是灵活的,以便对新信息作出快速响应。在此过程中,有一个关键的因素历来被商业界忽视,特别是在美国商业界,这就是人。致力于充分利用项目中众多人才的相互配合,进行创造性工作的企业比那些没有做到这一点的企业更成功。真正的成功,无论是在商业领域、专业领域还是个人领域,只有在开发项目中的每个人都共同努力完成工作,并超越那些不能给工作带来利益的传统认知和既有标准时才能实现。这种思维方式包括将关键客户需求转化为简单、可衡量的指标,根据达成这些关键目标的需要确定规格,彻底优化工艺流程,通过多变量分析评估制造范围,以及消除无价值的测试和工作。

五、参考文献

Atkinson, A.C. and Donev, A.N. *Optimum Experimental Designs.* (Oxford Univ. Press, New York, 1992).

Box, G.E.P. and Draper, N. *Empirical Model-building and Response Surfaces.* (John Wiley, New York, 1987).

Odeh, R.E. and Fox, M. *Sample Size Choice.* (Marcel Decker, New York, 1975).

Ryan, T.P. *Statistical Methods for Quality Improvement.* (John Wiley, New York, 1989).

Schmidt, S.R., Kiemele, M.J. and Berdine, R.J. *Knowledge Based Management.* (Air Academy Press & Associates, Colorado Springs, 1996).

Schmidt, S.R. and Launsby, R.G. *Understanding Industrial Designed Experiments*, 4th edn (Air Academy Press & Associates, Colorado Springs, 1993).

Silvey, S.D. *Optimal Design.* (Chapman and Hall, New York, 1980).

Snedecor, G.W. and Cochran, W.G. *Statistical Methods*, 8th edn (Iowa State Univ. Press, Ames, Indiana, 1989).

(吴令嘉　译,杨薇　审)

第五部分

免疫检测的实施

样本采集、受试者的准备和标本的处理

虽然免疫检测的准确性和精确度备受重视，但最大的潜在的误差可能源自标本采集、标本处理方法和标本采样前受试者的准备。遗憾的是，如此重要的分析前误差在实验室检查、质量控制程序和问题处理调查中经常被忽视。

本节着重介绍了各种类型标本的采集方法及其影响因素，并举例说明以使读者了解标本采集可能发生的各种问题，干扰检验结果的因素以及应采取的防范措施。相关内容已发表的所有文献可在 D.S Young 所著的《分析前因素对临床检验的影响》(2007) 一书中查阅。

一、受试者状态和准备

受试者的诸多因素可能会影响测试结果的解读，而这些往往不在临床医生或实验室工作人员的控制和掌握之中，这些因素包括年龄、性别、民族血统、健康状况或诊断、生理状态(如怀孕和月经周期)等，在样本采集时应做好详细记录，以使测试结果能被正确地解读。还可能存在一些可变因素，通常需要根据测试结果表达的意义来进行主动干预和控制。

(一) 应激

应激反应包括中枢神经系统、下丘脑 - 垂体 - 肾上腺轴、**自主神经系统(ANS，或称植物神经系统)** 的副交感神经及交感神经分支和免疫系统活动的急、慢性变化。这些系统分泌的产物，如糖皮质激素、神经递质和细胞因子等，与受体结合，影响多种细胞和生理系统的功能。无论是精神的还是身体的应激都会改变身体的功能，包括释放特定分泌物到待分析的体液中。为使实验检测标准化，受试者采集标本时应在环境舒适、心境放松的前提下进行，不应焦虑和紧张。恐惧和紧张对于**生长激素(GH)**、催乳素、皮质醇、儿茶酚胺类激素、细胞因子、**脱氢表雄酮(DHEA)**、醛固酮的分泌和血浆肾素活性来说都是很强的刺激因素。许多其他中间代谢物和载体蛋白如转铁蛋白也受长

期紧张的影响，并且在一次大的应激事件后(如心肌梗死)，这些分析物的检测结果应该得到相应的解释。

术后应激可能更为严重，在患者状态稳定前，应尽可能地避免进行免疫检测。如转铁蛋白约在术后 3h 下降，而铁蛋白在术后 3h 开始升高，甲状腺激素水平也经常在术后下降。

(二) 运动

体育锻炼可刺激很多激素的产生和分泌，如生长激素、催乳素、乳酸、皮质醇、睾酮和血浆肾素。激素水平升高的程度取决于运动量的多少和个人的身体素质。在测试易受影响的激素静息状态下的水平时，要确保受试者在标本采集前未做剧烈运动，包括不要在标本采集前疾步上楼前往标本采集中心。然而，体能负荷试验可用于刺激测验，以评估患者激素生产的储备能力，在标本采集前进行可控性的运动，评估生长激素缺乏症的试验就是这样一个例子。

(三) 饮食

饮食状态也与检测结果有关。血浆中许多常见测试成分的浓度会随进餐后时间的推移而变化，而目前只有少数通过免疫检测来测量的分析物的浓度变化已被量化，如血清胰岛素、促胃液素(胃泌素)和降钙素就是餐后激素水平显著改变的例子。除非进行刺激试验，否则通常需要空腹采集标本。由于从肠道吸收药物的速度变慢，循环治疗药物的水平也受进食时间的影响。

咖啡、茶和软饮料中的咖啡因对某些分析物有严重的影响，饮用这些饮料 3h 后血浆皮质醇的水平可增高 50%。

营养不良导致**胰岛素样生长因子 -1(IGF$_1$)**、白蛋白、铜蓝蛋白、转铁蛋白和催乳素水平降低，实际上 IGF1 和白蛋白经常用于监测营养状况。

1. 脂质

很多资料表明，进食富含脂肪的食物之后，血清或血浆的脂质状态会发生变化，可能出现牛奶

样外观,这主要是由于甘油三酯和乳糜颗粒的存在,这种高脂血清可能干扰免疫检测过程中抗体的结合。各类检测最好在受试者空腹一段时间后(通常是空腹过夜)采集标本,这种做法也不总是可行的,必要时需用超速离心或酶解的方法去除或分解脂质。

2. 酒精

饮酒引起的体液成分变化取决于受试者是一个酗酒者还是随机饮酒者,以及饮酒后采血的时间。例如铁蛋白和肝碱性磷酸酶、天冬氨酸转氨酶和 γ - 谷氨酰转移酶饮酒后的结果会有变化,尽管后者很少用免疫检测法来测量。

3. 吸烟

吸烟会影响许多常用免疫检测法测量分析物的水平。作为对于吸烟的一种急性反应,皮质醇和 GH 会升高,建议不要在吸烟后 30min 内进行采血。长期吸烟的影响是 IgE、雄烯二酮、胰岛素、C 肽、胎盘碱性磷酸酶和癌胚抗原的升高,即导致后两种肿瘤标志物呈假阳性。吸烟者的 IgG 和催乳素水平显著降低。

某些药物,如茶碱和三环类抗抑郁药等的代谢是由吸烟刺激的,吸烟会导致药物的半衰期变短,体内的清除率增加。

怀孕的吸烟者,**人绒毛膜促性腺激素(hCG)** 和雌二醇的水平明显低于不吸烟者。

(四) 体位

当一个人在横卧一段时间后变为直立姿势时,超滤液会从血管内移动到胞外液的血管外腔室。这种超滤液的移动会导致血液浓缩 10%~20%,伴随而来的是大分子及与大分子结合的物质的浓缩。血浆中的蛋白质、肽、酶及蛋白质结合物质(如皮质醇、甲状腺素和药物)的浓度都受到影响。当患者由坐位站起时,类似的变化也会发生但程度较小。

对于门诊患者,应该在受试者坐下 15min 后采血,但坐位受试者的检测结果不能与住院患者进行比较,住院患者的血液往往是在长时间卧床之后采集的。

肾素 - 醛固酮 - 血管紧张素系统受体位影响很大,一般建议在过夜平卧之后进行采血,采集前不要坐或站。即使是短暂的坐起也会使醛固酮显著增加。活动前后 4h 的测量结果可用于鉴别肾上腺增生和肾上腺腺瘤。

(五) 医疗程序

一些医疗程序对血液中分析物的水平有短期影响。重要的是,在进行了这些程序之后需要留出足够的时间间隔再来进行采血。

手术或肌内注射会导致肌酸激酶活性增加,直肠检查或前列腺操作可能导致血液中**前列腺特异性抗原(PSA)** 升高。必须注意不要在静脉注射部位附近采血,因为许多成分的浓度很可能是假性降低。

不应从静脉输液侧的手臂采血,因为可能引起血液成分的稀释。

输血会导致测试的分析物浓度是供体和受体之间分析物混合的浓度。叶酸和铁蛋白浓度可能增加。因此,如果可能,最好避免在输血后几天内收集样本进行测试。

(六) 药物

药物可通过对体内生理和生化机制的影响或在分析过程中对体外效应的影响导致免疫检测结果的难以解释。这些问题已被大量的研究资料所证实,其中 80% 以上与体内效应有关。

药物相互作用

口服避孕药通过其雌激素活性可产生深远的影响,导致许多结合蛋白水平的升高,包括甲状腺素、皮质醇、性激素(性激素结合球蛋白,SHBG)。其他药物,如巴比妥酸盐和苯妥英钠,会引起肝脏酶诱导从而导致肝脏酶水平的增加。胺碘酮是干扰甲状腺激素水平最常见的药物之一,导致**促甲状腺激素(TSH)** 和甲状腺素水平升高。一种新型的相互作用是由高浓度的 β- 内酰胺类抗生素(青霉素类和头孢菌素类)导致的,这种抗生素在体内和体外均能使氨基糖苷类药物失去活性。因此,含有 β- 内酰胺需要进行氨基糖苷类检测的标本应立即进行检测或冷冻保存。

药物相互作用如此之多,以至于它只可能适用于不断更新的计算机数据库。虽然不期望所有人能记住已被文献记载的药物 - 测试相互作用的一小部分或更多,但重要的是在申请和收集样本时记录所有的治疗药物,以便参照药物 - 测试相互作用数据库审核异常结果。

当然,在收集所有用于测试的样本之前停止药物治疗是不切实际的,但对于某些测试来说,如果想要毫无疑义地解释结果,就必须要这样做。

例如,因为醛固酮和肾素的水平随着交感神经系统的活动而发生相反的变化,如果要获得有意义的检测结果,在分析前3周内不得服用利尿剂和高血压药物。

(七) 妊娠

妊娠对许多分析物的影响在本书其他章节有详细描述。妊娠期除了众所周知的hCG、雌三醇、人胎盘催乳素等浓度明显增加,**促肾上腺皮质激素释放激素(CRH)**、皮质醇、糖皮质激素和甲状腺激素的结合蛋白的血清水平也升高,从而导致这些激素的血清总水平增加。(见《妊娠》章节)

(八) 年龄

随年龄的增长机体的许多成分会发生变化,其中一些变化是渐进性的,另外一些变化则是在生命的某些特殊时期,如新生儿期、青春期和更年期,发生得相当快。不同年龄组人群必须使用不同的参考范围。

因此,TSH和游离甲状腺素水平在出生时达到高峰,但在6天内稳定在正常水平。由于胎盘类固醇的酶抑制作用,17-羟孕酮在足月出生时浓度很高,但在48h内降至正常水平。出生时维生素D水平很低,但在出生后的头2天便升高,与**甲状旁腺激素(PTH)**浓度的增高相对应,PTH升高通常见于早期低钙血症患者。

众所周知,在肾上腺功能初现期(DHEA,雄烯二酮)和青春期(睾酮、雌激素、孕酮)性激素水平会有显著的变化,这也是女性IGF$_1$、GH和催乳素水平达到高峰的时间。女性绝经期**卵泡刺激激素(FSH)**和**黄体生成素(LH)**增加,绝经后雌二醇降低。骨标志物通常随着年龄的增长衰老而变化,在女性绝经期变化更加剧烈;骨钙素水平尤其如此。因此PTH和尿吡啶啉升高,伴有25-羟维生素D和降钙素降低。

中年男性,由于生理上的前列腺良性增生,睾酮水平降低,PSA升高。

(九) 种族与民族

一些分析物存在种族差异,最值得注意的是一些种族/少数民族群体中25-羟维生素D和骨钙素水平较低,非洲和西印度男性的PSA水平较高。亚太地区人群的PSA并没有显示出上一节所述与年龄相关的增加。

二、检测时机

(一) 生物节律

许多生物系统都遵循明确的生物节律(昼夜节律、超昼夜节律)发生变化。与生化物质有关的常见节律是月经周期,女性的月经周期约为28天(即孕酮、雌二醇随周期变化),以及昼夜节律(如褪黑激素、皮质醇)周期约为24h。因此,非常重要的是:要充分了解免疫检测法测量的任何生物物质的节律模式,并谨慎选择样本收集的时机,充分利用这些知识来正确解释测试结果。如果要比较个体内或个体间的测试结果,在生物节律的同一时间收集样本也是很重要的。

1. 月经周期

女性生殖激素,如LH、FSH、雌二醇和孕酮(黄体酮),是遵循每月一次的周期性模式。因此很有必要知道与月经周期相关的时间点,并且最好在一个月经周期内进行多次采样以保证对结果更好的解读。黄体期sSHBG水平明显升高,如同白细胞介素-1α水平一样,这可能是由于此阶段体温升高引起的。

2. 昼夜节律

在昼夜生理节律中,激素节律可能是研究最多的。**促肾上腺皮质激素(ACTH)**和皮质类固醇可能最具代表性,人体体液中促肾上腺皮质激素峰值出现在6:00~8:00,午夜则处于最低点。大鼠是夜间活动的动物,其节律几乎与人类正好相差12h。催乳素、皮质类固醇和醛固酮水平在睡眠期间遵循类似的节律模式,但GH的峰值出现得更早,在睡眠的最初几个小时,与其他激素不同,如果受试者保持清醒,则GH峰值消失。血浆睾酮的节律与受试者活动有关而与光周期效应无关,通常在8:00再次达到峰值,但在白天稳定下降,20:00达到低谷。白细胞介素-1α在睡眠周期的早期达到峰值,与慢波睡眠有关,但也许最引人注目的昼夜节律见于褪黑激素,它几乎完全在夜间产生,白天的血液水平非常低。

在生命的不同阶段,节律可能有所不同。当然,这在女性月经周期最为明显,但LH的夜间升高是男性青春期的特征。节律的丧失通常用于疾病的诊断(如库欣病中的皮质醇),但有时,节律可能变得更加明显,如新生儿先天性肾上腺增生中的 17- 羟孕酮。

3. 脉冲分泌

在已知的节律中,有时会出现明显的周期性或脉冲式分泌。ACTH 和皮质类固醇发生脉冲式分泌,其中强脉冲每 24h 发生约 12 次。有显著昼夜节律的雄烯二酮,也有明显的间歇性分泌,其血液水平出现 25% 的波动。LH 是另一种具有脉冲式分泌的激素,但峰值变化没有皮质类固醇明显。

(二)动态测试

刺激和抑制测试通常用于研究器官对阳性或阴性刺激的反应能力,通常涉及刺激后定时采集样本。为合理可靠的解释检测结果,严格遵守规定的采集时间,清楚标明每个样本的采集时间是很重要的,并需要始终记录刺激物的剂量。

(三)病理变化

时机有时对病理事件的确认是很重要的。一个很好的例子是肌酸激酶 MB 同工酶,为获得可靠的诊断信息,在疑似心肌梗死后,应该在预定的时间间隔(通常在 6~30h)收集血样。

(四)非原发性甲状腺疾病

严重的疾病或损伤都可诱发甲状腺激素水平的变化。见第七部分第二节"甲状腺"。

(五)治疗药物监测

在监测治疗药物的血液浓度时,样本收集的时间尤为重要。不同药物在药剂间隔内的适当的采样时间是不同的,取决于药物的吸收和分布特性。在治疗开始时或在剂量方案改变后,存在一个初始吸收阶段,其平均药物浓度在重复剂量后持续升高直至达到稳定状态,这可能等到至少五个半衰期和若干个剂量间隔才消失。

作为一般规则,样本应在药物浓度处于最低值(或谷值水平)时收集,通常在下一次给药之前立即进行。该谷值通常与稳态浓度有关。例如地高辛,最好在给药后至少等待 8h,因为该药物积累和排泄的速度比较缓慢。普鲁卡因胺是一种缓慢吸收的药物,在给药间隔结束时达到最高血液水平,理想情况下,应每隔一段时间采集一些样本,或者至少在结束时采集一次样本,在给药间隔内每 2h 采集一次样本。

对于一些毒性水平接近治疗水平的药物如氨

基糖苷,建议测量给药间隔期内的峰值和谷值水平,这有助于防止药物毒性和确保治疗效果。与此类似,茶碱通常是测定峰值水平。

还应切记,摄食可能减慢药物吸收从而推迟达到峰值浓度的时间。

三、静脉穿刺采血

(一)患者相关注意事项

如果样本采集不正确,即便在最佳条件下免疫检测结果也可能出现错误。抽血采集样本对患者来说也很紧张,紧张会导致一些血液成分发生较大的变化(参见本节"受试者状态和准备")。因此,必须要特别用心布置采血的环境和可用设施,并在采血过程中让患者理解和放松。

1. 患者确认

正确识别患者身份是十分重要的,该环节也经常出现差错。静脉穿刺者必须始终确保血液样本是从申请单上指定的患者身上抽取,并且血液样本被留置在一个正确且明确标记的容器中。由于全自动免疫检测分析仪与条形码阅读器的有机结合,目前已普遍使用条形码标记的采血管进行标本采集和测试。检测项目信息可以扫描上传到实验室的主控计算机上,该计算机与分析仪之间采用双向通讯连接,显著降低了在样本传输或检测项目读取时出错的风险。

2. 体位

采血时,患者须保持体位舒适,最好是坐在专用的扶手可调的静脉穿刺椅上,或卧位于检查床上。患者不应受到惊吓,不能突然地对其呼唤,因为这可能因患者姿势突然改变影响某些分析物的血液水平,尤其在进行肾素 - 血管紧张素 - 醛固酮反馈轴的分析时,这点应特别注意(参见本节"受试者状态和准备")。

3. 穿刺部位

手臂上有许多可选用的静脉,但通常选择较大的肘正中静脉和头静脉。穿刺部位应仔细选择,避开血肿及大面积瘢痕区域。从最近做过乳房切除术一侧手臂采集的标本,会因淋巴回流障碍而不具有代表性;也绝不能从正在进行静脉注射的一侧手臂采集标本,因为这样可能会导致血液稀释。手臂低于扶手或床边会导致静脉血管扩张。向上抚摸通常会使静脉更加充盈。当患者握拳时,静脉可以变得更加突出,更容易刺入,但不应进行剧烈的手部运动,因为这可能会导致血液中某些成分的水平发生变化。穿刺部位应用异丙醇拭子涂抹并擦干,以减少对标本的污染。

4. 止血带

止血带常用于增强静脉充盈,使血管扩张,辅助静脉定位。当测定受血液浓度影响的分析物时,禁止使用止血带采血,这是因为上臂的束缚会导致前臂血液超滤,从而导致大分子物质及其结合物浓度的假性增高。这些分析物包括蛋白质、多肽、结合蛋白、细胞分子和酶。如果在这种情况下必须使用止血带进行初步静脉选择,则应在松开至少 2min 后再进行静脉穿刺。静脉穿刺前,止血带留置不能超过 1min,一旦血液开始流出应立即取下止血带,否则会出现血液浓缩和局部血肿。

(二) 静脉切开术

有关静脉切开术的详细介绍,请参见 CLSI 文档 H3-A6(参见补充材料)。

(三) 血液采集

1. 血液采集系统

采血可以通过传统的针头和注射器方法,然后将血液从注射器转移到适宜的容器中,或采用真空采血管采血。真空或真空采血管的制造是为了在封闭系统中抽取预定体积的血液。真空采血管用的是双头针,一端刺透封管塞或隔膜,另一端刺入静脉。这样省去了将血液从注射器转移到试管里的过程,血液被抽出时,会立即与抗凝剂或防腐剂混合,降低了溶血和微凝血的发生以及不稳定性代谢物的分解。

有些试验需要多次采血取样,如刺激或抑制试验,这时给患者放置留置管通常是有帮助的,留置管在试验期间保持在原位,这样可在一定的间隔时间内随时抽取受试者的血液,也最大程度减轻了受试者的紧张压力。此外,由于肝素常被用来冲洗留置套管,所以必须特别注意避免样本被肝素污染。

2. 常见的血液容器类型

常见的血液容器如表 5-1-1 所示。其代码和颜色是根据美国和欧洲临床实验室标准委员会的建议而定,也有一些国家使用不同的代码和颜色。

表 5-1-1 血液容器:抗凝剂代码和颜色

抗凝剂	代码	颜色
EDTA 钾盐	KE	淡紫色
EDTA 钠盐	NE	淡紫色
草酸钾	KX	
枸橼酸钠	9NC*	蓝色
	4NC*	黑色
草酸氟化物	FX	
草酸铵钾	AKX	灰色
肝素锂	LH	绿色
肝素钠	NH	绿色
柠檬酸葡萄糖(ACD)	ACD	黄色
无添加	Z	红色

注:表中 * 数字为血液与抗凝剂比值

3. 血液抽取

采血时将针头斜面向上小心地刺入选好的静脉内,通过抽离注射器柱塞或允许血液自然流入真空管,直到负压耗尽来获得所需量的血液。如果需要额外的血液,应在针头上换接一个注射器或真空管,针头应留在静脉内。如果使用注射器采血,注射器与针头分离后再将血液转移到合适的容器中,不能通过针头移出血液,否则会导致标本溶血。

4. 含添加剂的采血管

无论采用哪种方法,使用含抗凝剂的采血管时,血液采集量必须达到标志刻度线,否则抗凝剂浓度过高会影响整个检测系统,尤其是影响抗体的结合特性。若同时抽取数个标本,应先抽取普通非添加管,后抽取添加管,推荐顺序为:普通管、柠檬酸盐、肝素、乙二胺四乙酸(EDTA)、草酸氟化物。另外,仍需注意避免不同添加剂管之间的交叉污染,因为这可能导致人为的检测误差。

(四) 血清的制备

血清通常是免疫检测的首选。制备血清时,血液必须收集到一个普通的采血管内,在血块形成和收缩完成后离心分离,这一过程通常需要 1h。通过轴向离心可以缩短这一时间,在此过程中,采血管可以沿自身的纵轴旋转,将血液分为三层,细胞层最靠近管壁,血清在细胞层内侧,空气在中间。当试管旋转时,可以引入分离器,将血清从细胞中永久分离出来。杜邦轴向分离技术体系正是利用了这一技术。

促凝剂

促凝剂可以将凝血过程缩短到 10~15min,在许多商业化的采血装置中都含有这些促凝剂,常用的促凝剂有二氧化硅或玻璃微球,它们以微球的形式填入,或者以水溶性硅树脂涂层衬附在试管管壁上,也可以附着在纸盘或聚丙烯杯等"载体"上。当需要快速凝血时,可用凝血活酶代替玻璃微球。

这些促凝剂加速凝血过程,有助于血块形成。它们也减少了分离的血清中潜在的纤维蛋白形成。如果血清中存在纤维蛋白可能会干扰吸样装置的准确性,或影响检测系统中固相结合的效率。使用促凝剂分离血清可降低溶血风险,尽管凝血过程本身可能导致某些红细胞内容物的释放,如红细胞中的酶类,这些内容物通常在血清中的浓度比在血浆中高。除非酶本身就是免疫分析的靶分子,否则这种来源的分子不太可能会干扰免疫检测。

然而,血清样本并不总是合适的。例如,测定抗凝血酶Ⅲ的标本应收集到 EDTA 抗凝管中,否则分析物会在凝血过程中丢失。血小板反应蛋白的血清水平比血浆水平高 100 倍,这是由于在凝血过程中,从血小板中释放出了这一公认的乳腺肿瘤标志物。

(五) 血浆的制备

1. 抗凝剂

当需要血浆时,血液必须被收集到抗凝剂管中。抗凝剂是通过干扰凝血过程而发挥作用的,常用的抗凝剂主要是肝素和 EDTA 盐。如需防止凝血,必须在静脉穿刺后立即将抗凝剂与血液轻轻地混匀,如果剧烈混合会导致溶血。离心分离法可以立即将血浆从血细胞中分离出来。如果标本离心时间过长或温度过高,也会发生溶血,导致细胞内容物漏到血浆中。推荐在 1 000~1 500r/min、20~25℃条件下离心 5~10min。另外,一些分析物需要在 2~8℃冷却离心,如 ACTH。轴向离心(见本节"血清制备")也可用于血浆的制备。

2. 抗凝剂的干扰

如果用血浆进行免疫检测,必须谨慎选择适当的抗凝剂。在酶免疫分析中,EDTA 螯合必需金属离子可以抑制信号产生阶段的酶活性,尤其是在使用碱性磷酸酶的情况下。抗凝剂也可能

干扰某些抗体 - 抗原反应。肝素的使用会降低一些抗体的反应速率,尤其是在二抗反应的沉淀阶段。通过固相结合和精选抗体已基本解决了这一问题,但一些检测仍然显示出抗凝剂的干扰,如肝素。因此,必须小心鉴别这些干扰并使用适当的标本。另外,肝素不应用于冷沉蛋白的研究,因为抗凝剂会使冷纤维蛋白原沉淀。

(六) 全血

如果实验需要全血,则应使用抗凝剂来防止血液凝固。由于 EDTA 能有效地保持血细胞的完整性,因此常被用于全血血细胞研究。在实验室中,很少对全血进行免疫检测,但如果需要,则必须考虑抗凝剂对细胞成分的影响以及基质对免疫反应的影响。相比之下,最近推出的 POCT(即时检测)设备可以利用皮肤穿刺后立即采集的新鲜毛细血管全血来检测。

四、试管和管塞的干扰

可溶性物质可能会从试管及其封塞中浸出,在某些情况下,这些物质可能会严重影响检测结果。

(一) 干扰

关于这类问题的文献报道很多,尤其是一些商售采血设备中使用的橡胶塞。像 Tris(2- 丁氧基乙基)这样的塑料会导致一些药物和其他分析物从蛋白质结合位点移出,从而导致其在红细胞和血浆之间的重新分配。它们还可以从固相包被体系(如包被管)中分离抗体,干扰抗原与抗体的结合,并在检测信号产生阶段抑制酶的活性。已经有相当多的关于其干扰药物相互作用的研究,尤其是对结合于酸性 α1- 糖蛋白的亲脂性药物。

(二) 预防措施

采血管制造商已经认识到了这些问题,并试图重新制定封闭材料,使用特别选择的低萃取橡胶,以尽量减少干扰。然而,最好的方法就是采集血液至指定刻度线处,这样任何滤出的材料都不会集中在一个小的体积中,从而可以降低因可溶物质浓度高带来的干扰。还要确保血液与塞子接触的时间尽量短。混匀时应颠倒混匀,混匀次数不要超过 5 次,尽量避免样本螺旋式混合。采血管应

始终直立存放,以尽量减少标本与塞子的接触。

标本在采血管中保存时间不应超过24h,且应保存于2~8℃低温环境中,因为温度越高物质的浸出速度越快。这种预防措施将减少但不能消除以上问题的发生,尤其是在使用了劣质不相配的管帽封存试管时更难达到预期的效果。

采血管对特定检测方法学的干扰几乎无法预测,且采血管不同批次间的差异也较常见,因此明智的预防措施就是在将待用批次的采血管用于特定目的检测之前对其进行试验研究,通过对新的分析物进行测定试验,可能会颠覆一个检测系统适用于所有检测项目的认识。向制造商索取他们可能持有的数据,查阅有关特定类型的管子和塞子的参考资料也是非常有帮助的。

同时,我们也应考虑到采血管对待测物吸附的可能性。这在ACTH的检测中尤其应引起注意,因为ACTH极易被玻璃吸附,因此ACTH的检测必须使用塑料管采集标本。

五、血清分离剂的使用

血清分离剂有助于快速有效地将不含细胞的血清从凝固的全血中分离出来,将抗凝全血中的血浆与血细胞分离也可采用分离剂。

(一) 分离剂的特点

玻璃微球和塑料、纤维装置虽也被用作分离剂,但通常分离剂还是采用硅胶或聚酯制剂。分离剂的密度必须介于血清与细胞或血凝块之间这一特定的区间。离心时,细胞及血凝块下沉到管底,分离胶的黏性随之降低,移至血凝块的表面;随着离心的继续,分离胶初始黏性恢复,便在血凝块的表面形成一层不可渗透的屏障。分离胶一般在20~25℃环境中使用效果最佳,因为低温可降低分离胶的流动性,高温可导致分离胶的分解以及血清成分的破坏。

如果通过肉眼检查分离胶屏障的完整性良好,在分离胶之上的血清也无明显的血细胞混入,这样的血清保存2~3天是安全的。应避免对采血管进行再次离心,以避免已分离的血清与残留在血细胞凝块中的血清发生混合。

(二) 干扰

某些批次的分离胶试管分离出的血清表面或血清内可能会出现可见的分离胶碎片或油滴。有证据表明,这些碎片或油滴可能会对加样装置的液体感受器造成干扰,或附着在试管或反应杯壁上从而对固相结合体系造成物理干扰。有的实验室在检测前会例行过滤分离胶分离的血清,以防止可能的分离胶污染干扰。尽管某些批次的分离胶难免会导致特殊的问题,但重要的是遵照制造商的说明,不在过高、过低温度下或不当的离心速度下使用分离胶试管,不粗暴乱摇晃试管。

尽管使用分离剂有利于获得优质清亮的血清标本,但分离剂对某些分析物的测量可能会造成干扰。黄体酮表现出与时间相关性的吸收或吸附现象,当血清标本储存在分离胶上6天后,可测量的激素减少50%。同时观察的其它激素水平未见明显的变化。

测定利多卡因、戊巴比妥、苯妥英钠和卡马西平等药物浓度的血清用分离胶分离储存也会发生类似的检测结果下降,即便仅存储几个小时。如果怀疑分离胶对某种特定的分析物测量结果可能会产生影响,应在血清分离后尽快将血清移至普通试管中。

(三) 其他添加物

由于一些低分子量多肽类激素,如ACTH、胰高血糖素、胃泌素以及其他胃肠激素在血液中很快会被酶类分解破坏,故采样测定这些激素时,需在采血管中加入适当的抗蛋白水解剂加以保护,如抑肽酶。即使加入了抗蛋白水解剂,仍需要在标本采集后10min内,将标本低温离心,并迅速将血清或血浆置于-20℃冰箱保存,在标本检测前立即取出复融。如需将标本转运到其他实验室,运输过程中仍需保存于-20℃。对于含有某些补体成分如不稳定的C2和C5-9的标本,需要添加FUTHAN-EDTA作为稳定剂,而且需要保存于-70℃。另外对于检测补体降解产物如C3d的标本也需要加入FUTHAN-EDTA,否则会由于C3在保存过程中发生体外降解而导致C3d的假性增高。

(四) 溶血

明显可见的溶血会对抗原-抗体的反应以及信号产生阶段造成干扰。严重溶血的标本应该废弃,不能用于免疫检测。即使是溶血程度较轻的标本也不应该被采用,主要是由于溶血造成的细胞内蛋白水解酶的释放,这种酶会破坏小分子多肽,如胰岛素、胰高血糖素、降钙素、PTH、ACTH及胃泌素等,因此有任何溶血迹象的标本都不能用于上述物质的检测。由于细胞内成分的释出,对某些物质,如叶酸的检测可能会出现异常结果,因为红细胞内叶酸的含量约为血清中含量的30倍。

六、经皮穿刺采集血液标本

少而适量的毛细血管血可经皮穿刺采集。这种采集方式对婴儿尤为重要,但也常用于需多次采样、静脉采血已对患者构成伤害或没有适合的浅表静脉可用的成年人(如肥胖、严重烧伤的患者)。需要注意的是末梢毛细血管血不同于静脉血,相比之下,末梢血与动脉血的组成更为相近,在解释实验结果时必须要考虑到这一点。另外采集末梢血比静脉血更易发生溶血。

(一) 皮肤穿刺部位

常用的皮肤穿刺采血部位包括:最外侧或最内侧的脚后跟表面(推荐婴儿采用)、大脚趾的内侧足底、手指末端(推荐第三指或第四指)和耳垂。

穿刺采血要使血液自然顺畅涌出,否则组织液可能会对血液成分造成稀释。如果穿刺处皮肤有水肿或者为了加快血液流出而过于用力挤压穿刺点,都会对血液造成类似的稀释。

穿刺要获得充足的血流量,最好的方法是在采血前用不高于42℃的湿热毛巾覆盖穿刺点至少3min。在穿刺前,穿刺点皮肤应该用异丙醇棉签清洁消毒,然后用无菌纱布彻底擦干。残留的酒精会造成快速溶血。穿刺通常采用一种特殊的无菌柳叶刀或者穿刺深度为2.4mm的穿刺装置来完成。血滴应该自然形成流出而不是靠过度挤压形成。第一滴血液可能含有大量的组织液,所以应该废弃掉。

(二) 毛细管收集

将毛细管的尖端接触穿刺点上形成的血滴,血液便容易地被吸入毛细管中,并在毛细管的作用下,流进采血管中。根据不同需求,分别采用含有肝素、EDTA盐或不含任何物质的采血管,以获得血浆、全血或血清标本。采集完成后,末梢采血管即加用密封塞,如果加用了抗凝剂,则需要将管子轻轻颠倒混匀至少10次,以防发生凝血和溶血。混匀也可通过在管外操纵加入采血管中的磁力搅拌棒来实现。为防止发生识别错误,采集管需要进行个体化标识,或者将同一患者的所有采集管或同一时间采集的标本放置在单独标识的检测容器中。

七、尿液标本采集

(一) 容器

尿液采集容器应该选用由一次性惰性塑料制成的清洁容器。容器应该有可以拧紧以防发生标本漏溢的盖子;如果用于微生物学研究,收集尿液的容器需要是无菌的。

(二) 防腐剂

如果标本因不能及时分析或含有不稳定成分,则需要在采集容器中或尿液标本中加入化学防腐剂或者稳定剂。硫酸钠(150g/24h)和硼酸(27g/24h)是免疫检测首选的防腐剂。它们的主要作用是防止细菌对分析物的破坏。防腐剂可能是有害物质或者对检测造成干扰,所以不论防腐剂何时加入,都应该在容器上标识加入的时间。

(三) 标本收集类型

尿液标本有以下几种类型:

(1) 随机尿:可以在任意时间收集,通常用于定性实验。

(2) 中段尿:通常用于微生物检查;在留取标本之前需要仔细清洗外阴,弃掉第一段尿,用适宜的无菌性容器留取中段尿。

(3) 晨尿:在患者早晨起床后立即收集。通常用于尿中浓度比较低,需要浓缩物质的检测。

(4) 时段尿:尿液于特定时间段收集,包括那些需要动态观察的项目,需要在特定的时间内将尿液收集到一系列的容器中;2h尿或3h尿是在一天的特定时间段收集或者在餐后或药物摄入后的一定时间收集;应用相对较多的12h尿或24h尿可用于观察某物质在一段较长时间内的平均排泄量。

(四) 说明书

应当向患者提供书面的样本采集说明并做出口头解释,尤其是在需要留取时段尿时。

下面是留取 24h 尿标本的说明书：

• 使用提供的收集容器留取标本；

• 在 24h 尿开始收集时需要排空膀胱，并弃掉此次尿液，具体的排尿时间应该记录在容器标签上；

• 收集之后 24h 内的所有尿液，并保存于阴凉处，最好能放在冰箱中；

• 次日，在容器上标记的时间再次将膀胱排空，并收集此次尿液，至此 24h 尿液标本收集结束；

• 如果开始收集后的任何一次尿液被意外丢弃，则需要重新开始 24h 尿液的收集，并换用新的容器；

• 尿液标本不能被肠内容物（大便）污染。一旦污染，则需要重新留取。

(五) 样本处理

样本送达实验室后，在检测分析前应将所有尿液充分混匀。尿液通常是不透明的，尤其是在保存了一定时间之后，需要在检测前将尿液离心。

检测尿液的 pH 并调到合适的 pH 是必要的。当 pH 大于 6.0 时，一些成分如 β_2- 微球蛋白会被破坏；儿茶酚胺及其相关物质必须在 pH 低于 2.0 的条件下收集。

测量尿肌酐的含量是有帮助的，尤其是在怀疑标本是否收集完整的时候。虽然尿肌酐的排泄与个体体重相关，但在个体中，肌酐排泄每天都是恒定的。肌酐总量变动则应该怀疑标本收集是否完整准确。

八、唾液

相对于其他标本如尿液与血液，对唾液中生物标记物的评估有一定的优势。唾液标本采集无痛无创、无压力，可以在规定的时间间隔后重复采集并能保证采集量适当。唾液收集并不需要专业的技术和设备，而且可以随时随地进行采集，这就使得唾液标本成为免疫检测中备受关注的血液标本的替代样本采集方案，尤其适用于新生儿、婴幼儿、儿童及体弱人群。

传统称谓的"唾液"生物学样本实际上是由多种不同腺体分泌的液体复合物。其中，主要的分泌腺体是位于口腔后上方的腮腺、位于脸颊和下颌之间的较低位置的颌下腺，以及位于舌下的舌下腺，还有一些位于唇、颊部、舌及腭部的小腺体。另有一小部分唾液来自于牙齿与其周围牙龈之间的缝隙中渗漏出的血清或者是从损伤的黏膜或炎症部位渗出的血清。

不同分泌腺所产生的液体在数量及成分上不同，所以每个腺体对唾液池的变化都发挥作用。比如说，黏蛋白使唾液黏稠、富有弹性和黏性，保护牙釉质抗磨损和包裹微生物。在腮腺分泌液中则不存在这类糖蛋白。

唾液是类水样液体，pH（即酸碱度）为 6.0~9.0。食物及口腔内容物极易改变唾液酸碱度，因为唾液的酸碱缓冲能力很小。免疫检测是许多唾液分析物检测一种可选方法。当样本呈高酸性（pH<3.0）或碱性（pH>9.0），免疫检测过程中抗体 - 抗原结合就会受影响。唾液这种独有的特性以及唾液收集过程的影响，可能会降低测定的精度。

许多唾液分析物是血清成分（如类固醇类激素等）通过腺体或导管细胞之间的紧密空隙滤过到唾液，或通过腺体或导管细胞胞膜扩散到唾液中的。唾液中检出的某些物质（如酶类、黏蛋白、胱抑素 C、组胺等）是在唾液腺分泌细胞胞内颗粒中合成、贮存及释放的。还有另外一些体液免疫物质（如抗体、补体等）的成分，或者由构成黏膜免疫系统的中性粒细胞、巨噬细胞或淋巴细胞等分泌的物质如细胞因子等。此外，唾液中含有丰富的细胞内物质，可供获得高质足量的 DNA。为了解释唾液检测结果间的个体差异，就必须对唾液中某一成分的来源（来自滤过或被动扩散，还是由唾液腺细胞分泌，又或来自位于口腔黏膜的细胞）有正确的理解。

唾液的分泌受多种因素的影响，如昼夜节律、下颌骨的咀嚼活动、味觉和嗅觉、医源性所致的口干，以及影响唾液腺功能的医疗干预（如放疗）及疾病（如干燥综合征）等。唾液腺直接受副交感神经和交感神经的支配，应激反应时自主神经精神生物学系统的激活影响唾液的分泌速率。唾液中由口腔产生的物质如 α- 淀粉酶（sAA）和分泌型 IgA，以及自唾液腺腺体和导管细胞间隙滤出至唾液中的血液中的物质（如脱氢表雄酮硫酸盐以及其他结合类固醇）的水平受唾液分泌速率的影响。对这些唾液分析物，必须对测量结果给予校正处理：用测得的物质的浓度或活性（U/mL，pg/mL，μg/dL，）乘以流速（mL/min），以此来表示单位时间内的生成量（U/min，pg/min，μg/min；如，

0.50μg/dL×0.5mL/min=0.002 5μg/min)。

即使在正常健康的情况下,人体唾液中仍有250多种细菌存在(Paster 等,2001)。如在上呼吸道感染期间,唾液中极有可能还含有病原体,故唾液标本应视为有潜在传染性。

(一) 标本采集

过去,唾液标本采集装置常采用棉质吸收性的材料。将装置置于口腔中 2~3min,口液会迅速浸透棉材料;通过离心或挤压的方式将标本转到采集瓶中。绝大多数情况下,这种方法简便、易行、高效。但当吸收棉的吸收容量大,标本量又较少时,被吸收的标本会分散在棉纤维间,使标本回收比较困难。唾液标本回收量少与数据的丢失率密切相关,也可能与人为所致的低皮质醇评估有关。用棉花和其他材料吸收口液的过程也会对几种唾液分析物的免疫检测产生干扰。

早期研究所用的唾液检测方法是由血清标本检测方法改良来的,但需要比较大的标本量(200~400μL 唾液)。为了获得足够的标本量,常用与咀嚼(口香糖、牙科蜡等)或品尝食物(糖晶、粉末状的饮品混合物、柠檬酸滴等)有关的手段来刺激唾液分泌。如果没有限制使用的度和(或)始终如一地使用,其中一些方法可能会改变免疫检测的性能。这些刺激物同时会间接影响依赖于唾液分泌速度的唾液分析物的水平,如 SIgA、DHEA-S、神经肽 Y、血管活性肠肽等。建议勿使用上述方法,除非有试验证明这些方法的应用不会降低唾液中待测物质检测的有效性。

吸收装置放在口腔中不同的位置,可收集流体的标本类型不同,因此在对唾液中某些分析物的水平或活性进行分析时,把口腔拭子放在口腔的不同部位来收集标本,可能会导致检测结果存在差异。如果这个样本收集问题没有得到控制,则可能导致受试者本身和受试者之间出现取样测量误差。对研究者和参与者进行唾液收集装置放置的标准化规范指导是至关重要的,同时也要监督他们的依从性。

通过被动流口水收集全唾液,可避免与拭子放置有关的测量有效性问题。简言之,让受试者想象他们正在咀嚼自己喜欢的食物,在咀嚼过程中慢慢地移动他们的下颌,并保持口腔内的液体汇集起来而不要吞咽下去。接下来,轻轻地将样本通过短装置(如,SalivaBio LLC,Baltimore,MD)压入收集小瓶中。这种操作的优点包括:

(1) 可在短时间内(3~5min)收集大量的样本;

(2) 目标采集量可现场目视检查确认;

(3) 所收集的液体是所有唾液腺分泌液体的混合物;

(4) 不会产生与刺激或吸收唾液有关的干扰;

(5) 样本可以分装保存用于后续的研究。

唾液标本的启用,而不是尿液或血液,使标本的采集在不明显中断日常和实验室活动的情况下即可完成。研究结果表明,大多数唾液收集技术都具有独特的优点以及限制其广泛应用的缺点。尽可能的情况下,最好现场收集唾液,以确保不发生测量误差,采用的检测程序也要精准。

1. 血液渗漏到唾液中

要以唾液中某种分析物(如激素)的表达情况来真实反映该分析物在全身的生物学活性,就要保证唾液中分析物(如激素)的定量结果要与血清中测量的结果高度相关。这种血清 - 唾液间的关联度部分取决于把血循环中的分子输送到口液过程的一致性。若扩散或滤过的完整性受到损害,唾液中血清学标志物的水平将受到影响。大多数血清成分在血清中的含量比唾液要高 10~100 倍。

血液和血液成分可通过口腔中烫伤、擦伤或脸颊、舌头、牙龈的割伤创面渗漏至唾液中。唾液带血在口腔健康不良人群(如开放性溃疡、牙周病、牙龈炎)、乳牙松动儿童、某些传染病(如人类免疫缺陷病毒,HIV)和从事不利口腔健康行为的人群(如吸烟)中常见。将全血注入唾液可明显地看到,被血污染的样本会呈现不同程度的黄褐色。Kivlighan 等(2004)提出了一个简单的 5 点**血液污染唾液量表**(Blood Contamination in Saliva Scale,BCSS),包括以下几点选项:

(1) 唾液清澈,无可见颜色;

(2) 唾液有淡淡的颜色,略带褐色或黄色,几乎看不见;

(3) 唾液清晰可见黄色或棕色;

(4) 黄色或棕色颜色不只是一点,颜色明显但不是很深;

(5) 唾液浓染,颜色深,暗黄色或明显的褐色。

在健康条件下,BCSS 评分(n=42)平均为 1.33;在剧烈刷牙造成的微损伤后,评分平均为 2.42。

我们建议:

(1) 应通过询问与口腔健康有关的问题

（如"当你使用牙线清洁或刷牙时，牙龈会出血吗？"），对受试者进行筛查，以了解他们现病史中是否存在可能导致血液渗漏到唾液的疾病，如牙齿脱落、开放性溃疡或口腔损伤；

（2）应避免在口腔微损伤 45min 之内对唾液进行取样（如刷牙）；

（3）样本应在采集点进行系统检查，如果发现有明显血液污染迹象，则拒绝测试分析。

2. 颗粒物与干扰物质

放入口中的物质也影响唾液的完整性。饮食后的食物残渣含有颗粒物质，可改变唾液的 pH 或组成（黏度）和（或）含有与免疫或动力学反应有交叉反应的物质（如牛激素、药物的活性成分、酶）。我们推荐一个简单的解决方案：受试者不应该在取样前 20min 内进食或饮水。如果在这个时间窗内吃了东西，参与者应该在提供标本之前用水漱口。然而重要的是，必须在漱口后至少等待 10min 才能收集样本，以避免样本被水稀释，人为降低唾液分析物的浓度 / 体积（µg/dL、ng/mL、pg/mL）或活性 / 体积（U/mL）。当在特定时间段内收集多个样本时，应详细计划安排饮食。

3. 样本处理、运输和储存

通常，采集好的标本应冷藏或冷冻保存。冷冻可以防止一些唾液分析物的降解，并抑制质子蛋白酶活性和细菌生长。当样本在室温或 4℃下储存时，一些唾液分析物的含量显著下降，因此样本收集后处理、储存和运输的方式可能影响样本的完整性和测量有效性。

我们的建议很保守。收集后的唾液样本应冷冻（至少 –20℃）保存。如果不能冷冻，至少也应该把样本置于低温环境（冰上或冷藏冰箱），直到当天晚些时候冷冻。唾液样本应避免反复冻融。根据我们的经验，DHEA、雌二醇和黄体酮对冷冻非常敏感，而 DNA、皮质醇、睾酮和 sAA 则很稳定（至少可冻融 3 次）。这种观点与预先分装和存档冷冻样本的做法天衣无缝，达成一致。随着生物技术的发展，未来各种不同的标志物可能会得以检测。值得注意的是，为了最大程度降低快速降解，一些唾液分析物（如神经肽）可能需要将样本直接收集到冷冻（如催产素）或已用抑制剂（如 EDTA 或抑肽酶）预处理的储存瓶中。对于从事大规模的全国调查、工作在偏远地区的调研者或在家收集样本的患者来说，冷冻和运输这些冷冻样本也是一项复杂而耗成本的后勤工程。

（二）药物治疗

经鼻内、吸入所给的药物以及口腔局部用药（如牙齿凝胶）都可能在口腔中残留，进而改变唾液成分，也有可能直接将特异性和（或）非特异性分子带到唾液中，在唾液免疫检测中引起交叉反应或干扰抗体 - 抗原的结合。许多药物，如利尿剂、降压药、抗精神病药、抗组胺药、巴比妥酸盐、致幻剂、大麻和酒精都可减少唾液的分泌量。唾液量减少会改变唾液的物理组成（黏度）和 pH，影响分子从血清进入唾液，也改变由唾液腺产生和分泌的唾液分析物的测量水平。

每种药物都有可能通过多种机制或途径对唾液分析产生影响，而每个人往往同时服用的药物又不止一种，所以评估药物的影响显得更加复杂。研究者可能要集中精力监控非处方药及下列处方药物的使用：

（1）影响"紧张"、情感、新奇、恐惧或痛苦主观体验的药物；

（2）对目的生理系统具有激动或拮抗作用的药物；

（3）干扰分析物生物合成的药物；

（4）影响与产生待测物子系统相关生理系统功能的药物；

（5）改变结合球蛋白水平与生物活性分析物比值的药物；

（6）具有在唾液免疫分析中，产生交叉反应或非特异性干扰活性成分的药物。

最后，重要的是要考虑患者的病情状况开药；这也可以解释分析物水平或活性在不同个体间的差异，而非只考虑控制药物对唾液分析物的影响。总之，建议把患者最近 48h 内服的所有处方药和非处方药的名称、剂量和服用时间均记录下来，综合这些信息来分析、排除药物对唾液主要待测分析物结果产生影响的可能性。

（三）唾液中的分析物

我们怀疑，大多数读者可能不知道**美国国家颌面和牙科研究所（NIDCR）**发起了一个以唾液蛋白质组学研究为特征的多中心项目计划，该组学列表包括 1 000 余种分析物（Hu 等，2007）。某些分析物存在于唾液中，因为唾液是代表了血清成分的超滤液。这组分析物有很高的价值，因为它们在唾液中的含量与体循环中的含量是高度相关的。研究人员通过唾液分析物组学数据能推断出人体全身的生理状况。肾上腺和性腺激素即是这类唾液标志物的典型例子(表 5-1-2)。

表 5-1-2   健康科学相关的唾液分析物

唾液分析物	
内分泌	
醛固酮	雌二醇,雌三醇,雌酮
雄烯二酮	黄体酮,17-羟基黄体酮
皮质醇	睾酮
脱氢表雄酮、硫酸脱氢表雄酮	褪黑素
免疫/炎症	
分泌型免疫球蛋白 A(SIgA)	β-2-微球蛋白(B₂M)
新蝶呤	细胞因子、趋化因子
可溶性肿瘤坏死因子受体	C-反应蛋白
自主神经系统	
α-淀粉酶(sAA)	神经肽 Y(NPY)
血管活性肠肽(VIP)	嗜铬粒蛋白 A
核酸	
人类基因组	mRNA
线粒体	微生物
细菌	病毒
抗原特异性抗体	
麻疹	甲型、乙型、丙型、戊型肝炎,HIV
流行性腮腺炎	单纯疱疹病毒、CMV
风疹	EB 病毒
药品、滥用药物和兴奋剂	
可替宁	酒精
甲基安非他命	锂
美沙酮	可卡因
阿片类药物	大麻(THC)
咖啡因	苯妥英
双酚 A(BPA)	巴比妥类化合物

唾液中主要分析物源自口腔局部产生和唾液腺分泌。这些唾液分析物可能反映口腔生物学的特征和变化,而不是全身生理学。许多唾液免疫和炎症标志物如新蝶呤、β-2-微球蛋白、细胞因子(表 5-1-2)都属于这一类。与全身免疫功能或状态变化相比,与口腔健康和疾病相关的局部炎症反应更有可能是这些标志物出现个体差异的原因。对于(发育)口腔生物学和健康之外的科学领域来说,反映口腔或其细化的局部生理过程的标志物可能不那么令人关注。

唾液中一个亚类的分析物是由唾液腺局部产生的,但水平随全身生理功能的激活而发生变化。ANS 的激活影响儿茶酚胺从神经末梢的释放,这些化合物作用于肾上腺素能受体,影响唾液腺的活动。**唾液 α-淀粉酶(sAA)** 被认为是 ANS 激活的代表性标志物,并通过 β-肾上腺素能途径与交感神经激活联系起来。唾液 NPY 和 VIP 也可作为 ANS 的替代指标。

在唾液中也可检测到针对特异性抗原的抗体。HIV 和丙型肝炎病毒抗体属于唾液分析物的范例,表 5-1-2 也提供了其他几种范例。唾液中抗体的存在反映机体病原体/微生物的暴露史,依据测得的特异性抗体结果可以反映机体局部和(或)全身免疫活性,或当前/既往的暴露。

各种药物、滥用的物质和环境污染物都可以在唾液中定量监测。如可替宁、尼古丁的代谢物,通常在口腔液中测量,以评估一次和二次接触尼古丁。

在过去的几年中,技术进步使得可以从全唾液中提取高质量的 DNA。把唾液样本离心以除去黏蛋白和颗粒物质,上清液移入测试孔中进行免疫反应或动力学反应测定(如激素、酶或抗体测定),遗传物质可以在离心小瓶底部的"沉淀"中找到,或者黏附在唾液收集装置上。遗传多态性可以从已经使用或计划使用的同一样本中确定,以评估唾液分析物和生物标志物的个体差异。

九、脑脊液

(一)脑脊液的形成

脑脊液主要是由血浆通过血液-脑脊液屏障被动滤过产生,与脑脊液接触的脑室血管(脉络丛)形成了血液-脑脊液屏障,蛋白质根据分子量的大小选择性的滤过血脑屏障,低分子蛋白比高分子蛋白易滤过,但通常血浆中测到的所有蛋白质均能在脑脊液中发现,表明血脑屏障没有对大分子通过的限定。

正常成人每天大约产生 500mL 的脑脊液,脑脊液体积约为 135mL。大约 2/3 是由侧脑室的脉络丛产生的。其余产生于脉络丛以外的位点。脑脊液向上流经大脑皮层被重新吸收进入上矢状窦和其他邻近的硬脑膜窦内。由于椎管构成了一个

"死巷",向下进入脊髓的血液循环要慢得多。腰椎脑脊液的蛋白质浓度是脑室中脑脊液的三倍,而脑室中的低分子蛋白占比比腰椎液高。这是由于脑脊液与血浆在沿椎管下行的过程中与毛细血管壁渗透压逐渐平衡的结果。椎管梗阻患者的腰椎脑脊液蛋白水平可能升高,因为脑脊液流速的减慢可以增加与血浆中蛋白质的平衡交换。

(二) 脑脊液的收集

脑脊液必须由有经验的临床医生进行腰椎穿刺收集。本手术对于因占位性病变引起颅内压增高的患者和未治疗的凝血障碍患者是禁忌的。在局部普鲁卡因麻醉下,通常取侧卧位,有些患者,尤其是新生儿,最好采取坐位。穿刺应在无菌条件下进行,将针穿入腰椎蛛网膜下腔内,穿刺点通常在 L3~L4 间隙中间。当针穿刺部位正确时,脑脊液应缓慢流出。

血性脑脊液表明脑脊液受到血浆污染,蛋白质组分免疫检测结果是无效的。这可能是穿刺损伤出血,也可能是近期的蛛网膜下腔出血。蛛网膜下腔出血的特点是胆红素的积累形成黄色的脑脊液。

十、羊水

(一) 羊水收集

羊水是胎儿在子宫发育过程中存在于羊膜囊内沐浴胎儿的液体。在怀孕早期,胎儿的皮肤细胞脱落到羊水中,并可能被回收。在妊娠后期,羊水主要由胎儿尿和肺液组成。

(二) 羊膜穿刺术

羊膜穿刺术,是用穿刺针穿过母体的腹壁和子宫进入羊膜内抽取羊水的过程,必须由有经验的临床医生执行。通常是局部麻醉下超声波引导穿刺,不建议在妊娠 16 周之前进行,这是由于羊水量在妊娠早期较少,大约从 16 周以后羊水量会快速增加。

(三) 特别预防措施

羊水穿刺术后发生自然流产的风险约为 0.5%,因此应该向患者解释交代清楚。

羊水应留置于无添加剂的平管中,免疫检测前应先离心。如果要对羊水的特定成分进行分析,应注意避免血液污染,尤其是胎儿血液的污染。在检测羊水甲胎蛋白(AFP)时,就要特别考虑这一点,因为血性羊水可能会造成虚假结果。相反,如果血清 AFP 检测采样与羊膜穿刺术同步进行时,则必须在羊膜穿刺术前采集血样,因为羊膜穿刺术引起的母体子宫出血可能会使母体血清 AFP 水平假性增高。在未知情况下经皮羊膜穿刺也可能穿刺到膀胱中的尿液,所以错误地认为尿液是羊水也并非不可能。在解释明显异常的 AFP 水平特别低时应该考虑到误采尿液的可能性。

最好通过超声检查关注孕妇的孕周,这有助于解释羊水中成分分析的结果,因为羊水成分通常随着孕周进程而变化。

十一、汗液

汗液样本可用于检测药物的滥用,特别是可卡因的摄入。使用汗液贴可以在几天内收集无感汗液。PharmChekm 贴片(Sudormed,Santa Ana,CA)是一个由纤维素吸收垫构成的非封闭的敷料,上面覆盖着一层聚氨酯和丙烯酸酯胶粘剂膜。汗液中的水分通过聚氨酯,固体盐和药物被吸收在收集垫上,在 22℃环境中收集最低量为 300μL/d。运动或更高的温度会增加收集量。收集期结束时,将纤维素收集垫置于 5mL 含盖试管中,用 2.5mL 甲醇醋酸盐缓冲液(pH 5.0)洗脱药物。佩戴贴片之前,如果在皮肤上有沉积药物可导致假阳性结果。

十二、精液

精液的免疫学测试,如抗精子抗体的评估,取决于样本中合理的精子数量以及精子的完整性和活力。因此建议受试者在精液检查的前 3 天禁止性生活,标本可以通过手淫或性交中断法收集。普通的保险套或避孕套不能使用,因为它们可能含有杀精剂。然而,也有专门为收集精液而设计的可重复使用的避孕套。收集到的精液应装入实验室提供的洁净瓶中。

精液样本必须在射精后 2h 内进行测试,尽管样本可能会在 37℃密封的塑料容器孵育 20min 后液化,但是仍需要在 30min 后进行检测,这是因为最初的精液胶冻状形成到液化也需要这些时间。

由于低温会损害精子,并且降低精子的活力,因此在进行检测前,应将样本保存在体温或室温下。冷冻的精子不能使用,因为冷冻会改变精子表面蛋白并可能会干扰与抗体的结合。

十三、毛发

分段毛发分析可用于毒理学和违禁药物调查,因为它可以提供对若干个月期间某些分析物摄入量的评估,故越来越多地用于监测药物滥用的敏感检测。然而有很多问题亟待解决。一是周围环境对毛发表面的污染。二是在角质化过程中沉积在毛发结构中药物的释放。三是确保药物不会在美发过程中流失。因为漂白过程会造成80%的药物丢失,而反复洗头会降低60%的含量。精心挑选的毛发应先进行碱化,再中和缓冲,以便用于下一步的分析。

十四、乳汁

无论是人还是动物的乳汁,都可以通过人工挤或吸奶器抽吸获得,然后注入普通、无菌的玻璃管中。在取样保存或即时分析之前,应将乳汁充分混合。如果延迟检测,乳汁应该存储在 −20℃抑制细菌生长,解冻后,在检测前应将乳汁充分混合。重铬酸钾可替代冷冻保存乳汁,乳汁可以储存在4℃条件下等待分析检测。这是在测定孕酮之前储存乳汁的简便方法。

如果分析物不是脂溶性的,如食物蛋白的免疫球蛋白,离心后去除脂质层可使脂质对免疫反应的干扰最小化。如果分析物是脂溶性的,如吗啡,通常需要从乳汁中提取脂溶性的物质,以消除乳汁未经稀释进行检测时由于脂肪和蛋白质浓度过高而可能产生的基质效应。

十五、存储和运输

当样本保持在低温或冷冻状态时,大多数分析物会更稳定。对一些物质,尤其是寡肽激素,为了得到可靠的结果,必须在 −20℃的温度中储存并且在冰冻状态下运输。这些激素包括胰岛素和胰岛素 C 肽、胃泌素、胰高血糖素、ACTH 和维生素 D。某些补体成分需要保持在 −70℃才能得到真实的结果。

样本低温保存的必要性不仅取决于分析物,还取决于检测方法,特别是抗体和其所对应的抗原表位。因此,特定检测的样本可能需要不同的处理方法,这取决于研究中使用的方法。

尽管强烈要求静脉采血后应尽快将样本从红细胞中分离出来,置低温储存,但据报道(Diver et al, 1994)在室温下以全血状态储存标本 1 周后,常用激素的测量水平只有很小的改变,且这些变化不太可能有临床意义。

样本可以在冷冻状态下运输,方法是将固体二氧化碳(干冰)装入绝热箱或真空瓶中,或者,如果这种低温运输不是必需的,则可以将样本保存在内置了在 −21.6℃ (氯化钠溶液的冰点)冰柜中深冷冻数天的 20% 氯化钠瓶子的绝热箱中,冷冻样本密封在聚乙烯袋内,旁边放置一瓶冷冻氯化钠溶液,一起放入塑料泡沫绝热箱内保存。这样冰冻样本能够在 −8℃以下保存 40h,保存时间大约为相同体积的固体二氧化碳时间的两倍。

为安全起见,将样本运出实验室在许多国家都受到法律限制,并且应当遵守当地的法规。通常情况下,应该确保每个样本都封装在一个安全密封的初级储存容器中。该容器必须用足够的吸收性材料包裹起来,以保证在容器发生损坏时这些材料能吸收所有可能的样本泄漏。容器和吸收材料再密封在防漏袋中,才能放置在聚丙烯、金属或坚固的纸板容器内,确保密封完好,并适当地做好标记以便运输。

十六、结论

在本节中,我们试图描述样本收集的程序,并提醒注意可能影响免疫检测结果的许多分析前因素。

我们没有试图具体定义那些与临床相关的因素,因为这些因素会根据情况和要求进行检测的目的而变化。但是为了获得可靠的结果,从业人员必须知道这些因素并制定控制标准,将它们对测试结果和结果解释的影响降到最低。

十七、作者声明

本着充分公开的精神,DAG 是 LLC(州立学院,PA)和 SalivaBio LLC(巴尔的摩,MD)Salimetrics 的首席科学战略顾问,这些关系由约翰霍普金斯大学医学院利益冲突委员会的政策管理。DO 得到了来自荷兰科学研究组织的鲁比康奖（446-10-026）的支持。

十八、参考文献

CLSI (formerly NCCLS): *Collection, Handling, Transport, and Storage for Body Fluids Quick Guide.* CLSI document C49-A/H56-A (Clinical and Laboratory Standards Institute, Pennsylvania, 2007a).

CLSI. *Collection, Handling, Transport, and Storage for Hemostasis Quick Guide.* CLSI document H21–A5 (Clinical and Laboratory Standards Institute, Pennsylvania, 2010a).

CLSI. *Collection, Transport, and Processing of Blood Specimens for Testing Plasma-Based Coagulation Assays and Molecular Hemostasis Assays; Approved Guideline—Fifth Edition.* CLSI document H21–A5 (Clinical and Laboratory Standards Institute, Pennsylvania, 2008a).

CLSI. *Handling, Transport, and Storage of Specimens Quick Guide.* CLSI document H18–A4 (Clinical and Laboratory Standards Institute, Pennsylvania, 2010b).

CLSI. *Procedures for the Collection of Diagnostic Blood Specimens by Venipuncture; Approved Standard—Sixth Edition.* CLSI document H3–A6 (Clinical and Laboratory Standards Institute, Pennsylvania, 2007b).

CLSI. *Procedures and Devices for the Collection of Diagnostic Capillary Blood Specimens; Approved Standard—Sixth Edition.* CLSI document H04–A6 (Clinical and Laboratory Standards Institute, Pennsylvania, 2008b).

CLSI. *Procedures for the Collection of Arterial Blood Specimens; Approved Standard—Fourth Edition.* CLSI document H11–A4 (Clinical and Laboratory Standards Institute, Pennsylvania, 2004).

CLSI. *Procedures for the Handling and Processing of Blood Specimens for Common Laboratory Tests; Approved Guideline—Fourth Edition.* CLSI document H18–A4 (Clinical and Laboratory Standards Institute, Pennsylvania, 2010c).

CLSI. *Quality Venipuncture Quick Guide.* CLSI document H03–A6 (Clinical and Laboratory Standards Institute, Pennsylvania, 2010d).

CLSI. *Technique for Skin Puncture in Adults and Older Children Quick Guide.* CLSI document H04–A6 (Clinical and Laboratory Standards Institute, Pennsylvania, 2010e).

CLSI. *Tubes and Additives for Venous and Capillary Blood Specimen Collection; Approved Standard—Sixth Edition.* CLSI document H01–A6 (Clinical and Laboratory Standards Institute, Pennsylvania, 2010f).

CLSI. *Urinalysis; Approved Guideline – Third Edition.* CLSI document GP16–A3 (Clinical and Laboratory Standards Institute, Pennsylvania, 2009).

Cone, E.J. and Huestis, M.A. Interpretation of oral fluid tests for drugs of abuse. *Ann. N. Y. Acad. Sci.* **1098**, 51–103 (2007).

Diver, M.J., Hughes, J.G., Hutton, J.L., West, C.R. and Hipkin, L.J. The long term stability in whole blood of 14 commonly requested hormone analytes. *Ann. Clin. Biochem.* **31**, 561–565 (1994).

Granger, D.A., Hibel, L.C., Fortunato, C.K. and Kapelewski, C.H. Medication effects on salivary cortisol: Tactics and strategy to minimize impact in behavioral and developmental science. *Psychoneuroendocrinology* **34**, 1437–1448 (2009).

Hu, S., Loo, J.A. and Wong, D.T. Human saliva proteome analysis. *Ann. N. Y. Acad. Sci.* **1098**, 323–329 (2007).

Kivlighan, K.T., Granger, D.A., Schwartz, E.B., Nelson, V., Curran, M. and Shirtcliff, E.A. Quantifying blood leakage into the oral mucosa and its effects on the measurement of cortisol, dehydroepiandrosterone, and testosterone in saliva. *Horm. Behav.* **46**, 39–46 (2004).

Malamud, D. and Tabak, L. Saliva as a diagnostic fluid. *Ann. N. Y. Acad. Sci.* **694**, 216–233 (1993).

National Institutes of Health. *U.S. Surgeon General's Report on Oral Health* (2000) http://www.nidcr.nih.gov/DataStatistics/SurgeonGeneral/sgr/.

Nemoda, Z., Horvat-Gordon, M., Fortunato, C.K., Beltzer, E.K., Scholl, J.L. and Granger, D.A. Assessing genetic polymorphisms using DNA extracted from cells present in saliva samples. *BMC Med. Res. Methodol.* **11**, 170 (2011).

Nieuw Amerongen, A.V., Ligtenberg, A.J.M. and Veerman, E.C.I. Implications for diagnostics in the biochemistry and physiology of saliva. *Ann. N. Y. Acad. Sci.* **1098**, 1–6 (2007).

Sreebny, L.M. and Schwartz, S.S. A reference guide to drugs and dry mouth – 2nd edn. *Gerodontology* **14**, 33–47 (1997).

Vining, R.F. and McGinley, R.A. Hormones in saliva. *CRC Crit. Rev. Clin. Lab. Sci.* **23**, 95–114 (1986).

Wu, A.H.B. *Tietz Clinical Guide to Laboratory Tests* (Saunders, Philadelphia, 2006).

Young, D.S. *Effects of Preanalytical Variables on Clinical Laboratory Tests*, 3rd edn. (American Association for Clinical Chemistry Press, Washington DC, 2007).

（孙桂荣　译，王传新　审）

在医学实验室中,**全面质量保证**(total quality assurance)的目标是确保实验检测的必要性,要求检验结果正确、解释合理、应用适当。总的来说,实验室需要具备适当的基础设施及设备,并制定和遵守有关人员甄选、培训、设备、设施的核定政策。这些政策的合理性需要通过实验室认可程序进行正式评估。实验室资格认证的基本要求包括:健全的**室内质量控制**(internal quality control,IQC)和**室间质量评估**(external quality assessment,EQA)。IQC 和 EQA 在包括美国在内的一些国家被称为**能力验证**(proficiency testing programs)。IQC 和 EQA 是高水平实验室开展工作的基础,本节将会对此进行详述。

质量评估(quality assessment)的主要目的是尽量减少由实验分析、生物特性及临床来源所引起的变异,从而保证满足所有生化检测的要求。其具体要求如下:

(1) 在适当的条件下,通过正确方式收集的患者样本;

(2) 准确、可靠、可重复的生化分析;

(3) 使用适当的参考数据来正确解释实验结果;

(4) 及时向临床医生报告实验结果。

一、分析前质量保证

合理的检测申请,正确的样本标记、采集和适当条件下的储存是检验结果有效应用于临床的前提。**分析前**(Pre-analytical)阶段要着重关注,因为普遍认为该阶段发生的错误比分析阶段要多。

(一) 适当的检测项目选择

实验室应积极主动地为医务人员[医生、护士和(或)抽血者]提供与检验项目选择、样本采集和检测频率相关的、清晰有效的信息。很多实验室已经将这些信息归纳成册,并可从医院的内网上获取。不同层级的医疗机构越来越多地实现了计算机化的检测申请,从而确保在申请检测时可以随时获得相关信息。

(二) 样本采集、离心和储存

保障正确的患者姓名或条形码标签标记样本并提供足够的信息(有时称为"最小数据集")十分关键,这可以确保实验室结果与相应的患者对应。在采样时产生的错误将很难在后期检验中被识别出来。

应严格执行制造商对适宜样本管类型和样本稳定性的建议。在许多实验室,血清凝胶管被越来越多地应用于自动分析仪,以解决在分析之前血清未从凝块中分离出来的问题。根据检测的需求,样本通常可以在 4℃ 条件下储存至少 1 周。

有些不稳定的分析物,特别是肽类激素,可能会迅速降解。在理想条件下,这些分析样本送到实验室后应立即在 4℃ 离心,然后迅速冷冻于 –30℃。样本复融后,应轻轻颠倒混匀,而非剧烈颠倒混匀。

有些分析物需要在血浆中测定,但并非所有的抗凝剂都适用,如肝素会对某些检测产生干扰。此外,在肝素治疗的患者中,由于纤维蛋白原转化为纤维蛋白进而可能形成微小不可见的凝块;如果不注意,可能导致结果的不准确性,而这些问题可以通过检测前离心来避免。

在分离血细胞之前不应冷冻,因为冷冻的全血在复融时,会发生溶血并释放细胞内容物。溶血可导致错误的低值(由于细胞内容物的稀释)或错误的高值(如果分析物在血细胞中的浓度较高)。此外,细胞膜或内容物还会在一些免疫检测中引起干扰。

聚苯乙烯管适用于临时样本的储存,如果需要长期储存(如用于研究),则小容量的聚丙烯管更加适用。使用聚苯乙烯管时,样本储存温度应低于 –30℃(理想情况下为 –80℃)。由于反复冻融可能会引起分子降解或蛋白质聚集,导致错误的结果。因此宜将血浆或血清样本进行分装保存,每管至少 0.5mL。

有关样本管理的更多信息,请参阅本部分

第一节"样本采集,包括受试者的准备和标本的处理"。

二、IQC 和 EQA 作为质量控制的工具

严格设计的 IQC 和 EQA 主要用于评估分析性能,其还可以提供用于判断上述对象(包括与分析前阶段相关的因素)的指标。IQC 和 EQA 之间的一些关键差异如表 5-2-1 所示。最重要的是 IQC 结果可以实时控制临床结果的发送,以便在结果发送临床医生之前采取纠正措施。EQA 数据通常滞后,相应任何必要的补救措施都是回顾性的。因此 EQA 仅是 IQC 的补充,但不能取代 IQC。

表 5-2-1　IQC 和 EQA 之间的主要区别

IQC	EQA
① 评估实验运行是否符合实验室建立的质量标准	① 评估实验室结果是否符合独立组织机构建立的质量标准
② 控制实时结果的发送	② 提供回顾性信息,因此不会影响实时结果的发送(但可能会促进整改)
③ 提供实验结果稳定性的度量	③ 证明结果与其他实验室结果的可比性
④ 可应用于所有检测,包括研究检测	④ 可能无法适用于所有检测

符合临床需要的质量标准

IQC 和 EQA 都能够为实现和维持分析性能提供工具,从而满足特定临床决策的质量要求。现普遍认为基于生物变异的**质量标准**(quality specifications)是最合适的。理想情况下,对性能最常用的要求是分析变异[变异系数(CV_A)]小于受试者体内生物变异的一半(CV_i),即 $CV_A<0.5\ CV_i$。

如果能够利用当前的技术,或者更确切的说,当某些分析物浓度(临界水平或决定点)影响临床决策并对患者产生重大影响时(如唐氏综合征的筛查及急诊检测的肌钙蛋白浓度),需要更加严格的质量标准,可以将最佳性能定义为 $CV_A<0.25\ CV_i$。

相反,如果当前技术不能达到某一特殊分析物所期望的要求,则可以实施相对不太严格的最低性能标准,如 $CV_A<0.75\ CV_i$。当建立了要执行

的标准后,此数据代表了总的允许分析误差,并决定了 IQC 和 EQA 的性能限制性。

三、内部质量控制

有效 IQC 程序的基本要求见表 5-2-2,并在下文进行详述。

表 5-2-2　免疫实验中有效 IQC 的要求

IQC 程序的设计
- 每次或每批运行的 IQC 样本数量适量
- 样本放置适当位置且每次运行时多次检查检测漂移
- IQC 样本与患者样本处理方式一致
- 在向临床发送结果之前检查结果并采取必要的措施

IQC 样本的特征
- 基质与待测样本相同或尽可能接近(如临床患者的血清样本)
- 分析物浓度在临床检测范围内,并接近检测的临床决定水平
- 稳定(冻干品的复溶前后)和均匀
- 避免传染性危害(如乙肝、丙肝和 HIV 抗原均为阴性)
- 每批次具有足够的样本量
- 费用适当

目标值的定义
- 使用适当的统计数据,在内部预先指定或确定的完善的目标值

IQC 性能评估
- 接受或拒绝实验运行的客观规则
- 标识严重错误(异常值)并调查原因

(一)IQC 样本

IQC 样本是预先设定好浓度的样本。如果使用得当,它们可以独立检测仪器的性能、实验室程序和(或)试剂变化相关的系统误差和偶然的随机误差。质控品不用于制备标准曲线,并且不应用于确认分析。

1. IQC 样本的来源

在实践中,IQC 样本通常选择制造商提供的试剂盒质控品、来自第三方供应商的商品化质控品和(或)实验室通过混匀大量患者样本后自制的质控品。IQC 样本应尽可能地与患者样本相似,但可能需要添加防腐剂,或者进行冷冻或冻干。

(1)试剂盒质控品

使用试剂盒质控品的主要缺点是它们通常和

校准物以相同的方式制备,并且与临床样本的基质不同,或可能含有纯化的分析物,故其可能与患者样本的表现结果不一致。此外,试剂盒质控品批次变化相对频繁,限制了其在监测重要时段内试剂盒批间差上的使用。

(2) 商品化质控品

商品化质控品具有如下几个优点。首先,它们由不同的制造商提供,通常是较为稳定的冻干粉状,并且可大量供应,因此同一批次质控品可以使用较长时间。其次,每个质控品可能包含多个分析物,以及不同的浓度水平。同时,尽管质控品的基质通常是与血清相似的去纤维蛋白血浆,但加入所需浓度的分析物之前可能已从血浆内去除了大部分的内容物。虽然制造商最终将蛋白质和盐浓度调整回正常水平,但与未加工的血清相比仍存在一定的差异。此外,由于存在交叉反应,同一质控品中不同的分析物(通常是高浓度的)可能造成使用两种不同抗血清方法间的质控值差异。如果制造商更改试剂盒中使用的抗体,质控值也会发生变化,因此商品化质控品可能并不总能反映出检测方法对临床样本的检测效果。对于异质分析物更可能发生这种情况,如通过免疫检测法测量的分析物。基于上述原因,尽管商品化质控品通常适用于常规 IQC,并且优于试剂盒质控品,但它们不能用于同一分析物的不同检测方法间的比较。

(3) 自制质控品

IQC 样本也可以使用大量的患者样本自制。这类质控品具有价格低廉、成分与常规患者样本相似的优点,并且可用于尚无商品化质控品的分析物。但是,它们也存在一些不可忽视的缺点,如它们可能对乙肝、丙肝或人类免疫缺陷病毒 HIV 呈阳性、稳定性较差(除非是冻干品)、体积相对有限并且浓度可能难以预测。由于一些质控品中的分析物可能在制备过程中由于反复冻融而降解,因此自制 IQC 样本不能应用于稀释和相关性研究。

2. IQC 样本的浓度和特征

IQC 样本供应商必须证明其样本稳定、均匀且无传染性。用户要求 IQC 样本定价合理且具有足够的体积,以保证能够在相对长的时间段(最好数年)内使用相同的批号。如果质控品是冻干粉(这一点对于某些不稳定的分析物如促肾上腺皮质激素是必要的),使用前必须使用正确的稀释液将其正确地溶解。液体质控品应储存在 -30℃

或更低温度(最好是 -80℃)。应避免在 -20℃储存,因为这一温度接近血清的共晶点,并可能导致蛋白质分解。

提供临床相关浓度 IQC 样本,特别是接近临床决策浓度的样本,是非常重要的。这对于筛选项目(例如,用于筛选唐氏综合症母体血清中的甲胎蛋白和人绒毛膜促性腺激素(hCG))以及对临床决策起决定性限制作用的分析物(如根据前列腺特异性抗原水平决定患者是否进行前列腺活检,或根据肌钙蛋白浓度诊断心肌梗死)尤为重要。

(1) IQC 样本靶值的确定

商品化 IQC 样本通常提供相应检测方法的平均值和靶值范围,但所提供靶值范围通常太宽,因此许多实验室倾向于建立自己的靶值。获得该靶值最便利的方法是在不同时间检测每个 IQC 样本的新鲜等分试样。以自动分析仪为例,在检测性能良好的情况下,单个系统测定可能比多个系统重复测定更为合适。然后可以计算平均值和标准差(SDs),并将平均值作为靶值。估算标准差 SD 所需的最小样本数为 20。如果在多个系统,即多个分析仪上检测相同的分析物,则实验室对每个检测系统要进行至少 15 次测定,并整理数据以确定靶值,这种情况下单次测试即可,而不必重复测试。理想情况下,靶值的确定应包括在一段时间内使用多批次试剂和校准品所获得的数据,这样数据更具代表性,但其往往很难实现。

(2) IQC 样本的数量和放置

无论是使用自动随机通道系统(运行周期定义为 12 或 24h),还是分批进行检测(最常用于手动检测),IQC 样本都应定期进行检测。除非另有说明,此处的定期是指在每批次分析中都要进行。质控样本至少需要包含两种浓度(某些分析物可能需要的更多),并且可以通过纳入先前测定的临床样本(有时称为"重复分析质控")进行补充。

通常情况下,IQC 样本可在运行的开始和结束时放入(也可在运行中放入),或者可在运行期间的任意时间放入。在连续运行的情况下,通常每天至少在三个时间点放入质控品,如在上午 8 点、下午 13 点和晚上 21 点。

(二) IQC 程序

IQC 的目的是能够对以下方面进行评估:

- 通过重复测定,评估批次内的精密度;

表 5-2-3 IQC 基本指标

	精密度	偏差	EQA 的含义
批次内	批次内样本,批次内 CV 值(精密度)	IQC 与靶值之间的平均差	对于个体参与者,EQA 提供批次内偏差信息,但不提供有关精密度的信息
批次间	批次内样本,质控品的批次间 CV 值	批次间 QC 与靶值之间的平均差	批次间 QC 的平均偏差以及偏差的精密度(变异性)为大多数 EQA 方案提供性能参数

- 通过测定 IQC 样本值随时间的变化,评估批次间的精密度;
- 通过比较质控品的平均值与靶值,评估批次内的偏差;
- 使用质控图监测每次运行的数据来评估质控的趋势、周期和模式。在一些情况下,该方法也可应用于评估其他参数,如在零浓度下的结合百分比(免疫检测中的非特异性结合)。这些检查涉及到将评估中的批次与先前的批次进行比较,在质控品、校准曲线形状以及批内精密度一致的情况下,能够为临床结果的一致性提供保证。表5-2-3 总结了统计数据的基本性能。

1. 评估批内精密度

通过计算重复测定的 IQC 样本浓度的 CV 值来评估批内精密度。这些 CV 值与相对应的浓度最好以散点图的形式来表示。通常,在绘制精密度图时,可接受范围的合理标准是 5% 的 CV 值,即所有结果中至少 90% 在最低浓度(不包括零)和最高浓度之间,其余 10% 的结果 CV 值可能较高,但都应该在校准浓度范围内(图 5-2-1)。

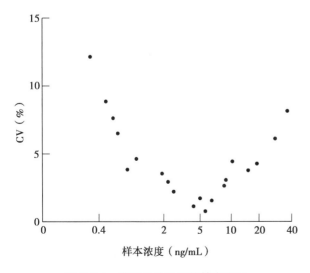

图 5-2-1 典型免疫分析的精密度图

注:工作范围($CV<5\%$)大约介于 1~25ng/ml。注:计算 IQC 样本不同浓度下的 CV 值绘制精密度图,用于评估运行内精密度,可接受范围的合理标准是 CV 值在 5% 以内

使用自动分析仪通常可以轻松实现批内 CV 值≤5%,但在手动检测和对于一些难以重复测量的分析物进行检测时,本质上很难实现 CV 值≤5%。例如,使用当前的检测方法对体液中特殊的低浓度分析物进行检测时,如果方法缺乏足够的灵敏度,可能结果 CV 值较高。

2. 评估批间精密度

对于批间精密度,每次测定都要在一定方法下记录和比较(以表格和图形形式)关键参数(包括 IQC 结果),并构建一套客观规则的系统,以此决定结果是否可用以及何时检测这些相关性能的变化。

目前可以使用计算机的相关程序绘制所需图表,既可以加快进程,又可以自动标记性能变化时的报警。当然,图形也可以手动绘制。

下面介绍评估批间精密度的几个选项。

3. 质控表

对于基本质量控制程序来说,简单而实用的方法是每批次检测三种不同浓度的 IQC 样本。获得的质控值记录在**质控表**(control sheet)上,并且每 20 次(或规定的时间段)后计算平均值、标准差 SD 和 $CV\%$。超出预定范围的结果(如平均值 ± 2SD)时,需要进一步检测(这代表了 95% 的置信区间)。

质控表提供了所用方法的批间性能信息,并且当批号在表上记录时,可以指示出与批间差异有关的变化(表 5-2-4)。

4. Levey-Jennings 质控图

当质控数据绘制成图时,将更易识别和解释与试剂或变化相关的问题。目前最常用到的是 Levey-Jennings(或 Shewhart)质控图(图 5-2-2)。

通过绘制质控数据来构建图表,y 轴表示了每个 IQC 样本的平均值和 SD,而在 x 轴记录了批次的标识(日期或批次编号),还可以记录有关试剂盒批号或试剂更改的其他信息。

质控图要求对每个 IQC 样本的平均值和 SD 进行估算,即与使用前对 IQC 样本进行赋值时

表 5-2-4 质控表

		低	中	高	批号	有效期
样本数,SD,CV(%)		20,0.12,3.7	20,0.54,3.7	20,2.2,5.1		
平均值($\bar{x}$)		3.26	14.6	42.5		
$\bar{x}\pm2SD$		3.02~3.50	13.5~15.7	38.2~46.8		
日期	检测人员					
1999.04.10	CC	3.33	14.7	45.4	32 051	1999.05.09
1999.04.17	KC	3.40	14.2	45.3	32 051	1999.05.09
1999.04.24	CC	3.40	14.6	46.7	32 051	1999.05.09
1999.04.30	MK	3.30	15.3	48.3	32 051	1999.05.09
1999.05.08	AL	3.43	14.8	45.1	32 051	1999.05.09
1999.05.14	SvA	3.48	14.6	45.5	32 463	1999.05.30
1999.05.22	SvA	3.33	14.9	46.2	32 463	1999.05.30
1999.05.29	AL	3.46	14.3	44.1	32 463	1999.05.30
1999.06.05	RS	3.11	14.9	44.2	33 064	1999.07.25
1999.06.12	GV	3.47	15.4	46.7	33 064	1999.07.25
1999.06.19	MV	3.44	15.0	41.7	33 064	1999.07.25
1999.06.26	LT	3.49	15.4	42.7	33 064	1999.07.25
1999.07.03	LT	3.33	14.2	38.9	33 064	1999.07.25
1999.07.10	LH	3.42	14.6	42.4	33 064	1999.07.25
1999.07.17	GV	3.36	15.5	45.0	33 560	1999.09.06

质量控制

质控品准备:UVW

参数:人生长因子

有效期:2000 年 10 月

试剂盒:XYZ

主要批次:2785V

单位:mU/L

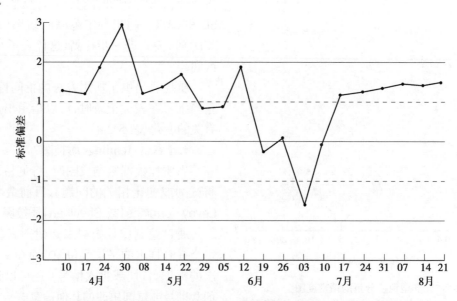

图 5-2-2 典型免疫分析的 Levey-Jennings 质控图(图中显示 4 月 30 日的结果失控)

注:y 轴表示每个 IQC 样本的平均值和标准差 SD,x 轴表示记录运行标识符(日期或运行编号),或者记录有关试剂盒批号或试剂更改的其他信息,若超过平均值的 ±2SD,表明超出预定限制的结果,需进一步调查失控原因

所获得的信息相同。可接受的性能上下限通常以 SD 的倍数表示,警告线通常被认为是 ±1SD、±2SD 和 ±3SD。±2SD 警告线近似于 ±95% 的置信区间,这意味着如果程序运行在控,大约 95% 的 IQC 值应该在此限制范围内。大约 99.7% 的值应该在 ±3SD 警告线内,因此如果超出此范围,即判断为失控。

失控规则可根据实验室的具体要求来定。例如,当 IQC 值超过 2SD 警告线时,需要有经验的工作人员对检测结果进行核查。如果同一次试验中的两个 IQC 样本都超过 2SD 警告线,则判断为失控。

5. 累积和控制图

虽然 Shewhart/Levey-Jennings 质控图在提供信息方面优于 IQC 结果的简单列表形式,但它对平均值的微小变化不是非常敏感。如果绘制**累积和控制图**(Cusum)或**累积总和图表**(cumulative sum charts),则可以更快速、更清楚地显示目标值的一致偏差(表 5-2-5 和图 5-2-3)。

这些表类似于 Shewhart/Levey-Jennings 图表,但表中不含质控的单个值,而是将每个质控值与靶值的差异添加到已有差异的累积总和中去。

在计算累积和控制表中的值时,请将每个单独的结果减去质控的平均靶值,再减去阈值。然后将每个数据添加到已有的"累积总和"中。如果与靶值的差异改变其符号,则累积和将重置为零。

表 5-2-5　累积和控制表的计算

日期	质控浓度/ (mU/L)	偏差 (值 − x̄)	偏差 −0.5SD	累积 和	
04.10	45.6	0.6	—	0.0	
04.17	45.2	0.2	—	0.0	
04.24	46.8	1.8	0.9	0.9	
04.30	48.4	3.4	2.5	3.4	
05.08	45.6	0.6	—	3.4	
05.14	45.4	0.4	—	3.4	
05.22	46.6	1.6	0.7	4.1	
05.29	45.0	0	—	4.1	
06.05	44.8	−0.2	—	0.0	重置
06.12	46.6	1.6	0.7	0.7	重置
06.19	45.4	0.4	—	0.7	
06.26	45.0	0	—	0.7	
07.03	43.4	−1.6	−0.7	−0.7	重置
07.10	44.8	−0.2	—	−0.7	
07.17	46.8	1.8	0.9	0.9	重置
07.24	45.8	0.8	—	0.9	
07.31	45.5	0.5	—	0.9	
08.07	46.2	1.2	0.3	1.2	
08.14	45.7	0.7	—	1.2	
08.21	45.9	0.9	0.0	1.2	

注:① 质控均值($\bar{x}$)=45.0;

② 标准差 =1.8;

③ 变异系数(%)=4.0;

④ 临界值(0.5 倍标准差)=0.9。

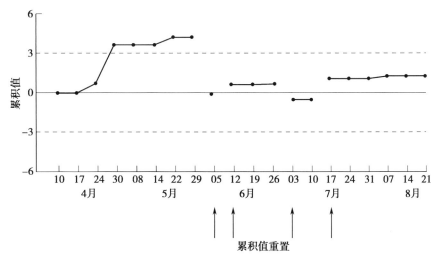

图 5-2-3　典型免疫分析的累积和控制图

注:在累积和控制图表中,水平线表示零偏差,而任何系统偏差都可导致偏离水平的斜率的出现,即正偏倚斜率向上,负偏倚斜率向下。斜率的坡度与偏差的大小成正比。大多数累积和程序使用偏差阈值,仅在偏差超过阈值(通常设置为 0.5 或 1 倍标准差)时才启动累积和校准

在累积和控制图表中,水平线表示零偏差,而任何系统偏差都会导致偏离水平线,斜率向上代表正偏差,向下代表负偏差,斜率的倾斜度与偏差的大小成比例。大多数累积和程序设有偏差阈值,仅在偏差超过阈值(通常设置为 0.5SD 或 1SD)时才启动累积和计算。如果质控值与靶值的差异使符号改变(如从正到负),则累积和线被中断。当下一个检测值超过了阈值时,新的图表开始绘制。用户可以选择设置警告线,如设置为 ±2SD 或 ±3SD。当累积和线超过了警告线时,运行被判断为失控。

累积和图表可以精确地指出平均值的变化。这些变化会导致斜率改变,从而使质控线上出现拐点,这有助于排除偏差的原因。

6. 实验接受或驳回的标准

广泛采用的 Westgard 规则(参见 IQC 的样本统计包)提供了一个合理的统计标准,可以客观地决定实验结果是否可靠。尽管在 Westgard 规则的设计中,正常的实验分析被驳回的概率较低,错误实验的检测概率较高,但一些背景统计的变化仍是不可避免的。因此至少需要两个失控规则,一个用于检测随机误差,另一个用于检测系统误差。如表 5-2-6 所示,7 种不同的 Westgard 失控规则可应用于测定每次实验的两个或多个质控样本。接受分析实验可行且无需进一步检查时,要求不违反任何一项规则。在使用其他规则时,1_{2s} 规则能够提供更详细的检查数据。如果违反了任何一项规则,则判断为失控。

(三) QC 软件程序

商品化 QC 软件程序(其中一些列在 IQC 样本统计软件包中)通常是基于 Westgard 规则,为实现严格的 IQC 判定范围提供了一种简便的方法。大多数自动分析仪上安装了这些程序,它们可以对每台分析仪的准确度和精密度进行连续监测,并且对多个质控样本进行命名,将质控样本和结果保存在 QC 文件中。这些结果可以存档到便携的存储介质中(如 CD 和磁盘),以提供符合认证标准且可储存数据长达 30 年作为永久记录。

在不同的时间间隔内(每天或其他时间段)对分析物或质控样本进行检测生成数据报告。Levey-Jennings 和 Cusum 图可以很容易突显出不符合参考标准的质检结果。

许多自动化系统都具有所谓的"**中间件(middleware)**",中间件起着连接分析仪和实验室信息系统的作用。该软件具有多种数据管理应用(如获得不受病理性因素限制的结果,这些病理性因素需要打电话咨询或进一步验证,以及具有将

表 5-2-6 常用的 Westgard 质控规则的特征

规则	误差类型	解释	措施	内容
1_{2s}		一个质控结果超过均值 ±2SD	使用其他规则对数据进一步检验	经典的 Levey-Jenning 中常用的警告规则
2_{2s}	系统误差	(相同的质控样本)两个连续的质控结果超过均值 ±2SD	使用其他规则对数据进一步检验	经典的 Levey-Jenning 中常用的警告规则
1_{3s}	随机误差	一个质控结果超过均值 ±3SD	检测结果保留,直到找到误差原因	Levey-Jennings 经典程序中常用的措施或失控线
4_{1s}	系统误差	四个连续的质控结果超过均值 ±1SD	检测结果保留,直到找到误差原因	这发生在连续四次检测的一个质控品或两次连续检测的两个质控品
R_{4s}	随机误差	两个连续的质控结果相差 >4SD(即一个值位于 +2SD 之上,另一个值位于 −2SD 之下)	检测结果保留,直到找到误差原因	
漂移	系统误差	≥10 个连续的质控结果落在均值的一侧且仍在控	停止检测,直到找到原因	持续的系统误差常常是导致此状况的原因(偏差)
偏离	偏离	一系列≥10 个质控结果以一致的方向变化	停止检测,直到找到原因	持续的相对误差常常是导致此状况的原因(偏差)。这个错误很容易从 Cusum 图表中识别出来

低于检测限的结果进行转换的规则),同时也有助于 IQC 数据的管理。中间件可以自动化运行用户定义的 QC 规则。当中间件出现漏洞时,软件可以停止运行,阻止结果发布,同时检查并修复漏洞。根据调查的结果,临床结果可以选择性发布或者重新测定后发布。这将便于个体化实验室获取便捷且即时的信息。

在不断发展的 IQC 规则中,一些自动化诊断仪器的制造商可将使用特定方法的所有用户的 IQC 数据上传到中央储存器,这有利于在采用相同方法的所有实验室之间进行结果比较。如果数据适用于相同的室间质控样本(通常指试剂盒质控品),则可能有助于鉴别实验室相关性能差异的原因(如使用了不同批次的试剂),并且可以提高 IQC 能力。特别是随着自动化程度的提高及实验室检测技术的融合,这种管理方式可能会得到进一步发展。但是,需要注意的是除非制造商能够立即、实时地将实验可行与否的信息反馈给用户,否则在每个实验室结果发布前,这种类似但不能替代 EQA(请参阅后面内容)的方法仅能补充而非取代具有前瞻性检测功能的 IQC 数据。

(四)针对失控采取的措施

IQC 处理流程仅对实时检测的数据具有应用价值,当任何 IQC 结果未符合质控规则时,须立即采取措施。尽管可以重复测定 IQC 样本直到结果在控,但这种方式并不合适,而应采取如表 5-2-7 所列出的措施。

如果问题没有解决,需要采取进一步的排查措施。表 5-2-8 列出了一些可能导致检测结果不佳的因素,并且应尽可能的排除这些因素。当引入新仪器或配件(如自动移液器)时,或修理后的

表 5-2-7 失控的处理措施

措施	内容
重新分析样本	当使用平均值 ±2SD 作为可接受范围时,5% 的结果超出限制范围
更换新的质控样本并重新分析	质控样本可能配置错误,变质(尤其在高温环境下)或部分蒸发
更换新的试剂并重新分析	试剂可能污染或部分蒸发
重新校准仪器	仪器设备可能需要维护保养

表 5-2-8 IQC 性能不佳的可能因素

可能因素	内容
移液器校准	应通过称量 25~1 000μL 液体的质量来评估移液器吸取恒定体积和重复吸取的精密度和准确度。对于吸取恒定体积和重复取样的精密度应优于 1%CV 和 0.5%CV,精密度在 (100±1)% 之间(某些实验室使用市售的移液器校准服务)
稀释不准确	可以通过连续稀释(如进行倍比稀释,将储备溶液稀释至 1:32)或系列稀释(如制备 1:2,1:3 和 1:5 的稀释液,然后进一步将它们稀释至 1:4,1:8,1:6,1:9 和 1:10)来检测手工稀释。然后吸取 100μL 每种稀释液进行检测,检测结果乘以相应的稀释倍数,最终获得的平均值的精密度应 <2%CV。可以将手工稀释获得的结果与自动分析仪稀释结果进行比较
分析仪维护不当	必须确保严格执行制造商对仪器维护和性能检查的说明。根据系统不同,所需的程序可能包括:每日清空废物容器,除去空的或过期的试剂,验证库存,检查和清洁样本盘,并确保质控样本已检测完毕。每周清洁探针,执行系统清洁程序,并进行准确性和精密度检测。每月备份质控校准文件,及时更换组件
试剂和质控的制备	必须仔细按照包装说明书中的要求进行操作,特别是在储存温度和制备方面。在适当的温度下,小心打开冻干粉瓶,并使用校准的移液器进行正确的稀释,配制液混匀需谨慎(如倒置混匀或涡旋混匀)以避免气泡产生。最好避免溶液与样本瓶塞之间的长时间接触。应使用聚丙烯管进行样本分装,解冻的试剂不应再次冷冻
温度控制	应每天检查冰箱和冰柜的温度。冰箱的温度应保持在 2~8℃,冰柜的理想温度应低于 −30℃。
水的质量	水应尽可能不含杂质。通常使用离子交换或反渗透来除去杂质。大多数免疫学实验能够在 25℃下、电阻不低于 5MΩ/cm、有机物含量低于百万分之二的水中进行
员工培训	通过定期的能力评估,确保员工得到适当且充分的培训

仪器重新投入使用时,或怀疑某一特定仪器存在故障时,检查实验室设备性能就尤为重要(如移液器、分配器、稀释器、自动化设备和检测系统)。应定期审查 IQC 数据,以具有建设性和协作性的方式探索质控失控的原因,并采取补救措施以避免问题再次发生。认证机构通常需要处理此类问题的文档记载,并且这些文档能够便于流程处理,如提供纠正和预防措施报告。

(五) 即时诊断检测仪器的 IQC

以上讨论集中在定量免疫检测方法中的 IQC。但是随着即时检测(point-of-care testing,POCT)项目的日益增多,我们应该更加注重对这些设备在临床使用中的监管。英国药品与食品监督管理局提供的有效指导规定,POCT 的工作人员必须接受关于 POCT 设备管理、质量保证和质量控制的培训。同时,建议 POCT 的服务质量需接受来自外部认证机构的评估。我国现在许多医院都设置了专门的 POCT 协调员,负责安排合适的 IQC 样本分配到相应的 POCT 站点,以对相关结果进行评估,并在必要时立即采取补救或纠正措施(通常需额外的培训)。这些活动可以与相关诊断试剂制造商合作进行,这些制造商也会向用户提供正规培训。

四、室间质量控制

如表 5-2-1 所示,尽管有很多基本要求相似,但 EQA 只是对 IQC 的补充而不能替代 IQC。值得注意的是,虽然在条件允许的情况下参与相关 EQA 项目是实验室认证的基本要求,但是在国际上监管机构对 EQA 性能的看法不尽相同。在一些国家(如德国和美国)证明 EQA 结果符合要求对于补偿数据是至关重要的;在其他国家(如荷兰和英国)对于 EQA 的监管较少,而对协作和培训方面监管较强。但在所有国家,如果某个实验室的一种或多种分析物检测结果不符合要求,上级机构则可依据既定程序采取措施(直到并包括停止实验室检测项目)。

尽管在某些方面存在特殊情况(如分发的质控品基质的选择和目标靶值的确定),但适用于免疫检测的 EQA 和适用临床化学检测的 EQA 的基本原则是相似的。基本要求见表 5-2-9,并在下面进一步讨论。

表 5-2-9 免疫学实验有效的 EQA 要求

EQA 方案设计
- 样本分布频率足以提供实际相关数据和统计有效数据
- EQA 报告快速反馈给参与者
- 准确记录使用方法
- 报告结果的常用单位
- 参与者采用与常规临床样本完全相同的方式测定 EQA 样本
- 清晰简洁的报告

EQA 样本的特征
- 在所有检测实验中应与患者样本的反应相同
- 分析物浓度适合临床检测
- 在样本运输条件下稳定
- 避免感染危害(如乙型肝炎,丙型肝炎和 HIV 抗原阴性)

靶值的定义
- 尽可能使用参考值
- 验证一致性结果的准确性和稳定性

EQA 性能评估
- 使用适当的统计方法
- 评估总体、方法类别内和独立实验室性能
- 突出显示严重错误(异常值)
- 确定国家或国际参数可接受的性能范围
- 评估其他方面的性能(如相关解释,参考区间和干扰的影响)

(一) EQA 方案的设计

检测频率以及每次检测的 EQA 样本数量应足以评估实际的性能和保证有效的统计,仅少量样本的低频率检测只能实现较少的实际应用价值。英国 NEQAS 每月向各免疫分析仪使用机构分发 3~5 个样本,这为评估 6 个月期间的所有表现(18~30 个样本)提供了充足的统计基础。参与机构在收到样本后 3 周内将结果报告至 EQA 中心,并通常在一周后收到反馈报告。如果检测到不良的性能趋势,可以在规定时间内采取补救措施。

为了对结果进行恰当的解释,EQA 中心必须了解每个参与机构使用当前方法的准确且最新的记录,否则可能会导致形成关于该方法检测效果的不当结论,特别是检测异构分析物时。同样,EQA 中心必须了解每个参与机构报告结果的单位。对 EQA 数据进行有意义的分析需要采用统一单位,最好是世界卫生组织国际标准单位或最

常用于报告临床结果的单位。对于来自不同国家参与机构的结果,有时可能需要 EQA 中心在数据分析之前对结果的单位进行换算。随着越来越多的实验室数据被集中下载到计算机系统的电子病历中,实现国家甚至国际报告单位的统一是 EQA 组织者意图促成的重要事项。

参与机构应该像对待临床样本一样对待 EQA 样本,否则获得的结果可能过于乐观,这是不可取的。坊间数据表明,当用更合规的途径去认证 EQA 数据时,各实验室对 EQA 样本倾向于进行优先处理。但如果通过提升 EQA 的教育性,促进 EQA 组织者和参与者之间的良好沟通,以及认为 EQA 是专业人士(包括诊断行业的专家)之间合作努力的一部分,从而改进实验室服务,而非单纯对其进行监督,这样可能会减少 EQA 样本被优先处理的现象。

(二) EQA 样本的特征

对于免疫检测的 EQA,需要使用体液(血清、血浆或尿液)来源的样本以便其具有与相关临床样本相似的特征,同时应确保 EQA 样本与临床样本间蛋白质基质和免疫学性质相似。在实践中,几乎不可能使用来自单个供体的原料来制备 EQA 样本,所以必须汇集来自不同供体的原料库。输血诊断机构能够提供过期的或临床上不适用的血清或血浆用于制备 EQA 样本,且这些原料最好已检测过可能的传染性危害。在某些情况下(如为了获得某一高浓度的分析物,如肿瘤标志物),必须将含有高浓度所需分析物的少量患者血清加入到正常血清或血浆中,从而达到可测量的浓度。如果相关法规允许,可以选择超出临床检测上限的样本来制作 EQA 样本。在英国,如果样本是匿名的,则不需要进行伦理批准。虽然不允许对单个匿名样本进行传染性危害检测,但允许对匿名样本库进行传染性危害检测。此外,专用于 EQA 的样本必须得到捐赠者的知情同意。

现在普遍认为,EQA 组织者应该能证明混合样本的性能类似于单供体样本,即可交换性。可交换性被定义为 EQA 样本的性质,这意味着 EQA 样本作为具有代表性的临床患者样本在不同的分析方法中以相似的方式(如观察相同的数值关系)进行反应,在同一检测系统中 EQA 样本与包含相同量分析物的患者样本检测结果相同。这一概念的实现较为困难,尤其是对于复杂的分析物,如通过免疫法进行检测的分析物,评估其可交换性的方法仍在持续改进中。然而,在不同方法中不具有可交换性的 EQA 样本,可能无法提供反映临床样本方法性能的信息。

确认标准品的可交换性也很重要。在血清中添加已知量的标准分析物(尽可能按相关的国际标准)有助于检查方法的回收率。然而,近年来人们认识到血清中存在分析物的异构体,因此添加纯化(外源)激素样本的结果可能与内源性激素的结果存在显著差异。因此,在英国 NEQAS 的许多方案中,含有外源分析物的样本结果通常被排除在累积性能计算之外。

为了制备具有可交换性的样本,必须减少操作次数。在使用前将血清或血浆用孔径小于 $0.2\mu m$ 的滤膜过滤。如果样本以液体形式发送,则需要添加防腐剂。研究发现 Kathon® $(0.5\%v/v)$ 在许多分析物中具有较好的防腐效果,且相较于叠氮化钠来说,对信号检测系统的抑制更小。

与 IQC 样本一样,EQA 样本也应具有临床相关浓度范围,并且在可行的情况下能够评估每年大部分的临床工作。在 EQA 中心和运输过程中储存(−30℃或更低)时,应确保样本的稳定性。评估运输过程样本稳定性最便捷的方法是取出同一批样本中的部分样本,提前室温温育,如温育 0 天、3 天和 7 天。虽然这没有考虑到运输过程中的额外时间,但很可能提示稳定性的“最坏情况”,并提示了特定分析物运输困难。这种方法很有用,因为某些分析物在一些免疫检测中稳定,而在其他免疫检测中可能不稳定。同一分析物的不同样本在冷冻或室温环境下的稳定性可能不同(如含有 hCG 的尿液样本),这增加了评估 EQA 样本稳定性的复杂程度。冻干可能减少由于不稳定性引起的误差,但是可能会引起包括免疫反应性丧失、变性或重构等在内的其他误差。尽管样本最好避免冻干,但冻干对于一些不稳定的分析物如甲状旁腺激素、降钙素和促肾上腺皮质激素非常必要,因此应针对每种相关分析物优化冻干条件。

通过一定数量下重复测定相同样本并确认其浓度一致性符合要求(如在平均值的 ±5% 内),可以方便地评估样本的均一性。

除了保护实验室工作人员不受到传染性危害外,还必须考虑可能与样本接触的其他人员安全。样本包装必须贴上适当的标签,并且 EQA 供应商应遵守邮政体系有关安全包装的规定。

（三）靶值的定义

EQA 方案中的靶值应该是能够达到的最接近"真实"值或正确值的估计值,该值必须是准确、可重复的。这些目标在免疫检测中很难实现,特别是对于复杂或非均相分析物,但如果不这样做会导致继续使用不准确的数据作为靶值,正如表 5-2-10 中的几个靶值。

理想情况下,应使用参考方法(或具有可溯源性的完善方法)确定靶值,从而使结果可追溯到参考系统,并要求 EQA 样本具有可交换性。如果可行,EQA 样本靶值溯源性应与**检验医学溯源性联合委员会**(Joint Committee for Traceability in Laboratory Medicine,JCTLM)所持有的数据库相关,该数据库详细介绍了经批准的参考方法、参考材料和参考实验室。对于不具有可交换性的 EQA 样本可以采用相同的方法,但此时无法评估靶值的偏离反映的是校准误差还是基质效应。迄今为止,这种方法已成功应用于皮质醇和一些其他类固醇激素的 EQA,并需要进一步的发展。

使用一致均值或**所有实验室修整均值**(all-laboratory trimmed mean,ALTM)作为靶值比较方便。然而,即使可以证明定量回收,这也不能确保准确性,特别是当患者样本中的亚型与所使用的纯化标准中的亚型不同或差异较大时。ALTM 的有效性还基于所有方法中基质偏差相似的假

设,这取决于 EQA 样本与临床样本的接近程度。当 EQA 数据表明某种方法产生的结果与其他方法的结果存在显著差异时,如果没有明显的校准误差存在,EQA 组织者应进一步开展工作,以确定是否在患者样本观察到相同的现象。提供经过充分验证的参考血清有助于开展此类调查。

（四）性能评估

基本上,尽管术语和计算方式等具体细节可能有所不同,但所有 EQA 方案基本都使用相同的两个统计参数来评估单个实验室的性能。靶值的选择,是否及如何对结果进行对数转换,以及用于识别和排除异常值的方法,这几点最有可能变化。EQA 使用的统计参数通常包含一个要素(有时称为偏差),其是指在给定时间或样本数量内单个样本结果与靶值间的累计偏差(称为偏差的一致性或**可变性**(VAR)),表示该偏差在同一时间段内的变异性。这些数据与来自 IQC 的数据互补,主要区别在于 IQC 评估样本的批内参数,而 EQA 评估样本的批间参数。

有时还引入与检测给定分析物和表示当前的"最佳方法"困难程度有关的附加评估(基于"选择的 CV")。这种方法(尤其是对复杂异构分析物而言)的统计学意义可能受到质疑。

可接受性能的范围通常根据上述参数来定义,如可能需要实验室将累积偏差维持在理想数值 0% 到 ±20% 和累积 VAR<20% 之内。在英国,

表 5-2-10　可用于免疫检测 EQA 的靶值

靶值	内容
参考方法的值	理想的靶值仅适用于基于同位素稀释质谱(或类似技术)的参考方法的分析物,如定义明确的分析物——类固醇激素等。随着技术的发展,此理想靶值可能适用于更复杂的分析物,如甲状旁腺激素,但这需要大量的时间和资金的投入
所有实验室结果的平均值	在免疫实验 EQA 方案中,所有结果的平均值(消除异常值)或 ALTM 是最常用的靶值。如果结果可从至少 15 个参与的实验室获得,那么 ALTM 相当可靠,易于计算,并且应用广泛。然而,它的准确性需要持续的检测,如通过回收实验,观察到的平均值与加入分析物的实际值进行比较。通过证明 ALTM 在同一批分析物不同浓度分布上的线性,以及评估 ALTM 在相同浓度重复分布上的稳定性可以进一步评估 ALTM 的有效性
使用特定程序的实验室所得结果的平均值	与 ALTM 相似,但是包含了来自亚类方法的结果,适用于相同分析物的不同分析方法,如"完整"和"总"hCG 方法取决于 β-hCG 亚单位是否能够被识别
单个方法的平均结果	当不同的方法得到的结果相差很大,但可以较好地反应整体性能时可以使用,并应视为临时措施。如果用户太少,它的有效性可能会受到质疑(最少 5 个)
参考实验室均值	适用于正在开发分析物的少数具有特殊专业知识的实验室,但是对于已建立的分析物应用较少

这些性能标准经常由 EQA 工作人员与相关科学咨询小组的成员合作制定,然后提交给**国家化学病理学质量咨询小组**(National Quality Advisory Panel for Chemical Pathology)进行审查和批准。该小组每 4 个月会收到一次在英国运营的所有 EQA 中心的报告。这些报告列出了性能持续较差的实验室,即偏差或 VAR 连续 3 个月超出可接受性能范围以及未能定期向 EQA 中心提交结果的实验室。在实践中,特别是对于已确定的分析物,很少有实验室会被提交给上述专家组,因为大多数问题可以通过实验室工作人员和 EQA 中心之间的交流来解决。

1. 整体性能

如果 EQA 样本合适且靶值有效,EQA 数据可以很好地显示出"最佳方法"的性能。ALTM 周围结果的离散程度(表示为 SD 或 *CV*)(图 5-2-4)代表方法的一致性,并能够准确评估哪些分析物最有利于提高方法的可比性。对于存在参考方法或存在可靠的回收验证靶值的方法,各个制造商的目标显然是实现其方法的精确校准。

2. 方法相关性能

在有足够的用户量(理想情况下至少为 10 个),并且靶值可以被验证的前提下,对某个方法的 EQA 数据进行上述检查为评估方法性能提供了一种有效的手段。可以编写与方法相关的报告,以便对目标的累积偏差及其可变性进行快速评估,这是衡量实验室室间精密度的一种方法。这些数据独特的是代表了许多实验室和常规"现场"条件下的性能,能够有效突出制造商需要改进的诊断方法。

3. 独立实验室性能

独立实验室的主要关注点是他们自己的 EQA 结果是否可以被接受,EQA 报告能够很好地

回答这个问题。一些 EQA 方案提出了"红绿灯"报告,其中不同颜色的符号表示理想的、可接受的和不可接受的性能。然而,这种方法可能不适用于通过免疫检测法测定的一些复杂的异构分析物,因为可能没有"准确的"答案。即使在使用 ALTM 靶值的情况下,其不同抗体的特异性或方法设计之间可能存在显著差异。对于这样的分析物,需要采用更实用的方法,即将独立实验室的结果与使用相同方法测定的其他实验室的结果进行比较,并且只有在结果不一致时才采取措施。而这种灵活性可能在具有教育意义而非监管性质的 EQA 方案中才能体现出来。

4. EQA 结果的信息呈现

EQA 方案的不同之处是其报告编写的频率不同,一些方案作为来自多个样本分布数据的周期性总结,每年报告一次或两次,而其他报告如英国 NEQAS 中的方案,能够呈现每次样本分布的数据。无论频率或格式如何,报告应包括以下部分:

(1) 对公认标准(如偏差和 VAR)的性能评估;

(2) 每一批样本分布的平均偏差,即样本分布偏差的平均值;

(3) 多次发布(作为不同样本)的样本的靶值稳定性;

(4) 实验室对批间单个样本结果的可重复性;

(5) 与样本类型和浓度有关的靶值偏差;

(6) 每个样本的实验室误差(即与靶值的偏差百分比)。

如图 5-2-5 所示,来自 EQA 报告的页面示例显示了上述所有信息。

来自某些 EQA 组织者的电子化报告可能含有与所发布样本相关的补充说明(如恢复或干扰实验的结果)或其他感兴趣的信息,还可以提供

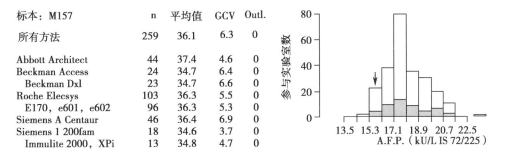

标本:M157	n	平均值	GCV	Outl.
所有方法	259	36.1	6.3	0
Abbott Architect	44	37.4	4.6	0
Beckman Access	24	34.7	6.4	0
Beckman Dxl	23	34.7	6.6	0
Roche Elecsys	103	36.3	5.5	0
E170, e601, e602	96	36.3	5.3	0
Siemens A Centaur	46	36.4	6.9	0
Siemens 1 200fam	18	34.6	3.7	0
Immulite 2000, XPi	13	34.8	4.7	0

图 5-2-4 英国国家外部质量评估服务(UK NEQAS)观察到的单个样本甲胎蛋白典型扩散结果直方图

注:图中箭头表示实验室结果[数据得到 UK NEQAS(爱丁堡)的使用许可]。左边是每个实验室检测的甲胎蛋白的样本量、均值和 *CV* 值,右边是结果分散的直方图

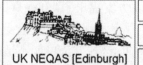

		UK NEQAS for AFP, CEA and hCG			Laboratory:
	Distribution: 298		Date: 13-Nov-2012		Page 4 of 5
UK NEQAS [Edinburgh]	Analyte: A.F.P. (kU/L IS 72/225)				

Pool (exclusion) [Type]	Distribution 293 26-Jun-2012			Distribution 294 24-Jul-2012			Distribution 295 21-Aug-2012			Distribution 296 18-Sep-2012			Distribution 297 16-Oct-2012			Distribution 298 13-Nov-2012		
	result	target	%bias	result	target	%bias	result	target	%bias	result	target	%bias	result	target	%bias	result	target	%bias
(T200) [B]				(<2)	(2.2)													
(T181) [X]	(7)	(5.9)	(+18.8)	(5)	(5.9)	(-14.6)	(5)	(5.8)	(-14.2)	(5)	(5.8)	(-14.2)				(2)	(2.2)	(-8.6)
T172 [N]							11	12.0	-8.0				11	12.0	-8.3			
T192 [N]	13	12.5	+4.2							12	12.4	-3.5						
(T197) [X]				(17)	(18.2)	(-6.4)										(16)	(18.0)	(-11.0)
T202 [N]													23	25.5	-9.8			
T185 [N]	27	25.6	+5.5															
(T198) [X]				(34)	(34.0)	(0.0)										(31)	(34.0)	(-8.8)
T171 [N]										34	35.6	-4.4						
T195 [N]	44	43.0	+2.4							41	42.7	-4.1						
T203 [N]													44	47.1	-6.6			
T194 [N]										46	49.5	-7.1	49	50.1	-2.2			
T183 [N]							50	51.8	-3.6									
T187 [N]							61	66.2	-7.9									
T193 [N]	69	68.9	+0.1				63	68.7	-8.3							65	69.3	-6.3
(T199) [X]				(74)	(74.8)	(-1.1)										(71)	(75.5)	(-6.0)
T204 [N]													89	95.8	-7.1			
Method Mean bias			+3.0						-7.0			-4.8			-6.8			-6.3
BIAS (%)	+4.4			+5.1			+3.1			+0.5			-2.2			-4.5		
VAR (%)	4.2			3.8			6.9			7.6			8.6			5.0		

图 5-2-5　一个典型的"偏倚分析"图表

注:其来自于**英国国家外部质量评估服务(UK NEQAS)**的一名参与者的**甲胎蛋白(AFP)**的月度报告。表格总结了实验室6个月以来 AFP 检测的基本情况。每列代表五个样本各自的靶值、实验室结果以及两者之间的偏差。分布在多个场合的汇总结果的稳定性是显而易见的,正如一些剂量依赖性偏倚一样。图表底部表示月平均偏差和累积平均偏差以及偏差的变异性。[数据得到 UK NEQAS(爱丁堡)的使用许可]

与分析物及其临床应用相关的近期文献报道的概述。

5. 异常值和其他错误

EQA 组织者应在反馈之前审查参与者的报告,以确保结果与预期结果一致,并指出应引起实验室注意的异常值。在实践中,大多数异常值反映的是 EQA 样本在接收登记时或将结果提交给 EQA 中心(通过网站或传真)时产生的错误。尽管这反映出对细节缺乏关注,但在大多数情况下,后者可能被认为是与 EQA 相关的人为错误,因为目前大多数临床结果都是直接从自动分析仪上传到实验室信息系统中。然而,情况并非总是如此:在 POC 获得的妊娠检测结果通常是手工记录的,而 EQA 样本记录的错误将反映到临床结果的变化。同样,这种错误也可能发生在临床样本的登记阶段,其发生频率与 EQA 样本发生错误的频率相当。EQA 中心记录这些错误应该成为性能监测的一部分,参与 EQA 的实验室需要对这些错误进行原因调查,采取补救措施,并提供所采取行动的书面证明。如果实验室在给定时间段(如6个月)内产生大量此类错误,则表明该实验室性能较差。

应当仔细调查造成 EQA 样本异常结果的原因,这样可能会发现一个潜在的分析或报告方面的问题(如,探针阻塞、检测失败以及气泡影响,或发出报告结果时使用了错误的单位)。定期记录和审查向 EQA 中心报告的错误有助于识别特定分析方法或分析人员存在的问题。

6. 其他方面的性能

随机分布在样本中的临床相关交叉反应(如睾酮测定中的硫酸脱氢表雄酮)、干扰物质(如双位点免疫检测中的人抗鼠抗体)以及方法学上的缺陷(如催乳素或肿瘤标志物测定中的高浓度钩状效应)提供了一种有效引起相关人员注意的途径。对于肿瘤标志物的检测,检测结果的长期稳定性尤其重要,其可以通过分析在不同检测时间的同一批样本的结果来进行评估。

其他方面的性能,如临床参考区间和临界值的使用、最低报告浓度以及分析结果解释,可以通过认真调查及沟通来评估。应该以教育意图来进行这些调查和培训而非正式评分,其目的是为了鼓励在实践中持续改进。EQA 计划专门设计了用于评估和评分解释性条款的方法,将来可能用于对临床实践的正式评估。

（五）POCT 项目的 EQA

随着 POCT 越来越多的使用,是否需要对这些检测进行 EQA,如果需要该如何有效实现,引发了越来越多的讨论。hCG POCT 妊娠检测有效地开展,促进了医院实验室将这些设备纳入到 EQA 方案中进行监管,使每个 POCT 检测点都成为医院 EQA 的参与者。每个月将足量的两组尿液 EQA 样本送至实验室,由实验室分发到各 POCT 站点。然后将每个 POCT 检测点的检测结果发回到 EQA 中心,并且通过 EQA 软件进行分析,得出质控结果(如,阳性、阴性以及结果意义不明确的)。所有报告都应该反馈给对应的实验室,实验室再将这些报告发送给各 POCT 检测点,并且要根据报告结果采取补救措施。相关证据表明,这种中心-辐射模式的效果很好,来自 EQA 中心的报告可以给 POCT 协调员与性能不好的 POCT 检测点提供沟通的机会。在有些情况下,此类 EQA 监督应该延伸至医院环境以外的诊所和药房。

（六）EQA 的局限性

虽然 EQA 无疑是提高分析质量的有力工具,但上文提到的问题仍然值得关注。EQA 样本的构成应当合理,并且与患者样本具有可交换性。EQA 参与者必须完全按照处理患者样本的标准来处理 EQA 样本,并像处理患者结果一样将其结果报告给 EQA 中心。另外,确保靶值在合理的范围内也很重要。虽然 ALTM 为检测性能的评估提供了一种简便的方法,但如果方法之间存在特异性差异(如许多复杂的分析物),方法的偏差可能偏高或偏低,这使得性能评估变得困难。检测性能的评估对于体外诊断(IVD)制造商也具有商业意义,特别是当数据用于获得许可证时,这些制造商显然希望其结果接近靶值。使用 ALTM 最坏的情况是由于 EQA 方案中的不一致性,阻碍了改进方法的使用。通过国际合作来提高结果的溯源性并阐明不同免疫分析所检测的物质,将有助于改善这种情况。成功的 EQA 运行需临床实验室、EQA 中心、IVD 企业、专业机构和监管机构的工作人员之间进行持续有效的合作。

五、小结

有效的 IQC 和 EQA 程序对于每一个提供免疫分析检测的实验室进行有效的全面质量管理是必不可少的。IQC 和 EQA 样本应确保尽可能与临床样本接近,并在样本处理时采用与处理临床样本同样的方法。此外,最重要的是 IQC 和 EQA 结果,其有效性和及时性是提高免疫检测质量的基础。

六、IQC 的软件

Bio-RAD QC Net(http://www.qcnet.com/)

QC Validator® (Westgard QC,Madison,WI,USA,http://www.westgard.com/)

StatLIA CQA(Brendan Technologies,Carlsbad,CA,USA,http://www.brendan.com/)

七、参考文献

Fritsma, G.A. and McGlasson, D. *Quick Guide to Laboratory Statistics and Quality Control*. (AACC Press, Washington, DC, 2012).

Fraser, C.G. *Biological Variation: From Principles to Practice*. (AACC Press, Washington, DC, 2001).

Miller, W.G., Jones, G.R.D., Horowitz, G.L. and Weykamp, C. Proficiency testing/external quality assessment: current challenges and future directions. *Clin. Chem.* **57**, 1670–1680 (2011).

Seth, J. Quality assurance. In: *Principles and Practice of Immunoassay*, 2nd edn (eds Price, C.P. and Newman, D.J.), 209–242 (MacMillan, Bath, 1997).

White, G.H. Metrological traceability in clinical biochemistry. *Ann. Clin. Biochem.* **48**, 393–409 (2011).

（王书奎　译,关明　审）

即时检测（床旁检测）

对于不同的患者标本,决策其在正规的、中心实验室中进行检测或是在更靠近患者区域进行检测,需要在临床需求和患者预后之间权衡。随着近期经济压力上升,医保费用报销减少以及**责任医疗组织**（accountable care organizations）出现,实验室检测地点的选择将综合考量检测模式的成本效率、整个医疗系统的整合以及最终给予患者的效益。随着医院和诊所形成更具成本效益优势的合作关系,一些大型中心检验实验室正逐渐被关闭,因此样本只能送往地方实验室而可能耽误出具检测结果的时间。在上述医疗系统中的偏远地区,临床诊断中需要快速反馈结果的关键检验项提升了**即时检测**（point of care testing, POCT）的使用率。

POCT可以实现快速检测和更早期治疗干预。然而,快速获取检验结果并不一定能提升患者的诊疗效果,如果POCT技术的性能无法达到中心检验实验室要求时尤其如此。对检测结果的质量而言,错误操作和操作人员培训不足都可能使临床医生质疑POCT结果的可靠性,从而导致复测及确认实验,这实际上增加了医疗成本和患者的风险。此外,POCT **交付方式**（delivery options）多种多样,包括床旁检测、便携式推车、家庭护理以及正规的卫星实验室。对于所有机构而言,选择最优的POCT交付方式会受到各种因素的影响。通常需要综合考虑如下因素,包括测试套餐、测试量、患者人数、成本、操作人员数量、机构管理结构、监管环境、操作人员的教育水平、操作的难度以及测试结果的记录等。

一、交付方式

（一）术语

即时检测（POCT）是指在患者旁由未经专业临床实验室培训的工作人员或患者自己（自我测试）进行的测试。POCT通常在主检验实验室、中心检验实验室或核心实验室之外开展测试。

POCT也常用包括辅助、床旁、分散、患者旁、以患者为中心、次要、便携和卫星测试等术语进行描述。其中一些术语在意义上更为宽泛,如辅助检测或次要检测可以被认为是主检验实验室之外的任何检测形式。其他术语则更为具体,如床旁检测用于描述仅在患者床旁进行的测试。用于描述POCT的术语繁多,容易造成困惑。整体而言,POCT应限制专用词语的数量,并在更改POCT术语时对其进行准确定义。

（二）检测点

由于每个检测点可能面对不同的患者数量,并且可能对测试结果存在不同的临床应用场景,因此POCT不必在每处都采用同一种应用模式。检测地点决定了待检测患者的类型,即病患群体。救护车/直升机急救、急诊室、手术室和**重症监护室**（ICUs）中POCT通常涉及的是急重症患者。此类患者体内的血细胞比容、血气、代谢物浓度水平可能异常,并可能经历多种药物治疗,这对POCT提出了额外的技术要求。针对普通人群进行校正的设备或方法在用于某些住院患者时,其检测结果可能会表现出明显的偏差。另一方面,普通内科、妇产科、精神病科、透析、牙科、门诊和家庭护理中的慢性病患者的生理指标会更为平均。此外,POCT还涉及司法系统、保险行业,以及患者的自我健康管理等其他领域。

POCT使实验室检测更贴近患者,但其具体实施仍有许多不同的选择。例如,可以使用毛细采血管从指端采集全血并在患者床旁进行检测,或者使用留置针采血并将样本送至进行POCT分析的独立检测点进行测试。二者之间的差异在于,检测延迟会使样本开始凝固,因此需要对样本进行抗凝处理。样本类型和采血方法的差异（指端采血 vs. 静脉采血）会进一步影响设备或方法的技术性能。因此,院端静脉或动脉采血获得的血液样本用于仅适用于家庭使用的、基于毛细血管取血的检测设备时,其性能表现可能难以达到后者采用常规指端取血的分析性能。POCT设备和试剂还可以通过便携式推车进行转运,并由专职操作人员实施院内转移。此外,POCT 可以在患者卫生间中进行。这类测试以尿液试纸条分析和潜隐血液试验最为常见。此时,POCT 检测试剂可能与卫生间中水、潮湿环境和常用清洁溶液接触。

鉴于交付方式的多样性,无论是采用 POCT 还是在检验科中进行免疫检测,整个院内或卫生体系都必须具备同等质量水平,以便于临床治疗的管理。患者由急诊室入院,进行手术并终于 ICU、监护病房、普通内科,最后作为院外人群通过门诊和家庭健康管理进行处置。以上在不同地点、由不同操作人员、在不同设备或检测试剂盒上进行的 POCT 结果与检验科的检测结果相比较为零散。为了实现医疗处置的连续性,不同场所间的检测结果必须等效,否则需要建立单独的参考区间以进行有效的临床分析。保持检测结果的等效性和可靠性以满足临床需求是 POCT 质量保证和管理的目标。

(三) 操作人员

POCT 的结果质量与操作人员的能力直接相关。POCT 设备的定位是易于使用的产品,即不同人员在简单的培训下就能进行操作。然而,为了保证检测结果质量,操作人员需要接受特定的 POCT 的培训(而非只是一般性熟悉),并需要定期检查其操作水平。操作人员可以来自不同的教育背景,从仅有高中文凭的技术人员,到接受 2~4 年大学教育的护士、医学院学生以及具有研究生学历的执业医师。研究表明,对于包含内部质控品且不需要精密移液的简单一步式设备或方法,在顺利完成该设备的标准化培训后,不同受教育水平的操作人员都可以独立完成检测。当设备更复杂,涉及多个步骤和专业技术知识时,培训变得更加重要,其结果质量依赖于操作人员的受教育水平。因此,培训以及定期的资质检查是获得高质量 POCT 结果的基础。

(四) 检测项目清单

目前许多实验室检测项目都可以进行即时检测。急重症全血分析中,POCT 可进行血气、电解质、凝血、葡萄糖和血红蛋白检测。器官特异性检测中,POCT 可进行心肌酶谱(肌酸激酶、肌红蛋白和肌钙蛋白)、肾功能(肌酐和尿素氮)、胰酶(淀粉酶和脂肪酶)和骨转换(N-端肽)的检测。潜血试验中,POCT 可用于胃液和粪便标本检测。头皮 POCT pH 试验可以用于评估新生儿缺氧。尿液检查中,POCT 可以实现包括妊娠、比重、尿液试纸条和滥用药物等项目的检测。快速微生物 POCT 筛查可用于链球菌、幽门螺杆菌和流感检测。利用指端采血,POCT 进行**人免疫缺陷病毒(HIV-1)**、传染性单核细胞增多症和莱姆病抗体的检测。此外,临床医生还可以对湿涂片、蛲虫检查、蕨类试验、精液、宫颈黏液检查和尿沉渣进行即时显微镜检查。不同检测项目可以通过即时方式进行分析,表明 POCT 在大量的患者护理工作中具备应用潜力。

(五) 经济成本

POCT 的成本取决于每个检测地点的交付和管理方式。POCT 在每个检测点的交付是独特的,因此其总体成本与检测设备的数量、受培训的操作人员的数量、检测数量以及用于质量控制的测试数量占比相关。每个设备或试剂盒都需要定期进行质量控制检查以确保存储期间性能稳定。随着设备数量以及开瓶试剂盒或试剂瓶数量增加,可能需要额外增加质控数量。进行质控测试需要额外的人力和物资,因此会增加检测成本。限制设备数量是降低成本的一种手段。除非特定检测点的检测量非常大而必须要求使用多个设备,否则 POCT 的管理应寻求最大限度地减少每处检测点的设备数量和开瓶试剂的数量。

检测点操作人员的数量也会影响测试成本。在一个护理站中,操作技能的培训和资质审核所用的时间随着操作人员数量的增加而增加。随着工作人员数量的增加,需要占用更多管理人员的人力。操作人员需要完成质控检测以确保其资质。更多的质控测试数量会带来试剂和人力成本的增加。因此,减少操作人员的数量是降低 POCT 成本的另一种途径。

测试量是影响 POCT 成本的另一个因素。不同于检验科,POCT 没有专用场地。对于检验科中的大型自动化分析仪,除了初期购买仪器的费用,后期还涉及场地、光、水、电等持续的设施管理费用;但其单个测试中可变的、试剂自身成本是最低的。而 POCT 则完全相反,由分析仪产生的直接和持续成本较低(靠肉眼读取的测试结果的检测设备成本可忽略不计),但单次测试可变成本较高。因此,与检验科的检测项目相比,POCT 具有较高的可变成本及较低的固定仪器和设施成本(表 5-3-1)。

表 5-3-1　一种假设的 POCT 的成本分析（美元）

	检验科		POCT	
	10 000 病患 / 年	100 000 病患 / 年	10 000 病患 / 年	100 000 病患 / 年
固定成本				
仪器	10 000	10 000	2 000	2 000
设施	2 100	2 100	—	—
培训	1 200	1 200	2 800	2 800
监督	4 160	4 160	10 400	10 400
能力验证	500	500	500	500
总的固定成本	17 960	17 960	15 700	15 700
不固定成本				
试剂 10%QC	5 500	55 000	11 000	110 000
试剂 20%QC	6 000	60 000	12 000	120 000
劳动力 10%QC	3 667	36 670	7 370	73 700
劳动力 20%QC	4 000	40 000	8 040	80 400
QC 10% 校准验证	1 200	1 200	1 500	1 500
QC 20% 校准验证	2 000	2 000	1 500	1 500
总不固定成本				
10%QC	10 367	92 870	19 870	185 200
20%QC	12 000	102 000	21 540	201 900
总成本				
10%QC	28 327	110 830	35 570	200 900
20%QC	29 960	119 960	37 240	217 600
单个测试成本				
10%QC	2.83/ 患者	1.11/ 患者	3.56/ 患者	2.01/ 患者
20%QC	3.00/ 患者	1.20/ 患者	3.72/ 患者	2.18/ 患者

注：检验科成本基于：两台 10 万美元 / 台的实验室仪器上 4 个检测项目的摊销，历时 5 年（2×100 000 美元 /4×5=10 000 美元 / 年）；水、电、房租的设施成本为 2 100 美元 / 年；培训 5 名技术人员 10h，20 美元 /h（包括福利）和 10h，20 美元 /h 编写程序文件的费用（50×20 美元 +10×20 美元 =1 200 美元）；0.1 个**全时工作当量**（full time equivalent，**FTE**）的监管费用为 20 美元 /h 或 41 600 美元 / 年（0.1×41 600 美元 =4 160 美元）；熟练度考察 500 美元；试剂成本 0.50 美元 / 测试（10 000×0.50+ 质量控制 1 000×0.50 美元 =5 500 美元）；每个测试需要 1min 工时（20 美元 /h/60min=0.33 美元 / 测试 + 质量控制 10% 或 20%）；质量控制和校准验证的费用基于每年的利用率，对于大样本量检测其费用会降低。POCT 费用估计为：两个病房护理点的四台设备 500 美元 / 台（4×500 美元 =2 000 美元）；培训 100 名操作人员 1h，每小时 20 美元 / 人（包括福利）以及 40h 编写标准培训方案，20 美元 /h（100×20 美元 +40×20 美元 =2 800 美元）；0.25 个 FTE 的监管费用为（0.25×41 600 美元 =10 400 美元）；熟练度考察 500 美元；试剂成本 1.00 美元 / 测试（10 000×1.00+ 质量控制 1 000×1.00 美元 =11.000 美元）；每个测试需要 2min 工时，20 美元 /h（20 美元 /60min×2=0.67 美元 / 测试 + 质量控制 10% 或 20%）；每年固定成本用于质量控制和校准验证，最多可支持 10 台设备。请注意，当 POCT 的测试量大（2.01 美元 / 患者，100 000 测试 / 年）实验室的测试量较小（2.83 美元 / 患者，10 000 测试 / 年）时，每个患者 POCT 的成本确实低于实验室检测成本。因此，POCT 的成本取决于每个机构以及每个检测点的交付方式的选择。

测试量决定了上述因素的总体影响。随着测试量增加,高固定成本可以分摊到更多的测试中,因此检验科的单测试成本比POCT下降得更快。对于POCT而言,仪器和设施的固定成本都很低,但与检验科中工作人员相对精简相比,POCT操作人员较多,因此在培训和监管方面涉及的人工成本更高。在比较这两种交付选项(POCT与检验科)时,检验科中固定的仪器和设施成本与POCT的培训及持续检测项质量监管所需人工成本持平(表5-3-1);二者最大的差异在于试剂成本这一可变因素。随着POCT测试量的增加,单位测试成本会成比例增加。根据测试量来看,当POCT进行大批量测试时,其成本基本与检验科低样本测试量时成本相当。参见表5-3-1中一个假设每年有10 000个患者的检验科与一个每年有100 000个患者的POCT的单个测试成本的比较。

质控检测会显著影响测试成本。POCT质控测试的单位成本更高,因此降低质控测试数量可显著降低POCT的成本。表5-3-1比较了质控检测数量占患者测试数10%和20%的情况下,检验科和POCT的单个测试成本。将质控测试占比提高10%会导致单个测试成本增加0.09~0.17美元,使总测试成本增加4%~8%。如果一个POCT项目引入更多的设备和操作人员,相应的就需要进行更多的质控测试。随着质控数量对患者测试量比值增加,检测成本会相应提升。最终,为了减少质控数量,针对每个POCT检测点,需要在设置满足临床需求所需的最少数量的工作人员与为保证每个操作人员具备支撑足够数量的患者样本能力所需的质控数量之间寻求平衡。因此,需要将质控数量维持在最低限度以降低POCT成本。

POCT成本是每个测试点中特定因素的总和。由于每个测试点的设备、操作人员、测试量和质控频率存在差异,POCT成本会有所不同。因此,一个测试点的成本估算无法完全适用于其他测试点。当将一个POCT检测点已公布成本结余后,以其相关数据对另一个检测点成本进行估算前应谨慎考虑。即使方法原理和临床应用相似,POCT交付方式和管控政策的差异会影响其相关文件和监管的数量和类型,因此某一机构的POCT成本结余在其他机构可能无法实现。

(六) 临床结果

与所有实验室检测一样,POCT应当用于回答特定的临床问题。一般而言,实验室检测应该反映出临床症状并帮助完成患者的临床诊断。盲目应用POCT对每一个患者采用中心实验室中所有检测项目进行检测,以发现其中的异常结果,这是一种危险的操作。POCT与实验室检测类似,均应根据患者的症状以及疾病的预测概率/患病率谨慎开具检测项目,以应对特定的诊断问题。POCT应当作为中心实验室检测的补充,为临床医生提供针对特定病患难题的、具有可比性结果的诊断性测试,其快速的检查结果可以改善患者的预后。

POCT有提升病患医疗服务的潜力,但其更针对于提升便利性而非解释特定的临床问题。如果过度使用POCT或仅为了方便而使用POCT,可能提升医疗成本,并导致重复工作。例如,如果POCT结果与主检验实验室结果不符,需要额外在中心实验室复测样本以确认可疑的POCT结果。开展POCT的重要临床原因包括:

(1) 周转时间:快速出结果,意味着更快的治疗。

(2) 血管穿刺:指端取血相比于静脉穿刺风险更低,对于肿瘤患者和其他凝血功能障碍的患者尤其如此。

(3) 失血:POCT所需的样本量较小,适于新生儿检测。

(4) 教育:可以作为在教学机构中对住院医师培训的一部分。

(5) 实践趋势:住院患者需要根据诊断结果立即采取临床措施的急性病症增加。

(6) 效率:临床医生在等待测试结果时要诊治其他患者,在取得诊断结果后又需要花时间重新熟悉病历。POCT提供快速诊断结果,意味着可即时治疗并消除重温病历所耗费的时间。

有时,持续使用POCT是因为其可满足临床需求。例如对于血气和葡萄糖检测而言,重症患者相关指标会快速变化。因此,如果从中心实验室获得检测结果,患者生理状态可能已经发生了变化,此时POCT更为适用。即时的结果和更快速的临床治疗(如强化胰岛素管理)可以使患者更快度过ICU,缩短住院时间。凝血试验通常被用于评估心脏搭桥手术后的凝血时间调整的程度。POCT可以更快速提供凝血试验结果,从而即时确定鱼精蛋白剂量,节省在昂贵的术后恢复区等待实验室结果的时间。对近期未进行妊娠检测的女性而言,在门诊手术当天进行妊娠试验,会减少其手术前的等待时间。POCT 可以提供现场妊娠试验,从而消除患者等待、重排手术以及错失昂贵的外科医生和手术室的风险。此外,在术后恢复室中进行血红蛋白测试可以更快速地评估术后出血风险,从而控制输血需求。在 ICU 中实施床旁血气监测可以降低测试频率以及每次测试的取血量,从而显著降低整个 ICU 住院期的失血量。因此,POCT 可以满足特定临床需求,从而为患者提供更有益的结果。这些结果可以用时间和金钱等客观指标或患者满意度等主观指标来衡量。通过这种方式,人们可以对 POCT 的成本与临床效果进行权衡,从而一方面证明临床对 POCT 的需求,另一方面表明 POCT 的引入可以提升临床服务。

POCT 可以使某些患者群体受益,但这并不意味着 POCT 适用于所有人群。有些报道宣称 POCT 会大幅节约成本并可能显著提升医疗服务水平。但是,由于不同 POCT 测试地点或机构的管理结构存在差异,尤其是患者人数、测试数量、受训操作人员数量、质控操作水平和监管等方面差异,上述结论需要严格审视。不同测试地点间可能存在不同的具体情况,因此在某个测试点针对某类特定患者群体的 POCT 可能具备成本优势,但其在另一测试点或针对另一类患者人群可能不具备同样优势。故每个检测点使用 POCT 时都需要单独分析。

与中心实验室大型仪器相比,POCT 设备可能不具备相同水平的准确度和精密度。例如,不同血糖仪间的不精密度和偏差可能很大,使其无法用于糖尿病的诊断,并限制其用于糖尿病筛查。大多数 POCT 肌酐检测方法结果无法精确到两位有效小数,且与大型实验室中经同位素稀释 - 质谱法(译者注:同位素稀释质谱法是一种绝对定量方法,是多种免疫分析方法的参考方法)校准的分析方法相比,POCT 法测值结果有明显的偏差。目前,专业指南建议肌酐报告结果应精确到两位有效数字,以减少由肾小球滤过率引起的变量。虽然如此,肌酐 POCT 检测方法可以对患者肾功能进行快速评估,以确定放射医学相关患者体内放射性染料的清除能力和血液 / 肿瘤医学相关患者的给药剂量,因此同样具备广泛的需求。当医生开具化验单和解释测试结果时,不同 POCT 方法和检验科检测方法之间的差异是一个重要的考量因素。虽然二者在方法学性能、干扰和偏差方面都存在差异,人们仍在尝试在电子病历中将 POCT 结果与检验科检测结果共同呈现,以最大化地向临床医生展示信息。日常操作中,应根据临床实际情况并基于方法的局限性来决定适合患者医疗处置的检测方法类型,并在患者的医疗记录中明确标识测试结果以防止因测试方法和测试地点产生混淆。

当检测方法选定 POCT,必须让临床医生了解可用的检测方法,包括优点和局限性,并指导其如何选择适合的检测方法。通过适当的结果评估可以制定选择检测方法的标准。依据这些标准并参考特定患者及医疗处置状态下各方法的表现,可以确定选择 POCT 方法、或将样本送至当地检验实验室分析、或将样本送至更远的中心实验室分析。同时,选择检测方法时应同时考虑获取结果所需的周转时间、临床需求以及临床医生何时确认结果并制定治疗措施。如果工作人员急于进行 POCT 检测,但却由于医生无法确认结果有效性而无法进行医疗处置,这会造成临床资源的浪费。针对不同患者的选择测试类型以及将测试送至何处的最佳决策树,是当前医疗中关键路径和决策支持的基础。这些路径通过指出哪些行为能实现最佳患者预后及耗费最低医疗成本。初期医疗路径往往是通用的,仅指示针对特定疾病开展相关测试。后期,临床路径聚焦于不同测试方法(POCT 和中心实验室大型仪器)的特定结果,以及根据患者治疗过程中的特定节点治疗效果或循证研究结果确定何种测试方案更为适合。

二、质量保证

(一) 良好实验室管理规范的组成

与其他类型实验室检测类似,POCT 的质量保证需要覆盖整个测试过程,包括医生开单、患者准备、样本采集、样本运输、样本分析、结果报告、临床解释和治疗干预。实际工作中,必须分析每个步骤潜在错误的来源,需设置监测措施以确定检测过程成功、有效,并能在检测过程失败时进行干预。POCT 仅消除了样本运输和处理步骤,其与中心实验室的检测方法面临相似的质量问题。测试或样本采集方式不恰当、患者准备不充分、测试结果中编号错位以及对于结果临床解释不正确,都可能造成医疗事故。相关的技术问题以及其分析过程还必须检查仪器是否存在干扰和操作人员是否存在操作错误。

过去,实验室检测的质量保证主要集中于仪器误差控制。系统误差和随机误差最常发生在实验室仪器和对应的试剂反应上。相对来说,实验室仪器的性能受操作人员的影响较小。操作人员只需进行试剂装载、样本装载、启动仪器(按下分析仪的启动按钮),以及在问题发生时进行故障排除。由于中心实验室的仪器和技术人员数量有限,每个操作人员均聚焦于相同仪器的反复操作,具备丰富的经验,因此中心实验室检测方法的质量保证比 POCT 更易于管理。

另一方面,POCT 设备的性能更依赖于操作人员。例如,妊娠、药物和尿液试纸条等 POCT 项目依赖手工操作,或需肉眼判断结果,其结果可能会随着样本加样方式、测试时间、洗涤步骤和照明条件的不同而产生变化。此外,操作人员之间对颜色辨别力的差异也会影响 POCT 结果。新一代 POCT 设备通过设定自动化测试时间和检测步骤,尝试消除操作人员的影响。然而,在一处完整的医疗系统中,可能包含数百台 POCT 设备和数千位操作人员,因此 POCT 项目的质量保证比中心试验室中检测项目更难管理。这些操作人员的主要关注点是患者的医疗处置和看护。护士、医生和其他临床工作人员并不熟悉实验室操作,POCT 只是其日常工作的一小部分,而工作人员可能仅偶尔操作 POCT。因此,POCT 的质量保证计划必须通过同时管控操作员、试剂和设备来确保测试性能的一致性。

开展过 POCT 项目的机构对于质量保障的经验是,一方面保障初期检测的高质量,另一方面持续提升检测质量。其内容包括:

(1) 让实验室人员参与操作人员的初始培训。

(2) 将标准化的培训工具作为培训的一部分,如视频 /DVDs。

(3) 按计划的时间间隔反复培训并评估培训效果和受训人员资质。

(4) 定期将 POCT 与中心实验室结果进行比对。

(5) 对于可以存储质控品数据和患者数据的项目而言,提取并计算 POCT 设备中相关数据。

操作人员培训对于获得良好的 POCT 结果非常重要,培训需要包含持续的资质评估。针对特定 POCT 设备的专门培训可确保初始性能的正确性,而 POCT 结果与中心实验室间的定期比对以及对操作人员的再培训可确保性能保持高水平。自动采集质控数据和患者数据可以通过减少人工结果记录、确认操作人员的资质以及评估实验室结果比对的方式来辅助 POCT 的质量管理。

(二) 监管

对 POCT 的监管旨在确保其是在系统性的质量保证程序的指导下进行检测。目前,美国政府已经颁布了 POCT 的监管法规,其可以对不符合准则要求的机构进行罚款。其他国家也逐步采用用于 POCT 的质量法规,并推出针对 POCT 设备质量保证的专业协会指南文件。

在美国,POCT 受到多项法规不同程度的监管。患者用于家庭测试的自用设备需要在销售前获得 FDA 对其"家用"设备的批准。医院和医疗相关使用的 POCT 必须同时符合联邦和各州的法规。各州针对 POCT 的法规各不相同,相比联邦法规有的较严格,有的较宽松。建议各机构咨询各州监管机构以获取具体的指南要求。

所有医疗用途 POCT 均受 1988 年卫生与公众服务部(译者注:美国)颁布的**临床实验室改进修正案**(Clinical Laboratory Improvement Amendments of 1988,CLIA'88) 的监管。CLIA 将实验室测试按复杂程度分为三个层级:豁免、中等和高复杂性,具体取决于测试过程的难度。这些法规是强制实施的,如不遵循则可能丧失联邦医疗保险对实验室检测的赔偿,并可能导致该机构的重大收入损失以及额外的法律处罚。CLIA 致力于整个检测过程的质量控制,从分析前样本收集、设备操作、检验员资质到结果的报告和解释。CLIA 规程可以对样本在实验室内整个路径中进行追踪。更新的 CLIA 解释文件包括某些检测限定了质控的频率,以及为开展非豁免复杂检测项目的所有实验室(中等和高度复杂检测)建立一套质量控制标准。

有三家认证机构可以对医疗实验室进行 CLIA 合规性核查和认证:**美国医疗机构联合评审委员会**(the Joint Commission on the Accreditation of Healthcare Organizations)(联合委员会),对医院进行认证的**美国病理学家协会**(College of American Pathologists,CAP),以及对私人医疗实验室(POLs)进行认证的**实验室认可委员会**(the Commission on Office Laboratory Accreditation,COLA)。CAP 条款比联合委员会

和一些州的法规更为严格,CAP 被视为等同其他机构的"资格",故 CAP 的检查和认证不必要求其他机构进行复查。与之类似,其他机构和一些州的要求并被视为等同于联邦准则的"资格"。因此,实验室可以有多个证书,但只需要通过最严格的认证机构的审查即可。

CLIA 下 POCT 通常属于豁免和中等复杂程度类别的测试方法。豁免类 POCT 包括 FDA 批准可用于家庭使用的简单检测试剂盒,如葡萄糖、尿液试纸条、血红蛋白和妊娠检测试剂盒;FDA 批准的操作简单的检测方法,如滥用药物的检测、HIV 检测和一些化学分析仪。其他不在联邦豁免类别清单上的所有 POCT 均被认为属于中等复杂程度类别。

针对豁免类方法,联合委员会有一套指南文件。联合委员会监管下的豁免类 POCT 必须遵循如下六项准则:

(1) 机构必须定义 POCT 用途;即用于诊断或患者管理。

(2) 必须保留参与 POCT 的所有人员(主任、主管和操作人员)的清单。

(3) 必须保存所有操作人员针对 POCT 设备进行首次培训以及持续的资质考核的档案。

(4) 可供每个操作人员阅读,涵盖患者准备、样本采集、分析、报告结果和解释等检测流程各方面的规程文件。

(5) 质量控制必须根据制造商提供的说明书和推荐的频率进行。

(6) POCT 的结果必须留档以便对患者样本、质控记录、操作人员资质和培训文档进行审查跟踪。

联合委员会指南文件中是通用要求,执行的具体方式可根据各机构要求进行选择。如以下内容都可以证明操作人员的资质:

(1) 质量控制的常规表现。

(2) 对定值的盲测样本进行分析(能力验证样本)。

(3) 对操作人员实地审查。

对于豁免性检测项目,机构只需要证明其具备确定操作人员资质的方法,以及该机构遵循自身的章程要求以满足联合委员会的指导意见。

联合委员会、COLA 和 CAP 将中等复杂性 POCT 等同于中心实验室测试方法,并按同等标准来评判。POCT 必须在中心实验室的指导下进行。中等复杂类测试需具备技术负责人、主管和临床顾问,并包含对操作人员受教育水平的具体建议。主管必须定期(每天)确认患者结果。此外,监管机构针对中等复杂程度 POCT 的方法和试剂确认、存储、维护、实验室环境、结果报告文件和操作人员资质要求均进行规范。规范中,相关方法至少每天进行两个水平的质量控制检测,每半年或每批次试剂必须进行校准。外部能力验证计划应进一步覆盖 POCT,以便 POCT 的性能能够在其他同行机构之间进行比对。POCT 的质量应当由包含护理、临床医师和实验室成员构成的多学科团队进行监管。总的来说,测试过程应该是持续质量改进计划的一部分,测试过程会记录基线性能,聚焦改进的范围,并明确系统程序改变对 POCT 质量的影响。CAP 在检测程序的某些方面(包括质量控制和校准验证)对豁免类和非豁免类测试进行了区分。但是,CAP 要求 POCT 测试方法无论复杂程度如何,均需参与能力验证计划并在受过实验室培训的医疗主管的监督下组织实施。每年都必须按照以下六个要素对参与中等复杂类 POCT 测试的操作人员的资质进行记录:

(1) 直接审察常规患者检测中的表现,包括患者的识别和准备、标本采集、样本管理、处理和检测(如适用);

(2) 监督测试结果的记录和报告,包括报告危急值(如适用);

(3) 审查检测中间过程的结果或工作表、质量控制记录、能力验证结果和预防性维护记录;

(4) 直接审查仪器维护过程的表现和检测仪器性能;

(5) 通过复测之前已分析过的样本、内部盲测样本或外部质评样本来评估测试性能;

(6) 评估解决问题的能力。

总之,美国法规授权中心实验室参与 POCT 的整个过程以确保检测在明确的质量保证计划下进行。虽然有些法规可能需要过多的文书工作和监管而显得繁冗,但监管主要强调评估 POCT 在医疗保健组织内的临床用途。POCT 不能仅仅被视为一种便利的方法。通过强制各机构意识到虽然高质量 POCT 存在因监管产生的人力和监督成本,但是不必要的额外测试会大大减少。只有通过将 POCT 与中心实验室的检测方法进行互补和结合,并对临床表现进行评估,才能优化整体医疗能力。

(三) 数据管理

POCT 的质量保证过程会产生大量的数据。其中,仪器记录包括首次性能验证、维护、故障排除、质量控制和患者测试结果;操作人员记录包括培训和资质考核;试剂记录包括对运输、使用和存储的确认。随着设备数量、操作人员数量以及试剂批号数量的增加,数据管理变得更加困难。POCT 自动化数据管理的优势在于提高文档的合规性并节省数据审查的人力。

POCT 数据管理有三个步骤,即测试过程中设备采集数据、将数据传输到中央信息系统,以及数据归约以获得定量参数用于审核。计算机化的 POCT 设备能够实现自动化数据管理。就测试量而言,自动化的 POCT 已经涵盖了目前 POCT 中约一半的项目,包括葡萄糖、电解质、血气、血红蛋白和凝血等测试。另一半是手动 POCT 项目,如尿液试纸条、妊娠、潜血和药物测试。手动测试项目的数据管理仍是个挑战。

在条件允许的情况下,计算机化数据管理可以帮助实验室监督 POCT 执行过程。具有数据管理功能的 POCT 设备可向操作人员提供所需信息。操作人员和患者的识别可以通过手动输入或通过条形码扫码输入。测试结果连同日期、时间、试剂批号、试剂有效期、质控品批号、质控有效期、质控范围以及操作人员和患者的识别信息等均会被储存,为质量保证提供完整的审查跟踪信息。计算机化的 POCT 设备还具有锁定功能,仅允许经过培训的、有认可资质的操作人员进行检测操作,提醒操作人员何时执行质控,并在质控失败时阻止发出检验报告。这些功能可确保设备仅在系统规定的参数内发送检验结果。POCT 的结果有可能立即被应用于指导患者治疗,POCT 设备在检测患者样本前自检质控达标的锁定功能有时是无意义的。一方面,检验实验室的审核会增加检测报告的周转时间,另一方面,这种做法对每个结果而言难以执行。

然而,POCT 设备在可存储的数据量方面受到限制,因此需要定期下载数据。数据可以直接传输到具有更大存储容量的电脑中。手提电脑便于携带,提供了一种从偏远 POCT 设备收集数据的便利方式。但是手提电脑需要人员手动将电脑连接到每台设备,即需要有人将手提电脑带到设备处或定期将设备带到手提电脑处。通过电话线与调制解调器也可连接 POCT 设备以从远程站点下载 POCT 数据,而互联网提供了一种在网络可用的情况下收集数据的现成方法。最近,人们在探索利用无线技术将数据从远程站点传输到中央计算机的能力。无线网络提供了实时获取数据的方法。技术人员手动下载 POCT 数据的工作量很大,特别是对于拥有数百台设备的 POCT 项目。因此,数据传输的自动化为大量节省人力和改进数据审核方式提供了可能。

遗憾的是,连接 POCT 设备的成本可能很高。每个制造商都使用专用硬件和独特的通信协议来独立开发其接口。对用户而言,每种 POCT 设备需要准备单独的数据管理计算机系统,而这些将增加单独布线和单独接口的费用。这些增加的费用不利于转化并应用至新的 POCT 设备。通信协议标准化方面的努力促成了 POCT 用户、组织和制造商达成协作联盟,也促成了针对 POCT 信息互联的 POCT1-A2 标准的发展。这一标准目前由临床和实验室标准协会(CLSI)维护。该标准促进 POCT 设备、电子病历和实验室信息系统之间的信息无缝交换,并能满足双向通信、标准设备连接、使用现有医院基础设施、商业软件的互操作性和数据安全性等关键的用户需求。

当中央数据库采集到 POCT 数据,就可以进行数据归约并审核数据。例如,可以追踪质控趋势并发现问题以针对性改进;操作人员的工作情况也可以进行监控和比较;另外,还可以确认患者的数据,打印用于临床管理的趋势报告,以及生成用于报销的账单。可惜的是,这种类型的分析仅适用于存储在计算机上的数据。对于手动 POCT,只有当结果手动输入计算机时,才能进行统计学比较。鉴于手动检测的数量庞大,这项任务十分艰巨,可能会产生包括数字错位和键入错误在内的其他错误。此外,在繁忙的患者护理站中进行手动数据录入也是不切实际的。只有检查测试使用情况,才能获知是否所有 POCT 手动测试都准确地采集到信息。一些计算机化的 POCT 设备,如血糖仪,允许在床旁手动输入 POCT 检测结果,并利用 POCT 设备的便携性和信息传输能力来采集和输送手动试纸条检测和其他检测的结果。

三、实际应用管理

(一) 技术确认

为确保在所有可能的情况下 POCT 均能提供与主检验实验室准确性相当的结果,医护人员需要了解检测项目的技术局限。在应用于患者之前,应对 POCT 进行确认以判定结果符合厂商的宣称指标。对于准确预测 POCT 的性能而言,在设备的预期使用场景下测试非常重要。许多 POCT 设备是预期用于患者自测,这种场景与医院、医生办公室、家庭护理情况均不相同。与家庭患者相比,住院患者和急重症病患者的某些生理指数(如血细胞比容)不同。患者人群的差异可能导致 POCT 结果的偏差。选择一种可能的 POCT 方法时,应该考虑上述影响因素。

然而,确定 POCT 可接受的性能取决于其具体的临床应用。对于不同 POCT 方法的性能差异,在某些情况下是可以接受的,而在另一些情况下则无法接受。在选择和确认一种 POCT 方法之前,需要对方法性能的临床可接受度达成共识。已发布的标准可以辅助设定 POCT 的可接受度,但最终机构必须根据自身临床实践来设立可接受的性能标准。

在选择 POCT 方法时,应考虑到医疗机构内可能影响 POCT 的因素。这意味着确定在每处测试地点各种 POCT 如何使用。需要着重考虑如下因素:

(1)震动:该设备是否对震动敏感,如救护车等移动运输车辆中的情况?

(2)湿度:环境可控还是会随季节性发生变化?

(3)温度:在储存、运输或分析过程中,设备相关试剂是否会暴露在夏季极端高温或冬季极端寒冷的环境温度下?

(4)光照:POCT 在储存或分析过程中是否会暴露在阳光直射下,室内日光灯是否会影响试纸条和测试的颜色变化?

(5)血细胞比容:POCT 可接受的限值是多少。预期患者群体中血细胞比容的极端情况是什么,这些与设备的限度是否匹配?

(6)海拔:由于气压或氧气效应会影响高海拔地区、飞机上或医疗救援直升机上的测试,应考虑是否存在不同海拔高度的测试偏差?

(7)储存:POCT 系统的所有组分都需要冷藏吗,如何监控和记录冰箱的温度?

(8)样本:如果设备用于家庭并以毛细管指端采血为样本来源,POCT 是否可以用于所有类型的样本,如动脉血和静脉血?

(9)标本添加剂:抗凝剂或糖酵解抑制剂会影响检测吗,需要新鲜尿液还是应该使用尿液防腐剂?

上述可变因素之间的组合相当多,而每种操作都需要评估其特殊的情况。例如,使用储存的抗凝样本与新鲜毛细血管样本进行确认实验,其结果可能不同。同时,一些 POCT 适用温度范围较窄,尤其是那些含有蛋白酶和抗体的试验,如妊娠、传染病或滥用药物等检测。此外,必须特别注意在家庭护理场景中,POCT 可能通过汽车运输并暴露于极端的温度下。POCT 的方法确认时应尽可能模拟其在日常使用中所处的实际条件。在许多情况下,这可能需要在短时间内使用同一患者样本在 POCT 和检验实验室同时进行检测以比较结果相关性。

最终,POCT 方法学的选定应该以在整个机构中对给定分析物能满足标准化结果为主要目标。随着各种测试的不同方法学和制造商数量的增加,人们会遇到越来越多检测偏差方面的问题。因此,只有将实验室检测的不同方法学的数量保持在最低限度时,POCT 的质量保证计划才更容易实施。最大限度地减少方法学的种类也同样简化了对多种规程和培训计划的需求。

随着电子病历的使用,若患者记录中出现 POCT 与检验实验室同时覆盖的测试结果,必须考虑将两者区分开。POCT 是一种与检验实验室仪器测量不同的方法学,其具有不一样的干扰、偏差和检测局限性。在患者医疗记录中对相同分析物的不同方法学结果进行叠加会使临床医生产生困惑。CLIA 法规还要求在经过 CLIA 认证的机构对每个测试的结果进行审核跟踪。在一个拥有医院 POCT、诊所 POCT、家庭护理测试、救护车和其他附属站点的卫生系统中,POCT 可以在多个 CLIA 认可机构下进行。在一份电子病历中叠加所有葡萄糖的检测结果,可能会使多个 CLIA 认可结果交叉,并可能使对最终测试结果负责的检验实验室技术主管造成困惑。因此,电子病历应在患者医疗记录中将 POCT 结果与其他的方法学结果进行区分。

(二) 质量控制

所有实验室检测都需要通过一种方式来记录方法学是否稳定并且不会随时间而变化。这通常由检测含有靶值的液体质控品来实现,其检测方式与患者样本一致。质控结果可以随时监测和跟踪,以确定检测系统是否存在可能影响患者结果的变化情况发生。质量控制方法十分适合监测实验室仪器(使用大量试剂)性能。但是,检验实验室开发的标准质量控制方法并不适用于评估以单个测试为单位的 POCT 设备的随机误差。

POCT 通常以小批量或以单个测试试剂盒的形式生产。因此,必须要调整常规质量控制方式,从而在测量大量测试中系统误差的同时还可以检测单次测试中的随机误差。制造商已经开始在一些 POCT 设备中设计内部质控品,以便监控每次测试的误差。对于手工测试,这些内部质控可以通过基于免疫检测的二抗 - 抗原反应来呈现试剂盒储存、样本应用和操作人员技术的问题。内部质控品也可以提示读取结果的适当时间。隐血试验独立区域的活性可以确定过氧化物显影液的效能。对于 POCT 设备,分光光度计和电子质控可以检测设备的完整性,尤其是设备掉落或损坏时的情况;其也能反映生物传感器测试盒的生产一致性。由于没有使用试剂或增加与质控性能相关的成本,电子质控是一种很好的方式。然而,电子质控不能像液体质控那样可以评估试剂的化学性质和操作人员的技术。最近由联合委员会和 CAP 修订的监管措施中,如果使用机构能够证明应用于 POCT 设备上的内部质控可以和液体质控一样以相似的频率检测到相同的错误类型,那么允许机构使用内部质控程序取代液体质控品。CLIA 解释条款最新的更新使 POCT 的质量保证更加全球化。更新后条款允许使用替代质控,前提是实验室能控制检测过程的其他方面,包括内部质控可能未涵盖到的方面。

(三) 管理

POCT 需要定义组织内管理结构。检验实验室在这个管理结构中起着关键作用,其中一名检验主管和监督人员承担审查 POCT 数据的工作,并监督患者护理室中的检测工作。临床工作人员也要参与到这个管理结构中,当 POCT 结果出现问题时,需要与护理人员中能解决 POCT 问题的人员联络。此外,需要指定培训人员,以保证员工的标准化培训和资质,并在发生人员调整时能做好新员工的培训。

POCT 的监管应由多学科委员会指导,该委员会有权就政策问题以及出现管理问题时提出建议。该委员会的成员应包括参与 POCT 流程的各方代表:必须包含检验实验室和临床工作人员;也应包含管理人员,以处理预算并保证来自机构负责人和医务人员的支持;另外建议纳入采购代表,以处理库存问题。POCT 可能通过各种渠道进入机构,如药房、医生从其他途径获得的试剂盒、患者设备和公司销售代表留下的样品等,因此库存管理特别易发问题。总体而言,多学科委员会应为实验室选择 POCT 方法和整个机构的标准化检测提供指导。因此,多学科委员会可以行使行政权力,指定特定地点进行检测,或在出现问题和违背政策、规则时终止检测。

四、总结

POCT 是一种将实验室检测拉近患者的替代方法,它能快速出具结果并改善临床表现。POCT 是否真正意义上提供了有益的结果取决于其在各自测试点上的使用情况。在一个测试点如果 POCT 设备很多但测试量较小,那么其检测成本会比其他测试点更高。低效或无效的测试不会改善临床表现,而只会增加额外的检测和医疗记录中未使用的数据。POCT 有效性的评价取决于特定测试点的临床实践,因此十分复杂。此外,优质 POCT 需要付出努力,并需要明确的管理结构以维持高标准检测。每个测试点都必须被视为独一无二的场景,需要将所有变量因素汇集在一起以确定针对特定患者群体的最合适的检测交付方式。在一个检测点有效的 POCT 可能在另一个检测点无效。需要意识到 POCT 是检验实验室的一种延伸,其具有与检验实验室类似的质量保证问题以及培训和监管要求,这样 POCT 才能在医疗机构中发挥其最佳作用。

五、参考文献

CLSI. *EP18-A2 Risk Management Techniques to Identify and Control Laboratory Error Sources; Approved Guideline* 2nd edn (Clinical and Laboratory Standards Institute, Wayne, PA, 2009).

CLSI. *POCT1-A2 Point-of-Care Connectivity; Approved Standard* 2nd edn (Clinical and Laboratory Standards Institute, Wayne, PA, 2006).

CLSI. *POCT2-A Implementation Guide of POCT-1 for Health Care Providers; Approved Standard*. (Clinical and Laboratory Standards Institute, Wayne, PA, 2008).

CLSI. *POCT7-A Quality Management: Approaches to Reducing Errors at the Point of Care; Approved Standard*. (Clinical and Laboratory Standards Institute, Wayne, PA, 2010).

CLSI. *POCT8-A Quality Practices in Noninstrumented Point-of-Care Testing: An Instructional Manual and Resources for Health Care Workers; Approved Standard*. (Clinical and Laboratory Standards Institute, Wayne, PA, 2010).

CLSI. *POCT9-A Selection Criteria for Point-of-Care Testing Devices; Approved Standard*. (Clinical and Laboratory Standards Institute, Wayne, PA, 2010).

College of American Pathologists Commission on Laboratory Accreditation. *Point-of-Care Testing Checklist*. (College of American Pathologists, Northfield, IL, 2011).

Department of Health and Human Services Centers for Medicare & Medicaid Services Centers for Disease Control and Prevention 42 CFR Part 493; Medicare, Medicaid, and CLIA Programs; Laboratory Requirements Relating to Quality Systems and Certain Personnel Qualifications. *Fed. Regist.* **68**, 3640–3714 (January 24, 2003).

Department of Health and Human Services Health Care Financing Administration Public Health Service 42 CFR; Final Rule; Medicare, Medicaid and CLIA Programs; Regulations implementing Clinical Laboratories Improvement Amendments of 1988 (CLIA). *Fed. Regist.* **57**, 7001–7288 (Feb 28, 1992).

International Organization for Standardization. *ISO15189 Medical Laboratories: Particular Requirements for Quality and Competence*. (ISO, Geneva, Switzerland, 2003).

International Organization for Standardization. *ISO22870 Quality Management of Point-of-Care Testing (POCT)*. (ISO, Geneva, Switzerland, 2006).

Joint Commission. *2011 Comprehensive Accreditation Manual for Hospitals (CAMH): The Official Handbook*. (Joint Commission, Oakbrook Terrace, IL, 2011).

Joint Commission *2011 Comprehensive Accreditation Manual for Laboratory and Point-of-Care Testing (CAMLAB)*. (Joint Commission, Oakbrook Terrace, IL, 2011).

Jones, B.A. and Howanitz, P.J. Bedside glucose monitoring quality control practices: a College of American Pathologists Q-PROBES study of program quality control documentation, program characteristics, and accuracy performance in 544 institutions. *Arch. Pathol. Lab. Med.* **120**, 339–345 (1996).

Kost, G.J. *Principles & Practice of Point-of-Care Testing*. (Lippincott, Williams & Wilkins, Philadelphia, PA, 2002).

Nichols, J.H. Cost analysis of point-of-care testing. In: *Advances in Pathology and Laboratory Medicine*, vol. 9, (ed Weinstein, R.S.), 121–133 (Mosby-Year Book, Inc. St. Louis, MO, 1996).

Nichols, J.H. (ed), *National Academy of Clinical Biochemistry Laboratory Medicine Practice Guidelines: Evidence-Based Practice for Point of Care Testing*. (AACC Press, Washington, DC, 2007).

Nichols, J.H. (ed), *Point-of-Care Testing: Performance Improvement and Evidence-Based Outcomes*. (Marcel Dekker, Inc. New York, NY, 2003).

（黄庆 译，关明 审）

一、操作指南

（1）准确描述所发生的问题，应避免在不大可能的原因及有关的解释上浪费时间。用一句话简明地描述和记录与所发生问题有关的已知的情况，然后在问题原因分析指南中找到与之匹配的情况。本部分在"案例研究"中提供了典型的例子。

（2）浏览本书问题发生的可能原因的相关内容，并将与问题相关情况罗列出来。

（3）根据本书建议措施部分提供的判断线索，可以从有用信息列表中获取所需信息。同时，咨询制造商是否其他用户也报告过类似问题。

（4）逐步分析问题的可能原因。如有必要，可以开展简单的测试或对仪器进行检测来确定问题真正原因。分析手工操作问题的最佳方法是采用仪器设备来替代手工操作，但这可能需要一段较长的时间，尤其是当问题不是连续发生的时候。

（5）使用自动免疫分析仪时，应检查仪器的安装是否合格，是否定期进行检修和维护。如有任何疑问，应对设备进行重新评估或维护。为仪器绘制或复制全部功能模块的流程图，也可能对问题分析有所帮助。还需关注样本和试剂的路径以及它们的反应程序。理论上，应排查识别可能引发问题的全部仪器功能。可以使用仪器的检测方法或者尝试设计压力测试来检查仪器的个别功能。出乎意料的是，仅仅通过使用标准临床实验室设备开展简单的测试，便可以找到很多潜在的问题的原因。同时，还应仔细分析问题出现前后的相关数据以及其他实验数据的特点。

（6）记录问题出现前后零值校准品和常规质控品的信号水平。记录的任何变化都可能有助于明确问题开始出现的准确时间以定位潜在原因。即使信号水平没有变化，这些信息也可以用来协助排除可能的原因。质控品的测值变化可能和样本测值变化表现不一致，因此质控分析在分析由患者样本干扰导致的问题时没有价值。

（7）用导出的测试信息来检测校准曲线的拟合偏差。将校准品信号值代入拟合后的曲线方程中，重新计算校准品浓度值（拟合值）并与校准品的赋值（真实值）进行比较。这些信息通常包含在导出的测试信息及校准信息中，也可通过将校准品信号值当作未知数进行手工计算获得。

（8）问题分析人员应学会发现问题发生和不发生之间的区别。例如，一个问题开始于6月份，那么6月份还发生了什么其他变化？虽然两者之间可能没有联系，但有必要对这些同时发生的变化进行分析。问题分析调查时应从"谁（Who）、什么（What）、为什么（Why）、什么时间（When）"开始。分析对象可包括操作者、温度、服务、水质、样本类型、样本管、试剂批次以及最近或同步开展的仪器检修操作等。

（9）调查同一设备上的其他免疫检测项目是否出现类似问题。如有类似问题，表明问题更有可能与设备而不是试剂有关。了解竞争性免疫检测法和非竞争性免疫计量检测法分别受设备问题影响的方式，对查明问题的真实原因有所帮助。

（10）如果问题分析是一个常规活动，成员中应至少有一位接受过理性思考法（Kepner-Tregoe）培训。

（11）因果图或鱼骨图是系统排查潜在问题的有效工具，需检查鱼骨图上识别的原因与事实是否相符。

（12）大多数的测定仅对样本进行了单次测试。对患者样本进行重复测试有助于问题解决。

（13）如果制造商无法重现用户端实验室所反馈的问题，那么问题通常与样本有关。一般情况下制造商很少使用新鲜样本而更多使用质控品或冻存样本进行测试。

（14）问题分析通常是制造商（可以获取原材料批次、工艺变化等相关信息）和用户（持有与问题相关的数据）之间的联合调查的过程。

（15）更换试剂即一次更换一种组分，是分析批间差和稳定性问题原因最简单有效的方法。

二、问题原因分析指南

(一) 质控偏差——测值从一段时间到另一段时间(从一个试剂批次到另一个试剂批次)的恒定变化

1. 可能的原因

(1) 试剂批次不良:质控品测值变化与试剂换批同步。

(2) 存储的校准曲线错误或制造商提供的校准曲线有误:生成新校准曲线时质控品测值会发生变化,并且测值可用新的校准曲线校正。如果制造商提供的校准曲线有问题,那么其他使用同批试剂的用户也会出现同样的问题。

(3) 所用的曲线拟合程序发生变化:校准数据中校准品拟合值和真实值的差异可以引起质控品的测值变化。

(4) 定性分析中截断值附近的吸光度发生变化:如果发现截断值处吸光度升高或降低,需向制造商确认可能的原因。

(5) 质控冻干品的复溶不当:如果是这种原因,偏差的持续时间应与使用该瓶分装的质控品时间一致。

(6) 质控品的瓶间差:如上所述,偏差的持续时间与该瓶质控品的使用时间一致。

(7) 无意中更换了所用的质控品:操作者无意中更换了所用质控品的批次或种类。如果是这种情况,质控测值变化的时间可能与所用免疫分析试剂批次无关。

(8) 实验方法的改变:检查实验方法是否更改。

(9) 质控品稳定性问题:检查质控品的运输、储存(如制冷不足)及处理条件,并确认是否有将使用后的质控品留在室温条件下,因瓶子敞口出现挥发以及反复冻融等情况发生。

(10) 实验室温度变化:其影响应该明显可见,如校准曲线形状、截断值处吸光度及所有质控品的信号值均发生变化等。应该考虑到季节性的极端温度,如果在夜间关闭暖气或空调,那么早晨第一件事就是应该考虑冷暖天气的影响。应该检查仪器箱温度。分析仪是否位于冰箱通风口的上方、散热器上方或者冷热空气入口的附近。如果金属外壳的温度与环境温度有很大差异,可能会影响试剂的孵育温度。

(11) 移液器或自动取样器/加样器有缺陷:信号水平的变化、曲线形状或批内精密度水平可以反映出质控品测值变化情况。更换其他移液设备后测试或者按照制造商说明书来检查移液操作的规范性,并检查微量移液器是否定期校准。如果竞争性免疫检测法所受影响比非竞争性免疫检测法大,则怀疑是试剂加样器问题。如果所有分析均受到同样的影响,需检查样本加样器。如果用来复溶校准品或质控品的移液器不准确,所有的质控品测值与靶值偏差应是一致的。

(12) 微量移液器的使用不正确:操作者应该训练有素,能够正确地使用微量移液器,移液器使用时应保持垂直。

(13) 污垢、消毒剂或清洁剂将重复使用的试剂或蒸馏水容器污染:检查容器外观和清洗程序,有效的去除残留的清洁剂可能比清洗过程本身更为重要。

(14) 水质不合格:检查用于复溶和其他可能影响分析性能的用水来源。检查是否有真菌或细菌污染的迹象。

(15) 样本与试剂的错误混合:质控品测值的变化同时还会出现更差的批内或批间精密度的情况,还有可能出现校准失败或质控品测值改变的情况。

(16) 培养箱或水浴有问题:校准曲线形状改变可从质控品测值变化上体现。如果可能应对设备的温度进行检测。

(17) 离心机有问题:离心不足也会导校准曲线形状改变、批内精密度下降等问题,倾析法检测的除液环节会出现颗粒滑落的情况。

(18) 磁分离有问题:这种情况一般不会导致质控品测值的恒定变化,但如果是这个原因,批内精密度可能会很差。

(19) 清洗不当或不充分:最可能影响非竞争性免疫检测法对低浓度质控品的检测以及竞争性检测法对高浓度质控品的检测。在ELISA检测中,应检查通用洗板机是否适用于本实验。清洗不充分会导致假阳性结果及本底升高等问题,还会凸显校准品和质控品的基质差异,从而产生偏差。

(20) 更换操作者:质控品测值变化同时可能还伴随着其他变化,如批间精密度的变化。对于手工检测项目,应检查每位操作者的操作精准度。

2. 建议措施

(1) 分析质控品数据,并尝试确定问题的大概开始时间,通常不太可能判定出最近的测试。如图 5-4-1 中的案例,质控品测值变化可能从 40C 批次的最后一次测试或 42B 批次第一次测试开始。如果对统计学差异的显著性存有疑问,可使用非配对 t 检验来比较质控品测值。

(2) 如果之前有报过类似的问题,需分析并确认问题是否相同。

(3) 确认所用检测方法与试剂盒说明书(手工检测)中推荐的检测方法是相同。

(4) 开展制造商推荐的全部测试。

(5) 如果制造商或者其他用户端的质控测值也出现过类似偏差,向制造商询问关键原材料、工艺或试剂配方信息的变化情况。

(6) 通过导出的测试信息或校准记录来计算并比较偏差发生前后校准曲线的拟合偏差(通过比对校准记录中校准品的拟合值和实测值的差异)。

(7) 检查偏差发生前后所有质控品信号值水平。检查同一时期内,同一台仪器上运行的其他免疫检测项目的信号水平(这有助于区分是试剂还是仪器的问题)。

(8) 识别偏差发生时,试剂是否同时换批。如果产生偏差与试剂换批时间一致,应进一步向制造商询问批次间差异的根本原因。

3. 有用信息列表

提供下列信息可能对问题原因分析有所帮助:

(1) 偏差发生前后所用最新试剂批号。

(2) 质控图并标记试剂批号、质控品测值和相应的信号值,应包括偏差发生前至少 10 次以及偏差发生后尽可能多的数据。利用非配对 t 检验法统计偏差变化有无显著性差异。

(3) 如果所用的是自制质控品如病人的混合样本,应分析它们的制备方法。

(4) 关注偏差发生时的其他分析性能的细节变化,如零值结合率($\%B_0$)、校准曲线形状、ED_{50} 或非特异性结合(NSB),比较质控品测值变化前后校准曲线的形状。

(5) 导出的测试信息(或相关的校准数据),应至少包括一次问题发生前的无偏差的数据和一次问题发生后存在偏差的数据。

(6) 实际使用的检测方法与使用说明书推荐检测方法的详细差别。

(7) 所用全部仪器的详细信息以及仪器近期的维修记录。

(8) 偏差发生时检测方法、仪器、操作者及曲线拟合程序等变化情况。

4. 案例研究

某实验室使用的 T3 项目质控品为"甲状腺功能减退症"的商业质控品,其测值从 1~5 月间均在预期靶值范围内,之后测值开始下降并超过靶值范围下限。回顾质控图,实验室负责人怀疑质控品测值均值从 40C 批次开始下降(图 5-4-1)。制造商并没有发现该问题,但有其他使用相同批次试剂的用户也报告了偏差。而且,这些用户均使用了 spline 校准曲线拟合程序(原因:一个与质控品浓度接近的低值校准品定标错误,导致使用 spline 校准拟合程序的用户从 42B 批次开始出现了质控偏差,但使用 logit-log 校准拟合程序的制造商以及其他使用平滑曲线校准拟合程序的用户则未出现同样的问题)。

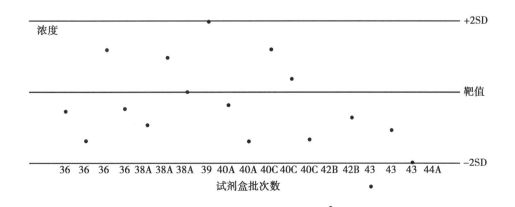

图 5-4-1　质控偏差案例(见案例研究)

（二）质控品测值的逐渐变化（个别批次或试剂换批时变化不一致）

1. 可能的原因

（1）试剂换批：尽管新换批号试剂仍能满足生产商所宣称的检测性能，但是连续生产的多批试剂对质控品的测值可能会出现持续的变化趋势，这可能是由于制造商使用的原材料不稳定或工艺控制出现了问题。它的特点是质控图成阶梯性变化，变化时间与试剂批次更换相吻合。使用磁珠的检测则更容易受到这类影响。

（2）试剂不稳定或储存不正确：试剂开瓶使用后，从开始测试到用完为止，质控品测值存在趋势性的变化，当使用新试剂又恢复到初始值。如果试剂存放在分析仪上，则检查仪器保存系统是否运行正常，是否与制造商的宣称一致。所用的个别试剂盒上机后如果不稳定，会引起质控品测值的漂移，更换新试剂后质控品测值可恢复正常。

（3）质控品不稳定：如果质控测值持续几个月逐渐变化且与试剂批次无关，其最可能的原因是质控品不稳定。这种情况下，尽管质控品测值发生变化，但是患者样本的参考范围或中位数变化应该不明显。即使在 -20℃ 条件下保存，几个月后许多分析物也会出现不稳定的情况。反复冻融质控瓶也是质控品测值逐渐变化的常见原因。

（4）自动分析仪需要重新校准：重新校准分析仪。

（5）冰箱或冰柜温度超出正常范围：要知道，冰箱内的某些特定区域的温度可达到 15℃。如果冰柜白天经常被打开，只有到晚上才能达到 -20℃ 的要求。以上情况可导致质控品、校准品或试剂的失效速度要快于预期。此外，一定要确保冰箱没有自动除霜的功能。

（6）仪器故障：短期内，比如几天内质控测值的逐渐变化可能是由于设备故障引起。仪器故障还可以造成质控品信号值、校准曲线形状以及批内精密度的明显变化。分析仪中信号读取装置或孵育温度控制装置发生问题可能是导致漂移的主要原因。应检查使用记录或仪器数据库，确认与检测信号相关的参数是否发生改变。

（7）实验室内温度变化：如果实验室没有充分的温度调节装置，室温孵育的检测会受到天气冷热的影响。如果在两次定标之间实验室温度发生了极端变化，自动分析仪上的检测也会受到影响。应该考虑到季节性的极端温度，如果在夜间关闭暖气或空调，那么早晨第一件事就是应该考虑冷暖天气的影响。应该检查仪器箱温度。分析仪是否位于冰箱通风口的上方、散热器上方或者冷热空气入口的附近。如果金属外壳温度与环境温度有很大差异，可能会影响试剂的孵育温度。如果存在以上任何一种情况，质控品测值的逐渐变化会与温度变化相一致。酶联免疫分析中极低浓度的信号水平还可能是因受到空气污染的影响所致。

2. 建议措施

（1）分析质控数据以及质控品信号值，并尝试确认质控测值的变化类型（如渐变的、阶梯式的或循环的）。确定偏差开始或出现拐点的时间，变化率在哪里升高或降低。如果既往有报告过类似问题，需分析两次问题是否相同。记录所发生问题的模式后排查所有可能影响因素的参数变化情况，如实验室温度。

（2）询问制造商的质控结果是否相同、是否收到过其他用户报告过类似问题，询问有无关键原材料、工艺或试剂配方变化的情况。

（3）检查仪器并排查可能出现的问题。检查与信号读取装置改变有关的全部仪器参数。如果没有其他用户报告过类似问题，应请用户服务工程师检查仪器。

（4）检查冰柜和冰箱温度。

（5）如果怀疑是质控品问题，应更换质控品。

（6）如果测试过程需要在室温下孵育，应检查质控品测值变化时温度是否发生过极端变化。

3. 有用信息列表

提供下列信息可能对问题原因分析有帮助：

（1）质控图并注明试剂批号和日期（如果可以，应注明零值结合率（$\%B_0$）、ED_{50}、NSB 等）。

（2）质控品和校准品的信号值。

（3）涉及的质控品的名称、描述以及批号。

（4）质控品储存条件（如温度、液态或冻干粉、是否溶解或反复冻融，质控品的效期）。

（5）不同试剂的储存条件。

（6）所用全部设备的详细信息。

4. 案例研究

某实验室在过去的 12 个月内，游离雌三醇质控品测值逐渐降低，大约每个月下降 1%（原因：所用液体质控品由混合病人样本制成后储存在 -20℃ 条件下，在长期保存过程中血清中的雌三醇不稳定)。

(三) 商业质控品测值与靶值间存在恒定偏差(同批质控品测值恒定)

1. 可能的原因

(1) 质控品制造商的问题或赋值后质控品的性状发生改变:与质控品制造商确认相关信息。分析物、质控品基质或工艺变化均可影响所用质控品的预期值。

(2) 免疫检测产品制造商对质控品的赋值错误或质控品赋值后检测产品发生变化:与产品制造商确认相关信息。在质控品定值后,检测产品原材料(如抗原或抗体)、参考物质或工艺变化均可导致质控品测值的变化。

(3) 检测产品制造商的赋值偏差或精密度差:与制造商确认。

(4) 质控品赋值后测值随产品发生变化:与制造商确认。

(5) 靶值区间使用错误:确认说明书上质控品的靶值区间。

(6) 误用了该分析物的其他检测产品的靶值区间:检查产品使用说明书中的名字与质控品说明书上的名字是否相符。

(7) 使用的单位与靶值区间所用单位不同:确认检测分析的单位以及质控品说明书中的单位是否相同。

(8) 使用与质控赋值不同的检测方法:如果没有使用说明书中推荐的检测方法,应使用推荐方法重新测试质控看偏差是否得到纠正。

(9) 质控品稳定性问题:检查质控品的运输、储存(如制冷不足)及处理条件,并确认是否有将使用后的质控品留在室温条件下,因瓶子敞口出现挥发以及反复冻融等情况发生。

(10) 仪器间差异:请制造商对相同质控品进行测试,如果制造商结果正常而实验室结果异常,应检查所用的分析仪。

(11) 校准曲线拟合程序引起的误差:如果是这种原因,校准品拟合值和其真实值差异可以反映出质控品测值与靶值之间的偏差。

(12) 移液器(尤其是用于复溶校准品或质控品的移液器)或自动取样器/加样器问题:检查移液设备的准确性或使用备用的移液器或加样器,微量移液器应定期校准。

(13) 微量移液器的操作错误:操作者应训练

有素,能够正确使用微量移液器,移液器使用时应保持垂直。

(14) 水浴或培养箱有问题:检查孵育或水浴温度或使用备用设备。如怀疑偏差仅是由于检测设备的孵育模块问题引起,可尝试在水浴中孵育。

(15) 洗涤器有问题:检查或更换洗涤器。

2. 建议措施

(1) 确认质控品自第一次使用以来一直出现固定的偏差。

(2) 检查质控品说明书和检测产品说明书,确认二者产品名称和单位的一致性。

(3) 如果可以,应确认其他商业质控品是否能够与其靶值一致。

(4) 向质控品及检测产品制造商咨询是否有其他用户报告过类似问题。如果没有,应请用户服务工程师检查设备,并要求制造商提供质控品和校准品的溯源和稳定性报告。

(5) 使用说明书中推荐的检测方法或使用其他仪器重新测试质控品,看是否能够纠偏。

(6) 检查导出的测试信息(或校准记录),通过比较校准品拟合值和真实值来确认拟合曲线的偏差。

3. 有用信息列表

提供下列信息可能对问题原因分析有所帮助:

(1) 质控品批号。

(2) 质控品和检测产品的使用说明书。

(3) 启用新批次质控品后的首次测值。

(4) 可以反映偏差的典型测试信息(或相关的校准记录)。

(5) 实际使用的检测方法与使用说明书推荐检测方法详细差别。

(6) 所用全部设备的详细信息。

(7) 质控品的详细储存条件,包括质控品是否被分装或是否反复冻融过。

(8) 质控品的运输条件,确认质控品运输过程中是否出现过异常高温。

4. 案例研究

某用户反馈她在特定免疫分析仪上开展的质控测值持续在 70~90ng/mL 范围波动,而质控品说明书给定靶值为 100ng/mL,范围为 80~120ng/mL(原因:该用户使用了一种新版的检测方法,该检测方法在质控品赋值后才推出,因此出现了测值较低的情况)。

(四) 能力验证(室间质量评价)时与其他参评者间的同一测试项目的测值偏差

1. 可能的原因

(1) 能力验证样本在运输过程中受到影响(如高温或冷冻):检查样本的运输、储存(如制冷不足)及处理条件,并确认是否存在将使用后的质控品留在室温条件下,因瓶子敞口出现挥发以及反复冻融等情况。

(2) 试剂批次不良:除非该实验室是某批次试剂的唯一使用者,否则可能性不大。测试质评样本的同时还要测试内部质控品。

(3) 试剂不稳定或储存方法错误、在机试剂变质:检查试剂在机储存期间内部质控结果是否发生漂移。

(4) 存储的校准曲线错误或制造商提供的校准曲线有误:如果是这个问题,相近浓度值的内部质控品测值可能会出现偏差。确认是否按时校准,如果制造商提供的校准曲线有问题,那么其他使用该批试剂的用户也会受到影响。

(5) 所用校准曲线拟合程序引起的偏差:通过导出的测试信息来计算校准曲线拟合偏差,若相近浓度测值结果偏差幅度相似,便可以确认此类问题。还应检查最近校准时,校准品拟合值和真实值之间的偏差。

(6) 瓶装质控品的错误复溶:如果是这个问题,该瓶质控品中的分析物的全部测值偏差率基本相同,此类原因的问题不太可能多次发生。

(7) 质控品的瓶间差:这种情况可导致评估参与者间结果差异较大。

(8) 使用的产品与同组中大多数参与者不同:检查评价计划中对相应分组其他产品的准确描述。

(9) 使用错误的报告单位:检查所用单位与评价方案中的单位是否一致。

(10) 使用过期试剂:检查试剂效期。

(11) 用错校准品值:检查导出的测试信息或校准记录,如果用错校准值内部质控品测值也会出现偏差。

(12) 使用的实验方法与其他质评参与者不同:需评估使用与说明书不同的实验方法是否会影响质控品测值。

(13) 极端的实验室温度:如果实验室没有充分的温度调节装置且检测有室温孵育环节,极端的环境温度可导致质控品测值偏差。自动分析仪上的检测也可能受到实验室极端温度变化的影响,因而需要更频繁的重新校准。此外,应该考虑到季节性的极端温度,如果在夜间关闭暖气或者空调,那么早晨第一件事就是应该考虑冷暖天气的影响。应该检查仪器箱温度。分析仪是否位于冰箱通风口上方、散热器上方或者冷热空气入口的附近。如果金属外壳温度与环境温度有很大差异,可能会影响试剂的孵育温度。

(14) 使用有问题的移液器或取样器/加样器、移液器吸头污染、试剂或样本针污染、探针与管路接触不良、垫片脱落、高浓度样本对低浓度样本的携带污染、试剂针携带物污染试剂、试剂外溅、管路不通:更换不同的移液设备或清洗装置重新开展评估,并检查微量移液器是否按时校准。

(15) 微量移液器的使用错误:操作者应该训练有素,能够正确地使用微量移液器,移液器使用时应保持垂直。

(16) 培养箱或水浴有问题:如有可能,应监测所用设备的温度。

(17) 孵育或水浴加热时间不足:检查操作过程。

(18) 离心机有问题:离心不足可导致曲线形状变化、批内精密度差及除液时固体颗粒滑落的情况。

(19) 磁分离有问题:这种原因问题的特点是,复测时偶尔会出现重复性较差的情况。

(20) 清洗不当或不充分:最可能影响非竞争性免疫检测法对低浓度质控品的检测以及竞争性分析法对高浓度质控品的检测。在 ELISA 检测中,应检查通用洗板机是否适用本实验。清洗不充分会导致结果假阳性及本底升高等问题,还会凸显校准品和质控品的基质差异从而产生偏差。

若不同批次的能力验证结果偏差很大,可参见"批间精密度差"相关内容。

2. 建议措施

(1) 如果质评样本仍可用,应重测。

(2) 分析能力验证的相关信息并尝试确认偏差发生的时间。确认质评样本的偏差大小是否与浓度或其他常见因素相关。

(3) 确认与其他使用同产品的用户对不同浓度分布样本的测值偏差是否相同。

(4) 分析所用检测方法与使用说明书中检测方法的不同。若怀疑检测方法是导致偏差的原因,应按照说明书推荐的检测方法重新测试质评样本。

(5) 检查质控图变化是否与质评样本测值偏差的变化相符。

(6) 确认试剂的批次变化情况。如果使用的是新批次或者效期末的试剂,其他质评参与者可能不会用到这批试剂。

(7) 检查导出的测试信息(或校准记录),通过比较校准品拟合值和真实值来确认拟合曲线的偏差。

(8) 确保对质评样本操作方法正确,并按要求进行了重复测试。

3. 有用信息列表

提供下列信息可能对问题原因分析有帮助:

(1) 以往能力验证(室间质量评价)的结果以及实际操作环境的偏差水平。

(2) 能力验证所用的试剂及试剂批号。

(3) 所有相关项目的质控数据。

(4) 导出的全部评估项的测试信息或样本测试时的校准数据。

(5) 实际使用检测方法和使用说明书中检测方法的不同。

(6) 所有使用到的仪器的详细信息。

(7) 偏差发生同时检测方法、设备、操作者或校准曲线拟合程序的变化情况。

4. 案例研究

在英国外部质量评估计划中有参与者反馈其实验室测试结果出现负偏差(原因:该实验室温度过低,有时温度会低至9℃,且该检测有室温孵育环节对温度敏感,在16℃以下便可导致偏差)。

(五) 能力验证(室间质量评价)时与所有实验室的同一测试方法的平均测值或参考方法的偏差

1. 可能的原因

(1) 校准品批次差异引起的校准偏差:偏差的开始时间与使用新批次校准品的时间一致,且实验室质控数据也可能出现同样变化。

(2) 试剂批次不良:偏差开始时间与使用新批次试剂的时间一致,可由制造商改变原材料、校准品或其工艺引起。

(3) 开发过程中所用的标准化方法有误:如果是这种原因,检测的回收率也会很差(参见"回收率差"相关内容)。

(4) 制造商使用参考品不稳定:这种问题的特点是,每使用新批次的产品校准品或制造商新生成的主曲线,偏差有逐步增加的趋势。

(5) 样品中存在引起交叉反应的物质:非竞争性免疫检测法的测值可能比作为参考方法的**气相色谱 - 质谱联用(GC-MS)**法测值偏高,因为样本中存在交叉反应的物质可影响非竞争性免疫检测法的测值但不会影响 GC-MS 检测。

(6) 免疫检测的特异性与其他产品不同:可以通过交叉反应测试来证明这个问题,此外制造商也可以提供较多的相关信息。在蛋白质分析中,有时国际标准品中所含蛋白质结构与患者样本中的蛋白质结构稍有不同。这也可以解释为什么不同的产品对国家标准品的测试回收率都很好,但测试患者样本或质控品的结果却不尽相同。

(7) 能力验证 / 室间质量评价(PT/EQA)样本不稳定:若样本为冻干粉此类情况很少发生,如果使用的样本为液体可能在运输过程中发生变质。如果这样,参与质评的实验室测值会出现较大差异。由于不同产品的特异性不同,部分产品可能更容易受到样本稳定性的影响。此外,还应查阅使用说明书或咨询制造商样本稳定性的相关信息。

(8) PT/EQA 样本的收集、处理方法或是来源发生变化:此种情况可能对某些特定的检测方法产生影响,需与评估组织者确认。

(9) 使用的单位或国际标准不同:检查 PT/EQA 中使用的测值的单位是否正确。

(10) 因其他产品的标准化方法有误所导致明显偏差:如果大多数 PT/EQA 参与者使用同一种方法,那么所有实验室的测试均值将明显偏向于这种方法。为了确认哪种方法是正确的,应开展回收率的测试。请注意,选用相同的国际标准定值的两种不同产品仍可能产生不同的结果。参见"与其他产品免疫检测特异性存在差别"相关内容。

2. 建议措施

(1) 分析多次 PT/EQA 结果数据,评估偏差是否持续出现或是最近才出现。

(2) 如果偏差最近才出现,应检查内部质控图确认质控品测值是否有同样的变化。若有明显的改变,还需明确是否因试剂换批导致。

(3) 如果相同 PT/EQA 样本发放不止一次,检查问题出现前后全部样本的测值分布情况。

（4）向制造商咨询。

（5）在一些国家，评估组织者会对个别检测方法的表现提供建议。

3. 有用信息列表

提供下列信息可能对问题原因分析有帮助：

（1）偏差开始前以及偏差发生时 PT/EQA 样本测值结果。

（2）相关批次试剂的质控图。

4. 案例分析

在促黄体生成素项目的国家能力验证/室间质量评价中，某一特定检测方法的使用者抱怨其选用方法的测试结果与全部实验室平均水平相比逐渐产生正偏差（原因：促黄体生成素项目新上市了一种免疫测定方法，且该方法已经逐渐成为该国最常用的检测方法。这种使用双单克隆抗体的特定检测方法测值比其他方法都低，由于该方法的更广泛的应用，所有实验室的平均值随之被拉低了）。

（六）批内精密度差

1. 可能的原因

（1）试剂批次不良：试剂换批同时精密度会发生变化，这种问题只有进行多次重复测试时方可发现。检查试剂信号值水平、质控品测值和校准曲线形状是否与以前的数据及说明书中的描述相符。

（2）产品设计及优化不足：如果是这种原因其他用户应已发现该问题，因此制造商可能已收到类似的抱怨。有时检测还容易受到样本处理、前处理或环境的影响，如果是这种原因可能只有部分用户才能发现问题。

（3）包被珠、孔或管间存在差异：这种情况很难与其他可能的原因区分开，只能将出现问题批次试剂和未出现问题批次试剂同时进行多次重复测试来确认该问题，实验前首先应对设备进行全面检查。不同批次的抗体或抗原在固相载体上的包被能力和功能表现不尽相同，固相或包被的抗原抗体量较低时更易导致精密度差。需询问制造商他们的规格有多大的包容性。另外可能的原因是固相不稳定，如磁珠团聚。

（4）试剂提前变质或试剂于运输过程中暴露在极端温度下：如果试剂在其效期内出现变质，那么其精密度会变得跟效期末试剂一样差。如果精密度变差是因为试剂在运输过程中暴露在极端温

度下导致，那么同批运输的其他试剂也会出现同样的问题。如果可能遇到极端温度，应咨询制造商试剂是否对冷冻或高温敏感。随着经济的快速增长产品销售不断增加，制造商发送试剂到用户端的实际时间和温度可能已超出制造商验证过的宣称范围。

（5）校准曲线两端存在平缓点或检测不灵敏区域：如果在低浓度或高浓度段的检测精密度较差，应确认校准曲线斜率是否足以提供良好的分辨能力，并询问制造商该精密度是否具有代表性。应要求制造商提供同等浓度下的精密度测试数据。

（6）样本未充分混匀：如果质控品多次测试的重复性好但某些患者样本较差，应尝试涡旋混匀样本或重新离心该样本后再移液测试。需注意的是，由于基质效应的影响，某些患者样本的精密度可能更差。

（7）所用样本类型错误：许多检测方法仅适用于某些特定的样本类型，如肝素或柠檬酸血浆。

（8）样本受到微生物污染或含有非常规的生化物质：确认检测精密度是否与样本相关，并目测样本外观。

（9）包被过程中试剂溅入微量滴定板或反应孔中：在制备包被物的过程中，试剂、封闭液或洗涤液可能飞溅到反应板上。

（10）使用脏的、磨损的或硅化聚苯乙烯材质的反应管或反应杯，或使用含有微粒及液相分析物的聚丙烯管：换另一种来源的管子进行测试。

（11）试剂使用前未平衡至室温：使用前确保试剂温度平衡至室温。大容量（如 >100mL）试剂至少需要 1h 才能达到环境温度。

（12）试剂未充分混匀（如冻干粉和悬液）：对顺磁性颗粒来说，这是个特别的风险。检查试剂外观确认是否混匀，在上机或吸样前一定要确保试剂已充分混匀。有时，黏性或高浓度粒子在机器上未充分混匀（"唤醒"）可导致最初的几次测试精密度不好。应确保操作按照使用说明书要求进行。

（13）移液管、加样器或探针未注入样本：检查操作过程。

（14）使用有问题的移液器或取样器/加样器、移液器吸头污染、试剂或样本针污染、探针与管路接触不良、垫片脱落、高浓度样本对低浓度样本的携带污染、试剂针携带物污染试剂、试剂外

溅、管路不通:如果可能,应更换不同的移液设备进行检测;探针和取样杯污染或损坏时可能需要更换;微量移液器需要定期校准。

(15)微量移液器的使用错误:操作者应接受培训学习微量移液器的正确使用,移液器使用时应保持垂直。

(16)减少反应体积或其他不当操作:比较所用检测方法与使用说明书推荐方法的不同,评估其对精密度的影响。评估检测方法影响不能仅测试质控品,还需测试临床真实样本。

(17)样本和试剂混合不充分或过度混合:确认是否存在操作错误的情况,如外溅。

(18)使用空气孵育替代水浴(特殊设计的孵育器除外):许多免疫分析并不适用大型空气培养箱进行孵育,需采用水浴法进行孵育。

(19)离心不充分(时间或离心力)或离心制动过度:样本离心可对样本的处理或前处理产生影响。采用列线图从转速和离心机转子半径两方面检查离心力,并尝试使用关闭制动的离心机。

(20)磁分离器有问题或分离过程中磁体与顺磁性颗粒的距离过远:检查仪器分离模块或人工磁分离使用的设备及方法。

(21)清洗不当或不充分:清洗不当是测值不准确的常见原因,尤其在进行手工ELISA检测时。它的特点是非竞争性免疫检测法检测低浓度样本与竞争性检测法检测高浓度样本时精密度较差。彻底清洗洗涤装置,用金属丝清洗加样喷嘴后用大量蒸馏水冲洗。可设计实验通过将深色染料滴入反应管或孔中,并在清洗过程中监测染料的去除情况来检测清洗能力。对于ELISA法需确认每个项目的洗涤情况,这对低值样本的检测至关重要。清洗不当还会导致结果假阳性和本底升高,并使校准品和质控品测值与真实值出现差异从而引起偏差。

(22)污垢、消毒剂或清洁剂将重复使用的试剂或蒸馏水容器污染:检查外观和清洗过程。

(23)水质不合格:检查用于复溶和其他可能影响分析性能的用水来源。检查是否有真菌或细菌污染的迹象。

(24)样本采集装置的影响:如果是这个原因,会有个别样本出现精密度差的情况。

(25)倾液技术差(手工分离)或除水时间不足:如果是这个原因,不同操作者的操作精密度会存在差异。

(26)在使用微球的检测中倾液后过度拍打(手工分离):检查试管或微量板的外观,观察是否有滑落的沉淀物。清洗液中的表面活性剂残留会导致测试结果异常,因此要确保残余液体最少且反应孔不会过干。

(27)包被管、聚乙二醇(PEG)管或磁化纤维素分离系统未充分拍打除水:检查管子里是否有残留水滴。

(28)包被管或微量板浧水后朝上放置后又重新除水(手工分离):检查操作者的操作。

(29)包被管、孔或试管外壁被示踪剂或偶联剂污染(尤其是免疫计量分析法):这种情况的特点是个别样本信号水平可比预期水平高。若擦拭包被管或孔的外壁后重新测试,信号水平则正常。

(30)灰尘或纤维颗粒污染(尤其是在酶法测定的信号产生阶段):检查环境。如果拍打除水过程中用到纸巾(人工分离),确认没有纤维脱落干扰检测。一些乳胶手套脱落的材料或可能会影响酶法测定的信号生成系统,此外清洗水箱的海绵也可能掉落纤维。

(31)信号阅读器有问题或受到污染:通过读取空白信号值来确认问题原因(或测试零浓度促甲状腺素校准品看信号是否接近零)。

(32)信号读取、计数时间不足(人工计数或读取信号)或滤光器波长错误:检查是否产生了足够的信号。

(33)使用过期或质量不佳的试剂(由不正确的储存、冰箱有问题或污染导致):检查储存温度是否正确,确保冰箱没有自动除霜功能。

(34)操作者操作问题:如果精密度与操作者相关,应检查操作者的技能。操作不一致也是常见的问题原因,如加样本或试剂的顺序不同,孵育时间和移液量、清洗技术的不同。

2. 建议措施

当进行重复测试时,手工检测的批内精密度问题很容易被察觉。因此,下列的建议措施对象为手工检测用户。

(1)仔细检查不同情况下的多个测试数据。如果精密度变差,那么问题是从什么时候开始的?如果校准品和质控品重复性好患者样本的重复性差,该问题大多由于样本问题导致,需检查样本来源。

(2)检查问题发生在什么位置,如果位于微量滴定板角落,可能由于培养箱加热不均匀导致。

若发生在测试起始阶段表明吸液器或探针可能预充不足。

（3）如果免疫测定中只有低浓度样本的精密度差，可能是由于清洗不当、吸液不充分、示踪剂或信号试剂污染、校准曲线形状差或携带污染导致。如果测试高浓度样本后，低浓度样本的第一个测值升高，可能是由样本携带污染导致。

（4）检查信号水平和曲线形状是否正常，如有问题应检查试剂效期、外观和气味。如果既往有类似报道，应分析是否为同类问题。

（5）如使用微量滴定板，应检查其板孔的形状。读板机与"U"形孔对齐比与平板对齐更为重要。

（6）检查不同操作者间的操作精密度，如果存在差异则可能影响精密度。

（7）如有可能，尝试使用完全不同的设备来分析仪器问题。如果没有可用的替代设备，按照制造商的说明书对设备进行清洁和检查。

（8）确认实际使用的检测方法和使用说明书中的检测方法是否存在差异。选用说明书推荐的检测方法重新进行精密度测试，确认精密度差是否由检测方法导致。

（9）向制造商咨询意见并协助分析，询问是否有其他用户报道过类似问题。

3. 有用信息列表

提供下列信息可能对问题原因分析有帮助。

（1）试剂批号。

（2）问题的开始时间。

（3）问题出现时其他免疫分析性能的变化情况，如信号值、零值结合率、校准曲线形状、ED_{50} 或 NSB。

（4）导出的测试信息。

（5）实际使用检测方法与使用说明书中检测方法的差异。

（6）所有使用设备的详细信息。

（7）与问题同时发生的检测方法、设备或操作者的变化情况。

4. 案例分析

某实验室工作人员发现，在使用包被孔进行的免疫检测过程中测试精密度不好的概率逐渐增加（原因：清洗设备的密封条磨损，需要更换）。

（七）批间精密度差或个别质控失控

1. 可能的原因

（1）产品设计及优化不足：如果是这种原因，

其他用户应已发现该问题，制造商可能已收到类似的抱怨。

（2）仪器（专用系统）设计或优化不足：多个分析物的检测可受到影响，其他用户也会出现精密度差的问题。

（3）质控品问题：使用一组患者样本进行多个项目的检测，或者使用替代质控品来单独评估精密度来分析问题原因。

（4）样本间的携带污染：在某些检测中样本间的携带污染非常严重，如 HBsAg 项目。HBsAg 携带者多且遍布全球，血液中浓度可达 mg/mL 的数量级，因此样本携带污染是个非常棘手的问题。

（5）批间差：如果是这个原因，批内精密度会明显优于批间精密度。如果每批质控品进行过多次测试，可在质控图中观察到批间差问题。使用累积和控制图可更明显的分辨出批间差（参见本部分第二节"实验室质量保证"）。

（6）储存的校准曲线错误或制造商的校准曲线错误：此问题的特点是两次校准之间质控品的批间精密度正常，重新校准后则出现明显的变化。

（7）试剂效期内测值发生变化：如果使用新试剂替换旧试剂后出现明显变化的情况，在质控图中注明试剂批号和测试日期，找出随着试剂储存时间的变化质控变化的趋势。

（8）效期内试剂提前变质或试剂在运输过程中暴露于极端温度：如果试剂在效期内发生变质，随着试剂接近有效期，其精密度会持续变差。若精密度差是由于试剂在运输过程中暴露于极端温度造成，同批运输的其他试剂也会出现同样的问题。如果可能遇到极端温度影响，应咨询制造商试剂是否对冷冻或高温敏感。

（9）包被珠、孔或管的差异：这种情况很难与其他可能的原因区分开，可用出现问题批次试剂和未出现问题批次试剂同时进行重复多次测试来确认。首先应对设备进行全面检查，还要询问制造商他们的规格有多大的包容性。

（10）校准曲线两端存在平缓点或检测不灵敏区域：如果在低浓度或高浓度段的精密度较差，应确认校准曲线斜率是否足以提供良好的辨别能力，并询问制造商该精密度是否具有代表性。

（11）减少反应体积或其他不当操作：比较所用检测方法与使用说明书推荐方法的不同并评估其对精密度的影响。

（12）孵育温度的变化：如有可能应每天检查

设备并记录温度。如果使用的设备不止一个,应检查每个设备的孵育单元温度是否相同。

(13)孵育器或分析仪没有足够的时间预热:参考制造商的说明书。

(14)使用脏的、磨损的或硅化聚苯乙烯材质的反应管或反应杯,或使用含有微粒及液相分析物的聚丙烯管:换另一种来源的管子进行测试。

(15)使用前试剂未平衡至室温:使用前确保试剂温度平衡至室温。大容量(如 >100mL)试剂至少需要 1h 才能达到环境温度。

(16)试剂加热盘有问题、试剂与加热盘接触不良或试剂加热时间不足:有些分析仪可在机加热试剂,需确认试剂温度。

(17)使用前试剂未充分混匀(如冻干粉和悬浊液):检查试剂外观,观察是否混匀。检查磁珠悬浊液,特别是保存在自动分析仪上的磁珠悬浊液是否充分混匀。

(18)移液管、分样器或探针未注入样本:检查操作过程。

(19)使用有问题的移液器或取样器/加样器、移液器吸头污染、试剂或样本针污染、探针与管路接触不良、垫片脱落、高浓度样本对低浓度样本的携带污染、试剂针携带物污染试剂、试剂外溅、管路不通:联合检测项目可能会受到影响。如有可能应更换不同的移液设备进行检测,此外微量移液管需要定期校准。

(20)微量移液器的使用错误:操作者应该训练有素,能够正确地使用微量移液器,移液器使用时应保持垂直。

(21)质控品在管路中被稀释:检查设备。

(22)样本和试剂混合不充分或过度混合:分析错误操作的证据,如外溅。

(23)使用空气孵育替代水浴(特殊设计的孵育器除外):许多免疫分析并不适用大型空气培养箱进行孵育,需在水浴箱和专门设计的微量滴定板培养箱中进行孵育。

(24)实验室温度变化:如果实验室没有充分的温度调节装置,且检测存在室温孵育环节,免疫测定会受到极端条件下冷热温度的影响。自动分析仪上的检测也可能受到实验室极端温度的影响,因而需要更频繁的重新校准。如果发生这种情况,质控值的变化与环境温度变化相一致。此外,应该考虑到季节性的极端温度,如果在夜间关闭暖气或空调,那么早晨第一件事就是应该考虑冷暖

天气的影响。应该检查仪器箱温度。分析仪是否位于冰箱通风口的上方、散热器上方或冷热空气入口附近。如果仪器的金属外壳温度与周围环境温度有很大差异,可能会影响试剂的孵育温度。

(25)离心(时间或离心力)不充分或离心制动过度:采用列线图从转速和离心机转子半径两方面检查离心力,并尝试使用关闭制动的离心机。

(26)磁分离器有问题或分离过程中磁体与磁微粒的距离过远:检查仪器分离模块或所用的人工磁分离设备及方法。

(27)清洗不当或不充分:其特点是非竞争性免疫检测法检测低浓度样本与竞争性检测法检测高浓度样本时精密度较差。彻底清洗洗涤装置,用金属丝清洗加样喷嘴后用大量蒸馏水冲洗。对于 ELISA 法,需检查通用洗板机是否适用于该检测。清洗不当会导致结果假阳性和本底升高,并使校准品和质控品测值与真值出现差异,从而导致偏差。检测洗涤器的方法是,将深色染料滴入反应管或孔中,并在清洗过程中监测染料的去除情况。

(28)污垢、消毒剂或清洁剂将重复使用的试剂或蒸馏水容器污染:检查外观和清洗过程。

(29)水质不合格:检查用于复溶和其他可能影响测试性能的水源。检查是否有真菌或细菌污染的迹象。

(30)样本采集装置的影响:如果是这个原因,仅有个别样本出现精密度差的情况。

(31)倾液技术差(手工分离)或除水时间不足:如果是这个原因,不同操作者操作精密度会存在差异。

(32)在使用微球的检测中倾液后过度拍打(手工分离):检查试管或微孔板的外观,观察是否有滑落的沉淀物。

(33)包被管、聚乙二醇(PEG)管或磁化纤维素分离系统未充分拍打除水:检查管子里是否有残留水滴。

(34)包被管或微量板浥水后朝上放置后又重新除水(手工分离):检查操作者的操作。

(35)包被管、孔或试管外壁被示踪剂或偶联剂污染(尤其是免疫计量分析法):这种情况的特点是个别样本信号水平可比预期水平高。若用纸巾擦拭管或孔后重新计数,信号水平则正常。

(36)灰尘或纤维颗粒污染(尤其是在酶法测定的信号产生阶段):检查环境,若用纸巾擦拭

过试管或微量滴定板,检查是否有纤维脱落干扰检测。

（37）信号阅读器有问题或受到污染：通过读取空白信号值来确认问题（或测试零浓度促甲状腺素校准品看信号是否接近零）。

（38）信号读取、计数时间不足（人工计数或读取信号）：检查是否产生了足够的信号。

（39）严格控制时间的环节如加入终止剂环节（人工检测）没有按时操作：检测中严格控制时间的环节应该使用计时器（见使用说明书）。

（40）使用过期或质量不佳的试剂（由不正确的储存、冰箱有问题或污染导致）：检查储存温度是否正确,确保冰箱没有自动除霜功能。

（41）试剂在分析仪上变质：试剂从初次使用到用完期间,质控品测值出会现明显的趋势性变化,当装载新的试剂盒后测值重新回到初始值。每次装载新的试剂盒时需在质控图上做记录,还应确认是否按照说明书操作。

（42）操作者的技术问题（手工操作）：如果精密度与操作者操作有关,应检查操作者的技术水平。

（43）不同操作者间差异一致：比较不同操作者测试的质控值均值及精密度,如果精密度差与操作者有关还应检查操作者的技术水平。操作方法不同是问题的常见原因,如加试剂或样本顺序不同,孵育时间、吸液以及清洗技术的差异。

（44）瓶中试剂余量不足：检查试剂瓶。

（45）试剂装量信息错误：可能由于传感器有问题或试剂上机时装量不足导致,需检查试剂瓶。

（46）样本或试剂放置错误：对于一些开展多项联检的分析仪,样本（或质控品）与试剂的放置位置可影响样本（或质控品）的检测结果,需检查样本和试剂的位置。

（47）使用不合适的校准曲线拟合方法,如没有数据转换功能的线性插值法、权重设置不当的4参数逻辑拟合法或不适用于该试剂的其他曲线拟合方法：除非先用数学函数对数据进行线性化处理,否则大多数免疫测试不适用于线性插值法。可通过导出的测试信息比较校准品真实值和拟合值来检查线性插值法以外的曲线拟合程序是否合适,以及4参数逻辑拟合曲线的算法权重是否正确。

（48）试剂开瓶使用后被污染：更换试剂。

（49）使用接近失效期或已过期试剂：确认试剂是否在效期内使用。

2. 建议措施

（1）计算所有质控品的批间变异系数,观察是所有还是部分质控品测值出现问题。如果仅有部分质控品测值出现问题,那么精密度差是否发生在低或高浓度段,精密度从什么时候开始变差的,新旧试剂间是否存在显著性差异。通过重复测定校准品和质控品可确认批内精密度情况,批间精密度差可能仅仅是由于批内精密度差所导致的（参见本节"批内精密度差"相关内容）。

（2）如果质控精密度正常,应选择患者样本进行多次测试,确认问题是否与样本相关。

（3）比较校准品拟合值和真实值来确认曲线拟合程序是否合适。

（4）如果非竞争性免疫检测法中只有低浓度样本的精密度差,可能是由于清洗不当、除液不充分、示踪剂或信号试剂污染、校准曲线形状差或携带污染导致。如果测试高浓度样本后,低浓度样本的第一个测值升高,可能是携带污染导致。在血液筛查中,高浓度样本的携带污染可导致接下来测试样本结果出现假阳性的结果。

（5）检查信号水平和曲线形状是否正常,如有问题应检查试剂效期、外观和气味。如果以往有类似报道,应分析是否为同类问题。

（6）检查不同操作者间精密度是否有差异,如果有则说明精密度可能会受到操作的影响。还应分析自动分析仪在不同情况下的测试数据,比如分析仪的首次使用尤其是周末后的首次测试结果是否会比平时偏差大,还需检查仪器使用的软件版本是否正确。

（7）如有可能,尝试使用完全不同的设备来分析仪器问题。如果没有可用的替代设备,应按照制造商的说明书对设备进行清洁和检查。

（8）确认所用的检测方法和说明书中检测方法是否存在差异。选用说明书推荐的方法重新进行精密度测试,确认精密度问题是否由检测方法导致。

（9）向制造商咨询意见,询问是否有其他用户报道过类似问题。

3. 有用信息列表

提供下列信息可能对问题原因分析有帮助：

（1）试剂批号。

（2）问题开始的时间。

（3）出现问题时试剂的其他性能变化,如零值结合率、校准曲线形状、ED$_{50}$或 NSB。

（4）质控图。

（5）导出的测试信息。

（6）仪器维护记录。

（7）实际使用的检测方法与使用说明书中检测方法的差异。

（8）所有使用设备的详细信息。

（9）患者的诊断信息或病历（若精密度差与样本有关）。

（10）问题发生时，检测方法、设备或操作者的变化情况。

4. 案例研究

某用户发现使用的**促肾上腺皮质激素（ACTH）**免疫测定试剂盒批间精密度没有达到使用说明书中宣称的要求（原因：实验室按正常订单接收试剂，由于测试样本较少，过剩试剂接近失效期或过期后还在使用）。

（八）测量结果漂移

测量结果漂移有两种类型：在手工法检测校准品、样本和质控品的情况下，漂移是指信号水平在已知浓度下的变化；在自动分析系统中，漂移指在两个连续校准周期内某个特定浓度水平下的信号值变化。漂移可向上或向下，可以描述为信号水平或测试浓度的变化（对于竞争性免疫检测法的检测，信号水平与浓度的漂移方向相反）。

1. 可能的原因

（1）产品设计或优化不足：如果是这个原因，其他用户也能出现漂移及精密度问题，制造商很有可能已收到其他用户类似抱怨。

（2）试剂批次不良：对于手工检测项目，可通过在当批检测的开头和结尾处测试质控品及低浓度阳性样本来确认此问题；对于自动分析系统的检测，可通过比对出现问题及未出现问题试剂的校准数据来确认该问题。排查手工检测的漂移问题时还应保证测试时间和加样时间的一致性。

（3）包被管、孔或珠之间的差异：如果是这种原因，质控品的重复测试精密度通常会很差，需关注低信号水平的表现。

（4）一次开展过多检测（手工检测）：记录加样本试剂的时间，并与制造商确认。

（5）加样本时间过长（手工检测）：记录加样本的时间，并与制造商确认。

（6）加试剂时间过长（手工检测）：记录加试剂的时间，并与制造商确认。

（7）终止试剂加入过快或过慢（手工检测）：检查添加底物所用的时间。

（8）操作者在加样阶段中断操作：与操作者确认。

（9）与推荐检测方法的不同：应记录所用检测方法与使用说明书中检测方法的差异，并确认检测方法是否对漂移有影响。

（10）试剂使用前未平衡至室温：使用前确保试剂温度平衡至室温，大容量（如 >100mL）试剂至少需要 1h 才能达到环境温度。

（11）试剂使用前未充分混匀：检查试剂的混合时间、方法和效果。

（12）试剂不稳定：比较使用新旧试剂时的测值差异。

（13）孵育温度低：检查孵育温度。

（14）孵育器或分析仪没有进行预热：核查制造商说明书。

（15）校准期内孵育温度波动：有些系统可以从用户界面获得温度信息，否则厂家应提供检查孵育温度的用户服务。

（16）分离液未充分混匀：检查分离液的混匀时间、方法和效果。

（17）相同的检测，浥水后的除水时间不同：检查操作者的实际操作。

（18）使用有问题的移液器或取样器 / 加样器、移液器吸头污染、试剂或样本针污染、探针与管路接触不良、垫片脱落、高浓度样本对低浓度样本的携带污染、试剂针携带物污染试剂、试剂外溅、管路不通：如果可能应更换不同的移液设备进行检测，联合检测项目可能会受到影响。

（19）使用空气孵育替代水浴（特殊设计的孵育器除外）：许多免疫测定并不适用大型空气培养箱进行孵育，需选择水浴法进行孵育。

（20）培养箱有问题：更换培养箱或使用水浴法进行孵育。

（21）多个水浴设备的温度不同：检查水浴设备温度。

（22）分离效果不同，如相同检测中使用两个离心机：与操作者确认。

（23）清洗不当或不充分：彻底清洗洗涤装置，用金属丝清洗加样喷嘴后用大量蒸馏水冲洗。对于 ELISA 法，需检查通用洗板机是否适用于该检测。清洗不当会导致结果假阳性和本底升高，并使校准品和质控品测值与真值出现差异,从而导致偏差。检测洗涤器的方法是,将深色染料滴入反应管或孔中,并在清洗过程中监测染料的去除情况。

(24) 信号阅读器有问题或受到污染:通过读取空白信号值来确认问题(或测试零浓度促甲状腺素校准品看信号是否接近零)。

2. 建议措施

(1) 分析多个检测数据的偏差一致性,如果进行了重复测试还应确认批内精密度大小。

(2) 检查漂移的幅度是否随操作者的变化而变化,如果是则说明问题由操作导致。

(3) 收集已开瓶试剂盒与新开瓶试剂盒在校准效期内的质控数据,绘制开瓶时间——质控图(如果分析仪上的检测出现漂移)。这种方法可以验证试剂盒的开瓶稳定性(用新的试剂盒作对照)。但是,如果新开瓶试剂盒信号也发生变化,表明所用仪器或试剂盒不稳定。

(4) 如有可能,尝试使用完全不同的设备来分析仪器问题。如果没有可用的替代设备,按照制造商的说明书对设备进行清洁和检查。

(5) 确认所用的检测方法和使用说明书中的检测方法是否存在差异,如每个试剂允许的加样时间。选用说明书推荐的检测方法重新测试来确认漂移是否由检测方法所导致。

(6) 向制造商咨询意见。

(7) 因为强阳性样本对漂移的敏感性低,所以应选用弱阳性样本在同一板上或者使用相同试剂开展重复测试来确认漂移。

3. 有用信息列表

提供下列信息可能对问题原因分析有帮助:

(1) 试剂批号。

(2) 制造商通知的设计变更或其他相关信息。

(3) 问题的开始时间。

(4) 出现问题时试剂的其他性能变化,如零值结合率、校准曲线形状、ED_{50} 或 NSB。

(5) 质控图。

(6) 导出的测试信息或相关的校准数据。

(7) 仪器维护记录。

(8) 实际使用的检测方法与使用说明书中检测方法的差异。

(9) 加样本和试剂所用的时间。

(10) 所有使用设备的详细信息。

(11) 问题发生时,检测方法、设备或操作者的变化情况。

4. 案例研究

某实验室主管发现在一组 200 管的检测中,同一个质控品在最后位置测试会比在开始位置测试的测值低约 10%(原因:操作者添加分离液的时间超过使用说明书中规定)。

(九) 信号值偏低

1. 可能的原因

(1) 标记物的浓度低或已降解、示踪剂配方有问题,如 pH 错误和辅因子失活:如果曲线形状正常但信号值低,则怀疑是这个原因。可以选择一些方法(如放射性标记的计数法)单独检测某些示踪剂,也可尝试改用其他批次的示踪剂。将可疑的酶标记偶联物返回制造商进行检测,比较常见的问题是细菌或真菌污染,因为酶标物为了保持稳定通常使用高蛋白质浓度的缓冲液,因此极易受到污染,尤其在极端温度条件下一些防腐剂还可能会失活。

(2) 酶或底物失活或酶法检测中存在酶抑制剂:此种情况的特点是曲线形状正常但信号水平偏低。

(3) 信号生成剂问题:此种情况的特点是非竞争性免疫检测法的信号低且校准曲线可能不呈线性,使用该信号生成剂检测不同的分析物均会出现信号偏低的情况。

(4) 示踪剂中抗原浓度太高(竞争性检测法):如果示踪剂稀释后可以生成正常的校准曲线,应怀疑是此原因。

(5) 示踪剂的比活度低:通常交由制造商检测。

(6) 标记的抗体浓度过低(非竞争性免疫检测法):特点是在高浓度区域校准曲线不呈线性或比较平缓。

(7) 抗血清浓度过低:在免疫检测中抗血清浓度过低会导致校准曲线在较高浓度区域不呈线性或比较平缓,还会导致竞争性检测法反应的结合率低。

(8) 分离系统问题:此种问题通常会伴随出现批内精密度差的情况。

(9) 效期内试剂提前变质或试剂在运输过程中暴露于极端温度:如果试剂在有效期内变质,其精密度和信号水平会像效期末试剂一样差。如果信号水平低是由于试剂在运输过程中暴露于极端温度导致,那么同批运输的其他试剂也会出现同样的问题。如果可能遇到极端温度影响,应咨询制造商试剂是否对冷冻或高温敏感,也可使用其他运输批的试剂确认该问题。

(10)制造或运输过程中,反应板污染或损坏:此种问题有可能会伴随出现批内精密度差的情况。

(11)阅读器与平板或"U"形孔没有对齐:准确对齐很重要。

(12)试剂间的交叉污染:即使只有微量试剂的混入,某些试剂间的特定组合会对信号值产生意想不到的巨大影响。例如,极少量驴抗羊二抗便可以降低羊抗血清试剂的结合力。确认加样设备已被彻底清洗并更换试剂。

(13)沉淀分析中颗粒不稳定:此种问题可能通过肉眼观察到,此外会出现批内精密度较差的情况。

(14)试剂储存方法不当或冰箱有问题:检查储存温度是否正确,确保冰箱没有自动除霜功能。

(15)试剂在分析仪中不稳定:查看制造商的说明书。定期记录试剂的有效期内质控品信号水平,来确认是否有变化的趋势。确保实验室的温度始终在制造商所要求的范围内。

(16)试剂用量不足:检查试剂用量是否与使用说明书中要求一致。

(17)使用效期末试剂:使用新鲜的试剂确认。

(18)试剂批次不匹配(如果需要匹配批次):检查制造商说明书。

(19)污垢、消毒剂或清洁剂将重复使用的试剂或蒸馏水容器污染:检查外观和清洗程序。

(20)水质不合格:检查用于复溶以及其他可能影响检测性能的水的来源,确认是否有真菌或细菌污染的迹象。

(21)竞争性分析中校准品过于集中或非竞争性免疫检测法中校准品过于分散,如校准品复溶体积错误或校准品变质:可通过更换校准品来确认该问题,同时质控品也可能出现测值偏差。

(22)试剂溶解错误或遗漏稀释步骤:分析检测方法。

(23)漏加或加错示踪剂:分析检测方法。

(24)漏加或加错抗血清:分析检测方法。

(25)遗漏分离过程:分析检测方法。

(26)与推荐的检测方法的不同(如孵育时间或温度的变化)或偶尔孵育温度过高或过低(如孵育器未打开):确认所用检测方法与使用说明书要求的检测方法有差异是否会影响精密度。

(27)孵育器或分析仪没有足够的时间预热:检查制造商的说明书。

(28)实验室温度变化:应该考虑季节性的极端温度,如果在夜间关闭暖气或空调,那么早晨第一件事就是应该考虑冷暖天气的影响。应该检查仪器箱温度。分析仪是否位于冰箱通风口的上方、散热器上方或者冷热空气入口的附近。如果金属外壳的温度与环境温度有很大差异,可能会影响试剂的孵育温度或造成试剂失活。

(29)离心不充分:其特点是精密度差,需要分析检测方法及离心机问题。

(30)磁分离器有问题或分离过程中磁体与磁微粒的距离过远:检查仪器分离模块或人工磁分离所用的设备及方法。

(31)计数时间不足(放射性标记):检查每分钟的计数情况,并选用合适的时间计数。

(32)过度清洗:检查洗涤器和清洗程序。

(33)计数效率低或信号阅读器有问题:检查信号源或设计替代实验来确认此问题,还应检查信号阅读器是否通过检验并进行了校准。

(34)使用同位素(放射性示踪剂)检测时,计数器界面设置错误:检查计数器的说明书和设置。

(35)分光光度计波长设置错误:检查分光光度计的设置。

(36)光路污染:必要时进行清洁。

(37)没有在规定时间内检测信号(非放射性检测):分析检测方法。

2. 建议措施

(1)确认信号低的情况是否仅出现在某种检测中(否则为分析仪或设备故障)并分析多种情况下信号偏低水平是否一致,如果开展了重复测试还应分析批内精密度的情况。比对问题出现前后信号水平和曲线形状的差别,若曲线正常但信号水平低则提示标记试剂或信号生成剂出现了问题。曲线形状改变也可能表示其他试剂出现问题或者标记或偶联结合部分发生了变化。(参见"结合力改变"相关内容)。

(2)检查计数或信号低是否与其他因素有关,如开展检测的操作员或试剂的出厂时间。

(3)检查试剂或质控品的瓶子是否有任何被

污染的迹象,尤其是瓶子的盖子和底部。

（4）明确所用的检测方法与使用说明书中推荐的检测方法的不同处。按照说明书中要求的检测方法进行重复测试,以便确认问题是否与检测方法有关。

（5）咨询制造商所用效期的试剂信号的预期范围以及其他用户是否报告了类似的问题。

3. 有用信息列表

提供下列信息可能对问题原因分析有帮助:

（1）试剂批号以及检测时间。

（2）问题开始的时间。

（3）出现问题时其他性能的变化,如批内精密度。

（4）质控图。

（5）导出的测试信息或相关的校准数据。

（6）所用检测方法与使用说明书中检测方法的不同。

（7）所有使用设备的详细信息。

（8）问题发生时,检测方法、设备或操作者的变化情况。

4. 案例研究

某实验室工作人员发现,在进行酶法免疫测定时某一特定批次试剂的信号水平一直很低。与此同时校准曲线正常,质控在控,精密度变差。（原因:偶联试剂中的部分酶失活,可能是在运输过程中暴露于极端温度条件下所导致。）

（十）竞争性免疫检测法结合力弱

结合率（%binding）是指在检测完成时全部示踪物的结合百分比。只有全部示踪物（总信号值）中的最大信号水平被测量出来,才能计算出这个参数。在放射免疫分析（RIA）中,可以通过计算在没有样本或者试剂的情况下示踪物的放射性来测量结合率。对于大多数的分析体系,都很难测量或者估算结合率。

当总信号值不能被测量时,推荐使用下面这种简单的方法来研究信号水平异常变化。当信号水平在某一浓度范围内按固定比例降低,可以参考之前的"信号值偏低"相关内容。此外所有其他情况,请参照以下适合的相关内容:竞争性免疫检测法结合力弱、免疫计量分析法结合力弱、竞争性免疫检测法结合力升高。

1. 可能的原因

（1）产品设计或优化不足:比较试剂校准曲线和使用说明中的标准校准曲线的差别。

（2）有效期内试剂提前变质或试剂在运输过程中暴露于极端温度:如果试剂在有效期内变质,那么它的精密度和信号值也会变得和效期末试剂一样差。如果结合力弱是由于运输过程中的极端温度所导致,那么同批运输的其他试剂也会出现同样的问题。如果可能遇到极端温度的影响,应咨询制造商试剂是否对冷冻或高温敏感。可以通过更换新的试剂以及改变运输方式来确认问题。

（3）示踪剂中抗原浓度过高或有其他问题:如果抗原浓度过高,稀释后校准曲线会恢复正常。可以通过用新的原料替换示踪剂来确认其他问题。

（4）示踪剂的比活度低:通常由制造商进行检测。

（5）酶失活或酶法检测中存在酶抑制剂:此种情况的特征是曲线形状正常但信号水平偏低。

（6）抗体浓度过低或抗血清试剂有问题:如果抗体浓度过低,使用双倍的量可能会得出一条正常的曲线。可以通过替换新原料来确认抗血清试剂中可能出现的其他问题。

（7）磁微粒、微球、包被孔或者包被管有问题:如果是这些原因精密度一般会比较差,可通过替换新材料来分析问题原因。

（8）分离液浓度过低（如果使用）:当分离液浓度过低时,使用双倍的量可能会得到一条正常的曲线（该方法对分析问题有一定帮助但不适用于临床检测中的问题封闭）,可以通过替换新材料来分析分离液使用中的其他问题。

（9）使用的分离液有问题:表现为精密度较差,可通过替换新的材料来分析问题原因。

（10）试剂间的交叉污染:即使试剂只有一个成分受到了微量的污染,某些试剂的特定组合会对信号产生不可预估的巨大影响。如极少量驴抗羊二抗便可以降低羊抗血清试剂的结合力。确认加样设备已被彻底清洗并已更换试剂。

（11）沉淀分析中颗粒不稳定:此种问题可能通过肉眼观察到,此外会出现批内精密度较差的情况。

（12）信号生成试剂问题:当使用相同的信号生成剂时,不同的分析物的检测结果会出现相似的问题,应使用新的材料进行测试。

（13）使用效期末试剂:用新批次试剂进行确认。

（14）使用过期试剂：用新批次试剂进行确认。

（15）试剂储存方法不当或冰箱有问题：检查试剂的存储温度是否正确，确保冰箱没有自动除霜功能。

（16）试剂在分析仪中不稳定：查看制造商的说明书。定期记录试剂的有效期内质控品的信号水平来确认试剂是否有变化的趋势，确保实验室的温度始终在制造商所要求的范围内。

（17）污垢、消毒剂或清洁剂将重复使用的试剂或蒸馏水容器污染：检查外观和清洗程序。

（18）水质不合格：检查用于复溶和其他可能影响分析性能的水的来源，检查是否有真菌或细菌污染的迹象。

（19）示踪剂复溶体积过低：如果溶解示踪剂的瓶子还在，可通过查看使用说明书要求的复溶体积、已完成的测试数量以及示踪剂剩余量来计算余量是否正确（扣除使用示踪剂预洗移液器枪头或探针的量）。

（20）溶剂按要求稀释：如果所用示踪剂的瓶子还在，可通过查看使用说明书、已完成的测试数量、剩余浓缩示踪剂体积以及剩余的稀释示踪剂体积来计算余量是否正确（扣除使用示踪剂预洗移液器枪头或探针的量）。

（21）加入的示踪剂体积过大：检查检测方法以及加样设备。

（22）抗血清的溶解体积过大：如果所用的抗血清仍在，可通过查看使用说明中要求的复溶体积、已完成的测试数量和剩下的抗血清体积来确认余量是否正确（扣除使用抗血清预洗移液器枪头或探针的量）。

（23）抗血清悬浊液加样前混合不充分：分析检测方法以及混匀设备。

（24）未加入抗血清试剂或加入量不足：分析检测方法以及加样设备以及测试完成后余下的抗血清体积。

（25）校准品的溶解体积过低：可能会出现质控品测值偏低的情况，应查看使用说明中的复溶体积以及测试完成后的剩余体积，并检查测量设备。

（26）样本量过大：分析检测方法以及加样设备。

（27）孵育时间不足：分析检测方法。

（28）孵育温度过高或过低：检查设定的温度

并确认孵育器是否有充足的时间进行预热。

（29）实验室内温度变化：应该考虑到季节性的极端温度，如果在夜间关闭空调或暖气，那么早晨第一件事就是应该考虑冷暖天气的影响。应该检查仪器箱温度，分析仪是否位于冰箱通风口的上方、散热器上方或者冷热空气入口的附近。如果金属外壳的温度与环境温度有很大的差异，可能会影响试剂的孵育温度，甚至造成试剂失活。

（30）分离液使用前未混匀：分析检测方法以及混匀设备，尤其是振荡的模式和持续时间。如有必要应在使用前再次确认分离液的混匀情况。

（31）分离液加入量过少或未加入：分析检测方法以及剩余分离液体积。

（32）离心时间不足：精密度会较差，应分析检测方法。

（33）离心转速不足：精密度较差，应分析检测方法。

（34）磁分离问题：检查分析仪的磁分离模块或人工磁分离所用的设备及方法。

（35）倾液时大力拍打造成沉淀物损失（手工测试）：精密度较差且能看到管壁上滑落的微粒，应检查操作过程。

（36）移液器或自动取样 / 加样器有问题：用其他加样设备替代。

（37）培养箱或水浴锅有问题（温度过高或过低）：检测设备保持的温度。

（38）离心机有问题（转速过低或过度的制动）：检查离心机。

（39）计数错误或信号阅读器有问题：检查信号源或设计替代实验来确认此问题。

2. 建议措施

（1）通过分析多组测试数据来确认结合力是否都一样弱，如果进行了重复性测试还应分析批内精密度的情况。尝试评估这一变化从何时开始，是否有逐渐变化的趋势。

（2）检查结合力弱是否与其他因素有关，如试剂的批次或试剂的出厂时间，或是操作检测的技术人员。

（3）找出所用检测方法与使用说明推荐方法的不同之处。按照说明书中的检测方法重复测试，确定结合力弱是否与检测方法有关。有时放射免疫检测法只能用于测试少量样本，如需检测大量样本应先用临床样本以及质控品进行漂移测试。

（4）咨询制造商所用该效期试剂的信号及

结合力的预期范围,其他用户是否报告了类似的问题。

3. 有用信息列表

提供下列信息可能对问题原因分析有帮助:

(1) 试剂批号以及检测时间。

(2) 问题开始的时间。

(3) 出现问题时其他性能的变化,如批内精密度。

(4) 质控图。

(5) 导出的测试信息或相关的校准数据。

(6) 所用检测方法与使用说明书中检测方法的不同。

(7) 所有使用设备的详细信息。

(8) 问题发生时,检测方法、设备或操作者的变化情况。

4. 案例研究

某用户使用**放射免疫分析(RIA)**测量**甲状旁腺激素(PTH)**,发现在检测过程中会时而出现零值结合力偏弱的情况。(原因:问题情况下所用的试剂均已过期或临近失效期,由于效期末试剂中碘 125- 甲状旁腺激素示踪物放射性衰减导致反应的结合力偏弱)。

(十一) 免疫计量分析法结合力弱

结合率(%binding) 是指在检测完成时全部示踪物的结合百分比。只有全部示踪物(总信号值)中的最大信号水平被测量出来,才能计算出这个参数。在**放射免疫分析(RIA)** 中,可以通过计算在没有样本或者试剂的情况下示踪物的放射性来测量结合率。对于大多数的分析体系,都很难测量或者估算结合率。

当总信号值不能被测量时,推荐使用下面这种简单的方法来研究信号水平预期外的变化情况。当信号水平在某一浓度范围内按固定比例降低,可以参考之前的信号水平偏低章节。此外所有其他情况,请参照以下适合的相关内容:竞争性免疫检测法结合力弱、免疫计量分析法结合力弱、竞争性免疫检测法结合力升高。

1. 可能的原因

(1) 产品设计或优化不足:比较试剂的校准曲线和使用说明中的标准校准曲线的差别。

(2) 有效期内试剂提前变质或试剂在运输过程中暴露于极端温度:如果试剂在有效期内变质,那么它的精密度和信号值也会变得和效期末试剂

一样差。如果结合力弱是由于运输过程中的极端温度导致,那么同批运输的其他试剂也会出现同样的问题。如果可能遇到极端温度的影响,应咨询制造商试剂是否对冷冻或高温敏感。可以通过更换新的试剂以及改变运输方式来确认问题。

(3) 捕获抗体浓度过低或缺少捕获抗体:抗体浓度低会导致校准曲线不成线性,曲线在高浓度点平缓。缺少捕获抗体会导致所有样本无法结合或者结合力维持在非常低的状态。

(4) 标记的抗体浓度过低:会导致校准曲线不成线性,曲线在高浓度点平缓。标记抗体缺失会导致没有结合力。

(5) 底物或酶失活或酶法检测中存在酶抑制剂:此种情况的特点是曲线形状正常但信号水平偏低。

(6) 磁微粒、微球、包被孔或者包被管有问题:如果是这些原因精密度一般会比较差,可通过替换新材料来分析问题原因。

(7) 试剂间的交叉污染:即使试剂只有一个成分受到了微量的污染,某些试剂的组合会对信号值产生不可预估的巨大影响。如极少量驴抗羊二抗便可以影响羊抗血清试剂的结合力。确认加样设备已被彻底清洗并更换试剂。

(8) 沉淀分析中颗粒不稳定:这种问题可能通过肉眼观察到,此外会出现批内精密度较差的情况。

(9) 信号生成试剂问题:当使用相同的信号生成剂时,不同的分析物的检测结果会出现相似的问题,应使用新的材料进行测试。

(10) 使用效期末试剂:用新批次试剂进行确认。

(11) 使用过期试剂:用新批次试剂进行确认。

(12) 试剂储存方法不当或冰箱有问题:检查存储温度是否正确,确保冰箱没有自动除霜功能。

(13) 试剂在分析仪中不稳定:查看制造商的说明书。定期记录试剂的有效期内质控品信号水平来确认试剂是否有变化的趋势。确保实验室的温度始终在制造商所要求的范围内。

(14) 污垢、消毒剂或清洁剂将重复使用的试剂或蒸馏水容器污染:检查外观和清洗程序。

(15) 水质不合格:检查用于复溶和其他可能影响分析性能的水的来源。检查是否有真菌或细菌污染的迹象。

（16）未加入捕获抗体或加入量不足：分析检测方法和移液设备以及测试完成后余下的捕获抗体的体积。

（17）未加入标记抗体或加入量不足：分析检测方法和移液设备以及测试完成后余下的抗血清体积。

（18）试剂悬浊液使用前未充分混匀：分析检测方法以及混匀设备，如有必要应在使用前再次确认混匀情况。

（19）校准品的溶解体积过大：可能会出现质控品测值偏高的情况，应查看使用说明中的复溶体积及测试完成后的剩余体积，并检查测量设备。

（20）样本量过小：分析检测方法以及加样设备。

（21）孵育时间不足（多重孵育检测的任意阶段，比色法、荧光法和发光法的信号生成阶段）：分析检测方法。

（22）孵育温度过高或过低：检查设定的温度并确认孵育器是否有充足的时间进行预热。

（23）实验室内温度变化：应该考虑到季节性的极端温度，如果在夜间关闭空调或暖气，那么早晨第一件事就是应该考虑冷暖天气的影响。应该检查仪器箱温度。分析仪是否位于冰箱通风口的上方、散热器上方或冷热空气入口的附近。如果金属外壳的温度与环境温度有很大的差异，可能会影响试剂的孵育温度，甚至引起试剂失效。

（24）分离液加入量过少或未加入：分析检测方法以及剩余分离液体积。

（25）离心时间不足：精密度会较差，应分析检测方法。

（26）离心力不足：精密度较差，应分析检测方法。

（27）磁分离问题：检查分析仪的磁分离模块或手工磁分离所用设备及方法。

（28）倾液时大力拍打造成沉淀物损失（手工测试）：精密度较差且能看到管壁上滑落的微粒，应检查操作过程。

（29）移液器或自动取样 / 加样器有问题：用其他加样设备替代。

（30）孵育器或水浴锅有问题（温度过高或过低）：检测设备保持的温度。

（31）离心机有问题（离心力 g 降低或过度的制动）：检查离心机。

（32）计数错误或信号阅读器有问题：检查信号源或设计替代实验来确认此问题。

2. 建议措施

（1）通过分析多组测试数据来确认结合力是否都一样弱，如果进行了重复性测试还应分析批内精密度的情况。尝试评估这一变化从何时开始，是否有逐渐变化的趋势。

（2）检查结合力弱是否与其他因素有关，如试剂的批次或试剂的出厂时间，或者操作检测的技术人员。

（3）找出所用检测方法与使用说明推荐方法的不同之处。按照说明书中的检测方法重复实验，确定结合力弱是否与检测方法有关。

（4）咨询制造商所用效期的试剂的信号及结合力的预期范围，其他用户是否报告了类似的问题。

3. 有用信息列表

提供下列信息可能对问题原因分析有帮助：

（1）试剂批号以及检测时间。

（2）问题开始的时间。

（3）出现问题时其他性能的变化，如批内精密度。

（4）质控图。

（5）导出的测试信息或相关的校准数据。

（6）所用检测方法与使用说明书中检测方法的不同。

（7）所有使用设备的详细信息。

（8）问题发生时，检测方法、设备或操作者的变化情况。

4. 案例研究

某实验室在使用免疫计量分析法检测**促黄体生成素（LH）**时，发现有时会出现结合力弱的情况（原因：分析仪的孵育器出现问题导致孵育温度过低）。

（十二）竞争性免疫检测法结合力升高

1. 可能的原因

（1）有效期内试剂提前变质或者在试剂运输过程中暴露于极端温度：在竞争性免疫检测法中，示踪剂的变质有时可以导致结合力的升高而不是降低。如果试剂在其效期内变质，在接近效期时，精密度可能会更差。如果结合力升高是由于运输过程中极端温度导致的，那么同时运输的其他试剂可能也会受到影响。如果可能遇到了极端温度，则询问制造商试剂对于冷冻或者加热是否敏感。

可以通过更换不同运输的新试剂来确认问题。

（2）示踪剂中抗原的浓度低于正常水平或者示踪试剂中不含有示踪剂：低浓度会导致结合升高和勾状校准曲线，浓度降低很多的话，就会导致勾状校准曲线，该曲线在低分析物浓度段表现为平缓的剂量反应。

（3）示踪剂的比活度高于正常水平：与制造商联系。如果放射性示踪剂的比活度远高于正常值，那么它可能不太稳定。校准曲线可能是勾状的，在低分析物浓度段表现为平缓的剂量反应。

（4）抗体浓度高于正常水平：高浓度抗体会导致结合升高和勾状校准曲线，浓度增加很多的话，就会导致出现勾状校准曲线，该曲线在低分析物浓度段表现为平缓的剂量反应。

（5）微粒子、珠子、包被的孔或者包被的管子有问题：这种问题原因模式可能也会导致精密度较差。通过更换新鲜的材料来分析问题原因。

（6）分离系统有问题：可能同时伴随着批内精密度差和校准曲线形状不正常。通过更换全新的材料来分析问题原因。

（7）试剂存储不正确或者冰箱有问题：检查存储温度是否正确。确保冰箱没有自动除霜功能。

（8）使用比平常更新的试剂：检查记录。

（9）示踪剂的复溶体积过高：检查说明书中的复溶体积和检测完成后的剩余量。检查测量设备。

（10）分配的示踪剂体积过低：检查方案和剩余示踪剂的体积。

（11）抗血清试剂复溶体积过低：检查使用说明书中的复溶体积和检测完成后的剩余量。检查测量设备。

（12）分配的抗血清试剂体积过高：检查方案和剩余抗血清的体积。

（13）校准品复溶体积过高：检查质控测定值是否有偏差。检查说明书中的复溶体积和检测完成后的剩余量。测试测量设备。

（14）样本体积过低：检查方案和测量设备。

（15）孵育时间增加：对照使用说明书检查方案。

（16）孵育温度升高：检查使用的温度设置。

（17）实验室温度变化：应该考虑到季节性的极端温度，如果在夜间关闭暖气或空调，那么早晨第一件事就是应该考虑冷暖天气的影响。应该检查仪器箱温度。分析仪是否位于冰箱通风口的上方、散热器上方或者冷热空气入口的附近。如果金属外壳的温度与环境温度有很大差异，可能会影响试剂的孵育温度或者造成试剂失活。

（18）移液器或者自动取样器/分配器有缺陷：通过更换不同的分配设备来确定问题。

（19）培养箱或者水浴（温度过高）有问题：如果有可能，测试设备保持的温度。

2. 建议措施

（1）通过分析来自多个检测的数据来检查高结合的一致性，同时如果测试已经二次重复，则检查批内精密度。

（2）检查高结合是否与其他因素有关，如试剂的批次或试剂的出厂时间，或者操作检测的技术人员。

（3）识别所使用的方案和使用说明书中方案的差异。按照使用说明书中的基本方案，重复高结合的检测来测试高结合是否与方案有关。

（4）检查质控测定值。如果数值有严重偏差，那么校准品的复溶可能有问题。

（5）咨询制造商，询问所使用的试剂批次和出厂时间的预期信号或结合，以及是否有其他实验室已经报告了类似的发现。

3. 有用信息列表

提供下列信息可能对问题原因分析有所帮助：

（1）试剂批号和检测进行的日期。

（2）问题开始的时间。

（3）其他同时发生变化的性能的详细信息，如批内精密度。

（4）质控图。

（5）导出的测试信息或者相关的校准数据。

（6）使用的方案和使用说明书中方案差异的详细信息。

（7）所有使用设备的详细信息。

（8）方案、设备或技术人员中任何同时发生变化的信息。

4. 案例研究

一名技术人员报告，在一种 T3 免疫检测法中，结合突然升高。（原因：该结合的变化是由于技术人员使用 1mL 水复溶了校准品，而不是 0.5mL 的水，0.5mL 是正确的复溶体积。）

(十三) ED$_{50}$ 下降(零浓度点 50% 结合量的评估剂量):仅适用于竞争性免疫检测法

1. 可能的原因

(1) 效期内试剂提前变质或者在试剂运输过程中暴露于极端温度:如果试剂在其效期内变质,在接近效期时,精密度和信号水平将会变差。如果低 ED$_{50}$ 是由于运输过程中极端温度导致的,那么同时运输的其他试剂可能也会出现同样的问题。如果可能遇到了极端温度,则询问制造商试剂对于冷冻或者加热是否敏感。通过更换不同运输的新试剂来确认问题。

(2) 示踪剂中抗原浓度改变或者示踪试剂的其他问题:如果抗原浓度过高,稀释可能得到更正常的曲线形状。示踪剂的其他问题可以通过更换新鲜的材料来进行确认。

(3) 酶法检测中酶失活或存在酶抑制剂:此种原因的特征是曲线形状正常但信号水平偏低。

(4) 抗体浓度过低或抗血清试剂有问题:如果抗体浓度过低,使用 2 倍的量,所得到的曲线形状可能会更正常。其他抗血清试剂的问题,可以通过更换新鲜材料来进行确认。

(5) 抗血清变化:与制造商联系。

(6) 微粒子、珠子、包被的孔或者包被的管子有问题:此种问题原因模式可能也会导致精密度较差。通过更换新鲜的材料来分析问题原因。

(7) 分离液的浓度过低(如果有使用的话):如果分离液浓度过低,使用 2 倍的量,所得到的曲线形状可能会更正常。(该技术对于诊断导致问题的原因很有帮助,但是不应用于纠正临床实践中的错误)。分离液中的其他问题,可以通过更换新鲜材料来进行确认。

(8) 分离液有问题:可能同时会伴随着批内精密度差。通过更换新鲜的材料来分析问题原因。

(9) 沉淀试验的颗粒不稳定:这些可能是明显可见的。批内精密度将会较差。

(10) 信号生成试剂有缺陷:当使用相同的信号生成试剂时,在不同分析物的检测中可能都会观察到类似的影响。通过更换新鲜的材料来分析问题原因。

(11) 使用接近效期末或到效期的试剂:使用全新的试剂进行检查。

(12) 使用过期的试剂:使用全新的试剂进行检查。

(13) 试剂存储不当或冰箱有问题:检查存储温度是否正确。确保冰箱没有自动除霜功能。

(14) 示踪剂复溶体积不正确:如果还有复溶示踪剂的瓶子,检查说明书中的复溶体积、已执行的测试数和剩余示踪剂的体积,来核查剩下的量是否正确。(扣除使用示踪剂预冲洗移液器头或探针的量。)

(15) 如果示踪试剂要求稀释,但所使用的示踪剂是未经稀释的:如果还有检测中用过的示踪剂,查看使用说明书中的说明、已执行的测试数、剩余示踪剂浓缩液的体积和剩余稀释的示踪剂的体积,来检查剩下的量是否正确。(扣除使用示踪剂预冲洗移液器头或探针的量。)

(16) 分配的示踪剂体积不正确:检查方案和分配器。

(17) 抗血清试剂复溶体积过高:如果还有复溶抗血清的瓶子,检查说明书中复溶的体积、已完成的测试数和剩余的抗血清试剂的体积,来检查剩下的量是否正确。(扣除使用抗血清预冲洗移液器头或探针的量。)

(18) 抗血清试剂悬浊液在加样之前混合不充分:检查方案和混匀设备。

(19) 分配的抗血清试剂体积过低或没有分配抗血清:检查方案和分配设备。同时检查测试结束后抗血清试剂的剩余量。

(20) 校准品复溶体积过低:检查说明书中的复溶体积和测试完成后的剩余量。检测测量设备。质控的结果将会偏低。

(21) 样本体积过高:检查方案和分配设备。

(22) 孵育时间发生变化:检查所使用的方案。

(23) 孵育温度过低或者过高:检查使用的温度设置。检查孵育设备是否有充足的时间进行预热。

(24) 实验室温度变化:应该考虑到季节性的极端温度,如果在夜间关闭暖气或空调,那么早晨第一件事就是应该考虑冷暖天气的影响。应该检查仪器箱温度。分析仪可能位于冰箱通风口的上方、散热器上方或者冷热空气入口的附近。如果金属外壳的温度与环境温度有很大差异,可能会影响试剂的孵育温度或者造成试剂失活。

(25) 分离液悬浊液在分配之前混合不充分:检查方案和混匀设备。如果分离液要求使用之前立即混合,检查是否按照要求操作。

（26）分离液分配的体积过低或没有分配分离液:检查方案和分离液剩余的体积。

（27）离心时间不足:精密度会较差。检查方案。

（28）离心力不足:精密度会较差。检查方案。

（29）移液器或者自动取样器/分配器有缺陷:通过更换不同的分配设备进行测试。

（30）培养箱或者水浴(温度过高)有问题:如果有可能,测试设备保持的温度。

（31）离心机有问题(离心力过低或者制动过猛):检查离心机。

（32）计数器或者信号读取器有问题:使用测试信号源或者替代检测法来分析问题原因。

2. 建议措施

（1）通过分析来自多个检测的数据来检查低ED_{50}的一致性,同时如果已经测试了二次重复,则检查批内精密度。试着大概地评估变化开始的时间,或是否有逐渐变化的趋势。

（2）检查低ED_{50}是否与其他因素有关,如试剂的批次或者试剂出厂时间、操作检测的技术人员。

（3）识别所使用的方案和使用说明书中方案的差异。按照使用说明书中的基本方案,重复低ED_{50}的检测,来测试低ED_{50}是否与方案有关。

（4）咨询制造商,询问所使用的试剂批次和试剂出厂时间的预期结合,以及其他实验室是否已经报告了类似的发现。

3. 有用信息列表

提供下列信息可能对问题原因分析有所帮助:

（1）试剂批号和检测进行的日期。

（2）问题开始的时间。

（3）其他同时发生变化的性能的详细信息,如批内精密度。

（4）质控图。

（5）导出的测试信息或者相关的校准数据。

（6）使用的方案和使用说明书中方案差异的详细信息。

（7）所有使用设备的详细信息。

（8）方案、设备或技术人员中任何同时发生变化的信息。

4. 案例研究

一个实验室发现了ED_{50}的下降,他们使用的是带有磁分离的免疫检测法。(原因:ED_{50}的变化

与抗体包被磁微粒时新引入的程序控制方法有关,该新的程序导致检测中抗体的浓度不同。)

(十四) ED_{50}升高(零浓度点 50% 结合量的评估剂量):仅适用于竞争性免疫检测法

1. 可能的原因

（1）效期内试剂提前变质或者在试剂运输过程中暴露于极端温度:在竞争性免疫检测法中,示踪剂的变质有时可以导致ED_{50}的升高而不是降低。如果试剂在其效期内变质,在接近效期时,精密度可能会更差。如果结合升高是由于运输过程中极端温度导致的,那么同时运输的其他试剂可能也会出现同样的问题。如果可能遇到了极端温度,则询问制造商试剂对于冷冻或者加热是否敏感。通过更换不同运输的新试剂来确认问题。

（2）示踪剂中抗原的浓度低于正常水平或者示踪试剂中不含有示踪剂:低浓度会导致结合升高,和勾状校准曲线,浓度降低很多的话,就会导致勾状校准曲线,该曲线在低分析物浓度段表现为平缓的剂量反应。示踪剂的其他问题可以通过更换新鲜的示踪剂来进行确认。

（3）示踪剂的比活度发生变化:与制造商联系。如果放射性示踪剂的比活度远高于正常值,那么它可能不太稳定。校准曲线可能是勾状的,在低分析物浓度下表现为平缓的剂量反应。

（4）抗体浓度高于正常水平:高浓度抗体会导致结合升高和勾状校准曲线,浓度增加很多的话,就会导致勾状校准曲线,该曲线在低分析物浓度段表现为平缓的剂量反应。

（5）抗血清变化:与制造商联系。

（6）微粒子、珠子、包被的孔或者包被的管子有问题:此种故障模式可能也会导致精密度较差。通过更换新鲜的材料来分析问题原因。

（7）试剂存储不正确或者冰箱有问题:检查存储温度是否正确。确保冰箱没有自动除霜功能。

（8）使用比平常更新的试剂:检查记录。

（9）示踪剂的复溶体积过高:检查说明书中的复溶体积和测试完成后的剩余量。检查测量设备。

（10）分配的示踪剂体积不正确:检查方案和剩余示踪试剂的体积。

（11）抗血清试剂复溶体积过低:检查说明书

中的复溶体积和检测完成后的剩余量。检查测量设备。

（12）分配的抗血清试剂体积过高：检查方案和剩余抗血清的体积。

（13）校准品复溶体积过高：检查质控值是否有偏差。检查说明书中的复溶体积和检测完成后的剩余量。测试测量设备。

（14）样本体积过低：检查方案和分配设备。

（15）孵育时间发生变化：对照使用说明书检查方案。

（16）孵育温度过低或者过高：检查使用的温度设置。

（17）实验室温度变化：应该考虑到季节性的极端温度，如果在夜间关闭暖气或空调，那么早晨第一件事就是应该考虑冷暖天气的影响。应该检查仪器箱温度。分析仪是否位于冰箱通风口的上方、散热器上方或者冷热空气入口的附近。如果金属外壳的温度与环境温度有很大差异，可能会影响试剂的孵育温度或者造成试剂失活。

（18）培养箱或者分析仪没有充分的时间预热：检查制造商的说明书。

（19）移液器或者自动取样器／分配器有缺陷：通过更换不同的分配设备进行测试。

（20）培养箱或者水浴（温度过高）有问题：如果有可能，测试设备保持的温度。

（21）离心时间不足：精密度会较差。检查方案。

（22）离心力不足：精密度会较差。检查方案。

（23）计数器或者信号读取器有问题：使用测试信号源或者替代检测法来分析问题原因。

2. 建议措施

（1）通过分析来自多个检测的数据来检查高 ED_{50} 的一致性，同时如果已经运行了双份测试，则检查批内精密度。

（2）检查高 ED_{50} 是否与其他因素有关，如执行测试的技术人员、试剂的批次或者试剂出厂时间。

（3）识别所使用的方案和使用说明书中方案的差异。按照使用说明书中的基本方案，重复高 ED_{50} 的检测来测试高 ED_{50} 是否与方案有关。

（4）检查质控测值。如果其有严重偏差，那么校准品的复溶可能有问题。

（5）咨询制造商，询问所使用试剂的批次和出厂时间的预期结合，以及其他实验室是否已经报告了类似的发现。

3. 有用信息检查表

提供下列信息可能对问题原因分析有所帮助：

（1）试剂批号和检测进行的日期。

（2）问题开始的时间。

（3）其他同时发生变化的性能的详细信息，如批内精密度。

（4）质控图。

（5）导出的测试信息或者相关的校准数据。

（6）使用的方案和使用说明书中方案差异的详细信息。

（7）使用的所有设备的详细信息。

（8）方案、设备或技术人员中任何同时发生变化的信息。

4. 案例研究

一个免疫检测法的质控图显示 ED_{50} 升高。（原因：ED_{50} 的变化与新培养箱的引入相关，新培养箱的温度设置为 30℃而不是 37℃。）

（十五）高非特异性结合

在竞争性免疫检测法中，测量 NSB 的方法是运行一个不加抗血清的检测。正常情况下，抗血清是包被到固相上的，如颗粒、孔、管子或者珠子，所以理想的情况下应该使用"空白的"抗血清试剂，即由没有抗体的普通固相组成的。

在免疫计量分析法中，NSB 是通过使用零浓度样本（如果有），经过处理去除掉分析物的样本或者缓冲液来进行测量的。因此，NSB 就是在没有分析物的情况下，标记抗体与固相载体相结合的测量值。

1. 可能的原因

（1）产品设计或优化不良：检查高 NSB 是否一直存在。如果产品的设计不好，那么应该可以从最初的验证数据中明显看出来。零浓度校准品或者质控的信号响应会有所提升，同时零浓度和相邻浓度校准品之间的信号差异会减少。与制造商联系。

（2）示踪剂有问题：如果高 NSB 与新批号示踪剂的引入同时出现，尝试用不同的批次替代。

（3）分离系统试剂有问题：如果高 NSB 与新批号分离系统试剂的引入同时出现，尝试用不同的批次进行测试。如果分离系统是有问题的，批内精密度也有可能会较差。

（4）校准品基质发生变化：在竞争性检测法中，尝试用患者样本而不是校准品来测量 NSB。在免疫计量分析法中，尝试用替代的零浓度材料或者完全不加样本来查明影响 NSB 的因素。

（5）效期内试剂提前变质或者在试剂运输过程中暴露于极端温度：如果试剂在其效期内变质，NSB 和不精确性将会随着试剂出厂时间的增加而升高。如果高 NSB 是由于运输过程中极端温度导致的，那么同时运输的其他试剂可能也会出现同样的问题。如果可能遇到了极端温度，则询问制造商试剂对于冷冻或者加热是否敏感。在运输过程中试剂暴露于高温，同样也会导致其他受温度影响的问题，如信号不正常或结合的水平或精密度较差。酶偶联物易受极端温度的影响。某些防腐剂是热敏感的。防腐剂失活会导致试剂的污染，从而导致 NSB 升高。通过更换为不同运输批次的新试剂来确认问题。

（6）示踪剂结合到塑料管子表面：这种情况在固相检测中发生的可能性不大。在液相检测中，如使用**聚乙二醇（PEG）**辅助的分离系统，尝试使用不同类型的塑料和玻璃管子，找出干扰较少的种类。

（7）示踪剂或者偶联物结合到固相上：示踪剂或者偶联物可以通过其抗体或抗原、标记酶或通过由糖蛋白合成的糖基，非特异性的与固相结合。

（8）在确定 NSB 的测试中，示踪剂与固相载体结合，包括孔、管子、珠子、微粒或者其他的载体：在固相检测中，测量 NSB 有时会用到没有包被抗血清、但已包被了阻断物质（如牛血清白蛋白）的固相样本。然而，这样做可能会导致一些人为因素，并且结果也不一定能够代表正常检测的情况。

（9）用于测量 NSB 的样本有问题，包括样本采集装置造成的干扰；使用未经验证的样本类型进行测试：一些免疫计量分析法会遇到这样的问题。为了识别干扰的原因，或者为了排除样本采集装置造成的干扰或者个别样本的原因，尝试使用多种样本采集方法的样本。样本采集装置造成的干扰可以通过多种方式最小化，包括仔细的产品设计、使用校正因子或者"诱骗"，或者改进采集装置本身的设计。查看使用说明书，所使用的样本类型是否已经经过验证。

（10）试剂存储不正确或者冰箱有问题：检查存储温度是否正确。确保冰箱没有自动除霜功能。

（11）使用过期的试剂：对照有效期来检查检测的日期。

（12）污染了抗血清（竞争性检测法）：检查试验过程。

（13）污染了分析物（免疫计量分析法）：检查所用样本的浓度是否为零。尝试使用替代的零浓度样本来检查结果的一致性。

（14）污染了示踪剂（如在管子或者孔的外面，尤其是免疫计量分析法）：重复测试之间的表现可能不一致。如果用纸巾擦拭管子或者孔的外面，然后重新计数，重复高 NSB 的测试，结果将会降低。使用全自动免疫分析仪会发生这种情况。示踪剂或者偶联物可能会被携带到其他试剂孔中，原因包括探针的腐蚀、损坏或者探针的清洗不充分等等。检查探针或者执行系统检查来确定探针的清洗效率。

（15）孵育温度过高：对照使用说明书检查方案。

（16）使用的方案与使用说明书中的方案不同，尤其是在清洗阶段：对照使用说明书检查方案。

（17）PEG 包被的管子或者管子中含有 PEG 或者能产生磁性的纤维素分离系统（手工检测）拍打的力度不够强：检查管子中是否有液滴残留。

（18）洗涤器有问题或不合适，低效清洗：彻底地清洁洗涤器，使用金属丝清洁分配器的喷嘴（管口），并使用大量的蒸馏水冲洗。检查清洗之后液体残留的体积。按照下述的方法检查洗涤器的效率：先在管子或孔中加入有浓烈颜色的染料，然后跟踪查看染料在清洗过程中去除的情况。对于 ELISA 来说，通过测试每一种检测中低浓度条件下的关键决策点来证明洗涤器是合格的。清洗不好可以导致假阳性和高背景。检查洗涤器的探针是否和孔的底部对齐，尤其是对于 U 形孔。

2. 建议措施

（1）通过分析来自多个检测的数据来检查高 NSB 的一致性。检查用于评估 NSB 的方法是否有效。如果在使用说明书中没有给出方法，咨询制造商的建议。同时检查所使用试剂的出厂时间。

（2）检查是所有类型的样本都发生高 NSB，还是只在一种类型的样本中发生。

（3）识别所使用的方案和使用说明书中方案的差异。按照使用说明书中的基本方案，重复高

NSB 的检测,来测试高 NSB 是否与方案有关。

（4）检查设备的性能,如果设备使用了洗涤器,应对其进行详细地检查;

（5）咨询制造商,询问是否有其他用户已经报告了高 NSB。

（6）有些时候,如果加入一种商业化的阻断剂可以解决问题,那么可以证明导致问题的原因是产品设计不好。

3. 有用信息检查表

提供下列信息可能对问题原因分析有所帮助:

（1）试剂批号。

（2）问题开始的时间。

（3）用于确定 NSB 的方法和样本的说明。

（4）其他同时发生变化的性能的详细信息,如**零剂量（B_0）**下结合的变化、曲线形状、ED_{50},或者质控值。

（5）导出的测试信息或者相关的校准数据。

（6）使用的方案和使用说明书中方案差异的详细信息。

（7）使用的所有设备的详细信息,尤其是洗涤器,如果设备已使用。

（8）使用的管子或者孔的详细信息,除了制造商供应的以外。

4. 案例研究

某个使用一种酶促免疫计量分析法检测 β-人绒毛膜促性腺激素的实验室,该实验室工作人员担心检测中发生了高 NSB,即零浓度信号值偏高。(原因:洗涤器有问题,在清洗的最后阶段没有去除掉所有未结合的偶联物。)

（十六）稀释线性差

1. 可能的原因

（1）产品设计或优化不良:对几个高浓度样本进行一系列稀释并进行测试,看是否几个样本均不成线性。如果产品设计的不好,那么从最初稀释线性的验证数据就可以明显的看出来。如果能够获得的话,"阴性"或者零浓度样本是理想的稀释液。线性不好可以表现在整个检测范围内,也可以在低端或者高端。与制造商确认。

（2）示踪剂、抗血清或者分离系统不良:如果制造商认为非线性的情况不是产品的正常表现,可以向制造商要不同批次的试剂,使用一系列的高浓度样本和最高浓度的校准品,重复稀释研究。

固相载体上捕获抗体的结合能力低是导致线性不好的常见原因。

（3）免疫计量分析法的高浓度勾状效应:可以通过下述方法对问题进行确认。在低浓度样本或者零浓度校准品中添加分析物,直到分析物浓度达到患者样本中可能达到的最高浓度,得到一系列分析物浓度的样本,对其进行检测。将计算得到的添加分析物的浓度与测量得到的分析物浓度作图,并与稀释研究中任何非线性的结果进行比较。极高浓度阳性样本的连续稀释得到的图形会呈现为钟状,这是典型的勾状效应结果。

（4）校准品浓度有误:如果这是原因,那么质控偏差和曲线拟合误差可能也会很明显。

（5）存储的校准曲线或者制造商提供的校准曲线有误:重新校准或者使用不同批次的试剂。

（6）样本中抗原变异(如癌症患者样本或注射了纯化形式分析物的患者样本):不同患者之间抗原变异可以导致稀释线性不好。许多蛋白质,尤其是糖蛋白,是异质的,它们可能在疾病期间以不同的形式存在,尤其是对于某些肿瘤标志物来说。由于样本中抗原结合蛋白的变化,也可能会导致变异的发生。不同的产品对这类影响的易感性不同。通常来说,高灵敏度的检测法更容易受异质性的影响。应该向制造商咨询可能的影响因素。检查患者的临床记录,关注疾病史。同时,检查在治疗过程中是否使用了纯化的分析物。在这些临床情况下,应该向制造商咨询产品用于监测分析物浓度的能力。

（7）产品对患者样本中的分析物和国际标准品之间的反应有差异(如由于抗血清特异性):因为国际标准品有时含有具有不同抗原性的纯化或重组的分析物,因此这种情况在蛋白质的检测中最有可能发生。如果是这个原因导致的稀释线性不好,只有使用国际标准品作为分析物来源,回收和稀释实验才会有好结果。

（8）脂血或溶血的患者样本,或者由于样本采集装置造成的干扰:检查样本的外观。如果怀疑是样本采集装置造成的干扰,检查样本的来源,查明所使用的样本采集装置的类型。制造商可能已经收到了其他报告。关于更多的信息,请参见下文"不符合预期的或者不一致的临床分类"。

（9）使用陈旧的样本:如果样本已经保存了很长一段时间,分析物可能已经变质了。很多分析物长期保存在 -20℃下是不稳定的。使用新鲜样本重新进行实验。

（10）使用高浓度校准品来测量产品的稀释性能（如果校准品是非人体基质，或者含有与患者样本中不同形式的分析物）：使用高浓度患者样本重新进行实验，或者咨询制造商。

（11）批内精密度差（参见本节"批内精密度差"查找可能的原因）：检查不同重复之间的一致性，尤其是竞争性检测法的高浓度点。重复多次稀释实验，包括纯样本和1/2之间的稀释，以便给出更加清晰的稀释情况。

（12）使用的方案与使用说明书中不同：如果所使用的方案与使用说明书中的方案有差异，应该测试主要差异对于稀释的影响，可以通过严格按照使用说明书中的方案重复进行实验来确认问题。

（13）低浓度样本的稀释测定，其误差比高浓度样本稀释的误差要大很多：在极低浓度条件下很难实现线性稀释，如零浓度校准品和相邻浓度校准品之间。这要求高度的精密度和准确度、细致的技术、适当维护的仪器、完美的曲线拟合程序和准确的校准品赋值。检测中任何轻微的瑕疵，例如，在 NSB 区域内，清洗或信号测量都会被放大，并且可能无法代表更大范围内产品性能的真实情况。

（14）所使用的稀释液不合适：与制造商确认所使用的稀释液是否合适。

（15）培养箱或者分析仪没有充分的时间预热：检查制造商关于预热时间的说明。

（16）设备有问题：检查是否其他检测性能不好的迹象，如精密度差、质控偏差或者低结合。这些可能会提供一些线索。如果可能的话，更换不同的设备进行测试，或者根据制造商的说明书对设备进行维修和测试。

（17）微量移液器使用不正确：技术人员应该训练有素，能够正确地使用微量移液器；移液器应该保持垂直。精确稀释。如果技术员很少使用移液器或者很少进行稀释，那么更有可能是此原因导致的问题。

（18）在高或低浓度段曲线拟合误差导致的偏差：如果是这个原因，那么校准品的拟合值和真实值之间的差异应该反映稀释实验的线性稀释图上点的偏差。用正确的具有适当权重的数学模型进行曲线拟合对于取得良好的线性结果是非常重要的。

2. 建议措施

（1）使用多个高浓度的患者样本重复稀释实验。所有稀释点应该重复测试 2 次或者 3 次。检查重复结果的精密度是否令人满意。稀释曲线形状中任何明显不一致的地方，应该分析其产生的原因，如由于校准品赋值不准确导致的不一致。

（2）识别所使用的方案和使用说明书中方案的所有差异。按照使用说明书中的基本方案重复稀释实验，来测试稀释线性差是否与方案有关。

（3）检查拟合曲线的质量（通过比较校准品的拟合值和真实值）。

（4）检查样本的完整性。

（5）咨询制造商的建议。检查稀释液是否合适。询问是否有其他用户已经报告了线性稀释差的问题。

3. 有用信息检查表

提供下列信息可能对问题原因分析有所帮助：

（1）试剂批号。

（2）所用样本和稀释液的说明。

（3）导出的测试信息或者相关的校准数据。

（4）使用的方案和使用说明书中方案差异的详细信息。

（5）使用的所有设备的详细信息。

4. 案例研究

一家专门治疗癌症患者的医院，实验室的工作人员报告：在泌乳素检测中，尽管某些样本的稀释比其他样本更线性，但是泌乳素瘤患者的样本稀释结果不好。（原因：肿瘤组织产生的泌乳素一般与非肿瘤样本的泌乳素在结构上有所不同。此外，产品标准化所使用的泌乳素国际标准品与样本中的泌乳素略有不同。两种效应共同作用的结果导致泌乳素瘤样本的稀释线性不好。）

（十七）不符合预期的或不一致的临床分类

1. 可能的原因

（1）产品设计或优化不良：首先检查样本的测定结果是否一致。如果产品设计不佳，那么应该可以从最初的验证数据就能明显地看出来。要么数据会显示同样的问题，要么涉及的确定临床分类数据不足。如果可以获得，检查临床试验报告。

检查在筛查测试中截断值的变化。截断值可能对于所筛查的种族或者临床人群来说不合适。

在筛查测试中,假阳性或者假阴性结果也与样本的完整性、样本处理、分析前程序、技术操作、干扰、交叉反应、环境温度等有关。

在免疫计量分析法中,如果捕获抗体和标记抗体连接到一起[如通过**人抗鼠抗体(HAMA)**],那么零浓度或者极低浓度的患者样本的测试结果会明显升高,除非这种情况被试剂中的添加剂如小鼠血清所抑制。如果标记抗体非特异性地结合到固相载体(微粒、孔、珠子或者管子)上,同样也会明显地产生同类型的问题。结果可能会因所使用的方案而有所不同。使用不同种属抗体的相同分析物的检测方法来测试样本,来看两种检测法比对的结果如何。也可以测试稀释线性或者回收来确定是否存在干扰。

(2)试剂批次有问题:任何从正常到不正常情况的改变可能都会在用户的质控数据中明显地表现出来。如果是由于校准品的校准所导致的,那么制造商自己的质控图也应该有很明显的表现。向制造商要不同批次的试剂来替换引起问题的试剂。

(3)存储的校准曲线或者制造商提供的校准曲线有误或者不稳定:所有相似浓度的样本和质控品都可能受到影响。重新校准并重复测试。如果制造商提供的校准曲线有问题,那么使用相同批次试剂的其他用户也会出现同样的问题。

(4)用户对检测法应用的看法与制造商预期的不同:检查使用说明书,应该可以明显地看出用户的应用与供应商预期的差异。如果当前的检测法不能满足用户的需求,寻找更适合的替代方法。

(5)免疫检测法的测试结果能正确地反映患者的状态,但其他临床信息的解读不正确:用替代的测试相同分析物的检测法测试样本,来检查所使用的测试方法。查明临床评估的原因。

(6)异常类型的患者样本:此种问题原因类型的特点是特定患者样本多次测试的结果相同,但均与临床不相符。用替代的测试相同分析物的检测法测试样本来检查所使用的测试方法。可以发生多种类型的干扰,使用说明书中一般都会列出较为常见的干扰,如溶血、黄疸、脂血或者浑浊的样本。

① 多种类型的干扰如下:

• 免疫计量分析法可能受到交叉结合的免疫球蛋白(如 HAMA)或类风湿因子的影响。

• 竞争性检测法可能受到被测量的分析物内源性抗体的影响。

• 某些类型的检测法受到样本中颗粒物的影响。

• 检查所用的样本类型是否经过验证(如特定的血浆采集方法)。

• 从导管中提取的样本可能会被稀释,从而降低分析物的浓度。

• 从服用肝素的患者身上提取的样本会在样本凝血之后继续产生血纤维素蛋白。血纤维素蛋白、凝血和游离的补体在筛查检测中会导致假阴性或者假阳性的结果。

• 肿瘤组织会产生正常蛋白质的变异体,会导致某些不寻常的影响,使得测试的结果异常。这是因为虽然不同免疫检测法测试的物质相同,但是对于这些变异体的检出率或多或少会有些差别。

• 某些分析物会受到特定物质的影响,如地高辛类免疫反应物质(参见地高辛)。检查使用说明书或者联系制造商。

② 常见样本干扰的通用清单如下:

• 嗜异性抗体。

• **人抗动物抗体(HAAA)**。

• 自身抗体。

• 血清蛋白(如类风湿因子、补体、结合蛋白)。

• 药物及其代谢物。

• 样本类型。

• 基质效应(pH、溶血、血液替代品)。

• 交叉反应的物质。

• 疾病(如肾脏、肝脏、胃肠道)。

• 酶抑制剂。

③ 其他干扰因素的清单如下:

• 多克隆抗体可能产生 NSB。

• 捕获抗体的部分变性可能导致固相载体上的 NSB。

• 标记已经破坏了或者改变了抗体或者抗原的构象结构。

• 内源性的碱性磷酸酶结合到**顺磁性颗粒(PMP)**;与代谢紊乱、肝硬化等相关。

• ALP 抗体桥联了 ALP 和 PMP。

所需要采取的措施依赖于发生的频率和原因的性质。如有必要,可以对超过参考区间以外的样本进行确认实验。

更多信息请参见本部分第一节"样本采集,包括受试者的准备和标本的处理"。

（7）免疫计量分析法中高浓度勾状效应：在极端情况下，勾状效应可以导致极高浓度患者样本的测试结果在检测范围内，使得从表面上看起来的样本中分析物的浓度远远地低于实际水平。

（8）样本携带污染，将高浓度阳性样本携带到阴性样本中：检查前面的样本是否是强阳性。

（9）交叉反应物的干扰，例如，药物代谢物：使用同样分析物的替代检测方法运行样本，来检查所使用的测试方法。此问题可能只限于个别患者或者个别类型的患者。查看患者的疾病史 / 用药记录，可能能够清楚地分析出是不是药物相关的问题。所需要采取的措施取决于问题的频率和如何影响结果的解释。

（10）样本采集装置带来的干扰：使用同样分析物的替代检测方法测试样本，来检查所使用的测试方法。如果怀疑是样本采集装置的干扰，检查样本的来源，查明使用的是哪种样本采集装置。制造商可能已经收到了几个类似的报告。如果想要调查清楚此类问题，需要将样本与装置的不同部分一起孵育，来识别干扰的来源。最好由试剂盒的制造商与装置制造商合作来预防此类干扰。改变采集装置的类型也许可以解决问题，但这可能不是测试实验室能够控制的。

（11）试剂混合或预热不完全：如果这是导致问题的原因，重复测试不相符的样本，将无法复现其测量值。质控测值可能也会出现问题。如果想要解决此类问题，需要重复测试样本，但需要在再次测试之前确保试剂已经混合好，并且达到了环境温度。当试剂保存在自动分析仪上时，应该仔细地检查磁微粒悬浮液是否充分混匀。

（12）使用的方案与使用说明书中不同：如果所使用的方案与使用说明书中的方案有差异，应该确定方案中主要差异对于患者样本测值是否产生影响，可以通过严格按照使用说明书中的方案重复测试样本来确认问题。

（13）移液器或者自动取样器 / 分配器有问题、脏的移液器头、受污染的样本或试剂针、移液器头和移液器之间连接不好、探针和管路之间连接不好、分析物从高浓度样本到低浓度样本的携带污染、试剂分配探针导致的试剂携带污染、试剂的飞溅、管子收缩：如果以上因素中的任何一个是导致问题的原因，重复测试不相符的样本，将无法复现其测量值。质控测值也会出现同样的问题。通过更换替代的分配设备和重复测试来确认问题。检查微量移液器是否定期进行校准。

（14）微量移液器使用不正确：技术人员应该训练有素，能够正确使用微量移液器；移液器应该保持垂直。

（15）加样探针扎入样本的深度不足：观察加样过程，查找气泡。可能需要调整或者更换探针的液位检测系统。受影响的患者样本测值将会呈现负偏差。

（16）管路系统中的水稀释了样本：通过使用已知浓度的质控品来检查设备。

（17）当使用原始样本管时，样本分配器扎到血凝块：如果原始样本管在血凝块的上面没有血清，或者如果液面传感器没有正确地工作，样本分配器可能会碰到血凝块和样本。将血清从血凝块分开，轻轻地倒入到另外一个管子中，重新测试血清。

（18）样本分配器在扎入原始样本管盖子的过程中，被橡胶、薄膜或箔片所阻挡：检查探针。

（19）装移液器头带来的干扰：尝试使用替代的移液器头。

（20）样本和试剂的混合有问题：重复测试不相符的样本，将无法复现其测量值。质控测值和曲线形状可能也会受到影响，批内精密度将会不好。同一样本的两次重复测试值一致性会不好。

（21）培养箱有问题：温度控制不一致会导致位置效应。在不同位置重新测试的样本会得到不同的结果。如果可能，使用不同的孵育系统进行测试。

（22）实验室温度变化：应该考虑到季节性的极端温度，如果在夜间关闭暖气或空调，那么早晨第一件事就是应该考虑冷暖天气的影响。应该检查仪器箱温度。分析仪是否位于冰箱通风口的上方、散热器上方或者冷热空气入口的附近。如果金属外壳的温度与环境温度有很大差异，可能会影响试剂的孵育温度或者造成试剂失活。

（23）培养箱没有充分的时间预热：检查制造商对于预热时间的说明。还要检查质控品测量值。

（24）磁铁有问题或者在分离过程中磁铁与顺磁性颗粒的距离不够近：检查分析仪的分离模块，或手动分离装置的使用方法。

（25）洗涤器有问题或者不合适：如果洗涤器不能充分发挥作用，某些样本可能会显示与预期不同的值。一般来说，此种情况在免疫计量分析法中表现得很明显，如本应该接近于零的患者样本值明显上升,表现出有意义的分析物浓度。此种情况可能会因为样本中存在某些物质而变得更严重,这些物质可以降低清洗效率,或者将标记抗体吸引到固相载体上并阻止其被完全去除。洗涤器可以通过清洗含有染料的孔或者管子来进行测试。检查清洗探针是否被阻塞。对于 ELISA 来说,通过测试每一种检测中低浓度条件下的关键决策点来证明洗涤器是合格的。清洗不好可以造成假阳性和高背景,并且显示出校准品和质控品基质之间的差异,这种差异可以导致偏差。

(26)计数器/信号读取器有问题或者被污染:相同样本的两次重复测值之间的一致性会不好。在重复测试中得到的样本值将与原始结果不同。通过多次运行同一样本管的测量和检查背景来测试计数器或信号读取器。

(27)可重复使用的试剂或蒸馏水容器被污垢、消毒剂或清洁剂污染:检查容器的外观和清洁程度。

(28)水质不合格:检查用于复溶或者用于其他可能影响检测性能的水源。检查是否有真菌或细菌污染的迹象。

(29)测试结果漂移:在一个检测的开始和结束分别运行样本,或者在一个随机存取的分析仪上测试一段时间。如果结果有所不同,请参见本节"测试结果漂移"。

(30)曲线拟合错误:通过查看导出的测试信息上校准品的拟合值和真实值的差异来确认问题。如果这是误差产生的原因,那么差异的大小应该能反映出临床样本测量值与预期值之间的偏差。

(31)使用的参考区间不正确:对照使用说明书的参考区间来分析导致问题发生的原因。

(32)使用的单位不正确:检查使用说明书中给出的参考区间所使用的单位。

(33)样本或者试剂的存储不正确,或者使用了超过效期的试剂:对照使用说明书检查存储的方法。冰箱或者冷冻室可能没有处于合适的温度。确保冰箱没有自动除霜功能。某些分析物可能比其他的更不稳定(咨询制造商)。如果样本容器敞开口放置 2h,那么样本蒸发会导致分析物浓度显著升高。

(34)在机期间试剂变质:从新试剂包装第一次使用到最后一次使用,样本和质控测值会有一个明显的逐渐变化的趋势,然后使用新的试剂包

装之后测试结果变回与初始结果一致。检查是否是按照制造商的说明来使用的。

(35)测错样本或者样本管的标签贴错了:如果怀疑这一点,那么应从患者那里重新取样进行测试。

(36)参比方法出现问题:使用第三种方法或者替代来源的参比方法来确认问题。

(37)试剂容器中的试剂不足:检查试剂容器。

(38)分析仪上试剂供应信息的数值有缺陷:这可能是由于探测器错误导致的,也可能是由于试剂在装载到分析仪上的时候试剂容器没有装满导致的。检查试剂容器。

(39)样本或者试剂的位置不正确:在某些多分析物分析仪中,样本的检测是由样本的位置相对于试剂的位置来决定的。检查样本和试剂的位置,重新测试样本。

2. 建议措施

(1)重复测试。

(2)使用不同供应商的产品重复测试(如果有必要,将样本送到另外一个实验室)。

(3)检查稀释和(或)回收线性。假阳性或者假阴性样本通常来说不成线性,且样本干扰可能会影响回收。

(4)检查定量检测法的截断值是否发生明显变化。

(5)如果可能的话,进行确认实验,如免疫印迹法或核酸检测(NAT)。

(6)如果免疫检测法用于临床诊断,请报告实验室管理人员和制造商。

(7)分析信息并对问题简单描述记录。

(8)如果之前已经有了类似的报告,分析这些报告,看是否是相同的问题。

(9)识别所使用的方案和使用说明书中方案的差异。

(10)查看制造商是否在产品发布之前的试验中已经看到过类似的结果,或者其他用户是否已经报告过类似的发现。询问任何关于主要原材料、工艺或者试剂配方变更的信息。检查是否是由于样本类型导致的差异(如新鲜的与冻存的)。

(11)将相关样本保存在安全的地方。如果制造商要求,将样本分装寄送。

(12)如果涉及的样本来自特殊类型的患者,或者该产品已知会引起假阳性或者假阴性,与制造商沟通如何从临床角度对结果进行解释。制造商可能会给出不同的解释。

（13）如果用户或者制造商已经用另外一种方法进行了相关性的研究，寻找与其他方法不一致的点。这些点可能已经被假设为正常人群的一部分被错误地进行了统计。这些样本重复测试了吗？

（14）如果制造商重新测试了样本，并给出了可接受的结果，那么问题的原因可能出在用户实验室。查看导出的测试信息（或者校准和质控数据）以确定是否存在质控偏差、不精密性、校准曲线形状不好或者拟合误差（通过比较校准品拟合值和真实值）的迹象。

（15）如果用户的结果得到了制造商的确认，且产品表现出来的性能与宣称的不符，那么应该将数据的副本交给制造商进行全面调查。

3. 有用信息检查表

提供下列信息可能对问题原因分析有所帮助：

（1）试剂批号。

（2）问题开始的时间。

（3）患者样本测值：完整详细记录问题的严重程度，包括每一种相关类型患者样本错误分类的频率和每一个样本测试的次数。

（4）患者的临床状态和药物治疗的情况。

（5）使用其他检测法得到的相关结果，包括相同分析物的或者相关分析物的。

（6）导出的测试信息或者相关校准曲线。

（7）使用的方案和使用说明书中方案差异的详细信息。

（8）使用的所有设备的详细信息。

4. 案例研究

一名甲状腺患者，**游离甲状腺素（fT4）**的浓度非常高，使用高敏的**促甲状腺素（TSH）IRMA** 检测法测试 TSH，结果为 $0.25\mu U/mL$。生物化学家预期其测值应为 $<0.04\mu U/mL$，即该检测法的检测限。（原因：进一步使用两种不同的检测法进行测试，结果显示 TSH 的浓度大约为 $0.06\mu U/mL$，位于每一种检测法的参考区间以下。分析仪的清洗模块出现问题，导致一些测试管子污染了未结合的示踪剂，信号上升，从而导致明显的浓度升高。）

三、延伸阅读／补充书目

（一）参考范围（正常范围）明显的偏移

1. 可能的原因

（1）校准不好或者校准品不稳定：通过相应

质控值的变化与校准品批次或者试剂出厂时间变化的一致性，应该能够清晰地确定问题是否是该原因导致的。

（2）人群发生变化或者预先经过筛选的人群。送往测试实验室的样本来源或者样本的"组合"发生变化（如更多的来自于老年患者的样本）、患者选择的方法或者患者分类为"正常"的标准发生变化：与医院的行政部门联系，了解在管理上是否发生了某些改变，可能导致了此种情况。

（3）由于所使用的成套校准品和曲线拟合方法之间的相互作用产生的偏差：如果一套校准品中个别的点校准已经发生了错误，那么使用了样条拟合的实验室可能会比那些使用了更"平滑的"拟合方法的实验室看到更多的偏差。在大多数曲线拟合程序中，个别校准品的偏差通常表现为导出的测试信息中校准曲线部分的拟合值和真实值之间的差异。高或低浓度校准品的偏差可能导致分对数 - 对数曲线拟合的问题，使拟合的线偏离大部分校准点。这应该可以从导出的测试信息中校准品的拟合值和真实值之间较大的偏差明显地看出来。由于校准品校准出现错误导致的曲线拟合问题，可以通过更换另一个批次的校准品而与其他曲线拟合问题区分开来。

（4）存储的校准曲线或者制造商提供的校准曲线有误或者不稳定：参考区间的变化要么应该与新校准曲线的引入相一致，要么如果是由于不稳定导致的，应该可以通过重新校准而被纠正。如果制造商提供的校准曲线有问题，那么使用相同批次的其他用户也会出现同样的问题。

（5）试剂批次（校准品除外）质控值可能会反映出来，但是也不一定如此。如果这是导致问题的原因，那么其他用户可能已经向制造商报告了变化，或者制造商的质控图可能显示了相应的变化。识别试剂批次的变化是否与参考区间的变化一致，以便查明有问题的试剂。如果试剂批次导致了变化，那么要求制造商提供一个替代的批次。

（6）检测方案发生变化：需要对照使用说明书检查变化发生前后方案的细节。

（7）样本采集方法发生变化（如果方法对于这一变化敏感）：检查是否已经发生了这种情况。制造商可能已经收到了几个类似的报告。如果想要调查清楚此类问题，需要将样本与装置的不同部分一起孵育，来识别干扰的来源。最好由试剂盒制造商与装置制造商合作来预防此类干扰。有时,免疫检测试剂配方的改变可以减少或者消除这些影响。改变采集装置的类型也许可以解决问题,但这可能不是测试实验室能够控制的。

(8) 样本存储方法发生变化:检查是否已经发生了这种情况。查阅使用说明书,以获得存储的说明。对于通过邮寄或者快递服务送检的样本,询问送检过程中是否发生了延误。

(9) 设备出现故障,或者使用的设备类型发生变化:其他影响应该也很明显,如曲线形状的一致变化或者批内精密度变差。参见本节"批内精密度差"和"曲线形状变化"的相关内容。检查此种变化是否发生在测试所使用的任何自动化设备的维护或者维修之后。

(10) 微量移液器使用不正确:技术人员应该训练有素,能够正确使用微量移液器;移液器应该保持垂直。

(11) 实验室温度或湿度变化:其他影响应该也很明显,如曲线形状的一致变化。最近可能已经出现了实验室温度的极值。显然,极端温度值最容易影响室温孵育的检测法。异常干燥的大气条件可以导致珠子、管子或者孔在弃液之后下一个试剂加入之前变干。如果这是原因,那么质控和批内精密度也会受到影响。

(12) 曲线拟合程序变化:如果可以获得变化发生前后检测法的导出的测试信息,那么这个将变得不证自明。患者样本和质控品测值的变化应该与曲线拟合偏差量的变化相关联。通过比较导出的测试信息中校准品拟合的浓度和真实的浓度来测试曲线拟合的偏差。

(13) 技术人员发生变化:患者样本测值的变化可能伴随着曲线形状或者批间精密度的变化。检查技术人员的变化是否与参考区间的变化一致。如果怀疑是技术人员的影响,那么检查技术人员使用的测试方法。

(14) 使用超过效期的试剂:检查测试的日期,与有关试剂批次出厂时间和效期进行核对。

2. 建议措施

(1) 如果还有发现变化之前测试过的患者样本,重新对其进行测试,比较得到的测试结果。

(2) 如果免疫检测法用于临床诊断,并且这种变化在临床上是显著的,应立即报告实验室管理人员和制造商。

(3) 分析信息,并对问题简单描述记录。

(4) 如果之前已经有了类似的报告,分析这些报告,看是否是相同的问题。

(5) 识别所使用的方案与使用说明书中方案的差异。

(6) 查看质控值的变化。如果有明显一致的变化,比较用户和制造商的质控数据,识别相似点和不同点。

(7) 当参考区间看起来已经发生了变化时,检查导出的测试信息的曲线拟合偏差(通过比较校准曲线中校准品拟合值和真实值)、精密度差,或者曲线形状中任何重要的变化。

(8) 查明患者选择的标准是否可能已经发生了变化。

(9) 查明样本采集方法或者样本来源是否发生变化。

(10) 如果您的结果得到了制造商的确认,那么应该将数据的副本交给制造商进行全面的调查。

3. 有用信息检查表

提供下列信息可能对问题原因分析排查有所帮助:

(1) 试剂批号。

(2) 问题开始的时间。

(3) 变化发生前后患者样本分布、每日患者样本均值或者中位值的详细信息。

(4) 个别患者样本在出现明显变化前后的测试结果。

(5) 变化前后的质控值。

(6) 导出的测试信息或者相关校准数据。

(7) 使用的方案与使用说明书中方案差异的详细信息。

(8) 使用的所有设备的详细信息。

4. 案例研究

一名实验室管理人员注意到,几个月来,TSH测试结果刚好高于TSH参考区间上限的患者样本数量显著增加,该参考区间是前一年建立的。他不知道超过参考区间的患者是甲状腺机能正常还是亚临床的甲状腺功能减退。(原因:另外一个实验室的关闭导致送往该实验室的老年患者样本数量增加。无临床症状的TSH值升高,在老年患者中更为常见。)

(二) 定量分析中患者样本浓度为负值

1. 可能的原因

(1) 患者样本中含有很少或者不含有分析

物,负值是由于零值附近的统计学变异造成:患者样本的测量值与零浓度没有明显的差异。检查相同的患者样本是否多次出现负值。如果小于一半的值是负的,那么原因可能就是统计学变异。计算数值的可信区间,并检查是否与零值存在显著差异。检查该检测的分析灵敏度(或者检出限)是如何定义的。

(2) 受干扰的样本:参见"不符合预期的或者不一致的临床分类",可能的原因是异常类型的患者样本。

(3) 零浓度校准品含有分析物:零浓度校准品和零浓度样本的信号水平有明显的差异。在免疫计量分析法中,校准品的信号水平会更高;在竞争性检测法中校准品信号水平会更低。然而,其他原因,如基质效应,同样也能导致负值。如果是免疫计量分析法,那么可以用低浓度的抗体与零点校准品进行预孵育,来检测是否含有分析物。如果含有分析物,测试中的结合会减少。该实验需要用到抗血清,所以最好由制造商来进行。可能也可以用一种更灵敏的检测法或者不易受基质干扰的方法(如 GC-MS)来测量零点校准品中分析物的浓度。零点校准品中所含有的分析物可能会因为批次的不同而有所不同。如果负值的发生率随校准品批次而变化,那么校准品中可能含有分析物。如果负值的大小或者发生率随着某一其他试剂批次而变化,那么可能是由于不同批次校准品和样本之间的基质差异而造成的。零点校准品中含有显著水平的分析物,可能会导致分对数 - 对数曲线拟合的低浓度端非线性。然而,这也可能是由基质效应导致的。对于某些分析物来说,大规模的生产零点校准品是很困难的,制造商可能已经决定提供具有可测量的但含有低浓度分析物的"零点"校准品,这并不影响该检测法在正常临床情况下的使用。

(4) 零点校准品不稳定:不稳定性可能可以通过比较负值的发生率与所使用校准品批次的出厂时间来确认问题。液态校准品或者冻干校准品复溶之后可能会发生此种情况。在竞争性检测法发生此种情况的可能性最大,这是由于校准品基质的改变影响了零浓度处的结合。

(5) 零点校准品和患者样本之间的基质效应:竞争性检测法发生这种情况的可能性最大,尤其是当人血清基质的零点校准品已经过强烈处理来去除分析物,或者校准品是由缓冲液组成的。

零浓度点的结合将会出现问题,导致不含有分析物的患者样本的测值出现或正或负的情况。这种情况只能由制造商来纠正。个别溶血的、脂血的或黄疸的样本本身可能在检测中造成假的分析物,特别是在竞争性检测法中。应该检查负值样本的外观。

(6) 存储的校准曲线或者制造商提供的校准曲线有误:负值的出现要么与新校准曲线的引入一致,要么是由于稳定性所导致的,通过重新校准可以纠正。如果制造商提供的校准曲线有问题,那么其他使用相同批次试剂的用户也会出现同样的问题。

(7) 测试结果漂移:如果负值样本出现在手工测试结束的时候,或者出现在分析仪长时间不活动后的首次使用时,那么怀疑测试结果漂移。重新测试样本,测试时将样本放在校准品之后。如果测值变得正常,请参见本节"测试结果漂移"相关内容。

(8) 测试中包被的珠子、孔、或者管子发生变异:如果这是原因,那么重复测试的结果将会不一致,并且只有一个样本的某些重复会给出负值。通过在一次检测中多次测试相同的样本来确认问题。

(9) 测试过程中零点校准品污染了分析物(如通过被污染的样本分配器或者探针,或者通过飞溅):零点校准品重复测试两次,检查重复测试的情况。如果第一次重复的浓度高于第二次,那么可能在分配校准品的过程中发生了污染。这样会使得零点校准品的值上升,导致零浓度患者样本出负值。如果实验室工作人员一直在实验室中处理纯的分析物,那么在某些情况下,可能会导致在同一实验室进行的检测受到污染。

(10) 零点校准品污染了标记试剂:其特点是两次重复的一致性不好。检查分配设备是否将试剂飞溅到管子或者孔的外部。

(11) 试剂包装启用时**顺磁性颗粒(PMP)**的混合不充分导致零点校准品第一次重复高:零点校准品通常都是一系列测试中的第一个,如果黏性 PMP 在使用前没有充分地混匀,那么零点校准品最容易受影响。

(12) 样本采集或保存方法影响测量值:在给出负值样本的来源或者处理中寻找一种模式。

(13) 批内或者批间精密度差:如果从测试数据可以发现任何与不精确性有关的证明,那么请参见本节"批内精密度差"或者"批间精密度差"查找可能的原因。

（14）曲线拟合错误：将零点校准品的信号作为一个未知样本代入到拟合曲线中，计算此时零点校准品的值。如果是由于曲线拟合程序引起的偏差，那么零点校准品的计算结果也将会是负值，并且样本的信号水平[如光单位、**光密度（OD）、每分钟计数（cpm）**]与零点校准品的信号水平不会有显著的差异。

（15）试剂分配器前后不一致：如果是这个原因导致的问题，那么重复测试样本的时候，不会得到相同的负值。两次重复的精密度也会不好。通过更换不同的分配器来确认问题。

（16）培养箱温度波动：温度的微小变化就会影响抗原和抗体间结合的速度，使样本和校准品之间在结合上有所不同。对于用于微量滴定板检测法的大型空气培养箱尤是如此，在这种培养箱中，管子或者孔位于托盘的中心需要更长的时间来升温。培养箱的问题，可以使用水浴或特定的高性能微量滴定板培养箱来进行测试和纠正。

（17）培养箱没有充分的时间预热：检查制造商对于预热时间的说明。

（18）实验室温度变化：应该考虑到季节性的极端温度，如果在夜间关闭暖气或空调，那么早晨第一件事就是应该考虑冷暖天气的影响。应该检查仪器箱温度。分析仪是否位于冰箱通风口的上方、散热器上方或者冷热空气入口的附近。如果金属外壳的温度与环境温度有很大差异，可能会影响试剂的孵育温度或者造成试剂失活。

（19）不完全或者可变的离心：如果离心速度或者时间不够，或者制动过于剧烈，会出现批内精密度差的情况，并且在重复测试样本时关闭制动功能，不会得到相同的负值。

（20）不一致的洗涤器：零点校准品的两次重复之间一致性会不好，并且信号（如光单位、OD或cpm）会比正常的要高。使用替代的洗涤器进行清洗或者维护洗涤器。如果洗涤器有问题，那么其他的重复测试也会不好。

（21）污染的多孔计数器或信号读取器：零点校准品的两次重复之间一致性会不好。在免疫计量分析法中，零点校准品的信号（如光单位、OD或cpm）会比正常的要高。检测背景计数或清洁读取器、计数盘或固定器。

（22）使用未经验证的方案：应该确定所使用的方案和使用说明书中方案的主要差异对患者样本测值的影响。

2. 建议措施

（1）重复测试，在运行了几个其他样本之后，再重复运行3次零点/负值样本。

（2）使用不同的免疫检测法或者其他类型的方法进行测试（如果有必要，将样本送到另外一个实验室）。

（3）检查稀释线性和（或）回收。受到干扰的样本通常不成线性。使用零点校准品以外的零值样本对这些干扰样本进行稀释并测试，样本测值应该从负值变回零值；否则，说明样本不是导致问题的原因。如果使用零点校准品作为稀释液的话，即使样本变回零值也不能证明是样本的原因。

（4）分析信息，并将对问题的简单描述记录下来。检查导出的测试信息（或校准和质控数据），检查校准品值是否已经被正确的输入，检查负值患者样本的光单位、OD或cpm是否比零点校准品更高（竞争性检测法）或者更低（免疫计量分析法），来排除接近零点的曲线拟合的偏差。检查负值在统计学上是否与零值有显著差异。

（5）如果之前已经有了类似的报告，分析这些报告，看是否是相同的问题。

（6）识别所使用的方案和使用说明书中方案的差异。

（7）如果可能的话，比较您和制造商的相同批次的质控数据，识别相似点和不同点。检查您所得到的零点校准品的光单位、OD或cpm与制造商的是否相似。

（8）了解制造商是否在产品临床试验过程中观察到了患者样本负值的情况。

（9）向制造商咨询可能的原因。

（10）如果方便，把一些负值患者样本寄给制造商重新检测。

3. 有用信息检查表

提供下列信息可能对问题原因分析有所帮助：

（1）试剂批号。

（2）问题开始的时间。

（3）完整的详细信息，包括出问题的测试的比例、涉及的样本类型和真实的结果。

（4）使用同一分析物的其他检测法得到的结果。

（5）关于样本采集和相关患者样本保存方法

的信息。

（6）导出的测试信息和相关校准数据。

（7）使用的方案和使用说明书中方案差异的详细信息。

（8）使用的所有设备的详细信息。

4. 案例研究

几个使用**人绒毛膜促性腺激素（hCG）**免疫检测法的用户报告说，在引入特定批次的试剂之后，未孕女性的结果为负值，虽然发生率比较低，但是很明显。（原因：这批试剂包的"零点"校准品污染了少量的 hCG）。

（三）回收差

回收实验是在一个样本中添加已知浓度的分析物，测试添加前后样本中分析物的浓度。增加的浓度，如免疫检测法测量的与添加的分析物的量进行比较。例如，如果原样本中含有 20 单位/mL，加入 100 单位（或"加标的"）到 1mL 的样本中，终浓度应该为 120 单位/mL。如果一个检测中得到的浓度是这个值，那么该检测的回收率是100%。如果测量的浓度是 100 单位/mL，那么回收量是 80 单位/mL，回收率是 80%。这是回收"低"或者"低回收"。如果测量的浓度是 130 单位/mL，那么回收量是 110 单位/mL，回收率是110%。这是回收"高"或者"过回收"。通常认为90%~110% 的回收是可以接受的。

回收是考查一个免疫检测法是否具有能准确测量分析物能力的基本项。

除非添加的分析物溶液体积非常小（如小于其加入样本体积的 2%），否则必须考虑到这一体积对样本中原分析物浓度的影响，此时样本中原分析物的浓度将会略有降低。

1. 可能的原因

（1）免疫检测法没有正确地标准化，或者试剂配方和动力学不是最佳：在能力测试/室间质量控制计划中，检查该检测法和其他测试相同分析物的方法之间的偏差。咨询制造商。

（2）校准品批次校准不正确：如果这是原因，那么当引入校准品批次时，使用该产品得到的质控值就会发生变化。曲线拟合偏差可能也会表现出来。

（3）制造商的参考标准品发生了变质：检查在室间质量控制计划中产品是否已经逐渐偏离了同一分析物的其他方法。质控值可能表现出了长

期逐渐变化的趋势，这与连续校准品批次的引入是一致的。

（4）校准品批次使用之前发生了变质：质控值也会有偏差。使用新鲜的校准品进行检查。

（5）存储的校准曲线或者制造商提供的校准曲线有误或者不稳定：质控也可能受到影响。除非错误是发生在制造商的校准曲线，否则如果重新校准之后，回收问题应该会得到改善。

（6）试剂批次问题：质控值的变化应该明显地与试剂批号的变化相一致。

（7）测试结果漂移：尝试在校准品之后立即运行回收实验的样本。请参见本节"测试结果漂移"。

（8）在回收实验中用作加标样本的分析物复溶不正确，尤其是准备安瓿中参比物质时：安瓿中国际标准品的正确复溶需要技巧和经验。检查所使用的技术。使用来自两个不同安瓿中的样本进行的回收实验，结果应该接近一致。

（9）分析物复溶前或复溶后不稳定，或者使用了不纯的分析物：应该检查分析物的来源。回收实验应该使用新鲜的物质或者具有已验证保质期的制剂。如果可能，应该始终使用国际标准品。国际标准品复溶后，应分装存储于 –60℃或以下。应避免使用反复冻融的标准品。

（10）使用与制造商不同的基质来复溶和（或）稀释分析物：向国际标准品的供应商咨询正确的复溶稀释液。要求制造商提供进一步检测中所使用稀释液的信息。一些类固醇和药物最初溶解在乙醇中。然而，在检测过程中，样本中乙醇的最终浓度必须是忽略不计的。

（11）称重或者体积有误：检查是否正确地操作天平、移液器和量瓶。检查所使用的技术。

（12）在计算时，没有考虑对样本中分析物的稀释（当加标的时候）：检查所使用的体积和计算的结果。重新计算回收，调整添加分析物溶液之后基线浓度的变化。

（13）回收计算中的数学误差：检查计算。

（14）如果加标样本浓度接近检测范围上限，高浓度段精密度差：检查重复。多次重复试验，检测结果的一致性。尝试使用较低浓度的分析物用于加标和具有较低基线浓度的样本。

（15）通过外推法或者稀释法测量超过检测范围的加标样本：使用较低浓度的分析物用于加标和具有较低基线浓度的样本，重复实验。

（16）使用不同的单位或国际标准品对产品进行标准化：检查使用说明书或咨询制造商。

（17）只进行了一次检测：重复回收实验，检查结果的一致性。

（18）回收实验使用了异常的、陈旧的、脂血、黄疸、溶血或浑浊的样本：检查样本的外观和来源。如果怀疑是样本的原因，那么使用新鲜样本重复回收实验。理想情况应该使用多个样本。多种类型的干扰可能会影响回收实验。请参见本节"不符合预期的或者不一致的临床分类"，可能的原因是异常类型的患者样本。

（19）使用过期或劣质的试剂（由于不正确的存储条件、有问题的冰箱或者污染）：检查试剂的状态、失效日期和存储温度。确保冰箱没有自动除霜功能。

（20）试剂或校准品混合不完全：检查用来混合的技术。如果重复运行，精密度可能会不好，这取决于混合不完全发生的阶段。

（21）使用的方案与使用说明书中不同：如果所使用的方案与使用说明书中的方案有差异，应该确定主要差异对于回收的影响，可以通过严格按照使用说明书中的方案重复进行实验来确认问题。

（22）进行室温孵育时，温度超出了允许的范围：如果已出现过极端温度，检查环境温度是否在使用说明书中指定的范围之内。

（23）培养箱没有充分的时间预热：检查制造商对于预热时间的说明。

（24）设备有问题：检查其他检测性能不好的迹象，如精密度差、质控有偏差或者结合低。这可能会为找到可能的原因提供线索。如果可能，更换不同的设备进行测试，或者根据制造商的说明书对仪器进行维护和测试。

（25）微量移液器使用不正确：技术人员应该训练有素，能够正确使用微量移液器；移液器应该保持垂直。

（26）倾析弃液技术不好或者排水时间不足（手动分离）：重复结果的精密度可能也会不好。检查所使用的技术。

（27）微粒子检测法，在液体移除（手工分离）之后拍打过度：检查所使用的技术。

（28）聚乙二醇包被的管子或者管子中含有聚乙二醇或者能产生磁性的纤维素分离系统拍打的力度不够强：检查管子中残留液滴的情况。

（29）管子或者微量滴定管移出液体时，将正确的方向朝上，然后再翻转过来：重复结果的精密度可能也会不好。检查所使用的技术。

（30）管子或者孔的外部被示踪剂污染（尤其是免疫计量分析法）：该原因导致的回收不好通常表现是个别信号水平比预期高的重复测试，当使用纸巾擦拭管子或者孔之后，重新计数，信号水平变为正常。

（31）灰尘或者纤维颗粒的污染（尤其是在酶法免疫检测信号生成的阶段）：重复检测的精密度也可能不好。检查环境。如果使用纸巾进行擦拭，检查纸巾是否会脱落纤维，以免对检测产生干扰。有些乳胶手套脱落的物质可以干扰以酶反应为基础的信号生成系统。

（32）信号读取器有问题或者被污染：通过读取一个空管子的信号来确认问题（或者使用 TSH 免疫测量法测试一个 TSH（促甲状腺素）零浓度校准品，然后检查信号与零值的接近程度）。

（33）手工计数器或者信号读取器计数或者信号读取的不充分：检查生成的信号是否充分。

（34）曲线拟合误差：如果这是原因，那么校准品拟合值和真实值之间的差异应该与 100% 回收的偏差大小相似。

（35）技术人员的错误：请另外一名技术人员重复整个实验，检查结果的一致性。

如果批内精密度差，请参见本节"批内精密度差"。

如果不同回收实验的结果不一致，请参见本节"批间精密度差"。

如果信号水平或曲线形状不正常，请参见本书相关内容。

2. 建议措施

（1）重复回收实验，使用几个基础样本和不同添加量的分析物。与之前的回收实验结果进行比较。检查重复测试的精密度、曲线形状和质控值是否令人满意。查明结果中任何不一致的地方。

（2）检查导出的测试信息，通过比较校准品的拟合值和真实值，查看分析物加入前后的样本浓度附近的曲线拟合偏差。

（3）检查回收计算是否考虑了当加入分析物的浓缩溶液时对于基础样本中分析物的稀释。

（4）识别所使用的方案和使用说明书中方案的差异。按照使用说明书中的基本方案，重复回收实验，来测试回收差是否与方案有关。

（5）咨询制造商。询问是否有其他的使用者已经报告了回收差的问题。

3. 有用信息检查

提供下列信息可能对问题原因分析有所帮助：

（1）试剂批号。

（2）问题开始的时间。

（3）所使用的分析物的详细信息，包括分析物的来源、复溶的方法、存储的温度和所使用的分析物溶液的时效。

（4）用于确定回收计算的详细信息。

（5）导出的测试信息和相关校准数据。

（6）使用的方案和使用说明书中方案差异的详细信息。

（四）检测灵敏度差

检测灵敏度是指在零浓度条件下的测量不精确性（一种相关的但是临床上更有用的方法是检测质控的批间精密度，该质控含有极低但可以检测到的分析物浓度）。检测灵敏度不应该与临床灵敏度或者功能灵敏度混淆。临床灵敏度是衡量一个检测法检出临床情况的能力；功能灵敏度是指能检测到的最低分析物浓度，通常是在给定的精密度水平下进行确定。尽管检测灵敏度用于衡量一个检测法的检出限是不可靠的，但却是一个有用的问题排除参数，主要是因为检测灵敏度易于测量，并能够区分造成精密度问题的不同的原因。检测灵敏度的独特之处在于它是测量在没有任何分析物情况下信号的不精确性。对于检测灵敏度更多详细的说明，请参阅本书"竞争法和免疫计量分析法（包括 ELISA）以及免疫检测法性能评估"。

1. 可能的原因

（1）产品设计或优化不良：分析灵敏度对于检测来说是至关重要的性能，也是许多商业化免疫检测法的关键卖点。通常来说，低灵敏度是受检测方法设计所限的，如低亲和力的抗体、试剂配方不好、动力学不是最优。查阅使用说明书或者与制造商联系获得宣称的检测灵敏度。咨询制造商的建议，其他的使用者可能已经评价了检测灵敏度。检测灵敏度在不同的批次、仪器、洗涤器和技术人员之间都可能不同。

（2）试剂批次有问题：检查不同批次试剂的检测灵敏度。检查信号水平、质控值和曲线形状是否与之前的测试以及使用说明书中的相似。灵敏度应该使用每一批试剂进行多次测量。可以采用 F- 检验来确定不同批次之间的差异是否有统计学意义。

（3）包被孔、珠子或者管子的变异：此变异很难与其他可能的原因进行区分。首先应该彻底地检查设备。唯一的确认方法就是通过将受影响的批次和一个好的批次同时运行多个重复测试。灵敏度差可能是检测已知的缺陷。从制造商的观点来说，该变异是商业化检测灵敏度低的根本原因。包被着低亲和力和灭活抗体的固相载体、分子构象不好和不稳定是产品灵敏度不佳的常见原因。

（4）效期内试剂提前变质或者在试剂运输过程中暴露于极端温度：如果试剂在其效期内变质，在接近效期时，灵敏度可能会更差。如果灵敏度不好是由于运输过程中极端温度导致的，那么同时运输的其他试剂也会出现同样的问题。如果可能遇到了极端温度，则询问制造商试剂对于冷冻或者加热是否敏感。

（5）在极低浓度点斜率不足：如果在低浓度段曲线的形状是平的，咨询制造商的建议。这可能是由于所使用的曲线拟合程序的偏差导致的。

（6）零点校准品混匀的不充分：通过在加样前混匀零点校准品来确认问题。

（7）脏、磨损的或渗硅的聚苯乙烯测试管子或反应杯，或者使用了含有磁微粒的聚丙烯管子或者液相检测：通过使用替代来源的检测管子或者反应杯来确认问题。

（8）试剂在使用前没有达到室温：确保试剂在使用之前达到室温。体积超过 100mL 可能需要一个多小时才能达到环境温度。

（9）黏性的**顺磁性微粒（PMP）**混匀不充分：在一系列重复测试中，第一个测试可能显示出更大程度的变异。

（10）冻干或者悬浊液试剂没有完全混匀：每次混匀之后检查试剂的外观。按照使用说明书进行操作。许多自动化分析仪上使用的试剂包装需要在装载到仪器上之前进行很好地混匀（检查使用说明书）。

（11）移液器、分配器或者探针没有启动：检查测试过程。

（12）移液器或者自动取样器 / 分配器有缺陷、脏的移液器头、受污染的样本或试剂针、移液器头和移液器之间连接不好、探针和管路之间连接不好、高浓度样本携带污染到低浓度样本、试剂分配探针导致的试剂携带污染、样本或者试剂的飞溅:这些原因的特征通常是灵敏度检测中零浓度校准品的最初几个重复的精密度更差。检查系统并按照制造商的建议执行日维护和周维护。

(13) 微量移液器使用不正确:技术人员应该训练有素,能够正确使用微量移液器;移液器应该保持垂直。

(14) 与正常方案相比,使用体积减少或者在其他方面存在差异:应该测试所使用的方案与使用说明书中方案的主要差异点对于精密度的影响。

(15) 样本与试剂的混合不足或者过度:在使用人工检测法测试时,长时间低转速的涡旋混匀。

(16) 使用空气培养箱(专门设计的培养箱除外):大型的空气培养箱对于许多免疫检测法来说并不合适。使用水浴孵育进行测试。

(17) 培养箱没有充分的时间预热:检查制造商对于预热时间的说明。

(18) 实验室温度变化:应该考虑到季节性的极端温度,如果在夜间关闭暖气或空调,那么早晨第一件事就是应该考虑冷暖天气的影响。应该检查仪器箱温度。分析仪是否位于冰箱通风口的上方、散热器上方或者冷热空气入口的附近。如果金属外壳的温度与环境温度有很大差异,可能会影响试剂的孵育温度或者造成试剂失活。

(19) 离心不充分(时间或者离心力)或者离心制动过度:使用列线图从转速和离心转子的半径方面来检查离心力。尝试使用关闭制动的离心机。

(20) 磁铁有问题或者在磁分离的过程中磁铁与顺磁性颗粒靠的不够近:检查分析仪的分离模块,或者手动分离装置的使用方法。

(21) 洗涤器有问题或者不适合:彻底地清洁洗涤器,使用金属丝清洁分配器的喷嘴(管口),使用大量的蒸馏水冲洗。检查洗涤器的探针与底座的连接是正确的以及在孔没有干的情况下残留液体量达到最低量。按照下述的方法检查洗涤器的效率:先在管子或孔中加入有浓烈颜色的染料,然后跟踪查看染料在清洗过程中去除的情况。对于ELISA来说,通过测试每一种检测中低浓度条件下的关键决策点来证明洗涤器是合格的。清洗不好可以导致假阳性和高背景,从而影响灵敏度。

(22) 手工分离的检测倾析技术不佳或者沥干的时间不够:如果这个是导致灵敏度不好的原因,那么不同的技术人员做出来的灵敏度结果会有差异。

(23) 微粒子检测(手工分离)的管子,在液体移除之后拍打过度:检查所使用的技术。

(24) 聚乙二醇包被的管子或者管子中含有聚乙二醇或者能产生磁性的纤维素分离系统拍打的力度不够强:检查管子中残留液滴的情况。

(25) 管子或者微量滴定管移出液体时,将正确的方向朝上,然后再翻转过来:检查所使用的技术。

(26) 检测反应杯、孔或者管子的外部或者培养箱内部被示踪剂污染(尤其是免疫计量分析法):该原因导致的灵敏度不佳通常表现是个别重复测试的信号值比预期的水平高,当使用纸巾擦拭反应杯、孔或者管子之后,重新进行检测,信号水平变为正常。

(27) 灰尘或者纤维颗粒的污染(尤其是在酶法免疫检测信号生成的阶段):检查环境。如果使用纸巾进行擦拭,检查纸巾是否会脱落纤维,以免对检测产生干扰。有些乳胶手套脱落的物质可以干扰以酶反应为基础的信号生成系统。

(28) 信号读取器有问题或者被污染:通过读取一个空管子的信号来检查(或者运行一个TSH(促甲状腺素)零浓度校准品的测试,然后检查信号与零值的接近程度)。

(29) 手工计数器或者信号读取器计数或者信号读取的不充分:检查生成的信号是否充分。

(30) 使用超过效期的试剂或者(由于存储条件不正确、有问题的冰箱或者被污染而导致)质量不佳的试剂:检查试剂的状况、效期和存储的温度。确保冰箱没有自动除霜功能。

2. 建议措施

(1) 确保灵敏度的计算是正确的。仔细检查低浓度质控的批内精密度和多个不同检测模式条件下的灵敏度。检查是否不同的技术人员操作时问题发生的概率有所差异,这说明技术层面也是导致问题的因素。

(2) 尝试在测试的不同位置运行零浓度校准品的重复性。如果微量滴定平板角落位置的重复性不好,说明可能培养箱中的温度不均匀。检测开始的几个重复性不好,或者当分析仪一段时间不活动之后首次使用时精密度不好,可能是由于移液器或者分配器启动不充分或者探针的携带污染导致的。

（3）检查明显的原因，如沥干不充分、示踪剂或信号试剂污染。在免疫计量分析法中，检查清洗过程的质量，可以通过观察从反应杯、孔或者管子中洗掉的染色液来分析。小心地清洗洗涤器。

（4）检查信号水平或者计数速率，以及曲线形状，看它们是否正常。如果它们不正常，检查试剂的效期、外观和气味。

（5）识别所使用的方案与使用说明书中方案的差异。按照使用说明书中的基本方案重复灵敏度不佳的检测来测试灵敏度不佳是否与方案有关。

（6）如果可能，尝试用一套完全不同的设备来测试设备的问题。如果没有其他的选择，根据制造商的指导对设备进行清洗和检查。

（7）咨询制造商的建议。检查所使用的计算灵敏度的方法是否与制造商相同。询问是否有其他的用户已经报告了灵敏度不好的问题。

3. 有用信息检查表

提供下列信息可能对问题原因分析有所帮助：

（1）试剂批号。

（2）问题开始的时间。

（3）其他同时发生变化的性能的详细信息，如批内精密度、零剂量下的结合变化、曲线形状、ED_{50}或者 NSB。

（4）导出的测试信息以及灵敏度计算。

（5）使用的方案和使用说明书中方案差异的详细信息。

（6）使用的所有设备的详细信息。

（7）方案、设备或技术人员中任何同时发生变化的信息。

4. 案例研究

一个实验室报告了**甲状腺素（TSH）**免疫计量分析法中出现的错误，该错误导致无法确切地区分出高甲状腺样本（低 TSH）与正常（正常甲状腺）患者的样本。该错误也表现为零点校准品的不同重复测试之间一致性不好。（原因：由于试剂分配器有问题，导致飞溅，分析仪的信号读取器污染了示踪剂。）

（五）两种免疫检测法之间相关性不良

1. 可能的原因

（1）两种免疫检测法在开发的时候都没有正确地标准化：咨询制造商。能力测试（室间质量控制）计划是一个关于单个方法相对于整体实验室平均值偏差的有用信息来源，并有助于识别不一致的方法。

（2）每种免疫检测法使用了不同的特异性抗体：这一点在溯源到国际标准品的某些免疫计量分析法中尤为明显。

（3）在每种免疫检测法中缺乏使用不同特异性抗体的参比方法或标准品：一些抗原检测和很多抗体检测没有可接受的参比标准品或参比方法。不同的免疫检测法就算直接用相同的标准物质进行校准，也可能不能很好地相关，这是因为患者样本和标准物质中分析物的抗体特征不同。这一点在溯源到国际标准品的某些免疫计量分析法中尤为明显。咨询制造商的建议。

（4）试剂批次有问题（两个免疫检测法中的任何一个）：任何从正常到不正常状态的变化可能会在所使用的质控数据中很明显。如果是因为特定批次校准品的校准问题，那么在制造商自己的质控图中也将看出明显的变化。

（5）制造商的参比标准物质不稳定（两个免疫检测法中的任何一个）：这将会导致检测标准化的逐步漂移，随着每一个新批号校准品的引入，此种漂移是很明显的。

（6）存储的校准曲线或者制造商提供的校准曲线有误或者不稳定：重新校准应该可以纠正相关性不好的问题。

（7）使用已经变质的样本库中陈旧的样本：使用新鲜样本重复相关性实验。对于抗体分析物，建议使用预先筛选的样本。

（8）使用的浓度范围有限：这在相关性方面造成了相当大的统计学误差。检查斜率和截距的置信区间，并使用更大浓度范围的样本重复相关性实验。严格来讲，样本量应该是由检测的不精确性和对结果的期望置信度来决定的。

（9）用于研究的患者样本数量有限：如果只有少数几个样本，但是它们覆盖的浓度范围很广，使用相同的样本重复相关性实验，以增加结果的统计学置信度。

（10）只进行了一或两次检测：理想情况下，由于测试与测试间的变异，相关性研究需要进行大量的检测以证明其有效性。

（11）使用灰区样本：对于定性检测来说，相关性研究可能包括或排除位于灰区浓度的样本。

一种检测法测试为阴性或者阳性样本应该与另外一种方法达到某种程度的一致，即这些样本用第二种检测法测试应该为阴性或灰区或者阳性或灰区。但是一种检测法测试为灰区的样本用另外一种检测法测试可能为阴性、阳性或者灰区。

（12）一种或两种免疫检测法的曲线拟合偏差：通过查看导出的测试信息上校准品的拟合值和真实值的差异来进行测试。如果这是导致相关性不好的原因，那么差异的大小应该反映两种免疫检测法的测试结果在浓度范围内各个部分中的差异。

（13）使用与使用说明书中不同的方案（两种免疫检测法）：应严格按照说明书中的方案重新测试患者样本，以检测方案差异对样本测值的影响。

（14）进行室温孵育时，温度超出了允许的范围：在正确的环境温度条件下重复测试样本。

（15）设备有问题：质控值和批内精密度可能也会受到影响。更换替代的设备进行测试。

（16）使用不同的单位或国际标准品：检查使用说明书。

（17）对相关性的统计有效性的误解：检查斜率和截距的置信区间。

（18）样本采集装置带来的干扰：如果特定样本的相关性一直不好，那么应该怀疑这点。检查样本的处理方法。

（19）不同样本类型：检查样本类型，如新鲜的和冷冻的。一种类型的样本可能得到比另外一种更好的方法相关性。

2. 建议措施

（1）如果两种方法都只进行了一次检测，或者在分析仪上只测试了一次样本，那么重复检测并与原始值进行比较。

（2）查看能力测试（室间质量评估）计划导出的测试信息，查明产品之间的差异是否具有代表性。

（3）识别所使用的方案和使用说明书中方案的差异。

（4）检查最近的质控数据，以了解不同批次之间质控平均值的变化。

（5）检查是否某一分析物浓度会比其他分析物浓度有更多的不符合结果。

（6）检查导出的测试信息的曲线拟合偏差（通过比较校准曲线中校准品拟合值和真实值）。

（7）检查样本浓度的范围：可能只覆盖了有限的范围。

（8）检查所使用的样本的时效和存储温度。

（9）检查产品是否使用相同的单位进行校准。

3. 有用信息检查表

提供下列信息可能对问题原因分析有所帮助：

（1）样本预筛选信息（抗体分析物）。

（2）试剂批号。

（3）所使用的质控和样本类型的详细信息。

（4）经统计计算的相关性图，包括相关系数、斜率（与置信区间）和截距（与置信区间）。

（5）使用的方案和使用说明书中方案差异的详细信息。

（6）使用的所有设备的详细信息。

（7）最近检测质控值的详细信息。

4. 案例研究

根据用户报告，一个新的皮质醇免疫检测法可以用于尿液中皮质醇的测量，用该检测法测试的结果低于之前使用的产品。（原因：新产品中的抗血清对皮质醇的特异性更好，受尿液中皮质醇代谢产物的交叉反应影响更小。）

（杨薇、刘君君 译，何建文 审）

第六部分

免疫检测在临床化学之外的应用

免疫分析在兽医诊断中的应用

诊断的定义是通过其体征和症状来识别疾病的方法或行为。作为医生,兽医在实践这一方法时使用了多种多样的手段。免疫诊断试验就是这么一种越来越重要的辅助诊断方法。在仪器,固相化学,分析设备技术,检测技术和生物技术发展的推动下,这种诊断技术在兽医中的应用越来越多,而这也反映了人们在免疫分析技术方面取得的巨大进步。

兽用诊断(实验室)对诊断试验的需求大致可以分为三类。首先,也是最重要的,是诊断疾病的需求,这通常需要试验能检测出病毒、细菌的抗原或针对其抗体的存在。其次,需要能够评估特定疾病的免疫状态来确保机体接种疫苗有效或者未暴露于病原体,这就需要试验能检测病原体刺激所产生的抗体并提供半定量结果。最后,是能够评估生殖功能和代谢状态的需求,这类诊断主要是针对各种激素的定量检测。

多年来,以上试验依赖于传统检测方法,例如,病毒分离、病毒中和、平板凝集、**血凝抑制**(HI)、免疫扩散、经典微生物培养技术,高效液相色谱和薄层色谱。然而,在过去的 25 年里,基于免疫原理的检测技术已经逐步改进发展,这些技术几乎取代了以往的传统方法,提高了试验的准确度和精密度,同时节省了人力和时间。

基于酶、荧光和胶体颗粒的免疫检测系统正在取代放射免疫检测,各种凝集试验和组织培养方法。单克隆抗体以及重组和合成抗原肽的使用已经提高了试验的灵敏度、特异性和操作便利性。价格低廉且可通过目测判断的一次性检测工具极具实用性,它使兽医原本只能在参考实验室进行的检测在诊所或农场即可进行。

本章概述了各种具有商用价值免疫检测法,可用于满足兽医学中诊断的需要。内容将按需求类别(传染病诊断/免疫状态的评估/生殖功能和代谢状态评估)和物种分组(猫科、犬科、猪、马科、牛科和鸟类)进行描述。

一、传染病诊断／免疫状态评估

(一) 猫科

1. 猫白血病病毒

(1) 生物学分类／发病机制

猫白血病病毒(feline leukemia viruses,FeLV)是反转录致癌病毒,其通过亲密接触水平传播或通过母体子宫垂直传播。FeLV 感染会引起各种肿瘤和非肿瘤性疾病,包括淋巴肉瘤,髓系白血病,胸腺退行性疾病,白细胞减少症样疾病和非再生性贫血。此外,由于 FeLV 感染会引起免疫抑制,受感染的猫更易患各种继发性和机会性感染(Pedersen,1988)。

(2) 检测分析物

FeLV 类群特异性抗原(p27)。

(3) 样本类型

全血,血清或血浆。

(4) 检测方法

大多数实验室和兽医诊所使用**酶联免疫分析**(enzyme-linked-immunoassay,ELISA)或胶体颗粒**免疫分析**(colloidal particle-based immunoassay,CPIA)来检测 p27 核心蛋白的存在。也有少部分参考实验室仍然使用不太敏感的**免疫荧光测定**(immunofluorescence assay,IFA)。所有 ELISA 和 CPIA 方法都是利用包被在固相载体(孔、颗粒或试纸等)上的捕获抗体和酶或者胶体颗粒标记抗体与样本同时或依次孵育。一般而言,出于成本和易于批量处理的考虑,参考实验室偏好使用微孔规格的 ELISA,而诊所更喜欢一次性的 ELISA 或 CPIA 检测工具。

自 IDEXX 推出浓度免疫分析技术(CITE®)1年后的 1987 年开始,IDEXX 一直是室内诊断领域的市场领导者。在随后的 15 年中,CITE 检测技术进展到了第二代和第三代免疫测定,即 CITE PROBE 和 SNAP。迄今为止,SNAP 是目前的市场领导者,其检测产品提供可逆的样本流、自动化的有序洗涤流和基质流,与以前的产品相比,节省了手动操作时间。

在 SNAP 检测模式中,不同试剂与样品孔和对照孔一样,加在多孔聚乙烯流动基质的不同区域,这样的技术模式使得反应能够以试剂特异性的方式独立进行。操作时,将酶标结合物与血清、血浆或全血混合并添加到 SNAP 装置的加样区中,如图 6-1-1 所示。样品 / 酶标结合物混合物沿着基质向下流动,与样品孔和对照孔相互作用,并在 30~60s 内到达 "Activate Circle" 标记孔。然后激活该装置(通过按下 "Activator" 按钮),释放试剂贮存器中的洗涤剂和底物并使反应物回流至加样区。结果出现有色产物则判断为阳性,根据测定装置的区别,测定在 6~10min 内可以完成。

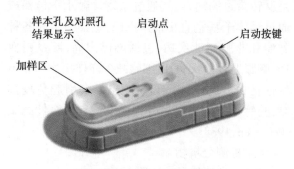

图 6-1-1 SNAP 检测装置

可以使用 SNAP 装置进行一些与上述反应机制完全不同的测定,即抗原检测和抗体检测。用于与样品结合的固定化试剂可以是抗体,用于检测抗原;或可以是抗原,用于检测抗体。此外,单个样品仅需一次测试的用量即可在同一测定装置上,同时进行一种或多种抗原和(或)抗体的测定。

这种多功能性促进了一系列组合分析技术在猫科和犬科医学中的应用,可用来同时检测多种分析物。

表 6-1-1 中列出了 FeLV 抗原检测的几种试剂盒。有仅针对 FeLV 抗原的检测产品,然而大多数 FeLV 的检测是与**猫免疫缺陷病毒**(feline immunodefciency virus,FIV)(SNAP Combo 和 SNAP Combo Plus)或 FIV 抗体,以及猫恶丝虫抗原(SNAP Feline Triple® test)进行室内组合检测的。这些测定仅需单个样品一次测试的用量,即可同时进行一种或多种抗原或抗体的测定。其他制造商可提供另外一些的 FeLV 的检测产品,包括独立检测以及和 FIV 组合检测的产品(表 6-1-1)。所有非 IDEXX 室内检测产品都使用 CPIA 技术。PetChek®FeLV 抗原测试(IDEXX Laboratories, Inc.)和 ViraChek®FeLV 技术(Synbiotics)是微量滴定板形式的检测,仅检测 FeLV 抗原,主要供参

表 6-1-1 FeLV 抗原和 FIV 抗体的检测

制造商	猫白血病病毒	猫免疫缺陷病毒	猫白血病病毒 / 免疫缺陷病毒联合检测
IDEXX	PetChek 猫白血病病毒	PetChek 抗猫免疫缺陷病毒抗体	SNAP Combo SNAP Combo
	SNAP 猫白血病病毒	PetChek Plus	Plus SNAP 猫科
Biotech	Mapic® 猫白血病病毒	Mapic 猫免疫缺陷病毒	——
Bio Vito Test(BVT)	Speed® 猫白血病病毒	Speed 猫免疫缺陷病毒	Duo Speed®
EVL	OneStep®	——	——
MegaCor	FASTest® 猫白血病病毒	FASTest 猫免疫缺陷病毒	FASTest 猫白血病病毒 / 免疫缺陷病毒联合检测
Synbiotics	Assure® 猫白血病病毒	Witness® 猫免疫缺陷病毒	Witness 猫白血病病毒 / 免疫缺陷病毒联合检测
	ViraChek® 猫白血病病毒	ViraChek 猫免疫缺陷病毒	

考实验室使用(Hartmann et al.，2007)。

(5) 使用频率

很频繁。

2. 猫免疫缺陷病毒

(1) 生物学分类/发病机制

猫免疫缺陷病毒(Feline Immunodeficiency Virus)(FIV；以前称为猫科 T 淋巴细胞慢病毒)是猫科特异性反转录病毒，可导致猫产生慢性免疫缺陷样症状。FIV 病原体对猫 T 淋巴细胞具有强烈的趋向性。这些感染后的细胞病变效应可能使病毒具有免疫抑制作用的特性。病毒颗粒形态和病毒反转录酶的作用需 Mg^{2+} 的存在是慢病毒的特征，其亚组的成员包括人免疫缺陷病毒(Pederson et al.，1987；Pederson，1988)。

在感染的猫中最常见的临床症状包括慢性鼻炎、慢性牙龈炎和牙周炎、贫血、腹泻、脓疱性皮炎和全身性淋巴结病。症状因动物而异，且可能持续数年。FIV 在猫群体中具有传染性，主要是唾液或血液中的病毒通过咬伤和打斗产生的伤口来传播(Sellon et al.，2006)。

关于 FIV 抗体的检测，应该注意的是，美国在 2002 年批准了 FIV 疫苗(Fel-O-Vax®FIV，最初来自 Fort Dodge Animal Health)用于预防 FIV 感染。该疫苗含有甲醛灭活的全 FIV 病毒，可诱导抗体产生，通过目前的血清学试验可以检测出这些抗体(Levy et al.，2008a)。

(2) 检测分析物

通过测定猫血清，血浆或全血中 FIV 特异性抗体，来评估暴露于含有 FIV 环境下自然感染的风险。

(3) 样本类型

血清，血浆，或全血。

(4) 检测方法

检测 FIV 抗体的产品如表 6-1-1 所示。目前，IDEXX 是美国唯一的 FIV 诊断制造商，可提供三种抗体检测分析。其中两种测试采用了 SNAP 形式，一种检测 FIV Ab 和 FeLV Ag(SNAP COMBO-FeLV/FIV)，另一种检测 FIV Ab、FeLV Ag 和**恶丝虫抗原**(SNAP Feline Triple)。第三种为**微孔检测产品**(PetChek FIV)，并仅能检测 FIV 抗体。三种抗体检测产品的结合物均含有纯化的 FIV 抗原(纯化的病毒，重组蛋白或合成肽)而不是经过标记的抗 FIV 类抗体，这样提高了检测的灵敏度和特异性。

IDEXX 在美国市场以外销售 SNAP Combo Plus 和 PetChek Plus(微量滴定板测试)两款产品，这些产品可检测 p24 核心蛋白和 gp40 跨膜蛋白的抗体。表 6-1-1 中列出了其他几种在美国市场以外销售的 FIV 诊断产品。除了 ViraChek (Synbiotics)之外，所有非 IDEXX 产品的检测方法都是 CPIA，可用于兽医诊所。所有试剂都是用来检测抗 FIV 跨膜蛋白——gp40 这一免疫活性肽的抗体。而 ViraChek 是一种微量滴定板形式的 ELISA，使用一段衍生自 p24 核心蛋白的合成肽检测抗体(Hartman，et al.，2007)。

(5) 使用频率

很频繁。

(二) 犬科

1. 犬恶丝虫(心丝虫)

(1) 生物学分类/发病机制

犬恶丝虫(Dirofilaria immitis，heartworm)是一种导致犬和猫**恶丝虫病**(diroflariasis)的丝状线虫。犬恶丝虫的昆虫媒介是蚊子。成虫长 20~36cm，直径为 3mm。它们栖息在血液和血管组织中，尤其是心脏及其邻近的血管。犬恶丝虫经常干扰心脏功能和血液循环，并可能损害其他重要器官。能生育的雌性蠕虫会将微丝蚴释放到血液循环中，通过显微镜观察血液中幼虫的感染阶段是诊断恶丝虫病的常用方法。显微镜诊断方法的准确性和灵敏度受到几个因素的限制。首先，犬恶丝虫感染可能并不一定会产生微丝蚴。这些隐匿性感染现象可能是由于免疫介导或药物诱导产生的蠕虫不育，抑或是单性感染、蠕虫处于潜伏期或异位感染引起的。此外，如有形态相似的微丝蚴(**隐现棘唇线虫**，*Dipetalonema reconditum*)存在也可能导致误诊。再者，幼虫的昼夜节律、被测血液量和检验人员技能熟练度也会影响微丝蚴计数法的准确性和灵敏度。

准确诊断恶丝虫感染很重要。对受感染的动物不恰当地使用恶丝虫预防剂可能导致严重甚至是致命的反应。若未能完全清除成虫可导致心脏功能和血液循环受损，以及其他器官和血管组织的逐渐恶化。但如果在感染的早期阶段对成虫进行适当的治疗措施是可以完全康复的。

(2) 检测分析物

犬恶丝虫抗原。

(3) 样本类型

血清,血浆,或全血。

(4) 检测方法

用于检测恶丝虫抗原的技术类似于用于 FeLV 抗原检测的技术。商业产品使用 ELISA,CPIA 或凝集试验来检测。这些方法囊括了微孔、试纸条、膜过滤系统、免疫色谱装置和侧向层流系统等技术。在 1995 年之前,大多数检测需要某种方式的样本预处理来分解隐匿性感染中典型性存在的免疫复合物。而目前,只剩下少数检测是需要预处理的。所有检测均使用单克隆抗体、单克隆和多克隆混合抗体或多克隆抗体。制造商包括 Synbiotics,其生产微孔、凝集和免疫层析装置;Heska 和 Abaxis 则有基于 CPIA 的室内检测产品;Antech 具备可检测恶丝虫抗原的参考实验室专用的多重分析技术,以及针对三种蜱传病原体的抗体。IDEXX 生产微孔检测产品是唯一基于 SNAP 平台的恶丝虫检测技术(Canine Heartworm Antigen Test Kit);单一恶丝虫 SNAP 模式检测产品(犬恶丝虫抗原检测套装),另外还生产三种采用多分析物 SNAP 模式的抗原/抗体组合检测产品:SNAP3Dx®,SNAP4Dx® 和 SNAP4Dx®Plus™ 检测套装。

来自 IDEXX 的半定量 SNAP 犬恶丝虫抗原测试包含四个不同的试剂位点——其中两个试剂位点含有针对犬恶丝虫抗原产生的、浓度不同但经过校准的抗体,以及剩余的两个位点则分别作为阳性和阴性对照点。基质上的两个校准点结合犬恶丝虫抗原的能力不同。校准点上显色深浅与样品中的犬恶丝虫抗原浓度成比例,显示低至高抗原水平。该产品被专利授权可用于犬或猫的全血,血清或血浆的检测。

在一项针对 55 只受到恶丝虫感染的犬的独立现场试验中,发现抗原水平与整体蠕虫数量相一致,每只动物携带 1.5g 蠕虫定义为数量低,大于 1.5g 为数量高。需要注意的是,一只怀孕的雌虫重约 0.1g。

IDEXX SNAP 3Dx、SNAP 4Dx 和 SNAP 4Dx Plus 产品是 SNAP 平台具备多分析物检测能力的代表性产品。这些复合检测产品可同时检测犬科动物血清、血浆或全血中的犬恶丝虫抗原和两种(SNAP 3Dx)、三种(SNAP 4Dx)或五种(SNAP 4Dx Plus)蜱传病原体的抗体(表 6-1-2,图 6-1-2)。需要注意的是,在 SNAP 4Dx Plus 检测中,用于检测

表 6-1-2　SNAP 3Dx,4Dx 和 4Dx Plus 组合分析产品适用范围

检测平台	恶丝虫抗原	抗体				
		E. canis	*B. burgdorferi*	*A. phagocytophilum*	*A. platys*	*E. ewingii*
SNAP 3Dx	X	X	X			
SNAP 4Dx	X	X	X	X		
SNAP 4Dx Plus	X	X	X	X	X	X

注:*B. burgdorferi* 为伯氏疏螺旋体。

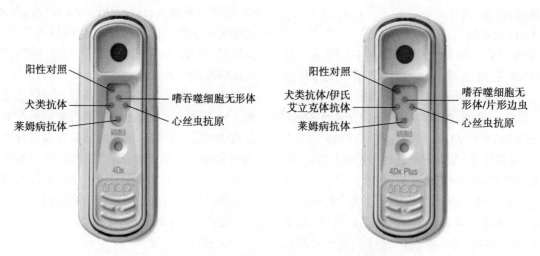

图 6-1-2　SNAP 4Dx 和 SNAP 4Dx plus 检测装置

无形体属（*Anaplasma*）的物种（嗜吞噬细胞无形体 *A. phagocytophilum* 和片状无形体 *A. platys*）和埃里希体属（*Ehrlichia*）的物种（犬埃里希体 *E. canis* 和尤氏埃里希体 *E. ewingii*）抗体的试剂沉积在两个属特异性反应点中。犬恶丝虫抗原检测的敏感性和特异性与 SNAP 犬恶丝虫检测相似（Chandrashekar et al.，2010）。

（5）使用频率

很频繁，特别是在晚冬和春季。

2. 犬细小病毒

（1）生物学分类 / 发病机制

犬细小病毒（Canine Parvovirus）是一种自主性细小病毒，类似于猫泛白细胞减少症病毒和水貂肠炎病毒，可以引起急性肠炎。个体感染后，发病率和死亡率各不相同。摄食已感染动物的排泄物是主要的感染途径。摄入后，心包隐窝和派尔集合淋巴结被感染。随后，淋巴组织被感染后，继续发生肠腺感染，导致肠绒毛的减少。该病毒可以导致犬罹患心肌炎和肠炎两种疾病。母体免疫力几乎消除了犬罹患心肌炎的风险，而罹患肠炎的风险虽然有所下降，但仍然会继续影响不同年龄段的犬。肠炎的特征是急性、严重的腹泻、呕吐、白细胞减少和快速脱水。这种疾病在幼犬中最严重，可能会致命。

（2）检测分析物

犬细小病毒抗原。

（3）样本类型

由于在粪便中携带大量病毒颗粒，所以粪便样品适用于急性传染性感染的检测。

（4）检测方法

快速、准确地诊断犬细小病毒感染可以及时启动对受感染犬的治疗和隔离。而 ELISA 技术可以满足这一要求。市售的测试套装包括：SNAP Parvovirus（IDEXX）、VetScan®Canine Parvovirus（Abaxis）、Witness®Parvo（Synbiotics）、SAS™ Parvo（SA Scientifc）、Fastest®ParvoStrip（MegaCor）和 Speed® Parvo（Bio Veto Test）。这些都是基于单克隆抗体的检测技术。其中 SNAP 检测使用 ELISA 技术；所有其他检测都使用 CPIA 技术（Neuerer et al.，2008）。来自 IDEXX 的基于 SNAP 技术的检测套装是诊所中最常用的，与其他 SNAP 产品类似，系统中也含有阳性和阴性对照。

（5）使用频率

偶尔使用。

3. 贾第鞭毛虫

（1）生物学分类 / 发病机制

贾第鞭毛虫（Giardia）是原生寄生虫，感染包括犬、猫和人等一系列宿主。贾第鞭毛虫以滋养体和包囊两种形式存在。滋养体是其在肠道中的运动形态，包囊是其抗性很强的传播形态。少数感染贾第鞭毛虫的犬和猫会患病，大多数只是携带寄生虫而没有临床症状。年幼、免疫功能受抑制以及生活环境不佳的动物患上此病的风险最高。感染的主要临床症状包括慢性腹泻和体重下降（Scorza and Lappin，2012）。

（2）检测分析物

包囊囊壁蛋白。

（3）样本类型

粪便样本。

（4）检测方法

用于检测贾第虫的诊断方法包括粪便显微观测和参考实验室检测，即直接 IFA（Meridian Diagnostics）和微量滴定板式 ELISA（Remel）。室内检测包括 SNAP 贾第鞭毛虫检测（IDEXX Laboratories）和 VetScan®Giardia 贾第鞭毛虫快速检测（Abaxis）。所有测定（粪便显微观测除外）均使用单克隆或多克隆抗体。SNAP Giardia 抗原检测套装基于 ELISA 方法，用于检测犬和猫粪便样品中可溶性的贾第虫囊壁蛋白。该试验使用固相化抗体和酶标记抗体的组合模式，在上文 SNAP 检测模式中已描述。

宠物寄生虫委员会（Companion Animal Parasite Council，CAPC）建议给有症状的猫和犬（间歇性或持续性腹泻）进行复合检测，即包含直接涂片，粪便离心悬浮，以及最适用于伴侣动物贾第鞭毛虫检测的、灵敏且特异的粪便 ELISA 检测。宠物间歇性排虫和包囊、滋养体难以识别会造成误诊（Scorza and Lappin，2012）。

（5）使用频率

偶尔使用。

4. 伯氏疏螺旋体（莱姆病）

（1）生物学分类 / 发病机制

硬蜱传伯氏疏螺旋体（Borrelia burgdorferi）已确定为**莱姆病**（Lyme Disease）的致病因子（Steere，1989）。犬罹患本病的典型症状包括皮肤损伤、发热、嗜睡、厌食、抑郁症、全身关节痛、关节炎或间歇性跛行。研究表明这种伯氏疏螺旋体可以感染多种哺乳动物和鸟类，是美国最常见的以节肢动物为媒介的病原体(Centers for Disease Control and Prevention, 2002)。一项针对美国全国诊所的调查, 其分析了超过900 000只犬的血清学诊断结果, 发现伯氏疏螺旋体血清阳性率为: 东南部, 1.0%; 西部, 1.4%; 中西部, 4.0% 和东北部, 11.6% (Bowman et al., 2009)。

(2) 检测分析物

伯氏疏螺旋体抗体。

(3) 样本类型

血清, 血浆或全血。

(4) 检测方法

用于检测伯氏疏螺旋体抗体的诊断方法包括全细胞IFA, ELISA 和**蛋白质印迹法**(western blot, WB)。用于检测伯氏疏螺旋体抗体的室内酶免疫检测产品可以从IDEXX购买, 该试剂盒沿用了SNAP检测模式, 可作为多重分析组合产品(见表2); 而Abaxis公司则生产用于单样品检测的侧向流分析装置。IDEXX 和Abaxis公司也生产参考实验室专用的伯氏疏螺旋体抗体定量检测试剂盒; 而Antech公司则生产参考实验室专用的、检测对特异性伯氏疏螺旋体靶点起反应的抗体。

来自IDEXX的SNAP和微量滴定板检测系统利用来自伯氏疏螺旋体VlsE蛋白的25个氨基酸的合成肽(C6肽)同时作为固相和结合试剂。针对犬和人类样本的大量研究表明, 使用该试剂的ELISA检测方法具有很高的灵敏度和特异性(Bacon et al., 2003; Liang et al., 2000)。一项针对404例犬血清样本的研究表明, 与IFA和WB相比, SNAP 4Dx测试的灵敏度和特异性分别高达98.8%和100%(Chandrashekar et al., 2010)。

已有不少制造商生产的犬莱姆病疫苗已在美国流行该病的地区广泛使用。因疫苗接种会诱导抗体产生, 这些抗体在一些检测如基于全细胞的IFAs, ELISA 和WB检测中会产生免疫反应, 进而对传统血清学检测产生干扰。基于C6肽的ELISA检测的一个显著特点是不会与已接种疫苗的动物血清产生这种免疫反应(O'Connor et al., 2004), 所以不会因此而受到干扰。

定量C6抗体ELISA(QuantC6® test)是微量滴定板形式的ELISA检测方法, 其开发目的是用于监测患莱姆病的犬经治疗后的抗体水平。尽管犬可以表现出从轻微到严重的临床症状, 但是它们在感染伯氏疏螺旋体之后通常临床症状的表现不明显(Levy et al., 1993; Summers et al., 2005)。

具有莱姆病临床症状的犬在治疗后可以通过病症有无减轻来判断治疗效果, 但对没有临床症状的犬则无法做治疗后的临床评估。一些研究表明, 实验感染的猴子和犬以及自然感染的人类的C6抗体水平在治疗后迅速下降(Philipp, et al., 2001)。利用定量C6抗体ELISA检测, 通过比较犬在治疗前和治疗期间C6抗体水平的变化, 可以观察疏螺旋体抗体阳性的犬的治疗效果(Levy et al., 2008b)。

(5) 使用频率

在犬恶丝虫活跃季节和莱姆病流行区经常使用。

5. 婴儿利什曼原虫/杜氏利什曼原虫

(1) 生物学分类/发病机制

利什曼病, 由**利什曼属寄生虫**(Leishmania infantum/Leishmania donovani)引起, 在整个地中海地区广泛分布。这种寄生虫是由沙蝇作为媒介传播给许多哺乳动物, 包括人类和犬科动物。犬可能是人类以及犬科动物感染利什曼病的一个重要的保虫宿主。利什曼原虫主要感染白细胞, 导致免疫功能受损、血液疾病和各种内脏和/或皮肤损伤(Georgi and Georgi, 1992)。内脏利什曼病的临床症状包括体重减轻、肌肉萎缩、皮炎和淋巴结炎。通过观察典型的临床症状, 检测到显著的利什曼原虫抗体效价后, 可以对犬进行内脏利什曼病的诊断。

(2) 检测分析物

利什曼原虫抗体。

(3) 样本类型

血清, 血浆或全血。

(4) 检测方法

市场上流通的是使用CPIA或ELISA技术的产品。Heska、Bio Veto Test 和DiaMed-Vet-IT销售的是胶体金免疫层析产品。这些产品全部利用纯化或重组抗原来检测特异性抗体。IDEXX推出了SNAP利什曼原虫检测产品, 这种基于ELISA的检测产品与前面章节中描述的SNAP产品类似。该测定法是将特异性抗体夹在两种抗原之间的双抗原夹心法, 一种抗原是固相化的, 另一种是用**辣根过氧化物酶**(horseradish peroxidase, HRPO)标记的, 且检测中加入了阳性和阴性对照。以检出犬体内的婴儿利什曼原虫抗体为目的, 将SNAP ELISA 与**间接免疫荧光测定**(indirect immunofluorescence assay, IFA)和WB进行比较(Ferroglio et al.,2007)发现,与 IFA 相比,SNAP 敏感性和特异性分别为 91.1% 和 99.2%,与 WB 相比,SNAP 敏感性和特异性则分别为 93.4% 和 98.3%。在另一项研究中表明,SNAP ELISA 对犬利什曼原虫感染的检测具有一定敏感性和特异性(Marcondes et al.,2011)。

(5) 使用频率

在欧洲的该病流行地区经常使用。

6. 犬埃里希体

(1) 生物学分类 / 发病机制

犬埃里希体病是经蜱传播的、由寄生虫**犬埃里希体**(*Ehrlichia canis*)引起的一种疾病。**血红扇头蜱**(*Rhipicephalus sanguineus*)是犬埃里希体的节肢动物宿主,可生存于犬的圈养环境中。埃里希体在受感染的单核细胞内进行复制,并扩散到含有单核吞噬细胞的器官中。感染可导致血小板减少,白细胞减少和 / 或贫血。感染的临床症状包括发热、呼吸困难、体重减轻、大出血和鼻出血。通过观察到典型的临床症状并检测出抗犬埃里希体的显著抗体效价,可以对犬埃里希体病进行诊断(Harrus,et al.,2012)。

(2) 检测分析物

犬埃里希体抗体。

(3) 样本类型

血清,血浆或全血。

(4) 检测方法

目前,商品化的 ELISA 产品有以色列 BiogalGaled 实验室的 ImmunoComb® 系列产品,以及 IDEXX 的 SNAP 系列商品。ImmunoComb 使用全培养的埃里希体抗原作为检测试剂(Wagner et al.,2000),而 SNAP 则使用衍生自免疫显性蛋白质 p30 和 p30-1 的合成肽(O'Connor et al.,2006)。IDEXX 的犬埃里希体抗体检测被整合到了三种不同的抗原 / 抗体组合测定产品中:SNAP 3Dx,SNAP 4Dx 和 SNAP 4Dx Plus(见表 6-1-2)。除了检测犬埃里希体抗体和恶丝虫抗原之外,这些试剂还检测针对一种或多种蜱传病原体的抗体。Bio Veto Test 和 Mega Cor Diagnostik 则生产 CPIA 产品,Antech Diagnostics 生产参考实验室专用检测产品。

(5) 使用频率

在恶丝虫活跃的季节使用频繁。

7. 尤氏埃里希体

(1) 生物学分类 / 发病机制

尤氏埃里希体(*Ehrlichia ewingii*)是一种革兰阴性、专性细胞内寄生的细菌,是犬粒细胞营养性埃里希体病的致病因子。分布在整个美国东南和中南部的孤星蜱(**美洲钝眼蜱**,*Amblyomma americanum*)是唯一已确认的尤氏埃里希体传播媒介。犬感染后可能症状轻微或不明显,犬患病后最常见的临床症状包括发热、肌肉骨骼症状、嗜睡、厌食和中枢神经系统体征(Cocayne and Cohn,2011)。通过观察典型的临床症状和检测抗尤氏埃里希体的特异性抗体效价后,可以对粒细胞营养性埃里希体病进行诊断。

(2) 检测分析物

尤氏埃里希体抗体。

(3) 样本类型

血清,血浆或全血。

(4) 检测方法

尤氏埃里希体不能在体外培养,并且传统血清学检测技术如 IFA 和 ELISA 等依赖于全细胞微生物检测的方法尚未出现。SNAP 4Dx Plus 检测(参见犬恶丝虫［心丝虫］相关内容)是唯一可用于检测犬尤氏埃里希体抗体的商品化血清学检测方法。该检测使用了来自免疫显性尤氏埃里希体蛋白的合成肽。已有研究证明,合成肽用于检测尤氏埃里希体抗体具有一定灵敏度和特异性(O'Connor et al.,2010)。

(5) 使用频率

在恶丝虫活跃的季节使用频繁。

8. 嗜吞噬细胞无形体

(1) 生物学分类 / 发病机制

犬粒细胞无形体病(*Anaplasma phagocytophilum*)是由立克次体寄生虫——嗜吞噬细胞无形体引起的犬和猫蜱传性疾病(Chen et al.,1994)。病原体在受感染的中性粒细胞内复制并扩散到中性粒细胞浸润的器官中。病原体可以感染犬和猫,导致血小板减少、白细胞减少和 / 或贫血。临床症状包括发热、呼吸困难、体重减轻、出血和鼻出血。通过观察患病犬的典型临床症状,检测急性期抗体和恢复期抗体的反应度及效价来诊断该病(Alleman et al.,2008)。

(2) 检测分析物

嗜吞噬细胞无形体抗体。

(3) 样本类型

血清,血浆或全血。

(4) 检测方法

目前可用的检测产品包括来自 Antech 公司的参考实验室检测产品 IFA（Protatak International），以及 IDEXX 的 SNAP 4Dx 和 SNAP 4Dx Plus 检测产品。如前所述，嗜吞噬细胞无形体抗体的 SNAP 检测也被整合到了组合测定产品中（参见犬恶丝虫［心丝虫］相关内容）。该检测法使用了衍生自免疫显性的嗜吞噬细胞无形体蛋白质的合成肽。

（5）使用频率

在恶丝虫、蜱活跃季节以及犬被怀疑患有蜱传播疾病的情况下经常使用。

（三）猪

1. 伪狂犬病病毒 / 奥耶斯基病病毒

（1）生物学分类 / 发病机制

伪狂犬病，或者奥耶斯基病（Aujeszky's Disease），是由 1 型猪疱疹病毒（伪狂犬病病毒，pseudorabies virus，PRV）引起的。通常，该病毒经口鼻被摄入，首先感染包括嗅神经细胞在内的很多细胞，并继续感染脑部和其他神经组织，可能发展为肾小球肾炎，然后是脑膜炎、全脑炎和急性肺炎。

感染后死亡率最高的发生在那些易感母猪所生的乳猪上。染病后的致死过程中，小猪表现出呼吸困难、发热、多涎、厌食、呕吐、腹泻、颤抖和抑郁等症状。在此年龄段的感染猪在感染的最后阶段通常出现运动功能失调、眼球震颤、狂奔发作、间歇性抽搐、昏迷和死亡。死亡通常发生在临床症状出现的 24~48h 内。

（2）检测分析物

伪狂犬病抗体。

（3）样本类型

血清，血浆和滤纸。混合样本。

（4）检测方法

商品化的 ELISA 抗体检测几乎已经取代了血清中和试验。该试剂利用附着在微量滴定板上的 PRV 抗原以捕获 PRV 抗体。然后通过抗猪 HRPO 酶标记结合物来检测结合抗体；或者，可以通过竞争试验，使用抗 gB 单克隆结合物来检测只针对 PRV gB 的特异性抗体。

除了总抗体或 gB 筛选检测，还可以使用其他免疫检测方法来检测针对特定病毒蛋白的抗体，编码这些特定蛋白的 DNA 已经从相应的基因工程疫苗中敲除。

这就使得接种疫苗的动物与暴露于 PRV 野生菌株的动物在血清学分型上产生了不同，因为只有暴露于野生菌株的动物才会产生针对"缺失"蛋白的抗体。商品化的鉴别检测试剂盒可从 IDEXX、ID-Vet、Biochek、HIPRA 实验室和 Synbiotics 获得，并与 Merck 和其他制造商的 PRV gI 缺失疫苗兼容。

（5）使用频率

伪狂犬病检测试验经常在世界各地的动物健康实验室中进行。标准化的 PRV/ADV 血清样品可用于商品化批量检测以及实验室认证试验。

2. 猪生殖和呼吸综合征

（1）生物学分类 / 发病机制

1987 年首次报道了一种会引起生殖系统、呼吸系统和轻微神经系统症状的新型猪病，被称为猪繁殖与呼吸综合征（Porcine Reproductive and Respiratory Syndrome，PRRS）。由于在大多数病例中的一般临床表现，该病的诊断常与猪流感、伪狂犬病、猪霍乱、细小病毒感染、脑心肌炎、衣原体和支原体感染相混淆（Collins et al.，1992）。该综合征的主要表现之一是生殖系统病变导致的早产、晚期流产、新生猪低体重、死胎率增加、干瘪死胎、分娩率降低、再发情延迟，上述症状会持续 1~3 个月。呼吸系统疾病是该综合征的另一个显著特征，常发生在年龄小于 3~4 周的小猪中，可发生在猪生产周期的任何阶段。

欧洲和北美科学家成功分离和鉴定了导致该病的病原体（Wensvoort et al.，1992；Benfeld et al.，1992；Terpstra et al.，1991）。该病原体类似于马动脉炎病毒和乳酸脱氢酶增高病毒。荷兰研究者基于基因组测序结果，建议将这类病毒归入到新的家族——动脉炎病毒科（Muelenberg et al.，1992）。

（2）检测分析物

PRRS 抗体。

（3）样本类型

血清，血浆或唾液。

（4）检测方法

通过测量血清、血浆或唾液中的抗体来帮助评估由于接种疫苗或自然感染而暴露于 PRRS 病毒的情况。采用商品化的检测方法可以间接检测美国和欧洲 PRRS 菌株的抗体。使用重组抗原可显著提高检测特异性。Biochek、IDEXX 和 Laboratorios HIPRA 均有商品化 PRRS 抗体检测试剂盒销售。

（5）使用频率

PRRS 检测在世界各地大学和政府实验室频繁使用。

3. 经典猪瘟病毒（猪霍乱病毒）

（1）生物学分类/发病机制

经典猪瘟病毒（CSFV）是一种黄病毒科的小包膜 RNA 病毒。这种瘟疫病毒抗原性与牛病毒性腹泻病毒和边境病毒相似。CSFV 因高致病率和大范围死亡率常导致养猪业的严重损失。猪感染高毒性 CSFV 后，在出现疾病相关临床症状如发热、抑郁和食欲不振前，就可能会排出大量病毒。原发性病变表现为以活体猪皮肤出血为特征的全身性血管炎（Kosmidou et al.，1995）。在急性或亚急性感染中存活的动物会产生抗体并且不再传播病毒。中等毒性、较低致病性的毒株会导致慢性感染，感染此种毒株的猪会连续或者间接性排病毒，直至死亡。先天性感染可导致胚胎畸形，进而导致流产、干瘪死胎、死胎或新生猪低体重。

（2）检测分析物

CSFV 抗原或特异性抗体。

（3）样本类型

外周血白细胞，全血，组织（抗原检测）；血清或血浆（抗体检测）。

（4）检测方法

ELISA 可用于抗原和抗体的检测，且全部是以微孔板的形式进行。通常，抗原检测法是利用抗特异性 CSFV 蛋白的多克隆/单克隆抗体组合或单克隆抗体的免疫夹心法。抗体检测法是通过阻断或竞争原理，利用包被的天然或重组的固相抗原和酶标单克隆抗体捕获 CSFV 抗体。这些检测可用于监测疫苗的应用，与 E2 标记疫苗结合可区分疫苗接种和病毒感染（抗 Erns 蛋白抗体可检测病毒感染）。IDEXX，Synbiotics，Biochek，LDL 和 Prionics 均有售诊断经典猪瘟病毒的产品。

（5）使用频率

在猪瘟暴发的或进行常规疫苗接种的国家政府实验室会定期使用此技术。

4. 猪流感

（1）生物学分类/发病机制

主要的猪流感病毒是正黏病毒科 A 型流感病毒。猪也会感染 C 型流感病毒，但此类病毒鲜少引起严重的疾病。A 型猪流感的分类与 A 型禽流感的分类基本相同。猪的独特之处在于其呼吸道上皮细胞具有猪、人和禽类 A 型流感病毒的受体，该特征使得来自不同物种或来自不同谱系的共感染病毒发生基因组片段 RNA 的重排（Brown，2001；Webby et al. 2004）。

A 型猪流感的症状是感染后迅速发病，症状包括发热明显，直肠温度超过 42℃，食欲不振且伴有咳嗽、流涕和打喷嚏等明显的呼吸道疾病症状。该病死亡率低但发病率高。根据流感病毒分离株的不同，可能会发生无症状感染，猜测原因可能是此种猪流感病毒可以以潜伏状态被猪长期携带在身上（Swenson and Foley，2004）。

（2）检测分析物

血清学方法常用于流感病毒抗体的检测。与禽流感类似，鉴定和获得猪流感病毒分离株非常重要。接种含胚卵和用 MDCK 细胞进行细胞培养是获取分离株的最佳方法。PCR 法已被用于检测和鉴定猪流感病毒分离株（Richt et al.，2004）。在利用性质完好的引物扩增特异性 RNA 片段的帮助下，猪流感病毒分离株的核酸测序分析已完成（Hoffmann et al.，2001）。

（3）样本类型

血清或血浆用于血清学检测；鼻拭子用于病毒分离和/或 PCR 测试。

（4）检测方法

可用标准间接免疫分析法进行抗体的血清学检测（IDEXX，LSI，Ingenasa，and HIPRA）。还可以用阻断免疫分析法检测，将流感病毒 A 核蛋白抗原吸附于微孔板上以捕获样本中的抗体；检测试剂是抗流感病毒 A 核蛋白的酶标单克隆抗体。抗体阻断 ELISA 法可用于包括猪在内的多种物种（ID-Vet，Ingenasa，and IDEXX）的检测。基于抗流感病毒 A 核蛋白单克隆抗体检测试剂的阻断型 ELISA 法，原本是为了检测禽流感而开发的，但已被证明对猪流感的应用效果良好（Ciacci-Zanella et al.，2010）。HI 也用于血清学监测。

猪流感抗原捕获检测法使用的是抗流感病毒 A 核蛋白单克隆抗体，且通常用侧向层流分析法检测。Synbiotics 有猪流感抗原检测产品。用于人类流感 A 抗原检测的诊断方法也可用于猪的检测。检测流感病毒 RNA 的实时定量 PCR 产品可从包括 Life Technologies、LDL、LSI 和 Adiagene 的多家公司获得。

5. 猪肺炎支原体

（1）生物学分类/发病机制

猪肺炎支原体是猪地方流行性肺炎的致病

因子,是专性寄生的小基因组无细胞壁细菌。在 NCBI 数据库中可以查询 4 种猪肺炎支原体菌株的全基因组序列。因猪肺炎支原体生长速度慢,而其他杂菌生长速度快,导致培养该菌株非常困难(Thacker,2004)。

猪肺炎支原体通过与呼吸道纤毛结合,引起呼吸道疾病。其通过气溶胶传播,传播距离有时可超过 4km(Dee et al.,2009)。感染后引起干咳,死亡率低,但发病率高。与其他细菌或病毒共感染后,会增加疾病严重程度。

(2) 检测分析物

通过 ELISA 检测血清中猪肺炎支原体的抗体是常用方法。然而自然感染猪群中的血清抗体转阳速率很慢。通过 PCR 直接检测鼻腔或支气管拭子中的猪肺炎支原体既快速又有据可查(Strait et al.,2008;Sibila et al.,2009)。

(3) 样本类型

血清和血浆可用于抗体检测。组织、鼻或支气管拭子可用于 PCR 检测。

(4) 检测方法

可用标准间接免疫测定法进行抗体的血清学检测(IDEXX,Biochek,HIPRA,and ID-Vet)。Oxoid(formerly DAKO)可提供用于检测猪肺炎支原体抗体的免疫阻断 ELISA 产品。Adiagene 可提供用于猪肺炎支原体 DNA 检测的实时定量 PCR 产品。

(四)马

1. 马传染性贫血病毒

(1) 生物学分类 / 发病机制

马传染性贫血病毒(equine infectious anemia virus,EIAV)是一种马特异性反转录病毒(慢病毒),在世界各地的马群中引起马传染性贫血。病毒终生存在于受感染马匹的白细胞中。该病毒通过受感染马匹的血液进行传播,例如,使用或回收被污染的皮下注射器时进行传播。该疾病的重要病因是免疫介导的红细胞破坏。

(2) 检测分析物

EIAV 抗体。

(3) 样本类型

血清。

(4) 检测方法

琼脂凝胶免疫扩散法(AGID)和 ELISA 均可检测针对病毒内部的主要类属特异性 p26 抗原的

抗体。ELISA 可检测 p26 核心蛋白和 p45 包膜蛋白。重组蛋白的应用使得这些检测在 EIA 中具备非常高的特异性,但是,AGID 是世界动物卫生组织规定的检测方法,因此 EILSA 阳性样本建议再次用 AGID 复查。IDEXX、Synbiotics、VMRD 和 Centaur 均有 AGID 和 ELISA 检测试剂。检测以竞争原理(使用抗 -p26 作为固相)或抗体免疫测定原理(夹心法)(EIA 抗原既被包括在微孔板上,同时也与 HRPO 结合)进行。

(5) 使用频率

尽管这些测试全世界的实验室都在常规使用,但实验室试剂的销售和使用受制于其在当地监管部门周期性进行的操作熟练度考核中的具体满意度表现。

2. 马驹免疫球蛋白 G

(1) 生物学分类 / 发病机制

马出生时,体内很少或没有循环免疫球蛋白。针对感染因子的新生马驹免疫力需要从初乳中摄取和吸收母体抗体。由于早产、哺乳不足、吸收不良或初乳中**免疫球蛋白 G(IgG)**水平低会导致这种抗体的被动转移失败。有 10%~25% 的马驹会发生部分或完全的免疫转移失败,致使这些马驹处于高疾病或死亡风险中。

一些研究已经确定,特定的血清 IgG 浓度可以作为免疫转移成功的指标。血清 IgG 浓度大于 800mg/dl 表明有足够的免疫水平。血清 IgG 浓度在 400~800mg/dl,可能有足够的免疫水平,但仍可能存在感染风险。血清 IgG 浓度在 200~400mg/dl 表明免疫转移部分失败,而浓度低于 200mg/dl 则表明完全失败。

快速鉴定低 IgG 水平对免疫缺陷马驹启动早期治疗至关重要。此外,治疗后的检测可以及时评估 IgG 补充是否成功。

(2) 检测分析物

IgG,半定量检测。

(3) 样本类型

血清,血浆或全血。

(4) 检测方法

IDEXX 的马 IgG 检测技术是一种利用了 SNAP 免疫测定装置的酶免疫测定法。在 SNAP 测试中,马 IgG 的多克隆抗体以及经过浓度校准的马 IgG 已分别固定在装置基质的点上。该方法使用了调整的 SNAP 测试方案。当样品直接加于装置上的样品点时,样品点上的固定化抗 IgG 抗体可捕获样品中所有的马 IgG。然后将酶标抗马多克隆抗体加入装置的加样区中，其与捕获的马 IgG 结合，形成抗体 - 马 IgG- 抗体的夹心结构。装置启动后，从基质中洗去未结合的物质，并加入酶标底物。随后显色的深浅与捕获的马 IgG 的浓度成比例。

IgG 校准点中也会显现颜色。这些点中含有对应于血清 IgG 400mg/dl 和 800mg/dl 浓度水平的马 IgG。这些对照点用特定浓度水平的 IgG 校准，因此比较样品和对照之间的颜色强度可以评估样品中的 IgG 水平。除了校准功能之外，这些对照点还可表明检测试剂的有效性。

（五）反刍动物

1. 流产布鲁氏菌（布鲁氏菌病）

（1）生物学分类 / 发病机制

牛的布鲁氏菌病是由流产布鲁氏菌（一种兼性的细胞内细菌）引起的疾病。该病菌能够在网状内皮系统内存活和繁殖。该疾病的主要传播方式是通过摄入可能含有流产布鲁氏菌的流产牛胎组织，胎膜和子宫内液体而感染。此外，牛摄取了被流产布鲁氏菌污染的饲料或水也可能会发生感染。牛群间也可通过受感染公牛的性传播而发生感染（Davis et al., 1980）。

流产是该疾病最突出的临床特征。如果牛群中处于携带者状态的受感染牛数量上升，其临床表现可能是产奶量减少，出现高频率的足月死胎和 / 或胎盘滞留。公牛染病后可能会导致精囊和睾丸的感染，从而通过精液传播病菌（Fraser, 1986）。

（2）检测分析物

流产布鲁氏菌抗体。

（3）样本类型

血清，血浆或牛奶。混合样品。

（4）检测方法

诊断基于血清学和 / 或细菌学检测。尽管发现细菌检测呈阳性是唯一的确诊指标，但需要数周才能获得最终培养结果。疾病的根除取决于牛群中染菌个体的准确识别和消除。在市场上可购买到可靠的血清学检测产品（包括玫瑰红染色法凝集试验，**荧光偏振（FPIA）**和 ELISA），这些产品通过检测血清中流产布鲁氏菌的抗体来快速、准确地评估自然感染或对疫苗接种的反应。虽然这些测试的性能相当高，但鉴于疫苗的效价无法持

续保持和与其他微生物（如小肠结肠炎耶尔森菌）的潜在交叉反应，没有一种试验适用于所有流行病学情况。

IDEXX Laboratories、ID-Vet、Diachemix、Prionics 和 Synbiotics 等公司有售免疫分析产品。但是，世界上仍有许多地区在使用许多其他的检测技术（如乳环状试验、孟加拉玫瑰红染色法、缓冲盘凝集试验、补体结合试验）。

（5）使用频率

该类检测非常普遍，世界各地都有针对该病菌的根除和控制手段。对流产布鲁氏菌的检测则在被授权实验室进行。

2. 牛疱疹病毒 1

（1）生物学分类 / 发病机制

这种疱疹病毒可引起牛的各种综合征，最主要的是**牛传染性鼻气管炎（infectious bovine rhinotracheitis，IBR）**。除引起呼吸道疾病外，**牛疱疹病毒 1（BHV-1）**还可引起结膜炎，外阴阴道炎，流产，脑炎和全身性感染（Wyler et al., 1990）。该病毒存在于各种部位，包括眼、鼻和阴道的分泌物中，还可存在于流产的胎儿中。

尽管临床症状提示有 IBR 的可能性很高，但并没有特有的病理性症状能确诊为 IBR。因此，必须进行实验室检测以确认 BHV-1 感染。

（2）检测分析物

BHV-1 抗体。

（3）样本类型

血清，血浆或牛奶。混合样品。

（4）检测方法

迄今为止，在欧洲，ELISA 技术在 BHV-1 测试市场占据主导地位。大多数检测方法是用吸附在孔里的抗原结合样本中的抗体。利用酶标抗牛抗体或 IBR gB 特异性单克隆结合物，通过竞争性实验，来检测与抗原结合的抗体。IDEXX Laboratories、**LDL（Labor Diagnostik Leipzig）**和 Synbiotics 有此类检测产品。

与伪狂犬病病毒类似，一些检测方法可以区分病毒感染和疫苗接种。IDEXX 的一种检测方法可以检测抗 BHV-1-gE 抗原的抗体。该测试与 Fort Dodge/Pfzer 和 Intervet/ScheringPlough 的疫苗兼容，而这些疫苗中删除了 gE 抗原的表达。该检测方法的原理是，利用 HRPO 标记的抗 BHV-1-gE 单克隆抗体与样品中的 gE 抗体竞争，结合吸附在微孔中的 BHV-1 抗原。抗 gE BHV-1 抗体的存在

表明先前暴露于野生菌株或使用过传统的 gE 阳性的改良或灭活病毒疫苗。若通过标准筛选试验检测到 BHV-1 抗体，但没有抗 gE 抗原的抗体，表明曾接种 gE 缺失疫苗。

（5）使用频率

由于病毒根除计划，因而在欧洲被广泛使用。

3. 牛白血病病毒/地方性牛白血病

（1）生物学分类/发病机制

牛白血病病毒（bovine leukemia virus, BLV），是一种可引起地方性牛白血病的反转录病毒，此病是牛的高度致死性疾病，以瘤性淋巴细胞聚集于淋巴结为特征。感染后常见的临床症状有：体重减轻，产奶量下降，淋巴结病和后肢麻痹。传播途径以受感染的淋巴细胞从一个动物转移到另一个动物的方式为主。一旦感染了 BLV，将终生携带病毒。通过对 BLV 特异性抗体效价的测定可以评估由自然感染引起的 BLV 暴露情况。若 BLV 抗体效价呈阳性，则表明该动物曾接触过 BLV，并且可能是长期、慢性的感染（Johnson and Kaneene，1991；Miller et al，1981）。

（2）检测分析物

BLV 抗体。

（3）样本类型

血清，血浆或牛奶。混合样品。

（4）分析技术

ELISA 和 AGID 均可用于检测 BLV 抗体。ELISA 有间接法和竞争法检测，通常以 BLV gp51 包膜糖蛋白作为固相或检测的靶抗原。AGID 可检测出针对 gp51 和 p24（核心多肽）的抗体。市面上已有各种各样的 ELISA 和 AGID 检测产品出售。目前提供该类产品的公司包括 IDEXX 实验室、VMRD 公司、Prionics 公司和 Synbiotics 公司。

（5）使用频率

在西欧国家，已经大力开展了这项检测，相关疾病几乎已经被根除。在其他国家（美国、东欧、拉丁美洲），BLV 的流行率相当高，因此，工作重点应该是加强对自然环境的控制和管理。

4. 鸟分枝杆菌副结核病

（1）生物学分类/发病机制

副结核病（约内病）是由鸟分枝杆菌副结核亚种引起的反刍动物慢性、消耗性肠炎。摄入受污染的食物或水为主要感染途径。幼牛在出生后不久即可感染环境中的病原体，但可能数年内都不会出现任何临床表现。潜伏期间可能会有少量的

病原体从粪便中排出。此时一些动物可能会自愈，但很多动物都会开始发病，出现典型的临床表现，如慢性腹泻和体重骤减等。粪便、淋巴结、肠壁和生殖道等组织都可分离培养出该致病菌（Amstutz，1984）。通过微生物培养（固体或者液体培养基）或者 PCR 反应鉴定出该病原微生物方可确诊为约内病。

（2）检测分析物

抗体或微生物检测。

（3）样本类型

血清用于 ELISA 抗体检测法，排泄物样本用于 PCR 法的检测（混合样本，来自个体的或环境的样本）。

（4）分析技术

在感染的活动期和临床症状出现之前，患牛通常会产生针对鸟分枝杆菌副结核亚种抗原的抗体。未经感染的牛通常缺乏这类特异性抗体，但其体内可能会含有可以与其他分枝杆菌发生交叉反应的非特异性抗体。在进行标准的 ELISA 试验之前，应先用草分枝杆菌来吸收并去除掉血清或者血浆中的相关交叉反应性抗体，随后再将处理后的待检血清与包被在固相载体的鸟分枝杆菌副结核亚种的抗原进行反应。ID-Vet、IDEXX 实验室、LDL，Prionics 和 Synbiotics 等公司可提供鸟分枝杆菌副结核亚种的抗体检测套装。

（5）使用频率

美国、欧洲和拉丁美洲，使用这类检测十分普遍。

5. 牛病毒性腹泻病毒

（1）生物学分类/发病机制

牛病毒性腹泻病毒（bovine viral diarrhea virus，BVDV）属于**黄病毒科**（Flaviviridae），**瘟病毒属**（pestivirus）。BVDV 与属内的**经典猪瘟病毒**（classical swine fever virus，CSFV）在抗原性上相似。该病毒侵入淋巴细胞进行复制，引起宿主免疫抑制。BVDV 是对牛影响最严重的病原体之一，可造成全球乳制品和牛肉行业的巨大损失。该病毒可透过怀孕患牛的胎盘，通过流产、死产牛，或者出生牛早期死亡等方式导致生殖功能丧失。母牛妊娠 45~120 天期间感染 BVDV，存活下来的小牛会对病毒产生免疫耐受，并且呈现 BVDV **持续感染状态**（persistently infection，PI）。PI 的动物会排泄出大量 BVDV 颗粒，因此会引起畜群的持续感染。由于该病毒常常为子宫内感染，

导致 BVDV 常常是生物制品（如疫苗和药品）的污染物，因为这些产品是用胎牛血清制成的。

（2）检测分析物

BVDV 特异性抗体或抗原。

（3）样本类型

血清、血浆或牛奶可用于抗体检测；外周血白细胞、全血、耳切口组织样本、毛囊、鼻拭子和细胞培养物用于抗原检测。混合样品。

（4）分析技术

许多制造商都提供商品化的免疫检测产品，包括 IDEXX 实验室、Synbiotics 和 Prionics。这些试剂盒主要用来检测 P80 抗体或其他相关抗原（如 NS2-3 或 Erns 蛋白）。尽管全球存在明显的基因型差异，但大多数抗原检测法都已被确认可以检测出能够代表 2 种 BVDV 基因型（1 型和 2 型）的多种野生菌株。为证实 BVDV 的 PI 状态，应在 3 周内收集另一份样本，并确认其抗原阳性，同时由于潜在干扰性母体抗体的存在，对幼畜进行检测时应谨慎。

（5）使用频率

全世界的私营和政府实验室中都在进行 BVDV 检测。目前欧洲正在实施大规模的根治计划，主要以耳朵切口作为样本的抗原检测为基础，这些样本是用集成的耳标记 - 取样装置进行采集的。

6. 犬新孢子虫

（1）生物学分类 / 发病机制

新孢子虫病（neosporosis）是与胎盘和胎儿有关的一种传染病，是全世界奶牛流产的主要原因（Dubey and Schares，2011）。其病原体——**犬新孢子虫**（*Neospora caninum*）是一种细胞内寄生虫，宿主主要是犬和牛类，其中犬类是终宿主，也是幼牛出生后的主要感染源（McAllister，1998）。一旦感染，可以通过外源性的妊娠奶牛急性产后感染和内源性的母牛慢性组织感染后的包囊再激活而导致经胎盘传染（Trees and Williams，2005）。经胎盘从母体传染给胎儿的垂直传播是牛感染的主要途径，这种感染方式通常见于超过 50% 的感染报道中（Bartels，2007；Dijkstra，2008）。但垂直传播并不能解释为什么牛群中会持续感染（French，1999），这提示产后传播和水平传播估计在维持世界范围内牛的高血清阳性率方面有着重要影响。（DubeySchares，2011）。

（2）检测分析物

犬新孢子虫抗体。

（3）样本类型

血清，血浆或牛奶。

（4）分析技术

抗体 ELISA 检测套装可从 VMRD 公司、IDVet、Prionics、IDEXX 和 Mast Group 公司购买。检测的原理是将犬新孢子虫抗原包被在固相载体上，使用抗牛 HRPO 结合物检测结合的牛抗体。VMRD 公司可提供具备竞争优势的 ELISA 检测产品。

（5）使用频率

母牛如果经 ELISA 鉴定血清为阳性，导致流产以及产下持续性感染的牛犊概率较高（Pare et al. 1996；Moore et al，2009 年）。因此，对奶牛新孢子虫病的控制和根治依赖于对感染奶牛进行宰杀前循环抗体的检测，并应限制其作为种畜或将其剔除出选种范围。（Dubey 和 Schares，2006）。

7. 口蹄疫病毒

（1）生物学分类 / 发病机制

口蹄疫（foot-and-mouth disease，FMD）是由口蹄疫病毒感染引起的高传染性疾病。该病毒属于**微小 RNA 病毒科**（Picornaviridae），可感染牛、羊和猪等偶蹄动物，常表现为病兽的口、蹄部出现大量水疱、发热、厌食等症状。感染牲畜是主要的传染源，病毒通过其分泌物、排泄物以及被污染的牛奶、肉制品、饲料等传播。呼吸道黏膜是该病毒感染和复制的主要部位（Aiello et al.，1998）。

口蹄疫病毒有 7 种不同的抗原血清型，分别为 A、O、C、Asia1 型和 SAT（South African Territories）1、2、3 型，不同血清型的存在使得疫苗接种和血清学诊断变得复杂。结构蛋白对保护病毒起着重要作用，但针对结构蛋白的抗体各不相同，不同的血清型之间几乎不能表现出交叉反应性，因此需要制备多种相应的疫苗。另一种方面，针对非结构蛋白的抗体在不同血清型之间有较强的交叉反应，这类抗体已经被用作诊断试剂。

在亚洲、中东、非洲以及南美洲等地区，疫苗接种是控制口蹄疫传播的有效手段。而在大多数无口蹄疫传播的国家，则没有相关接种政策。

即便目前使用 ELISA 检测 VP-1 蛋白含量来评估疫苗免疫的效果，但在很多情况下，这类传统的诊断方法用途有限。目前，在口蹄疫诊断方面的最新进展有望帮助区分接种过疫苗的牲畜与受感染牲畜。

（2）检测分析物

针对 FMD 病毒抗原的抗体。

（3）样本类型

血清或血浆。

（4）分析技术

诊断口蹄疫的金标准仍然是组织培养分离出病毒，然后通过 EIA 使用针对该血清型的特异性试剂完成病毒的免疫学鉴定。商品化的检测产品原理是基于 3ABC **非结构蛋白（NSP）** 抗体的 ELISA 方法，它可与不含 NSP 的标准化、高纯度 FMD 疫苗联合使用。目前市面上有两种 ELISA 试剂盒（IDEXX 和 Prionics），若将其与 FMD 疫苗（这种疫苗内包含高度纯化的结构蛋白，对保护病毒至关重要）联合使用，可将自然感染与疫苗接种有效区分开来。

（5）使用频率

在疫情暴发期和牲畜群体疫苗接种时的使用率可能很高。

8. 传染性海绵状脑病

（1）生物学分类 / 发病机制

传染性海绵状脑病（transmissible spongiform encephalopathy，TSE） 是一种持续性的神经退行性疾病，影响牛、羊、鹿、人类及其他动物。牛的海绵状脑病，小反刍动物的瘙痒症，以及鹿和麋鹿的**慢性消耗性疾病（CWD）** 正在成为兽医学关注的重点。临床表现为震颤，动作失调，体重减轻，最终导致死亡。这类脑部和中枢神经系统的退行性疾病并不是由病毒或者细菌引起的，而是由一种叫作朊病毒的传染性蛋白质引起的。牛通过摄入含朊病毒的食物被感染，然后该朊病毒在体内进行复制，继而侵入中枢神经系统。现已有非典型羊瘙痒病和疯牛病的相关报道（Baron et al.，2007；Seuberlich et al，2010）。有研究表明，这类形式的朊病毒是体内自发产生的，与人类散发性朊病毒病类似，而且非典型的反刍动物性 TSE 具备传染性。

朊蛋白（prion protein，PrP） 存在于所有的脊椎动物的细胞膜上，但这种膜蛋白的生理功能并不清楚。PrP 有多种构象，正常细胞具有的 PrP 称为 PrP^{C}，结构异常且具有致病性的 PrP 称为 PrP^{Sc}。构象改变的病理性 PrP^{Sc} 在与 PrP^{C} 结合之后，也能改变 PrP^{C} 的构象，从而使得致病性朊蛋白的量明显增高。在脑组织中，PrP^{Sc} 分子有聚集倾向，并且会形成斑块，从而导致神经元破坏和液泡形成。值得注意的是，构象改变的 PrP^{Sc}β 片层的折叠程度增加，从而对蛋白酶降解作用的敏感性降低。

（2）检测分析物

异常朊蛋白，PrP^{Sc}。

（3）样本类型

牛、羊和山羊的脑组织，颈淋巴结；绵羊 / 山羊脾和淋巴结。

（4）检测技术

目前还没有可以直接在活体动物身上检测出疯牛病、瘙痒病或者慢性消耗性疾病的商品化检测产品，只能进行尸检。由于瘙痒病能在外周组织和血液中被发现，一些研究人员使用了以下的方法来进行濒死检查。运用一种适应性蛋白错折叠循环扩增（PMCA）方法，对直肠黏膜活组织切片（Gonzalez et al.，2008）和血液中的 PrP^{Sc} 进行检测（Thorne and Terry，2008），这两种方法在之前已被用于 PrP^{Sc} 的尸检。

尸检的金标准仍然是组织病理学，但市场上有许多用于检测组织中 PrP^{Sc} 的免疫检测产品。大多数产品依赖于 PrP^{Sc} 的蛋白酶抗性来消除交叉反应性或 PrP^{C} 的干扰，这种方法对组织中 PrP^{Sc} 的浓度要求较高。实际上，在样本均质化和提取之后，通过使用最佳浓度的蛋白酶 K 对样本进行前处理，分解了样本中的 PrP^{C}，只剩下了 PrP^{Sc}。剩余的 PrP^{Sc} 可通过商业产品的免疫分析技术检测出来。

欧盟批准用于 TSE 检测的产品是基于**免疫印迹（Western blot，WB）** 或微孔 PrP^{Sc} 免疫捕获法。Prionics 的 WB 测试是将蛋白酶 K 处理过的样品进行电泳，然后转移到膜上，用 PrP 特异性单克隆抗体进行检测。微孔检测有两种形式——大多数采用蛋白酶 K 按照上述方式分解 PrP^{C}（如 Bio-Rad 和 Prionics），然后在事先吸附了 PrP 特异性单克隆抗体的微孔板上测试样品。捕获的 PrP^{Sc} 可以用酶或化学发光标记的 PrP 特异性单克隆抗体进行检测。

欧盟批准的第二种 TSE 检测产品是由 IDEXX 公司生产的，采用了微孔板形式的 Seprion 系列配体亲和捕获技术。板上吸附有 PrP^{Sc} 配体，即使存在过量的 PrP^{C}，配体也只与 PrP^{Sc} 结合。随后，将捕获下来的 PrP^{Sc} 与抗 PrP 抗体 - 酶偶联物进行孵育，最终出现显色反应。该方法不需要使用蛋白酶 K 对样品进行处理，样本的制备仅需简单的组织匀浆和加入稀释缓冲液。

在欧盟,Bio-Rad 和 IDEXX 已有经过认证的检测瘙痒症的产品,也有针对 CWD 的检测产品。而 BSE 的检测产品可从 AJ RoboScreen、Enfer、IDEXX、Bio-Rad 和 Prionics 购买。

（5）使用频率

随着欧洲进行疯牛病检测的最低年龄门槛的提高,测试频率已经下降。

9. 牛分枝杆菌（牛结核病）

（1）生物学分类/发病机制

牛分枝杆菌是一种寄生于巨噬细胞和其他单核细胞型细胞的病原体。感染该菌的牛得病过程通常是慢性的,可以在很长的一段时间内保持亚临床状态。值得注意的是,感染了此种细菌的牛具备传染性,之后很长一段时间内,即使是最细致的兽医也检查不到任何明显的结核病相关临床症状。即便是有症状,也无法通过症状确诊为牛结核病。因此,牛结核病的宰前有效监测需要依靠灵敏的免疫诊断法,从而实现在感染的早期就将病牛检测出来（Adams,2001;Anon,2004;De la Rua,2006）。牛结核病在许多国家都一直是一种影响重大的畜牧业疾病,由于缺乏敏感的检测方法,同时存在大量的野生感染源（鹿、麋鹿、獾和负鼠）,使对该病的控制和根治变得困难重重。

（2）检测分析物

免疫分析法常用来检测 γ 干扰素或抗体。

（3）样品类型

血清、血浆或全血。

（4）检测技术

免疫学检测是利用牛 γ 干扰素特异性的单克隆抗体来检测 γ 干扰素对牛分枝杆菌的反应。该试验要用牛分枝杆菌和鸟分枝杆菌**纯化蛋白衍生物**（purifed protein derivatives,PPD）刺激全血样本,以检测优先响应。在一些实验室会利用额外的重组抗原或肽（ESAT-6 和 CFP-10）来提高检测性能。

抗体检测使用一个或多个重组蛋白或多肽（MPB70,MPB83）作为固相,使用抗牛辣根过氧化物酶偶联物进行检测。标准化微量滴定孔 ELISA,化学发光复合物,和侧向层流检测方法都已经确认有效。Prionics 可提供 γ 干扰素的免疫测试产品,IDEXX 实验室、Enfer、Chembio 和 Bionote 提供商品化的牛分枝杆菌抗体检测产品。

（5）使用频率

许多国家已经实施了结核病控制或根除计划,这一计划要求在进行动物迁移或者品质认证时,对其进行周期性检测。

（六）禽类

1. 禽脑脊髓炎病毒

（1）生物学分类/发病机制

禽脑脊髓炎（avian encephalomyelitis,AE）是由一种属于**小 RNA 病毒**（picornavirus）的**禽脑脊髓炎病毒**（avian encephalomyelitis virus,AEV）引起的,该病毒分布广泛,主要感染雏鸡。疾病以多种神经症状为特征,包括运动不协调、运动功能失调、头颈部震颤。目前已经成功研制出该病的疫苗。

（2）检测分析物

检测 AEV 抗体来评估免疫状况或者鉴定 AEV 感染。

（3）样本类型

血清。

（4）检测技术

通过监测和记录代表性样本中抗体的效价,并作出其相对于时间的函数,可以有效地评估鸟群的免疫状态。由此得到的关系图能够用于评估抗体效价的分布情况,并能分析效价随时间的变化情况。在投入养殖前,都会对雏鸡进行疫苗接种前和接种后的抗体效价测定,以确保其体内存在统一的抗体效价分布。

酶免疫测定法可用于检测 AEV 抗体,多为间接法（将纯化的 AEV 吸附在微孔板上,用抗鸡 HRPO 偶联抗体检测抗体）。商品化的 AEV 抗体试剂盒可从 IDEXX、Biochek、Synbiotics 和 X-OVO 公司购买。

（5）使用频率

偶尔。

2. 禽白血病病毒

（1）生物学分类/发病机制

淋巴样白血病是禽类白血病/病毒性肉瘤最常见的表现形式,可引起各种肿瘤性疾病,包括红细胞增生症、骨髓细胞组织增生症、成髓细胞增生症等（Purchase et al.,1984;Purchase et al,1983）。虽然并不是所有受感染的动物都会产生肿瘤,但几乎每一个商业化养殖中心都含有感染禽类,且可能会零星地出现肿瘤。感染可通过禽类之间直接或间接接触进行水平传播,也可以通过感染的母鸡将病毒排到蛋清中而造成垂直传播。另外,垂直传播还可以通过将病毒整合入生殖细胞DNA中而发生。母鸡的病毒血症与病毒先天性传播密切相关。

禽类白血病 J 亚群病毒(ALV-J) 是在 20 世纪 80 年代末从肉鸡中首先分离得到的一种禽类白血病病毒的重要亚型,主要由于其独特的**囊膜糖蛋白(gp85)** 而被划为独特的一个亚群。临床上,ALV-J 可引起严重的髓系白血病,其肿瘤发病率在不同的鸡品系间存在差异(Payne et al.,1991;Payne and Fadly,1997)。和其他的禽类白血病病毒一样,ALV-J 的传播有垂直传播和水平传播两种方式。

(2) 检测分析物

禽白血病病毒抗原,p27,用于检测所有亚群;特异性抗 ALV-J gp85 抗体,用于检测**禽类白血病J 亚群病毒(ALV-J)**。

(3) 样本类型

血清或蛋清。

(4) 检测技术

针对 ALV p27 抗原的微孔酶免疫检测产品可从 Synbiotics、Biochek 和 IDEXX 购买。这些试剂盒检测的原理均为免疫计量分析(夹心)方法,应用单克隆或者多克隆抗体进行目标蛋白的捕获和酶标偶联。ALV-J 抗体检测产品采用了间接ELISA 检测法,由 IDEXX 和 Synbiotics 两家公司提供。ALV-J gp85 抗原被包被在固相上,特异性抗体与抗原结合,随后用抗鸡的 HRPO 偶联物进行检测。

(5) 使用频率

很常见。

3. 禽呼肠孤病毒

(1) 生物学分类 / 发病机制

禽呼肠孤病毒在禽群中广泛分布,可引起病毒性关节炎(腱鞘炎)、呼吸道感染和小鸡的泄殖腔粘连。在年长的鸟类中症状最为明显,在幼雏中也可出现呼吸道症状。年长的鸟类呼肠孤病毒感染的发生率较高,但在大多数鸟类中临床症状并不明显。

(2) 检测分析物

对禽呼肠孤病毒的免疫状态评估和血清学鉴定都需要对呼肠孤病毒的抗体进行检测。

(3) 样本类型

血清。

(4) 检测技术

利用微孔作为固相的标准酶免疫检测产品可从 Synbiotics、Biochek、X-OVO 和 IDEXX 公司购买。所有产品都是将纯化的病毒固定在固相载体上;偶联物是与 HRPO 结合的抗鸡 IgG。

(5) 使用频率

很频繁。

4. 传染性支气管炎病毒

(1) 生物学分类 / 发病机制

鸡传染性支气管炎是由**传染性支气管炎病毒(infectious bronchitis virus,IBV)** 引起的鸡的一种高传染性病毒性疾病。通常表现为呼吸系统症状,并具有高死亡率。该病毒是一种**冠状病毒(coronavirus)**,可通过气溶胶或受污染的设备传播。

目前使用的疫苗可分为活疫苗和灭活疫苗两类。正确管理鸡群需要评估疫苗接种前后的免疫状态。

(2) 检测分析物

IBV 抗体。

(3) 样本类型

血清。

(4) 检测技术

利用微孔作为固相的标准酶免疫测定法可从Synbiotics、Biochek、X-OVO 和 IDEXX 公司获得。所有产品均为纯化病毒固定在固相载体上;偶联物是与 HRPO 结合的抗鸡 IgG。

(5) 使用频率

很频繁。

5. 传染性法氏囊病病毒

(1) 生物学分类 / 发病机制

鸡**传染性法氏囊病(infectious bursal disease,IBD)** 是**传染性法氏囊病病毒(infectious bursal disease virus,IBDV)** 引起的一种高度传染性疾病,通常感染 3~6 周龄的雏鸡。感染后的鸡法氏囊肿大,随后免疫系统受到抑制,经常导致其他病原体的入侵产生同时或者继发性感染。临床症状包括食欲减退、动作不协调和萎靡不振。泄殖腔黏液囊的水肿和肿胀也是这种疾病的特征,在泄殖腔中可能很容易分离出**传染性法氏囊病病毒(IBDV)**。该病毒主要随病鸡粪便排出,由于稳定性高,很难将之从养殖环境中根除。在受感染的群体中,死亡率接近 20%。IBD 的免疫状况评价和血清学鉴定都需要检测血清中的 IBDV 抗体。

目前没有有效的治疗手段,但已经有了有效的疫苗。对繁殖鸡群进行疫苗效价的监测尤为重要,因为在雏鸡出生前的一段时间,为了将足够水平的免疫抗体从母体传递给雏鸡,就需要保证母鸡体内的抗体处于高效价水平。

(2) 检测分析物

IBDV 抗体。

(3) 样本类型

血清。

(4) 检测技术

利用微孔作为固相的标准酶免疫测定法可从 Synbiotics、Biochek、X-OVO 和 IDEXX 公司购买。所有检测都是将纯化病毒固定在固相载体上;偶联物是与 HRPO 结合的抗鸡 IgG。重组蛋白也被用作固相试剂,以扩大测量范围。

(5) 使用频率

很频繁。

6. 禽支原体

(1) 生物学分类 / 发病机制

支原体属于**柔膜体纲(Mollicutes)**,是一类没有细胞壁,但有细胞膜包裹的最小的可进行自我复制的原核生物。支原体的遗传基因组很小,富含腺嘌呤(A)和胸腺嘧啶(T)。 超过 20 种支原体与鸟类有关。与商业养殖家禽相关的主要有 4 种病原体:**鸡败血支原体**(*Mycoplasma gallisepticum*,MG)、**滑液支原体**(*Mycoplasma synoviae*,MS)、**火鸡支原体**(*Mycoplasma meleagridis*,MM)、**爱荷华支原体**(Mycoplasma iowa)(Kleven et al.,2008a)。

这四种病原体都可导致呼吸系统疾病,疾病的严重程度取决于菌株和宿主。当与其他病原体一同感染时,症状可能会加剧。除了呼吸道,其他组织也可被感染,从而不仅仅引起慢性呼吸系统疾病,还会导致肺泡炎、鼻窦炎和滑膜炎。当生殖组织和输卵管被感染时可引起胚胎死亡和经卵传播。在许多病例中,感染是无症状的,只能通过血清学检测、病原体培养以及基于 PCR 的方法才能鉴定(Kleven et al.,2004;Kleven,2008 b)。

(2) 检测分析物

通过血清中支原体抗体的检测,可实现家禽支原体感染的监测。病原体培养具有不确定性。为了直接测定病原体,PCR 的使用率越来越高。

(3) 样本类型

血清或卵黄可用于抗体检测。气管拭子用于培养和 PCR。

(4) 检测技术

使用微孔作为固相,标准间接酶免疫法检测 MG 和 MS 的产品可从 Synbiotics、Biochek、LDL、X-OVO 和 IDEXX 购买。IDEXX 提供了一种 MM 的间接酶免疫检测方法。**血清平板凝集法(SPA)**也可用于血清学筛查。不少公司也提供可用于检测病原体 DNA 的实时定量 PCR 试剂盒

(5) 使用频率

很常见。

7. 新城鸡瘟病毒

(1) 生物学分类 / 发病机制

新城疫(Newcastle disease,ND)是由血凝副黏病毒——**新城疫病毒(Newcastle disease virus,NDV)**引起的一种高传染性、可能致死的疾病。疾病的严重程度与病毒株的毒性有关。弱毒株(中发型新城疫)仅感染鸡群气管、肺和肺泡,并引起产蛋量下降(Hanson,1981)。强毒株(速发型)表现为运动功能失调、麻痹、眼周围组织水肿、腹泻及最终死亡(Miers et al.,1983)。

(2) 检测分析物

免疫状态评估和血清学鉴定都需要检测 NDV 抗体。

(3) 样本类型

血清。

(4) 检测技术

利用微孔作为固相的标准酶免疫检测产品可从 Synbiotics、Biochek、X-OVO 和 IDEXX 获得。所有产品都是将纯化病毒在固相固定;使用的偶联物则是与 HRPO 结合的抗鸡 IgG。

(5) 使用频率

很频繁。

8. 多杀巴斯德菌

(1) 生物学分类 / 发病机制

禽霍乱是一种常见的禽类疾病,由**多杀巴斯德菌**(*Pasteurella multocida*)引起,该菌属于革兰阴性短小棒状杆菌。急性病例通常出现败血症症状,伴有高发病率和高死亡率。慢性局部感染也可能发生,可由急性病例转化而来,或是由低毒力的毒株感染所致。急性感染的临床症状是典型的细菌性败血症症状,而慢性感染的症状通常与感染的解剖学部位有关(Rhoades 和 Heddleston,1980)。

(2) 检测分析物

多杀巴斯德菌的血清学鉴定和免疫状况的评

估均需要检测血清中的抗体(Snyderet al,1984)。

（3）样本类型

血清。

（4）检测技术

利用微孔作为固相的标准酶免疫检测产品可从 Synbiotics 和 IDEXX 公司购得。每次试验需将细菌提取物固定在固相上；使用的偶联物是与 HRPO 偶联的抗鸡抗体。

（5）使用频率

偶尔。

9. 网状内皮组织增殖病病毒

（1）生物学分类 / 发病机制

网状内皮组织增殖病由反转录病毒引起，这种病毒在形态上与禽白血病 / 肉瘤病毒相似，但是在遗传学和抗原性上截然不同。它会感染所有年龄段的火鸡、鸡、野鸡和鹌鹑。据报道，鸡接种了被**网状内皮组织增殖病病毒**（reticuloendotheliosis virus,REV）污染的疫苗后会出现矮小症。另外，在实验性感染的小鸡中，REV 可引起在病理上与淋巴细胞白血病无法区分的疾病(Witter 和 Calnek,1984)。

（2）检测分析物

REV 感染的评估需要检测血清中的 REV 抗体。

（3）样本类型

血清。

（4）检测技术

IDEXX 实验室提供了一种标准的间接酶免疫分析方法，使用表面吸附有 REV 抗原的微孔作为固相。Biochek 的产品尤其适合于对繁殖禽类的筛选。

（5）使用频率

偶尔，通常与出口检疫相关。

10. 鸡贫血病毒

（1）生物学分类 / 发病机制

鸡贫血病毒（chicken anemia virus,CAV）是对家禽影响较大的一种病原体，在肉鸡、种鸡和无特异性病原体(SPF)鸡群中都有发现(McNulty,1991;Pope,1991)。鸡贫血病毒为单链 DNA 病毒，属于圆环病毒科，该病毒可垂直传播和水平传播。感染病毒后临床常表现为贫血、全身性淋巴组织萎缩以及出血。由于大多数种鸡群在饲养期就被感染并产生了免疫，所以该病的爆发性流行相当罕见。此时的血清转阳可有效阻断垂直传播。

（2）检测分析物

针对 CAV 的特异性抗体。

（3）样本类型

血清。

（4）检测技术

酶免疫检测可采用竞争法或间接法，通过吸附在微孔上的 CAV 抗原进行微量滴定法检测。商业化的检测试剂盒可从 IDEXX、Synbiotics、Biochek 和 X-OVO 公司获得。

（5）使用频率

偶尔。

11. 肠炎沙门菌

（1）生物学分类 / 发病机制

肠炎沙门菌是家禽的一种病原体，已从肉鸡、种鸡和商品化产蛋鸡群中分离提取出来(McIlroy et al.,1989)。肠炎沙门菌属于肠杆菌科沙门菌属。沙门菌可感染其他动物包括人类，从而受到了特殊关注。由于细菌间歇性地被排出体外，所以难以对阳性禽类进行细菌学鉴定。精神萎顿、生长不良、虚弱、腹泻和脱水等症状在蛋鸡中可能并不显著，因此，一般需要通过尸检来确认该细菌的感染。在监测环境接触或者疫苗接种时会检测此类细菌。

（2）检测分析物

肠炎沙门菌抗体。

（3）样本类型

血清或卵黄。

（4）检测技术

微量滴定法酶免疫测定是将抗原包被在微孔上对抗体进行检测，竞争法和间接法的检测产品均可从 IDEXX、Synbiotics 和 X-OVO 公司购得。使用抗鸡 HRPO 偶联物(检测沙门菌群 B 和 D 的抗体)来检测抗肠炎沙门菌抗体，其本质是间接法；或者也可以通过阻断或竞争的形式(使用转基因 - 鞭毛蛋白单克隆抗体)来提高抗体检测的特异性。

（5）使用频率

常用。

12. 禽流感

（1）生物学分类 / 发病机制

禽流感病毒或甲型流感病毒属正黏病毒科，禽甲型流感病毒呈多形性，约 100nm,其外膜含有大量血凝素和神经氨酸酶。依据血凝素(H 型)和神经氨酸酶蛋白(N 型)抗原性的不同，目前可分为 16 个 H 亚型（H1~H16）和 9 个 N 亚型（N1~N9）。详细的命名格式为：型别、来源地区、病毒株编号、分离年份（例如，甲型流感 / 鸡 / 爱荷华州 /1/63〔H7N2〕）。再进一步的菌株分类则基于其致病性：通过静脉注射致病性试验，可以将禽流感分为**高致病性禽流感**（highly pathogenic avian influenza，HPAI）和**低致病性禽流感**（lowly pathogenic avian influenza，LPAI）（Alexander，2004）。

甲型流感病毒在呼吸道和肠道上皮细胞内复制，通过气溶胶和粪便传播。由于病毒和禽类的种类不同，被感染的禽类有的无症状，有的则症状严重以至于 24h 内死亡（Swayne and Halvorson，2008）。

（2）检测分析物

定期检测禽类血清中的禽流感病毒抗体。直接检测抗原可以对血清学阳性进行确认，更好的方法是在鸡胚中分离出病毒或者进行细胞培养，对分离出的病毒进一步进行 H 型及 N 型的鉴定。PCR 以及核酸序列分析也成为了常规检测方法。

（3）样本类型

血清用于抗体检测，泄殖腔拭子用于抗原检测和病毒分离。

（4）检测技术

血清中的抗体可用标准的间接免疫法进行检测，检测产品可从多家公司购买，包括 Biochek、IDEXX、LDL 和 Synbiotics 公司。也有使用阻断法的免疫检测产品，在这种方法中，A 型核蛋白抗原被吸附在微量滴定板上，用于捕获样本中的抗体；该方法的检测试剂是一种酶标记的抗 A 型流感核蛋白的单克隆抗体。由于检测试剂的有效性不依赖于物种特异性，所以竞争法产品对不同物种的对象都可进行分析检测。阻断型禽流感抗体检测产品可从 IDEXX、Synbiotics、ID-Vet 和 Ingenasa 公司购买，传统的血清学检测产品如 AGID 和 HI 也在出售。

抗原的检测是基于甲型流感核蛋白的单克隆抗体，检测方法主要为侧向层流法。Synbiotics 和 Abaxis 公司可提供快速的禽流感抗原捕获检测产品。为了用于人类诊断而开发的甲型流感抗原检测产品也已被用于禽类诊断（Woolcock 和 Cardona，2005），提供此类产品的公司包括 Becton Dickinson、Alere、Quidel 和 Remel/Thermofsher。与病毒分离相比，快速检测抗原的灵敏度较低，但实用性强（Chua et al.，2007；Marche and Berg，2010）。流感病毒 RNA 的实时定量 RT-PCR 检测试剂可从多家公司购买，如 Life Technologies、LDL、LSI 和 Adiagene 公司。

（5）使用频率

常用。

二、生殖 / 代谢状态的评估

猫 / 犬

1. 胰腺疾病

（1）生物学分类 / 发病机制

胰腺炎是一种外分泌腺的炎症性疾病，是猫和犬的多因素疾病，临床病程和结果各不相同。由于炎症的作用，一种非常规的血清成分——胰腺特异性脂肪酶，会被释放进入血液循环。虽然**胰脂肪酶**（pancreatic lipase，PL）与其他脂肪酶相似，但胰脂肪酶具备与其他脂肪酶不同的地方：独特的表位，并且可以水解某些特异性的底物；利用这些特点，可以鉴定胰脂酶。血清胰脂肪酶水平异常是胰腺炎的一个特征，胰脂肪酶在诊断和预测胰腺衰竭方面的作用得到了广泛证实。研究表明，血清胰脂肪酶水平升高有助于对猫和犬胰腺炎的诊断（Forman et al.，2004；Forman et al，2009；McCord et al，2009）。

（2）检测分析物

犬胰脂肪酶（cPL）或**猫胰脂肪酶**（fPL）。

（3）样本类型

血清。

（4）检测技术

犬类和猫类胰脂肪酶检测分别采用两种免疫 ELISA（夹心）法，分别为微孔板定量试验和临床 SNAP 设备快速定性试验。这些检测方法都是检测血清样本中具有免疫活性的胰特异性脂肪酶，使用可与不同的犬和猫胰脂肪酶的表位反应的单克隆抗体进行检测。捕获的抗体固定在固相（微孔或颗粒）上，使用**辣根过氧化物酶**（HRPO）作为检测或偶联抗体。将偶联抗体与样品混合后加入 SNAP 装置或微孔中，如果样品中存在 cPL 或 fPL，则可结合固定在装置表面的 HRPO 检测抗体和包被的捕获抗体。在洗涤后加入底物，形成蓝色反应产物，其颜色的深浅与样品中 cPL 或 fPL 含量成正比。

微孔板定量试验使用了一组 5 个校准品,每次检测样品前都要分别检测这些校准品,将结果形成校准曲线。cPL 或 fPL 水平是通过测量样品产生的吸光度值,将数值与校准曲线相比较来定量。由于不同物种的免疫活性和参考范围不同,犬(Spec cPL® 测试)和猫(Spec fPL® 测试)使用的是不同的检测套装。

SNAP 检测产品(SNAP cPL®™ 和 SNAPfPL®™)包含一个参考位点,该位点靠近诊断位点(胰腺特异性脂肪酶测试点),用于确定患者样本中的胰脂肪酶水平(图 6-1-3)。如果诊断点的蓝色浅于参考点,则认为胰脂肪酶水平正常。如果诊断点与参考点相比是相似或更深的蓝色,很可能是患者胰脂肪酶水平升高所致。

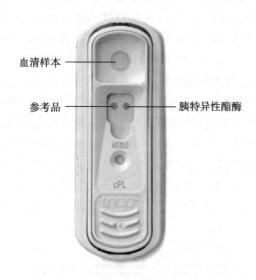

血清样本 ——

参考品 —— —— 胰特异性酯酶

图 6-1-3 胰脂肪酶吸附试验装置

(5) 使用频率

偶尔。

2. 甲状腺素

(1) 生物学分类 / 发病机制

甲状腺疾病在猫和犬中都很常见。甲状腺产生多种激素,通过控制细胞代谢的诸多方面发挥广泛的生物学效应(Feldman 和 Nelson,1987)。这些激素的分泌受下丘脑和垂体调控,垂体分泌的**促甲状腺激素(TSH)**是主要的调节因子。

由于甲状腺激素对代谢影响广泛,导致甲状腺功能障碍的症状表现为多元化、多变性且不具备特异性。因此,仅通过临床症状诊断甲状腺疾病很困难(Nelson 和 Ihle,1987)。

甲状腺素(T_4)是酪氨酸的碘化衍生物,是甲

状腺分泌的激素中含量最高的一种激素。检测 T_4 的浓度水平是对甲状腺功能进行整体评估的最有效手段(McIlroy et al.,1989)。T_4 水平检测与临床观察相结合,可诊断甲状腺疾病。

猫和犬都会表现出甲状腺功能减退(甲状腺激素过少)和甲状腺功能亢进(甲状腺激素过多)的症状。

甲状腺功能减退通常是由于甲状腺本身功能紊乱(原发性甲状腺功能减退)所引起,常见于中年犬。临床症状表现为新陈代谢活动减少,如嗜睡、体重增加、精神迟钝、体力不支以及怕冷。此外,皮肤病的症状也很常见,如脱发、角化过度、黏液水肿、化脓性皮炎和脂溢性皮炎。这些症状多元化、非特异性的特点使诊断变得困难。正常犬血清或血浆中 T_4 浓度的参考区间为 1~4μg/dl。血清或血浆的 T_4 浓度低于 1μg/dl 时则表示有甲状腺功能减退发生。

甲状腺功能亢进,最常见于高龄猫,是由于甲状腺激素分泌过量导致机体生长和新陈代谢失衡的一种疾病。临床症状表现为体重减轻、多食、心动过速、多尿、呕吐、腹泻和普遍的多动症。正常的猫 T_4 浓度参考区间是 0.8~4.7μg/dl。血清或血浆中总 T_4 浓度大于 4.7μg/dl 时则表示有甲状腺功能亢进发生。

(2) 样本类型

血清或血浆。

(3) 检测技术

IDEXX 生产的新型 SNAP® 总 T_4 检测产品是专门为检测犬和猫的总 T_4 水平而设计的。SNAP T_4 检测采用的是竞争 ELISA。在 SNAP T4 装置中,固相上含有两个试剂点:一个包含 T_4 测试试剂,另一个包含参考试剂。在试验过程中,首先用抗 T_4 抗体 -HRPO 偶联物孵育血清样本。在孵育过程中,血清中存在的 T_4 会与该偶联物结合。然后将混合物添加到 SNAP 装置中。任何未与 T_4 结合的抗 T_4 抗体 -HRPO 偶联物都会与 T_4 测试试剂点结合。因此,显色强度与血清中 T_4 的含量成反比。然后根据 T_4 测试点颜色与参考点颜色的比值计算 T_4 浓度。SNAP 总 T_4 产品检测出来的结果无法通过肉眼进行判读;IDEXX SNAP shot Dx® 分析仪可用于判读所有的检测结果。

使用 VetScan T_4/ 胆固醇试剂旋转仪和 VetScan 全血分析仪(Abaxis 有限公司)也可以在室内检测犬类或猫类的肝素抗凝全血、肝素抗

凝血浆或血清中 T_4 的总量。参考实验室可以使用 Immulite® 犬总 T_4 检测产品结合 Immulite 系统（Siemens AG 公司）进行检测，或使用 DRI® 甲状腺素（T_4）检测产品（Microgenics 公司）对犬总 T_4 浓度水平进行检测，该检测可在开放的化学分析仪上进行。

（4）使用频率

常用。

3. 皮质醇

（1）生物学分类 / 发病机制

皮质醇是肾上腺分泌的一种重要的糖皮质激素。犬肾上腺皮质功能亢进（库欣综合征）与慢性血清皮质醇过量有关。血清皮质醇过量的原因有：垂体肿瘤或增生导致脑垂体过度分泌大量的**促肾上腺皮质激素（ACTH）**、肾上腺皮质癌或腺瘤、过量的糖皮质激素或 ACTH 给药（Feldman et al., 1996；Feldman，1995）。

库欣综合征的临床症状发展缓慢，具有高度的变异性和非特异性。仅通过临床症状诊断库欣综合征很困难。因此，库欣综合征的实验室诊断可以通过人为操纵垂体 - 肾上腺皮质醇分泌轴，包括低剂量地塞米松抑制试验，或者**促肾上腺皮质激素（ACTH）**兴奋试验来进行。自发性**肾上腺皮质功能减退症（Addison 病）**与皮质醇分泌减少有关，通常是由免疫介导的疾病或药物治疗引起的。ACTH 刺激试验有助于该病的确诊（Hardy，1995）。

（2）样本类型

血清。

（3）检测技术

IDEXX 生产了一种商品化检测方法，用于检测犬血清中的皮质醇水平。该试验与前文所述的 SNAP T_4 试验相似，只是反应区呈条纹状而非斑点状。结果可通过 IDEXX SNAP Reader 分析仪或 SNAPshot Dx 分析仪进行解读。

参考实验室可使用 Immulite 皮质醇检测产品来测定血清中的皮质醇含量，该产品使用化学发光检测法，使用 Immulite **免疫检测系统（Siemens Healthcare Diagnostics）**进行。Immulite 皮质醇测试是为人类测试而开发的，也适用于牲畜样本。

（4）使用频率

偶尔。

4. 胆汁酸

（1）生物学分类 / 发病机制

胆汁酸是一种类固醇酸，由肝产生，促进膳食脂肪的消化和吸收。血清中胆汁酸的浓度可由于胆道系统阻塞、肝功能下降或流向肝的血流量减少而增加。通过分析餐前和餐后血清中胆汁酸浓度来评估肝功能（Schlesinger, et al., 1993）。如果两种结果都 <12μmol/L，则表示肝功能正常；餐后结果 >25μmol/L 表明肝功能下降；两种结果在 12~25μmol/L，则不能确定，需稍后重新检测。

（2）样本类型

血清。

（3）检测技术

检测方法同皮质醇检测。

（4）使用频率

偶尔。

5. 心脏病

（1）生物学分类 / 发病机制

心脏除了在血液循环中的作用之外，同时也是一个重要的内分泌器官。作为内分泌功能的一部分，心肌中的心肌细胞产生和分泌一系列相关的肽激素，称为**利尿钠肽（natriuretic peptides，NPs）**。在以积液增多为特征的疾病如心力衰竭、肾衰竭和肝硬化等，会导致 NPs 的分泌大大增加。

研究证实，利尿钠肽在心脏病和心力衰竭的诊断和病情预后中具有很高的运用价值，同样，其对患有心脏病和心力衰竭的犬和猫的诊断中也具有应用价值。**脑钠肽（brain natriuretic peptide，BNP）**主要由心脏的左心室分泌。作为左心室过度舒张的补偿（心室壁舒张压力），脑钠肽前体（proBNP）被分泌进入血液，随后裂解为 **N 末端脑钠肽前体（N-terminal proBNP，NT proBNP）**和脑钠肽（Connolly et al., 2008；Fox et al., 2008；Oyama et al., 2009）。

（2）检测分析物

NT proBNP。

（3）样本类型

血浆。

（4）检测技术

犬科 Cardiopet®proBNP 和猫科 Cardiopet® proBNP（IDEXX Laboratories, Inc .）试剂盒采用 ELISA（夹心法）微量滴定板检测血浆样本中具有免疫活性的 NT proBNP。为了确保高特异性，每个检测套装包含两种特异性免疫亲和的纯化绵羊抗体：一种针对犬科，另一种针对猫科。如果样品中存在 NT proBNP，则会与预先吸附在固相上的捕获抗体结合,与检测或偶联抗体形成夹心结合物。洗涤步骤完成后,在微孔板中加入基质(TMB),夹心结合物与基质通过酶催化反应使颜色变化,使用酶标仪进行检测,利用标定值绘制的标准曲线计算样品中 NT proBNP 浓度。对测试结果进行解释时应考虑到其他临床和诊断信息。由于 NT proBNP 蛋白序列和参考范围因物种而异,因此为犬科和猫科动物分别研制了单独的检测套装。

ANTECH™ 的犬科 Cardio-BNP 是一种定量的微量滴定法检测产品,采用 ELISA 法检测 proBNP 的二次降解产物——cBNP 的浓度。该检测产品使用基于犬科特异性的单克隆抗体,已被 ANTECH 参考实验室采用。

(5)使用频率

偶尔。

三、其他猫 / 犬类繁殖 / 代谢指标

不少公司都可以提供检测一系列不常用分析物如孕酮、催乳素、睾酮和黄体生成素等的酶免疫和放射免疫产品。

(一)马

孕酮

1. 生物学分类 / 发病机制

孕酮是一种类固醇激素,对调节母马的生殖功能起着重要作用。这种激素具有调节子宫活动的功能,在发情周期中起着重要调理作用。此外,孕酮对怀孕母马的胚胎存活至关重要。这种激素在发情期和怀孕早期由黄体分泌,怀孕后期由胎盘分泌。发情期的母马血清孕酮处于低水平(<1ng/ml),到了黄体期会迅速上升至 10~20ng/ml。若没有怀孕,孕酮水平再次下降到 1ng/ml 以下,进入新的发情周期。怀孕的母马孕酮在整个妊娠过程中都保持高水平。

准确检测母马体内孕酮的水平,为马的生育管理提供了有价值的信息。具体的用途包括:

• 确认母马体内有足够水平的孕酮来维持妊娠(孕酮 >4ng/ml)。

• 检测或确认发情期(孕酮 <1ng/ml)。

• 在正常周期内或在持续的黄体期综合征的情况下监测卵巢功能。

• 结合以下行为评估孕酮水平:(1)前列腺素治疗;(2)胚胎移植。

2. 样本类型

马血清或血浆。

3. 检测技术

目前已有多种酶免疫法测定马血清或血浆中孕酮的含量,其原理都是竞争 EIA 法,产品制造商包括 Synbiotics 和 BioMetallics。

4. 使用频率

偶尔。

(二)牛

1. 孕酮

(1)生物学分类 / 发病机制

妊娠诊断是牛(特别是奶牛)生产管理的重要组成部分。对未妊娠牛作出早期鉴定,有利于对其尽快进行再受精,减少奶牛的非怀孕期,从而提升牛奶产出。传统妊娠诊断检测方法包括直肠触诊以及超声检查,前者在人工授精(AI)后 35 天进行,后者在 AI 后 28 天进行。两种方法都需要接受过专业培训的兽医来操作。

孕酮含量的检测在牛身上的应用与马相似,其用途包括确认和监测发情周期,筛查卵巢功能障碍的情况。使用孕酮水平来确定妊娠状态存在局限性,该检测方法只能在人工授精或育种日期明确的情况下使用,因为孕酮的含量与采样日期密切相关。孕酮的检测应在 AI 后第 21~24 天进行,并将测量值与未妊娠奶牛发情期间降低后的孕酮含量进行匹配比较,若检测的孕酮水平较低,则表明人工授精未能使牛怀孕。孕酮含量的检测可以准确地识别出未怀孕的动物,但由于发情周期的长短不一、流产以及其他情况的存在,因此对测定孕酮水平较高的结果,其意义的解读比较困难。此外,在非发情期繁殖的奶牛,也可能有较高的孕酮水平。

(2)样本类型

牛奶、全血、血清或血浆。

(3)检测技术

孕酮检测已被实施了很多年(Nebel,1988;Shemesh et al.,1978)。动物孕酮的微孔检测产品可从 Ridgeway Science、Synbiotics、Biovet、Endocrine Technologies、Minitube 和 BioMetallics 公司等多家公司购买。检测采用"阻断"或"竞争"法,原理是样品中的孕酮与检测试剂——即标记孕酮通过"阻断"或"竞争"与吸附在固相上的抗孕酮的抗体结合。

（4）使用频率

偶尔。

2. 妊娠相关糖蛋白

（1）生物学分类/发病机制

妊娠相关糖蛋白已被证明是能反映反刍动物妊娠状态的上佳血清标志物（Sousa et al.，2006；Green et al，2005 年），市面上的几种检测产品都是检测血清样本中的**妊娠相关糖蛋白（PAGs）**。PAGs 是由胎盘的母体区域和胚胎区域共同表达的一类大分子蛋白，属于天冬氨酸蛋白酶家族的一员。目前，已发现了 21 种 PAGs（Green et al.，2000），其中一些 PAGs 在人工授精 7 天后即可表达。

（2）样本类型

血清、血浆和牛奶可用于检测 PAGs，以确定怀孕状态。

（3）检测技术

以检测 PAG 为目的的血清学检测产品已经被开发出来，可用于妊娠确认。这类产品基于抗原捕获 ELISA 技术，原理是将抗 PAG 抗体吸附在微孔板上，并且检测试剂也是抗 PAGs 抗体。目前 IDEXX、Biotracking（Biopryn 检测套装）和 Conception Laboratories（DG 29 检测套装）可以提供相关的检测产品。Biotracking 的产品主要检测一种叫妊娠特异性蛋白 B 的 PAG，而 IDEXX 牛妊娠检测套装则检测几种与早期妊娠相关的 PAGs。IDEXX 检测产品宣称在妊娠的第 28 天开始以及产犊 60 天后皆可准确检测出母体的怀孕状态。而早期流产可导致 5%~10% 的假阳性（Whitlock 和 Maxwell，2008），这是因为妊娠初期即可生成 PAG，但胚胎却不能存活。IDEXX 公司还有一种产品可检测产犊 35 天后牛奶中的 PAGs。

（4）使用频率

偶尔。

四、结论

免疫分析检测技术已成为兽医学中一项重要的诊断工具，一方面是由于技术的进步使得该分析方法更加准确且更易于使用；另一方面则是由于商业渠道的增多，使得该类检测产品更易获得。

目前已经涌现出一些商业化的免疫分析检测产品，可用于检测宠物和食用动物的许多常见的重大疾病。各种迹象表明，随着美国和欧洲的一些公司对兽医诊断的投入的增加，相关的诊断产品将越来越多。

与众多的传染病检测产品相比，市面上很少有关于新陈代谢和生殖功能的检测产品。随着大学研究人员以及诊断公司不断应用新技术以满足兽医学的相关需要，这类产品的数量必将增加。在不久的将来，将有可能会出现更多的甲状腺检测产品，新型的物种特异性妊娠标志物，以及各种可检测其他激素的产品。

五、参考文献

Adams, L.G. *In vivo* and *in vitro* diagnosis of *Mycobacterium bovis* infection. *Revue Scientifique et Technique, Office International des Épizooties* **20**, 304–324 (2001).

Aiello, S.E. and Mays, A. *The Merck Veterinary Manual*, 8th edn, (Merck, Whitehouse Station, New Jersey, 1998).

Alexander, D. J. Highly pathogenic avian influenza. In: *Manual of diagnostic tests and vaccines for terrestrial anim*als, 5th edn. pp. 258–269, (Office International des Epizooties, Paris, 2004).

Alleman, R.A. and Wamsley, H.L. An update on Anaplasmosis in dogs. *Vet. Med.* **103**, 212–222 (2008).

Amstutz, H.E. Bovine paratuberculosis: An update. *Mod. Vet. Pract.* **65**, 134–135 (1984).

Anon, (Bovine Tuberculosis). In: *Manual of Diagnostic Tests and Vaccines for Terrestrial Animals*, 5th edn, (Office International des Epizooties, Paris, 2004), (updated 23 July 2004), Chapter 2.3.3.

Bacon, R.M., Biggerstaff, M.E., Schriefer, R.D., *et al*. Serodiagnosis of Lyme disease by kinetic enzyme-linked immunosorbent assay using recombinant VlsE1 or peptide antigens of *Borrelia burgdorferi* compared with 2-tiered testing using whole cell lysates. *J. Infect. Dis.* **187**, 1187–1189 (2003).

Baron, T., Bicabe, A.-G., Arsac, J.N., Benestad, S. and Groschup, M.H. Atypical transmissible spongiform encephalopathies (TSEs) in ruminants. *Vaccine* **25**, 5625–5630 (2007).

Bartels, C.J.M., Huinink, I., Beiboer, M.L., van Schaik, G., Wouda, W., Dijkstra, T. and Stegeman, A. Quantification of vertical and horizontal transmission of *Neospora caninum* infection in Dutch dairy herds. *Vet. Parasitol.* **148**, 83–92 (2007).

Benfield, D.A., Nelson, E., Collins, J.E. *et al*. Characteristization of swine infertility and respiratory syndrome (SIRS) virus (Isolate ATCC VC–2332). *J. Vet. Diagn. Invest.* **4**, 127–133 (1992).

Bowman, D., Little, S.E., Lorentjzen, L. *et al*. Prevalence and geographical distribution of *Dirofliaria immitis*, *Borrelia burgdorferi*, *Ehrlichia canis* and *Anaplasma phagocytophilum* in dogs in the United States: Results of a national clinic-based serological survey. *Vet. Parasitol.* **160**, 138–148 (2009).

Brown, I.H. The pig as an intermediate host for influenza A viruses between birds and man. *Int. Congr. Ser.* **1219**, 173–178 (2001).

Centers for Disease Control and Prevention Lyme Disease—United States, 2000. *Morb. Mortal. Wkly. Rep.* **51**, 29–31 (2002).

Chandrashekar, R., Mainville, C.A., Beall, M.J. *et al*. Performance of a commercially available in-clinic ELISA for the detection of antibodies against *Anaplasma phagocytophilum*, *Ehrlichia canis*, and *Borrelia burgdorferi* and *Dirofilaria immitis* antigen in dogs. *Am. J. Vet. Res.* **71**, 1443–1450 (2010).

Chen, S.M., Dumler, J.S., Bakken, J.S. *et al*. Identification of a granulocytotropic *Ehrlichia* species as the etiologic agent of human disease. *J. Clin. Microbiol.* **32**, 589–595 (1994).

Chua, T.H., Ellis, T.M., Wong, C.W., Guan, Y., Ge, S.X., Peng, G., Lamichhane, C., Maliadis, C., Tan, S., Selleck, P. and Parkinson, J. Performance evaluation of five detection tests for avian influenza antigen with various avian samples. *Avian Dis.* **51**, 96–105 (2007).

Ciacci-Zanella, J.R., Vincent, A.L., Prickett, J.R., Zimmerman, S.M. and Zimmerman, J.J. Detection of anti-influenza A nucleoprotein antibodies in pigs using a commercial influenza epitope blocking enzyme-linked immunosorbent assay developed for avian species. *J. Vet. Diagn. Invest.* **22**, 3–9 (2010).

Cocayne, G.E. and Cohn. L.A. *Ehrlichia ewingii* infection (canine granulcytotrophic ehrlichiosis), In: *Infectious Diseases of the Dog and Cat*, 4th edn, (ed Greene, C.E.), 241–244 (Elsevier, Inc., St. Louis, MO, 2011).

Collins, J.E., Benfield, D.A., Christianson, W.T. *et al*. Isolation of swine infertility and respiratory syndrome virus (isolate ATCC VR2332). *J. Vet. Diagn. Invest.* **4**, 117–126 (1992).

Connolly, D.J., Soares Magalhaes, R.J., Syme, H.M., Boswood, A., Fuentes, V.L., Chu, L. and Metcalf, M. Circulating natriuretic peptides in cats with heart disease. *J. Vet. Intern. Med.* **22**, 96–105 (2008).

Davis, B.R., Dulbecco, R., Eisen, H.N. and Ginsberg, H. *Microbiology*, 2nd edn, 686–690 (Harper and Row, New York, 1980).

De la Rua-Domenech, R., Goodchild, A.T., Vordermeier, H.M., Hewinson, R.G., Christiansen, K.H. and Clifton-Hadley, R.S. Ante mortem diagnosis of tuberculosis in cattle: A review of the tuberculin tests, gamma-interferon assay and other ancillary diagnostic techniques. *Res. Vet. Sci.* **81**, 190–210 (2006).

Dee, S., Otake, S., Oliveira, S. and Deen, J. Evidence of long distance transport of porcine reproductive and respiratory syndrome virus and *Mycoplasma hyopneumoniae*. *Vet. Res.* **40**, 39–52 (2009).

Dijkstra, T., Lam, T.J.G.M., Bartels, C.J.M., Eysker, M. and Wouda, W. Natural postnatal *Neospora caninum* infection in cattle can persist and lead to endogenous transplacental infection. *Vet. Parasitol.* **152**, 220–225 (2008).

Dubey, J.P. and Schares, G. Diagnosis of bovine neosporosis. *Vet. Parasitol.* **140**, 1–34 (2006).

Dubey, J.P. and Schares, G. Neosporosis in animals—The last five years. *Vet. Parasitol.* **180**, 90–108 (2011).

Feldman, E.C. and Nelson, R.W. *Canine and Feline Endocrinology and Reproduction.* 55–136 (W.B. Saunders, Philadelphia, 1987).

Feldman, E.C. and Nelson, R.W. Disorders of growth hormone, In *Canine and Feline Endocrinology and Reproduction*, vol. 2, 3rd edn, 55–136 (W.B. Saunders, Philadelphia, 1996).

Feldman, E.C. Hyperadrenocorticism, In: *The Textbook of Veterinary Internal Medicine* 4th edn. (ed Ettinger, J.E., Feldman, E.C.) 1538–1578 (W.B. Saunders, Philadelphia, 1995).

Ferroglio, E., Centaro, E., Mignone, W. and Trisciuoglio, A. Evaluation of an ELISA rapid device for the serological diagnosis of *Leishmania infantum* infection in dog as compared with immunofluorescence assay and western blot. *Vet. Parasitol.* **144**, 162–166 (2007).

Forman, M.A., Marks, S.L., De Cock, H.E. *et al.* Evaluation of serum feline pancreatic lipase immunoreactivity and helical computed tomography versus conventional testing for the diagnosis of feline pancreatitis. *J. Vet. Intern. Med.* **18**, 807–815 (2004).

Forman, M.A., Shiroma, J., Armstrong, P.J., Robertson, J.E. and Buch, J. Evaluation of feline pancreas-specific lipase (Spec fPL) for the diagnosis of feline pancreatitis. [ACVIM Abstract 165]. *J. Vet. Intern. Med.* **23**, 733–734 (2009).

Fox, P.R., Oyama, M.A., MacDonald, K. and Reynolds, C.A. Assessment of NTproBNP concentration in asymptomatic cats with cardiomyopathy. *J. Vet. Intern. Med.* **22**, 759 (2008).

Fraser, C.M. Reproductive System. In: *The Merck Veterinary Manual*, (ed Fraser, C.M.) pp. 622–687 (Merck and Co., Rahway, NJ, USA, 1986).

French, N.P., Clancy, D., Davison, H.C. and trees, A.J. Mathematical models of *Neospora caninum* infection in dairy cattle: transmission and options for control. *Int. J. Parasitol.* **29**, 1691–1704 (1999).

Georgi, J.R. and Georgi, M.E. *Canine Clinical Parasitology.* (Lea and Febiger, Philadelphia, 1992).

Gonzalez, L., Horton, R., Ramsay, D., Toomik, R., Leathers, V., Tonelli, Q., Dagleish, M.P., Jeffrey, M. and Terry, L. Adaptation and evaluation of a rapid test for the diagnosis of sheep scrapie in samples of rectal mucosa. *J. Vet. Diagn. Invest.* **20**, 203–208 (2008).

Green, J.A., Xie, S., Quan, X., Bao, B., Gan, X., Mathialagan, N., Beckers, J.-F. and Roberts, R.M. Pregnancy-associated bovine and ovine glycoproteins exhibit spatially and temporally distinct expression patterns during pregnancy. *Biol. Reprod.* **62**, 1624–1631 (2000).

Green, J.A., Parks, T.E., Avalle, M.P., Telegu, B.P., McLain, A.L., Peterson, A.J., McMillan, W., Mathialagan, N., Hook, R.R., Xie, S. and Roberts, R.M. The establishment of an ELISA for the detection of pregnancy-associated glycoproteins (PAGs) in the serum of pregnant cows and heifers. *Theriogenology* **63**, 1481–1503 (2005).

Hanson, R.P. and Spalatin, J. Suppression of inherent virulence for chickens of a Newcastle disease strain by a shift within its subpopulations. *Avian Dis.* **25**, 225–227 (1981).

Hardy, R.M. Hypoadrenal Gland Disease, In: *The Textbook of Veterinary Internal Medicine* (ed W.B. Saunders), 4th edn, 1579–1593 (W.B. Saunders, Philadelphia, 1995).

Harrus, S., Waner, T. and Neer, T.M. *Ehrlichia* and *anaplasma* infections, In: *Infectious Diseases of the Dog and Cat* (ed Greene, C.E.), 4th edn, 227–238 (Elsevier, Inc., St. Louis, MO, 2012).

Hartmann, K., Griessmayr, P., Schulz, B., *et al.* Quality of different in-clinic test systems for feline immunodeficiency virus and feline leukaemia virus infection. *J. Feline Med. Surg.* **9**, 439–445 (2007).

Hoffmann, E., Stech, J., Guan, Y., Webster, R.G. and Perez, D.R. Universal primer set for the full-length amplification of all influenza A viruses. *Arch. Virol.* **146**, 2275–2289 (2001).

Johnson, R. and Kaneene, J.B. Bovine Leukemia Virus. Part 1. Descriptive epidemiology, clinical manifestations, and diagnostic tests – The Compendium. *Food Anim.* **13**, 315–325 (1991).

Kleven, S. H., Jordan, F. T. W. and Bradbury, J. M. Avian mycoplasmosis (*Mycoplasma gallisepticum*), In: *Manual of diagnostic tests and vaccines for terrestrial animals*, 5th edn, 842–855 (Office International des Epizooties, Paris, 2004).

Kleven, S.,H., Ley, D. H., Chen, R. P., Ghazikhanian, G. Y. and Ferguson-Noel, N. Mycoplasmosis in *Diseases of Poultry* 12th edn, (eds Saif, Y. M., Fadly, F. M., Glisson, J. R., McDougald, L. R., Nolan, L.K. and Swayne, D. E.), 805–807. (Blackwell Publishing, Ames, Iowa, 2008a).

Kleven, S. H. Mycoplasmosis, In: *A Laboratory Manual for the Isolation and Identification of Avian Pathogens*, 5th edn, (eds Dufour-Zavala, L., Swayne, D.E., Glisson, J.R., Pearson, J. E., Reed, W.M., Jackwood, M.W. and Woolcock, P.R.), 59–64 (American Association of Avian Pathologists, Athens, GA, 2008b).

Kosmidou, A., Ahl, R., Thiel, H.-L. and Weiland, E. Differentiation of classical swine fever virus (CSFV) strains using monoclonal antibodies against structural glycoproteins. *Vet. Microbiol.* **47**, 111–118 (1995).

Levy, S.A., Barthold, S.W., Dombach, D.M. and Wasmoen, T.L. Canine Lyme borreliosis. *Compend. Contin. Educ. Pract. Vet.* **15**, 833–848 (1993).

Levy, J.K., Crawford, H., Kusuhara, K., *et al.* Differentiation of feline immunodeficiency virus vaccination, infection, or vaccination and infection in cats. *J. Vet. Intern. Med.* **22**, 330–334 (2008a).

Levy, S.A., O'Connor, T.P., Hanscom, J.L., Shields, P.S., Lorentzen, L. and DiMarco, A.A. Quantitative measurement of C6 antibody following antibiotic treatment of *Borrelia burgdorferi* antibody-positive nonclinical dogs. *Clin. Vaccine Immunol.* **15**, 115–119 (2008b).

Liang, F.T., Jacobson, R.H., Straubinger, R.K., Groothers, A. and Philipp, M.T. Characterization of a *Borrelia burgdorferi* VlsE invariable region useful in canine Lyme disease serodiagnosis by enzyme-linked immunosorbent assay. *J. Clin. Micro.* **36**, 4160–4166 (2000).

Marche, S. and Berg, T.V.D. Evaluation of rapid antigen detection kits for the diagnosis of highly pathogenic avian influenza H5N1 infection. *Avian Dis.* **54**, 650–654 (2010).

Marcondes, M., Biondo, A.W. Gomes, A.A.D. *et al.* Validation of a *Leishmania infantum* ELISA rapid test for serological diagnosis of *Leishmania chagasi* in dogs. *Vet. Parasitol.* **175**, 15–19 (2011).

McAllister, M.M., Dubey, J.P., Lindsay, D.S., Jolley, W.R., Wills, R.A. and McGuire, A.M. Dogs are definitive hosts of *Neospora caninum*. *Int. J. Parasitol.* **28**, 1473–1478 (1998).

McCord, K., Davis, J., Leyva, F., Armstrong, P.J., Simpson, K.W., Rishniw, M., Forman, M.A., Biller, D.S. and Twedt, D. A multi-institutional study evaluating diagnostic utility of Spec cPL in the diagnosis of acute pancreatitis in dogs. [ACVIM Abstract 166]. *J. Vet. Intern. Med.* **23**, 734 (2009).

McIlroy, S.G., McCracken, R.M., Neill, S.D. and O'Brien, J.J. Control, prevention and eradication of *Salmonella enteritidis* infection in broiler and broiler breeder flocks. *Vet. Record* **125**, 545–548 (1989).

McNulty, M.S. Chicken anemia agent: a review. *Avian Path.* **20**, 186–203 (1991).

Miers, L.A., Bankowski, R.A. and Zee, Y.C. Optimizing the enzyme-linked immunosorbent assay for evaluating immunity of chickens to Newcastle Disease. *Avian Dis.* **27**, 1112–1125 (1983).

Miller, J.M., Schmerr, M.J. and Van Der Maaten, M.J. Comparisons of four serologic tests for the detection of antibodies to bovine leukemia virus. *Amer. J. Vet. Res.* **42**, 5–8 (1981).

Moore, D.P., Perez, A., Agliano, S., Brace, M., Canton, G., Cano, D., Leunda, M.R., Odeon, A.C., Odriozola, E. and Campero, C.M. Risk factors associated with *Neospora caninum* infections in cattle in Argentina. *Vet. Parasitol.* **161**, 122–125 (2009).

Muelenberg, J.J.M., Hulst, M.M. de Meijer, E.J. *et al.* Lelystad virus, the causative agent of porcine epidemic abortion and respiratory syndrome (PEARS), is related to LDV and EAV. *Virology* **192**, 62–72 (1992).

Nebel, R.L. On-farm milk progesterone tests. *J. Dairy Sci.* **71**, 1682–1690 (1988).

Nelson, R.W. and Ihle, S.L. Hypothyroidism in dogs and cats: A difficult deficiency to diagnose. *Vet. Med.* **82**, 60–70 (1987).

Neuerer, F.F., Horlacher, K., Truyen, U. and Hartmann, K. Comparison of different in-house test systems to detect parvovirus in faeces of cats. *J. Feline Med. Surg.* **10**, 247–251 (2008).

O'Connor, T.P., Esty, K.E., Hanscom, J.L., Shields, P. and Philipp, M.T. Dogs vaccinated with common Lyme disease vaccines do not respond to IR6, the conserved immunodominant region of the VlsE surface protein of *Borrelia burgdorferi*. *Clin. Diagn. Lab. Immunol.* **11**, 458–462 (2004).

O'Connor, T.P., Hanscom, J.L., Hegarty, B.C. *et al.* Comparison of an indirect immunofluorescence assay, western blot analysis, and a commercially available ELISA for detection of *Ehrlichia canis* antibodies in canine sera. *Amer. J. Vet. Res.* **67**, 206–210 (2006).

O'Connor, T.P., Saucier, J.M. and Daniluk, D. *et al.* Evaluation of peptide- and recombinant protein-based assays for detection of *Ehrlichia ewingii* antibodies in experimentally and naturally infected dogs. *Amer. J. Vet. Res.* **71**, 1195–1200 (2010).

Oyama, M.A., Rush, J.E., Rozanski, E.A., Fox, P.R., Reynolds, C.A., Gordon, S.G., Bulmer, B.J., Lefbom, B.K., Brown, B.A., Lehmkuhl, L.B., Prosek, R., Lesser, M.B., Kraus, M.S., Bossbaly, M.J., Rapoport, G.S. and Boileau, J.S. Assessment of serum *N*-terminal pro-B-type natriuretic peptide concentration for differentiation of congestive heart failure from primary respiratory tract disease as the cause of respiratory signs in dogs. *J.A.V.M.A.* **235**, 1319–1325 (2009).

Pare, J., Thurmond, M.C. and Hietala, S.K. Congenital *Neospora Caninum* infection in dairy cattle and associated calfhood mortality. *Can. J. of Vet. Res.* **60**, 133–139 (1996).

Payne, L.N. and Fadly, A.M. Neoplastic diseases/leukosis/sarcoma Group, In: *Diseases of Poultry* 10th edn, (ed Calnek, B.W.), 414–466 (ISU Press, Ames, Iowa 1997).

Payne, L.N., Brown, S.R., Bumstead, N., Howes, K., Frazier, J.A. and Thouless, M.E. A novel subgroup of exogenous avian leukosis virus in chickens. *J. Gen. Virol.* **72**, 801–807 (1991).

Pederson, N.C., Ho, E.W., Brown, M.L. and Yamamoto, J.K. Isolation of a T-lymphotrophic virus from domestic cats with an immunodeficiency-like syndrome. *Science* **235**, 790–793 (1987).

Pederson, N.C., in *Feline Infectious Diseases*, (ed Pratt, P.W.), 115–123 (American Veterinary Publications, Goleta, CA, 1988).

Philipp, M.T., Bowers, L.C., Fawcett, P.T. *et al.* Antibody response to IR$_6$, a conserved immunodominant region of the VlsE lipoprotein, wanes rapidly after antibiotic treatment of *Borrelia burgdorferi* infection in experimental animals and in humans. *J. Infect. Dis.* **184**, 870–878 (2001).

Pope, C.R. Chicken anemia agent. *Vet. Immuno. Immunopath.* **30**, 51–65 (1991).

Purchase, H.G. and Fadley, A.M. Leukosis and sarcomas. In: *Avian Disease Manual* (eds Purchase, H. G. and Fadley, A.M.), 54–58 (University of Pennsylvania, Kennett Square, Pennsylvania, 1983).

Purchase, H.G. and Payne, L.N. Leukosis/sarcoma group, In: *Diseases of Poultry* 8th edn, (ed Hofstad, M.S.), 360–405 (Iowa State Univ. Press, Ames, Iowa, 1984).

Rhoades, K.R. and Heddleston, K.L. Pasteurellosis and Pseudotuberculosis, In: *Pasteurellosis in Isolation and Identification of Avian Pathogens* 2nd edn, (eds Hitchner, S.B., Domermuth, C.H., Purchase, H.G. and Williams, J.E.), 11–15 (Kendall/Hunt Publishing Co., Dubuque, Iowa, 1980).

Richt, J.A., Lager, K.L., Clouser, D.F., Spackman, E. and Suarez, D.L. Real-time reverse transcription-polymerase chain reaction assays for the detection and differentiation of North American swine influenza viruses. *J. Vet. Diagn. Invest.* **16**, 367–373 (2004).

Schlesinger, D.P. and Rubin, S.I. Serum bile acids and the assessment of hepatic function in dogs and cats. *Can. Vet. J.* **34**, 215–220 (1993).

Scorza, V. and Lappin, M.R. Giardiasis, In: *Infectious Diseases of the Dog and Cat* 4th edn, (ed Greene, C.E.), 785–792 (Elsevier, Inc., St. Louis, MO, 2012).

Sellon, B.K. and Hartman, K. Feline Immunodeficiency Virus Infection, In: *Infectious Diseases of the Dog and Cat*, 3rd edn, (ed Greene, C.E.), 131–143 (Elsevier, Inc., St. Louis, MO, 2006).

Seuberlich, T., Heim, D. and Zurbriggen, A. Atypical transmissible spongiform encepalopathies in ruminants: a challenge for disease surveillance and control. *J. Vet. Diagn. Invest.* **22**, 823–842 (2010).

Shemesh, M., Ayalon, N., Shalev, E., Nerya, A., Schindler, H. and Milguir, F. Milk progesterone measurement in dairy cows: correlation with estrus and pregnancy determination. *Theriogenology* **9**, 343–352 (1978).

Sibila, M., Pieters, M., Molitor, T., Maes, D., Haesebrouck, F. and Segales, J. Current perspective on the diagnosis and epidemiology of *Mycoplasma hyopneumoniae* infection. *Vet. J.* **181**, 221–231 (2009).

Snyder, D.B., Marquardt, W.W., Mallinson, E.T., Savage, P.K. and Allen, D.C. Rapid serological profiling by enzyme-linked immunosorbent assay, III. Simultaneous measurements of antibody titers to infectious bronchitis, infectious bursal disease and Newcastle disease virus in a single serum dilutio. *Avian Dis.* **28**, 12–24 (1984).

Sousa, N.M., Ayad, A., Beckers, J.F. and Gajewski, Z. Pregnancy-associated glyco-proteins (PAG) as pregnancy markers in the ruminants. *J. Physiol. Pharmacol.* **57**, 153–171 (2006).

Steere, A.C. Lyme disease. *N. Engl. J. Med.* **321**, 586–596 (1989).

Strait, E.L., Madsen, M.L., Minion, F.C., Christopher-Hennings, J., Dammen, M., Jones, K.R. and Thacker, E.L. Real-Time PCR Assays to address genetic diversity among strains of *Mycoplasma hypneumoniae*. *J. Clin. Chem.* **46**, 2491–2498 (2008).

Summers, B.A., Straubinger, A.F., Jacobson, R.H. *et al*. Histopathological studies of experimental Lyme disease in the dog. *J. Comp. Pathol.* **133**, 1–13 (2005).

Swayne, D.E. and Halvorson, D. A. *Influenza* , *in Diseases of Poultry*, 12th edn, (eds Saif, Y. M., Fadly, F. M., Glisson, J. R., McDougald, L. R., Nolan, L.K., and Swayne, D. E.), 153–184 (Blackwell Publishing, Ames, Iowa, 2008).

Swenson, S.L. and Foley, P.L. Swine Influenza, In: *Manual of diagnostic tests and vaccines for terrestrial animals*, 5th edn, 1110–1111 (Office International des Epizooties, Paris, 2004).

Terpstra, C., Wensvoort, G. and Pol, J.M. Experimental reproduction of porcine epidemic abortion and respiratory syndrome (mystery swine disease) by infection with Lelystad virus: Koch's postulates fulfilled. *Vet Q.* **13**, 121–130 (1991).

Thacker, E.L. Diagnosis of *Mycoplasma hyopneumoniae*. *Anim. Health Res. Rev.* **5**, 317–320 (2004).

Thorne, L. and Terry, L.A. *In vitro* amplification of PrP^{sc} derived from the brain and blood of sheep infected with scrapie. *J. Gen. Virol.* **89**, 3177–3184 (2008).

Trees, A.J. and Williams, D.J. Endogenous and exogenous transplacental infection in *Neospora caninum* and *Toxoplasma gondii*. *Trends Parasitol.* **21**, 558–561 (2005).

Wagner, T., Strenger, C. and Keysary, A. Comparison of a clinic-based ELISA test kit with the immunofluorescence test for the assay of *Ehrlichia canis* antibodies in dogs. *J. Vet Diagn. Invest.* **12**, 240–244 (2000).

Webby, R.J., Rossow, K., Erickson, G., Sims, Y. and Webster, R. Multiple lineages of antigenically and genetically diverse influenza A virus co-circulate in the United States population. *Virus Res.* **103**, 67–73 (2004).

Wensvoort, G., de Kluyver, E.P., Pol, J.M. *et al*. Lelystad virus the cause of porcine epidemic abortion and respiratory syndrome: a review of mystery swine disease research at Lelystad. *Vet. Microbiol.* **33**, 185–193 (1992).

Whitlock, B.K. and Maxwell, H.S. Pregnancy-associated glycoproteins and pregnancy wastage in cattle. *Theriogenology* **70**, 550–559 (2008).

Witter, R.L. and Calnek, B.W. Marek's Disease, In: *Diseases of Poultry*, 8th edn, (ed Hofstad, M.S.), 406–417 (Iowa State University Press, Ames, Iowa, 1984).

Woolcock, P.R. and Cardona, C.J. Commercial immunoassay kits for the detection of influenza virus type A: evaluation of their use with poultry. *Avian Dis.* **49**(4), 477–481 (2005).

Wyler, R. *et al*. Infectious bovine rhinotracheitis/vulvovaginitis (BHV-1). In: *Herpesvirus of Cattle, Horses and Pigs* (ed Whittmann, G.), 1–72 (Kluwer, Boston, Mass., 1990).

（杨辰、冯萍、丁皖佳　译，关明　审）

配体结合检测(Ligand binding assays,LBAs),包括**免疫检测**(immunoassays,IAs),被广泛应用于药物的开发。LBAs 依赖于"目标分析物"和生物大分子(包括抗体、载体蛋白和受体)之间固有的高亲和力和特异性相互作用实现分析。因此,IAs 是蛋白质 LBAs 的子集。药物开发通常分为不同的阶段,包括了从药物发现到上市后技术支持的整个过程,如图 6-2-1 所示。

在保证科学严谨性的前提下,药物开发中 LBAs 的监管程度取决于数据的使用方式。通常,规范的生物分析意味着可以提交给监管机构用于证明治疗药物的安全性和 / 或有效性的数据。虽然关于规范的生物分析已有大量的报道,但人们对如何将 LBAs 作为理解分子相互**作用机制**(mechanisms of action,MOA)的基本工具仍然知之甚少。本节中第一小节的基础内容,即主要讨论了 LBAs 如何用于发现新的治疗药物。大多数药物需要与靶标分子结合以表现出活性。因此,"结合"作为一种最简单的形式,是治疗药物的设计和**高通量筛选**(high-throughput screening,HTS)的基础。在高通量筛选中,分子与分离的受体的结合仅仅只是药物开发的一部分,因为潜在的治疗药剂还必须能够被递送到生物体的活性位点处。这就引出了 LBAs 在药物早期筛选中的另一种使用方式:评估潜在治疗药物的**药物代谢动力学**(pharmacokinetics,PK)。在某种意义上,药物代谢动力学的测量是评估潜在**药效学**(pharmacodynamics,PD)的替代指标。

由此引出了下一小节,即临床前药物开发研究中 LBAs 的应用,主要是规范的动物研究。在这里,LBAs 主要被用于阐明药物安全性概况并建立初始临床剂量。

接下来讨论的是 LBAs 在药物临床开发研究中的作用,主要侧重于目标人群治疗时的药物代谢动力学评估、免疫原性评估和可能有效的生物标志物评估。在这些方面,LBAs 监管与**良好实验室操作规范**(good laboratory practice,GLP)的要求保持一致,该规范作为官方文件应用于在临床前安全评估。虽然没有法律授权,但 GLPs 可以用于指导临床分析的应用,因此这些相关规范有时也被统称为"GLP 类"规范。在临床部分,本文介绍了药物的临床开发如何成为临床前工作的延伸部分,并着重强调临床检测与早期动物模型中使用方法的差异。

本文的最后一小节讨论了治疗方法开发过程中临床实验室内 LBAs 的作用。这些通常不是

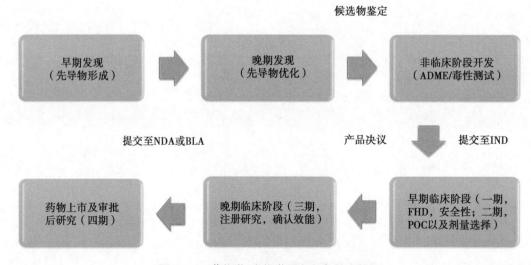

图 6-2-1 药物学、生物学研究和发展流程图

特异性针对某一种药物,而是被用于评估治疗对整体生物功能的影响。由于这些方法通常是基于治疗类别而非特定的治疗剂来应用的,因此它们会受临床实验室改进修正案(Clinical Laboratory Improvement Amendments,CLIA)规范而非 GLP 的约束。

一、基础研究

1. 早期发现——先导物的识别

在制药工业中,新化合物的确认通常通过**高通量筛选**(high-throughput screening,HTS)完成。高通量筛选的主要目的是识别可以调节某种生化通路的化合物。在这一过程中,数千种不同的化合物要经历筛选,因此 HTS 必须高度自动化。典型的 HTS 通常包括:向微量滴定板中添加化合物、微量滴定板中发生生化反应以及设置检测机制以测量或识别对应的生化反应。HTS 通常需要引入复杂的液体处理仪器、计算机软件和检测工具。然而,HTS 检测系统的基础仍是使用者需要观察到生化反应或事件。

细胞分析(cell-based assays)是筛选新型治疗性化合物(小分子)时最广泛使用的检测方法之一。在细胞分析中,潜在的治疗性化合物与细胞表面受体和(或)细胞内蛋白质靶标相互作用。这种相互作用最终触发后续生化响应,从而产生可以通过不同方法测量的分子。在这一过程中,最常使用的分析方法是酶活性测定,但 LBAs 也发挥着重要作用。HTS 过程涉及数千种化合物的测试,因此必须采用相当简单、可靠、高通量的检测方法。

HTS 中一种常用的 LBA 是基于与**荧光共振能量转移**(fluorescence resonance energy transfer,FRET)原理相关的**时间分辨荧光**(time-resolved fluorescence,TRF)法,是一种均相分析方法。在 FRET 中,两种荧光团(作为供体和受体)分别与抗原和 / 或抗体偶联。在 TR-FRET 分析时,当供体被一种能量源(如激光)激发时,它会触发能量转移到受体,但这种能量转移只有当供体与受体彼此靠近时才会发生。随后,受体接受能量并以特定波长发射光信号。由于能量转移只发生在受体和供体距离较近的情况下,因此待测分析物与抗体的结合不需要将结合物与未结合物分离,这就意味着筛选过程可以节省大量的成本

和时间。详细内容请参见《均相免疫分析》一节。

生物液流中的化合物和蛋白质能够产生自然荧光,引起高背景信号。TRF 分析中通常采用包含镧系元素(如钐 Sm,铕 Eu,铽 Tb 和镝 Dy)的荧光基团,其与传统的荧光基团相比,具有较大的斯托克斯位移和较长的发射半衰期,可以有效避免背景荧光干扰的影响。

TR-FRET 分析时“(样本)混合和(信号)读取”的性质及其与细胞分析兼容性都很好地满足 HTS 的需求。此外,在测试过程中直至最终检测步骤,细胞均可保持完整。目前,该技术已被广泛应用于细胞内信使分子的评估,如 cAMP、cGMP 和组氨酸、皮质醇、醛固酮、PGE_2、LTB_4、雌二醇、胰高血糖素和 T_3 等小分子或蛋白质。

TR-FRET 具有广泛的适用性,可用于夹心法或竞争法免疫检测。当用于夹心法时,两种抗体与供体或受体偶联。信号强度与抗体 - 抗原复合物的数量成正比。当用于竞争法时,受体通常与纯化的抗原偶联,而供体与抗体偶联。样本中的抗原(Ag)会与标记抗原共同竞争性结合标记抗体(Ab),从而使与受体偶联的抗原和标记抗体解离,阻止 FRET 发生。FRET 的强度随着标记的 Ab-Ag 复合物解离程度的增加而降低(即与样本中 Ag 浓度成反比)。

HTS 实验允许先导化合物的识别(lead identification,**先导物识别**),其通常是化学 / 生物物质进一步开发和优化(lead optimization,**先导物优化**)的基础。

用于先导物识别和先导物优化的其他 LBAs 类方法包括使用比色、荧光或化学发光检测的传统 ELISA 方法,以及更先进的技术如电化学发光检测;而在早期阶段的 HTS 过程中通常不需要这些技术提供的高灵敏度。另一种常用的且易于实施的技术是 Alphalisa® 技术,其中缩写“Alpha”代表**近均相放大发光分析**(Amplifed Luminescent Proximity Homogeneous assay)。Alphalisa® 技术类似于上述 FRET 技术,并基于微球分析——捕获和检测抗体被包被在供体或受体微球上。供体微球负载有光敏剂酞菁,其在 680nm 激发时将环境中的 O_2 转化为激发态、可反应的单态氧。受体微球含有噻吩衍生物,其在单线态氧分子激发后产生光信号。该反应只能发生在受体和供体微球靠近、配体 - 抗体形成夹心的情况下。这些检测方法具有高灵敏度和宽动态范围,且皆为均相

分析(无须洗涤);通常用于蛋白质(分泌的或者细胞内的或结合在膜上的)和其他分析物的分析。由于上述方法操作简单且易于自动化,因此其在先导化合物识别和优化领域中具备广泛的需求。

2. 先导物优化

在 HTS 过程中被识别的化合物被转移到药物开发的下一步骤,即**先导物优化(lead optimization)**(图 6-2-1)。在先导物优化期间,化合物被进一步化学修饰以改善其效能、选择性和 / 或 PK 性质。在 HTS 中被识别的一些与靶标结合的化学物可能不具有最终成为药物的理想特性,因此先导物优化对于药物开发十分必要。

经过先导物优化,可行性最高的候选化合物将进行临床前测试,以便更好地了解它们的特性,尤其是安全性和有效性。LBAs 在临床前阶段获得有关化合物安全性和有效性的信息方面也发挥着关键作用。

3. 临床前与临床的衔接

将临床前数据与临床数据进行关联至关重要。在药物开发过程中,生物标志物是提高开发效率和提升成本效益的重要工具。特别是在早期的临床开发中,研究人员往往会根据生物标志物数据对候选药物的后续开发策略进行决策。为了保证决策的合理性和正确性,必须在临床前模型生物中对这些生物标志物进行彻底的研究和理解,并将临床前模型生物中获得的数据与人体中最终数据之间合理地进行关联。

下文的事例很好地展示了临床前模型生物体内生物标志物的详细表征如何帮助早期临床决策的制定。

(1) 西格列汀

GLP-1 是一种负责调节血糖水平的肠道激素,DPP-4 酶负责灭活 GLP-1。在临床前模型生物评估中,生物标志物被详细表征,包括目标生物标志物如 DPP-4 活性、近端生物标志物如血浆中的活性和非活性 GLP-1 肽、以及与疾病相关的生物标志物如葡萄糖等。具体而言,在**西格列汀(Sitagliptin)**(FDA 批准的第一种 DPP-4 抑制剂)的研发过程中,临床前研究表明,其对 DPP-4 活性抑制程度高达 80%,并随之最大程度地降低血糖浓度水平。这一过程也与血浆中 GLP-1 浓度的升高相关(Kim 等,2005)。在早期临床研究中,PK/PD 模型显示血浆 DPP-4 抑制的 EC_{80} 对应于约 100nM 的血浆西格列汀浓度[EC_{80} 是导致最大反应 80% 的浓度,也称为 ED_{80}(估计剂量)]。此外,100mg 的单次剂量可以在 24h 内抑制 >80% 的 DPP-4 活性(Herman et al,2006)。上述信息促使了理想剂量的快速确定,并将开发过程推进至下一步的临床阶段。这一目标的达成需要在临床前模型生物评估中对这些生物标志物进行充分的表征,并建立将模型生物数据与人体数据之间关联起来的策略。最终,DPP-4 的活性评估是通过酶学方法进行的,而 LBA 在循环 GLP-1 肽的测量中发挥了重要作用。

(2) 噻唑烷二酮类

许多被称为**噻唑烷二酮(Thiazolidinediones)**的化学物质[**过氧化物酶体增生物激活受体(peroxisome proliferator-activated receptor,PPAR)激动剂(agonists)**]被开发并用于糖尿病治疗。在临床开发过程中,噻唑烷二酮类物质缺乏一种可用于剂量选择的靶标结合生物标志物,限制了该类药物的发展。随着最初的噻唑烷二酮类药物如**曲格列酮(troglitazone)**、**罗格列酮(rosiglitazone)**和**吡格列酮(pioglitazone)**的开发,生物标志物**脂联素(adiponectin)**被发现(Wagner,2002)。脂联素又称 ACRP 30,是一种在脂肪细胞中特异性表达的 30kDa 大小的蛋白质;它由 247 个氨基酸组成,与补体因子 C1q 有一定的同源性。ACRP 30 含有一个 N 末端的胶原结构域和一个 C 末端球状结构域。噻唑烷二酮类药物以剂量依赖的形式增加血浆中脂联素的浓度。此外,最近的研究表明,低浓度的脂联素与胰岛素敏感性有关。

几年后,生物标志物联合会(一个专门用于生物标志物研究的公共及个人的合作平台)认可脂联素是 2 型糖尿病患者对 PPAR 激动剂代谢反应的预测因子(Wagner,2009),脂联素成为一个可推断靶标结合的生物标志物。

脂联素最初是使用定量蛋白质印迹方法来测定的,该方法由阿尔伯特爱因斯坦医学院 Philipp Scherer 博士实验室开发。数年后,脂联素 ELISA 检测方法问世。ELISA 使用小鼠单克隆抗(人)脂联素捕获抗体和与辣根过氧化物酶偶联的兔检测抗体构建。该方法还需要用 SDS 对样本进行变性,然后在将样本加入微孔板之前进行大量稀释(大约 1 : 5000)。该方法与定量蛋白质印迹法结果有较好的相关性。

除了有效性生物标志物和参与对目标物质结

合反应的生物标志物外,安全性生物标志物也能在先导物优化研究中发挥关键作用。

4. 安全性生物标志物

安全性生物标志物(safety biomarkers)已在临床前和临床研究中使用了数十年。安全性生物标志物是药物开发过程中的主流测试类型,其相关测试已实现完全自动化,并可适用于动物和人体测试。最常见的安全性测试包括肝功能(如转氨酶、胆红素、碱性磷酸酶)和肾功能(如血清肌酐、肌酐清除率、胱抑素 C)检测。其他测试包括骨骼肌(如肌红蛋白)或心肌损伤(如 CK-MB、肌钙蛋白 I)等标志物检测,以及骨生物标志物(如骨特异性碱性磷酸酶)检测。其中,部分标志物基于酶活性进行测定,但在过去几年中已经有越来越多的 LBAs 被用于安全性检测。用于评估药物临床前研究安全性的 LBAs 检测目标物包括胱抑素 C(肾)、肌钙蛋白 I(心脏)和骨骼肌钙蛋白 I、肌红蛋白(骨骼肌)。

识别组织损伤的新型标志物也是安全性检测的重要内容。例如,**预测安全性检测协会**(Predictive Safety Testing Consortium,PSTC,2010)研究并提出 FDA/EMA 肾毒性生物标志物的审评过程。该文回顾了 23 种肾毒性的生物标志物,并最终选择 7 种生物标志物(白蛋白、β_2- 微球蛋白、凝聚素、胱抑素 C、KIM-1、TFF3 和总尿蛋白)作为非临床肾毒性的定性生物标志物。同时,他们还得出结论,应根据具体情况考虑在临床试验中使用这些生物标志物。

5. 方法确认:满足药物开发的目的

生物标志物的方法确认是对测定方法性能特征的评估。普遍认为,方法确认应该针对目标需求的满足程度进行实施(Lee 等,2006)。这意味着特定方法的性能特征取决于具体的应用。最终,测定的目的决定了特定测定方法确认过程中的严谨程度或水平。

目前,在药物开发领域,LBAs 的使用没有相关监管指南。此外,对临床中使用的生物标志物检测方法确认过程中的确认要求也没有明确的监管指导。生物标志物检测的临床应用受 GCP 管理。但是,GCP 在分析方法确认方面的具体要求也不够清晰。因此,通常有两种互为竞争的方式用于方法确认,即 CLIA/CLSI(临床化学方法)或 GLP(药物测定方法)。这是 FDA 对制药行业**生物分析方法确认**(bioanalytical method validation,BMV)的行业指导。然而,该指南侧重于小分子药物检测的确认,而并不适用于生物标志物。

可以想象,应用于临床测定的符合目标需求的原则也同样适用于应用于在药物开发领域中使用的 LBAs。但是需要注意,药物开发测定的目的是识别高亲和力和高特异性与目标结合的新化合物,因此对应方法的确认应着重关注方法的特异性和稳定性。通常药物开发需筛选数千或数百万种化合物,因此确认方法在保持特异性的同时应兼顾稳定性,并证明该方法在数天或数月的时间内是可靠的。这些分析本质上倾向于具有定性分析的特点,而并不强调分析物的实际定量。HTS 过程中的质量控制应确保某一检测具有可接受的性能。

二、配体结合检测在非临床药物开发中的应用

LBA 技术(主要是免疫分析方法),广泛用于常规小分子药物和生物治疗药物的非临床开发阶段。使用 LBAs 的生物分析包括用于支持 PK 和**毒物代谢动力学**(toxicokinetics,TK)评估以及定量测定生物标志物的试验,以及用于检测和表征**抗药物抗体**(antidrug antibodies,ADAs)的**免疫原性**(immunogenicity)测试(表 6-2-1)。非临床药物开发主要由如下活动组成:晚期发现阶段(先导化合物优化)和初始开发阶段、非临床开发(ADME 和毒理学)、涉及在动物和动物模型中的安全性和有效性以及 ADME 评估(图 6-2-1)。

表 6-2-1　LBAs 在药物研发中的应用

候选药物类型	PK/TK	生物标志物	免疫原性
小分子药物	很少	是,经常	极少
生物疗法	是,候选方法	是,经常	是,候选方法

先导化合物优化主要在晚期药物发现过程中进行,通常涉及一系列候选药物的评估以识别进入开发阶段的先导分子,同时在此阶段会进行广泛的 ADME 和毒理学评估(图 6-2-1)。虽然新型非生物源小分子候选药物和生物治疗药物有着共同的注册申请路径,即提交**新药申请**(New Drug Application,NDA)或**生物制剂许可证申请**(Biologics License Application,BLA)及后续获

得监管药物批准,但是由于两者分子特性和药物处置的固有差异,导致其在非临床开发期间产生的一系列活动也产生显著差异(Findlay 等,2000)。

候选分子在先导物优化和非临床开发(毒理学评价)阶段的预期生物分析结果有几个主要的差异点。其中,最主要的差异是在公认行业要求下展示和记录分析性能时的差异。先导物优化是药物开发中一项重要的早期开发活动,但此阶段的数据通常用于内部基于生物分析的决策制定,而不提交给监管机构。因此,先导物优化中研究前 BMV 和研究中目标药物定量分析并无正式管理要求,BMV 的水平由公司自行决定。与此相反,旨在支持生物治疗中 TK 评估的药物生物分析必须符合全球各国监管机构(如 FDA、EMEA、OECD 和 ICH)的既定要求,以展示合适的研究前和研究中 BMV 数据并支持药物申请。术语"确认(validated)"和"未经确认(non-validated)"[有时称为"合格(qualified)"]通常用于表示当前使用方法或一种已符合先验标准(即可满足对一种已知可接受的研究前分析方法的性能评价要求)的检测方法的性能评估程度。在没有首先回顾研究前 BMV 的范围和结果的情况下,应该谨慎判断由"确认"试验产生的研究数据的可接受性。方法确认在不同实验室间存在差异,在生物治疗药物开发的非临床阶段,并非所有经确认的方法都符合 GLP 标准。这些标准在许多监管指导文件和行业白皮书中有详细说明(DeSilva 等,2003;EMEA,2012;Findlay 等,2000;Miller 等,2001;Shah 等,1992;美国 FDA,2001;Viswanathan 等,2007)。先导物优化阶段对分析方法的性能没有正式的法规要求,但在毒理学评估阶段记录药物接触的检测方法需要经历严格的 BMV 以符合 GLP 标准,从而满足生物分析的监管要求。虽然 BMV 的主要组成部分已得到普遍认同,但并不存在全球范围内的标准化过程(GBC,2011)。因此,在不同标准文件中,建议和要求存在着细微差别。尽管如此,在过去的一二十年中,许多重要的出版物为 LBAs 提出了特定的 BMV 建议,用于测量药物浓度以支持 PK/TK 评估(DeSilva 等,2003;EMEA,2012;Findlay 等,2000;Miller 等,2001;Shah 等,1992;US FDA,2001;Viswanathan 等,2007)。表 6-2-2 总结了一些分析性能特征及其目标验收标准,这些标准通常包含在 LBAs 的 BMV 中。最后需要强调,在美国用于支持药物开发的生物分析检测的 BMV 过程

符合 GLP 指南要求(EMEA,2012;Shah 等,1992;US FDA,2001;Viswanathan 等,2007),而用于支持疾病诊断和治疗的检测方法则需符合 NCCLS/CLSI 发布的相关指南要求(Lightfoote 等,2008)。这些确认方法之间的显著差异可以通过分析性能中的灵敏度为例进行说明。CLSI 用于建立测定灵敏度的方法包括确定检测限(limit of detection,LOD)和 / 或定量限(limit of quantitation,LOQ),但 GLP 生物分析要求建立定量下限(lower limits of quantitation,LLOQ)和定量上限(upper limits of quantitation,ULOQ)。对于这两种方式,灵敏度的确定都是在方法确认时经试验确定。需要指出,在 GLP 生物分析中,LLOQ 和 ULOQ 之间的分析物浓度范围定义了校准曲线的确认范围,该范围用于研究样品的响应插值。

表 6-2-2 分析性能特征

特异性和选择性
基质选择,样品制备和最低稀释度(MRD)
校准模型评估
精密度和准确度
量化范围(LLOQ/ULOQ)
样品稳定性
稀释线性
平行实验
可靠性和耐用性

配体结合检测用于支持药物 PK 和 TK

由于传统的小分子药物和大分子在分子特性方面存在显著差异(表 6-2-3),因此通常使用不同的技术对其进行生物分析。

表 6-2-3 小分子药物与大分子的分子特性

特征	小分子药物	大分子
尺寸	小(<1 000Da)	大(>5 000Da)
结构	有机分子	生物聚合物
纯度	同质	异质
可溶性	通常疏水	通常疏水
稳定性	化学	化学,物理,生物
基质来源	异生(外源)	内源
合成	有机合成	生物合成
分解代谢	已被定义	没有明确定义
血清结合	白蛋白(低亲和力 / 高容量)	特异性载体蛋白(高亲和力 / 低容量)

目前,在常规药物生物分析中最广泛使用的技术是现代液相色谱 - 质谱法(如 LC-MS 和 LC-MS/MS)。由于仪器技术水平的进步,LC-MS 的分析能力不断提升,该技术在药物生物分析领域的应用更加广泛,并拓展至多肽类药物的分析。相比之下,LBAs 仍然是大分子和生物药剂的主要分析技术。LBAs 具有良好的灵敏度、通常在 pM 范围内、仅需要进行轻微的样品净化(如通常只进行样品稀释)、可批次性分析、高样品通量、与 LC-MS 比相对便宜并且适于大分子定量分析,因此其非常适于生物制剂的生物分析。表 6-2-4 总结了 LC-MS 和 LBAs 之间分析特性的差异。

表 6-2-4　LC-MS 和 LBAs 的分析特征

特征	LC-MS 分析	LBAs
衡量标准	物理特性	分析结合物
检测方法	直接法	间接法
分析试剂	广泛应用	唯一,不可用
分析物	小分子	小 + 大分子
样品清理	是	通常不
内部标准	是	否
校准模型	线性	非线性
校准方差	方差齐性	方差不齐
分析范围	广泛	有限 (2 logs)
分析环境	含有机物	水溶液 (pH 6-8)
发展时间	每周	每月
不精密度(%CV)	低	适中
不精密度的来源	批内	批间
分析模式	系列,批量	批量

竞争式(如 RIA)和夹心式(非竞争式)(如 ELISA 夹心法)LBA 均可用于支持生物治疗制剂的生物分析。但其中夹心式 LBA 由于非常适于单克隆抗体和其他多种生物制剂的定量分析,在 LBA 中占主导形式。在药物开发的非临床阶段,用于支持受管制生物分析的 LBA 方法在设计方面与用于临床阶段生物分析的方法基本相同。然而,药物开发的非临床阶段在生物分析方面面临一些独有的挑战,值得进一步讨论。其中包括:

1. 样本容量经常受限。
2. 测试样本中存在内源性等价物。
3. 不同物种分子存在序列差异。
4. TK 研究中血浆药物浓度范围宽。

5. 在重复使用人类生物治疗方法后产生了 ADA。

小鼠和大鼠等啮齿类动物通常被用于实施候选药物的毒理学评估,其研究结果将用于阐明药物的 PK/TK 谱,但是研究方案的设计通常受到模型动物血液容量的限制(小鼠约 1.5ml,大鼠 15~20ml)。因此,非临床研究中,通常通过汇集来自多只动物的血浆浓度数据进行 TK 分析。小样本量的可用性问题要求用于支持非临床 PK/TK 的 LBAs 具有高分析灵敏度。尽管某些生物治疗药物(如人单克隆抗体)通常以高浓度(如通常 >10mg/kg)给药,但分析方法仍然需要高灵敏度(即 1~10pM 或更低)以准确表征药物在最终清除阶段的含量。为了实现这一目标,支持受监管生物分析的 LBAs 设计时通常采用具备高灵敏度的检测系统,如荧光、化学发光和放射性活度(即 ^{125}I),作为基本比色 ELISA(即辣根过氧化物酶和碱性磷酸酶)的替代品。

影响 LBAs 在受监管生物分析中应用的第二个问题,即测试样本中内源性等价物的存在并非分析方法本身的问题,而是生物治疗药物的固有特征。大多数小分子药物是外源性的(即来自机体外并且未在机体内发现),但生物治疗制剂通常是内源性的或构建中具有天然的结构域。因此,与小分子的生物分析不同,生物治疗制剂的测定通常需要表征样品中存在的"背景"水平。这一问题在几个方面对研究前 BMV 提出了挑战。首先,它使基于基质的标准品(校准品)和确认样品(质控品)的制备变得复杂。其次,它妨碍了检测方法 LLOQ 的建立和评估。最后,在样本分析时,当待测物浓度超过方法的 ULOQ 时,使用基质对样本进行稀释同样存在挑战。目前,针对"内源性"分析物定量分析中的挑战,人们提出了多种策略(Findlay 等,2000)。然而,目前尚未就解决生物治疗药物中常见问题的标准方法达成共识,通常以个案方式进行处理。

在药物开发的非临床阶段,影响 LBAs 用于生物分析的第三个问题是人类生物治疗药物与物种内源性等效蛋白质 / 肽之间的物种差异。非临床 TK 研究通常使用高浓度水平的人类生物治疗制剂,使得这种潜在的担忧在某种程度上得到缓解,但这一问题在给药前样本和低剂量给药后样本中仍十分突出。人类生物治疗制剂和内源性等同物之间的序列差异通常使研究前 BMV 复杂化,因为这些物质与试剂抗体的反应性存在差异。该问题会导致测定偏差，并且在一些情况下使结果缺乏一致性，而且可能使测值在达到预先设定标准值时结果判定更加复杂。需要注意，这种潜在的问题对于内源生物标志物的测定尤其存在风险。因此，如果参考标准物质与内源生物标志物缺乏完全同源性，在 BMV 期间通常可能观察到分析偏差。在上述情况下，LBA 将被视为提供"相对定量"结果（Lee 等，2006）。

第四个问题，即待测样本生物分析过程中可能出现血浆分析物浓度范围宽的情况，某种程度上来说是非临床试验期间的 LBAs 独有的。与基于 LC-MS 的小分子生物分析相比，LBAs 独特之处在于其具有非线性标准曲线浓度 - 信号响应关系，即当测定时信号响应相对于标准品的对数绘制图形时，该关系通常是 S 形的（Findlay 等，2000；Findlay 和 Dillard，2007）。因此，与基于色谱图的测定方法可用于对宽浓度范围内待测物进行定量分析不同，LBAs 通常限于 2~3logs 的可用定量范围。所以，LBAs 必须依赖于测试样品的稀释来分析高浓度的物质（如 >ULOQ）。因此，分析实验室必须确保对样本进行合理稀释以使分析物浓度落在标准曲线浓度范围内。此外，研究前需确认如下内容，包括对足够数量的反复冻融次数的评估，或者在单个分析测试中获得多个值时报告测试样品结果的标准过程。

在非临床试验中，影响 LBAs 应用的第五个问题是在重复使用人类生物治疗制剂后会产生宿主 ADA。与 LC-MS 分析不同，LBAs 通常在几乎不对样本基质进行额外处理的情况下进行分析。虽然这一属性可以降低工作量并有助于样品分析的实施，但这也同时使得 LBAs 容易受到测试样品基质的干扰（Findlay 等，2000；Kricka，1999；Findlay，2008）。ADA 是对人蛋白质 / 肽类的非

临床研究中的常见干扰物质（Shankar 等，2007；Ponce 等，009）。根据检测方法的设计，ADA 可能产生假阴性或假阳性结果。在涉及生物治疗药物的 TK 研究中，确定 ADA 值对于确保毒性物种与待研究的药物充分接触是非常重要的（US FDA，2009）。因此，监管机构要求对毒性研究的样本进行筛选，以确定是否存在 ADA（EMEA，2007 年；美国 FDA，2009 年）。在过去的十年中，已发表了许多关于生物治疗免疫原性试验的重要白皮书（Mire Sluis 等人，2004 年；Shankar 等人，2008 年）和指导性文件（EMEA，2007 年；US FDA 2009 年）。通过这一系列文件，定义了 ADA 测试的标准化方法，该方法包括筛选（检测）、确认（通常是竞争抑制）和效价评估（定量报告）几个连续步骤。免疫原性测试的标准化过程如图 6-2-2 所示。

三、临床阶段

临床开发的一个重要组成部分是进行适当的生物分析测试。临床试验被定义为在志愿者中进行的研究，旨在回答有关药物、疫苗、生物制剂和其他疗法或使用现有治疗手段的新方法的安全性和 / 或有效性的特定问题。对于大多数生物制品而言，随着重组技术的出现，LBAs 已经成为新型药物发现和临床前开发过程中一个不可或缺的组成部分。这种对 LBAs 的依赖贯穿整个临床开发过程。

临床开发包括三个阶段：**Ⅰ 期临床试验**（Phase 1 trials）通常在健康志愿者身上进行，并评估治疗的安全性和剂量。**Ⅱ期临床试验**（Phase 2 trials）用于获得有效性的初步数据，并进一步探索对少数患者进行治疗的安全性。**Ⅲ期临床试验**（Phase 3 trials）通常是大型关键性试验，以确定药物对大量患者的安全性和有效性。

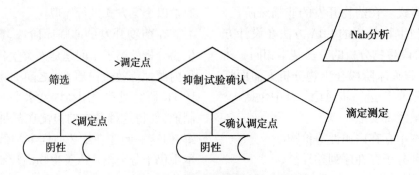

图 6-2-2　分层免疫原性试验

有些情况下,出于伦理或科学的原因,可以在不改变试验的完整性或有效性的情况下,调整临床开发的阶段以强化研究。通常在使用生物制剂的情况下,药物在特定患者群体中的作用机制会被充分理解,这可能导致对Ⅰ期临床试验中常规设计的修改。这种潜在的治疗方法是直接给病人使用,而非给健康的志愿者使用。对应上述过程通常即Ⅰ~Ⅱ期临床试验,如果初始药物临床试验表现出不利的不良反应,但对患者的潜在好处大于不良反应,在这种情况下,Ⅰ~Ⅱ期的临床试验可以通过。过去,细胞毒性的化疗抗肿瘤药物最初是直接在患者身上进行检测的。虽然这个例子是出于伦理考虑,但有时将Ⅰ期和Ⅱ期临床试验的测试结合起来是有科学意义的。当潜在的治疗方法所调节的生物系统与健康志愿者体内的生物系统不同步或不同时,就会出现上述情况。以针对免疫缺陷患者的治疗为例,给健康志愿者服用药物可能会使免疫系统失去平衡,从而产生毒性。如果一种潜在的治疗制剂被预测或有可能在健康志愿者身上产生不良反应或毒性,或会在已知病情的患者身上产生阳性结果,那么将Ⅰ期和Ⅱ期临床试验进行结合是有意义的。

PK和PD在临床试验中均使用LBAs进行常规监测。这是临床前开发所做测试的自然延伸。药物开发中临床使用的LBAs方法具有独特的挑战。在药物开发中,所给药剂的量(剂量)会从少量(通常被认为是亚治疗)逐步增加。这是为了保护临床志愿者或患者。因为在随后的疗程会逐渐增加剂量,监测不良反应,并将剂量增加到预期的治疗水平。生物分析科学家面临的挑战是需要有一种足够灵敏的方法来监测初始低剂量期间的药物水平。

PK分析,即药物浓度与给药时间的关系,十分关键。具体来说,当对患者群体进行评估时,这一信息被用来分配给药程序。医生以药物PK特性作为基础指导何时以及如何给药。

传统上,新疗法的疗效是通过明确可观察的临床终点来衡量的,如肿瘤负荷减少,血压降低,甚至患者生存率的提高。虽然这些终点仍然发挥着重要作用,但生物分析方法所提供的替代临床终点正在逐步获得监管机构的认可,而后者是基于测量的生物标志物(PD生物标志物)与其功效相关这一假设。对这些生物标志物的依赖显示了新生物制剂如何被发现的过程,即理解这些生物

通路并进行改变。下游通路上的生物学变化可以通过LBAs测量生物分子浓度的变化进行监测。关于生物标志物如何在整个药物开发过程中被使用,已经有很多报道。满足目标是这些不同应用进行确认的需求(Lee et al.,2006)。作为有效性宣称的基础,对生物标志物的确认比生物制剂开发早期阶段对潜在的下游生物标志物的评估应用更为广泛。

临床**免疫原性**(immunogenicity)检测是临床前检测方法的又一自然延伸。按照分类,临床免疫原性检测又称**抗药物抗体**(anti-drug antibody,ADA)或**抗治疗性抗体**(anti-therapeutic antibody,ATA)方法。与PK测试一样,监管机构也期望能够提高检测灵敏度。当给动物注射一种用于人类的生物制剂时,很可能会引起强烈的免疫反应。大多数生物制剂的目的是在不引起强烈免疫反应的情况下显示其有效性。因此,临床免疫原性检测需要提高灵敏度。大多数生物制剂,甚至那些被认为是完全人源性的生物制剂,都会引起不同程度的免疫反应。

在过去10年中,层状免疫原性检测的范例已获得充分展示,并在许多白皮书(Mire-Sluis et al.,2004;Shankar et al.,2008)以及监管指南(EMEA,2007;US FDA,2009)中得到了详细的描述。这引出了LBAs的另一种应用,即**中和抗体**(neutralizing antibody,NAb)检测,特别是适用于分配抗体以中和制剂治疗活性的情况。NAb检测方法有很多种类型,传统NAb检测方法基于细胞,并且基于用于分配生物制剂效价,这些方法受到FDA等监管机构的青睐,因为效价测定一定与生物制剂的预期活性有关。使用这种基于细胞的检测方法,可以评估ADA削弱治疗活性的能力。此外,基于平台而非细胞的NAb检测有时也是可以接受的,甚至可能是首选的。这是因为研究人员对于治疗活动的生物学基础的理解在不断提高。例如,如果生物学上的活性仅仅依赖于试剂与受体的结合,那么测定抗体阻断这种结合的能力可能是开展与之高度相关的NAb实验的基础。假设下游生物标志物已被接受为评估临床疗效的指标,那么当无ADA或有ADA的患者分别缺乏或者出现疗效减弱的现象时,研究人员就可以推断出现了ADA的疗效中和作用。在许多治疗类别中都可以清楚地发现,即使抗体的浓度很高(以滴定法测量),也不一定意味着活性降低。虽然ADAs可能

不会直接干扰药物的临床活性,但它们可以改变药物的 PK,增强清除能力并延长接触时间(两者都已被发现)。因此,通常将 PK 结果与免疫原性结果进行比较。PK、PD 和免疫原性检测结果均可以基于 LBA 获得,这些结果对于理解和预测临床响应至关重要。

1. 临床实验室

传统上,临床实验室被用于支持出于诊断目的的临床试验:

① 识别受试者参与资格(纳入/排除标准)。

② 通过与新型药物接触评估药物安全性和器官耐受性。

此外,方法可用于支持临床前研究,以测量与物种无关的分析物(如葡萄糖、胆固醇、电解质)。

通常,临床实验室位于研究地点(Ⅰ期临床),或靠近其附近,或处于同一城镇。对于多中心的临床研究后期,可以在研究地点处理样本,并将样本冷冻后送到中心实验室进行分析。分析测试的内容通常包括化学指标(电解质、白蛋白、肝功能测试等)、全血细胞计数、凝血状态和尿液分析。此外,还可能针对毒理学、滥用药物、治疗药物监测和分子诊断测试等开展分析工作。

临床化学分析仪通常由一名医学技术人员操作,以随机检测的方式每小时处理数百个样本。

分析仪除了进行日常维护外,可以不间断地运行。通常,实验室应预留多余仪器,一旦一台仪器发生故障,多余仪器可继续试验。为了确保研究内和研究间的一致性,不同实验室经常交换测试样本以进行评估。样本盲法评估是按年度形式正式进行的,其评估使用的程序称为能力测试。用于支持临床分析的分析仪和试剂通常被规定为医疗器械(21 CFR Part 820)或体外诊断器械,因此其用于诊断测试和报告患者结果时会受到法规约束,且不可自行修改参数。这种方式带来的影响是,实验室不可修改方法参数(如增加额外的校准曲线点、减少样品稀释以提高灵敏度等)或在测试菜单中添加新的生物标志物。然而,目前基于不同技术手段的多种平台可以测量大多数感兴趣的分析物(表 6-2-5)。

在有限的情况下,可以通过使用第三方试剂供应商或内部开发的**实验室开发测试**(Laboratory-Developed Tests,LTDs)进行复杂的生物标志物分析。根据 1988 年《临床实验室改进修正案》(CLIA)的规定,LTDs 可用于诊断检测。此外,这些方法中使用的试剂被称为**分析专用试剂**(analyte-specific reagents,ASRs),通常被认为是受监管的医疗器械。表 6-2-6 列出了随机选取的临床化学分析仪的一些优点。

表 6-2-5 临床诊断生物分析方法

方法学	仪器	举例分析
免疫比浊法;浊度法;浊度测定法	生化分析仪	免疫球蛋白
电极法	生化分析仪	钠、钾、氯
活化法	生化分析仪	肝功能检查(ALT、AST、GGT 等)
酶联免疫分析技术(EMIT)	生化分析仪	治疗药物监测/滥用药物
荧光偏振免疫法(FPIA)	生化分析仪	治疗药物监测/滥用药物
气相色谱-质谱联用仪	色谱/质谱分析	乙醇
高效液相-串联质谱法	色谱/质谱分析	神经递质
放射免疫检定法	γ 计数器	激素
克隆酶供体免疫测定(CEDIA)	生化分析仪	治疗药物监测/滥用药物
底物标记的荧光免疫测定	生化分析仪	治疗药物监测/滥用药物
荧光共振激发转移(FRET)免疫分析	生化分析仪	过敏原,Ⅰ类 MHC 分子
荧光相关光谱(FCS)免疫分析	生化分析仪	细胞因子
阵列免疫分析仪	专有分析器(Randox、Affymetrics、SQI 等)	分子诊断学、蛋白质、免疫球蛋白等
流式细胞仪	生化分析仪	细胞因子、蛋白质等

表 6-2-6 利用临床诊断分析支持药物开发项目的优缺点

参数	优点	缺点
分析菜单	高通量,支持检测溶血、血脂和黄疸样本	封闭系统,需要昂贵的仪器
样本通量	100s/h	
方法验证	由卖方根据 CLSI 标准规定	可能不符合 BMV 法规要求
试剂控制	常规	实验室自建项目(LDTS)的规定并不总是明确的
测量性能	非常好,PMA 或 510k 验证	具体针对诊断社区
成本	试剂与 LBA 相当	额外的开销是一个因素
批次一致性	GMP 试剂制造和能力验证	供应商之间仍存在差异,其他因素继续导致可变性(如分析员,实验室温度)
研究与研究的一致性	优秀。能力测试和使用通用参考标准	
分析人员	授予特定学位(医学技术专家)更少的 FTE	更多的成本
实验室空间		分析仪可能需要更多的空间和更换管道
条例	需要认证和检查	可能不符合 21 CFR Part 58 GLP 规范
技术支持	优秀	

2. 配体结合检测实验室

相比之下,支持药物开发项目的 LBA 实验室通常在 FTE(全日工作)的繁重模式下运行。基本上,所有的样品和试剂操作都是以模块化的方式进行的,使用的是移液管、摇床、恒温箱、洗涤工作站和旨在检测各种信号(RIA、电化学发光、UV/VIS、荧光等)的仪器。自动化可以提升效率,包括校准品制备中的液体处理和样本稀释以及完整的自动工作站。然而,由于许多待测分析物的独特性质,传统 ELISA 方法可能有 >400 000 种可能组合,因此检测系统在分析方法条件选择方面必须具有灵活性,并且需要由经验丰富的操作人员来监控系统。实验室不能独立生成生物分析数据,数据生成的监管主要是通过基于 FDA 研究和现场检查对数据的驳回而进行。实验室承担生成、选择、表征和维护关键试剂的责任,从而支持生物制药 PK 和 ADA 项目。有时,可以获取商品化的抗体,而随着生物相似性产品逐步取代了最初的创新疗法,类似做法可能会进一步增加,并可能通过购买商品化的检测试剂盒来检测生物标志物。除常规诊断标志物外,所有商品化的检测试剂盒**仅供研究使用**(research use only,RUO)。GxP 实验室可购买体外诊断试剂盒;然而由于缺乏 CLIA 认证,这些试剂盒产生的数据并不能够被用于患者诊断。临床诊断试剂盒受到规范地监管并且通常按照更高的质量标准制造,因此它们可用

于药物开发项目(Nowatzke et al.,2010)。建议使用符合目的的方法进一步确认 IVD 试剂盒,以阐明数据的预期用途。尽管处于不同的监管条例的指导下,但临床分析仪和 LBA 方法在诊断和药物开发中都可以满足相似的生物分析需求(表 6-2-7)。

表 6-2-7 药物开发与临床诊断之间的应用比较

	药物开发	临床诊断
非人体研究	临床前生物分析	兽医仪器
药物测定	PK 生物分析	治疗用药监控
抗体测定	ADA 生物分析	免疫学
生化反应	生物标志物/PD 生物分析	诊断测定
方法类型	仅用于研究或 LDTs	FDA 批准的商业试剂盒

3. 临床实验室:超越诊断性测试

最近,几家大型制药公司已经实施了内部临床测试(CLIA 认证)或与独立的 CLIA 实验室建立合作关系,以支持个性化医学检测。与传统的 GLP 制药科学家发现临床分析仪的优势类似,有些人会询问:"如果经过适当确认,PD 标志物是否可以转移到临床分析仪平台?"的确,临床分析仪生成的数据用于处理患者的诊疗并可能参与生死决策仍存在争议。目前,数百种 FDA 批准的诊断性分析物可在临床分析仪上进行测量,这正吸

引着药物开发界的关注（表 6-2-8）。

表 6-2-8　用于概念证明的诊断性生物标志物的示例

分析物	PD 指征
甲胎蛋白（AFP）	肝和生殖细胞肿瘤
醛固酮	高血压
载脂蛋白	降胆固醇治疗
β_2-微球蛋白（β_2M）	多发性骨髓瘤、慢性淋巴细胞白血病、某些淋巴瘤
β-人绒毛膜促性腺激素（βhCG）	睾丸癌、绒毛膜癌
脑钠肽（BNP）和 N 端前 BNP	充血性心力衰竭
CA15-3/CA27.29	乳腺癌
CA19-9	胰腺癌、胆囊癌、胆管癌、胃癌
降钙素	甲状腺髓样癌
癌胚抗原（CEA）	结肠癌、乳腺癌
CD20	非霍奇金淋巴瘤
嗜铬粒蛋白 A（CgA）	神经内分泌瘤
胆固醇类（包括 HDL、LDL 等）	降胆固醇治疗
C 肽	糖尿病
肌酐	肾功能、GFR
C 端肽	骨质疏松
脱氧吡啶（DPD）	骨质疏松
Des-γ-羧基凝血酶原（DCP）	肝细胞癌
雌激素受体（ER）/孕酮受体（PR）	乳腺癌
纤维蛋白/纤维蛋白原	膀胱癌
葡萄糖	糖尿病筛查
HbA$_{1c}$	糖尿病
HE4	卵巢
HER2/neu	乳腺癌、胃癌、食管癌
hsCRP	炎症
免疫球蛋白	多发性骨髓瘤、Waldenstrom 巨球蛋白血症
胰岛素	糖尿病
KIT	消化道间质瘤、黏膜黑色素瘤
乳酸脱氢酶	生殖细胞肿瘤

续表

分析物	PD 指征
N 端肽	骨质疏松
核基质蛋白 22	膀胱癌
骨钙素	骨质疏松
前胶原 1 型 N-末端前肽（P1NP）	骨质疏松
前列腺特异性抗原	骨质疏松
吡啶	骨质疏松
肾素、血浆肾素活性	高血压

在临床前研究中，GLPs（21 CFR Part 58）是进行研究的必要约束，而 CLIA 实验室（42 CFR Part 493）并没有严格满足 GLP 的要求。最终决策的产生依赖于监管机构的接受程度。药物往往具有风险，因此不太可能被纳入 CLIA 规范的环境以生成 PD 数据。然而，使用分子诊断性数据以支持个性化医疗，并识别可能对特异性干预治疗措施有效的患者的机会仍在不断增加。

四、参考文献

DeSilva, B., Smith, W. and Weiner, R. Recommendations for the bioanalytical method validation of ligand-binding assays to support pharmacokinetic assessments of macromolecules. *Pharm. Res.* **20**, 1885–1900 (2003).

EMEA *Guideline on Immunogenicity Assessment of Biotechnology-Derived Therapeutic Proteins*. <http://www.emea.europa.eu/docs/en_GB/document_library/Scientific_guideline/2009/09/WC500003946.pdf> (2007).

EMEA *Guideline on Bioanalytical Method Validation*. <http://www.ema.europa.eu/docs/en_GB/document_library/Scientific_guideline/2011/08/WC500109686.pdf> (2012).

Findlay, J.W.A., Smith, W.C., Lee, J.W., *et al*. Validation of immunoassay for bioanalysis: a pharmaceutical industry perspective. *J. Pharm. Biomed. Anal.* **21**, 1249–1273 (2000).

Findlay, J.W.A. and Dillard, R.F. Appropriate calibration curve fitting in ligand binding assays. *AAPS J.* **9**, E261–267 (2007).

Findlay, J.W.A. Specificity and accuracy data for ligand-binding assays for macromolecules should be interpreted with caution. *AAPS J.* **10**, 433–434 (2008).

GBC *Global Bioanalysis Consortium on Harmonization of Bioanalytical Guidance*. <http://www.globalbioanalysisconsortium.org/index/> (2011).

Goodsaid, F., Dieterle, F., Sistare, F., *et al*. Renal biomarker qualification submission: a dialog between the FDA-EMEA and Predictive Safety Testing Consortium. *Nature Biotechnology* **28**, 455–462 (2010). http://www.nature.com/nbt/journal/v28/n5/abs/nbt.1625.html.

Herman, G.A., Bergman, A., Stevens, C., *et al*. Effect of single oral doses of sitagliptin, a dipeptidyl peptidase-4 inhibitor, on incretin and plasma glucose levels following an oral glucose tolerance test in patients with type 2 diabetes. *J. Clin. Endocrinol. Metab.* **91**, 4612–4619 (2006).

Kim, D., Wang, L., Beconi, M., *et al*. (2R)-4-oxo-4-[3-(trifluoromethyl)-5,6-dihydro[1,2,4]triazolo[4,3-a]pyrazin-7(8H)-yl]-1-(2,4,5-trifluorophenyl)butan-2-amine: a potent, orally active dipeptidyl peptidase IV inhibitor for the treatment of type 2 diabetes. *J. Med. Chem.* **48**, 141–151 (2005).

Kricka, L.J. Human anti-animal antibody interferences in immunological assays. *Clin. Chem.* **45**, 942–956 (1999).

Lee, J.W., Devanarayan, V., Barrett, Y.C., *et al*. Fit-for-purpose method development and validation for successful biomarker measurement. *Pharm. Res.* **23**, 312–328 (2006).

Lightfoote, M.M., Ball, D.J., Hannon, W.H. *et al. Clinical Evaluation of Immunoassays; Approved Guideline*, 2nd edn, vol. 28 (Issue 22 of Clinical and Laboratory Standards Institute, I/LA21–A2, 2008).

Miller, K.J., Bowsher, R.R., Celniker, A., *et al*. Workshop on bioanalytical methods validation for macromolecules: summary report. *Pharm. Res.* **18**, 1373–1383 (2001).

Mire-Sluis, A.R., Barrett, Y.C., Devanarayan, V., *et al*. Recommendations for the design and optimization of immunoassays used in the detection of host antibodies against biotechnology products. *J. Immunol. Methods* **289**, 1–16 (2004).

Nowatzke, W.L., Cole, T.G. and Bowsher, R.R. Systematic approach for analytical validation of commercial test kits for conducting biomarker determinations in support of drug development. *Bioanalysis* **2**, 237–247 (2010).

Ponce, R., Abad, L., Amaravadi, L., *et al*. Immunogenicity of biologically-derived therapeutics: Assessment and interpretation of nonclinical safety studies. *Regul. Toxicol. Pharmacol*. **54**, 164–182 (2009).

Shah, V.P., Midha, K.K., Dighe, S., *et al*. Analytical methods validation: bioavailability, bioequivalence and pharmacokinetic studies. *Pharm. Res*. **9**, 588–592 (1992).

Shankar, G., Pendley, C. and Stein, K.E. A risk-based bioanalytical strategy for the assessment of antibody immune responses against biological drugs. *Nat. Biotechnol*. **25**, 555–561 (2007).

Shankar, G., Devanarayan, V., Amaravadi, L., *et al*. Recommendations for the validation of immunoassays used for detection of host antibodies against biotechnology products. *J. Pharm. Biomed. Anal*. **48**, 1267–1281 (2008).

US FDA *Guidance for Industry—Bioanalytical Method Validation*. <http://www.fda.gov/downloads/Drugs/GuidanceComplianceRegulatoryInformation/Guidances/UCM070107.pdf> (2001).

US FDA *Guidance for Industry—Assay Development for Immunogenicity Testing of Therapeutic Proteins*. <http://www.fda.gov/downloads/Drugs/GuidanceComplianceRegulatoryInformation/Guidances/UCM192750.pdf> (2009).

Viswanathan, C.T., Bansal, S., Booth, B., *et al*. Workshop/conference report—Quantitative bioanalytical methods validation and implementation: Best practices for chromatographic and ligand binding assays. *AAPS J*. **9**, E30–E42 (2007).

Wagner, J.A. Early clinical development of pharmaceuticals for type 2 diabetes mellitus: from preclinical models to human investigation. *J. Clin. Endocrinol. Metabol*. **87**, 5362–5366 (2002).

Wagner, J.A., Wright, E.C., Ennis, M.M., *et al*. Utility of adiponectin as a biomarker predictive of glycemic efficacy is demonstrated by collaborative pooling of data from clinical trials conducted by multiple sponsors. *Clin. Pharmacol. Ther*. **86**, 619–625 (2009).

（秦雪　译，关明　审）

第七部分

免疫检测的临床应用

临 床 概 念

虽然本章重点介绍免疫检测与临床诊断之间关系,但所描述的概念通常适用于几乎所有的检测领域。

两种不同检测方法之间的相关性将在另外的章节"免疫检测性能评估"(第一章第三节)中进行阐释。

当进行临床诊断检测时,每个受影响的人都会从不同的角度来看待它。临床诊断检测过程涉及患者、医生、实验室和检测试剂制造商四个层级,尽管患者可能偶尔会被忽略,但实际上他们应该处于临床诊断检测中最重要的位置,并且每个层级都需要有效地为上一个层级的"客户"提供服务。

患者所寻求的医疗援助,不是为了诊断,而是为了使自己安心或进行治疗。他们是否会死亡?他们的病情是否会好转? 病程会持续多久? 生活质量如何? 他们需要这些问题的答案。没有人是因为期望患病而去看医生! 换言之,患者最关注的是使自己安心、疾病的预后和治疗,而不是诊断。

而对于医生而言,他们最关注的是诊断,以便采取适当的治疗措施。

对于繁忙的实验室,选择方法时最关注的,是工作通量、成本、与其他方法的比对相关性以及在外部**质量控制**(quality control,QC)的性能表现。

对于检测试剂制造商而言,他们的重点则放在易于测量且产品通用的一系列参数上,如质控值、曲线形状参数和精密度。在行业背景下,这些参数往往是因为它们能够提供质量控制方法而被选择出来,而不是从患者的角度考虑。

在这种复杂的情况下,很容易看出如何做出可能不适合临床情况的判断。例如,特定的**促甲状腺激素**(thyrotrophin,TSH)分析方法被实验室认为是可接受的,因为批间精确度在整个分析范围内的**变异系数**(coefficient of variation,CV)小于7%。另一种检测方法在检测值高于60mIU/L时,精密度变异系数大于30%;而在检测值等于5mIU/L时,精密度变异系数则<3%;这种情况下可能被认为是不可接受的,因为其在外部质量保证(能力验证)方案中的性能较差,即使它在临床感兴趣的检测范围具有更好的性能。

最佳诊断方法将始终能提供最可靠的临床诊断。如果接受这一前提,则需要自动遵循许多技术要求。相较而言,那些通常被认为重要的参数可能会变得几乎无关紧要。尤其是,现有产品的许多重要共识是由制造商,实验室,临床医生,监管机构和外部质量保障方案赋予,而不是由患者的最终需求驱动。检测结果是否以 nmol/L 或 ng/ml 表示,对患者而言并不重要,尽管它们之间可能存在几个数量级的数值差异;同样地,测定同一物质的两种方法也可能产生数值上的差异。

免疫检测应用范围广泛,并且不局限于疾病诊断。其主要用途可分类如下:

发现:某特定物质的存在与否,如检测传染病或滥用药物。

定量:准确地测定某特定物质的水平,以帮助排查诊断,如甲状腺疾病诊断中促甲状腺激素的测定。

监测:浓度变化的评估,如使用特定肿瘤标志物作为癌症预后和治疗的辅助手段。

将这些检测用于诊断是最具挑战性的应用之一,其中亦会涉及许多容易被误解或低估的重要概念。本章的其余部分将集中讨论这些概念。

一、诊断

诊断具体来说是做出治疗意图的决策点。正是在这个点上积累了足够的证据,方可毋庸置疑地表明患者患有或未患有某种疾病。英国法律用语"超出合理的怀疑"恰可形容此种情形,因为很少有诊断是绝对肯定的;科学上的等价说法是"高概率",并且可能令人惊讶的是,在这种概率术语的语境中很少考虑临床诊断的情景。

二、参考区间

最重要的概念是**参考区间**(reference interval)(有时称为**参考范围**(reference range)或正常范

围（normal range））。参考区间是指包含了绝大多数但并非所有"表面健康"的受试者的浓度或值的范围。术语"正常范围"具有误导性，因为它意味着所有未受影响的个体（表面健康者）都在此范围，而术语"参考区间"则更为合适，其定义通常为 95% 人群所在的范围。

识别参考区间的变异来源至关重要。大多数生物物质都受到某种稳态机制的影响，以确保其浓度仅在特定的数值范围内变化。这种变异的中心值，即平均浓度，被称为**稳态设定值**（homeostatic set point），并且对于个体而言是特定的。关于稳态设定值的变异水平，根据其来源可以分为四种变异：(1) CV_i，**受试者个体内变异**，是指受试者个体内的生物学变异；(2) CV_g，**个体间生物学变异**，是指个体稳态设定值之间的变异，为受试者个体间的生物学变异，是稳态设定值变异的第二主要成分；(3) CV_p，**分析前变异**，是指来源于分析前样品的采集原因所造成的变异，通常被认为是较为次要的变异；(4) CV_a，**批间分析变异**，是指分析检测过程中所固有的变异。因此，参考区间总变异（CV_t）体现了上述变异的总和：

$$CV_t = \sqrt{CV_a^2 + CV_p^2 + CV_i^2 + CV_g^2} \qquad (7\text{-}1\text{-}1)$$

此外，存在第五种误差来源，适用于随时间发生浓度生理性变化的分析物，如妊娠激素。在这

种情况下，这些参考区间的数值通常与妊娠特定阶段有关。孕周估算带来的误差相对较为常见，并且通常会比分析误差在更大程度上导致整体的差异。这种差异在字面意义上可被认为是分析前误差的一部分。

受试者个体内变异与受试者个体间变异之间的关系至关重要，因为它决定了参考区间的概念是否是合理的。图 7-1-1（a）表示由观察到的正态分布所定义的假设参考区间。图 7-1-1（b）表示观察到的参考区间的组成中，分析物的受试者个体内变异比受试者个体间变异小很多。所有受试者显示了各自不同的稳态设定值，且个体内差异值很小。这种分析物的参考区间几乎没有价值，每个受试者都需要拥有自己的参考区间！图 7-1-1（c）则显示了更常见的情况，其个体间的稳态设定值相对接近，并且受试者个体内变异成为了受试者之间变异的主要组成部分。只有在这种情况下，参考区间才是有效的。

一般认为，如果**个体化指数**（index of individuality）大于 1.4，参考区间是有效的。而当该指数小于 0.6 时，参考区间则用途有限。个体化指数计算公式为：

$$\sqrt{\frac{CV_a^2 + CV_i^2}{CV_g^2}} \qquad (7\text{-}1\text{-}2)$$

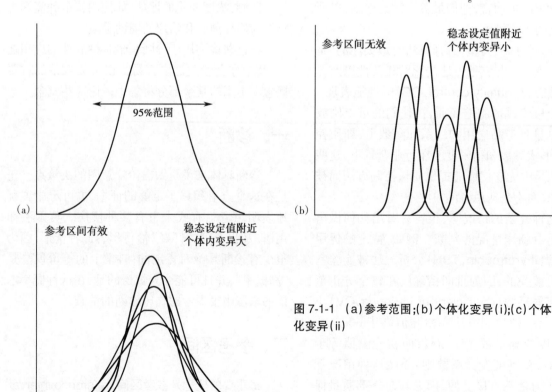

图 7-1-1 （a）参考范围；(b) 个体化变异（i）；(c) 个体化变异（ii）

不合适的参考区间是临床诊断性能不佳的最常见原因,因此在进行参考区间评估时必须非常谨慎。评估参考区间时需要考虑的两个主要因素是:偏差和统计方法。

(一) 偏差

偏差是主要的问题所在,并且存在多个理由可以解释为什么基于回顾性参考区间的样本可能无法反映前瞻性检测人群。

1. 分析物可能在不同年龄、性别或种族间表现出不同的变异。可能需要为不同组别分别设定参考区间。

2. 分析物在储存样本中可能不稳定,或者储存样本本身可能经历结构变化,这在免疫测定中可能表现为“基质”效应。

3. 分析物的检测值可能因昼夜性(如皮质醇)、季节性(如维生素 D3)、周期性(生殖激素)、营养状况(胰岛素)、妊娠期(妊娠激素)或偶发性(生长激素)等效应引起显著的波动。一些激素与压力(如生长激素)相关,并且其在经常流血的志愿者体内的水平可比焦虑患者低得多。参见样本采集、参与者准备和样本处理相关内容。

4. 医院住院患者体力活动减少可以体现为一些激素水平的变化,特别是那些参与骨代谢的激素,如**甲状旁腺激素(PTH)**。

5. 用于确定参考区间的样本可能已经受到预选择偏差的影响。例如,为了设定游离 T_4 的参考区间,从甲状腺门诊收集了 300 名甲状腺功能正常的受试者所提供的样本,而这部分被分类为甲状腺功能正常样本正是部分基于其游离 T_4 的数值而确定的。有趣的是,在比较两种方法的诊断特征时,这可能会引起巨大的问题。如果用于对比的样品,是部分地基于其在现有方法中的检测结果进行诊断的话,则新方法不可能显示出比当前方法更好的临床灵敏度。

值得争议的是,用来自于健康、活跃和以年轻志愿者为主的受试者(如献血者)的样本来设立参考区间是非常不合适的。这些受试者毕竟是最不可能去看病的人群(尽管对于 HIV 和肝炎献血者筛查而言,他们可能是最合适的来源)。设定参考区间优选的受试者来源应该是那些检查是否具有某种疾病的存在并随后确认没有疾病的患者。所讨论的检测项目应该不是用于诊断的唯一检测手段。严格来说,它不应以任何方式对最终诊断产生影响。由于许多疾病标志物是相关的,因此还需要非常谨慎。在检测过程中,作为诊断过程中一部分的不同的标志物也可能充当检测分析物的替代标志物。

(二) 统计方法及统计效能

有两种基本的统计方法可用于参考区间制定。第一种是按值的升序排列出数据,选择所期望的百分位数作为临界值,通常为 2.5 和 97.5 百分位数。该方法的优点在于它在数值上比较简单,不要求数据符合正态分布,并且相对而言不受离群值的影响。这种统计方法的最大缺点是高度的不确定性,因为它们仅仅依赖于分布在尾部的少数样本进行评估。

第二种方法是根据正态分布,参数化地计算参考区间,可以直接在现有的数据上计算,也可以经过适当的正态分布转换后进行计算。大多数样本的 95% 置信区间为 ±1.96SD。该方法具有以下优点:基于对整个数据集得出的平均值和标准差的计算,相比于第一种方法不确定度更小。然而,该方法对离群值和正态偏差敏感。前者可以通过直接观察数据的分布频率(无论使用哪种方法,都应该这样做),或者通过正规的离群检验进行核查(Healy,1979)。在存在离群值时,确定均值和标准差的另一种有效方法是将中位数作为均值的估值,将第 90 百分位数和第 10 百分位数之间的差值除以 2.563 得到的数值作为标准差。

正态分布的转换不应局限于简单的离散方法,例如取对数。有多种连续的函数转换方法可以消除统计数据的偏度和峰度(Soldberg,1987)。尽管有多种检验数据是否为正态分布的方法可以采用,但必要的首先步骤是在正态概率纸上绘制数据的百分位数,且其中一个坐标轴以正态标准差为坐标。如果正态概率纸不可获得,则可以从标准统计表(如 Geigy)中获得对应于百分位数的标准差,或者可以使用近似值计算。以下算法(Abramowitz and Stegun,1972)可对≤0.5 的百分位数给出近似值(估算位数可达小数点后四位)(对于 >0.5 的百分位数,可使用 1 减去该百分位数后将 Z 值乘以 –1):

首先计算 U 的值:

$$U = \sqrt{-2\log_e(\text{centile})} \qquad (7\text{-}1\text{-}3)$$

然后代入:

$$Z=U-\frac{(a+bU+cU^2)}{(1+dU+eU^2+fU^3)}\qquad(7\text{-}1\text{-}4)$$

其中 $a=2.515\,517$，$b=0.802\,853$，$c=0.010\,328$，$d=1.432\,788$，$e=0.189\,269$，$f=0.001\,308$。

来自 90 个甲状腺功能正常个体的促甲状腺激素样本，呈现出典型的正态概率图(图 7-1-2)，促甲状腺激素数据显示为近似对数正态分布，因此 y 轴以对数值为坐标。

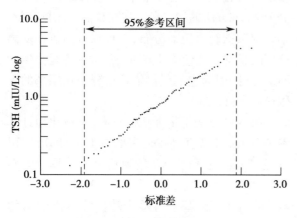

图 7-1-2　正态概率图

评估数据转换是否合适是非常困难的，并且通常需要迭代计算机程序以便使偏度和峰度最小化。国际临床化学联合会推荐的程序为 REFVAL 程序。利用上面给出的促甲状腺激素数据作为样本，程序输出的示例如表 7-1-1 所示。

对于直接观察数据的方法，应至少使用 240 个样本。对于参数方法，至少需要 120 个样本才能得到与以 2.5~97.5 百分位数作为参考区间大致相同的精度水平。

应计算参考区间临界点的标准误以预测不确定度。每个高限/低限(2.5 和 97.5 百分位数)的标准误约等于标准差 $\times\sqrt{3/N}$，其中 N 是样本数。

三、临床敏感度与特异度

对于仅仅应用于诊断的浓度范围的检测，可考虑使用免疫检测。出于诊断的目的，仅有两类相关的患者类型，即患病和未患病；以及两类结果，即阳性或阴性。因此需要设置临界值，高于该临界值，样本则被分类为阳性。假设使用该免疫分析方法检测 100 名患有该疾病的患者和 100 名未患有该疾病的患者，则可以绘制 2×2 列联表(表 7-1-2)。

临床灵敏度(clinical sensitivity)用来衡量某种试验检测出患病者的能力(该术语不应与检测灵敏度混淆，参见免疫检测性能测量)。临床灵敏度是指标真阳性结果占患病个体的比例：

临床灵敏度 $=a/(a+c)$；示例中的临床灵敏度为 95%。

临床特异度(clinical specificity)用来衡量通过试验识别那些没有患该病的患者的能力(该术语不应与检测特异性混淆，参见免疫测定性能测量)。临床特异度是指标真阴性结果占未患疾病个体的比例：

临床特异度 $=d/(b+d)$；示例中的临床特异度为 98%。

有时会适用的检测率是与灵敏度具有同义的术语。

假阳性率是指未患病个体中被错误的判别为患有疾病的比例：

假阳性率 =1- 临床特异度。

粗略看来上述计算似乎已经定义了试验的性能，但以上计算仅仅是从单方面对问题进行了解释。在临床实践中，所有试验结果是已知的(显然诊断不是)，因此相应的评估应该是预测某检测在预测疾病方面的性能。

四、阳性预测值与阴性预测值

由于诊断测试的目的是提供诊断信息，因此我们需要建立测试能正确诊断被测人群的概率。而临床敏感度和临床特异度不能提供这类信息。回到上表，**阳性预测值**(positive predictive value，PPV)表示阳性测试结果诊断患者患有该疾病的可能性，即阳性测试结果的患者中被正确诊断为患病所占的比例：

阳性预测值 $=a/(a+b)$；示例中为 97.9%。

阴性预测值(negative predictive value，NPV)是具备阴性测试结果的患者不患该病的可能性，即阴性测试结果的患者中被正确诊断为未患病所占比例：

阴性预测值 $=d/(c+d)$；示例中为 95.1%。

另一个有效的临床效能评估方法是**阳性结果患病概率**(odds on being affected given a positive result，OAPR)。表示在阳性结果中患病者与未患病者的比值。

阳性结果患病概率 $=1:n$，其中 $n=b/a$。

表 7-1-1 计算机化的标准化数据

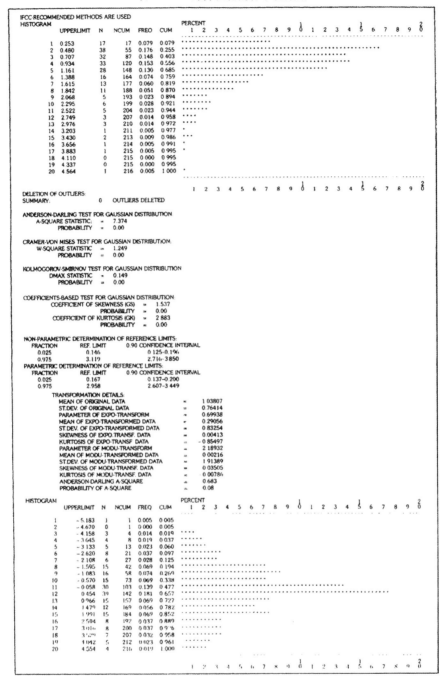

表 7-1-2 2×2 列联表

	疾病状态		
	患病	未患病	总计数
试验阳性	95	2	97
试验阴性	5	98	103
总计数	100	100	
试验阳性	a	b	$a+b$
试验阴性	c	d	$c+d$
总计数	$a+c$	$b+d$	

在示例中,阳性结果患病概率 =1:(2/95)=1:0.021 05。

换算成整数后结果为 95:2

这意味着在具有阳性测试结果的人群中,每 95 名患病者被正确诊断为患有疾病的同时,有 2 名未患病者被误诊为患有疾病。

阳性预测值和阴性预测值可直接评估该检测在所报告的临床试验中的有效性,但仅限于该试验。

五、患病率和临床有效性

临床敏感度和特异度的缺点在于它们不以临床有效的方式评估诊断测试的准确性。然而,它们的主要优点是不会受到异常患者比例的影响,即患病率。相反,预测值(PPV 和 NPV)在临床上是有效的却非常易受疾病的患病率的影响。在上述引用的例子中,患病率非常高,总共 200 名患者中有 100 名受到影响(50%)。在日常实践中,未受影响的患者的检测数量可能多于受影响的患者。

疾病的患病率是指在特定时间点特定人群中患有疾病人群所占的比例。患病率因人群而异,如一般女性人群与在甲状腺门诊中疑似患甲状腺疾病的女性人群之间,其甲状腺功能减退症患病率明显不同。

不应将患病率与疾病的发病率相混淆。发病率是在给定时间段内发生疾病的新病例的数量。例如,**胰岛素依赖型糖尿病**(insulin-dependent diabetes,IDDM)的发病率是每 1 000 人群中每年报告的新病例数,而患病率是在任何给定时间点患有胰岛素依赖型糖尿病的人数。对于慢性疾病,发病率几乎总是低于患病率。

疾病的患病率可显著影响不同环境中试验的临床有效性。例如,让我们假设一种试验,对于患病率为 0.1% 或 10% 的疾病,敏感度为 90%,特异度为 98%。假设检测了 10 000 名患者。

最简单的方法是如前述,构建一个 2×2 列联表,但这次利用受影响和未受影响的患者的相对比例来反映患病率(表 7-1-3)。

如果该试验用于疾病患病率较低的人群,那么只有约 4% 的阳性患者实际患有该疾病。相反,99.99% 的具有阴性试验结果的患者没有患病(这并不奇怪,因为即使没有检测,99.9% 的患者也不会受到影响)。如果这是唯一可用的诊断信息,则每正确诊断 1 个患有该疾病的患者就伴随 22 个未患病的个体被误诊。在患病率较高的人群中,则是每五个患病的病例中只有一个未患病的个体被误诊。

筛查阳性率(screen-positive rate,SPR)是一个几乎专门用于筛查情境下的术语,其相关试验不具有诊断性,而是用于识别疾病风险上升的亚群。从数值上看,它表示整个人群中具有阳性试验结果的比例。参考表 7-1-2:

$$筛查阳性率 = (a+b)/(a+b+c+d)$$

表 7-1-3　不同患病率水平的 2×2 列联表

	疾病状态			
	(患病率 0.1%)		(患病率 10%)	
	患病	未患病	患病	未患病
总试验数	10	9 990	1 000	9 000
试验阳性	9	200	900	180
试验阴性	1	9 790	100	8 820
敏感度 /%	90.00		90.00	
特异度 /%	98.00		98.00	
假阳性率 /%		2.00		2.00
筛查阳性率 /%		2.09		10.8
阳性似然比		45		45
阳性预测值 /%		4.31		83.33
阴性预测值 /%		99.99		98.88
阳性结果患病概率		1 : 22		5 : 1

在流行率较低的人群中,筛查阳性率在数值上非常接近假阳性率。

另一个临床应用指标是**诊断效率**(diagnostic efficiency),即正确诊断的比例。例如,使用 2×2 列联表则表示为:

$$诊断效率 = (a+d)/(a+b+c+d)$$

当它的值与假阳性和假阴性的值相差无几时,这并不是一个特别有利用价值的指标。

六、似然比

对于任何测试都可以计算阳性结果的患者在患有疾病的概率,并计算该概率与阳性结果患者在未患有疾病时概率的比值。该概率的比值称为**阳性似然比**(positive likelihood ratio),计算如下:

$$阳性似然比 = \frac{P(患病\ +,试验\ +)}{P(患病\ -,试验\ +)} = \frac{敏感度}{1-特异度}$$

$$(7\text{-}1\text{-}5)$$

类似地,**阴性似然比**(negative likelihood ratio)是在没有疾病的患者中获得阴性试验结果的概率与在患有该疾病的患者中获得阴性试验结果的概率的比值:

$$阴性似然比 = \frac{P(患病\ -,试验\ -)}{P(患病\ +,试验\ -)} = \frac{特异度}{1-敏感度}$$

$$(7\text{-}1\text{-}6)$$

阳性似然比可以衡量该试验是否增加了诊断确定性的能力。疾病的患病率指的是在被检测的患者人群中存在疾病的可能性。因此患病的优势比如下：

$$优势比 = \frac{流行率}{(1-流行率)} \qquad (7\text{-}1\text{-}7)$$

例如，如果疾病的患病率为10%，即0.1，优势比为0.11或9∶1(针对疾病存在状态)。这被称为**验前比**(pre-test odds)。在试验后患病的优势比被称为**验后比**(post-test odds)。参见贝叶斯定理(Bayes，1958)：

验后比 = 验前比 × 阳性似然比

上述公式显示了阳性似然比是如何衡量诊断确定性的变化的。例如，如果试验结果表明阳性似然比为2.0，则会将验前比的9∶1改为验后比的18∶1。似然比的计算为因测试本身导致的概率变化程度提供了度量，但与敏感性和特异性的评估一样，仍然只给出比例关系而非数值的信息，并且没有将疾病的患病率考虑在内。也就是说，高阳性似然比只可能表明该测试有一定的有效性，但未表明该测试是否可用于预测低患病率人群中疾病的存在与否。

七、连续性测量、ROC 曲线

到目前为止，文中的讨论只集中于试验是明显的阳性或阴性、疾病存在或不存在的简单层面，对连续性测量的结果缺少分析。然而，如果在一个患病率比较高的疾病背景下，选取试验临界值，其判定结果情况与阳性和阴性试验结果的情况类似。

临界值的选择不应仅仅基于统计学考虑，还必须考虑因假阳性和假阴性结果导致的相应医疗、道德、心理和经济成本。例如，当使用母体血清**甲胎蛋白**(alphafetoprotein，AFP)筛查开放性脊柱裂时，利用其临界值判定的阳性结果需进一步行羊膜穿刺术和进一步的检测；而相比用于评估羊水甲胎蛋白的临界值，其阳性结果可能导致提出终止妊娠的意向；因此两者临界值的影响是截然不同的。

对于浓度与疾病呈正相关的试验分析物，提高临界点会增加试验的特异性，同时降低敏感性，反之亦然。图 7-1-3 显示了受影响和未受影响人群之间的两个重叠正态分布值的这种关系。

上述两个参数联系紧密，并且通过绘制在不同临界点水平处1-特异性(假阳性率)和特异性(检测率)的相对关系曲线，可以最优地展示这两个参数之间的这种联系，所获得的曲线称为**受试者操作特征曲线**(receiver operating characteristic curve，ROC curve)，其在第二次世界大战期间被首次引入，以优化雷达接收器对噪声(假阳性结果)和敌方飞机(特异性)的区分。

图 7-1-4 分别呈现了无效能(对角线)、临床有效性逐渐增加(曲线 B、C 和 D)和几乎 100% 的特异度和灵敏度(曲线 E)的理论 ROC 曲线。(但无法证明该检测试验能够在从人群采集的样本中得到 100% 的特异性和 100% 的敏感性，这只能通过检测整个群体来证明。)如果假阴性结果的"成本"与假阳性结果相同，则最佳临界点为特异度和灵敏度的总和最大的坐标点，即最接近左上角的点。

对于大多数情况，假阴性和假阳性结果的

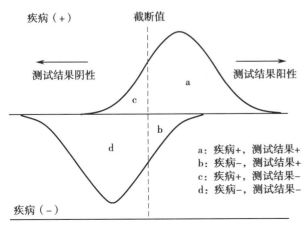

图 7-1-3　灵敏度与特异度

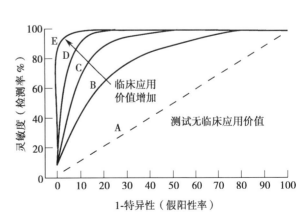

图 7-1-4　受试者操作特征曲线

后果并不成比例,那么临界点的选择更加主观,特别是当考虑到被测人群的疾病发病率时。曲线 B 代表了典型筛选试验所预期的性能类型,其目的是选择患病风险增加的亚群,这些亚群将受益于具有规范诊断性程序的进一步检测(这些检测可能会因为它们的危险性或昂贵性而受到限制)。

ROC 方法在评估特异性非常高的试验时适用性有限,但在另外两种情况下非常有价值:第一,评估特异度相对于灵敏度而言相对较低的筛选试验的有效性;第二,比较两个竞争性试验。

对于小型研究,各点之间的关系存在相当大的噪声。对此有两种解决方案:①通过各个坐标点绘制最佳拟合曲线(非参数方法),②使用基于均值和标准差的参数方法,其中均值和标准差来源于受影响和未受影响受试者的正态分布。非参数方法不需要数据符合正态性,但随机噪声可能会导致在不同的临界值下,两个竞争性试验出现不真实的临床效用的逆转。参数方法只需要较少的数据就可以实现相同的评估精密度,但需要两个群体均符合正态性分布。

Zweig、Campbell(1993) 和 Henderson(1993)回顾了 ROC 图在临床评估及分析方法比较中的核心作用。

八、临床性能的置信区间分析

临床性能的评估受到抽样误差的影响,尤其是当疾病或病症相对罕见时导致的患者数量较少。尽管临床化学文献中或在制造商的包装说明书或宣传材料中经常出现一种检测比另一种检测具有更好的临床性能的宣称,但这些宣称很少有相关置信区间的分析支持。检测 A 通常可能在一个临界水平上优于检测 B,而在另一个临界水平上可能出现明显相反的情况。

幸运的是,置信区间是易于计算的。再次参考前面所示的 2×2 列联表,每个值代表一个简单的比例。从样本量为 N 的样本中抽取的任意数量,比例为 p 的样本的近似标准误为:

$$SE=\sqrt{\frac{p(1-p)}{N}} \quad (7\text{-}1\text{-}8)$$

该人群比例 p 的 95% 置信区间则是:

$$p-(1.96SE)\sim p+(1.96SE) \quad (7\text{-}1\text{-}9)$$

此处的值 1.96 是与 95% 置信区间相对应的乘数。对于 90% 和 99% 的置信区间,其数值分别为 1.645 和 2.576。

再次参考之前的 2×2 列联表。表 7-1-4 中的每个值表示一个简单的比例,由此得到的置信区间如表 7-1-5 所示。

表 7-1-4 2×2 列联表

	疾病状态		
	患病	未患病	总计数
试验阳性	95	2	97
试验阴性	5	98	103
总计数	100	100	
试验阳性	a	b	$a+b$
试验阴性	c	d	$c+d$
总计数	$a+c$	$b+d$	
敏感度	$=a/(a+c)$	$=95/100$	$=95.0\%$
特异度	$=d/(b+d)$	$=98/100$	$=98.0\%$
阳性预测值	$=a/(a+b)$	$=95/97$	$=97.9\%$
阴性预测值	$=d/(c+d)$	$=98/103$	$=95.1\%$

表 7-1-5 2×2 列联表的置信区间

	p	n	95% 置信区间
敏感度	0.95	$100(a+c)$	90.7%~99.3%
特异度	0.98	$100(c+d)$	96.6%~99.4%
阳性预测值	0.98	$97(a+b)$	96.6%~99.4%
阴性预测值	0.95	$103(c+d)$	90.7%~99.3%

对于数量大于 30 和 / 或比例小于 90% 的样本而言,其置信区间的估算比较精确。Armitage 和 Berry 以及 Gardner 和 Altman 给出了更详细的置信区间处理措施。Simel 等人提出了适用于具有多种结果的诊断测试的通用计算方法。

九、检测结果的概率分析

免疫分析技术通过单次测量提供了丰富的信息。大多数此类信息在诊断过程中被简化为两种结果:正常值或异常值,如果是监测患者的病程发展,检测值是否改变或保持不变? 人类大脑在评估数值信息方面很差,因此我们一般通过数据分类将信息减少到可控的比例。在大多数情况下此举是无关紧要的。然而,当面对许多可选的诊断时,决策制定过程将不是仅仅通过了解分析物的水平是否被提高,而是通过精确的知晓其增量的多少,并了解此类信息如何与其他临床和免疫诊断结果组合,以做出最佳的排查诊断。

患者的检测结果高于某个已确定的临界值时,由阳性似然比定义可知,其患有疾病的机会是增加的。

然而,阳性似然比指的是整个人群组,而不是该组内的任何个体,或任何个体分析物结果的多少。如果已知受影响和未受影响群体是正态分布,则可以相同的方式计算相对应于患者实际结果的个体似然比,而不仅仅是基于其是否位于某个临界值之上。在被检测组中的个体具有不同的患病验前比的情况下,这种计算是必要的。

一个很好的实际例子是使用母体血清 AFP 作为胎儿唐氏综合征的筛查试验。受影响妊娠的验前概率范围从 20 岁时的 0.000 65(优势比 1∶1 530)到 40 岁时的 0.008 6(优势比 1∶112)。设定单个母体血清 AFP 临界值,仅根据母体血清低甲胎蛋白水平,提出孕妇需要行羊膜穿刺术并进行诊断测试和胎儿染色体分析的意向,意味着许多处于低风险的年轻女性将进行羊膜穿刺术;而许多具有较高验前比的受影响的年长的妊娠女性将被剥夺进行羊膜穿刺术的机会。使用该试验的唯一明智的方法是将验前比乘以个体似然比,得出验后比(或风险),并根据最终的验后比或风险评估决定是否行羊膜穿刺术。图 7-1-5 显示了计算个体阳性似然比的基础。需要注意的是,中性点(似然比等于 1.0)是在两个正态分布的重叠点而不是在未受影响分布的均值处。

这里涉及两个计算,首先使用受影响分布的均值和标准差,然后使用未受影响分布的均值:

$$f_D(x)= \frac{1}{\sigma_D \sqrt{2\pi}} e^{-1/2\,(x-\bar{x}_D/\sigma_D)^2} \qquad (7\text{-}1\text{-}10)$$

和

$$f_N(x)= \frac{1}{\sigma_N \sqrt{2\pi}} e^{-1/2\,(x-\bar{x}_N/\sigma_N)^2} \qquad (7\text{-}1\text{-}11)$$

其中 $\bar{x}_N$ 和 $\bar{x}_D$,σ_N 和 σ_D 分别表示未受影响和受影响分布的均值和标准差,x 表示分析物的检测值。

似然比是第一次计算与第二次计算的比值:

$$\text{阳性似然比} = \frac{f_D(x)}{f_N(x)} \qquad (7\text{-}1\text{-}12)$$

然后通过将比值比的右侧乘以似然比来计算生育患有唐氏综合征的儿童的风险。例如,对于一名 35 岁的女性,其 AFP 结果为中位数(MoM)的 0.5 倍,验前比为 1∶384 的右侧数值(每 384 次不受影响的机会情况出现一次受影响的机会)除以 2.214 的似然比,以得出 1∶173 的验后比(这相当于将等式左侧的优势比乘以似然比,由此得出对低风险的简单解释)。

似然比的计算不限于单变量分布。Wald 等人描述了利用来自母体血清甲胎蛋白,人绒毛膜促性腺激素和游离雌三醇的三个变量分布的似然比作为标志物,再次用于胎儿唐氏综合征筛查,并且对以这种方式组合的试验结果的数量没有理论限制。Reynolds 和 Penney 给出了数学计算的直接指导。

十、分析目标

"没有靶标的射手永不失手。"

本章探讨了与免疫分析技术相关的一些主要临床概念。临床诊断的层次性简要地归纳为满足患者对及时和适当对策的需要及医生对准确和可靠信息来帮助进行合理诊断的需求而提出的技术要求。那么患者和临床医生的需求是如何决定了所需的技术质量呢?

免疫测定的质量标准传统上是根据现有的而不是根据需要来制定的,尽管有很多的理由可用于解释这种情况,但从某种意义上说,这可以说是本末倒置的。质量控制以众多已经建立多年的国际、国家和地方上的质量控制计划为核心,这些计划在监测几乎所有临床有效的免疫分析的技术

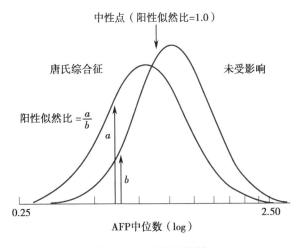

图 7-1-5　似然比计算

性能标准方面是宝贵的。然而,只根据其同行的性能标准来界定不能接受的性能,几乎所有质量标准都有这样的缺点。正如 Gilbert (1977) 雄辩地指出的那样:"任何宣称结果不可接受的质量控制方案在某个时候都必须面对所界定可接受性的问题。"

Barnett (1989) 认为:

没有证据表明,只要技术符合现有标准,患者或医生就不会受到我们现有技术的伤害。撇开理论上的考虑,如果我们不能做得更好,即使在最好的实验室中,这也无助于设定要求更好性能的目标。

这样的前提很难以某种方式证明,但在某种程度上目前的分析检测质量标准已经界定了当前临床性能,这样的争论可以被视为某种形式上的循环。

基于临床需求的分析目标是一种合理的前进方向。在没有明确规范的情况下,没有任何目标可以争取,也没有可识别的终点,脱离这个终点的诊断技术的改进几乎不会产生临床影响。此外,了解分析质量的不同方面对临床性能的影响尤为重要。

如何认识和量化临床需求? 这里提出了几项建议:

(一) 分析目标——最前沿的技术

这里,最前沿的技术被定义为当前存在的前20% 分析检测技术,一般认为前 20% 的分析检测可以实现的性能,那么它应该是所有实验室都可以接受的。这种方法具有一定的吸引力,但也存在几个严重的缺点:

1. 优势

- 简单。
- 推动持续改进的过程并符合当前的质量理念。
- 理论上它能使实验室之间的性能分化最小化。

2. 劣势

- 提供的分析目标是可变的。
- 不根据需要而确定分析目标。
- 将重点放在技术而非临床方面(例如,如果使用特定方法的参考区间,方法之间数值差异在临床环境下可能从严格意义上讲,是不相关的)。
- 质控样本可能无法反映实验室的真实性能,特别是当持续认可可能取决于实验室国家质

控计划中是否有令人满意的表现时,实验室的关注点可能会放在质控样本的分析方法。

- 质控样本经常进行添加或去除分析物的处理。添加的分析物可能无法反映此类分析物在生物循环中的变异谱。此外,处理可能会干扰样品的基质,使其不再反映患者样本的性能。
- 质控样本在不连续的区间里进行性能评估。这些不连续的区间可能不在临床关键决策点的范围上。
- 没有提供相应的终点,若超出该终点,精密度的进一步提高没有临床效能。

(二) 分析目标——临床医生的意见

由于临床医生是实验室的第一客户,应该由他们确定质量需求,初看起来这种说法似乎是合乎逻辑的。最常见的方法是通过临床短文的形式向临床医生询问分析物浓度的差异是否会引发临床行为的改变。这样做的优缺点如下:

1. 优势

- 具有直接及合乎逻辑的吸引力。
- 符合当前的质量理念。

2. 劣势

- 已发表的研究表明,临床医生的意见对个别案例研究具有广泛的不同的反应。除此之外,将(临床医生的)中值响应作为预期目标只能满足一半的临床医生。
- 临床医生的回应受到他们从实验室已取得的经验的影响。
- 临床行为不仅取决于变化程度,还取决于所检测到的浓度水平的变化。
- 实践中的临床回应可能不同于纸上谈兵。
- 通过临床短文方法,临床医生的意见也可能受到假想患者的背景和用于引出意见问题格式的影响。
- 临床判断受到经验和"直觉"的影响。临床行为可能会因目前和过往历史的情况大不相同。
- 检测值通常是二分类的,如异常或正常,高或低,增加或减少。人脑在准确评估和权衡数值信息方面非常差。

(三) 基于参考区间的分析目标

Tonks (1963) 首先提到了从临床需求中得出的质量规范的问题,其中提出了**总允许误差范围**

(total allowable limits of error, TAE), 两倍于变异系数, 应按百分比设定为:

$$TAE(\%) = \leqslant 0.25 \times \frac{\text{参考区间}}{\text{参考区间平均值}} \times 100 \qquad (7\text{-}1\text{-}13)$$

然而, 常数 0.25 为经验值, 参考区间在某种程度上取决于用于计算它们的统计方法。况且, 其主要的缺点是分析精度已经导致参考区间的变化。尽管如此, 该方法也具有优点, 特别体现在其概念的简单性及参考区间的可获得性。

(四) 基于生物变异的分析目标

免疫分析技术的临床表现是通过健康和患病状态的平均值之间的间隔与检测值的变异水平来确定的。后者有三个主要来源: 个体内的变异, 个体之间的变异以及由于分析误差导致的变异(图 7-1-6)。

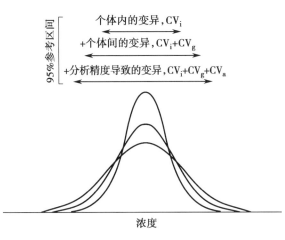

图 7-1-6　变异组分

CV_i 为受试者内的变异(日间或周间), CV_g 为个体间或群体之间的生物学变异(个体之间在稳态设定点的变化), CV_a 为分析精度导致的变异, CV_t 为上述变异总和导致的不精确性。

因此, 在确定质量规范方面, 应关注分析变异与整体生物变异相比的相对贡献比例。在这里重点必须放在相对贡献而非绝对贡献。如果考虑两种分析物, 其中一种分析物的参考区间是另一种分析物的两倍, 那么有理由认为分析的精密度水平应该反映出这种差异, 以便对临床表现产生相同程度的影响。

(五) 精密度的分析目标

有人建议, 为了将生物变异的增加限制在大

约 10%(实际上是 11.8%), 最大允许的分析变异应该小于相关生物变异的一半:

$$CV_a = 0.5 \sqrt{CV_i^2 + CV_g^2} \qquad (7\text{-}1\text{-}14)$$

其中 CV_i, CV_g 和 CV_a 分别是受试者内、受试者间变异和分析变异。

这一概念对于情况不明的患者群体的疾病诊断具有最大价值。允许的不精密度考虑了个体内和个体间的生物变异。然而, 检测通常不仅用于疾病的诊断, 还用于监测。若生物学变异局限于个体内的生物变异, 因此更合适的分析目标是完全基于受试者内变异性决定的, CV_i:

$$CV_a \leqslant 0.5 CV_i \qquad (7\text{-}1\text{-}15)$$

由于任何特定的分析都可能用于两种目的, 因此建议采用这种更严格的定义, 以确保分析性能满足更苛刻的监测要求。

(六) 准确性的分析目标

准确性的分析目标是不应存在偏差。虽然这是我们必须追求的目标, 但只是作为量化准确度效果的手段, 构成允许偏差的某些定义仍是有用的。已经提出最大允许相对偏差应小于整体生物变异的四分之一(受试者内和受试者间变异):

$$\text{最大容许误差} \leqslant 0.25 \sqrt{CV_i^2 + CV_g^2} \qquad (7\text{-}1\text{-}16)$$

(七) 药物监测的分析目标

免疫分析技术的另一个常见用途是在治疗药物的监测领域。如果药物吸收相比其消除更快速, 且其消除遵循一级动力学及药物在整个单一隔室中均匀分布, 那么在五个半衰期之后, 药物的浓度将在设定点附近变化, 并趋于稳定状态。这种表示为四个标准差的波动, 可以被视为类似于受试者内部的生物变异, Fraser(1987)提出精密度的理想分析目标表示为:

$$CV_a \leqslant 0.25 \frac{(2^{T/t} - 1)}{(2^{T/t} + 1)} \times 100 \qquad (7\text{-}1\text{-}17)$$

其中 CV_a 是分析变异, T 是给药间隔时间, t 是消除半衰期。Stewart 和 Fraser(1989)已经推导出了各种常见治疗药物的分析目标。

(八) 干扰因素的分析目标

少数免疫分析技术不受某种形式或一部分干扰的影响。Fuentes-Arderiu 和 Fraser(1991)提出, 由于总分析误差(TAE)在理想的情况下应小于受试者生物学变异的一半, 因此干扰物质, I, 产生的

系统允许最大误差应为：

$$I=CV_t-(1.96CV_a+SE) \qquad (7\text{-}1\text{-}18)$$

其中 CV_t 是受试者内部的生物学变异，CV_a 是分析不精密度，SE 是系统误差。

这些分析目标同样适用于交叉反应、基质效应及自动免疫分析仪器和采样器中的残留样本。

（九）适用性

关于分析目标的推导的工作主要集中在临床化学方面。与此相反，在制定免疫分析技术的质量标准方面进行的工作相对较少，尽管这些概念既可直接应用又可转化。这种现象的主要原因是，对于许多常用的免疫测定，直到最近才有关于受试者内生物学变异的数据。Browning（1989）、Ricos 和 Arbos（1990）、Valero-Politi 和 Fuentes-Arderiu（1993）对 19 种激素的研究推动了对待测分析物的分析目标不精密度的发展，如表 7-1-6 所示。

值得注意的是，这些激素之间可允许的精密度范围很广。这反映了受试者内部生物变异的差异。对于某些分析物，它们当前的分析性能非常接近或超过这些标准。其他如总 T_4 和**甲状腺素结合球蛋白**（thyroxine-binding globulin，TBG）远远不能满足这些提出的标准。然而，要认识到这些分析目标也很重要，况且，分析目标不太可能实现的事实并没有削弱其作为值得关注的目标的价值。

十一、小结

前面的章节讨论了免疫检测设计和功能的一些要素，特别是在满足对灵敏度、精密度和准确度的更苛刻的技术要求方面。本章试图将这些技术要求与临床需求联系起来。

目前仍然还有许多工作需要去做，这其中不仅包括了要准确定义免疫检测的分析目标，还包

表 7-1-6　激素类分析目标

激素	变异系数 /%		
	A	B	C
11- 脱氧皮质醇	10.7		
17- 羟 - 孕酮	9.8		
醛固酮	14.7		
雄烯二酮	5.8		
皮质醇	7.6		
硫酸脱氢表雄酮	0.6		
雌二醇	10.9		
睾酮	4.2		5.4
c 肽	4.7		
胰岛素	7.6		
促卵泡激素	1.5（女性）		8.7（男性）
黄体生成素	6.2（女性）		12.0（男性）
催乳素	3.5		
总 T_3	4.4	5.2	
总 T_4	1.8	2.5	
甲状腺素结合球蛋白	2.2		
促甲状腺激素	9.7	8.1	
游离 T_3		3.9	
游离 T_4		4.7	

括了要开发实现它们所需的技术。

通常认为免疫诊断学的技术进步会直接引起临床诊断标准的提高。重要的一点是不能忽略技术的发展也受到自动化和高通量的实验室运作需求的推动。这些需求可能与分析设计中的基本原则相冲突，而导致分析速度和临床性能的平衡。

本章节回顾了一些与临床性能特征相关的概念。特别值得一提的是，在制定决策时，分析物检测值本身所包含的大部分概率信息会因被删减为二分类结果而丢失。贝叶斯概率和似然比的结合在日常实验室或临床环境中可能看起来很复杂，但是与常用的结果归类系统相比，它提供了更好地保留信息的机制。对于使用多个测试的疾病，从多变量或 logistic 回归模型得出的似然比有时提供了唯一令人满意的且在统计学上合理的组合数据的方式。

免疫分析技术的下一次变革可能不在于追求增加自动化程度、更高的通量、更灵敏的检测或更高的精密度。下一次变革可能就在于我们如何更透彻地解释我们已经获得的结果。

十二、参考文献

Abramowitz, M. and Stegun, I.A. (eds), *Handbook of Mathematical Functions*, 933 (Dover Publications, New York, 1972).

Armitage, P. and Berry, G. *Statistical Methods in Medical Research* 2nd edn, 117–120 (Blackwell, Oxford, 1987).

Barnett, R.N. Error limits and quality control. *Arch. Pathol. Lab. Med.* **113**, 829–830 (1989).

Bayes, T. An essay towards solving a problem in the doctrine of chances. *Biometrika* **45**, 293–315 (1958).

Browning, M.C.K. Analytical goals for quantities used to assess thyrometabolic status. *Ann. Clin. Biochem.* **26**, 1–12 (1989).

Cotlove, E., Harris, E.K. and Williams, G.Z. Biological and analytical components of variation in long-term studies of serum constituents in normal subjects. III. Physiological and medical complications. *Clin. Chem.* **16**, 1028–1032 (1970).

Cuckle, H.S., Wald, N.J. and Thompson, S.G. Estimating a woman's risk of having a pregnancy associated with Down's syndrome using her age and serum alpha-fetoprotein level. *Br. J. Obstet. Gynaecol.* **94**, 387–402 (1987).

Dawson, N.V. Physician judgement in clinical settings: methodological influences and cognitive performance. *Clin. Chem.* **39**, 1468–1480 (1993).

Fraser, C.G. Desirable standards of performance for therapeutic drug monitoring. *Clin. Chem.* **33**, 387–390 (1987).

Fraser, C.G. and Hyltoft Peterson, P.R. Proposed quality specifications for the imprecision and inaccuracy of analytical systems for clinical chemistry. *Eur. J. Clin. Chem. Clin. Biochem.* **30**, 311–317 (1992).

Fuentes-Arderiu, X. and Fraser, C.G. Analytical goals for interference. *Ann. Clin. Biochem* **28**, 393–395 (1991).

Gardner, M.J. and Altman, D.G. *Statistics with Confidence*, 28–33 (British Medical Association, London, 1989).

Gilbert, R.K. CAP interlaboratory survey data and analytical goals. In: *College of american pathologists conference report (1976): analytical goals in clinical chemistry* (ed Elevitch, F.R.) 63–73 (College of American Pathologists, Skokie, Illinois, 1977).

Hammond, K.R. Intuitive and analytical cognition: information models. In: Concise encyclopedia of information processing in systems and organisations, (ed Sage, A.), 306–312 (Pergamon Press, Oxford, 1990).

Harris, E.K. Statistical principles underlying analytical goal setting in clinical chemistry. *Am. J. Clin. Pathol.* **72**, 374–382 (1979).

Harris, E.K. Statistical aspects of reference values in clinical pathology. *Prog. Clin. Pathol* **8**, 45–66 (1981).

Healy, M.J.R. Outliers in clinical chemistry. *Clin. Chem.* **25**, 675–677 (1979).

Henderson, A.R. Assessing test accuracy and its clinical consequences: a primer for receiver operating characteristics curve analysis. *Ann. Clin. Biochem.* **30**, 521–539 (1993).

Latner, C. (ed), *Geigy scientific tables* 8th edn (Geigy, Basle, Switzerland, 1982).

Proceedings of the sub-committee on analytical goals in clinical chemistry. Analytical goals on clinical chemistry: their relationship to medical care. *Am. J. Clin. Pathol.* **79**, 624–630 (1979).

Reynolds, T.M. and Penney, M.J. The mathematical basis of multivariate risk screening: with special reference to screening for Down's syndrome associated pregnancy. *Ann. Clin. Biochem.* **27**, 452–458 (1990).

Ricos, C. and Arbos, M.A. Quality goals for hormone testing. *Ann. Clin. Biochem* **27**, 353–358 (1990).

Rowan, R.M., Laker, M.F. and Alberti, K.G.M.M. The implications of assaying external quality control sera under 'special conditions'. *Ann. Clin. Biochem.* **21**, 64–68 (1984).

Simel, D.L., Samsa, G.P. and Matchar, D.B. Likelihood ratios with confidence: sample size estimation for diagnostic test studies. *J. Clin. Epidemiol.* **44**, 763–770 (1991).

Soldberg, H. The theory of reference values. *J. Clin. Chem. Clin. Biochem.* **25**, 545–656 (1987).

Stewart, M.J. and Fraser, C.G. Desirable performance standards for assays of drugs. *Ann. Clin. Biochem.* **26**, 220–226 (1989).

Thue, G., Sandberg, G. and Fugelli, P. Clinical assessment of haemoglobin values by general practitioners related to analytical and biological variation. *Scand. J. Clin. Lab. Invest* **51**, 453–459 (1991).

Tonks, D.B. A study of the accuracy and precision of clinical chemistry determinations in 170 Canadian laboratories. *Clin. Chem.* **9**, 200–205 (1963).

Valero-Politi, J. and Fuentes-Arderiu, X. Within- and between-subject biological variations of follitropin, lutropin, testosterone and sex hormone-binding globulin in men. *Clin. Chem.* **39**, 1723–1725 (1993).

Wald, N.J., Cuckle, H.S., Densem, J.W., Nanchahal, K., Royston, P., Chard, T., Haddow, J.E., Knight, G.E., Palomaki, G.J. and Canick, J.A. Maternal serum screening for Down syndrome in early pregnancy. *Br. Med. J.* **297**, 883–887 (1989).

Woodhead, J.S. New technology and improved analytical performance: do they always go together. *J. Clin. Immunoassay* **14**, 235–238 (1991).

Zweig, M.H. and Campbell, C.C. Receiver-operating characteristics (ROC) plots. A fundamental evaluation tool in clinical medicine. *Clin. Chem.* **39**, 561–577 (1993).

（陶志华　译，关明　审）

一、正常甲状腺功能

甲状腺位于颈前部、甲状软骨的正下方。**甲状腺素(T₄)为甲状腺产生的主要激素**,也是**三碘甲腺原氨酸(T₃)**的前体激素,且 T_3 较 T_4 具有更强的代谢活性。通常,血液循环中大约 20% 的 T_3 是由甲状腺直接分泌的,而大部分的 T_3 是在甲状腺外生成的,并受 5'- 脱碘酶催化下形成的单脱碘酶反应严密调控。正常的甲状腺激素水平对于儿童和成人的健康非常重要。在婴幼儿和儿童时期,甲状腺激素对于正常的身心发育至关重要。对于成人,甲状腺激素在控制蛋白合成、氧气消耗、产热和总的机体代谢活动中发挥广泛的作用。由此可见,甲状腺激素过量(甲状腺功能亢进,简称甲亢)会导致机体处于过度活跃的状态;而甲状腺激素不足(甲状腺功能减退,简称甲减)会有代谢活动降低的症状出现,如疲乏、嗜睡以及畏寒。但是,由于甲亢和甲减的表现和症状并非十分特异,通常会被归因于正常的衰老过程,因此实验室检查对于确定是否存在甲状腺功能障碍至关重要。

所有甲状腺的功能都由**促甲状腺激素(TSH)**调控,TSH 也被称为甲状腺刺激激素。TSH 是在下丘脑产生的下丘脑三肽,即在**促甲状腺激素释放激素(TRH)**的作用下由垂体响应分泌的。下丘脑 - 垂体 - 甲状腺轴的稳态是通过血循环中甲状腺激素对下丘脑和垂体的负反馈抑制作用实现的(图 7-2-1)。

碘是生成甲状腺激素的必需元素。饮食中适宜的碘摄入对维持正常甲状腺功能是必不可少的。为防治缺碘性疾病,建议不同人群每日膳食中碘的摄入剂量如下:90µg(5 岁内儿童)、120µg(6~12 岁儿童)、150µg(成人)、200µg(孕妇和哺乳期妇女 200µg)。膳食中缺乏碘的摄入会引发代偿性甲状腺肥大,即**甲状腺肿(goiter)**。

TSH 刺激甲状腺滤泡细胞从血循环中捕获碘,并通过碘 - 钠协同转运进入滤泡细胞。然后,

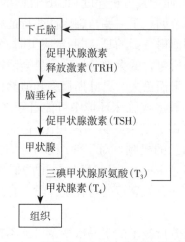

图 7-2-1 甲状腺激素分泌的调控(简化版)

碘被激活,并结合到大分子糖蛋白前体**甲状腺球蛋白(Tg)**的酪氨酸残基上,该过程由位于甲状腺滤泡细胞顶端膜上的甲状腺过氧化物酶催化而完成。碘化 Tg 储存在甲状腺滤泡的胶质中,作为甲状腺激素的贮存库。在 TSH 的作用下,Tg 被细胞内吞,并经溶酶体酶消化后向血液中释放甲状腺激素和一些未分解的 Tg。

降钙素也在甲状腺中合成(详见骨代谢)。

具有正常甲状腺功能的人被认为是**甲状腺功能正常(euthyroid)**。

二、临床疾病

(一)甲状腺功能减退(甲状腺激素缺乏)

1. 先天性甲状腺功能减退症

先天性甲状腺功能减退症(congenital hypothyroidism,CH)的患儿可能在刚出生时临床症状不明显,如果没有进行筛查,就会被漏诊。如果不接受治疗,这种疾病会导致不可逆转的脑损伤,但如果及早发现并在出生两周内开始治疗,患儿的认知发育和智商就会正常。在妊娠的前半段,胎儿体内的甲状腺激素浓度较低,因此胎儿完全依赖于母体的甲状腺激素,也就是说胎儿体内甲状腺激素水平受胎盘和母体甲状腺状态调控。在

妊娠中期,胎儿下丘脑-垂体-甲状腺轴开始发挥功能,并在足月分娩时发育完全。虽然甲状腺激素对许多器官系统都有影响,但患有 CH 的婴儿在出生时其甲状腺激素水平表现为正常,这可能是因为其通过胎盘获取了母体甲状腺激素的保护。尽管 CH 婴儿血清中 T_3 浓度较低,但脑内 T_4 向 T_3 转化的增加会导致局部 T_3 供应增加,因此一些病情极重的 CH 婴儿可具有正常或接近正常的认知功能。如果患儿治疗开始的早且充分,以及母体甲状腺功能正常,就会出现这种情况。无论何时胎儿和母体出现甲状腺功能减退,即使在出生后进行足量的甲状腺治疗,都会造成神经发育的明显损伤。这通常存在于严重的碘缺乏、促甲状腺素受体阻断抗体的出现或母胎 PIT 1 不足的情况。

引起先天性甲状腺功能减退症最常见的原因是在甲状腺发育过程中产生异常,即**甲状腺发育异常(thyroid dysgenesis)**,包括**异位(ectopia)**、**发育不全(aplasia)** 或**发育不良(hypoplasia)**,这些占总病例的 85%;而先天性代谢缺陷(**甲状腺激素生成障碍,dyshormonogenesis**)占 10%~15%。最新的分子生物学和细胞生物学研究进展使人们对正常的甲状腺生理、甲状腺发育和疾病相关基因有了更深入的了解。这使得人们可以识别一些非常罕见的先天性甲状腺功能减退症病例中有所相关的遗传缺陷。新生儿先天性甲状腺功能减退的发生率约为 1/3 000,其中黑人的发病率较低。先天性甲状腺功能减退症的发病率大约是苯丙酮尿症的 4~5 倍,而苯丙酮尿症的筛查程序早已开展。本病女性与男性的发病比率为 2∶1,且本病患儿具有更高的唐氏综合征患病风险。许多国家筛查先天性甲状腺功能减退症最广泛应用的方法是对出生后几天的婴儿脚后跟进行采血并使用检测滤纸检测血液样本中的 TSH 或 T_4。TSH 水平在新生儿出生后立即升高,但在 24~48 小时内下降到正常水平。血斑筛查样本的最佳采集时间应介于新生儿出生后 48 小时至 4 天内。这将确保能在早期发现患病婴儿,并对其开展治疗以最大限度保护患儿神经智力发育。患有先天性原发性甲状腺功能减退症的婴儿其血斑 TSH 浓度通常远高于正常婴儿,因此 TSH 筛查比 T_4 筛查具有更好的敏感性和特异性。然而,极少数由于下丘脑或垂体疾病引起的甲状腺功能减退症(中枢性甲状腺功能减退症)患儿会因 TSH 筛查而漏诊,

但这些通常可以被临床发现。

血斑 TSH 浓度升高的婴儿应立即接受儿科医生诊治,包括进行左旋 T_4(L-T_4)替代治疗,并安排进行确证性血清学检查。大多数病例显示,婴儿若具有低水平的游离 T_4(FT$_4$)和高水平的TSH,则会患有永久性甲状腺功能减退症。L-T_4初始治疗剂量为每日 10~15μg/kg 体重,用以快速提高 FT$_4$ 水平并使 TSH 水平达到正常。在出生后 6 个月内,每 1~2 个月监测一次血清 FT$_4$/TSH水平,之后每 3~4 个月监测一次直到 3 岁,而后监测周期改为每 6~12 个月一次直到成年。一些有暂时性甲状腺功能减退的婴儿,其血清学检查表现为血清 FT$_4$ 水平正常,TSH 水平正常或略高于正常水平。这种情况在缺碘地区相对普遍,但在碘充足地区则不常见。引起暂时性甲状腺功能减退的其他原因包括早产、宫内暴露于抗甲状腺药、母体**促甲状腺激素受体抗体(TRAbs)**和产前或产后接触过量碘离子(如含碘抗菌棉签或碘化造影剂中的聚维酮碘)。这些病例的初始治疗将与针对永久性 CH 病因的治疗一样,暂时性甲状腺功能减退可以在稍后的时间内得到确认,通常是在 2 岁之后,此时会中止 L-T_4 治疗,并在适当的时间间隔后测量血清 FT$_4$ 和 TSH。如果 FT$_4$ 和TSH 仍旧都保持正常水平,则表示患者甲状腺功能正常,因此无须重新开始使用 L-T_4 治疗。极少数婴儿,通常是那些低体重儿、极低体重儿、危重早产儿、危重足月产婴儿,在筛查中 TSH 浓度正常,但血清 TSH 在出生后几周内增加到永久性甲状腺功能减退症时的浓度。目前尚不清楚这种延迟的 TSH 升高是否由垂体-甲状腺反馈调节异常、暂时性甲状腺功能减退(如碘诱导)或轻度永久性甲状腺功能减退所致。目前会有一些筛查项目会在这些婴儿 2~6 周大时获取第二份样本进行筛查。

通过筛查已经实现消除先天性甲状腺功能减退引起的智力障碍这一主要目标,然而,仍有一些国家的筛查工作尚未普及。

2. 儿童甲状腺功能减退症

儿童甲状腺功能减退症(childhood hypothyroidism)和青少年甲状腺功能减退症最常见的症状是发育不全。患儿有中等程度的体重增长,但骨骼发育迟缓。在 4 岁以上的儿童中,甲状腺功能减退症最常见的原因是桥本甲状腺炎,并常与其他内分泌腺如胰腺、肾上腺、性腺和甲状旁腺缺

陷相关。在没有筛查先天性甲状腺功能减退的地区,随成长出现的甲状腺发育不全或异位甲状腺组织会导致儿童甲状腺功能减退症。

3. 原发性甲状腺功能减退症

成人甲状腺功能减退症大多是由自身免疫性甲状腺疾病——**桥本甲状腺炎(Hashimoto's thyroiditis)** 引起的自发性甲状腺功能衰竭,这种被称为原发性甲状腺功能减退症(primary hypothyroidism)的疾病会在数年内逐渐破坏甲状腺功能。普通人群患病率约为2%。典型的甲状腺功能减退症表现为从轻微(亚临床)到严重的不同程度。这种疾病的发病率随着年龄的增长而增加,且女性的发病率是男性的四倍。甲状腺功能亢进治疗(手术、放射性碘治疗或抗甲状腺药物过度治疗)后的数月至数年也经常发生甲状腺功能衰竭。重度甲状腺功能减退症典型的血清学特征是TSH升高并伴有血清游离T_4异常。典型的临床表现包括如下症状:乏力、嗜睡、反应迟钝、畏寒、月经增多、便秘、体重增加、皮肤干燥、水肿、耳聋和失衡。通常可检测到甲状腺自身抗体,特别是**甲状腺过氧化物酶抗体(TPOAb)**,它是潜在发生的自身免疫过程的良好标志物。当饮食中缺乏碘时,会发生包括甲状腺功能减退在内的一系列紊乱,当缺碘严重时,就会出现甲状腺肿大、呆小病和生育能力下降。总之,碘缺乏性疾病是影响世界38%人口的重大公共卫生问题,是甲状腺功能减退症最常见的原因。

4. 轻度(亚临床)甲状腺功能减退症

轻度(亚临床)甲状腺功能减退症[mild (subclinical) hypothyroidism]的特点是血清TSH增加,而游离T_4和游离T_3水平正常。研究表明,老年女性患者的轻度甲状腺功能减退患病率可达15%~20%。这种TSH异常现在被认为是甲状腺素缺乏的一个指标,相关研究已通过甲状腺激素作用和心理学测试的组织标志物异常进行了证实。因此,美国甲状腺协会建议将"亚临床甲状腺功能减退症"改为"轻度甲状腺功能减退症"。由于大多数轻度甲状腺功能减退症(高TSH/正常T_4)继发于桥本甲状腺炎,并以每年5%的速度发展为显性甲状腺功能减退症(高TSH/低T_4),医生越来越认识到诊断和治疗这种疾病的价值。TPOAb水平是提示潜在自身免疫状况严重程度的指标,因为TPOAb越高,甲状腺功能衰竭速度越快。由于甲状腺素缺乏的症状具有隐匿性,而

且是非特异性的,因而进行性甲状腺功能衰竭常常被视为是由衰老引起的,因此在老年患者中,显性甲状腺功能减退症和轻度甲状腺功能减退症常常被漏诊。

对于血清TSH浓度大于10mU/L和TPOAb浓度升高的患者,建议对其采取治疗以预防轻度甲状腺功能减退症进展至显性甲状腺功能减退症。但是对于那些血清TSH小于10mU/L的患者,由于该病进展相对较慢,进行治疗的优势相对不明确,对于有以下情况的患者应考虑对其采取L-T_4替代治疗以及定期监测其甲状腺功能:

(1)舒张功能障碍导致的心血管风险增加。

(2)高血压。

(3)动脉粥样硬化风险。

(4)高血脂。

(5)糖尿病。

(6)吸烟。

(7)有甲状腺功能减退症状。

(8)甲状腺肿大。

(9)TPOAb升高。

(10)怀孕。

(11)不孕不育。

如果没有这些症状,就意味着没有证据表明T_4替代治疗会有效,只需要进行监测。然而,许多临床医生认为,如果患者TSH水平高于参考值范围,特别是大于5或6mU/L时,患者确实可以从L-T_4替代治疗中获益,因而会对其进行尝试性L-T_4替代治疗。

5. 继发性甲状腺功能减退症

继发性甲状腺功能减退症(secondary hypothyroidism)是由下丘脑TRH和/或垂体TSH无法有效刺激甲状腺功能引起的,在所有甲状腺功能衰竭病例中仅占不足1%。在一些继发性甲状腺功能减退的病例中,血清TSH不一定降低,而通常是正常水平或略微升高(5~10mU/L)。这些不合常理的正常水平的TSH,由受损或刺激不足的垂体分泌,其生物活性受损。继发性甲状腺功能减退症可由多种疾病引起,也可能由下丘脑或垂体损伤引起。通常,垂体功能障碍并不局限于甲状腺轴,也可表现为肾上腺和性腺的功能缺陷。TSH对TRH刺激的反应受损或延迟(<2倍上升)是继发性甲状腺衰竭的一个指标。

外源性L-T_4可有效治疗原发性和继发性甲状腺功能减退症,其能为甲状腺外组织生产T_3提

供足够的基质来源（见左旋甲状腺素替代疗法）。

（二）甲状腺功能亢进症

甲状腺功能亢进症（Hyperthyroidism）的主要病因是 Graves 病，毒性多结节性甲状腺肿、隐匿性甲状腺炎、毒性腺瘤发病率较低，还有其他病因较为罕见。在英国，Graves 病最为常见，而在缺碘地区，毒性腺瘤更为常见。甲状腺功能亢进症在女性中的发病率大约是男性的 10 倍，女性发病率为 $2.5‰ \sim 4.7‰$。Graves 病最常见于 20~50 岁的女性，而毒性多结节性甲状腺肿在 60 岁以上的人群中更为常见。

格雷夫斯病（Graves'disease） 是由**甲状腺刺激性自身抗体（TSAb）** 引起的，TSAb 与 TSH 受体结合，产生类似于 TSH 对甲状腺细胞的作用。甲状腺激素过量的代谢作用会导致疲劳、多汗和劳力性呼吸困难。大多数患者尽管食欲会增加但伴随着明显的体重减轻以及肌肉萎缩。其他特征性表现包括眼部症状，如眼球突出、瞪视，和甲状腺肿大。

TSAb 刺激导致 T_3 和 T_4 分泌过多，从而抑制垂体 TSH 分泌至低于正常甲状腺水平的 1/100（<0.02mU/L），目前可以通过 TSH 免疫检测法检测到。

Graves 病可以用抗甲状腺药治疗，如卡比马唑、丙硫氧嘧啶或甲巯咪唑，通常用药 12~24 个月。如果疾病在药物治疗停止后复发，可通过放射性碘治疗或手术切除甲状腺进行治疗。

由**毒性多结节性甲状腺肿（toxic multinodular goiter，TMNG）** 引起的甲状腺功能亢进是一种甲状腺肥大和结节性的疾病，通常持续很长一段时间，甚至几年，通常是由碘缺乏引起的。随着甲状腺增大，自主性分泌增强，甲状腺激素浓度增加，甲状腺大小与血清 TSH 呈典型的负相关。然而，其甲状腺激素过量的程度和 TSH 抑制的幅度通常小于 Graves 病。尽管甲状腺毒症程度较轻，TMNG 患者往往比 Graves 病患者年龄更大，更容易发生由甲状腺激素过量导致的心房颤动，以及先天性心脏病恶化。

毒性腺瘤（toxic adenoma） 可能在甲状腺功能亢进发生前已经存在一段时间，并伴有 TSH 浓度降低。近期研究显示这些结节中的自主分泌是继发于基因突变的 TSH 受体的自身激活。在某些情况下，肿瘤分泌 T_3 主要引起 **T_3 中毒（T_3-**toxicosis），此时游离 T_3 水平上升而游离 T_4 水平正常。当临床症状显示患者为甲状腺功能亢进，但其游离 T_4 在参考区间内且血清 TSH 水平受到抑制时，应怀疑为毒性腺瘤。在美国，约 2% 的甲状腺毒性患者有 T_3 中毒，常见于格雷夫斯病和毒性多结节性甲状腺肿。另一种可能发生的情况为 **T_4 中毒（T_4-toxicosis）**，即游离 T_4 升高但游离 T_3 正常。毒性腺瘤最有效的治疗方法是手术切除。**甲状腺癌（thyroid carcinoma）** 是一种非常罕见的甲状腺功能亢进的病因。由于此时甲状腺功能亢进是由于垂体分泌过多的 TSH 引起的，这些患者在游离甲状腺激素增加的情况下，TSH 浓度正常或升高，常用术语 "TSH 异常分泌" 来描述这种情况。这可能是由于 TSH 分泌垂体腺瘤或甲状腺激素抵抗引起的非肿瘤性 TSH 分泌过多所致。甲状腺激素可能是由一种卵巢畸胎瘤（**卵巢甲状腺肿，struma ovarii**）中的异位甲状腺组织分泌的。类似甲状腺腺瘤，此时甲状腺激素的浓度可能增加而 TSH 浓度降低。

接受过量的 T_4 治疗的甲状腺功能减退患者可能会出现甲状腺功能亢进的症状。**人为甲状腺毒症（thyrotoxicosis factitia）** 是指在某种情况下甲状腺功能正常的人摄入过量的甲状腺激素，例如为了减肥而进行的错误尝试。通常血清 T_4 和 T_3 浓度会升高；除非是患者服用了 T_3，在这种情况下 T_4 会低于正常值而 T_3 增加。

甲状腺肿大患者如果使用碘会引起甲状腺功能亢进，这种情况被称为**碘诱导甲状腺功能亢进（iodine-induced hyperthyroidism）** 或**乔德 - 巴塞多（Jod-Basedow）** 现象。

甲状腺功能亢进还可能是由**德奎尔万亚急性甲状腺炎（de Quervain's subacute thyroiditis）**，也称为**肉芽肿性甲状腺炎（granulomatous thyroiditis）** 或**静息型甲状腺炎（silent thyroiditis）** 引起，可能是由病毒感染引起的甲状腺炎症。炎症致使保存在甲状腺滤泡中的甲状腺激素被过多地释放到血液中，因此导致血清甲状腺激素浓度呈现中度升高。自身免疫反应也可能是亚急性甲状腺炎的病因，因此有时可检测到甲状腺自身抗体。此类患者要么恢复正常，要么在暂时的甲状腺功能正常后再经历数月的甲状腺功能减退，最后再次恢复正常的甲状腺功能。其中也有一些患者在几年后发展为甲状腺功能减退症。

产后甲状腺炎综合征（postpartum thyroiditis

syndrome,PPT syndrome)与亚急性甲状腺炎有相似的表现形式。分娩后出现一过性甲状腺功能亢进,继而持续数月的甲状腺功能减退,之后通常是恢复正常的甲状腺功能状态。大多数患者阳性 TPOAb 浓度较低。虽然 TPOAb 的存在是 PPT 的一个危险因素,但只有 50% 的人会发展成甲状腺功能失调。有 PPT 经历的患者,在随后的怀孕中出现这种症状的风险增加。有 5%~10% 的妇女会发生产后甲状腺炎。

(三) 非毒性甲状腺肿

单纯性甲状腺肿或非毒性甲状腺肿通常被用来描述无甲状腺功能减退或亢进的甲状腺肿大,这种甲状腺肿大也不是由炎症或肿瘤引起的。

(四) 妊娠期甲状腺疾病

妊娠期间会发生多种生理变化,包括甲状腺素结合球蛋白产生的增加,导致血清总 T_4 增加,此外还有甲状腺外 T_4 分布空间增加。为了维持 FT_4 稳态,T_4 的产量就会增加。在妊娠早期,随着人绒毛膜促性腺激素的增加,血清 TSH 在妊娠 10 周左右下降到最低点,导致 20% 的妇女 TSH 下降到参考范围以下。FT_4 在怀孕期间的变化情况存有争议,一些常用的方法显示怀孕期间 FT_4 下降,而其他方法显示 FT_4 没有下降。现在公认的是,通过可靠的 FT_4 方法,在孕期 FT_4 下降,因此应该采用适当的方法依赖性的参考区间。

由于怀孕期间对 T_4 的需求量增加,在饮食中碘含量低或处于低含碘量边缘的地区,碘缺乏可导致甲状腺肿形成和相对性低甲状腺素血症,这会影响母亲和胎儿的健康。可以每日服用含有 200~250μg 碘的复合维生素片来避免摄碘不足。即使在那些通常被认为是碘充足的国家,流行病学调查也发现其人群中缺碘。这在年轻的孕妇中更加严重,因为她们可能更注意饮食从而避免摄入加碘盐和加碘面包。孕前或孕期补充碘会使母亲和新生儿的甲状腺功能维持正常。碘缺乏仍然是世界上最常见的可治疗性智力发育迟缓的原因。硒和铁的联合缺乏可能会影响胎儿的神经发育和甲状腺对碘治疗的反应。在世界上碘严重缺乏的地区,如果不在饮食中添加碘,将会导致地方性呆小病。

(五) 自身免疫性甲状腺疾病和妊娠

甲状腺自身免疫可能是导致女性不孕的原因之一,此外也会增加流产的风险。调查研究表明,5%~10% 的女性有甲状腺自身抗体,但甲状腺功能正常。妊娠期自身抗体阳性,会导致孕妇存在甲状腺功能减退的风险,因此需定期对孕妇进行 TSH 测试,若发现甲状腺功能减退,给予 T_4 治疗,对孕妇和胎儿均有好处。

有 2%~4% 的孕妇患有预先存在的甲状腺功能减退症,且这些产妇产时并发症和胎儿患并发症的风险增加,因此需要对其进行 T_4 替代治疗。妊娠期 T_4 替代治疗的需求量增加,剂量需要增加 50% 左右。多项研究表明,孕妇(特别是在怀孕早期)甲状腺功能减退(或仅有 FT_4 水平低),会影响胎儿从而导致儿童智商评分下降。目前的指南不建议妊娠期对产妇进行产前甲状腺功能减退筛查,但应对已知甲状腺功能减退的孕妇进行监测,并增加 T_4 剂量以维持其甲状腺功能。

对于患 Graves 病的女性来说,孕妇和胎儿的健康状况取决于对甲状腺功能亢进的良好控制。如果没有良好的控制,可能会导致先兆子痫、胎儿畸形、早产和出生体重过低。抗甲状腺药治疗的主要目的是使用最低剂量来控制症状,可以接受出现轻微的甲状腺功能亢进。如果在妊娠期发现甲状腺功能亢进,其病因可能是 Graves 病(新出现或复发)或非自身免疫性引起的妊娠期暂时性甲状腺毒症。应测量 TPOAb 和 TSH 受体抗体(TRAb),(TRAb 在 Graves 病中存在,但在妊娠期短暂性甲状腺中毒中不存在),在六个月时进行甲状腺功能和 TRAb 测试。这将有助于诊断 Graves 病,进而提示需要进行胎儿监护(适用于任何新生儿甲状腺毒症),并确定可能发生产后甲状腺炎或甲状腺毒症加重的母亲。

产后甲状腺炎如前文(甲状腺功能亢进症章节)所述。

(六) 非甲状腺性疾病综合征

在非甲状腺性疾病综合征(non-thyroidal illness syndrome,NTIS)患病期间,无论是急性还是慢性疾病,血清甲状腺激素浓度都会发生变化。在轻症疾病中,T_3 降低;而在重症疾病中,T_3 和 T_4 两者都降低且 TSH 没有增高。这些疾病包括饥饿、外科手术、精神状况、心肌梗死、骨髓移植,可能还包括所有严重疾病。在最严重的疾病中,T_3、T_4 和 TSH 都降低。

引起 NTIS 患者血清甲状腺激素变化的机制

很复杂,涉及下丘脑、垂体、血浆效应、组织摄取、细胞内脱碘,以及甲状腺激素核受体和共激活因子。越来越多的证据表明,这些变化是由下丘脑促甲状腺素释放激素减少引起的中枢性甲状腺功能减退引起的。在饥饿时,瘦素的减少就是一个信号。此外,在脓毒症或创伤时,2型脱碘酶表达增加会抑制 TRH 的产生,同时增多的细胞因子也可能抑制垂体释放 TSH。在急性疾病中,血清 T_3 和 T_4 的下降会先于肝 1 型脱碘酶的下降,表明急性期反应是触发 TBG 和前白蛋白减少的因素,也是引发降低甲状腺激素结合能力的物质积聚的原因。

在 NITS 患者中,FT_4/FT_3 的变化与检测方法有关,但可靠的方法显示其比例下降,尽管这远低于总 T_4/ 总 T_3(TT_4/TT_3)的下降程度。使用不可靠的方法检测会大大地低估 FT_4/FT_3。在 NTIS 的恢复期,TSH 可以像 FT_4 和 FT_3 一样在恢复正常水平之前短暂增加。

大部分重症监护患者都有不同程度的 NTIS。低水平的 T_3 和 T_4 能强有力地预测重症监护室内儿童及癌症和严重创伤患者的致死性不良结局。T_4 显著性降低与高死亡率有极高的相关性。

对于甲状腺激素替代疗法是否适用于 NTIS 尚存在争议,而且很难说明这种替代疗法是有益还是有害。只有大规模的前瞻性研究才能回答这个问题。目前还没有令人信服的证据表明甲状腺激素替代疗法对任何 NTIS 患者是有益的。

(七) 药物作用

药物可以在体内或体外对甲状腺功能相关测试和 / 或甲状腺功能产生影响。

1. 影响甲状腺功能的药物

多种药物可引起甲状腺功能减退,包括氨鲁米特、胺碘酮、细胞因子(干扰素、IL-2、TNF、TGF)、锂、含碘药物、和维 A 酸 / 维生素 A。其中一些药物(胺碘酮、含碘药物和细胞因子)也能引起易感个体发生甲状腺炎和甲状腺功能亢进。胺碘酮是一种应用很广泛的抗心律失常处方药,它的结构类似于甲状腺激素。该药含有 2 个碘原子,在正常使用情况下会给予个体大量的碘,含量远远超过正常的碘摄入量。它有两种作用:一种是影响甲状腺功能测试,另一种可能导致甲状腺功能障碍。胺碘酮抑制外周血 T_4 向 T_3 的转化,导致 FT_3 降低和 FT_4 浓度升高同时 TSH 水平正常。它还能抑制甲状腺摄取碘以及细胞摄取 T_4。甲状腺功

能发生减退或亢进取决于该地区的碘摄入量。在高碘摄入的地区,主要发生甲状腺功能减退症,而在缺碘地区,甲状腺功能亢进症比甲状腺功能减退症更常见。对于潜在甲状腺功能失调的患者(多结节性甲状腺肿或亚临床 Graves 病),高碘含量可引起甲状腺中毒,也可引起破坏性甲状腺炎。前者用抗甲状腺药可以很好地治疗,但后者不容易对同一治疗产生反应。在开始使用这些药物前应检查患者的甲状腺功能,因为有甲状腺功能障碍治疗史或存在甲状腺抗体的患者在使用这些药物时更容易出现甲状腺功能障碍。以胺碘酮为例,在开始用药治疗后,需每 6 个月检查一次甲状腺功能。此外,由于胺碘酮代谢物有较长的半衰期,应在停止治疗后一年内继续进行甲状腺检查。

2. 影响甲状腺功能测试的药物

(1) 促甲状腺激素

糖皮质激素(泼尼松龙、氢化可的松和地塞米松)可直接抑制促甲状腺激素(TSH),而高剂量水杨酸盐或呋塞米可通过从 TBG 中替换 T_4 来抑制 TSH。在服用奥曲肽或多巴胺的患者中,由于药物与促甲状腺激素受体结合会导致 TSH 受到抑制。如果接受多巴胺拮抗剂、苯丙胺类、IL-2 或茶碱治疗,会使得 TSH 升高。

(2) 游离 T_4

许多药物可以通过增加或减少 TBG 浓度来增加或减少 TT_4,但在游离 T_4(FT_4)检测中基本看不到影响。一些通过增加 T_4 代谢来控制癫痫发作的药物(卡马西平、苯巴比妥和苯妥英)会导致甲状腺功能减退,在 TT_4 和 FT_4 检测中可见。

一组药物(胺碘酮、碘番酸和普萘洛尔)通过抑制 T_4 向 T_3 的转化而导致 FT_4 增加和 FT_3 减少,但不影响 TSH 浓度。接受肝素治疗的患者,由于其血管内皮产生的脂蛋白脂肪酶造成非酯化脂肪酸的增加,继而置换出了 TBG 中的 T_4,导致 FT_4 水平暂时性上升。如果没有及时处理这些样本,那么由于该置换过程在体外继续,FT_4/FT_3 显著增加。如果患者暴露于含荧光素的治疗或诊断试剂,那么这些试剂可能会干扰使用荧光信号的检测方法。

3. 左甲状腺素替代疗法

目前公认的左甲状腺素替代治疗的终点是血清 TSH 水平达到正常。美国的指南建议该水平为 1~2mU/L,而英国指南建议 TSH 应该在参考区间内。通常采用 $1.6\mu g/(kg\cdot d)$ 的剂量进行治疗。T_3 是有活性的甲状腺激素,正常情况下,约五分之

一的 T_3 直接由甲状腺分泌。其余的 T_3 在外周组织中由 T_4 通过单碘化作用产生。在甲状腺功能减退症中，大部分 T_3 必须由甲状腺外产生。在甲状腺功能减退症中，内源性 T_3 组分丢失，因此需要保持游离 T_4 水平处于正常范围的上半部分，用以维持正常的 TSH 的水平。由于垂体对游离甲状腺素状态的任何改变都需要一段时间才能再次使其保持平衡，所以在开始 L-T_4 治疗或改变 L-T_4 剂量后，需要等待 6~8 周才能检查 TSH 状态。

在大多数接受 L-T_4 替代治疗的患者中，FT_4 通常位于参考区间的上限或略高于参考区间的上限，而 FT_3 则位于参考区间的下限。尽管如此，也没有必要使用 T_4 和 T_3 联合治疗。过度使用 L-T_4 治疗是很常见的，可能会对骨骼和心脏产生不良影响。有调查认为，约有五分之一接受 L-T_4 治疗的患者血清 TSH 低于正常水平，因此表现为临床或亚临床甲状腺毒症。特别是在老年人中，血清 TSH 水平较低（小于 0.1mU/L）的患者发生髋部骨折和椎体骨折概率增加，发生心房颤动或静息心率增加的风险增高。唯一需要接受 L-T_4 治疗以持续抑制 TSH（<0.02mU/L）的个例是接受放射治疗的甲状腺癌患者。依从性差的患者可能在就诊前服用大剂量 FT_4 使其血清水平保持正常。接受 L-T_4 治疗的患者，其 TSH/FT_4 失衡的主要原因是未遵从医嘱，但如果在使用正常剂量的 L-T_4 时，该患者的 TSH 水平没有保持正常，也应考虑发生甲状腺激素抵抗。在少数患者中，T_4 的生物利用度受损也可能是一个因素。这是由于食物（大豆、纤维）、药物（铁、钙）、吸收不良或降解增加（抗惊厥药、高脱碘酶活性的大血管瘤）抑制肠道吸收 T_4 所致。

4. 内源性 T_3 和 T_4 抗体

少数患有隐匿性甲状腺炎、原发性甲状腺功能减退症或 Graves 病的患者血液中存在 T_3 抗体、T_4 抗体或这两种激素的抗体。这些抗体往往发生在甲状腺球蛋白抗体浓度升高的患者身上。如果存在这种情况，增加的 T_3 或 T_4 抗体的数量将会影响总激素和游离激素的免疫检测结果。这种影响会改变检测中激素的测量浓度，因为竞争性免疫检测法依赖于标准品和样本管中恒定、有限的抗体量。目前使用标记抗体的两步游离 T_4 检测法可以抵抗 T_4 抗体的干扰。内源性甲状腺激素抗体也可以导致总甲状腺激素浓度增加，而游离激素则不受影响。当甲状腺功能测试异常或临床症状与实验室测试结果不符时，应怀疑存在内源性抗体。

5. 家族性异常白蛋白性高甲状腺素血症

家族性异常白蛋白性高甲状腺素血症（familial dysalbuminemic hyperthyroxinemia，FDH）是一种罕见的遗传性常染色体显性遗传疾病，其白蛋白的结构发生改变，对 T_4（有时是 T_3）的亲和力增强。此时，虽然游离 T_4 水平正常，但总 T_4 浓度增加。而早期的通过对数法测量游离 T_4 的方法在这种情况下会错误地增加了检测结果，目前的游离 T_4 检测方法受变异白蛋白的影响是不同的，有些方法错误地升高了结果，而其他的可以给出正常结果。

6. 甲状腺激素抵抗综合征

甲状腺激素抵抗（resistance to thyroid hormones，RTH）综合征是一种相对罕见的遗传性疾病，其特征是靶组织对甲状腺激素的反应减弱。此类疾病患者的甲状腺功能检测结果异常，表现为血液中游离 T_4 和游离 T_3 浓度升高，同时 TSH 未被抑制。此时，为了达到预期的对垂体 TSH 和对外周组织代谢反应的抑制作用，需要使用高剂量的外源性甲状腺激素。尽管对甲状腺激素的表观抗性可能在严重程度上有所不同，但它通常是部分存在的，且抗性的大小取决于遗传缺陷的本质。基因缺陷通常出现在甲状腺激素受体（TRβ）基因，但它并非总是这样。目前已经有 1 000 多个病例被详细描述。

通常情况下，这些患者的血清 FT_4 和 FT_3 升高，同时对 TRH 有反应的 TSH 水平正常或轻微升高，但是没有因甲状腺激素过量造成的一般症状和代谢后果，也没有甲状腺肿表现。类似异常的甲状腺功能试验（TFT）结果可在伴有 TSH 分泌性垂体腺瘤（TSH-oma）的 RTH 患者中见到。此类患者 α-亚基水平上升，**性激素结合球蛋白（SHBG）** 水平在 TSH-oma 患者体内升高，而在 RTH 患者中表现正常。通过 DNA 分析可以确定基因缺陷的情况，用以确诊 RTH。如果发现基因异常，应该对表现出异常甲状腺功能的一级亲属进行基因检测。

三、检测项目

(一) 促甲状腺激素

促甲状腺激素，亦称为**甲状腺刺激素（TSH）**，是一种 29kDa 的糖蛋白激素,由两个亚基组成,命名为 α 和 β。TSH、**黄体生成素(LH)**、**促卵泡激素(FSH)** 和 **人绒毛膜促性腺激素(hCG)** 具有相同的 α 亚基。虽然这些激素的 β 亚基有一些相似之处,但氨基酸序列和寡糖之间的差异赋予了它们独特的生物活性。血清 TSH 是最有用的甲状腺功能测试,由于血清 TSH 与 FT$_4$ 呈对数/线性关系,在甲状腺功能减退或亢进的早期,TSH 发生变化,而 FT$_4$ 仍保持正常。因此在检查轻度甲状腺功能障碍时应优先测试 TSH 浓度。

1. 功能

TSH 由垂体前叶分泌,作用于甲状腺,刺激其产生 T$_4$ 和 T$_3$。TSH 是由一个负反馈系统控制的,用以保持血清中游离甲状腺激素的浓度恒定。

2. 参考区间

在建立所有甲状腺功能检测项目的参考区间时应尤其注意样本的选择。一般而言,应收集至少来自于 120 名经过仔细筛选的具有正常甲状腺功能个体的血清样本,这部分个体应满足以下标准:没有可检测到的甲状腺自身抗体,TPOAb 或 TgAb(通过敏感的免疫检测法进行测量);没有甲状腺疾病的个人史或家族病史;没有甲状腺肿大;未接受药物治疗。由于 TSH 是非正态分布,在确定 95% 置信区间之前,应该对检测结果进行对数变换。使用目前灵敏的免疫检测法,参考区间低值(2.5% 百分位)位于 0.3~0.4mU/L,这似乎适用于不同的研究方法和人群。对于参考区间上限(97.5% 百分位),根据检测方法和人群的不同,其变化为 2.1~7.5mU/L。多种因素可以影响参考区间上限,包括性别、种族、碘摄入量、BMI、吸烟

和年龄,以及纳入患有轻度自身免疫性甲状腺疾病的受试者。在年龄方面,根据研究对象所处地区碘含量的状况,会产生两种不同影响。在碘充足的地区,TSH 随着年龄的增长而增加;而在碘不足的地区,随着年龄增长,TSH 没有增加,甚至可能下降。此外,每一种检测方法对血清中 TSH 亚型的识别不同,可能导致不同方法在测量 TSH 时出现高达 1mU/L 的差异。在妊娠期,由于妊娠早期和中期 hCG 对促甲状腺激素的抑制作用,TSH 的参考区间上限降至 2.0mU/L 左右。新生儿的 TSH 浓度较高,但随着生长发育其水平下降到成人范围。

0.35~4.94mIU/L,2nd IRP 90/558(WHO 标准品)。

检测仪器:雅培 Architect。

3. 临床应用

在原发性甲状腺功能减退症中,甲状腺不能产生足够的 T$_4$,因此 TSH 水平上升,在严重病例中 TSH 水平会呈数量级增长。可以通过测量出生后不久(通常在出生后第 3 天)血斑的 TSH 浓度来诊断婴儿先天性甲状腺功能减退症。

在继发性甲状腺功能减退症中,TSH 浓度可能会降低,但通常是正常的,甚至略有升高,这与低浓度的游离 T$_4$ 相关。

在甲状腺功能亢进症中,T$_4$、T$_3$ 升高导致 TSH 分泌被抑制,在超敏 TSH 免疫检测法中可以检测到这种 TSH 水平的下降(图 7-2-2)。

TSH 免疫检测法在区分正常和受抑制的 TSH 浓度的能力上有所差异。一种 TSH 检测方法的检测灵敏度只能说明该方法区分甲状腺功能亢进与正常甲状腺功能的能力。灵敏度是在分析物

| <10% | 10%~25% | 25%~75% | 75%~90% | >90% |

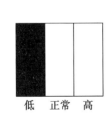
低　正常　高

格雷夫斯病
毒性多结节性甲状腺肿
人为甲状腺毒症
毒性腺瘤
亚急性甲状腺炎

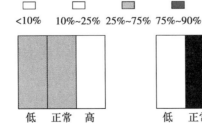
低　正常　高

继发性甲状腺功能减退症
垂体衰竭
下丘脑衰竭
甲状腺机能正常的
格雷夫斯突眼病
T$_3$ 中毒

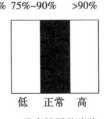
低　正常　高

非毒性甲状腺肿
甲状腺机能正常的病态综合征
T$_3$/T$_4$ 抗体
家族性异常白蛋白性
高甲状腺素血症(FDH)

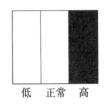
低　正常　高

原发性甲状腺功能减退症
先天性甲状腺功能减退症
儿童甲状腺功能减退症
缺碘
桥本氏甲状腺炎
亚临床甲状腺功能减退症
垂体肿瘤

图 7-2-2　高灵敏度促甲状腺激素(hs-TSH)

浓度为 0 时检测内误差的测量,通常以 0 以上两倍标准差的 TSH 浓度表示。最低检出限是一个灵敏度更有意义的参数,也就是使用检测间精密度图,与 0 有统计学上显著差异的 TSH 浓度。另一个有用的方法是测量 TSH 浓度在参考范围下限附近的质控或混合患者样本的百分比变异系数(%CV)。这种方法应该通过进行超过一定数量(理想情况下至少 20 个)的检测以及使用几个不同批次的试剂来确定。然而,受到广泛支持的是功能灵敏度,即 %CV 在某一特定水平(如 20%)时多对应的浓度。功能灵敏度是通过将精密度(%CV)和浓度作图来确定的。Klee 和 Hay 于 1989 年提出,TSH 作为唯一测试来进行一线甲状腺疾病筛查时,TSH 检测法应满足的 5 个标准(参见参考资料和进一步阅读)。然而,现在许多实验室在一线筛查中同时检测 TSH 和游离 T_4 水平,因为这两个项目都被认为不够可靠,不能单独用于所有临床情况。

血清 TSH 通常表现出昼夜节律,在睡眠时浓度最高,但白天浓度足够稳定,可以随时采集样本。同样,接受 $L\text{-}T_4$ 治疗对患者 TSH 浓度影响不大,因此何时采集血样并不重要。

4. 局限性

在筛查甲状腺疾病的人群中,TSH 是提示甲减或甲亢最敏感的指标,当与 FT_4 和 / 或 FT_3 一起检测时,可以将所有受试者归类为甲减、正常或甲亢。然而,患者的 TSH 浓度以及 FT_4 和 FT_3 水平可能受到疾病或患者正在服用的药物影响。

(1) 在严重的非甲状腺疾病中,TSH 可被抑制在参考范围以下。然而,使用第三代 TSH 检测法,甲状腺功能亢进引起的抑制效应比非甲状腺疾病引起的抑制效应严重。在灵敏度较低的检测法中,非甲状腺疾病引起的 TSH 浓度降低与甲状腺功能亢进症引起的 TSH 浓度降低可能存在重叠。

(2) 在急诊室用于治疗的多巴胺和糖皮质激素都可以降低 TSH 的浓度。

(3) 由于昼夜节律、饥饿或抑郁,以及在妊娠早期和中期,TSH 可能会降低到参考区间以下。

(4) 单独检测 TSH 会造成继发性甲状腺功能减退的漏诊,因为该病患者 TSH 水平可能时常位于参考区间内,甚至可能略有升高(由于分泌的 TSH 生物活性较低)。

(5) TSH 对 T_4 治疗甲状腺功能减退的反应较游离 T_4 慢,有时可滞后数月。T_4 替代治疗成功的患者 TSH 水平多低于正常水平。这是因为 T_4 与 T_3 的比值较正常水平高,而两者都是由甲状腺分泌的。由于 T_3 是组织中活性最强的激素,甲状腺激素的总浓度需更高,因而抑制了 TSH 的分泌。

(6) 与所有双位点免疫检测法一样,异源性抗体可以干扰 TSH 检测,通常是由于异源抗体交联捕获和标记抗体导致 TSH 结果假性升高,也会偶尔通过优先结合标记抗体,假性地降低 TSH 结果。制造商会通过在检测系统中添加非免疫血清来尽量减少这种干扰,但偶尔也会出现问题。

(7) 目前的 TSH 免疫检测法对血清中 TSH 亚型的特异性不同,当使用不同的检测法进行测定时,其结果的差异可达 1mU/L。

5. 检测技术

所有实验室都使用免疫学方法检测 TSH。由于需要测量的浓度范围非常宽,因此在设计检测法时有几个关键方面必须正确地优化,且市面上许多产品在质量上存在显著差异。所有的检测法均应具有 0.01~0.02mU/L 的功能灵敏度,以确定正常个体与临床甲亢患者之间 TSH 水平的差异,但也应具有足够的灵敏度,以检测亚临床甲减和甲亢,其中包括使用 $L\text{-}T_4$ 的患者。

大多数 TSH 检测法使用包被在珠子、试管、小孔或微粒上的捕获抗体。有些检测法采用一步法孵育的形式,即样本和标记抗体与包被的捕获抗体一起孵育。多数检测法采用两步孵育模式,首先将样本与捕获抗体孵育,然后进行洗涤,之后再添加标记抗体。免疫检测法的原理在"竞争性免疫检测法"中进行了阐述。

常用于测量 TSH 的产品包括 Architect®(微粒化学发光免疫检测) 和 ADVIA Centaur®(吖啶酯化学发光)。

信号测量和分离设备,如光学和清洗装置,必须是高规格的,并进行维护以用于 TSH 检测。TSH 检测中的其他误差来源包括样本分配器的携带污染、极低浓度校准品的校准误差、"零"校准品中存在 TSH 以及低浓度曲线拟合的偏倚。固相必须具有较高捕获抗体的能力,且示踪剂必须具有较高的比活度,这样才使其具有良好的信噪比,且信号与 TSH 浓度才会呈现良好的线性关系。

在一小部分患者样本中,某些 TSH 免疫检测法受到干扰因素的影响。这些干扰因素可以非特异性地交叉连接捕获和标记抗体。例如,有"抗小鼠"抗体活性的干扰因素,它可以交联小鼠单克隆抗体。这种特殊形式的干扰可以通过向一个检测试剂中加入小鼠血清来抑制。

常规检测中包含的质控品中的一个浓度应接近参考区间下限，以检查甲状腺功能亢进患者和正常患者样本之间的临床区别。

6. 样本类型

血清或血浆。有些检测方法仅限于使用血清样本。对患有先天性甲状腺功能减退症的婴儿采用滤纸吸收的血斑进行筛查。

7. 使用频率

很常用。

（二）甲状腺素

甲状腺素（T_4）或四碘甲腺原氨酸是在甲状腺中由甲状腺球蛋白分子中的两个二碘酪氨酸分子耦合而产生的（图7-2-3）。

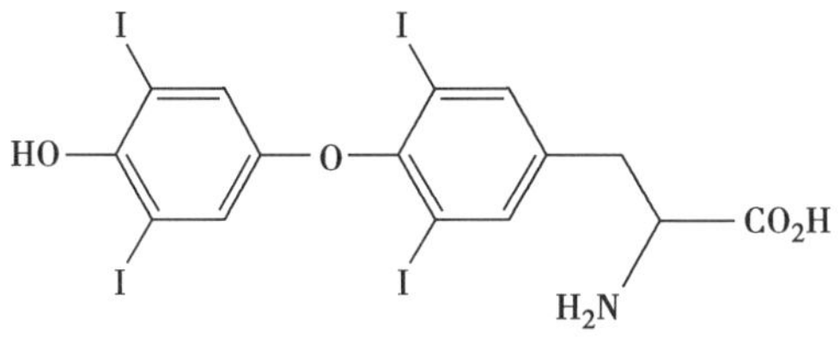

图 7-2-3　甲状腺素（T_4）的结构

1. 功能

T_4是体内浓度最高的甲状腺激素。它通常存在于血液中，其浓度是T_3的50~100倍。然而，T_3的生物活性是T_4的数倍。T_4最重要的作用是脱碘后作为组织中T_3的前体和主要来源。甲状腺激素的作用见"正常甲状腺功能"。

2. 临床应用

在检查甲状腺功能障碍时，实验室很少检测总T_4和总T_3。有三个原因可解释该情况。

第一，尽管总T_4和总T_3的血清浓度反映甲状腺产生的甲状腺激素高低，但T_3和T_4主要是与血清中结合蛋白结合，所以血清中总T_4和总T_3的浓度也将由血清结合蛋白的浓度决定。在总T_4中，约99.98%与血浆蛋白结合，其中**甲状腺素结合球蛋白（TBG）**占60%~70%，**甲状腺素视黄质运载蛋白或甲状腺素结合前白蛋白（TTR/TBPA）**占15%~30%，以及白蛋白占10%。而T_3，约99.7%与TBG、TTR及白蛋白结合。由于结合蛋白的浓度会受到许多因素的影响，如遗传、非甲状腺疾病、药物、妊娠等，这些条件的变化会影响血清总T_4和总T_3的浓度，使其不能准确反映甲状腺的疾病情况。为了提高总激素测量的诊断准确性，需进行一项额外的检测，以评估结合蛋白的浓度，通常称为甲状腺激素结合率测试，其将报告一个计算的游离激素指数（FT_4I或FT_3I）。虽然这个额外的测试和计算有助于纠正甲状腺激素结合中的一些异常，但它并不能纠正所有的异常，而且在甲状腺激素结合蛋白浓度极端的情况下也不可靠。由于需要进行额外的甲状腺激素结合率测试，所以它远不如直接测量游离T_4和游离T_3那么有吸引力。由于甲状腺激素中仅非常少的游离部分具有生理活性，并且反映了甲状腺的产量，与测量总激素和进行结合率测试相比，方便且自动化的FT_4/FT_3检测方法有明显的优势。血清中游离T_4/T_3浓度与甲状腺激素结合蛋白浓度无关，因此比总激素浓度更能准确反映甲状腺的产量。

第二，总T_4和总T_3的参考区间相对较广，甲状腺功能障碍较轻者，其血清总T_4/T_3可能并未表现得不正常；其浓度仍然在参考区间内，因此总T_4和T_3检测对于轻症疾病的检查，灵敏度不是很高。

第三，通过免疫检测法测量游离甲状腺激素易于自动化，已被临床实验室广泛采用，并成为研究甲状腺功能障碍的首选方法。2010年在英国，只有少数实验室提供总T_4/总T_3的检测；现在大多数实验室提供FT_4/FT_3检测。对于那些参与**英国甲状腺激素检测室间质量评估计划（UKNEQAS）**的实验室，对总T_4和游离T_4，其中只有3.6%的实验室测量总T_4；而对于总T_3和游离T_3，10.1%的实验室检测总T_3。可以预测的是，未来会提供总T_4/总T_3检测的实验室将进一步减少。

（三）游离T_4

游离T_4的浓度由总T_4浓度和**血清结合力（sBC）**决定（见游离分析物免疫检测）。正是这个游离组分构成了T_4的生物活性部分。游离T_4检测在有结合T_4存在的情况下，必须能测定仅有几皮克/毫升浓度的游离T_4，而结合T_4是游离T_4浓度的5 000倍。传统的竞争性免疫检测不能使用，因为一些标记的T_4会同时与结合蛋白以及抗体结合，因而最终的测量结果将受结合蛋白浓度影响。同时，对T_4有高亲和力的抗体也可以将部分T_4从结合蛋白移出，增加表观游离激素浓度。

大多数游离 T_4 检测并不是直接测量游离 T_4，而是采用间接测量方法。其原理详见游离分析物免疫检测。游离 T_4 检测的标准化是溯源到更直接的平衡透析或超滤法（Thienpont 等，2010；NCCLS 指南 C-45A，第 24 卷，第 31 期）。超滤法被提升到"金标准"的地位最近受到了质疑（Christofides 和 Midgley，2009；Midgley，2011）。最近一种放射性核素稀释串联质谱法测量游离甲状腺素的方法（Soldin 等，2005）得到发展。至关重要的是，包括平衡透析法和超滤法在内的所有方法，都要经过游离激素正确度验证，以证明它们符合所有游离激素正确度验证标准，特别是在游离分析物免疫检测章节中描述的血清稀释测试。

游离 T_4 检测具有实用的优势，只需进行一次甲状腺功能的初步检测，而不需要进行两次（T_4 和 T_3 摄取）。最近的游离 T_4 检测法克服了之前提到的、Midgley 概述的 FTI 测量（2001）的大多数局限性。

1. 参考区间

9.0~19.0pmol/L（Abbott Architect）

0.70~1.48ng/100ml（Abbott Architect）

2. 临床应用

游离 T_4 在所有疑似甲状腺疾病患者的检查中都很重要，而且可以用于监测正在接受治疗的患者。在大多数情况下，游离 T_4 在甲状腺功能亢进症中升高，而在甲状腺功能减退症中降低（图 7-2-4）。

3. 游离甲状腺激素检测法的临床验证

进行游离甲状腺激素（FTH）检测临床验证的目的是为使用者提供相关信息，并对测量过程提出质疑。

（1）使用者须知。应为甲状腺正常人群、甲状腺功能减退症、甲状腺功能亢进症、妊娠（妊娠的三个时期）、药物作用、住院患者以及肾、肝和心脏疾病患者提供 FTH 浓度范围信息。其他应提供的信息，包括潜在的干扰物如胆红素、血红蛋白和脂质对于 FTH 检测方法的影响。来自一项研究的数据比较了 FTH 在匹配的血清和血浆样本中的表现，以及样本储存方式（新鲜、储存在 2~8℃、-20℃以及冻结/解冻后）的影响。在较罕见的**家族性异常白蛋白性高甲状腺素血症（FDH）**、存在甲状腺激素自身抗体以及异源抗体或类风湿因子等情况下，FTH 检测法的性能也应由制造商（由用户寻求）记录在案。

（2）测量程序（游离激素有效性）的挑战。在游离分析物免疫检测章节中讨论了验证游离激素有效性的测量程序的挑战。

4. 游离甲状腺激素的分析方法验证

作为免疫检测法验证的一部分而进行的一些测试通常不能用于 FTH 检测。正如游离分析物免疫检测章节所讨论的，不应该进行 IRP 回收、稀释后回收和线性测试，因为获得的结果将取决于被测样本的 sBC。

制造商应向使用者提供精密度（日内、日间、总不精密度）、灵敏度（LoD、LoQ 和 LoB）的相关信息，参见 CLSI（以前是 NCCLS）指南的 EP 15-A2 章和 EP 17-A 章。

5. 局限性

（1）正如游离分析物免疫检测章节所讨论

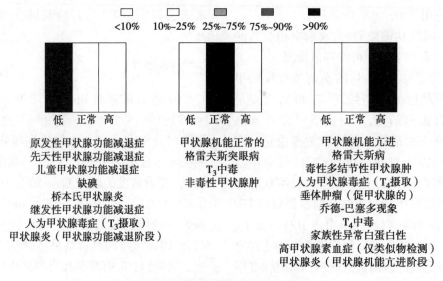

图 7-2-4　游离甲状腺素（游离 T_4）

的,FT$_4$检测法在方法学上有显著的差异,导致不同方法间在数值上不一致。这些差异在T$_4$结合能力较低的血清中尤为明显。

(2) 在家族性白蛋白异常性高甲状腺素血症患者中,使用一些免疫检测法可能会产生假性的高FT$_4$浓度。在这些患者中,突变的白蛋白与T$_4$有较高的亲和性,大约是正常白蛋白的80倍。FT$_4$的假性升高可能是这种突变白蛋白与免疫检测试剂(如示踪剂)相互作用的结果,或由于特定的缓冲液离子(如氯离子或检测配方中的染料)的存在而导致T$_4$从突变的白蛋白中解离。

(3) 在T$_4$替代治疗成功的患者中,游离T$_4$比正常水平高出20%左右。这是因为T$_4$与T$_3$的比值增加了,而正常情况下T$_4$和T$_3$都是由甲状腺分泌的,T$_3$是组织中最有活性的激素。正常浓度的游离T$_4$可能与患者接受的治疗不足有关。FT$_3$(和TSH)是监测接受T$_4$替代疗法患者的首选分析物。

(4) 非甲状腺系统性疾病患者可表现出短暂的激素异常。

(5) 接受肝素治疗的患者其游离T$_4$结果可能会出现偏差,因为肝素会刺激非酯化脂肪酸的产生,而非酯化脂肪酸会从白蛋白中替换T$_4$。肝素也可以来自含有肝素盐溶液的留置管。

(6) 在T$_3$中毒症中,游离T$_4$水平是正常的。

(7) 接受胺碘酮治疗的患者其游离T$_4$可升高。

(8) 在使用某些药物(如呋塞米、酮洛芬、保泰松、甲芬那酸、丙磺舒、舒林酸和芬氯酸)的患者中可观察到其FT$_4$浓度会出现暂时性升高,因为这些药物可以取代T$_4$与结合蛋白结合。

(9) FT$_4$浓度在妊娠的中期和后期下降,因此应该建立和使用妊娠特定时期的甲状腺激素浓度范围。

(10) 一些患者血清中含有高滴度的甲状腺激素自身抗体,这可能会干扰一步法的FT$_4$检测。

(11) 尽管制造商选择了尽量减少异源抗体干扰的材料,但并不能保证所有这些血清都能得到完全纠正。

6. 检测技术

游离分析物免疫检测章节中讨论了游离T$_4$测量的物理化学原理,其中包括不同时期游离T$_4$检测法的例子。

7. 样本类型

血清或血浆。

8. 使用频率

常用。

(四) 三碘甲腺原氨酸

三碘甲腺原氨酸(T$_3$)不同于T$_4$,它有三个碘原子而非四个。它主要来源于T$_4$,通过甲状腺外的脱碘作用(图7-2-5)。

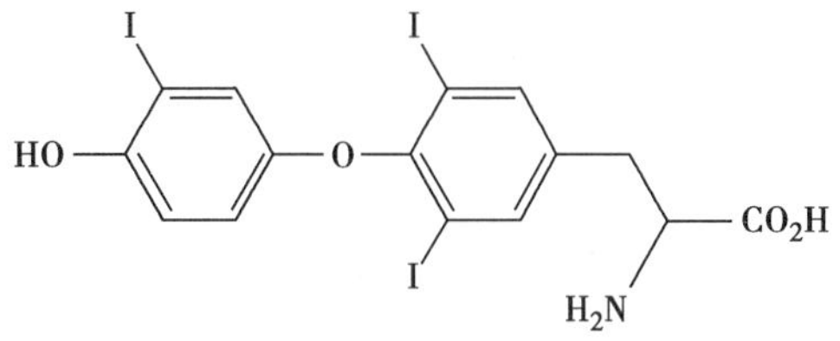

图7-2-5　三碘甲腺原氨酸

1. 功能

虽然T$_3$在血清中仅是T$_4$浓度的1%~2%,但与血清中的蛋白结合较少。游离T$_3$的浓度大约是游离T$_4$浓度的四分之一。然而,因为T$_3$的生物活性约为T$_4$的4倍,因此T$_3$和T$_4$在血液中表现出相似的甲状腺激素活性水平。在组织中,主要是在肝中,T$_4$被转化为T$_3$,所以通常认为T$_3$是主要的激素,T$_4$是原激素。T$_3$在血液中的半衰期(1天)比T$_4$(7天)短。

和T$_4$一样,T$_3$可以增加体内许多组织的代谢活性。它对整个童年时期身体和精神的正常发育和控制成人代谢活动的速率至关重要。有关甲状腺激素作用的描述,请参见正常甲状腺功能章节。

约99.7%的T$_3$与血液中的蛋白结合,但只有极小部分未结合的T$_3$才具有生物活性,因为只有游离激素才能进入目标组织的细胞中。

2. 临床应用

与总T$_4$的情况一样,只有少数实验室提供总T$_3$检测;总T$_3$的检测已被FT$_3$检测取代。详见总T$_4$的临床应用章节。

(五) 游离 T$_3$

游离T$_3$比总T$_3$更能反映甲状腺功能,但至今游离T$_3$仍难以直接测量。血液中游离T$_3$的浓度取决于总T$_3$和甲状腺激素结合蛋白、TBG、TBPA和白蛋白的浓度。大约99.7%的T$_3$是结合的(80%结合于TBG,10%结合于TBPA,10%结合于白蛋白)。开发测试游离T$_3$存在的技术问题与游离T$_4$类似(详见游离分析物免疫检测章节)。

1. 参考区间

2.63~5.7pmol/L（Abbott Architect）

1.71~3.71pg/ml（Abbott Architect）

2. 临床应用

游离 T_3 是诊断或监测甲状腺功能亢进症的重要指标。游离 T_3 不适合诊断甲状腺功能减退症，因为部分甲状腺功能减退症患者体内游离 T_4 降低，TSH 升高，但游离 T_3 正常。然而，临床研究表明，与总 T_3 相比，游离 T_3 是反映甲状腺功能亢进的更好指标，因为它不受甲状腺激素结合蛋白浓度的影响（图 7-2-6）。

FT_3（和 TSH 一起）是监测 T_4 替代疗法患者的首选分析物（而不是 FT_4）。

3. 局限性

（1）游离 T_3 不适合作为甲状腺功能减退症的检测指标（大约 50% 的甲状腺功能减退症患者的 FT_3 浓度处于正常范围内）。

（2）T_4 中毒症患者游离 T_3 浓度可能正常。

（3）一些患者血清中含有高滴度的甲状腺激素自身抗体，这可能会干扰基于一步法的 FT_4 检测方法。

（4）在一些标记类似物检测中，低浓度的白蛋白导致游离 T_3 假性减少。

（5）在重病患者中，游离 T_3 浓度可能会降低。

（6）接受肝素治疗的患者，其游离 T_3 结果可能会产生偏倚，因为肝素会刺激非酯化脂肪酸的产生，而非酯化脂肪酸会从白蛋白中替换 T_3。肝素也可能来自含有肝素盐溶液的留置管。

（7）胺碘酮治疗可导致游离 T_3 浓度降低。

（8）使用某些药物（如呋塞米、酮洛芬、保泰松、甲芬那酸、丙磺舒、舒林酸和芬氯酸）的患者可观察到 FT_3 浓度一过性升高，因为这些药物可以取代 T_3 与结合蛋白结合。

（9）尽管制造商提供了材料以尽量减少异源抗体的干扰，但并不能保证所有这些血清都能得到完全纠正。

4. 检测技术

游离分析物免疫检测章节中已经讨论了大多数商业化游离 T_3 检测法设计的物理化学原理。

5. 样本类型

血清或血浆。

6. 使用频率

在英国、欧洲部分地区和日本相当普遍，但远不及游离 T_4 检测那么普遍。

（六）促甲状腺激素受体抗体

促甲状腺激素（TSH）通过结合甲状腺滤泡细胞膜表面的受体，激活 cAMP 和磷脂酶 C 信号通路，从而发挥刺激甲状腺的作用。TSH 受体是 G 蛋白偶联跨膜受体家族的一种。在血清中，循环中的 TSH 受体亚基被认为可能是自身免疫性疾病过程中的一种抗原。甲状腺滤泡细胞表面的 TSH 受体是自身抗体的靶抗原，称为 **TSH 受体抗体（TRAb）**。TRAb 有两种类型，即 **TSH 受体刺激性抗体**（TSAb）和 **TSH 受体阻断性抗体（TBAb）**。TSAb 通过促进甲状腺激素分泌导致 Graves 病，而 TBAb 则通过抑制甲状腺激素的分泌导致甲状腺功能减退症。在 Graves 病患者中，TSAb 刺激 TSH 受体，导致甲状腺组织增生以及甲状腺功能亢进症。而在甲状腺功能减退症的患者中，TBAb

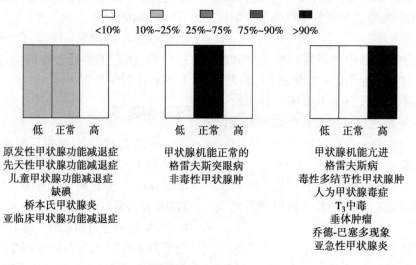

图 7-2-6　游离 T_3

和 TSH 竞争性结合到 TSH 受体上,阻断了 TSH 的生物学效应。此外,TSAb 也和 Graves 眼病的发病机制有关。

目前认为,即使 TSH、TSAb 以及 TBAb 似乎与 TSH 受体上不同的位点结合,但是 TSAb 和 TBAb 与**重合的抗原表位特异性**(overlapping epitope specificities)具有相似的亲和力。在自身免疫性甲状腺疾病中,一些患者体内可同时存在 TSAb 和 TBAb 这两种抗体。但是在 Graves 病患者中,以 TSAb 为主;而在甲状腺功能减退症患者中,以 TBAb 为主。因为在同一个患者体内可以同时存在 TSAb 和 TBAb 这两种抗体,两者在血清里的相对浓度以及和 TSH 受体结合的特征就可以解释在 Graves 病患者和孕妇中甲亢的严重程度不同,以及抗甲状腺药疗效不同。

1. 参考区间

<1.0IU/L 被认为是阴性

1.0~1.5IU/L 被认为处于灰区

>1.5IU/L 被认为是阳性

(BRAHMS GmbH TARK™ 试验)

2. 临床应用

目前,TRAb 检测在临床实践中的应用十分有限。绝大部分 Graves 病的诊断都是简单的基于患者的临床表现和甲亢的生化指标。TPOAb 检测操作简便且价格便宜,大部分患者都可通过该检测来确定 Graves 病的自身免疫基础,但是随着新型灵敏度更高、操作更简便的检测方法的引入,测量血 TRAb 的水平也获得更广泛的应用。TRAb 检测可用于一些特殊情况:原发性单侧眼球突出患者、甲状腺功能正常的 Graves 眼病、亚临床甲亢、妊娠期 Graves 病、甲亢患者发生剧吐或者产后无痛性甲状腺炎的鉴别诊断。

女性 Graves 病患者怀孕期间,TRAb 从母体经胎盘传到胎儿体内,会导致**暂时性新生儿甲状腺功能亢进症**(transient neonatal hyperthyroidism)。仅有 2%~10% 患有 Graves 病的孕妇会发生这种情况,但是新生儿甲亢的严重程度和母亲妊娠晚期血清中的 TRAb 浓度高低相关。孕妇在妊娠最后三个月需要检测血清 TSH 受体抗体的水平,如果含量高,那么就需要对新生儿进行详细的评估来判断是否存在甲亢。我们建议所有患活动性 Graves 病的甲亢孕妇以及所有曾经接受治疗(不管是手术治疗还是放射性碘治疗)的孕妇都检测血清 TRAb 水平。这是因为即使是患有甲亢或者是正在进行 L-T$_4$ 治疗的甲减患者,其血清 TRAb 水平还是会持续增高。

极少数的桥本甲状腺炎患者,阻断抗体可能穿过孕妇胎盘,导致暂时性新生儿甲状腺功能减退症。如果一个新生儿在先天性甲减筛查中血斑 TSH 浓度升高,同时新生儿的母亲患有甲减,并且正在进行 T$_4$ 替代治疗,那么就非常有必要考虑该新生儿患有暂时性甲状腺功能减退症。母亲和婴儿体内的 TBAb 的存在有助于证明该新生儿确实患有暂时性甲减。

3. 检测技术

特异性 TSH 受体抗体可使用以下两种方法的任意一种进行测量,**刺激性抗体**(TSAb)和**抑制性抗体**(TBAb)的特异性需要使用完整无损的细胞进行生物学检测。这些检测方法将 cAMP 第二信使系统作为**生物学效应观察终点**(biological endpoint)来检测抗体的刺激性或抑制活性。早期的检测十分烦琐且费时,使用的是表达 TSH 受体的人类细胞或者动物细胞,需要通过外科手术获得人体甲状腺组织,或者来自老鼠、豚鼠、大鼠 FRTL-5 细胞系的细胞,同时血清标本需要进行预处理,从中提取出免疫球蛋白。通过使用内源性表达或者稳定转染的人类 TSH 受体即可简化实验步骤,并可用于检测未经预处理的血清,但是这项检测仍局限于研究领域,很难在临床普及应用。TRAb 生物学检测方法通过检测 cAMP 的增加来判断 TSAb 水平,而通过检测 cAMP 的减少来测定 TBAb 水平。当患者血清同时存在 TSAb 和 TBAb 两种抗体时,则较难解释所测得的结果。

通过使用分离的、溶解的或者 TSH 重组受体的方法,可以选择性鉴定血清中存在的 TSH 受体抗体的类型。通过抑制 ^{125}I 标记的 TSH 和甲状腺细胞膜表面结合,可以测定血清中 TRAb 含量。通过结合试验测得的抗体称为 **TSH 结合抑制免疫球蛋白**(TBII)。这些检测不能区分抗体的功能究竟为刺激性还是抑制性,但是在患者中表现出甲亢或者甲减的临床表现时几乎不用考虑这个问题。早期的试验使用 ^{125}I 标记的 TSH 和动物组织作为 TSH 受体的来源,但是已经引入荧光标记的 TSH 这样的非放射性标记法和人重组 TSH 受体的制备方法。相比于早期试验方法,新方法在诊断 Graves 病上有更高的灵敏度。新方法的另一个改进之处在于可采用 TSH 受体刺激性单克隆抗体代替标记性 TSH。有了这种新型试验方法就可以实现一定程度的半自动化或者全自动化，并且具有商业可行性。目前引进了一个新的国际化标准物质（TSAb WHO 标准 90/672），因此应该根据这个标准来对检测进行标准化。大部分 TSH 受体抗体的研究都使用基于竞争性抑制原理的检测方法。

4. 局限性

引起 Graves 病的抗体结合并激活 TSH 受体，但是 TSH 结合抑制免疫球蛋白检测是非选择性地识别与细胞膜表面 TSH 受体的抗体相结合。使用非商业化的 BRAHMS TRAK 检测方法来分析 86 个未治疗的 Graves 病患者和 282 个健康个体，诊断的灵敏度为 98.8%，特异性为 99.6%。

测量 TRAb 的含量在预测 Graves 病治疗后的复发或者缓解程度，以及预测 Graves 眼病患者的严重程度和预后并没有足够的灵敏度（图 7-2-7）。

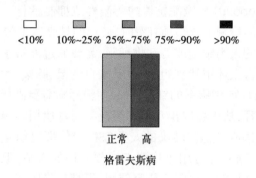

图 7-2-7　TSH 受体抗体（TRAb）

5. 标本类型

血清。

6. 使用频率

不常用。这项检测技术通常只在专业中心展开。

（七）甲状腺过氧化物酶抗体

自身免疫性甲状腺疾病（AITD）包括 Graves 病、淋巴细胞性甲状腺炎（桥本甲状腺炎和原发性黏液水肿）、产后甲状腺功能失调以及所有在疾病进展过程中机体免疫反应起主要作用的疾病（即使免疫系统不是发病因）。**甲状腺过氧化物酶（TPOAb）**和**甲状腺球蛋白（Tg）**的自身抗体是甲状腺受损的继发反应。两者均是多克隆 IgG 抗体，抗体含量和甲状腺组织中淋巴细胞浸润存在相关性，具有补体结合的细胞毒活性，同时甲状腺过氧化物酶自身抗体和甲状腺组织损伤有关。在血清中发现 TPOAb 表明甲状腺具有自身免疫

性，同时也和现在或者将来其他器官的自身免疫性疾病的发生有关。Graves 眼病具有典型眼部症状，但是没有甲亢表现的患者通常能在其血清里发现 TPOAb，这表明尽管甲状腺功能正常，但 TPOAb 和自身免疫性甲状腺疾病有关。在非自身免疫性甲状腺疾病中，如甲状腺炎（亚急性或者 de Quervain 甲状腺炎以及 Riedel 甲状腺炎）和非细胞毒性甲状腺肿，尽管存在免疫失衡，这些免疫失衡是继发于疾病发展过程的。

1. 参考区间

<5.61IU/ml（Abbott Architect）

2. 临床应用

测量 TPOAb 的含量的主要目的是确定自身免疫是否为甲状腺功能失调的基础，不管是桥本甲状腺炎还是 Graves 病，从而将其与其他形式的甲状腺功能障碍区分开来。TPOAb 检测对于诊断自身免疫性甲状腺炎的灵敏度要高于**甲状腺球蛋白抗体（TgAb）**，但是使用定量灵敏检测法进行检测，几乎 100% 的患者体内存在一种抗体或同时存在两种抗体。TPOAb 亲和力更高，而且在血清中的浓度要高于 TgAb。高浓度的甲状腺自身抗体就可以确定那些临床表现不明显的原发性自身免疫性疾病的患者。通常来讲，TPOAb 浓度越高，疾病就越严重，因为在甲状腺组织结构损伤过程中，TPOAb 是一种细胞毒性物质。一旦进行测量并且在血清中发现 TPOAb 存在，就不需要再对 TPOAb 进行连续测定，因为这样做对监测治疗没有任何益处。如果血清中 TPOAb 浓度上升，则表明对于那些 TSH 高而 FT_4 正常的亚临床甲减患者需要开始使用甲状腺激素治疗，因为每年有 5% 的这类患者会发展为甲状腺功能衰竭。

约 6% 的女性在分娩后 6 个月内发生产后甲状腺疾病。在怀孕早期就发现 TPOAb 阳性的女性，大约有 50% 随后会进展为产后甲状腺功能失衡，这种疾病通常具有暂时性的特征。高浓度的 TPOAb 可以提示某些产妇会发生产后甲状腺功能失衡，而其中某些症状严重的女性需要加以治疗。孕期出现 TPOAb 和一些生殖并发症有关，包括流产、不孕症、**IFV 失败（IFV failure）**、死胎、先兆子痫以及早产，但是 TPOAb 与这些并发症的因果关系还有待研究。

自身免疫性甲状腺疾病通常是伴随其他自身免疫性疾病发生的，如胰岛素依赖性糖尿病患者，有更高患自身免疫性甲状腺疾病的风险。血清中

存在 TPOAb 有助于筛选需要监测甲状腺功能的患者（图 7-2-8）。

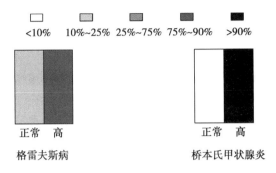

图 7-2-8　抗甲状腺过氧化物酶抗体（TPOAb）

3. 局限性

在正常人群中，甲状腺自身抗体的阳性率取决于所使用的分析方法。正常人体内也存在 TPOAb，且女性体内含量高于男性，老年人体内含量高于年轻人。

在一些甲状腺功能正常的健康人体内可以发现低浓度的 TPOAb。存在这种现象的意义目前尚不清楚，可能和种族以及地理位置有关。在一些碘含量丰富的地区（美国和日本），血清高含量 TPOAb 的发生率要高于碘含量缺乏的地区（欧洲）。

在一些自身免疫失衡的患者血清中也可能存在 TPOAb，而一些患有甲状腺相关疾病但没有证据表明其患有甲状腺功能失调的患者血清中可以没有 TPOAb。

小部分甲状腺自身免疫性疾病患者的血清中 TSH 含量高，但可能检测不到 TPOAb。

4. 检测技术

一些检测血清 TPOAb 的旧方法，如红细胞凝集和免疫荧光，由于灵敏度低且依赖人工操作，已经被淘汰了。这些检测方法已经被其它灵敏度和特异性更高的定量检测方法所取代，这些方法更为精确。这些测试中的主要抗原是**甲状腺过氧化物酶（TPO）**，TPO 是在甲状腺微粒体中发现的一种糖基化蛋白。这些测试使用了各种各样的检测技术，包括放射免疫检测法、免疫检测法和酶联免疫检测法，使用纯化或者重组 TPO。这些检测法可以在大多数自动免疫分析仪上使用，因此它们可以和 FT_4/TSH 一样作为甲状腺功能检测策略的一部分。尽管有国际标准制剂（MRC 66/387）作为标准物，但是不同的 TPOAb 检测法的结果存在

很大差异。所使用的检测试剂的纯度和方法学原理的不同都会导致这些差异。在灵敏度（检测限）和参考区间上也存在很大差异，这些都有助于解释患者血清中是否存在 TPOAb。

5. 标本类型

血清。

6. 使用频率

应用广泛。

（八）甲状腺球蛋白抗体

在桥本甲状腺炎患者中，免疫细胞侵袭甲状腺组织，产生抗**甲状腺球蛋白抗体（TgAb）**。甲状腺球蛋白是一种大分子蛋白，并且是 T_3、T_4 的合成位点。TgAbs 主要属于 IgG 类抗体，不结合补体，并且不是自身免疫性甲状腺疾病的直接病因。

1. 参考区间

<4.11IU/L（Abbott Architect）

2. 临床应用

和 TPOAb 测试一样，血清中存在 TgAb 表明其是桥本甲状腺炎和 Graves 病的自身免疫基础（图 7-2-9）。然而，与 TPOAb 相比，在血清中检测到 TgAb 的可能性较小，同时它的致病性也更低，所以该测试不常用。一些调查也表明，在小部分没有任何甲状腺疾病的人中，他们的血清中缺少 TPOAb，TSH 正常，但是却存在 TgAb，这也是该测试不常用的另一个原因。如果存在自身免疫性甲状腺疾病，相比于单独测量 TPOAb，联合测量 TPOAb 和 TgAb 可能会有更好的诊断效能。然而对于大多数实验室来讲，如果有足够灵敏的 TPOAb 免疫检测法可供使用，那么只需要测试 TPOAb 就可以了。

由于 TgAb 会干扰 Tg 的检测，而 Tg 又是监测甲状腺癌患者的一个指标，所以对于这些患者有必要测量 TgAb，这也是这项检测的主要用

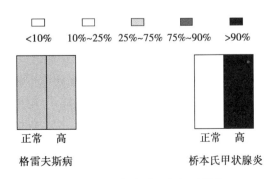

图 7-2-9　甲状腺球蛋白（Tg）抗体

途。大约有 20% 各类甲状腺癌患者的血清中存在 TgAb，并且由于其干扰作用不可预测，目前的指南建议所有检测 Tg 的样本都要做 TgAb 检测（参考甲状腺球蛋白检测技术）。一项令人关注的观察发现，甲状腺癌患者的 TgAb 水平会在术后三年时间里下降至检测不到的水平。假如癌症复发，TgAb 水平会重新上升，并且其上升会早于 Tg 上升，因此对于这些血清中有 Tg 和 TgAb 的甲状腺癌患者，可以把 TgAb 作为监测肿瘤复发的另一项重要标志物。如果血清中的 TgAb 可以作为标志物监测甲状腺癌患者，那么就很有必要保留 TgAb 的检测。

3. 检测技术

TgAb 检测技术和甲状腺过氧化物酶抗体检测技术一样（参考前文）。

4. 标本类型

血清。

5. 使用频率

不常使用，只有在测量甲状腺癌患者 Tg 水平的情况时才需要。

（九）甲状腺球蛋白

甲状腺球蛋白（Tg） 是一种大分子（660kDa）糖蛋白，是甲状腺滤泡细胞中 T_3 和 T_4 的合成位点。它也是一个大型甲状腺激素的储存库。TSH 通过刺激甲状腺滤泡细胞顶膜内吞和 Tg 蛋白酶水解来调节 Tg，从而将 T_4 和 T_3 释放到循环中。几乎所有的 Tg 都存在于甲状腺内，但在血液中通常只能检测到少量的 Tg。

许多甲状腺疾病患者的血清 Tg 会升高，如甲状腺肿、甲状腺良性结节、甲状腺腺瘤、多结节性甲状腺肿、甲状腺毒症和处于毒性期的甲状腺炎。

1. 参考区间

正常人 3~40μg/L（在治疗过的甲状腺癌患者中检测不到）

2. 临床应用

甲状腺球蛋白检测是目前被广泛使用的一种肿瘤标志物，用于监测分化型甲状腺癌患者。乳头状癌或滤泡癌患者在进行甲状腺全切除术和放射性碘消融术切除肿瘤后，以前增加的 Tg 浓度将降低到非常低或无法检测的水平。当使用抑制剂量的甲状腺素时，Tg 浓度的增加表明肿瘤复发或转移扩散。患者应每 6~12 个月监测一次，如果发现可检测到的 Tg 浓度，则监测的间隔时间更应缩

短。这种血清 Tg 的连续监测结合超声检查已被证明是非常有效的，是检查早期肿瘤复发的主要方法。大多数患者在手术后都能治愈，但有相当多（约 15%）的病人会复发。如果有复发，通常会发生在 5 年内，但也有可能在数十年后。

将 Tg 的测量结果与全身扫描显像进行比较时，重要的是要意识到，转移的癌细胞不能吸收碘，导致其扫描结果为阴性，但能够释放 Tg 到血液循环中，从而使 Tg 结果为阳性。Tg 检测在甲状腺癌的初始诊断中没有明显价值，因为良性结节患者的血清 Tg 浓度也会增加。

血清 Tg 测量可用于评估婴儿先天性甲状腺功能减退的病因。甲状腺功能缺失（无甲状腺或甲状腺功能缺陷）时，血清 Tg 检测不到；在甲状腺球蛋白合成缺陷、TSH 受体和（或）甲状腺转录因子 -1 失活突变引起甲状腺功能不全时，血清 Tg 较低或检测不到；而在甲状腺发育异常和甲状腺激素生物合成缺陷的婴儿中，血清 Tg 为正常或升高。另一种用途是识别由于摄入过多 T_4 而导致的人为甲状腺功能亢进，此时 Tg 没有升高，不像真正的甲状腺功能亢进，表现为 Tg 升高。

3. 检测技术

血清甲状腺球蛋白的测量并不简单，因为在选择合适的检测方法之前需要考虑许多因素。甲状腺球蛋白通过竞争法和免疫检测法进行测量。

一个主要的问题是大约 20% 的甲状腺癌患者的血清中存在 TgAbs。这可能会对 Tg 测量造成干扰，导致结果不稳定，目前这种干扰不能通过 TgAb 的滴度来预测，并且不是所有的 TgAbs 都会造成干扰。比如在竞争性检测中，TgAb 干扰可能导致 Tg 测量结果偏高或偏低，这取决于 TgAb 与检测试剂的亲和性，以及分离结合的和游离抗体的方法，而大多数竞争性检测法结果会偏高。TgAb 干扰经常会导致免疫检测法的 Tg 结果偏低。由于易于自动化，大多数商业化 Tg 检测试剂都是基于免疫检测法，这种干扰严重限制了 Tg 检测在甲状腺癌患者中的有效性。有一种商业化试剂盒宣称，通过使用一些针对与甲状腺免疫无关表位的单克隆抗体，能将这种干扰降到最低。然而，这并不能消除所有样本中的干扰。

当使用竞争法和免疫检测法对 TgAb 阴性受试者的相同样本进行测量时，两者的一致性良好，但当使用 TgAb 阳性受试者样本时，免疫检测法测定的 Tg 结果明显偏低，导致了竞争法和免疫检

测法 Tg 结果的差异。

如果使用免疫检测法测定 Tg，需要采用什么步骤？现行指南表明应对每个样本进行灵敏的 TgAb 测定，如果存在 TgAb，则不应报告 Tg。对于这些样本，Tg 应通过竞争性检测法来测量。许多商业化的 Tg 免疫检测法推荐进行回收测试，通过设置一个额外的试管，加入 Tg，并比较测量的 Tg，以确定 Tg 的回收率。如果回收率超出一定范围，则不报告 Tg。然而，使用 Tg 回收法检测干扰抗体是不可靠的，不应该用此来代替 TgAb 的测量。

所有的 Tg 免疫检测都应该使用 CRM-457 标准品进行校准。然而，有一些制造商，尽管他们的校准是基于上述标准品，但并没有选择一对一的校准，而是选择了一个不同的比率来保持 Tg 结果与之前经校准检测的一致性。因此，这一因素和其他因素均导致了不同检测系统间所测定的 Tg 结果呈现巨大（2~3 倍）差异。这些差异也可能是由于在癌症患者中不同的检测方法检测 Tg 时存在的共同问题造成的，与正常 Tg 相比，癌症患者的 Tg 可能具有异质性。使用多克隆抗体的竞争性检测因为它们具有广泛的特异性的优点，比使用单克隆抗体的免疫测定法更容易检测 Tg 不同亚型，后者不能识别所有亚型。

Tg 检测的功能灵敏度至关重要。一份专家共识发现，在甲状腺激素抑制 TSH 的过程中如果检测不出血清 Tg，往往会造成误导。在 $1\mu g/L$ 的 cutoff 值下，转移患者未被检测到血清 Tg，但在重组 TSH 刺激后可检测到 Tg $>2\mu g/L$ 浓度。早期 Tg 检测的功能灵敏度为 $0.5\sim1.0\mu g/L$，接近于 $1\mu g/L$ 的 cutoff 值，而现在的商业化试剂则不仅限于此，大大提高了功能敏感度达 $0.05\sim0.1\mu g/L$。利用这些改进的检测方法，原先不能检测到的 Tg 可以更可靠地被测定，并且其功能敏感度可达到低于 $0.1\mu g/L$ 的水平，基础的（非刺激的）Tg 可以预测重组 TSH 刺激测试阴性结果。使用这些灵敏的 Tg 检测试验可以避免昂贵的重组 TSH 刺激测试。一份甲状腺癌专家共识提出一项监测 TSH 刺激的 Tg 指导方针，该指导方针适用于已行甲状腺全切除或次全切除、分化型甲状腺癌 [131]I 放射治疗且没有临床证据显示有残留肿瘤的患者（在 L-T$_4$ 抑制过程中，血清 Tg $<1\mu g/L$）。

由于需要能够在检测的功能灵敏度附近识别 Tg 的增加，因此需要维持在这些临界浓度下的批间精密度，显然试剂和校准的任何变化都是至关重要的。

与任何肿瘤标志物一样，某些患者的血清 Tg 浓度非常高，因此 Tg 检测的提供者应该知道 Tg 浓度超过某个浓度，就会产生"高剂量钩状效应"，从而导致低 Tg 的假象。因此 Tg 检测试剂的制造商应说明会发生高剂量钩状效应的 Tg 浓度。如果这是一个足够高的 Tg 浓度，那么就不需要对每个样本进行未稀释和设定稀释度的测试。如果在转移性癌患者样本中测得异常低的 Tg，则应在检测未稀释的样本之后，对其进行适当稀释度下的检测。如果 Tg 因浓度非常高而出现钩状效应，则稀释后的 Tg 将高于未稀释的结果。

4. 样本类型

血清。

5. 使用频率

少见。这项测试通常只在专业中心进行。

四、甲状腺检测策略

大多数临床实验室对甲状腺功能测试的需求日益增长。为了满足这一需求，实验室制定了合理申请甲状腺功能检测的指导方针，引入了自动化程序，以及采用了项目序贯测试的策略。对于大多数收到的样本来说，怀疑是甲状腺疾病的并不多，甲状腺功能检测往往被用于排除导致患者疾病的甲状腺功能障碍。在这种情况下，理想的初筛测试应该足够灵敏，能够检测到任何程度的甲状腺紊乱，在不存在甲状腺疾病、不受患者疾病或处方药影响的情况下，给出一个正常的结果。目前没有任何一项甲状腺功能检测适用于上述情况。筛查可以通过单独检测游离 T$_4$ 或 TSH 进行，但两者都有各自的局限性：游离 T$_4$ 会在非甲状腺疾病中表现为降低，而 TSH 在继发性甲状腺功能减退中则会是正常的。两者都需要进行额外的测试，如果使用游离 T$_4$ 作为初筛，则需补测 TSH；或者使用 TSH 作为初筛，则需补测游离 T$_4$。另外还有些少量的样本，也可能需要进行游离 T$_3$ 的检测。一种更令人满意的方法是将同时进行 FT$_4$ 和 TSH 检测作为甲状腺功能检测的新要求，但对来自接受甲状腺功能亢进治疗的患者和接受 L-T$_4$ 治疗的甲状腺功能减退患者的随访样本仅进行 TSH 检测。对于接受 L-T$_4$ 替代治疗的患者，需对正确的治疗剂量进行监测，这里仅对 TSH 检测则已足够。检测 TPOAb 和 TRAb 可以更完整地了解任何甲状腺功能异常患者的自身免疫状况。自动免疫分析仪在设置了适当的决策机制后,具有在样本间进行反射测试的能力。这确保在样本从分析仪中移除之前进行一系列甲状腺功能测试。以西门子 ADVIA Centaur 为例,以 FT_4 和 TSH 为初筛,FT_4 和 TSH 的测试时间为 20min,反射测试游离 T_3 需要 40min,引入反射测试策略可以节省大量的成本和时间。

使用甲状腺功能检测的筛选策略时,需要考虑患者的既往史、治疗和药物使用情况,以便能够在所有情况下解释甲状腺功能检测结果。大多数 FT_4、FT_3 和 TSH 的检测方法都具有足够的灵敏度和精密度,可以准确预测大多数患者的甲状腺状态。然而,也有例外,表面上看起来是异常结果的需要仔细跟踪随访。这些情况包括受抗体干扰的任何常用于游离 T_4、游离 T_3 和 TSH 的测定方法、甲状腺激素耐药综合征、TSH 耐药综合征和垂体 TSH 分泌性肿瘤。所有的实验室都应该有一个处理这些罕见事件的操作程序。在抗体干扰的情况下,首先应用不同的方法重新检测,尽管其他方法也可能受到抗体干扰的影响,应优先选择受抗体干扰影响较小的方法。样品稀释以及使用聚乙二醇沉淀抗体后再检测可能也有所帮助。为了追踪上述其他罕见情况,需要转诊到内分泌专科中心,进行适当的检测。参见 FSH 局限性、FT4 局限性章节。

典型的甲状腺功能筛查策略见图 7-2-10。虽然这里没有显示,但游离 T_3 可用于疑似甲状腺功能亢进病例的随访,包括临床症状为甲状腺功能亢进但游离 T_4 和 TSH 结果正常的患者。无论实验室采用哪种策略,在可靠地确定患者的甲状腺状态之前,都需要对甲状腺激素浓度的总体情况、患者的症状和药物使用情况进行考虑,并记录以前的治疗情况。

(一) 用于制定甲状腺功能测试策略(或法则)的指南

用于诊断甲状腺疾病的策略总是要求检出 TSH 异常浓度和甲状腺激素异常浓度(通常方向相反)。

检查策略涉及使用一线筛查,即使用单个项目(如 TSH)或多个项目(如 TSH 和甲状腺激素)。所使用的策略通常由医保部门、实验室提供的项目性能/有效性和易用性(特别是在引入全自动分析仪之后)以及临床医生的特殊偏好决定。

1. 甲状腺功能减退

(1) 诊断

准确而灵敏的血清 TSH 测量常被认为是甲状腺疾病诊断的首选试验。如果 TSH 升高,检测 T_4(优选 FT_4)是确诊原发性甲状腺衰竭的必要条件。

不推荐使用 T_3 或 FT_3 检测。另外建议在临床上有怀疑(表 7-2-1)或存在危险因素的情况下(表 7-2-2)进行甲状腺功能减退的检测。

这些症状通常与疾病的持续时间/严重程度、甲状腺功能减退发生的速度以及患者的心理特征有关。症状和体征可包含下表中一个或多个临床特征(表 7-2-1)。

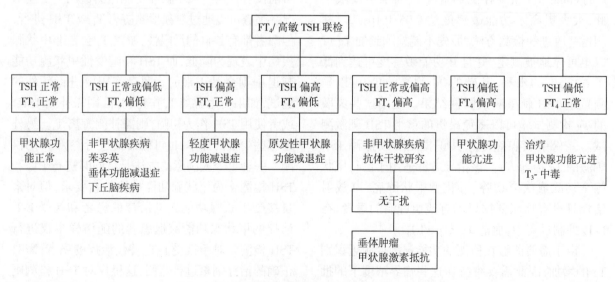

图 7-2-10 典型的甲状腺功能筛选策略(第一阶段)

表 7-2-1　甲状腺功能减退的临床特征

疲劳
便秘
体重增加
记忆和智力障碍
注意力集中减退
皮肤干涩或发黄
寒冷耐受不良
抑郁
共济失调
毛发粗糙或脱落
月经不调或重度月经不调或不孕
声音嘶哑
肌肉痛
甲状腺肿
高脂血症
反应迟缓
松弛相
心动过缓
低体温症
黏液组织充盈

表 7-2-2　甲状腺功能减退的危险因素

60 岁以上
女性
存在甲状腺肿
甲状腺疾病史或甲状腺炎史
甲状腺疾病家族史
头颈癌史
其他自身免疫性疾病
药物（如锂、胺碘酮）
血脂异常

（2）治疗监测

甲状腺功能减退症的治疗监测通常包括血清 TSH 的测量。对于接受 T_4 治疗的患者，通常需要每年检测 1~3 次。如果怀疑患者并未遵循医嘱，也应测量其血清游离 T_4（FT_4）水平。

由于 TSH 反应滞后于 FT_4，因此建议在治疗的早期阶段使用 FT_4 进行监测（当试图建立正确的 T_4 剂量时）。使用 FT_4 检测项目的实验室人员应该知道，接受 T_4 治疗患者的甲状腺功能正常范围需要向上调整（大约比正常人群高出 20%）。有一种观点认为监测 FT_3 比 TSH 更好（或者至少等于 TSH）。

2. 甲状腺功能亢进

（1）诊断

临床疑似甲状腺功能亢进症（表 7-2-3）通常使用高度敏感的（第三代）TSH 检测方法进行检测。如果血清 FT_4 升高，TSH 浓度 <0.1mIU/L 时，则诊断为甲亢。如果患者 TSH 较低，而 FT_4 正常，则推荐测量血清 FT_3。

甲状腺功能亢进症的症状和体征继发于循环中过量甲状腺激素的影响。症状的严重程度可能与疾病的持续时间、激素过量的程度以及患者的年龄有关。表 7-2-3 说明甲亢可能出现的症状和体征。

表 7-2-3　甲状腺功能亢进的临床特点

紧张和易怒
不耐热，出汗增多
体重减轻
便次增多
甲状腺肿大（视病因而定）
运动不耐受和呼吸困难
精神困扰
视觉改变
畏光
眼刺激
复视（diplopia）
突眼
生育障碍
心悸和心动过速
震颤
食欲改变
疲劳和肌无力
胫前黏液性水肿（伴有 Graves 病）
月经紊乱（经量减少）
睡眠障碍（包括失眠）
依赖性下肢水肿
突发瘫痪

（2）治疗监测

甲状腺功能亢进症的治疗监测通常包括治疗开始后每隔几周测量一次血清 FT_4，直到症状减轻。治疗成功后，应每年检测血清 TSH 和 FT_4 一到两次。

3. 住院患者

诊断甲状腺功能不全的住院、危重患者,应以FT_4-TSH关系为依据。在开始治疗前,应先确认持续存在明显的症状体征异常。与普通人群相比,使用更宽的参考范围可以改善FT_4和TSH对甲状腺疾病的阳性预测值。测量这些患者的FT_4是具有挑战性的,通常会产生方法特异性的FT_4值,反映了这些患者中存在低sBC的偏倚效应(参见游离分析物免疫检测)。

4. 总结

虽然一些筛查策略可能依赖于一个初始测量(如TSH),但所有策略之间的共同联系是,垂体甲状腺轴只有一个异常不足以诊断甲状腺疾病。甲状腺疾病的诊断只有在TSH和甲状腺激素浓度同时异常的情况下成立(例如,高TSH/低FT_4或低TSH/高FT_4,罕见情况除外)。异常TSH与正常FT_4的存在可能是由于亚临床甲状腺疾病,这是仅能从生化角度获得诊断的无症状疾病。如果发现这样的患者也有TPOAb,那么在将来的某个时候,获得显性临床甲状腺疾病的风险会增加。某些学者认为对所有亚临床甲状腺功能减退症患者进行治疗是有益的。

(二)使用单个促甲状腺激素项目作为个体筛查方法的限制

通常使用的策略是采用促甲状腺激素(TSH)检测作为一线筛查,如果发现TSH浓度异常,则随后测量甲状腺激素(游离T_4)。然而,这种策略具有显著的局限性,因为TSH的检测不是绝对可靠的。有可能错误地处在正常甲状腺功能范围内(假阴性,

表7-2-4),导致患者被误诊为甲状腺功能正常,而在某些情况下TSH浓度可能出现假阳性(表7-2-5)。

表7-2-4　TSH水平不适当地处于正常甲状腺范围内的情况

下丘脑、垂体疾病
垂体对甲状腺激素抵抗(极其罕见)
TSH抗体存在
存在异源性抗体干扰或类风湿因子干扰
显性甲状腺疾病或与其他系统性疾病并存
可以使TSH浓度正常化的药物

表7-2-5　TSH检出水平超出正常范围的情况

妊娠初期(低TSH)
TSH分泌瘤(高TSH)
急性精神疾病(低)
垂体性甲状腺功能减退(低)
甲状腺激素抵抗(高)
T_4治疗(早期,TSH高)
抗甲状腺治疗(早期,TSH低)
非甲状腺疾病(急性期TSH低,恢复期高)
药物(糖皮质激素、多巴胺、胺碘酮——TSH低;苯丙胺类——TSH高)
干扰因素,如异源性或类风湿因子(TSH可能低或高)

(三)生化表型的解释

表7-2-6总结了在不同临床情况下TSH/FT_4/FT_3的实验室表现。注意,FT_4/FT_3结果因所用方法而异。

表7-2-6　不同临床情况下TSH/FT_4/FT_3的生化模式总结

FT_4	FT_3	TSH	患者临床状态	诊断	解释
L	L	R	严重甲状腺功能减退	黏液性水肿	
L	N	R	甲状腺功能减退	甲状腺功能减退	约50%甲状腺功能减退患者的FT_3浓度正常
L-LN	N	R	轻度甲状腺功能减退	轻度甲状腺功能减退	
N	N	SR	甲状腺功能正常	亚临床甲状腺功能减退	患者有发展为甲状腺功能减退的危险
L-LN	N	L-N-SR	甲状腺功能减退	垂体性甲状腺功能减退	生物活性较低的TSH可能被分泌
N-SR	N-L	N-SL-SR	甲状腺功能正常	NTI	一过性异常
N	R	L	甲状腺功能亢进	T_3甲状腺毒症	发生在早期甲状腺功能亢进、复发、药物治疗后和碘缺乏地区
R	R	L	甲状腺功能亢进	甲状腺功能亢进症	经典模式

续表

FT$_4$	FT$_3$	TSH	患者临床状态	诊断	解释
R	R	R	甲状腺功能亢进	垂体性甲状腺功能亢进症	α 亚基升高提示促甲状腺素瘤
R	R	N-SR	甲状腺功能正常,某些组织的甲状腺功能减退	甲状腺激素抵抗	T$_3$ 受体异常的家族性疾病
R	N	N	甲状腺功能正常	严重的精神疾病	随着疾病进程的结束,一切恢复正常
N	N	N-SR	甲状腺功能正常	妊娠	妊娠的早期通常与 TSH 降低有关
SR	N	N	甲状腺功能正常	T$_4$ 疗法	通常需要较高的 FT$_4$ 值以获得甲状腺功能正常
N	N	L	甲状腺功能正常	抗甲状腺治疗	在治疗的早期阶段,TSH 通常是不正常的
R	R	N	甲状腺功能正常	药物	甲状腺激素替代药物
SR	SR	N	甲状腺功能正常	妊娠	妊娠中期和晚期常伴有较低的 FT$_4$ 和 FT$_3$ 浓度

注:L= 低,LN= 正常低值,N= 正常,SR= 略升高,R= 升高。

五、参考文献及补充书目

Abalovich, M., Amino, N., Barbour, L.A., Cobin., R.H., De Groot, L.J., Glinoer, D., Mandel, S.J. and Stagnaro-Green, A. Management of thyroid dysfunction during pregnancy and postpartum: an Endocrine Society Clinical Practice Guideline. *J. Clin. Endocrinol. Metab.* **92**, S1–47 (2007).

Association for Clinical Biochemistry, British Thyroid Association, British Thyroid Foundation. UK Guidelines for the Use of Thyroid Function Tests. (2006) http://www.acb.org.uk/site/guidelines.asp.

Baloch, Z., Carayon, P., Conte-Devoix, B., Demers, L.M., Feldt-Rasmussen, U., Henry, J.F., LiVosli, V.A., Nicocoli-Sire, P., John, R., Ruf, J., Smyth, P.P., Spencer, C.A. and Stockigt, J.R. Laboratory Medicine Practice Guidelines: laboratory support for the diagnosis and monitoring of thyroid disease. *Thyroid* **13**, 3–126 (2003).

Baskin, H.J., Cobin, R.H., Duick, D.S., Gharib, H., Guttler, R.,B., Kaplan, M.M. and Segal, R.L. American Association of Clinical Endocrinologists Medical Guidelines for Clinical Practice for the Evaluation and Treatment of Hyperthyroidism and Hypothyroidism. *Endocr. Pract.* **8**, 457–469 (2002).

Cartwright, D., O'Shea, P., Rajanayagam, O., Agostini, M., Barker, P., Moran, C., Macchia, E., Pinchera, A., John, R., Agha, A., Ross, H.A., Chatterjee, V.K. and Halsall, D.J. Familial dysalbuminaemic hyperthyroxinaemia: a persistent diagnostic challenge. *Clin. Chem.* **55**, 1044–1046 (2009).

Christofides, N.D. and Midgley, J.E.M. Inaccuracies in the free thyroid hormone measurement by ultrafiltration and tandem mass spectroscopy. *Clin. Chem.* **55**, 2228–2229 (2009).

Christofides, N.D., Sheehan, C.P. and Midgley, J.E.M. One-step, labeled-antibody assay for measuring free thyroxin. I Assay development and validation. *Clin. Chem.* **38**, 11–18 (1992).

Christofides, N.D., Wilkinson, E., Stoddart, M., Ray, D.C. and Beckett, G.J. Assessment of serum thyroxine binding capacity-dependent biases in free thyroxine assays. *Clin. Chem.* **45**, 520–525 (1999).

CLSI EP 15-A2. User Verification of Performance for Precision and Trueness; Approved Guideline – Second Edition (www.clsi.org).

CLSI EP 17-A. Protocols for Determination of Limits of Detection and Limits of Quantitation; Approved Guideline (www.clsi.org).

Cooper, D.S., Doherty, G.M., Haugen, B.R., Kloos, R.T., Lee, S.L., Mandel, S.J., Mazzaferri, E.L., McIver, B., Sherman, S.I. and Tuttle, R.M. Management guidelines for patients with thyroid nodules and differentiated thyroid cancer. The American Thyroid Association Guidelines Taskforce. *Thyroid* **16**, 109–142 (2006).

Cooper, D.S., Doherty, G.M., Haugen, B.R., Kloos, R.T., Lee, S.L., Mandel, S.J., Mazzaferri, E.L., McIver, B., Pacini, F., Tuttle, R.M., Schlumberger, M., Sherman, S.I. and Steward, D.L. Revised American Thyroid Association management guidelines for patients with thyroid nodules and differentiated thyroid cancer, *Thyroid* **19**, 1167–1214 (2009).

Demers, L.M. Thyroid function testing and automation. *J. Clin. Ligand Assay* **22**, 38–41 (1999).

Feldt-Rasmussen, U. Analytical and clinical performance goals for testing autoantibodies to thyroperoxidase, thyroglobulin, and thyrotropin receptor. *Clin. Chem.* **42**, 160–163 (1996).

Hay, I.D., Bayer, M.F., Kaplan, M.M., Klee, G.G., Larsen, P.R., and Spencer, C.A.for the Committee on Nomenclature of the American Thyroid Association American thyroid association assessment of current free thyroid hormone and thyrotropin measurements and guidelines for future clinical assays. *Clin. Chem.* **37**, 2002–2008 (1991).

Klee, G.G. and Hay, I.D. Assessment of sensitive thyrotropin assays for an expanded role in thyroid function testing: proposed criteria for analytic performance and clinical utility. *Clin. Chem.* **64**, 461–471 (1989).

Laurberg, P., Nygaard, B., Glinoer, D., Grussendorf, M. and Orgiazzi, J. Guidelines for TSH–receptor antibody measurement in pregnancy: results of an evidence-based symposium organized by the European Thyroid Association. *Eur. J. Endocrinol.* **139**, 584–586 (1998).

Midgley, J.E.M. Direct and indirect free thyroxine assay methods: theory and practice. *Clin. Chem.* **47**, 1353–1363 (2001).

Midgley, J.E.M. "All that glisters is not gold." Ultrafiltration and free thyroxine measurement with apologies to W. Shakespeare. *Clin. Biochem.* **44**, 151–153 (2011).

NCCLS guideline C-45A, vol. 24, No 31, Measurement of Free Thyroid Hormones.

Nelson, J.C. and Tomei, R.T. Direct determination of free thyroxine in undiluted serum by equilibrium dialysis/radioimmunoassay. *Clin. Chem.* **34**, 1737–1744 (1988).

Nelson, J.C., Nayak, S.S. and Wilcox, R.B. Variable underestimates by serum free thyroxine (T$_4$) immunoassays of free T$_4$ concentrations in simple solutions. *J. Clin. Endocrinol. Metab.* **79**, 1373–1375 (1994).

Nelson, J.C., Weiss, R.M. and Wilcox, R.B. Underestimates of serum free thyroxine (T$_4$) concentrations by free T$_4$ immunoassays. *J. Clin. Endocrinol. Metab.* **79**, 76–79 (1994).

Pacini, F., Schlumberger, M., Dralle, H., Elisei, R., Smit, J.W. and Wiersinga, W. European consensus for the management of patients with differentiated thyroid carcinoma of the follicular epithelium. *Eur. J. Endocrinol.* **154**, 787–803 (2006).

Rose, S.R., Brown, R.S. and Wilkins, L. Update of Newborn Screening and Therapy for Congenital Hypothyroidism. *Pediatrics* **117**, 2290–2303 (2006).

Sheehan, C.P. and Christofides, N.D. One-step, labeled-antibody assay for measuring free thyroxin. II Performance in a multi-center trial. *Clin. Chem.* **38**, 19–25 (1992).

Soldin, S.J., Soukhvova, N., Janicic, N., Jonklaas, J. and Soldin, O.P. The measurement of free thyroxine by isotope dilution tandem mass spectrometry. *Clin. Chim. Acta* **358**, 113–118 (2005).

Thienpont, L. *et al.* Report of the IFCC Working group for standardization of thyroid function. *Clin. Chem.* **56**, 919–920 (2010).

Warner, M.H. and Beckett, G.F. Mechanisms behind the non-thyroidal illness syndrome: an update. *J. Endocrinol.* **205**, 1–13 (2010).

Werner & Ingbar's The Thyroid. A Fundamental and Clinical Text 9th end (eds Braverman, L.E. and Utiger, R.D.) (Lippincott, Philadelphia, 2005).

Williams Textbook of Endocrinology (eds Kronenberg, H.M., Melmed, S., Polonsky, K.S. and Larsen, P.R.) (Saunders, Philadelphia, 2007).

Wong, T.K., Pekary, A.E., Hoo, G.S., Bradley, M.E. and Hershman, J.M. Comparison of methods for measuring free thyroxine in nonthyroidal illness. *Clin. Chem.* **38**, 720–724 (1992).

网址

http://www.thyroidmanager.org/.
http://www.acb.org.uk/site/guidelines.asp

(谢鑫友、张钧　译,刘敏　审)

肾上腺皮质

一、正常肾上腺皮质功能

人有两个肾上腺,每侧肾的上方各有一个,因此它们被形象地称为"肾上腺"。每个肾上腺由外层的肾上腺皮质和内层的肾上腺髓质组成。从组织学结构上分析,肾上腺皮质又可分为三层,并且均能分泌类固醇激素:外层球状带,分泌盐皮质激素,主要是醛固酮;中层束状带向中央肾上腺髓质呈指状突起,分泌糖皮质激素,主要是皮质醇;最内层是网状带,分泌雄激素,其主要形式为**脱氢表雄酮**(dehydroepiandrosterone,DHEA)及其硫酸化代谢物**硫酸脱氢表雄酮**(DHEAS),同时也分泌少量的雄烯二酮和睾酮。皮质醇和醛固酮是肾上腺皮质最重要的生理产物。

像大多数类固醇一样,皮质醇不易溶于水,因此在体内是通过与 α_2-球蛋白结合后再被运输至全身各处,该蛋白被称为**皮质醇结合球蛋白**(cortisol-binding globulin,CBG)或**运皮质激素蛋白**(transcortin)。在血液中,约92%的皮质醇与CBG结合,另外约8%是与非蛋白结合的"游离"皮质醇,仅这些"游离"的皮质醇才有生物活性。应注意,在唾液腺中可检测到的"游离"皮质醇约占5%,且与血清中不同,唾液腺能将皮质醇转化为可的松。皮质醇主要在肝中被代谢分解成多种无活性的化合物。未结合的皮质醇可由肾小球滤过,其中大部分由肾小管重吸收,仅少量的**游离皮质醇**(free cortisol,FC)从尿液中排出。因此,收集24小时尿游离皮质醇(urine free cortisol,UFC)的含量即为血清皮质醇的总水平,这个方法的益处在于不受24小时内皮质醇分泌变化的影响,但其主要问题是有不能充分收集24小时尿液标本的可能。

糖皮质激素通过细胞胞质中的特定受体发挥作用,对人体各组织产生重要且广泛的影响,包括调节机体糖类、蛋白质、脂肪和水代谢,影响机体造血和止血等。它们也影响胃肠道、心血管、骨骼、神经肌肉和免疫等众多系统,并具有抗炎作用。

皮质醇的分泌受垂体前叶激素促肾上腺皮质激素(adrenocorticotropic hormone,ACTH)控制,而在下丘脑合成并由垂体前叶释放的**促肾上腺皮质激素释放激素**(corticotropin releasing hormone,CRH)则控制ACTH的分泌。CRH从下丘脑正中隆起部位释放到垂体门脉血中,并作用于垂体前叶的促肾上腺皮质激素分泌细胞,引起ACTH的合成和释放。同时垂体后叶分泌的抗利尿激素与CRH有协同作用,进一步促进ACTH的分泌。

下丘脑-垂体-肾上腺皮质(HPA)轴的调控涉及三个主要因素:昼夜节律、负反馈调节和应激机制。人体中,皮质醇分泌具有周期性,在上午7点至8点达到分泌高峰,在凌晨2点至4点降至最低水平。皮质醇能发挥负反馈效应,这体现在高浓度的血清皮质醇抑制下丘脑和垂体前叶合成CRH和ACTH,从而抑制皮质醇分泌(图7-3-1);相反,当血清皮质醇水平过低时,CRH和ACTH的合成将会增加。应激是第三种调控机制,它凌驾于其他两种机制之上。因此,在任何有压力的

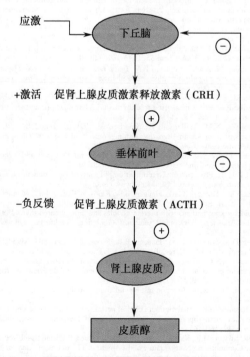

图 7-3-1　HPA 轴内的相互作用

情况下（如疾病、意外、手术或心理应激），HPA 轴都会被激活，进而增加 ACTH 和皮质醇的分泌使其达到非常高的水平。

二、临床疾病

肾上腺皮质类疾病主要涉及皮质醇分泌异常（约 30 例 / 百万人 / 年）和醛固酮分泌异常（约 10 例 / 百万人 / 年）。雄激素分泌异常则十分罕见。

（一）皮质醇增多症

过多皮质醇的分泌会引起一种被称作**库欣综合征（Cushing's syndrome）**的临床疾病。一般来说，库欣综合征的病因可分为：

ACTH 依赖性——因 ACTH 过度分泌导致的皮质醇增多，例如，**垂体肿瘤（pituitary tumors）**（也称为**库欣病，Cushing's disease**）和**异位 ACTH 综合征（ectopic ACTH syndrome）**（ACTH 由非内分泌腺肿瘤所分泌，如肺癌）。

非 ACTH 依赖性——有皮质醇增多的表现，但 ACTH 浓度降低，甚至低至无法检出，常见于**肾上腺肿瘤（adrenal tumor）**（腺瘤或癌）或使用外源性糖皮质激素。

假性库欣（pseudo-Cushing）综合征具有皮质醇增多症的全部临床表现和大部分生化特征，但针对诱因进行治疗后其症状消失。其病理生理学机制尚未完全明确，但最常见于严重抑郁或 / 和酗酒的患者。

库欣综合征常见于女性（女:男 ≈ 4 : 1），慢性皮质醇的过量导致机体出现多种症状和体征，包括肥胖（主要是面部和躯干）、易挫伤、腹部紫纹、多毛、油性粉刺型肤质、高血压、肌肉无力、月经失调、抑郁以及骨质疏松等。

库欣综合征的诊断依据包括：

1. 有证据显示皮质醇分泌过多。
2. 有明确的高皮质醇血症病因。

这一诊断过程较为困难且耗时较长。首先测定基础条件下血清皮质醇和血浆 ACTH 的水平（观察昼夜节律）。随后进行一系列激发和抑制试验，如 CRH 刺激试验、**地塞米松抑制试验（dexamethasone suppression test，DST）**和静脉置管试验。还需要放射成像进行辅助诊断。这一分析过程看似简单，但因该综合征周期性变化的影响，使诊断更加困难。因此，这类患者必须到具有相关专业知识的医疗中心接受诊治。

库欣综合征的治疗方案因病因的不同而有所差异。皮质醇增多可以通过药物治疗（美替拉酮，酮康唑）或放射治疗，但最有效的治疗方法是外科手术。

原发性醛固酮增多症，也称为康恩综合征，通常由肾上腺腺瘤引起。其血浆中醛固酮水平较高，常致低钾性碱中毒，伴有肌无力、多尿、多汗和高血压。

（二）低皮质醇血症

低皮质醇血症（hypocortisolemia）由肾上腺皮质功能减退引起，其病因可分为原发性（肾上腺皮质疾病）和继发性（由垂体或下丘脑病变引起）。

急性原发性肾上腺皮质功能减退（肾上腺危象），可危及生命，在手术后或广泛的全身性感染伴出血后可能出现。而慢性肾上腺皮质功能减退更常见，称为**艾迪生病（Addison's disease）**。在西方国家，艾迪生病通常由自身免疫性引起。其他致病因素还包括结节病、肺结核、淀粉样变、血色素沉着和继发性恶性沉着病。

艾迪生病患者有全身疲劳、厌食和恶心、皮肤色素沉着或白斑、体重减轻、头晕和低血压等症状，且恢复缓慢。以上这些症状多由皮质醇缺乏所致。血浆中高水平的 ACTH（或其相关肽）所致的皮肤色素过度沉着，是艾迪生病的初始症状，也是该病的特征之一。而继发性肾上腺功能减退患者则无皮肤色素沉着的表现，血压变化也不大。

艾迪生病的诊断基于患者对 ACTH（如二十四肽促皮质素、替可克肽）兴奋试验无反应，血清皮质醇维持低水平甚至无法检测。这些患者的基础血浆 ACTH 浓度明显升高。相比之下，继发性肾上腺皮质功能减退的患者血清皮质醇含量降低或低至无法检测，其血浆 ACTH 水平也处于不适宜的低水平。

氢化可的松或泼尼松龙（一种合成的糖皮质激素）可作为替代疗法对肾上腺皮质功能不足进行治疗。替代治疗方式也应模拟血清皮质醇分泌的正常昼夜节律进行给药。氢化可的松常用剂量是上午 20mg，晚上 10mg。而对于某些患者，给予一天 3 次的糖皮质激素治疗更为合适，但是**先天性肾上腺皮质增生症（congenital adrenal hyperplasia）**为另一种罕见的肾上腺皮质疾病，会引起低皮质醇血症。该病由皮质醇合成过程中所需的一系列酶先天性缺乏所致。其中 21- 羟化酶的缺乏最为常见(占所有病因的 92%)。21- 羟化酶缺乏致皮质醇合成不足,表现为低皮质醇血症且伴有 ACTH 水平升高;而高水平 ACTH 则会导致双侧肾上腺增生。大约 60% 以上的该病患者同时存在醛固酮缺乏症,导致盐分丢失。酶缺乏合并过量的 ACTH,引起肾上腺分泌更多的雄激素,从而导致女性男性化。诊断的依据是:

1. 低血清皮质醇水平。

2. 17α- 羟孕酮(皮质醇前体)水平升高(基础水平或经 ACTH 刺激后)。

3. 雄烯二酮和 ACTH 水平也有所增高。

及时诊断和皮质醇治疗(氟氢可的松,一种合成的盐皮质激素)可以挽救患者生命。

三、检测项目

(一)皮质醇

皮质醇是最重要的类固醇激素。它是由肾上腺皮质将低密度脂蛋白胆固醇通过若干酶促反应而产生的(图 7-3-2)。

1. 功能

皮质醇是一种必需的激素,对身体的大多数组织有不同影响(见正常的肾上腺皮质功能)。特别是在应对心理或生理压力(如感染和手术)时,皮质醇的糖异生作用尤为重要。

大部分皮质醇在血浆中与蛋白质结合,仅少量以游离、有生物活性的形式存在。免疫检测主要是测定血清中的总皮质醇,因此在 CBG 浓度升高的情况下,如怀孕和雌激素治疗时,其血清总皮质醇浓度可能会升高。为了避免该情况所造成的困扰,一些商业检测试剂已经开发用于检测"游离"皮质醇。同时也建立了唾液中皮质醇的测定方法。

2. 参考区间

因各厂家的分析仪及试剂有所不同,其校准方法也各有差异,因此皮质醇的参考区间也不一致。通常上午 9 点的参考范围为:

血清:160~600nmol/L(上午 9 点)。

　　　:<50nmol/L(24 点熟睡时)。

唾液:10~27nmol/L(上午 9 点)。

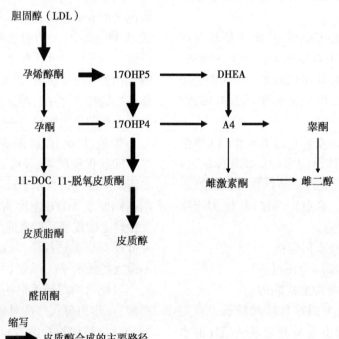

缩写
> 皮质醇合成的主要路径
→ 次要路径
17OHP5:17-羟基孕烯醇酮
17OHP4:17-羟基孕酮
11-DOC:11-脱氧皮质酮
A4　　:雄烯二酮
DHEA：脱氢表雄酮

图 7-3-2 肾上腺类固醇生物合成途径

3. 临床应用

血清皮质醇的测定可用于 HPA 轴紊乱的诊断。与仅凭单个或基础样本即可进行诊断的其他内分泌疾病不同,HPA 轴紊乱的诊断基本都需要进行动态测试(刺激和 / 或抑制试验)。

(1)库欣综合征

如上所述,高皮质醇血症,无皮质醇分泌昼夜节律和 HPA 轴反馈调节紊乱是库欣综合征的主要生化特征。库欣综合征的确诊试验也是基于这些标准。重要的是,需认识到实验室应用的检测方法都要事先经过验证,其结果才能用于解释具体的病情。对于皮质醇分泌过多的库欣综合征,建议采取以下诊断策略:

1)使用下列任意一种方法筛查(如门诊患者)皮质醇是否过量:

① 过夜 1mg DST:库欣综合征患者摄入合成糖皮质激素地塞米松后,血清皮质醇不能控制在 50nmol/L 以下。

② 或 24 小时 UFC 测定:库欣综合征患者的 UCF 水平会升高。

③ 夜间唾液皮质醇检测可用于库欣综合征的筛查。唾液皮质醇浓度随着血清昼夜节律变化。这种简单的、无创的检查可以在家里进行,其优势在于可以对患者进行全时间段监测,这对于该病来说尤为重要,因为该病在临床上有活动期和非活动期之分。

如果筛查结果异常,或筛查结果正常,但临床表现高度怀疑是库欣综合征,则患者需要住院检查以确认皮质醇是否过量。

2)按此顺序进行下列试验,以确定皮质醇是否过量并明确库欣综合征的病因:

① 血浆 ACTH 浓度测定:如果 ACTH 浓度低至无法被检出,则提示肾上腺肿瘤;如果 ACTH 浓度可检测,则提示垂体源性或异位分泌。

② 血清皮质醇昼夜节律检测:库欣综合征患者丧失皮质醇分泌节律。比如,午夜睡眠时,正常人体的血清皮质醇水平 <50nmol/L。

③ CRH 试验:给予 100μg 的人 CRH-41 静脉注射后,测定血清皮质醇(和 ACTH)浓度。皮质醇急剧升高至 600nmol/L 以上则表明脑垂体病变。相反,异位 ACTH 综合征患者皮质醇水平没有此变化(图 7-3-3)。该试验需要在小剂量 DST 之前进行。起初,CRH 试验是在小剂量地塞米松抑制试验后进行的,但在某些情况下,部分患者接受小

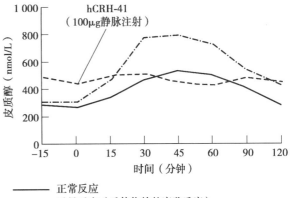

图 7-3-3 CRH 试验中皮质醇反应

——— 正常反应
—·—·— 过量反应(垂体依赖的库欣氏病)
- - - - 无反应(异位ACTH综合征和肾上腺肿瘤)

剂量 DST 试验后表现出较长的抑制反应期,这会导致对 CRH 试验结果的误读。

④ 小剂量 DST:每 6h 口服地塞米松 2mg,持续 48h;正常人血清皮质醇低于 50nmol/L;而库欣综合征患者则相反(图 7-3-4)。

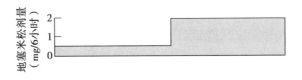

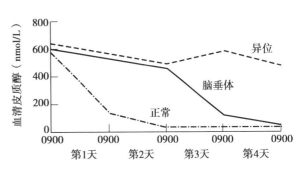

图 7-3-4 DST 试验中的响应示例

⑤ 静脉导管试验:见促肾上腺皮质激素,临床应用章节。

高剂量 DST 和胰岛素所致低血糖试验很少用于库欣综合征的诊断。在 48h 内每 6h 口服地塞米松 2mg 的高剂量 DST 试验中;50% 或以上的血清皮质醇受到抑制提示脑垂体疾病。由于影像技术的改进,这种测试现在已经十分罕见。胰岛素所致低血糖试验用于排除因抑郁引起的高皮质醇血症,这是因为库欣综合征患者在低血糖时皮质醇不升高。

(2)艾迪生病

① 上午 9 点血清皮质醇水平:低或检测不到。

② ACTH（二十四肽促皮质素、替可克肽）刺激试验：短期及长期二十四肽促皮质素试验。在健康人群中，若给予肌内注射 0.25mg 二十四肽促皮质素 30~60min 后，血清皮质醇水平升高至 >500nmol/L（或比基础水平增加 >200nmol/L）。相反，在艾迪生病患者中则观察不到皮质醇升高。继发性肾上腺皮质功能减退患者，其血清皮质醇水平（由于垂体或下丘脑原因）出现延迟升高（6~24小时）。

4. 局限性

血清皮质醇水平受 CBG 浓度变化影响；在 CBG 浓度升高的情况下，如怀孕和雌激素治疗时，皮质醇浓度可升高。

皮质醇的测定会受到一种或多种合成或天然类固醇的影响，因此若患者在服用泼尼松龙（一种常用的糖皮质激素）的患者中，其测定结果是不可靠的。在一些免疫测定方法中，皮质醇的直接前体 11- 脱氧皮质醇会与皮质醇发生显著的交叉反应。这尤其表现在使用美替拉酮进行治疗的库欣综合征患者中，他们的 11- 脱氧皮质醇浓度非常高（美替拉酮抑制 11- 脱氧皮质醇向皮质醇的转化），这是一个严重的缺点，这种交叉反应会导致已确诊的肾上腺皮质功能减退的患者在检测时出现正常甚至升高的皮质醇水平。因此，必须非常谨慎地使用这种分析方法。

一些非同位素免疫检测方法在检测皮质醇时存在严重的非特异性干扰问题，通常与检测前使用的试剂导致与皮质醇结合蛋白变性有关。英国室间质评组织 UKNEQAS（2010）发现在室间质评方案用户返回的检测结果中，血清皮质醇水平在男女之间存在差异，此差异大小取决于用户使用哪种分析仪。若只统计男性标本结果，其符合正态分布，但女性标本结果却呈双峰分布。峰值较高的是使用罗氏电化学发光分析仪。然而当用质谱法进行对比时，罗氏分析仪与质谱法显示出良好的一致性，而使用其他仪器测定的皮质醇结果却偏低。这种性别差异可能是由于使用不同阻断剂的影响，或者是由于商业化试剂盒中所使用的蛋白质问题所致。因此我们需注意，实验室应用的检测方法最好事先经过标准方法的验证，这样对于不同患者的激发试验检出的正常皮质醇反应结果才能做出具体解释。最好的例子是短期二十四肽促皮质素试验。

英国对短期二十四肽促皮质素试验的全国性调查表明，尽管大多数实验室的分析前程序是相似的，但有必要认识到方法偏倚对参考区间的影响，因此对肾上腺功能不全的诊断也有影响。有必要设立指南共识，使得临床医生和检验人员在实施短期二十四肽促皮质素试验时，联合质谱法有助于最大限度地降低方法学相关的偏倚，并建立与之相协调的皮质醇参考区间。

很多用于 UFC 检测的自动化非提取式免疫检测方法是在血清皮质醇检测方法的基础上改进的。尿液中存在许多结构相似的皮质醇化合物和代谢物，这可能导致真正的 24 小时 UFC 结果被高估（查看市面上主要分析仪试剂盒中的 24 小时 UFC 参考区间）。许多实验室（和制造商）试图通过在免疫测定之前引入有机溶剂提取步骤来减少这种非特异性干扰。使用液相色谱 - 质谱测量 UFC 的实验室越来越多，它克服了前述结构相似化合物交叉干扰的问题。

5. 测定技术

皮质醇检测的常用方法是使用自动化分析仪，包括西门子 ACS™：180，雅培 Architect，西门子 IMMULITE™，DELFIA™，罗氏诊断 Modular 和 Tosoh。常规实验室中，已不再使用同位素免疫检测方法测定血清皮质醇。最近，大型实验室都把兴趣转向串联质谱法，把它作为血清皮质醇的首选检测技术，以避免免疫分析法中被公认的特异性问题的出现。唾液皮质醇检测的方法通常在血清皮质醇检测方法上改进，如放射免疫法、酶免疫分析法或串联质谱法。

6. 理想的分析性能特征

了解皮质醇与其他类固醇的交叉反应程度至关重要，特别是 11- 脱氧皮质醇、泼尼松龙和地塞米松。目前血清皮质醇的自动化测定方法检测限低至 10nmol/L。在紧急情况下，如某些患有隐匿性肾上腺皮质功能不全的 ICU 患者，一个好的分析仪应在 60min 内出结果。由于检测方法不同，唾液皮质醇测定具有不同的参考区间和诊断临界值，使用者应参考具体实验室提供的参考值。这同样适用于 24 小时 UFC 样本。

7. 标本类型

血清，血浆或唾液。理想情况下，应在早上 8 点至 10 点进行标本采集，因为参考范围通常是在一天中的这个时间建立的。24h 尿液标本也可以使用，但相关人员需向患者提供有关样本采集的详细书面说明。

8. 使用频率

常用。

(二) 促肾上腺皮质激素

促肾上腺皮质激素(ACTH)是一种由 39 个氨基酸组成的多肽,其相对分子质量为 4 500 (4.5kDa),它来源于一种更大的前体物质,即垂体前叶促肾上腺皮质激素细胞分泌的 31kDa 的阿黑素皮质素原。ACTH 以不同的分子形式存在于血循环系统中,其中有些可能无生物活性,免疫检测法也检测不到。

1. 功能

ACTH 由垂体前叶分泌,直接刺激肾上腺皮质合成和分泌糖皮质激素,其中最重要的是皮质醇。反之,ACTH 的分泌受下丘脑的 CRH 和血管加压素调控。血清皮质醇对下丘脑和垂体起负反馈调节作用,以控制血液循环系统中的 ACTH 水平。ACTH 的生物活性体现在其氨基末端前 24 个氨基酸中。

2. 参考区间

上午 9 点:10~60ng/L(2.2~13.2pmol/L)。

3. 临床应用

建议同时检测血浆 ACTH 和血清皮质醇,以帮助确定库欣综合征、原发性和继发性肾上腺皮质功能不全的病因,以及如肾上腺脑白质营养不良和纳尔逊综合征等罕见疾病。

(1) 库欣综合征

基础 ACTH:在上午 9 点测量 ACTH 有助于确定库欣综合征的病因。如果潜在的病因是肾上腺肿瘤(腺瘤和癌),则外周血浆 ACTH 水平始终 <10ng/L,因为肿瘤分泌皮质醇不依赖于 ACTH,从而通过负反馈机制抑制血浆 ACTH 水平。相反,如果血浆 ACTH 浓度检测到(>15ng/L)或更高,则可排除肾上腺肿瘤的诊断,其潜在病因最可能是垂体或非垂体(异位)肿瘤,如肺癌。ACTH 的水平过高(>300ng/L)往往提示异位来源。

CRH 试验:用于区分 ACTH 依赖性库欣综合征的鉴别诊断。垂体 ACTH 分泌性腺瘤保留其对 CRH 的反应,而异位 ACTH 肿瘤因缺乏 CRH 受体而对 CRH 无反应。在全球范围内,由于使用的 CRH 类型和采样时间点等方法不同,CRH 刺激后 ACTH 的测定值没有统一的解读标准。该试验需要先静脉注射 100μg(人或绵羊)CRH-41,随后测量血清皮质醇和血浆 ACTH。活动性垂体疾病患者的 ACTH 水平通常高于 100ng/L,而异位 ACTH 综合征患者则不会出现这种反应。

静脉置管试验:静脉置管试验期间的 ACTH 测定被认为是区分库欣病和异位 ACTH 分泌性疾病的“金标准”。因此,如果怀疑有垂体原因,则可以将导管插入岩下窦(通向垂体的静脉),并在注射 CRH 之前和之后采集血液用于 ACTH 测定。该操作有助于诊断垂体依赖性库欣病并定位肿瘤在垂体。中心(岩下窦)与外周血浆 ACTH 之比在注射 CRH 前为 2∶1 或更高,其比值在注射 CRH 后呈 3∶1 或更高,可以判定为库欣病。 血浆 ACTH 测定也有助于对库欣病患者的治疗监测(表 7-3-1)。

表 7-3-1　ACTH 依赖性库欣综合征 CRH 刺激试验中 ACTH 测定的静脉采血时间点

标本采集部位	注射 CRH 时间		
	基础水平	3~5 分钟	8~10 分钟
1. 右下颈内静脉		X	X
2. 左下颈内静脉		X	X
1+2 外周血		X	X
3. 右上颈内静脉		X	X
4. 左上颈内静脉		X	X
3+4 外周血		X	X
5. 右岩下窦			
6. 左岩下窦			
5+6 外周血			

注:ACTH 依赖性库欣综合征在 CRH 注射后的 ACTH 静脉血样本,需要同时采集外周血标本和相应的颈静脉或下岩窦标本,以检测 ACTH 和皮质醇。标有“X”的样本不是必需的。

如果怀疑引发库欣综合征的原因是异位(非垂体)肿瘤,那么可能需要在胸腔和腹部放置不同的静脉管,以进行全身置管研究,并从中抽取血液进行 ACTH 测定。在与肿瘤连接的静脉血中存在高浓度的 ACTH 将有助于肿瘤定位。由于影像学技术的显著发展,目前这种方法已很少使用。参见库欣综合征患者的管理章节。

(2) 纳尔逊综合征

纳尔逊综合征(Nelson's syndrome):是一种罕见但情形严重的 ACTH 分泌性垂体瘤,它是双侧肾上腺切除术的并发症。因库欣综合征中极为棘手的病例其病因无法定位,通常采取这种切除手术进行治疗并且控制皮质激素增高症带来的影响。这些病例的发病概率通常基于垂体性库欣病。肾上腺切除术后,氢化可的松治疗前和治疗后 2 小时血浆 ACTH 的测定对评价纳尔逊肿瘤的侵袭性非常有价值,肿瘤的侵袭性越强,对氢化可的松的反应就越小。

(3) 肾上腺皮质功能减退症

血浆 ACTH 水平对鉴别肾上腺皮质功能衰竭的病因非常有用。原发性肾上腺皮质功能不全(艾迪生病)的 ACTH 水平升高(通常 >150ng/L,有时甚至超过 300ng/L),而继发性肾上腺皮质功能不全(由于垂体或下丘脑的原因),ACTH 浓度过低或检测不到,同时血清皮质醇的含量较低。

CRH 试验:这一试验可有助于区别垂体还是下丘脑引起的肾上腺皮质功能不全。因此,下丘脑病变患者在注射 CRH 后会出现 ACTH 水平升高,而垂体疾病患者则没有反应。

4. 局限性

ACTH 容易被内源性肽酶讲解,是一种在血浆中不稳定的多肽。因此,必须尽快进行血液标本的处理,并选用有抗凝剂(如 EDTA 或肝素锂)的采血管采血,4℃离心后快速转移血浆到已标记的洁净试管内,并立即用干冰冷冻。通常建议在 20min 内完成静脉采血分离冷冻血浆样品的全过程,以避免出现假阴性结果。

该方法用于鉴别性诊断。但对只需测量皮质醇就足以诊断的库欣综合征,该方法不适用。

ACTH 的绝对浓度并不能很好地区分库欣综合征的起因究竟是垂体还是异位分泌。大多数的这些病例中,患者的 ACTH 浓度大多在 30~200ng/L。因此,通常还需要其他方法来区别这两种病因。

并非所有 ACTH 的检测方法都,都能足够灵敏地检测所有健康个体的 ACTH 水平,因此,这些方法不能区分样本是低正常水平,还是肾上腺肿瘤患者被抑制后的水平。

5. 检测技术

早期测定 ACTH 的测定方法是竞争性放射免疫分析法,需进行血浆提取,如使用维克玻璃(一种含硼高硅氧玻璃)来吸附肽。这些提取方法耗时、费力、样品处理量低。它们已经被非同位素免疫检测方法所取代,非同位素免疫检测法需有足够的灵敏度,以及快速检测的特点。特异性可能是一个问题,因为一些免疫分析法对 ACTH1-

39 的特异性很高,以至于他们不能检测到较大形式的 ACTH 或其较小的片段。这些或大或小的片段可能是唯一在异位 ACTH 综合征患者血循环中存在的 ACTH 片段,尽管浓度很高却无法检测到。这可能导致灾难性的误诊。因此,在用于测定患者样本之前,必须评估 ACTH 检测方法的临床诊断效能。

大多数较小的实验室,会将样本送到专业的检测中心进行 ACTH 测定。常用的方法包括西门子 IMMULITE® 和罗氏 Modular 分析仪。需要注意的是,正如前面在血清皮质醇中所提到的,由于缺乏 ACTH 国际公认的校准品,不同商业分析仪生产厂家的血浆 ACTH 检测结果可能存在差异。

6. 理想检测方法的性能特性

临床检测灵敏度需达到 5~10ng/L。要避免诊断中的错误,必须对检测特异性有详细的了解。

7. 标本类型

血浆:血液采集到含有肝素或 EDTA 的塑料管中;不能使用玻璃管进行采血,因为 ACTH 会被吸附到玻璃上而损失。由于肽的不稳定性,血液需要在 4℃下离心,分离血浆,快速冷冻,然后保存在 –20℃中,直到测定(稳定 6 个月)。理想情况下,应该在上午 8 点至 10 点采集标本,因为参考范围通常是在一天中的这个时间建立的。

8. 使用频率

不常用。

四、库欣综合征患者的管理

(一) 入院前

1. 临床疑似库欣综合征的诊断。

2. 很有可能是通过生化分析进行库欣综合征的诊断,因为注射小剂量 DST 或检测尿 UFC 都无法抑制血清皮质醇的浓度。因此采集血浆标本检测 ACTH 会更合理。

(二) 进入内分泌内科病房(如星期一入院)

1. 星期一

中午前将患者收进病房。常规化学检验(尤其是血浆钾离子、碳酸氢盐和葡萄糖项目),血常规和胸部 X 线片。午夜(当病人熟睡时)采集血液标本检测血浆 ACTH。

2. 星期二

昼夜节律测定:在上午 9 点,下午 6 点和午夜(睡眠时)采血进行皮质醇检测。CRH 试验:静脉注射 100μg hCRH,测定皮质醇和 ACTH。

3. 星期三

完成昼夜节律测定:在上午 9 点采集进行皮质醇样本的检测。此样本也可作为小剂量 DST 试验的初始标本,随后口服 0.5mg 地塞米松,每 6 小时 / 次,持续 48h。

4. 星期五

在上午 9 点取血,测定血清皮质醇。此样本也是小剂量 DST 实验的最后一个标本。

5. 下星期一

根据所有测试结果做出初步诊断:

(1) 小剂量 DST 无抑制作用:库欣综合征。如果怀疑是由抑郁引起的假性库欣综合征,则需要进行胰岛素低血糖测试。

(2) 血浆 ACTH 无法检测:诊断肾上腺肿瘤。进一步进行腹部放射影像学检查,或者进行肾上腺切除手术。

(3) 血浆 ACTH 可检出,但未明显升高:垂体或异源 ACTH 分泌性肿瘤。

① 血清皮质醇在 CRH 试验中升高,在小剂量 DST 试验时表现为抑制不足:垂体肿瘤。进一步进行垂体放射影像学检查、岩下窦导管检查和垂体切除术。

② 血清皮质醇在 CRH 试验中不升高,对小剂量 DST 无抑制作用:异源 ACTH 分泌性肿瘤。血浆 ACTH 可能显著升高(大于 300ng/L),并伴有低钾、碱毒症和高血糖。进一步行胸部和腹部放射影像学检查(及静脉导管检查),以定位肿瘤,然后手术切除肿瘤。

③ 如果 CRH 和大剂量 DST 的检测结果不一致,即不能像(①)或(②)那样进行统一的诊断,那么就必须进行岩下窦导管检查,因为垂体疾病比异源 ACTH 疾病更常见。如果没有条件进行岩下窦插管,病人需要转到一个能够进行该手术的专业医疗中心进行治疗。

五、参考文献与延伸阅读

Assie, G., Bahurel, H., Coste, J., Silvera, S., Kujas, M., Dugue, M.A., Karray, F., Dousset, B., Bertherat, J., Legmann, P. and Bertagna, X. Corticotroph tumor progression after adrenalectomy in Cushing's disease: a reappraisal of Nelson's syndrome. *J. Clin. Endocrinol. Metab.* **92**, 172–179 (2007).

Beko, G., Varga, I., Glaz, E., Sereg, M., Feldman, K., Toth, M., Racz, K. and Patocs, A. Cutoff values of midnight salivary cortisol for the diagnosis of overt

hypercortisolism are highly influenced by methods. *Clin. Chim. Acta* **41**, 364–367 (2010).

Clark, P.M., Neylon, I., Raggatt, P.R., Sheppard, M.C. and Stewart, P.M. Defining the normal cortisol response to the short Synacthen test: implications for the investigation of hypothalamic–pituitary disorders. *Clin. Endocrinol.* **49**, 287–292 (1998).

Carroll, T.B. and Findling, J.W. The diagnosis of Cushing's syndrome. *Rev. Endocr. Metab. Disord.* **11**, 147–153 (2010).

Carroll, T., Raff, H. and Findling, J.W. Late-night salivary cortisol for the diagnosis of Cushing syndrome: a meta-analysis. *Endocr. Pract.* **15**, 335–342 (2009).

Chatha, K.K., Middle, J.G. and Kilpatrick, E.S. National UK audit of the short synacthen test. *Ann. Clin. Biochem.* **47**, 158–164 (2010).

De Brabandere, V.I., Thienpont, L.M., De Stockl, D. and Leenheer, A.P. Three routine methods for serum cortisol evaluated by comparison with an isotope dilution gas chromatography–mass spectrometry method. *Clin. Chem.* **41**, 1781–1783 (1995).

Elamin, M.B., Murad, M.H., Mullan, R., Erickson, D., Harris, K., Nadeem, S., Ennis, R., Erwin, P.J. and Montori, V.M. Accuracy of diagnostic tests for Cushing's syndrome: a systematic review and metaanalyses. *J. Clin. Endocrinol. Metab.* **93**, 1553–1562 (2008).

Erturk, E., Jaffe, C.A. and Barkan, A.L. Evaluation of the integrity of the hypothalamic–pituitary–adrenal axis by insulin hypoglycemia test. *J. Clin. Endocrinol. Metab.* **83**, 2350–2354 (1998).

Grossman, A.B., Howlett, T.A., Perry, L., Coy, H., Savage, M.O., Lavender, P., Rees, L.H. and Besser, G.M. Corticotropin-releasing hormone in the differential diagnosis of Cushing's syndrome: a comparison with the dexamethasone suppression test. *Clin. Endocrinol.* **29**, 167–178 (1988).

Horrocks, P.M., Jones, A.F., Ratcliffe, W.A., Holder, G., White, A., Holder, R., Ratcliffe, J.G. and London, D.R. Patterns of ACTH and cortisol pulsatility over twenty-four hours in normal males and females. *Clin. Endocrinol.* **32**, 127–134 (1990).

Hurel, S.J., Thompson, C.J., Watson, M.J., Baylis, P.H. and Kendall-Taylor, P. The short synacthen and insulin stress tests in the assessment of the hypothalamic–pituitary–adrenal axis. *Clin. Endocrinol.* **44**, 141–146 (1996).

Lamberts, S.W.J., Bruining, H.A. and De Jong, F.H. Corticosteroid therapy in severe illness. *N. Engl. J. Med.* **337**, 1285–1293 (1997).

Mayenknecht, J., Diederich, S., Bahr, V., Plockinger, U. and Oelkers, W. Comparison of low and high-dose corticotropin stimulation tests in patients with pituitary disease. *J. Clin. Endocrinol. Metab.* **83**, 1558–1562 (1998).

Meinardi, J.R., Wolffenbuttel, B.H. and Dullaart, R.P. Cyclic Cushing's syndrome: a clinical challenge. *Eur. J. Endocrinol.* **157**, 245–254 (2007).

Mukherjee, J.J., Jacome de Castro, J., Kaltsas, G., Afshar, F., Grossman, A.B., Wass, J.A.H. and Besser, G.M. A comparison of the insulin tolerance/glucagon test with the short ACTH stimulation test in the assessment of the hypothalamo–pituitary–adrenal axis in the early post-operative period after hypophysectomy. *Clin. Endocrinol.* **47**, 51–60 (1997).

Neary, N. and Nieman, L. Adrenal insufficiency: etiology, diagnosis and treatment. *Curr. Opin. Endocrinol. Diabetes Obes.* **17**, 217–223 (2010).

Newell-Price, J., Trainer, P.J., Perry, L.A., Wass, J.A.H., Grossman, A.B. and Besser, G.M. A sleeping midnight cortisol has 100% sensitivity for the diagnosis of Cushing's syndrome. *Clin. Endocrinol.* **43**, 545–550 (1995).

Newell-Price, J., Morris, D.G., Drake, W.M., Korbonits, M., Monson, J.P., Besser, G.M. and Grossman, A.B. Optimal response criteria for the human CRH test in the differential diagnosis of ACTH-dependent Cushing's syndrome. *J. Clin. Endocrinol. Metab.* **87**, 1640–1645 (2002).

Nieman, L.K., Biller, B.M., Findling, J.W., Newell-Price, J., Savage, M.O., Stewart, P.M. and Montori, V.M. The diagnosis of Cushing's syndrome: an Endocrine Society Clinical Practice Guideline. *J. Clin. Endocrinol. Metab.* **93**, 1526–1540 (2008).

Nunes, M.L., Vattaut, S., Corcuff, J.B., Rault, A., Loiseau, H., Gatta, B., Valli, N., Letenneur, L. and Tabarin, A. Late-night salivary cortisol for diagnosis of overt and subclinical Cushing's syndrome in hospitalized and ambulatory patients. *J. Clin. Endocrinol. Metab.* **94**, 456–462 (2009).

Oldfield, E.H., Doppman, J.L., Nieman, L.K., Chrousos, G.P., Miller, D.L., Katz, D.A., Cutler, Jr., G.B. and Loriaux, D.L. Petrosal sinus sampling with and without corticotropin-releasing hormone for the differential diagnosis of Cushing's syndrome. *N. Engl. J. Med.* **325**, 897–905 (1991).

Orth, D.M. Differential diagnosis of Cushing's syndrome. *N. Engl. J. Med.* **325**, 957–959 (1991).

Owen, L.J., Halsall, D.J. and Keevil, B.G. Cortisol measurement in patients receiving metyrapone therapy. *Ann. Clin. Biochem.* **47**, 573–575 (2010).

Papanicolaou, D.A., Yanovski, J.A., Cutler, Jr., G.B., Chrousos, G.P. and Nieman, L.K. A single midnight serum cortisol measurement distinguishes Cushing's syndrome from pseudo-Cushing's states. *J. Clin. Endocrinol. Metab.* **83**, 1163–1167 (1998).

Perry, L.A. and Grossman, A.B. The role of the laboratory in the diagnosis of Cushing's syndrome. *Ann. Clin. Biochem.* **34**, 345–359 (1997).

Raff, H. Utility of salivary cortisol measurements in Cushing's syndrome and adrenal insufficiency. *J. Clin. Endocrinol. Metab.* **94**, 3647–3655 (2009).

Ross, R.J.M. and Trainer, P.J. Endocrine investigation: Cushing's syndrome. *Clin. Endocrinol.* **49**, 153–155 (1998).

Sakihara, S., Kageyama, K., Oki, Y., Doi, M., Iwasaki, Y., Takayasu, S., Moriyama, T., Terui, K., Nigawara, T., Hirata, Y., Hashimoto, K. and Suda, T. Evaluation of plasma, salivary, and urinary cortisol levels for diagnosis of Cushing's syndrome. *Endocr. J.* **57**, 331–337 (2010).

Streeton, D.H.P., Anderson, G.H. and Bonaventura, M.M. The potential for serious consequences from misinterpreting normal responses to the rapid adrenocorticotropin test. *J. Clin. Endocrinol. Metab.* **81**, 285–290 (1996).

Swearingen, B., Katznelson, L., Miller, K., Grinspoon, S., Waltman, A., Dorer, D.J., Klibanski, A. and Biller, B.M. Diagnostic errors after inferior petrosal sinus sampling. *J. Clin. Endocrinol. Metab.* **89**, 3752–3763 (2004).

Vogeser, M., Durner, J., Seliger, E. and Auernhammer, C. Measurement of late-night salivary cortisol with an automated immunoassay system. *Clin. Chem. Lab. Med.* **44**, 1441–1445 (2006).

Von Werder, K. and Muller, O.A. Cushing's syndrome. In: *Clinical Endocrinology* (ed Grossman, A.), 442–456 (Blackwell Scientific Publications, Oxford, 1992).

Weintrob, N., Sprecher, E., Josefsberg, Z., Weininger, C., Aurbach-Klipper, Y., Lazard, D., Karp, M. and Pertzelan, A. Standard and low-dose short adreno-corticotropin test compared with insulin-induced hypoglycemia for assessment of the hypothalamic–pituitary–adrenal axis in children with idiopathic pituitary hormone deficiencies. *J. Clin. Endocrinol. Metab.* **83**, 88–92 (1998).

White, A. and Gibson, S. ACTH precursors: biological significance and clinical relevance. *Clin. Endocrinol.* **48**, 251–255 (1998).

Wood, P.J., Barth, J.H., Freedman, D.B., Perry, L. and Sheridan, B. Evidence for the low-dose dexamethasone suppression test to screen for Cushing's syndrome – recommendations for a protocol for biochemistry laboratories. *Ann. Clin. Biochem.* **34**, 222–229 (1997).

（王小中　译，刘敏　审）

骨和钙代谢

一、正常钙代谢

钙(Ca)是一种二价阳离子,参与细胞的增生和分泌、神经信号传递、神经肌肉功能、肌肉收缩(包括心肌)、细胞膜的稳定性和通透性、凝血和骨矿化。虽然**钙离子(Ca²⁺)**具有重要的细胞内功能,但本文将主要介绍细胞外钙的调控。

一个体重70kg的正常成年人体内,钙含量在700~1000g,其中超过99%的钙以羟基磷灰石的形式存在于骨骼中。大约有50%的循环钙以游离钙的形式存在,其余则与白蛋白结合或与柠檬酸、丙酮酸和乳酸等阴离子络合。

血浆钙浓度(总钙2.2~2.6mmol/L,游离钙1.1~1.3mmol/L)相对高于细胞内游离钙的浓度(通常小于1μmol/L)。虽然骨骼中大量的钙不能立即获得,但是通过破骨细胞对骨的重吸收作用,长期可对可溶性钙池造成影响。

血浆钙浓度的调节受经典的反馈途径调控,即离子钙作用于位于甲状旁腺主细胞上的**钙敏感受体(CaSR)**。CaSR检测出离子钙的减少会促进**甲状旁腺激素(parathyroid hormone,PTH)**的合成和分泌增加,而离子钙的增加则产生相反的效果。

骨骼中钙的吸收、释放和流动都受到严格的调控。参与这种调控的核心激素包括PTH、维生素D代谢物和降钙素。其中PTH和**1,25-二羟维生素D(1,25(OH)₂D)**对血浆游离钙的影响最大,其相互作用见图7-4-1。

1,25(OH)₂D主要促进肠道对钙的吸收,并增加破骨细胞对骨的重吸收。PTH通过增加钙在肾中的重吸收,刺激肾产生1,25(OH)₂D,从而增强骨的吸收。在正常生理条件下,降钙素对血浆钙的影响较小。借助于CaSR,血浆钙及时调控降钙素的分泌:血浆钙的增加导致降钙素按比例增加,而钙的减少则会刺激降钙素相应地减少。慢性刺激将导致储备在甲状腺C细胞的降钙素分泌耗竭。

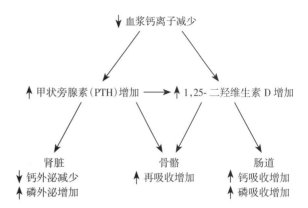

图7-4-1 PTH和1,25(OH)₂D对钙的作用

注:PTH可降低钙的排泄,促进磷的排泄。1,25(OH)₂D可促进肠道对钙磷的吸收

为了明确诊断,血浆钙的变化应该结合个体完整的病史和全面的体格检查进行解释。为更好地反映游离钙的变化,需根据血浆白蛋白的变化校正血浆钙的水平。通常当白蛋白浓度从40g/L开始变化时,血浆钙应按相反的方向校正,校正公式是:

校正后钙的浓度(mmol/L)=总钙浓度(mmol/L)+0.02×(40−测得的白蛋白浓度(g/L))

二、临床疾病

(一)高钙血症

当血钙浓度稍高于参考范围(>2.6mmol/L)时,患者通常表现为无症状,但可引起口渴、多尿、脱水、便秘、腹痛、肾结石、肾钙盐沉着症和胰腺炎。当体内血钙含量非常高时(>3.0mmol/L),有可能发生尿崩症、高血钙危象和心律失常,甚至出现意识障碍、昏迷和死亡(表7-4-1)。

如果临床信息明确且诊断方法可靠,诱发高钙血症的病因并不难鉴别。如果患者其他方面都很好,并且有证据表明若干年前起血浆钙浓度已经升高,则提示**原发性甲状旁腺功能亢进(1HPT)**。特别是如果还伴有低磷血症,这种诊断就更加可靠。在**恶性高钙血症(hypercalcemia**

表 7-4-1 高钙血症的病因

常见病因	
1. 原发性甲状旁腺功能亢进	
2. 恶性肿瘤导致的血钙过多	肿瘤骨转移,如乳腺癌等
	体液性高钙血症,如肺鳞状细胞癌等
	血液恶性肿瘤,如多发性骨髓瘤等
3. 维生素 D 中毒	医源性
少见病因	
4. 肾疾病	医源性(维生素 D 代谢物)
	急性坏死多尿期
5. 结节病和其他肉芽肿病	
6. 甲状腺功能亢进	
7. 家族性良性高钙血症	
8. 乳碱综合征	
罕见病因	
9. 噻嗪类利尿剂(常为暂时性利尿剂)	
10. 固定	
11. 婴儿高钙血症	24-羟化酶缺陷(有可能为遗传因素)
12. 锂治疗	
13. 维生素 A 中毒	
14. 艾迪生病	

of malignancy,HCM)中,病史、症状、影像学检查、生化和血液学检查均可提示诊断,但确诊依赖组织学检查。医源性高钙血症也较普遍,维生素 D 或其代谢物加上钙的给药方式往往是造成高钙血症的主要原因。类固醇抑制试验在区分 1HPT 和其他病因造成的高钙血症时一般是不可靠的。大多数高钙血症患者要么有 1HPT,要么有维生素 D/Ca 过量,要么有 HCM。其他病因比较少见,但诊断时也需要考虑和排除。

完整的 PTH 检测可用于区分 1HPT 患者与 HCM 患者(图 7-4-2),**恶性肿瘤体液性高钙血症**(humoral hypercalcemia of malignancy,HHM)一词指的是那些被诊断为 HCM 的患者,其生化特

征与 1HPT 相似的 HCM。

甲状旁腺素相关蛋白(PTHrP)被认为是导致与癌症相关高钙血症的主要体液因子。它主要由乳腺、肺、泌尿系统的实体瘤分泌进入血液中,但在许多恶性肿瘤中具有明显的局部旁分泌作用。PTHrP 的氨基末端具有类似于 PTH 的活性,通过破骨细胞对骨吸收的增加和尿钙排泄的减少而导致高钙血症。PTHrP 还促进肾磷酸盐释放,增加肾源性循环 AMP 量。而轻度高氯性酸中毒通常是 1HPT 的特征,低钾碱中毒则常见于 HHM。

(二)甲状旁腺疾病

1HPT 是一种常见病,普通人群的发病率为 1/1 000~1/500,绝经后妇女发病率最高。80%~85% 的 1HPT 患者伴随**甲状旁腺腺瘤(parathyroid adenoma)**,其可自主分泌 PTH。当某些未知的病理过程导致甲状旁腺增生时,也可能会诱发 1HPT。这种情况可能是偶发的,也可能是**多发性内分泌肿瘤(multiple endocrine neoplasia,MEN)**综合征的一部分。通常 MEN 患者首次就诊表现为 1HPT。由于致病基因具有较高的外显性,88%~97% 的携带者会在 50 岁之前出现 1HPT。

1HPT 患者通常无症状,或出现非特异性胃肠道症状、多尿和多饮,偶发性精神障碍、肾结石或肾钙盐沉着症。在老年患者中,可能表现为以意识混乱和脱水为特征的急性高钙危象。1HPT 常导致**骨密度(bone mineral density,BMD)**降低,约 10% 的患者有明显的骨病证据。高钙血症通常是在与钙代谢无关疾病的生化检测中偶然发现的。患者血浆钙通常升高,但并非一定升高,血浆磷浓度低或低于正常值,血浆氯离子浓度通常处于参考范围上限或明显升高,而血浆碳酸氢盐的变化则相反。血浆**碱性磷酸酶(ALP)**活性通常正常,但在发生骨病时可能升高。血浆循环 PTH 浓度升高或不适用于普遍的血浆钙。测量完整 PTH 检测方法的发展提高了该方法在诊断中的应用价值(图 7-4-2)。

(三)甲状旁腺功能减退

甲状旁腺功能减退症(hypoparathyroidism)是需要联合低钙血症和高磷血症并伴随着 PTH 浓度低甚至无法检出而诊断的。慢性肾衰竭和假性甲状旁腺功能减退症患者可能会发生低钙血症和高磷血症,但在这些情况下,血液中循环的 PTH

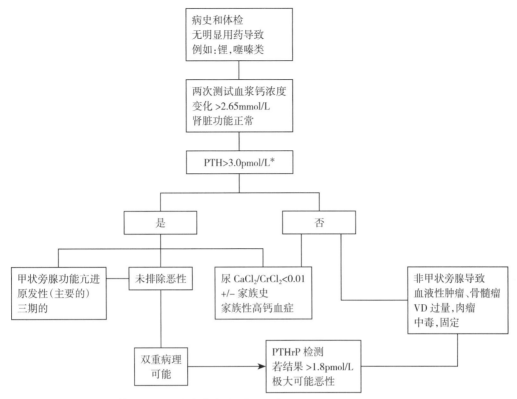

* 完整 PTH (1-84) 检测 (使用电化学发光免疫检测法 (ECLIA)

图 7-4-2　高钙血症的初步生化研究
注:如果无既往病史和用药史,血钙升高时,如果 PTH 升高,则说明可能是甲状旁腺功能亢进、肿瘤或者家族性高钙血症引发的。进一步的病理分析可以更好地证明。如果 PTH 不升高,可能是其他血液性肿瘤、骨髓瘤等原因引起的

通常较高。PTH 的分泌减少主要是由于手术对甲状旁腺的损害或因自身免疫因素所致的甲状旁腺功能自发衰竭。临床表现通常由急性或慢性低钙血症所致。

(四) 低钙血症

　　低钙血症(hypocalcemia)是由于细胞外钙离子浓度的降低使得神经系统的兴奋性增强而导致,主要临床表现为麻木、刺痛(口周或外周肢体)、隐性或显性抽搐、近端肌无力和心电图异常。长期低钙血症还会导致白内障、皮肤念珠菌病、基底核钙化和精神障碍,尤其是精神抑郁(表 7-4-2)。

(五) 维生素 D 失调

　　维生素 D 中毒(vitamin D intoxication)在临床上可表现为高钙血症,并伴有高钙血症特征。
　　维生素 D 缺乏症(vitamin D defciency)主要表现为因骨矿化受损而导致的骨骼缺陷。在英国,维生素 D 缺乏症的发生率一直在下降,但在发育中的儿童、深色皮肤的移民或土著居民以

表 7-4-2　低钙血症的主要病因

长期病因
维生素 D 缺乏
甲状旁腺功能减退
假性甲状旁腺功能减退症
慢性肾疾病
吸收障碍综合征
维生素 D 依赖性佝偻病
急性病因
甲状腺术后
甲状旁腺术后
其他颈部手术后
急性胰腺炎
低镁血症

及老人中,发病率却越来越高。亚洲国家维生素 D 缺乏症的发生率相对更高,这主要与传统饮食和穿着习惯有关。正在发育的儿童中,维生素 D 缺乏症表现为**佝偻病**(rickets),主要症状包括骨痛、骨软化、骨骺膨大畸形、肌无力,甚至低钙血

症。而在成年人中,维生素 D 缺乏被称为**骨软化**(osteomalacia),可能表现为骨痛、骨软化、骨折、近端肌病和低钙血症。

生物化学变化

在进展期的低钙血症病例中,血浆钙浓度一般低于正常水平,但在发病初期,由于甲状旁腺活性增加(继发性甲状旁腺功能亢进)导致 PTH 浓度升高,使 $1,25(OH)_2D$ 的浓度维持在参考范围内,血浆钙浓度通常也位于正常水平。此时血浆磷酸盐浓度通常处于或低于正常范围下限。另外由于成骨细胞活性增加,骨 ALP 同工酶活性也普遍上升,但也有部分患者的血浆总 ALP 没有表现出升高,所以血浆 ALP 水平正常并不能排除骨软化的存在。另外,由于肾小球滤过减少和 PTH 分泌增加促进钙的重吸收,尿钙排泄通常较低。

在**慢性肾衰竭**(chronic renal failure,CRF)中,部分**维生素 D 缺乏**(vitamin D insufficiency)是由于 **25 羟维生素 D**(25OHD)的 1α 羟基化作用缺陷所致。在继发性甲状旁腺功能亢进、骨软化和肾衰竭的共同作用下,低钙血症则会出现许多异常的生化指标。血清 25OHD 的浓度可能正常或偏低,而 $1,25(OH)_2D$ 的浓度通常会降低。由于 PTH C 末端片段会干扰完整的 PTH 检测,而 CRF 患者的 PTH C 末端片段排泄延迟,因此,CRF 患者中的 PTH 检测变得较复杂。“完整 PTH 分子”检测方法的发展并没有完全解决上述问题。PTH 检测的标准化有助于解决 **CRF 相关的代谢性骨病**(CRF-associated metabolic bone disease,MBD)治疗过程中 PTH 水平波动的问题。

在接受长期抗惊厥治疗的患者中,患骨软化症的比例增加。这是由于肝微粒体酶的诱导,导致分解代谢增加,维生素 D 及其代谢物代谢的半衰期缩短,导致这些患者的血浆 25OHD 水平低。抗结核药也可能以相似的方式引起骨软化。

遗传性和获得性佝偻病和骨软化症都是由 $1,25(OH)_2D$ 合成缺陷引起的。**维生素 D 依赖性 I 型佝偻病**(Vitamin D-dependent rickets type I)是一种罕见的常染色体隐性遗传病,由于患者的肾 1α- 羟化酶遗传缺陷而导致 $1,25(OH)_2D$ 生成下降。严重的佝偻病通常在出生 6 个月内就有临床表现。其血浆生物化学检测结果与维生素 D 缺乏的典型变化一致:即低钙血症、低磷血症、继发性甲状旁腺功能亢进和 ALP 升高。这类佝偻病可以通过小剂量 $25(OH)_2D$(骨化三醇)或大剂

量的维生素 D3(1 000~3 000μg/ 天)治愈。

维生素 D 依赖性 II 型佝偻病(Vitamin D-dependent rickets type II)以循环中 $1,25(OH)_2D$ 的显著增加为标志,是一种以佝偻病或骨软化症为特征的疾病。这种疾病似乎是靶器官对激素形式的维生素 D 的抵抗现象之一。$1,25(OH)_2D$ 受体结构的异常可能是靶器官对 $1,25(OH)_2D$ 反应缺失的原因。

由于肾对维生素 D 的激活受维生素 D 水平的调节,因此大剂量的维生素 D 才能引起高钙血症。**维生素 D 中毒**(vitamin D intoxication)可能是治疗甲状旁腺功能减退症时的并发症,尤其是在使用活性维生素 D 进行治疗时,但有时维生素 D 的摄入是难以察觉的。除非使用糖皮质激素治疗,否则由维生素 D 中毒本身引起的高钙血症通常是长期的,持续数周甚至是数月。**骨化三醇**$(1,25(OH)_2D_3)$中毒也会引起高钙血症,但由于其生物半衰期较短,其持续时间大大缩短。在临床表现不明显的情况下,25 OHD(维生素 D 中毒)或 $1,25(OH)_2D$ 的检测有助于疾病的诊断。

约 10% 的结节病患者表现为高钙血症,高尿钙的比例更高(约 50%)。高钙血症与肠内钙吸收增加有关,主要是由于结节产生非肾源性 $1,25(OH)_2D$,导致循环中 $1,25(OH)_2D$ 浓度异常的增加。其他肉芽肿性疾病,如铍中毒和结核病,高钙血症的出现也可能与这一机制有关。

在**淋巴瘤**(lymphoma)和急、慢性**白血病**(leukemia)中,高钙血症有时与 $1,25(OH)_2D$ 浓度过高有关,这表明肿瘤细胞可能会作为 25 OHD 不受控的羟基化位点。

(六)骨质疏松症

骨质疏松症(osteoporosis)与衰老有关,而且随着寿命的延长,越来越多的人易患上骨质疏松症及其后遗症。男性和女性的骨密度都是在 20~30 岁达到峰值后开始下降。女性在绝经期后,雌激素分泌减少,骨质流失速度加快。由于长期的骨更新过程解偶联,则导致随着年龄的增长会发生渐进性骨质流失,表现为骨吸收相对增加或者骨形成减少,这些都增加骨折的风险。

(七)佩吉特骨病

佩吉特骨病(Paget's disease of bone)是一种由破骨细胞介导的骨重吸收增加引起的骨

更新率加快的疾病。佩吉特骨病破骨细胞大，数量多，表现为多核（最多 100 个核），且它们的活性与成骨细胞数量和活性的增加有关。佩吉特骨病患者受影响的骨骼会膨胀变形，更容易发生骨折，还可能出现许多其他的并发症。常见的异常生化结果是 ALP 升高，提示成骨细胞活性增高。另外，破骨细胞使得胶原蛋白分解增加从而导致血浆和尿中的羟脯氨酸、吡啶啉类[**脱氧吡啶啉**（deoxypyridinoline，DPD）和**吡啶啉**（pyridinoline，PYD）]和端肽类[**C 末端肽**（C-terminal telopeptide，CTX）和 **N 末端肽**（N-terminal telopeptide，NTX）]浓度高。双膦酸盐，尤其是唑来膦酸，具有显著的抗破骨活性，是治疗佩吉特病的首选药物。

（八）甲状腺髓样癌

甲状腺髓样癌（medullary carcinoma of the thyroid）可表现为颈部肿块，与降钙素分泌过多有关。具有这种遗传性状的家系成员可能需要进行降钙素过度分泌的筛查。这种癌可能是**多发性内分泌肿瘤 2A 型**（MEN type 2A，MEN2A）的一个组成部分，通常也是这种疾病的首发表现。

三、检测项目

在所有的免疫检测法中，以下过程很重要。

• 正确的样本类型和适当的加样程序（见 Stokes et al.，2011）。

• 任何分析前萃取或置换过程都应该是有效的和可重复的。

• 示踪剂应稳定，具有足够高的比活性。

• 用于固相载体的捕获抗体应具有高容量，能提供测量信号与分析物浓度之间的线性关系。

• 能有效分离结合物与非结合物。

• 每一次检测都应包括内部质控样本；这些质控样本的浓度应能覆盖检测范围。

• 如果情况允许，应定期（每月 2~3 次）检测外部质量评价（能力验证）样本。

（一）维生素 D 代谢物：25- 羟维生素 D 和 1,25- 二羟维生素 D

维生素 D 代谢物均包括一个类固醇核，其不同代谢物的结构变化主要指羟基的数量和位置变化。

维生素 D 及其代谢产物的合成涉及不同组织中许多代谢途径。维生素 D_3（胆钙化醇）是经阳光照射皮肤后，皮肤中的 7- 脱氢胆固醇前体分子转化而产生的。紫外线照射可使 7- 脱氢胆固醇碳 9 和碳 10 之间的环裂变，生成维生素 D_3。因此长期缺乏阳光照射可能导致维生素 D_3 缺乏。维生素 D 在肝可转化为 25OHD，第二次羟基化发生在肾，可形成具有生物活性的代谢物——1,25 $(OH)_2D$。以上组织的功能紊乱都有可能改变维生素 D 的浓度，影响钙的代谢。24 位的羟基化反应产生相对惰性的代谢物 24,25- 二羟维生素 D（24,25$(OH)_2D$），（表 7-4-3）。

表 7-4-3 维生素 D 主要代谢物的来源

饮食
维生素 D_3（胆钙化醇）
维生素 D_2（麦角钙化醇）
皮肤
紫外线
7- 脱氢胆固醇
维生素 D_3
肝
25- 羟维生素 D_3（25OHD$_3$）
25- 羟维生素 D_2（25OHD$_2$）
肾
1,25- 二羟维生素 D_3（1,25$(OH)_2D_3$）或
24,25- 二羟维生素 D_3（24,25$(OH)_2D_3$）
1,25- 二羟维生素 D_2（1,25$(OH)_2D_2$）或
24,25- 二羟维生素 D_2（24,25$(OH)_2D_2$）

通常，人体 80%~90% 的循环维生素 D 是由阳光照射转化而产生的。10%~20% 维生素 D 来源于膳食。血浆中维生素 D 代谢产物的转运依靠一种特殊的载体蛋白——**维生素 D 结合蛋白**（vitamin D-binding protein，VDBP）。维生素 D 的第二种形式即维生素 D_2（麦角钙化醇），可以通过紫外照射固醇或麦角固醇产生，它的侧链结构与维生素 D_3 略有不同。关于维生素 D_2 和维生素 D_3 在人体中是否具有同等的生物学效应还存在争议。

1. 新陈代谢

对 1,25$(OH)_2D$ 分解代谢的研究使 C_{24} 氧化和侧链裂解最终形成维生素 D3-23 羧酸的通路得到了阐明。尽管 24- 羟维生素 D 可能参与调节维生素 D 代谢物产生，但这种含有 24- 羟基化的代谢物也仅具有非常小的生物活性。24-羟化酶功能的丧失可能导致明显的临床高钙血症。

2. 功能

1,25(OH)$_2$D 的主要靶器官是小肠,促进小肠对活性钙的吸收。这种作用涉及维生素 D 诱发的钙转运系统的变化,其中一个重要的变化是一种特殊的**钙结合蛋白(calbindin)**的浓度的增加。维生素 D 代谢物不仅可间接作用于破骨细胞,增加钙的重吸收;还可直接作用于成骨细胞,刺激其活化,导致血浆 ALP 升高。不过维生素 D 在骨代谢中的主要作用是促进骨矿化,并通过提高细胞外钙浓度而促进骨钙的保留。

虽然在过去,维生素 D 仅仅被认为是一种钙调节激素,但现在有迹象表明,它可通过调节细胞内钙转运在细胞代谢中发挥更大的作用。现已非常明确维生素 D 可在不同的组织中发挥着不同作用,且维生素 D 受体广泛分布于全身不同组织。维生素 D 在经典疾病(如钙和骨代谢、神经肌肉功能障碍)和非经典疾病(如关节炎、心血管疾病、癌症、糖尿病、多发性硬化和精神疾病)中都起重要作用。

对于血液中 25OHD 的最适浓度目前存在很大争论。**医学会(Institute of Medicine,IOM)**最近发布了一个针对骨骼健康的 25OHD 最适浓度分级。

3. 临床应用

维生素 D 代谢物的测定对低钙和高钙血症的查因具有重要意义。25OHD 浓度在维生素 D 中毒时升高,在维生素 D 缺乏时降低。维生素 D 代谢物的检测可用于高钙和低钙患者的调查。皮肤中维生素 D 的产生与日照强度有关,并随着年龄的增长而减少。对于生活在北欧的老年人,建议在冬季补充维生素 D,以保持足够的 25OHD 浓度。血浆 25OHD 浓度呈现季节性变化,表现为夏末最高,冬末或早春最低。

慢性肾衰竭患者的 1,25(OH)$_2$D 浓度降低时,其血浆 25OHD 浓度正常或较低。长期接受抗惊厥治疗或服用抗结核药的患者骨软化的患病率增加,并伴随血浆 25OHD 浓度较低。

Ⅰ型维生素 D 依赖性佝偻病,也称**假性维生素 D 缺乏性佝偻病(pseudo-vitamin D-deficiency rickets,PDDR)**,它是由于在 25 OHD 转换成 1,25(OH)$_2$D$_3$ 的过程中 1α-羟化酶先天性缺失而导致的。当患者血浆 1,25(OH)$_2$D$_3$ 浓度过低或

检测不到时,可通过补充生理剂量的维生素 D 代谢物进行治疗。Ⅱ型维生素 D 依赖性佝偻病(**遗传性维生素 D 抵抗性佝偻病,hereditary vitamin D-resistant rickets,HVDRR**)是一种以早发性佝偻病为特征的疾病,正是由于维生素 D 受体缺陷而导致的终端器官对激素的抵抗,因此其循环 1,25(OH)$_2$D 显著增加。

在淋巴瘤和急、慢性白血病中,高钙血症有时与 1,25(OH)$_2$D 浓度异常升高有关。在结节病患者中,高钙血症可能是由结节组织合成的 1,25(OH)$_2$D$_3$ 所致。对于吸收性高钙尿症和甲状旁腺功能正常的结石患者,其 1,25(OH)$_2$D$_3$ 浓度也可能升高(Bataille et al.,1987)(表 7-4-4 和表 7-4-5)。

表 7-4-4　各种与钙代谢紊乱相关的条件下的 25-羟维生素 D 浓度

低钙浓度	正常钙浓度	高钙浓度
缺乏性软骨病(饮食,光照)	结节病	维生素 D 中毒
肝硬化	维生素 D 依赖性佝偻病	
抗惊厥治疗		
佝偻病/骨软化		

表 7-4-5　血浆 1,25(OH)$_2$D 的浓度

导致 1,25-二羟维生素 D 水平升高的原因
1. 生理学:生长、怀孕和哺乳
2. 甲状旁腺功能亢进
3. 结节病
4. 肢端肥大症
5. 甲状腺功能减退
6. Ⅱ型维生素 D 依赖性佝偻病

导致 1,25-二羟维生素 D 水平下降的原因
1. 肾衰竭
2. 维生素 D 缺乏
3. 甲状旁腺功能减退
4. Ⅰ型维生素 D 依赖性佝偻病
5. 甲状腺功能亢进

4. 检测方法

抗佝偻药的药效可用"线性试验"来评定。在实验大鼠中诱导建立营养性佝偻病模型,并定量测定维生素 D 或未知样本对桡骨骨骺的线性钙化的程度。随后,利用目标组织受体和血清转运蛋白的高亲和力和选择性,开发出了对维生素 D 代

谢物更敏感的检测方法[**放射性受体检测(radio receptor assays, RRA)**]。不过这些方法已被免疫检测法或**液相色谱质谱法**(liquid chromatography mass spectrometry, LCMS)所取代。

(1) 25- 羟维生素 D

25- 羟维生素 D(25OHD)是血浆中维生素 D 的主要形式,占维生素 D 总量的 80%~90% 以上。血浆 25OHD 的浓度是衡量人体维生素 D 总贮存量的一项有用指标。20 世纪 70 年代初,竞争性蛋白结合试验检测 25OHD 方法获得成功并被广泛地应用。最初发现,存在于大鼠血清或肾细胞质中的 VDBP 可作为一种特异性结合剂(Haddad and Chyu, 1971)。检测过程首先用乙醇、乙腈或其他溶剂对血清样本进行有机萃取,然后使用葡聚糖或二氧化硅柱或 Sep-Pak 试剂盒对萃取样本进行预处理。这种方法使用[^{3}H]25OHD$_3$ 作示踪剂,需要对单个样本的回收率进行估计,以校正萃取和色谱步骤中 25OHD 的内源性损失。该方法能同时测定 25OHD$_3$ 和 25OHD$_2$。第一个有效的直接定量的紫外**高效液相色谱法(HPLC)**(Eisman et al., 1976)是在 1977 年推出的。HPLC 检测的优点是可以分别定量 25OHD$_3$ 和 25OHD$_2$,而缺点则是对昂贵设备,大量样本体积以及经验丰富专家的需求。然而,这些测定循环中 25OHD 浓度的方法现已被**放射免疫检测法(radioimmunoassay, RIA)**所取代,虽然 RIA 也需要溶剂萃取或蛋白置换的步骤,但是它并不需要对样本进行色谱处理。20 世纪 80 年代报道的一种 RIA 法,它最初使用 ^{3}H 标记的 25OHD 作为示踪剂,后来更换为 ^{125}I 标记的 25OHD 作为示踪剂,这种方法具有更高的通量和更优异的性能(Hollis et al., 1993),为开发基于化学发光的全自动化检测系统奠定了基础(Ersfeld et al., 2004)。后来开发的商业化两步提取的 RIA 法进一步发展成不需要提取步骤的自动化的**酶免疫分析法(enzyme immunoassay, EIA)**(Hypponen et al., 2007)。商业化的 25- 羟维生素 D 免疫检测试剂盒中,溶剂萃取和色谱分离已成功地被各种阻断剂所取代,这些阻断剂可以将 25-羟维生素 D 从 VDBP 解离。虽然这种方法促进了这些检测方法的自动化,但研究结果表明,其中一些检测方法容易受到 VDBP 浓度变化的影响,导致不同检测方法之间的结果差异。与免疫检测有关的一个非常值得关注的领域是 25OHD$_2$ 检测的变异性。部分 25OHD$_2$ 的检测方法声称能与外源性添加的 25(OH)D$_2$ 和 25OHD$_3$ 有 100% 的交叉反应性,可等效检测这两个代谢产物。然而也有一部分检测法制造商声称其检测方法与外源性 25OHD$_2$ 的交叉反应性较低(如 75%, 52%),还有些则是专门针对 25(OH)D$_3$ 的检测方法。已有报告证实用于 25OHD$_2$ 的商业化免疫检测方法具有差异性。据一项关于维生素 D$_2$(麦角钙化醇)补充剂的研究报道,部分检测方法不能准确检测摄入的维生素 D$_2$,因为其在体内会转化为 25OHD$_2$,导致三种商业化免疫检测方法检测的 25OHD$_2$ 浓度明显偏低。这可能是由于某些个体口服维生素 D$_2$ 后,体内合成的 25OHD$_2$ 似乎发生了变化,从而影响了几种免疫检测方法中抗体的识别。

首个基于 HPLC 的紫外线直接检测 25OHD$_2$ 的方法于 1977 年发表。该方法首先采用氯仿 - 甲醇对样本进行萃取,随后在 Sephadex/ 硅胶柱上进行层析,最后进行 HPLC 与紫外线检测。对 HPLC 方法的主要改进之处在于引入了反相 HPLC,即采用 C$_{18}$ 柱、改良了内标材料,另外优化了氯仿 - 甲醇和甲醇 - 正已烷这两种萃取的方法,且采用半自动技术萃取样本并使用乙腈进行样本沉淀。

采用色谱技术提取样本后再采用质谱技术检测目标分子能提高检测的特异性,因此高效液相色谱法与串联质谱法联用,即**液相色谱 - 串联质谱法(LS-MS/MS)**,已成为一种常用的 25OHD 检测技术。早期的方法采用快速原子轰击 Cookson 型试剂,使 25- 羟维生素 D 衍生化,改善了 25OHD 的检测。台式分析仪使用的同位素稀释 -电喷雾 LC-MS/MS 方法在 2005 年开始流行,这种方法的特点在于需要沉淀样本中蛋白质、液 - 液萃取、运行时间短、并使用计算机编程和色谱分析功能以提高检测通量和易用性。氘化 25OHD$_2$ 和氘化 25OHD$_3$ 内标材料的使用提高了检测的准确度,萃取工艺的提升有助于去除磷脂,减少了离子抑制的问题。最近的研究进展主要集中于减少色谱分析前样本制备所需的人工操作,并且使用自动固相萃取(SPE)法、在线固相萃取法或在线涡流萃取法来替代液 - 液萃取法。另外,已发表的 LC-MS/MS 技术的又一大进步在于它可以通过不同的质量标签来增加检测的通量。

同位素稀释 LC-MS/MS 法被视为目前测定 25OHD 的金标准方法,该方法可以同时测定 25(OH)D$_2$ 和 25(OH)D$_3$。2011 年,医学溯源联合委员会认可了这一参考方法。

(2) 1,25- 二羟维生素 D

1978 年, 首次出现 1,25(OH)$_2$D 的放射免疫检测法。由于该方法使用特异性较差的兔抗体,因此样本纯化的步骤是必要的。另外,虽然使用了一种氚示踪剂,但敏感度与 RRA(检出限为 20ng/L) 相比较低。抗体技术的改进使 RIA 具有更好的性能和检出限,但与 25(OH)D 和 24,25(OH)D 的交叉反应意味着需要广泛纯化 1,25(OH)$_2$D。通过提取、层析或者特殊抗体的使用,能得到 1,25(OH)$_2$D$_2$ 和 1,25(OH)$_2$D$_3$ 的特异性检测结果。从 1,25(OH)$_2$D 的放射免疫方法的开发以及商业化角度来说,其重大进展在于该方法只需要对很少的样本进行预处理,不需要内标品,且使用与样本同等基质的校准品及 ^{125}I 标记的示踪剂。该方法使用乙腈萃取、高碘酸钠处理萃取物(将 24,25(OH)$_2$D$_3$ 和 25,26(OH)$_2$D$_3$ 转化为醛和酮,降低交叉反应活性),随后采用固相色谱[C18-(OH) 和硅胶柱] 法萃取纯化 1,25(OH)$_2$D,然后用 RIA 法进行定量检测,其检出限为 2.4ng/L,1,25(OH)D$_2$ 的回收率为 64%~71%,1,25(OH)$_2$D$_3$ 的回收率为 90%~101%。这种商业化方法的分析和临床验证于 2002 年发表。其中一种商业化试剂采用了新型样本纯化和提取方法,即免疫提取法,通过使用结合在微型免疫载体上的抗体将 1,25(OH)$_2$D 从脱脂的样本中分离出来。在 RIA 检测之前,将吸附的样本洗脱、蒸发、重组,可进行快速测定。当前 RIA 方法已经改良为非同位素标记的形式。RIA 与 EIA 均与 RRA 具有良好的相关性。尽管如此,还需要关注其他 1α 羟基化代谢物对 1,25(OH)$_2$D 检测的影响,在商业化检测中,已经发现 1,25(OH)$_2$D$_3$、26,23- 内酯、1,24,25(OH)$_3$D$_3$ 和 1,25,26(OH)$_3$D$_3$ 之间存在交叉反应。

用于检测 1,25(OH)$_2$D 的免疫检测法可能无法检测出 1,25(OH)$_2$D$_2$,这可能是由于抗体与 1,25(OH)$_2$D$_2$ 的交叉反应性较差所导致的。最近的一项研究证实了与先前讨论的 25(OH)D 免疫检测中类似的问题,单次肌内注射 30 万 IU 的内源性维生素 D$_2$,在体内代谢后,比 LC-MS/MS 技术相比,商业化免疫检测法不能完全定量为 1,25(OH)$_2$D$_2$。

由于血液中 1,25(OH)$_2$D 浓度较低(pmol/L),紫外分光光度法直接检测 1,25(OH)$_2$D 是不可能的。由于 1,25(OH)$_2$D 含有的电离极性基团较少,因此提高电离效率(如衍生化)的技术已被纳入所有已公布的串联质谱方法中。

同位素稀释-质量碎片图谱法检测 1,25(OH)$_2$D 于 1979 年首次发表(Bjorkhem et al.,1979)。在 20ml 血清中加入[26-2H3]1-25(OH)$_2$D$_3$ 并用液相色谱纯化后,用氯仿 / 甲醇抽提血清。将纯化后的产物转化为三甲基硅醚,用**气相色谱 - 质谱法**(gas chromatography-mass spectrometry,GCMS)进行分析。该方法 LLOQ 为 5ng/L,变异系数为 5%,但检测样本量过大限制了该方法的普遍应用。采用 LC/TSP 质谱技术,在线柱后 Diels-AlDer 衍生化后检测正负离子,其 LLOQ 达到了 1nmol/L。用 Cookson 型试剂 4- **苯基 -1,2,4 三唑啉 -3,5- 二酮**(4-phenyl-1,2,4-triazoline-3,5-dione,PTAD)对固相萃取样本进行衍生化,并用**超高效液相色谱**(ultra-performance liquid chromatography,UPLC)电喷雾串联质谱法可同时测定一系列维生素 D 代谢产物(1,25(OH)$_2$D$_2$,1,25(OH)$_2$D$_3$,24,25(OH)$_2$D$_3$,25OHD$_2$,和 25OHD$_3$),其 LLOQ 为 25pg/ml,1,25(OH)$_2$D$_3$ 的 CV 值为 5%~16%。将 PTAD 用于选择性固相分离和微流控 LC MS/MS 技术中,对 4 种相同的代谢物进行定量检测,1,25(OH)$_2$D$_3$ 的检测下限为 5ng/L(12pmol/L),灵敏度显著提高。醋酸锂已被用于生产可电离加合物的方法之中,该方法使用一个复杂的在线样本处理程序,该程序使用一个灌注柱和两个整体的链状柱对样本进行清洗和富集,最后采用高灵敏度的 LC-MS/MS 对待测物进行定量检测。在这种方法中 1,25(OH)$_2$D$_2$ 和 1,25(OH)$_2$D$_3$ 都能被检测,其中 1,25(OH)$_2$D$_3$ 的 LLOQ 值为 15ng/L(36pmol/L),生理浓度的 CV 为 5%~15%。商业化的免疫亲和柱和试剂可应用到蛋白质沉淀和固相萃取前的样本制备过程中,在 LC-MS/MS 分析之前,用醋酸锂生成加合物。该方法消除了等压干扰和基质效应,使离子抑制效应明显减少,使 1,25(OH)$_2$D$_2$ 和 1,25(OH)$_2$D$_3$ 的 LLOQ 值分别达到 3.9ng/L(9.1pmol/L) 和 3.4ng/L(8.2pmol/L),批间 CV 值为 2.5%~7.0%。与之类似的方法是使用商业柱进行免疫提取,并在 UPLC MS/MS 分析之前使用 PTAD 进行衍生化,可提高检测的敏感性。所有的 LC-MS/MS 方法都有复杂烦琐的手工操作流程和有限的检测通量。

5. 样本类型

血浆或血清,冷冻保存。

6. 局限性

(1) 25(OH)D 浓度低表明维生素 D 缺乏,

但骨软化的诊断还需要进行组织形态学分析来确诊。

（2）免疫检测方法对 25（OH）D₂ 交叉反应程度不同，因此，在接受麦角钙化醇补充剂（维生素 D2）治疗的患者中，分析其结果需要注意结合患者药物使用情况。

（3）同一样本的 25（OH）D 采用不同方法检测，其结果的差异与检测标准化和 VDBP 效应的问题有关。

（4）几乎所有的 25（OH）D 免疫检测法都表现出与 24,25（OH）2D 交叉反应性高，随着日照的增加，血液中的 24,25（OH）₂D 的浓度增加，25（OH）D 也随之增加。

（5）通过测定 1,25（OH）₂D 水平来监测维生素 D 替代治疗效果，只适用于使用 α- **骨化醇（1α 羟维生素 D）或骨化三醇（1,25（OH）₂D₃）**治疗的患者。

7. 使用频率

（1）25OHD。使用率高。认识到维生素 D 缺乏症的高发率，以及低 25（OH）D 与多种疾病的相关性，越来越多的初级保健和二级保健医生会为病人申请检测 25OHD。

（2）1,25（OH）2D。使用率低。主要是骨科、内分泌科和肾内科医生为患者申请检测 1,25（OH）₂D。

8. 参考区间

（1）25（OH）D

维生素 D 缺乏：血清 25（OH）D<30nmol/L。

不足以达到某些人群骨健康水平：血清 25（OH）D 30~50nmol/L

满足所有人群骨健康水平：血清 25（OH）D>50nmol/L。

（使用商业化的 RIA 法检测，美国医学研究所推荐）

（2）1,25（OH）₂D：40~120pmol/L（成人）（RIA 法测定）。

（二）甲状旁腺激素

PTH 是由 84 个氨基酸组成的单链多肽类激素，由位于颈部甲状腺上、下极的两对分离的甲状旁腺分泌。与大多数多肽类激素一样，PTH 也是由一种较大的前体分子（前甲状旁腺素，由 114 个氨基酸组成）转变而来。前甲状旁腺素被切割成原甲状旁腺激素，原甲状旁腺激素序列的前 6 个

氨基酸被切割后成为含 84 个氨基酸的活性多肽（PTH［1-84］），并将其储存在甲状旁腺细胞分泌颗粒中。分泌颗粒与主细胞膜的融合受**镁（Mg）离子**的调控。

1. 功能

在血液循环中，与生物活性不活跃的中间片段和羧基末端片段的半衰期（20~30min）相比，PTH（1-84）的半衰期更短（小于 5min）。PTH 作用的主要靶器官是骨和肾，能刺激骨更新和直接促进钙离子的重吸收（和促进磷酸盐的排泄），并间接通过提高 1α- 羟化酶的活性来调控 1,25（OH）₂D 的合成。细胞外的钙离子浓度为调节 PTH 释放的主要因素。当细胞表面的**钙敏感受体（CaSR）**感受到血浆中钙离子浓度降低时，PTH 的分泌会显著增加。还有一些其他因素会影响 PTH 的释放，包括磷酸盐和 1,25（OH）₂D，磷酸盐会增加 PTH（1-84）的合成与分泌，而 1,25（OH）₂D 则会抑制 PTH 基因的表达。PTH（1-84）的分泌具有明显的昼夜节律，在凌晨 3~4 点最高，而在早晨 8~9 点最低。

2. 临床应用

在甲状旁腺功能亢进（1PTH）中，血液中 PTH（1-84）浓度升高或不适用于普通的高钙血症。PTH（1-84）检测方法的发展提高了本试验的诊断价值。

PTH（1-84）分泌减少常见的病因有：外科手术损伤甲状旁腺、特发性甲状旁腺功能减退（通常是自身免疫引起）、摄入钙/维生素 D 抑制甲状旁腺功能。甲状旁腺功能减退症是根据低钙血症和高磷血症，并伴随低或不可检测的 PTH（1-84）浓度联合诊断的。慢性肾衰竭和假性甲状旁腺功能减退症也会出现低钙血症和高磷血症，但在这种情况下，血浆 PTH（1-84）浓度较高。

3. 检测技术

免疫检测法是检测血液循环中 PTH（1-84）最常见的方法。免疫检测方法存在一个严重的问题，即血浆 PTH 存在多种免疫原性片段，其主要的免疫原性片段是不具有生物学活性的 C 末端片段。完整的 PTH（1-84）及其片段是通过肾和肝清除，而 PTH 的 C 末端片段的清除速度比全长 PTH（1-84）慢，因为 C 末端片段的清除更依赖于肾，而肾的损伤会导致更多的 C 末端片段的积累。早期检测 PTH 的 RIA 法中大多使用针对 C 末端片段的抗体，虽然大多数用这些检测方法测得的 PTH

值升高的患者后来被证实为甲状旁腺功能亢进，但有一定变量比例的 PTH 应为正常值，而且由于 C 末端片段清除能力下降，所以无论甲状旁腺分泌速率如何，肾功能受损患者 PTH 的浓度均升高。早期的检测基于非人类物种的抗血清、校准品和示踪剂，这导致了检测方法的灵敏度低下，以及同标本不同稀释度结果间差异大的特点。

"全段" PTH（1-84）双位点免疫检测方法的发展提高了 PTH 检测的灵敏度和重复性，该方法是目前检测 PTH 最常用的方法。一种早期商业化检测 PTH 的**免疫放射检测法（IRMA）**使用了两种不同的多克隆抗体。一种是针对 39~84 位多肽片段，被包被在固相载体上，另一种抗体可识别前 34 个氨基酸，且用 ^{125}I 标记。样本与两种抗体同时孵育，然后通过洗涤除去未结合的标记抗体。这种方法有助于消除 C 端和中间区域片段的干扰。一些分别基于放射性核素、酶和电化学发光标记物的检测全长 PTH 的免疫检测方法已被建立，并被用于自动分析仪中。快速 PTH（1-84）检测具有较短的孵育时间，可用于病人床旁检测，可以在术中测量 PTH 以帮助指导甲状旁腺外科手术。在 20 世纪 90 年代末，第二代 IRMA 法和全长 PTH 检测方法被认为与一些 C 末端片段，主要是 PTH（7-84）存在交叉反应，而根据抗体和检测技术的不同，交叉反应性的程度也不同。

具有高度特异性的 PTH 第三代检测方法，最初被称为"完整" PTH 检测方法，虽然暂时还没有在临床上得到广泛的应用，不过由于其与 PTH（7-84）没有交叉反应，因此肾衰竭患者中积累的大多数 C 端片段不会干扰"完整" PTH 的检测。PTH 检测方法的数量和类型的增加导致结果具有显著性差异，不同检测方法之间缺乏可比性，尤其是在肾衰竭患者中。因此，在当地人群中建立与方法有关的参考范围是十分必要的，而未来检测方法也需要更好的标准化。

4. 样本类型

每个检测制造商都为他们自己的检测方法建立了最优的样本类型，因此应参照说明书选择最佳的样本采集管。有些特殊疾病（如胰腺炎）患者可迅速代谢 PTH（1-84），因此需要及时将样本保存到冰上，迅速分离血清或血浆（<30min），并进行快速分析，才能得到准确的检测结果。

5. 局限性

（1）PTH（1-84）的标准品是当前存在的一个

问题，未来通过引进和使用 WHO95/646 将有助于提高检测的一致性。

（2）肾衰竭患者体内积累的 C 末端片段在不同的商业化的全段 PTH（1-84）检测方法中，具有不同的交叉反应性。

（3）对于不同的商业化 PTH 检测方法，其所适宜的样本类型（EDTA 抗凝的血浆、肝素抗凝的血浆或血清）可能是有所不同的。

6. 使用频率

很高。CRF 和 MBD 的治疗指南包含对 PTH（1-84）浓度的检测。

7. 参考区间

1.1~6.9pmol/L（人全段甲状旁腺激素商业免疫检测方法）。

（三）甲状旁腺激素相关蛋白

这是一种从几种实体瘤中分离出来的能导致高钙血症且与癌症相关的体液因子。这种体液因子的基因已经被克隆成功，并导致 PTHrP 的发现。通过分析来自肿瘤组织的**信使 RNA（mRNA）**，预测了至少三种不同长度的多肽。PTHrP 的氨基末端与 PTH 具有高度的序列同源性。

1. 作用机制

PTHrP 诱导高钙血症的机制是通过与 PTH 受体蛋白的相互作用介导的。与 PTH 的过量分泌一样，肿瘤产生的 PTHrP 能促进骨重吸收的增加和尿钙排泄的减少，进而导致高钙血症。该蛋白质还促进肾脏磷酸盐排泄并促进肾脏分泌**环腺苷酸（cyclic AMP）**。然而，轻度高氯性酸中毒通常是 1HPT 的特征表现，低钾性碱中毒常见于 HHM。

2. 检测方法

早期的 PTHrP 免疫检测法由于灵敏度差并要进行样本萃取而导致其应用受限。Ratcliffef 等人于 1991 年报道并确认了不用对血浆进行萃取的 PTHrP 的免疫放射检测法。该检测方法应用了两种不同的抗体，一种是针对 PTHrP 的 1~34 位多肽片段的多克隆抗体，作为捕获抗体与纤维素颗粒偶联，另一种是针对 PTHrP 的 37~67 位片段的兔源抗体，用放射性同位素标记。据 Ratcliffef 等人报道，95% 的**肥厚型心肌病（HCM）**患者的 PTHrP 浓度会增加。而正常受试者和具有 1HPT 的患者的血浆样本中的 PTHrP 浓度水平低于检测限（检测限为 0.23pmol/L）。Pandian 等人于 1992 年报道了一种改良的 IRMA 法,该法使用亲和纯化后的多克隆抗体。他们将识别 PTHrP 37~74 位片段的抗体固定在聚苯乙烯颗粒上,并用 ^{125}I 标记针对 PTHrP 1~36 位片段的抗体。据报道该方法的检测限为 0.1pmol/L,一些正常个体中尽管 PTHrP 浓度低但还是可被检测到。在该研究中,91% 的非血液学恶性肿瘤相关的高钙血症患者 PTHrP 浓度增加。基于此研究建立的商业化 IRMA 法(Fraser 等,1993)被证明是一种可靠且稳定的检测系统,普遍用于检测 HCM 和乳腺、肺、肾和泌尿生殖系统恶性肿瘤患者的血浆 PTHrP。基于不同抗体和检测技术的几种商业化 IRMA 法正在临床中使用。

3. 样本类型

优先选择含有蛋白酶抑制剂的 EDTA 血浆样本。在 30min 内分离出血浆,并将血浆于 –20℃ 冷冻保存。

4. 局限性

(1) 分泌的浓度需足够高,以便使用当前方法能在晚期恶性肿瘤患者血浆中检测到 PTHrP。

(2) 需要特定的样本采集程序,且样本运输中需维持冷冻状态一直到实验室分析样本前。

5. 使用频率

极少。仅在专业的参考实验室进行检测。

6. 参考区间

>1.8pmol/L 提示 PTHrP 绝大可能来源于肿瘤。

1.0~1.7pmol/L 可能来源于肿瘤,需重复检测进行确认(商业 PTHrP IRMA 分析)。

(四) 降钙素

降钙素是由 32 个氨基酸组成的多肽激素,由主要位于甲状腺的 C 细胞产生,也存在于甲状旁腺、胸腺和肺中。与许多其他多肽激素一样,降钙素是由一个较大的前体分子经翻译后修饰,切割 N- 和 C- 末端片段后生成的。在血浆中降钙素除了单体和二聚体形式外,还存在由 mRNA 剪接导致的具有免疫活性和生物活性的降钙素变异体。

1. 功能

降钙素主要作用于骨,抑制破骨细胞的重吸收,这主要是通过抑制破骨细胞活性和长期减少破骨细胞的数量来实现。虽然急性静脉内给予降钙素治疗可降低血浆中钙浓度,但目前不认为生理性降钙素在控制血浆钙浓度方面起主要作用。

降钙素能阻止餐后血清钙的增加。怀孕期间可见降钙素浓度升高,表明降钙素的生理作用可能是保护骨骼。

2. 临床应用

血浆降钙素在其分泌过多的情况下是具有重要临床意义的。典型的例子是甲状腺髓样癌,这种疾病具有遗传性,家族成员可能需要进行降钙素筛查以确定是否存在分泌过量的情况,尽管基因检测是本病和 MEN2A 疾病的常规测试程序。但降钙素水平若在静脉注射钙、五肽胃泌素或喝酒等激发试验后表现为升高也可用于确诊,尽管偶尔还会出现假阴性结果。在许多不同条件下,血浆降钙素可作为一种肿瘤的标志物。

尽管降钙素的缺乏可能会导致骨质疏松症加重,但目前尚不清楚降钙素的缺乏是否会导致某种临床疾病。

3. 检测方法

早期 RIA 检测法需要对样本进行提取和浓缩来检测血循环中低浓度的降钙素。1977 年 Hillyard 等采用琼脂糖颗粒提取并结合丙酮洗脱降钙素的预处理方法,随后采用 RIA 法检测降钙素,以 ^{131}I 标记的兔抗体作为示踪剂,并且在降钙素与 ^{131}I 标记的兔抗体孵育 24 小时后,用木炭进行分离。该方法的灵敏度为 4~8ng/L,批内变异小于 10%,批间变异小于 14%。如果孵育 7 天,则测试灵敏度可提高到 2pg 每管,但这在临床上没有多大用处,因为降钙素检测的主要意义是作为肿瘤标志物,降钙素升高则提示肿瘤的发生。同样,在 1982 年 Body 和 Heath 的检测方法中,使用二氧化硅提取法和山羊抗体,通过较长的预孵育期和孵育期,该方法的灵敏度达到小于 1ng/L 的水平。

还有其他技术,包括生物检测和细胞膜结合的竞争性 RIA,在很大程度上具有历史意义。

目前双位点免疫检测法对于所有临床用途均具有令人满意的精密度和灵敏度。

4. 局限性

(1) 缺乏特异性;大多数检测使用的是多克隆抗体。

(2) 与血清其他成分的结合造成非特异性干扰。

(3) 为了达到理想的灵敏度,需要提取降钙素或长时间孵育。

5. 样本类型

血浆样本须立即置于冰上,并在 –20℃ 下冷冻保存。

6. 参考区间(放射性免疫分析法)

降钙素浓度存在明显的性别差异,男性高于女性。

男性:<120ng/L。

女性:<60ng/L。

妊娠:<120ng/L。

四、骨更新标志物

成骨细胞和破骨细胞负责调节骨重构,这些细胞的活性通过血清中相应活性产物的水平来反映。已经研发了多种用于测量骨形成和重吸收标志物的生化检测方法。在骨活化的各阶段中,成骨细胞和破骨细胞分泌的酶及其他蛋白质与细胞外基质组分一起分泌释放。联合检测钙调激素及这些骨转换标志物,为临床上骨骼的影像学评估提供了重要的辅助手段。

(一) 骨形成的标志物

1. 碱性磷酸酶

骨特异性ALP(EC3.1.3.1)是骨形成的标志物,因为该酶存在于成骨细胞膜中,并且似乎在羟基磷灰石复合物的形成中起到获取磷酸盐的作用。ALP在体内有四种同工酶形式:胎盘、肠、生殖细胞及肝、骨、肾,后者是血清中的主要来源形式。来自骨、肝和肾的ALP异构体由相同的基因编码,但经过翻译后修饰会产生差异,这种差异能够通过电泳方法检测。由于缺乏组织特异性,检测总ALP活性的意义不大。然而,在涉及明显骨骼变化的疾病中,如佩吉特骨病,ALP仍然是临床上有用的检测指标。在生化指标变化不明显的骨病患者中,如骨质疏松症患者,骨ALP对酶循环池的贡献小,因此其任何变化都可能会被掩盖。如今已经研发了许多检测手段以改善血浆中骨ALP的检测。这些方法主要基于ALP的电泳特性;并且通过热灭活、卵磷脂沉淀以及最近使用的免疫检测法可以改善ALP检测的分辨率。免疫检测对于骨ALP并不具有100%特异性,可观察到骨ALP与肝ALP有10%~15%交叉反应。骨ALP的商业免疫检测试剂可对酶活性或分子量和浓度进行检测,不同免疫检测方法间的交叉反应性有所不同。

(1) 样本类型

总ALP:肝素抗凝血浆或血清。

骨ALP:血清或血浆,参照厂家提供的说明。

(2) 参考区间:

总ALP:成年男性和女性(20~60岁):20~125U/L(商业自动化平台)。

骨ALP:成年男性(20~60岁):10~40U/L。

成年绝经前妇女(20~50岁):10~26U/L;成年绝经后妇女(50~90岁):14~50U/L(商业酶联免疫吸附试验)

2. 骨钙素

骨钙素,也称为骨γ-羧基谷氨酸蛋白,是最丰富的非胶原骨基质蛋白,占总骨蛋白含量的1%~2%。最初以原骨钙素的形式存在,原骨钙素为75个氨基酸组成的多肽,并由成骨细胞和成牙本质细胞合成。而分泌的骨钙素由49个氨基酸组成,其独特之处在于在其分子中心区域有三个维生素K依赖性羧基化的谷氨酸残基(Eriksen等,1995)。骨钙素的合成依赖于1,25(OH)$_2$D$_3$,它可促进骨钙素基因的转录激活。血浆中检测到的骨钙素几乎完全由成骨细胞合成,因为在骨吸收过程中释放的骨钙素非常少。除了全段的骨钙素分子外,还可在血浆中鉴定出较大的由N-末端43个氨基酸组成的"中等大小片段"和更小的骨钙素片段。

骨钙素由肾清除,因此其在血液循环中的浓度受肾功能影响。骨钙素在血浆的半衰期为15~70min,并且有明显的昼夜变化,骨钙素的分泌在夜间达到峰值,在下午最低。骨钙素的血浆浓度可通过RIA、ELISA或**电化学发光免疫检测法**(electrochemiluminescent immunoassay,ECLIA)检测。不同抗体对骨钙素片段和完整分子的特异性差异导致不同方法检测结果间存在差异。绝经后妇女的血浆骨钙素浓度比绝经前妇女高10%~30%。1995年Price和Thompson发现骨质疏松症患者的血浆骨钙素浓度可能正常或略高于预期的绝经后范围,这反映了不同的骨质疏松症患者骨更新状态不一样,患者可能具有高低不同的成骨细胞活性。然而,相对于重吸收水平,骨形成总是减少。大多数与骨矿化相关的情况下,血浆骨钙素浓度通常表现为升高,但其浓度并不总是与骨ALP浓度相对应。以循环骨钙素浓度增加为特征的疾病包括佩吉特病(视情况而不同)、甲状旁腺功能亢进、甲状腺功能亢进、骨软化、肾性骨营养不良和肢端肥大症。骨钙素水平下降常见于甲状腺功能减退症,甲状旁腺功能减退症,生长激素缺乏症和早孕人群中。接受类固醇药物治疗会显著降低骨钙素浓度,因此有必要建立有关检测方法标准化以及样本采集的专家共识,另外对循环骨钙素与骨更新的其他生化指标和骨组织形态学测量的临床相关研究表明,骨钙素可以作为骨形成的标志物。

(1) 样本类型

需根据所使用的检测方法进行选择。详情参阅厂家的说明书。

(2) 参考区间

绝经前妇女:3.0~7.4ng/mL。

男性:2.3~5.4ng/mL。

[商业免疫放射检测试剂盒,能检测含 49 个氨基酸的完整骨钙素(羧基化和未羧基化的)和 43 个氨基酸的多肽片段。]

3. I 型前胶原延伸肽

胶原蛋白是主要的骨蛋白,超过 90% 的骨胶原蛋白是 I 型。成骨细胞合成 I 型骨胶原蛋白的前体分子——前胶原。前胶原含有一个三螺旋结构域,其核心由两个 α_1 链和一个 α_2 链组成,与羧基和氨基末端延伸肽毗邻。这些延伸肽在胶原蛋白进入骨基质之前被切除掉。通过免疫检测法测量血液循环中这些被切除的多肽的含量水平可以反映 I 型胶原的合成速率。

I 型前胶原蛋白羧基末端肽(procollagen type I carboxy-terminal peptide,P1CP)的分子量大约为 100kDa,因此其排泄不受肾小球滤过的影响,所以可以通过 RIA 检测血液循环中 P1CP。大多数关于这种骨形成标志物使用的 RIA 方法是基于一种抗 P1CP 羧基端的抗体。1993 年 Eriksen 等人发现血清中 P1CP 的增加在与松质骨形成相关的情况中较为常见,松质骨形成可通过骨组织形态学和全身钙动力学(骨基质形成和骨矿化共存)进行评估。然而 1995 年 Price 和 Thompson 的研究表明:当上述情况不匹配时,其相关性并不明显。

I 型前胶原氨基末端肽(procollagen type I amino terminal peptide,P1NP)以 三 聚 体(~100kDa)和单体(27kDa)形式循环,在 37℃ 时热转变,其单体取代不稳定的三聚体。一些完全自动化的免疫检测方法(ELISA、ECLIA 和 RIA)采用了针对 P1NP 的 α_1 链的抗体,部分抗体仅检测 P1NP 的三聚体形式,其他抗体可同时检测三聚体和单体形式(Orum 等,1996;Melkko 等,1996;Garnero 等,2008)。RIA 仅可检测三聚体形式,而

ELISA/ECLIA 可检测三聚体和单体形式。P1NP 的三聚体和单体形式的检测差异反映了 pN- 胶原的降解而不是前肽的变性。P1NP 检测方法分析前优势包括昼夜变化不大,个体变异小以及室温下较稳定。循环 P1NP 浓度与新形成的胶原基质和随后新矿化骨的量成正比。P1NP 显著增加见于骨形成/转化增加的疾病,如佩吉特病、甲状旁腺功能亢进、骨瘤、甲状腺毒症和肢端肥大症。在接受抗破骨细胞疗法如双膦酸盐治疗的患者中,P1NP 循环浓度显著降低。2009 年 Glover 等发现在用合成代谢类药物进行治疗后,P1NP 浓度显著且迅速地增加,并且 P1NP 的变化是治疗结束时骨密度反应的良好预测因子。采用每日注射 PTH 治疗骨质疏松症时,建议将 P1NP 的检测纳入疗效评估中(Eastell 等人于 2006 年)。

(1) 样本类型

血浆或血清。

(2) 参考区间

P1CP:50~170μg/L(Eriksen 等,1993)。

P1NP:成年男性(19~65 岁):20~76μg/L;绝经前妇女(19~50 岁):19~69μg/L(ECLIA 参考范围)。

(二) 骨重吸收的标志物

1. 胶原交联分子(吡啶啉和脱氧吡啶啉)

细胞外基质通过将相邻的胶原蛋白链之间共价交联而稳定。两种主要的交联分子是 PYD(羟赖氨酰吡啶啉,hydroxylysyl pyridinoline,HP)和 DPD(赖氨酰吡啶啉,lysyl pyridinoline,LP)。这些分子形成不可还原的小交联,从而形成稳定的胶原纤维结构。PYD 主要存在于软骨中,少量存在于骨中。DPD 则主要存在于骨中,且 比 PYD 量少。这两种吡啶啉类化合物在体内不能通过破骨细胞吸收而降解,也不能在体内被代谢清除,而只能通过尿液排出体外(40% 是游离形式,60% 以肽结合物的形式)。交联分子仅存在于成熟的胶原中,这意味着通过尿液排泄的交联分子仅反映成熟胶原的降解,而不包括已经被合成但并未整合到胶原纤维中的胶原蛋白。由于尿液中绝大部分的交联分子是骨源性的,所以交联分子的排泄与骨重吸收之间有很好的相关性(Delmas and Garnero,1998)。DPD 呈现明显的昼夜变化,在午后尿中 DPD 的含量最低。交联分子的排泄量在上午 8~11 点约减少 30%,因此采样时间的标准化对于连续监测结果的准确性是至关重要的。当胶

原被分解时,这些交联分子被释放进入循环系统,通过尿液排出体外,该过程可以反映胶原的降解。

早期采用 HPLC 荧光检测法测定经水解处理样本中的 PYD、DPD。许多主要测量游离 DPD 的商用 ELISAs 方法已开发,其中部分已被应用到自动免疫平台中检测(Eriksen et al.,1995)。为了测定样本中总 PYD 和 DPD(游离形式加肽结合交联形式)量,需要对样本进行酸解(4N HCl)。

PYD 和 DPD 升高常见于骨吸收能力增强的疾病,包括佩吉特病、骨软化/佝偻病、HCM、骨转移、骨髓瘤、甲状腺中毒和高钙血症。而在抗破骨细胞治疗时,如双膦酸盐治疗,PYD 和 DPD 含量明显减少。由于尿液样本的变异较大,且需采用肌酐结果进行校正,因此 PYD 和 DPD 的检测已被血骨重吸收标志物的检测所取代。

(1)标本类型

对于尿液中游离的 DPD 和 PYD 的测定,需要一份无添加防腐剂的随机尿样或一个 24 小时的尿液样本。样本可存放在 −20℃,应避免暴露在紫外线下。

尿中 DPD 排泄量通过计算尿 DPD 或 PYD:肌酐比值来校正。

(2)参考区间

PYD 成年男性(20~80 岁):5.0~21.8nmol/mmol 肌酐。绝经前妇女(20~50 岁):7.8~21.2nmol/mmol 肌酐。

DPD 成年男性(20~80 岁):0.4~6.4nmol/mmol 肌酐。绝经前妇女(20~50 岁):1.8~6.7nmol/mmol 肌酐。
(高效液相色谱法)

2. 吡啶交联羧基端肽

破骨细胞在组织蛋白酶 K 的帮助下降解 I 型胶原时,I 型胶原交联的碳端区以完整的免疫片段形式被释放到血液中,这种形式可以阻挡其被进一步降解。这种三聚体抗原已经被成功分离出,而且 I 型胶原分子非螺旋的碳端多肽中的 β 异构化八肽(EKAH(β)DGGR)已被用来作为抗原制备免疫检测中使用的抗体(Delmas 和 Garnero,1998 年)。含有交联位点的 I 型胶原交联的 CTX 合成肽可在血清和尿液中检测到。根据天冬氨酸的异构化(天然的 α- 和转化的 β-CTX)和其消旋化(L 或 D),CTX 有四种异构体形式。这些消旋和异构化的 CTX 的含量均随组织年龄的增加而增加,因此检测不同类型的 CTX 可深入了解骨组织的平均年龄(如果骨转换增加,则 α/β 比值较

高)。有两种商业化的 EIA 检测方法可检测尿液中的 α-CTX 和 β-CTX,而血浆/血清中 β-CTX 则可以用 ECLIA 和酶联免疫吸附法(ELISA)进行测定。血浆和尿液中的 β-CTX 值具有高度相关性。血浆 β-CTX 的浓度具有昼夜节律,在早晨 6~9 时达到最高峰,而在下午 15~17 时降到最低值。进食会明显减少血浆 β-CTX 含量,因此样本收集需要标准化,以获得最佳结果。血浆中 β-CTX 浓度与骨组织形态测定显示的骨重吸收率具有显著相关性(Eriksen et al.,1993)。

尿和血清中 I 型胶原交联的 NTX 的测定是一种敏感和特异的骨重吸收指标。NTX 检测中的抗体识别 I 型胶原的 α-2 链上的 N 端多肽表位。NTX 是 I 型胶原在破骨细胞的组织蛋白酶 K 的水解作用下释放出来(Hanson et al.,1992;Clemens et al.,1997)。检测 NTX 的商业化 ELISAs 法以手工平板法或自动化平台方式进行。NTX 的昼夜节律与 CTX 相似。尿 NTX 可采用床旁检测装置进行检测。

CTX 和 NTX 浓度在骨重吸收增高的疾病中升高,包括佩吉特病、骨软化/佝偻病、HCM、肿瘤骨转移、骨髓瘤、甲状腺中毒和制动性的高钙血症。在进行抗破骨细胞治疗时,如双膦酸盐治疗,CTX 和 NTX 含量明显减少。在骨质疏松治疗的大多数临床试验和常规临床评估中,尿 NTX 被用作骨标志物用于评估疗效。但由于血浆/血清样本易于收集、检测方法技术性能高,生物变异度低,所以血浆 CTX 和 NTX 使用得越来越多。

(1)标本类型

为了测量尿 α/β-CTX 和 NTX,需要一份无防腐剂的随机尿液样本(收集第一次或第二次晨尿)或一次 24h 的尿液样本。样本可存放在 −20℃,应避免暴露在紫外线下。

α/β-CTX 或 NTX 排泄量需通过计算尿 α/β-CTX 或 NTX 与肌酐的比值来校正。

(2)参考区间

尿 NTX:成人(20~80 岁):15~40BCE/mmol 肌酐。绝经前妇女(20~50 岁):12~38BCE/mmol 肌酐(商业化自动免疫检测方法)。

血浆 β-CTX:成年男性和绝经前女性:0.1~0.5μg/L(商业化增强化学发光检测方法)。

3. 血清耐酒石酸酸性磷酸酶

破骨细胞中含有一种酸性磷酸酶的同工酶,可与前列腺酸性磷酸酶区分,因为它具有酒石酸抗性(5 型耐酒石酸酸性磷酸酶[type 5 tartrate-resistant acid phosphatase,TRAP5])。血清总TRAP 活性的测定已作为破骨细胞活性的一项指标。总 TRAP 的测定不仅受到来自红细胞和血小板分泌的酶的影响,并且可能会受到血液中抑制剂的干扰。RIAs 最初是为了测量总 TRAP 而开发的,但已被 ELISAs 取代用于测定捕获的 TRAP 的质量或酶活性。用于测量 5b 型 TRAP(一种只存在于破骨细胞和肺泡巨噬细胞中的去唾液酸化同工酶)的商用 ELISAs 试剂盒也已开发成功,称为**片段吸收免疫捕获酶分析**(fragment-absorbed immunocapture enzyme assay,FAICEA)**法检测系统**,与其他 TRAP5 亚型分子或其代谢片段不会发生交叉反应(Ohashi et al.,2007)。即使没有吸收骨,TRAP5b 也可由活化的破骨细胞分泌。TRAP5b 的浓度会在骨重吸收增加的疾病中增加,如原发性或继发性甲状旁腺功能亢进症、佩吉特病或转移性骨病(Halleen 等人,2001 年)。许多骨质疏松治疗的研究表明,在抗破骨细胞治疗后,TRAP5b 含量明显减少。TRAP5b 与破骨细胞在骨中的数量和它在肝中的代谢有关,但随后的清除不受肾功能的影响。一般储存过程中 TRAP5b 相对不稳定,因此须立即检测样本或将样本置于 −80℃短期存储。

(1)标本类型
血清。

(2)参考区间
成年男性(25~82 岁,日本):1.7~5.8U/L。
绝经前女性(25~55 岁,日本):1.2~4.4U/L。
(商业化的 FAICEA)

(三)骨标志物的局限性

1. 骨标志物并不是某些特定疾病的诊断指标。它们反映了骨的形成和骨重吸收。

2. 骨标志物的合成不仅取决于骨的转换速率,而且还取决于骨骼的总量,主要反映的是骨小梁的转换,其活性是皮质骨的 4~5 倍。

3. 局部骨相关疾病,卧床休息,和骨折愈合会显著增加骨标志物的检测结果。

4. 一些骨标志物的生物变异度很高,因此采样程序必须一致,以确保最佳临床检测效果。

5. 尿液中测定的骨标志物的含量需要通过肌酐进行校正。在浓度非常低的样本中,我们很难准确定量骨标志物。

五、总结:钙和骨代谢异常状态下激素和骨标志物的变化

钙和骨代谢异常状态下,离子、激素和骨标志物的变化汇总于表 7-4-6。

表 7-4-6 钙和骨代谢异常状态下离子、激素和骨标志物的变化

	Ca^{2+}	PO$_4^{2-}$	PTH	25OHD	1,25D	ALP	β-CTX	P1NP
高钙血症								
1HPT	+/++	n/−	n/++	n/−	n/+	n/+	n/++	n/+
HCM	+/+++	n/−	n/−	n/−	n/−	n/+++	n/+++	n/++
维生素 D 中毒	+/+++	n/+	+/++	n/++++	n/+++	n/+	n/+	n
结节病	+/++	n/+	n/u	n/−	n/++	n/+	n/+	n
低钙血症								
甲状旁腺功能减退症	−/−−−	+/++	u	n	n/−	n	n	n
2HPT(维生素 D 缺乏症)	−/−−	−/−−	+/+++	−/−−	n/−	n/+++	n/++	n/++
甲状旁腺功能假性减低	−/−−−	+/++	+/+++	n	n/−	n	n	n
慢性肾衰竭	−−/++	+/+++	n/+++	n	n/−−−	n/++	n/+++	n/++
骨病								
骨质疏松	n	n	n/+	n/−−	n	n/+	n/++	n/+
佩吉特病	n	n	n/+	n	n	n/+++	n/+++	n/+++
骨转移癌	n/+++	+/−	n/u	n	n/−−	n/+++	n/+++	n/++

注:1 HPT:原发性甲状旁腺功能亢进;HCM:恶性高钙血症;2 HPT:继发性甲状旁腺功能亢进。
给出了每种分析物在各临床场景中可能测量到的浓度范围。U:无法检测;−:低;−−−:极低浓度;n:在参考范围内;+:升高;+++:明显升高。

六、参考文献和延伸阅读

Aronov, P.A., Hall, L.M., Dettmer, K., Stephensen, C.B. and Hammock, B.D. Metabolic profiling of major vitamin D metabolites using Diels-Alder derivatization and ultra-performance liquid chromatography-tandem mass spectrometry. *Anal. Bioanal. Chem.* **391**, 1917–1930 (2008).

Bataille, P., Bouillon, R., Fournier, A., Renaud, H., Gueris, J. and Idrissi, A. Increased plasma concentration of total and free $1,25(OH)_2D_3$ in calcium stone formers with idiopathic hypercalciuria. *Contrib. Nephrol.* **58**, 137–142 (1987).

Binkley, N., Krueger, D.C., Morgan, S. and Wiebe, D. Current status of clinical 25-hydroxyvitamin D measurement: an assessment of between-laboratory agreement. *Clin. Chim. Acta* **411**, 1976–1982 (2010).

Bjorkhem, I., Holmberg, I., Kristiansen, T. and Pedersen, J.I. Assay of 1,25-dihydroxy vitamin D_3 by isotope dilution-mass fragmentography. *Clin. Chem.* **25**, 584–588 (1979).

Body, J.J. and Heath, H. Estimates of circulating monomeric calcitonin: physiological studies in normal and thyroidectomized man. *J. Clin. Endocrinol. Metab.* **57**, 897–903 (1983).

Casetta, B., Jans, I., Billen, J., Vanderschueren, D. and Bouillon, R. Development of a method for the quantification of $1alpha,25(OH)_2$-vitamin D_3 in serum by liquid chromatography tandem mass spectrometry without derivatization. *Eur. J. Mass Spectrom. (Chichester, Eng)* **16**, 81–89 (2010).

Clemens, J.D., Herrick, M.V., Singer, F.R. and Eyre, D.R. Evidence that serum NTx (collagen-type I N-telopeptides) can act as an immunochemical marker of bone resorption. *Clin. Chem.* **43**, 2058–2063 (1997).

Clemens, T.L., Hendy, G.N., Graham, R.F., Baggiolini, E.G., Uskokovic, M.R. and O'Riordan, J.L. A radioimmunoassay for 1,25-dihydroxycholecalciferol. *Clin. Sci. Mol. Med.* **54**, 329–332 (1978).

Clive, D.R., Sudhaker, D., Giacherio, D., Gupta, M., Schreiber, M.J., Sackrison, J.L. and MacFarlane, D. Analytical and clinical validation of a radioimmunoassay for the measurement of 1,25 dihydroxy vitamin D. *Clin. Biochem.* **35**, 517–521 (2002).

D'Amour, P., Brossard, J.-H., Rakel, A., Rousseau, L., Albert, C. and Cantor, T. Evidence that the amino-terminal composition of non-(1–84) parathyroid hormone fragments starts before position 19. *Clin. Chem.* **51**, 169–176 (2005).

Delmas, P.D. and Garnero, P. Biochemical markers of bone turnover in osteoporosis. In: *Osteoporosis* (eds Stevenson, J.C. and Lindsay, R.), 117–136 (Chapman and Hall Medical, London, 1998).

Eastell, R., Krege, J.H., Chen, P., Glass, E.V. and Reginster, J.Y. Development of an algorithm for using PINP to monitor treatment of patients with teriparatide. *Curr. Med. Res. Opin.* **22**, 61–66 (2006).

Eisman, J.A., Hamstra, A.J., Cream, B.E. and DeLuca, H.F. A sensitive, precise and convenient method for determination of 1,25-dihydroxyvitamin D in human plasma. *Arch Biochem. Biophys.* **178**, 235–243 (1976).

Eisman, J.A., Sheppard, R.M. and DeLuca, H.F. Determination of 25-hydroxyvitamin D_2 and 25-hydroxyvitamin D_3 in human plasma using high-pressure liquid chromatography. *Anal. Biochem.* **80**, 298–305 (1977).

Eriksen, E.F., Charles, P., Melsen, F., Mosekilde, L., Risteli, L. and Risteli, J. Serum markers of type I collagen formation and degradation in metabolic bone disease; correlation with bone histomorphology. *J. Bone Miner. Res.* **8**, 127–132 (1993).

Eriksen, F., Brixen, K. and Charles, P. New markers of bone metabolism: clinical use in metabolic bone disease. *Eur. J. Endocrinol.* **132**, 251–263 (1995).

Ersfeld, D.L., Rao, D.S., Body, J.J., Sackrison, Jr., J.L., Miller, A.B., Parikh, N., Eskridge, T.L., Polinske, A., Olson, G.T. and MacFarlane, G.D. Analytical and clinical validation of the 25 OH vitamin D assay for the LIAISON automated analyzer. *Clin. Biochem.* **37**, 867–874 (2004).

Fraser, W.D., Robinson, J., Lawton, R., Durham, B., Gallacher, S.J., Boyle, I.T., Beastall, G.H. and Logue, F.C. Clinical and laboratory studies of new immunoradiometric assay of parathyroid hormone related protein. *Clin. Chem.* **39**, 414–419 (1993).

Fraser, W.D., Durham, B.H., Berry, J.L. and Mawer, E.B. Measurement of plasma 1,25 dihydroxyvitamin D using a novel immunoextraction technique and immunoassay with iodine labelled vitamin D tracer. *Ann. Clin. Biochem.* **34**, 632–637 (1997).

Fraser, W.D., Ahmad, A.M. and Vora, J.P. The physiology of the circadian rhythm of parathyroid hormone and its potential as a treatment for osteoporosis. *Curr. Opin. Nephrol. Hypertens.* **13**, 437–444 (2004).

Fraser, W.D. Hyperparathyroidism. *Lancet* **374**(9684), 145–158 (2009).

Gao, P., Scheibel, S., D'Amour, P., John, M.R., Rao, S.D., Schmidt-Gayk, H. and Cantor, T.L. Development of a novel immunoradiometric assay exclusively for biologically active whole parathyroid hormone 1–84: implications for improvement of accurate assessment of parathyroid function. *J. Bone Miner. Res.* **16**, 605–614 (2001).

Garnero, P., Vergnaud, P. and Hoyle, N. Evaluation of a fully automated serum assay for total N-terminal propeptide of type I collagen in postmenopausal osteoporosis. *Clin. Chem.* **54**, 188–196 (2008).

Glendenning, P., Taranto, M., Noble, J.M., Musk, A.A., Hammond, C., Goldswain, P.R., Fraser, W.D. and Vasikaran, S.D. Current assays overestimate 25-hydroxyvitamin D_3 and underestimate 25-hyroxyvitamin D_2 compared with HPLC: need for assay-specific decision limits and metabolite-specific assays. *Ann. Clin. Biochem.* **43**, 23–30 (2006).

Glendenning, P., Chew, G.T., Seymour, H.M., Gillett, M.J., Goldswain, P.R., Inderjeeth, C.A., Vasikaran, S.D., Taranto, M., Musk, A.A. and Fraser, W.D. Serum 25-hydroxyvitamin D levels in vitamin D-insufficient hip fracture patients after supplementation with ergocalciferol and cholecalciferol. *Bone* **45**, 870–875 (2009).

Glover, S.J., Eastell, R., McCloskey, E.V., Rogers, A., Garnero, P., Lowery, J., Belleli, R., Wright, T.M. and John, M.R. Rapid and robust response of biochemical markers of bone formation to teriparatide therapy. *Bone* **45**, 1053–1058 (2009).

Haddad, J.G. and Chyu, K.J. Competitive protein binding radioassay for 25-hydroxycholecalciferol. *J. Clin. Endocrinol. Metab.* **33**, 992–995 (1971).

Halleen, J.M., Alatalo, S.L., Janckila, A.J., Woitge, H.W., Seibel, M.J. and Väänänen, H.K. Serum tartrate-resistant acid phosphatase 5b is a specific and sensitive marker of bone resorption. *Clin. Chem.* **47**, 597–600 (2001).

Hanson, D.A., Weis, M.A., Bollen, A.M., Maslan, S.L., Singer, F.R. and Eyre, D.R. A specific immunoassay for monitoring human bone resorption; quantitation of type 1 collagen cross-linked N-telopeptides in urine. *J. Bone Miner. Res.* **7**, 1251–1258 (1992).

Hillyard, C.J., Cooke, T.J.C., Coombes, R.C., Evans, I.M.A. and MacIntyre, I. Normal plasma calcitonin: circadian variation and response to stimuli. *Clin. Endocrinol.* **6**, 291–298 (1977).

Hollis, B.W., Kamerud, J.Q., Selvaag, S.R., Lorenz, J.D. and Napoli, J.L. Determination of vitamin D status by radioimmunoassay with an ^{125}I-labelled tracer. *Clin. Chem.* **42**, 586–592 (1993).

Hollis, B.W., Kamerud, J.Q., Kurkowski, A., Beaulieu, J. and Napoli, J.L. Quantification of circulating 1,25-dihydroxyvitamin D by radioimmunoassay with an ^{125}I-labelled tracer. *Clin. Chem.* **42**, 586–592 (1996).

Hollis, B.W. Detection of vitamin D and its major metabolites. In: *Vitamin D* (ed Feldman, D.), 587–606 (Academic Press, San Diego, 1997).

Hypponen, E., Turner, S., Cumberland, P., Power, C. and Gibb, I. Serum 25-hydroxyvitamin D measurement in a large population survey with statistical harmonization of assay variation to an international standard. *J. Clin. Endocrinol. Metab.* **92**, 4615–4622 (2007).

IOM (Institute of Medicine) *Dietary Reference Intakes for Calcium and Vitamin D.* (The National Academies Press., Washington, DC, 2011).

Manning, E.M.C.M. and Fraser, W.D. A survey of diagnoses in patients with a low intact parathyroid hormone concentration. *Ann. Clin. Biochem.* **30**, 252–255 (1993).

Maunsell, Z., Wright, D.J. and Rainbow, S.J. Routine isotope-dilution liquid chromatography-tandem mass spectrometry assay for simultaneous measurement of the 25-hydroxy metabolites of vitamins D_2 and D_3. *Clin. Chem.* **51**, 1683–1690 (2005).

Melkko, J., Kauppila, S., Niemi, S., Risteli, L., Haukipuro, K., Jukkola, A. and Risteli, J. Immunoassay for intact amino-terminal propeptide of human type I procollagen. *Clin. Chem.* **42**, 947–954 (1996).

Netzel, B.C., Cradic, K.W., Bro, E.T., Girtman, A.B., Cyr, R.C., Singh, R.J. and Grebe, S.K. Increasing liquid chromatography-tandem mass spectrometry throughput by mass tagging: a sample-multiplexed high-throughput assay for 25-hydroxyvitamin D_2 and D_3. *Clin. Chem.* **57**, 431–440 (2011).

Nussbaum, S.R., Zahradnik, R.J., Lavigne, J.R., Brennan, G.L., Nozawa-Ung, K., Kim, L.Y., Keutmann, H.T., Wang, C.A., Potts, Jr., J.T. and Segre, G.V. Highly sensitive two-site immunoradiometric assay of parathyrin, and its clinical utility in evaluating patients with hypercalcemia. *Clin. Chem.* **33**, 1364–1367 (1987).

Ohashi, T., Igarashi, Y., Mochizuki, Y., Miura, T., Inaba, N., Katayama, K., Tomonaga, T. and Nomura, F. Development of a novel fragments absorbed immunocapture enzyme assay system for tartrate-resistant acid phosphatase 5b. *Clin. Chim. Acta* **376**, 205–212 (2007).

Orum, O., Hansen, M., Jensen, C.H., Sørensen, H.A., Jensen, L.B., Hørslev-Petersen, K. and Teisner, B. Procollagen type 1 N-terminal propeptide (P1NP) as an indicator of type 1 collagen metabolism: ELISA development, reference interval and hypovitaminosis D induced hyperparathyroidism. *Bone* **19**, 157–163 (1996).

Pandian, M.R., Morgan, C.H., Carlton, E. and Segre, G.V. Modified immunoradiometric assay of parathyroid hormone-related protein: chemical application in the differential diagnosis of hypercalcemia. *Clin. Chem.* **38**, 282–288 (1992).

Price, C.P. and Thompson, P.W. The role of biochemical tests in the screening and monitoring of osteoporosis. *Ann. Clin. Biochem.* **32**, 244–260 (1995).

Ratcliffe, W.A., Norbury, S., Heath, D.A. and Ratcliffe, J.G. Development and validation of an immunoradiometric assay of parathyrin-related protein in unextracted plasma. *Clin. Chem.* **37**, 678–685 (1991).

Reinhardt, T.A., Horst, R.L., Orf, J.W. and Hollis, B.W. A microassay for 1,25-dihydroxyvitamin D not requiring high performance liquid chromotography: application to clinical studies. *J. Clin. Endocrinol. Metab.* **58**, 91–98 (1984).

Seiden-Long, I. and Vieth, R. Evaluation of a 1,25-dihydroxyvitamin D enzyme immunoassay. *Clin. Chem.* **53**, 1104–1108 (2007).

Stokes, F.J., Ivanov, P., Bailey, L.M. and Fraser, W.D. The effects of sampling procedures and storage conditions on short-term stability of blood-based biochemical markers of bone metabolism. *Clin. Chem.* **57**, 138–140 (2011).

Tai, S.S., Bedner, M. and Phinney, K.W. Development of a candidate reference measurement procedure for the determination of 25-hydroxyvitamin D_3 and 25-hydroxyvitamin D_2 in human serum using isotope-dilution liquid chromatography-tandem mass spectrometry. *Anal. Chem.* **82**, 1942–1948 (2010).

Yuan, C., Kosewick, J., He, X., Kozak, M. and Wang, S. Sensitive measurement of serum 1alpha,25-dihydroxyvitamin D by liquid chromatography/tandem mass spectrometry after removing interference with immunoaffinity extraction. *Rapid Commun. Mass Spectrom.* **25**, 1241–1249 (2011).

（李一荣 译，刘敏 审）

不孕不育症

男性和女性的生育能力受**下丘脑 - 垂体 - 性腺 轴**（hypothalamic-pituitary-testicular axis）调控（图 7-5-1）。

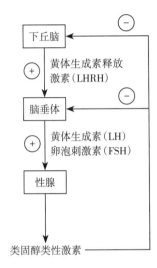

图 7-5-1　性激素分泌的调控

促性腺激素释放激素（GnRH），即**黄体生成素释放激素（LHRH）**是由下丘脑弓状核分泌，并通过神经纤维传递到正中隆起。在这里，它被释放到垂体门脉系统中，并在垂体前叶与促性腺激素细胞上的特定受体结合。GnRH 促进**黄体生成素（LH）**和**促卵泡激素（FSH）**的合成和释放。这些激素也被称为促性腺激素。为了有效发挥作用，GnRH 必须呈脉冲式分泌。脉冲频率为 90~120min，以维持**月经周期（menstrual cycle）**中卵泡的正常发育及男性的精子生成，GnRH 这种脉冲分泌使促性腺激素也呈脉冲式分泌，尤其在 LH 中表现明显。GnRH 脉冲分泌受性激素对下丘脑的反馈作用调控。例如，在月经周期中的黄体期，由于受高水平孕激素影响，GnRH 脉冲的振幅增加，而频率降低，LH 的分泌也发生类似变化。

随着肽生长因子 kisspeptin（由 *KISS1* 基因编码）和 Kiss1 受体 GPR54 的发现，人们对 GnRH 的分泌调控机制有了新的认识。大量研究表明，kisspeptin/GPR54 系统是青春期和生育期的关键调节因子。

kisspeptin 主要由下丘脑分泌，促进 GnRH 的释放，但目前尚不清楚 kisspeptin 本身是否以脉冲的方式分泌。研究证据表明性激素通过对 kisspeptin 释放的反馈调节间接影响 GnRH 的分泌。然而，这并不能解释所有的观察结果。许多年前，诺比尔发现通过脉冲式给予下丘脑受损的恒河猴 GnRH，可以诱导正常的月经周期。即表明，在 kisspeptin 缺乏的情况下，性激素也可以调节 GnRH 对垂体的作用。

LH 和 FSH 随着血流被输送到各个靶器官性腺上。在女性体内，促性腺激素的分泌存在持续性且周期性的规律。在男性体内，促性腺激素持续性的分泌时刻调控着性激素的释放并且受性激素对下丘脑和垂体负反馈作用调节。周期性分泌只存在于女性，调控女性月经周期（图 7-5-2）。

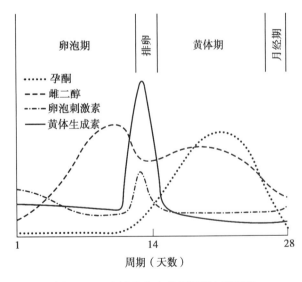

图 7-5-2　血清激素在月经周期中的变化

在月经周期开始时，FSH 刺激一组卵泡发育，其中一个发育为优势卵泡并成熟为赫拉夫卵泡（Graafian follicle）。这些卵泡在前两个月经周期就开始发育了，直到第二个周期结束及第三个周期开始才停止，此时，FSH 分泌达到顶峰。卵泡从开始发育到排卵前状态约需要 85 天。颗粒细胞在卵泡发育过程中释放**抗缪勒管激素（**anti-

567

Müllerian hormone, AMH)。以前认为 AMH 仅与男性性别分化有关，现在认为在月经周期开始时 AMH 的水平与发育卵泡的数量呈比例关系。这种发现使 AMH 成为一个适合评估卵巢储备功能的参考指标。AMH 主要由窦前卵泡和小腔卵泡的颗粒细胞分泌。少量的 AMH 由 >8mm 大小的卵泡分泌，当 FSH 依赖性卵泡生长启动时 AMH 即下降，直至无法被检测。一旦优势卵泡形成，其他卵泡随即闭锁。

随着卵泡成熟（此过程需要 LH 和 FSH 共同作用），成熟卵泡分泌越来越多的**雌二醇**（estradiol）。在卵泡早期和中期，这种甾体激素对下丘脑和垂体有负反馈调节作用。因此，在月经周期的卵泡期，FSH 水平先上升后下降。最近发现的一种非甾体激素——抑制素也随着月经周期的变化而变化。抑制素有两种生物活性形式：抑制素 A 和抑制素 B。抑制素 B 在月经周期开始时浓度升高，在卵泡早期和中期达到峰值，在卵泡晚期下降，紧随排卵后有短暂的二次上升。目前的证据表明抑制素 B 改变垂体对 GnRH 的敏感性，而不作用于下丘脑。大约在月经周期的第 12 天，雌二醇反馈作用发生改变，其机制尚不清楚，由负反馈变为正反馈，导致 LH 和 FSH 水平急剧升高，从而刺激排卵，即赫拉夫卵泡破裂并释放卵子到输卵管。

卵泡中剩余的颗粒细胞和卵泡膜细胞发育成黄体。LH 对维持这种结构是必需的，黄体可以分泌**孕酮**（progesterone）和雌二醇。因此，在黄体期，雌二醇轻度升高，孕酮显著升高，抑制素 B 维持低水平。抑制素 A 在卵泡早期呈最低水平，卵泡晚期开始增加，黄体中期达到高峰，其浓度水平反映黄体的增长。抑制素 A 浓度随孕酮浓度的变化而变化。如果没有受精，孕酮水平下降，子宫内膜坏死脱落并伴随着经期出血。抑制素 A 在黄体晚期浓度下降，与 FSH 浓度的增加有关，提示抑制素 A 抑制黄体期 FSH 分泌。

在五六十岁时，卵母细胞的供应下降，女性进入绝经过渡期或围绝经期。AMH 水平随着年龄的增长而逐渐减少，停经后低至无法检测的水平。数个有关围绝经期和绝经后期的大型研究发现绝经开始前就已存在一些早期标志提示卵巢逐步衰退。其中大部分研究成果最近都已发表，可以参考 Butler 和 Santoro 的综述。这些研究一般将围绝经期或绝经过渡期，按照从出现月经周期不规律开始直到末次月经，划分为两个阶段。早期阶段月经周期持续时间发生改变，与正常月经周期时长相比延长 7 天以上。第二阶段的主要标志为闭经超过 60 天，或超过 2 个月经周期，在该阶段结束时闭经会达到 12 个月。此后，进入绝经后期。围绝经期或绝经过渡期的转变伴随着体内性激素水平的变化。早期阶段雌二醇和 FSH 升高，抑制素 B 降低，晚期阶段 FSH 继续增加而雌二醇、抑制素 A 和抑制素 B 降低。此外，绝经过渡期**性激素结合球蛋白（SHBG）**下降，游离睾酮含量增加。澳大利亚一项研究尽管未能识别能够提示女性开始进入围绝经期的任何标志物，但发现在围绝经期转变前抑制素 B 水平已经开始下降，标志着卵巢功能开始衰退（卵泡缩小及功能丧失）。尽管肥胖没有促使女性提前进入绝经期，但肥胖与卵巢储备功能减少及 FSH 和 LH 水平降低息息相关。证据表明肥胖既影响卵巢功能，也影响下丘脑/垂体功能。此外，围绝经期可出现潮热、抑郁和短期记忆功能减退等表现。最终，月经周期和卵巢功能完全停止，女性进入绝经期。绝经期最初阶段促性腺激素浓度非常高，此后随着年龄的增长而缓慢下降；雌激素水平非常低。有些女性由于卵巢早衰提前进入绝经期。AMH 可以区分停止排卵是否由卵巢早衰或其他原因引起。

男性 LH 和 FSH 分泌调控机制与女性相似。在新生儿期的前 2 个月睾酮水平显著升高，此后直至青春期，男性体内睾酮、LH 和 FSH 的浓度都较低。青春期时，LH、FSH、睾酮在夜间激增。随着青春期的进行，促性腺激素和睾酮的总量也随之增加，并且其分泌的昼夜节律性逐渐丧失。

LH 刺激睾丸间质或间质细胞分泌雄性激素，睾酮。FSH 主要作用于生精小管的睾丸支持细胞，这些细胞分泌抑制素 B 和雄激素结合蛋白（男性血清中抑制素 A 不可被检测到）。雄激素结合蛋白参与雄激素，睾酮和 **5α- 二氢睾酮（DHT）**运输，促进精子发育。抑制素 B 的分泌主要受 FSH 刺激，但也存在非 FSH 依赖因素的影响。血液中睾酮和抑制素 B 负反馈调节下丘脑和垂体。研究证实抑制素 B 对 FSH 分泌有负反馈作用，而雌二醇（由睾酮芳构化产生）对 LH 分泌有负反馈作用。

男性更年期与雄性激素缺乏有关。目前研究表明睾酮浓度直到 60 岁才开始下降，而游离睾酮（非蛋白结合）下降较早。大约从 50 岁开始，SHBG 逐渐升高，SHBG 与睾酮结合导致血浆游离睾酮水平下降。睾酮下降负反馈调节下丘脑和垂体,使促性腺激素水平相应升高。

一、临床疾病

(一) 女性原发性性腺功能减退

不到一半的不孕不育女性有**卵巢功能紊乱**(ovarian dysfunction)。完整有序的检查流程将为患者提供一个廉价、便利和快速的诊断。1993年Breckwoldt等建议以性激素的靶器官为关注点,对患者展开详细的病史和体格检查,比一系列不相关的实验室检测更能提供有效的诊断信息。不孕症的病种分类有助于女性不孕症的规范诊疗。世界卫生组织于1976年提出的分类方法至今仍被广泛使用,其他分类方法多数基于这种分类法。

先天性性腺发育不全(gonadal dysgenesis)与性腺发育不良有关,其性腺呈条索状。两类性腺发育不全患者较易识别。第一类与性染色体异常有关,叫**特纳综合征**(Turner's syndrome)。该病的典型表现为核型是45XO,伴有身材矮小,性幼稚及其他躯体异常。所有患者均为女性。性染色体仅部分异常的患者症状较轻。因缺乏负反馈,患者促性腺激素在青春期后分泌增加。第二类性腺发育不全患者有正常或接近正常核型(46XX或46XY),但没有性腺。通常无特纳综合征所表现的典型躯体异常,且患者身高正常。受影响的男性有不同的性发育特征,这取决于性腺退化的时间。如果性腺退化发生在胎儿6周之前,患者将有女性表型。如果晚于6周,生殖管呈多向发育甚至两性性腺共存。因缺乏负反馈,促性腺激素浓度在所有成年患者中都会增加。

先天性性腺发育不全患者性激素改变类似于绝经患者,其促性腺激素水平升高,可以检测到高浓度FSH(需排除分泌促性腺激素肿瘤)。腹腔镜研究发现某些绝经前期女性卵巢正常,但卵巢对升高的促性腺激素不敏感,即**卵巢抵抗综合征**(resistant ovary syndrome)。卵巢抵抗综合征可能与**原发性闭经**(primary amenorrhea)(青春期月经来潮异常)和**继发性闭经**(secondary amenorrhea)(青春期后闭经)有关。注意,血液促性腺激素水平升高,其中LH升高比FSH更显著。

女性**卵巢功能早衰**(premature ovarian failure)的早期阶段,LH和FSH升高并不一致。研究发现在卵巢功能早衰患者中检测不到AMH,但在**功能失调性下丘脑性闭经**(dysfunctional hypothalamic amenorrhea)患者中AMH水平正常。因此,AMH可以辅助临床诊断卵巢早衰。

(二) 女性继发性性腺功能减退

继发性性腺功能减退(secondary hypogonadism)可能由垂体、下丘脑或高级大脑中枢功能紊乱导致。促性腺激素水平可能正常或低于卵泡期正常参考范围。例如,下丘脑肿瘤(颅咽管瘤)和垂体肿瘤(泌乳素腺瘤、嫌色细胞腺瘤)表现为LH和FSH浓度正常或降低,而下丘脑功能紊乱(低促性腺素性功能减退症)则表现为LH和FSH浓度降低。**神经性厌食症**(anorexia nervosa)和垂体放疗后(导致下丘脑或垂体功能紊乱)促性腺激素浓度降低。

与**多毛症**(hirsutism)相关的月经过少和闭经在女性多毛症与男性化章节中有阐述。

(三) 不孕症和正常月经功能

激素的周期分泌与下丘脑、垂体和卵巢功能的周期变化有关。然而,内分泌功能失调也时常存在。孕酮分泌不足的女性出现无排卵月经、黄体功能不全的风险较高。肥胖也是导致无排卵和不育的原因之一。监测**基础体温**(BBT)和黄体孕酮有利于此类不孕症的诊治。若女性闭经但伴有正常的激素周期性分泌,则提示可能存在子宫内膜退化或者粘连,其中内膜**结核**(tuberculosis)现已很少见。

若女方内分泌和月经周期正常,则需要对男性伴侣进行相应检查用以排查不孕原因。若双方内分泌均正常并排除女性生殖道闭锁,则需要进行性咨询。

(四) 男性原发性性腺功能减退

男性原发性性腺功能减退患者睾酮水平极低或只是轻微下降。由于睾酮和抑制素负反馈作用减弱,LH和FSH浓度会随之增加。

男性**克兰费尔特综合征**(Klinefelter's syndrome)患者有一条额外的X染色体,经典核型是XXY,大多数病例在17岁后得到诊断。Klinefelter综合征研究协会(www.ksa-uk.co.uk,译者注:于此书成书时即2013年访问)的一项研究发现16%的患者在10岁之前被诊断,11%的患者在11~17岁得到诊断,29%的患者在18~28岁得到诊断,39%

的患者在 29~55 岁得到诊断。

患者通常有小而结实的睾丸、身型高大、似阉人外观和男性乳房发育症,也伴有社会适应不良和智力发育迟钝。睾酮水平极低或刚好在正常参考范围。促性腺激素浓度升高。该病的发病率约为 0.2%,可经染色体核型分析确诊。

男性特纳综合征与女性特纳综合征表现相似,但其染色体核型正常。患者睾丸小而软,睾酮水平降低,促性腺激素增高。**无睾症(anorchia)**(睾丸缺失)患者发育停滞在青春期前。在**纯睾丸支持细胞综合征(Sertoli cell-only syndrome)**中,尽管生殖细胞完全缺失,睾丸大小几乎正常。睾丸活检显示,上述病症生精小管均未发生透明样变。由于睾丸间质细胞功能正常,LH 和睾酮水平正常。因此无精子症与 FSH 浓度增加有关。

病毒性睾丸炎(viral orchitis)是获得性睾丸衰竭最常见的类型。大约 30% 的睾丸炎患者在青春期后出现睾丸萎缩。其他导致获得性睾丸衰竭的原因有创伤、辐射和药物。辐射造成的损伤与辐射持续时间和剂量有关。螺内酯、酮康唑和乙醇可以通过抑制睾酮合成,从而降低睾酮水平。

原发性睾丸功能障碍与多种系统性疾病有关,如肾衰竭和肝硬化等。很难确定睾丸病变是由疾病本身引起还是疾病伴随的营养不良引起。

雄激素抵抗(androgen resisitance)(假两性畸形:Reifenstein 综合征,睾丸女性化)表现为完全或不完全女性第二性征。不同于原发性性腺功能减退症,在 LH 和 FSH 浓度升高的情况下睾酮浓度正常甚至升高。

(五)男性继发性性腺功能减退

同女性一样,男性继发性性腺功能减退可由垂体、下丘脑或更高级神经中枢紊乱导致。单一性促性腺素缺乏症可见于 Kallman 综合征或部分垂体功能衰竭患者。Kallman 综合征患者青春期发育异常并伴有嗅觉缺失(无嗅觉)。Kallman 综合征和其他类型的低促性腺激素型性功能减退症(如 Prader-Willi 和 Bardet-Biedl 综合征)均由下丘脑缺陷导致,因此重复给予 GnRH 治疗是有效的,可以刺激垂体分泌 LH 和 FSH。

垂体微腺瘤引起的**高催乳素血症(hyperprolactinemia)**可导致不育和无精子症。大的垂体肿瘤在男性中常会引起头痛和视觉障碍的症状,而非不孕。**催乳素(prolactin)**似乎干扰 LH、FSH

和睾酮的正常合成。

神经性厌食症和**心因性不育(psychogenic infertility)**的男性患者与女性患者具有相同的促性腺激素分泌特点。此时更需要精神治疗而非激素替代治疗。如果精神治疗成功,其激素分泌可恢复到正常水平。通常心因性不育的男性会伴有阳痿,但多数患者促性腺激素和睾酮水平正常。

随着睾酮治疗方法越来越便捷,人们更关注老年男性的性功能丧失,即迟发性性腺功能减退症,但对于男性迟发性性腺功能减退症患者是否都需要给予治疗尚未确定。权威机构认为,男性睾酮浓度 <7nmol/L(202ng/dl),即可诊断为性腺功能减退症。因睾酮检测方法的多样性、睾酮分泌的差异和各实验室引用参考范围的不同(由方法学和参考群体的种族差异引起),而导致检测结果在 7nmol/L 到正常范围的检测下限间波动,能否给予相应的诊断和治疗仍是难点。介于临界值的睾酮水平,可通过检测游离睾酮或生物有效性睾酮水平进一步明确诊断。专业人士认为只有睾酮浓度较低的老年男性患者应给予激素替代治疗。

(六)精子运输障碍和活力障碍

WHO 当前指南(Cooper 等人,2010)定义一份合格的精液标本体积应 ≥1.5ml,精子浓度 ≥15×10^6/ml,总活力 ≥40%,精子总数 ≥39×10^6/一次射精,精子存活率 ≥58%,克鲁格严格形态 ≥4%。与以往的 WHO 指南不同,这些指标都是遵循医学证据而得来。精子活力分级也从之前的四级转变为三级,分别为:向前运动,非向前运动,和不活动。男性不育可能由单侧或双侧生殖道梗阻引起。此时,激素浓度正常,可通过精液分析、血管造影,必要时进行睾丸活检做出诊断。男性不育的另一个重要原因是精子活力低下,常见于少精症患者,其精子畸形率升高,运动能力差,或存在抗精子抗体。通常情况下,FSH 浓度升高是唯一激素异常的表现。用睾酮或促性腺激素治疗往往不能取得令人满意的疗效。

二、检测项目

(一)黄体生成素(促黄体素)

LH 在结构上与 FSH、TSH、HCG 相似。它们都是由两个亚基组成的糖蛋白。四种激素中 α

亚基均相似,但 β 亚基各有特点。β 亚基通过与相应激素受体结合特异性发挥生物活性。LH 分子量约为 30kDa,α 链有 89 个氨基酸,β 链有 129 个氨基酸。糖类含量在 15%~30%。

1. 功能

LH 由垂体前叶储存和分泌。在男性体内,它作用于睾丸间质细胞,刺激睾酮的合成和分泌。在女性体内,LH 参与卵泡发育、月经中期排卵以及维持黄体功能。LH 被肝清除并具有 40min 和 120min 的双相半衰期。

下丘脑分泌 GnRH 促进垂体前叶合成和分泌 LH。男性体内 GnRH 呈脉冲式分泌,频率约 90min,女性体内 GnRH 在卵泡期分泌,其表现可概括为 LH 的周期性分泌。性腺释放的性激素负反馈调控 GnRH 和 LH 的释放。因此,高水平的类固醇抑制 LH 分泌,反之,低水平的类固醇促进 LH 分泌。然而,在月经中期,高浓度的雌二醇发挥正反馈作用,刺激 LH 分泌。

2. 参考区间

目前所有的免疫分析系统都使用免疫检测法测定 LH(表 7-5-1)。

表 7-5-1　LH 参考区间　　单位:IU/L

		罗氏(IS 80/552)
女性	卵泡期	2.4~12.6
	月经中期	14~96
	黄体期	1.0~11.0
	绝经后	7.7~59.0
男性		1.7~8.6

3. 临床应用

原发性性腺功能减退患者的 LH 水平升高。相反,下丘脑功能障碍患者(低促性腺素性功能减退症,神经性厌食)及各种原因导致的垂体功能减退患者 LH 浓度降低。例如,垂体瘤患者 LH 浓度正常或降低。因此,当 LH 浓度降低时,则应检测其他垂体激素。围绝经期因 LH 分泌非常多变,应检测 FSH 水平来代替。不孕症患者 LH 水平多正常,此时应测定其他激素水平,以确定不孕原因。LH 的垂体储备功能可通过促性腺激素释放激素试验进行检测,这在垂体手术后的监测及低促性腺素性功能减退症的诊断中格外有效。

4. 局限性

(1) 技术局限性与 TSH 测定相同(见甲状腺

章节)。

(2) 雌激素对 LH 有抑制作用,但在口服避孕药的女性中,LH 浓度可能正常或降低。

(3) 过度节食和减肥可能导致促性腺激素水平降低。

(4) 闭经女性怀孕并不罕见。最新的免疫检测方法与 HCG 几乎没有交叉反应,LH 和 FSH 浓度均极低或检测不到。Vivekanandran 和 Andrew 在 2002 年报道 DPC IMMULITE 方法检测 LH 与 hCG 有交叉反应,致 LH 浓度检测错误。英国 NEQAS 方案发现将浓度为 16kIU/L 的 HCG 作为样品在 Bayer Immuno 1 和 DPC Immulite 方法测定,得出 LH 结果分别为 7IU/L 和 9 IU/L。

(5) 妊娠期雌二醇、睾酮、SHBG 和催乳素浓度升高。在这些情况下,HCG 浓度应在同一血清样本中进行测定。

(6) 免疫检测方法中某些单克隆抗体不能有效识别 LH 发挥生物学作用的特异性抗原决定簇。这将在后面的实验技术中详细介绍。

(7) 血清中嗜异性抗体的存在可导致结果错误,可能比真实水平偏高或偏低。这个问题在任何使用两种单克隆抗体的免疫检测方法中都存在。Ismail 等人检测了 5310 例患者的 TSH、LH 和 FSH,发现 0.53% 的结果由于干扰而不准确。

(8) LH 呈脉冲式释放。单一血液标本的测定不能反映 24h 分泌平均水平。

5. 促性腺激素释放激素刺激试验

促性腺激素释放激素 GnRH 是由下丘脑分泌的十肽,已可人工合成并商品化。试验时一次性静脉注射 100μg GnRH,分别在 0min、20min 和 60min 时取血。正常情况下,LH 值在 20min 时的浓度可比基础水平升高 5~10 倍。60min 时,LH 水平通常会再次降低,但少数患者仍略有增加(图 7-5-3)。

GnRH 刺激试验在原发性性腺功能减退症患者中会出现强烈的反应,在**多囊卵巢综合征**(polycystic ovary syndrome)(见多毛症和女性男性化)中表现也很典型。然而,GnRH 刺激试验反应强烈对诊断帮助不大。下丘脑和垂体功能障碍患者 GnRH 刺激试验呈无反应或者低弱反应,因此,缺乏反应并不意味着垂体自身功能障碍。下丘脑功能障碍存在时,反复注射或脉冲式给予 GnRH 将促进促性腺激素分泌。GnRH 刺激试验也有助于确定垂体手术后促性腺激素细胞功能是

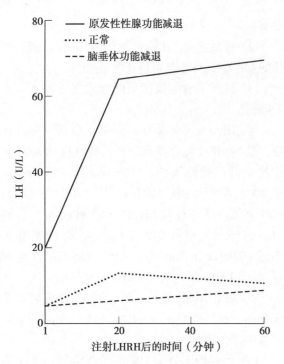

图 7-5-3　LHRH 刺激试验

注：正常人、原发性性腺功能减退及垂体功能减退患者100μg LHRH 注射后 LH 浓度变化

否正常。

6. 检测技术

所有参与英国 NEQAS 所组织的 LH 和 FSH 检测的机构都使用全自动分析仪进行非同位素免疫检测。免疫检测技术的优势在于检测快速，具有更广泛的工作范围和更高的灵敏度。罗氏分析仪在英国 NEQAS 中拥有最多的用户。据统计，2010 年罗氏所有方法的室间一致性约为 15%。单一方法的室间一致性 <10%。

制造商正努力消除检测中的干扰，但当遇到异常结果时应该注意到这些干扰的存在。有些人的血清中含有抗鼠抗体，会干扰检测中的抗体结合。另外，当患者血清分析物浓度很高时，可能会抑制示踪剂结合，导致结果假性降低（钩状效应）。因此，了解每种测定方法的局限性对于我们选择正确的检测方法非常重要。

免疫检测中常使用两种单克隆抗体。不同方法实际测定的 LH 抗原决定簇取决于所使用的配对单克隆抗体。某些患者血清中，不同检测试剂盒测定的 LH 结果可有显著差异。有些女性可产生有生物活性的 LH 遗传变异体，这些 LH 变异体不能被某些单克隆抗体识别，因此这些女性体内 LH 无法被检测，但其体内仍具有正常的性激素周期。

一些免疫检测法具有多克隆捕获抗体和用于产生信号的单克隆标记抗体，克服了上述使用两种单克隆抗体检测系统存在的问题。

在常规临床实验室中基本都使用全自动分析仪测定 LH。这种测定具有约 0.1IU/L 的灵敏度，在其参考范围内的总不精密度 <3%。

7. 样本类型

正常血清或血浆。然而，某些检测方法只能采用血清。

8. 使用频率

常见。

（二）促卵泡激素

与 LH 一样，FSH 有 α 和 β 两个亚基。β 亚基在两种激素中不同，赋予它们不同的生物活性。血液中 FSH 较 LH 清除得更慢，并具有 3.9h 和 70h 双相半衰期，受下丘脑调控的机制与 LH 相似，但因其半衰期更长，周期性分泌的特点较不明显。给予外源性 GnRH 刺激垂体，无论是一次性推注还是脉冲输注，都能刺激 FSH 的合成和分泌。FSH 作用于卵巢颗粒细胞，刺激性激素生成。它在下一月经周期的卵泡发育过程中起着重要作用，但是对排卵和维持黄体则作用不大。下丘脑和垂体 FSH 的分泌受雌二醇、睾酮和抑制素的负反馈调控。

男性 FSH 作用于睾丸支持细胞，刺激抑制素和雄激素结合蛋白的合成。因此，它间接地促进精子生成。与 LH 相同，睾酮对下丘脑和垂体的负反馈作用影响 FSH 分泌，而抑制素却特异性地抑制 FSH 分泌。在精子缺乏症中，抑制素浓度较低，FSH 水平明显增加。

1. 参考区间

FSH 通过免疫检测法测定，并且在大多数实验室中，与 LH 一起进行联检（表 7-5-2）。

表 7-5-2　FSH 参考区间　　　　单位：IU/L

		罗氏（IS 94/632）
女性	卵泡期	3.5~12.5
	月经中期	4.7~21.5
	黄体期	1.7~7.7
	绝经后	25.8~134.8
男性		1.5~12.4

2. 临床应用

FSH 是确诊女性原发性性腺功能减退症的最

佳激素指标。一般来说,女性的 FSH 和 LH 浓度的变化是同步的。然而,在有生精缺陷的男性中,当 LH 和睾酮浓度正常时,FSH 浓度会上升。升高的 LH 水平提示间质细胞功能障碍。

3. 局限性

检测技术的局限性与 TSH(见甲状腺)和 LH(上述)相同。免疫检测法在测定 LH 抗原决定簇时存在的问题,目前在 FSH 的检测中尚未报道。嗜异性抗体对 FSH 免疫检测的影响与 LH 相同。

4. 实验技术

因 FSH 和 LH 在大多数实验室中同时检测,所以它们的检测方法是同步发展的。FSH 检测具有与 LH 检测相近的灵敏度和不精密度。在英国 NEQAS 项目的室间一致性 <10%。

5. 样本类型

血清或血浆。

6. 使用频率

常见。

(三) 催乳素

催乳素是垂体前叶催乳素细胞分泌的一种蛋白质激素。多数人血液循环中的催乳素是由约 200 个氨基酸组成的 23kDa 的单一多肽链。血液中还存在其他的催乳素变体,其中大部分是超过 50kDa 的大催乳素,小部分是巨催乳素。如果这些催乳素异构体含量较高,会严重干扰催乳素的测定,这在稍后再讨论。催乳素主要作用于乳腺,促进乳腺发育生长,刺激和维持泌乳。有证据表明,催乳素可与 LH 发挥协同作用,参与性激素的生成。不过,大量的催乳素可抑制性激素生成,也可作用于垂体抑制 LH 和 FSH 的产生。

催乳素有明显的昼夜节律,在夜间睡眠时升高。受孕后迅速上升,并持续上升至妊娠末期。生产后,哺乳期水平迅速下降,但可以在正常浓度以上水平维持数月。吮吸本身也刺激催乳素释放。

1. 参考区间

见表 7-5-3。

表 7-5-3　催乳素参考区间

女性	6.0~29.9ng/ml	127~637mIU/L (第三代 IRP 84/500)
男性	4.6~21.4ng/ml	98~456mIU/L (第三代 IRP 84/500)
		(罗氏)

2. 临床应用

催乳素测定常用于高催乳素血症的诊断,和后续治疗有效性的监测。多巴胺激动剂如溴隐亭、卡麦角林和培高利特可以治疗微腺瘤。溴隐亭治疗通常可以减小分泌催乳素的垂体瘤的大小,因此如今很少需要进一步的垂体手术治疗。当外科手术不可避免时,首先给予多巴胺激动剂治疗以缩小肿瘤大小,使后续手术更容易进行。

3. 局限性

(1) 由于催乳素是在睡眠中升高的,尤其是在清醒之前,因此推荐血液中催乳素测定应在睡眠 2h 后进行。

(2) 压力和轻度锻炼(如爬几段楼梯)可以导致催乳素浓度增加到正常上限的两倍。因此,患者在采血前保持平静是非常重要的。多次静脉穿刺也可增加催乳素水平,尤其是焦虑症患者,这在之前已有报道,因此有些临床医生开始使用蝴蝶针采血。置针后,患者需在采血前休息约 20min。也有医生选择间隔 10min 采血一次,持续 30min。如果催乳素水平升高是压力引起,其水平在休息后会有所下降。

(3) 约 30% 的肢端肥大症患者催乳素水平升高,甲状腺功能减退症(与 TSH 相一致)和多囊卵巢病患者也如此,有报道癫痫发作后催乳素水平可轻度升高。

(4) 极少数患者在垂体手术后出现极高浓度的催乳素,并在随后几个月稳步下降。提示含有催乳素细胞的残留垂体组织不再受下丘脑控制,且这部分残留组织将逐渐退化。

(5) 药物可以增加催乳素分泌,如利血平、甲基多巴、吗啡、甲氧氯普胺和精神药品。这些药物损害了下丘脑多巴胺对催乳素分泌的抑制作用。因此,仔细询问药物史和临床检查对于催乳素瘤引起的高催乳素血症的诊断是非常必要的。

(6) 甲状腺功能亢进可使催乳素水平升高,这是由于高水平促甲状腺激素释放激素(TRH)促进催乳素的合成和释放。

(7) 某些患者体内,单体催乳素与 150kDa IgG 分子结合,形成巨催乳素。巨催乳素无生物学活性并可导致催乳素检测结果的假性升高。据报道,高达 26% 的高催乳素血症患者存在巨催乳素血症。不同的检测方法因受巨催乳素影响,对催乳素的检出有差异。现在大多数实验室在催乳素浓度升高的标本中,采用 PEG 沉淀法(见 Fahie

Wilson 等,1997;莱斯利等,2001)对巨催乳素进行筛选。前提是必须确认 PEG 的存在对所使用的检测系统没有影响。少数结果与临床表现不符合时,巨催乳素应通过凝胶过滤色谱法进行检测。

有些医生主张使用 TRH 兴奋试验来区分催乳素血症是否是由催乳素瘤引起的。正常情况下 20min 时催乳素显著增加,60min 时催乳素水平下降。催乳素瘤患者 TRH 兴奋试验无反应。然而,由于该测试不可靠,已很少使用。

4. 促甲状腺激素释放激素兴奋试验

一次性静脉注射 200μg 促甲状腺激素释放激素(TRH)。在 0、20 和 60min 时采血,正常反应是较基础值增加一倍或三倍以上(见卡迈恩和洛博,1997)。催乳素瘤患者常反应减低或无反应。

5. 检测技术

同 LH 和 FSH,采用免疫检测法测定催乳素。尽管催乳素存在单体及二聚体形式,但不同检测方法之间有很好的一致性。通常在常规临床实验室都使用全自动免疫分析仪对催乳素进行常规检测。此类测定方法有低至 10mIU/L 灵敏度,在参考范围内的总不精密度 <3%。英国 NEQAS 参与者中,所有方法的室间一致性约为 20%,如此高的差异性是由检测方法间差异大引起,因为单一方法的室间一致性 <10%。

6. 样本类型

血清或血浆。

7. 使用频率

常见。

(四) 抗缪勒管激素

抗缪勒管激素(AMH)是转化生长因子 TGF-β 家族的二聚糖蛋白。它位于染色体 19p13.3 上。

AMH 主要与男性的性别分化有关。它可由发育中的卵泡颗粒细胞分泌。它在成年卵巢中主要是通过丝氨酸/苏氨酸蛋白激酶 II 型跨膜受体介导的自分泌和旁分泌发挥作用。AMH 由小于 8mm 的颗粒细胞分泌且其血清水平与卵巢发育中卵泡的数量成正比。

1. 参考区间

在此文撰写时(译者注:2013 年),Beckman Coulter 是唯一一家提供 AMH 测量试剂盒的公司。该公司采用 Gen II 酶联免疫吸附试验检测 AMH,其参考范围见表 7-5-4。

2. 临床应用

在英国,测量 AMH 主要是为了了解卵巢储备功能。主要应用在提前绝经、**体外受精(IVF)** 前治疗或不孕不育。多囊卵巢综合征患者 AMH 也会升高,在超声不能诊断时 AMH 的检测可辅助疾病诊断。AMH 也有助于上述患者体重减轻时正常月经功能的预测。同样,AMH 也有助于评估厌食症患者卵巢功能及月经周期是否正常。因年轻男女性之间 AMH 水平差异很大,临床医生通过检测 AMH 来评估性征紊乱疾病。最近,英国 NEQAS 进行了一项 AMH 检测的临床指征调查,结果见表 7-5-5。

3. 检测技术

目前(译者注:此文撰写时,2013 年),Beckman Coulter 是唯一拥有 AMH 检测试剂盒的公司,使用 Gen II 酶联免疫吸附试验,采用双位点酶放大免疫分析原理,微量滴定板的每个孔包被有抗 AMH 抗体。

4. 样本类型

血清和肝素锂抗凝血浆。

5. 使用频率

表 7-5-4 抗缪勒管激素的预测值

样本	年龄中位数 /y	浓度中位数 /(ng/ml)	2.5~97.5 百分位数 /(ng/ml)
随机男性(n=136)	38	5.7	1.3~14.8
随机女性(n=95)	30	2.4	ND~12.6
男性生育诊所(n=100)	37	5.3	0.8~14.6
女性第三周期(n=106)	–	1.5	ND~10.6
绝经后妇女(n=45)	71	ND	ND
男孩(n=36)	4.8	56.3	3.8~159.8
女孩(n=36)	5.0	1.3	ND~8.9
(Beckman Coulter AMH Gen II ELISA)			

表 7-5-5　AMH 测定的临床指征

临床指征	实验室数量
不孕不育调查	40
辅助受精评估	35
多囊卵巢综合征	27
绝经预测 / 评估	20
儿科学（性征紊乱）	15
肿瘤标志物	12
青春期评估	11

不同实验室的工作量差别较大。英国 NEQAS 进行的调查显示，最低工作量为 150 次测试 / 年，最高为 50 000 次测试 / 年。

（五）抑制素

抑制素是异二聚体的糖蛋白，由两个不同的 β 亚基分别与一个通用的 α 亚基组成。女性抑制素 B 由发育中卵泡产生，而抑制素 A 由黄体产生。男性睾丸支持细胞只产生抑制素 B。

1. 参考区间

使用最常见的 Groome 发明的检测方法，正常男性抑制素 B 浓度为 187 ± 28ng/L。

在月经周期中抑制素 A 和抑制素 B 浓度变化显著。抑制素 B 的峰值水平出现在卵泡早期，为 86.8 ± 13.8ng/L；而抑制素 A 则在黄体中期达到峰值，为 59.5 ± 15ng/L，在月经中期浓度为 39.3 ± 11ng/L。

2. 临床应用

抑制素已作为标志物在妇产科广泛使用。研究发现抑制素 A 的测定有助于孕期**唐氏综合征**（Down's syndrome）的风险性评估，并与 AFP、β-HCG 和雌三醇共同作为唐氏综合征筛查的四项检测（见 Wald 等，2003）。最近一项研究（Wald 等，2003）指出，用这四项指标联合进行唐氏综合征的筛查是孕中期妇女的最佳选择。对于孕早期女性，结合早期和中期相关标志物的整合筛查，才是最佳选择。

抑制素测量也用于评估 IVF 的治疗效果，其在围绝经期、卵巢早衰和肿瘤标志物方面的应用仍在研究中。抑制素在不孕不育方面还没有相关的临床应用。

3. 检测技术

第一种用于检测抑制素的方法是放射免疫分析法，称为 Monash 试验。早期人们认为 Monash 试验可以测定二聚体抑制素，后来发现它与循环 α 亚基和其他非生物活性形式的抑制素都存在交叉反应。英国牛津布鲁克大学的 Nigel Groome 教授研制的抑制素 A 和抑制素 B 的特异性 ELISA 检测法在大量的研究中得到应用。其他团队正在开发他们内部的检测方法。目前 Groome 教授开发的检测试剂盒已经由 Beckman Coulter 实现商品化。

4. 样本类型

血清。

5. 使用频率

极少。

（六）雌二醇

男性体内存在的主要雌激素是雌二醇、雌酮和雌三醇，其中雌二醇在生物学上是最活跃的（图 7-5-4）。

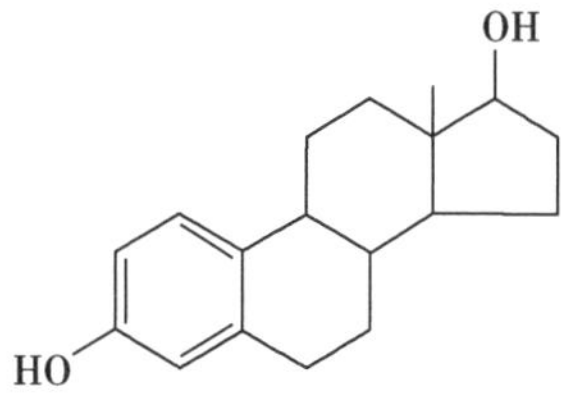

图 7-5-4　雌二醇

雌激素的特征在于酚醛 A 环。男性睾丸产生少量雌二醇，约占男性总雌激素的 30%。在未孕女性中，卵巢是雌激素的主要来源。在月经周期的卵泡期，雌二醇浓度稳定增长，反映卵巢中卵泡的生长。在月经周期的第 10 天或第 11 天，雌二醇对垂体有负反馈作用，表现为 FSH 浓度在这一时期有轻度下降。在第 12 天，雌二醇的反馈作用变为正反馈，刺激月经中期第 14 天 LH 和 FSH 的大量分泌。在月经中期，雌二醇水平有一次下降。在黄体期浓度再次增加，在中期达到高峰。

绝经后女性产生的雌激素大部分来自外周雄烯二酮向雌酮的转化（每天 15~60μg）。绝经后女性约 95% 的雄烯二酮产生于肾上腺。在外周脂肪组织，雄烯二酮可转变为雌酮。因此，身体脂肪含量越高，雌酮浓度越高。

雌二醇在血液循环中与 SHBG 和白蛋白结合进行运输，仅 1%~3% 的雌二醇呈游离状存在。对于结合的雌二醇是否均可被组织利用仍存在较大争议（见参考文献和拓展阅读）。

雌二醇是女性主要的生殖激素,参与生殖器官的发育和维持。它对于胎儿生殖系统的发育和青春期女性性征的形成至关重要,在成年女性子宫成熟、月经周期维持及女性性行为、乳腺发育和哺乳中发挥重要作用。

1. 参考区间

见表 7-5-6。

表 7-5-6 雌二醇参考区间

		罗氏/(pg/ml)	罗氏/(pmol/L)
女性	卵泡期	12.5~166	46~607
	月经中期	85.5~498	315~1828
	黄体期	43.8~211	161~774
	绝经后	5.0~54.7	18.4~201

2. 临床应用

雌二醇检测是最常见的激素检测项目之一,但在女性不孕不育中的应用是有限的(参见拓展阅读)。孕激素检测在评估子宫雌激素化中更有效。在有足够的雌激素支持子宫内膜增生的女性中,单次肌内注射 100mg 孕激素会使得子宫在 7 天内出血,表明卵巢受垂体 LH 和 FSH 的调节,子宫内膜受雌激素和孕激素调节。

雌二醇水平的测定对于判断女性是否进入绝经期用处不大。此时测定 FSH 最有效。

在接受激素替代疗法的女性体内雌二醇浓度存在明显差异;在不同女性之间,也是如此。这种差异在服用片剂或使用植入式剂型的女性中更加突出。当女性使用雌二醇贴剂时,雌二醇浓度更稳定。然而,更年期症状与雌二醇浓度不相关,因此测量总雌二醇对更年期的诊治没有帮助。

3. 局限性

(1) 月经周期和更年期在参考区间上有很大的重叠,使雌激素结果的解释更困难。

(2) 药物可影响雌二醇的检测结果,如达那唑代谢物可诱发检测方法中的交叉反应,雄激素和抗惊厥药可改变 SHBG 的浓度。

(3) 口服避孕药女性的雌二醇检测结果不可靠。因为合成雌激素和马雌激素与不同检测方法中用到的雌二醇抗体存在交叉反应。

4. 检测方法

唯一能够获得雌二醇准确结果的检测方法是采用溶剂萃取-色谱柱-放射免疫分析法。雌酮与雌二醇抗血清有较高的交叉反应,需要采用色谱法去除雌酮。在日常检测中,多数实验室使用商业化非提取方法。虽然大多数实验室使用非同位素全自动检测,但英国 NEQAS 的一些参与者仍使用试剂盒(放射性及非放射性原理)。

诊断不孕不育所需的雌二醇浓度范围为 50~2 000pmol/L,而评估 IVF 则需要 150~15 000pmol/L 的范围。没有一种检测方法能充分覆盖 50~15 000pmol/L 的浓度范围。

目前所有的自动化免疫分析仪都可以检测雌二醇,其功能灵敏度在 150pmol/L 左右。新近推出的检测方法在功能灵敏度上略有改善。最近的报告显示,这些方法中不精密度和偏倚均不佳,特别在低浓度条件下。浓度 <150pmol/L 时,室间一致性为 20%~30%;浓度 >400pmol/L 时,室间一致性约为 15%。

5. 样本类型

血清或血浆。

6. 使用频率

常见。

(七) 孕酮

孕酮是由孕烯醇酮在所有甾体生成细胞中产生的。它可以进一步合成 17α-羟孕酮或雄烯二酮。大量孕酮(每天高达 30mg)由黄体和胎盘(妊娠晚期每天在 250~500mg)产生(图 7-5-5)。

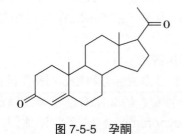

图 7-5-5 孕酮

孕酮主要作用于子宫。在黄体期,它增加血管床数量、腺体弯曲度和其分泌,并减少子宫肌层活动。通过这种方式,为胚胎着床提供准备,促进胎儿发育。孕期需要孕酮维持胎盘。

1. 参考区间

见表 7-5-7。

2. 临床应用

孕酮浓度检测主要用于评估排卵发生和黄体功能是否正常。单次样本检测是不准确的,需要黄体中期三个血液样本的检测来确定孕酮分泌是否足够。

表 7-5-7　孕酮参考区间

		罗氏 /(ng/ml)	罗氏 /(nmol/L)
女性	卵泡期	0.2~1.5	0.6~4.7
	月经中期	0.8~3.0	2.4~9.4
	黄体期	1.7~27	5.3~86
	绝经后	0.1~0.8	0.7~4.3

某些检验中心在 IVF 治疗过程中也会检测孕酮水平。在排卵期前监测,孕酮浓度升高表示排卵将要或正在发生。

3. 局限性

以黄体期单次血液标本的检测结果反映黄体功能是不够的。在正常月经周期的第 19 天,第 21 天和第 23 天分别对三个样本进行检测,才能够反映黄体功能。

月经中期孕酮水平开始升高时,基础体温升高。然而,基础体温在月经周期中变化较大,结果很难解读。BBT 的上升通常提示发生了排卵,但不表示黄体功能或孕酮浓度正常。

4. 检测方法

极少数实验室在使用免疫分析法前先使用溶剂萃取法,大多数实验室使用商业化免疫分析法。所有自动化系统都可进行孕酮检测。在孕酮浓度 <10nmol/L 时,英国 NEQAS 参与者的室间一致性 >20%,这是由方法学不同引起的,因为在同样条件下,单一方法的室间一致性 <10%。

5. 样本类型

血清或血浆。

6. 使用频率

常见。

(八) 睾酮

男性胎儿约 12 周时,睾酮浓度会由于**人绒毛膜促性腺激素(hCG)**对睾丸间质细胞的刺激而升高。睾酮浓度在孕晚期降至较低水平,在约 3 周龄时男性新生儿又开始增加,约在 2 个月龄时达到峰值。此时的峰值浓度几乎达到成年正常水平。大约 6 个月后,浓度下降到 1.0nmol/L(0.3ng/ml)以下,并且在青春期之前维持低水平(图 7-5-7)。

睾酮是男性的主要性激素,主要由睾丸间质细胞分泌。卵巢和肾上腺也少量分泌睾酮,但女性体内大约 50% 的睾酮由雄烯二酮的外周转化得到。

睾酮在青春期前浓度小于 1nmol/L(0.3ng/ml),在男性青春期逐渐增加至成年水平。起初,睾酮浓度仅在夜间升高,随着青春期发育,其浓度水平在白天也开始增加。成年后睾酮的分泌是间断性的。近年发现,睾酮这种轻微昼夜节律性的分泌,在临床应用上无显著意义。我们发现如果在下午检测男性血清的睾酮水平,其浓度可能低于参考区间。在这种情况下,正常人可能会被误诊为性腺功能减退(图 7-5-6)。

男性睾酮对下丘脑和垂体具有负反馈作用,血液中睾酮大部分与 SHBG 和白蛋白结合。大约 2% 男性血浆总睾酮呈游离型的,在女性体内游离睾酮仅为总量的 1%。研究发现唾液睾酮可反映血清游离睾酮的水平。

睾酮在体内有多种作用,表现为刺激两性第二性征中的毛发生长,改变肾多种酶的浓度,促进红细胞生成,增加性欲、竞争力和攻击性。在男性

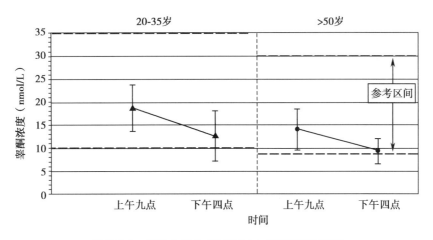

图 7-5-6　男性上午 9 点至下午 4 点睾酮浓度变化

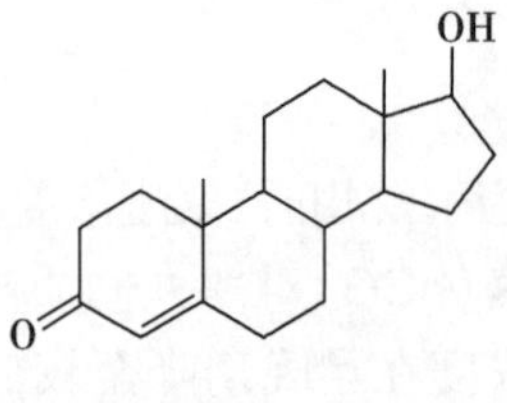

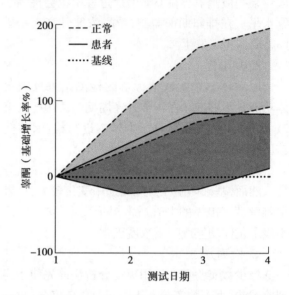

图 7-5-7　睾酮

中,它负责青春期的声音变化,促进性腺和性器官的生长发育。

1. 参考区间

见表 7-5-8。

表 7-5-8　睾酮参考区间

女性	0.06~0.82ng/ml	0.22~2.9nmol/L
男性	2.8~8.0ng/ml	9.9~27.8nmol/L
	(Bayer ACS:Centaur)	

2. 临床应用

睾酮测定在女性多毛症与男性化诊断中的应用在相应章节有所讲述。

有青春期延迟的男孩应当检测睾酮水平。尤其在睡眠期间,检测到促性腺激素和睾酮分泌增加,提示正在进行青春期发育。每 3~6 个月的随机血样测定有利于临床监测青春期发育。

不育男性可有正常的睾酮浓度。在这种情况下,应进行精原细胞试验。性欲降低与睾酮水平较低有关,但伴有正常睾酮水平的阳痿更常见于神经病理性、血管或心理性病因的患者。

睾酮浓度低可能是原发性或继发性性腺功能减退所致,促性腺激素的测量有助于诊断;促性腺激素增加提示原发性性腺功能减退。睾丸分泌睾酮的能力可由 hCG 试验确定。

尽管低促性腺激素型性腺功能减退症患者接受脉冲式 GnRH 治疗有效,但对其诱发的男性不育症的治疗往往是不成功的。在某些情况下,GnRH 需要联合 FSH 才能刺激完整的精子生成。HCG 的注射可刺激睾酮的产生,给予 FSH 也可作为精子生成的补充治疗。在原发性性腺功能减退症中,注射激素类似物可用于维持性欲和第二性征。原发性性腺功能减退症诱发的不孕症,通常没有治疗方法。

3. 绒毛膜促性腺激素试验

目前有多种试验方案。应用于成人睾丸分泌睾酮能力的测量标准程序如下。肌内注射绒毛膜促性腺激素(hCG)的第 1 天和第 4 天的血液标本

的结果足以提示临床诊断(表 7-5-9 和图 7-5-8)。

表 7-5-9　hCG 试验方法

第一天	血液	注射 1 500 IU hCG(肌肉内)
第二天	血液	注射 1 500 IU hCG
第三天	血液	注射 1 500 IU hCG
第四天	血液	

图 7-5-8　1 500IU hCG 注射后第 1 天,第 2 天和第 3 天正常人(虚线)和男性原发性性腺功能减退患者(实线)睾酮浓度变化百分率

4. 局限性

(1)总睾酮浓度测定受 SHBG 水平的影响较大,雌激素和抗惊厥药可致 SHBG 水平升高,肝硬化和部分甲状腺功能减退症患者 SHBG 水平也会升高。在这些情况下,尽管总睾酮水平正常,游离睾酮的浓度也可能是低的。抗惊厥治疗因 SHBG 浓度增加,游离睾酮下降,所以与原发性性腺功能减退、LH 和 FSH 浓度升高有一定的相关性。各种系统性疾病患者体内睾酮水平降低。许多检验中心除了总睾酮外,还测量血清 SHBG 浓度以提示游离睾酮水平(参见多毛症和女性男性化)。

(2)睾酮以脉冲方式释放,单次血液样本不能反映 24 小时的平均分泌水平。男性睾酮分泌有明显的昼夜节律,最好在上午 9 点到 10 点之间采集血样。

5. 检测方法

大多数自动免疫分析仪可直接进行睾酮检测,其方法性能和一致性差异较大。某些方法因血清中不明物质的干扰或交叉反应导致结果假

性升高。这些假性升高的结果无法与任何特定的临床疾病相关联。除了干扰外,这些方法的灵敏度很低,其功能灵敏度通常无法低于 1.5nmol/L。一些实验室使用串联质谱法测定女性血清中低浓度水平的睾酮。然而,这些方法不精密度通常>20%。即使在男性正常浓度范围,有些方法也显示出较高的不精密度。免疫检测前采用溶剂提取能提高灵敏度,其功能灵敏度可以达到 0.1nmol/L,进一步改善后可用于检测唾液和毛发中低浓度水平的睾酮。2007 年内分泌学会发表的关于睾酮检测的立场文件,不建议直接使用商品化试剂来检测妇女和儿童的总睾酮水平。

游离睾酮放射免疫分析试剂盒通过 DPC 和 DSL 上市。据报道,DPC 试剂盒与总睾酮、游离睾酮、游离雄激素指数之间有良好的相关性。然而,有研究发现该试剂盒的检测结果,大约是平衡透析法和稳态凝胶过滤法检测结果的一半,因此该试剂盒并非测量游离睾酮,而是测量体内部分睾酮(见 Rosner,2001)。内分泌学会建议避免使用一步法测定游离睾酮。

6. 样本类型

血清和血浆。一些实验中心出于科研需要测量唾液睾酮。

7. 使用频率

常见。

(九) 二氢睾酮

睾酮在许多组织中被 5α- 还原酶转化为二氢睾酮(DHT)。在大多数生物测定中,DHT 比睾酮生物活性更强(图 7-5-9)。前列腺和形成阴茎、阴囊的泌尿生殖窦的正常发育需要 DHT 参与。DHT 也在皮肤、脑、肺、唾液腺和心肌中产生。

1. 参考区间

见表 7-5-10。

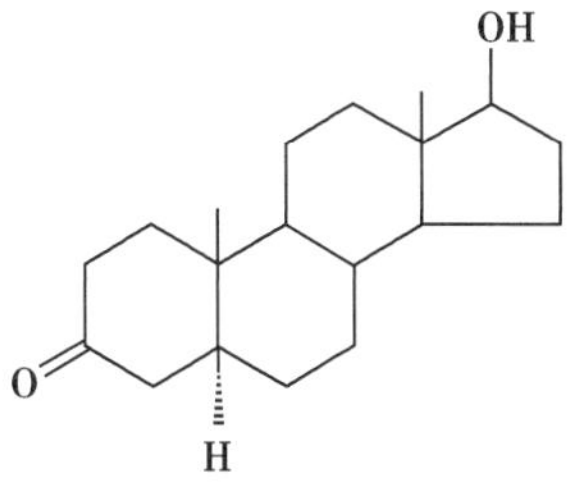

图 7-5-9　5α- 二氢睾酮

表 7-5-10　DHT 参考区间

	萃取和高效液相色谱串联放射免疫分析	
女性	0.12~0.43ng/ml	0.4~1.5nmol/L
男性	0.38~0.72ng/ml	1.3~2.5nmol/L

2. 临床应用

DHT 的测量可用于 5α- 还原酶缺乏性新生儿外生殖器两性畸形的诊断。正常男性睾酮:DHT 比为 10:1。这个比例会在 5α- 还原酶缺乏时显著升高。

5α- 还原酶缺乏的成年男性表现为男性化不良和小阴茎。当诊断不明时,hCG 试验可以发现这种缺陷。通常在使用 hCG 刺激睾丸后,体内睾酮和 DHT 的比例增加,但当 5α- 还原酶缺乏时,DHT 分泌明显减少。

3. 局限性

男、女性体内的 DHT 浓度都很低,因此需要灵敏度较高的检测方法。此外,抗 DHT 的抗血清与睾酮具有明显的交叉反应,而睾酮的浓度高达 DHT 的 10 倍。因此,测量 DHT 之前必须除去睾酮。可以通过柱色谱法、高效液相色谱法或高锰酸钾氧化法除去睾酮。后一种方法被 Nycomed Amersham(现在叫 GE 医疗中心)用于研发检测睾酮和 DHT 的科研试剂盒。

上述采用溶剂萃取的方法在技术上难度较大,因此,DHT 的测量不适用于常规实验室。

4. 样本类型

血清或血浆。

5. 使用频率

不常用。

三、女性不孕不育检测策略

明确不孕不育有许多不同的策略。以下列举了一个简化的女性不孕不育诊断方案(图 7-5-10)。

四、致谢

衷心感谢英国 NEQAS 提供相关数据。

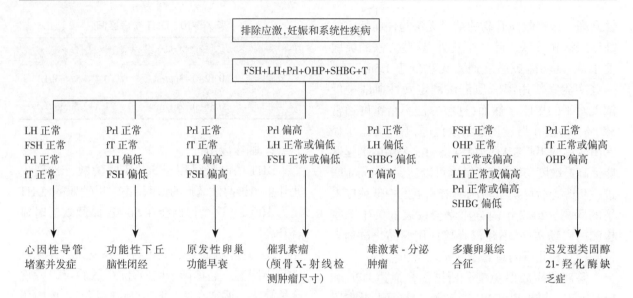

图 7-5-10　女性不育症的简易诊断流程

注：Prl，催乳素；T，睾酮；FT，游离睾酮；OHP，17α- 羟孕酮；SHBG，性激素结合球蛋白

五、参考文献

Balasch, J. Ageing and infertility: an overview. *Gynaec. Endocrinol.* **26**, 855–860 (2010).

Breckwoldt, M., Zahradrick, H.P. and Neulin, J. Classification and diagnosis of ovarian insufficiency. In: *Infertility: Male and Female*, (eds Insler, V. and Lunenfeld, B.), 229–251 (Churchill Livingstone, Edinburgh, 1993).

Broekmans, F.J., Visser, J.A., Laven, J.S.E., Broer, S.L., Themmen, A.P.N. and Fauser, B.C. Anti-mullerian hormone and ovarian dysfunction. *Trends Endocrin. Met.* **19**, 340–347 (2008).

Butler, L. and Santoro, N. The reproductive endocrinology of the menopausal transition. *Steroids* **76**, 627–635 (2011).

Carmina, A. and Lobo, R.A. Dynamic tests for hormone evaluation. In: *Infertility, Contraception and Reproductive Endocrinology*, (eds Lobo, R.A., Mishell, D.R., Paulsen, R.J. and Shoupe, D.), 471–483 (Blackwell Science Ltd, Massachusetts, 1997).

Cooper, T.G., Noonan, E., von Eckardstein, S. *et al.* World Health Organization reference values for human semen characteristics. *Hum. Reprod. Update* **16**, 231–45 (2010). http://www.who.int/reproductivehealth/topics/infertility/cooper_et_al_hru.pdf

Fahie-Wilson, M.N. and Soule, S.G. Macroprolactin: contribution to hyperprolactinemia in a district general hospital and evaluation of a screening test based on precipitation with polyethylene glycol. *Ann. Clin. Biochem.* **34**, 252–258 (1997).

Greene, S., Zachmann, M., Manella, B., Hesse, V., Hoepffner, W., Willgerodt, H. and Prader, A. Comparison of two tests to recognize or exclude 5α-reductase deficiency in prepubertal childhood. *Acta Endocrinol.* **114**, 113–117 (1987).

Groome, N.P., Illingworth, P.J., O'Brien, M., Pai, R., Rodger, F.E., Mather, J.P. and McNeilly, A.S. Measurement of dimeric inhibin B throughout the human menstrual cycle. *J. Clin. Endocrinol. Metab.* **81**, 1401–1405 (1996).

Hampl, R., Snajderova, M. and Mardesic, T. Antimullerian hormone (AMH) not only a marker for prediction of ovarian reserve. *Physiol. Res.* **60**, 217–223 (2011).

Huhtaniemi, I. and Forti, G. Male late-onset hypogonadism: pathogenesis, diagnosis and treatment. *Nat. Rev. Urol.* **8**, 335–344 (2011).

Hwang, K., Walters, R.C. and Lipshultz, L.I. Contemporary concepts in the evaluation and management of male infertility. *Nat. Rev. Urol.* **8**, 86–94 (2011).

Illingworth, P.J., Groome, N.P., Byrd, W., Rainey, W.E., McNeilly, A.S., Mather, J.P. and Bremner, W.J. Inhibin-B: a likely candidate for the physiologically important form of inhibin in men. *J. Clin. Endocrinol. Metab.* **81**, 1321–1325 (1996).

Imperato-McGinley, J., Gautier, T., Pichardo, M. and Shackleton, C. The diagnosis of 5α-reductase deficiency in infancy. *J. Clin. Endocrinol. Metab.* **63**, 1313–1318 (1986).

Ismail, A.A.A., Walker, P.L., Barth, J.H., Lewandowski, K.C., Jones, R. and Burr, W.A. Wrong biochemistry results: two case reports and observational study in 5310 patients on potentially misleading thyroid-stimulating hormone and gonadotrophin immunoassay results. *Clin. Chem.* **48**, 2023–2029 (2002).

Leslie, H., Courtney, C.H., Bell, P.M., Hadden, D.R., McCance, D.R., Ellis, P.K., Sheridan, B. and Atkinson, A.B. Laboratory and clinical experience in 55 patients with macroprolactinemia identified by a simple polyethylene glycol precipitation method. *J. Clin. Endocrinol. Metab.* **86**, 2743–2746 (2001).

Luisi, S., Florio, P., Reis, F.M. and Petraglia, F. Inhibins in female and male reproductive physiology: role of gametogenesis, conception, implantation and early pregnancy. *Hum. Reprod. Update* **11**, 123–135 (2005).

Matzuk, M.M. and Lamb, D.J. The biology of infertility: research advances and clinical challenges. *Nat. Med.* **14**, 1197–1213 (2008).

Meczekalski, B., Podfigurna-Stopa and Genazzani, A.R. Why kisspeptin is such important for reproduction. *Gynaec. Endocrinol.* **27**, 8–13 (2011).

Odame, I., Donaldson, M.C.D., Wallace, A.M., Cochran, W. and Smith, P.J. Early diagnosis and management of 5α-reductase deficiency. *Arch. Dis. Child.* **67**, 720–727 (1992).

Plant, T.M. Hypothalamic control of the pituitary-gonadal axis in higher primates: key advances over the last two decades. *J. Neuroendocrinol.* **20**, 719–726 (2008).

Rosner, W. An extraordinary inaccurate assay for free testosterone is still with us. *Clin. Endocrinol. Metab.* (Letter) **86**, 2903 (2001).

Rosner, W., Auchas, R.J., Azziz, R., Sluss, P.M. and Raff, H. Position statement: utility, limitations and pitfalls in measuring testosterone: an Endocrine Society position statement. *J. Clin. Endocrinol. Metab.* **92**, 405–413 (2007).

Smith, T.P., Kavanagh, L., Healy, M.-L. and McKenna, T.J. Technology insight: measuring prolactin in clinical samples. *Nat. Clin. Pract.* **3**, 279–289 (2007).

Stenvers, K.L. and Finlay, J.K. Inhibins: from reproductive hormones to tumor suppressors. *Trends Endocrin. Met.* **21**, 174–180 (2009).

Suresh, P.S., Rajan, T. and Tsutsumi, R. New targets for old hormones: inhibins clinical role revisited. *Endocrinol. J.* **58**, 223–235 (2011).

Vivekanandran, S. and Andrew, C.E. Cross-reaction of human chorionic gonadotrophin in Immulite 2000 luteinizing hormone assay. *Clin. Chem.* **39**, 318–319 (2002).

Wald, N. Antenatal screening for Down's syndrome with the quadruple test: 5 year results from a screening programme. *Lancet* **361**, 835–836 (2003).

Wald, N.J., Rodeck, C., Hackshaw, A.K., Walters, J., Chitty, L. and Mackinson, A.M. First and second trimester antenatal screening for Down's syndrome: the results of the serum, urine and ultrasound study (SURUSS). *J. Med. Screen.* **10**, 56–104 (2003).

Wang, C., Nieschlag, E., Swerloff, R., Behre, H.M., Hellstrom, W.J., Gooren, L.J., Kaufman, J.M., Legros, J.-J., Lunenfeld, B., Morales, A., Morley, J., Schulman, C., Thompson, I.M., Weidner, W. and Wu, F.C.W. Investigation, treatment and monitoring of late-onset hypogonadism in males. *Int. J. Androl.* **32**, 1–10 (2008).

Wheeler, M.J. and Barnes, S.C. Measurement of testosterone in the diagnosis of hypogonadism in the ageing male. *Clin. Endocrinol.* **69**, 515–525 (2008).

Yen, S.S.C., and Jaffe, R.B. (eds), *Reproductive Endocrinology: Physiology, Pathophysiology and Clinical Management* (Saunders, Philadelphia, 2004).

（张秀明　译，刘敏　审）

体外受精与胚胎移植

一、历史背景

早在 20 世纪 30 年代,美国就开始了体外受精(IVF)的研究。最初在哈佛大学,Pincus(平卡斯)和 Enzmann(恩兹曼)用家兔进行实验。然而直到 1978 年,随着 Louise Brown(路易斯·布朗)在英国的出生,才标志着 IVF 在全世界临床上的使用。随后,在 1980 年的澳大利亚,1981 年的美国以及 1982 年的瑞典和法国均有其他试管婴儿诞生。

体外受精的临床进展得益于 20 世纪 70 年代末和 80 年代初大量的内分泌和生理学研究。这包括了对人类卵泡发育过程的理解(Baird, 1983)和对卵子成熟及胚胎发展中所涉及关键步骤的定义(Edwards 和 Steptoe, 1983)。这些研究成果,结合卵巢超声检查的发展,(Hackeloer et al., 1979)在促进 IVF 的临床实践中发挥了关键作用。

灵长类动物以及人类体液中循环激素(甾体激素及促性腺激素)水平能够反映控制卵巢作用的机制,因此能否准确检测其激素水平尤为重要。随着放射免疫测定法(RIA)的发展,这种能够可靠地检测外周循环中低浓度激素的技术为激素水平检测的核心,因此在特定生理事件的监测上也得以运用。

促性腺激素释放激素(gonadotropin-releasing hormone, GnRH)是涉及与女性生育有关的所有生理过程的生物控制器,其十肽的化学结构由 Andrew Schally 进行阐明,他也因此在 1977 年获得了诺贝尔奖。而当年与他共同获得该诺贝尔奖的 Rosalyn Yalow 也恰好是建立竞争性免疫测定法的首创者。

2010 年,当鲍勃·爱德华兹(Bob Edwards)获得诺贝尔奖时,人们终于认识到辅助生殖技术(assisted reproductive technologies, ART)进步的重要性。鲍勃·爱德华兹的主要工作揭示了促使人类卵细胞成熟的细胞核及细胞类事件的发生顺序和发生时间,该研究成果也最终实现了 1978 年露易丝·布朗(Louise Brown)的诞生。

在 IVF 技术的早期,关于是利用腹腔镜在女性的自然周期采集卵子,还是通过干预诱导多个卵泡发育以获得更多的卵母细胞存在诸多争议。第一例成功的活产(婴儿安全生产)采用了自然周期取卵,但其他研究小组发现这很难重复,特劳森(Trounson)和利顿(Leeton)使用氯米芬(clomiphene)和人绒毛膜促性腺激素(human chorionic gonadotropin, hCG),美国的霍华德(Howard)和乔治安娜琼斯(Georgeanna Jones)使用了人绝经期促性腺激素(human menopausal gonadotropin, hMG)来诱导卵泡发育获得更多的卵母细胞。目前通过刺激卵巢产生更多的卵母细胞(从而产生更多的胚胎和更多的潜在妊娠)以便更好地安排卵子收集已成为普遍接受的方式。然而,伴随此方式产生的一些内分泌问题和实践问题也逐渐突显。

在促排卵中的卵泡期,黄体生成素(luteinizing hormone, LH)会不合时宜地激增,这使其成为主要的内分泌问题,而主要的实践问题则是在于如何处理多次胚胎移植和胚胎过剩问题。

在第一种情况,促排卵周期的潜力未能充分发挥,这与早发的 LH 峰刺激卵巢引起的异常内分泌应答有关。促排卵治疗中,在 hMG 单独刺激或枸橼酸氯米芬和 hMG 的共同刺激下,形成的多个卵泡发育,它们分泌的雌二醇远远超出相应自然周期的水平,提前达到卵泡中期的峰值水平,此时卵泡的成熟度和大小远早于自然卵泡发育中期的卵泡。高水平的雌激素对垂体呈正反馈调节从而引起 LH 的激增,就好像这是一个自然周期中期事件,但就卵泡发育阶段而言,LH 激增的发生时机过早。在 LH 发生激增时,由于处在各发育周期的卵泡都可能存在于卵巢中,因此不同成熟程度的卵泡受黄体化和排卵信号的刺激,会产生不同的反应。当控制排卵的机制已经成熟时,卵泡会经历常规的黄体化和排卵的过程。而对激增的 LH 反应不良的卵泡将停滞发育,这是因为高 LH 活性会抑制芳香化酶、颗粒细胞有丝分裂,也可能影响许多其他的过程。这个现象早在 1978

年就被 Gemzell 在不排卵的女性中有所记录,并称之为"过早黄体化"。

解决该问题的关键在于 GnRH 激动剂的使用。在治疗过程中,长期使用 GnRH 激动剂能够可靠地阻断 LH 的激增和提前排卵。每天多次使用醋酸布塞林(一种 GnRH 激动剂)鼻腔喷雾剂,可有效阻断所有自发的 LH 活性,因此,临床可通过使用外源性促性腺激素来控制卵泡发育和排卵(Fleming et al.,1982)。目前,IVF 诊所在整个体外受精过程中会同时使用 GnRH 激动剂和拮抗剂来控制 LH 的活性。然而,这两种药物在作用机制和卵巢反应方面有很大的差异,这些将在后文做进一步说明。

随着人工调节卵泡生长和排卵的内分泌技术的发展,利用阴道超声监测卵泡生长和反应的方法也已逐渐建立(Hackeloer et al.,1979)。该技术的改进意味着对于腹腔镜方法的取代,在轻度镇静下进行卵子收集,提高卵子产量(Dellenbach et al.,1985)。这些改进的最终结果使每个周期的成功率稳步提高,便于更加方便及安全的临床管理。

当 IVF 首次被引入时,人们认为该技术对于女性输卵管性和特发性不孕症以及轻度男性不育症的患者来说是有利的。Palermo 等人在 1992 年开发的**卵质内单精子注射**(intracytoplasmic sperm injection,ICSI)技术使得 IVF 技术在治疗更严重型男性不育症中得到广泛应用。

正因有了这些科学技术的发展,再加上法律对于生殖医学执业的允许、报销政策和公众的接受和信任,目前 IVF 和 ICSI 在所有发达国家已成为常规的诊疗手段。在欧洲通过 ART 诞生的婴儿占所有出生人口的 2%~7%,而在美国这一比例刚刚超过 1%。

体外受精方案进入 21 世纪,尽管临床 IVF 过程中的主要操作步骤已经明确,但所有良好的治疗方案其固有要求都包括激素的检测。这主要是出于以下两个方面考量,一是需要监控卵巢对刺激卵泡生长的药物**滤泡刺激激素**(follicle stimulating hormone,FSH)的反应幅度,二是在**控制性卵巢刺激**(controlled ovarian stimulation,COS),即促排卵环节中需要确保 LH 激增被抑制。

目前有很多 FSH 药物可用于刺激卵泡的生长,同时也可选择 GnRH 激动剂或拮抗剂来抑制 LH 活性。这两种成分都会影响卵泡的募集,最终卵泡对 COS 的反应取决于多种因素:药物的选择、剂量和女性个体的生理学状态[包括**体重指数**(body mass index,BMI)、吸烟状况和卵巢储备]。下面将对此进行讨论。

二、体外受精方案

一般来说,体外受精方案遵循一系列熟悉的步骤,以实现将处于适当发育阶段的有限数量的胚胎置于女性子宫内的目标。顺序见图 7-6-1。

下面将详细讨论这些步骤以及激素监测的适当时机。

(一)控制性卵巢刺激

使用外源性 FSH 进行卵巢刺激的过程中,控制 LH 环境主要有两种方案(长方案和短方案),见图 7-6-2。

1. 长方案使用 GnRH 激动剂,依靠垂体 GnRH 受体的下调来抑制垂体 - 卵巢轴。该方案治疗时间长,通常在对卵巢进行刺激的前 10~14 天开始。

2. 短方案使用 GnRH 拮抗剂,该拮抗剂通过竞争性抑制 GnRH 受体可立即发挥效应。虽然治疗时间短,但该方案存在过早黄体化的风险,即在诱导卵泡生长后的几天之内就会发生。

所使用的药物,其持续时间和给药时间与月经周期的相关性,见图 7-6-2。

尽管 GnRH 拮抗剂治疗方案相对简单,但临床决策需视个体情况的不同而定。那些已发表的临床结果(怀孕率和活产率),并不支持 GnRH 拮抗剂方案适用于所有妇女,传统的 GnRH 激动剂控制长期方案仍然是世界范围内最广泛使用的方法(Al-Inany 等人,2007 年)。

这两种 COS 方案所需的检查点和激素评估项是不同的,具体将在下文中更全面地描述。

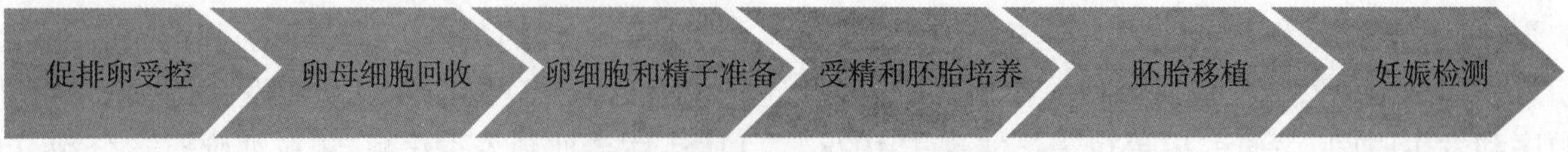

促排卵受控 ▶ 卵母细胞回收 ▶ 卵细胞和精子准备 ▶ 受精和胚胎培养 ▶ 胚胎移植 ▶ 妊娠检测

图 7-6-1　体外受精方案的步骤顺序

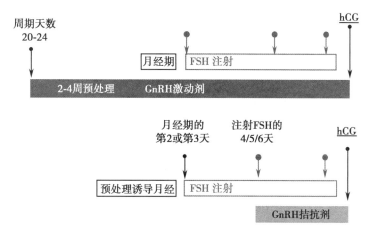

图 7-6-2　两种主要刺激方案的流程。垂直箭头表示卵巢活动评估点

(二) 促性腺激素释放激素激动剂控制方案

通常在黄体中期(第 20~25 天)开始对患者使用促性腺激素释放激素(GnRH)激动剂进行(预)治疗,然后再给予 FSH 刺激。延长 GnRH 激动剂预治疗时间是为了充分下调 GnRH 受体,从而下调循环中 FSH 和 LH 的水平。达到受体下调的效果需持续治疗 1~3 周,而在治疗的前几天,FSH 和 LH 浓度实际上会升高("激发"效应),持续治疗 1~3 周后,FSH 和 LH 浓度下降。GnRH 激动剂可通过三种方式给药:长效制剂(大约持续一个月),每日皮下注射,或多次使用鼻腔喷雾剂。

垂体的下调会在随后的月经周期体现,其特征是低雌二醇水平。这是一个需要评估循环雌二醇的重要决策点,因为在特殊情况下,雌激素会升高,意味着在"激发"效应后可能发生卵巢囊肿。如果发生这种情况,则不应该启动促排卵。此外,当月经或子宫内膜厚度的性质不明确时,可能是早期自发性妊娠所致,此时应评估循环 hCG 水平。

促排卵一般是通过连续 10~14 天的 FSH 注射,并结合超声检查监测卵泡的发育程度进行的,尽管许多中心现在仅通过评估循环中雌二醇的浓度来确认卵巢刺激的情况。第一个评估点(超声检查和雌二醇检查)大约在 FSH 注射一周后,通过评估可对 FSH 剂量进行一些调整。第二个评估点是在注射后 10~14 天,该评估用以确认卵泡的大小和数量,从而确定排卵触发(注射 hCG)时间。在 FSH 刺激的最后一周,雌二醇的水平普遍升高,且远远高于"正常周期"的浓度。雌二醇升高的程度取决于个体对 FSH 注射的反应程度,并

且与诱导形成的卵泡的数量和大小成比例。如果雌二醇浓度超过正常周期峰值浓度的 10 倍以上,则表明随后有发生**卵巢过度刺激综合征**(ovarian hyperstimulation syndrome,OHSS)的风险。

(三) 促性腺激素释放激素拮抗剂控制方案

GnRH 拮抗剂可预防卵子过早黄体化,也不需要类似 GnRH 激动剂的预处理过程。虽然 GnRH 拮抗剂控制的方案中过度反应发生率较低,且 OHSS 发生率较使用 GnRH 激动剂比更是显著降低。但多中心认为卵子收获率较低是该方案的一个明显缺点。

在用 GnRH 拮抗剂控制的周期中,注射 FSH 的起始时间取决于患者的月经周期。在某些情况下(月经少的女性),可能需要用口服避孕药来诱导月经。许多诊所已将这种操作作为常规方式来"规划"月经周期,并在任意一周内控制卵子收集的数量。由于该过程不涉及受体的下调,该方案比 GnRH 激动剂控制的周期反应更迅速。

促排卵过程中,需要在以下几个节点对雌激素水平进行评估,其中包括:卵巢刺激起始点,以及刺激开始后的第一个和随后的评估点,并结合超声监测卵泡发育的情况。与使用 GnRH 激动剂控制周期一样,雌二醇和超声监测结果决定了 hCG 的注射时间。如果月经的性质不明确,应评估患者体内循环中的 hCG 用以判定是否为自发妊娠。如果患者对 FSH 有过度反应,可以用单次注射 GnRH 激动剂替代 hCG 触发(hCG 注射),因注射 GnRH 激动剂会激发 LH 的短期激增,既足以促进卵子成熟,又能将随后黄体化的程度降低,因此,OHSS 出现的风险也几乎可消除。

(四)卵母细胞回收

当卵巢中的卵泡大小与其成熟程度相当时，需注射 hCG 来触发后续治疗程序。hCG 的作用类似于 LH，诱导卵泡成熟和卵泡黄素化，将其转化为黄体并分泌大量孕酮。hCG 触发时间决定了后续采集卵子、受精、胚胎分裂以及进行形态学质量评估的时间。

在注射 hCG 后的 34~40h，也就是在卵泡即将破裂排卵之前，进行卵子收集。该阶段的卵子应该已经成熟（细胞分裂的 Ⅱ 阶段），即可进行 IVF 或 ICSI 受精。之后，这些可接受受精的卵细胞会在超声引导下经阴道进行获取。每一个卵子都是由引导针将其吸出，尽管在随后的胚胎发育中，若使用更成熟卵泡的卵子可能会使其后期发育得更好。因此被抽出的卵泡液会被尽可能迅速地从采集处传送到实验室，并在显微镜下检查且寻找卵细胞。

(五)受精和胚胎培养

精子和卵子的共同孵育会在"受精盘"中的特殊培养液滴中进行。每个卵母细胞放置约 20 万个精子，或每 3~4 个卵母细胞放置 50 万个精子，孵育 18~21h。通常使用新鲜的射精精子，但在精子数量低或活动性差等情况下，可以使用 ICSI 将单个精子直接注射到卵子中（随后的发育阶段与体外受精相同）。在共同孵育精子和卵子 18~21h 后，在显微镜下观察每个卵母细胞是否存在双原核，若存在，即说明受精正常。在这个阶段，所有受精的"胚胎"都被转移到含有低浓度葡萄糖的培养基中，用以支持在接下来的 24~48h 中，胚胎能够在培养箱中进一步发育。如果细胞能及时分裂，胚胎就有希望往囊胚阶段发展。每个发育阶段通常会导致胚胎群的一些耗损，但这与选择过程的有效性增加是相互平衡的。相应地，囊胚（培养第 5 天）的着床率明显高于早期胚胎。

三、新鲜体外受精周期中的胚胎移植

胚胎移植可在胚胎发育的第 2 天（4 细胞期）、第 3 天（8 细胞期）或第 5 天（囊胚期）进行。移植得越晚，结果往往越好，这得益于高质量的胚胎选择。

有关移植的操作是通过半刚性塑料导管由宫颈进入宫腔，一经就位，胚胎学家就会把在小体积培养基中的一个或多个胚胎注入导管内。

移植到子宫的胚胎数量是按照临床指南（有时由国家立法规定）指导而来。目前大多数国家趋于扩大使用单胚胎移植技术，其目的在于降低多胎妊娠的发生率。

未移植的胚胎，无论处于发育的哪个阶段，既可采用传统的可控"慢冷冻"方法，也可采用近期成功率更高的冰晶化快速冷冻方法进行冷冻保存。冰晶化快速冷冻方法损耗率（细胞损伤）较低，多数情况下不降低胚胎复苏后植入率。而慢冷冻方法植入率较低，因此冰晶化快速冷冻方法将逐渐成为首选方法。

(一)冷冻胚胎移植

冷冻胚胎移植既可以在正常的周期内进行，也可以在抑制内源功能的激素替代治疗的周期中进行。这两种情况下，胚胎应根据其发育阶段和子宫内膜发育的适当阶段进行解冻和移植。

在正常周期内，子宫内膜的发育是由 LH 激增和孕酮升高所引起的内分泌变化而决定的。通过测量女性周期中期前后雌二醇、LH 和孕酮在血液中的浓度，可以观察到 LH 激增和黄体化的发生。排卵的预测通常可通过使用尿液排卵预测试剂盒来判断。

在 **激素替代疗法**（hormone replacement therapy，HRT）周期中，子宫内膜的发育取决于孕激素治疗的开始。

(二)妊娠检测

目前多数检测中心使用定量血清检测 hCG 水平来评估妊娠。通常在卵母细胞采集前会注射 hCG 用以促进卵母细胞成熟，而检测 hCG 水平的时间点一般为注射 hCG 的 15~17 天后。定量评估 hCG 可以对妊娠的最终结果提供指导。在所有 hCG 呈阳性的检测中有四分之一妊娠失败的概率，因此这种做法是可行的。

(三)安全及伦理考虑

IVF 的主要并发症由卵巢刺激和多胚胎妊娠引起。产科并发症与多个胚胎移植直接相关，其中包括流产、早产和新生儿发病（有可能对儿童造成长期损害）。为了减少这些风险，一些国家对移植胚胎的数量实行了严格的法律限制，在许多欧洲国家,选择性**单胚胎移植(SET)**的使用趋势逐渐增加。目前关于胚胎移植数量的专业标准还是个难题。

另外,IVF 所造成的 OHSS 问题也同样重要,尽管关于此并发症的报道不多,但是以临床实践来说,OHSS 的发生是危急的,并且有潜在致命的后果。

促排卵和胚胎培养导致的出生缺陷问题是 IVF 中一个有争议的话题,因为现有的研究证据互相矛盾。一些研究显示体外受精会增加出生缺陷的概率,而另一些则不支持这种观点。

早期 IVF 的研究和临床实践是在不同的,有时甚至是在不利的环境中进行的。这些技术所引起的道德和宗教讨论清楚表明,新的**辅助生殖技术(assisted reproductive technologies,ART)**需要在伦理框架下实施。许多国家则通过立法规定了伦理框架和政府机构,如英国的**人类生育和胚胎管理局(Human Fertility and Embryology Authority,HFEA)**,澳大利亚的**不孕症治疗管理局(Infertility Treatment Authority,ITA)**,这些机构主要发挥了实施监督,监测依从性,发放许可证,存储记录等作用。伦理问题包括由于移植错误胚胎而导致的实验室错误、绝经后怀孕和利用植入前胚胎基因检测和基于社会原因的性别选择来筛选(植入或取出)具有特定遗传性状的胚胎。

(四)卵巢储备检查和预测促排卵反应

影响 COS 反应的最重要因素是女性卵巢储备功能(或原始卵泡数量)。卵巢储备高的女性对外源性 FSH 的反应往往表现为卵泡过度募集和生长。这部分女性患 OHSS 的风险很高,尤其是在她怀孕时。而在另一种极端情况下,卵巢储备较低的女性难以诱导足够的卵泡生长,无法为胚胎学实验室提供足够的卵子进行 IVF。尽管反应强烈的女性往往更年轻,而反应弱的女性更年长,但这些极端反应与女性的年龄无关。

在卵泡早期对血 FSH 浓度进行检测,或通过阴道超声扫描估计卵巢体积和窦状卵泡数量对于预测这些极端反应是有效的。然而,最近的研究表明,血中的**抗缪勒管激素(anti-Müllerian hormone,AMH)**,或称**缪勒管抑制物(Müllerian-inhibiting substance,MIS)**,能够最大限度地预测卵巢对外源性 FSH 注射的反应能力。此外,AMH 水平在整个月经周期内是稳定的,因此可以在月经周期的任何时间进行检测。关于究竟哪一种检测可作为 ART 预测的标志物在 La Marca et al.(2010)的一篇综述中进行了详细的阐述。

预测个体对 COS 的反应是必不可少的。大量传统体外受精方案的研究分析表明,卵巢产生卵子数少于 5 个的妇女,其怀孕率比同龄组产生 5 个或 5 个以上卵子的妇女低。重要的是,女性要知道不能达到最佳 COS 反应的风险,以便能够咨询或得到建议,从而减轻由于对外源性 FSH 的弱反应所带来的情绪和经济负担。然而,对于临床来说,更重要的可能是能够识别出有过度反应风险的妇女(因为这些妇女为患潜在致命的 OHSS 的高危人群),或者至少能够明确无风险的周期。

现在已经证实,一个简单的 AMH 评估可以准确地预测这些反应(La Marca et al.,2010)。因此,临床可针对 AMH 结果来预测该个体是否属于低、中等或高反应人群,从而制订合适的 COS 方案和 FSH 剂量,避免了对患者一开始就进行充分的刺激。

四、检测项目

以上叙述明确要求,不同的情况下需要检测多个项目,包括 AMH、hCG、LH、孕酮和雌二醇。目前最重要和最常规的检测包括治疗前单次 AMH、治疗中雌二醇和治疗结束时 hCG 的浓度水平。

在治疗过程中,阴道超声是监测治疗反应的唯一且最重要的手段,但多数情况下,当需要明确异常情况发生的原因时,要进行雌二醇的测量。

(一)雌二醇

1. 功能

17β-雌二醇(estradiol-17β,E_2) 可以说是人类卵巢最重要的产物。成熟的卵泡在 FSH 和 LH 的驱动下,通过双细胞双促性腺激素机制进行雌二醇的生物合成。雌二醇的主要前体是胆固醇(含 27 个碳原子),通过侧链裂解代谢成 C21 产物孕烯醇酮,然后在颗粒细胞中自由转化为孕酮。这些产物在颗粒细胞内没有进一步的代谢,但鞘细胞在 LH 的驱动下,将孕烯醇酮代谢为 C19 雄激素,主要以雄烯二酮的形式存在。随后,雄激素返回颗粒细胞,通过芳香化酶转化为雌二醇和雌酮。

在正常周期中,雌二醇的作用是诱导子宫内膜增生,由于排卵后黄体分泌的孕酮浓度增加,雌二醇转化为支持着床的分泌结构。

雌二醇的结构见图 7-6-3,其特征性的酚 A 环和第 3 位、第 17 位两个羟基基团的结构在免疫测定法中较容易产生抗体,因此多年来广为厂家使用。

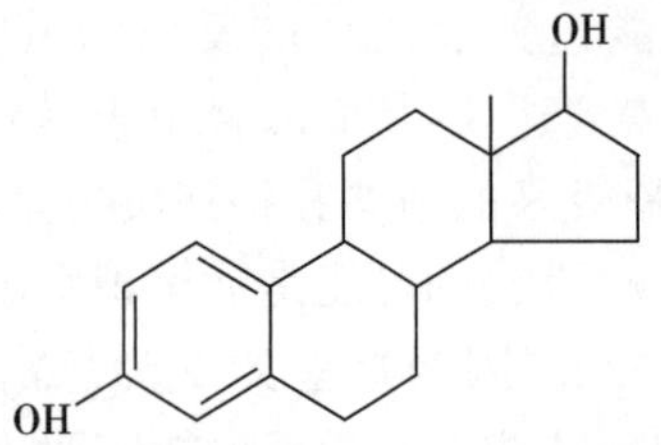

图 7-6-3 雌二醇 -17β 的结构。成熟的卵泡大量产生雌二醇,检测需要达到的浓度范围是从低水平(约 10pg/mL)(绝经期)到超过 5 000pg/ml 的高水平(有过度反应风险的患者)

2. 临床应用

在女性正常周期中,血中循环的 E_2 与成熟的排卵前卵泡大小直接相关。然而,在诱导多个卵泡发育的过程中,每个生长中的卵泡都会分泌雌激素,使外周血循环中的雌激素浓度迅速上升并超过正常浓度,这表示卵泡的数量及发育都在逐渐上升。正因雌二醇所具有的这种特性,使得血清雌二醇成为日常 IVF 中最重要的实验室激素检测项目。

在诱导卵泡生长的起始阶段测定血清雌二醇,以提示患者是处于受体下调状态(激动剂控制的 COS),还是处于月经早期(拮抗剂控制的 COS)。这些早期的雌二醇水平通常很低(通常低于 50pg/ml[150pmol/L])。

在随后的刺激阶段,通常在刺激进行一周后重新对患者进行血 E_2 的评估。在此阶段,血中循环的 E_2 浓度将超出正常范围。卵巢储备较高的女性,其 E_2 超出正常水平的程度比卵巢储备较低的女性更高。

直到当优势卵泡直径达 17~20mm 时,刺激停止。在这个阶段,不同人群血中循环的 E_2 浓度范围较广,从 500pg/ml(1 500pmol/L,低反应性患者)到 >5 000pg/ml(>15 000pmol/L,高反应性患者)不等。

hCG 触发(通常在 5 000~10 000IU)需要在一个精确的时间点进行,即卵母细胞成熟后至受精前,并需要精确计算进行采集卵子和授精或 ICSI

的临床操作时机。

如果在刺激阶段,血清 E_2 浓度的变化并未达到预期,则可能需要检测其他项目(LH 和黄体酮),以确定是否出现过早黄体化的现象。当确定发生过早黄体化时,通常会取消该周期。

3. 高水平雌二醇

当雌激素水平急剧升高时,如雌激素浓度 >5 000pg/ml(>15 000pmol/L),OHSS 发生的风险也明显升高,因此,此时便需要临床对于治疗周期的下一步方案作出相应决策,这包括取消周期,终止 FSH 注射并等待数天直至 E_2 浓度下降至较低水平,或者冷冻储存所有的胚胎,并在随后的正常月经周期中再进行胚胎移植。

4. 局限性

由于发育状态(大小)不同,很难预测每个卵泡所产生的雌二醇量。此外,每个卵泡产生的雌激素量不仅取决于卵泡的形态大小和 FSH 的促进作用,还取决于血中 LH 的活性,因此,所使用 FSH 制品的特性对于雌激素水平起着重要作用。仅使用重组 FSH 的患者与使用含 LH 活性的产品的患者相比,虽然其产卵量不相上下,但仅使用重组 FSH 的患者雌二醇浓度往往较低。

一般来说,以较低水平的雌二醇开始诱导排卵是足够的。然而,从另一个角度来说,没有绝对的依据来表明雌二醇升高到某一浓度时应该取消周期,只是建议谨慎行事。

5. 检测技术

许多分析仪都选择竞争性免疫分析法来检测 E_2,在覆盖合适浓度范围的情况下仍然具有在低浓度时的灵敏度和在高浓度时的可稀释性。由于竞争性免疫分析法的分析范围有限,有必要对患者样本进行稀释(见不孕章)。

6. 理想的分析性能特征

在 IVF 中,血清(或血浆)雌二醇是一项具有特殊性能要求的检测项目。,因为大多数诱导排卵的临床决策,如继续或停止周期,都基于在使用促性腺激素后,雌二醇对其响应的水平。因此,E_2 的检测方法被要求需具有较宽的检测范围,从围绝经期水平到超出正常水平许多倍,且在 E_2 的检测方法中,样本稀释是常见的处理方式。

同位素稀释气相色谱串联质谱(Isotope dilution-gas chromatograph/mass spectrometry,ID-GC/MS)被认为是测定雌二醇的参考方法,但只有全自动免疫分析仪,才能提供满足生育诊所对于易用性和周转性的需求。

7. 相关性

将浓度范围广的患者样本检测结果与使用已确立的方法得出的结果进行比较,以确定不同方法间的相关性是否满足。使用不同方法测定的血清雌二醇水平,其一致性是不同的。由于不同方法之间存在较大的偏倚差异,患者的临床随访应始终采用相同的、适用的、经过验证的分析方法。需要指出的是,与 ID-GC/MS 相比,自动免疫分析法通常存在非线性回收率和基于浓度大小所造成的偏移,两种方法间造成的结果可比性及变异性在检测低雌二醇浓度时表现得更为严重。尽管如此,室间质量评价方案总体对于性能特征的评估,可满足大多数主要的检测系统和平台。

8. 灵敏度

当应用在生育门诊时,雌二醇的最低检测浓度应在 10pg/ml(35pmol/L)左右。大多数检测方法都能检出这种低浓度的雌二醇,满足 IVF 的应用需求。

9. 特异性

E_2 的检测方法与雌激素分子家族通常表现出较好的特异性,且 E_2 家族分子的水平一般高于雌酮和雌三醇(妊娠期除外)。评估 E_2 检测方法的特异性时,应查阅相关文献资料,评估样本中是否存在干扰因素(脂血症、黄疸和溶血)。

10. 样品的类型

血清或血浆。

11. 使用频率

非常普遍。

(二) 抗缪勒管激素(或缪勒管抑制物)

1. 功能

AMH 或**缪勒管抑制物**(Müllerian-inhibiting substance,MIS),是由两个 72kDa 单体通过二硫键联接形成的一个 140kDa 的二聚糖蛋白激素,是转化生长因子 β 家族的一员。在男性体内,AMH 是由睾丸支持细胞分泌产生的,从胚胎形成时开始,并持续终身。在男性胚胎发育中,AMH 的主要作用是使缪勒管衰退,因而可以在睾酮的促进下引导男性生殖道(Wolffian 管)的正常发育。男性 AMH 在出生时水平较高,且在婴儿期持续上升,然后在青春期及青春期后逐渐下降(Teixeira 等,2001)。在女性中,AMH 是由卵巢颗粒细胞产生,血中的浓度通常比男性低一个数量级。然而,它在青春期前增加,并在青春期后达到峰值。此后,AMH 水平会持续下降,直至绝经期前后,这时候 AMH 无法再被检测出(Kelsey 等,2011)。

AMH 在**始基卵泡**(pre-antral follicles)和直径 5mm 以内的**初级卵泡**(small antral follicles)中表达最多(Laven 等,2004)。当卵泡生长开始依赖 FSH 时,AMH 不再表达,这表明,AMH 的基础水平能反映整个卵泡群的发育情况,即"卵巢功能储备",代表着初始卵泡池中卵泡的储备数量或总体卵巢储备能力(图 7-6-4)。

Visser 和 Themmen(2005)认为这种 AMH 表达模式在调节由初始卵泡池产生的卵泡数量方面起着重要作用。

2. 临床应用

随着对 AMH 在病理生理学中作用的认识逐

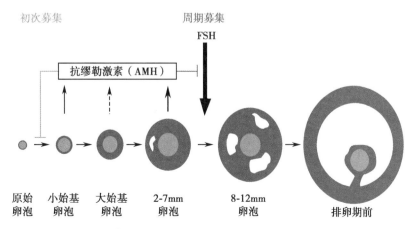

图 7-6-4 AMH 在卵泡发育中的作用。灰色区域为颗粒细胞层,红色(深灰色)区域为卵母细胞,白色区域为卵泡液

渐增加,以及最近商业化免疫检测方法的应用,使得 AMH 作为一种生殖医学诊断工具更为普遍。其主要作用包括:对儿童性发育疾病的诊断(Lee 等,2003;Rey 等,1999),多囊卵巢综合征和(La Marca 等,2006)女性生育能力的评估(La Marca 等,2009)以及对所有接受 ART 的女性进行评估(详见下文)。另外,AMH 也可作为颗粒细胞瘤的肿瘤标志物。

在过去的几年中,人们对 AMH 检测的需求急剧增加,这主要与它在辅助 COS 的临床决策上起到的重要作用有关。2002 年,David Seifer 等人首次描述了抗缪勒管激素可被用于预测卵巢对注射外源性 FSH 的反应(Seifer 等,2002)。Nelson 等(2007)对 AMH 在预测所有卵巢可能发生的反应的能力做出了前瞻性的肯定,并通过 meta 分析证实 AMH 优于所有其他指标(La Marca 等,2010)。Nelson 等(2009)随后证实了如何使用 AMH 来知道临床制订最合适的刺激方案,最大化地提高卵巢高反应人群的安全性,并在卵巢储备低的妇女中开展积极治疗。

在确定以哪种 COS 的方式和 FSH 的剂量之前,应对患者进行 AMH 检测,AMH 检测的重要性在于可预测患者对外源性 FSH 的反应程度。由此可以指导临床给予患者建议,以及如何在最安全地给予患者刺激的同时也能获取一组健康的卵泡和卵子的目标。此外,由于 AMH 水平在整个月经周期波动较少,与其他卵巢反应指标相比,如 FSH 和抑制素 B 需要在卵泡期的第 3-5 天检测,AMH 可以随时检测,因而更方便患者和诊所

使用。

根据 AMH 测值来制定 IVF 女性的 COS 的策略,优化了安全性和治疗效果(图 7-6-5)。

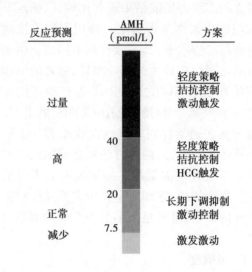

图 7-6-5 AMH 用于指导 COS 治疗策略的示例

3. 抗缪勒管激素的解释

由国际生育组织设定的 AMH 报告方式仍有待确定,其中有两个组成部分需要考虑:

(1) 不同年龄组的参考范围。

(2) 预测对注射 FSH 的反应。

格拉斯哥生殖医学中心(the Glasgow Centre for Reproductive Medicine,GCRM)针对 25~50 岁的女性参考范围作出了报道,该报道主要是根据 2011 年 Nelson 等人发表的两篇论文进行描述的,见图 7-6-6。

原始数据的建立是基于对 9 601 名不育患者

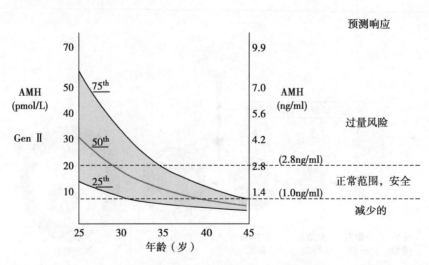

图 7-6-6 年龄在 25~45 岁女性的与年龄相关的 AMH 下降提示对治疗的响应不同

的研究,分析该数据后得知,用二次方程可建立一种最优模型,表现为 AMH 随年龄增长而下降。为了验证该模型的有效性,随后又对 15 834 名美国女性进行了外部确认。最初的 AMH 检测分析是使用**诊断系统有限公司**(the Diagnostic Systems Limited,DSL)的检测方法进行,其检测结果比目前使用 AMH Gen Ⅱ 系统得出的结果偏低约 40%。图 6 使用了一个换算系数,这个换算系数是根据多中心对 AMH Gen Ⅱ 检测法与最初的 DSL AMH 检测法的比较而得来的(Wallace 等,2011)。

许多患者和临床医生不仅想知道 AMH 的测值是多少,而且希望知道该 AMH 值与同龄女性 AMH 参考值间的关系。若想了解这些,则需要大量的数据资料,但是除了上面描述的数据资料之外,可用的数据非常少。这种评估的潜在用途是可告知个休其可生育能力的时长。如果某一特定年龄的 AMH 较低,那么该评估对家庭生育计划具有重要意义。此外,由于辅助受孕成功需要多个卵子,AMH 测值在对进行生育治疗的时间点上有指导意义。现有的资料已可明确,女性 25 岁后,其功能性卵巢储备(AMH)呈不可逆转的下降趋势。

关于 AMH 及其潜在作用还有许多问题有待回答,包括不同人种的**纵向列线图**(longitudinal nomograms)分析。

图 7-6-5 和图 7-6-6 显示了如何在 GCRM 中使用 AMH 值来制定进行 IVF 妇女的 COS 策略。其他研究中心也建立了自己的 COS 方法,这些方法大多基于相同或类似的观察结果。原始资料来源于一项对近 600 例患者的前瞻性研究,该研究表明,单纯用 AMH 作为指导的刺激策略能够显著降低 OHSS 发生的风险、减轻治疗负担和减少周期终止,提高临床妊娠率。尽管该研究有局限性,比如说该研究并非为随机设计,但自 2009 年以来,该研究得出的 cutoff 值已在常规临床应用中得到验证。

4. 局限性

AMH 没有国际标准品,因此同一患者样本使用不同的检测方法所得到的结果也明显不同。此外,有几种"实验室内"和商品化的检测方法,其性能在整个检测方法的生命周期中已经发生了变化。因此,在查阅文献时,必须注意文献中使用了哪种检测方法,并理解使用一种方法获得的参考

区间和阈值不能与另一种方法互换,并且尽可能在整个过程使用相同的方法。

当所研究的样本被冷冻和解冻时,某些检测方法(详见下文)会显示 AMH 浓度有差异,因此在解释使用这些检测方法发表的结果时必须考虑到这些差异。

文献中还会同时使用了质量和摩尔单位,换算公式为 1ng/ml=7.14pmol/L。

5. 检测方法

首次报道的 AMH 免疫检测技术是由 Hudson 和 Josso 等人在 1990 年开发的。Hudson 的方法使用了一对识别重组人类 AMH 的单克隆抗体,这两种抗体都识别位于富脯氨酸区的表位,但由于样本在冷冻储存和冻融时不稳定,使 AMH 的检测结果不稳定。AMH 浓度的变化可能归因于 AMH 蛋白在体内的加工。使用针对富脯氨酸区的一种或两种抗体进行检测可能会出现这种不稳定性,如果要从这些测试中获得可靠的结果,可能需要仔细注意样本的收集和存储。Josso 等人(1990)开发的检测方法解决了这个问题,但其目的是利用 AMH 的检测来研究儿童(男性)的性腺功能,不需要较高的灵敏度,因此该检测方法的灵敏度较低。

AMH 的两种商品化分析方法分别于 1990 年和 2004 年投放市场,并得到广泛应用。其中一种分析方法来自**法国马赛免疫技术公司**(Immunotech,IOT,Marseille,France),其原理是基于 Josso 分析方法;另一种分析方法来自美国德克萨斯州的 DSL 公司(现在隶属于**贝克曼库尔特有限公司**(Beckman Coulter Inc. USA,**现丹纳赫集团,译者注**)。尽管这两种分析方法所使用的抗体分别识别 AMH 分子的不同表位,但其结果基本相符,只是得出的具体测定值和其灵敏度略有差异。

由于 IOT 和 DSL 均被贝克曼库尔特所收购,为了使 AMH 的测定值具有一致性,DSL 检测方法被 AMH Gen Ⅱ 所取代,之后标准化至 IOT 检测法。AMH Gen Ⅱ 分析法使用的一对单克隆抗体均识别 AMH 成熟区域的表位(Al-Qahtani 等,2005),相应地,该方法检测 AMH 受 AMH 蛋白水解的影响较小。此外,Gen Ⅱ 法能够测定人、猴、牛和其他哺乳动物的 AMH。

目前,AMH Gen Ⅱ 检测方法采用基于微板的 ELISA 法,尽管在贝克曼库尔特 Access Ⅱ 免疫检

测平台进行自动化 AMH Gen Ⅱ 的检测方案进展顺利。

6. 方法性能

DSL 法和 IOT 法检测 AMH 已被广泛使用以评估卵巢对外源性 FSH 刺激的反应性,并且这两种方法均已应用于临床。最近的研究表明 AMH Gen Ⅱ 检测法与 IOT 检测法具有良好的相关性和一致性(Kumar 等,2010)。虽然与 DSL 分析法相比,使用 Gen Ⅱ ELISA 得出的检测结果大约可有 40% 的升高,但 Gen Ⅱ 与 DSL 的 AMH 分析法具有相似的精密度和极好的相关性(Wallace 等,2011)。尽管有关全血中 AMH 的检测结果如何随时间而变化仍需进行充分的阐明,但经分离的血清 AMH 检测结果始终稳定,不受时间推移和冻融的影响(Kumar 等,2010)。

7. 灵敏度

对于 AMH Gen Ⅱ 检测法,样品中 AMH 最低检出限浓度为 0.08ng/ml(0.57pmol/L),置信度为 95%。Kumar 等人在 2010 年报导的定量限为 0.16ng/ml(1.14pmol/L),估计该浓度值为在 20% 总不精密度范围内能可达到的最低浓度。

8. 特异性

AMH 抗体对人、猴、小鼠、大鼠、牛和马样本的 AMH 的识别特异性已有报道(Al-Qahtani 等,2005)。像与 AMH 结构相似的蛋白和一些转化生长因子 β(transforming growth factor beta,TGF-β)超家族的其他成员,抑制素 A(10 000pg/ml),激活素 A(10 000pg/ml),FSH(450IU/ml)和 LH(100μIU/ml)均显示无交叉反应。

9. 样本类型

血清或肝素锂血浆。

五、参考文献和延伸阅读

Al-Inany, H.G., Abou-Setta, A.M. and Aboulghar, M. Gonadotrophin-releasing hormone antagonists for assisted conception: A Cochrane review. *Reprod. Biomed. Online* **14**, 640–649 (2007).

Al-Qahtani, A., Muttukrishna, S., Appasamy, M., Johns, J., Cranfield, M., Visser, J.A., Themmen, A.P. and Groome, N.P. Development of a sensitive enzyme immu-noassay for anti-Müllerian hormone and the evaluation of potential clinical applications in males and females. *Clin. Endocrinol. (Oxf.)* **63**, 267–273 (2005).

Baird, D.T. Factors regulating the growth of the preovulatory follicle in the sheep and the human. *J. Reprod. Fertil.* **69**, 343–352 (1983).

Bosch, E., Labarta, E., Crespo, J., Simón, C., Remohí, J., Jenkins, J. and Pellicer, A. Circulating progesterone levels and ongoing pregnancy rates in controlled ovarian stimulation cycles for *in vitro* fertilization: analysis of over 4000 cycles. *Hum. Reprod.* **25**, 2092–2100 (2010).

Dellenbach, P., Nisand, I., Moreau, L., Feger, B., Plumere, C. and Gerlinger, P. Transvaginal sonographically controlled follicle puncture for oocyte retrieval. *Fertil. Steril.* **44**, 656–662 (1985).

Edwards, R.G. and Steptoe, P.C. Current status of *in vitro* fertilisation and implantation of human embryos. *Lancet* **3**(2), 1265–1269 (1983).

Fleming, R., Adam, A.H., Barlow, D.H., Black, W.P., Macnaughton, M.C. and Coutts, R.T. A new systematic treatment for infertile women with abnormal hormone profiles. *Brit. J. Obstet. Gynaecol.* **80**, 80–83 (1982).

Hackeloer, B.J., Fleming, R., Robinson, H.P., Adam, A.H. and Coutts, J.R.T. Correlation of ultrasonic and endocrinological assessment of follicular development. *Am. J. Obstet. Gynecol.* **135**, 122–128 (1979).

Josso, N., Legeai, L., Forest, M.G., Chaussain, J.L. and Brauner, R. An enzyme linked immunoassay for anti-müllerian hormone: a new tool for the evaluation of testicular function in infants and children. *J. Clin. Endocrinol. Metab.* **70**, 23–27 (1990).

Kelsey, T.W., Wright, P., Nelson, S.M., Anderson, R.A. and Wallace, W.H. A validated model of serum anti-Müllerian hormone from conception to meno-pause. *PLoS One.* **6**, e22024 (2011).

Kumar, A., Kalra, B., Patel, A., McDavid, L. and Roudebush, W.E. Development of a second generation anti-Müllerian hormone (AMH) ELISA. *J. Immunol. Methods* **362**, 51–59 (2010).

La Marca, A., Sighinolfi, G., Radi, D., Argento, C., Baraldi, E., Artensio, A.C., Stabile, G. and Volpe, A. Anti-Müllerian hormone (AMH) as a predictive marker in assisted reproductive technology (ART). *Hum. Reprod. Update* **16**, 113–130 (2010).

La Marca, A., Stabile, G., Artensio, A.C. and Volpe, A. Serum anti-Müllerian hormone throughout the human menstrual cycle. *Hum. Reprod.* **21**, 3103–3107 (2006).

La Marca, A., Broekmans, F.J., Volpe, A., Fauser, B.C. and Macklon, N.S. On behalf of the ESHRE Special Interest Group for Reproductive Endocrinology – AMH Anti-Müllerian hormone (AMH): what do we still need to know? *Hum. Reprod.* **24**, 2264–2275 (2009).

Laven, J.S., Mulders, A.G., Visser, J.A., Themmen, A.P., De Jong, F.H. and Fauser, B.C. Anti-Müllerian hormone serum concentrations in normoovula-tory and anovulatory women of reproductive age. *J. Clin. Endocrinol. Metab.* **89**, 318–323(2004).

Lee, M.M., Misra, M., Donahoe, P.K. *et al.* MIS/AMH in the assessment of cryptorchidism and intersex conditions. *Mol. Cell Endocrinol.* **211**, 91–98 (2003).

Nelson, S.M., Yates, R.W. and Fleming, R. Serum anti-Müllerian hormone and FSH: prediction of live birth and extremes of response in stimulated cycles-implications for individualization of therapy. *Hum. Reprod.* **22**, 2414–2421 (2007).

Nelson, S.M., Yates, R.W., Lyall, H., Jamieson, M., Traynor, I., Gaudoin, M., Mitchell, P., Ambrose, P. and Fleming, R. Anti-Müllerian hormone-based approach to controlled ovarian stimulation for assisted conception. *Hum. Reprod.* **24**, 867–875 (2009).

Nelson, S.M., Messow, M.C., Wallace, A.M., Fleming, R. and McConnachie, A. Nomogram for the decline in serum antimüllerian hormone: a population study of 9,601 infertility patients. *Fertil. Steril.* **95**, 736–741 (2011).

Palermo, G., Jorris, H., Devroey, P.P. and Van Steirteghem, A.C. Pregnancies after intra cytoplasmic sperm injection of single spematazoon into an oocyte. *Lancet* **2**, 17–18 (1992).

Pincus, G. and Enzmann, E.V. Can mammalian oocytes undergo normal development *in vitro*? *Proc. Natl. Acad. Sci. U.S.A* **20**, 121–122 (1934).

Rey, R.A., Belville, C. and Nihoul-Fékété, C., *et al.* Evaluation of gonadal function in 107 intersex patients by means of serum antimüllerian hormone measurement. *J. Clin. Endocrinol. Metab.* **84**, 627–631 (1999).

Seifer, D.B., MacLaughlin, D.T., Christian, B.P., Feng, B. and Shelden, R.M. Early follicular serum Müllerian-inhibiting substance levels are associated with ovarian response during assisted reproductive technology cycles. *Fertil. Steril.* **77**, 468–471 (2002).

Teixeira, J., Maheswaran, S. and Donahoe, P.K. Mullerian inhibiting substance: an instructive developmental hormone with diagnostic and possible therapeutic applications. *Endocrin. Rev.* **22**, 657–674 (2001).

Visser, J.A. and Themmen, A.P. Anti-Müllerian hormone and folliculogenesis. *Mol. Cell Endocrinol.* **234**, 81–86 (2005).

Wallace, A.M., Faye, S.A., Fleming, R. and Nelson, S.M. A multicentre evaluation of the new Beckman Coulter anti-Müllerian hormone immunoassay (AMH Gen II). *Ann. Clin. Biochem.* **48**, 370–373 (2011).

(吴文苑　译,刘敏　审)

女性多毛症与男性化

在男性和女性生长发育的各个阶段,雄激素都发挥着广泛的生理作用。在女性体内,雄激素主要来源于卵巢和肾上腺分泌的**脱氢表雄酮(DHEA)**和雄烯二酮。这两种生理活性较弱的雄激素可在其他外周组织中转变为生理活性较强的雄激素:睾酮。睾酮可在许多对雄激素敏感的组织(如毛囊、前列腺)中转变为 **5α-二氢睾酮(DHT)**。女性体内睾酮和 DHT 浓度升高会导致女性多毛症和男性化的发生。**女性多毛症(hirsutism)** 是指女性某些身体部位的毛发过度生长,多见于面部,也可见于大腿、手臂、胸部、耻骨联合等部位。据报道,育龄期女性的多毛症发病率为 5%~10%。**男性化(virilization)** 指的是女性表现出较多男性特征,如阴蒂增大、音色变粗、肌肉量增多等。**多毛(hypertrichosis)** 是一种独立的临床症状,并非由雄激素过量导致。它是指毛发过度生长超过了相应年龄、性别、种族的毛发常态,其分布与性别无关,并可能影响任何性别。患者可在全身或局部出现多毛症状。虽然某些类型的多毛来自于遗传,但其病因尚未完全明确。

睾酮和 DHT 在男性性器官发育过程中发挥着不可或缺的作用。胎儿期时,这些类固醇或其受体的缺乏或合成减少会导致男胎女性化;而当女胎暴露于高浓度的雄激素时则会导致女胎男性化。

雄激素(肾上腺功能初现期间由肾上腺产生)对于两性第二性征——体毛(会阴部、腋窝处)的生长发育是必不可少的。这一点可由无生殖腺男性的阴毛、腋毛生长情况加以印证。雄激素不敏感综合征患者体内缺乏 DHT 受体,表现为第二性征毛发缺失。这种现象表明:雄激素须转化为睾酮,继而转化为 DHT,才能发挥相应作用。雄激素也可影响非第二性征区域的毛发生长,男性的面部、胸部和四肢会生长出粗硬的体毛。当雄激素水平升高的女性表现出类似情况时,即为女性多毛症。在评估女性多毛症时,还需考虑其种族和基因因素,如地中海(人种)女性面部毛发明显,而中国女性面部毛发不显著。

女性过度分泌雄激素会导致男性化。若发生于女性胎儿时期,则胎儿生殖器阴蒂增大,形成假阴茎及阴唇融合。女性男性化程度各异,已有报道发现女性胎儿阴唇完全融合,形成一个尿道末端开口的病例。成年女性男性化的临床症状包括肌肉量增加、阴蒂增大、音质变粗、喉结出现及前额脱发。女性多毛症或男性化的严重程度与体内循环雄激素浓度呈正相关。

一、临床疾病

(一)多囊卵巢综合征

1935 年,Stein 和 Leventhal 描述了 Stein-Leventhal 综合征,在临床上表现为肥胖、多毛症、月经失调和多囊卵巢等症状。Stein-Leventhal 综合征是**多囊卵巢综合征(polycystic ovarian syndrome,PCOS)**的一种亚型。PCOS 的典型特征为囊性卵巢扩大,其上覆盖着苍白、增厚、发亮的被膜。囊性卵泡数量若干,直径 2~8mm 不等,分布于卵巢外围,且卵泡白膜增厚。1995 年,Balen 等人在一个以 1 741 名 PCOS 患者作为受试者的研究中发现,29.7% 的受试者月经周期正常,47.0% 的受试者月经稀发,19.2% 的受试者闭经,2.7% 的受试者月经频发,1.4% 的受试者经量过多。此外,66.2% 的受试者患多毛症;其中,20.6% 为轻度多毛症,40.7% 为中度多毛症,4.9% 为重度多毛症。同时,34.7% 的受试者患有痤疮,2.5% 的受试者患有黑棘皮病。因此,PCOS 是一系列疾病的总称。

因临床实际操作的不同,不同国家的 PCOS 诊断标准各有差异。如美国儿童健康和人类发育研究所在 PCOS 会议上提出 PCOS 的主要诊断标准应包括(按重要性排序):雄激素过多症和/或高雄激素血症、月经稀发,并排除其他能够引起相似异常症状的疾病。因此,这是一个不要求检查多囊卵巢存在与否的排除性诊断指南。2003 版的**鹿特丹共识(The Rotterdam consensus)**提出 PCOS 的诊断应至少包含以下三个标准中的两个:

雄激素过多症(基于临床表现或生化检查结果进行判断)、月经稀发、多囊卵巢;同时排除其他内分泌紊乱相关疾病。该诊断标准认为患多囊卵巢、月经不调,但无高雄激素血症症状的妇女可诊断为 PCOS。2006 年,雄激素过多症协会发布了临床指南,再次强调雄激素过多症对于诊断 PCOS 的重要性,并指出 PCOS 的诊断须基于高雄激素血症,并伴有月经稀发和(或)多囊卵巢。

抗缪勒管激素(AMH)参与了女性卵泡的生长发育。最近有报道称在 PCOS 患者体内,该激素的浓度会增高 2~3 倍。这与腔前卵泡和小囊状卵泡数量增加相关。因此,当超声学证据不明确或无法获取时,AMH 检测可对 PCOS 确诊提供参考。AMH 浓度可作为疾病严重程度的一种指标,也可预测减肥效果。若处于青春期前或青春期中的 PCOS 患者体内 AMH 升高,即提示其卵巢异常在婴儿时期已发生和形成。

PCOS 患者的睾酮浓度经常高于参考区间,雄烯二酮浓度偶尔也如此。由于**性激素结合球蛋白(SHBG)**浓度降低,游离睾酮浓度增加比例可能高于总睾酮浓度增加比例。相关研究显示 SHBG 浓度与体重呈负相关,这可能与胰岛素抵抗有关。大量研究表明胰岛素可能降低 SHBG 浓度,从而升高游离睾酮浓度。在大多数患者体内,卵巢是雄激素分泌增加的主要来源。10% 的 PCOS 患者体内血清**硫酸脱氢表雄酮(DHEAS)**浓度升高,表明肾上腺分泌的雄激素增加。有团队研究了 PCOS 患者的肾上腺功能,发现 12%~40% 的患者肾上腺类固醇生成异常,但**促肾上腺皮质激素(ACTH)**的分泌并未增加。

PCOS 患者处于卵泡期时,体内**黄体生成素(LH)**浓度升高,超过生理参考区间上限或处于上限;**促卵泡激素(FSH)**浓度多正常。黄体生成素和促卵泡激素的比值(LH/FSH)大于 3 具有诊断 PCOS 的意义。当使用放射性免疫测定方法测量促性腺激素时,LH/FSH 为辅助诊断指标。但目前免疫测定方法测得的 LH 浓度偏低,LH/FSH 诊断价值较小。虽然一些团队已尝试重建一个诊断价值较大的比值,但大部分最终都宣告失败。对于 PCOS,最有诊断价值的指标是 LH 浓度超过 10IU/L。由于月经稀发或停经,PCOS 患者常伴有多毛症或不育症。多毛症最有效的治疗方法为抗雄激素制剂(如醋酸环丙孕酮或螺内酯)的使用。为促进受孕成功,临床上已开发多种不同的治疗方案,包括枸橼酸氯米芬疗法、促性腺激素释放激素疗法、卵巢打孔疗法。使用上述治疗方案后,受孕率为 50%~80%,但某些研究中报道其自然流产率高达 40%。患 PCOS 的肥胖妇女减轻体重后一般可恢复正常月经功能。

尽管肥胖可以进一步加重胰岛素抵抗,但是不管患者肥胖与否,大约 40% 的 PCOS 患者存在胰岛素抵抗。一般认为高胰岛素血症在 PCOS 的病程中发挥着重要作用,如高雄激素血症发病率增加、SHBG 浓度降低、垂体分泌 LH 增加及卵巢产生雌激素增加。雄激素浓度的抑制不能调节 PCOS 患者异常的胰岛素敏感性,这种现象也证实了高胰岛素血症的作用(详见参考文献)。Harbourne 等人(2003 年)的研究表明,与药物炔雌醇环丙孕酮(Dianette)相比,降血糖药甲福明二甲双胍只能轻微降低雄激素浓度,但可显著降低 F-G 评分(Ferriman-Gallwey score)。PCOS 患者在使用二甲双胍进行治疗后,多毛症症状减轻。并且,在证验二甲双胍疗法对 PCOS 的作用时,大多数研究发现患者循环游离雄激素降低。

在其他与肾上腺分泌雄激素增多相关的临床病症[如先天性肾上腺皮质增生症(CAH)及库欣综合征,见后文]中,常观察到多囊卵巢的症状。约 50% 的 PCOS 患者表现出多毛且肥胖的特点,这给库欣综合征及 PCOS 的鉴别诊断造成一定难度。适当的检测可迅速排除或确诊库欣综合征。

(二) 先天性(特发性)多毛症

有些女性有多毛症,而没有出现 PCOS 的其他特征。在某些情况下,多毛症可能是由基因或种族因素造成的。例如,众所周知,地中海人种的女性毛发多,以及黑发女性上唇的体毛更容易显现。同时,社会压力也是多毛症的重要影响因素。在这些女性体内,雄激素浓度是正常的。

然而,存在另外一群女性,他们的脸上或其他部位的毛发明显增加。严格意义上,她们的雄激素浓度在参考区间内。游离睾酮浓度指数可能显示雄激素的增加,但超声证据不支持存在多囊卵巢病变。许多雄性激素指标可用来揭示雄性激素合成或分泌的异常,这些将结合适当的分析物在后面进行讨论。一些研究人员将这种情况视为 PCOS 的疾病类的一面,并依此对这些患者进行分类。2008 年,内分泌学会发布了多毛症的评估和诊断指南。按照 Ferriman-Gallwey 得分,积分大于

8 即可认定为多毛症。对于积分在 8~15 的轻度多毛症者,他们不主张检测其雄激素,因为这些轻微的变化不太可能揭示疾病方向从而改变疾病治疗或结局。在这种情况下,首选措施应是进行医学美容、皮肤科治疗或口服避孕药。同样的方法也适用于那些积分大于 15 分但早晨睾酮水平正常的女性。这两种情况属于特发性多毛症,尤其是在这些女性的月经周期正常的条件下。当睾酮升高时,还会进行一些其他方面的检测。目前尚不清楚的是,游离睾酮重要程度有多少。如今,有许多实验室,也许是大多数实验室会在首次检查中检测总睾酮和 SHBG,并计算游离睾酮。因此,一些临床医生可能更看重游离睾酮的浓度而不是总睾酮浓度。当然,也有人指出,如果游离睾酮水平升高,对多毛症可能会采取更积极的治疗方案。如可使用抗雄激素疗法,而不是药膏或口服避孕药。多毛症与高催乳素血症、肢端肥大症、甲状腺功能亢进、库欣综合征和迟发性先天性肾上腺皮质增生(LOCAH)有关。在患者最初的内分泌检查中,通常包括催乳素、17- 羟孕酮、**促甲状腺激素**(thyroid-stimulating hormone,TSH)的测定。只有在极有可能患有肢端肥大症或库欣病的情况下,才会测定生长激素和皮质醇等其他激素。患者的焦虑会影响特发性多毛症的治疗。内分泌学会提倡使用乳膏、物理脱毛或口服避孕药作为特发性多毛症的一线治疗方法。更积极的治疗方案包括服用降胰岛素药物、地塞米松、抗雄激素(螺内酯、醋酸环丙孕酮)和促性腺激素释放激素类似物,但并不是所有的方法内分泌学会都建议使用。在美国,药房不出售醋酸环丙孕酮。

(三)卵巢雄激素分泌性肿瘤

卵巢雄激素分泌性肿瘤非常罕见,依赖于主要的几种细胞类型,会发生不同类型的肿瘤。典型的卵巢雄激素分泌性肿瘤,睾酮浓度一般大于 1.7ng/ml(6nmol/L),雄烯二酮浓度也可能升高,患者可表现为多毛症或女性男性化。突发性多毛症并日益严重,临床医生应警惕雄激素分泌肿瘤的可能性。

(四)先天性肾上腺皮质增生症

先天性肾上腺皮质增生症(CAH) 是由于在类固醇生物合成中一种酶的缺乏,随着皮质醇分泌下降而导致 ACTH 的分泌增加。这样的结果增加了这种激素对肾上腺的刺激,从而导致肾上腺皮质细胞的增生。已证实许多酶存在缺失现象,但其中约 95% 的病例是由于 21- 羟化酶的缺乏引起的(图 7-7-1)。已被报道的经典 CAH 发生率为 1/15 000~1/5 000,这个比率由于种族和人种背景不同而有所差异。

在特定条件下,在出现酶缺乏前存在 **17α- 羟孕酮(17α-hydroxyprogesterone,17-OHP)** 瞬间分泌增加的情况,与此同时更多的 17-OHP 转化为雄激素,这些类固醇浓度的增加导致女性胎儿男性化。这类患者需接受外源性糖皮质激素治疗,但由于多达 75% 的患者遭受盐分的流失,所以必须给予外源性盐皮质激素。

CAH 是通过检测酶缺乏前上一级的类固醇来诊断的。因此,几乎所有的病例都可通过检测新生儿血清或唾液中的 17-OHP 来诊断。

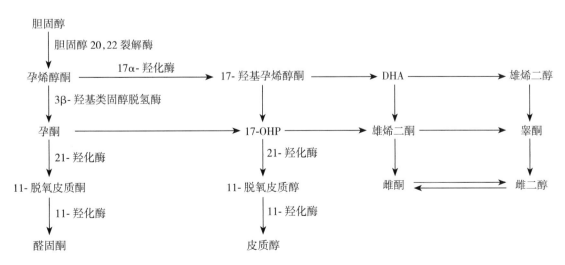

图 7-7-1 类固醇通路

有效的治疗将进一步减少男性化，使青春期以更接近正常的速度进行。因此，最重要的是控制雄激素水平。虽然睾酮已被用于监测治疗，但雄烯二酮可能是更合适的雄性激素监测指标。当雄烯二酮被很好地控制在参考区间内时，17-OHP 的浓度可能是其参考区间上限的 4 倍。如果 17-OHP 水平控制在参考区间内，很可能患者被过度治疗，其生长将受到阻碍，糖皮质激素过量的其他不良反应也将显现。因此，治疗监测中仅检测 17-OHP 是不合适的。

到目前为止，已报道的 CYP21a2 基因突变有 127 种。这些突变包括从酶功能的完全丧失到酶活性的部分丧失。CAH 属于常染色体隐性遗传病，其基因与**人类白细胞抗原 B（HLA-B）**位点密切连锁。目前认为，其病理生理学比其他位点变异的常染色体隐性疾病更复杂，因为它会影响类固醇代谢和类固醇反应。HLA 分型可在患者的家庭中进行，以评估亲属中的携带者状况。基因突变杂合的个体也表现出类固醇合成的异常，其 17-OHP 可能略高于或刚好在参考区间内，但与正常受试者相比，用 ACTH 试验刺激类固醇生成可导致 17-OHP 分泌的大量增加。这种异常可通过计算 17-OHP 与皮质醇比率区别出来，但患者通常没有生理异常。

一组患者直到青春期后才出现类固醇分泌异常的迹象。这些患者被认为患有 LOCAH。患者有多毛症、月经稀发和不孕，而且由于他们有多囊卵巢（绝大多数患者伴有 CAH），如果没有进行适当的生化检测，他们可能会被误诊为 PCOS。17-OHP 浓度在月经周期卵泡期时高于参考区间，并对 ACTH 刺激有过度的反应。尽管治疗多毛症采用抗雄激素疗法是必要的，患者也可添加外源性糖皮质激素加强治疗。治疗中添加抗雄激素的同时，可使用低剂量的糖皮质激素治疗，甚至可用泼尼松龙替代可的松。需保持抑制雄激素分泌和维持肾上腺功能的平衡。由于雄激素随着年龄的增长而分泌减少，所以类固醇的用量随着年龄的增长也可减少。

其他的绝大多数 CAH 病例是由于 11β- 羟化酶缺陷所致。由于 11- 脱氧可的松是在酶阻滞前生成，且生成增加（见先天性肾上腺皮质增生症），通过检测血清中的这种类固醇可诊断 CAH。同时伴有 11- 脱氧皮质酮和雄激素的分泌增加。患者出现高血压，患这种疾病的女孩会有一定程度

的男性化。其他酶的缺陷也有报道，但是其他酶缺陷非常罕见。

（五）库欣综合征

库欣综合征（Cushing's syndrome）参见肾上腺皮质这一部分的内容。

库欣综合征是由于皮质醇生成过多引起的。它可能是由**垂体腺瘤（库欣病，Cushing's disease）**、肾上腺腺瘤、肾上腺癌或异源 ACTH 所引起的。这种病在女性中的发病率是男性的 9 倍。类固醇生成的增加导致雄激素分泌增加。库欣病的多毛症通常较轻，但随着肾上腺肿瘤分泌大量雄激素可能出现严重的多毛症、阴蒂增大、声音变粗等。在肾上腺癌中皮质醇和雄激素很少大量分泌，但肾上腺腺瘤中，硫酸脱氢表雄酮通常在参考区间以下。对这些异常的情况需适当的治疗，包括垂体手术、肾上腺切除术或切除分泌 ACTH 的肿瘤。更进一步治疗可能需对垂体进行放疗或化疗。术后需仔细评估垂体和肾上腺功能，必要时给予外源性糖皮质激素。

二、检测指标

（一）黄体生成素和促卵泡激素

黄体生成素（luteinizing hormone，LH）和**促卵泡激素（follicle-stimulating hormone，FSH）**参见不孕这一部分的内容。

以下部分描述这些激素的检测用于诊断雄激素紊乱。

1. 临床应用

LH 和 FSH 的分泌被极高水平的雄性激素抑制。因此在 LOCAH 和库欣综合征中，LH 和 FSH 浓度通常低于正常或低于参考区间下限。虽然 PCOS 的 FSH 浓度一般正常，但 LH 浓度往往在参考范围以上，可能高达到参考区间上限的两倍。月经周期第 2~5 天或闭经妇女的血清中 LH 浓度大于 10IU/L，且 FSH 浓度正常提示多囊卵巢。

2. 局限性

（1）LH 和 FSH 的检测对库欣综合征、CAH 或雄激素分泌肿瘤的诊断没有帮助。

（2）虽然在 PCOS 中 LH：FSH 的平均值是升高的，但与正常受试者有很大的重合，因此这个比值对诊断没有帮助。当有良好的超声设备可用时，

LH∶FSH 的比值在 PCOS 的诊断中是否有作用受到质疑。

3. 使用频率

一般。

(二) 抗缪勒管激素

抗缪勒管激素（anti Mullerian hormone，AMH）参见不孕这一部分的内容。

以下部分讨论 AMH 的检测在 PCOS 研究中的临床应用。

虽然 AMH 在月经周期中是否表现出周期性分泌尚不确定，但周期内和周期间的波动很小，可随机采集血液样本进行 AMH 检测。研究发现，PCOS 患者 AMH 浓度的平均值与月经正常妇女相比有两倍以上的差异。AMH 的升高与疾病的严重程度有关。胰岛素抵抗的 PCOS 患者与胰岛素正常的患者相比 AMH 浓度更高。闭经的 PCOS 女性患者的 AMH 浓度比月经稀少的 PCOS 要高。由于临床的特异性和敏感性分别为 92% 和 67%，因此有人建议 AMH 在超声不可用或超声结果不明确的情况下可用于 PCOS 的诊断。

有研究显示，在超重的 PCOS 患者中随着体重下降，月经紊乱得到改善，并 AMH 浓度有明显下降。因此在 PCOS 患者中，AMH 检测可能对评估治疗有帮助。也有报道称 AMH 检测可能有助于预测氯米芬治疗的预后及评价胰岛素增敏药，如二甲双胍的疗效。

(三) 睾酮

睾酮（testosterone）可参见不孕这一部分的内容。

下面的部分介绍在多毛症和男性化中睾酮检测的应用。

1. 临床应用

在每例多毛症患者中通常都需检测睾酮。当睾酮大于 1.7ng/ml（6nmol/L）时，主要用于诊断雄激素分泌肿瘤。当多毛症突然发作且病情越来越严重时，临床医生应警惕肿瘤发生的可能性。

美国国立卫生研究院 1990 年的标准和鹿特丹 2003 年的标准提出 PCOS 患者的睾酮水平升高。2008 年内分泌学会指南也是如此。通过加入**性激素结合球蛋白**（sex hormone-binding globulin，SHBG）的检测可增强 PCOS、**特发性多毛症**（idiopathic hirsutism）和正常女性的鉴别。

从这两个指标，可提示游离睾酮的水平。睾酮浓度正常，但如果 SHBG 浓度低的话，游离睾酮的浓度可能异常升高。临床医生是否知道这三个指标的结果会改变其对局限性轻度多毛症患者的管理还是值得怀疑，而且内分泌学会不提倡在这类患者中检测雄激素。然而，在混合种族的人群中，血液中游离睾酮的浓度可能有助于从异常病理情况中鉴别出种族或遗传原因导致的多毛症。此外在抑制性疗法治疗中，这些指标可能对确定是抑制或依赖是有帮助的。

睾酮浓度在 CAH，LOCAH 和库欣综合征患者中升高，但是其检测在这些疾病的诊断没有价值。然而，睾酮的检测可用来监测 CAH 患者的治疗。

2. 局限性

（1）总睾酮的检测受 SHBG 水平的影响很大。在使用雌激素、抗惊厥药、肝硬化及部分甲状腺功能减退的患者中 SHBG 浓度增加。但在多毛症患者 SHBG 通常较低，导致非蛋白结合的睾酮浓度升高。这可能是肥胖或伴随胰岛素抵抗的结果。在这些情况下，仅检测睾酮总量会产生误导。游离睾酮浓度可通过 SHBG 测量值获得的游离雄激素指数来估计。

（2）睾酮的检测无法显示出女性雄激素分泌增加的来源。除了分泌雄激素的肿瘤外，睾酮浓度不能预测治疗多毛症的疗效。

（3）女性体内循环的睾酮一半是由肾上腺和卵巢分泌的少量雄激素在外周转换而成的，在监测 CAH 治疗过程中，睾酮可能不如雄烯二酮敏感。

（4）有报道称，在直接检测中可引起交叉反应的不明来源类固醇代谢物偶尔会大量分泌。因此睾酮浓度会假性升高，所以在直接反应中任一结果的检测值很意外地高于 1.7ng/ml（6nmol/L）时应进行提取试验来确证。在英国，这种检测可在**超区域检验服务**（Supra Regional Assay Service）这个机构检测。

（5）睾酮分泌具有昼夜节律，在清晨最高，在傍晚下降 25%~30%。正常男性睾酮浓度在午后会处于上午 9 点参考范围的下限或略低。下午采集的样品中睾酮浓度接近参考区间的低限，所以应同时检测一次上午 9 点的标本。

（6）睾酮水平在酗酒、压力或短时间内剧烈运动等情况下可能升高。研究表明，长时间的锻炼如马拉松长跑会降低睾酮的浓度。

3. 检测技术

详情请参阅不孕不育这一部分的内容。

直接法检测女性睾酮灵敏度低，精密度差，因此在女性睾酮的检测和多毛症研究中有两种方法。提取方法是一种已使用多年的方法。这种方法更敏感、更特异，在检测正常浓度和高浓度中更可靠。另一种方法是新兴的**串联质谱**（tandem mass spectrometry，MS）。在**英国国家室间质量评价计划**（National External Quality Assessment Schemes，NEQAS）有 19 家参与实验室在使用串联质谱技术。毫无疑问，这种方法比自动化方法的变异度小。尽管如此，大多数常规实验室仍使用自动化的方法检测，许多实验室会将难以解释的临床病例样本送到使用串联质谱技术的专业实验室，以获得确证性的结果。

英国 NEQAS 最近表明炔诺酮的存在会干扰罗氏自动化系统检测睾酮。这种情况可能会在女性服用药物治疗月经过多或口服避孕药时出现。部分干扰甚至可能发生在西门子 Centaur® 检测系统。

4. 使用频率

一般。

（四）性激素结合球蛋白

性激素结合球蛋白（sex hormone-binding globulin，SHBG）是一种 β 球蛋白，分子质量约 52kDa，由肝分泌。这种蛋白质的分泌受到雌激素的促进，也受到雄激素的抑制。这导致 SHBG 的血浆浓度存在性别差异。在血液循环中，SHBG 能结合几种类固醇。其与睾酮和二氢睾酮（DHT）（约 $1.5 \times 10^9 mol/L$）有很高的亲和力，而对雌二醇（$5.0 \times 10^8 mol/L$）的亲和力低。然而 SHBG 和雌二醇结合仍比和这些类固醇与白蛋白[$(3.7\sim6.4)\times10^4 mol/L$]的结合力要高很多。

SHBG 与肥胖及胰岛素抵抗的负相关已被证实，这种情况出现在 PCOS 患者中。

检测 SHBG 和睾酮的浓度可预估具有生物活性睾酮的浓度水平。

1. 功能

关于 SHBG 的确切作用还有很多争论。有人提出 SHBG 可抑制类固醇浓度的大幅波动，因此保证组织有相当稳定水平的未结合类固醇可用。考虑到睾酮存在明显间歇性分泌，这个假设是合理的。然而，其他实验表明，如果这个假设是正确

的，会过度简化 SHBG 的功能。最令人感兴趣的是最近的研究证实了 SHBG 细胞膜受体的存在同时又有蛋白质内化的证据。因此，SHBG 在细胞层面的所有的作用有待进一步阐明。最近有两篇综述（见参考文献）是关于 SHBG 受体结合及其在某些组织中内化以影响雄激素和雌激素的结合。

2. 参考区间（免疫放射分析法）

男性：10~60nmol/L。

女性：47~110nmol/L。

3. 临床应用

SHBG 的检测用于研究多毛症。结合睾酮检测可计算出游离睾酮指数（或游离雄激素指数）。在总睾酮浓度正常，而 SHBG 水平低下时导致非蛋白结合状态的睾酮浓度升高的情况下，该检测对判断病情有很大作用。无法检测的 SHBG 有过报道但非常罕见。

在抗雄激素和雌激素联合治疗多毛症时，SHBG 浓度通常升高，常常在参考区间上限两倍以上。因此，检测 SHBG 浓度可用来证实或排除对治疗无反应的患者。

4. 局限性

• 雌激素（口服避孕药、妊娠）使 SHBG 浓度升高，雄激素可使其降低。在某些临床状况和使用某些药物，如抗癫痫药和巴比妥，也会影响 SHBG 检测值。

• 肝硬化、甲状腺毒症、睾丸女性化和男性性腺功能减退时，SHBG 浓度升高。

• 黏液水肿、库欣综合征、CAH 和肢端肥大症时，SHBG 浓度降低。

• 外源性 T_3 和大部分抗惊厥药都会增加 SHBG 的分泌。据报道地塞米松会引起 SHBG 的小幅增加。

5. 检测技术

早期的方法是用活性炭从血清中去除内源性类固醇后，将氚标记的睾酮与 SHBG 结合。氚标记的 DHT 很快取代氚标记的睾酮，因为它对 SHBG 具有更高的亲和性，意味着不需移除内源性类固醇。另一种方法是在加入氚标记的 DHT 之前，用伴刀豆球蛋白 A- 琼脂糖 4B 结合 SHBG，而 Iqbal 和 Johnson 则用一根 Cibacron 蓝琼脂糖 4B 柱层压在 LH-20 上。

尽管仍可使用手工检测，但是在英国 NEQAS 所有参与实验室最常用的方法还是西门子 Immulite®2000 和罗氏的方法。

国际参考物质可提供检测校准。第一代参考物质在 1998 年制备,但是最近被第二代国际参考物质取代,编号 08/266。试剂厂家具体使用什么作为校准并不总是宣称的,但应该可以索取。

6. 样本类型

血清。

7. 使用频率

一般。

(五) 游离睾酮

女性血液中只有 1% 的睾酮不与蛋白质结合,男性的比例约为 2%。这些“游离”的部分传统上被认为是具有生物活性部分。然而,近年来,这种观点受到了挑战。一些研究者建议游离及与蛋白结合的部分都应被认为具有重要生物作用,然而,更具争议的是,有人认为 SHBG 结合的部分是可作为组织可用的部分。毫无疑问,非蛋白质结合的类固醇与临床状况密切相关。

在对多毛症的研究中,常规检测**游离睾酮** (free testosterone) 浓度。直接检测游离睾酮过程复杂且商业化试剂盒不可靠,所以可通过两种方法得到游离睾酮这个指标。第一种方法是从睾酮和 SHBG 浓度的比值减去游离睾酮或游离雄激素指数。第二种方法是,一个很接近游离睾酮浓度的近似值可通过睾酮、SHBG 和白蛋白浓度计算出来,一系列使用了部分或全部的这些指标的公式已发表(见检测技术)。

1. 参考区间

女性:2.88~14.4pg/ml(10~50pmol/L)。

男性:38.6~243pg/ml(134~844pmol/L)。

2. 临床应用

关于游离睾酮浓度的估算,可能会影响总睾酮浓度正常的多毛症妇女的治疗。在潜在雄激素异常的妇女中,治疗方式可能更为激进。

3. 局限性

(1)一般来说,游离睾酮与总睾酮浓度和女性多毛症及女性男性化的程度呈正相关。然而,有相当一部分个体之间有差异。有些女性的雄性激素水平升高,但是只有轻微的或没有多毛症,而另外一些妇女的雄激素水平正常,但多毛症很明显。

(2)临床医生对于检测游离睾酮的重要性持不同意见。有些临床医生会根据结果指导治疗。尽管大多数医生认为雄激素浓度是正常还是轻微

升高,对于治疗多毛症是无关紧要的。

4. 检测技术

血清中游离睾酮的百分比可通过平衡透析、稳态凝胶过滤、超速离心和微过滤(见参考文献)来测定。这些方法冗长、单调且需良好的技术技能和经验。因此,不适合临床常规使用。

游离睾酮浓度的估计值可用总睾酮及 SHBG 的结果算出来。游离睾酮的百分比与 SHBG 浓度具有良好的相关性(图 7-7-2)。

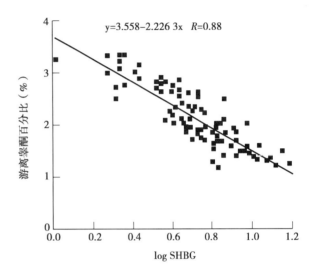

图 7-7-2 游离睾酮百分比与 SHBG 浓度的对数图

注:该图的游离睾酮百分比采用稳态凝胶过滤法测得,SHBG 采用免疫放射分析法测得

描述该相关性的等式可用于从 SHBG 结果中计算游离睾酮百分比。然后,游离睾酮浓度可根据总睾酮浓度算出。有些实验室根据总睾酮与 SHBG 结果的比率计算游离睾酮指数或游离雄激素指数。实验室应建立自己的参考区间,因为不同的方法学会有差异。

据报道,白蛋白结合的睾酮容易从循环系统扩散到组织中。因此,有人提出游离睾酮加白蛋白结合的睾酮(非 SHBG 结合的睾酮)代表靶细胞可利用的睾酮部分。在测定这部分睾酮之前,可使用一种简便的硫酸铵沉淀法沉淀与 SHBG 结合的睾酮。

许多数学模型已被开发出用于计算非 SHBG 结合睾酮。它们的复杂性取决于用于计算的参数的数量(如 SHBG、白蛋白、睾酮、皮质醇结合球蛋白)。

西门子提供一种放免试剂盒。试剂盒的可靠性研究表明总睾酮、游离睾酮与雄激素指数具

有良好的相关性,尽管检测值只有平衡透析法的一半。有人提出,这种方法只是测定总睾酮恒定比例的那部分,而不是游离睾酮浓度(参见下文)。Rosner(2001)已明确地批评这个检测方法。

Vermeulen 等人(1999)评价了估算游离睾酮与非 SHBG 结合睾酮的检测方法,并与平衡透析法测得的游离睾酮值进行比较。他们得出结论,使用 DPC 的试剂盒(现为西门子品牌)测得的游离睾酮和游离雄激素指数都不是游离睾酮浓度的可靠参数。使用总睾酮与 SHBG 算出来的游离睾酮是一个快速、简单、可靠的生物活性睾酮指数。它与平衡透析法的结果比对过,适用于临床应用,除了妊娠。计算得出的非特异性结合睾酮可靠地反映了非 SHBG 结合睾酮的浓度。国际老年男性研究协会网站提供了使用 SHBG 及总睾酮来计算游离睾酮的计算方法。它假定白蛋白水平是正常的,如果白蛋白浓度水平未知,则会发生改变。白蛋白浓度严重异常时,这个计算公式不适用。

5. 样本类型

血清。

6. 使用频率

常用。

(六) 雄烯二酮

雄烯二酮由睾丸、卵巢及肾上腺分泌。它是一种弱的雄激素,在外周组织中能被转化为更强的睾酮。因此,通过这种转化作用,雄烯二酮分泌的增多会导致多毛症(图 7-7-3)。

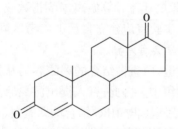

图 7-7-3　雄烯二酮

1. 参考区间

女性:30~330ng/dl(1.0~11.5nmol/L)。
男性:60~310ng/dl(2.1~10.8nmol/L)。
(引自西门子 Immulite 2000 分析项目)

2. 临床应用

大多数雄烯二酮检测需求是为了调查研究多毛症。然而,有临床医生持不同意见,认为这个检

测是无用的。我们自己的调查研究表明,只有 3% 的并伴有 PCOS 的多毛症妇女表现出雄烯二酮浓度单独升高(图 7-7-4)。

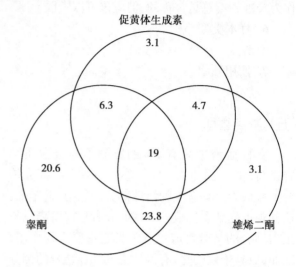

图 7-7-4　韦恩图显示有一种或多种激素异常的多囊卵巢综合征患者百分比

注:3.1% 的患者仅有雄烯二酮异常,20.6% 的患者睾酮水平升高。14.2% 的患者没有激素异常,4.7% 的患者未做所有测试

CAH 的主要问题是女性男性化。CAH 的治疗目标应是维持雄烯二酮的生理水平,以保障青春期的正常发育及最小化女性男性化症状。虽然 17-OHP,雄烯二酮及总睾酮已被用于 CAH 患者的治疗监测,但是,雄烯二酮似乎是最合适的。在 CAH 患者中,雄烯二酮的主要来源是肾上腺,然而,睾酮来源于雄烯二酮的外围组织转化。众所周知,当雄烯二酮浓度被抑制在生理水平时,17-OHP 浓度最大可保持在男性及女性卵泡期参考范围上限的 4 倍。因此,把 17-OHP 抑制到正常范围会导致外源性糖皮质激素的过度治疗。

缺乏 17β- 羟基类固醇脱氢酶导致睾丸中睾酮合成减少。这是与男性不完全男性化相关的罕见病症。几乎所有受影响的新生儿都被赋予了女性身份。从理论上讲,睾丸中雄烯二酮的分泌会增加,但实际上,需做 hCG 检测(见不孕症)才能发现缺陷。雄烯二酮与睾酮比值的增加是诊断依据。

3. 局限性

● 调查研究多毛症中,雄烯二酮的结果几乎没有提供额外的信息。雄烯二酮可由卵巢及肾上腺分泌,这种类固醇的检测不能确定增加的雄激素的来源。

● 新生儿及儿童的浓度水平是 <0.9ng/ml

（<0.3nmol/L），这低于很多试剂的敏感性。此外，很难为新生儿建立参考区间，很少有实验室能够准确诊断 17β- 羟基类固醇脱氢酶缺乏症。此类临床病例应提交给专家中心。

4. 检测技术

在英国国家室间质评计划中，超过 90% 的参与者使用商业化试剂盒，约一半使用西门子 Immulite2000 方法。英国国家室间质评计划的强化实验与串联质谱法的比较表明雄烯二酮商业试剂盒检测值高出了 10%~20%。不同方法学之间有明显的差异，因此，实验室应根据其所使用的方法来建立参考区间。

5. 样本类型

血浆或血清。

6. 使用频率

中等。

（七）硫酸脱氢表雄酮

基本上所有循环中的 DHEAS 都由肾上腺直接分泌。因为经过硫酸化，它具有更长的半衰期，没有昼夜变化规律（图 7-7-5）。

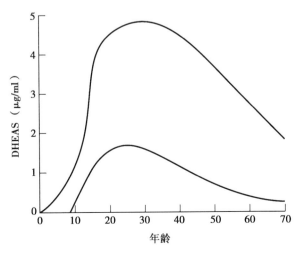

图 7-7-5　硫酸脱氢表雄酮（DHEAS）

1. 参考区间

参考区间随着年龄发生改变，峰值出现在青春期之后，30 岁之后逐渐下降（图 7-7-6 与表 7-7-1）。

图 7-7-6　各年龄段 DHEAS 的水平

表 7-7-1　DHEAS 参考区间

青春期之后的近似范围
15~30 岁 0.7~4.5μg/ml（1.7~11.5μmol/L）
30~40 岁 1.2~4.2μg/ml（3.1~10.8μmol/L）
40~50 岁 0.8~4.0μg/ml（2.0~10.2μmol/L）
50~60 岁 0.3~2.7μg/ml（0.8~6.9μmol/L）
>60 岁 0.2~1.8μg/ml（0.4~4.7μmol/L）

图表和范围基于作者实验室的数据。使用的转换因子（2.56）基于标准钠盐。

2. 临床应用

约有 10% 的 PCOS 患者的 DHEAS 大于参考区间，有些研究报道这种比例高达 42%。因为肾上腺是雄激素分泌增加的主要来源，最初可使用糖皮质激素治疗这样的患者。对于这种治疗的反应是多变的。

库欣综合征者由于肾上腺腺瘤，通常 DHEAS 浓度低于参考区间。

3. 局限性

（1）虽然女性多毛症患者的 DHEAS 浓度会增加，但是这并不排除增加的雄激素由卵巢分泌。事实上，研究表明肾上腺单独导致的雄激素分泌增加是罕见的。

（2）库欣综合征患者的 DHEAS 浓度正常并不能排除肾上腺腺瘤。

4. 检测技术

因为 DHEAS 的浓度是其他雄激素的 1 000 倍以上，所以通常样本在检测之前都进行至少 100 倍的稀释。因此，检测不受血清效应的影响。碘化 DHEAS 是可用的，已商业开发了几种简单的非提取测定方法。然而，大多数临床常规实验室使用自动化免疫分析方法，主要是西门子 Immulite2000 平台。使用串联质谱的实验室在增加，目前在英国国家室间质评计划中，已有 7 个参与者。

据报道，有些分析会与至今仍未识别的代谢物发生交叉反应，产生假性高值。没有特定的临床表现与这些代谢物有关。

5. 样本类型

血清。

6. 使用频率

不常用。

（八）17α- 羟孕酮

性腺及肾上腺组织都能利用孕酮合成 17α- 羟孕酮（17-OHP），见图 7-7-7。17-OHP 在肾上腺易于转化成 11- 脱氧皮质醇，在性腺及肾上腺易于转化成雄烯二酮。在卵泡晚期，类固醇激素水平升高，与雌二醇在相同的时间达到峰值。第二次升高发生在黄体期，与孕酮相似。因此，月经周期中，卵泡与黄体似乎都分泌 17-OHP。

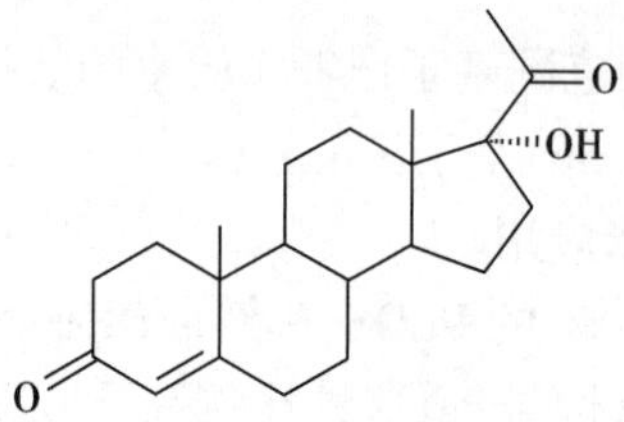

图 7-7-7　17α- 羟孕酮结构

1. 参考区间

卵泡期：0.55~1.84ng/ml（1.7~5.7nmol/L）。
黄体期：0.55~6.31ng/ml（1.7~19.6nmol/L）。

2. 临床应用

血清 17-OHP 的检测是用于诊断由于 21- 羟化酶缺乏引起的 CAH。在受影响的婴儿中，浓度大于 9.7ng/ml。在遗传咨询中，对鉴别杂合子很重要。

LOCAH 患者 17-OHP 的浓度通常高于月经周期中卵泡期的参考区间上限。二十四肽促皮质素检测会鉴别出那些 17-OHP 结果不明确的患者。LOCAH 患者 17-OHP 的分泌会急剧升高（超过基础水平的三倍）。

3. 局限性

（1）在那些由于 11β- 羟化酶缺陷导致的 CAH 病例中，17-OHP 轻度升高。当患者患有高血压时，需考虑该酶的异常，并 17-OHP 的浓度仅适度升高。

（2）在新生儿出生的第一个 24 个小时，由于母亲的类固醇仍存在于新生儿的血液循环内，所以这时的检测结果难以解释。

（3）17-OHP 不能用于监测 CAH 治疗的有效性。若测得 17-OHP 在正常范围内，这可能提示患者过度治疗了。对于 CAH 的治疗监测来说，雄烯二酮是最适合的分析物。

4. 检测技术

"实验室自建"的抽提检测方法较常用。西门子生产了一种 17-OHP 直接检测试剂盒，在成人中，该产品的检测值与"实验室自建"的抽提检测方法得到的结果有良好的相关性。由于新生儿和小于 6 个月的婴儿的血清中含有其他的类固醇物质而产生交叉反应，因此，在使用该试剂盒检测 17-OHP 浓度前，他们的血清需提取。在 UK NEQAS 的 53 个参加者中有 6 个使用了串联质谱。目前没有该项目的自动检测平台。

当使用免疫分析方法检测时，与其他类固醇的交叉反应会对结果解释产生困扰。在英国大学学院伦敦医院的**超区域检测实验室**（the Supra-Regional Assay Laboratory）使用气相色谱 - 质谱（GC-MS）检测该项目。

通常需对新生儿和青春期前的儿童进行 CAH 筛查，而他们的血样采集很困难。因此，研发了在唾液（见参考书目）和血斑中检测 17-OHP 的方法。

5. 样本类型

血清、血浆、唾液或血斑。

6. 使用频率

偶尔。

（九）双氢睾酮

睾酮在 5α- 还原酶的作用下在外围组织生成**双氢睾酮**（dihydrotestosterone，DHT）。相对于睾酮来说，它的生物活性取决于使用的生物测定方法和动物物种。然而，通常认为它是更有效的雄激素，与 SHBG 有更高的亲和力。睾酮在睾丸、皮肤、大脑、唾液腺、肺、心脏和胸肌中转化为 DHT。

1. 参考区间

女性：377~725pg/ml（1.3~2.5nmol/L）。
男性：116~435pg/ml（0.4~1.5nmol/L）。

（通过高效液相层析方法从其他雄激素中分离出 DHT，通过放射免疫检测测得）

2. 临床应用

一些研究表明检测 DHT 有助于诊断多毛症。然而，很多组织都能生成 DHT，它不是检测皮肤生成 DHT 量的一个敏感的标志物。

DHT 在男性和女性中都是低浓度的，对于大部分的检测方法来说，很难获得必要的敏感性。这是因为将 DHT 从睾酮和其他雄激素分离的过程中，很难避免损失。

3. 检测技术

DHT 抗血清结合物与睾酮有很强的交叉反

应。因为无法制备出特异的单克隆抗体,在测量 DHT 之前,必须从患者样本中除去睾酮。

在首次溶剂萃取后,通常是使用层析方法将 DHT 从睾酮中分离。这些方法具有分离出所有雄激素的优势,然后通过 RIA 进行测定。然而,这些方法通常限于科学研究。

一种稍微简单的方法是使用高锰酸钾氧化睾酮。目前有几家公司出售商业试剂盒。这些公司包括 DSL(Beckman Coulter,已经被 Danahar 收购——译者注)、Research Diagnostics Inc.、美国 New Jersey 和德国 IBL Hamburg。IBL-Hamburg 的酶联免疫吸附试验是一种没有氧化或提取步骤的简便的方法。丰富的经验和技巧可以提高抽提法的准确性和可靠性。

4. 样本类型

血清或血浆。

5. 使用频率

偶尔。

(十)雄烷二醇及其葡糖醛酸苷衍生物

在很多组织里,DHT 可快速转化为多种化合物,包括雄酮和雄烷二醇,5α- 雄烷 -3α、17β- 二醇(3α- 二醇)和 5α- 雄烷 -3β、17β- 二醇(3β- 二醇)。这些组织包括:性腺附件、皮肤、大脑、唾液腺和心肌。这些类固醇进一步代谢为相应的葡糖醛酸和硫酸盐。研究表明,上述的类固醇是多毛症的标志物。这些类固醇代谢物中最丰富的是硫酸雄酮。然而,Zwicker 和 Rittmaster 于 1993 年声称硫酸雄酮不适合作为多毛症的标志物。该化合物与其他雄激素的相关性很差,在多毛症女性患者的体内,该化合物浓度并未升高。研究显示这种类固醇主要来源于肾上腺。在人体中 3β- 雄烷二醇很少或没有,因此研究集中于 3α- 雄烷二醇和它的葡糖苷酸衍生物(3α-diol G)。后者可在尿液和血清中检测,尽管最近的研究都是在血清中检测 3α-diol G。许多研究表明 3α- 雄烷二醇和 3α-diol G 在多毛症的发病机制中起到一定的作用。

1. 参考区间

3α- 雄烷二醇葡糖苷酸:

成年男性:3.4~22.0ng/mL。

成年女性:

绝经前期 0.5~5.4ng/mL;

绝经后期 0.1~6.0ng/mL;

多毛症 1.3~9.4ng/mL。

ARUP 实验室检测采用 RIA 方法。

2. 临床应用

研究表明,在特发性多毛症中 DHT 很少增加。由于 3α- 雄烷二醇是皮肤中雄激素代谢的终端代谢物,在外周组织中,人们发现它是更好的提示雄激素活性增加的标志物。然而这些研究结果相互矛盾。一组研究人员报告 93% 的特发性多毛症患者中 3α- 雄烷二醇增加,而其他的研究人员发现在这类患者中 3α- 雄烷二醇的水平正常。

因此,研究人员将兴趣转移到 3α- 雄烷二醇葡糖苷酸(3α-diol G),有研究称该代谢物主要在性组织和皮肤中生成。早期研究表明,3α-diol G 在多毛症妇女中,浓度显著增高,然而睾酮水平仅略升高。后来有研究指出,由于早期研究中方法学的缺陷导致了 3α-diol G 升高的错误结果。更多的近期研究表明在多毛症中 3α-diol G 仅适度升高。1991 年 Rittmaster 在一篇详细的综述中总结了 3α-diol 和 3α-diol G 的起源及临床应用。他得出的结论是雄激素结合物的前体物质的主要来源可能是肾上腺,葡糖醛酸缀合物可能主要来自肝。因此,他总结道,3α-diol G 在多毛症的临床应用是有限的,而评估雄激素依赖性多毛症最好的方法是检查体毛分布。尽管如此,仍有很多 PCOS 和多毛症的研究中检测了 3α-diol 和 3α-diol G。2002 年,Chen 等人在综述中探讨了这些研究和结果。

3. 局限性

由于这些研究结果相互矛盾,因此人们对这些实验的可用性产生了质疑。这两种物质的测量相对于其他雄性激素的测量来说无助于提供更多信息。2000 年,Azziz 等人得出的结论是在评估特发性多毛症或其他多毛症患者时,不推荐常规使用 3α-diol G。这两种检测不常规使用。

4. 检测技术

Beckman Coulter 和位于美国盐湖城的 ARUP 实验室可提供商业检测。

5. 样本类型

血清。

6. 使用频率

很少。

三、参考文献

Azziz, R., Black, V.Y., Knochenhauer, G.A., Hines, G.A. and Boots, L.R. Ovulation after glucocorticoid suppression of adrenal androgens in polycystic ovary syndrome is not predicted by the basal dehydroepiandrosterone sulfate level. *J. Clin. Endocrinol. Metab.* **84**, 946–950 (1999).

Balen, A.H., Conway, G.S., Kaltsas, G., Techatraisak, K., Manning, P.J., West, C. and Jacobs, H.S. Polycystic ovary syndrome: the spectrum of the disorder in 1,741 patients. *Hum. Reprod.* **10**, 2107–2111 (1995).

Bentley-Lewis, R., Koruda, K. and Seely, E.W. The metabolic syndrome in women. *Nat. Rev. Endocrinol. Metab.* **3**, 696–704 (2007).

Broekmans, F.J., Visser, J.A., Laven, J.S.E., Broer, S.L., Themmen, A.P.N. and Fauser, B.C. Anti-Müllerian hormone and ovarian dysfunction. *Trends Endocrinol. Metab.* **19**, 340–347 (2008).

Cardozo, E., Pavonne, M.E. and Hirshfield-Cytron, J.E. Metabolic syndrome and oocyte quality. *Trends Endocrinol. Metab.* **22**, 103–109 (2011).

Chen, W., Thiboutot, D. and Zouboulis, C.C. Cutaneous androgen metabolism: Basic research and clinical perspectives. *J. Invest. Dermat.* **119**, 992–1007 (2002).

Ekins, R. Measurement of free hormones in blood. *Endocr. Rev.* **11**, 5–46 (1990).

Goudas, V.T. and Dumesic, D.A. Polycystic ovary syndrome. *Endocrinol. Metab. Clin. North Am.* **26**, 893–912 (1997).

Fears, T.R., Ziegler, R.G., Donaldson, J.L., Falk, R.T., Hoover, R.N., Stanczyk, F.Z., Vaught, J.B. and Gail, M.H. Reproducibility studies and interlaboratory concordance for androgen assays in female plasma. *Cancer Epidem. Biomarkers Prevent.* **9**, 403–412 (2000).

Goodarzi, M.O., Dumesic, D.A., Chazenbalk, G. and Aziz, R. Polycystic ovary syndrome: etiology, pathogenesis and diagnosis. *Nat. Rev. Endocrinol.* **7**, 219–231 (2011).

Gower, D.B. Analysis of androgens and their derivatives. In: *Steroid Analysis* (ed Makin H.L.J. and Gower, D.B.), 457–558 (Springer, London, 2010).

Harbourne, L., Fleming, R., Lyall, H., Sattar, N. and Norman, J. Metformin or antiandrogen in the treatment of hirsutism in polycystic ovary syndrome. *J. Clin. Endocrinol. Metab.* **88**, 4116–4123 (2003).

Harrison, S., Somani, N. and Bergfeld, W.F. Update on the management of hirsutism. *Cleve. Clin. J. Med.* **77**, 388–398 (2010).

Ibanez, L., Potau, N. and Carrascosa, A. Insulin resistance, premature adrenarche, and a risk factor of the polycystic ovary syndrome (PCOS). *Trends Endocrinol. Metab.* **9**, 72–77 (1998).

Jacobs, H.S. (ed), Polycystic Ovary Syndrome. *Bailliere's Clinical Endocrinology and Metabolism*, vol. 10 (2). (Bailliere Tindall, London, 1996).

La Marca, A., Broekmans, F.J., Volpe, A., Fauser, B.C. and Macklon, N.S. Anti-Müllerian hormone (AMH): what do we still need to know? *Hum. Reprod.* **24**, 2264–2275 (2009).

Martin, K.A., Chang, R.J., Ehrmann, D.A., Ibanez, L., Lobo, R.A., Rosenfield, R.L., Shapiro, J., Montori, V.M. and Swiglo, B.A. Evaluation and treatment of hirsutism in premenopausal women: an Endocrine Society clinical practice guideline. *J. Clin. Endo. Metab.* **93**, 1105–1120 (2008).

New, M.L. and Speiser, P.W. Genetics of adrenal steroid 21-hydroxylase deficiency. *Endocr. Rev.* **7**, 331–349 (1986).

Norman, R.J., Dewailly, D., Legro, R.S. and Hickey, T.E. Polycystic ovary syndrome. *Lancet* **370**, 685–697 (2007).

Pasquali, R., Stener-Victorin, E., Yildiz, B.O., Duleba, A.J., Hoeger, K., Mason, H., Homborg, R., Hickey, T., Franks, S., Tapanainen, J.S., Balen, A., Abbott, D.H., Diamani-Kandarakis, E. and Legro, R.S. PCOS forum: research in polycystic ovary syndrome today and tomorrow. *Clin. Endocrinol.* **74**, 424–433 (2011).

Pucci, E. and Petraglia, F. Treatment of androgen excess in females: Yesterday, today and tomorrow. *Gynaecol. Endocrinol.* **11**, 411–433 (1997).

Rittmaster, R.S. Androgen conjugates: Physiology and clinical significance. *Endocr. Rev.* **14**, 121–132 (1993).

Rittmaster, R.S. Medical treatment of androgen-dependent hirsutism: clinical review. *J. Clin. Endocrinol. Metab.* **80**, 2559–2563 (1995).

Rosner, W. An extraordinary inaccurate assay for free testosterone is still with us. *J. Clin. Endocrinol. Metab. (Lett.)* **86**, 2903 (2001).

Rosner, W., Auchus, R.J., Azziz, R., Sluss, P.M. and Raff, H. Position statement: Utility, limitations, and pitfalls in measuring testosterone: An Endocrine Society position statement. *J. Clin. Endocrinol. Metab.* **92**, 405–413 (2007).

Rosner, W., Hryb, D.J., Kahn, S.M., Nakhla, A.M. and Romas, N.A. Interactions of sex-hormone binding globulin with target cells. *Mol. Cell. Endocrinol.* **316**, 79–85 (2010).

Speiser, P.W. and White, P.C. Congenital adrenal hyperplasia due to steroid 21-hydroxylase deficiency. *Clin. Endocrinol.* **48**, 411–417 (1998).

Stewart, P.M., Penn, R., Holder, R., Parton, A., Ratcliffe, J. and London, D.R. The hypothalamo-pituitary-adrenal axis across the normal menstrual cycle and in polycystic ovary syndrome. *Clin. Endocrinol.* **38**, 387–391 (1993).

Vermeulen, A., Verdonck, L. and Kaufman, J.M. A critical evaluation of simple methods for the estimation of free testosterone in serum. *J. Clin Endocrinol. Metab.* **84**, 3666–3672 (1999).

Wallace, A.M. Analytical support for the detection and treatment of congenital adrenal hyperplasia. *Ann. Clin. Biochem.* **32**, 9–27 (1995).

Wheeler, M.J. The determination of bio-available testosterone. *Ann. Clin. Biochem.* **32**, 345–357 (1995).

Winters, S.J., Kelley, D.E. and Goodpaster, B. The analog free testosterone assay. Are the results useful? *Clin. Chem.* **44**, 2178–2182 (1998).

Witchel, S.F. and Azziz, R. Congential adrenal hyperplasia. *J. Pediatr. Adolesc. Gynecol.* **24**, 116–126 (2011).

Wood, P. Salivary steroids—research or routine? *Ann. Clin. Biochem.* **46**, 183–196 (2009).

Zwicker, H. and Rittmaster, R.S. Androsterone sulphate: physiology and clinical significance in hirsute women. *J. Clin. Endocrinol. Metab.* **76**, 112–116 (1993).

（罗招凡　译，李艳　审）

妊娠

人类胚胎与胎盘从妊娠早期阶段就开始合成多种物质,对这些物质定性和定量的检测可用于评估妊娠各个阶段孕妇的生理病理状态,辅助诊断妊娠疾病。此外,母体组织如子宫上皮(子宫内膜)和卵巢(黄体)也可分泌多种具有诊断价值的物质。

妊娠期间孕妇体内多种物质都处于较高水平,如妊娠晚期母体血清雌激素水平是未受孕女性血清雌激素最高水平的 100 倍。更令人惊讶的是,对其中许多物质的功能目前尚不清楚。在Smith-Lemli-Opitz 综合征和类固醇硫酸酯酶缺乏症的孕妇血清中几乎检测不到雌三醇,而雌三醇的缺乏会导致各种临床症状(见后文)。

与功能类似,目前对妊娠相关物质的调节机制都缺乏了解。胎盘激素及其类似物不具有正常生理学中的反馈机制,且大多数物质的分泌无昼夜节律,也不会随睡眠、运动或饮食等生理状态的改变而变化。胎盘产物的合成速率似乎仅与其来源组织(胎盘滋养层)的质量及子宫胎盘血流量有关。对临床多数应用而言,这个现象有个好处,即单一的胎盘产物检测可不考虑母体生理状态的变化。

大多数妊娠相关物质的浓度会随着妊娠阶段的不同发生明显变化:在某些阶段会降低,另一些阶段则升高。因此在通常情况下,同一检测指标可具有多个参考区间,而每个参考区间可能只适用于妊娠的某一周甚至某一天。实际工作中需注意两点,第一需要大样本建立医学参考区间;第二,临床医生难以在毫无提示的情况下记住不同的参考区间。此外,对妊娠期间需测量的多种物质,目前都无标准物质建立的标准方法,且免疫学检测方法(大多数胎盘和妊娠产物的常用测定方法)本身也存在偏倚。为消除孕周变异效应,使不同检测机构及不同检测方法的检测结果标准化,常采用**中位数倍数**(multiples of the normal median,MoM)报告生化指标和部分生物物理(超声和血压)指标。通常用测定值与相同孕周正常孕妇体内该物质中值的比率来表示分析物浓度。

1.0MoM 为正常,2.0MoM 为升高,0.5MoM 为降低。当利用**甲胎蛋白**(alpha-fetoprotein,AFP)来筛查**神经管缺陷**(neural tube defects,NTDs)时,其诊断阈值为"中位数的 2.5 倍"或"2.5MoM"。与中位数不同的是,以 MoM 表示的诊断阈值与孕周无关,且检测机构及检测方法的差异不会影响参考区间,但中位数可以变化。

准确的孕周判断是测量分析物的基础。某一指标在孕 15 周的检测结果可能高于医学参考区间,在孕 16 周内可能是正常的。临床上孕周测量误差相对常见,可达 4 周或以上。孕周通常从**末次月经**(last menstrual period,LMP)的第一天开始计算,14 周前可通过超声测量胎儿**顶臀长**(crown-rump length,CRL),14 周后通过超声测量**双顶径**(biparietal diameter,BPD)或头围(head circumference,HC)来确定,而胎儿双顶径或头围较顶臀长更加准确。若末次月经无法确定或与超声结果存在明显差异,则将超声结果作为"金标准"。当利用生化指标来筛查非整倍体时,常根据孕周或直接采用顶臀长来计算中位数。因实际应用中存在多种超声评估表,同一顶臀长可计算出不同孕周,故通常利用顶臀长直接计算中位数。

一、临床疾病

(一) 早期妊娠检测

通过测定**人绒毛膜促性腺激素**(hCG)的含量来筛查早期妊娠是孕期最常见的免疫检测项目,其结果备受女性关注(可反映出孕妇的积极或消极心态)。虽然未出现怀孕症状的女性不需进行尿液妊娠检测,但该检查在试纸上即可完成,十分便捷,也成为目前最常见、最受欢迎的"家用"检测项目。

(二) 先兆流产

先兆流产(threatened abortion)可发生在孕期前 24 周任何时候。孕妇虽出现腹痛和阴道流血等流产症状，但无法确定最终妊娠结局，许多孕妇可持续上述症状直至足月。先兆流产缺乏特殊治疗手段，若胎儿宫内死亡，可通过刮宫来清除子宫内容物。

(三) 异位妊娠

受精通常发生在输卵管壶腹部，随后受精卵穿过输卵管，6~7 天后植入子宫。若该过程中断，受精卵植入输卵管外则被称为**异位妊娠(ectopic pregnancy)**。此种情况下，妊娠前 8 周可出现输卵管破裂导致腹部大出血的危险状况。目前常通过剖腹手术或腹腔镜来治疗异位妊娠。近年来，单剂量肌内注射甲氨蝶呤是手术治疗的有效替代方案，其中 85% 的治疗效果与母体血清 hCG 水平(血清 hCG 浓度较高时，治疗失败可能性较大)、经阴道超声(TVS)所见的孕囊形态、胎心搏动相关。与腹腔镜相比，单剂量甲氨蝶呤肌内注射可显著节省治疗费用。

虽然多数妊娠为宫内妊娠，但也存在**未知部位妊娠(pregnancy of unknown location, PUL)**，也就是妊娠试验检测为阳性，但经阴道超声或腹腔镜检查却未发现子宫内外任何妊娠迹象的情况。早期妊娠检查中 PUL 发病率可达 31%，经验丰富的超声医生能将此比例降低至 10%。

大多数 PUL 发生于宫外，风险较低。虽超过 15% 的异位妊娠最终能自发消退，但目前尚无法区分哪些 PUL 将导致子宫破裂并危及孕妇生命，故准确的早期监测十分必要。

PUL 可能发展为四种妊娠结局：终止妊娠(44%~69%)；宫内妊娠(高达 75%)；异位妊娠(8.1%~42.8%)；持续存在的 PUL(2%)。持续存在 PUL 的孕妇体内 hCG 一直保持高值，可排除滋养细胞来源疾病，但其妊娠位置始终无法确定。加强对 PUL 的早期监测能够安全有效地减少后期手术干预。

(四) 胎儿染色体缺陷

非整倍体指人体细胞染色体数量异常。正常人体细胞有 46 条染色体，女性 23 对染色体(女性 2 条 X 染色体)，男性 22 对染色体，及一条 X 和一条 Y 的染色体。非整倍体细胞可出现特定染色体三拷贝，共 47 条染色体；或出现特定染色体缺失，共 45 条染色体。染色体数量异常将严重影响胎儿健康。

唐氏综合征(Down syndrome, DS) 也称为 **21 三体综合征(trisomy 21)**(第 21 号染色体呈三体征)，是最常见的染色体数目异常疾病。1866 年，Langdon Down 在其"先天愚型种族分类"的文章中首次描述了"先天愚型"的临床表现。经过 20 世纪 60 年代科学家和临床医生共同研究，这种疾病被命名为唐氏综合征。Shuttleworth 在 1909 年提出 DS 与母亲年龄存在相关性。1959 年，Lejune 和 Jacobs 证实该病是由 21 号染色体多拷贝所致。染色体不分离(细胞分裂过程中配对染色体不分离使两条染色体进入同一子细胞而不进入另一个子细胞)或易位(非同源染色体部分重排引起的染色体异常)使 21 号染色体增加。该病主要由多余的 21 号染色体长臂所致，其远端能够决定患儿面部特征、心脏缺损、智力水平及其他临床症状。该病的主要病因是染色体不分离，多余的遗传物质常来源于母体。临床体征除学习障碍，智商多为 20~70 外，50% 患儿存在先天性心脏缺损，50% 存在视力、耳、鼻及喉部疾病，30% 患有胃肠道疾病。同时，DS 患者甲状腺功能减退、癫痫和白血病的发病率也高于正常人群。尽管 DS 患者晚年罹患阿尔茨海默病的风险较高，但医疗技术的进步可使其预期寿命中位数增加至约 50 岁。

产前筛查和终止妊娠是降低 DS 发病率的唯一方法。DS 的发病率约为 1/600，孕妇年龄越大发病率越高(30 岁孕妇发病率为 1/1 000，35 岁为 1/428，40 岁为 1/130)。目前 DS 产前筛查十分广泛，常根据孕妇年龄(35 岁或以上)判断是否需进行筛查。自 1990 年起，孕中期(14~20 周)女性便开始进行各种生化检测(见下文)。近十年，超声测量胎儿颈部透明带厚度也逐渐运用于 DS 的产前筛查。超声联合生化检测能够对孕早期(妊娠 10~13 周)女性进行诊断，联合检测已成为英国和欧洲许多国家筛查计划的重要策略。

经产前筛查确定为高风险的孕妇可在 16~18 周进行羊膜穿刺术(通过穿刺针收集羊水)，或从 11 周开始行绒毛活检术(chorionic villus sampling, CVS)。可对来源于羊水或胎盘组织的胎儿皮肤细胞进行细胞遗传学检查，通过核型分析做出准确诊断。许多医疗中心采用**荧光定量聚合酶链反应(QF-PCR)**技术取代标准核型分析成为首要检测方法，标准核型分析适用于 QF-PCR 检测阳性或颈部透明带较厚的胎儿。因羊膜穿刺术或绒毛活检导致流产的风险(1/200~1/100)超过了自然状态下流产的风险,故并非所有孕妇都适用于上述检测手段。

18 三体综合征(trisomy 18):由 Edwards 在 1960 年首次描述,患儿中位生存时间小于 1 周,90% 胎儿出生后 6 月内死亡,5% 可存活 1 年。患儿在宫内即出现生长受限,一直持续到出生后。先天性心脏病是最常见死因,存活者也存在严重的身体和智力发育障碍。

13 三体综合征(trisomy 13):Pateau 在 1960 年首次描述了这种病例,患儿中位生存时间小于 1 周,超过 80% 的患儿在出生后一月内死亡,6 月生存率只有 3%。严重的先天性心脏病和肾疾病是最常见死因。

性染色体非整倍体(sex chromosomal aneuploidy):将性染色体非整倍体归为出生缺陷疾病是最受到质疑的。**Turner 综合征**(Turner's syndrome)因性染色体 X 呈单体所致(45,X0),临床特征是身材矮小、性腺发育不全、淋巴水肿和先天性心脏缺陷,青春期症状明显,多数患儿智力正常。与大多数常染色体三体综合征相似,Turner 综合征的宫内发病率远高于出生时发病率。该病可出现三种妊娠结局:早期流产(通常发生在 14 周前);22 周左右自然流产;足月前无任何临床症状直至青春期。上述三种不同妊娠结局使该病的产前筛查和诊断十分困难。其他性染色体非整倍体疾病包括 Klinefelter 综合征,男胎发病率约 1/1 000(47,XXY),女胎发病率约 1/1 000(47,XXX)。这两种异常核型所致的临床症状相对较轻。

(五)胎儿神经管缺损

神经管缺损(neural tube defect,NTD)是指中枢神经系统(脑和脊髓)及其覆盖物的不同程度缺陷。神经嵴是基本胚胎结构,在胚胎发育过程中逐渐闭合形成大脑和脊髓,通常在胚胎发育第 25 天左右完成,此过程中的任何不良因素都可引起神经管闭合不全或不闭合导致 NTD。常根据胚胎学和暴露神经组织的存在(开放)或缺失(闭合)对该病分类。根据大脑或脊柱是否受到影响主要分为两类:**无脑**(anencephaly)和**脊柱裂**(spina bifida)。无脑胎儿缺失大部分大脑和颅骨,宫外无法存活,分娩前后即死亡。脊柱裂的胎儿有下脊神经根及其覆盖物缺陷;脊髓膜通过缺损凸出形成脊髓脊膜膨出,虽 1/3 患儿手术后可存

活,但截瘫和大小便失禁将严重降低其生活质量。

20 世纪 70 年代中期以来,测定母体血清中 AFP 含量可对 NTD 进行筛查;20 世纪 90 年代末之前则是通过羊水中升高的 AFP 和乙酰胆碱酯酶来联合诊断 NTD。近年来,由于超声检查可发现胎儿颅骨中的"水果标志"(柠檬和香蕉),因此超声已逐渐成为主要的检测手段。随着孕早期染色体非整倍体筛查和超声检查的普及,越来越多 NTD 在妊娠早期可被诊断,目前英国多家医疗机构不再对 14~20 周孕妇提供 NTD 的常规血清学筛查。

曾娩出过 NTD 患儿的孕妇再次生育 NTD 患儿的风险较高(约 1/30)。叶酸可促进神经嵴的折叠,每天补充 0.4mg 叶酸可显著降低发病风险,部分国家已推行叶酸添加食品,也有国家建议所有备孕妇女增加叶酸摄入量。

由于早期筛查的普及和叶酸添加食品及补充剂的使用,英国 NTD 患儿的出生率从 20 世纪 70 年代初的 3.2‰降至 20 世纪 90 年代末的 0.1‰,其中 40% 受益于产前筛查和及时的终止妊娠,60% 受益于叶酸添加食品和叶酸补充剂的使用。

(六)早产

早产(premature labor)是指妊娠满 24 周,但不足 37 周的分娩。早产儿体重小于 2 500g,可伴随呼吸窘迫综合征等致死性并发症,也可出现智力缺陷、脑瘫等永久性脑损伤。通常使用抑制宫缩的药物来降低早产发病率(但通常无效)。早产儿娩出后可能需转移至新生儿重症监护病房。有晚期流产或早产史的孕妇出现自发性早产的风险明显增加,早产风险与 20~24 孕周时经阴道超声测量的宫颈长度呈负相关。子宫颈短的女性使用孕酮栓剂后,早产风险可降低约 40%。此外,子宫颈非常短的孕妇还可行宫颈内口环扎术——缝合子宫颈来降低早产风险。目前尚无特异性早产筛查项目,常通过妊娠 24 周后测量宫颈阴道分泌物中的胎儿纤维连接蛋白的水平来预测早产。但最近一项 Cochrane 研究表明,尽管产科广泛使用胎儿纤连蛋白来筛查具有早产高风险的孕妇,目前尚无足够证据证明其有效性。

(七)胎盘功能不全

胎盘功能不全(placental insufficiency)是指胎盘转运功能不全(胎儿营养物质的运输和代谢

产物的清除)的病理状态,病因未明。胎盘功能不全可导致胎儿发育迟缓,胎儿窘迫甚至死亡。胎盘特异性产物分泌减少可反映胎盘功能不全。

胎儿生长迟缓(fetal growth retardation),通常被称为小于胎龄儿(small for gestational age fetuses,SGA),是指由于胎盘功能不全导致胎儿出生体重低于预期。通常情况下,若胎儿体重在同胎龄儿出生体重的第 10 百分位以下(也可使用第 5 百分位),则被诊断为"生长发育迟缓"或"低月份胎儿"。胎儿可能出现营养不良症状(头围与腹围比例增加)和长期脑损伤,这与分娩过程中胎儿的缺氧状态有关。若产前可对小胎龄儿进行诊断,上述发病风险将大大降低。在孕 11~13 周时,通过生物和生化指标的联合检测(排除先兆子痫的情况下),结合母体特征及分娩史可在 37 周前诊断出 75% 的小胎龄儿(假阳性率为 10%)。联合检测指标包括胎儿颈部透明带厚度、子宫动脉搏动指数和平均动脉压的增加,及生化标志物**妊娠相关血浆蛋白 A**(pregnancy-associated plasma protein-A,PAPP-A)、**游离 β-hCG 和胎盘生长因子**(placental growth factor,PlGF)的减少。尽管上述检测尚未推广应用,但有证据表明,早期筛查可加强对孕妇的早期监测,且低剂量阿司匹林的预防性使用可将发病率降低 50%。

妊娠最后 12 周内出现的宫内**死胎**(fetal death)被称为**死产**(stillbirth),若发生于 24 周之前则被称为**流产**(miscarriage)。流产和死产多因胎盘功能不全所致,但多数情况原因不明。流产和死产与孕早期非整倍染色体筛查的异常结果有关,常表现为胎儿颈部透明带增厚和 PAPP-A 降低。结合母体特征、生物物理和生物化学指标最多可诊断出约 35% 的死产和早产,死产和流产的风险评估过程与胎儿生长发育迟缓类似。

胎儿窘迫(fetal distress):指由于胎盘功能不全和分娩过程中的机械损伤,胎儿在分娩时出现缺氧的现象。临床症状包括胎心减慢和胎粪产生。若胎儿未能迅速分娩,将导致胎儿死亡或脑损伤。

(八) 先兆子痫

先兆子痫(preeclampsia)是指孕妇在妊娠 20 周后出现的一种广泛的血管内皮功能障碍性疾病。表现为高血压和蛋白尿,伴或不伴有病理性水肿。健康初产妇先兆子痫的发病率为 2%~6%,10% 先兆子痫发生在妊娠 34 周前。全球范围内先兆子痫的发病率约为 5%~14%。

发展中国家先兆子痫的发病率为 4%~18%,高血压在死产和早期新生儿死亡病因中排名第二。

轻度和重度先兆子痫

75% 先兆子痫病情较轻,25% 较重。重度先兆子痫可导致肝肾衰竭、弥散性血管内凝血和中枢神经系统异常。若病人出现与先兆子痫相关的癫痫可诊断为**子痫**(eclampsia)。

通常根据血压和蛋白尿水平将子痫分为**轻度先兆子痫**(mild preclampsia)和**重度先兆子痫**(severe preclampsia),也可根据发病时的孕周将其分为**早期先兆子痫**(early preclampsia)(34 周之前)、**中期先兆子痫**(intermediate preclampsia)(34~37 周)和**晚期先兆子痫**(late preclampsia)(37 周之后)。

先兆子痫的病因为妊娠 14 周前滋养层细胞对螺旋动脉浸润不足引起的胎盘受损。血管发育不良是先兆子痫的主要病因,受到妊娠期间母体的免疫反应、遗传、环境等多种因素影响。因此许多专家认为先兆子痫可能存在多种病因。

近年来,科学家们努力寻找先兆子痫的筛查和诊断标志物。目前发现许多标志物都与胎盘功能相关,如 PAPP-A、PIGF、可溶性内皮联蛋白、**可溶性 fms 样酪氨酸激酶 -1**(sFlt-1)**或血管内皮生长因子**(sVEGFR-1)、活化素 A 和抑制素 A 及其他促血管生成和抗血管生成因子。这些标志物与一些炎症分子如细胞因子等仅在发病时出现改变。在孕早期结合母体特征,生物指标(平均动脉压和子宫动脉搏动指数)和生化指标(PAPP-A 和 PlGF)可诊断出 90% 早期先兆子痫和 60% 晚期先兆子痫,假阳性率为 5%。该病主要由胎盘螺旋动脉的早期妊娠重塑所致,早期筛查是唯一干预方式。目前,钙、维生素(C 和 E)和抗氧化剂的治疗方案基本无效,但妊娠 14 周之前服用低剂量阿司匹林可使先兆子痫发病率降低 50%。重度先兆子痫可通过降低血压和早期分娩来治疗。

(九) 其他疾病

1. 胎盘早剥

胎盘和母体组织之间形成的血肿导致胎盘部分分离,称为**胎盘早剥**(placental abruption),可能与先兆子痫有关。胎盘早剥可导致严重出血、高凝状态、早产和胎盘功能不全,危急情况下只能进行紧急分娩。

母体糖尿病（maternal diabetes）若得不到有效控制将导致胎儿和胎盘过度生长，胎儿胎盘产生的物质增加。若不治疗，胎儿可能在妊娠最后4~6周死亡。一些糖尿病仅在妊娠期间出现，称为**妊娠糖尿病**（gestational diabetes）。目前，通过控制母体代谢状态，糖尿病妊娠在生物学和临床角度上均可控制在正常范围内。通过口服葡萄糖耐量试验可对妊娠糖尿病进行筛查。该检查主要针对存在以下危险因素的孕妇：体重指数（BMI）大于30、既往有妊娠糖尿病史、糖尿病家族史或娩出过巨大胎儿（体重超过4.5kg）。巨大胎儿与孕早期PAPP-A的升高相关，PAPP-A蛋白酶可分解胰岛素样生长因子结合蛋白，上调胰岛素样生长因子从而刺激胎儿生长。

2. Rh 溶血

胎儿和新生儿溶血是妊娠的一种常见疾病，同时也是产科医生面对的主要疾病。该病系是因母体对父系遗传抗原的同种异体免疫反应所致。Rh 阳性胎儿可使 Rh 阴性母亲致敏，在二次妊娠时，母体抗体穿过胎盘导致胎儿出现溶血性贫血、水肿及死亡。若溶血程度较轻，胎儿可存活，但新生儿会出现严重的黄疸和脑损伤。该病同时与胎盘肥大和胎儿胎盘产物增加有关。治疗措施包括换血疗法（宫内或产后）和提早分娩。最常见的病因是对恒河猴抗原 D（RhD）的免疫反应。早期治疗手段之一是对贫血胎儿进行宫内输血。最近，通过对孕早期母体血浆中分离出的胎儿来源的游离 DNA 进行鉴定，可明确胎儿是否具有 D 基因型，从而对孕妇进行预防性抗 D 治疗来有效监测和治疗 Rh 溶血。

3. 镰状细胞贫血和地中海贫血

地中海贫血（thalassemia）是一种起源于地中海地区的常染色体隐性遗传的血液疾病。地中海贫血是由于合成珠蛋白的基因缺失或突变，导致构成血红蛋白的 α 链和 β 链珠蛋白的合成比例失衡，形成异常血红蛋白所致的贫血。地中海贫血的特点是球蛋白合成数量减少，而镰状细胞贫血（血红蛋白病）的特点是合成异常的功能性球蛋白。镰状血红蛋白（HbS）是 β 珠蛋白链第 6 位谷氨酸被缬氨酸替代而产生的异常血红蛋白。研究发现，其他罕见血红蛋白也存在缬氨酸取代谷氨酸的情况，同时 β 链的其他位置也存在突变。尽管突变蛋白的电泳特性不同，但镰状细胞溶解试验都为阳性，导致镰状细胞贫血。血红蛋白病实质上是珠蛋白肽链分子结构异常所致。镰状细胞贫血可导致严重的威胁生命的血管阻塞危象、严重败血症、脾隔离症、再障危象、卒中、阴茎异常勃起、肺动脉高压、增生性视网膜病和慢性器官损伤，如髋部和肩部的缺血性坏死等疾病。镰状细胞贫血患者可同时罹患地中海贫血，患者既存在异常球蛋白合成（血红蛋白病），同时也存在球蛋白合成减少（地中海贫血）。部分地中海贫血也属于血红蛋白病，两者都将导致贫血。

作为新生儿筛查项目的一部分，英国计划通过血斑点筛查方案对这两种疾病进行早期诊断，现在也成为产前筛查项目。产前筛查项目的总体目标是及时为妊娠期间所有夫妇提供镰状细胞贫血和地中海贫血筛查，并为那些经筛查确定为高风险的夫妇提供医疗帮助。作为早期产前保健计划的组成部分，在英国所有孕妇初次产检时都将接受镰状细胞贫血和地中海贫血筛查。筛查方案包括血液学检测、通过高效液相层析检测异常血红蛋白及进行家族史问卷调查。孕妇若为携带者，则需对其伴侣进行筛查以明确其是否也是携带者，从而评估胎儿是否存在患病高风险。

4. 小头 - 小颌 - 并趾综合征

小头 - 小颌 - 并趾综合征即 Smith-Lemli-Opitz 综合征（Smith-Lemli-Opitz syndrome，SLO）由 Smith，Lemli 和 Opitz 在 1964 年首次提出，是 11 号染色体长臂 12~13 区的固醇 7- 还原酶（DHCR7，又称 7- 脱氢胆固醇还原酶）基因突变所引起的常染色体隐性遗传病。DHCR7 编码的酶可在胆固醇合成途径的最后一步将 7- 脱氢胆固醇（7DHC）转化为胆固醇，DHCR7 基因突变后导致血浆胆固醇生成减少，抑制大脑半球、脑神经和外周神经的髓鞘形成。该病在北欧和中欧人群中的发病率相对较高，为 1/30 000~1/20 000。常表现为智力缺陷，伴随生长发育障碍、肢体障碍及骨骼、生殖器、心脏、肺和肾畸形。该病需与外生殖器畸形、雌雄间性、先天性肾上腺增生及爱德华兹综合征（18 三体综合征）等疾病进行鉴别。由于胆固醇合成通路的缺陷，孕中期胎儿体内的未结合雌三醇水平较低。统计发现 29 例 SLO 患儿 AFP 中值为 0.72MoM，未结合雌三醇为 0.21MoM，总 hCG 为 0.76MoM。采用 SLO 特定算法对其进行产前筛查有助于及时终止妊娠。若在妊娠 15 周前后进行羊膜穿刺，然后通过气相色谱 - 质谱联合检测可发现羊水中胆固醇水平较低,7-DHC 显著升高。

5. 类固醇硫酸酯酶缺乏症

类固醇硫酸酯酶(steroid sulfatase,STS)缺乏症是人类常见的先天性代谢异常疾病之一。这种 X 连锁遗传性代谢病在男性中的发病率约为 1/6 000~1/2 000,1/2 000 的女性可能是该病的携带者。出生前后的临床表现差异较大。胎盘中类固醇硫酸酯酶缺乏将引起母体和胎儿雌激素减少,导致分娩延迟。类固醇硫酸酯酶缺乏的新生儿通常体重和身高正常,并未出现由类固醇硫酸酯酶缺乏所引起的围生期并发症,但出生后前三个月会出现上下肢皮肤剥脱,称为鱼鳞病。

6. 德朗热综合征

德朗热综合征(Cornelia de Lange,CDL)是一种发育性畸形综合征,主要表现为智力障碍、生长发育迟缓、(部分)肢体缺失和异常面部特征;可同时并发先天性心脏病、胃食管反流和听力障碍等疾病。目前尚未发现与该病相关的特定生化指标和染色体异常,该病的诊断主要根据特征性的临床表现及异常面部特征。其发病率约为 1/40 000,复发风险小于 1%。尽管复发风险较低,但该病难以通过超声检测来进行产前诊断。1983 年,在一位已诞下 CDL 男婴的孕妇的 20~35 周血清中发现 PAPP-A 含量降低,利用免疫细胞化学技术对该孕妇的胎盘滋养层组织活检后也未发现 PAPP-A。同时,在另一名产下 CDL 男婴的女性体内也未检出 PAPP-A。统计发现,18 名产下 CDL 患儿的孕妇,其孕中期 PAPP-A 中位值为 0.21(0.03~0.71)。由此推断,测定妊娠中期孕妇血清中 PAPP-A 的含量联合超声检查能够对 CDL 进行产前诊断。

7. 胎源性成人疾病(巴克假说)

David Barker 在 1989 年指出胎儿出生体重与冠心病发病风险之间存在相关性,胎儿出生时和婴儿期体重越低,晚年罹患冠心病的风险就越高。心脏病发病风险与胎儿出生体重密切相关。母体向胎儿传递营养物质这一过程中的任何变化都会显著影响子女健康。后续研究还表明,低出生体重与高血压、卒中和 2 型糖尿病的发病风险也存在相关性。由此形成了"胎源性疾病假说",该假说认为冠心病及其相关疾病源于妊娠期和婴儿期营养不良,营养不良将永久改变机体的结构、生理及代谢。

最新研究表明,女性受孕时和妊娠期间的身体状况和饮食将严重影响后代健康。胎儿出生后若体重增加缓慢,2 岁时体型瘦弱或发育迟缓,则其慢性疾病的患病风险将增加;若两岁后胎儿体重迅增加则日后罹患冠心病、高血压和 2 型糖尿病的风险也将增加。这些发现指出以下重要性:

(1) 应保持年轻女性在妊娠前后的营养和健康;

(2) 应维持胎儿的生长发育;

(3) 为预防慢性病,应避免 2 岁后幼儿的快速肥胖,尤其是 2 岁左右的瘦弱儿童。

产前因素对胎儿宫内发育及成人健康的影响(图 7-8-1)已成为不良妊娠结局的重要研究方向。

二、检测指标

(一)甲胎蛋白

甲胎蛋白(Alpha-fetoprotein,AFP)是一条相对分子质量约为 69kD 的多肽单链,由 590 个氨基酸组成,其中 39% 的氨基酸序列与白蛋白相似。与白蛋白不同的是,AFP 是含有 4% 糖类残基的糖蛋白。羊水中的 AFP 存在两种异构体,两者糖类链结构不同导致其与刀豆球蛋白 A 结合能力也不同。

胎儿体内的 AFP 由肝、胃肠道和卵黄囊合成(图 7-8-2)。胎儿血清中的 AFP 在妊娠 12~14 周达到高峰,此后逐渐下降直至足月;新生儿体内的 AFP 在出生后前几周的半衰期为 3~4 天,在第 8 个月时降至成人水平。羊水中的 AFP 可来源于母血、胎儿尿液和卵黄囊,孕早期到达峰值后便稳定下降。母体内的 AFP 逐渐上升,32 周达到高峰后逐渐下降直至足月(图 7-8-3)。

胎儿合成 AFP 的机制尚不清楚,无法确定母体和胎儿体内的 AFP 水平。胎儿性别是影响 AFP 含量的唯一生理因素,足月男胎脐血中 AFP 显著升高。AFP 功能未知,目前公认 AFP 具有类似白蛋白的功能。此外 AFP 还能与雌激素结合,但其结合能力远低于性激素结合球蛋白。也有研究认为 AFP 具有免疫抑制功能,能够在母胎排斥过程中发挥作用。

1. 参考区间

AFP 的检测方法应直接或经二级校准后符合**国家生物标准与控制研究所**(National Institute for Biological Standards and Control,NIBSC)/世界卫生组织所制定的国际标准品(72/225)。因

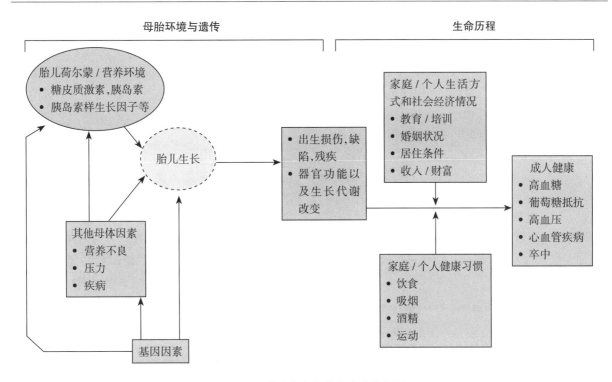

图 7-8-1 胎儿发育和成人疾病的起源

注:胎儿期母体的健康状况、遗传因素及宫内营养情况将严重影响胎儿的生长发育。胎儿通过宫内编程机制调节营养物质分配,影响各个器官和组织的发育及代谢。宫内发育迟缓的胎儿在分娩后的生长发育过程中又受到个人生活方式和环境的影响,对多种成年慢性疾病易感

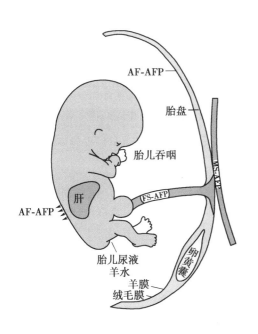

图 7-8-2 AFP 的产生及分布

注:AFP 主要来源于胎干细胞、卵黄囊及胃肠道,分布于胎儿组织、羊水和母体血清

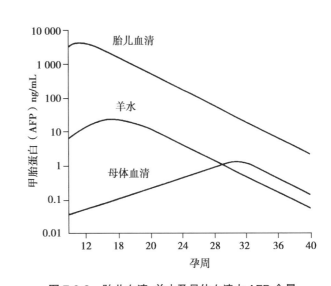

图 7-8-3 胎儿血清、羊水及母体血清中 AFP 含量

注:胎儿血清中的 AFP 显著高于母体血清,但随着孕周增加逐渐降低;羊水中的 AFP 在 18 周之前缓慢增加,随后迅速下降;母体血清中的 AFP 随孕周逐渐上升至 32 周,随后逐渐降低直至足月

此,检测结果以 kU/L 来表示,或在较为少用的情况下,当 kU/L 和 ng/ml 之间的换算系数为 1.0 时,AFP 测定值也可用质量单位 ng/ml 表示。正常非妊娠女性体内 AFP 含量较低(<10kU/L)。

作者所在实验室利用 ThermoFisher 公司的 Kryptor 检测平台(BrahmsBiomarkers,柏林)建立了 14~20 周孕妇血清中 AFP 的参考区间(表 7-8-1)。建议各实验室利用符合实验室标准的商业化检测平台来建立自己的参考区间,在筛查 NTD 和 DS 时也应不断监测参考值范围变化,以排除系统漂移和试剂更换带来的检测误差。在风险计算软件中,通常使用多项式回归拟合中位数,以便按妊娠天数计算中位数。

表 7-8-1   孕中期每周 AFP 的中位数

孕周	母体血清 AFP/(kU/L)
14	24.48
15	28.59
16	33.28
17	38.62
18	44.67
19	51.49
20	59.16

2. 检测方法

AFP 有多种免疫测定技术,包括多种信号产生的免疫竞争法。与多种常规指标检测一样,放射性免疫分析技术目前应用较少,大部分实验室采用化学发光或荧光终点法的自动化检测系统(如西门子公司的 XP、Immulite、DelfiaXpress、AutoDelfia 及 Kryptor 检测平台)。除去所有免疫检测共同影响因素外,AFP 检测无特殊要求。目前尚未发现 AFP 检测的干扰物,故其特异性较高。可通过凝集素亲和层析去除羊水中存在的不同糖基化的 AFP 异构体,虽然部分异构体可作为 NTD 标志物,但目前较少对其进行检测。现有各种检测方法都能有效检出妊娠期间的 AFP,因此 AFP 检测不需极高灵敏度。推荐使用有较宽的 AFP 参考区间的方法:应覆盖 DS 的低值和与 NTD 的高值,通常为 1~700kU/L。理论上,标记免疫方法对于较宽参考区间的精密度要求更具优势。作者所在实验室对 10~100kU/L 这一区间的日间精密度约为 2%。AFP 作为常用的检查指标常进行大批量检测,故宜采用自动化的检测方法。

3. 样本类型

血清、血浆或羊水。与大多数免疫检测类似,因血清不易受抗凝剂及储存所形成的沉淀等物质的干扰而优于血浆。

4. 检测频率

一般。

5. 临床应用

(1)神经管缺陷。由于体表缺陷,胎儿体内的 AFP 可通过暴露的毛细血管渗入羊水并进入母体循环(图 7-8-2)。因此,检测母体血清中的 AFP 水平能够对 NTD 进行筛查。本项检测宜在孕 16~18 周进行,15 周之前和 20 周后其预测价值降低。筛查阳性(高于 2MoM 或 2.5MoM)的孕妇应接受后续详细检查。AFP 联合其他检测能够筛查出 80%~90% 的脊柱裂和 90%~100% 的无脑畸形,从而终止妊娠。

正常妊娠和 NTD 妊娠的母体血清中 AFP(MSAFP)含量存在一定重叠(图 7-8-4)。

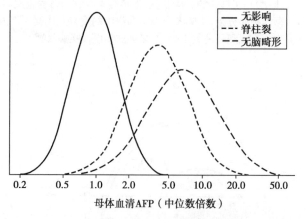

图 7-8-4   正常妊娠、脊柱裂和无脑畸形母体血清中的 AFP 含量

注:正常妊娠的母体血清中 AFP 约为 0.2~5MoM,脊柱裂的母体血清中 AFP 约为 0.5~20MoM,无脑畸形的母体血清中 AFP 约为 0.7~50MoM。正常妊娠和神经管缺陷的 AFP 的参考区间存在重叠

表 7-8-2 中列出了 AFP 升高的其他原因。

表 7-8-2   母体血清中 AFP 升高的常见疾病

1.	正常妊娠(正常的高值)
2.	神经管缺陷
3.	其他先天性畸形,如脐疝和腹壁缺陷
4.	多胎妊娠
5.	孕周误差(估算)
6.	死胎

续表

7.	母体肿瘤（肝癌,性腺畸胎瘤）
8.	母体肝疾病
9.	肾疾病,如先天性肾疾病
10.	婴儿骶尾部肿瘤
11.	其他潜在不良妊娠结局

AFP升高的孕妇需接受超声检查来对可疑疾病进行确诊,如胎儿NTD。总体来说,超声目前能够诊断超过95%的NTD,而羊膜穿刺术和AFP则被视为非必须检测项目。若羊水中AFP低于2MoM,则可不进行其他检测;若AFP高于2MoM,则需检测羊水中的乙酰胆碱酯酶。若超声检查或羊水中AFP和乙酰胆碱酯酶均为阳性,则可终止妊娠(在孕妇知情同意的情况下)。

(2)唐氏综合征。母体血清中低水平的AFP将在下文进行讨论(参考非整倍体筛查)。

(3)胎盘功能不全。若母体血清中AFP升高且已排除NTD,妊娠晚期娩出低体重胎儿的风险则较高。AFP较高的孕妇出现其他不良妊娠结局的风险也较高。

(二)人绒毛膜促性腺激素

人绒毛膜促性腺激素(human chorionic gonadotropin,hCG)是糖蛋白激素家族的一员,其他成员包括**黄体生成素**(luteinizing hormone,LH),**促卵泡激素**(follicule-stimulating hormone,FSH)和**促甲状腺激素**(thyrotropin,TSH)。糖蛋白激素家族均由2个亚基组成,包括1个在四种激素的组成和结构完全相同的α亚基(92个氨基酸)和1个具有各自特征的β亚基。完整的hCG(hCGαβ)是由α亚基和β亚基以非共价键连接形成的二聚体,其分子量为39.5kDa。hCG的β亚基是由145个氨基酸组成的单链,其中N-末端的前121个氨基酸与β-LH具有80%的序列同源性;但β-hCG的C-末端具有β-LH中不存在的24个氨基酸延伸。因此,hCG的α和β两个亚基都是生物活性所必需的,但β亚基决定了其作用的特异性。在孕妇血清中,hCG至少有两种形式:与α亚基无关的**游离β-hCG**(hCGβ)和完整的**hCG二聚体**(hCGαβ)。在非整倍体筛查中,hCGβ和hCGαβ具有不同的特异性,所以区分这两种形式非常重要。从分析的角度来看,正确地检测hCG的不同形式及精确解读十分

重要。

hCG由胎盘的合体滋养层(也可能是细胞滋养层)细胞产生,合成过程包括α和β亚基各自的**信使RNAs(mRNAs)**的独立翻译。已知至少有六个来自19号染色体的基因可编码β亚基,而6号染色体上的一个基因编码α亚基。这些亚基作为游离α-hCG、游离β-hCG和完整hCG释放之前,会进行翻译后糖基化修饰。β亚基的合成可能会影响hCGαβ的合成调节。

在胎盘、血清和尿液中,hCG以多种形式存在(图7-8-5)。尿液是清除hCG的主要途径,β核心是β亚基在肾中的主要降解产物。hCGαβ的半衰期具有不同阶段,最初的较快阶段为6h,后期为35.6h。对于游离β亚基,清除速度较快,其初始快速期为0.68h,后期为3.93h。

胚胎着床后不久,hCGαβ会进入母体血液,浓度迅速升高,妊娠8周达到峰值,8~12周时几乎无变化,然后逐渐下降,18周下降到最低值,并在足月之前保持恒定。游离的β-hCG在9~10周左右达到峰值,在孕早期和中期逐渐下降。游离β-hCG浓度约占hCGαβ的0.05%~0.10%。胎儿血液中hCG的结构与母体中的相似,但浓度为2%~3%。足月后,女性胎儿的hCG水平显著高于男性胎儿。在妊娠早中期的母体血清中,也可发现hCG的不同结构形式。

羊水中hCG浓度和结构形式与血液相似。在尿液中,一部分hCG以完整形式(20%~25%)存在,另一部分由游离β亚基组成,特别是称为"β核心"的片段。

母体血液中hCG水平的调节机制尚不清楚。不同于类固醇激素,血液中hCG的表达水平与多数起源组织无关。

在妊娠早期,hCG可能主要来自于胚胎着床时产生的促黄体分泌因子,以维持黄体素的水平。在妊娠中期,hCG可能是胎儿睾丸合成睾酮的刺激因素。

1. 参考区间

多数商业化的hCG诊断免疫试剂盒都是根据**世界卫生组织**(World Health Organization,WHO)的第三代**国际标准**(international standard,IS)75/537或第四代IS75/789(基本完全相同)进行校准,对hCGβ采用第一代**国际标准品**(international reference preparation,IRP)75/551,hCGα则采用第一代IRP75/569进行校准。

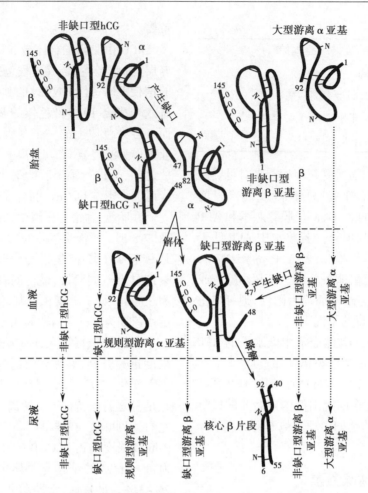

图 7-8-5　各种人绒毛膜促性腺激素（hCG）相关分子在胎盘、血液和尿液中的降解途径

这些制剂最初被用于生物测定而不是免疫测定。hCG 的单位是一个基于生物活性的单位，70μg hCG 对应第三代和第四代 IS 中的 650IU。具有非生物活性的 α 和 β 亚基的单位是基于质量单位，1μg 的相应物质对应于 1IU 的相关 IRP。

最近在纯化技术方面取得的进展促使国际临床化学和检验医学联合会（International Federation of Clinical Chemistry and Laboratory Medicine，IFCC）的工作组研制出了第一批 WHO 参考制剂，可选择性地针对 hCG 及其特定亚基（表 7-8-3）。目前，已开发了六种作为第一批用于免疫测定的 WHO 国际参考制剂（international reference reagents，IRRs），它们的代码见表 7-8-3。

这是第一种用于人糖蛋白分析物的标准化免疫测定试剂，其值采用了摩尔单位而不是基于生物反应性的单位或其他任意指定单位。它们的出

表 7-8-3　hCG 六种重要异构体的 IFCC 命名法和 WHO 的第一批 IRR 代码

hCG 异构体	IFCC 命名	WHO 代码
完整 hCG	hCG	IRR 99/688
剪切 hCG	hCGn	IRR 99/642
hCGβ 亚基	hCGβ	IRR 99/650
剪切 hCGβ 亚基	hCGβn	IRR 99/692
hCGβ 核心片段	hCGβcf	IRR 99/708
hCGα 亚基	hCGα	IRR 99/720

现将有助于当前 hCG 相关分子免疫测定的表达，从而改进标准化和方法间的可比性。

在妊娠中期采用测量 hCGαβ、总 hCG（hCGαβ+β）或游离 β-hCG 的方法而获得的 hCG 水平范围见表 7-8-4。在妊娠早期仅需测量游离 β-hCG 来筛查唐氏综合征。作者实验室中使用 Kryptor 平台得到的中位数值见表 7-8-5。

表 7-8-4 妊娠中期不同 hCG 水平的中位数值

孕周	完整 hCG/ (kU/L)	总 hCG/ (kU/L)	游离 β-hCG/ (IU/L)
14	48.5	40.7	21.7
15	34.9	31.5	16.2
16	26.5	25.4	12.4
17	21.2	18.8	9.8
18	18	17.5	7.9

表 7-8-5 妊娠早期游离 β-hCG 的中位数值

孕周	游离 β-hCG/(IU/L)
8	51.9
9	71.2
10	68.3
11	57.1
12	45.7
13	36.7

2. 检测技术

由于 LH 的 β 亚基和 hCG 具有非常类似的性质,早期免疫测定显示两者之间存在明显的交叉反应。因此无法明确诊断早期妊娠。采用针对 hCGβ 亚基的抗体可得到更具特异性的结果,单克隆抗体的免疫分析检测使其结果更为可信。实际上,当前大多数 hCG 测定对该分析物都具有特异性,而 LH 的干扰可忽略不计。

hCG 测定的一个重要且持续存在的问题是,血液(尤其是尿液)中的 hCG 包含 hCGαβ、游离 β 亚基和游离 α 亚基。单独测定可能对以上每一种成分都有不同反应:例如,一些竞争测定法相比 hCGαβ 对于游离亚基更敏感,而免疫测定法会与 hCGαβ 反应却不与游离亚基反应。校准物的 hCGαβ 或亚基的组成通常不同于临床样本,不同的测定可能会在同一临床样本上产生明显不同的结果。其主要的实际的影响可体现在室间质量评价计划得到的不同的实验室结果的混乱状况。

可根据测定的靶向分子的结构对测定方法进行分类。如果检测使用针对 β 亚基上抗原表位的捕获抗体,然后使用与 β 亚基上抗原表位相对应的信号抗体,来测量 hCGαβ 和游离的 β-hCG,这种测定通常称为总 hCG 测定。如果捕获抗体针对 β 亚基上的抗原表位而信号抗体针对 α 亚基上的抗原表位(反之亦然),那么该测定法将仅

测量 hCGαβ。针对游离 β-hCG 的特异性检测法,是使用与 β 亚基抗原结合槽的抗原表位相对应的捕获抗体——当 β 亚基与 α 亚基结合时(如在 hCGαβ 中),该表位被隐藏,因此仅能捕获游离的 β-hCG。在此类测定中,信号抗体对应的是 β 亚基上的不同抗原表位。如果实验室仅采用一种检测方法,并遵从该检测得到的参考区间,则不会出现问题。然而,现有证据表明,尤其在妊娠早期筛选非整倍体时,游离 β 亚基特异性的测定(即不与完整的 hCG 反应)效率比完整或总 hCG 测定更高。

由于 hCG 较宽的生物学参考范围及怀有唐氏综合征胎儿的母体血清中含有高水平的 hCG,需建立更广泛的 hCG 分析范围,该范围对于游离 β-hCG 通常为 0.1~150IU/L,对于总的或完整的 hCG 为 150kU/L。

作者实验室使用 Kryptor 平台,测得游离 β-hCG 浓度为 7 到 80IU/L 时,其日间精密度约为 2%~2.5%。

目前,尿液 hCG 的定性(是/否)免疫测定被广泛用于临床实践中。一些老式的检测方法基于凝集反应,另一些则基于免疫层析的微流体装置和显色的酶标记法。测定法的简单易用也是必不可少的,因为紧急情况下,未经训练的临床医生可能需用到这些检测。在药店向公众出售的妊娠试纸条完全符合这个要求。

3. 样本类型

血清、血浆或尿液。尿液被广泛用于 hCG 的定性检测,其结果几乎与血液相同。由于受到免疫测定方法或检测过程中不同部分的干扰,一些分析平台不能使用乙二胺四乙酸(ethylenediaminetetraacetic acid,EDTA)抗凝的血浆。

4. 使用频率

常用。

5. 临床应用

(1)早孕检测。hCG 免疫测定是最常见的应用,其结果是定性的(是或否)。大多数商业检测方法的检测限为 25IU/L,在精子着床后约 7 天(停经前后)可检测到大多数受试者怀孕。灵敏度更高的检测手段可在精子着床后 1~2 天检测到妊娠。在停经后 7 天内使用现有技术进行测定,出现假阴/阳性的可能性几乎为零。

(2)先兆流产。流产时,hCG 水平通常较低,而妊娠顺利时,hCG 水平正常。然而,两组之间的

数据存在相当大的重叠,在妊娠 8 周之前不能进行有效区分。在该阶段,通过超声检测是否怀孕可提供更明确的诊断。一些医生主张对 hCG 进行连续检测,因为在怀孕早期 hCG 的倍增时间是 2 天,4 天或更长时间内 hCG 不增加是不利的迹象。

(3) 异位妊娠。在所有异位妊娠病例中,hCG 水平均为阳性,许多女性出现了不明原因的下腹部疼痛。如果 hCG 为阴性,则可排除异位妊娠。如果检测结果为阳性,即使超声检查无怀孕迹象,也有必要进一步明确是否存在异位妊娠(超声和腹腔镜检查)或 PUL 的可能性。

血清 hCG(妊娠激素)水平可帮助确定异位妊娠位置:约 70% 的异位妊娠女性 hCG 升高速度低于正常怀孕的最低值,或其下降速度低于自发性流产的最低值。然而,15% 的正常妊娠也会出现异常的倍增时间。这可能使得失败的宫内妊娠、健康的宫内妊娠和异位妊娠难以区分。

经阴道超声诊断异位妊娠应基于宫外囊的阳性检测结果和间接体征,如复杂的附件肿块或液体回声。综合来看,这些方法具有 93.5%~100% 的阳性检出率。

(4) 唐氏综合征。下文讨论 hCG 增高在唐氏筛查中的应用(参见非整倍体筛查相关内容)。

(5) 晚期妊娠 hCG 水平降低见于胎盘功能不全,增高见于先兆子痫。临床上较少使用该测试。

(三) 雌三醇

雌三醇(estriol, E_3)是四种典型的卵巢雌激素(E_3、雌二醇、雌酮和雌四醇)之一;它具有所有雌激素所特有的芳香 α 环,及在 3、15、16 位的羟基基团(图 7-8-6)。这些类固醇的相对水平约为 200∶20∶10∶1。

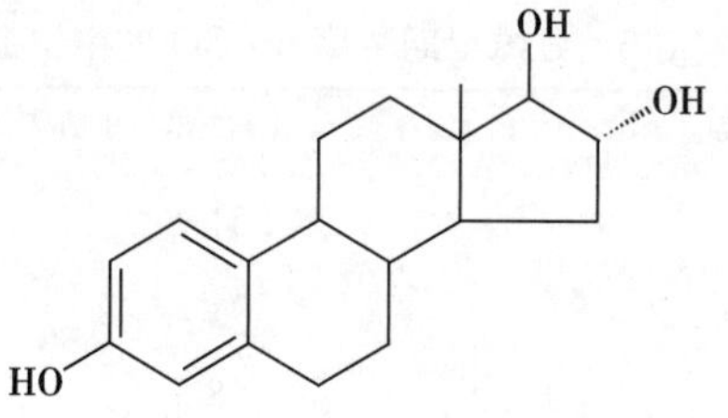

图 7-8-6　雌三醇结构

E_3 的特点是由胎儿体内的前体物质在合体滋养层细胞生成(图 7-8-7)。胎儿肾上腺生成**脱氢表雄酮**(dehydroepiandrosterone, DHEA),肝将其转化为 16- 羟基脱氢表雄酮。这两种化合物均以硫酸盐结合物的形式在胎儿体内循环。在胎盘中,16- 羟基 -DHEA-S 被硫酸酯酶解偶联:分

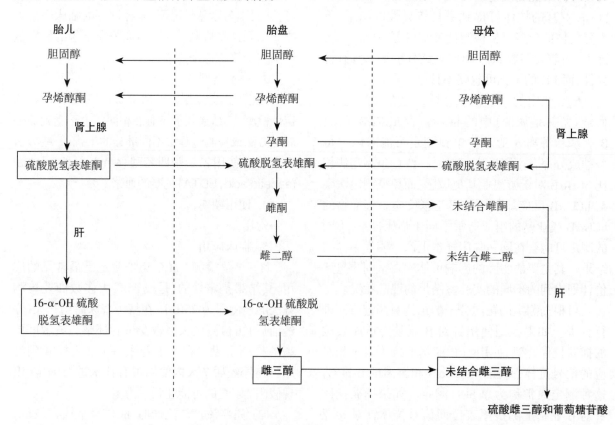

图 7-8-7　参与雌激素合成的代谢途径,表明它们在母体肝中与葡糖醛酸或硫酸结合

子结构中的 a 环被芳香酶作用,形成雌激素独有的特征,然后 E_3 被分泌到母体血液循环中。总的 E_3 中有一小部分(少于 10%)不被偶联,形成**游离的雌三醇**(unconjugated estriol,uE_3)。这种形式在整个妊娠过程呈逐步上升的趋势。约 70% 的雌激素与性激素结合球蛋白结合,无生物学活性。据报道,总 E_3 和游离 E_3 的水平呈昼夜变化,在早晨其水平会降低 15%。

决定母体血循环中 E_3 水平的因素是胎儿体内前体物质的含量,及胎儿前体物质向 E_3 的转化效率。后者是限速步骤,E_3 分泌的时间控制同人**胎盘催乳素**(human placental lactogen,hPL)等物质一样,依赖于滋养层细胞的质量及子宫胎盘的血流速度。由于 E_3 特殊的合成路径,在实验和病理情况下存在许多异常的观察结果。这些结果包括:

(1)给母体服用皮质类固醇激素后,E_3 水平下降。这些化合物透过胎盘,抑制胎儿垂体 - 肾上腺轴,从而抑制 DHEA 的生成。

(2)无脑畸形(胎儿垂体不活跃)和胎儿肾上腺缺失或发育不全,与 E_3 水平极低有关。

(3)低水平的 E_3 与胎盘硫酸酯酶缺乏这种罕见病有关,其前体(16- 羟基 -DHEA-S)不能解偶联,因此不能在胎盘中转化。

(4)低水平的 E_3 也与 Smith-Lemli-Opitz 综合征有关,这种罕见病缺乏 3β 羟基固醇还原酶并不能合成胆固醇,因此不能从其前体生成 E_3。

1. 参考区间

游离 E_3 的生成取决于功能良好的胎儿肾上腺、肝及胎盘,因此游离 E_3 最初被用来监测妊娠晚期胎儿的健康状况。游离 E_3 的早期检测针对妊娠晚期浓度进行了优化,比妊娠中期浓度高约 5~10 倍。目前,用于母体血清筛查的游离 E_3 测定已重新校准,以达到在妊娠中期低浓度时进行唐氏综合征筛查所需的必要性能。

E_3 的测定无标准参考物质。这种参考物质不是必需的,因为分子很小,可合成,并可通过物理方法测量。同位素稀释气相色谱 / 质谱法被认为是参考方法。结果从 ng/ml 转换为 nmol/L 时,乘以系数 3.467。

大多数游离 E_3 测定旨在测量母体血清中自然存在的游离 E_3。人工合成的样品,包括来自其他试剂盒的校准品、某些成熟的样本和一些对照品,可能产生比预期低 2~3 倍的结果。能力验证必须由同行小组评定分级,而不是跨所有方法进行

分级。作者所在的实验室使用 Beckman Access Ⅱ 平台的中位数值,结果见表 7-8-6。

表 7-8-6　妊娠中期 uE_3 的中位数值

孕周	uE_3/(nmol/L)
14	1.68
15	2.33
16	3.17
17	4.17
18	5.33

2. 检测技术

E_3 的所有免疫测定方法在设计上都是竞争原理。不要求高灵敏度,因为孕期激素水平很高。特异性也不是问题,因为 E_3 是血液中的主要雌激素,受其他激素的影响很小。一些测定法包括酶法,能使偶联物分解,以便测定总 E_3。还有一些具有非常特异性抗血清的检测方法,仅仅测量游离的 E_3。而后者,灵敏度可能存在问题。目前,临床上使用的大多数方法倾向于基于化学发光或荧光检测系统。作者实验室使用的 Beckman Access Ⅱ 平台,测得游离 E_3 浓度为 4 和 20nmol/L 时,其日间精密度为 6%~9%。

3. 样本类型

血清是目前最常用的样本类型,如唐氏综合征筛查。

4. 使用频率

常用。

5. 临床应用

(1)唐氏综合征。下文讨论低水平游离 E_3 的应用(参见非整倍体筛查相关内容)。

(2)胎盘功能不全。在 20 世纪 60 年代和 70 年代,尿 E_3 检测被广泛应用于胎儿健康的特殊检查。而在 20 世纪 70 年代末和 80 年代,尿液样本被血液替代。在 20 世纪 80 年代后期和 90 年代,E_3 检测被超声波等生物物理技术所替代。然而,E_3 水平的降低可能反映胎盘功能不全。

(四) 抑制素 A

抑制素(inhibin A)和激活素是转化生长因子 -β 超家族的成员,它们是一组结构相似但功能不同的生长因子。成熟抑制素是 32kDα 异二聚体糖蛋白,由 α 亚基与两个 β 亚基之一经二硫键连接而成。如果 β 亚基为 A 型(βA),则称为抑制

素 A(也称为二聚体抑制素 A);如果 β 亚基为 B 型(βB),则称为抑制素 B(也称为二聚体抑制素 B)。当两个 β 亚基结合时,它们形成三种形式的同型二聚体激活素:**激活素 A(bA-bA)、激活素 B(bB-bB)和激活素 AB(bA-bB)**。在生物体液中可发现抑制素的不同分子形式(图 7-8-8)。

妊娠期间,抑制素由胎盘的合体滋养层细胞和细胞滋养层细胞产生,而蜕膜、胎膜和发育中的胎儿产生的量较少。胎盘分泌抑制素的调控及妊娠期间抑制素的功能尚不清楚。抑制素 A 是一种胎盘产物(与正常妊娠妇女相比——译者加),21 三体相关的妊娠妇女抑制素 A 水平升高。结合现有血清标志物和母亲年龄,抑制素 A 是唐氏综合征一种有效的筛查指标。已证实,激活素 A 和抑制素 B 在已确诊先兆子痫的女性及发病前的早中期妊娠中均增加。

1. 参考区间

WHO 在 1994 年制定了第一个人类抑制素 A 国际参考标准(91/624)。国际参考物质 91/624 是一种冻干重组制剂,以 IU 为单位(1pg/ml 约等于 0.037IU/ml)。WHO 建议使用国际参考物质 91/624 对抑制素 A 的检测进行校准。作者实验室使用 Beckman Access Ⅱ 平台测得妊娠中期抑制素 A 的预期中位数值,结果见表 7-8-7。

表 7-8-7   妊娠中期抑制素 A 的中位数值

孕周	抑制素 A/(ng/L)
14	201
15	182
16	170
17	166
18	170

2. 检测技术

由于抑制素 A 的检测需精确到皮摩尔级别,所以常用免疫分析法。但由于抑制素 A 与转化生长因子 β 超家族蛋白(特别是抑制素 B 和激活素 A)其他成员的结构相似,难以设计出抑制素 A 的特异性检测方法。目前可用于检测抑制素 A 的市售方法有限。大多数抑制素 A 的检测采用**酶联免疫吸附试验(enzyme-linked immunosorbent assay,ELISA)**;然而,全自动化学发光检测法现已成为适用于人群筛查的理想方法。作者实验室使用 Backman Access Ⅱ 平台,测得抑制素 A 浓度为 100~400ng/L,日间精密度约为 4%。

3. 样本类型

目前,血清是最常用的样本类型,如在唐氏综合征筛查中。

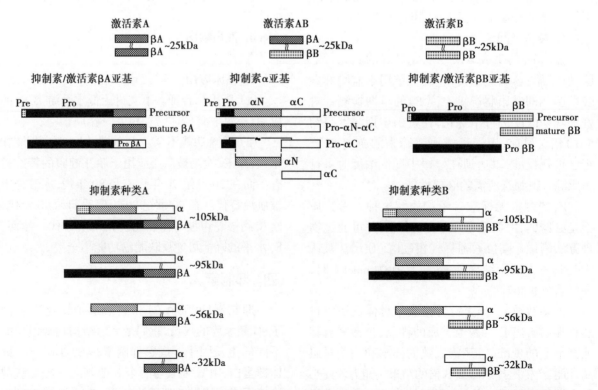

图 7-8-8   在卵泡液、羊水和血清中有许多不同的抑制素亚基的分子形式,包括未处理和部分加工的抑制素亚基

4. 使用频率

常用。

5. 临床应用

(1) 唐氏综合征。下文讨论抑制素 A 水平升高的应用(参见非整倍体筛查相关内容)。

(2) 先兆子痫。据报道,先兆子痫发作时抑制素的水平升高了 8 倍。妊娠中期伴先兆子痫的患者,抑制素 A 水平升高,约为 2MoM。即使在妊娠早期,抑制素 A 的水平在发生早期先兆子痫的情况下仍约为 1.6MoM。结合生物物理检测方法,如平均动脉压和子宫动脉搏动指数,孕妇病史,及妊娠早期 PAPP-A、PlGF 和抑制素 A 的检测,90% 早期先兆子痫的筛查阳性率为 10%。这类筛查项目尚处于起步阶段,但可确认受益于服用低剂量阿司匹林预防先兆子痫的女性,使该疾病的发病率降低达 50%。

(五) 妊娠相关血浆蛋白 A

妊娠相关血浆蛋白 A(pregnancy-associated plasma protein-A, PAPP-A) 是一种含锌的金属蛋白酶糖蛋白,在人体组织中广泛低表达,在胎盘中高表达。妊娠期间,PAPP-A 由滋养层细胞产生,在母体循环中与嗜酸性粒细胞主要碱性蛋白前体以 2：2 比例的复合体形式存在。该复合体的分子量约为 500kDa,由 1 547 个氨基酸组成,来源于胎盘起源的较大前体。PAPP-A 的基因定位于 9 号染色体的长臂上。就目前而言,约 1% 的 PAPP-A 具有游离的蛋白水解活性。通过 PAPP-A 的蛋白水解作用释放出胰岛素样生长因子结合蛋白,使得**胰岛素生长因子**(insulin growth factors, IGFs) 刺激胰岛素生长因子受体,后者在胎儿发育和产后生长中发挥重要作用。

分娩后 PAPP-A 通过**两步清除模式**(two component clearance model) 从体内清除,初始清除半衰期为 52.9h,第二相清除半衰期为 142.9h。然而,在孕早期终止妊娠后的清除半衰期相当长,初始清除半衰期为 93.9h,第二相清除半衰期为 362.9h,这可解释双胞胎胎儿死亡时(消失的双胞胎)妊娠期 PAPP-A 水平的变化。

研究表明,妊娠期 PAPP-A 浓度降低与妊娠早期染色体的异常有关,尤其是 **21 三体异常**(21-trisomy, T21),同时也与 **13 三体异常**(13-trisomy, T13) 和 **18 三体异常**(18-trisomy, T18) 等其他主要非整倍体染色体异常有关。因此,PAPP-A 可与 hCG 和胎儿**颈部透明带**(nuchal translucency, NT) 联合应用于孕早期筛查。妊娠中期,在怀有 T21 胎儿的母体中 PAPP-A 水平相对正常,因此 PAPP-A 在妊娠中期对这种疾病的筛查无价值。尽管在 T13 和 T18 的病例中 PAPP-A 的水平仍然很低,但这种观察结果并未用于临床。虽然 PAPP-A 水平升高与不良妊娠结局无关,但在妊娠早期低水平的 PAPP-A(≤第 5 百分位数或 0.4MOM)与几种不良产科结局在统计学上显著相关,包括妊娠≤24 周时自发性流产、**宫内发育迟缓**(intrauterine growth restriction, IUGR)(出生体重 < 第 5 百分位数)、先兆子痫、妊娠高血压、早产和妊娠大于 24 周的胎儿死亡。

1. 参考区间

WHO 于 1983 年制定了**妊娠期特异性 β1-糖蛋白**(pregnancy-specific betal-glycoprotein, SP1) 的标准品 78/610,由分娩时妇女的混合血清组成。该参考物质被发现含有 PAPP-A 及其他胎盘和妊娠相关蛋白,PAPP-A 浓度后来被 WHO 指定为 PAPP-A 的 IRP78/610。大多数可用的检测方法需采用 IRP78/610 进行标准化,或溯源至已采用 IRP78/610 标准化的方法;然而,IRP78/610 已不再可获得。已指定最近成立的 IFCC 工作组开始研发 PAPP-A 新的 IRP。与 uE_3 一样,单一值存在显著的方法学差异,因此能力验证必须按不同方法进行分组评价,而不是跨所有检测方法进行评价。文章作者实验室使用的 BrahmsKryptor 平台测量结果中值见表 7-8-8。

表 7-8-8 妊娠早期 PAPP-A 的中位数值

完成孕周	PAPP-A /(U/L)
8	0.12
9	0.32
10	0.67
11	1.19
12	1.89
13	2.86

2. 检测技术

虽然 PAPP-A 存在于男性和非孕妇中,但浓度通常 <1mIU/L。PAPP-A 的大多数检测方法都是非同位素标记的非竞争性免疫检测。有自动化夹心化学发光法、时间分辨放大穴合物放射法和时间分辨荧光免疫检测法。除了对 T21 进行筛查

外,PAPP-A 还被作为急性冠状动脉综合征斑块破裂的标志物进行了研究,一些制造商已研发出专门用于检测心脏异常的 PAPP-A 检测方法。

作者实验室中使用 Kryptor 平台,测得 PAPP-A 浓度为 0.3~4.2IU/L,日间精密度约为 2%~2.5%。

3. 临床应用

(1) 唐氏综合征。下文将讨论在有 T21、T13 或 T18 的胎儿的情况下,低水平的 PAPP-A 在唐氏筛查中的应用(见非整倍体筛查)。

(2) 不良妊娠结局。虽然 PAPP-A 水平升高与不良妊娠结果无关,但在妊娠早期低水平的 PAPP-A(≤第 5 百分位数或 0.4MOM)与一些不良的妊娠结局已有统计学意义,包括妊娠≤24 周时的自然流产、IUGR(出生体重 < 第 5 百分位数)、先兆子痫、妊娠高血压、早产和妊娠大于 24 周的胎儿死亡。可联合母体特征、生物物理参数、生化标志物如 PAPP-A 和胎盘生长因子(PlGF)提供筛查方案。该方案可鉴定约 90% 的将会发展成先兆子痫的女性(阳性筛查率为 10%),使这些妇女能够服用预防性低剂量阿司匹林,可预防约 50% 的病例病情恶化。

4. 样本类型

由于 PAPP-A 的结构中含有锌离子,所以不能使用 EDTA 抗凝的血浆,因为 EDTA 会吸附锌离子,导致 PAPP-A 分子构象发生变化,并阻止抗体结合,使检测结果偏低。血清是首选的样本类型。当同时采集多种血液样本(如血浆、全血或血清)时,用于检测 PAPP-A 的凝血标本的采集应放于首位,而不应于 EDTA 管采集之后。极低的 PAPP-A 结果应进行血清钙和 / 或钾分析,以评估潜在的 EDTA 钾污染。

5. 使用频率

常用。

(六) 胎盘生长因子

胎盘生长因子(placental growth factor,PlGF)是血管内皮生长因子(VEGF)家族的一员,与 VEGF 有 53% 的氨基酸同源性,其分子结构为糖蛋白同型二聚体。PlGF 主要由滋养层细胞表达,能引起内皮细胞增生、迁移和激活。人们认为妊娠期 PlGF 及其他血管生成因子能够调节滋养细胞对螺旋动脉的侵袭。与正常妊娠相比,受损的滋养层细胞浸润不足导致螺旋动脉血管重塑障碍,这就导致胎盘血流灌注减少继而出现各种不良妊娠结局,如小于胎龄儿或先兆子痫。

在这些情况下,PlGF 的水平减低,已提出将其纳入先兆子痫筛查计划。PlGF 的生物活性在于结合血管内皮生长因子受体 1(VEGF-R1)也称为 fms 相关的酪氨酸激酶 1(fms-related tyrosine kinase1,Flt-1)从而激活正常胎盘的血管生成途径。

该受体的可溶性形式(sFlt-1)充当竞争性抑制剂,通过在循环中结合 PlGF 使其不能结合受体而失去其促血管生成活性。在 T21 妊娠中,有学者提出 PlGF 水平可能会受到很小程度的干扰——尽管 PlGF 是在妊娠早期降低,还是中期增高存在争议。PlGF 在非整倍性筛选中的作用尚未明确。

1. 参考区间

目前,PlGF 还无成熟的国际参考制剂。大多数商业试剂使用重组蛋白作为标准,然后通过单独使用质量或通过与竞争方法比较来进行校准。PlGF 水平在整个妊娠期间增高。在妊娠早期 PlGF 可能具有临床价值时,利用 PerkinElmer Delfia Xpress 测定的预期中位数水平见表 7-8-9。

表 7-8-9 妊娠早期 PlGF 平均值

孕周	PlGF/(pg/ml)
9	16.9
10	19.8
11	23.7
12	27.2
13	33.6

2. 检测技术

PlGF 的商业试剂最近才开始普及。最初的测定用的是基于标准夹心免疫测定的 ELISA 技术。最近,适用于筛查目的的高通量测定使用化学发光或荧光终点的夹心免疫法,这些方法已在 Roche 和 PerkinElmer 等公司使用。如基于免疫夹心测定法的化学发光法或荧光终点法。Alere 还在其 Triage 平台上提供了一种即时检测类型的检测应用。

大多数最新测定都是针对游离的 PlGF(即不包括与 sFlt-1 结合的 PlGF)。作者实验室使用 Delfia Xpress 平台,测得 PlGF 浓度为 18~40pg/ml 时,其日间精密度约为 6%。

3. 临床应用

结合母体风险因素、生物物理测量如平均动脉压、子宫动脉搏动指数及生化标志物 PlGF 和 PAPP-A，PlGF 具有筛查先兆子痫的潜在作用。

4. 样品类型

首选血清。

5. 使用频率

目前不常用。

（七）其他检测指标

孕酮在妊娠的前 6 周由黄体产生，之后由胎盘产生。它被认为是一种主要负责维持早孕的激素。血清孕酮、hCG 的测量已用于预测妊娠结果。血清孕酮 <20nmol/L 预示着妊娠失败；其水平高于 25nmol/L "可能预示"随后的健康妊娠；水平高于 60nmol/L 与随后证明的健康妊娠 "强烈相关"。在特定时间，血清 hCG 和孕酮水平可用于预测 PUL 胚胎的实时存活性，但不能可靠地预测其位置。临床经验并未显著提高评估 PUL 结局的能力，临床上总是连续测量 hCG。对 26 项研究的荟萃分析表明，虽然单次血清孕酮测定能良好地辨别妊娠失败和健康妊娠，但却无法区分异位妊娠与非异位妊娠。

（八）非整倍体筛查

在过去的二十年里，对唐氏综合征（T21）的筛查已成为产科检查的一部分，主要是在妊娠中期进行母体血清生化筛查。在 20 世纪 80 年代末和 90 年代初期，怀有 T21 的孕妇生化指标 AFP、总 hCG、uE3 和游离 β-hCG 的水平会发生改变，在 20 世纪 90 年代中后期，抑制素 A 被证明是另一个潜在的标志物。

有证据表明，孕妇年龄的增加与 T21（及 T18 和 T13）风险的增加有关，孕妇年龄风险是通过生化指标的测量来计算新风险或先验风险。在某些情况下，既往患有上述非整倍体之一的妊娠需进一步调整背景年龄风险，并这种调整通常将增加约 0.75% 背景风险。

计算风险的统计方法基于著名的贝叶斯定理，它是利用生化测量得出的似然比（LR）调整先验风险来计算修正风险。LR 是一种可能性的表达式，测量结果来自患有 T21 妊娠群体的可能性与正常妊娠群体的可能性之比。LR 可用标准的高斯统计方法来计算。在妊娠期，大多数生化

和一些生物物理标志物不符合高斯分布，除非测量是对数变换。图 7-8-9 显示了在正常妊娠中的 hCG 分布及在 hCG MoM 对数转换后 T21 妊娠人群中的 hCG 的分布。如果母体血液中 hCG 的测值是 2.0MoM，那么可从该点处的两条高斯曲线的高度比来确定 LR，在这个例子中，该比值约为 2。然后采用分娩时母亲的年龄（如 30 岁）来计算 T21 的风险（在本例中 T21 的风险为 1/685）。在以上的 hCG 示例中，对于标记水平为 2MoM 时，LR 为 2，修正风险为 1/(685/LR)=1/(685/2)=1/342。

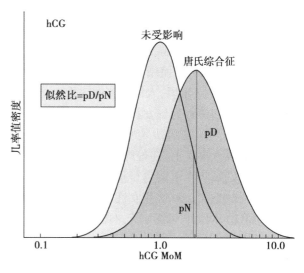

图 7-8-9 hCG 的高斯分布和似然比（LR）的估计

如果使用多个标志物，那么简单地说，即第一个 LR 可乘以第二个或第三个或第四个 LR 以获得组合 LR，并以相同方式调整孕妇年龄。实际上，必须考虑这些标记之间存在某种程度的相关性，但运算是复杂的，超出了本文的讨论范围。

一旦获得修正后的风险，绝大多数的筛查项目都会采用一个特定的风险分界值来区分高风险（筛查阳性）或低风险（筛查阴性）女性。当然，筛查后风险依然会存在，因为筛查的本质是界定一个女性是否有足够高的风险来进行进一步的侵入性检测，如绒毛膜活检术（chorionic villus sampling，CVS）或羊膜穿刺术，以对胎儿细胞进行核型分析并得到诊断性的结果。由于三者间的相互关联，通过风险分界值最终能够得出检出率和假阳性率：如果想要提高检出率，那么假阳性率会增加，并风险分界值需降低（如从 1：150 变为 1：200）。在英国，妊娠中期和早期目前都采用标准的风险分界值 1：150。

在妊娠中期，非整倍体的筛查主要针对 T21

和 T18,因为使用的生化标志物的模式使得 T13 和其他非整倍体与正常情况相似,三倍体(每个染色体 3 组)可能除外。表达模式见表 7-8-10。

表 7-8-11 显示了妊娠中期主要标志物 T21 和 T18 常见异常的预期中位数值。

联合不同标志物筛查表明,联合检出率为 64% 的 AFP 和游离 β-hCG 可达到 5% 的阳性筛查率。如果使用包括 uE₃ 的三标志物联合方法,那么检出率将增加到 67% 左右,如果使用包括抑制素 A 的四标志物联合方法,检出率将增加到 72% 左右。在 20 多篇已发表的前瞻性干预研究中,这种模拟的筛查性能已在常规实践中得到证实。四标志物方法被称为“四联检测”,通常是在妊娠中期进行筛查时使用的标准。

在过去的 15 年里,人们更多的注重于早期妊娠检查。早期筛查为妇女提供了更早的保证,如需终止妊娠,则可在胎儿有活动迹象前以更安全的手术完成。事实上,在妊娠早期检测到的一些非整倍体妊娠将在术前自行消失,这并不是反对早期筛查的意义。对这些女性来说,应了解这个重要的信息,因为它可影响未来的生育决策。

妊娠早期的筛查标志物由超声标志物颈部透明带(nuchal translucency,NT)和母体血清生化标志物游离 β-hCG 和 PAPP-A 组成,这些形成了所谓的联合检测。该检测已成为许多国家的筛查标准。

NT 用于超声检测,描述从胎儿面部正中矢状位观察,覆盖胎儿颈椎的皮肤和软组织之间液体积聚的厚度。NT(图 7-8-10)是在孕早期诊断 T21 最具有特异性的独立标志物。不同于血清学标志物检测,NT 检测依赖于操作者的技术,特别是把 1~3mm 的小尺寸当成是正常尺寸的检测。NT 测量与早期妊娠的第一次超声检查同一时间进行,一般在 11 周 0 天到 13 周 6 天之间。大多数有经验的超声医生都会在几分钟之内完成检测,同时会检测出胎儿**顶臀长**(crown-rump length,CRL)。NT 会随着妊娠进程而增加,并 CRL(一种可精确测量妊娠月份周数时间的方法)被用于标准化胎龄的 NT 测量,将 NT 转化成 MoM 值(将观察到的 NT 值除以对应 CRL 的 NT 测量值的中位数)或转化成 δ 值(用观察到的 NT 值减去对应 CRL 的 NT 测量值的中位数)。**胎儿医学协会**(Fetal Medicine Foundation,FMF)(www.fetalmedicine.com/fmf/)和**颈部透明带质量审查计划项目**(Nuchal Translucency Quality Review Program,NTQRP)(www.ntqr.org)是两家提供超声波检查培训、鉴定认证和在超声波检查中审查的机构。许多筛查计划要求对个体超声检查者进行持续审核,并在英国经常和生化指标的监测一起进行,生化指标的监测要符合国际标准,由

表 7-8-10　妊娠中期常见非整倍体标记模式

非整倍体	AFP	hCG	抑制素 A	雌三醇
T21	降低	升高	升高	降低
T18	降低	降低	正常	降低
T13	小幅增加	正常	正常	正常
Turner 综合征(45×0)	小幅增加	升高或降低	升高或降低	小幅下降
其他性别	正常或升高	正常或升高	未知	正常
三倍体 I 型	升高	升高		
三倍体 II 型	正常	降低		

表 7-8-11　妊娠中期 T21 和 T18 标志物水平常见异常的预期中位数值

血清标志物	T18 中位数（MoM）	T21 中位数（MoM）	血清标志物	T18 中位数（MoM）	T21 中位数（MoM）
AFP	0.65	0.75	游离 β-hCG	0.33	2.2
总 hCG	0.32	2.06	抑制素 A	0.87	1.92
未结合雌三醇	0.42	0.72			

唐氏综合征筛查质量保证支持服务这个部门进行。许多筛查计划要求对个体超声造影师进行持续审核,在英国,这是与**唐氏综合征筛查质量保证支持服务**(Downs Syndrome Screening Quality Assurance Support Service,DQASS)从国家层面上提供的生化标志物监测同时进行的。

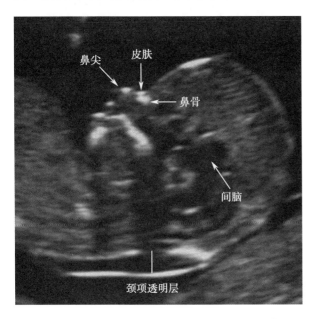

标注:鼻尖 皮肤 鼻骨 间脑 颈项透明层

图 7-8-10 胎儿头部正中矢状面显示颈部透明带

NT 增加不仅是 T21 的良好标志物,也是 T13 和 T18 非常好的标志物,并可在水肿的特纳综合征中升高。NT 的增加也与一些不良妊娠的发生和胎儿心脏缺陷风险的增加有关。其他超声标志物已被确定可辅助作为二线研究,其中包括寻找是否存在鼻骨(在 T21 中缺少),额上颌面角的测量(在 T21 中增加),三尖瓣反流和通过静脉导管的血流量异常。后面的这些标志物都需测量技巧,并在后两种情况下需高能彩色多普勒。不建议把它们作为常规筛查标志物,最好在技术熟练的三级中心进行标志物筛查。

结合妊娠早期母体血清生化指标和 NT 检测是一种有效的筛查方法,因为这两种方式似乎无相关性。目前,许多回顾性和前瞻性研究表明,90%的 T21 病例可检测到 5%或更低的假阳性率,且约 90%的其他主要染色体异常可检测到额外1%的假阳性率。表 7-8-12 总结了与非整倍性相关的各种标志物的基本变化模式。

对于影响这些标志物水平的妊娠变量来说,通过纠正许多生化标志物,可提高妊娠中期和妊娠早期的个体化风险的准确性,表 7-8-13 列出了一些变量。

筛查时需考虑到个体因素:整体的引用检出率和假阳性率如何等同于被筛查的个体?引用的筛查性能数据与总体人口有关,但个体关心的是:这个年龄段的人的检出率是多少?众所周知,孕妇年龄的增加导致 T21 的风险增加,如前所述,尽管妊娠变量会改变风险,仍然存在与年龄相关的检测率和假阳性率的影响,例如,在 20 岁的妊娠早期筛查中,假阳性率为 5%时,检出率不是90%,而假阳性率为 1.1%时,检出率为 73%。在怀孕中期,假阳性率为 5%时,检出率并非 75%,而假阳性率为 1.8%时,检出率为 55%。同样,在 45 岁女性的妊娠早期,假阳性率分别为 29.9%和45.9%时,检出率分别为 97%和 98%。

本文也讲述了其他的筛查策略,它比简单的四重检测或组合检测更复杂。其中一个检测是整合检测,它试图将妊娠早期与妊娠中期的检测结合起来。因此在孕期 11~13 周时测量 PAPP-A 和NT,并未对患者进行风险评估,但随后在 16 周进行进一步的生化测试,包括 AFP、游离 β-hCG、uE_3 和抑制素 A 的测试。只有当所有数据都可用时,才会产生风险。这种方法理论上的好处是可基于两个试验(SURRUS 和 FASTER)的数据来判断检测率的增加或假阳性率的降低,而实际上使得筛选更加

表 7-8-12 非整倍体妊娠早期标记模式的变化

非整倍体	NT	CRL	胎心率	游离 β-hCG	PAPP-A
T21	↑2.5	↔	↑	↑2.2	↓0.5
T18	↑3.5	↓	↓	↓0.3	↓0.5
T13	↑2.5	↔	↑	↓0.5	↓0.3
Turner 综合征	↑7.0	↔	↑	↔	↓0.5
三倍体 I 型	↑2.5	↔	↓	↑8.0	↓0.8
三倍体 II 型	↔	↓	↓	↓0.2	↓0.2

表 7-8-13 影响生化标志物水平的母婴因素

因素	早期妊娠	中期妊娠
孕龄	PAPP-A 升高 游离 β-hCG 9 周后降低	AFP,uE$_3$ 升高 hCG 降低 抑制素 A 变化不大
孕妇体重	体重增加均降低	体重增加均降低 uE$_3$ 影响最小
多胎妊娠	双胎绒毛膜效应的两倍高	双胎的两倍高
胰岛素依赖性糖尿病	PAPP-A 降低	AFP 降低 uE$_3$ 和 hCG 升高
胎儿性别	女性胎儿游离 β-hCG 和 PAPP-A 升高	女性胎儿 hCG 升高,AFP 降低
辅助受孕	游离 β-hCG 和 PAPP-A 降低	hCG 升高,uE$_3$ 降低
种族	加勒比黑人 PAPP-A 高 50%,游离 β-hCG 高 10%	亚洲人和加勒比黑人 AFP、hCG 较高,加勒比黑人抑制素较低
吸烟	PAPP-A 升高	hCG、uE$_3$ 降低 AFP 升高 抑制素升高了 60%
孕 / 奇偶	随着妊娠次数增加两者均增加	hCG 降低
前次怀孕	如前次妊娠高风险,再次高风险的可能性是 2~3 倍	如前次妊娠高风险,再次高风险的可能性是 3~5 倍

复杂。所提出的更复杂的筛查策略是基于设定风险临界值,如那些风险非常高的人(如 1:50)可进行 CVS 检查,那些风险非常低的人(如 1:1 000)会得到保证,而那些处于中间的人会进行进一步测试。一种选择是将这些女性转诊到专业的胎儿医学 / 超声单位进行进一步的测试,测量妊娠早期的鼻骨、额上颌面角度、三尖瓣反流和静脉导管,然后将这些信息与组合检测中的早期信息相结合,计算出修正后的单一风险。第二种选择是在妊娠中期通过四联测试提供中间组的生化筛查,并在单一风险中结合所有的检测因素。这些修改几乎无增加整体检出率,但可能意味着假阳性率远低于 2%。

另一个提高整体性能的建议是观察 T21 中单个标志物的特异性在妊娠早期和中期内的变化结果。因此,在妊娠 9~11 周的 PAPP-A 比妊娠 11~13 周的 PAPP-A 具有更好的临床辨别力,而游离 β-hCG 则相反。由于妊娠 11~13 周是 NT 测量的最佳时间,并其他超声特征的观察最好在 12 周左右进行,因此有学者建议在妊娠 9~10 周采集血液样本测量 PAPP-A,然后在 12 周测量 NT 时收集第二个样品用于测量游离 β-hCG。在假阳性率低于 2% 的情况下,该方法可达到 90% 的检出率,这是 2011 年英国国家计划的预期检出率。

最初的妊娠早期 T21 筛查和最近的其他非整倍体筛查在过去 20 年已取得了重要进展,不久我们就会看到一系列新的检测,在 T21 的诊断和其他非整倍体的诊断上,这些检测可能与筛查或传统**荧光定量聚合酶链反应(QF-PCR)**产生竞争。1997 年,DennisLo(当时在牛津大学)阐述了在妊娠期间,孕妇血液循环中存在少量**无细胞胎儿 DNA(cell-free fetal DNA,cffDNA)**。十年后,许多研究表明,这种 cffDNA 可通过各种技术进行量化,并在携带 T21 胎儿的孕妇中,21 号染色体的额外数量可与正常数量区别开来。去年,有四项研究表明,新的 DNA 测序技术可能成为可选的一种工具。这类技术是否能取代传统的核型分析、是否能取代筛查、是否能应用于中等风险组的妇女,这些都尚未确定(近些年的研究证明,基于高通量测序的染色体非整倍体无创产前筛查已完全可以取代上述血清学检测方法 - 译者注)。显然,需考虑这些技术的成本和可获得性,及这些技术是否真的适用于所有类型的染色体疾病。

如果在过去 20 年里,妊娠筛查和评估方法发生了迅速变化,那么很明显,未来 10 年可能同样令人兴奋且具有挑战性。

三、参考文献

Aitken, D.A., Ireland, M., Berry, E. *et al.* Second-trimester pregnancy associated plasma protein-A levels are reduced in Cornelia de Lange Syndrome pregnancies. *Prenat. Diagn.* **19**, 706–710 (1999).

Barker, D.J.B. (ed), *Fetal and Infant Origins of Adult Disease.* (BMJ Publishing Group, London, 1992).

Barker, D.J.P. *Mothers, Babies, and Disease in Later Life.* (BMJ Publishing Group, London, 1994).

Berghella, V., Hayes, E., Visintine, J. and Baxter, J.K. Fetal fibronectin testing for reducing the risk of preterm birth. *Cochrane Database of Systematic Reviews* (Issue 4) (2008)10.1002/14651858.CD006843.pub2. Art. No.: CD006843.

Chitty, L.S. and Lau, T.K. 1st trimester screening & diagnosis, *Prenat. Diagn.* **31**, 1–130 (2011). (Whole Issue).

Chiu, R.W., Akolekar, R., Zheng, Y.E. *et al.* Non-invasive prenatal assessment of trisomy 21 by multiplexed maternal plasma DNA sequencing: large scale validity study. *BMJ* **342**, c7401 (2011).

Clejan S., Ashwood E.R., Bashirians G., Rasmussen S.A., Snyder J.A., Spencer K., Wald N., Whitley R. Clinical and Laboratory Standards Institute (CLSI). Maternal Serum Screening; Approved Standard—2nd edn CLSI document I/LA25–A2 (ISBN 1-56238-000-0).

Conde-Agudelo, A., Papageorghiou, A.T., Kennedy, S.H. and Villar, J. Novel biomarkers for the prediction of the spontaneous preterm birth phenotype: a systematic review. *BJOG* **118**, 1042–1054 (2011).

Condous, G., Van Calster, B., Kirk, E., Haider, Z., Timmerman, D., Van Huffel, S. and Bourne, T. Prediction of ectopic pregnancy in women with a pregnancy of unknown location. *Ultrasound Obstet. Gynecol.* **29**, 680–687 (2007).

Craig, W.Y., Haddow, J.E., Palomaki, G.E. *et al.* Identifying Smith-Lemli-Opitz syndrome in conjunction with prenatal screening for Down syndrome. *Prenat. Diagn.* **26**, 842–849 (2006).

Fetal Medicine Foundation website http://www.fetalmedicine.com/fmf/

Gagnon, A., Wilson, R.D., Audibert, F. *et al.* Obstetrical complications associated with abnormal maternal serum markers analytes. *Obstet. Gynaecol. Can.* **30**, 918–949 (2008).

Kashork, C.D., Sutton, V.R., Fonda, J.S. *et al.* Low or absent unconjugated estriol in pregnancy: an indicator for steroid sulfatase deficiency detectable by fluorescence *in situ* hybridization and biochemical analysis. *Prenat. Diagn.* **22**, 1028–1032 (2002).

Maron, J. and Bianchi, D.W. Prenatal diagnosis using cell free nucleic acids in maternal body fluids: a decade of progress. *Am. J. Med. Genet.* **145C**, 5–17 (2007).

NHS Sickle Cell and Thalassaemia Screening Programme: http://sct.screening.nhs.uk

Nice Guidelines for Antenatal Care: Routine Care for the Healthy Pregnant Woman. (2008).

Nice Guidelines for Multiple Pregnancy: The Management of Twin and Triplet Pregnancy in the Antenatal Period. (2011).

Nicolaides, K.H. Turning the pyramid of prenatal care. *Fet. Diagn. Ther.* **29**, 183–196 (2011).

Palomaki, G.E., Kloza, E.M., Lambert-Messerlian, G.M. *et al.* DNA sequencing of maternal plasma to detect Down Syndrome: an international clinical validation study. *Genet. Med.* **13**, 913–920 (2011).

Pre-eclapmsia web casts:- http://www.goodmood.fi/perkinelmer/?videoId=31787638

30th Anniversary Issue. *Prenat. Diagn.* **30**, 599–711 (2010).

Sonek, J. First trimester ultrasonography in screening and detection of fetal anomalies. *Am. J. Med. Genet.* **145C**, 45–61 (2007).

Spencer, K. Aneuploidy screening in the first trimester. *Am. J. Med. Genet.* **145C**, 18–32 (2007).

Whole issue supplement. *Placenta* **32**, S1–S76 (2011).

（郭晓兰、刘靳波　译，李艳　审）

生长与生长激素缺乏症

人类的生长发育是一个漫长（耗时长达15~20年）且复杂的过程，该过程至少包括三个具有显著差异的生长阶段，即婴儿期、儿童期和青春期。婴儿期的生长主要依赖于营养的供给，其本质是宫内生长的延续；儿童期的生长依赖于**生长激素**（growth hormone，GH）的促进作用；而青春期的生长高峰则依赖于促性腺激素、性激素和生长激素的相互作用。人类的生长过程受到多种因素的调控，包括遗传、营养、环境及内分泌激素。这些因素影响着机体生长过程和器官发育程度，同时，可根据这些复杂因素来区分儿童期缓慢生长阶段与青春期迅速发育阶段等。

甲状腺激素、促性腺激素、性激素和肾上腺类固醇在其他章节已进行讨论（请参考9.2，9.3，9.5节）。本章节将重点讨论 GH，**生长激素结合蛋白**（growth hormone binding protein，GHBP）、生长激素依赖性**胰岛素样生长因子**（insulin-like growth factors，IGFs）和生长激素依赖性**胰岛素样生长因子结合蛋白**（insulin-like growth factors binding protein，IGFBP）。

垂体在下丘脑肽——**生长激素释放激素**（GHRH）和生长激素释放抑制激素（或称生长抑素）的共同调控下分泌 GH。此外，**生长激素促泌素**（GHrelin）被证实也可参与调控 GH 的分泌，但其确切的生理作用尚不明确。GHRH 及生长激素释放抑制激素可整合多种信息到下丘脑，并将信号传递到垂体促使其合成和释放 GH。GHRH 和生长抑素在人体内相互作用的具体机制尚未明确，但有证据表明，GHRH 和生长抑素的循环周期不一致，门静脉 GHRH 浓度的升高和生长抑素浓度的下降都将促进 GH 分泌。目前已证实 GH 具有良好的调节能力，其分泌节律呈脉冲式、间歇性，脉冲释放时隔为 200 分钟，夜间入睡后分泌量增高，但夜间初次深度睡眠与 GH 释放峰值之间的关联性较弱。

血清中的 GH 与特异性结合蛋白浓度相关。高亲和力 GHBP 可结合血清中约 30% 的 GH，其浓度与 GH 的脉冲间期有关。GHBP 与膜结合型

GH 受体的细胞外结构域具有同源性，GHBP 可能是受体细胞在加工过程中被蛋白水解酶裂解产生的。因此，GHBP 的浓度可反映 GH 受体的表达情况和 GH 的生物活性。GHBP 的含量随着年龄的增加显著升高，新生儿时期较低，到了儿童阶段则呈上升趋势。

GH 可通过两种不同的途径发挥生物学效应。一是在脂肪细胞和肌肉中，通过特定的 GH 受体发挥与胰岛素相反的代谢作用，是平衡胰岛素作用的主要反馈调节机制。另一种是通过**胰岛素样生长因子**（IGFs）即 IGF1 和 IGF2 介导，以旁分泌 / 自分泌的方式在机体中发挥促生长的生物学作用。在血液循环中，IGF1 和 IGF2 可与多种蛋白结合发挥作用。目前，尚不明确循环血液中的 GH 是否具有更广泛的内分泌功能，GH 能否作为 IGFs 的贮存器或 IGFs 发挥作用的缓冲剂。

IGF1 被认为是体内多种细胞整合 GH 分泌和营养状态信息的重要信号。IGF1 可促进增殖细胞的生成、分化，并执行特定的功能，如产生细胞外基质化合物（如软骨中的蛋白聚糖等）。这些作用对机体的生长尤为重要。IGF2 的生理功能尚未阐明。

血液中的绝大部分的 IGFs 与特异性结合蛋白紧密结合，仅约 1% 的 IGFs 以游离形式存在。根据氨基酸结构的不同，至少存在六类 IGFBP，即 IGF-BP1~6。

一、临床疾病

（一）GH 缺乏或功能不全

严重或完全 **GH 缺乏症**（GHD）发病率低，见于下丘脑和脑垂体主要结构性病变后的手术治疗或生长激素及其受体结构基因的缺失 / 突变。在脑垂体和前脑发育中，已发现了一系列 GH 基因异常导致的孤立性 GHD 或多种垂体激素缺乏症。

GH 功能不全更为常见，其严重程度各不相同，临床上有时几乎不能区分严重状态和正常状

态。这些疾病的诊断很大程度上取决于生长发育状态的临床评估。由于 GH 的分泌是脉冲式的,非刺激性检测几乎没有临床价值,GH 的评估除检测其基线水平外,还需同时进行某种形式的 GH 分泌激发试验,如低血糖 GH 激发试验。目前,已开始使用 24h 期间频繁采样的方法,但由于采样难度较大,本质上而言,这种方法只能作为研究手段。如上所述,垂体功能减退(症)或多发性垂体激素缺乏(症)可能是特发性、遗传性或继发于结构性病变。GH 是目前最易受影响的激素,其次是促性腺激素、促甲状腺激素和促肾上腺皮质激素。但是,一般除了临床表现很严重外,GH 不作为诊断依据。

一般情况下,可经皮下注射重组人 GH 治疗 GHD。近年来,人们研发了多种治疗方案,但目前普遍接受的治疗方案是每天的注射的剂量在 5~10mg/m² 体表面积(纯生长激素具有 3IU/mg 的生物活性)。

(二) GH 抵抗

GH 受体缺乏类似于临床上严重的 GHD,但通常以 GH 水平正常或升高和 IGF1 水平降低为特征。一般情况下,极低浓度的 GHBP 及细胞膜上的 GH 受体结合能力下降,均说明 GH 受体有缺陷。这种情况遵循常染色体隐性遗传模式。循环血液中 GHBP 水平处于正常范围时,检测到一种无法辨别的变异体,说明存在 GH 受体,但其与配体结合后变为异常。重组 IGF1 用于治疗 GH 受体缺乏症,可在短期内观察到生长加速,但最终增加的效果不如 GHD 显著,这反映了 GH 在软骨前细胞分化中的重要作用。

产生 GH 抗体是 GH 抵抗的罕见原因。GH 抗体不自发产生,当患者接受 GH 治疗时,有可能会出现这种情况。这可能仅限于少数基因严重缺失型的 GHD 患者,这些患者的免疫系统从未接触过 GH,因而在接受治疗时免疫系统将其视为外来物质并产生相应的抗体。GH 抗体可有效地阻断 GH 的作用。目前,尚无针对 GH 抗体的治疗方法,但使用重组 IGF1 治疗可能在一定程度上缓解这种情况。

(三) GH 分泌过多

垂体巨人症是由于儿童期间垂体腺瘤分泌过多的 GH 所致。表现为骨骼和内脏的过度生长,但较为罕见。基础状态下,血液循环中的 GH 浓度处于稳定状态。当葡萄糖摄入后,GH 浓度通常不受抑制。此外,促甲状腺激素释放激素也可造成 GH "似是而非的"升高。然而,在评估身材较高青少年的 GH 分泌时须注意,因为青春期 GH 分泌导致的变化可产生类似于巨人症的变化。在这种情况下,可用 24 小时 GH 分泌谱进行区分。

肢端肥大症是一种较常见的疾病,继发于生长停滞的成年人的垂体腺瘤。表现为骨骼的过度生长,但由于生长板已在长骨中融合,所以受影响的主要是膜性骨骼。与巨人症一样,肢端肥大症有许多代谢后遗症,其中最重要的是糖尿病,且肢端肥大症患者患结肠癌的风险增加。

手术切除垂体腺瘤是这两种疾病的主要治疗方法。在某些情况下,可能需与 GH 等药物联合治疗。此外,GH 受体治疗,如 GH 拮抗剂培维索孟(pegvisomant),在长期治疗中也具有一定价值。

二、检测指标

(一) 生长激素

生长激素(growth hormone,GH)是一种含 191 个氨基酸残基、分子量约为 22kD 的异质性单链多肽激素。血液中发现了其他几种具有 GH 活性的异构体,它们经由转录、翻译和分泌后产生,形成不同长度的 GH 异构体,如分子量为 20kDa 的异构体(178 个氨基酸)是由于脱酰胺或糖基化引起的结构变化。单体变异的聚合可形成二聚体和寡聚体,并在不同程度上相互作用。

目前尚无数据阐明这些异构体的作用,亦不清楚它们的比例在特定情况下是否保持一致或产生变化。这对于免疫学方法检测 GH 具有一定的意义(详见测定技术)。

值得注意的是,在胎盘中存在另一种 GH 基因,它所表达的这种特殊的 GH 存在于妊娠晚期孕妇血清中,可能在某些 GH 检测中发生交叉反应。这种 GH 基因的结构在不同物种之间存在巨大差异。

1. 检测技术

英国 NEQAS(英国国家室间质量评价计划)推荐了 7 种不同的 GH 检测方法,其中多数是免疫测定,该领域主要由一家制造商主导。因所用的单克隆或多克隆抗体的组合和固相类型的不同,检测方法也不同。大多数使用非放射性同位素示踪剂,且许多检测可在自动化系统上测定。

GH 的异质性意味着任何两种抗体的联合检测可识别不同的 GH 变体。一些检测方法可识别分子量为 22kDa 的变体,另一些检测方法可识别其他 GH 变体及其聚集物的交叉反应。如果机体受刺激后变体的比例发生变化,那么所识别的 GH 的数量也可发生变化。这导致对于任何样品的分析所获得的绝对数存在巨大差异。使用不同校准物会使情况更加复杂。目前,GH 检测的参考物质是 98/574,它是由 100% 22kDa GH 组成的重组蛋白质**重组人生长激素(rhGH)**。以前的垂体激素衍生标准品 IS 80/505 正逐渐被淘汰,现在只有一家制造商使用。单体 22kDa GH 的 IS 80/505 的相对纯度和 IRP 98/574 的绝对纯度存在一些问题,因为 20kDa GH 分子可能具有体内生物活性,影响所用抗体的检测特异性。该标准的单体性质可能导致对循环 GH 组分的不完全识别,从而降低读数。hGH 的异质性导致了产品对 NEQAS 中**"所有参加实验室修正均值"(all-lab trimmed mean,ALTM)**的偏差,该偏差范围可从 −30% 到 +10% 不等。可追溯标准 98/574,根据质量单位(μg/L)(1mg 对应等于 3IU 单位 GH)来标准化 GH 测定报告。建议测定方法的下限为 0.05μg/L,变异系数 <20%。

除 22kDa GH,还有其他方法可直接或间接检测 GH 的异构体。如非 22kDa GH 的排除试验,它是对除 22kDa 之外的 GH 变体的间接测量:22kDa GH 被特异性抗体去除,剩下的 GH 通过免疫学方法识别所有形式的 GH 进行测量。直接测量 20kDa GH 的方法也是可行的。这两种分析方法目前主要用于研究,当更好地理解这些变异体的功能时,他们可能有着更重要的作用。质谱分析方法也正在进入这一领域,特别是用于检测运动中的外源性 GH。

传统的免疫分析只能分析结构有关信息,而不能深入了解其功能活性。构建免疫功能 GH 试验是为了探讨 GH 分子的结构完整性以及了解其功能活动的潜力。这不是生物测定,而是依赖于 GH 使 GH 受体二聚化能力的复杂的免疫测定,是 GH 发挥作用所需的过程。这种检测方法已有商品试剂,但是它是否比传统的免疫测定方法更有价值尚待研究。

在循环血液中,GH 多与 GHBP 结合。由于检测 GH 时所用的抗体对 GH 有较强的亲和力,因此该检测不易受到 GHBP 干扰。然而,一些孵育时间较短的检测方法易受到 GHBP 含量的影响。

2. 参考区间

由于 GH 呈脉冲式分泌,基线值的参考区间临床价值不大,上述的 GH 异质性也使得预期值的赋值难以进行,除非使用某种特定的 GH 检测方法。提供 GH 检测的实验室需为其正在使用的 GH 检测方法制定自己的参考区间,尤其是用于诊断 GH 缺乏状态时。GH 分泌正常者与分泌过高或不足的患者的 GH 浓度存在较多的重叠。

由于上述检测方法间差异性大,为排除 GH 分泌不足的激发试验(参照动态测定)建立共同的参考区间是不可能的。因此在青春期,特别是在人为降低 GH 反应性而出现延迟时,需特别关注 GH 的分泌情况。GH 的分泌是否过量取决于在葡萄糖负荷后 GH 水平,因此,所用检测方法应有较好的灵敏度(见检测技术)。

3. 临床应用

由于 GH 呈脉冲式分泌,GH 基线水平的检测临床应用价值不大。24 小时连续采血监测也因费时费财而较少采用。通常采用 GH 激发和抑制试验进行诊断。

4. GH 缺乏症的动态测定

针对 GH 缺乏的激发试验有很多,尚未形成一个准确而理想的标准检测方法。以下所述实验是当前检测 GH 缺乏最重要的试验,应在每个实验室评估 GH 正常反应。

(1)胰岛素耐量试验或胰岛素抑制试验

通常在禁食过夜后静脉给予可溶性胰岛素(0.15U/kg)。诱导的低血糖可刺激 GH 释放,每隔 30min 测量一次,持续 120min。这是一种经验性检测,且已成为"金标准",若所得 GH 浓度 >6.0μg/L,则为正常反应;若 GH 浓度 <2.7μg/L,则为 GH 缺乏(两个值的测定是相关的)。然而,若操作不当,可导致死亡,因此该测定方法是否作为首选的检测方法仍有待考量。其风险在于发生严重的低血糖,且高渗葡萄糖溶液的过量使用也可能导致高渗昏迷和死亡。

(2)胰高血糖素耐量试验

在禁食过夜后肌内注射胰高血糖素(成人标准剂量 1mg),每隔 30min 测量一次 GH,持续

180min。该试验的可靠性与胰岛素耐量试验相似，但需要的时间更长。最重要的是，在完成试验后受试者要及时进餐，否则容易出现低血糖。

（3）可乐定试验

可乐定是一种选择性 α 受体激动剂，通过促进 GHRH 分泌刺激 GH 释放，通常以 0.15mg/m² 的剂量口服给药。每隔 30min 测量一次，持续 150min。虽然可能会出现直立性低血压和嗜睡，但这是相对安全的试验。

（4）精氨酸试验

精氨酸是静脉注射时刺激 GH 释放的基本氨基酸之一，其机制尚不清楚。静脉给药 500mg/kg，每隔 30min 测量一次 GH，持续 150min。与之前的试验相比，其假阳性率较高。

（5）生长激素释放激素

使用**生长激素释放激素**（GH-releasing hormone，GHRH）作为 GH 功能不全的诊断试验存在争议，因该试验结果对疾病的判别能力仍受到质疑，目前主要将其作为一种研究工具。

5. GH 分泌过多的动态测试

（1）葡萄糖耐量试验

在禁食过夜后口服葡萄糖（相当于成人 75g 无水葡萄糖，儿童则减量），每隔 30min 抽血检测血清 GH 浓度，持续 120min。在 60~120min 阶段，若 GH 检测水平不能低至 6.7μg/L，则表明分泌最多。

（2）GH 抵抗的动态测试

参考 IGF1。

6. 局限性

ITT 和胰高血糖素试验都依赖于葡萄糖内稳态，具有一定的危险性。

所有试验的假阳性率相对较高（有正常的个体中 GH 反应明显较低），范围在 15%~25%。

（二）生长激素结合蛋白

GHBP 与 GH 的脉冲水平之间有近似相等的摩尔关系。GHBP 水平可反映 GH 受体的表达量和 GH 的生物活性。GHBP 随着年龄的增长而增加，在新生期非常低，且一直持续到儿童期。

这是一个主要的检测方法，仅在一些专业实验室中使用。测量仍依赖于结合和游离放射性标记 GH 的定量分离，在孵育后与"可疑的血清样本"进行比对。目前尚无国际标准。

（三）胰岛素样生长因子

IGF1 和 IGF2 分别是 70 和 67 个氨基酸组成的多肽，且和胰岛素原有相当大的结构同源性。

1. 功能

IGF 是 GH 促生长活性的中介体。目前，对 IGF1 的作用机制已基本明了，而 IGF2 的作用机制尚不清楚。血液中约 99% 的 IGF 与 IGFBP 结合。

2. 检测技术

IGF1 检测主要是由一个制造商主导的自动化检测为主。免疫测定方法越来越多，包括单克隆和多克隆检测方法；最有效的方法与 IGF2 的交叉反应性很低（小于 1%）。IGFBPs 的存在会干扰检测，需某种形式的血清提取步骤。广泛使用的方法是将 IGF 提取到酸 - 乙醇中，随后进行色谱分析。也可在血清酸化后，使用过量的 IGF2 清除结合蛋白，然后使用高特异性抗体（与 IGF2 没有交叉反应）测量 IGF1。这种方法可测定总 IGF1 水平。所有商业试剂盒都已根据国际标准的 IGF1 参考物质（87/518）进行了校准。由于目前无该参考物质，已被 02/254 取代。从用重组蛋白检测的样品中获得的结果显示肽的非定量回收，可能是因为 87/518 只有 44% 纯度。未来若采用特定参考物质的方法将减小变异程度。

体育项目中 hGH 的使用推动了 IGF1 液相色谱 - 串联质谱法的发展。

也可检测游离的 IGF1。尽管血清游离 IGF1 水平比总 IGF1 水平更有临床价值，但目前只作为研究手段。

虽然有商业试剂，但用于测量 IGF2 的分析方式较少。同样，IGFBPs 可引起干扰，且提取过程与 IGF1 相似。目前尚无国际标准，只能把它当作一种研究方法。

3. 参考区间

IGF1 参考区间的制定与年龄和检测方法有关，从婴儿期到 15 岁，IGF1 水平可增加 7 倍。青春期之后，逐渐下降直到 70 岁。IGF2 对年龄的依赖不明显，从出生到 5 岁，IGF2 水平从 132~430ng/mL 增加至 330~767ng/mL，此后变化不明显。

4. 临床应用

IGF1 的检测已商业化，并已实现自动化分析。因其结果解释较困难，限制了其在临床的应用价值。IGF1 在个体内存在较大变异，使其单一检验结果的临床价值较低。低 IGF1 水平(含或不含 IGFBP-3 水平)对诊断儿童是否缺乏 GH 意义不大,尽管正常水平提示了身材矮小的其他原因。然而,血清 IGF1 测定在诊断和治疗 GH 过量,特别是肢端肥大症方面有价值。目前,IGF1 的检测用滴定法检测和管理成年、儿童的 hGH 替代治疗。

目前 IGF2 的临床价值除可用于研究低血糖,特别是与肿瘤相关的低血糖外,其功能尚不清楚。这种情况可能被怀疑是在 GH 和 IGF1 浓度被抑制和 IGF2∶IGF1 比值升高时引起低血糖的罕见原因。通常,由这些肿瘤产生的 IGF2 的形式是"大 IGF2",其中激素发生部分裂解。在实践中,由于 IGF2 检测可用性有限,通常根据肿瘤切除后症状的缓解来进行诊断。

5. IGF1 生成试验(GH 抵抗动态试验)

IGF1 生成试验取决于 IGF1 和 IGFBP-3 浓度对 GH 剂量的依赖,通常肌内注射 3~5 天。这种试验模式尚不确定,目前应只考虑作为一种研究工具。

6. 局限性

IGF1 测量在诊断 GH 不足中的价值是有限的,因为参考区间与 GH 不足的值之间有相当大的重叠,特别是在婴儿期和幼年期。其他问题是如在一些正常幼儿中检测得到极低值,另外,这个项目需年龄、青春期相匹配的参考区间。IGF2 的临床意义尚不清楚。

(四) 胰岛素样生长因子结合蛋白

在已报道的 IGFBPs 中,已鉴定出六种 IGFBPs。它们都对 IGF1 和 IGF2 具有不同的亲和力,这些结合蛋白的许多作用尚不清楚。

IGF-BP1 是一种分子量为 25.7kDa 的单链多肽,其在新生儿血清中水平很高,并随着年龄增长逐渐下降。它具有显著的昼夜节律性,夜间含量高,与食物摄取量和胰岛素水平成反比。已报道了 IGF-BP1 的磷酸化和低磷酸化形式:低磷酸化形式似乎与 IGF1 亲和力较低,可能增加 IGF1 的生物利用度。

IGFBP-3 是新生儿血液中含量最多的 IGFBPs,

与 IGF1 和 IGF2 具有相似的亲和力,其实质上是糖基化的,分子质量约为 42kDa。IGF1 或 IGF2 与 IGFBP-3 和酸不稳定亚基(ALS)形成高分子量三元(三组分)配合物(120~150kDa)。ALS 可能参与 IGF 向结合蛋白的转运。

目前,尚无 IGFBP-3 的国际参考物质,现在大多数测定是针对非糖基化 NIBSC 试剂 93/560 校准的。校准的差异将导致参考区间的明显不同。

现有的用于 IGFBP-1(非磷酸化和磷酸化)、BP-3 和 ALS 免疫测定(包括一些商品试剂盒)在临床内分泌学中的意义存在争议。由于结果解释困难,应谨慎使用。也有 BP-2 和 BPs 4-6 的检测试剂盒,但只可作为研究使用。

三、总体策略

诊断生长障碍的主要工具仍是对生长模式的临床仔细评估。生长缓慢通常存疑,需进一步研究明确,首先应排除可能影响生长的常见的医学问题;随后进行特定的内分泌项目检测。对于一个生长速度正常,但身高低于正常 3cm 的孩子,要考虑父母的身高和骨骼成熟度(通常是骨龄)。最常见的原因是体质上增长延迟。

生化检测只能作为特定情况下的辅助试验,除非在某些高特异的情形下。GH 过量可能是一个例外,在严格控制其他条件下,最重要是检测血液中 GH 以及 IGF1 水平。

四、参考文献

Preece, M.A. Principles of normal growth: auxology and endocrinology. In: *Clinical Endocrinology*, 2nd edn (ed Grossman, A.), (Blackwell Scientific Publishers, Oxford, 1998).

Clemmons, D.R. Consensus statement on the standardization and evaluation of growth hormone and insulin-like growth factor assays. *Clinical Chemistry* 57, 555–559 (2011).

Cohen, P., Rogol, A.D., Deal, C.L., *et al.* Consensus statement on the diagnosis and treatment of children with idiopathic short stature: A summary of the Growth Hormone Research Society, the Lawson Wilkins Pediatric Endocrine Society, and the European Society for Paediatric Endocrinology workshop. *J. Clin. Endocrinol. Metab.* 93, 4210–4217 (2008).

Hindmarsh, P.C. *Current Indications for Growth Hormone Therapy*, 2nd edn (Karger, Basle, 2010).

Dattani, M.T., Hindmarsh, P.C. Growth Hormone Deficiency in Children. In: *Endocrinology*, 6th edn (eds De Groot, L.J., and Jameson, J.L.), (Saunders Elsevier, Philadelphia, 2011).

(王玉明 译,李艳 审)

糖 尿 病

无论饮食中糖类的摄入量如何,正常人体血液中的葡萄糖浓度均受到胰岛素的严格调控。胰岛素是由胰脏内的胰岛 β 细胞合成并分泌的一种蛋白质激素,在血糖浓度升高的几分钟内迅速分泌进入血液中,并通过影响组织中葡萄糖摄取、糖异生、糖原分解和脂肪分解等代谢途径调节血糖浓度。内源性胰岛素的分泌或外源性胰岛素给药可降低血糖浓度。空腹血糖浓度过低(低于健康人空腹血糖浓度)时,被称为**低血糖症**(hypoglycemia)。测定的血糖浓度依标本的类型(动脉 / 静脉 / 毛细血管,全血或血浆)而不同。

糖尿病(diabetes mellitus)表现为血糖浓度异常升高,即**高血糖症**(hyperglycemia),主要原因包括胰岛素分泌不足和(或)胰岛素在细胞水平的功能作用缺陷。糖尿病患者禁食和(或)餐后可能出现高血糖症状,也会表现出其他中间代谢异常(如脂质代谢)。糖尿病的治疗方法包括调节饮食、给予胰岛素或采用胰岛素增敏性药物等。慢性高血糖症可导致长期并发症,包括微血管并发症如肾病、视网膜病、大血管并发症(如冠心病)、外周血管疾病以及神经病。

根据病理生理学,糖尿病主要分为两种类型(表 7-10-1)。**1 型**(type 1)**糖尿病**,即**胰岛素依赖型糖尿病**(insulin-dependent diabetes mellitus,IDDM)是由于自身免疫系统对胰腺 β 细胞的破坏,导致胰岛素分泌显著减少而引起,其患病率为十万分之一至二十九。1 型糖尿病主要见于儿童和青少年,其临床表现为发病急骤并伴有多饮、多尿、体重减轻及**酮中毒**(ketosis)。由于酮体(包括 β- 羟丁酸、乙酰乙酸和丙酮)在血液中的累积,患者可出现嗜睡、头痛、脱水以及呼吸困难等临床症状。目前,1 型糖尿病主要使用胰岛素进行治疗。

2 型(Type 2)**糖尿病**与胰岛素抵抗和肥胖相关,而肥胖本身又会导致胰岛素抵抗。有证据表明,胰岛素缺乏也可能是导致 2 型糖尿病的因素之一。2 型糖尿病在世界范围内的发病率约为 6%(www.diabetesatlas.org,2011 年 3 月的搜索结果),在特定人群中具有更高的发病率,如美国的皮马

印第安人。由于生活方式的改变和肥胖人群的增加,全球 2 型糖尿病的发病率在成人与儿童中均呈上升趋势(Ehtisham 和 Barrett,2004)。目前,2 型糖尿病的治疗首先是改变生活方式(遵从饮食调节的减肥和增加运动量),其次是通过药物刺激胰岛素分泌或提高胰岛素敏感性。随着疾病的进展,通常需要进行胰岛素治疗,并对患者进行持续性评估检测,包括反映血糖控制效果的血糖自我监测,以及反应并发症的脂质状态、心血管风险、肾疾病等实验室检测项目监测。

糖尿病可继发于多种疾病,其中一些罕见疾病也与之相关(表 7-10-1)。越来越多的证据表明,遗传因素(单基因和多基因)可能对糖尿病的治疗方案产生重大影响(McCarthy 和 Hattersley,2008)。糖尿病可能与胰腺的外分泌疾病和其他内分泌疾病有关。妊娠期间首次发现或发生的糖尿病称为妊娠糖尿病。

糖尿病的诊断基于高血糖症的确证,几乎所有类型的糖尿病都通过特定时段的血糖浓度(全血或血浆 / 血清)进行分类,包括空腹血糖、随机血糖和**葡萄糖耐量试验(如口服 75g 葡萄糖耐量试验,OGTT)**(美国糖尿病协会,2007)。糖尿病的最新诊断标准是(译者注:此处最新诊断标准针对本书成书 2013 年而言,且为美国糖尿病协会的相关标准),在有临床症状的前提下,患者静脉血浆随机葡萄糖浓度大于 11.1mmol/L(200mg/dL)或空腹血浆葡萄糖大于 7.0mmol/L(或 126mg/dL);无临床症状时,不能基于单次血糖浓度的测定进行诊断,需要重复测量。糖尿病的最新诊断标准对葡萄糖耐量受损和空腹血糖受损做出了定义(表 7-10-2)。对于空腹血糖受损患者,推荐进行 OGTT 试验(美国糖尿病协会,2007;世界卫生组织,2006)。此外,部分国家现已将**糖化血红蛋白(HbA1c)**作为糖尿病的诊断标准。

在 OGTT 试验中,禁食者口服 75g 无水葡萄糖,并在一定时间间隔测量其血糖浓度。(表 7-10-2)。该测试易受样品类型、葡萄糖剂量及试验前的饮食等因素影响,因此必须保证各个因素

表 7-10-1 糖尿病的分类

编号	分类	发病机制
1	1 型糖尿病	β 细胞受损导致胰岛素缺乏、自身免疫性和先天性
2	2 型糖尿病	从胰岛素抵抗 / 相对胰岛素抵抗伴或不伴分泌缺陷到分泌缺陷伴或不伴胰岛素抵抗
3	其他类型	胰岛 β 细胞基因缺陷,如 MODY 胰岛素作用中的基因缺陷,如 A 型胰岛素抵抗 胰外分泌疾病,如囊性纤维化、胰腺炎 内分泌疾病,如肢端肥大症、库欣综合征 药物 / 化学诱导所致 / 感染,如巨细胞病毒、先天性风疹 罕见的免疫介导性糖尿病,如胰岛素抗体 其他与糖尿病相关的遗传综合征,如特纳综合征、沃尔夫勒姆综合征
4	妊娠糖尿病	—

表 7-10-2 糖尿病的诊断标准(美国糖尿病协会,2004) (单位:mmol/L)

	全血		血浆静脉
	静脉	毛细血管	
糖尿病			
空腹血糖或	≥6.1	≥6.1	≥7.0
餐后 2h 血糖	≥10.0	≥11.1	≥11.1
或者两者			
糖耐量减低			
空腹血糖且	<6.1	<6.1	<7.0
餐后 2h 血糖	≥6.7 且 <10.0	≥7.8 且 <11.1	≥7.8 且 <11.1
空腹血糖受损			
空腹血糖	≥5.6 且 <6.1	≥5.6 且 <6.1	≥6.1 且 <7.0
餐后 2h 血糖	<6.7	<7.8	<7.8

的标准化。血浆空腹葡萄糖的测量和 OGTT 试验的执行可能具有一定的难度,最近有研究提出,HbA1c≥6.5%(48mmol/mol)可用于诊断糖尿病,但这个提议尚未得到广泛的认同(Sacks 等,2011)。

妊娠糖尿病具有不同的诊断标准。

糖尿病诊断不必进行血浆胰岛素检测,然而了解胰岛素分泌和作用的过程和动力学,对于揭示糖尿病的病理生理机制有重要作用。血浆胰岛素是**放射免疫测定法(RIA)**检测的第一个分析物(Yalow 和 Berson,1959),这也揭示了胰岛素检测的重要性。

对 1 型和 2 型糖尿病患者,建议通过治疗将血糖控制在一定范围内,以控制快速代谢并预防或延缓糖尿病并发症的发生(**糖尿病控制和并发症试验研究组**[The Diabetic Control and Complication Trials Research Group],1993);

英国前瞻性糖尿病研究组[The United Kingdom Prospective Diabetes Study Group],1998)。在临床上,良好控制血糖的关键是自我监测,包括测量血糖控制指标(如 HbA1c)和糖尿病并发症指标(如微小白蛋白)。这类分析物中很多都可用免疫学方法测定。

一、检测项目

(一)胰岛素、胰岛素原与 C- 肽

与其他许多多肽激素类似,胰岛素由前体分子(胰岛素原)形成。在胰岛素原中,C- 肽将胰岛素 A 链和 B 链连接。胰岛素原在成对基础氨基酸处进行有限水解,并经过一系列半加工形态,最终形成胰岛素(图 7-10-1)。

胰岛素以脉冲方式并与 C- 肽等摩尔浓度分

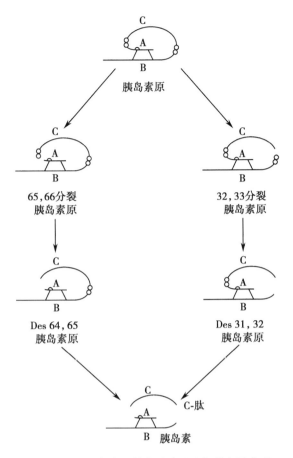

图 7-10-1 胰岛素原转化为主要中间体和胰岛素

泌,进入门静脉循环。第一次通过肝时,约 50%的胰岛素被清除,而 C-肽主要通过肾排泄。由于 C-肽的生物半衰期长于胰岛素,检测其在体液中的浓度在一定程度上可以反应胰岛素的分泌状态。肾功能不全时,C-肽的循环浓度将升高。与胰岛素相比,胰岛素原及其半加工形态几乎没有生物活性。

除了 A 链的 4、8、9、10 残基和 B 链的 1、2、3、27、29、30 残基,胰岛素的其余氨基酸组成在许多物种中是比较保守的。胰岛素样生长因子 I 和 II 存在结构同源性。

葡萄糖是哺乳动物分泌胰岛素的主要刺激物,此外,胰岛素也受氨基酸(如亮氨酸、精氨酸)的刺激分泌增加,而激素生长抑素可抑制其分泌。

胰岛素在血糖控制方面具有重要的代谢作用,其可抑制内源性葡萄糖的产生。一方面,胰岛素抑制肝糖原的分解,并刺激其他组织(如肌肉和脂肪组织)中葡萄糖的摄取、储存和利用;另一方面,胰岛素还增加脂肪酸、甘油三酯和蛋白质的合成,并抑制蛋白水解和脂肪分解。胰岛素的反向调节激素可增加血液中葡萄糖的浓度,包括胰

高血糖素、肾上腺素、以及少量的生长激素和皮质醇。

1. 参考区间

许多因素影响这些激素的血浆浓度,尤其是血糖浓度、肥胖(体重指数,kg/m^2)、年龄、种族和测定方法。新生儿体内胰岛素 / 葡萄糖的关系与成人不同。青春期时空腹血浆胰岛素升高,妊娠期也发现胰岛素抵抗。

在正常血糖受试者中,胰岛素参考范围的上限为 60~209pmol/L,下限为 0~20pmol/L;C-肽相应的上限为 500~1 700pmol/L,下限为 100~400pmol/L。这些差别可能由检测方法的灵敏度和特异性不同以及研究人群的差异所造成(Wark,2006)。

虽然测定方法之间存在差异,研究对象的数量也较少,但空腹血浆胰岛素原的浓度通常小于 7pmol/L。通常 dcs 64,65 分裂胰岛素原(即在胰岛素原第 65 和 66 号氨基酸之间切去一对碱性氨基酸)在空腹人血浆中不能检测出(小于 5pmol/L),根据体重的不同,des 31,32 分裂胰岛素原血浆浓度在 1~20pmol/L 范围内。

在血糖正常的受试者中,C-肽参考范围的上限为 700~2 300pmol/L,下限为 100~400pmol/L。这些差别可能反映了检测特异性以及研究人群的差异(Wark,2006)。

在对低血糖和 72h 禁食反应的研究中,血浆胰岛素、C-肽和胰岛素原在一定范围内的结果可提示 Whipple 三联征(低血糖症状、低血糖浓度和血浆葡萄糖升高后症状消失)。对于有低血糖症状和体征的患者,当血糖低于 3.0mmol/L,而胰岛素、C-肽、胰岛素原分别大于 18pmol/L、200pmol/L、5.0pmol/L 时,常提示高胰岛素血症(Cryer 等,2009)。然而,这些建议的 cutoff 值尚需在当前使用的测定方法中进行验证,如当胰岛素浓度小于 50pmol/L 时,不同的分析方法存在显著的偏差和 / 或精密度较差(Miller 等人,2009)。

2. 临床应用

通常测量血浆胰岛素、胰岛素原和 C-肽的浓度来研究低血糖的病因(血浆葡萄糖 <3.0mmol/L,54mg/100ml)(表 7-10-3),特别是诊断胰岛素瘤或先天性高胰岛素血症低血糖,相对于血糖浓度,患者血浆胰岛素(和 / 或胰岛素原)都异常升高。血液标本可在过夜或长时间禁食后采集,如果在低血糖时采集样本,则检测结果的价值更高。抑制

试验现在很少使用。膜片钳技术和选择性静脉定位可在专业中心进行，并需要专业人员、专业设备和医疗监督。进行这些检测时均应考虑其禁忌证。

表 7-10-3　成人低血糖的原因

疾病	分类
稳定的患者	药物，如口服降血糖药、水杨酸盐
	乙醇
	胰岛素瘤
	人为胰岛素诱导
	酮性低血糖症
	剧烈运动
患者	药物，如口服降糖药物、水杨酸、胰岛素、奎宁、奎尼丁
	肝疾病
	肾疾病
	药物，如口服降血糖药、水杨酸盐、胰岛素、奎宁、奎尼丁
	肝疾病
	肾疾病
	充血性心力衰竭
	非细胞瘤，如间充质瘤
	内分泌功能，如皮质醇、生长激素
	脓毒症
	嗜铬细胞瘤的外科切除
	胰岛素抗体诱导
	饥饿
	休克
	全肠外营养和胰岛素治疗
	细胞功能遗传缺陷，如先天性高胰岛素低血糖

如果怀疑注射了外源性胰岛素，那么应考虑免疫测定方法对不同动物和人胰岛素的特异性（Owen 和 Roberts，2004），通过测量 C- 肽区分内源性胰岛素和外源性胰岛素。应对口服降血糖药进行筛选。此外，胰岛素检测时应确定是否存在胰岛素抗体，以排除其对检测方法的干扰，并排除自身免疫性低血糖症（Lupsa 等，2009）。

在专业实验室中，这些测定可用于研究糖尿病的病理生理学或病因学。

胰岛素和 C- 肽的标准测量包括空腹或常用的固定刺激（如口服葡萄糖、混合膳食或胰高血糖素Ⅳ）后收集的血液样本。**混合膳食耐受性试验（mixed-meal tolerance test，MMTT）**是检测 1 型糖尿病患者内源性胰岛素分泌的金标准（Greenbaum 等，2008）。在 MMTT 中，若血清 C- 肽浓度在刺激后 90min 大于 200pmol/L，认为具有

显著的内源性胰岛素分泌，与临床症状的改善相关。然而，MMTT 实验的条件苛刻，需要特定的脂质、蛋白质和糖类的混合液体膳食，并且患者早晨不能注射胰岛素，因此，限制了其在医疗和研究中的应用。目前，也推荐测量静脉注射胰高血糖素 5min 后 C- 肽的浓度，用于评价内源性胰岛素的分泌情况，但由于胰高血糖素注射后具有严重的恶心反应，难以耐受，因此很少开展。

测定内源性 C- 肽有助于糖尿病亚型分类。对于早发的糖尿病，C- 肽持续升高提示可能为 1 型糖尿病的蜜月期（1 型糖尿病缓解期），此外，也可能是其他类型糖尿病的特征，如 2 型糖尿病的 C- 肽水平通常较高。大量证据表明，C- 肽可用于区分 1 型糖尿病和 2 型糖尿病。

有研究提出，在静脉内葡萄糖耐量试验（IVGTT）的第一阶段，胰岛素反应的丧失可以预测 1 型糖尿病的发展。目前，已经有许多用来推导胰岛素敏感性和胰腺 β 细胞功能的数学模型和转换公式，例如，**稳态模型评估（homeostatic model assessment，HOMA）**（Wallace 等，2004）和胰岛素 / 葡萄糖比例（Katz 等，2000），其中一些检测方法及解释只是侧重点不同而已。目前，这些方法仅适用于机制研究和流行病学研究，而不能用于临床患者的诊断。然而，无论使用何种方法，糖尿病的临床诊断仍然取决于血糖浓度和临床特征。尚需进一步研究，是否建立对胰岛素抵抗的正式评估，用于评价患者是否需要通过药物治疗提高组织对胰岛素的敏感性。

此外，有研究建议，C- 肽作为评估胰腺 β 细胞功能的指标，可以预测 2 型糖尿病患者是否需要接受胰岛素治疗（Hohberg，2009）。但在实际临床工作中，2 型糖尿病的治疗方案很少采用 C- 肽进行评估，而是取决于患者的临床表现、血糖及 HbA1c。然而，C- 肽对胰高血糖素的反应，可用于评估胰腺 / 胰岛细胞移植后 β 细胞的功能。

3. 尿 C- 肽

测量**尿 C- 肽（urinary C-peptide，UCP）**排泄是评估胰岛素分泌的另一种方法。与胰岛素在肝中代谢和排泄相反，C- 肽主要在肾中代谢。尿液中 C- 肽每天的排泄量占胰腺分泌量的 5%~10%，而胰岛素仅占 0.1%。因此，尽管胰腺等摩尔量地分泌 C- 肽和胰岛素，C- 肽的半衰期约为 30min，而胰岛素的半衰期仅为 6min。

与血清 C- 肽检测相比，尿 C- 肽检测是一种

无创方法。在室温条件下,UCP 在硼酸防腐剂中至少可稳定保存 3 天(McDonald 等,2009)。

前期研究显示,24h UCP 浓度可准确评估 β 细胞的分泌能力,并与空腹、刺激条件下的血清胰岛素和 C- 肽相关。然而,24h 尿液收集较为麻烦,在繁忙的临床工作中常常不易操作且收集不全,从而限制了其在临床中的应用。在非糖尿病患者和胰岛素治疗的糖尿病患者中,血清胰岛素和 C- 肽浓度与单次和刺激 4h 后的 UCP 浓度相关。

以尿肌酐纠正 UCP(UCP/ 肌酐比率,UCPCR)校正尿液稀释度的差异,能以随机尿标本代替 24h 尿标本,此方法已经用于常规的尿微量白蛋白的检测(见后文)。

Koskinen 于 1986 年进行的一项研究表明,餐后 2h UCPCR 可用于评价胰岛素治疗的糖尿病患者的疗效,其灵敏度和特异度与胰高血糖素刺激后的血浆 C- 肽相当。对于儿童和成人 1 型糖尿病患者及经胰岛素治疗的迟发性糖尿病患者,已证实 UCPCR 是检测内源性胰岛素分泌敏感而特异的方法,有望取代内源性胰岛素分泌的金标法,即 MMTT 90min 血清 C- 肽。餐后 UCPCR 也被证明在长期 1 型糖尿病中,可协助区别 HNF1A- 和 HNF4A-MODY(Besser 等,2011)。

4. 局限性

• 胰岛素、胰岛素原和 C- 肽免疫学检测的敏感性和特异性各异,在分析检测结果时应考虑这些因素。胰岛素测定的许多方法也可检测胰岛素原,当胰岛素原升高时,如 2 型糖尿病,免疫学检测血浆胰岛素浓度可能偏高。

• 一些分析方法的灵敏度低,在非胰岛素瘤性低血糖患者中,胰岛素的浓度受到抑制,而不能检测出来。

• 溶血标本影响激素的检测,使检测值偏低,因此溶血标本及其他可能影响结果的标本不应用于检测激素。

• 标本采集后应低温立即送检,不能及时处理的标本应离心后冷冻保存。数据显示,C- 肽在血浆 / 血清中是最不稳定的物质,其不稳定程度与检测方法相关。标本应避免反复冻融。

• 一些患者,特别是用动物胰岛素治疗的 1 型糖尿病患者(尽管现在很少见)、患有其他自身免疫疾病、用含巯基的药物如甲巯咪唑和青霉胺治疗的患者,可能会产生胰岛素抗体。样本应该

进行预处理,如用聚乙二醇,否则这些抗体可能干扰胰岛素、胰岛素原和 C- 肽的测定。试验过程必须验证。胰岛素自身抗体也可见于许多非糖尿病受试者。用于裂解胰岛素原的标准制剂尚未得到广泛应用。胰岛素原、C- 肽、胰岛素均有国际参考物质,其编号分别为 84/611、IRR 84/510、IRP 66/304。目前,已经有商业性的胰岛素质控品,但其并不完全适用于人胰岛素特异性检测。而胰岛素原的质控品也未得到广泛应用。已开展的室间质量保证计划仅限于胰岛素和 C- 肽。

• 关于半加工胰岛素原的检测方法的报道较少见。

• 应该注意与合成 / 修饰胰岛素的交叉反应。

• 体内胰岛素的浓度受许多药物的影响。

• **高效液相色谱法(HPLC)** 和稳定同位素稀释液相色谱质谱法是激素检测的金标准,但其技术要求高,且需要大量的样品,因此不适于常规检测,但可作为免疫学方法的验证方法。

• 方法学比对显示 C- 肽测定方法间的可比性较差,因此 C- 肽的 Cut-Off 值难以应用于临床。

5. 检测技术

胰岛素、胰岛素原和 C- 肽早期的检测方法是竞争性放射免疫法,在阅读文献时应注意这些测定方法的特异性和校准。大多数商品化检测是采用了免疫测定方法,其使用单克隆抗体或过量浓度的单克隆和多克隆抗体,以提高敏感性和特异性(Clark,1999;Sapin,2007)。胰岛素和 C- 肽的非同位素测定可用自动免疫测定分析仪实现,或用可测吸光度或发光强度的微量滴定板技术进行半自动 / 手动检验。许多商业化的检验方法可用于检测完整的或总的胰岛素原。

(1)胰岛素和 C- 肽

许多用于胰岛素和 C- 肽检测的商业化试剂盒都采用经典的竞争性放射免疫测定方法,用**辣根过氧化物酶(HRP)** 或**碱性磷酸酶(ALP)** 作为标记物。目前,这两种标记物的免疫测定法均广泛应用,并利用非同位素信号产生系统(如化学发光和荧光素作为标记物)实现自动化,以适应高通量。

(2)胰岛素原

商业化的放射免疫法亦用于检测胰岛素原,大多数采用固相微量滴定板进行免疫测定。同化学发光一样,采用 HRP 和 ALP(具有酶放大功能)作为标志物,检测完整的和总的胰岛素原。

6. 期望的分析性能特征

（1）胰岛素

虽然免疫测定法具有更高的特异性，但若用其测定胰岛素，则完整胰岛素原和半加工胰岛素原之间存在显著的交叉反应。胰岛素作为低血糖症的常规检测项目，更适合应用非特异性的检测方法，如胰岛素瘤可分泌大量的胰岛素原，此外，有人主张在这一情况下，应同时测量胰岛素和胰岛素原。而用于研究方面，则需要特异性更高的分析方法，便于在胰岛素原浓度增加的情况下更准确的判断胰岛素分泌状况。一些商业性的免疫测定试剂盒，无论是竞争性的还是非竞争性的免疫测定方法，对处于参考范围检测下限的胰岛素的检测灵敏度较低。

（2）胰岛素原

完整和部分加工的胰岛素原的免疫测定法的特异性各异，应引用完整的交叉反应数据。许多方法的敏感性不足以测量参考范围下限的胰岛素原。

（3）C-肽

据报道，C-肽在全血、储存和反复冻融的条件下不稳定，但这种观点最近受到了质疑，并且可以通过使用特定的抗凝剂加以解决。应针对厂家指定的每个测定和收集条件引用稳定性数据。

7. 样本类型

血液标本采集后应立即低温运送至实验室进行分离。样本类型可以是血浆或血清，但两者的参考范围可能不同，应按照试剂说明书操作。样本应冷冻保存。关于分离胶管和促凝管对检测结果影响的报道较少，这方面的信息应该咨询试剂供应商。检测 UCP 时，应使用硼酸防腐剂，确保稳定性。胰岛素检测还可以采用血斑标本，但标本应该冷冻保存（Butter 等，2001）。血糖测量标本应该同时间采集。

在室温条件下，UCP 在硼酸防腐剂中可稳定保存至少 72h。经过七次反复冻融后，UCP 仍然稳定。UCP 的稳定性应该在独立的分析平台上进行验证。

8. 使用频率

目前，主要局限于专业实验室。C-肽和胰岛素的检测并不常见，随着临床应用研究水平的提高，未来其检测量可能会增多。

（二）糖化血红蛋白

临床检验中，更多的检测项目是为了监测糖尿病患者的健康状况，而不是用于诊断糖尿病。对于两种类型的糖尿病患者而言，进行全面、持续的自我监测，可以使患者完全正常地生活几十年。近年的主要研究发现和建议，糖尿病患者健康状态的监测具有重要的作用和益处，尤其是 HbAc1 的监测（美国糖尿病协会，2010）。

用于监测糖尿病患者的检测方法有两种：一种是检查代谢控制的程度，另一种是监测长期糖尿病可能伴随的并发症的出现和进展。在这两种情况下，被分析物质虽然都不是糖尿病最主要的指标，但它们是该疾病短期和长期影响的次要指标。

糖尿病代谢控制的主要指标是血糖的平均浓度，由患者通过日常饮食和药物治疗进行维持。由于饮食和运动会造成血糖浓度的迅速波动，随机血糖测定的价值较为有限。血糖仪可以实现日常监测，但也受到测量频率的限制。通过葡萄糖在非酶糖化反应中与蛋白质中暴露的氨基酸直接反应的能力，提供了进行平均血糖控制的回顾性测量的方法。所有具有敏感残基的蛋白质在接触葡萄糖时会发生反应，而糖基化的程度反映了三个参数：固有反应性、半衰期和平均葡萄糖浓度。对于任何给定的蛋白质，前两个因素通常是恒定的，因此，蛋白质糖化程度是在蛋白质的整个生命过程中葡萄糖浓度可靠的间接测量指标。这些测量的结果通常以糖化分析物的百分比表示。

许多蛋白质，特别是血浆成分，已经在这方面得到了研究，但其中最有用的日常监测指标是 HbAc1。血红蛋白是相对分子质量为 64.5kDa 的 $\alpha_2\beta_2$ 四聚体，作为糖尿病血糖控制程度的监测指标，其结构和功能（运输氧）并不重要，重要的是分子的半衰期，而其又取决于红细胞的寿命（约 120 天）。Hb 分子在几个赖氨酸残基表面被糖化，但也具有独特的反应位点，即 β 链的 N-末端缬氨酸残基，在该残基处的糖基化可充分改变氨基的 pK_a，使其在中性 pH 条件下带负电荷。在此基础上，采用常规生化技术首次鉴定和分离了糖基化分子。

葡萄糖的开链形式和 β 链缬氨酸残基之间的反应如图 7-10-2 所示，分两个阶段进行。第一个阶段形成不稳定的醛亚胺（或席夫碱），通常称为前 HbA1c 或不稳定 HbA1c，反映葡萄糖浓度；第二阶段是缓慢且有效的不可逆的重排，产生稳定的酮胺——HbA1c（葡糖胺重排）。其他活性已糖磷酸酯(葡糖 -6- 磷酸和果糖 -1,6- 二磷酸酯)与相同的残基反应形成衍生物,由于其电荷和形态分布不同而快速与 HbA1c 分离。类似的反应序列包括赖氨酸的 ε- 氨基基团也发生在残基表面,以产生称为**糖化血红蛋白(GHb)**的非均相部分。

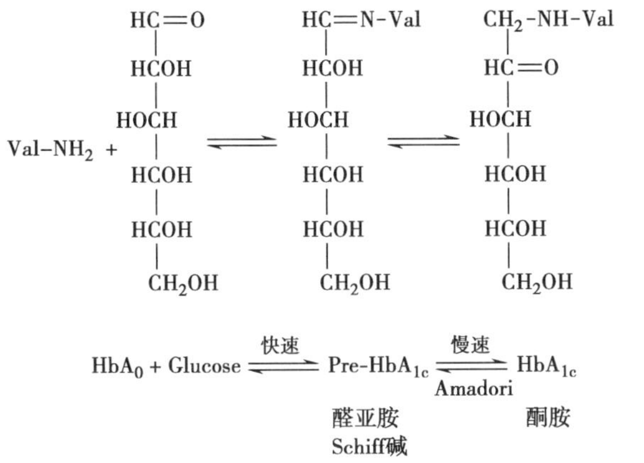

图 7-10-2　通过 Schiff 碱、pre-HbA1c 从葡萄糖和血红蛋白形成 HbA1c

因为 GHb 的各种相关衍生物和不同亚组分之间存在微妙的化学差异,使其检测分析较为复杂。GHb 是一种较为特殊的分析物,因其血液中的浓度较高,不受检测灵敏度的限制,可采用多种完全不同的方法进行测定。与非糖基化形式相比,检测方法基于糖基化的抗原性、电荷或化学反应性的差异。所采用的特定方法有效地确定了所测量的分子种类,尽管所有方法具有较好的相关性,但是方法之间的差异可能较大。

1. 标准化

近年来,又增加了一些方法,并努力达成共识,特别是绝对的参考方法和发展一种一级参考物质。免疫测定方法,包括**酶免疫测定(EIA)**和免疫比浊法,仅代表可用方法的一部分。凝胶电泳和化学亲和力(在硼酸盐柱上)等旧方法,已基本被毛细管电泳、标记的硼酸盐配体和改进的 HPLC 离子交换方法所取代和改进。目前,某些色谱方法已实现自动化,其整个检测过程不超过 5 分钟,且仪器体积小,可用于诊所或小实验室。由于检测方法众多,使得检测结果的标准化难以实现。一般情况下,免疫测定方法较为精确,且不受多种干扰因素的影响,但并不一定优于其他方法,实际应用常取决于对费用、仪器等其他因素的考虑。

为了解决标准化较差的现状,**国际临床化学联合会(IFCC)**于 1995 年建立了 HbA1c 标准化工作组。自工作组成立以来,已经建立了国际公认的分析物定义、一级参考物质和参考方法。HbA1c 是 Hb 一条或两条链 N 端缬氨酸上发生不可逆的糖基化形成的物质,但是不能排除 Hb 的 α 链或 β 链的其他氨基酸位点是否发生糖基化。对于参考方法的校准,则采用毛细管等电聚焦和电喷雾离子化质谱两种方法,对纯的 HbA1c 和 HbA0 混合物进行表征(Finke et al.,1998)。2001年,IFCC 批准发布了两种专门测量 β 链糖化 N- 末端残基的参考方法。参考方法基于 Hb 的酶促切割,接着是反相 HPLC 和电子喷雾电离质谱或毛细管电泳(Jeppsson 等,2002)。对国家糖化血红蛋白标准化项目(NGSP)网络(%HbA1c)与 IFCC 网络(mmol/mol)结果的关系进行了评价,建立了新的 IFC 单位的主方程,比旧的 NGSP 单位(%)低 1.5 个百分点。

2. 参考区间

2007 年,IFCC 与**美国糖尿病协会(ADA)、欧洲糖尿病研究协会(EASD)和国际糖尿病联盟(IDF)**共同建议用 mmol HbA1c/mol Hb 作为 HbA1c 的标准表述方式。此外,也可以用**估计平均葡萄糖(eAG)**报告 HbA1c 结果的解释。在使用 IFCC(mmol/mol)和 DCCT(%)的双重报告 2 年后,英国在 2011 年底实施了 IFCC 的 mmol/mol 报告方式,并且决定不使用 eAG,但包括美国在内的许多国家都采用了 eAG。

国家指南(NICE,2009)对 2 型糖尿病的治疗管理建议,对于个体,根据微血管和大血管并发症的风险,靶向 HbA1c(DCCT aligned)应介于 6.5%~7.5%(47 58mmol/mol)。对于有低血糖风险的人,HbA1c 范围的上限可能更适合他们。参见 HbA1c 标准化以及与参考区间的相关讨论的局限性。

孕妇应具有单独的参考范围(Mosca et al.,2006)。

3. 临床应用

无论是用免疫测定还是其他技术,GHb 的测定传统上都用于监测血糖控制,作为糖尿病常规管理的一部分。GHb 已被证明是最适用于此目的的分析物,其中一部分原因是取样相对容易,但主要原因是红细胞的寿命意味着回顾期窗口为 60~120 天。没有研究证明较短的时间框架更有意义,除非是密切监测"脆性糖尿病患者"。新诊断的患者或妊娠期糖尿病患者更适合测定半衰期较短的糖化血浆蛋白(见后文)。

2009 年,国际专家委员会建议,HbA1c 可作为糖尿病的诊断检测指标,诊断临界值(cutoff)定为 HbA1c≥6.5%(47mmol/mol)(国际专家委员会,2009年)。世界卫生组织(World Health Organization,WHO)宣布,当 HbA1c 的测定有严格的质量控制保证并能溯源至国际标准化参考体系时,支持使用 HbA1c 作为糖尿病的诊断指标,并将 HbA1c≥6.5%(47mmol/mol)作为诊断标准(世界卫生组织磋商报告,2010 年)。但 HbA1c<6.5%(47mmol/mol)时,并不能排除葡萄糖检测诊断的糖尿病。WHO 的结论是,没有足够的证据就 HbA1c<6.5%(47mmol/mol)的解释提出任何正式建议。

4. 局限性

免疫测定基于抗体,直接与 GHbβ 链的糖化序列结合,具有良好的精密度和特异性。根据抗体对这种识别需要多少序列,免疫测定可能会对某些特定的 GHb 变异体产生反应。相关性最大的是 HbS 和 HbC,它们在 β 链的 6 号位都具有单个氨基酸替换。尽管这些变异体的糖基化不会导致 HbA1c 升高,但糖化变异体仍然反映了患者的血糖状态。只要变异体的百分比没有改变,则变异体对测定系统的影响也就没有变化,通过测量糖化变异体理论上可以建立既定患者的糖化变异体基线值。但常规的参考范围将不适用,因此不提倡这种方法。

在某些生理(如妊娠)和病理(如肾衰竭、溶血性贫血)情况下,红细胞的存活率降低,导致 HbA1c 值偏低,不能反映代谢控制的程度。此时,可使用血糖监测、糖化血清蛋白或糖化血清白蛋白。NGSP 网站列出了 HbA1c 测量中的特定分析和生理干扰因素(www.NGSP.org)。

GHb 检测方法缺乏一致性,因此,国际上努力制定参考方法和标准。临床医生应意识到,提示血糖控制良好和不良的范围因检测方法的不同而有所不同。

5. 检测技术

随着 HbA1c 测定的需求不断增加,不论是基于亲和/液相层析法还是不常用的免疫检测,临床实验室采用的多数检验方法将实现全自动化。自动化的方法是基于免疫比浊法,其测定的是 HbA1c 的有效浓度,同时还需测定 GHb 的总浓度,结果以 HbA1c% 表示。乳胶凝集法是一种广泛使用的方法,它使用一种与 HbA1c 的 N- 端序列的糖化肽结合的单克隆抗体。该抗体凝聚了与该肽偶联的乳胶颗粒的悬浮液。样品中的 HbA1c 竞争抗体,从而抑制凝集并产生一种竞争性免疫测定。该方法还可同时测定样品的总 Hb 浓度,并在一次性匣盒中进行测量及校准,该匣盒可在专用读取器中读取。合适的仪器可用于糖尿病诊所,使用手指末梢血样本,可在 5min 内获得结果。

类似的,同质、竞争性的免疫比浊法和光度法测定总 Hb,已在台式和大型分析仪上使用。多克隆抗体识别 Hb 的糖化 β 链的前四个氨基酸,并在分析物中与 HbA1c 形成可溶性免疫复合物,然后过量的未反应的抗体与偶合在葡聚糖载体上的肽的多聚合半抗原形式形成免疫复合物,通过在 340nm 处增加的浊度测定聚合物。

此外,还有许多需要一定技术能力的床旁即时检测设备。据报道,一些床旁检测仪器不能达到公认的分析性能,因此不建议使用这些仪器测定的 HbA1c 诊断糖尿病。

6. 分析性能

(1) 所期望的检测性能特征

NGSP 建议的目标精密度为 CV≤3%。关于同组的偏倚,建议检测方法与二级参考实验室(SRL)之间的差异的 95% 置信区间应在 SRL 的 ±1% GHb 范围内。IFCC 和美国临床化学协会(American Association of Clinical Chemistry,AACC)建议,尽管 CVs 低于 3% 更具临床应用价值,但不同批检测间的变异系数的差异应小于 5%。

(2) 样本类型

这些检测方法为全血标本,通常体积很小,大约 100μl。为了从红细胞中释放 GHb,部分过程需要将样本溶解。常用的收集方法和抗凝剂(肝素锂、乙二胺四乙酸、氟草酸)均可使用。此外,也有方法尝试从干血斑中提取 GHb,但并不常用。

(3) 使用频率

不同国家之间以及国家内不同地区对糖尿病的管理存在差异,但发达国家的大多数患者至少每年监测一次,有时甚至每年监测四次。**英国国家临床鉴定评价研究所(National Institute for Clinical Excellence,NICE,2009)**建议每隔 2~6 个月监测一次 HbA1c。间隔时间取决于可接受的控制水平和血糖控制的稳定性和/或血糖浓度的变

化和 / 或治疗的变化。

（三）其他糖化蛋白质

虽然糖尿病中除了 GHb，大量的血浆蛋白和结构蛋白均可发生糖化反应，但糖化白蛋白是唯一可用于监测血糖控制的指标。有时，将其作为一种特殊的分析物进行检测，如通过免疫测定方法进行检测，或作为血浆或血清糖化蛋白的主要成分如果糖进行检测。与 Hb 一样，白蛋白的结构及其作为转运蛋白和功能在这种情况下是次要的，最重要的特性是其半衰期约为 20 天，比 Hb 半衰期短很多。因此，白蛋白检测是介于 Hb 和直接或即刻测定葡萄糖之间的一种血糖控制手段。

葡萄糖与白蛋白的反应与 GHb 的反应相同，但在 N- 末端天冬酰胺的氨基上未检测到反应。所有糖基化位点均为活性赖氨酸，并且没有可以基于电荷分离的类似于 HbA1c 的白蛋白部分。因此，糖化白蛋白是在几个位点修饰的分子的异质部分；Lys 525 已被证明是最具活性的，几乎一半的非酶糖化发生在此残基上。

1. 参考区间

糖基化白蛋白的测定还不够普遍，没有广泛报道的参考区间。目前，非糖尿病者糖化白蛋白的参考范围上限建议在 2.4 %~3.0%。

2. 临床应用

糖化白蛋白的免疫测定可视为比果糖胺有意义的分析物，对于血糖的短期监测较为重要。

3. 局限性

无论是以果糖胺的形式还是以免疫学方法的方式进行检测，糖化白蛋白都只能用于糖尿病的短期监测，不能取代 HbA1c，作为糖尿病长期治疗的首选分析物。此外，糖基化白蛋白不能准确反映血清白蛋白浓度低的患者的血糖控制情况。

4. 检测技术

与 GHb 一样，许多简单的化学技术可用于测定糖化白蛋白，而免疫测定方法是近期才应用于糖化白蛋白的检测。果糖胺法的原理是，酮胺衍生物在碱性 pH 下可还原硝基蓝四唑。

基于单克隆抗体和多克隆抗血清的多种免疫检测方法已经发展起来，这些抗体的增多对检测的特异性至关重要。目前，针对糖化赖氨酸残基的抗体方面已取得一些成功，且有广泛的特异性糖化蛋白。此外，针对葡萄糖醇赖氨酸衍生物的

抗体也得到了开发，这种衍生物由酮胺还原形成。由此产生了一种免疫原性更强的分子，但任何分析方法最终都必须将还原步骤纳入其方案。虽然糖基化白蛋白自动酶分析的发展可能扩大其应用范围（Kouzuma et al.，2004），但免疫分析尚未得到广泛的应用。

5. 所期望的检测性能

（1）特征

虽然没有理想和详细的性能特征的报告，但仍有关于质量规范的指导（Fraser 和 Petersen，1999）。对于长期监测血糖控制和长期精密度至关重要。

（2）样本类型

血清和血浆均已用于测定糖化白蛋白。

（3）使用频率

很少使用。

（四）蛋白尿

微量白蛋白尿，即尿液中低浓度白蛋白的存在，严格来说是一种误称，因为它实际上表明存在小分子的白蛋白，并且有倾向使用更广泛的白蛋白尿术语，可具有确定的阳性判断临界值。白蛋白尿的检测被广泛用作糖尿病微血管疾病的预测因子，但也是心血管疾病和终末期肾病的危险因素。

1. 参考区间

用于定义白蛋白尿的值和用于报告的单位（mg/24h，μg/min 或每单位肌酸酐 μg）有相当大的差异。目前，建议采集晨尿标本进行检测，并在同一时间重复检测，见表 7-10-4。

表 7-10-4　尿白蛋白排泄的定义（Sacks 等，2011）

参数	正常值	尿白蛋白排泄风险较高	
		蛋白尿	高浓度蛋白尿
浓度 /（μg/min） ADA（2010）	<20	20~200	>200
ACR/（mg/mmol） ADA（2010）和 NICE（2009）	<3.39	3.39~33.9 >2.5men >3.5women	>33.9

2. 临床应用

以白蛋白为主要成分的经典蛋白尿与肾脏疾病的晚期和不可逆阶段有关，而近期研究表明，较早的和初期阶段的肾疾病与较低浓度的尿白蛋白

（以前称为微量白蛋白尿）相关。随着糖尿病肾病的发展，基膜的孔径大小和电荷选择性均会受到损伤，白蛋白的绝对排泄量增加，也作为总排泄蛋白的一部分比例增加。

蛋白尿是继发性肾功能损害及其他并发症的危险因素，早期发现对治疗至关重要，一旦出现持续性蛋白尿，肾功能衰减则是不可逆转的。在这个阶段，进行常规的肾功能检查。为了预防和/或延缓肾病和其他并发症的发展，有许多数据支持应早期治疗糖尿病患者的高血压，即使是轻微的高血压。应常规监测糖尿病患者的白蛋白尿。

3. 局限性

- 由于尿液受生理变化影响较大，因此样本类型的选择十分重要（见下文）。据报道，在急性发热、短期高血糖症和心力衰竭期间，尿白蛋白会一过性升高。

- 被经血或精液污染的尿液样本可能导致检测结果不准确。

- 影响尿肌酐浓度的因素，如种族和肌肉萎缩，会影响白蛋白/肌酐比值（ACR）。

- 尿液中白蛋白浓度范围较宽，应采取措施避免高剂量钩状效应。

- 分析方法校准具有差异，特别是当患者同时接受临床和实验室方法监测时，可能导致所检测的分析物浓度出现具有临床意义上的变化，从而导致不适当的治疗改变。

- 需要检测方法长期稳定，因为它们将用于患者的终身监测。

- 尿白蛋白在室温和 $4\,^{\circ}\mathrm{C}$ 条件下（无尿路感染情况下）可稳定保存 7~14 天。一般情况下，标本在低温条件下相对稳定，但尿白蛋白在 $-20\,^{\circ}\mathrm{C}$ 条件下的稳定性受到了质疑。

4. 检测技术

显性蛋白尿不需要敏感的分析方法，简单的试纸条/床旁检验是基于白蛋白与有机染料结合引起光谱变化的原理。自动化学方法用于定量显性蛋白尿。由于床旁检测装置对白蛋白尿的检测灵敏度可能不足够，因此应对其进行性能评价，并采取适当的质量保证措施。

然而，为了将白蛋白的检测限降低 100 倍，已经开发了更灵敏的免疫测定方法，包括 RIA、免疫比浊法以及酶免疫测定。此外，对样本高通量和快速检测的要求，意味着有必要进行自动化检测。

5. 所期望的检测性能

（1）特征

由于需要长期监测患者的白蛋白尿，因此测定方法应稳定可靠。大多数定量检测方法的检测限低于 $20\mu g/L$，并且由于生物学可变性较大，应实现与分析目标一致的总不精密度（15%）。

（2）样本类型

多种生理因素可影响肾功能，从而影响白蛋白的排泄率，包括姿势、休息或锻炼以及标本采集时间。这些因素体现在尿液标本的类型以及检测结果是用浓度还是排泄率表示。尿液标本的收集常见以下四种方法：

- 计时隔夜尿。隔夜白蛋白排泄率（AER）被认为是最可靠的检测指标。由于整夜不活动，对于较低的 AER，应该采用更严格的标准进行检测，但由于收集过程中可能出现错误，通常不推荐使用。

- 晨尿。与计时隔液尿相比，晨尿最大的优势是标本的采集和保存更加方便。

- 随机尿。对患者来说最方便，但由于上述提到的多种不可控因素，单次测量随机尿液的意义较小。为减少变异性，应在每天的同一时间收集样本重复检测。

- 24h 尿。可在 24h 内确定平均 AER，但对患者来说最不方便，容易出现采集错误。不推荐使用。

为了消除肾功能的变化，通常需要检测其他物质。肌酐是常见的分析物，并将白蛋白浓度表示为 ACR。

6. 使用频率

建议在诊断及诊断后每年测定尿白蛋白。如果发现白蛋白尿或蛋白尿，应在一个月内至少重复两次检测。可能需要更多的定期检测来监测治疗。

（五）自动化免疫检测和其他检测

近年来，随着对糖尿病发病机制，特别是 1 型糖尿病自身免疫机制认识的深入，已发现许多与糖尿病相关的免疫标志物，包括**胰岛细胞胞质抗体**（islet cell cytoplasm antibody，ICA）、**内源性胰岛素自身抗体**（insulin autoantibody，IAA）、**两种酪氨酸磷酸酶自身抗体**（IA-2A 和 IA-2βA）、**谷氨酸脱羧酶自身抗体**（GAD65A）和**锌转运蛋白8**（ZnT8）。

在人类胰腺冷冻切片的基础上,采用间接免疫荧光法测定外周血中 ICA,结果与标准血清进行比较,以青少年糖尿病基金会(JDF)单位报告结果。一般情况下,10 个 JDF 单位在两个不同的时间或单个结果≥20JDF 单位时被认为是有临床意义的。大约 3% 的正常背景人群和 15%~30% 的 1 型糖尿病患者中检测到 ICA,但在用于患者诊断时,这一比例上升至 70%~80%。ICA 检测是一项工作量大、技术要求高、标准化程度低的工作。

有助于异质性 ICA 免疫荧光染色的独特胰岛抗原包括 GAD65,IA-2,IAA 和 ZnT8。大多数 1 型糖尿病患者在诊断时,血液中可检测到多种胰岛细胞自身抗体,而结合 ICA 和 GAD65,IA-2,IAA 和 ZnT8 自身抗体进行评估时,只有不到 5% 的患者可检测到自身抗体。有趣的是,所有 1 型糖尿病自身抗体都具有与 β 细胞分泌装置相关的表位。

传统上,通过放射性配体结合测定方法评估针对 IA-2、IA-2β 和 GAD65 的抗体,其在技术上要求很高(Borg 等人,1997)。使用 ^{35}S 标记的 GAD 的放射性配体测定具有很高的灵敏度,但技术要求高,随后使用 ^{125}I 的商业测定已经可用。近年来,针对 GAD65 和 IA-2 抗体开发了许多商业 ELISA 检测试剂盒。美国疾病控制与预防中心与糖尿病学会免疫学合作的**糖尿病自身抗体标准化计划**(The Diabetes Autoantibody Standardization Programme)证实,这些商业 EIA 方法的敏感度和特异性与传统放射配体技术相当(Torn 等,2008)。

除了在接受外源性胰岛素(通常是多克隆 IgG)治疗的患者中检测到 IAA,在新诊断为 1 型糖尿病或有发展为 1 型糖尿病高风险的未治疗患者中,也检测出了 IAA。这些都是在放射性同位素方法测定的基础上,通过加入过量的非标记胰岛素,以置换胰岛素放射性配体后而得以进行检测。目前,IAA 是细胞破坏的直接原因还是 β 细胞破坏后的结果尚不确定。因此,其重要性仍存在争议,相关的文献报道也存在矛盾,其中一些报道归因于检验方法的缺陷(Greenham 和 Palmer,1991)。IAA 检测的标准化程度很低,技术要求高,目前仅限于少数专业的研究实验室使用。

上述胰岛自身抗体检测不是糖尿病诊断、筛查或监测的常规项目,常用于对病因不明的年轻糖尿病患者进行鉴别诊断。目前,这些抗体被广泛地用作研究工具,期望在预测可能患 1 型糖尿病风险的人群方面取得重大的进展,在未来为糖尿病的预防提供治疗策略。

(六) 脂肪因子

肥胖和胰岛素抵抗与 2 型糖尿病和代谢综合征的发展密切相关。研究发现,脂肪组织是一种内分泌组织,在控制能量稳态、脂质代谢、血管生成、胰岛素敏感性和免疫调节等方面发挥重要作用。脂肪组织分泌大量生物活性蛋白,称为脂肪细胞因子,包括瘦素、脂联素、肿瘤坏死因子(TNF)α、抵抗素、内脂素和视黄醇结合蛋白 4(Rasauli 和 Kern,2008;Miehle 等,2012)。

瘦素是一种脂肪细胞来源的蛋白质,其分子量为 16kDa,以游离和结合的形式存在于循环血液中。瘦素与下丘脑中的特定受体结合,影响能量摄入和消耗,从而刺激促阿黑皮素原的表达。目前,已有人类瘦素及其受体的基因突变的报道,并且与肥胖及与肥胖程度不相对应的血清瘦素浓度相关(Farooqi 和 O'Rahilly,2009)。一般情况下,血清瘦素浓度与体重指数直接相关。瘦素可抑制胰岛素分泌。许多免疫测定方法可用于检测血液中瘦素浓度,包括血清游离型和结合型瘦素(Lewandoski 等,1999)。

人脂联素是脂肪组织分泌的一种分子量为 28kDa 蛋白质,主要有三种存在形式,包括低分子量三聚体、中分子量六聚体和高分子量多聚体(Sinha 等人,2007)。其复杂的结构对蛋白质免疫分析的设计具有重要意义。目前,报告浓度的差异性可能由抗体的特异性导致。有许多商业研究分析可供选择。虽然脂联素由脂肪细胞分泌,但其在瘦者的血液浓度高于肥胖者。脂联素可能在胰岛素抵抗中起作用,同样,高胰岛素血症也可能影响血液中脂联素的浓度。此外,也有研究表明,脂联素具有抗炎特性,且血清浓度受年龄和性别的影响。

抵抗素是一种脂肪细胞来源的多肽,存在于啮齿类动物体中,人类抵抗素与小鼠的多肽形式仅有 59% 的同源性。对动物和人类中 mRNA 表达和循环组织浓度的研究中,关于该蛋白在胰岛素抵抗和肥胖中的作用的数据是相互矛盾的。抵抗素的生物学作用尚待确定(Pittas 等,2004)。已有抵抗素的竞争性免疫测定方法和非竞争性直接免疫测定方法(Pfutzner 等人,2003)。

目前,脂肪因子的检测主要限于研究应用。不同的免疫测定方法检测的结果具有显著的差异,如内脂素的定性和定量检测,可能具有不同的临床意义(Korner 等人,2007)。

二、参考文献

American Diabetes Association Clinical Practice Recommendations. Executive summary: standards of medical care in diabetes. *Diabetes Care* **33**(Suppl 1), S4–S5 (2010).

American Diabetes Association Position Statement. Diagnosis and classification of diabetes mellitus. *Diabetes Care* **27**, S5–S10 (2004).

American Diabetes Association Position Statement. Diagnosis and classification of diabetes mellitus. *Diabetes Care* **30**(Suppl 1), S42–S47 (2007).

Besser, R.E., Shepherd, M.H., McDonald, T.J., *et al.* Urinary C-peptide creatinine ratio is a practical outpatient tool for identifying hepatocyte nuclear factor 1-{alpha}/hepatocyte nuclear factor 4-{alpha} maturity-onset diabetes of the young from long-duration type 1 diabetes. *Diabetes Care* **34**, 286–291 (2011).

Borg, H., Fernlund, P. and Sundkvist, G. Measurement of antibodies against glutamic acid decarboxylase 65 (GADA): two new ^{125}I assays compared with [^{35}S] GAD 65-ligand binding assay. *Clin. Chem.* **43**, 779–785 (1997).

Butter, N.L., Hattersley, A.T. and Clark, P.M. Development of a bloodspot assay for insulin. *Clin. Chim. Acta* **310**, 141–150 (2001).

Clark, P.M. Assays for insulin, proinsulin(s) and C-peptide. *Ann. Clin. Biochem.* **36**, 541–564 (1999).

Cryer, P.E., Axelrod, L., Grossman, A.B., *et al.* Evaluation and management of adult hypoglycaemic disorders: an Endocrine Society clinical practice guideline. *J. Clin. Endocrinol. Metab.* **94**, 709–728 (2009).

The Diabetic Control and Complication Trials Research Group. The effect of intensive treatment of diabetes on the development and progression of long-term complications in insulin-dependent diabetes mellitus. *New Engl. J. Med.* **329**, 977–986 (1993).

Ehtisham, S. and Barrett, T.G. Emergence of type 2 diabetes in childhood. *Ann. Clin. Biochem.* **41**, 10–16 (2004).

Farooqi, I.S. and O'Rahilly, S.O. Leptin: a pivotal regulator in human energy homeostasis. *Am. J. Clin. Nutr.* **89**, 980S–984S (2009).

Finke, A., Kobold, U., Hoelzel, W., *et al.* Preparation of a candidate primary reference material for the international standardization of HbA$_{1c}$ determinations. *Clin. Chem. Lab. Med.* **36**, 299–308 (1998).

Fraser, C.G. and Petersen, P.H. Analytical performance characteristics should be judged against objective quality specifications. *Clin. Chem.* **45**, 321–323 (1999).

Greenham, C.J. and Palmer, J.P. Insulin antibodies and autoantibodies. *Diab. Med.* **8**, 97–105 (1991).

Greenbaum, C.J., Mandrup-Poulsen, T., McGee, P.F., *et al.* Mixed-meal tolerance test versus glucagon stimulation test for the assessment of beta-cell function in therapeutic trials in type 1 diabetes. *Diabetes Care* **31**, 1966–1971 (2008).

Hohberg, C., Pfutzner, A., Forst, T., *et al.* Successful switch from insulin therapy to treatment with pioglitazone in type 2 diabetes patients with residual betacell function: results from the PioSwitch study. *Diabetes Obes. Metab.* **11**, 464–471 (2009).

International Expert Committee report on the role of the A1C assay in the diagnosis of diabetes. *Diabetes Care* **32**, 1327–1334 (2009).

Jeppsson, J.O., Kobold, U., Barr, J., *et al.* Approved IFCC reference method for the measurement of HbA$_{1c}$ in human blood. *Clin. Chem. Lab. Med.* **40**, 78–89 (2002).

Katz, A., Nambi, S.R., Mather, K., *et al.* Quantitative insulin sensitivity index: a simple, accurate method for assessing insulin sensitivity in humans. *J. Clin. Endocrinol. Metabol.* **85**, 2402–2410 (2000).

Körner, A., Garten, A., Blüher, M., *et al.* Molecular characteristics of serum visfatin and differential detection by immunoassays. *J. Clin. Endocrinol. Metab.* **92**, 4783–4791 (2007).

Koskinen, P., Viikar, I.J., Irjala, K., *et al.* Plasma and urinary C-peptide in the classification of adult diabetics. *Scand. J. Clin. Lab. Invest.* **46**, 655–663 (1986).

Kouzuma, T., Uemastu, Y., Usami, T., *et al.* Study of glycated amino acid elimination reaction for an improved enzymatic glycated albumin measurement method. *Clin. Chim. Acta* **346**, 135–143 (2004).

Lewandoski, K., Horn, R., O'Callahan, C.J., *et al.* Free leptin, bound leptin and soluble leptin receptor in normal and diabetic pregnancies. *J. Clin. Endocrinol. Metab.* **84**, 300–306 (1999).

Lupsa, B.C., Chong, A.Y., Cochran, E.K., *et al.* Autoimmune forms of hypoglycaemia. *Medicine (Abingdon)* **88**, 141–153 (2009).

McCarthy, M. and Hattersley, A.T. Novel insights arising from the definition of genes for monogenic and type 2 diabetes. *Diabetes* **57**, 2889–2898 (2008).

McDonald, T.J., Knight, B.A., Shields, B.M., *et al.* Stability and reproducibility of a single sample urinary C-peptide/creatinine ratio and its correlation with 24-h urinary C-peptide. *Clin. Chem.* **55**, 2035–2039 (2009).

Miehle, K., Stephan, H. and Fasshauer, M. Leptin, Adiponectin and other adipokines in gestational diabetes mellitus and preeclampsia. *Clin. Endocrinol.*, **76**, 2–11 (2012).

Miller, W.G., Bruns, D.E., Hortin, G.L., *et al.* Current issues in measurement and reporting of urinary albumin excretion. *Clin. Chem.* **55**, 24–38 (2009).

Mosca, A., Paleari, R., Dalfra, M.G., *et al.* Reference intervals for hemoglobin A1c in pregnant women: data from an Italian multicenter study. *Clin. Chem.* **52**, 1138–1143 (2006).

National Glycohemoglobin Standardization Program: http://www.missouri.edu/~diabetes/ngsp/.

National Institute of Clinical Excellence. The management of type 2 diabetes. Guideline 87 (2009). www.nice.org.uk.

Owen, W.E. and Roberts, W.L. Cross-reactivity of three recombinant insulin analogs with five commercial insulin immunoassays. *Clin. Chem.* **50**, 257–259 (2004).

Pittas, A.G., Joseph, N.A. and Greenberg, A.S. Adipocytokines and insulin resistance. *J. Clin. Endocrinol. Metab.* **89**, 447–452 (2004).

Pfutzner, A., Langenfeld, M., Kunt, T., Lobig, M. and Forst, T. Evaluation of human resistin assays with serum from patients with type 2 diabetes and different degrees of insulin resistance. *Clin. Lab.* **49**, 571–576 (2003).

Rasouli, N. and Kern, P.A. Adipocytokines and the metabolic complications of obesity. *J. Clin. Endocrinol. Metab.* **93**, S64–S73 (2008).

Report of a WHO Consultation Use of Glycated Haemoglobin (HbA$_{1c}$) in the Diagnosis of Diabetes Mellitus. *World Health Organization*, (2010).

Sacks, D.B., Arnold, M., Bakris, G.L., *et al.* Guidelines and recommendations for laboratory analysis in the diagnosis and management of diabetes mellitus. *Clin. Chem.* **57**, e1–e47 (2011).

Sapin, R. Insulin immunoassays: fast approaching 50 years of existence and still calling for standardization. *Clin. Chem.* **53**, 810–812 (2007).

Sinha, M.K., Songer, T., Xiao, Q., *et al.* Analytical validation and biological evaluation of a high molecular-weight adiponectin ELISA. *Clin. Chem.* **53**, 2144–2151 (2007).

Torn, C., Mueller, P.W., Schlosser, M., *et al.* Diabetes Antibody Standardization program: evaluation of assays for autoantibodies to glutamic acid decarboxylase and islet antigen-2. *Diabetologia* **51**, 846–852 (2008).

UK Prospective Diabetes Study (UKPDS) Group Intensive blood glucose control with sulphonylureas or insulin compared with conventional treatment and risk of complications in patients with type 2 diabetes (UKPDS 33). *Lancet* **352**, 837–853 (1998).

Wallace, T.M., Levy, J.C. and Matthews, D.R. Use and abuse of HOMA Modeling. Diabetes Care **27**, 1487–1495 (2004).

Wark, G. *UKNEQAS Guildford Peptide Hormones Annual Review*. (2006).

World Health Organization. *Definition and Diagnosis of Diabetes Mellitus and Intermediate Hyperglycaemia*, ISBN 92 4 159493 4 (2006).

Yalow, R.S. and Berson, S.A. Assay of plasma insulin in human subjects by immunological methods. *Nature* **184**, 1648–1649 (1959).

(郑卫东 译,李艳 审)

一、正常血液功能

血液是一种特殊的液体组织,在正常的生理过程中起着至关重要的作用。血液的细胞成分包括红细胞(red blood cells)、白细胞(white blood cells)和血小板(platelets)。红细胞负责将氧气从肺运送到组织并将二氧化碳从组织带回肺部。白细胞保护机体免受感染,血小板则有助于受伤部位血凝块的形成。血液负责调节机体的水平衡、维持体温的相对恒定,及将激素、从食物中吸收的营养物质、有用的代谢产物及代谢废物运送到体内相应的组织和器官。

血液中细胞成分的形成发生在骨髓,这一过程被称为造血(hemopoiesis)。未成熟细胞的细胞核中DNA的合成依赖维生素B_{12}和叶酸。维生素B_{12}(vitamin B_{12}),又名钴胺,是钴胺素家族中的一员。除非提及具体的应用,本章节都将使用术语维生素B_{12},因为这是其他钴胺作为试剂及应用于检测时的常用形式。日常饮食中维生素B_{12}的吸收需胃黏膜壁细胞分泌的一种称之为内因子(intrinsic factor,IF)的载体糖蛋白的辅助。维生素B_{12}/IF复合物主要在人体小肠末端吸收,与之相反,叶酸和铁在近端小肠被吸收。

红细胞在骨髓中形成的过程称为红细胞生成(erythropoiesis)。红细胞系(erythron)指所有生成红细胞的组织,包括骨髓和循环红细胞。功能性红细胞的发育依赖于血红蛋白的产生。血红蛋白(hemoglobin)是红细胞内携带氧气所必需的一种特殊蛋白质。随着红细胞的成熟,血红蛋白逐渐增加。血红蛋白是由嵌入蛋白质外壳(球蛋白)中的含铁血红素组成的。这种分子结构对于适当地控制氧在铁原子上的附着和释放是必不可少的。体内的大部分铁存在于循环的血红蛋白中(2ml血液中约含1mg铁),其余大部分(500~1 000mg)储存在骨髓、脾和肝的网状内皮细胞中。体内血红蛋白水平的维持主要依赖于循环利用死亡红细胞释放的铁,必要时则会利用网状

内皮细胞内储存的铁。用来存储铁的主要蛋白质是铁蛋白,而且血液中铁蛋白的水平可准确地反映机体内铁的储存情况。在血浆中,铁与一种被称为转铁蛋白(transferrin)的载体蛋白质结合。

机体内的循环白细胞包括几种不同的类型,均有助于机体抵御感染。根据细胞质中有无颗粒可将白细胞分为粒细胞(granulocytes)和无粒细胞(agranulocytes)两大类。粒细胞包括中性粒细胞(嗜中性粒细胞)、嗜酸性粒细胞和嗜碱性粒细胞。无粒细胞包括淋巴细胞和单核细胞。在吞噬作用的过程中,中性粒细胞和单核细胞通过吞噬病原体从而在抵御急性细菌感染中发挥关键作用。淋巴细胞通过调节免疫应答起辅助吞噬细胞的作用。该免疫应答的重要组成部分就是外来分子暴露后机体合成的特异性抗体。免疫记忆确保外来分子再次暴露后机体能产生更为强大的免疫反应。淋巴细胞起源于骨髓、胸腺、脾和淋巴结等组织。

止血(hemostasis)是指机体损伤部位的血液快速凝固同时保持其他部位的血液正常流动状态的一种复杂机制。生理性止血依赖于包括循环血小板、凝血因子、血管内皮、生理性抗凝物质(蛋白C、蛋白S、抗凝血酶)和纤维蛋白溶解(fibrinolysis)(血栓溶解)等因素的相互作用。当血管受损后,血小板聚集在血管内皮细胞上,一系列凝血因子被激活。血管性血友病因子(von Willebrand factor,vWF)能够促使血小板与暴露的内皮细胞相互作用,并充当凝血因子Ⅷ的载体。被激活的凝血途径最终通过凝血酶将纤维蛋白原转化为纤维蛋白单体。这种复杂的激活和反馈机制能确保蛋白酶的产生,不仅可激活凝血因子还可降解凝血因子,可防止大量血凝块的形成。纤维蛋白的溶解由纤溶系统控制,该系统由纤溶酶原(plasminogen)及其相关的激活剂和抑制剂组成。纤溶酶原的主要激活物是组织蛋白酶——组织型纤溶酶原激活物(tissue plasminogen activator,t-PA),在凝血途径启动的同时被激活。纤溶系统的终点是纤溶酶(plasmin),它将纤维蛋

白原和纤维蛋白降解为**纤维蛋白降解产物**(fibrin/fibrinogen degradation product,FDP),包括纤维蛋白 A 和 D- 二聚体。纤维蛋白原激活物抑制剂 -1 主要由内皮细胞产生,是一种强有力的 t-PA 抑制剂。

二、临床疾病

(一) 贫血

红细胞的缺乏和血红蛋白水平降低会导致运送至组织中的氧气减少,这种现象称为**贫血**(anemia)。不论什么原因造成的贫血,其临床表现都是相同的,包括劳力性呼吸困难和疲劳。

引起贫血的主要原因:

(1) 红细胞生成减少

a) **骨髓衰竭**(bone marrow failure) 导致红细胞生成减少(如再生障碍性贫血)。

b) **铁缺乏**(iron deficiency) 由于体内储存铁的缺乏导致亚铁血红素生成减少。

c) **维生素 B$_{12}$ 或叶酸缺乏**(vitamin B$_{12}$ or folate deficiency) 导致造血前体细胞中的 DNA 合成受阻(如恶性贫血)。

d) **慢性感染**(chronic infection) 导致网状内皮细胞内储存铁的动员受阻,从而影响亚铁血红素的生成。

e) **血红蛋白病**(hemoglobinopathies) 是由于珠蛋白肽链合成不足或结构异常所引起,如**珠蛋白生成障碍性贫血**(thalassemia)。

(2) 红细胞丢失增加

a) 急性**失血**(hemorrhage)。

b) 慢性失血(如慢性消化道出血,月经过多)。

(3) 溶血反应

循环系统或网状内皮系统中红细胞破坏增加,造成溶血性贫血的原因有许多,包括遗传性和获得性。

新一代血细胞计数分析仪技术的进步促进了贫血的实验室研究(Waters and Seal,2001)。一些仪器能够检测出单个红细胞中血红蛋白的含量。这种检测反映了循环红细胞中的铁含量,并直接反映了铁向骨髓转运的情况(Macdougall et al.,1992)。它还可以对循环网织红细胞(未成熟红细胞)进行准确计数,并通过分析其 RNA 含量来评估网织红细胞的成熟度(BrgnARA,2000)。此外,

它还可检测出循环血液中有核红细胞的有无及其数量。这些参数是红细胞生成过程中的重要指标,有助于鉴别诊断不同类型的贫血。

(二) 红细胞增多症

红细胞增多症(erythrocytosis)是以红细胞生成增加为基本特征的一组疾病(Messinezy and Pearson,1999)。与贫血相反,红细胞增多症患者血细胞比容(红细胞压积)增加。红细胞增多症的主要病因是原发性骨髓缺陷,如**真性红细胞增多症**(polycythemia vera),其次是促红细胞生成素(EPO)分泌增多。大多数原发性红细胞增多症的患者有获得性 Janus 激酶 2(JAK2)基因突变。因此,用各种技术进行基因检测是诊断不明原因红细胞增多症的首选试验(Landolfi et al.,2010)。世界卫生组织(WHO)修订了真性红细胞增多症的诊断标准,以反映突变检测的意义(Tefferi et al.,2008)。在未发现已知基因突变的情况下,通常需通过放射性同位素标记测量患者的红细胞质量和血浆体积,同时测定循环 EPO 水平,以鉴别诊断红细胞增多症。

(三) 铁过量和血色素沉着症

遗传性血色素病是一种导致机体从饮食中吸收过多铁的遗传性疾病,它是北欧最常见的隐性遗传病之一。机体缺乏有效地排除体内多余铁的系统,铁被巨噬细胞吞噬不会对机体造成损害,但是当铁过量时,它会沉积在肝脏、心脏和内分泌腺等组织,从而导致肝硬化、心肌病、糖尿病、关节炎、垂体功能减退和皮肤色素沉着。转铁蛋白饱和度是反映铁超载或早期铁超载的"最佳"指标,血清铁蛋白浓度可反映和监测铁蛋白的过量程度。遗传性血色病应通过 HFE 基因的遗传分析来确诊(reviewed in Bacon et al.,2011),HFE 基因常见突变位点是 C282Y,少数发生在 H63D 位点。在某些情况下,通过肝活检也可显示肝铁沉着与否。**铁过量**(iron overload)除了遗传性血色素沉着症,还可能由长期铁利用障碍导致,这种情况常见于依赖输血治疗的地中海贫血患者。

(四) 止血障碍

血管损伤后,需血管壁、血小板和凝血因子的相互作用来完成正常的止血。这些因素之间相互作用紊乱往往会导致**出血**(hemorrhage)。血管

壁或血小板的紊乱可导致黏膜出血并进入皮下，而凝血功能紊乱会导致关节腔出血。**血小板减少症（thrombocytopenia）**是与感染或自身免疫性疾病有关的常见的血小板减少性疾病。

凝血功能障碍可能由先天遗传导致，也可能由后天获得。**甲型血友病（hemophilia A）**是由遗传性血浆凝血因子Ⅷ缺乏而引起的典型的遗传性出血性疾病。引起凝血功能障碍更常见的原因是获得性的凝血因子缺乏，如凝血因子产生减少（肝疾病）或在**弥散性血管内凝血（disseminated intravascular coagulation，DIC）**中消耗过多，DIC可继发于严重感染或组织创伤。

血管损伤后的止血反应受到机体的严格调控。纤维蛋白溶解系统和其他降解活化凝血因子的血浆蛋白限制血管受损部位的血液凝固。当这些成分缺乏或缺陷时会自发地出现**血栓形成（thrombosis）**、血管内凝血，从而使血管闭塞。凝血因子Ⅴ Leiden是一种常见的遗传变异的凝血因子，对天然抗凝血蛋白C的降解产物具有抗性，因此携带凝血因子Ⅴ Leiden基因点突变的个体患静脉血栓的风险增加。

狼疮抗凝物存在于多种自身免疫疾病患者体内，偶尔也存在于其他健康个体中，与其名称相反，它的存在与血栓形成倾向有关。

临床实践工作中需可靠的实验技术来检测血小板数量和评估血小板的功能。除此以外，还需能够评估凝血因子功能活性的技术，及提供高凝状态和异常凝血的证据。总的来说，免疫学技术在检测高凝状态方面比检测出血性疾病更有价值。

（五）白血病与淋巴瘤

白血病是指一组以幼稚型（急性期）或成熟型（慢性期）白细胞恶性增生导致血液循环中白细胞数量增加为特征的一类疾病。**淋巴瘤（lymphoma）**是起源于淋巴组织的恶性肿瘤，常导致淋巴结肿大。**霍奇金病（Hodgkin's disease）**是最常见的一种淋巴瘤。

三、检测指标

（一）维生素 B_{12} 与叶酸

这两种维生素通常被放在一起评估讨论，因为它们之间有着密切的相互作用，两者的缺乏会导致相同的造血变化。钴胺素，统称为维生素 B_{12}，是一个水溶性分子家族，它们有着相同的分子结构，其中包括两部分：平面基团和与其成直角的核苷酸。核苷酸由5,6-二甲基苯丙咪唑和磷酸化糖组成，平面基团是一个以钴原子为中心的钴环，由此得名钴胺素。钴环的存在将这些分子都归类为更广泛的类芸香苷，这是由几种缺乏特定核苷酸的钴胺素类似物所共有的名称。维生素 B_{12} 的吸收需IF。IF只能与钴胺素的核苷酸结合，而钴胺素的其他结合位点可与其他类咕啉结合。

作为已知的所有维生素中最大和最复杂的一种，钴胺素的生成只能依靠自然机制，只发生在微生物中。钴胺素家族中的各类维生素直接与钴原子结合的功能基团不同，最常见的形式是脱氧腺苷钴胺，它存在于肝等大多数组织中。甲基钴胺是以辅酶的形式存在于血浆中的一种主要的钴胺素，直接参与同型半胱氨酸代谢。羟钴胺素是由其他形式的钴胺素暴露于光照后转化形成的。维生素 B_{12} 结晶化成为氰钴胺（分子量为1 355），它并不是天然存在的，但氰钴胺是维生素 B_{12} 在空气中最稳定的形态，可广泛应用于膳食补充剂，也是检测过程中其他功能基团所转化的形式。尽管可用多种细菌来制造天然的钴胺素，但氰钴胺的药理合成源于氰化物对其他形式的功能基团的化学取代。该取代反应也被较好地利用，羟钴胺素可被用作氰化物中毒的一种相对安全的解毒剂。

叶酸又称**蝶酰谷氨酸（pteroylglutamic acid，PGA）**，分子量为441，由一个蝶呤组成，它通过氨基苯甲酸基团与谷氨酸相连。在自然界中，它以还原的形式存在，具有额外的一碳单位（如甲基、亚甲基和甲酰基）和数量不等的谷氨酸自由基。叶酸在氨基酸代谢中起到一碳单位转移辅酶的作用。由于PGA在自然界中少见且具有多种功能形式，叶酸这一术语用来代表其所有类型。血浆中的叶酸是单谷氨酸，而红细胞中的叶酸主要是五谷氨酸和六谷氨酸。

人体内已知的反应中只有两种需维生素 B_{12} 的参与。其中，在甲基丙二酰辅酶A（CoA）转化为琥珀酰CoA时，需脱氧腺苷钴胺作为辅酶。如果机体缺乏维生素 B_{12}，血清和尿液中排泄的甲基丙二酸会增加。尽管这一反应与导致贫血的缺陷无关，但这些变化可用来证明钴胺缺乏。在另一个反应中，甲基化为甲硫氨酸时需甲基钴胺和还原甲基叶酸。除甲基形式外,还原的叶酸还会形成聚谷氨酸盐,以维持细胞内的叶酸水平。5,10-亚甲基四氢叶酸聚谷氨酸盐(聚谷氨酸)是合成DNA原料**脱氧胸腺嘧啶核苷酸(dTMP)**所需的酶(图7-11-1)。

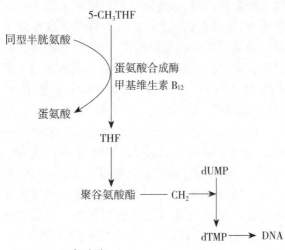

THF　　四氢叶酸
dUMP　单磷酸脱氧尿苷
dTMP　单磷酸脱氧胸苷

图 7-11-1　维生素 B$_{12}$ 与叶酸在 DNA 合成中的相互作用

这两种维生素中的任何一种缺乏都会引起骨髓中造血前体细胞中核酸代谢异常及由此导致的无效造血,最终会导致贫血(或严重缺乏时导致的全血细胞减少)。核染色质凝聚过程正常而造血细胞成熟延迟,会使细胞发生微观形态学的改变,从而引起**巨幼细胞贫血(megaloblastic anemia)**。维生素 B$_{12}$ 的缺乏会导致甲基叶酸的积聚和叶酸聚谷氨酸的缺乏,而叶酸缺乏会直接导致后者的缺乏。嘧啶的合成在人体中是必需的,而在其他物种中嘧啶可从补救途径获得。因此,典型的巨幼细胞贫血仅见于人类。维生素 B$_{12}$ 缺乏引起轴突脱髓鞘从而导致神经损伤的确切原因目前尚不清楚。

高等动物和植物自身不能合成维生素,它们依赖活性微生物来提供维生素。人类维生素 B$_{12}$ 的来源主要是动物源性食物,维生素 B$_{12}$ 几乎存在于所有的动物组织、蛋类和乳制品中。大多数食物中都含有叶酸。**美国医学研究所(United States Institute of Medicine)**发布了叶酸的**推荐每日摄入量(recommended daily allowance,RDA)**:成人 400μg **膳食叶酸当量(dietary folate equivalents,DFE)**,孕妇 600μg DFE,补充剂或强化食品的可耐受上限(UL)为 1 000μg。成人维生素 B$_{12}$ 的 RDA 为 2.4μg(孕妇为 2.6μg),目前尚没有数据提供可耐受 UL 的推荐用量(Institute of Medicine,1998)。叶酸和维生素 B$_{12}$ 摄入量不足是世界范围的(Dawson and Waters,1994),一些国家已强制要求在小麦或面粉中补充叶酸。这两种维生素主要储存在肝中。维生素 B$_{12}$ 的缺乏通常是由于吸收不良、素食主义者或严格的乳制品素食者营养不良所致。

维生素 B$_{12}$ 吸收不良的原因如下:

• 胃液中缺乏 IF:维生素的吸收需与 IF 结合,否则即使是生理量的钴胺素也不能被人体所吸收。自身免疫性胃炎会使分泌 IF 的壁细胞受到破坏,从而导致**恶性贫血(pernicious anemia)**,胃切除术也会产生同样的后果。

• 胃酸缺乏:胃酸缺乏可能会影响动物源性食物的消化,导致维生素不能被释放出来并与 IF 结合。

• 疾病或切除末端小肠:末段小肠为人体吸收维生素 B$_{12}$-IF 复合物的部位,克罗恩病、溃疡性结肠炎、肺结核或严重的乳糜泻是常见的病因。

• 维生素被肠道过多的细菌菌群利用消耗:通常见于空肠憩室炎等疾病。

叶酸缺乏常见原因如下:

• 营养不良:这是目前为止全世界范围内最常见的导致叶酸缺乏的原因。

• 由近段小肠疾病所致的吸收不良:乳糜泻通常会导致叶酸缺乏。

• 叶酸需求量增加:如妊娠和慢性溶血(镰状细胞贫血)状态。

1. 参考区间

对于大多数检测,维生素 B$_{12}$ 的参考范围为 200~900ng/L(148~664pmol/L),但有些检测的下限为 150 ng/L。低于参考范围下限 20% 以内的值通常被认为是不确定的范围(英国血液学标准委员会(BCSH)1994a,b,c)。

血清叶酸的参考范围为 2~15μg/L(5~34nmol/L),红细胞内叶酸的参考范围为 160~600μg/L(362~1 360nmol/L)。测定红细胞内叶酸,先测定血细胞比容及全血裂解产物中叶酸的含量,然后利用血细胞比容计算红细胞内叶酸。这种转换可消除贫血的影响。不同方法测定血清和全血叶酸的结果有很大差异。不同方法检测血清和全血中的叶酸浓度时,尤其是当叶酸水平较低时,检测结果间的差异可高达 9 倍(Gunter et al., 1996),这在一定程度上反映了制造商提供的叶酸参考区间的差异性。这可能是因为制定参考范围时所测试的人群不同,也可能是分析方法不同,特别是在样品制备方面。所有制造商都表示,他们提供的参考区间仅用于指导,用户应自行设定实际使用时的参考区间。由于存在这些差异,无论是正常的、不确定的还是降低的检测结果都需临床医生和实验室质控管理部门对检测结果进行合理的解释。

2. 临床应用

• **大细胞性贫血**(macrocytic anemia):这两种维生素中缺乏任意一种均可导致红细胞平均体积增大,贫血的发展较晚。维生素的缺乏与骨髓中巨幼红细胞的变化有关,其特征表现为相对于细胞质而言,细胞核成熟较晚,即"核幼质老"的现象。维生素严重缺乏时,白细胞和血小板的数量也会下降。

• **神经疾病**(neuropathy):维生素 B_{12} 缺乏时会导致神经损伤及周围神经病变。如果缺乏进行性加重,可发生脊髓损害(脊髓亚急性联合变性)。

• **精神疾病,精神障碍**(psychiatric changes, mental impairment):随着钴胺素的缺乏,可能会导致精神疾病的发生、智力障碍,甚至发展为痴呆,或导致抑郁的发生。

• **不孕症**(infertility):两者中任意一种缺乏都可能会导致不孕。

• **肠道疾病监测**(intestinal investigations):由于维生素在肠道的吸收部位特殊,对患者的维生素水平进行评估可有助于对不同肠道疾病进行鉴别诊断和治疗。

• **同型半胱氨酸血症**(homocysteinemia):从图 7-11-1 中可看出,这两种维生素中的任何一种缺乏都可能导致血浆同型半胱氨酸水平的增加。即使血浆叶酸水平正常,也可出现同型半胱氨酸水平降低(Daly et al., 2002)。高同型半胱氨酸血症与血栓和血管疾病有关(Scott and Weir, 1996;Quinlivan et al., 2002),及血浆叶酸水平的检测和评估及临床应用方面的研究可能需扩展到血液疾病之外。

3. 局限性

• 血清维生素 B_{12} 的浓度不仅取决于储存的量,还取决于血清钴胺素转运体(钴胺素转运蛋白)的浓度和转运。在叶酸缺乏、妊娠和浆细胞骨髓瘤等恶性疾病中可发现血清维生素 B_{12} 处于低水平却没有组织耗竭,因此有必要同时分析维生素 B_{12} 和叶酸的检测结果。当叶酸不足时,叶酸下降的水平要远超过维生素 B_{12},而当维生素 B_{12} 缺乏时,血清叶酸浓度通常正常或仅伴有红细胞叶酸浓度的轻度降低(表 7-11-1)。

表 7-11-1　维生素 B_{12} 和叶酸缺乏患者中
典型测定结果的比较

缺乏种类	血清 维生素 B_{12}	血清叶酸	红细胞 叶酸
维生素 B_{12}	↓↓(↓)	N(↑)	N(↓)
叶酸	N(↓)	↓↓	↓↓(↓)

注:( )中的箭头表示不常见的情况,N 为正常

• 骨髓增生性疾病可能会出现维生素 B_{12} 水平假性正常或升高,并伴有明显的白细胞增多症。

• 甲氨蝶呤和亚叶酸会与叶酸发生交叉反应,可干扰血清叶酸的测定。

• 在诊断或治疗过程中产生的人抗鼠抗体可能会干扰某些免疫学检测过程,具体影响程度取决于对样本的预处理。

• 单独进行血清叶酸测定时,必须谨慎解释检测结果,因为在饮食等生理因素的影响下,血清叶酸的浓度可能会发生变化。此外,患急性疾病时,常会出现叶酸负平衡而组织没有耗竭,且 30% 或以上的院内患者血清叶酸含量都较低。

• 红细胞内叶酸浓度的"假"性降低常见于维生素 B_{12} 缺乏症,因此建立细胞内叶酸含量的检测方法非常必要。

• 年轻红细胞内叶酸含量比衰老红细胞高,当组织缺乏叶酸时,网织红细胞的增多可能会维持红细胞内叶酸浓度正常。

• 输血可能会影响检测结果的准确性。

• 急性叶酸缺乏时红细胞内叶酸的含量可正常,这在重症监护室里尤其常见。

• 血清和全血标本都可用来检测叶酸含量,也都存在一定的局限性,当血清叶酸含量偏低时,测血清和全血均可。在最近才开始进行叶酸治疗的组织耗竭患者检测时,使用血细胞比容测定全血叶酸并计算红细胞叶酸时需校正血清叶酸浓度,否则会造成检测结果假性增高。

4. 检测技术

(1) 维生素 B_{12}

通常使用 IF 代替免疫测定中使用的抗体来进行维生素 B_{12} 的测量。

这种方法被称为竞争性蛋白结合法。尽管检测原理相同,半自动和全自动非放射性同位素检测系统已在很大程度上取代了原来的放射性同位素手工试剂盒。在这些检测中,先从血清结合物中将待测样本中的维生素 B_{12} 提取出来,再与已知数量的标记过的维生素 B_{12} 一起进行稀释。一定体积的混合物与特异性结合蛋白 IF 进行结合,加入 IF 的量不足以结合所有标记的维生素 B_{12},然后将游离的维生素 B_{12} 与结合的维生素 B_{12} 分开,并检测标记的维生素 B_{12} 的含量。检测到的信号强度与样本中维生素 B_{12} 的浓度成反比。使用**放射免疫试验**(radioimmunoassays,RIAS)可测定维生素 B_{12}(O'Sullivan et al.,1992),但尚不具有商业用途。在使用 IF 作为结合物的测定中,免疫学反应步骤通常通过抗 Ig 抗体将抗 IF 锚定于固相载体上(Wallac,Bayer,Beckman)而建立竞争性结合条件。例如,在 Walac AutoDelphi 检测系统中,微孔板上包被有抗小鼠 IgG 抗体,在第一次孵育时抗 IF-IgG 与微孔板结合,第二次孵育时,示踪剂(铕)标记的维生素 B_{12} 及样品中的维生素 B_{12} 与添加的 IF 结合,维生素 B_{12}-IF 复合物竞争性结合固相的抗 IF 抗体。通过洗板去除未结合的维生素 B_{12},增强液中释放的镧系离子与有机配体螯合产生荧光信号(图 7-11-2)。这种检测方法的优点是样品中可能存在的抗 IF 抗体不会对检测结果造成干扰。

1) 维生素 B_{12} 的分离提取

结合剂可通过在碱性 pH 条件下加热或通过将 pH 升高至 12.0 或更高而变性。人抗小鼠抗血清也会在这种高 pH 条件下变性。变性蛋白会造成不同程度的非特异性结合(nonspecific binding,NSB),在某些疾病如**慢性粒细胞白血病**(chronic myelogenous leukemia)中,NSB 与血清的结合量可能过高。而在固相系统中,这会造成一个假性低值。**二硫苏糖醇**(dithiothreitol,DTT)可减少 NSB 的产生。因为辅酶的亲和力不同,所有钴胺素通常都在这个阶段转化为氰基(维生素 B_{12})的形式。

2) 结合剂

使用纯化的猪 IF 或通过依附于 IF 抗体或添加钴啉醇酰胺来实现特异性。钴啉醇酰胺是一种钴胺素类似物,它优先与非 IF 钴胺结合剂而不是 IF 钴胺结合剂结合。随后为 IF 的结合阶段调节合适的 pH 至关重要。在固相体系中,IF 可黏附在管壁、微粒、珠子、顺磁颗粒或玻璃纤维基质上。重组人 IF(Fedosov et al.,2003)已被生产出来。该制剂的主要特性与天然 IF 相同。这使得大规模生产以分析和治疗目的的重组人 IF 成为可能。

3) 标记

标记物可使用同位素,CN(^{57}Co)钴胺素,也可使用化学发光的吖啶酯或**碱性磷酸酶**(AP)/ 二噁英磷酸,或是荧光的 AP/4- 甲基伞状磷酸酯或铕。

4) 校准品

校准品由氰钴胺制成,浓度为 0~2 000ng/L(1 476pmol/L)。对于自动化系统,单独运行时可使用主要校准品而不用全套校准品。零点校准品可对 NSB 进行校正。重要的是,校准品的蛋白质含量应尽可能地与检测样本相似。WHO 维生素 B_{12} 的标准可从英国国家生物标准和质控研究所获得(NIBSC- 请参阅标准化和校准网站)。它的

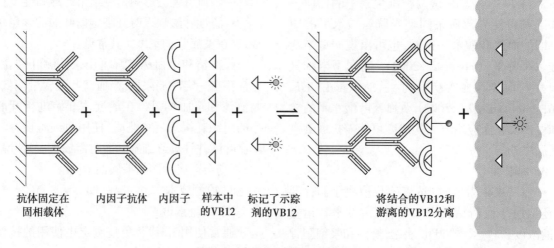

抗体固定在　　　内因子抗体　　内因子　　样本中　　标记了示踪　　　　将结合的VB12和
固相载体　　　　　　　　　　　　　的VB12　　剂的VB12　　　　　游离的VB12分离

图 7-11-2　维生素 B_{12} 的测定

使用可减少不同检测方法在参考区间内的差异。然而一项涉及多个实验室的研究表明,虽然使用的检测方法在检测正常和恶性贫血患者血清时测得的结果比较分散,但都能取得有意义的临床结果(International Committee for Standardization in Hematology(ICSH),1986)。国际血液学标准化委员会批准的校准品的制备方法已经公布(Nexo et al.,1989)。

5)分离游离与结合的维生素 B_{12}

在半自动和全自动化系统中,与 IF 结合的维生素 B_{12} 通过洗涤或固相磁化从游离维生素 B_{12} 中分离出来。在液相系统中,可用活性炭或纤维素去除未结合的维生素 B_{12}。通常计算出结合的标记维生素 B_{12} 的含量,其与样本中维生素 B_{12} 的含量成反比。

(2)血清叶酸

该测定的原理和步骤与维生素 B_{12} 相同。用抗小鼠 IgG 将抗叶酸结合物 IgG 连接到固相载体上(例如,Beckman,Wallac,Bayer)。抗坏血酸或 DTT 可将叶酸维持在还原、稳定的形式。牛奶中的 β- 乳球蛋白是常用的结合物,它比猪血清更可靠。在结合反应阶段合适的 pH 很重要。当 pH 为 9.3 时,叶酸和甲基叶酸对粘合剂的亲和力相同。常用的标记方法是非放射性标记法。放射性试剂盒中的示踪剂是 ^{125}I 标记的叶酸。^{125}I 和 ^{57}Co 的射线很容易区分开,并且叶酸结合时选择的 pH 对于 IF-B_{12} 的结合也是适用的,所以同时测定维生素 B_{12} 和叶酸的方法已得到广泛的应用。

校准品

因为甲基叶酸稳定性较差,大多数检测方法都使用叶酸作为校准品。这就可能会导致血清叶酸的检测值偏低。NIBSC 提供国际全血标准品。

(3)红细胞叶酸

结合物对叶酸的亲和力随着谷氨酸残基数量的不同而发生改变。因此,有必要将样品溶解,释放出叶酸,并将其转化为同一种形式。为获得可重复的结果,需完全将叶酸转化为单谷氨酸。为了转化、还原和保存叶酸,需在 pH 为 3~6 的条件下充分稀释红细胞,用抗坏血酸以保存还原的叶酸和由稀释的全血样品中的血浆提供的解聚酶。裂解和解聚不充分会导致检测结果假性减低。在新鲜抗坏血酸溶液中以 1:20 或更高的比例进行稀释,室温暗室下孵育 30~60min 为宜。制造商推荐的抗坏血酸的浓度为 0.2%~1.1%。浓度越高越合适,使用低倍稀释浓度的试剂盒检测的结果通常较高。为了最终结果的准确性,必须要严格按照制造商提供的说明进行溶血液的制备和储存。溶血样品的检测方法与血清样品相同,根据全血样品的稀释度和血细胞比容来校正结果。严重贫血时,对低血细胞比容的校正可能会影响最终结果。

5. 理想的分析性能特征

批内测定精密度 <5%,批间精密度 <10%。参考区间的下限需最佳的精密度,而且所添加已标记的维生素 B_{12} 的量应维持在这样的水平即 40%~50% 处于结合状态。准确度应通过标准化的校准系统来控制,以符合维生素 B_{12} 和全血叶酸国际标准。虽然此前已有研究表明,对于维生素 B_{12} 的检测,在试剂公司成熟项目中所有方法的平均值接近真实浓度(Dawson et al.,1987),但随着技术的变化,该结论可能不再成立。对于只能进行少量检测的实验室而言,在一段时间内试剂的稳定性是十分重要的。

检测方法应能适用于除血清以外的各种抗凝血浆标本。使用全自动分析仪时,误差最有可能来源于分析前和分析后阶段。可能是稀释原因造成的,如红细胞裂解液的制备过程,或标本转运时发生错误。因此,需重视样本标记和追踪。使用条形码标签除了可更快地输入患者的数据之外,还可减少转运错误的发生。分析仪与主机的充分衔接应允许双向传输及匹配患者的身份和结果。与电子传输系统的连接减少了在检测申请接收和结果传递阶段出错的可能性。此外,自动化可加快样本检测速度,提高检测通量,并在一些系统中允许连续放入样本和随时加入检测样本。

6. 样本类型

维生素 B_{12} 的检测通常使用血清样本。也可使用 EDTA 抗凝血浆,但是其浓度可能略低于血清中的浓度。应避免使用肝素抗凝及含有抗坏血酸和氟化物的血浆。血清或血浆均可用于叶酸测定。抗凝血可用于红细胞叶酸的测定。

7. 使用频率

血清维生素 B_{12} 和叶酸的测定的应用十分广泛,而红细胞叶酸的测定相对较少。它们和血清铁蛋白(见下文)是血液学中最常用的检测指标。这在很大程度上导致了从临床实践的变化到非研究性全面分析方法(Waters and Seal,2001)。

（二）内因子抗体

恶性贫血是一种自身免疫性疾病。在大多数患者血中都可检测到**内因子抗体（IF antibody）**。目前该疾病分为两种类型。Ⅰ型（阻断抗体）阻止维生素 B_{12} 与 IF 的结合，Ⅱ型阻止 IF 或 IF-B_{12} 复合物与回肠受体的结合。大多数患者的血清中都有抗胃壁细胞的抗体，但都是非特异性的。

1. 参考区间

这些方法本质上是都是定性的，能够得出阳性或阴性的结果，或充其量是半定量的。然而，之所以在这里提到它们，是因为测定血清维生素 B_{12} 与检测这些自身抗体之间有着独特的关系。

2. 临床应用

在 60%~75% 的恶性贫血患者体内发现了抗 IF 抗体，但在青少年型患者中却没有发现。IF 抗体的检出率随着病程的延长而增加。同时检测出低浓度的血清维生素 B_{12}，可用于提示患者发生了恶性贫血。最重要的是，这样的联合检测消除了进一步研究的必要性，特别是在维生素 B_{12} 的吸收研究方面，这对患者来说非常不便（收集 24h 全部的尿液），涉及放射性同位素的使用（^{57}Co 口服剂量），而且费用昂贵。

3. 局限性

- 在甲状腺疾病、糖尿病和肌无力患者中，IF 抗体很难被检测到。
- 对接受维生素 B_{12} 治疗的患者的血清进行 IF Ⅰ 型抗体检测时，可能会出现假阳性结果。

4. 检测技术

IF Ⅰ 型抗体的检测原理是基于检测血清能够抑制维生素 B_{12} 与 IF 的结合。将这些血清与固定在固相上的 IF 一起孵育，然后分离 IF- 钴胺素复合物并加入 ^{57}Co- 维生素 B_{12}。如果存在Ⅰ型抗体，其与 IF 结合并降低固相所吸收的放射性。将待测血清的结果与制造商提供的阴性和阳性血清结果进行比较。已有研究表明，放射免疫分析法和酶免疫分析方法能够同时检测Ⅰ型和Ⅱ型抗体（Conn，1986；Waters 等，1989）或单独检测Ⅱ型抗体（Sourial，1988）。重组 IF（Fedosov 等，2003）在作为结合物、标记或检测 IF 抗体方面具有潜力。

5. 理想的分析性能特征

必须同时兼顾敏感性和特异性，力求达到平衡。前者可通过增加血清浓度来增强，但这可能降低特异性，除非事先去除或中和样品中的维生素 B_{12} 结合物（Nimo and Carmel，1987）。然而，即使在最优化的条件下，75% 以上的恶性贫血患者中也未发现抗体。Ⅱ型抗体的发生率至少与Ⅰ型抗体的发生率一样高。两种抗体并不总是共同存在的，因此需能够同时检测这两种抗体的检测方法。

6. 样本类型

血清。

7. 使用频率

检测频率不高但在逐渐增加。在体内应用不同的放射性方法来测定患者吸收维生素 B_{12} 的能力方面遇到的困难越来越多。因此，尽管这种方法有其局限性，但这种简单的、无创的诊断恶性贫血的方法已普及。在能够测定维生素 B_{12} 的免疫分析仪中增加 IF 抗体的检测是一种合乎逻辑的发展趋势。

（三）铁蛋白

铁蛋白（ferritin）是主要的铁存储蛋白，为血红素（血红蛋白）的合成提供铁储备。铁蛋白由一个 450kDa 的蛋白质组成一个中空的外壳，铁原子可进出其中。所有组织均含有铁蛋白，其在肝、脾和骨髓中的含量较高。来自不同组织的铁蛋白具有异质性（异铁蛋白）。来源于肝和脾的铁蛋白是碱性的，而来源于其他组织和某些肿瘤的铁蛋白是酸性的。与组织中的铁蛋白相反，血清中的铁蛋白是由许多铁含量相对较低的糖基化异铁蛋白组成的。然而，血清铁蛋白的浓度可能与机体的铁储备直接相关。Addison 等人在 1972 年首次证实了这一点。

人体三分之一的铁储备由另一种蛋白质铁复合物即含铁血黄素组成。含铁血黄素由聚集的铁蛋白分子组成，其中铁原子已从其蛋白质壳中分离。细胞化学方法已证明含铁血黄素不溶于水。血红蛋白浓度是通过利用衰老红细胞中的再循环铁来维持的，必要时还会利用储存铁。铁可从两种储存形式中被动员起来，但更容易从铁蛋白中获得，储存铁耗尽时会出现缺铁性贫血。

1. 临床应用

机体的铁含量可通过全血计数来评估，以确定是否存在贫血，如果存在贫血的症状，并怀疑体内铁含量异常，可通过检测体内铁储存的水平来进行评估诊断。这可通过骨髓穿刺并对其进行含铁血黄素染色评估铁储备情况。然而，由于血清铁蛋白浓度通常与组织储存有关,因此测定血清铁蛋白浓度更切实可行,创伤更小。每 μg/L 的血清铁蛋白约相当于 8mg 的储存铁,因此,铁蛋白可用于检测缺铁(低浓度)和铁过量,如血色素沉着症(高浓度)。

2. 参考区间

大多数成年男性的铁蛋白浓度在 15~300μg/L。女性铁蛋白浓度则随年龄的增长而变化,绝经前浓度低于绝经后。儿童铁蛋白水平往往低于成人,发现儿童铁缺乏要更加困难。制造商给出的男性铁蛋白参考范围的下限为 10~25μg/L,女性为 3~17μg/L。几乎所有制造商都声明他们的参考范围仅供参考,用户应确定适用的参考范围。在解读检测结果时,近期有献血和补充铁质的情况是需考虑的(Ledue et al.,1994)。广泛地使用 NIBSC 提供的 WHO 国际标准,能够减少参考范围的变异度。

3. 局限性

• 尽管当铁蛋白检测结果低于 10μg/L 时提示机体缺铁,在许多情况下,血清铁蛋白水平并不直接等同于机体的铁储备情况。

• 由于铁蛋白是一种急性时相反应蛋白,所以体内存在炎症反应时其水平可增高,并且即使是在缺铁的情况下,发生感染等疾病时血清铁蛋白浓度也可高达 50μg/L。

• 血清铁蛋白浓度高于 300μg/L 表明铁过量。但是除了炎症性疾病外,急性和慢性肝病及恶性疾病也可能会出现铁蛋白浓度增高的情况。

• 在有症状的特发性血色素沉着症中,血清铁蛋白浓度可高达 2 000~4 000μg/L。然而在疾病的早期阶段,当通过血清铁浓度和转铁蛋白饱和度增加而发现铁积累时,血清铁蛋白的浓度可能是正常的。所以在这种情况下一定要注意,必要时对亲属进行筛查,询问家族史。

• 目前的补铁治疗会使血清铁蛋白浓度假性升高。

• 输血时,血红蛋白铁的补充可使血清铁蛋白含量增加。

4. 检测技术

以荧光或发光为基础的非放射性标记的免疫测定在很大程度上已取代了使用放射性标记的竞争性结合和双位点免疫测定。这些检测将样品中的铁蛋白夹在两层抗体之间,固相载体上固定的抗铁蛋白抗体与铁蛋白进行反应,然后洗涤。随后添加过量标记的抗体使得该示踪剂与样品中铁蛋白的含量成正比。固相载体可为反应试管本身、珠子、玻璃纤维载体或顺磁性颗粒。在这些实验中,通过测定过氧化物酶或 AP 的活性来确定抗原抗体复合物的存在。加入反应底物会产生颜色变化、荧光或发光,其程度与样品中的抗原浓度成正比。

免疫测定方法很敏感,它可检测到 0.2μg/L 的铁蛋白。血清蛋白,特别是抗免疫球蛋白抗体(约存在于 10% 的个体中),可抑制铁蛋白与固相物的结合并影响使用标记抗体的检测系统,这可能是造成铁蛋白浓度假性降低或升高的根源。一些制造商在共轭制剂中加入种属免疫球蛋白以阻断各种交叉反应。应当仔细阅读试剂盒说明书以了解有关交叉反应的信息。在实践中,很难识别出属于该类别患者的样本,但是当测得异常的高值或低值结果时应考虑交叉反应的可能性。

在竞争性结合放射性免疫检测中,样品中的铁蛋白与 ^{125}I 标记的铁蛋白竞争定量的抗体结合位点。结合物的放射水平与样品中抗原的浓度成反比。孵育后,结合铁蛋白和游离铁蛋白通过抗原 - 抗体复合物的沉淀与第二抗体(一种免疫球蛋白)分离。放射性免疫测定方法的灵敏度为 6~10mg/L,这限制了其在铁缺乏检测中的应用。通常,竞争性放免法测得的结果比免疫测定的结果要低。

用作免疫原和校准品的铁蛋白应具有和血清铁蛋白相同的异铁蛋白和亚基。肝铁蛋白和血清铁蛋白几乎完全相同且具有 100% 的交叉反应性,而脾铁蛋白的交叉反应性较低,约为 90%。一些试剂盒使用单克隆抗体来进一步增强检测的特异度,标准化应参照 WHO 标准。

检测中可能发生一种"高剂量钩状"效应,尤其是在单次孵育试验过程中。在这种效应中,高浓度的铁蛋白与浓度很低的铁蛋白会产生相同的信号。如果已知道这种方法会影响检测结果,应将样本在两种稀释度下进行检测。在实际临床检测中,浓度较高或与临床预期结果不符的样本应在较高稀释度下重复检测。这对于目前大多数的检测系统而言已不是问题。

5. 理想的分析性能特征

由于血清铁蛋白的测定反应是一个比较广泛的浓度范围,因此仔细考虑分析误差与临床诊断分类之间的关系非常重要。需在与检测的临床预期用途相关的浓度范围内具有最大的灵敏度和最小误差的剂量反应。批内和批间的精密度应为5%或更低。没有高剂量钩状效应(上文)也很重要。

6. 样本类型

血清。某些检测系统也可使用抗凝血浆,但必须仔细查阅制造商提供的说明书来获取与此方面相关的信息。

7. 使用频率

由于上述分析方法的出现,铁蛋白的测定已很普遍且有逐渐增加的趋势(参见维生素 B_{12} 和叶酸测定部分的内容)。

(四) 转铁蛋白

在血浆中,铁与 β- 球蛋白结合形成**转铁蛋白** (transferrin),转铁蛋白水平代表了血浆的总铁结合能力。1mg 转铁蛋白可与 1.4mg 的铁结合。

1. 参考区间

2.0~3.0g/L(散射免疫扩散法)。

2. 临床应用

转铁蛋白通常只有 1/3 处于铁饱和状态。当缺铁时,转铁蛋白饱和度降低,而且转铁蛋白的浓度在贫血症状出现之前就已升高了。血清铁、转铁蛋白浓度的检测及后者饱和百分比的估算在血色素沉着症的筛查中都是有价值的(参见上文的铁蛋白)。在铁超载的早期阶段,女性转铁蛋白饱和度 >50%,男性转铁蛋白饱和度 >60%。

3. 局限性

• 雌激素(妊娠、口服避孕药)会导致转铁蛋白浓度增加。

• 在炎性疾病和恶性疾病中转铁蛋白含量及其饱和度降低。在低蛋白血症中,转铁蛋白含量和饱和度也降低。

4. 检测技术

转铁蛋白的测定通常采用免疫学方法,如免疫扩散法和比浊法。化学法和免疫学方法的检测结果之间通常具有很好的相关性。

5. 理想的分析性能特征

由于缺乏统一的校准方法,使得该检测的有效性降低。

6. 样本类型

血清。

7. 使用频率

单独检测频率不高。

(五) 转铁蛋白受体

未成熟红细胞和其他许多增生细胞对铁的摄取都涉及转铁蛋白与细胞表面特异性受体即**转铁蛋白受体**(transferrin receptor,TfR) 的结合。转铁蛋白将铁传递给这些受体。由于铁的主要作用是合成血红蛋白,因此大多数 TfR 分子存在于红细胞前体细胞上。在铁转移过程中,TfR 分子从细胞表面分离进入血清循环池,称为**可溶性转铁蛋白受体**(soluble transferrin receptor,sTfR)。促红细胞中的 TfR 浓度最高,血清中的 sTfR 主要来源于促红细胞。因此,检测 sTfR 水平相当于间接地测定总 TfR,反映细胞对铁的需求或红细胞的生成速率。

1. 参考区间

转铁蛋白受体是可溶性受体,其参考范围是 8.7~28.1nmol/L(Klemow et al.,1990)。海拔和种族可影响其参考范围(Allen et al.,1998)。这些作者已对校准方案和参考范围进行了审查。

2. 临床应用

理论上,网织红细胞计数和 sTfR 浓度的测定应为红细胞生成的有效评估提供最佳参考。当铁储备耗尽时,随着红细胞生成系统的反应性增强,TfR 的浓度逐渐升高。与血清铁蛋白不同,sTfR 浓度不受炎症或感染的影响。因此,对贫血中的缺铁性贫血和慢性贫血进行鉴别诊断时,应考虑进行 sTfR 检测,前者含量正常,后者正常或略微升高。其他引起红细胞增生的疾病(例如,溶血性贫血、β 地中海贫血和红细胞增多症)中也会发现 sTfR 浓度升高,而在红细胞增生减低的情况下(如再生障碍性贫血、慢性肾衰竭和移植后贫血),sTfR 浓度降低。这些结果提示 sTfR 的检测缺乏特异性,而当其与血清铁蛋白联合表达时更有诊断价值(Punnonen et al.,1997;Means et al.,1999;Flowers and Cook,1999;Suomimen et al.,2000)。

3. 局限性

恶性淋巴系统疾病可使血清中 sTfR 浓度明显增加。

4. 检测技术

循环血液中的 TfRs 可用双单克隆抗体进行酶联免疫和化学发光免疫测定。

5. 理想的分析性能特征

抗体对游离受体和转铁蛋白结合受体的反应能力不同,会导致结果变化较大(Trowbridge,

1989)。

6. 样本类型

血清。某些检测系统也可使用抗凝血浆,但必须仔细查阅制造商提供的说明书。

7. 使用频率

不经常检测但可能会增加。随着更多免疫检测系统可进行该项目的测定,特别是在仪器软件将 sTfR 和血清铁蛋白浓度联系起来从而便于计算的情况下,其应用将增加。

(六) 促红细胞生成素

红细胞必须维持正常的体积,才能给组织提供足够的氧气。组织氧传递与红细胞产生的机制主要受**促红细胞生成素(erythropoietin,EPO)**的调控。EPO 是一种糖蛋白,分子量为 30.4kD (Kendall,2001)。在胎儿发育的早期,EPO 由肝分泌,此后,90% 的 EPO 是由肾根据血液中的氧气浓度来产生的。血液中氧气水平较低时 EPO 分泌增加,反之亦然。因此,促红细胞生成素分泌减少会导致贫血(如终末期肾衰竭),而分泌过多会导致红细胞增多症。**重组人促红细胞生成素(rHuEPO)**已成功应用于肾疾病患者的治疗中 (Kendall,2001)。

1. 参考区间

正常成人 EPO 的水平为 10~30μ/mL。3 个月以下的婴儿 EPO 水平低于成人。在大多数肾发育未成熟的新生儿中,EPO 对缺氧的反应最低。通常在 3 个月大时 EPO 可达到稳定水平,一直维持到成年。目前研究表明 EPO 水平和性别无关,且它不受月经周期的影响。一天之中,EPO 在夜间的变化最明显。在妊娠期间,EPO 水平逐渐增加(Kendall,2001)。

2. 临床应用

贫血包括再生障碍性贫血、缺铁性贫血和溶血性贫血时,EPO 水平升高。肾疾病患者 EPO 水平下降,由此导致的贫血及低浓度的 EPO 可能给儿童移植排斥反应起到早期预警作用。有些肿瘤也会分泌 EPO,在这种情况下,EPO 的浓度可作为肿瘤标志物来监测治疗效果。EPO 还可用于监测齐多夫定(AZT)治疗艾滋病患者的疗效,EPO 浓度升高说明与 AZT 治疗相关的贫血是由于红细胞不发育或发育不全所致。

检测 EPO 可用来诊断红细胞增多症。与继发性红细胞增多症相比,原发性红细胞增多症(真性红细胞增多症)的 EPO 水平正常或明显降低时仍然会生成大量的红细胞。继发性红细胞增多症中 EPO 的升高可分为低氧水平(如心脏或肺功能不全或高亲和力血红蛋白)造成的适当升高和异常升高(如肿瘤或囊肿引起的 EPO 高分泌)。通过测定 EPO 水平可区分约 93% 的原发性和继发性红细胞增多症,体现了其临床价值(Kendall,2001)。

3. 局限性

● 妊娠期及正常人出血后,促进蛋白合成类固醇,会导致 EPO 水平升高。

● 在慢性感染、类风湿性关节炎、艾滋病及与早产和甲状腺功能减退相关的贫血中,EPO 水平可能会降低。

4. 检测技术

最初的检测方法 RIAs 中使用的是纯化的人类尿液 EPO。引入 rHuEPO 后,则不必再使用天然 EPO 来制备抗体和标记物,因为使用重组来源 rHuEPO 的检测方法所获得的检测结果与原来使用天然 EPO 建立的方法的检测结果具有一致性。非同位素的检测方法的研发相对较少。据报道,使用单克隆或亲和纯化的多克隆抗 EPO 抗体的非同位素检测方法高度敏感,且比放射免疫测定更为快速。

5. 理想的分析性能特征

该检测应根据**英国国家生物学标准和质控研究所(NIBSC)**提供的国际参考品进行标准化。

6. 样本类型

血清。使用 EDTA 抗凝血浆可能使检测结果偏低。

7. 使用频率

通常在专业检验中心进行。

(七) 血栓与止血

现已有许多免疫学检测方法尤其是 ELISA 可用于血小板、凝血因子、止血系统的活化剂和抑制剂及纤溶降解产物的检测。通常采用凝血试验诊断凝血因子的缺乏,因为这些重要指标的功能活性和抗原浓度高低并非总是彼此相符。ELISA 已被广泛用于**血管性假血友病因子(vWF)**功能活性的检测。一般情况下,免疫学方法在高凝状态下的应用比出血性疾病价值更大。遗传性血栓形成或易感性的常规检测指标包括蛋白 C、蛋白 S、抗凝血酶;DIC 的诊断检测包括 FDP、D- 二聚体、纤维蛋白原。其他检测技术主要针对专业中心和研究机构,详见表 7-11-2。

表 7-11-2　凝血异常免疫学检测方法

ELISA	PF4,因子Ⅶ、Ⅷ、Ⅸ、Ⅹ、vWF,蛋白 C、蛋白 S、β-TG,纤维蛋白肽 A,纤溶酶原,tPA,D- 二聚体,肝素辅子Ⅱ,抗凝血酶
免疫扩散	因子Ⅶ、Ⅹ、Ⅺ,凝血素,纤维蛋白原,蛋白 C、蛋白 S
电免疫扩散	因子Ⅸ,纤维蛋白原,vWF,蛋白 C、蛋白 S,抗凝血酶
免疫电泳	因子Ⅹ、Ⅻ、ⅩⅢ,纤维蛋白原,vWF,纤溶酶原,FDP,蛋白 C、蛋白 S
免疫放射分析	PF4,因子Ⅷ、Ⅸ、vWF
放射免疫分析	β-TG,PF4,vWF,纤维蛋白原,抗凝血酶,蛋白 C、蛋白 S
颗粒凝集试验	β-TG,tPA,FDP,D- 二聚体,抗凝血酶

表 7-11-2 中的检测技术常用试剂盒和试剂主要来源于包括 Diagnostica Stago,Immuno,Dade 和 Sysmex 等公司,必须严格按照试剂使用说明书进行操作。由于凝血系统的动态变化,血液样本收集时应采用塑料容器、避免抽血停滞或起泡,并不应从留置导管中抽取。

NIBSC 可提供包括国际标准品在内的许多凝血因子和相应检测方法的参考材料(参见标准化和校准)。

(八) 蛋白 C 和蛋白 S

蛋白 C 和蛋白 S 是由肝产生的维生素 K 依赖性的生理抗凝血剂,主要参与止血过程,通过中和活化的凝血因子 V 和Ⅷ共同发挥作用。蛋白 C 或蛋白 S 的缺乏可为先天性的或获得性的。先天性蛋白 C 缺乏约占年轻人静脉血栓形成的 5%~10%,蛋白 S 缺乏约占年轻人静脉血栓形成的 2.5%~5%。大多数病例是杂合子,纯合子新生儿可出现大量血栓形成和皮肤坏死的情况。凝血因子 V Leiden 位点突变是造成遗传性高凝的常见原因。这种变异的凝血因子能抑制蛋白 C 的降解,因此患者静脉血栓形成的风险升高。基因检测是鉴定凝血因子 V Leiden 突变的首选方法。2010 年 Stegnar 对血栓形成的筛查做了综述,Baglin 等人发布了相应检测指南。

1. 参考区间

通过凝血功能测定,蛋白 C 和蛋白 S 参考区间为正常平均值的 70%~140%(蛋白 C:4mg/L,蛋白 S:35mg/L)。应确定适用于不同检测方法和人群的参考区间,同时应考虑性别、年龄和分析前变量的影响,如抗凝治疗(蛋白 C 和蛋白 S)、妊娠(蛋白 S)和使用口服避孕药(蛋白 S)。

2. 检测技术

早期的免疫电泳方法已被基于单克隆抗体和灵敏度更高的 ELISA 和 RIA 技术所取代,见表7-11-2。

3. 局限性

蛋白 C 的功能活性与抗原浓度可不一致。当功能检测结果为低值时,需进一步采用免疫测定方法鉴定变异蛋白。约 60% 的蛋白 S 在血浆中为结合型,免疫检测之前需将其释放为游离型。华法林抗凝治疗(检测前必须改为肝素抗凝治疗)、肝病、DIC 及术后均可致蛋白 C 和蛋白 S 水平降低。此外,蛋白 C 和蛋白 S 可能在近期血栓形成过程中被消耗。妊娠期蛋白 S 水平约为正常水平的 1/2,新生儿约为 1/5。血栓性疾病患者的蛋白 S 水平可能刚好低于参考区间,因此在近期或急性血栓形成的情况下检测蛋白 S 可能不能获得有意义的信息或产生误导性结果。尽管如此,上述及其他血栓形成相关标志物的测定常常在临床实践中被过度使用。因此应选择合适的时间点检测这些指标,以避免不必要的重复检测。当无意改变临床治疗方案时,进行一个全套的血栓形成倾向项目检测临床有用性也受到质疑。已有文献发表了关于血栓形成倾向检测时机和项目选择的循证建议(Merriman and Greaves,2006)。

4. 理想的分析性能特征

使用国际标准品(NIBSC86/622—蛋白 C 和 NIBSC93/590—蛋白 S)来降低不同检测方法间的结果差异。

5. 样本类型

枸橼酸钠抗凝血浆。

6. 使用频率

一般。

(九) 抗凝血酶

抗凝血酶(又称抗凝血酶Ⅲ)是一种糖蛋白,主要通过抑制凝血酶及活化的凝血因子发挥抗凝作用,肝素可诱导其活性明显增强。抗凝血酶缺陷可是先天性的或获得性的,先天性缺陷约占年轻人静脉血栓性疾病的 3%,其抗凝血酶水平约为正常值的 40%~50%;新生儿抗凝血酶水平通常约为成人的 60%~80%;抗凝血酶先天性缺陷的新生儿,其水平低于成人的 30%。先天性缺陷存在两种类型,Ⅰ型缺陷(定量)中功能活性和抗原水平平行降低,Ⅱ型缺陷(定性)中功能活性和抗原水平变化不一致。血栓形成、肝疾病、败血症、肾病综合征、肝素治疗和 L- 天冬酰胺酶治疗均可导致获得性缺陷。

1. 参考区间

0.125~0.39g/L(平均正常值的 70%~130%)。

2. 局限性

抗凝血酶功能活性测定值降低,抗原浓度可能正常(Ⅱ型先天性缺陷)。因此,功能活性测定更为重要,是必检项目。另外,心肌梗死后抗凝血酶功能活性值升高。

3. 检测技术

ELISA、RIA、电免疫扩散技术和乳胶免疫测定均可用于抗凝血酶检测(表 7-11-3);交叉免疫电泳可用于鉴定分子变异体(Jennings and Cooper,2003)。

表 7-11-3 血液系统恶性肿瘤初步免疫分型常用标志物分子一览表

血细胞分类	常用的 CD 分子
粒单核细胞	CD7,CD11b,CD13,CD14,CD15,CD16,CD33,CD34,CD45,CD56,CD117,HLA-DR
B 细胞	CD5,CD10,CD19,CD20,CD45,Kappa,Lambda
T 细胞和 NK 细胞	CD2,CD3,CD4,CD5,CD7,CD8,CD45,CD56
浆细胞	CD19,CD38,CD45,CD56,CD138

4. 理想的分析性能特征

该测定应采用国际标准品[NIBSC 93/768(人血浆)或 NIBSC 96/520(浓缩的)]进行标准化。

5. 样本类型

枸橼酸钠抗凝血浆。

6. 使用频率

不常用,但使用频率逐渐增加。

(十)凝血因子

如上所述,凝血因子功能活性的检测非常重要。功能活性与抗原浓度之间的差异有助于鉴别诊断。例如,von Willebrand 病,凝血因子功能活性与抗原浓度平行下降时为Ⅰ型,非平行下降时为Ⅱ型。

1. 参考区间

参考人群检测值的 50%~200% 这样一个区间覆盖了大多数凝血因子的正常范围。

2. 局限性

凝血因子Ⅷ、vWF 属于急性时相反应蛋白,压力、运动、怀孕和雌激素避孕药均可使其暂时升高至正常范围。由于参考区间较宽,必须使用至少 6 个正常对照血浆或商业制剂消除外界因素的干扰。

3. 理想的分析性能特征

NIBSC(00/514)提供了 vWF 的国际标准品。NIBSC 还为大多数其他凝血因子提供标准品。

4. 样本类型

枸橼酸钠抗凝血浆。

5. 使用频率

功能活性测定常用;除专业检测中心外,抗原浓度检测不常用。

(十一)纤维蛋白原

纤维蛋白原(因子Ⅰ)属于二聚糖蛋白,分子量 340kDa。凝血酶是凝血级联反应最终产物,是一种蛋白水解酶,能够将纤维蛋白原两条链末端的氨基酸降解,进而转化为纤维蛋白单体;切割的产物称为纤维蛋白肽,残余部分是纤维蛋白单体,其结合并产生可见的强纤维蛋白聚合物。

1. 参考区间

2.0~4.0g/L。

2. 临床应用

低纤维蛋白原血症(hypofibrinogenemia) 为广义的凝血异常。纤维蛋白原缺乏或**异常纤维蛋白原血症(dysfibrinogenemia)** 属于罕见的、先天性的疾病。当功能活性测定结果为低值时,需进行免疫学检测;异常纤维蛋白原血症可能表现出纤维蛋白原水平正常或升高。纤维蛋白原水平升高可能与心血管疾病相关,这也许是监测其含量的重要原因。

3. 局限性

纤维蛋白原是一种急性时相反应蛋白,应激、感染等均可导致其升高;在进行血管疾病研究时,需避免这些因素的干扰。纤维蛋白溶解增加的患者,FDP 会影响免疫检测结果;解释纤维蛋白原检测结果之前需确定 FDP 是否存在。

4. 理想的分析性能特征

不同实验室使用的参考区间差异较大,使用国际标准品 NIBSC 98/614(浓缩的)或 96/520(血浆)有助于解决这个问题。

5. 样本类型

枸橼酸钠抗凝或去血小板血浆。

6. 使用频率

偶尔使用。

(十二) 纤维蛋白原 / 纤维蛋白降解产物

凝血途径活化导致凝血酶的产生,凝血酶能将纤维蛋白原转化为纤维蛋白。凝块组分主要为交联的纤维蛋白单体。纤维蛋白形成能激活纤维蛋白溶解,这是凝块降解的生理机制。纤维蛋白凝块被纤溶酶(纤维蛋白溶解的终点酶)降解,导致 FDP 释放至血液循环。FDP 检测常用于止血失败患者的 DIC 检测。血栓性疾病和严重组织损伤(如肺炎、手术)发生时 FDP 水平也可升高。

1. 参考区间

正常:<10mg/L(乳胶凝集法,1∶5 稀释)。

2. 检测技术

胶乳凝集试验中,胶乳颗粒采用抗 FDP D 和 E 抗体致敏。悬浮液与稀释血清在载玻片上混合,出现聚集反应表明存在纤维蛋白原或纤维蛋白降解产物。连续稀释法可给出半定量结果。

3. 样本类型

血清。全血收集于含凝血酶和抗纤维蛋白溶解剂的特殊试管中,并在 37℃条件下凝结 30min。

4. 使用频率

一般。

(十三) D- 二聚体检测

D- 二聚体(D-dimer) 试验用于检测含有 D 片段的纤维蛋白衍生物,为纤维蛋白凝块通过纤溶酶裂解的特异性产物。纤溶酶降解纤维蛋白释放 FDP(见上文),后者含有 D- 二聚体。血液循环中 D- 二聚体来源于凝血系统活化引起的纤维蛋白降解,D- 二聚体检测可间接反应凝血酶产生及随后凝块形成。D- 二聚体水平在 DIC、深静脉血栓形成和肺栓塞中升高,浓度不受纤维蛋白原的影响,在血管内凝血检测中 D- 二聚体比 FDP 更具特异性。

1. 参考区间

正常值:<200μg/L(乳胶凝集法);<400μg/L(ELISA)。

2. 局限性

方法缺乏标准化,必须在使用前确定当地临界水平。妊娠、老年及炎症均会导致 D- 二聚体水平升高。

3. 理想的分析性能特征

D- 二聚体检测必须是特异性的,不能与纤维蛋白原、FDP 或纤维蛋白单体发生交叉反应,否则可能引起 D- 二聚体水平假性增高。

4. 检测技术

胶乳凝集或 ELISA 较常用(表 7-11-3),检测方法基于 D- 二聚体表位的单克隆抗体识别。ELISA 方法是金标准,但乳胶凝集试验更受欢迎,由于该方法应用更适合于现代凝血分析仪,能够平行地、简单地对同一样本进行多次凝血试验,缺乏洗涤步骤缩短了检测时间。比浊法或浊度测定法可用于定量检测。

5. 样本类型

枸橼酸钠抗凝血浆或血清(遵循试剂说明书)。

6. 使用频率

一般。

(十四) 白血病和淋巴瘤检测

胞膜、胞质抗原及核蛋白检测可用于区分正常细胞和肿瘤细胞。细胞形态学、细胞化学无法鉴定肿瘤细胞特征时,必须采用免疫表型分析来诊断血液系统恶性肿瘤(Craig 和 Foon,2008)。

1. 临床应用

单克隆抗体检测能鉴定不同类型的急性白血病及淋巴组织增生性疾病等。Becton Dickinson、Beckman Coulter、Dakocytomation 和 Serotec 公司研制了相关检测试剂盒。疾病初筛通常采用常规血液学检测结果,如全血细胞计数(CBC)和血涂片形态学检查。已有学者(Wood et al,2007)对血液恶性肿瘤检测的流式细胞术所用试剂进行了优化。

诊断急性白血病的检测项目应包括能够鉴定原始细胞(白血病母细胞)和细胞谱系分类的分化簇(CD)分子。鉴别淋巴组织增生性疾病,需能够区分 B 细胞和 T 细胞疾病的分子,确定克隆性,并能够鉴定具有不同免疫表型的各种 B 细胞或 T

细胞疾病。表 7-11-3 中提供了鉴别血液恶性肿瘤的常用标志物分子。

流式细胞术的最新进展使得通过"白血病微小残留"(MRD)监测来评估白血病患者对治疗的反应。多参数流式细胞术用于在诊断时鉴定"白血病相关表型"。随后将这些相同的标志物用于鉴定治疗后残留的白血病细胞。MRD 监测作为流式细胞术的强大功能,可为个体患者提供预后信息。因此,这项技术在未来可能会变得越来越重要。Kem 等人综述了通过流式细胞术监测 MRD 的使用。

2. 检测技术

免疫荧光、免疫酶标记两种免疫学方法可用于标记和鉴定恶性血液病细胞。免疫荧光常与流式细胞仪结合使用,可同时对单个细胞的多个参数进行分析,进而定性或定量评估悬浮液中的细胞群。免疫酶标记常用于检测细胞、组织切片是否存在某种细胞抗原,此外,还可提供相关视觉图像信息。然而,免疫荧光、免疫酶标记检测的抗原并非单一细胞类型所特有。同一悬浮液、细胞或组织切片中不同的细胞亚群可能表达共同的抗原。由于缺乏细胞特异性抗原,增加了结果分析和解释的复杂性,提示混合标志物在诊断中的应用非常重要。

每种分析方法结果的解读需专业人员。然而,这种复杂性的一个重要优点是,利用异常细胞的独特标志物,不仅可对恶性细胞群进行亚分类,还可监测治疗反应和疾病复发,特别是那些具有独特标志物分子的细胞群体。无论哪种分析方法,检测结果都应结合临床病史和细胞形态学特征进行分析。下文将重点介绍免疫荧光、免疫酶标记技术及其在血液学中的应用。

3. 细胞悬液免疫荧光检测

诊断血液系统恶性肿瘤或克隆性疾病时,细胞悬液免疫荧光技术最常用于检测白细胞抗原表达模式。另外,细胞悬液免疫荧光技术也广泛应用于红细胞抗原、血小板糖蛋白及结合的自身抗体和同种抗体的检测。此外,检测细胞胎儿血红蛋白(HbF)的流式细胞术已取代 Kleihauer-Betke 酸洗脱方法用于定量检测胎儿 - 母体出血。细胞悬液免疫荧光检测方法有助于预防对母体二次孕育可能产生严重后果的 Rh 同种免疫。

白细胞分析时,需裂解红细胞以降低干扰,并将白细胞与适当浓度荧光标记的单克隆抗体一起

孵育。检测的大多数抗原位于膜表面,如果需对胞质或核抗原进行检测,可使用特殊试剂破膜,以便抗体进入细胞。不同荧光标记的多种抗体可在同一反应管中进行孵育。进行显微镜检查,需将细胞重悬、爬片、并封片;流式细胞术检测时,需将细胞重悬于稀释液中。

免疫荧光标记流式细胞术,能同时对悬浮液中的细胞群进行定量及多参数分析。分析参数包括细胞大小、内容物复杂性(核小叶和胞质颗粒度)及细胞抗原表达模式。免疫荧光标记流式细胞术使用多种荧光染料偶联的单克隆抗体(或荧光团),通过检测多种潜在的抗原靶标,进而确定细胞群的完整抗原谱或"免疫表型"。任何一种细胞悬液通常包含几种不同的细胞群,并在一次分析中可同时检测每个细胞群体。流式细胞检测时,单个细胞在流体的层膜鞘内排列成一条线,并通过称为流动池的窄孔通道。当每个细胞通过一个共同的检测点时,入射光照射到细胞,进入每个细胞的光被散射,而特定设置的探测器捕获诸如散射角和入射光强度之类的信息。

每个细胞的形态特征通过光散射特性来反映,包括**前向散射(FSC)**(指示细胞大小)和**侧向散射(SSC)**(指示细胞内部复杂性)。例如,粒细胞核分叶和高颗粒含量表现出高内部复杂性;相反,淋巴细胞较小,单个核并通常缺少颗粒;单核细胞大小与粒细胞相近,但颗粒较少。散点图上绘制 FSC 与 SSC 时,这些差异变得显而易见。

采用荧光染料偶联的单克隆抗体对潜在的目标抗原进行免疫检测,可进一步对细胞进行分类。流式细胞检测中,入射光激发荧光团导致发射不同波长的光,二向色镜(分束器)和滤光片将任何发射的光引导到附加的探测器,将信号转化为特定荧光团的发射波峰。

目前,用于标记抗体的荧光染料较多,包括异硫氰酸荧光素、R- 藻红蛋白和别藻蓝蛋白等。选择荧光团时需考虑其激发和发射波长,激发波长必须与流式细胞仪的光源相匹配,搭配时应尽量减少不同荧光团的发射光谱或发射波峰的重叠,以便提高多参数检测的分辨率。此外,还有一系列具有增强性能的、商业衍生的荧光团。现代流式细胞仪能够同时检测 10 种以上荧光染料,在获得更多荧光信号的同时,使得优化选择更加复杂。因此,四色和六色仍然是流式细胞仪最常用的荧光通道。为了检测更多抗原,可把细胞悬浮液分

装于多支试管,每支试管加入不同目标抗体孵育。不同的管中加入一些常见抗体,可对每个细胞群的复杂表型进行鉴定。

信号强度与细胞抗原表达密度相关,通过在对数标度上与同型(阴性)对照相比,细胞抗原荧光强度可被分为阴性、低表达(比阴性对照略亮)、中表达(比阴性对照亮十倍)或高表达(比阴性对照高二十倍)。相对强度可用于某些具有特征性变异的恶性肿瘤诊断,例如,表面免疫球蛋白低表达是典型 B 细胞慢性淋巴细胞白血病/小淋巴细胞淋巴瘤(B-CLL/SLL)的特征,CD11c 和 CD20 高表达则是 B 细胞恶性肿瘤毛细胞白血病的典型特征。有经验的操作者易于识别这些表型。

除了抗体偶联的荧光团之外,如 DNA 嵌入剂碘化丙啶(PI)能够检测悬浮液中的细胞活力。完整细胞膜阻止 PI 进入细胞内,因此活细胞荧光强度较低。细胞活性是检测成功与否的重要标志。

测量参数可显示为单独的直方图,但更常见的是一系列二维散点图,使用荧光强度的对数为坐标轴刻度。散点图分别比较了每个分析细胞的两个测量参数,因此,散点图内的数据点或"事件"代表了分析的细胞。分析者通过移动十字准线在每个散点图上建立象限,以此来定义阴性和阳性的边界,并定义软件用于量化的细胞群体。也可设置程序为常规研究的标准散点图集,这样检测者可对每个新分析进行微调。

流式细胞仪最突出的优点:软件能对事件数据的视图进行后分析操作,从而有助于结果解释。通常使用区分正常白细胞群体的参数来产生初始散点图,例如 FSC 和 SSC。CD45 与 SSC 两个参数能更好地区分不同细胞群体,如淋巴细胞群(高表达 CD45 和低 SSC)、单核细胞(中表达 CD45 和中度 SSC)、粒细胞(低表达 CD45 和高 SSC)、原始细胞(弱 CD45 和中等 SCC)。建立初始散点图有助于识别异常细胞,还可通过与其他散点图比较完成更好的评价。

流式细胞检测设门法过程中,分析人员可在初始散点图中选择需进一步比较的数据点,然后在另外一个散点图上只显示这个设门里的细胞,评价指标包括荧光强度和共表达模式(即分析同时表达两种抗原的细胞)。通过查看每个散点图,分析人员可确定预期细胞群的存在,及判断是否存在任何异常或新的细胞群。

例如,分析人员可通过设门对淋巴细胞群进行分析,然后通过比较 T 细胞抗原(如 CD3,CD2,CD5 和 CD7)的散点图来评估 T 淋巴细胞。分析 T 淋巴细胞群体中 CD4 和 CD8 表达,可区分辅助、调节性 T 细胞(CD4+)和细胞毒性 T 细胞(CD8+)群体,并明确 CD4:CD8 比率,成人通常为(1~2):1。HIV 患者外周血中 T 细胞计数检测,可作为评估疾病进展和治疗效果的有效指标。CD4/CD8 比率也可能受到其他临床病症的干扰。

类似地,可通过检测泛 B 细胞抗原(如 CD19,CD20,CD22 和 CD79a)来评估 B 细胞群。淋巴细胞表面免疫球蛋白(κ 和 λ)的表达代表了两个不同 B 细胞亚群,每个细胞亚群表达一种表面免疫球蛋白,表达 κ 细胞与表达 λ 细胞比例通常为(1~2):1。

上述模式存在任何一种异常,表明存在克隆限制的细胞群。克隆性是恶性肿瘤的重要特征,尽管有时只能在条件反应或临床意义不确定的情况下可见较少克隆种群。恶性细胞群也可能表达异常抗原,这一点可通过获取其正常(非恶性)细胞中没有表达的抗原或失去预期的正常抗原来证明。分析克隆群体中抗原表达模式有助于进一步分类,对于一些恶性肿瘤预后可能具有重大意义,如 CD38 或 ZAP-70 表达可作为 CLL 预后不良的标志物。

设门内细胞可量化,以百分比形式与总细胞数进行比较。这种方式能够容易的表现正常细胞和异常细胞(不同免疫表型表征)百分比的差异。某些情况下,初始设门之后才能检测出异常模式或亚群。软件程序还可通过反向设门方式发现异常细胞亚群,最初设门的细胞可通过彩图模式对应到最初完整的散点图,以便在总细胞群体内定位子群体。有关该技术原理更详细介绍,请参阅流式细胞仪一章。

与单纯的显微镜检测相比,完整免疫表型检测是流式细胞术的一大优势。血液系统的某些恶性肿瘤可能具有细胞学或组织学特征,导致它们与其他血液系统恶性肿瘤或某些情况下的非恶性疾病无法区分。此外,细胞(特别是原始细胞,即前体造血细胞)计数在诊断急性白血病和慢性骨髓瘤分型方面具有临床意义。

分析结果的解释应结合患者临床病史和细胞形态特征,细胞或组织切片用于形态学检查。掌握各种特征性免疫表型模式及其临床意义对于正确解读结果是必要的。

与基于载玻片观察的免疫酶法(下文讨论)相比,流式细胞术进行免疫表型分析也具有明显的优势。流式细胞术分析细胞悬浮液标本是多参数的,而玻片免疫酶法只限于玻片上一个抗原标记。流式细胞术可提供更广泛的可用抗体选择,并检测速度快,仅需 2~4h。相比之下,玻片免疫酶法的标本前处理及标记通常需 12~24h。组织切片需先进行常规苏木精和伊红(H&E)染色完成初始形态学观察,下一步才会进行免疫酶标记。初始的形态学观察有助于选择更直接的、合适的免疫酶标记,从而导致样本检测时间增加 12~24h。

上述两种免疫检测方法相对于荧光原位杂交、细胞遗传学分析更快,后者分别需几天及长达两周。对于某些恶性血液病的完整分类,可能需进行荧光原位杂交或细胞遗传学分析。然而,通过流式细胞术获得相对快速的初步谱系评估能力,对于早期出现的急性白血病的治疗干预非常关键。

4. 玻片免疫酶标记

固定于载玻片上细胞免疫酶标记可通过光学显微镜观察细胞特征。根据组织或细胞材料的不同,将免疫酶标记法分为免疫组织化学染色及免疫细胞化学染色。如果选择过氧化物酶标记,也可称为免疫过氧化物酶染色。最初免疫染色这一术语特异性不强,也可指其他非酶染色法。玻片免疫酶标记法与细胞悬浮液的免疫分型互补,各有优点。

用于制备切片的细胞材料可来源于细胞块,或是通过切片机制备的石蜡包埋组织切片。偶尔也可采用薄涂片、触摸印记或细胞离心机(胞钉)标本。将切片与目标抗原的单克隆抗体一起温育,然后结合抗体偶联的酶复合物,裂解底物显色,通过光学显微镜评估染色结果。常用于标记的酶包括碱性磷酸酶和辣根过氧化物酶。典型的显色底物包括 3,3' 二氨基联苯胺和硝基蓝四唑 / 5- 溴 -4- 氯 -3'- 吲哚磷酸盐(NBT/BCIP),前者被过氧化物酶裂解后产生不溶于醇的深棕色沉淀物,后者被碱性磷酸酶裂解后产生致密的不溶性黑紫色沉淀。

检测方法可分为直接(一步)和间接(两步)法。简单快速的直接法中,将切片与对应目标抗原的抗体一起温育,并与酶复合物偶联,添加显色底物产生可见的颜色变化。更常用的间接法中,未偶联的一抗检测相应目标抗原,二抗用于识别一抗;

二抗可直接与酶偶联或与中间分子结合,如生物素;中间分子可与亲和力强的、酶标记的另一种分子结合,进而放大信号。利用生物素方法,酶复合物可与亲合素结合,亲合素是一种具有高亲和力的四聚体生物素结合蛋白。其他亲合素分子,包括链霉亲合素和去糖基化的亲合素(NeutrAvidin),具有较少非特异性结合的优点。直接方法需为每种检测抗原标记第一抗体;间接方法可通过使用来自相同物种未标记的一抗来避免这种需求,只需识别一抗的物种特异性二抗。

例如,**免疫碱性磷酸酶抗碱性磷酸酶(APAAP)** 方法中,切片首先与相应抗原的单克隆抗体一起孵育,然后与抗鼠免疫球蛋白反应,接着与 APAAP 一起孵育,最后在萘酚 As-Mx 磷酸盐、左旋咪唑、N,N- 二甲基甲酰胺和 FAST 红 TR 盐溶液中显色。苏木精负染色用于增强阴性细胞的可见性,并增强与抗体染色的对比。

阳性、阴性对照应和目的组织同时进行反应,阳性对照可选取适当的组织样本,并与目的组织的处理方式相同。目前已有多种自动化系统用于染色,而每种染色方法都需多次的尝试和失败以建立最佳的染色方案。影响染色结果的因素包括组织或细胞处理技术的优劣、标本处理和制备、固定方法、抗体稀释、温度、pH 及抗体和其他试剂的孵育时间。

石蜡包埋组织切片在保存过程中使用的甲醛和其他固定剂,可通过交联改变组织蛋白质。蛋白质交联可能阻断抗原表位,导致反应性降低或假阴性染色。抗原修复过程可暴露表位,显著增强抗原对抗体的识别能力。以下两种技术可用于恢复抗原抗体的免疫反应性。

热诱导表位修复(heat-induced epitope retrieval, HIER) 可用于对石蜡包埋组织切片的热处理。HIER 通常在缓冲液(酸性或碱性)中通过几个步骤来完成,需 10~20min。缓冲液包括柠檬酸盐、TRIS-EDTA 和 EDTA 缓冲液。热处理装置包括微波炉、压力锅、蒸锅、水浴及高压灭菌锅等。某些方法可能需脱蜡,以获得最佳修复效果。脱蜡是为了避免洗涤剂将膜完全溶解,因为膜抗原是血液组织中最常见的目标抗原。

蛋白水解诱导的表位修复(proteolytic-induced epitope retrieval,PIER) 是一种替代方法,可使用蛋白酶 K、胰蛋白酶、胰凝乳蛋白酶、胃蛋白酶和其他酶来破坏结合位点,并暴露表位。

但是,优化试剂稀释浓度和孵育时间可能破坏一些抗原表位、引起组织降解,最终影响显微镜观察结果。

HIER 和 PIER 技术也可联合使用。抗原修复成功与否及最佳方法的选择主要取决于目的抗原、使用的抗体和组织来源。细胞免疫化学法进行细胞核或细胞质染色时,需破膜,允许试剂进入细胞。免疫组织化学法则不需破膜,因为切片制备中细胞已被破坏。

经验丰富的医师在判断免疫染色结果时必须评估染色模式、强度和细胞定位(如细胞核、细胞质、细胞膜、高尔基复合体等)。结合形态学检查也是必需的。与细胞悬浮液的免疫表型一样,正常模式的改变可能表明异常或克隆性。同样,潜在的抗原靶标可在不同细胞群体中以不同的强度表达,这种差异表达可用强阳性、阳性、中度阳性、弱阳性或阴性表达进行半定量描述。

免疫组化检测相比细胞荧光检测更具优势,因为免疫组化能同时观察组织环境中不同细胞间的相互关系。然而,玻片免疫酶标记法在待检测样本上最多进行一个或两个(双染色)抗原标记。因此,需对多个不同玻片抗原(每个相对应抗原需一个玻片)的表达模式进行比较,做出复合评价来进行结果解释。双染色法最好针对不同亚细胞组分的抗原进行标记,如核抗原与胞质抗原,以便区分阳性反应和共表达。

基于细胞悬液的方法需新鲜标本,基于切片方法可使用既往保存的标本。在某些情况下,甚至坏死的标本也可使用,因为抗体能够标记已死亡或即将死亡细胞的膜和轮廓。玻片法还可直接进行形态学观察,以提供鉴定结果,有时也可能与预期结果不符。

5. 局限性

（1）细胞悬液免疫荧光

细胞悬液免疫荧光法最大的局限性是需活的、完整的细胞。需指出的是,每次检测分析必须评估细胞活力,因为严重的细胞损伤可能造成假阴性结果或低估异常细胞群。尤其在侵袭性或高增生性肿瘤细胞标本运输和分析延迟情况下,细胞损伤经常存在。恶性肿瘤,例如大 B 细胞淋巴瘤、浆细胞骨髓瘤和一些急性白血病,更容易出现细胞损伤问题。细胞膜完整性丧失是细胞死亡的一个指标,可用荧光色素 PI 染色进行检测。PI 是一种 DNA 插入剂,不能进入活细胞内。细胞计数

多的标本,在 4℃ 条件下通常可存放 24h。惰性恶性肿瘤细胞,如某些小 B 细胞淋巴瘤,存活时间更长,并在收集 48~72h 后仍能被检测到。**脑脊液（CSF）**中的细胞更不稳定,应在采样后尽早进行细胞免疫分析。使用特殊细胞培养基有助于延长脑脊液样本中细胞活力。

目前的分析技术能对含有低至 50 000 个（或更少）细胞的样本进行分析,每个试管标本的最小体积为 200~300μl。标本处理过程会损失一些细胞,样本量应足以分装于多个试管。一般情况下,5ml 全血或体液是足够的。关于抗原浓度和检测限取决于选择的试剂、仪器参数及检测方法的优化。尽管已实现了对较低抗原密度检测的扩增方法,大多数方法能够对含有约 2 000 个靶抗原分子的细胞进行检测。通常被检测抗原在细胞表面表达足够多,以达到这一检测水平。然而,低密度标记物的研究最终可能产生其他应用。基于这些考虑,敏感性通常允许在低至 1/10 000 细胞或 0.01% 的细胞上检测异常表型。

对大多数检测方法来说,达到合格样本的要求不是难题。然而,对于细胞稀少的检测样本,如正常 CSF、极低浓度白细胞(白细胞减少)血液及血液稀释的骨髓抽吸物(收集期间被外周血污染),可能没有足够的细胞用于检测。因此,检测这些标本之前,先制备一张细胞学切片不失为一个明智的选择。通过细胞学检查进行关联性分析,以便在样本可能不具有代表性或产生假阴性结果时提醒检测人员。对于提供有足够临床病史、样本量有限的标本,可尝试选择性地减少标记物种类,并提供有限信息。霍奇金淋巴瘤是一种诊断细胞数较少的恶性肿瘤,不能通过此方法排除。流式细胞术检测霍奇金淋巴瘤时,通常不易检测出其他恶性肿瘤,组织活检仍然是评估的主要手段。

另外,细胞悬液免疫荧光法缺乏直接形态学相关性检测。因此,尽管确定了异常的细胞群,但是无法了解细胞群的结构关系。然而,细胞群结构关系可能是诊断或预后的关键。因此,细胞悬液免疫荧光法检测应与样本形态学检查结果结合起来进行评估。如果细胞免疫分析实验室与形态学检查实验室相隔较远,早于标本检测之前制备一张组织切片十分必要。在没有同时进行形态学检查的情况下,结果解释应反映两者的相关性。

次优试剂性能或不同分析仪性能变化可能影

响分析结果；设门技术差异可能导致结果的重复性差；不恰当的试剂组合选择可能产生容易使人误导的结果；不能识别正常变异和常见异常模式也可能导致错误的结果解释。

最后，检测方案中抗体数量的多少决定检测成本是否昂贵，基于细胞学和临床适应证的选择性检测组合可降低分析成本。

（2）玻片免疫酶标法

免疫酶标记法的主要局限是每张切片只能评估一个抗原。然而，双染色法只适用于目标靶抗原存在于细胞的不同部位，如一个表达于细胞核，另一个表达于细胞质。因此，评估特定细胞完全抗原的表达模式需综合分析几张切片，这使得结果解释更具挑战性。对于细胞学细胞块和小型活检材料，可能没有足够组织进行所需的全部染色，选择适当的试剂组合或重复采样非常必要。与其他细胞学方法相比，可能只有一张玻片可用于该分析。

组织标本采集、处理环节也影响检测结果质量。采集或处理过程中被无意压碎的样本可能引入伪影，使得染色难以解释。固定剂类型可能影响抗体反应性，并固定过程可能破坏抗原表位。常见的固定剂包括福尔马林、戊二醛、B5、Bouin液及锌福尔马林等。某些情况下，抗体反应性可通过抗原修复技术得到增强。虽然抗原修复检测技术不断改进，但敏感性可能仍然有限，并一些抗原难以用免疫酶标记法检测。骨髓组织活检中，组织处理过程需脱钙步骤，使用的强酸性物质可能降低或破坏抗原性，导致结果偏低或产生假阴性结果。

不可预测的抗原抗体反应可能导致诊断混乱，包括内源性反应性和非特异性结合。例如，中性粒细胞含髓过氧化物酶，以过氧化物酶为基础的酶标法可能存在内源性反应。内源性反应并非阳性结果，可通过形态学和强度染色来鉴别。内源性 AP 酶能产生背景染色，可通过使用 AP 抑制剂左旋咪唑对标本进行预处理来降低干扰。

抗体还能与靶抗原结构相似的非特异性蛋白位点部分结合或弱结合，产生交叉性反应，导致很强的背景染色，掩盖靶抗原的检测。单克隆抗体能够减少交叉性反应，还可采用各种封闭或猝灭方法减少这种伪影。

抗体效价降低、酶活性减弱及稀释不当可能导致染色较弱。此外，染色强度的评估可能存在主观性。同时检测样本、阳性及阴性对照有助于

解决上述问题。大量可用抗体、商业缓冲液和其他试剂需进行一些试验和错误，以优化免疫酶标记法。已有学者描述了一种实用的优化方案。

6. 样本种类

（1）细胞悬液免疫荧光

细胞悬液可通过多种样本获得。抗凝管收集的全血和骨髓抽取液是常见的样本类型。不含防腐剂的肝素抗凝全血标本可用于其他研究（细胞遗传学），如果同一样本没有被用于其他研究，那么 EDTA 抗凝也可被接受。如果同一样本还需进行细胞遗传学分析，应避免使用 EDTA 抗凝剂。实体组织细针穿刺活检标本制备的细胞悬液、体液（CSF）、或活检材料的分类组织（包括骨髓核心活检）也可用于细胞悬液免疫荧光检测。RPMI 细胞培养基有助于维持样本中细胞活力、细针穿刺细胞学检查、组织活检和核心骨髓活检。然而，目前对于样本的最佳储存温度似乎缺乏共识，室温常用于液态样本存储（通常在 24h 内可保持稳定），也可采用冷藏储存。固体组织冷藏能够延迟标本自溶，尤其在没有合适培养基情况下能保留样本活性；不建议采取样本冷冻储存。样本种类的多样性，使得细胞悬液免疫荧光法在临床病理学、解剖病理学实验室得到广泛应用，更容易尽早发现淋巴系统的恶性肿瘤。

（2）玻片免疫酶标法

石蜡包埋组织、固定的细胞块组织均可用于制备显微镜切片；细胞学涂片、细胞印片和细胞离心液体标本也可用于切片制备，这些样本通常量少、制备的切片数量少不能做多种标记。

7. 使用频率

（1）细胞悬液免疫荧光

细胞悬液免疫荧光技术在专业中心实验室和参考实验室非常常见，一般医院也可使用。这项分析技术的复杂性，通常需配置训练有素的技术人员及能够解释临床病史和形态学信息的有资质的人员。更新、更便携的实验仪器促进这项技术在一般医院实验室得到应用，这里通常有足够量的检测标本。

免疫荧光标记技术也应用于常规血液分析仪，但仅限于血小板计数（使用 CD61 抗体）和使用 CD4、CD8 抗体监测 T 细胞计数。同时也适用于艾滋病毒阳性患者人数众多的检测中心，这些患者没有足量标本用于流式细胞免疫分型的其他检测。

（2）玻片免疫酶标法

常见。

8. 理想分析性能特征

（1）细胞悬液免疫荧光

具有相同 CD 分子的抗体不一定具有相同的特异性和稳定性。

为了优化每个信号的分辨率，用于标记的理想荧光染料应具有最窄的发射光谱和最小重叠的峰值发射波长。应从专业实验室咨询最优建议。

（2）玻片免疫酶标法

最优检测使用的固定剂不会显著改变抗原表位，或有良好的抗原修复方案可保证检测成功。较轻的脱钙方案可避免可能伴随出现的抗原性降低。应积极寻找具有良好性能和特异性的一抗及在待测组织中具有良好活性的酶复合物。除了有良好的稀释方案，使用限制内源反应性和非特异性结合的方法有助于确保最佳的染色强度。

（十五）疟原虫

1. 临床应用

现代旅行方式和日益增加的人口迁移导致在世界各地都能发现疟疾患者。疟疾除了引起患者个体的临床症状之外，还有输血传播疟疾的风险。在恶性疟原虫感染的病例，寄生虫应通过厚血膜和薄血膜的形态学检查进行定量检测，还可通过使用免疫学方法、聚合酶链反应（PCR）及荧光法作为辅助检测方法。

2. 检测技术

目前，已有直接检测疟原虫抗原或间接检测疟原虫抗体的方法。直接检测方法是基于 PCR 技术检测寄生虫 DNA，灵敏度高，但成本高，操作复杂。免疫层析和非层析抗原检测方法也可用于疟疾的快速诊断和物种间的鉴别。

抗疟疾抗体的间接检测法只能用于辅助确诊，因为抗体在感染后几天内不能检测到。抗原包被固相载体结合酶标抗原检测体系是常用的典型方法。

3. 理想分析性能特征

单个疟原虫感染宿主即可导致该疾病的发生，因此在流行国家和非流行国家都需进行疟疾的检测。理想情况下，疟原虫检测需具有高灵敏度、高特异性、易于执行且价格低廉的检测方法。

4. 样本类型

未稀释的全血或血浆。

5. 使用频率

检测频率根据地理位置和人口特征而变化，基于上述原因，所有实验室都应能够检测寄生虫或将样本转运到参考中心实验室。建议所有阳性标本都应送往参考中心实验室验证。

（十六）血红蛋白病

新生儿、产前血红蛋白病筛查项目已建立并正在发展。新生儿血红蛋白病筛查是一个定性的过程，通过检测各种血红蛋白的比例，尤其是产前筛查必检的血红蛋白 A_2 和 F。这些项目几乎无例外的基于高效液相层析和电泳技术。血红蛋白 F 也可用放射免疫扩散法检测（HbF QUIPlate Kit，Helena 实验室），但此方法不常用。尽管也不常用，血红蛋白 F 在细胞中的含量和分布情况也可用流式细胞仪（细胞悬液免疫荧光法）检测，其结果有助于诊断胎儿血红蛋白的遗传持久性，还能鉴定引起血红蛋白 F 升高的其他情况（Hoyer 等，2002）。另外，血红蛋白变异体的抗体主要用于科研。

四、参考文献

Addison, G.M., Beamish, M.R., Hales, C.N., Hodgkins, M., Jacobs, A. and Llewellin, P. An immunoradiometric assay for ferritin in the serum of normal subjects and patients with iron deficiency and iron overload. *J. Clin. Pathol.* **25**, 326–329 (1972).

Allen, J., Backstrom, K., Cooper, J., Cooper, M., Detwiler, T., Essex, D.W., Fritz, R., Means, R.T., Meier, P.B., Pearlman, S., Roitman-Johnson, B. and Seligman, P.A. Measurement of soluble transferrin receptor in serum of healthy adults. *Clin. Chem.* **44**, 35–39 (1998).

Bacon, B.R., Adams, P.C., Kowdley, K.V. and Tavill, A.S. Diagnosis and management of haemochromatosis: 2011 practice guidelines by the American association for the study of liver diseases. *Hepatology* **54**, 328–343 (2011).

Baglin, T., Gray, E., Greaves, M., Hunt, B.J., Keeling, D., Machin, S., Mackie, I., Makris, M., Nokes, T., Perry, D., Tait, R.C., Walker, I. and Watson, H. Clinical guidelines for testing for heritable thrombophilia. *Br. J. Haematol.* **149**, 209–220 (2010).

Bloom, A.L., Forbes, C.D., Duncan P.T. and Tuddenham, E.G.D. (eds), *Haemostasis and Thrombosis*, 3rd edn (Churchill Livingstone, Edinburgh, 1994).

Borowitz, M.J., Pullen, D.J., Winick, N., Martin, P., Bowman, W.P. and Camitta, B. Comparison of diagnostic and Relapse flow cytometry phenotypes in childhood acute Lymphoblastic leukemia: implications for residual disease detection: a Report from the Children's Oncology group. *Cytometry Part B (Clinical Cytometry)* **68B**, 18–24 (2005).

British Committee for Standards in Haematology, General Haematology Task Force. Guidelines on the investigation and diagnosis of cobalamin and folate deficiencies. *Clin. Lab. Haem.* **16**, 101–115 (1994a).

British Committee for Standards in Haematology, General Haematology Task Force. Immunophenotyping in the diagnosis of acute leukemia. *J. Clin. Pathol.* **47**, 777–781 (1994b).

British Committee for Standards in Haematology, General Haematology Task Force. Immunophenotyping in the diagnosis of chronic lymphoproliferative disorders. *J. Clin. Pathol.* **44**, 871–875 (1994c).

British Committee for Standards in Haematology, General Haematology Task Force, Malaria Working Party. The laboratory diagnosis of malaria. *Clin. Lab. Haem.* **19**, 165–170 (1997).

Brugnara, C. Reticulocyte cellular indices: a new approach in the diagnosis of anemias and monitoring of erythropoietic function. *Crit. Rev. Clin. Lab. Sci.* **37**, 93–130 (2000).

Campana, D. and Coustan-Smith, E. Minimal residual disease studies by flow cytometry in acute leukemia. *Acta Haematol.* **112**, 8–15 (2004).

Cavill, I., Macdougall, I.C., Gokal, R., Beguin, Y., Peters, T., Pippard, M., Schaefer, R. and Winearls, C. Iron management in patients on rHuEPO. *Br. J. Renal. Med.* **2**, 6–8 (1997).

Chanarin. *The Megaloblastic Anaemias* 3rd edn (Blackwell Scientific Publications, Oxford, 1990).

Conn, D.A. Intrinsic factor antibody detection and quantitation. *Med. Lab. Sci.* **43**, 48–52 (1986).

Craig, F.E. and Foon, K.A. Flow cytometric immunophenotyping for hematologic neoplasms. *Blood* **111**, 3941–3967 (2008).

Dacie, J.V. and Lewis, S.M. *Practical Haematology*, 9th edn, (eds Lewis, S.M., Bain, B.J., Bates, I.) (Churchill Livingstone, Edinburgh, 2001).

Daly, S., Mills, J.L., Molloy, A.M., Conley, M., McPartlin, J., Lee, Y.J., Young, P.B., Kirke, P.N., Weir, D.G. and Scott, J.M. Low-dose folic acid lowers plasma homocysteine levels in women of child-bearing age. *Q. J. Med.* **95**, 733–740 (2002).

Davis, B.H., Olsen, S., Bigelow, N.C. and Chen, J.C. Detection of fetal red cells in fetomaternal hemorrhage using a fetal hemoglobin monoclonal antibody by flow cytometry. *Transfusion* **38**, 749–756 (1998).

Dawson, D.W. and Waters, H.M. Malnutrition: folate and cobalamin deficiency. *Br. J. Biomed. Sci.* **51**, 221–227 (1994).

Dawson, D.W., Fish, D.I., Frew, I.D.O., Roome, T. and Tilston, I. Laboratory diagnosis of megaloblastic anaemia: current methods assessed by external quality assurance trials. *J. Clin. Pathol.* **40**, 393–397 (1987).

European Working Group on Clinical Cell Analysis (EWGCCA) Consensus document on leukemia immunophenotyping. *Leukemia* **10**, 877–895 (1996).

Fedosov, S.N., Laursen, N.B., Nexo, E., Moestrup, S.K., Petersen, T.E., Jensen, E. and Berglund, L. Human intrinsic factor expressed in the plant Arabidopsis thaliana. *Eur. J. Biochem.* **270**, 3362–3367 (2003).

Fend, F., Tzankov, A., Bink, K., *et al.* Modern techniques for the diagnostic evaluation of the trephine bone marrow biopsy: methodological aspects and applications. *Prog. Histochem. Cytochem.* **42**, 203–252 (2008).

Flowers, C.H. and Cook, J.D. Dried plasma spot measurements for ferritin and transferrin receptor for assessing iron status. *Clin. Chem.* **45**, 1826–1832 (1999).

Gunter, E.W., Bowman, B.A., Caudill, S.P., Twite, D.B., Adams, M.J. and Sampson, E.J. Results of an international round robin for serum and whole-blood folate. *Clin. Chem.* **42**, 1689–1694 (1996).

Harford, J.B., Rouault, T.A., Huebers, H.A. and Klausner, R.D. Molecular mechanisms of iron metabolism. In: *The Molecular Basis of Blood Disorders* (eds Stamatoyannopoulos, G., Nienhuis, A.W., Majerus, P.W. and Varmus, H.), 351–378 (Saunders, Philadelphia, 1994).

Hershko, C. (ed) *Clinical Disorders of Iron Metabolism*, vol. 7/4, Clinical Haematology, (Balliere Tindall, London, 1994).

Hoyer, J.D., Penz, C.S., Fairbanks, V.F., Hanson, C.A. and Katzmann, J.A. Flow cytometric measurement of hemoglobin F in RBCs diagnostic usefulness in the distinction of hereditary persistence of fetal hemoglobin (HPFH) and hemoglobin S–HPFH from other conditions with elevated levels of hemoglobin F. *Am. J. Clin. Pathol.* **117**, 857–863 (2002).

Hsi, E.D. A practical approach for evaluating new antibodies in the clinical immunohistochemistry laboratory. *Arch. Pathol. Lab. Med.* **125**, 289–294 (2001).

Institute of Medicine (U.S.), Standing Committee on the Scientific Evaluation of Dietary Reference Intakes *Dietary Reference Intakes for Thiamin, Riboflavin, Niacin, Vitamin B_6, Folate, Vitamin B_{12}, Pantothenic Acid, Biotin, and Choline.* National Academies Press, (Jun 15, 1998).

International Committee for Standardization in Haematology Proposed serum standard for human serum vitamin B_{12} assay. *Br. J. Haematol.* **64**, 809–811 (1986).

Jennings, I. and Cooper, P. Screening for thrombophilia: a laboratory perspective. *Br. J. Biomed. Sci.* **60**, 39–51 (2003).

Kendall, R.G. Erythropoietin. *Clin. Lab. Haem.* **23**, 71–80 (2001).

Kern, W., Bacher, U., Haferlach, C., Schnittger, S. and Haferlach, T. The role of multiparameter flow cytometry for disease monitoring in AML. *Best. Pract. Res. Clin. Haematol.* **23**, 379–390 (2010).

Klemow, D., Einsphar, D., Brown, T.A., Flowers, C.H. and Skikne, B.S. Serum transferrin receptor measurements in hematologic malignancies. *Am. J. Hematol.* **34**, 193–198 (1990).

Landolfi, R., Nicolazzi, M.A., Porfidia, A. and Di Gennaro, L. Polycythemia vera. *Intern. Emerg. Med.* **5**, 375–384 (2010).

Ledue, T.B., Craig, W.Y., Ritchie, R.F. and Haddow, J.E. Influence of blood donation and iron supplementation on indicators of iron status. *Clin. Chem.* **40**, 1345–1346 (1994).

Macdougall, I.C., Cavill, I., Hulme, B., Bain, B., McGregor, E., McKay, P., Sanders, E., Coles, G.A. and Williams, J.D. Detection of functional iron deficiency during erythropoietin treatment: a new approach. *Br. Med. J.* **304**, 225–226 (1992).

Mavrangelos, C., Swart, B., Nobbs, S., Nicholson, I.C., Macardle, P.J. and Zola, H. Detection of low-abundance membrane markers by immunofluorescence: a comparison of alternative high-sensitivity methods and reagents. *J. Immunol. Meth.* **289**, 169–178 (2004).

Meade, T.W. Fibrinogen and cardiovascular disease. *J. Clin. Pathol.* **50**, 13–15 (1997).

Means, Jr., R.T., Allen, J., Sears, D.A. and Schuster, S.J. Serum soluble transferrin receptor and the prediction of marrow aspirate iron results in a heterogeneous group of patients. *Clin. Lab. Haem.* **21**, 161–167 (1999).

Merriman, L. and Greaves, M. Testing for thrombophilia: an evidence-based approach. *Postgrad. Med. J.* **82**, 699–704 (2006).

Messinezy, M. and Pearson, T.C. The classification and diagnostic criteria of the erythrocytoses (polycythaemias). *Clin. Lab. Haem.* **21**, 309–316 (1999).

Nexo, E., Tibbing, G., Weber, T., Hansen, H. and Grasbeck, R. Preparation of calibration standards for quantitation of cobalamins in plasma, a NORDKEM project. *Scan. J. Clin. Invest.* **49** (Suppl 194), 35–36 (1989).

Nimo, R.E. and Carmel, R. Increased sensitivity of detection of the blocking (type I) anti-intrinsic factor antibody. *Am. J. Clin. Pathol.* **88**, 729–733 (1987).

Norton, A.J., Jordan, S. and Yeomans, P. Brief, high-temperature heat denaturation (pressure cooking): a simple and effective method of antigen retrieval for routinely processed tissues. *J. Pathol.* **173**, 371–379 (1994).

O'Sullivan, J.J., Leeming, R.J., Lynch, S.S. and Pollock, A. Radioimmunoassay that measures serum vitamin B_{12}. *J. Clin. Pathol.* **45**, 328–331 (1992).

Punnonen, K., Irjala, K. and Rajamaki, A. Serum transferrin receptor and its ratio to serum ferritin in the diagnosis of iron deficiency. *Blood* **89**, 1052–1057 (1997).

Quinlivan, E.P., McPartlin, J., McNulty, H., Ward, M., Strain, J.J., Weir, D.G. and Scott, J.M. Importance of both folic acid and vitamin B_{12} in reduction of risk of vascular disease. *Lancet* **359**, 227–228 (2002).

Roberts, B.E. (ed), *Standard Haematology Practice/2* (Blackwell Science Ltd, 1994).

Scott, J. and Weir, D. Homocysteine and cardiovascular disease. *Q. J. Med.* **89**, 561–563 (1996).

Sourial, N.A. Rapid protein A assay for intrinsic factor and its binding antibody. *J. Clin. Pathol.* **41**, 568–572 (1988).

Stegnar, M. Thrombophilia Screening – At the right time, for the right patient, with a good reason. *Clin. Chem. Lab. Med.* **48**, S105–S113 (2010).

Suominen, P., Möttönen, T., Rajamäki, A. and Irjala, K. Single values of serum transferrin receptor and transferrin receptor ferritin index can be used to detect true and functional iron deficiency in rheumatoid arthritis patients with anemia. *Arthritis Rheum.* **43**, 1016–1020 (2000).

Tefferi, A. and Vardiman, J.W. Classification and diagnosis of myeloproliferative neoplasms: the 2008 World Health Organization criteria and point-of-care diagnostic algorithms. *Leukemia* **22**, 14–22 (2008).

Trowbridge, I.S. Immunoassay of serum transferrin receptors: clinical implications. *J. Lab. Clin. Med.* **114**, 336–337 (1989).

Walker, I.D., Greaves, M. and Preston, F.E. Investigation and management of heritable thrombophilia. *Br. J. Haematol.* **114**, 512–518 (2001).

Waters, H.M. and Seal, L.H. A systematic approach to the assessment of erythropoiesis. *Clin. Lab. Haem.* **23**, 271–283 (2001).

Waters, H.M., Dawson, D.W., Howarth, J.E. and Geary, C.G. High incidence of type II autoantibodies in pernicious anaemia. *J. Clin. Pathol.* **46**, 45–47 (1993).

Waters, H.M., Smith, C., Howarth, J.E., Dawson, D.W. and Delamore, I.W. New enzyme immunoassay for detecting total, type I, and type II intrinsic factor antibodies. *J. Clin. Pathol.* **42**, 307–312 (1989).

Weir, E.G. and Borowitz, M.J. Flow cytometry in the diagnosis of acute leukemia. *Semin. Hematol.* **38**, 124–138 (2001).

Wickramasinghe, S.N. (ed), *Megaloblastic Anaemia*. vol. 8/3, Clinical Haematology, (Bailliere Tindall, London, 1995).

Wood, B. 9-Color and 10-color flow cytometry in the clinical laboratory. *Arch. Pathol. Lab. Med.* **130**, 680–690 (2006).

Wood, B.L., Arroz, M., Barnett, D., DiGiuseppe, J., Greig, B., Kussick, S.J., Oldaker, T., Shenkin, M., Stone, E. and Wallace, P. 2006 Bethesda International Consensus recommendations on the immunophenotypic analysis of hematolymphoid neoplasia by flow cytometry: optimal reagents and reporting for the flow cytometric diagnosis of hematopoietic neoplasia. *Cytometry B Clin. Cytom.* **72**, S14–S22 (2007).

Worwood, M. Haemochromatosis. *Clin. Lab. Haem.* **20**, 65–75 (1998).

（许泼实、郑培明　译，李艳　审）

心脏标志物

一、正常的心脏功能

心脏是一个将血液注入肺和循环系统的肌肉泵。为了持续保持心脏功能,心肌需要足量不间断的含氧血液供应。这些血液由左心室发出的主动脉升支近端分出的冠状动脉群供应。冠状动脉分为右冠,左冠和回旋动脉,它们覆盖在心脏上部的表面运行。这些动脉又分为更细的动脉,最终穿透整个心肌以确保每个心肌细胞能够接收到足够的氧气和营养物质。血液最终集合至冠状窦,之后排入右心房,再进入肺循环进行氧合作用。

输送到心肌的大部分氧与肌红蛋白结合,肌红蛋白位于心肌纤维内,为血红素蛋白使心肌呈深红色。心肌细胞能量供应的主要需求是**腺苷三磷酸**(adenosine triohoshpate,ATP),用于在收缩性肌原纤维水平产生机械能。心脏中的大多数高能磷酸盐不是以腺苷三磷酸而是磷酸肌酸形式储存。细胞**胞质酶**(cytosolic enzyme)**肌酸激酶**(creatine kinase)催化高能磷酸盐从磷酸肌酸转移到腺苷二磷酸以提供足够的腺苷三磷酸供应。腺苷三磷酸可用于各种反应,但最重要的是肌球蛋白和肌动蛋白在肌原纤维粗丝细丝中的相互作用。这个反应中,腺苷三磷酸中的化学能转化为机械能,使粗丝细丝互相划动产生肌肉收缩。该过程由细胞内游离钙离子的水平控制,其作用于一系列调节蛋白(肌钙蛋白 - 原肌球蛋白复合物),因此,使得粗丝和细丝相互作用。总而言之,心脏泵功能的实现需要持续含氧血液供应,磷酸肌酸产生 ATP,以及肌原纤维蛋白的相互作用。

二、临床疾病

虽然有许多不同的疾病影响心脏的生化,生理和机械功能,到目前为止最常见的疾病谱是冠于总名称之下的**冠状动脉疾病**(coronary artery disease,CAD)。

(一)冠状动脉疾病

对多数人来说,冠状动脉疾病是一个连续发展的一类疾病,开始于较早年龄,可进展至死亡。主要病变是动脉粥样硬化,稳定型心绞痛,不稳定型心绞痛,**急性心肌梗死**(acute myocardial infarction,AMI)和心源性死亡。在心肌梗死发作后存活的个体可发生**充血性心力衰竭**(congestive heart failure,CHF)。由于还有其他心力衰竭的原因,这种疾病分开列出。

1. 动脉粥样硬化

冠状动脉疾病的初始阶段以动脉粥样硬化为特征,表现为在冠状动脉内堆聚和沉积了充满脂质的斑块。在此期间内,患者无症状,本质上也没有疾病。动脉粥样硬化的进展以及随后的CAD 风险取决于许多风险因素,如异常高水平的总胆固醇(>200mg/dl)、低密度脂蛋白(low-density lipoprotein,LDL)胆固醇(>100mg/dl)和 / 或**高密度脂蛋白**(high-density lipoprotein,HDL)胆固醇 < 40mg/dl、吸烟、高血压(血压 >140/90mm Hg)、糖尿病、男性或绝经后的女性,或者是有早发心脏病史的直系亲属(男 <45 岁,女 <55 岁)。除胆固醇、低密度脂蛋白和高密度脂蛋白胆固醇外,新的生化标志物已被研究并作为冠心病的辅助危险因素。其中包括载脂蛋白 A1 和 B-100,脂蛋白(a),同型半胱氨酸,超敏 C 反应蛋白,凝血因子如纤维蛋白原,Ⅶ因子,组织型纤溶酶原激活物抗原和**纤溶酶原激活物抑制剂**(plasminogen activator inhibitor,PAI-1),一氧化二氮和氧化型低密度脂蛋白。

2. 稳定型心绞痛和无症状缺血

稳定型心绞痛(stable angina pectoris)定义为由心脏需氧量增加引发的胸痛发作。它最常发生在运动中或运动后瞬间。在患有动脉粥样硬化的患者中,心绞痛是由冠状动脉狭窄引起的,冠脉狭窄导致不能输送足够的血液和氧供给主动呼吸的心肌组织。受影响的心脏区域被称之为是**缺血性的**(ischemic),即存在永久性心肌损伤的风险,但此时不会发生心肌坏死,因此,血液中的大多数生物标志物都保持在正常范围内。然而,心肌肌钙蛋白依然可能被释放,这为风险分层提供了依据。动脉粥样硬化斑块上有一个厚的纤维帽,因此是稳定的,没有即刻破裂的风险(图 7-12-1)。休息或服用硝酸甘油等药物治疗可缓解胸痛,其作用是减少心脏的氧需求。

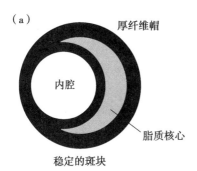

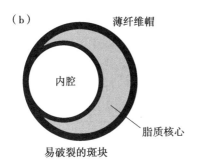

图 7-12-1　冠状动脉的横截面示意图
注:(a)具有厚纤维帽的稳定的动脉粥样硬化斑块;(b)易破裂的不稳定的斑块

患有无症状缺血的患者,血流减少时可导致心肌缺血和细胞坏死。与稳定型心绞痛和急性冠脉综合征患者不同的是,当缺血事件发生时,无症状缺血的患者没有任何症状也没有意识到缺血的发生。当患者出现临床表现时,血液中的生化标志物可能会增加。然而,在没有症状的情况下患者不会主动到医院采血。无症状缺血的诊断基于运动试验,即在受控条件下诱导缺血性发作,并通过连续心电图记录(心电图 ST 段压低 >1mm)或核成像技术(降低冠状动脉血流量)进行监测。

3. 急性冠状动脉综合征

在静息状态下即可表现出胸痛的患有**不稳定型心绞痛**(unstable angina pectoris)或**急性心肌梗死**(AMI),统称为**急性冠状动脉综合征**(acute coronary syndromes)。这些患者由于纤维帽变薄导致动脉粥样硬化斑块变得脆弱(图 7-12-1b)。

在循环血液的剪切应力下,斑块破裂使得充满脂质的核心暴露,导致血小板聚集并形成**血栓**(thrombus)。当凝块处于亚闭合状态时,患者有不稳定型心绞痛症状。这种情况心肌很少或没有损伤,心电图可能表现正常。治疗患有不稳定型心绞痛患者的方式包括抗炎药(如水杨酸盐)、β- 肾上腺素能阻滞剂、抗血栓药(如完整片段或低分子量肝素)和抗血小板药(如糖蛋白Ⅱb/Ⅲa受体抑制剂)。此外,HMG-CoA 还原酶抑制剂或他汀类药物已成为某些患者降低低密度脂蛋白胆固醇的治疗选项。

当来自破裂斑块的凝块完全阻断冠状动脉血流时,患者发生急性心肌梗死。这导致心肌细胞死亡和细胞内组分释放到血液循环中。世界卫生组织对于急性心肌梗死的标准是一个三联征,包括临床表现的胸痛,心电图 ST 段抬高(>1mm)和血清酶升高。急性心肌梗死的诊断当满足其中两个标准时即可给出。2000 年**欧洲心脏病学会**(ESC)和**美国心脏病学会**(ACC)组成的联合委员会重新定义了心肌梗死,这个定义在 2007 年由上述联合委员会连同**美国心脏协会**(AHA)和**世界心脏联盟**(WHF)进行了进一步更新。急性心肌梗死的当前标准是心脏标志物的浓度增加,首选肌钙蛋白,至少一次测定值高于参考上限的第 99 百分位数,以及至少一种心肌缺血的证据:包括胸痛、心电图改变(ST-T 改变或新的左束支传导阻滞或病理性 Q 波的出现)、血管造影或尸检证据。

随着更具特异性和敏感性的生物标志物出现,多年来急性心肌梗死的常见生化标志物已发生了改变。肌钙蛋白(T 或 I)已成为心肌坏死的首选生物标志物,但如果无法检测肌钙蛋白,最佳替代标志物是 CK-MB 同工酶检测。由受损肌细胞释放到循环中并在过去被用作生物标志物的其他蛋白质包括总肌酸激酶、乳酸脱氢酶同工酶和肌红蛋白。心电图诊断的急性心肌梗死患者通常予以紧急治疗包括静脉内溶栓剂如链激酶和组织纤溶酶原激活剂或通过冠状动脉血管成形术进行血管重建。在许多情况下,非 Q 波急性心肌梗死与不稳定型心绞痛难以区分,治疗方法类似。

在没有来得及紧急救治前,相当数量的急性心肌梗死的患者在突发急性心肌梗死后几分钟内死亡。这些患者死于不受控的心律失常。对于那些存活下来的患者来说,未来再发心肌梗死的风险很高。

(二) 心力衰竭

心脏无法产生足够的心输出量以满足身体需求的临床综合征定义为**心力衰竭（heart failure，HF）**，简称心衰。其特征在于血管内和间质容量超负荷，包括呼吸短促、呼吸困难、啰音和水肿，或组织灌注量不足的状况，包括疲劳和运动不耐受。心衰可由心肌原发性疾病（心肌病）、瓣膜病、浸润性疾病和缺血性心脏病引起。由超声心动图测量的射血分数是衡量左心室功能的一个指标。当肾素-血管紧张素-醛固酮系统过度刺激导致心脏容量超负荷和心脏重塑（扩大）时，心衰就会发生。醛固酮刺激血管收缩、高钠血症和液体潴留。作为补偿机制，心脏释放钠尿肽以试图纠正这些变化。钠尿肽包括在心房中以高浓度颗粒存在的**A型钠尿肽（ANP）**，以及在心室上调产生的**B型钠尿肽（BNP）**和**N-末端B型钠尿肽前体（NT-proBNP）**。新的心衰生物标志物包括内皮素-1、可溶性ST2受体、髓过氧化物酶、半乳糖凝集素-3和肽素等，可能在不久的将来被引入临床应用。

(三) 高血压

高血压（hypertension）定义为当收缩压超过140mmHg且舒张压超过90mmHg时。它是由于复杂的生理、生化和内分泌控制机制发生错误导致的结果。高血压发生的一个重要因素是肾素-血管紧张素系统的活跃度，其产生的血管紧张素Ⅱ是一种强大的血管收缩剂，可导致血压升高。直接或间接测定血浆肾素活性升高可作为高血压的指征。高血压发生的其他因素主要是指负责控制体液和电解质平衡的钠尿肽系统（特别是心房和脑钠尿肽）。

三、分析物

(一) 心肌肌钙蛋白（T和I）

1. 功能

收缩肌的细丝是由肌动蛋白，肌球蛋白和肌钙蛋白三种蛋白质组成的复合物。**心肌肌钙蛋白T（cardiac troponin T，cTnT）**的作用是将肌钙蛋白复合物与原肌球蛋白结合，分子量为37kDa。**心肌肌钙蛋白I（cardiac troponin I，cTnI）**具有抑

制钙依赖性ATP酶的作用，分子量为24kDa。肌钙蛋白C因为它有四个钙结合位点而命名，分子量为18kDa。当接收到肌肉收缩的信号时，该三元复合物与钙结合并经过硬脂酸重排，使细丝与肌球蛋白粗丝相向滑动。与其他肌原纤维蛋白一样，肌钙蛋白T和I存在多种亚型，大多数具有特征性组织分布。心脏亚型T和I对于心脏组织是特异的。心脏亚型C与骨骼肌是相同的。大多数cTnT和cTnI与肌原纤维相结合。然而，存在少量的游离cTnT（6%~8%）和cTnI（2%~8%）胞质混合型，可能是作为与肌原纤维相结合的前体。

2. 参考区间

多数心脏标志物，如CK-MB和肌红蛋白，其临界浓度多设定在用来区分非急性心肌梗死的心脏疾病如不稳定型心绞痛和急性心肌梗死的水平。这些临界浓度通常必须高于正常值的上限，因为一些健康受试者由于正常的骨骼肌更新而可能具有较高浓度的标志物水平。对于循环中的cTnT和cTnI，因没有来自于骨骼肌的肌钙蛋白，健康个体中只有少量的心肌肌钙蛋白。因此，低临界浓度的cTnT和cTnI被用于发现轻微的心肌损伤。ESC/ACC/AHA/WHF建议在正常范围的第99百分位处作为临界值且测定方法的**变异系数（coefficient of variance，CV）**应为10%或更低。目前，没有商业产品可以满足这些标准（2013年陈述，译者注）。但基于已发表的研究证据表明，可以使用在第99百分位数具有≤20%的CV的测定方法，因为这种不精密度不会导致患者在诊断或风险评估中的错误分类。目前大多数cTnI检测试剂盒都可以达到这种不精密度。新的**高灵敏度cTnI（high-sensitivity cTnI，hs-cTnI）**检测正在研发中，此时尚未投入商业化（2013年陈述，译者注）。这些检测方法在第99百分位数均可达到≤10%的CV。目前，已有一种在全球范围内均可获得的高灵敏度的cTnT检测试剂，但迄今为止尚未得到美国食品和药品管理局的批准，它在第99百分位数的CV为13%（2013年陈述，译者注）。**国际临床化学联合会（IFCC）**在其网站上发表了一份包括已经商业化和尚处于研究阶段的肌钙蛋白检测方法及其分析性能的清单。此外，生物学变异是经常被忽视的因素，包括性别和年龄组之间的差异（图7-12-2）。随着新的高灵敏度检测方法的出现，有朝一日可能将这些差异应用在肌钙蛋白临床解释中。目前关于肌钙蛋白参考区间仍

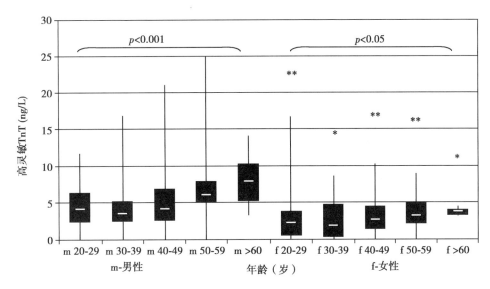

图 7-12-2　年龄和性别对 cTnT 结果的影响

注:每组按性别和 10 岁年龄段划分。女性和同年龄组男性之间的统计学差异通过在箱线图上方的 P 值表示:* P<0.05 或 ** P<0.001。经 Saenger 等人许可使用(2011 年)

然是使用 10% 的 CV 测定的最低肌钙蛋白浓度,此外,基线、6h、12h 的系列采血检测可明确排除诊断 AMI,2~3h 的采血检测可帮助诊断 AMI。图 7-12-3 显示了 cTnI 的第 95,第 99 百分位处的浓度以及检测方法 CV 达到 10% 处的浓度,图 7-12-4 显示了 cTnT 在健康参考人群中的第 99 百分位数浓度。

cTnT:0~0.03ng/ml(10% CV);cTnI:因仪器厂商而异。

AMI 临界值:cTnT 未建立(2013 陈述,译者注),cTnI 因仪器厂商而异。

3. 临床应用

AMI 后,心肌细胞坏死使细胞内成分如 cTnT 和 cTnI 释放入血循环。最初游离的细胞胞质内蛋白释放入血,在胸痛发作后的 6~12h 可在血液中检测到 cTnT 的异常浓度。尽管胞质释放了游离的 cTnI,在急性心肌梗死后血清中发现的游离形式非常少,因为这种游离的 cTnI 结构是疏水性

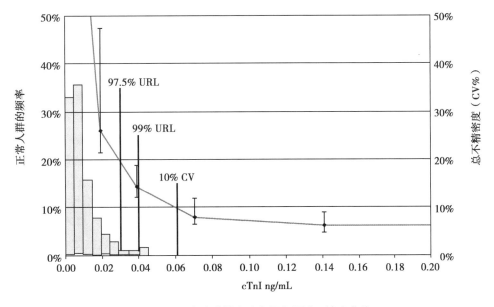

图 7-12-3　方法学精密度与肌钙蛋白 I 浓度曲线

注:cTnI 浓度的频度在左侧 y 轴(柱状图)上给出,测定精密度在右侧 y 轴(曲线)上给出。在 x 轴上显示了在 97.5%、99% 和 10% CV 截点的肌钙蛋白 I 浓度

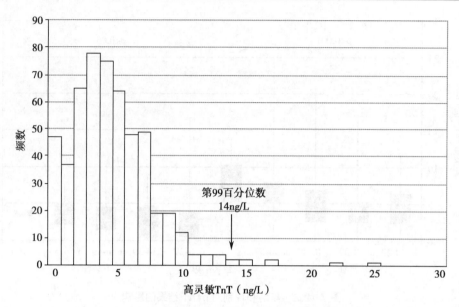

图 7-12-4   健康参考人群中 cTnT 的第 99 百分位数
经 Saenger 等人许可使用（2011 年）

的,可能与其他蛋白质结合。在随后的几天中,出现了肌原纤维成分降解和肌钙蛋白三元复合物释放。大部分复合物在血液中降解为肌钙蛋白 I-C 二元复合物和游离肌钙蛋白 T。心肌肌钙蛋白 T 和 I 的浓度在急性心肌梗死发作后持续增高 7~10 天,取决于该标志物本身和再灌注状态。对于再灌注成功(通过溶栓治疗或自发性缓解)的患者,cTnT 表现出双相释放模式(图 7-12-5)。对于再灌注失败的患者,观察到 cTnI 的单相释放模式。在大多数情况下,cTnI 在血液中清除早于 cTnT。

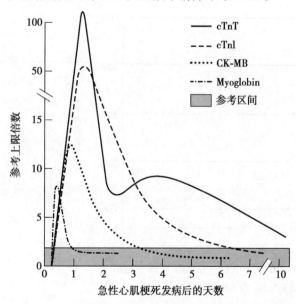

图 7-12-5   胸痛发作后心脏标志物释放模式与时间的关系

cTnT 和 cTnI 检测主要用于对不稳定型心绞

痛患者进行风险分层。大约三分之一被诊断为**不稳定型心绞痛**(unstable angina,UA)的患者具有可测量浓度的 cTnT 或 cTnI,同时他们的 CK-MB 在正常浓度范围。这些患者的心肌损伤轻微。在前瞻性临床试验中,肌钙蛋白异常的不稳定型心绞痛患者在接下来的 4 周内心脏猝死或急性心肌梗死的发生率将五倍于肌钙蛋白正常的不稳定型心绞痛患者。这些数据表明,cTnT 或 cTnI 的测量对风险分层是有用的。这些标志物可用于指导患者接受新的抗血栓和抗血小板药。在这些新疗法中受益最多的是心肌肌钙蛋白浓度高的患者。

4. 局限性

cTnT 和 cTnI 均显示出对心脏损伤具有高度特异性,但发现第四代 cTnT 检测与原发性骨骼肌病患者的骨骼肌某一蛋白具有交叉反应性。少数慢性肾衰竭患者 cTnT 和 cTnI 均有增加,cTnT 异常结果发生率较高。这些结果是由于的确存在心肌损伤,这在慢性肾衰竭患者中很常见。在其他非心脏疾病中没有 cTnT 或 cTnI 的释放。在肌钙蛋白测定中可能发生分析性假阳性结果,主要原因是由于纤维蛋白干扰。**异嗜性抗体**(heterophile antibodies)或人抗小鼠抗体(human anti-mouse antibodies,HAMA)也可产生假阳性或假阴性结果。

5. 分析技术

所有肌钙蛋白测定均使用酶、荧光或化学发光标记的双位点非同位素免疫测定方法。由于专利限制,所有 cTnT 测定均由同一厂商生产并校准至同一参考物质。许多厂商都提供 cTnI 检测试剂盒。这些 cTnI 测定结果之间具有显著的差异。但是,其中一个 cTnI 的参考标准品已经商业化。许多厂商逐步将其分析方法校准至该物质。使用免疫层析法的定性和定量也逐渐应用于床旁检测设备。在一些情况下,在同一试剂条上可测定多种分析物,例如 cTnI,肌红蛋白和 CK-MB(如 Biosite Diagnostics 和 First Medical)。应该注意的是,这些即时检测设备的结果与自动免疫分析仪的结果不具有可比性,并且连续检测时应该在同一台仪器上完成。

6. 理想的分析性能

应该与骨骼肌肌钙蛋白没有交叉反应性。心肌肌钙蛋白 T 的敏感度应达到检测健康人群第 99 百分位数,该处的检测精密度为 10% 或更低。

7. 标本种类

血清或肝素抗凝血浆。

8. 使用频率

肌钙蛋白已成为急性冠状动脉综合征的标准生物标志物。

(二) 肌酸激酶和 MB 同工酶

CK 是由两类亚基 M 亚基(肌肉型)和 B 亚基(脑型)组成的二聚体蛋白质。有三种主要的胞质同工酶。CK-MM 同工酶主要存在于骨骼肌和心肌,而 CK-BB 存在于脑和其他器官中。CK-MB 主要存在于心肌中,最高可占心肌 CK 总量的 30%,其余为 CK-MM。在骨骼肌中发现少量 CK-MB,通常小于总量的 1%。CK 还有两种主要的线粒体同工酶在损伤后释放入血,这些同工酶稳定性差并入血后迅速失活。

1. 功能

线粒体中 CK 的主要功能是将电子传递系统产生的 ATP 转化为磷酸肌酸,后者扩散到胞质中接受高能磷酸键。当肌肉收缩需要能量时,胞质中的 CK 催化储存的磷酸肌酸产生 ATP。CK 也存在于其他非收缩性组织中,例如远端肾单位。CK 在其他组织中的作用可能是将高能磷酸基团转移并用于其他 ATP 依赖性功能,例如细胞膜钠-钾泵。血液中总 CK 和 CK 同工酶通过细胞网状内皮系统清除。

2. 参考区间

总 CK:男性 0~200U/L,女性 0~160U/L。

CK-MB:<5ng/ml。

相对指数:<2.5%。

3. 临床应用

总 CK 对于心脏损伤无特异性,它在骨骼肌疾病或损伤时也增加。CK-MB 同工酶的测定提高了检测的特异性。急性心肌梗死患者血液中总 CK 和 CK-MB 在胸痛发作后的 4~6h 开始增加,在 18~24 小时达到峰值,72h 后恢复正常(图 7-12-5)。如果没有进一步的缺血性发作,则酶活性以单指数方式下降。

4. 局限性

CK-MB 测定作为心脏损伤的特异性标志物的局限性主要源于骨骼肌中存在的低水平的 CK-MB。在发生严重骨骼肌损伤的情况下,如多发性肌炎、肌营养不良、严重的肌肉创伤,以及长时间的体育锻炼后,CK-MB 水平可以超过心肌梗死的诊断界值。在这些情况下,有必要计算 CK-MB(ng/ml)/总 CK(U/L)的相对指数。具有正常相对指数的 CK-MB,即使浓度异常也表明 CK-MB 是非心源性的。当存在骨骼肌疾病时,CK-MB 的相对指数和绝对浓度都不能用于确定心肌损伤的存在。

由于缺乏心肌组织特异性,CK-MB 水平不能用于检测微小心肌损伤。为了避免大量的假阳性结果,预设 CK-MB 的临界浓度应可用于区分急性心肌梗死和非急性心肌梗死。因此,在低水平心肌坏死的患者中 CK-MB 通常处于正常范围内,如患有心肌炎、心力衰竭和心肌缺血的患者。在这些疾病中,CK-MB 没有明确的临界值,但通常不会出现轻至严重梗死时典型的 CK-MB 时间变化曲线。因此,应谨慎对待 CK-MB 单次升高的样本。通常,样本采集将在入院时进行,并且在随后的 2~3 天内每天至少进行一次或两次检测。更频繁的采样不仅有助于阳性诊断,还可以对损伤程度作半定量评估。大量研究表明,与组织受损程度相比,CK-MB 的累积释放与心肌坏死(梗死区域大小)的程度密切相关,这已在尸检时通过解剖确认。

5. 分析技术

CK-MB 的活性或质量浓度均可测定。活性浓度测定方法包括电泳法和免疫抑制法。然而,这些测定方法大部分被酶免疫质量浓度测定方法所取代,使用单克隆或多克隆抗体的组合,一种针对 CK-MB,另一种针对单个亚基,通常是 B 亚基。大多数商品化检测使用获自华盛顿大学(密苏里州圣路易斯市)医学实验室授权的单克隆抗体。

6. 理想的分析性能

CK-MB 的测定下限应该低于 1ng/mL,并且测定范围至少为 100ng/mL。在临界浓度下,可接受的精密度为 10%。

7. 标本类型

血清或肝素抗凝血浆。

8. 使用频率

在肌钙蛋白测定不可行时,CK-MB 质量浓度测定法可选做诊断急性心肌梗死的方法。由于肌钙蛋白测定方法的出现,许多临床实验室不再提供 CK-MB 检测。

(三) 肌红蛋白

1. 功能

肌红蛋白是一种含铁蛋白质,分子量为18kDa。它结构类似于血红蛋白,但只结合一个而不是四个氧分子。其结合特性使得其从血液中的血红蛋白中吸收氧气并将其释放进入线粒体进行氧化反应。

2. 参考区间

肌红蛋白:25~90ng/mL。

3. 临床应用

在急性心肌梗死后,当心肌细胞坏死时,肌红蛋白通过受损的细胞膜释放,因此在血液循环中可检测到。肌红蛋白水平通常可在梗死后的2~6h 内升高,在 5~18h 时到达峰值。它的升高通常早于 CK-MB。由于其分子量很低,很容易被肾小球滤过并被肾清除。损伤后 24h 内肌红蛋白水平恢复正常(图 7-12-5)。由于其快速恢复到基线浓度的特性,肌红蛋白也可用于检测新的心肌损伤,如再梗死。

4. 局限性

肌红蛋白存在于所有氧化型肌纤维中,包括骨骼肌,因此这些组织的损伤将导致肌红蛋白水平升高。这可能发生在骨骼肌外伤、身体极度疼痛、骨骼肌病或横纹肌肉瘤等。急性或慢性肾衰竭患者由于蛋白质清除率降低,肌红蛋白浓度也增加。心脏相关病症的肌红蛋白升高可见于心力衰竭、快速性心律失常、局部缺血和一些心肌病。

5. 分析技术

最初的肌红蛋白测定基于放射免疫测定方法。随后开发了免疫比浊测定法。这些都被采用酶法、荧光法或化学发光信号等非同位素免疫测定方法所取代。测定通常使用兔抗人肌红蛋白抗体。竞争法和非竞争法测定均有。在某些比浊测定法中,固相可以是 Microtiter™ 板或聚苯乙烯颗粒。在所有其他技术方面,这种蛋白的检测是简便的。

6. 理想的分析性能

肌红蛋白测定的灵敏度应 <5ng/mL,测定范围至少为 500ng/mL。在临界浓度下,可接受的不精密度为 10%。

7. 标本类型

血清,血浆或尿液。

8. 使用频率

由于高敏感性肌钙蛋白 T 或 I 检测的推广,大部分临床实验室已经停止肌红蛋白检测,现在多用于早期 AMI 患者的诊断。

(四) 游离脂肪酸结合蛋白

1. 功能

脂肪酸结合蛋白(fatty acid-binding protein,FABP)在血液中起到长链脂肪酸载体的作用。它在脂质代谢中起重要作用。心脏型同工酶存在于心脏和骨骼肌中。它的分子量为 14~15kDa。

2. 参考区间

FABP:<6ng/mL*。

肌红蛋白 /FABP:<9.0*。

* 暂定临界值。

3. 临床应用

FABP 的临床表现与肌红蛋白相似。两者都是低分子量蛋白质,在胸痛发作后 3~6h 内释放,并且两者在骨骼肌损伤或疾病中均升高。因此,单独测定 FABP 与肌红蛋白相比几乎没有临床优势。然而,当肌红蛋白浓度增加时,肌红蛋白与 FABP比例可用于确定肌红蛋白的来源。该比例在损伤来源于骨骼肌和心肌存在显著不同,变化方向相反。因此,加测 FABP 增加了肌红蛋白的特异性。

4. 局限性

将 FABP 检测添加到肌红蛋白检测中增加了实验室工作量和检测的费用。此外,肾功能不全患者的游离脂肪酸结合蛋白也增加。

5. 分析技术

所有 FABP 检测方法均基于双位点免疫测定模式。

6. 使用频率

在美国 FABP 的商用试剂仅用于科研,目前还没有应用于临床实验室。但在欧洲,FABP 检测被批准用于诊断,且应用较为广泛。

（五）载脂蛋白 A Ⅰ、载脂蛋白 A Ⅱ、载脂蛋白 B

1. 功能

脂蛋白的蛋白部分由载脂蛋白构成。各类脂蛋白中均含有特异性的、相对恒定的载脂蛋白组分。载脂蛋白 A（apolipoprotein A，ApoA）是**高密度脂蛋白**（high density lipoprotein，HDL）中的主要载脂蛋白，它又由两个主要的亚类组成：ApoA Ⅰ、ApoA Ⅱ。ApoA Ⅰ 占 HDL 中 ApoA 的 65%~70%，是构成 HDL 所必需的组分，也参与激活**卵磷脂-胆固醇酰基转移酶**（lecithin-cholesterol acyltransferase，LCAT）。在胆固醇分解代谢和肝排泄前，LCAT 催化胆固醇酯化。高密度脂蛋白的形成有助于去除血管中的胆固醇，从而抗动脉粥样硬化。

载脂蛋白 B（apolipoprotein B，Apo B）是**低密度脂蛋白**（low density lipoprotein，LDL）中的主要载脂蛋白（约占 90%~95%），也占**极低密度脂蛋白**（very low density lipoprotein，VLDL）和**乳糜微粒**（chylomicron，CM）中载脂蛋白的 40%。ApoB 是指一组蛋白质，其中最主要的两种成分是 ApoB100 和 ApoB48。ApoB 因其能被 LDL 受体识别故而是一个主要的功能蛋白，在 LDL 分解代谢和胆固醇运输并沉积至细胞内发挥至关重要的作用。

2. 参考区间

成人男性 ApoA Ⅰ：94~176mg/dl，

成人女性 ApoA Ⅰ：101~198mg/dl，

成人男性 ApoA Ⅱ：52~109mg/dl，

成人女性 ApoA Ⅱ：49~103mg/dl，

成人 ApoB/A Ⅰ 比值：<0.29 低于平均风险，0.29~1.30 平均风险，>1.30 高于平均风险。

3. 临床应用

动脉粥样硬化和相关的**冠状动脉性心脏病**（coronary artery heart disease，CAD）患者高密度脂蛋白水平均比较低，因此 ApoA Ⅰ、ApoA Ⅱ 也同样降低。这导致血液中 LDLs 含量增加，继而导致胆固醇沉积到血管壁和动脉粥样硬化斑块上。虽已证明 ApoA Ⅰ 水平比 HDL 或 HDL 胆固醇能更好地预测 CAD，但 ApoA Ⅰ 的水平与 HDL 胆固醇仍有显著的相关性。此外，一些研究通过控制好 CAD 患者的 ApoA Ⅰ，显示能显著降低冠状动脉粥样硬化，表现为几周后斑块体积的缩小。ApoA Ⅰ 浓度也可以诊断一些遗传性或获得性所致缺陷的疾病，比如**高密度脂蛋白缺乏症**（Tangier disease）。

ApoB 水平在动脉粥样硬化的表现正好与 ApoA 相反，ApoB 水平升高与 CAD 呈正相关。由此，ApoB/A Ⅰ 比值被用作冠状动脉粥样硬化的阳性预测因子。

4. 局限性

在对 CAD 的危险性评估上，载脂蛋白还没有像传统的总胆固醇、HDL 胆固醇、LDL 胆固醇研究的那么深入。因为这些标志物是新的，还没有足够的流行病学资料可用。此外，对降血脂药的研究主要集中在传统的脂质，而不是载脂蛋白上。

5. 检测技术

可从诊断公司获得多种不同的实验方法检测 ApoA（通常是 ApoA Ⅰ）和 ApoB，大多数是免疫比浊法。

6. 标本类型

空腹血清。

7. 使用频率

中等。

（六）脂蛋白（a）

1. 功能

脂蛋白（a）（lipoprotein（a），Lp（a））（一种独特的脂蛋白分子）是一种球形脂质颗粒，脂质成分与 LDL 极其相似，但多出一个 Apo（a）组分通过二硫键共价结合于 ApoB100 上。因此，在分子量、蛋白质/脂质比例和电泳迁移率上均与 LDL 不同。Lp（a）的核心富含胆固醇酯。

2. 参考区间

Lp（a）>30mg/dl 为临界危险，

Lp（a）>50mg/dl 为高度危险。

3. 临床应用

数个研究显示，升高的 Lp（a）水平与 CAD 风险之间呈正相关。当 Lp（a）水平升高超过 30mg/dl 时，动脉粥样硬化的风险加倍。这被认为是由于 Lp（a）和血浆纤溶酶原有高度的同源性。Lp（a）通过竞争结合内皮细胞表面上与纤维蛋白结合的血浆纤溶酶原受体，从而抑制纤溶过程。Lp（a）通过抑制生长因子激活促进血管平滑肌细胞增生。它被巨噬细胞吞噬，可能有助于泡沫细胞形成。与其他心血管疾病的危险因素不同，血浆 Lp（a）浓度是由基因决定的（主要是 Apo（a）基因型），与饮食、运动无关。然而最近的临床研究显示，通过烟酸治疗,血浆 LP(a) 浓度可降低 30%~40%,且呈剂量依赖关系。这种治疗同时还可降低 LDL 胆固醇、总胆固醇、甘油三酯,增加 HDL 胆固醇。科学和临床证据均显示升高的 Lp(a) 浓度与增加的**心血管疾病**(cardiovascular diseases,CVD)之间存在因果关系。因此推荐 CVD 中危或者高危人群进行 Lp(a) 检测,如果给予治疗干预,复查 Lp(a) 是有用的。此外,Apo(a) 基因中的单个核苷酸多态性(编码异亮氨酸替换成甲硫氨酸)与 Lp(a) 水平升高有关,进而与 CVD 相关,在这组患者中,阿司匹林治疗与安慰剂组对比,降低了 CVD 的患病风险。

4. 局限性

Lp(a) 中 Apo(a) 的结构存在多态性,在 kringle 4 蛋白域内可有不同数量的重复序列。这导致 Lp(a) 所含 Apo(a) 的分子量范围从 280 到 800kDa,因为报告单位是以质量为基础的(mg/dL),不以摩尔为基础,所以一些个体如果正常产生高分子量的 Apo(a) 亚型时,他们的 Lp(a) 结果会很高。此外,免疫测定采用抗体直接针对 Apo(a) 分子的可变区,会对这些亚型产生不同的免疫活性。因此,对不同厂家的免疫测定结果进行标准化,即使有可能,也是很困难的,除非不同厂家都同意使用对蛋白质可变区域不敏感的抗体。此外,Lp(a) 浓度在种族之间有很大的变化,因此,应该有种族特异性的参考区间。目前,临床实验室中还没有种族特异性的参考区间。

5. 检测技术

Lp(a) 的检测主要是 ELISA 或免疫比浊法,可从不同的诊断公司购买试剂。然而,应该指出的是,这些检测方法还没有标准化。

6. 标本类型

空腹血清或血浆。

7. 使用频率

Lp(a) 的检测方法已投入商业使用多年,升高的 Lp(a) 与增加的 CVD 风险相关,随着这一点越来越为人所知,其使用频率也在不断增加。

(七) 同型半胱氨酸

1. 功能

同型半胱氨酸(homocysteine,Hcy)是由甲硫氨酸脱甲基形成的含硫氨基酸。它由同型半胱氨酸、同型胱氨酸和两者混合二硫化物共同组成的混合物。在正常情况下,Hcy 通过转硫途径代谢成半胱氨酸,或者通过甲基化途径重新回到甲硫氨酸。遗传性高胱氨酸尿症的患者缺乏一种代谢酶,比如胱硫醚 β- 合成酶,可引起血浆和尿 Hcy 显著升高。缺乏维生素 B_6,B_{12} 和叶酸的个体,血液中的 Hcy 也会积累升高,因为维生素 B_6 是转硫途径必需的辅助因子,维生素 B_{12} 和叶酸为转甲基途径所必需。

2. 参考区间

总 Hcy:≤10μmol/L 理想水平。

>10 到 <15μmol/L 中间(低值到高值)。

≥15 到 <30μmol/L 高。

≥30μmol/L 很高。

3. 临床应用

同型半胱氨酸血症被认为是潜在的心血管危险因素。最初的观察源自未治疗的高同型胱氨酸尿症儿童,他们在成年之前死于卒中和急性心肌梗死。尽管他们的胆固醇水平正常,检查他们的冠状动脉发现广泛的动脉粥样硬化,类似于成年人 CAD 的表现。随后的研究表明,成人高同型半胱氨酸血症患者比同年龄对照组有更高的心血管疾病风险,且独立于其他检验指标。同型半胱氨酸血症也与周围动脉和静脉闭塞性疾病有关。

最初,人们认为可以通过补充维生素来降低心血管疾病的风险,但随后的文献综述表明并没有从中获益或降低 CVD 风险。目前美国推荐的每日摄入量是维生素 B_6 2mg,维生素 B_{12} 5μg,叶酸 200μg。为了增加普通人群中叶酸的浓度,美国在谷物制品中添加叶酸。

4. 检测技术

总 Hcy 检测可用**高效液相层析**(high performance liquid chromatography,HPLC)法和免疫分析法。高效液相层析洗脱液可以用电化学探测器、质谱仪检测,或检测衍生荧光。商用免疫试剂盒也可从多个诊断公司获得。

5. 理想的检测性能

应该使用标准化的分析方法,分析性能目标要求不精密度 <5%,偏差 <10%,总误差 <18%。

6. 标本类型

空腹血清或血浆。

(八) C 反应蛋白

1. 功能

C 反应蛋白(C-reactive protein,CRP)最早于 1930 年被发现。它是一种急性时相反应蛋白,在急性和慢性炎症时释放入血。它通过结合到细菌、真菌和寄生虫的多糖成分起作用。一旦结合,CRP通过补体激活经典途径促进调理、吞噬及裂解作用。CRP是由相同亚基组成的、分子量118kDa的五聚体。急性炎症发作的患者,CRP在24h内释放到血液中达异常高的水平(>1 000倍的正常范围)。

2. 参考区间

正常灵敏度检测方法:<10mg/L。

高灵敏度检测方法:<1.0mg/L 低心血管风险(图7-12-6)。

1.0~3.0mg/L 平均风险。

3.1~10.0mg/L 高风险。

>10.0mg/L 风险非常高。

3. 临床应用

监测血液中CRP浓度作为急性炎症的标志物已被应用多年。CRP已被证明比红细胞沉降率更敏感和特异。最近,炎症在急性冠脉综合征的病理生理学中的作用已被阐明。CRP与血小板活化有关,它结合到LDL上,并在动脉粥样硬化斑块中被发现,因此CRP浓度升高与患CAD风险相关。用CRP作为心脏事件的预测指标时,需要高灵敏度检测方法,因为预测CAD风险的CRP浓度范围是在常规方法(低灵敏度)的参考范围内。**高敏CRP**(high-sensitivity c-reactive protein,hsCRP)检测的预测价值独立于总胆固醇和高密度脂蛋白。在JUPITER试验中发现LDL低于130mg/dl但hsCRP≥2mg/L的患者,使用洛伐他汀(他汀类药物)后,与安慰剂组相比,心肌梗死减少54%,卒中减少48%,手术或血管成形术减少46%,静脉血栓栓塞减少43%,全因死亡下降20%。hsCRP和脂质相结合,可获得比单用脂质和脂蛋白更精确的风险分层信息。

4. 局限性

如果CRP用于急性炎症检测,低灵敏度的检测方法即可满足临床。然而,若用于CVD风险,高灵敏度的CRP检测是必需的。此用途要求检测下限需≤0.3mg/L。此外,如果使用hsCRP预测CVD风险,患者要有稳定的代谢状态,没有感染或其他任何导致CRP非特异升高的疾病。如果

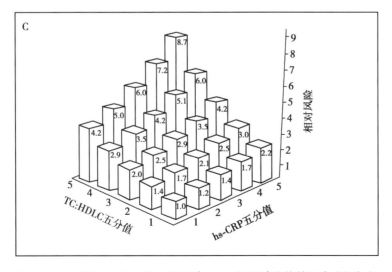

图7-12-6 使用hsCRP和总胆固醇:HDL胆固醇比值的组合进行初级心血管风险评估

共采用5个临界值。美国临床化学协会批准使用(Clin. Chem. 47, 28-30(2001))

用光散射免疫法检测 CRP,可出现"后带"或抗原过量的现象。抗原 - 抗体复合物是不溶性的,起始阶段光散射曲线与抗原浓度呈线性关系。然而,高抗原浓度时形成可溶性复合物,导致分析信号下降回到基线。结果,两种不同的抗原浓度产生了相同的分析信号。为防止报出错误的抗原浓度,样本必须要稀释。稀释后抗原浓度降低,说明原始样本在曲线的可接受线性范围内。稀释后得到高的抗原浓度,提示样本 CRP 浓度过高。基于免疫反应,采用其他信号系统的检测方法,可能不受后带效应影响,但可能受钩状效应影响,原理与此类似。CRP 常规检测(低灵敏度)的报告单位是毫克每分升。如果推荐高灵敏度检测的单位用毫克每升,可能导致相当大的混乱。

5. 检测技术

C 反应蛋白可用速率散射比浊法和透射比浊法测定。各种高灵敏度的免疫测定方法很多,可从许多诊断公司购买。

6. 理想的检测性能

应使用标准化的检测方法,在整个分析测量范围内不精密度应小于 10%。

7. 样本类型

血清和肝素抗凝血浆。

(九) 脂蛋白相关磷脂酶 A2

1. 功能

脂蛋白相关磷脂酶 A2(lipoprotein-related phospholipase A2,Lp-PLA2)是一种钙依赖性丝氨酸脂肪酶,由动脉粥样硬化斑块中的巨噬细胞和其他炎症细胞表达。它在循环中主要与 LDL 结合,通过水解氧化磷脂产生促炎性产物从而传播炎症,这些促炎性产物的作用涉及内皮功能障碍、斑块炎症及斑块中坏死核心形成。LpPLA2 浓度存在一定的生物学变异(但小于 CRP 的生物学变异)。此外,Lp-PLA2 在系统性炎症中不升高,因此,它的特殊性使其在发现和监测 CVD 风险中具有价值。

2. 参考区间

有中度心血管疾病风险(两个或两个以上危险因素)的患者:

≤200ng/ml Lp-PLA2 LDL-C 目标 <130mg/dl。

≥200ng/ml Lp-PLA2 LDL-C 目标 <100mg/dl(患者重新划分为高危)。

有高心血管疾病风险(有冠心病或等同冠心病风险)的患者:

≤200ng/ml Lp-PLA2 LDL-C 目标 <100mg/dl。

≥200ng/ml Lp-PLA2 LDL-C 目标 <70mg/dl(患者重新划分为非常高危)。

3. 临床应用

可以结合使用 Lp-PLA2 浓度、临床评估及病人风险评估,来帮助预测患者患冠心病与动脉粥样硬化相关的缺血性中风的风险。建议在具有 2 个或 2 个以上心血管疾病的危险因素的患者中检测 Lp-PLA。低密度脂蛋白胆固醇(LDL)低于 130mg/dl 和 Lp-PLA2 升高的患者可能发生冠状动脉事件的风险升高两倍。另外,与 Lp-PLA2 正常的患者相比,收缩压正常、Lp-PLA2 升高的患者卒中的概率是前者的两倍,收缩压升高同时 Lp-PLA2 也升高的患者卒中概率是 Lp-PLA2 正常者的 7 倍。因此,目标是治疗患者直到 LDL-C 低于推荐浓度,必要时可根据 LpPLA2 浓度将其重新分类为更高风险。此外,Lp-PLA2 和 hsCRP 检测在识别缺血性中风风险升高的患者上可互为补充。

4. 局限性

该检测是在微孔板上,不可用于临床实验室的化学或免疫测定分析仪。此检测一定要在 CLIA 认证的高复杂性实验室开展。此外,溶血、**人抗鼠抗体**(human anti-mouse antibody, HAMA)或其他异嗜性抗体可能会错误地导致结果升高或降低。

5. 检测技术

在欧洲和美国已批准了可用于诊断目的的 Lp-PLA2 检测方法,(PLAC®,diaDexus)采用两种特异性的单克隆抗体夹心的酶免疫测定法。捕获抗体固定在微板上,检测抗体与**辣根过氧化物酶**(horseradish peroxidase,HRP)和底物(四甲基联苯胺)结合,从而引起颜色变化,其吸光度与 Lp-PLA2 浓度成正比。

6. 样本类型

血清或血浆样本(乙二胺四乙酸)[EDTA]或肝素),包括凝胶分离管。患者样本不应该冷冻在 -20℃,而应冷藏,但不要超过 7 天。如果需要更长的存储时间,样品可以存储在 -70℃。样品在室温下可稳定 6h(不含微孔板孵育时间)。

(十) B 型钠尿肽和 N- 末端钠尿肽前体

1. 功能

钠尿肽是一组激素,通过利尿、利钠、血管

舒张和抑制肾素 - 醛固酮系统,从而调节体液平衡和血压。心房钠尿肽是由心房分泌的含 28 个氨基酸的多肽。B 型钠尿肽(B-type natriuretic peptide,BNP)含 32 个氨基酸,大脑和心室中均可发现。C 型钠尿肽含 22 个氨基酸,它被认为起源于内皮细胞。BNP 及其非活性代谢物 NT-proBNP 广泛用作心衰的标志物。不像脂质标志物那样参与动脉粥样硬化的病变过程或心脏标志物从心肌损伤的细胞中释放出来,BNP 作为一种对衰竭心脏的代偿机制被释放,它通过减少心血管负荷改善左心室功能。图 7-12-7 显示,在肌细胞内 BNP 和 NT-proBNP 是由 134 个氨基酸的**前 BNP 前体(preproBNP)** 衍生而来。这个肽被剪切成 **BNP 前体(proBNP)**(108 个氨基酸)和一个信号肽。在心室舒张的情况下,proBNP 被剪切成有生物学活性的 BNP(32 个氨基酸),和非活性 N 末端片段(NT-proBNP,76 个氨基酸)。这两个肽都在血液中循环。

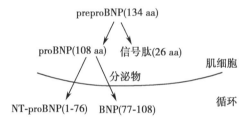

图 7-12-7 来源于心肌细胞的 BNP 和 NT-proBNP 的表达和分泌

2. 参考区间

健康人群 BNP 和 NT-proBNP 的浓度随着年龄的增长而升高,健康女性高于男性。在心衰中临界浓度如下:

BNP:<100pg/ml 无心力衰竭。

100~300pg/ml 提示存在心力衰竭。

>300pg/ml 轻度心力衰竭。

>600pg/ml 中度心力衰竭。

>900pg/ml 重度心力衰竭。

NT-proBNP:<50 岁:<300pg/ml 心力衰竭不太可能。

>450pg/ml 心力衰竭高度可疑。

>50 岁:<300pg/ml 心力衰竭不太可能。

>900pg/ml 心力衰竭高度可疑(在没有肾衰竭情况下)。

3. 临床应用

纽约心脏协会(New York Heart Association,

NYHA)和其他专业团体已经建立了四级心力衰竭分类法,主要基于主观的功能标准,列在表 7-12-1 中。临床研究表明,随着 NYHA 分级的日益严重,BNP 的血液浓度增加。收缩功能障碍的患者(心室射血缺陷),钠尿肽浓度与通过超声心动图测量的射血分数成反比。在舒张期心力衰竭患者中(如心室充盈缺陷),BNP 和 LVEF 没有相关性。这些临床研究提示 BNP 可能作为**充血性心力衰竭(congestive heart failure,CHF)** 的诊断标志物,也可能有助于监测这些患者药物治疗成功与否。对于风险分层而言,在急性冠脉综合征或充血性心力衰竭患者中,升高的 BNP 水平与较高的死亡和**急性心肌梗死(acute myocardial infarction,AMI)** 风险相关。在这方面,BNP 补充了 hsCRP 和心肌肌钙蛋白以外的信息。

表 7-12-1 纽约心脏协会 HF[a] 分类级

功能评估

一级 心脏病患者,但没有造成身体活动受限。普通的体力活动不会引起过度的疲劳、心悸、呼吸困难或绞痛。

二级 心脏疾病导致轻微的身体活动受限,休息时无症状。普通的体力活动会导致疲劳、心悸、呼吸困难或绞痛。

三级 身体活动的明显受限。他们在休息时无症状。低于正常的活动量即可引起疲劳、心悸、呼吸困难或绞痛。

四级 心脏疾病导致进行任何体力活动均可致不适。即使在休息时,心力衰竭或心绞痛综合征的症状也可能存在。进行任何身体活动时,就会增加不适感。

客观评价

A 没有心血管疾病的客观证据

B 最小 CVD 的客观证据

C 中重度 CVD 的客观证据

D 严重心血管病的客观证据

[a] 功能能力和客观评价,In Dolgin(1994).

4. 局限性

BNP 在 4℃超过 24h 不稳定。NT-proBNP 在 4℃可稳定 72h。这两个项目在慢性肾衰竭的患者中都升高,原因是容量超负荷和 AMI。BNP 假阳性结果更常见于 75 岁以上女性。钠尿肽有显著的昼夜节律变化,其与心力衰竭无关。

5. 检测技术

BNP 和 NT-proBNP 的测定基于用单克隆抗体的双位点夹心免疫法,可在用免疫层析法的即时检验平台和自动化免疫化学分析仪上检测。

IFCC 在网站上有一份商品化 BNP 和 NT-proBNP 的检测方法及分析特征的清单。应该指出的是，一些已经商业化的 BNP 免疫测定试剂，在心衰患者中可能与内源性 proBNP 发生交叉反应。

6. 标本类型

BNP：经 EDTA 抗凝的全血或血浆。NT-proBNP：血清，肝素或 EDTA 抗凝血浆。

7. 使用频率

BNP 和 NT-proBNP 广泛用于心衰的诊断和治疗监测。这些标志物已被纳入欧洲心脏病学会（ESC）临床实践指南和国家临床生物化学实验室医学实践指南（心力衰竭中心脏生物标志物检测的临床应用）。

（十一）半乳糖凝集素 3

1. 功能

半乳糖凝集素 -3（galectin-3）是一种结合糖类的凝集素，由巨噬细胞分泌，以其在炎症、免疫和癌症中的调节功能而闻名。半乳糖凝集素 -3 在心力衰竭中起作用，包括组织修复，心脏重塑和纤维生成，因此在心力衰竭中充当疾病发展和进展的介质。

2. 参考区间

≤17.8ng/ml：低心衰风险。

17.8~25.9ng/ml：心力衰竭，死亡率和 / 或住院治疗的中风险（当这些值在参考区间内时应谨慎解释）。

>25.9ng/ml：高心衰和死亡风险。

3. 临床应用

升高的半乳糖凝集素 -3 浓度与心力衰竭的风险增加以及心衰的严重程度相关。NYHA 分级增加（表 7-12-1）和升高的半乳糖凝集素 -3 浓度之间存在关联。半乳糖凝集素 -3 测定可以与 NT-proBNP 测定结合，因为这些标志物之间存在互补关系。如果两种标志物均较低，则心力衰竭患者预后不良的风险较低，如果两种标志物均较高，则心力衰竭患者不良预后的风险最高。曾有人推测，阻断半乳糖凝集素 -3 可以减缓心衰的进展，以及与心力衰竭相关的发病率和死亡率。

4. 局限性

在标本溶血、某些癌症患者以及器官纤维化相关的其他病症患者中，可见半乳糖凝集素 -3 假性升高。具有高水平 γ- 球蛋白（>2.5g/dl），HAMA 和类风湿因子的标本都可能导致假阳性。

可用的测定法不能被应用在临床实验室中的化学或免疫测定分析仪上，而是手工法，并且需要约 3.5h 才能得到结果。

5. 检测技术

在欧洲和美国批准用于诊断用途的半乳糖凝集素 -3（BGM Galectin-3™，BG Medicine）的测定是基于微量滴定板的非均相 ELISA 法，其使用两种针对半乳糖凝集素 -3 的单克隆抗体和 HRP 标记的抗 - 半乳糖凝集素检测抗体。在添加 HRP 底物后发生颜色变化，其变化可通过读取 450nm 处的吸光度来定量 - 吸光度与标本中的半乳糖凝集素 -3 成比例。

6. 标本类型

血清和 EDTA 血浆。

（十二）可溶性生长刺激表达基因 2 蛋白

1. 功能

受到机械刺激后**生长刺激表达基因 2 蛋白（growth stimulator gene 2 protein，ST2）**从心肌细胞中释放，属于**白细胞介素（interleukin，IL）1** 受体家族的成员。IL-33 是 ST2 的配体，这种相互作用在压力超负荷后可预防心肌肥大和纤维化。因此，增加的 sST2 浓度可鉴别心室重塑较广泛和血流动力学失代偿的患者。

2. 参考区间

>35ng/ml（男性和女性）可预测心衰的全因死亡率。

3. 临床应用

据报道，在心力衰竭中，sST2 的浓度增加，并且它是独立于钠尿肽的死亡或心脏移植的强预测因子。sST2 升高可强烈预测心力衰竭诊断后 1 年的病死率，与 NT-proBNP 浓度无关，尽管病死率最高的是这两种生物标志物均有升高的患者。心力衰竭和心肌梗死患者 ST2 升高提示预后较差。此外，与钠尿肽不同，sST2 浓度不受年龄、心力衰竭先症、体重指数、肾功能、心房颤动或心肌病的病因（缺血性与非缺血性）影响。

4. 局限性

具有异常的 2 型 T 辅助细胞（例如系统性红斑狼疮和哮喘）以及炎性病症（例如感染性休克，肺炎，慢性阻塞性肺疾病和创伤）的患者中 ST2 升高（图 7-12-8）。

5. 检测技术

一种 sST2 测定方法在欧洲和美国已被批准

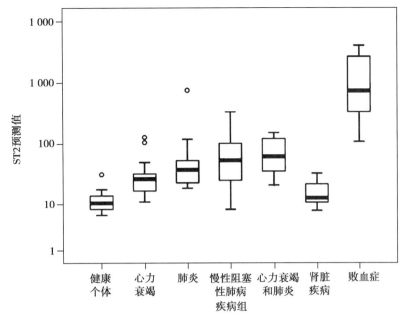

图 7-12-8　可溶性 ST2 血浆浓度在健康个体与患病患者中的分布

注：Box 和 whisker plots 显示健康个体（健康，n=22）分别与心力衰竭（heart failure，HF）（n=15）、肺炎（n=15）、慢性阻塞性肺疾病（chronic obstructive pulmonary disease，COPD）（n=15）、心力衰竭和肺炎（n=15）、肾疾病（n=15）和败血症（n=15）病人相比，可溶性 ST2 的分布。经过 DePrimeLe 等人的许可使用（2009）

用于诊断。该测定是在微孔板上的夹心免疫测定（Presage TM ST2，Critical Diagnostics）。捕获抗体是生物素化的，检测抗体与 HRP 结合。通过加入 TMB 导致颜色变化，并且该颜色变化与样品中存在的 sST2 含量成比例。

6. 标本类型

乙二胺四乙酸（ethylenediamine tetraacetic acid，EDTA）抗凝血浆。

（十三）血浆肾素

1. 功能

血管紧张素 I 由血管紧张素原通过肾素的作用形成后，从肾小球旁细胞释放。通过血管紧张素转化酶将血管紧张素 I 进一步切割成为血管紧张素 II。血管紧张素 II 是一种非常有效的血管收缩剂，但其半衰期非常短，被血管紧张素酶降解为无活性片段。当血管紧张素转化酶和血管紧张素酶的蛋白水解均受抑制时，血管紧张素的分解受阻，此时血管紧张素 II 测定困难，血管紧张素 I 的水平可用来反映肾素活性。

2. 参考区间

血浆肾素活性（pH 6.0）：

肾素（仰卧）：0.2~2.8ng/ml/h。

肾素（直立）：1.5~5.7ng/ml/h。

上述值仅适用于钠摄入量为每 24h 100~150mEq。

3. 临床应用

血浆肾素活性的测定已被广泛用于评估疾病状态下肾素 - 血管紧张素系统。在原发性醛固酮增多症引起的高血压患者中，血浆肾素活性降低。相反，在患有肾血管性高血压的患者中，血浆肾素活性和醛固酮分泌均升高。因此，血浆肾素活性的测量被认为是鉴别诊断原发性和继发性醛固酮增多症的重要辅助手段。区分低肾素性和高肾素性高血压也有助于选择抗高血压药（如血管紧张素转化酶抑制剂还是利尿剂）。

4. 局限性

由于分析物是在测定中产生的，所以抗血清的非特异性并不重要，因为在最终结果中扣除了样本空白。一些样本中的蛋白干扰可能会限制测定的进行。此外，当标本置于 4℃过长时间时，肾素的无活性前体前肾素被冷激活变为肾素，导致升高的结果。

5. 检测技术

常用的测定方法是使用 ¹²⁵I 标记的血管紧张素 I 的竞争性放射免疫测定，反应在第一抗体包被的管中进行。Nichols Institute Diagnostics 开发了一种双位点免疫放射夹心测定，使用一种与生物素偶联的抗体和放射性标记的肾素抗体。血浆肾素活性也可以通过液相层析 - 串联质谱法测量。也可直接进行肾素浓度免疫测定：Cisbio Bioassays 有一种在欧洲和美国被批准用于诊断用途的测定法，但其他大多数仅用于研究用途。

6. 标本类型

血浆，使用 EDTA 作为抗凝剂，因为肝素干扰血管紧张素 I 的产生。

四、参考文献

Analytical characteristics of commercial and research high sensitivity cardiac troponin I and T assays per manufacturer: http://www.ifcc.org/PDF/ScientificActivities/Committees/C-SMCD/cTn_Assay_Table_v091209.pdf

Analytical characteristics of commercially MR-proANP, BNP and NT-proBNP assays as per the manufacturer: http://www.ifcc.org/PDF/ScientificActivities/Committees/C-SMCD/NP_Assay_Tablev091209.pdf

Adams, J.E., Bodor, G.S., Davila-Roman, V.G., Delmez, J.A., Apple, F.S., Ladenson, J.H. and Jaffe, A.S. Cardiac troponin I. A marker with high specificity for cardiac injury. *Circulation* **88**, 101–106 (1993).

Apple, F.S. Acute myocardial infarction and coronary reperfusion. Serum cardiac markers for the1990s. *Am. J. Clin. Pathol.* **97**, 217–226 (1992).

Apple, F.S. and Wu, A.H.B. Myocardial infarction redefined: role of cardiac troponin testing. [Editorial]. *Clin. Cornerstone* **47**, 377–379 (2001).

Apple, F.S., Parvin, C.A., Buechler, K.F., Christenson, R.H., Wu, A.H.B. and Jaffe, A.S. Validation of the 99th percentile cutoff independent of assay imprecision (CV) for cardiac troponin monitoring for ruling out myocardial infarction. *Clin. Chem.* **51**, 2198–2200 (2005).

Arakawa, N., Nakamura, M., Aoki, H. and Hiramori, K. Plasma brain natriuretic peptide concentrations predict survival after acute myocardial infarction. *J. Am. Coll. Cardiol.* **27**, 1656–1661 (1996).

Azzazy, H.M.E., Pelsers, M.M.A.L. and Christenson, R.H. Unbound free fatty acids and heart-type fatty acid-binding protein: diagnostic assays and clinical applications. *Clin. Chem.* **52**, 19–29 (2006).

Ballantyne, C.M., Hoogeveen, R.C., Bang, H., Coresh, J., Folsom, A.R., Chambless, L.E., Myerson, M., Wu, K.K., Sharrett, A.R. and Boerwinkle, E. Lipoprotein-associated phospholipase A2, high-sensitivity C-reactive protein, and risk for incident ischemic stroke in middle-aged men and women in the Atherosclerosis Risk in Communities (ARIC) study. *Arch. Intern. Med.* **165**, 2479–2484 (2005).

Bessman, S.P. and Carpenter, C.L. The creatine-creatine phosphate energy shuttle. *Ann. Rev. Histochem.* **54**, 831–862 (1985).

Bodor, G.S., Porter, S., Landt, Y. and Ladenson, J.H. Development of monoclonal antibodies for the assay of cardiac troponin I and preliminary results in suspected cases of myocardial infarction. *Clin. Chem.* **38**, 2203–2214 (1992).

Cauliez, B., Santos, H., Bauer, F., Basuyau, J.P., Nadolny, A., Galpy, G. and Lavoinne, A. Cross-reacitivty with endogenous proBNP from heart failure patients for three commercial BNP immunoassays. *Clin. Chim. Acta* **413**, 337–338 (2012).

Chan, K.M., Ladenson, J.H., Pierce, G.F. and Jaffe, A.S. Increased creatine kinase MB in the absence of acute myocardial infarction. *Clin. Chem.* **32**, 2044–2051 (1986).

Chapelle, J.P. and Heusghem, C. Semiquantitative estimation of serum myoglobin by a rapid agglutination method: an emergency screening test for acute myocardial infarction. *Clin. Chim. Acta* **145**, 143–150 (1985).

Chasman, D.I., Shiffman, D., Zee, R.Y.L., Louie, J.Z., Luke, M.M., Rowland, C.M., Catanese, J.J., Buring, J.E., Devlin, J.J. and Ridker, P.M. Polymorphism in the apolipoprotein(a) gene, plasma lipoprotein(a), cardiovascular disease, and low-dose aspirin therapy. *Atherosclerosis* **203**, 371–376 (2009).

Christenson, R.H., Duh, S.-H., Wu, A.H.B., Smith, A., Abel, G., deFilippi, C.R., Wang, S., Adourian, A., Adiletto, C. and Gardiner, P. Multi-center determination of galectin-3 assay performance characteristics: anatomy of a novel assay for use in heart failure. *Clin. Biochem.* **43**, 683–690 (2010).

Davidson, M.H., Corson, M.A., Alberts, M.J., Anderson, J.L., Gorelick, P.B., Jones, P.H., Lerman, A., McConnell, J.P. and Weintraub, H.S. Consensus panel recommendation for incorporating lipoprotein-associated phospholipase A₂ testing into cardiovascular disease risk assessment guidelines. *Am. J. Cardiol.* **101**, S51–S57 (2008).

Davidson, M.H. Apolipoprotein measurements: is more widespread use clinically indicated? *Clin. Cardiol.* **32**, 482–486 (2009).

de Boer, R.A., Voors, A.A., Muntendam, P., van Gilst, W.H. and van Velduisen, D.J. Galectin-3: a novel mediator of heart failure development and progression. *Eur. J. Heart. Fail.* **11**, 811–819 (2009).

Dieplinger, B., Januzzi, J.L., Steinmair, M., Gabriel, C., Poelz, W., Haltmayer, M. and Mueller, T. Analytical and clinical evaluation of a novel high-sensitivity assay for measurement of soluble ST2 in human plasma – The Presage™ ST2 assay. *Clin. Chim. Acta* **409**, 33–40 (2009).

Dolgin, M. (ed), Functional capacity and objective assessment. In: *Nomenclature and criteria for diagnosis of diseases of the heart and great vessels*, 9th edn, 253–255 (Little, Brown and Co., New York, 1994).

Feng, Y.G., Chen, C., Fallon, J.T., Lai, T., Chen, L., Knibbs, D.R., Waters, D.D.

and Wu, A.H.B. Comparison of cardiac troponin I, creatine kinase-MB and myoglobin for detection of acute ischemic myocardial injury in a swine model. *Am. J. Clin. Pathol.* **110**, 70–77 (1998).

Fuster, V., Badimon, L., Badimon, J.J. and Chesebro, J.H. The pathogenesis of coronary artery disease and the acute coronary syndromes. *N. Engl. J. Med.* **326**, 242–250 (1992).

Genest, J.J., McNamara, J.R., Salem, D.N., Wilson, P.W.F., Schaefer, E.J. and Malinow, M.R. Plasma homocyst(e)ine levels in men with premature coronary artery disease. *J. Am. Coll. Cardiol.* **16**, 1114–1119 (1990).

Hamm, C.W., Ravkilde, J., Gerhardt, W., Jorgensen, P., Peheim, E., Ljungdahl, L., Goldmann, B. and Katus, H.A. The prognostic value of serum troponin T in unstable angina. *N. Engl. J. Med.* **327**, 146–150 (1992).

Hedges, J.R., Young, G.P., Henkel, G.F., Gibler, W.B., Green, T.R. and Swanson, J.R. Early CK-MB elevations predict ischemic events in stable chest pain patients. *Acad. Emerg. Med.* **1**, 9–16 (1994).

Jaffe, A.S., Vasile, V.C., Milone, M., Saenger, A.K., Olson, K.N. and Apple, F.S. Diseased skeletal muscle: a non-cardiac source for increased circulating concentrations of cardiac troponin T. *J. Am. Coll. Cardiol.* **58**, 1819–1824 (2011).

Joint European Society of Cardiology/American College of Cardiology Committee Myocardial infarction redefined—a consensus document of the joint European Society of Cardiology/American College of Cardiology Committee for the redefinition of myocardial infarction. *J. Am. Coll. Cardiol.* **36**, 959–969 (2000).

Kelly, D., Squire, I.B., Khan, S.Q., Quinn, P., Struck, J., Morgenthaler, N.B., Davies, J.E. and Ng, L.L. C-terminal provasopressin (copeptin) is associated with left ventricular dysfunction, remodelling and clinical heart failure in survivors of myocardial infarction. *J. Card. Fail.* **14**, 739–745 (2008).

Konstam, M.A., Dracup, K., Baker, D.W., *et al.* Heart Failure: Evaluation and Care of Patients with Left-ventricular Systolic Dysfunction (U.S. Dept. Health Human Services, Rockville, MD, 1994).

Ky, B., French, B., McCloskey, K., Rame, J.E., McIntosh, E., Shahi, P., Dries, D.L., Tang, W.H., Wu, A.H., Fang, J.C., Boxer, R., Sweitzer, N.K., Levy, W.C., Goldberg, L.R., Jessup, M. and Cappola, T.P. High-sensitivity ST2 for prediction of adverse outcomes in chronic heart failure. *Circ. Heart. Fail.* **4**, 180–187 (2011).

Mair, J., Morndell, D., Genser, N., Lechleitner, P., Dienstl, F. and Puschendorf, B. Equivalent early sensitivities of myoglobin, creatine kinase MB mass, creatine kinase isoform ratios and cardiac troponins I and T for acute myocardial infarction. *Clin. Chem.* **41**, 1266–1277 (1995).

Miles, L.A., Fless, G.M., Levin, E.G., Scanu, A.M. and Plow, E.F. A potential basis for the thrombotic risks associated with lipoprotein(a). *Nature* **339**, 301–303 (1989).

McCullough, P.A., Duc, P., Omland, T., *et al.* For the BNP Multinational study Investigators. B-type natriuretic peptide and renal function in the diagnosis of heart failure: an analysis from the breathing not Properly Multinational study. *Am. J. Kidney. Dis.* **41**, 571–579 (2003).

Mueller, T., Dieplinger, B., Gegenhuber, A., Poelz, W., Pacher, R. and Haltmayer, M. Increased plasma concentrations of soluble ST2 are predictive for 1-year mortality in patients with acute destabilized heart failure. *Clin. Chem.* **54**, 752–756 (2008).

Muller-Bardorff, M., Hallermayer, K., Schroder, A., Ebert, C., Borgya, A., Gerhardt, W., Remppis, A., Zehelein, J. and Katus, H.A. Improved troponin T ELISA specific for cardiac troponin T isoform: assay development and analytical and clinical validation. *Clin. Chem.* **43**, 458–466 (1997).

Myers, G.L., Christenson, R.H.M., Cushman, M., Ballantyne, C.M., Cooper, G.R., Pfeiffer, C.M., Grundy, S.M., Labarthe, D.R., Levy, D., Rifai, N. and Wilson, P.W.F. National Academy of Biochemistry laboratory Medicine practice guidelines: emerging biomarkers for primary prevention of cardiovascular disease. *Clin. Chem.* **55**, 378–384 (2009).

National Cholesterol Education Program (NCEP) Adult Treatment Panel (ATP) III guidelines: http://www.nhlbi.nih.gov/guidelines/cholesterol/atglance.pdf

Nordestgaard, B.G., Chapman, M.J., Ray, K., Boren, J., Andreotti, F., Watts, G.F., Ginsberg, H., Amarenco, P., Catapano, A., Descamps, O.S., Fisher, E., Kovanen, P.T., Kuivenhoven, J.A., Lesnik, P., Masana, L., Reiner, Z., Taskinen, M.-R., Tokgozoglu, L., Tybjaerg-Hansen, A. and for the European Atherosclerosis Society Consensus Panel Lipoprotein(a) as a cardiovascular risk factor: current status. *Eur. Heart J.* **31**, 2844–2853 (2010).

Pearson, T.A., Mensah, G.A., Alexander, R.W., Anderson, J.L., Cannon, III, R.O., Criqui, M., Fadl, Y.Y., Fortmann, S.P., Hong, Y., Myers, G.L., Rifai, N., Smith, Jr., S.C., Taubert, K., Tracy, R.P. and Vinicor, F. AHA/CDC scientific Statement: markers of inflammation and cardiovascular disease. *Circulation* **107**, 499–511 (2003).

Reinhart, R.A., Gani, K., Arndt, M.R. and Broste, S.K. Apolipoproteins A-I and B as predictors of angiographically defined coronary heart disease. *Arch. Intern. Med.* **150**, 1629–1633 (1990).

Redfield, M.M., Rodeheffer, R.J., Jacobsen, S.J., Mahoney, D.W., Bailey, K.R. and Burnett, Jr., J.C. Plasma brain natriuretic peptide concentration: impact of age and gender. *J. Am. Coll. Cardiol.* **40**, 976–982 (2002).

Reichlin, T., Socrates, T., Egli, P., Potocki, M., Breidthardt, T., Anenja, N., Meissner, J., Noveanu, M., Reiter, M., Twerenbold, R., Schuab, N., Buser, A. and Mueller, C. Use of myeloperoxidase for risk stratification in acute heart failure. *Clin. Chem.* **56**, 944–951 (2010).

Remme, W.J. and Swedberg, K. Guidelines for the diagnosis and treatment of chronic heart failure. Task Force for the diagnosis and treatment of chronic heart failure, European Society of Cardiology. *Eur. Heart J.* **22**, 1527–1560 (2001).

Ridker, P.M., Cushman, M., Stampfer, M.J., Tracy, R.P. and Hennekens, C.H. Inflammation, aspirin and the risk of cardiovascular disease in apparently healthy men. *N. Engl. J. Med.* **336**, 973–979 (1997).

Ridker, P.M., Danielson, E., Fonseca, F.A.H., Genest, J., Gotto, Jr., A.M., Kastelein, J.J.P., Koenig, W., Libby, P., Lorenzatti, A.J., MacFadyen, J.G., Nordestgaard, B.G., Shepherd, J., Willerson, J.T. and Glynn, R.J. Rosuvastatin to prevent vascular events in men and women with elevated C-reactive protein. *N. Engl. J. Med.* **359**, 2195–2207 (2008).

Rifai, N. and Ridker, P.M. Proposed cardiovascular risk assessment algorithm using high-sensitivity C-reactive protein and lipid screening. *Clin. Chem.* **47**, 28–30

(2001).

Saenger, A.K., Beyrau, R., Braun, S., Cooray, R., Dolci, A., Freidbank, H., Giannitis, E., Gustafson, S., Handy, B., Katus, H., Melanson, S.E., Panteghini, M., Venge, P., Zorn, M., Jarolim, P., Bruton, D., Jarausch, J. and Jaffe, A.S. Multicenter analytical evaluation of a high-sensitivity troponin T assay, *Clin. Chim. Acta* **412** (2011). 748–745.

Sealey, J.E. Plasma renin activity and plasma prorenin assays. *Clin. Chem.* **37**, 1811–1819 (1991).

Stampfer, J.J., Malinow, M.R., Willett, W.C., Newcomer, L.M., Upson, B., Ullmann, D., Tishler, P.V. and Hennekens, C.H. A prospective study of plasma homocyst(e)ine and risk of myocardial infarction in US Physicians. *J. Am. Med. Assoc.* **268**, 877–881 (1992).

Stampfer, J.J., Sacks, F.M., Salvini, S., Willett, W.C. and Henneckens, C.H. A prospective study of cholesterol, apolipoproteins and the risk of myocardial infarction. *N. Engl. J. Med.* **325**, 373–381 (1991).

The Lp-PLA2 Studies Collaboration Lipoprotein-associated phospholipase A$_2$ and risk of coronary disease, stroke and mortality: collaborative analysis of 32 prospective studies. *Lancet* **375**, 1536–1544 (2010).

Thygesen, K., Alpert, J.S. and White, H.D. Universal definition of myocardial infarction. *J. Am. Coll. Cardiol.* **50**, 2173–2195 (2007).

Vaidya, H.C. Myoglobin: an early biochemical marker for the diagnosis of acute myocardial infarction. *J. Clin. Immunoassay* **17**, 35–39 (1994).

Vaidya, H.C., Maynard, Y., Dietzler, D.N. and Ladenson, J.H. Direct measurement of creatine kinase-MB activity in serum after extraction with a monoclonal antibody specific to the MB isoenzyme. *Clin. Chem.* **32**, 657–663 (1986).

Van Leeuwen, M.A. and van Rijswijk, M.H. Acute phase proteins in the monitoring of inflammatory disorders. *Baillieres Clin. Rheumatol.* **8**, 531–552 (1994).

Van Nieuwenhoben, F.A., Kleine, A.H., Wodzig, K.W.H., Hermens, W.T., Kragten, H.A., Maessen, J.G., Punt, C.D., Van Dieijen, P., Vusse, VanDer and Glatz, J.F.C. Discrimination between myocardial and skeletal muscle injury by assessment of the plasma ratio of myoglobin over fatty acid-binding protein. *Circulation* **92**, 2848–2854 (1995).

Wieczorek, S.J., Wu, A.H.B., Christenson, R., Rosano, T., Hager, D., Bailly, K., Dahlen, J., Chambers, B.S. and Maisel, A. A rapid B-type natriuretic peptide (BNP) assay accurately diagnoses left ventricular dysfunction and heart failure – a multi-center evaluation. *Am. Heart J.* **144**, 834–839 (2002).

Wei, C.M., Heublein, D.M., Perrella, M.A., Lerman, A., Rodeheffer, R.J., McGregor, C.G.A., Edwards, W.D., Schaff, H.V. and Burnett, J.C. Natriuretic peptide system in human heart failure. *Circulation* **88**, 1004–1009 (1993).

Wu, A.H.B. (ed), *Cardiac Markers*, 2nd edn, (Humana, Totowa, NJ, 2003).

Yin, W.H., Chen, Y.H., Wei, J., Jen, H.L., Huang, W.P., Young, M.S., Chen, D.C. and Liu, P.L. Associations between endothelin-1 and adiponectin in chronic heart failure. *Cardiology* **118**, 207–216 (2011).

Yun, D.D. and Alpert, J.S. Acute coronary syndromes. *Cardiology* **88**, 223–237 (1997).

Zuo, W.M., Pratt, R.E., Heusser, C.H., Bews, J.P.A., de Gasparo, M. and Dzau, V.J. Characterization of a monoclonal antibody specific for human active renin. *Hypertension* **19**, 249–254 (1992).

（王学晶　译，高春芳　审）

肿瘤标志物

一、概述

身体组织和器官的正常生长发育最初是由单个细胞分化而来。尽管人类对细胞分化过程还知之甚少，但无疑这一过程复杂并受到严格的调控。在癌症中，细胞长时间多重突变积累，导致细胞分化失控。偶尔发生的小增生是无害的，并不会形成癌组织；这种增生大部分分化良好，通常被认为是**良性的**（benign）。良性增生组织的结构与正常组织十分相似，大多检测难以将两者区分。在癌症中，有危害的增生通常认为是**恶性的**（malignant），大部分分化不良。恶性增生以及最终全身性播散和**转移**（metastasis）通常会导致患者死亡。**癌**（carcinoma）指的是皮肤或黏膜上的肿瘤，**肉瘤**（sarcoma）指的是结缔组织上的肿瘤。异常的癌性增生会使机体产生异常类型和异常水平的物质，这类物质通常被称为癌症标志物或肿瘤标志物。肿瘤会使细胞极性消失和/或形态结构受损，这些标志物通常出现在血液和其他体液中。表 7-13-1 中汇总了理想的肿瘤标志物特性，但目前没有一种肿瘤标志物具备所有这些特性。

表 7-13-1　理想的肿瘤标志物特性

1. 临床灵敏度高
2. 临床特异性高
3. 肿瘤标志物水平与肿瘤体积成正比
4. 半衰期短，能快速反映治疗周期
5. 反映肿瘤异质性
6. 健康人群中含量低
7. 良性增生情况下含量低
8. 能区别健康或良性状态与出现肿瘤或发生转移
9. 提供足够的前置时间，便于早期诊断和治疗
10. 测定灵敏度高，可以识别Ⅰ期癌症

早在 1846 年，在一些癌症患者的尿液中发现了特异性的**本周蛋白**（Bence-Jones protein）。接下来的 100 年间，异位激素和同工酶被作为肿瘤标志物。在过去几十年的研究中，尤其是伴随着**单克隆抗体**（mAb）和重组 DNA 技术的出现，癌症患者病程管理中发现、验证以及临床应用肿瘤标志物的案例激增。本节旨在通过着重介绍目前临床常规应用的肿瘤标志物，来概述肿瘤标志物的免疫检测。需要说明的是，目前不同国家对于肿瘤标志物测定结果的应用有不同的规定。其中，加拿大和西欧的限制条件比较宽松或适度，美国和日本则比较严格。直到 1996 年，一种新的肿瘤标志物测定试剂在美国仍被按照Ⅲ类产品管理，需进行回顾性和前瞻性临床试验研究，以将其作为**"上市应用前"**（"premarket application"）或**上市前批准（PMA）**的一部分。现在，肿瘤标志物检测产品在美国被认定为Ⅱ类医疗产品，需要提交 510(K)〔510(K) 是该文在美国联邦食品、药品与化妆品法案（FD&C Act）中的条款号〕申请，这一简化的审批过程通常也要 90~120 天（2013 年陈述，译者注）。

1988 年，在瑞典斯德哥尔摩召开的第五届人类肿瘤标志物国际大会上确定了对肿瘤标志物的定义：

"生化肿瘤标志物是肿瘤细胞产生并分泌到体液中，可以通过非侵入性分析进行定量检测的物质。标志物浓度与肿瘤大小变化存在相关性，因此肿瘤标志物在癌症患者的病程管理方面可以发挥作用。这些标志物尽管目前还不适用于筛查，但因为其在大部分癌症病例中都会出现，是对患者预后、复发监测和治疗监测的有重要附加值的工具。肿瘤标志物的血清诊断测定应着重在监测其量值变化趋势，而非测定的浓度绝对值或阳性判断临界值水平。"

下文将介绍肿瘤标志物测定的潜在临床应用。

（一）筛查

一些肿瘤标志物已经应用于大规模无症状的高危人群的筛查，但其效果有限。对目前已有的生化肿瘤标志物而言，还没有任何相关标志物有足够的特异性和灵敏度,可以用于肿瘤筛查。尽管如此,一些国家也已逐步启用肿瘤标志物对本国高发的某些癌症进行筛查。例如,在中国,肝病发病率高,既往有肝炎或肝硬化病史的人群罹患肝癌的风险更高,故甲胎蛋白(AFP)被应用于肝癌筛查。在日本,通过检测尿液中香草扁桃酸和高香草酸,人们对小于 1 岁的儿童进行神经母细胞瘤的筛查。此外,大便潜血 / 血红蛋白是结直肠癌筛查的标志物,CA125 可应用于卵巢癌筛查,**前列腺特异性抗原(PSA)**和 p21 ras 癌蛋白可用于前列腺癌筛查。1992 年 11 月,美国癌症协会推荐采用 PSA 和直肠指检对 50 岁以上的男子进行前列腺癌筛查。此外,遗传性癌症易感基因 BRCA1 和 BRCA2 及其基因产物,是重要的肿瘤标志物,可用于识别高风险个体。然而,目前许多肿瘤学家仍质疑肿瘤标志物用于筛查与肿瘤治疗方案和患者存活率之间的相关性。2012 年,**美国预防服务工作组(USPSTF)**反对基于 PSA 的前列腺癌筛查。

2003 年,FDA 批准了一项新的二合一试验作为宫颈癌筛查的主要手段。这一试验包括一项夹心法免疫检测和已有 50 年历史之久的涂片试验,用于针对 30 岁以上的女性进行筛查。涂片试验法是由 George Papanicolaou 开发的,需要采集阴道分泌物或从宫颈刮取的细胞,以预测或检测宫颈癌。涂片试验作为一种筛查试验被广泛应用,主要检测癌症或癌前异常细胞标志物。组合实验的另一部分(Digene,QIAGEN,USA)对 13 株**人乳头瘤病毒(HPV)**进行基因检测,这些病毒主要通过性行为传播,可导致 99% 的宫颈癌病例的发生。尽管成百上千万的女性都感染有 HPV,但只有 30 岁以上持续感染的女性才是高危人群。杂交捕获(Hybrid Caputre®)的第二代 DNA 检测试剂使用双 RNA 探针组合,用来区分致癌的和低危的 HPV 基因型。该公司提供一种特殊的样本采集装置来配合二合一试验,其与传统样本采集方法的原理类似。杂交捕获的原理类似于双抗体夹心法免疫检测模式,只不过此处 DNA-RNA 杂交复合物替代了为双抗体夹心免疫检测中的抗原。将样本溶解在基础液中,以分离包括目标病毒 DNA 在内的各种成分。加入 HPV 特异的 RNA 探针以形成 DNA-RNA 杂交复合物,复合物可以被具有杂交核酸特异性的固相包被的抗体选择性捕获。被捕获的 DNA-RNA 杂交复合物通过**碱性磷酸酶(ALP)**标记的抗体和化学发光的碱性磷酸酶底物进行检测。这种组合试验比两者中任何一种单独试验的灵敏度更高。在美国以外的一些国家,有的单独将 HPV 检测作为主要的筛查试验,也有的将之与**巴氏试验(Pap test)**相结合。

(二) 诊断

对有癌症初期症状的个体而言,标志物在癌症早期诊断中的可用性是几乎每种肿瘤标志物的研究重点。但迄今为止,几乎每种肿瘤标志物的研究结果都会出现较大量的假阳性和假阴性的结果,因此其并不适合用于区分恶性与非恶性肿瘤。大部分肿瘤标志物在一些未患癌或发生良性增生疾病的个体的正常组织和血清中也有发现,所以肿瘤学家们至今还没有找到肿瘤特异性抗原。基于上述原因,当前已发现的肿瘤抗原通常被称为肿瘤相关抗原。当与其他一系列临床方法配合使用时,很多肿瘤标志物已经被证实可以用于癌症诊断。此外,还可以使用多种肿瘤标志物联合诊断肿瘤和确定转移性肿瘤的初始来源,该方法常用于多种药物联合治疗肿瘤的场景中。

(三) 鉴别诊断与分类

在临床上,一些肿瘤标志物的免疫检测结果可用于区分具有相似的临床症状是否为恶性肿瘤。例如,当一名儿童出现可触知的腹部肿块时,可以通过**神经元特异性烯醇化酶(NSE)**的检测结果,区分神经母细胞瘤和肾母细胞瘤。同样,PSA 和**前列腺酸性磷酸酶(PAP)**可以用来区分前列腺癌转移和由前列腺以外的身体组织产生的继发性肿瘤。B 细胞或 T 细胞特异性抗体探针通过免疫组织化学检测(见 Hematology)建立谱系,可以区分白血病和淋巴瘤。淋巴恶性肿瘤特异性抗体可以区分非霍奇金淋巴瘤和非造血源性未分化癌。

(四) 癌症诊断的最新进展

人体样本中生物标志物的高灵敏度诊断和高准确度的分析,对于癌症的早期检测、治疗和病程管理十分重要。蛋白质生物标志物的分析通常采用夹心法。首先将针对特定生物标志物的捕获抗体固定在 96 孔板上。之后加入样本,使抗原与固相上的抗体结合。结合抗原后,加入带有标记物的检测抗体,其也可与该抗原结合。通过测量偶联在检测抗体上的探针浓度可以间接确定抗原的浓度。通常,可以选择酶、荧光标记物、DNA 条码等作为探针。非均相免疫检测包括抗体固定化、多步孵育、反复洗涤、信号放大和读取等步骤。从最初的抗体固定化到最终的检测结果读取,免疫检测可能需要数小时到数天的时间才能完成。传统的免疫检测方法耗时费力,为了解决这些问题,一步免洗涤的均相免疫测定技术的发展极大地引发了科学家的兴趣。金纳米粒子的光散射强度远高于强荧光染料。金属的这一特性使金属纳米颗粒在生物医疗领域具备广阔的应用前景,包括分子和细胞成像、生物传感、生物检测、光热治疗等。金纳米粒子高光散射强度与"动态光散射测量"的高灵敏度相结合,使金纳米粒子探针能检测到极低浓度的蛋白质或其他分子的生物目标物。已有科学家利用这种方法,在极低的浓度条件下检测出了生物标志蛋白。

过去诊断技术仅仅局限于体质检查,如 T_4 戒断后进行 ^{131}I 扫描以及胸部 X 线检查。随着**甲状腺球蛋白(Tg)**检测方法和**重组人促甲状腺激素 TSH(rhTSH)**的发展,内科医生确认甲状腺癌残留(或复发)情况的时间比几十年前大幅提前。人促甲状腺激素刺激后,联合使用血清 Tg 检测和全身扫描,对于检测甲状腺组织内微小的病灶残留特别有效。一般认为,较早发现和治疗复发疾病会带来更好的效果。但对于 ^{131}I 治疗而言,没有证据证明早期对微小病症的治疗可以帮助那些存活率接近 100% 的低风险患者。Smallridge 等人2007 年报道了高灵敏度、无须对患者进行 rhTSH 刺激的 Tg 免疫检测方法(较其他报道降低 5~10 倍检测临界值),并跟踪不同分化类型的甲状腺癌的治疗过程,实现在 T_4 抑制条件下低于 0.1ng/ml Tg 的分析,这种方法也带来了显著的经济效益。

2007 年,Gong 等人开发了一种基于表面增强拉曼散射的简便、灵敏且特异的甲胎蛋白(AFP,一种用于诊断肝细胞癌的肿瘤标志物)免疫检测方法。这种方法将银 / 二氧化硅核壳纳米颗粒与罗丹明 B 异硫氰酸盐染料分子混合作为拉曼检测的标记物。使用氨基修饰的硅包裹磁性纳米颗粒作为固相载体和分离工具。该系统采用基于拉曼信号标记的多克隆抗体功能化的 Ag/SiO_2 纳米颗粒与单克隆抗体修饰的硅包被的磁性纳米颗粒之间的双抗夹心免疫测定。如果出现目标物质或抗体抗原反应,银 / 二氧化硅复合物会产生不同的拉曼光谱。这种新方法的优势在于拥有硅壳和银核壳的纳米分子的拉曼检测标记物具有高稳定性。同时,硅包裹的磁性纳米颗粒可以作为固定化载体和分离工具,省去预处理和清洗的步骤。该方法可测定人 AFP 浓度,检测范围覆盖 11.5pg/ml~0.12μg/ml。

Chon 的团队(2009)开发了一种使用**中空金纳米球(hollow gold nanospheres,HGNs)**和磁珠的快速、可重复的免疫检测方法,用于检测肺癌标志物**癌胚抗原(CEA)**,其同样基于**表面增强拉曼散射(SERS)**。Gold 等人(2006)开发了新型 MUC1 血清免疫检测方法,可以区分胰腺癌和胰腺炎。该方法将单克隆抗体 PAM4 作为捕获抗体,将一种多克隆抗 MUC1 抗体作为检测探针。在获得健康正常人、患有急慢性胰腺炎的成年患者以及胰腺癌等和其他癌症患者血清后,通过检测这些样本中具备对 PAM4 反应性的 MUC1 的含量,可以对胰腺癌进行诊断。这一方法基于 PAM4,对免疫检测法检测循环 MUC1 具有一定的灵敏度和特异性。

(五)分期和分级

一些肿瘤标志物浓度升高的程度有助于确定肿瘤**分期(stage)**。一般而言,肿瘤标志物的平均循环水平与肿瘤分期正相关。但是,与肿瘤**分级(grade)**相关的肿瘤标志物**胎盘碱性磷酸酶(PLAP)**,在 1 级和 2 级卵巢癌患者血清中浓度却高于 3 级。

(六)预后

预后(prognosis)是指癌症患者治愈的概率。淋巴结阳性检测是一种经典的侵入式预后判断方法。一些癌症中肿瘤标志物的水平与肿瘤大小相关。肿瘤标志物浓度中度升高与其持续性升高相比,前者提示预后更好。卵巢癌和乳腺癌一个重要的预后指标是 *c-erb*B-2 基因(HER-2/*neu*)和蛋白质的扩增。肿瘤的侵袭性导致肿瘤细胞可以广泛转移,使血清中呈现极高水平的肿瘤标志物,表明预后不良。通常分化良好的肿瘤比低分化或未分化的肿瘤侵袭性小。尽管大部分肿瘤标志物的过高表达都提示预后不良,但乳腺癌中孕酮和雌性激素受体增加,可以确定治疗类型(激素治疗)并表明预后良好。

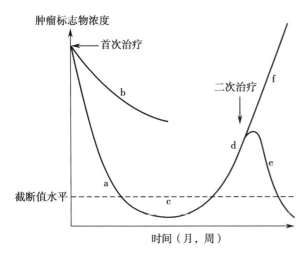

（七）监测和复发

肿瘤标志物浓度随时间的变化的曲线可以反映癌症患者的病情，比如治疗是否成功，病情是否得到缓解等（图 7-13-1）。这是肿瘤标志物的最大意义。

图 7-13-1 肿瘤标志物浓度经典趋势变化:(a)首次治疗成功,降到正常水平;(b)首次治疗只取得部分成功或病情部分缓解;(c)病情得到持续缓解;(d)癌症复发;(e)第二次治疗病情得以缓解;(f)治疗失败或出现排异,预后不良

肿瘤标志物的浓度变化通常呈现以下经典模式：

● 手术或其他一线治疗后肿瘤标志物水平迅速下降至正常浓度,表明治疗成功。

● 首次治疗后,肿瘤标志物没有下降到基础水平,可能表明治疗只取得了部分成功。

● 肿瘤标志物持续维持在较低水平,说明治疗后病情得到了缓解。

● 肿瘤标志物浓度(从基础水平)出现了升高,说明癌症复发。比起其他方法,肿瘤标志物可以提前 3~12 个月预警肿瘤生长或复发。

● 肿瘤标志物因癌症复发浓度增加后又下降,说明第二次或后续治疗取得了效果。

● 如果治疗后,肿瘤标志物水平仍然居高不下,可能肿瘤对该治疗方法具有抵抗力,需更换其他替代治疗方法,否则预后不良。

在许多癌症治疗中,肿瘤标志物浓度都会呈现上述变化,如结直肠癌中**癌胚抗原(CEA)**,卵巢癌中**糖类抗原 125(CA125)**和前列腺癌中**前列腺特异性抗原(PSA)**。

尽管大部分患者的肿瘤标志物浓度在治疗中会出现上述变化,但并不是所有患者都有这样的临床表现。因此,一些肿瘤学家建议选取两种以上肿瘤标志物进行监测。例如,在胰腺癌中,**糖类抗原 19-9(CA19-9)**、**糖类抗原 50(CA50)**和 CEA 浓度都会上升,但 CA19-9 在 75% 的患者中是阳性的,而 CEA 在 50% 以下的患者中是阳性的。在某些生殖细胞肿瘤中,**人绒毛膜促性腺激素(HCG)**和**甲胎蛋白(AFP)**联合检测是确诊和管理患者病程的理想方法。一系列癌症与多种肿瘤标志物的关系可见图 7-13-2。

随着肿瘤标志物检测的多重自动化分析仪的出现,多种标志物的同时检测可以直接进行。多

主要的肿瘤场所	肿瘤标志物																
---	CEA	AFP	CA 19-9	CA 125	CA 15-3	PSA	PAP	CA 50	ER	hCG	β2M	NSE	Occult blood	TPA	SCC T4-A	PLAP	BTA
肺	■																
肝脏		■															
乳腺	▨				■				■					▨			
胃	■							□									
前列腺						■	■										
结直肠	■		▨					▨				■					
胰腺	■		■					■									
卵巢			▨	■								□					
睾丸		■								■							
宫颈															■	▨	
膀胱														▨			■
脊髓											■						
脑												■					

■ 高频率　▨ 频率较低　□ 偶发

图 7-13-2 不同肿瘤位置与肿瘤标志物的关系

种标志物联合检测更有利于医生确认患者的临床状态，并且可能成为未来肿瘤学中肿瘤标志物的重要使用方式。

此外，随着肿瘤标志物分析技术的发展，一系列可利用的肿瘤标志物的参考质控品被开发和商品化，如德国 Bioref 以及北美的 BioRad 提供的 CA19-9、CA125、CA15-3 和 CEA 质控品。英国朗道有包含 15 种肿瘤相关标志物的液体质控品，全面涵盖已知的标志物。

二、历史与分类

1846 年，科学家对一种尿液中的物质进行报道（现已明确是多发性骨髓瘤中过度分泌的免疫球蛋白轻链），揭开了生化肿瘤标志物发现的序幕。但在接下来一百年间，激素（hCG、ACTH）、酶和同工酶（AP、PLAP）以及细胞角蛋白（TPA）等潜在肿瘤标志物仅有零星报道。20 世纪后半期，关键检测技术的发展对于新的肿瘤标志物的迅速发现及其对应免疫检测方法的开发起着重要作用。本书的核心内容是 20 世纪 50 年代由 Yalow 和 Berson 共同提出的免疫检测概念，该技术应用抗体作为试剂来测定复杂混合物中特定物质的含量。此后，多克隆抗体也被大量应用于免疫测定法，但是大部分此类方法用于检测非癌类物质。直到 20 世纪 70 年代早期，商品化 CEA 免疫检测被用于癌症。1975 年单克隆抗体技术的引入以及 1982 年夹心法免疫检测的出现给肿瘤标志物研究领域带来了革命性的变化。同时，技术进步也带来了大量新抗原的发现，其中一些被应用于常规临床免疫检测。重组抗体技术也在人们认识肿瘤标志物的结构和潜在功能的过程中起到了非常重要的作用。此外，分子生物学技术对于近期新肿瘤标志物的发现非常关键，这些标志物包括癌基因、抑癌基因以及其他分子，如血管生成素、细胞周期蛋白、**核基质蛋白（NMPs）**、细胞黏附因子、热休克蛋白、生长因子及其受体，以及端粒酶等。

过去 10 年里，分子生物学中几乎每个重要发现和众多次要发现都被研究用作潜在肿瘤标志物的可行性。介绍所有这些新的肿瘤标志物超出了本节的范围，感兴趣的读者可以直接阅读关于这一主题的专著（Wu and Nakamura，1997）。

肿瘤标志物的分类可见图 7-13-3。通常，肿瘤标志物在一些非癌组织中也会存在一定程度的

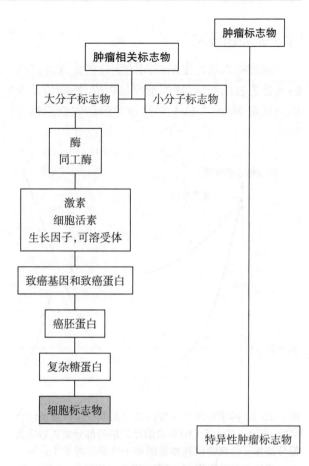

图 7-13-3　肿瘤标志物的分类

表达，因此目前几乎所有的肿瘤标志物都被认为是肿瘤相关抗原。与此同时，高度特异性的肿瘤抗原鲜有发现，因此难以独立成组。当前已知的高特异性肿瘤标志物包括 B 细胞肿瘤免疫球蛋白特异基因（表面或骨髓瘤蛋白中特异免疫球蛋白的特异抗体决定簇或可变区）、T 细胞白血病的 T 细胞受体、癌基因和抑癌基因的突变体以及过去主要在非人类癌症中发现的一些病毒诱导抗原等。肿瘤相关标志物可根据分子大小分为两个子类别。其中，大分子标志物包括蛋白质、基因、染色体和组织结构上可辨别的细胞标志物。

（一）糖蛋白肿瘤抗原的命名和特性

一些新的大分子糖蛋白肿瘤标志物的发现得益于单克隆抗体技术的出现。但实际上，有时研究者宣称发现了新的肿瘤标志物是源于新的单克隆抗体对肿瘤抗原的假定识别，因此临床和研究工作中需加以注意。一些单克隆抗体被用于测定乳腺癌、卵巢癌、胰腺癌、胃癌、肺癌和结直肠癌中过度表达的结构复杂、体积较大的糖蛋白。这些肿瘤抗原（CAs）的名称很多都来源于各种单克隆

抗体的克隆名。例如,单克隆抗体 OC125 是用人类卵巢癌细胞免疫接种小鼠而获得的,依靠这种单抗识别的抗原被称为 CA125。同样,CA19-9 抗原最初是由 NS19-9 单抗识别的。一些不同的单克隆抗体对同一大分子糖蛋白重叠或独特的表位识别,导致研究者错以为发现了新的标志物,进而宣称新标志物具有更高的临床灵敏度或特异性。因此,肿瘤标志物的相关报道中会存在令人疑惑的信息。此外,糖蛋白类肿瘤标志物所对应的识别目标(即表位、抗原决定簇、结构域或抗原等)并不清晰,进一步加剧了这种困惑。目前认为,每种肿瘤标志物检测都是通过测量抗原实现的,但测量过程中使用特异性单克隆抗体与特异性抗原表位结合。新肿瘤标志物都是基于新的单克隆抗体的开发而被报道,但这一过程中并未将其与已有的单克隆抗体和抗原进行严格比对。由于大分子糖蛋白的异质性,上述问题并不容易解决。与传统标志物不同,大分子肿瘤糖蛋白和黏蛋白标志物具有特殊的性质。这些糖蛋白的准确测量受到 pH、抗体效价、抗原表位分布或抗原表位密度、以及血清抗糖类抗体的影响。与常规标志物不同,很多癌症血清样本中的抗原随着血清的稀释,数量反而会增加。通常认为,人体血清中不会存在大量的抗糖类 IgM 和 IgG 抗体,以干扰糖蛋白免疫检测。大分子肿瘤糖蛋白标志物在血清中可能在糖链之间相互作用下或部分情况时在抗糖类抗体的弱交联作用下形成超大分子复合物。这一假设中,血清稀释或 pH 降低时大分子复合物分解,从而解释稀释后抗原数量上升的现象。同样,这一假设也可以解释 CA125、CA19-9、CA15-3、sialyl Lewis^X、Lewis^X、Lewis^Y 和其他抗原的共同表达现象。

国际肿瘤及生物标志物协会(ISOBM)已开始尝试仔细研究肿瘤标志物中一些复杂问题。他们数年前创建了组织分化(TD)研究小组(类似于对白细胞抗原进行分类的 CD 研究小组),针对肿瘤标志物展开研究工作,包括 CEA、CA125、AFP、PSA、MUC1、细胞角蛋白和唾液酸路易斯抗原 A 等。研究小组的工作集中于将不同研究者提出的、有可能识别同一种抗原的各种单克隆抗体进行比较和标准化。例如,TD-4 小组对比了与 MUC1 黏蛋白(CA15-3 或 CA27.29 的国际通用抗原)匹配的 56 种不同单克隆抗体。在 56 种单抗中,大部分抗体(34/56)与 MUC1 黏蛋白核

心肽段中重复表达的 20 氨基酸重复序列反应(TAPPAHGVTSAPDTRPAPGS),剩余许多抗体与糖类表位反应。上述分析方法通过测定不同抗体针对相同抗原的不同亲和力以及针对重叠表位的特异性,迈出了对不同抗体进行盲法试验的第一步。因此,用不同抗体对乳腺癌标志物进行免疫检测,其临床灵敏度和特异性可能大同小异,但有些抗体可能表现出独特的特性或细微的差异,这些特征将使对应的抗体具备更优的临床应用价值。

本节的剩余篇幅将详细介绍目前普遍被认可的、最具临床价值的标志物。遗憾的是,我们无法对不同国家所使用的所有肿瘤标志物进行全面的调查。此外,研究报道(见参考目录)中所提及的大量肿瘤标志物及其测定方法也难以一一详述。在过去几年中,涌现出许多针对新的肿瘤标志物的商业化产品,但其临床应用仍需要进一步探究。

(二)新进展

目前,基因组学与蛋白质组学两项新技术迅速发展,可直接参与临床诊断,两者有望打开肿瘤研究的新篇章。利用基因组学方法,一些新的肿瘤相关/特异基因及对应的检测方法被开发出来。同时,采用蛋白质组学方法,研究者正在描绘人体总蛋白组指纹图谱。其中,血清/血浆是人体内高、低丰度蛋白质的最大储存库。据估计,人体血清约含有 30 000 种蛋白质,其中 6 种高丰度蛋白质——白蛋白、免疫球蛋白 G、α-1 抗胰蛋白酶、转铁蛋白、免疫球蛋白 A 和结合珠蛋白,占蛋白质总量的 85%。蛋白质组学技术可以对血清中的蛋白质进行高通量分析。基因分析技术、蛋白质阵列测定技术、质谱分析技术等新方法被大量开发和发展,用于检测疾病特异性/相关标志物。一种基于蛋白质组指纹图谱的新方法被用于检测卵巢癌,其宣称具有 100% 准确性。2003 年,美国食品和药品管理局(FDA)批准了第一个商品化的蛋白质组学检测技术用于膀胱癌患者血液检测,其被称为 BladderChek®。一些新的机构和公司正在基于微阵列和纳米阵列平台开发多重免疫分析法,这些针对多种分析物的多重分析法方法未来很有可能被批准进行实现常规应用。

基于对肿瘤标志物认识的深入,一些用于肿瘤治疗的新型生物药物已经获得批准。其中包括一些单克隆抗体药物,如针对乳腺癌相关

标志物 HER-2/*neu* 的赫赛汀®，治疗 B 细胞癌的 Rituximab®，以及得到较多关注、也取得大量进展的基于 CA 的治疗技术，即癌症疫苗。在过去 150 年中，肿瘤标志物已经取得了长足的发展，将来可能成为主治疗策略的基础。

三、分析物

(一) 癌胚抗原

CEA 和 AFP 都被认为是经典的肿瘤标志物。半个世纪前，**癌胚抗原(CEA)和甲胎蛋白(AFP)**的发现，使研究者对人体肿瘤标志物兴趣重燃。在发现 CEA 和 AFP 的几年前，胰岛素放射免疫检测技术为非侵入式肿瘤诊断技术奠定了基础。1965 年，Gold 和 Freedman 在他们的里程碑式实验中，利用人体结肠癌组织提取物对兔进行免疫，再用正常人体结肠组织提取物吸附免疫兔体内的抗血清，富集的多克隆抗体对癌症组织及其提取物具有特异性。由于这种抗原被发现同样存在于胚胎组织中，所以被称为癌胚抗原。CEA 和 AFP 都属于胚胎抗原，通常只会在胚胎发育阶段表达，但也会出现在成人肿瘤组织中。肿瘤标志物免疫检测中 CEA 相关试剂应用最为广泛，其世界范围内销售额达到 5 000 万 ~1 亿美元。

CEA 是一种高度糖基化的细胞表面糖蛋白，其基于不同蛋白上结构域的相似性，被归属于免疫球蛋白超家族。癌胚抗原家族已发现 36 种不同的糖蛋白，它们可能被来自于两簇 19 号染色体上的 10 个基因所编码。CEA 是一种由消化道的上皮细胞分泌的 180kDa 的非黏液糖蛋白，一般出现在胎儿或成年癌症患者体内。CEA 具有 β 电泳迁移率，其分子中 60% 的质量来自糖类，包括 N- 乙酰葡糖胺、甘露糖、岩藻糖、半乳糖和唾液酸。CEA 大约有 80 条寡糖链，通过天冬酰胺 -N- 乙酰葡糖胺链(即 N 链寡糖核，用以区分通过丝氨酸或苏氨酸 -O- 链连接的典型黏蛋白)与多肽内核相连。CEA 含有糖类和 N- 寡糖链，碳水化合物含量高，但它却没有被认为是类似于 CA19-9 或 CA15-3 的典型黏蛋白。由于寡糖链的差异，各种来源的 CEA 制剂中存在相当大的异质性。

相反，不同 CEA 制剂中的多肽链相当一致。CEA 单链蛋白约有 829 个氨基酸，通过一些链内二硫键连接。CEA 测定中使用的单克隆抗体主要识别蛋白质氨基酸主链而非寡糖链。

目前研究发现，一些分子与 CEA 结构相似，包括正常交叉反应抗原(NCA1 和 NCA2)、肿瘤衍生外泌体(TEX)、正常粪便抗原(NFA1 和 2)、胎粪抗原(MA)和胆汁糖蛋白 1(BGP1)。一些报道指出结肠癌提取物中存在 CEA 的高分子量形式。此外，也有人提出器官特异性 CEA 的概念。

1. 功能

和很多肿瘤标志物一样，CEA 的功能以及它出现在成年癌症患者血清中的原因，至今还无从得知。与黏蛋白类似，CEA 与消化道上皮细胞的关系可能说明它在消化系统循环中起着保护作用。据估计，人体每天分泌约 70mg CEA 至消化道，并最终以粪便的形式排出。血液中出现 CEA 可能是因为上皮细胞正常极性分泌功能的逆转或丧失。

2. 参考区间

通常，2.5ng/ml 是一般非吸烟者体内 CEA 浓度上限，而吸烟者体内 CEA 的浓度上限是 5ng/ml。**世界卫生组织(WHO)**制定了第一个国际 CEA 参考品(73/601)。一个国际单位相当于 100ng 的 CEA 糖蛋白。

3. 临床应用

CEA 是目前肿瘤学领域应用最广泛的标志物之一，仅次于 PSA。尽管 CEA 应用广泛，但其假阳性和假阴性的发生率很高，因此不适合用于无症状人群的筛查试验，对于有可能是癌症引起症状的患者也不能做出可靠的诊断。但是，癌症患者的 CEA 值会显著升高，因此 CEA 通常是癌症多参数诊断中非常实用的检测项目。CEA 最重要的用途在癌症患者的病情管理方面，通过系列化检测监控可以用以确定：

- 初次治疗后出现复发或转移；
- 存在残余或隐匿性转移癌；
- 治疗的有效性；
- 结直肠癌和肺癌患者的预后和分期，可与其他附加信息结合进行判断。大部分术前 CEA 超过 20ng/ml 的结直肠癌患者都会在术后 14 个月内出现复发。

尽管 CEA 主要与结直肠癌相关，但其他部位(如肺、乳房、胃、卵巢、胰腺等)的恶性肿瘤会引起 CEA 浓度上升。同时，一些良性增生(如肺炎、胃肠(GI)炎和良性肝疾病等)也可能导致 CEA 水平升高。此外，重度吸烟者也会出现 CEA 值上升。

临床上,CEA 主要用于结直肠癌复发时的非侵入测试,尤其适合诊断术后六周内 CEA 水平恢复正常后患者的复发情况监控。如果初期结直肠癌患者发生癌症肝转移,CEA 浓度会大幅上升。术前 CEA 水平升高的患者,在首次治疗后 CEA 水平没有恢复正常,则可能存在残余或隐匿性癌症。在上述所有病例中,CEA 值的上升和下降可以反映疾病的进展和恢复情况,辅助治疗及病程管理。

CEA 可以用来进行疾病分期和预测预后。术前 CEA 值与癌症复发风险提升之间存在明显相关性,结直肠癌 Dukes C 期尤其如此。未分化的肿瘤细胞 CEA 水平较低或抗原未表达,而完全分化的结直肠癌细胞会大量分泌 CEA。

发生转移的乳腺癌和肺癌患者也普遍会出现 CEA 升高的情况。CEA 值一般在未发生转移或癌症初期不会升高。发生转移的乳腺癌患者体内的 CEA 值与治疗效果显著相关。

4. 局限性

- 大部分 CEA 免疫检测都具合理的相关性。但测试中使用的不同抗体对于 CEA 的亲和力存在微小的差异,它们与 CEA 类似物的交叉反应率也存在细微的区别。因此,在同一病人的治疗监测过程中,不建议更换免疫检测试剂盒。

- CEA 作为肿瘤标志物,其临床灵敏度和特异性低,因此不建议用于筛查试验。临床上,CEA 值上升本身不能作为是否患癌的诊断依据,必须结合其他临床表现和检查结果进行判断。一些结直肠癌患者并没有出现 CEA 值升高,而一些患者 CEA 值虽有升高,但并没有随着病情发展而变化。同时,良性增生的患者也会存在 CEA 值升高的情况。

- 吸烟人群的 CEA 基准值明显升高。

5. 检测技术

CEA 检测推荐采用夹心法,将酶或非酶标记抗体作为检测抗体,用于产生信号。大多数 CEA 免疫检测利用一对单克隆抗体,或选择多克隆抗体作为捕获抗体与单克隆抗体作为检测抗体进行组合。

6. 样本类型

血清或 EDTA 血浆。

7. 使用频率

非常常用。

(二)甲胎蛋白

1963 年,苏联 Abelev 等人发现患有肝癌的成年小鼠体内存在甲胎蛋白(AFP)。正常情况下,AFP 只大量存在于胚胎中,出生后其水平急速下降。这一发现引出研究者将随肿瘤发展而变化的抗原或胚胎抗原作为肿瘤标志物的设想,是肿瘤标志物研究历史中一个重要的里程碑。随后出现了将肿瘤或癌症看作模拟胚胎或个体发育表型的说法。自此出现了很多关于其他癌胚肿瘤标志物的描述,包括 CEA 和其他细胞表面糖复合物。成人细胞和组织表达这种早期胚胎抗原的去分化现象提示这些抗原可能参与细胞分裂和生长调控。

AFP 是一种 70kDa 糖蛋白,由一条多肽链作为主体。AFP 与血清白蛋白大小、结构和氨基酸组成都相似,却具有独特的免疫学特性。与 AFP 不同,血清白蛋白并不是糖蛋白。岩藻糖基化 AFP 已经被认定与肝癌存在相关性,但与良性肝疾病无关联。AFP 由胎儿肝脏、卵黄囊和胃肠道合成,在妊娠 12 周时浓度达到峰值 10mg/ml。此后,AFP 浓度逐渐下降,新生儿出生一年后,血清中 AFP 浓度下降到 25ng/ml 以下。白蛋白成为成人血清中的主要成分,浓度值达到 60mg/ml。

1. 功能

AFP 是胎儿血清的主要成分,在出生后逐渐被白蛋白代替。这两种蛋白都负责保持血清的渗透压,且具有多种运输功能。

2. 参考区间

所有健康男性和 97% 的健康女性体内 AFP 浓度小于 15ng/ml(Abbott AFP EIA)。

3. 临床应用

AFP 检测主要应用于两大领域。其一,应用于胎儿开放性神经缺陷检测(见 Pregnancy);其二,应用于癌症检测。在亚洲,肝癌(尤其是肝炎和肝硬化患者群体)发病率高,AFP 已成功应用于癌症筛查。

在癌症领域的另一个常见应用是生殖细胞瘤和肝癌的监控。生殖细胞瘤中睾丸恶性肿瘤最为常见,其源于生精小管和生殖细胞。通常,睾丸恶性肿瘤可分为精原细胞瘤和非精原细胞瘤两类。非精原细胞瘤包括胚胎性癌,畸胎瘤,绒毛膜癌。

研究发现,AFP 升高的幅度与非精原细胞性睾丸癌分期,特别是胚胎性癌分期存在相关性。例如,睾丸切除术后 AFP 继续升高,说明病情为Ⅱ期及以上。如果后期检测显示 AFP 持续上升,很可能存在肿瘤残留或复发。AFP 下降说明病情得以缓解。医护人员经常结合 hCG 与 AFP 检测结果来监测睾丸癌病程,其对**非精原细胞性绒毛膜肿瘤**(见 Human Chorionic Gonadotropin)尤为有效。

60% 以上的肝癌患者 AFP 值会升高。肝癌在西方世界并不多见,而在非洲和亚洲更加普遍。肝癌和病毒性肝炎以及其他感染、黄曲霉毒素中毒,存在明显病原学相关性。迄今为止,肝癌患者临床上对治疗的反应和预后都很差。然而,AFP 测定对于这些患者在治疗过程中的监测具有实用性。一些针对肝癌的 AFP 筛查计划在高风险人群中取得了相当大的成功。

4. 局限性

• AFP 水平升高见于某些良性疾病、妊娠和非恶性肝病如肝炎和肝硬化等。

• 虽然部分 AFP 筛查研究具备临床价值,但是仍不推荐 AFP 作为筛查或诊断测试项目。

5. 检测技术

AFP 的测定推荐采用夹心法,其通常使用一对单克隆抗体或选择多克隆抗体作为捕获抗体与单克隆抗体作为检测抗体进行组合。

6. 样本类型

血清或血浆(以及妊娠的羊水)。

7. 使用频率

常用。

(三) 糖类抗原 19-9

糖类抗原 19-9(CA19-9) 或 sialyl Lewis[a] 是一种主要与胰腺癌、胆囊癌、胃癌和结直肠癌相关的肿瘤标志物,这些疾病被共同归类为胃肠道恶性肿瘤。通常,较少采用胃肠癌相关抗原(GICA)描述 CA19-9。CA19-9 最初被描述为体外培养的 SW1116 人结肠癌细胞系中分离出的细胞表面单唾液神经节苷脂。CA19-9 与其他相关肿瘤抗原的化学结构见图 7-13-4 所示。

利用 SW1116 人源肿瘤细胞免疫小鼠,研究者制备出了能分泌单克隆抗体 1116 NS-19.9 的原始杂交瘤,用于表征神经节苷类抗原。该抗体以及最近开发的其他几种抗体识别的最小结构可能是 CA19-9 抗原的末端四糖。抗原上唾液酸部分或岩藻糖残基的缺失会消除或大大降低其抗原抗体的交互反应。Rye 等人(1998)完成了针对抗 sialyl Lewisa 单克隆抗体和相关抗原的 20 种单克隆抗体的首次比较研究(TD-6 研究小组)。他们研究了这些抗体与 sialyl Lewis[x]、Lewis[a]、Lewis[x]、

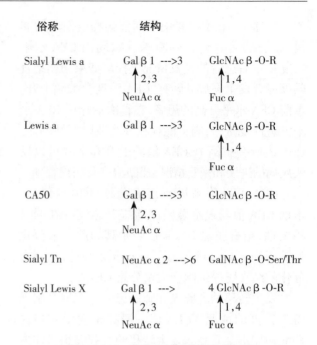

图 7-13-4　糖类抗原肿瘤标志物结构

LSTa(CA50)和其他一些密切相关的低聚糖的交叉反应(图 7-13-4)。大多数抗体与唾液酸 Lewis[a] 抗原反应并且对相关结构表现出不同程度的交叉反应性。这些抗原抗体之间所表现出的交叉反应和亲和力的细微差别,以及抗体的不同类别(二价 IgG 与十价 IgM 测量多表位黏液抗原),可以解释对应抗体检测结果的多样性。尽管这些免疫检测方法只被推荐用于监测,而不推荐用于筛查或诊断,但仍有多种免疫检测方法宣称具备高灵敏度和特异性。

CA19-9 抗原最初被发现存在于胃肠道恶性肿瘤患者的血清中,而不存在于正常人血清中。基于这些发现,有假设提出神经节苷脂抗原被释放到血清中。然而,一项更详细的研究表明,循环抗原是一种高分子量的黏液抗原。事实上,在癌症患者的血清中几乎没有发现神经节苷脂抗原。在精液、正常唾液和母乳中,一些其他形式的 sialyl Lewis 抗原已被发现,如一种具有还原性末端的 sialy Lewis[a] 多聚己糖(即没有神经酰胺的 CA19-9 神经节苷脂)即从母乳中被纯化。现在研究已经确定多种类别的 CA19-9 抗原存在单价(单唾液酸神经节苷脂,六糖),寡价或多价(糖蛋白和黏蛋白)表达的唾液酸 Lewis 残基。

经过纯化后,抗原的黏液形态得到了进一步表征。黏蛋白的亚单位结构是 210kDa 糖蛋白,其在没有表面活性剂或其他解离条件的情况下会聚集形成 600~2 000kDa 范围的相对较高分子量的

物质。超过85%的糖蛋白重量来自糖类。大约35%的核心蛋白由丝氨酸、苏氨酸和脯氨酸组成，这是上皮肿瘤相关黏蛋白抗原的一个典型特征。

1. 功能

CA19-9抗原是Lewis[a]血型抗原的唾液酸衍生物。尽管已经有许多理论被报道和提出，但这种抗原的具体功能在很大程度上还是未知的。神经节苷脂被认为会参与细胞间的相互作用。来自上皮细胞的黏蛋白可能具有保护作用。牛奶低聚糖可能具有抑菌作用。

2. 参考区间

CA19-9通常使用0~37U/ml（1U=0.89ng）作为参考区间（这可能根据方法的不同而有差异）。

3. 临床应用

在大量胃肠道恶性肿瘤患者中，CA19-9水平高于37U/ml。其中，最显著的CA19-9浓度抬升发生在胰腺癌和胆囊癌患者中，其次发生在胃癌和直肠癌患者中。与目前市面上所有的肿瘤标志物检测类似，CA19-9作为肿瘤标志物在疾病早期临床灵敏度一般。CA19-9测定法的主要特点是具有较高的特异性。在外表健康的献血者中，只有不到1%样本CA19-9结果升高。一些与胃肠道相关的良性疾病患者中也可能检测出CA19-9抗原。在这些人群中，尽管CA19-9水平高于健康献血者，其仍显著低于癌症患者的血样中CA19-9结果。

CA19-9水平在胰腺癌和胆囊癌中显著升高。这些癌症患者的血清CA19-9平均水平是胃癌和结直肠癌患者的10~100倍。由于良性胆囊疾病、胰腺炎和良性肝胆疾病常常会导致CA19-9水平超出健康人的正常范围，因此对胰腺癌和胆囊癌患者推荐使用较高的临床截断值。

CA19-9检测在临床上主要应用于对胰腺癌患者进行病情监测。CEA通常用于结直肠癌患者病情的监测。在其他形式的消化道肿瘤中，CA19-9浓度也可能升高，这种现象在胃癌和胆管癌以及一些非癌症（如甲状腺疾病、炎症性肠病和胰腺炎）中较为常见。

4. 局限性

• CA19-9检测最主要的局限之一是其测定方法和肿瘤标志物对病毒和细菌神经氨酸酶的额外灵敏度导致的假阴性结果。因此，测试前应小心处理血清样本，避免细菌污染。

• Lewis血型抗原分为Lewis[a]（约40%）、Lewis[b]（40%）、Lewis[ab]（15%）和Lewis[a-b-]（5%）。由于缺乏岩藻糖基转移酶，基因型为Lewis[a-b-]的个体不能合成CA19-9抗原。

• 由于特定地理区域中Lewis基因型的种群分布的不同，所以在正常人群中CA19-9抗原水平的分布可能不同。多数厂家建议由临床实验室决定临床截断值。

• 在黏蛋白的免疫检测中常见抗原回收率增加伴随非线性稀释的现象，其可能由多种因素造成。例如，血清中存在高水平的抗糖类抗体，这些抗体可产生复合物；黏蛋白的固有特性可以聚集和分解成一系列分子；以及其他的基质效应。

• 在一些良性疾病中，如肝硬化和其他肝病、胆囊疾病、胰腺炎和囊性纤维化，可以发现CA19-9水平升高，从而限制了该标志物的诊断价值。

5. 检测技术

大多数为CA19-9开发的试剂盒采用的是夹心法，但也有采用竞争性抑制法测定的试剂盒（TRUOUANT® GI™ RIA）。夹心法选择相同抗体进行抗原捕获和信号生成。通过上述同源夹心技术测量的CA19-9种类对于要求唾液酸Lewis[a]是寡价的或多价的，而非单价。CA19-9的竞争性测定使用包被CA19-9的固相载体，并且可以测量所有种类的CA19-9，而与唾液酸Lewis[a]的价位无关。

6. 样本类型

血清或血浆。有些方法仅适用于血清样本。

7. 使用频率

常用。

（四）肿瘤抗原125

肿瘤抗原125（CA125，MUC16）是卵巢癌病程管理中最重要的肿瘤相关标志物。CA125是用单克隆抗体OC125发现的抗原，并因此得名。OC125是用人类卵巢囊腺癌细胞系免疫小鼠产生的单克隆抗体。该抗体对上皮性卵巢癌细胞系和肿瘤组织具有特异性。CA125抗原也在一些妇科非卵巢和缪勒管起源的正常组织中表达。随后，针对CA125抗原的其他一些单克隆抗体也被开发出来。TD I工作组的课题是用盲法比较并评价这些抗体。其结果表明，这些CA125抗体根据识别表位可以主要分为两组，即类"OC125"组和类"M-11"组。两个新的抗原CA130和CA602也被称作类CA125抗原。其中，CA130抗原是以130-22为固相抗体，OC125为示踪剂测定的抗原，而

CA602 抗原是采用两种抗透明细胞卵巢癌单克隆抗体 MA602-1 和 MA602-6 测定的抗原。

CA125 是由 MUC16 基因所编码，因此其现在也被称为黏蛋白 16 或 MUC16。MUC16 是一种大分子量膜相关糖蛋白，含有大约 22,000 个氨基酸（上皮细胞中平均为 3 百万 ~5 百万 Da）。

1. 功能

CA125 抗原在上皮性卵巢癌患者的组织和血清中大量存在，极少存在于正常人血清以及成人或胎儿卵巢中。采用免疫组化技术，在成人胸膜、心包、腹膜、输卵管、子宫内膜、宫颈内膜等部分正常组织中已经检测到 CA125 反应性物质。CA125 抗原也存在于绒毛膜、母体蜕膜提取物以及羊水中。羊水中的 CA125 有两个不同的亚基，并且不是来自于胎儿。CA125 存在于角膜、结膜、呼吸道和女性生殖道上皮细胞中。高度的糖基化创造了一个疏水的环境，成为抵抗外来粒子和感染因子的润滑屏障。

2. 参考区间

CA125 在 99% 健康人群中的临床截断值为 35U/ml。

3. 临床应用

CA125 抗原的检测对浆液性卵巢癌的病程管理具有重要意义。上皮性卵巢癌经常转移到浆膜表面的腹膜腔，并通常产生腹水。原发性卵巢癌一般通过手术切除卵巢进行治疗，并给予患者化疗以消除任何残留的疾病组织。CA125 抗原检测常用于监测接受过此类治疗的患者体内的肿瘤组织残余情况。如果其他引起 CA125 升高的因素可以被排除（见局限性），那么高于正常范围的抗原水平通常可以预测卵巢癌组织残余或复发。1986 年，CA125 抗原检测的临床应用被美国 FDA 批准，其常规应用对上皮性卵巢癌的治疗管理产生了积极的影响。随后，大量临床报道建议将 CA125 抗原免疫检测扩展到其他肿瘤学应用中，如卵巢癌的有限诊断，卵巢癌、肺癌和乳腺癌患者的监测，以及涉及子宫内膜和输卵管癌的应用。一些研究试图通过使用高于正常人群 99% 置信区间的参考值证明 CA125 可以用于卵巢癌筛查。但由于卵巢癌相对少见，且一系列原因可能诱发 CA125 水平增加，因此人们认为 CA125 检测不适合应用于筛查。

4. 局限性

- 在 1% 的正常人群、5% 的良性疾病人群和 28% 的非妇科癌症人群中，CA125 抗原水平高于推荐的临床截断值。与血清 CA125 升高相关的良性疾病包括卵巢囊肿、重度子宫内膜异位症、月经、妊娠早期、肝硬化和心包炎等。

- 在非卵巢肿瘤中也发现了更高浓度的 CA125 抗原，如起源于乳腺、肺、子宫、子宫内膜、胰腺和肝的肿瘤。一些早期研究尝试使用 CA125 将未知的癌症归类为卵巢原发性肿瘤。然而，非卵巢原发性癌症中 CA125 抗原水平的升高限制了这种潜在的应用。

- 在恶性、良性腹水和胸腔积液中均发现 CA125 抗原水平升高。根据经验，人们发现这些液体中 CA125 的含量在 2 000~500 000U/ml。

- 放射性标记的 OC125 抗体已被用来识别体内不能被其他诊断方法识别的癌症位点。将小鼠抗体注射到人体内会引起人抗小鼠抗体（抗同型和抗异型 HAMA）反应，能够提高免疫检测法测定对应血清样本中 CA125 的表观浓度，在这些情况下可以使用替代抗体。

- 与 CA19-9 类似，稀释实验中抗原的回收率也可能增加。在进行方法学比较或方法学替换时，应相当谨慎。

5. 检测技术

CA125 免疫检测推荐采用夹心法。

6. 样本类型

血清或血浆。有些检测仅适用于血清。腹水和胸腔积液中 CA125 抗原水平高于血清，因此不适于进行 CA125 检测。

7. 使用频率

常用。

（五）肿瘤抗原 15-3 和 27.29

乳腺癌相关抗原 CA15-3（MUC1）是一种具有天然大分子量的黏液糖蛋白，分子量超过 400kDa。使用两种单克隆抗体的夹心法免疫测定方法可检测该抗原。利用脱脂的人乳脂肪球免疫小鼠可得到固相的单克隆抗体 115D8。单克隆抗体 DF3 示踪物可由对抗富集抗原的人乳腺癌转移膜类得到。单克隆抗体 DF3 较 115D8 具有更高的特异性。使用这两种抗体的夹心法可检测的抗原包括 MAM6、乳黏蛋白、人乳腺上皮抗原、HMFG 抗原和多形性上皮黏蛋白。第一届癌症相关国际研讨会将乳腺癌相关黏蛋白命名为 MUC1，其由 MUC1 基因表达。人乳中由

DF3 抗体鉴定的抗原是由一种高分子量的物质,而在乳腺癌中,该抗体可结合两种分子量分别为 330kDa 和 450kDa 的糖蛋白。该组合物中 50% 为糖类。DF3 结合的抗原部位似乎对神经氨酸苷酶、碱性硼氢化物处理物和蛋白酶敏感,表明它是 CA15-3 抗原上的联合唾液酸寡糖和多肽。在这些上皮抗原中可观察到微异质性和基因多态性,导致不同来源的天然寡聚体、亚基和核心蛋白的大小差异非常大。最近,编码 DF3 抗原序列的一种具有 309 个碱基对 cDNA 已被分离出来,使用该探针证明了这些黏蛋白的多态性是等位基因大小不同的体现。保守序列富含鸟嘌呤和胞嘧啶,且含有具有编码富含丝氨酸、苏氨酸和脯氨酸多肽的 60 个碱基对组成的串联重复序列。该 20 个氨基酸序列的串联重复序列(PDTRPAPGSTAPPAHGVTSA)的数量被认为是这些黏蛋白多态性的基础。该多肽在没有任何寡糖链的情况下合成,并且在高浓度下,它可以阻止 DF3 与固相黏蛋白抗原结合。

许多可明显与多态性上皮黏蛋白类家族(如 CA 27.29、CA 549、MCA 等)发生反应的抗体已被制备出来。16 个国际组织在 TD-4 研讨会上对这 56 种单克隆抗体进行了研究(Price 等,1998)。大多数单克隆抗体(34/56)被定位在具有免疫显性的 20 个氨基酸串联重复结构域内,剩余大部分抗体似乎可识别糖类结合表位。

CA 27.29 是在临床上是常规使用的,它的敏感性并未高于 CA 15-3,但它对癌症可能更具有特异性,例如在非癌症患者中该标志物不大可能出现阳性。

1. 功能

正常和肿瘤性上皮细胞中均存在 MUC1,作为一种黏蛋白,它通常被认为起保护作用。该抗原大约占 HMFG 总膜蛋白的 15%。表达的 DF3 抗原的量似乎与乳腺癌的分化程度相关。因为人乳中也含有该抗原,所以 DF3 抗原被认为是乳腺上皮细胞分化的标志物。

2. 参考范围

通常,利用 Centocor CA 15-3 RIA 试剂盒所测定的 CA 15-3 正常范围被认为低于 30U/ml。但在非癌症女性中其水平也有可能高达 100U/ml。

CA 27.29 的正常水平通常低于 40U/ml。

3. 临床应用

CA 15-3 抗原是在正常细胞上表达并在血清中发现的一种上皮膜抗原。在约 60% 的乳腺癌患者术前和 80% 的晚期转移性乳腺癌患者中发现该抗原水平升高。乳腺癌是西方女性最常见的肿瘤之一,CA 15-3 检测已被证明有助于监测患者,且其临床敏感性要优于 CEA 检测。相较于 CEA,CA 15-3 的优点是在吸烟者中该抗原水平并不会异常升高。因 CA 15-3 检测对于 I 期和 II 期乳腺癌患者的敏感性较低,因此其不适合作为诊断性试验,但在晚期乳腺癌中,该抗原水平的变化趋势可作为一种非侵入性指标用来提示早期复发、残留疾灶、持续缓解或预后不良。联合检测 CA 15-3 和 CEA 似乎并不能提供更多的临床信息。

不到 10% 的早期乳腺癌患者和大约 70% 的晚期患者中可见 CA 15-3 水平升高,如果治疗有效,该抗原的水平通常会下降,但在治疗初期因死亡细胞可将其内容物释放到血液中而导致 CA 15-3 水平升高。

CA 27.29 在检测各期癌症方面并不比 CA 15-3 更好,但在非癌症患者中其不大可能为阳性。在其他癌症和一些非癌症性情况时可检测到该物质。

4. 局限性

- 仅 10% 的早期乳腺癌患者中可检测到 CA15-3 升高。

- 因 CA15-3 对蛋白酶和神经氨酸苷酶较敏感,因此在制备和储存样本时尤其要注意避免微生物污染。

- 肺癌和卵巢癌也可引起 CA15-3 升高。

- 不到 10% 的肝、乳腺、卵巢、消化道和肺等部位的良性疾病可见 CA15-3 升高。

- 由 CA15-3 和 CA27.29 检测到的多态性糖蛋白结构 MUC1 可出现与之前所述的其他黏蛋白类如 CA19-9 相似的检测问题(如稀释所致的非线性问题)。

- CA27.29 在所有乳腺癌患者中均不升高。

- CA27.29 可在除乳腺癌之外的其他一些非肿瘤和肿瘤患者中升高。

5. 检测技术

TRUQUANT BR RIA 是利用黏蛋白包被的固相载体进行的一种竞争性检测方法,是 1995 年 FDA 批准的第一个乳腺癌 MUC1 标志物检测试剂盒。随后,FDA 将肿瘤标志物重新分类,其他一些类似的免疫测定方法也获得了批准。CA 15-3 的免疫测定通常使用两种不同的单克隆抗体。例如,单克隆抗体 115D8 被用作固相捕获抗体,而标记的 DF3 则用来作为产生信号的单克隆抗体。示踪剂相较于捕获类单克隆抗体似乎需要更高的抗原特异性。经过 FDA 批准、基于发光法的可在 15 分钟内自动检测 CA27.29 的测定技术也已被研发出来(Siemens Healthcare Diagnostics, USA)。

6. 样本类型

血清或血浆。一些检测仅适用于血清样本。

7. 使用频率

在日本、欧洲和美国已很常见。

(六) 雌激素受体和孕酮受体

雌激素是一种由卵巢和肾上腺皮质合成的雌性激素。雌激素的激素作用由一种被称为亲雌激素蛋白的**雌激素受体(ER)**蛋白所介导,该蛋白存在于靶细胞的胞核中。人们最初认为主要的雌激素 β- 雌二醇可与胞质中的 ER 结合,接下来经历分子大小改变并转位至细胞核,作为一种转录因子来调控基因的表达。而现在人们已认识到大多数 ER 是一种对雌二醇具有高亲和力的核蛋白。其解离常数(k_d)在 10^{-10}~10^{-9}M 的范围内。该 66kDa 蛋白质具有类固醇结合位点以及 DNA 结合位点。一旦与类固醇结合,该复合物可与 DNA 结合并调控基因表达。人乳房组织中的雌激素受体通常在乳腺癌的发生和发展过程中会降低。乳腺癌组织中 ER 数量的估计对于决定采取何种治疗方法是非常重要的。

孕酮是一种可影响子宫内膜的类固醇激素,是受精卵植入和妊娠的必备条件。在生物化学上孕酮也是肾上腺皮质类固醇、雌激素和雄激素的前体。细胞**孕酮受体(PR)**具有两个分子量分别为 120kD 和 95kDa 的分子结构。雌激素可调节 PR 的外观形态,对其的检测补充了由检测 ER 所得到的信息。

1. 功能

ER 的功能是作为雌激素作用的第二信使来调控细胞核中的基因表达。雌激素 -ER 复合物能够通过作用于核 DNA 来刺激基因表达。结合 PR 的孕酮可促进结合并激活激素特异性基因。

2. 参考范围

Abbott ER 酶免疫分析法推荐 ER 的参考范围为 0~10fmol/mg 胞质蛋白。PR 酶免疫分析法的参考范围为 0~15fmol/mg 胞质蛋白。

3. 临床应用

大约三分之二的子宫内膜癌和乳腺癌中 ER 呈阳性。至少 50% 的 ER 阳性乳腺癌患者对内分泌治疗反应良好,而仅有不到 10% 的 ER 阴性患者的临床反应良好。因此,在对乳腺癌患者的治疗方案进行选择时,测定 ER 的水平已成为常规项目。ER 的水平也具有预后价值,因为对内分泌治疗反应良好的乳腺癌患者与其样本中存在的受体的量之间具有密切的相关性。

除了对乳腺癌组织中的 ER 进行定量分析外,一些肿瘤学家还推广应用免疫组织学或免疫学技术对组织中的受体进行直接观察。该方法为先制备组织切片或穿刺涂片,然后利用特异性探针如抗 ER 抗体对含有 ER 的细胞进行染色。免疫细胞化学方法揭示了肿瘤在 ER 状态方面的异质性,并且在与可能来自正常组织的染色有明显的区别。例如,利用这种方法可以区分两种 ER 阳性的肿瘤患者:一种是患者只有小部分的肿瘤细胞存在 ER 受体且含量较高,而另一种是患者大多数的肿瘤细胞中都含有中等量的 ER,该种情况下,后者可能对内分泌治疗的反应更好。

联合检测 ER 和 PR 似乎增加了对那些可能对内分泌治疗有效的患者的预测概率。

4. 局限性

● 测定需要活检组织样本。

● 与使用放射性标记的雌激素或孕酮作为示踪剂的类固醇结合测定不同,用于 ER(和 PR)分析的免疫测定法可同时测量未结合的以及与激素结合的两种蛋白质形式,因此,这两种类型的检测技术之间可能会出现差异。

5. 检测技术

最初用于鉴定和测量受体的方法依赖于与 ^{3}H 标记的类固醇相结合。此类方法可因内源性类固醇阻断结合位点的影响而导致检测结果偏低。由 Abbott Laboratories 引入的使用单克隆抗体对 ER 和 PR 进行检测的酶免疫测定方法似乎不受内源激素的影响。

6. 样本类型

在制备活检组织标本的匀浆时需非常谨慎以避免热应激破坏受体。

对于免疫细胞化学分析,需要新鲜的或冷冻的标本,或者细针抽吸物。对于 Abbott ER 测定,石蜡切片不太理想。

7. 使用频率

ER 测定常用,但 PR 测定不常用。

(七)粪便隐血

许多结肠直肠疾病,无论良性还是恶性,都会造成组织和血管的破裂,导致结肠和直肠腔中出现血液。有些血液成分可以出现在粪便中,一些已被研发出来化学法和免疫化学方法可检测它们的存在。所有可用的商业试剂盒都旨在检测血红蛋白。

用于粪便潜血检测的化学法通常被称为愈创木脂试验,是基于血红蛋白中亚铁血红素具有类过氧化物酶活性这一原理。在有合适的底物如愈创木脂(是一种来自于含有 α- 愈创木酯酸的愈伤木中的天然树脂)和过氧化氢存在的条件下,亚铁血红素可催化这一过氧化氢反应并产生蓝色醌产物。利用这一原理,各种基于愈创木脂浸渍纸片或条带的试剂盒已被研发出来,可用于实验室、医生办公室或家庭自测。粪便隐血试验是临床上诊断包括结直肠癌在内的各种结直肠疾病的辅助手段。

用于粪便潜血检测的免疫化学法是利用对人血红蛋白高度特异、并且与普通膳食肉制品中的血红蛋白具有低交叉反应性的单克隆抗体来进行的。该方法似乎比化学法具有更好的敏感性和特异性。

1. 参考范围

粪便隐血试验是定性试验,结果可报阴性或阳性。

2. 临床应用

人体粪便隐血检测可提示结肠和直肠疾病,但对结直肠癌并不具有特异性。粪便隐血试验可呈阳性的非肿瘤性疾病包括消化性溃疡、溃疡性结肠炎以及缺铁性贫血等。尽管存在这些局限性,但粪便隐血定性试验是西方国家用作癌症筛查的首个试验,但成效有限。

一般来说,建议将粪便隐血检测作为 50 岁以上人群常规体检时的诊断辅助项目。美国癌症协会建议连续检测三天以减少假阴性。在化学法测试前至少 2 天推荐采用特殊饮食,以避免因食用红肉或富含过氧化物酶的蔬菜和水果而产生假阳性。饮食中的大量维生素 C 则会导致假阴性结果。

免疫化学法则不要求患者遵守特殊饮食。在无症状组中,2%~3% 的个体粪便潜血呈阳性,而

其中腺瘤性息肉和结直肠癌的发病率则分别为 1% 和 0.2%。息肉通常被认为是癌前病变。当与乙状结肠镜、结肠镜检查和钡剂灌肠联合使用时,粪便隐血试验是一种简便且有效的用于检测结直肠疾病(包括癌症)的初步检验。

3. 局限性

● 检测血红蛋白类过氧化物酶活性的化学法试验容易受到各种饮食因素的影响。红肉以及富含过氧化物酶的蔬菜和水果可导致假阳性,而维生素 C 则会导致假阴性。使用该法进行粪便隐血检测要求患者必须严格限制饮食,而免疫化学法似乎对上述因素不敏感。

● 间歇性出血以及粪便中血液分布的不均匀性可导致结果出现较大的变化,因此常推荐对粪便隐血进行连续检测。

4. 检测技术

化学法(Hcmcoccult®)的原理是当含有微量血红蛋白的粪便被涂在愈创木脂浸渍纸片上时,加入过氧化氢后会生成一种蓝色产物。Beckman Coulter 公司开发的免疫化学法粪便隐血检测(Hemeselect™)使用仅对人血红蛋白发生反应的单克隆抗体,具有更高的敏感性和特异性。

5. 样本类型

粪便。

6. 使用频率

常用。

(八)前列腺特异性抗原

PSA,也被称为 γ 精液蛋白或激肽释放酶 -3(KLK3),是由 *KLK3* 基因编码的一种糖蛋白,含有一条多肽链,分子量为 34kDa。在免疫学和生物化学上,PSA 与 PAP 明显不同。PSA 是一种丝氨酸蛋白酶(酶的活性位点具有丝氨酸残基),其不稳定性可部分归因于其自身的催化活性。人精液中含有丰富的 PSA,在组织学上,它仅存在于腺泡细胞和前列腺导管上皮的胞质中。PSA 的名称来源于它是前列腺的正常抗原,尽管最近有报道称在乳房组织中发现了类似 PSA 的物质,但在其他正常或恶性组织中未发现。PSA 存在于良性、恶性以及转移性前列腺癌中,对远处转移的组织利用免疫组织化学分析 PSA 通常可以确定原发肿瘤是否来源于前列腺。

在血清中,除游离 PSA 外,还鉴定了至少三种形式的 PSA 复合物。一种是与 α2- 巨球蛋白

相结合,PSA 表位被覆盖,使用现有方法无法对其进行检测。第二种是 PSA-ACT(α-1 抗胰凝乳蛋白酶)复合物。第三种是与 α-1 蛋白酶抑制剂相结合(即 PSA-API)。PSA 的各种免疫测定方法之间结果的差异可能是由于所用的不同单克隆抗体的表位特异性以及检测各种复合物的相对能力不同所引起的。最近,几家诊断公司已经推出了使用免疫检测法来测定总 PSA(通常被称为等摩尔测定,即可以同等 PSA 和 PSA-ACT 复合物)和游离 PSA。研究文献记载了许多用于检测 PSA 的新型免疫检测法(*Kreutz and Suresh*,*1997*)。特别值得一提的是其中两种超敏 PSA 免疫检测法的开发(*Yu et al.*,*1997*;*Ellis et al.*,*1997*)。这两种新型免疫检测方法均证实了可检测到 <0.1ng/ml 的 PSA 抗原,这也是大多数临床检测的极限。理论上,在实施根治性前列腺切除术后患者的血清中,术后几周 PSA 水平应当为零或非常接近于零。使用超灵敏免疫测定技术来监测转移性肿瘤疾病的早期复发和指导潜在的早期二线治疗的可能性,不仅对于前列腺癌而且对于整个临床相关的肿瘤标志物而言都令人兴奋。

国际研讨组(TD-3)致力于比较 82 种 PSA 抗体的特性(*Stenman et al.*,*1999*),其中一项重要发现是,大约 17 种 PSA 抗体可以和与 PSA 具有较高同源性的人腺体激肽释放酶(KLK2)发生交叉反应(见下文)。鉴于以上观察结果,只有在使用对 hK2 和其他激肽释放无交叉反应的独特 PSA 抗原表位特异的单克隆抗体时,对血清中 PSA 的检测结果或是对非前列腺组织中的 PSA 的测定结果才可信。为了全面总结 PSA 和激肽释放酶的生物学和临床应用,读者可以参考一篇重要综述(*Rittenhouse* 等,*1998*)。PSA 现在被定为 KLK3。

1. 功能

PSA 是一种蛋白酶,其作用是液化精液,使精子自由游动。还可能在溶解宫颈黏液中起作用,使精子能够进入子宫。它是激肽释放酶家族(KLK3)的成员。

2. 参考范围

99% 的外表健康供者的总 PSA 水平 <4ng/ml(不同方法测出的结果可能不同)。**良性前列腺肥大**(benign prostate hypertrophy,BPH)患者 PSA 的值通常在 4~10ng/ml 的范围内,与恶性肿瘤患者 PSA 值的水平有重叠。然而,总 PSA 值 >10mg/ml

更倾向于恶性肿瘤。一些作者还建议使用游离 PSA 和结合 PSA 的比值来区分 BPH 和前列腺癌。癌症患者 PSA-ACT 比值要高于 BPH 患者。

3. 临床应用

前列腺癌在男性高发恶性肿瘤中排名第二,早期诊断是治愈的关键。与所有其他癌症一样,前列腺癌的诊断需要联合应用多种检测手段,如直肠指检、细针穿刺活检、胸部 X 线检查、骨扫描和血清 PAP 检测。血清 PSA 免疫检测技术的发展为前列腺癌患者的诊断和管理提供了一种有价值的辅助手段。美国癌症协会于 1992 年推荐 50 岁以上男性每年进行 PSA 检测并结合直肠指诊来筛查前列腺癌。虽然这引起了对 PSA 免疫检测方法在筛查应用的广泛关注,但肿瘤学界对关于在无症状人群中进行如此大规模筛查应用的价值仍存在分歧。**美国预防服务工作组(USPSTF)**并不推荐筛查,因为大多数前列腺癌是无症状的,对患者进行治疗反而可能会造成相当大的不良后果。因为更高的临床敏感性,血清 PSA 比 PAP 更有应用价值,然而仍有约 5% 的患者 PAP 升高但 PSA 水平正常。鉴于此原因,一些专家建议联合检测 PSA 和 PAP 要比单独检测更有价值。

血清 PSA 浓度升高超过 4ng/ml 不仅仅见于前列腺癌中,也可见于 BPH。血清 PSA 升高的幅度随着疾病的进展而逐渐增加,并且在 D 期前列腺癌并伴有远处转移时可达最高水平。由于在 BPH 时 PSA 浓度也可升高,因此 PSA 不能用作前列腺癌诊断的特异性指标。也有试图采用检测游离 PSA 和总 PSA 来进行鉴别,作为总 PSA 的一部分,游离 PSA 的百分比可能是有用的。如果游离 PSA 比值低于 10% 且总 PSA 高于临界值,则罹患癌症的风险要高得多。

尽管如此,PSA 现已成为对已确诊的前列腺癌患者进行管理时的常规检测项目。在用于监测前列腺癌的临床应用中,PSA 作为一种可靠的肿瘤标志物要优于 PAP。在大多数前列腺癌患者中,肿瘤标志物水平的变化与疾病发展趋势相对应(CANCER MARKERS - INTRODUCTION)。PSA 是评判前列腺癌预后的良好标志物。

4. 局限性

• PSA 高于 4ng/ml 并不能诊断前列腺癌,因为良性前列腺肥大和一些良性泌尿生殖系统疾病也会导致其值升高。

• 在采集血样之前按摩前列腺可导致 PSA

暂时性升高。

- 射精后 2 天内 PSA 水平可升高。
- 约 5% 的前列腺癌患者 PAP 升高但 PSA 浓度正常。

5. 检测技术

一般来讲,使用单克隆抗体对 PSA 进行免疫检测。例如,西门子的 Centaur® 可检测总 PSA 和游离 PSA。

6. 样本类型

依据所用的检测方法,可使用血清或血浆。

7. 使用频率

常见。

(九) β₂- 微球蛋白

β₂- 微球蛋白(β_2-M) 是由 100 个氨基酸组成的单链糖基化蛋白,其分子量为 11.8kDa,现在已知它是**组织相容性抗原**(histocompatibility antigens,HLAs)的轻链成分。因此,它存在于所有有核细胞中并且以高浓度存在于淋巴细胞的表面。该种小分子量蛋白质与免疫球蛋白具有序列同源性,因此被归类为免疫球蛋白超家族。

β_2M 作为一种小分子量蛋白质可经肾小球滤过。通过肾小球的大部分 β_2M 又被肾近端小管细胞重吸收和分解代谢。在正常人尿液中仅检测到少量 β_2M,而肾近端小管功能障碍患者尿液中 β_2M 水平升高。

β_2M 的正常血清水平主要是 HLA 代谢和转变的体现。据估计,每天约 150mg 的游离 β_2M 蛋白可被分泌至体液中。其血清水平在各种良性和恶性疾病下均可发生改变,因此 β_2M 是一种非特异性的肿瘤标志物。

1. 功能

β_2M 是 HLA 抗原系统的组成部分,其结构与免疫球蛋白相似。该蛋白的特异作用尚不清楚,但作为组织相容性复合物的一部分,被认为可参与到分子识别尤其是区分自我和非自我的过程中。该分子似乎也可稳定了 HLA I 类分子的重链构象,这在免疫识别和限制中可能是非常重要的。

2. 参考范围

通常,正常血清中 β_2M 的水平低于 2.5μg/ml,正常尿液中 β_2M 低于 0.16μg/ml(可能因方法而异)。

3. 临床应用

许多实体瘤和淋巴瘤患者血清 β_2M 水平会升高。然而,多种非恶性疾病如类风湿性关节炎、AIDS、系统性红斑狼疮、克罗恩病和肾小管功能障碍也可引起该标志物水平升高。血清 β_2M 水平似乎也可作为急性肾移植发生排斥反应的指标。

无论是用来监测疾病进展还是作为预后指标,β_2M 水平在实体瘤中的作用尚不确定。该标志物在淋巴系统恶性肿瘤中似乎可发挥作用,例如霍奇金和非霍奇金淋巴瘤、多发性骨髓瘤以及慢性淋巴细胞白血病。较高的 β_2M 水平是预后不良和疾病晚期的指标。它还可用于监测这些肿瘤的病程,尤其是多发性骨髓瘤。

4. 局限性

- β_2M 升高并不能诊断癌症,因为许多非恶性肿瘤疾病也会导致其浓度升高。可引起 β_2M 水平升高的非肿瘤性疾病包括炎性疾病,例如类风湿性关节炎、克罗恩病、系统性红斑狼疮、AIDS、肾小管功能障碍和肾移植排斥反应。
- 尽管在一些实体瘤中 β_2M 水平升高,但该情况下此标志物无法用于预后判断或监测疾病状态。

5. 检测技术

因该抗原分子较小,因此大多数试剂盒都采用了竞争法的免疫检测原理。有固相多克隆或单克隆抗体的酶联免疫分析技术的试剂供应。

6. 样本类型

血清、血浆和尿液。

7. 使用频率

除日本外,其余地方不太常见。

(十) 神经元特异性烯醇化酶

烯醇酶是一种普遍存在的糖酵解酶,其催化 2- 磷酸甘油酸转化为磷酸烯醇丙酮酸(图 7-13-5)。

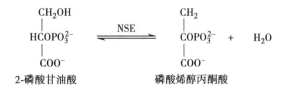

图 7-13-5　神经元特异性烯醇化酶的作用机制

烯醇酶也被称为 2- 磷酸 -D- 甘油酸水解酶或磷酸丙酮酸水合酶。它是二聚体,可以由三种不同类型的亚基组成,即 α、β 或 γ。α 同工酶二聚体是由体内的大多数细胞和脑中的胶质细胞合成。这种形式的同工酶有时被称为非神经元烯醇酶（NNE）。β-烯醇化酶似乎对肌肉组织具有特异性。γγ 和 αγ 同工酶统称为 NSE。NSE 由神经细胞或神经元，以及神经内分泌细胞产生，特别是胺前体摄取和脱羧谱系的细胞。NSE 是一种酸性蛋白质，其天然分子量为 78kDa，亚基分子量为 39kDa。NSE 和 NNE 在免疫学上是不同的，并且对氯离子和温度具有不同的敏感性。

1. 功能

NSE 是一种可参与细胞能量产生过程的糖酵解酶。在遗传学上，NSE 同工酶出现在神经元分化的最后阶段，因此是神经细胞成熟的一个良好的标志物。

2. 参考区间

异常水平通常高于 9ng/ml。

3. 临床应用

NSE 水平升高主要见于**小细胞肺癌（SCLC）**和神经母细胞瘤中。其他可导致 NSE 水平升高的神经内分泌肿瘤包括胰岛素瘤、甲状腺髓样癌、嗜铬细胞瘤和内脏部位的良性肿瘤。NSE 的主要临床应用是监测肿瘤对化疗的反应，以及检测早期复发。

SCLC 是最具侵袭性的肺癌，且大多数患者在被确诊时已发生转移。然而，与其他肺癌相比，SCLC 对化疗的反应特别好。NSE 可以和组织学分类联合应用来对肺癌进行分型，从而选择合适的治疗方案。监测 NSE 的水平还有助于确定化疗的有效性并预测疾病复发。

神经母细胞瘤是一种常见的儿童肿瘤，通常为恶性。除监测外，NSE 水平还有助于区分神经母细胞瘤和起源于肾的 Wilms 瘤。这两种肿瘤在临床上都可表现为可触及的腹部肿块，而 NSE 水平升高则可提示为神经母细胞瘤。

对良性肿瘤来说，嗜铬粒蛋白 A 似乎是一种更好标志物。

4. 局限性

由于红细胞和其他血细胞中存在 NSE，因此对于该项免疫检测来说，仔细处理样本尤为重要。避免使用溶血的样本，以及在 500nm 处吸光度在 0.3 以上的样本。

5. 检测技术

常使用多克隆-单克隆免疫检测技术。

6. 样本类型

血清样本，避免发生溶血和反复冻融。

7. 使用频率

不太常见。

（十一）鳞状细胞癌抗原

鳞状细胞癌（squamous cell carcinoma，SCC） 抗原是一种分子量为 48kDa 的糖蛋白，最初从宫颈鳞癌中分离出来。通过免疫组化技术发现 SCC 是存在于正常和癌性鳞状细胞的一种胞质蛋白。

超过 90% 的头颈癌和 80% 的宫颈癌是 SCCs。研究表明，SCC 抗原是监测 SCCs 治疗有效性的良好标志物。尽管未经 FDA 批准用于常规临床使用，但是一个可用于头部、颈部、肺部和宫颈等部位鳞癌的肿瘤标志物测定的发展预示着在这些癌症的管理中迈出了重要的一步。

1. 功能

未知。

2. 参考区间

ARUP 实验室进行的一项研究确定了第 97 百分位数为 2.2ng/ml（男性和女性）。

3. 临床应用

SCC 抗原是第一种商业化的可用于鳞癌的肿瘤标志物。相当大一部分子宫颈、头部、颈部和肺部鳞癌患者中血清 SCC 抗原水平升高，且该肿瘤标志物的水平随着疾病的进展而增加。该抗原对鳞状细胞癌具有特异性，腺癌一般不会引起该标志物浓度异常升高。一些良性妇科和肺部疾病也可导致 SCC 值高于正常参考区间。早期鳞癌患者 SCC 抗原水平趋于正常。大约 40% 的Ⅲ期和 60% 的Ⅳ期头颈癌的 SCC 抗原水平高于正常参考区间。类似分期阶段的宫颈鳞癌患者中 SCC 抗原水平升高的比例更高（80%）。肿瘤的分化程度似乎与 SCC 抗原的水平无关。监测鳞癌患者已经证实该指标可用于检测复发并提示预后。

4. 局限性

一些皮肤和肺部的非恶性肿瘤性疾病（如湿疹、结核病）、结节病以及其他疾病等可导致 SCC 抗原水平升高。

5. 分析技术

目前，该测定方法使用放射性标记的 SCC 抗原和多克隆抗体进行的竞争法（2013 年陈述，译者注）。

6. 样本类型

血清。

7. 使用频率

不常见。

（十二）细胞角蛋白 21-1

组织多肽抗原（tissue polypeptide antigen，TPA）是一种泛癌标志物。该抗原于 1957 年被发现，是人类肿瘤组织中的一种不溶性残留物。现在已知 TPA 属于被称为细胞角蛋白或中间丝的一类细胞骨架蛋白家族。细胞角蛋白 8、18 和 19 与抗 TPA 抗体发生反应。这些细胞角蛋白属于胞质蛋白，存在于所有正常上皮细胞及细胞管道和囊的内层。因此，已知各种不同器官部位发生的肿瘤均可表达 TPA，且可通过细胞破坏将 TPA 释放到血清中。TPA 的检测代表了第一代细胞角蛋白肿瘤标志物检测。细胞角蛋白 21-1（CYFRA 21-1）检测是第二代单克隆免疫分析技术，主要检测细胞角蛋白 19 的 21-1 片段。

1. 功能

细胞骨架负责细胞的三维物理结构。在细胞分裂过程中，细胞骨架具有重要的、动态的和功能性的作用。单个细胞角蛋白的确切功能已被完全了解，但作为中间细丝，它在细胞骨架的结构及细胞分裂过程中的动态变化中具有明显的作用。

2. 参考区间

ARUP 实验室引用 CYFRA 21-1 的参考区间为 0~2.3ng/ml。其他方法可能具有不同的参考区间。

3. 临床应用

测量细胞角蛋白 19 的 CYFRA 21-1 在非小细胞类型的大多数肺肿瘤中升高，其对肺鳞状细胞癌的敏感性最高。

4. 局限性

• 细胞角蛋白标志物不适用于诊断癌症，但通常可与其他器官特异性肿瘤标志物一起用于对患者进行监测。

• TPA 的升高可见于妊娠的最后三个月以及肺、肝、胃和胰腺等部位的各种良性疾病。

• 在患者治疗期间监测细胞角蛋白标志物比使用其他标志物更复杂。需要进一步确定细胞角蛋白母体分子的这些可溶性血清片段的性质，而其本质上是不溶性的。

5. 检测技术

Fujirebio Diagnostics 使用的是酶免疫测定技术。Abbott Diagnostics 的 Architect® 分析系统也有该检测试剂。

6. 样本类型

血清。

7. 使用频率

少见。

（十三）人绒毛膜促性腺激素

关于该标志物的更多信息请参考"妊娠：人绒毛膜促性腺激素"这一章节。

1. 参考区间

妊娠期间 hCG 的参考值通常 >25mIU/ml。然而，对于肿瘤学应用的 β-hCG，女性的参考临界值上限为 5mIU/ml，男性为 3mIU/ml。该值可能因方法不同而异。

2. 临床应用

hCG 是诊断妊娠的一项重要指标，这方面也在单独的章节中介绍。绒毛膜癌和雄性生殖细胞肿瘤的特征在于 hCG 及其亚基水平升高。在乳腺癌、肺癌、小肠癌以及一些前列腺癌中也发现了 hCG 水平的增加。hCG 和 AFP 的联合检测在确诊和管理非精原细胞瘤型生殖细胞肿瘤方面表现出了优势。这些标志物可以用来有效监测生殖细胞肿瘤，可反映疾病的临床进展或缓解状况。

分泌 hCG 的癌症通常会产生异型分子，包括肽的糖基化改变和 α 链的分泌。有人试图利用这些异常特征开发出一种对癌症特异的 hCG 检测方法。这种检测技术尚未商业化。

3. 局限性

见"妊娠"章节。

4. 检测技术

见"妊娠"章节。

5. 样本类型

血清或血浆。

6. 使用频率

用作肿瘤标志物并不常用。

（十四）HER-2/NEU 癌蛋白

人表皮生长因子受体（HER-2）癌基因可编码一种跨膜酪氨酸激酶受体，是浸润性乳腺癌的关键指标和治疗的靶点。该蛋白质可与 HER 家族的其他成员一起通过细胞增生、运动性、抗细胞凋亡、侵袭性和血管生成而启动肿瘤生长。它通过打开和关闭基因可将来自细胞外部的分子信号传递到内部。约 20% 的乳腺癌中 HER-2 可升高，阳性通常表明预后较差，并且用抗 HER-2 疗法治疗可能是有效的。一些仍在临床试验阶段的疗法旨在抑制 HER 家族蛋白的活性，包括 Herceptin®（曲妥珠单抗），这是一种人源化单克隆抗体治疗药物，被批准用于治疗过度表达 HER-2/*neu* 生长因子抗原的转移性乳腺癌患者。

1. 功能

HER-2/*c-erb* B-2 作为生长因子家族的一名成员，在通过酪氨酸激酶依赖性级联事件将信息传递到细胞内的过程中具有关键作用。当活化配体与该蛋白质结合时，其通过与 HER 家族的另一成员或与另一个 HER-2 蛋白质分子的相互结合而形成二聚体。由配体和二聚体决定的位于细胞内的 HER-2 特异性酪氨酸残基被磷酸化，并激活信号转导途径。多种配体和细胞信号途径之间的交互提供了多种信号传导能力。

2. 参考区间

参见美国临床肿瘤学会——美国病理学家学会出版的指南。

3. 临床应用

如果肿瘤过度表达 HER-2 蛋白，则预后较差，并且抑制 HER-2 受体的治疗将是最有效的。HER-2 蛋白的水平是乳腺癌患者预后的重要标志物。一些胃肿瘤对 HER-2 受体治疗有反应，并且该试验可以在晚期胃癌进行。与许多其他可用于提示预后的肿瘤标志物一样，其水平升高表明预后不良、早期复发和存活期较短（*Ross et al.*，*2009*）。

4. 检测技术

使用基于载玻片的方法检查活检标本，如免疫组织化学、荧光原位杂交（使用荧光标记的探针进行 DNA 杂交）和显色原位杂交。免疫组织化学是最常用的方法。例如，Ventana Medical Systems（Tucson，Arizona）制造的 Ventana Pathway™ 免疫组织化学测定试剂盒，以及 Dako（Glostrup，Denmark）制造 Dako HercepTest™。也有使用 ELISA（免疫测定 / 夹心法）方法对血液标本进行检测。

5. 使用频率

该标志物是一种新型的肿瘤标志物，未来在临床上的应用很可能增加。

（十五）膀胱肿瘤抗原

膀胱癌是女性中的第六大常见癌症，男性中排第四位。男性患膀胱癌的可能性是女性的三倍。吸烟和接触化学品似乎是危险因素。大多数膀胱癌（90%）是上皮起源的移行细胞癌，其余是鳞状细胞癌、腺癌或未分化癌。传统的检测方法是细胞活检和尿细胞学检查，类似于宫颈癌的 PAP 涂片检查。早在 1945 年，Papanicolaou 和 Marshall 就描述了通过尿液细胞离心涂片沉积物检测泌尿道肿瘤细胞。几种膀胱肿瘤标志物检测技术已被开发出来，包括膀胱肿瘤抗原（BTA）、尿液细胞角蛋白、NMP22 和纤维蛋白 / 纤维蛋白原降解产物（FDP）。

BTA 抗原似乎是补体因子 H 或与其密切相关的一种蛋白质。BTA 抗原的表观分子量主要为 150kDa，尽管一些降解片段也已被鉴定。已发现几种不同的肿瘤细胞系可将 BTA 分泌到培养基中。

1. 功能

BTA 抗原具有补体因子 C3b 结合位点，并且在补体因子 I 存在的条件下可降解 C3b。通过部分序列分析可推断出其与血清补体因子 H（hCFH）之间的结构关系。据推测，补体因子样活性物质的分泌可通过阻断补体介导的溶解活性而赋予癌细胞选择性的原位生长优势。hCFH 的功能是与补体因子 C3b 相互作用并抑制膜攻击复合物的形成，从而防止细胞裂解。hCFH 似乎在替代补体途径的调节中起作用。

2. 参考区间

基于来自健康个体的尿液的平均值加上 3SD，建议临界上限值为 14U/ml。有些检测试验仅可定性。

3. 临床应用

BTA 抗原在监测移行细胞癌方面是非常有用的，该型占膀胱癌的大部分。对于非侵袭性高级别肿瘤，BTA 的灵敏度非常优秀，对于低级和原位肿瘤，其敏感性相对较高。

NMP22 与 BTA 抗原相比似乎没有任何优势。

4. 局限性

- 在该检测过程中使用尿液样品（新鲜、冷藏或冷冻的），在连续检测时应注意尿量的可变性。
- 它不及膀胱镜。许多临床医生更喜欢使用膀胱镜检查来跟进膀胱癌的治疗。
- BTA 抗原不是诊断性的。肾结石、肾炎、肾癌、尿路感染、膀胱炎、膀胱或泌尿道的新发创伤均可导致假阳性。

5. 检测技术

BTA TRAK 酶免疫测定是一种双重单克隆夹心法检测技术。新型的 BTA Stat 定性测试使用了同一对单克隆抗体，并于 2000 年被 FDA 批准为首个用于检测癌症复发标志物的家用设备。该定性测试类似于基于免疫层析原理的妊娠试验。该测试是细胞学检查的辅助手段，根据 BTA Stat 测试的结果，泌尿科医生可以选择使用刚性或柔性的细胞镜。如果结果为阳性，可以在全身麻醉的情况下使用刚性细胞镜在检查时移除复发的肿瘤组织。若 BTA Stat 结果为阴性，可仅进行局部麻醉后利用柔性细胞镜进行检查。

6. 使用频率

BTA TRACK™ EIA 和 BTA Stat 检测（B.D.S. Inc.,Redmond,WA,USA）是相对较新的检测技术，因此，它们的使用目前是有限的。监管部门对定性测试的认可在未来可能会增加它的家庭使用率。

（十六）肿瘤标志物的免疫层析测定

近年来，在受用户欢迎的侧向层流免疫检测法方面，已经有越来越多的定性或半定量肿瘤标志物检测开始使用。这种技术可以用免疫测定或竞争性免疫测定。在免疫测定中，可用抗体用胶体金、有色乳胶或胶体碳进行标记，从而分别产生粉色、蓝色或黑色的条带。在竞争性测定形式中，标记的是被分析物。样品通过毛细管流动沿着装置移动，溶解标记，并将其携带穿过固化的抗体带，在白膜上形成颜色对比。有关这些类型检测（其他分析物应用）的详细说明，请参阅"产品技术"章节（第 7 部分）。另外也可参阅"侧向层流免疫检测系统"。虽然大多数这些类型的测试提供了被分析物存在与否的定性信息，但是现在可以通过最新研发的测量终点带强度的仪器来呈现一定程度的定量结果。将来，这些测试很可能在基层卫生保健中心（如医生办公室）就可操作，以启动对患者适当的治疗措施或转诊到二级和三级卫生保健中心。

目前，一部分肿瘤标志物是可以利用免疫层析法来进行测定的。它们是：

• Ideal Rapid UBC™ 测试（IDL Biotech，瑞典）——检测细胞角蛋白片段的膀胱癌（UBC）标志物的一步法自测试剂盒。也有定量 ELISA 测定。

• BTA Stat™ 测试（B.D.S. Inc.,Redmond,Washington,USA）——FDA 批准的用于监测膀胱癌的复发指标,适用于家庭检测。该测定法测量尿补体因子 H 和相关蛋白的存在。

• 一步法 FOB™ 测试（TECO Diagnostics,California,USA）——粪便隐血试验检测粪便中人血红蛋白的存在。该试验利用对人血红蛋白特异的单克隆和多克隆抗体来进行检测，因此饮食来源血红蛋白、维生素 C 或铁对该测试法的干扰较小。

• AFP Card™ 测试（TECO Diagnostics,California,USA）——这是检测 AFP 的一步测定法,可用于肝细胞癌。

• PSA 检测（PSA-CHECK-1®,PROSTA-CHECK®,Veda Lab,法国）——1992 年美国癌症协会推荐 50 岁以上的男性每年进行 PSA 检查和直肠指检,这可能导致几种快速 PSA 免疫层析测试方法的出现。来自 Veda 实验室的测试宣称可以快速区分 PSA 高于或低于 4ng/ml,这是目前被接受的健康男性的临界值上限。

（十七）游离轻链分析

第一个被发现的生化肿瘤标志物是尿液中的本周蛋白。这些大多是源自恶性 B 细胞产生的免疫球蛋白的单克隆同源 κ 或 λ 轻链。迄今为止,检测**游离轻链（FLC）**的传统方法是通过蛋白质电泳或通过尿液的免疫固定电泳。尿液测试具有较多局限性,如低灵敏度,需要至少 24h 的严格尿液收集并测定之前进行浓缩,近端小管可代谢轻链等,因此在一定程度上会掩盖恶性疾病特征。最近,已开发出更敏感且自动化的血清 FLC 检测技术（*Bradwell*,2003）。FDA 批准的免疫测定法现已作为多发性骨髓瘤诊断和监测的辅助手段。该试剂盒还可应用于两个自动化系统上（Beckman Coulter IMMAGE® 和 Siemens Dade-Behring BNII）。

1. 功能

轻链是双链免疫球蛋白分子的一部分,存在于所有类型的免疫球蛋白中,除少数例外,如骆驼的免疫球蛋白仅具有一条链。轻链具有一个恒定区和三个可变区,后者在不同抗体中具有独特的氨基酸序列,可与免疫球蛋白重链的三个可变区一起形成每个免疫球蛋白的特异性抗原结合位点,称为配位。配位是与抗原上的特定表位（抗原决定簇）面相结合的互补位。

2. 临床应用

85% 的非分泌性多发性骨髓瘤患者,95% 的完整免疫球蛋白多发性骨髓瘤和 100% 的轻链多发性骨髓瘤患者血清 FLC 水平升高。FLC 最主要的应用是在血清或尿液电泳检测到的单克隆蛋白在正常范围内时,可用来检测非分泌性多发性骨髓瘤。与完整 IgG 相比,血清中 FLC 的半衰期为 2~4h。因此,FLC 的连续检测可以更快地提示治疗方案的疗效。在淀粉样蛋白疾病中也可见到血清 FLC 水平,其中轻链可以形成聚合物沉积物。化疗后血清 FLC 水平降低是长期生存的一个非常好的指标。

3. 分析技术

该免疫测定技术建立在对掩蔽的独特轻链表位特异的抗体的开发之上。使用这些抗体的试剂盒是基于乳胶增强比浊法。与传统的电泳测试不同,不需要浓缩样本。

4. 局限性

FLC 不是癌症特异性的,只有 20% 的 B 细胞慢性淋巴细胞白血病具有异常水平。大多数单克隆球蛋白增多症具有不确定性,60% 的 FLC 可升高。

5. 使用频率

这是一项相对较新型的检测技术,鉴于其灵敏度的优势和在血清中能检测的水平有临床价值,极有可能在未来取代基于尿液的检测方法。

四、新型实验性的和其他次要的标志物

本节简要概述了最近一些尚未得到广泛认可的肿瘤标志物的免疫测定方法(2013 年陈述,译者注),许多抗原已被研究者研发制备的单克隆抗体所识别鉴定。其中许多免疫测定法似乎是检测新型黏液抗原的水平。关于这些复杂分子的生物化学特性尚有待研究,它们在临床场景中的实用性还有待确定。尽管如此,一些早期结果显示在监测癌症患者方面有希望。一种全新的基于肿瘤标志物基因的分析方法正在出现,这超出了本章和本书的范围。几种次要的肿瘤标志物,如脱 -γ- 羧基凝血酶原、降钙素、ACTH、TA-4、肌酸激酶 β、抑制素、LDH、TSH 和儿茶酚胺等可用于特定的临床领域,并在表 7-13-2 中进行了总结。

(一)癌抗原 72.4

Centocor 利用一对单克隆抗体 CC-49 和 B72.3 发现了这种新型的泛腺癌黏液标志物。单克隆抗体 B72.3 与唾液酸 2-6Gal-NAc-O- 丝氨酸 / 苏氨酸

表 7-13-2   其他肿瘤标志物的临床应用

肿瘤标志物	临床应用
1. 脱 -γ- 羧基凝血酶原	肝癌 vs 肝硬化
2. 降钙素	骨转移,甲状腺髓样癌
3. 促肾上腺皮质激素(ACTH)	神经内分泌肿瘤
4. 肌酸激酶 BB	神经内分泌肿瘤
5. TA-4	鳞状细胞癌
6. 癌相关血清抗原(CASA)	黏液性卵巢癌
7. 抑制素	颗粒细胞和黏液性囊腺癌
8. 乳酸脱氢酶(LDH)	生殖细胞肿瘤
9. 促甲状腺激素和甲状腺球蛋白	甲状腺癌
10. 儿茶酚胺	神经母细胞瘤、嗜铬细胞瘤和良性肿瘤
11. 肿瘤相关性胰蛋白酶抑制剂(TATI)	肾癌和胃癌
12. 新蝶呤	骨髓瘤和血液肿瘤的预后
13. 上皮生长因子受体(EGFR)	SCC 和乳腺癌的预后
14. 铁蛋白	晚期腺癌
15. 5- 羟基吲哚乙酸	良性肿瘤
16. 脂质相关性唾液酸	部分肿瘤的非特异性标志物
17. 甲状旁腺素相关多肽(PTH-RP)	伴有高钙血症的肿瘤
18. 末端脱氧核苷酸转移酶	白血病分型
19. 尿促性腺激素多肽(UGP)	卵巢癌

(Sialyl Tn)可发生反应,后者被认为是另一种癌胚抗原(图 7-13-4)。该检测方法似乎可用于胃癌。

(二)S-100 抗原

神经内分泌来源的 S-100 抗原是一种酸性蛋白质,可由 A 和 B 亚基组成同质或异质二聚体。血清 S-100 B 亚基测定(Sangtec IRMA,Diasorin AB,瑞典)是黑素瘤的标志物,可用于监测患者和作为预后标志物。手术治疗后和无症状的黑素瘤患者中该抗原的升高可提示早期复发。

(三)骨碱性磷酸酶

Metra Biosystems(Mountain View,California,USA)推出了一种检测骨 ALP 的方法。该法可替代测量总 ALP 而更特异性地鉴定骨转移,因总 ALP 在肝转移、肝细胞瘤和前列腺癌中也可升高。

（四）NMP-22

NMP 网络是在彻底提取以去除膜、染色质和细胞骨架蛋白后在细胞核中看到的残留框架。用于膀胱癌的 NMP-22 测定法（Matritech，Massachusetts，USA）可鉴定在有丝分裂期间与有丝分裂纺锤体相关的核有丝分裂器蛋白。

（五）嗜铬粒蛋白 A

嗜铬粒蛋白 A（chromogranin，CgA）是神经内分泌颗粒分泌的一种酸性蛋白质，分子量为45kDa。它在良性肿瘤、神经母细胞瘤和 SCLC 中可升高。1/3 患有以上疾病和 2/3 已发生转移的患者的 CgA 水平是异常的，具有神经内分泌特性的前列腺癌晚期患者 CgA 可升高。临界上限值通常为 50ng/ml，但根据所使用的方法不同而变化。有关此分析物的更多详细信息，请参见"胃肠道"这一章节。

（六）端粒酶

端粒是所有真核细胞染色体特有的核蛋白末端，由核苷酸序列 TTAGGG 串联重复组成。进行性细胞分裂缩短了端粒长度，这被认为是引发衰老的生物钟。然而，在干细胞和癌细胞中，端粒可通过端粒酶再生。癌细胞可通过上调端粒酶活性来逃避这种复制性衰老。在大约 85% 的癌细胞中，端粒酶活性是增加的，而在体细胞中它的生成是受到抑制的，除了增生的祖细胞和活化的淋巴细胞，因此这可作为一种令人兴奋的新标志物。由德国 Boehringer Mannheim 开发的 PCR-ELISA 可用于测量端粒酶的活性。一种生物素标记的特异性引物可被端粒酶延长，随后通过 PCR 扩增，并与端粒酶重复序列特异性探针杂交。在最终的 ELISA 检测步骤中使用链霉抗生物素蛋白包被的微量滴定板。

（七）UBC 抗原

UBC 抗原定量是一种监测其抗原实用性很强的新的测试手段。不像大多数其他肿瘤标志物在体液的含量反映肿瘤大小，UBC 抗原水平根据测定的肿瘤细胞活性指示疾病的过程。因此，该检测可用于监测肿瘤复发，其水平与肿瘤的分期和分级呈正相关。IRMA 和 ELISA 均可用诊断和随访，同时用尿液试纸测试加以补充（UBC®Rapid，

IDL Biotech，瑞典）。

（八）甲氧基去甲肾上腺素和甲氧基肾上腺素放射免疫分析

甲氧基去甲肾上腺素和甲氧基肾上腺素是儿茶酚胺、去甲肾上腺素和儿茶酚胺的 O- 甲基化的代谢产物。其代谢物在嗜铬细胞瘤、神经节细胞瘤和其他神经源性细胞瘤的个体中升高。已经开发出用于检测肝素抗凝血浆中的两种代谢物的酶免疫分析方法（DLD Diagnostika GmbH，德国）。

（九）PML 蛋白

一种新型的急性早幼粒细胞白血病的标志物（APL）随着用于鉴定**早幼粒细胞白血病蛋白（PML）**的单克隆探针（Dako Inc.，Denmark）发展而被确认。在 APL 在细胞中，细胞核呈现微粒图案，由无数小点形成，而正常的造血细胞只有 5~10 个核点，呈现斑点样分布。APL 细胞的 PML 核颗粒结构在被扭曲，具有 15:17 染色体特征性的倒置易位。自从化学疗法和全反式维甲酸成功地用于白血病亚型的治疗，PML 蛋白从其他类型白血病中诊断 APL 显得很重要。

（十）肿瘤 M2 丙酮酸激酶

大约在 1985 年 Eigenbrodt 定义了肿瘤 M2 丙酮酸激酶。肿瘤细胞中，通过与癌蛋白相互作用使葡萄糖的碳直接用于 DNA 合成，原本具有活性的四聚体丙酮酸激酶 M2 同工酶转变为无活性二聚体。食管癌、胃癌和结直肠癌患者的肿瘤 M2 丙酮酸激酶在循环中的含量比传统的肿瘤标志物含量普遍要高。粪便 M2 丙酮酸激酶是结直肠癌的敏感性标志物。作为结直肠癌标志物，粪便肿瘤 M2 丙酮酸激酶在临界值为 4U/ml 时具有73%~92% 的灵敏度，而愈创木脂粪便试验的灵敏度为 50%。标志物也可以在血浆中测量。关于肿瘤 M2 丙酮酸激酶作为预后判断、恶性转化、评估肿瘤复发或对治疗的反应的标志物信息有限。因此，需要大型多中心研究来确定其临床价值（Kumar，2007）。

（十一）ADAM8

通过检测非 SCLC 基因表达谱识别可能作为诊断分子或作为分子治疗新靶标，来确定肺癌发生的相关基因。Shikawa 和小组研究发现，

ADAM8 是一种解整联蛋白,其编码基因具有金属蛋白酶结构域 -8,可作为候选分子。肿瘤组织芯片应用于肺癌患者的样本,检测 ADAM8 蛋白表达。用 ELISA 检测 105 名肺癌患者血清 ADAM8 水平和 72 名对照。ADAM8 在细胞运动中的可能作用通过 Matrigel™ 方法进行测定。ADAM8 在大多数已确诊肺癌中高水平表达。ADAM8 在 ⅢB/Ⅳ 期晚期腺癌表达水平通常比Ⅰ~ⅢA 期的腺癌表达水平显著升高。肺癌患者的 ADAM8 血清水平更高。因此,ADAM8 可用作肺癌诊断标志物,也是治疗靶标。

(十二) HE4

HE4 在保护性免疫中具有蛋白酶抑制剂家族部分功能,在卵巢癌过度表达,尤其是浆液性和子宫内膜样组织型。它由细胞分泌,可用酶免疫分析法检测卵巢癌患者的血清水平。初步研究表明在不同的良性和恶性病情中,不包括肾衰竭,HE4 比 CA 125 具有更高的特异性。肾衰竭患者具有非常高的 HE4 血清水平,无法区分是否来自卵巢癌。出于这个原因,研究中排除了肾衰竭的患者。排除后,发现仅三分之一出现渗出的患者或 5% 慢性肝病患者 HE4 血清水平略有升高。

(十三) PSME3

Roessler 等人的初步验证性研究证实了 PSME3 作为肿瘤相关蛋白与肿瘤的相关性。制备针对重组表达的 PSME3 的多克隆抗体,并通过蛋白质印迹分析和免疫组织化学证实了结直肠癌组织中该蛋白质的表达上调。重要的是,也可以使用高灵敏度免疫测定法在血清中测量该标志物,并且健康人和良性肠道疾病患者中其水平比结直肠癌患者显著升高。

(十四) ARF

INK4a/ARF 基因座编码两个不相关的肿瘤抑制因子 p16INK4a 和 p14ARF,并参与两个主要的细胞周期控制途径 p16INK4a-Rb 和 p14ARF-p53111-115。p14ARF(在小鼠中为 p19Arf)是主要定位于细胞核中的分子量为 14kDa(19kDa)的一种蛋白质。它可将细胞周期阻断在 G1 和 G2 期,并通过间接激活 p53 而抑制初期癌细胞的生长。它还可抑制核糖体 RNA 的加工处理并与拓扑异构酶Ⅰ相互作用。Arf 可触发许多细胞蛋

白的类泛素化,包括 Mdm2 和核仁磷蛋白(NPM/B23),它们在体内可与 p19Arf 相互作用。这在表达或缺乏功能性 p53 的细胞中均可发生。因此,Arf 对基因表达和肿瘤抑制的 p53 非依赖作用可能取决于 Arf 诱导的类泛素化。

(十五) Ki67

增生标志物作为早期乳腺癌患者的预后指标已被广泛评估。用霍奇金淋巴瘤免疫小鼠后,可鉴定出核非结构蛋白 Ki67;10-13 Ki67 仅在细胞周期的增生期(G1,S,G2 和 M 期)表达。Ki67 对细胞增生至关重要,因为使用反义核苷酸下调 Ki67 后可阻止细胞增生。Ki67 受到严格的控制和调节,这意味着其在细胞增生中具有重要作用。然而,由于它与已知蛋白质缺乏明显的同源性,因此很难确定其功能。还有人提出 Ki67 的另一个作用是基于它在 G1 早期定位到核外部位而阻止 DNA;这些部位包含着丝粒和卫星 DNA。还已知 Ki67 可与 DNA 结合。基于 Ki67 与其他蛋白质的相互作用并与 RNA 和 DNA 结合的能力,MacCallum 和 Hall 提出了其在细胞核中的结构作用。他们还提出 Ki67 是细胞分裂过程中核糖体合成的重要因子。Ki67 在细胞增生和肿瘤发生中的作用有待进一步的研究。

(十六) 血管内皮生长因子

VEGF 由含有五个同型异构体(VEGFA,VEGFB,VEGFC,VEGFD 和 PLGF)的家族组成,可作为**酪氨酸激酶受体(VEGF-Rs)** 的配体。在 VEGF 与其受体(主要是 VEGFR2)结合后,细胞内信号传导途径(包括 MEK-ERK 和 PI3K-Akt)被激活,并介导启动血管生成。正常组织和癌组织中血管生成的激活依赖于内皮细胞的增生和侵袭增强,血管通透性增加,组成血管结构的其他支持细胞的募集(如周细胞)。VEGF 已被认为是乳腺癌血管生成的关键介质。决定乳腺癌患者存活的最重要因素是癌细胞从原发部位转移到远处器官并形成转移性病灶。比较原发性肿瘤、局部和远处转移肿瘤患者的基因标志物表明 VEGF 仅在远处转移中过表达并且与较低的存活率相关。

(十七) 细胞周期蛋白 E

细胞周期蛋白 E 是 G1 期进展和进入 S 期的限制因素。细胞周期蛋白 E 基因是 E2F 的靶点,

并且该蛋白质与 Cdk2 结合并在细胞进入 S 期之前不久激活其激酶活性。虽然有证据表明细胞周期蛋白 D1 在乳腺肿瘤发生中具有重要作用,但细胞周期蛋白 E 在这方面的作用才刚刚被确定。细胞周期蛋白 E 在许多人类癌症中的表达水平可超过正常的生理水平,并且其基因组位点常被扩增。高水平的细胞周期蛋白 E 和低水平的 G1 期特异性细胞周期抑制剂 p27KIP1 表现出良好的相关性。细胞周期蛋白 E 在乳腺癌中发挥重要作用的另一个线索是在这些肿瘤中发现了中心体扩增,这可能是基因组的不稳定性的原因。

(十八) TBX2/3

T-box 蛋白含有影响二聚化和 DNA 结合的 T 结构域。TBX2 属于 T-box 转录因子的 Tbx 亚家族。TBX2 和 TBX3 是密切相关的 T-box 蛋白,其与包括乳腺在内的不同部位的组织发育有关。TBX3 是小鼠模型和尺骨 - 乳房综合征 (UMS) 患者正常乳房发育所必需的。据报道,TBX2 在 8.6%~21.6% 散发的人乳腺癌中扩增,其蛋白质呈过表达。TBX2 的异位表达可导致 DNA 多倍体和对顺铂产生抗性。因此,Tbx2 的过表达通过加速细胞增生,改变 DNA 倍体,以及使细胞对化疗药物产生抗性而促成乳腺癌的发生。需进一步研究来阐明乳腺癌中 TBX2/3 过表达的机制。

(十九) TA-90

TA-90 是在黑色素瘤细胞的外表面发现的一种蛋白质。与 S-100 一样,TA-90 可用于发现黑色素瘤扩散。其在黑色素瘤中的价值仍在研究中,目前尚未广泛使用。它也被研究用于其他癌症,如结肠癌和乳腺癌。

(二十) KRAS

西妥昔单抗 (Erbitux®) 和帕尼单抗 (Vectibix®) 是靶向 EGFR 蛋白的药物,可用于治疗晚期结直肠癌。这些药物不适用于 K-ras 基因突变(缺陷)的结直肠癌。现在,医生在使用该药物前通常会检测患者肿瘤中该基因的变化情况,并在该基因未发生突变的人群中使用这些药物。

K-ras 突变也可以帮助指导治疗某些类型的肺癌。具有该突变的肿瘤患者对厄洛替尼 (Tarceva®) 或吉非替尼 (Iressa®) 的治疗无效。

五、参考文献

Abelev, G.I. Production of embryonal serum alpha globulin by hepatomas: review of experimental and clinical data. *Cancer Res.* **28**, 1344–1350 (1968).

Alpert, E. and Abelev, G.I. Summary report: epitope analysis of human alpha-fetoprotein. *Tumor Biol.* **19**, 290–292 (1998).

Bast, R.C., Feeny, M., Lazarus, H., Nadler, L.M., Colvin, R.B. and Knapp, R.C. Reactivity of a monoclonal antibody with human ovarian carcinoma. *J. Clin. Invest.* **68**, 1331–1337 (1981).

Bradwell, A.R. *Serum Free Light Chain Assays.* (Binding Site Ltd., Birmingham, UK, 2003).

Chon, H., Lee, S., Wook Son, S., Hwan Oh, C., *et al.* Highly sensitive immunoassay of lung cancer marker carcinoembryonic antigen using surface-enhanced Raman scattering of hollow gold nanospheres. *Anal. Chem.* **81**, 3029–3034 (2009).

Ellis, W.J., Vessella, R.L., Noteboom, J.L., Lange, P.H., Wolfert, R.L. and Rittenhouse, H.G. Early detection of recurrent prostate cancer with an ultra-sensitive chemiluminescent prostate-specific antigen assay. *Urology* **50**, 573–579 (1997).

Gold, P. and Freedman, S.O. Demonstration of tumor specific antigen in human colonic carcinoma by immunological tolerance and absorption techniques. *J. Exp. Med.* **121**, 439–461 (1965).

Gold, D.V., Modrak, D.E., Ying, Z., Cardillo, T.M., Sharkey, R.M., Goldenberg, D.M. New MUC1 serum immunoassay differentiates pancreatic cancer from pancreatitis. *J. Clin. Oncol.* **24**, 252–258 (2006).

Gong, J.-L., Liang, Y., Huang, Y., Chen, J.-W., Jiang, J.-H., Shen, G.-L. and Ru-Qin Yu, R.-Q. Ag/SiO2 core-shell nanoparticle-based surface-enhanced Raman probes for immunoassay of cancer marker using silica-coated magnetic nanoparticles as separation tools. *Biosens. Bioelectron.* **22**, 1501–1507 (2007).

Hammarstrom, S., Shively, J.E., Paxton, R.J., *et al.* Antigenic sites in carcino embryonic antigen. *Cancer Res.* **49**, 4852–4858 (1989).

Hanausek, P. and Walaszek, Z. (eds), *Tumor Marker Protocols*, (Humana Press, New Jersey, 1998).

Ishikawa, N., Daigo, Y., Yasui, W., Inai, K., *et al.* ADAM8 as a novel serological and histochemical marker for lung cancer. *Clin. Cancer Res.* **10**, 8363–8370 (2004).

Kreutz, F.T. and Suresh, M.R. Novel bispecific immunoprobe for rapid sensitive detection of prostate-specific antigen. *Clin. Chem.* **43**, 649–656 (1997).

Kumar, Y., Tapuria, N., Kirmani, N. and Davidson, B.R. Tumour M2-pyruvate kinase: a gastrointestinal cancer marker. *Eur. J. Gastroenterol. Hepatol.* **19**, 265–276 (2007).

Liu, X., Dai, Q., Austin, L., Coutts, J., Knowles, G., Zou, J., Chen, H. and Huo, Q. A one-step homogeneous immunoassay for cancer biomarker detection using gold nanoparticle probes coupled with dynamic light scattering. *J. Am. Chem. Soc.* **130**, 2780–2782 (2008).

Molina, R., Escudero, J.M., Augé, J.M., Filella, X., Foj, L., Torné, A., Lejarcegui, J. and Pahisa, J. HE4 a novel tumour marker for ovarian cancer: comparison with CA 125 and ROMA algorithm in patients with gynaecological diseases. *Tumour Biol.* **32**, 1087–1095 (2011).

Nap, M., Hammarstrom, S.L., Bormer, O., *et al.* Specificity and affinity of mono-clonal antibodies against carcino embryonic antigen. *Cancer Res.* **52**, 2329–2339 (1992).

Nap, M., Vitali, A., Nustad, K., *et al.* Immunohistochemical characterization of 22 monoclonal antibodies against the CA 125 antigen: 2nd report from the ISOBM TD-1 workshop. *Tumor Biol.* **17**, 325–331 (1996).

Nustad, K., Bast, Jr., R.C., Brien, T.J., *et al.* Specificity and affinity of 26 monoclonal antibodies against the CA 125 antigen: first report from the ISOBM TD-1 workshop. *Tumor Biol.* **17**, 196–219 (1996).

Oppenheimer, S.B. *Cancer, a Biological and Clinical Introduction* 2nd edn (Jones and Bartlett, Boston, 1985).

Pannall, P. and Kotasek, D. *Cancer and Clinical Biochemistry.* (Piggott Printers, Cambridge, UK, 1997).

Price, M.R., Rye, P.D., Petrakou, E., *et al.* Summary report on the ISOBM TD-4 workshop: analysis of 56 monoclonal antibodies against MUC mucin. *Tumor Biol.* **19**(Suppl. 1), 1–152 (1998).

Rittenhouse, H.G. Early detection of recurrent prostate cancer with an ultrasensitive chemiluminescent prostate-specific antigen assay. *Urology* **50**, 573–579 (1997).

Rittenhouse, H.G., Finlay, J.A., Mikolajczky, S.D. and Partin, A.W. Human kalli-krein 2 (hk2) and prostate-specific antigen (PSA): two closely related but distinct kallikreins in the prostate. *Crit. Rev. Clin. Lab. Sci.* **35**, 275–368 (1998).

Rittenhouse, H.G., Manderino, G.L. and Hass, G.M. Mucin-type glycoproteins as tumor markers by laboratory. *Medicine* **16**, 556–560 (1985).

Roessler, M., Rollinger, W., Mantovani-Endl, L., *et al.* PSME3 as a novel serum tumor marker for colorectal cancer by combining two-dimensional polyacryl-amide gel electrophoresis with a strictly mass spectrometry-based approach for data analysis. *Mol. Cell. Proteomics* **5**, 2092–2101 (2006).

Ross, J.S., Slodkowska, E.A., Symmans, W.F., *et al.* The HER-2 receptor and breast cancer: ten years of targeted anti-HER-2 therapy and personalized medicine.

Rye, P., Bovin, N.V., Vlasova, E.V., *et al.* Summary report on the ISOBM TD-6 workshop: analysis of 20 monoclonal antibodies against Sialyl Lewisa and related antigens. *Tumor Biol.* **19**, 390–420 (1998).

Sell, S. Cancer markers of the 1990s. *Clin. Lab. Med.* **10**, 1–37 (1990).

Smallridge, R.C., Meek, S.E., Morgan, M.A., *et al.* Monitoring thyroglobulin in a sensitive immunoassay has comparable sensitivity to recombinant human TSH-stimulated thyroglobulin in follow-up of thyroid cancer patients. *J. Clin. Endocrinol. Metab.* **92**, 82–87 (2007).

Stenman, U.H., Paus, E., Allard, W.J., *et al.* Summary report of the TD-3 work-shop: characterization of 83 antibodies against prostate-specific antigen. *Tumor Biol.* **20**(Suppl 1), 1–12 (1999).

Stigbrand, T., Andres, C., Bellanger, L., *et al.* Epitope specificity of 30 monoclonal antibodies against cytokeratin antigens: the ISOBM TDS-1 workshop. *Tumor Biol.* **19**, 132–152 (1998).

Suresh, M.R. Immunoassays for cancer-associated carbohydrate antigens. In: *Seminars in Cancer Biology – Glycosylation Changes Associated with Malignant Change.* vol. 2, (ed B.M. Longenecker) 367–377 (W.D. Saunders Press, 1991).

Suresh, M.R. Classification of tumor markers. *Anticancer Res.* **15**, 1–6 (1996).

Taneja, P., Maglic, D., Kai, F., *et al.* Classical and novel prognostic markers for breast cancer and their clinical significance. *Clin. Med. Insights Oncol.* **4**, 15–34 (2010).

Van Dalen, A. Significance of cytokeratin markers TPA, TPA (cyk) TPS and CYFRA 21.1 in metastic disease. *Anticancer Res.* **16**, 2345–2350 (1996).

Virji, M.A., Mercer, D.W. and Herberman, R.B. Tumor markers in cancer diagnosis and prognosis. *CA Cancer J. Clin.* **38**, 42–63 (1988).

Wu, J. and Nakamura, R. *Human Circulating Tumor Markers: Current Concepts and Clinical Applications.* (American Society of Clinical Pathologists Press, Chicago, 1997).

Yu, H., Diamandis, E.P., Wong, P.-Y., Nam, R. and Trachtenberg, J. Detection of prostate cancer relapse with prostate specific antigen monitoring at levels of 0.001 to 0.1 μg/L. *J. Urol.* **157**, 913–918 (1997).

（孙晓芳、任伟宏　译，高春芳　审）

一、变态反应性疾病

通常,变态反应的概念很难定义。1906 年,维也纳医生 Von Pirquet 将其定义为由对大多数人完全无害的物质引发的、机体异常敏感现象。机体发生变态反应时处于一种复杂的炎症状态,几个相互作用的系统都会参与进来,通常将其分为 I 型超敏反应、II 型超敏反应、III 型超敏反应和 IV 型超敏反应。变态反应对于社会和经济产生的影响不可估量。尽管不同国家和地区的变态反应性疾病发生率均有不同,但是专家们已经达成普遍共识,在最近十年内(2013 年陈述,译者注),无论采用何种指标进行测定,因变态反应性疾病入院的人数明显增高,这可能预示着变态反应性疾病的发病率呈现明显的上升趋势。

经过大范围的命名修正,目前变态反应被定义为机体接触环境中对正常人无害的物质时,受

到刺激而出现的一系列反复发作的症状(**超敏反应**),这种症状由特定的细胞和体液免疫参与。这种超敏反应可以引起诸如鼻炎、哮喘、荨麻疹和皮炎等此类的炎症性反应,有些甚至会出现威胁生命的速发型和迟发型超敏反应。

在某些特定情况下,呼吸道和胃肠道黏膜是过敏原易于入侵的部位,Th2 细胞过程产生的 IgE 与致敏靶细胞(肥大细胞和嗜碱性粒细胞)结合,这也被称为 I 型超敏反应(图 7-14-1)。肥大细胞和嗜碱性粒细胞释放介质促进腺体分泌、刺激平滑肌收缩,以及使小血管通透性增加,这在该型超敏反应中发挥着关键作用。过敏性哮喘的早期阶段或者过敏性鼻炎的晚期阶段所出现的典型特征,均是由肥大细胞释放的趋化因子所引起的。像嗜酸性粒细胞一类的活性细胞可以释放对组织有损伤作用的嗜酸性粒细胞阳离子蛋白。

肥大细胞和嗜碱性粒细胞的其中一个特点就是它们携带高亲和力受体(Fcε),在细胞表面与

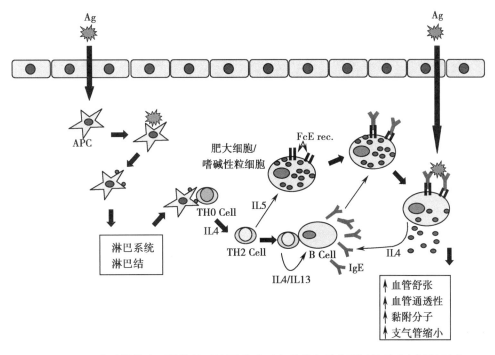

图 7-14-1 在致敏状态以及接触过敏原后,免疫细胞参与的主要过敏反应(参见正文)
注:Ag 指抗原或过敏原,APC 指抗原呈递细胞,Th 指 T 辅助细胞。来源于 Loewenstein and Mueller,2009,略作修改

IgE 结合。尽管大多数情况下机体可以产生 IgE 抗体消灭外来抗原，但是当某些无害的外来大分子通过呼吸道、消化道或者注射的方式进入机体后，某些特应性个体多会产生大量的 IgE，因而当再次接触相同的抗原时出现超敏反应。这些刺激 IgE 产生（致敏作用）的外来物质或某些致敏物质被称为过敏原，易于发生超敏反应的个体被称为特应性个体。在黏膜表面致敏反应发生后，IgE 通过 Fcε 受体在肥大细胞和嗜碱性粒细胞表面发生特异性结合。再次接触相同的过敏原时，该过敏原即与致敏的嗜碱性粒细胞和肥大细胞表面的 IgE 抗体交联，通过级联效应激活这些效应细胞，最终导致速发型和迟发型超敏反应（图 7-14-1）。

（一）过敏原

无论何种机制，只要能诱发变态反应的物质就被称为过敏原。本章主要阐述能诱导产生 IgE 抗体，以及引起特异性反应的过敏原。对于这些过敏原的鉴定非常困难而且复杂。尽管可以根据季节性过敏原发生的时间特点很快找到原因，但是大多数发生过敏的患者对很多过敏原都敏感，并且一年四季都在接触这些过敏原，具有相交叉的免疫特异性。

最近确定了很多过敏原，目前有大量的数据库提供这些过敏原的分子、生化和临床等数据。目前过敏原的命名方式如下：Ggg（g）s（s）n.iivv，其中 g 指属（2~3 个字母），s 指种（1~2 个字母），n 指过敏原序号，i 指同种异体过敏原序号（两位数字），v 指变异数（两位数字）。因此，来自疣皮桦（桦树）的花粉被命名为 Betv1，其中一种同种异体过敏原和变异体被命名为 Betv1.010 2。世界卫生组织和国际免疫学会联合会过敏原命名委员会（WHO/IUIS）公布了过敏原的官方名单（www.allergen.org），可以从过敏原数据库中找到该名单（www.allergome.org），一些文章也记载了目前命名和临床数据的最初来源。

分类

一般来说，过敏原可以分为以下几类：

（1）室内过敏原（虫螨、动物性过敏原、蟑螂和霉菌）：蛋白水解酶（丝氨酸和半胱氨酸蛋白酶），脂质运载蛋白（配体结合蛋白），原肌球蛋白，白蛋白，钙结合蛋白和蛋白酶抑制剂。

（2）室外过敏原（草、树和杂草花粉，真菌孢子）：植物病程相关（PR-10）蛋白，果胶酸裂合酶，b-

扩展蛋白，**钙结合蛋白**（polcalcins），防御素类蛋白和胰蛋白酶抑制剂。

（3）植物和动物食源性过敏原（水果、蔬菜、坚果、牛奶、鸡蛋、蟹贝和鱼虾）：脂质转移蛋白，组装抑制蛋白，种子贮藏蛋白，乳球蛋白，酪蛋白，原肌球蛋白和小清蛋白。

（4）注射的过敏原（昆虫毒液和一些治疗性的蛋白质）：磷脂酶，透明质酸酶，致病相关蛋白和天冬酰胺酶。

基于以上分类，为了更好地解释环境中过敏原的种类和特点，表 7-14-1 列出了一些常见的过敏原的来源、名称和同源性。

（二）过敏原的共性

尽管目前世界各国专家仍在不懈努力，基因组学、生物信息学和进化生物学也取得了一定的进步，但是为什么过敏原对于一些人有过敏原性，而对另一些人则没有任何影响，其内在特性究竟是什么还不是很清楚。目前仅有**蛋白酶依赖**（Der p 1）和**非蛋白酶依赖**（Der p 2）两种机制，它们均与尘螨（*Dermatophagoides pteronyssinus*，室内尘螨系统）有关。在 Derp1 机制中，现已证明蛋白酶可以裂解 CD23、CD25 和 CD40，并且可能通过激活 G 偶联蛋白的 PAR 家族来抑制 IL-12 的分泌。在第二种机制中，目前已证实 Derp2 在结构上与 MD2 相似，MD2 是 TLR4 复合物的组成成分，而 TLR4 复合物可以选择其他信号组件来激活其靶细胞。因此，现已证实该复合物包含脂质和 Toll 受体。最具特征性的过敏原不是蛋白酶，MD2 同源性也不可能是唯一的一个机制，一定还存在其他不明确的机制。目前普遍认为大多数过敏原家族仅仅集中于少数家族中（仅占所有序列家族的 2%，结构蛋白家族的 5%），大多数与诸如 Ca^{2+}、肌动蛋白和脂质结合物之类生化物质有关，颇为有趣的是它们中的大多数对病原体具有天然抵抗的作用。

尽管过敏原的结构和性质各不相同，但是一般来说大多数过敏原是生物物质，当人体吸入或摄入后，该成分通过亲脂性屏障（皮肤）或者亲水性屏障溶解在黏膜分泌物中。一些过敏原可以通过分泌物、伤口或者药物注射的方式通过这些屏障，亦可以通过侵入的寄生虫释放的内源性物质通过这些屏障。大多数过敏原特别容易提取并在缓冲液中溶解。一般情况下，过敏原释放一系列

表 7-14-1 常见过敏原的分子特征

	种类	过敏原	分子质量 /KDa	同源物
室内	屋尘螨 (*Dermatophagoides pteronyssinus*)	Der p 1	25	半胱氨酸蛋白酶
		Der p 2	14	脂结合蛋白
		Der p 3	30	丝氨酸蛋白酶
		Der p 5	14	未知
	猫 (*Felis domesticus*)	Fel d 1	38	子宫珠蛋白样蛋白
	犬 (*Canis familiaris*)	Can f 1	25	脂质运载蛋白
	小鼠 (*Mus musculus*)	Mus m1	21	脂质运载蛋白
	大鼠 (*Rattus norvegicus*)	Rat n1	21	信息素结合脂质运载蛋白
	蟑螂 (*Blattella germanica*)	Bla g 2	36	抑制型天冬氨酸蛋白酶
室外				
花粉 / 草种	黑麦 (*Lolium perenne*)	Lol p1	28	未知
	梯牧草 (*Phleum pratense*)	Phl p 5	32	未知
	百慕大草 (*Cynodon dactylon*)	Cyn d 1	32	未知
种子	豚草 (*Artemisia vulgaris*)	Art v 1	28	防御素样蛋白
树	桦木 (*Betula verrucosa*)	Bet v 1	17	病程相关蛋白
		Bet v 2	15	抑制蛋白(结合于肌动蛋白)
食物	牛奶	Bos d 5	18	β- 乳球蛋白
	鸡蛋	Gal d 1	28	卵类黏蛋白
	鳕鱼 (*Gadus callarias*)	Gad c 1	12	钙结合蛋白(小清蛋白)
	虾 (*Penaeus aztecus*)	Pen a 1	36	原肌球蛋白
	花生 (*Arachis hypogaea*)	Ara h l	63	维西林(种子贮藏蛋白)
	芹菜 (*Apium graveolens*)	Api g 1	16	PR-10, Bet v 1 同系物
	巴西胡桃 (*Bertolletia excelsa*)	Ber e 1	12	2S 白蛋白
毒液	蜜蜂 (*Apis mellifera*)	Api m 1	9.5	磷脂酶 A2
	黄蜂 (*Polistes annularis*)	Pol a 5	23	哺乳动物睾丸蛋白
	虎头蜂 (*Vespa crabro*)	Ves c 5	23	哺乳动物睾丸蛋白
	火蚁 (*Solenopsis invicta*)	Sol i 2	13	未知
真菌	烟曲霉	Asp f 1	18	核糖核酸酶
		Asp f 2	37	结合纤维蛋白原
	链格孢霉	Alt a 1	29	未知
乳液	巴西橡胶树	Hev b 1	15	延长因子
		Hev b 5	16	未知功能
药品	四环素			
	可待因			
	青霉素			
	磺胺类药			
	非甾体 / 甾体抗炎药			

具有变态反应性的大分子物质,如糖类、复合脂类、多肽、糖蛋白和肽聚糖等。变态反应性个体可能产生针对一种或几种过敏原的 IgE 抗体,有很多证据证实鉴定过敏原以及其抗原表位仍然是了解疾病自然进程的重中之重。也就是说,每个过敏患者根据过敏原的不同产生一系列的特征性抗体。由于一些致敏性物质比其他物质浓度更高,免疫活性更强,我们可以选择性地组合一组过敏原来定量判断其变态反应活性。

(三) 诊断和治疗

在诊断过程中,我们必须通过免疫学或者其他手段将特异性 IgE 介导的过敏反应与其他机制诱发的过敏反应区分开来(图 7-14-2)。常见的检测方法是对血清中的特异性 IgE 进行检测和鉴定,IgE 水平的升高通常可以作为临床诊断和治疗的证据和基础。

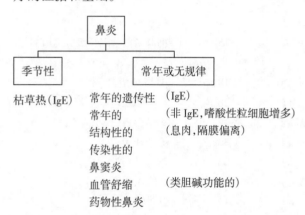

图 7-14-2　Allergy 样症状,大多数病例可常年反复发生且无规律,可能是由 IgE 介导或其他因素引起,差异化来源尚需进一步研究证实

虽然在临床实践中,体内测试如点刺试验和皮内注射试验,仍常用于检测特异性 IgE 抗体的活性,但是数十年来,对于这些技术的优缺点在临床医生中一直存在着争议,因此在这里我们不做过多的探讨。体内试验的一个重要优点是它会使患者在心理上更相信医生,这一点是其他的方法不能取代的。目前体外检测特异性 IgE 的技术具有很好的再现性、敏感性、特异性和稳定性,非常有利于临床的诊断,并且这些检测大多便于实施质量控制、进行不同实验室之间结果的比较。毫无疑问,体外试验最主要的优点是可以避免再次潜在的致敏反应,从而避免其引发的系统性反应的风险。

一旦发现了过敏原,通常可以通过避免接触过敏原,注射天然或改良抗原(特异性免疫疗法)或给予抗组胺药,类固醇或其他药物来治疗过敏反应。后面提到的这些药物可以抑制肥大细胞介质的释放或阻断它们的效果。如下文"组成和诊断"部分所讨论的那样,现代创新性免疫疗法的成功应用归功于其高度的特异性,而这种特异性来自于体外试验的结果。

二、分析物

特异反应性疾病(如皮炎、哮喘和鼻炎)的患者伴有显著的 IgE 抗体浓度升高。因此,鉴于其历史价值、应用广泛及重要性,IgE 免疫测定法仍然使用的 Phadebas 放射变应原吸附试验(RAST)的原则将最先讨论。早期系统成功呈现的抗原过剩理论概念现在对新开发的分析工具仍有效,相关内容后续讨论。

IgE 是一种非常特殊的免疫球蛋白,异化程度高,在外周血中的生物半衰期短,即 1~5 天。它不会穿过胎盘屏障激活补体系统。但是从临床角度看,评估 IgE 抗体的敏感性和特异性可以准确识别过敏原并且在过敏性疾病的诊断当中帮助采集临床病史。在临床实践中,通常进行两种 IgE 的测量:总血清 IgE 和特异性血清 IgE。

(一) 总血清 IgE

尽管总血清 IgE 的临床意义受到越来越多的质疑,但是从操作习惯,自动化程度和良好的重现性上看,总血清 IgE 的免疫测定仍然作为一种对遗传性过敏疾病的辅助诊断方法而在临床上普遍使用。这些测定使用的分析原理很多:竞争性双抗体、固相放射免疫测定(RIA)和免疫计量(三明治)酶免疫联合检测法。常用的固相包括微粒、聚苯乙烯珠以及纤维素泡沫。测量信号包括放射性物质、具有颜色的物质和可以产生荧光和发光的物质。浓度单位按照世界卫生组织的要求,以 kU/L 表示。

1. 临床应用

在特应性疾病中,血清总 IgE 水平普遍升高。尽管 IgE 浓度在正常范围内,但并不能排除 IgE 引发的疾病,尤其是由单一过敏原引发的疾病。在临床上,总 IgE 的测定已经用来帮助区分特应性和非特应性疾病,或通过脐带血或新生儿的血液中 IgE 的测定来预测儿童是否有可能发生过敏反应。不过,在对结果进行解释时需要格外谨慎。发生特应性变态反应(哮喘,鼻炎)的患者血清 IgE 浓度上升,尤其是湿疹的患者其 IgE 浓度可以超过 20 000kU/L。总血清 IgE 的浓度通常与过敏原的数量相关。在某些寄生虫病和免疫缺陷病中,IgE 的浓度也会上升。

2. 参考区间

在健康的个体中,血清总 IgE 的水平在刚出生时不足 1kU/L,10 岁左右会到达一个峰值,之后再下降并终身维持在一个稳定的水平。健康的非吸烟成年人的 IgE 水平为 10kU/L,均值 +2 倍标准差值略高于 100kU/L。对于 IgE 水平大于均值 +1 倍标准差的儿童,以及 IgE 水平高于 100kU/L 的成年人,都应该进行过敏原筛查。通过对 63 名无过敏反应的健康志愿者的血液进行检测,实验人员认为成年人的参考值中位数为 13.2kU/L,均值 +2 倍标准差为 114kU/L,这个结果也经过了 CAP 联合会的确认。同样,另一项调查研究结果显示其中位数为 17.4kU/L,均值 +2 倍标准差为 112.9kU/L。

3. 局限性

由于阴性预测值较低,一般情况下对总 IgE 水平的测定并不能有效地排除对常见的吸入性过敏原的致敏反应,另一方面,在年轻的受试者中,较高的 IgE 水平有可能是因为发生了致敏作用,但确认还需要进一步的特异检测。同时在寄生虫病高发的地区,总 IgE 水平与过敏性疾病的发生关联性更小。

4. 技术方法

目前常用的免疫测定方法有很多,实验室系统上的大部分测试都具有不同程度自动化。

5. 理想的分析方法

在临床上进行 IgE 测定时,无论是检测过敏危象的婴儿脐带血还是对过敏性皮炎或寄生虫病患者的血样进行测定,检测分析范围在 0.5~5 000kU/L 的区间内就可以满足实际临床需要。为了尽可能地提高测定的准确性(重复性和重现性),通常将这个范围划分为一个常规的区间(2~2 000kU/L)和一个为儿科使用的数值较低的区间。UniCAP 的低量程测定区间与特异性 IgE 测定法的相等同,即 0.35~100kU/L。虽然一些商业化的分析方法用稀释液作为调零的基准,但是其检测限总是高些。也需要可以储存标准曲线的选项。

6. 样本类型

CAP 检测总 IgE 和特异性 IgE 的方法通常用于对血清和血浆的检测,也有关于对眼泪、鼻腔分泌物和粪便进行检测的报告。须进一步验证是否适用于产品说明书宣称之外的其他样本。

(二) 特异性 IgE 抗体

由单一免疫球蛋白过敏原引发的特异性抗体,是与其他同一类的抗体或同一过敏原引发的具有不同种特异性的抗体共同存在时进行检测的。这就要求在同一试验中,**抗原结合位点(Fab)和种特异性抗原表位(Fc)**可以被特异识别。在血清的五种免疫球蛋白中 IgE 的浓度最低。因此,在总 IgE 的样本中,竞争高达 μg/ml 其他种类的抗体时,检测特异 IgE 的下限应该低至 pg/ml。

提过敏原需要经过复杂的步骤,不同批次之间生产的产品会有所差异,所以早期对特异性过敏原的检测缺乏重现性。因此在 20 世纪 70 年代末到 80 年代初出现的标准化过敏原提取物使得过敏原的检测技术取得重要的进展。过敏原的标准化不仅提高了体外诊断的准确性,当它与 RAST 实验联合时,更是提高了可靠性。在 20 世纪 90 年代,随着蛋白质测序技术的发展,大型数据库的建立和对蛋白质表达认识的提高,过敏原可以经特殊工艺进行提纯、重组并投入大规模生产。在过去的几十年中,许多平台开发了特异性 IgE 检测方法,但是正如前面提到的,Phadebas RAST 一直是特异性 IgE 常用的检测方法。因此,研究人员首先将对涉及 RAST 实验设计的基本概念、后续步骤(包括引入具有较高过敏原容量的固体支架)以及自动化系统(如 UniCAP)进行了研讨(图 7-14-3)。近年来由于基因组学和自动化技术的发展,很多其他测定平台也进入了市场,在后面的章节中,我们也会对其进行简单的介绍。

1. 分析方法特点

IgE 的检测方法是将过敏原与固相载体结合然后识别样本中的 IgE 抗体。过敏原与 IgE 抗体结合之后,应先对载体进行严格的洗脱,再用带标记的抗 IgE 二抗对抗原 - 抗体复合物进行孵育。在洗脱之前,固相也可以选择性地包被能捕获过敏原 -IgE 复合物的配体。一个高容量的固相载体,如 Pharmacia CAP 系统和 UniCAP 系统这样的化学活化的泡沫,提供了大量的过敏原位点,使 IgE 抗体的结合最大化。这也使该方法对其他种类的

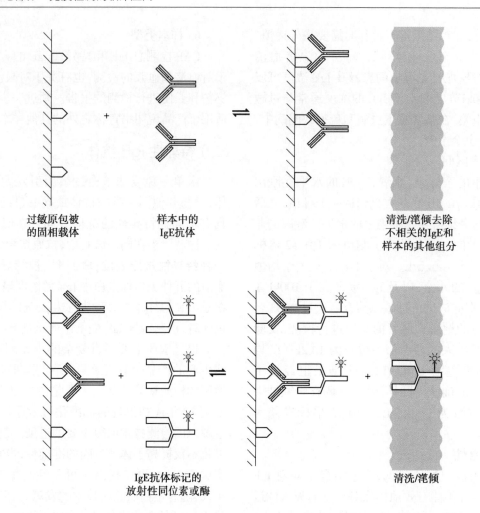

图 7-14-3　Phadebas RAST®、Pharmacia CAP System™ RAST® 和特异 IgEUniCAP®
系统的工作原理

抗体敏感度降低,同时,被结合到固相上的 IgE 抗体可以在较低的信号放大条件下被检测到。因而,使用的抗 IgE 二抗浓度较低,标记强度较低,底物浓度也较低,从而降低了这些干扰因素,进而可以很大程度上降低检测的噪声,结果更加稳定。

2. 过量的过敏原

在不考虑特异性和亲和力改变的情况下,高容量的固相载体抗原为抗体总量的定量测定提供了条件。根据适用于异相、固相免疫测定的质量作用定律说明:当过敏原浓度增加到一定程度,即 K(亲和常数)乘以过敏原浓度 Eqn(3) ≥ 10 时,IgE 抗体结合到固相的比例将达到 90% 以上,多余的抗体不再与固相载体结合。

质量作用定律

$$结合常数 = \frac{AB}{A \times B} \quad (7\text{-}14\text{-}1)$$

$$K = \frac{[\,\text{Allergen IgE Ab complex}\,]}{[\,\text{Allergen}\,] \times [\,\text{IgE Ab}\,]} \quad (7\text{-}14\text{-}2)$$

$$\frac{[\,\text{IgE Ab}_{\text{bound}}\,]}{[\,\text{IgE Ab}_{\text{total}}\,]} = \frac{K\,[\,\text{Allergen}_{\text{avail}}\,]}{1 + K\,[\,\text{Allergen}_{\text{avail}}\,]} \quad (7\text{-}14\text{-}3)$$

当测定基本上与亲和力无关时,即当超过约 90% 的 IgE 抗体结合后,再进一步增加过敏原浓度对测量值的影响可以忽略不计(图 7-14-4)。

(三) 抗过敏免疫球蛋白

抗 IgE 制剂必须是 IgE Fc 片段特异性,并且优先结合的,如单克隆抗体对 Fc 片段上的多个抗原表位具有特异性和互补的剂量 - 反应特性。目前已经有几种信号发生系统可以制备高灵敏度标记的抗 IgE。

1. 校准

用于测定特异性 IgE 和总 IgE 的校准品均来源于**世界卫生组织(WHO)**国际参考制剂人类 IgE(75/502)。在过敏原过剩的情况下可以测定特定抗体的真实量。UniCAP 特异性 IgE 的校准范

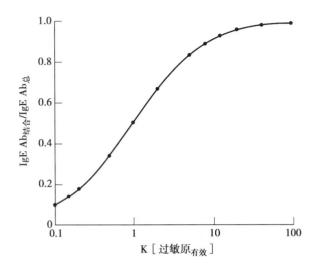

图 7-14-4　21 个人血清中抗大豆过敏原的 IgE 抗体的多样性模式

通过 SDS-G 聚丙烯酰胺凝胶电泳分离过敏性成分并印记到硝酸纤维素膜上。通过放射性标记的抗 IgE 和放射自显影检测过敏原 -IgE 复合物（Perborn，1990，未发表的数据）

围为 0.35~100kU/L。检测设计应保证储存的校准曲线有一个月的有效期。

2. 测试的选择，使用和说明

过敏试验应根据过敏原地区分布及患者的临床病史选择性使用。当表现的症状与一个暴露的过敏原之间有明确的联系时，选择采取多敏感度的过敏试验。

3. 多敏感患者 - 吸入性过敏原过筛试验

在鉴别致敏的过敏原之前，首先应该确认具有过敏症状的患者的疾病具有特应性。如果不是，很难进一步筛查出致敏过敏原。Phadiatop 测试发现至少 90% 的患者为特应性吸入过敏患者。但无论是 Phadiatop 测试还是其他此类型的商业测试都无法进行定量检测。

Phadiatop 测试作为特应性过敏试验主要用于呼吸道症状患者的筛查。因此可将常见的吸入性过敏原作为检测的基础。而那些主要由食物或昆虫叮咬，职业暴露或与宠物接触，如鸟类、天竺鼠等引起的过敏反应是无法检测出来的，除非这些患者同时也对常见的吸入性过敏原过敏。

Phadiatop 测试通过选择相应的过敏原以及它们的组合方式，以期对特应性过敏反应的区分能达到接近 90% 的正确性。暴露、多敏化和过敏原交叉反应造成的组合效应已经对一个相对有限的物种组合给出了高累积效应。过敏原对累积效

应的作用因素顺序因不同人群的相对暴露强度而异，但有三种组合以分别满足欧洲、北美和日本的需求。

三、标准化及评价

过敏检测通常用于过敏患者的诊断和监测。要求具有敏感性、特异性且可在大检测范围内定量测量。与所有免疫检测一样，需要性能指标和通用标准。血清总 IgE 采用世界卫生组织标准即可，但是过敏原特异性抗体，既没有正式的标准单位，也没有统一的定义。

实际上，1974 年首次使用的 Phadebas RAST 成为后来所有商业测试的标准。Phadebas RAST 由含有桦树花粉过敏原特异性 IgE 抗体的几种血清稀释液组成的参照品。这些稀释液可以在任意单位（PRU/ml）或半定量情况下建立校准曲线并对测试结果进行评估。此标准是根据 WHO IgE 标准进行内部校准的。在其他几代 RAST（Pharmacia CAP 系统和 UniCAP）中，桦树参照品被针对 WHO 标准 75/502 的直接标准品所替代，其覆盖范围在 0.35~100kU/l。当浓度低于 0.35kU/L 时通常检测不到。所有过敏原的检测都是根据这个 IgE 标准进行评估的。

所有其他商业测试试剂盒基本都遵循这一原则。但在类别或单位方面表现的一致性并不能反映校准品的真实浓度，所以直接比较相对困难。

实验室和医生常规应用改良的评分系统。尽管质控始终需要与患者样本一起进行测试，但近来仪器和微处理器技术的发展能够储存每个试剂批次的校准曲线。多过敏原试剂，如特定组合或 Phadiatop 通常不是定量检测，而是通过一个明确的临界值判定定性是否能检测到。

（一）过敏原特异性 IgE 抗体的定量测定

IgE 分子在 Fc 片段上具有大量的抗原表位。IgE 的捕获抗体和 IgE 抗体的偶联物结合可以使校准品 IgE 和过敏原结合 IgE 相同。但其在多大程度上适用于某一种特定的测试取决于实验数据。在 Pharmacia CAP 系统中，几个过敏原的实验表明，过敏原结合的 IgE 的测量值相当于 IgE 蛋白量（图 7-14-5）。

这是因为几乎样本中所有的 IgE 抗体均能

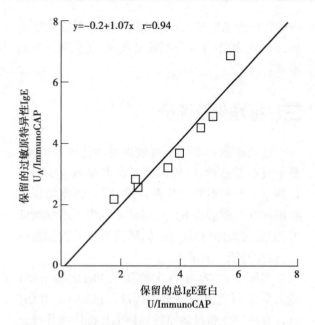

图 7-14-5 血清中特异性 IgE 抗体逐步减少后 IgE 抗体和 IgE 蛋白浓度变化的测定

注:过敏原特异性抗体单位(UA)相当于国际 IgE 单位(U)

与 固 相 结 合(Borgå et al,1992)。例 如,Timothy ImmunoCAP,结合 IgE 抗体的能力是结合所有 IgE 浓度测量范围上限(100kUA/L)的 25 倍。这种过量及质量作用定律对形成变应原 -IgE 复合体是明显有利的。如上所述,过量的程度足以使抗体结合不依赖于相互作用(亲和力)的结合常数,且与 IgE 抗体浓度无关。此外,如果所有相关的过敏原成分存在的固相能与 IgE 抗体结合(图 7-14-6),该系统能够测量过敏原特异性抗体的总和并满足定量分析的要求。

(二) 参考值

IgE 的国际参考品是 1968 年根据 WHO 生物材料制备标准规则建立的。该参考品采用任意的质量单位(国际单位)并进行合作评估。之后通过平行化学和免疫测定表明一个国际单位相当于 2.42ng 纯 IgE 质量。国际单位是公认的总 IgE 值,但特异性 IgE 抗体的测量也应该标准化,并且抗体浓度最终应该与 IgE 蛋白的质量单位相同。

(三) 质量控制

每次试验都应包括足够的质量控制(Quality Control)。具有确定的浓度和过敏原特异性的通用 IgE 抗体对照血清优于内部质控。国家和国际质量控制程序提供试剂盒实验室性能的定期评估。

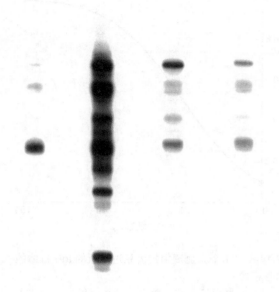

图 7-14-6 四份具有小麦特异性 IgE 抗体的血清在与小麦 ImmunoCAP 结合前(1)和结合后(2)的免疫印迹分析。所有亚特异性抗体与固相过敏原结合

在 RAST 型测定中,最常见的错误原因是洗涤不充分,以及未能有效且均匀地从所有反应容器中除去洗涤液。应避免在使用说明书中未宣称的标本类型。如有必要,应制定适当的阴性和阳性对照,并确认稀释和回收结果。

由制造商生产的 IgE 抗体检测所需的质量文件包括:

* 过敏原来源的质量和可重复性;
* 标记抗 IgE 的特异性和剂量反应特性;
* 固相结合的能力和重现性;
* 校准;
* 在不考虑过敏原的情况下,校准品和样本稀释液的线性和平行性;
* 回收率;
* 最低校准品浓度下的信噪比;
* 不受非特异性 IgE 和竞争性 IgG 抗体的干扰;
* 高剂量钩状效应;
* 试剂和试剂组合的稳定性;
* 重现性;

- 与参考方法的相关性；
- 相关患者群体的临床敏感性和特异性评估。

四、临床应用

(一) 特应性疾病的诊断和致敏过敏原的鉴定

IgE 抗体检测的临床敏感性和特异性应根据过敏专家对一组连续患者的诊断来判断。选择人群应该测试方法检测物相关的代表人群，并结合考虑疾病的流行程度和致敏程度。根据这一原则，对 2 000 多名患者进行了深入的临床试验，结果显示 Pharmacia CAP 系统的平均诊断效率约为 90%。通过对 894 例患者连续检测的六项临床研究，评估了 UniCAP。来自一个 5 170 例和临床诊断对比数据显示，UniCAP 特异性 IgE 的临床敏感性和特异性分别为 89% 和 91%。

(二) 组分解决诊断

组分解决诊断(component-resolved diagnostics, CRD)是一种更加精确的诊断试验，该测试基于纯过敏原分子，后者是通过重组表达编码过敏原的 cDNA 或通过从天然过敏原纯化而产生的。组分解决诊断可用于明确识别患者的过敏反应情况以及潜在的交叉反应性相互作用。这对于过敏原免疫治疗策略的发展尤为重要。尽管自 1911 年起就已知并开始使用一些免疫疗法，但无法识别致病分子是过敏疫苗治疗的主要阻碍。选择患者进行免疫治疗必须通过过敏原特异性 IgE 抗体来证明其存在 IgE 介导的过敏性致敏。

目前这些疗法的疗效取决于诸如准确诊断、疫苗质量和对治疗的免疫应答程度等因素。组分解决诊断在很大程度上依赖于 CAP 系统中纯蛋白的可获得性，但是随着诸如蛋白质微阵列等分析系统的发展，组分解决诊断也演变到了更加复杂的程度。有趣的是，目前一些免疫疗法治疗成功的监测还与针对其他类别免疫球蛋白(IgG4、IgG1、IgG2)的过敏原特异性检测方法的出现有关。组分解决诊断的另一个重要应用建立 IgE 致敏的地理模式，即人口学致敏研究。特定人群中特异性 IgE 应答的流行情况能够提供关于致敏性变态反应的重要线索。一些经典的特异性过敏原标志物与过敏性疾病的严重程度相关，也是近来

一个重要发展。总之，组分解决诊断的开展和普及，以及在不同平台上的结果都表明，这一技术的潜在应用才刚刚开始。

(三) 过敏原微阵列

无论是出于经济还是功能的考虑，诊断测试系统小型化都是大势所趋。在过去 10 年中，微阵列技术可技术上实现在不同条件下，如显微镜载玻片大小的固体培养基上监测数千个基因表达。该技术最初用于 DNA，现在已经发展到借助不同的连接方法实现其他更复杂的应用，包括明确蛋白质功能、蛋白质相互作用和酶活性等(Renault et al.,2007)。

蛋白质阵列生产的机制现已非常成熟，有许多全面的综述描述这一领域。蛋白质微阵列代表一种多分析物、固相免疫分析。即将蛋白质固定在固体表面上，随后在标准条件下孵育微量血清样本。斑点中高浓度的蛋白质保证了高亲和力抗体的选择。因此，在患者血清中存在的特定蛋白的抗体被固定的蛋白质捕获，洗片后，利用高灵敏度荧光标记的抗同型抗体和激光扫描仪检测结合的抗体(图 7-14-7)。随着不同的固体表面的改进，该分析技术也得到了进一步发展。阵列技术的许多方面，如固定相的固态支持物、"直接"与"三明治"形式，以及用于信号放大多分析物检测的方法等在其他综述中都有介绍。

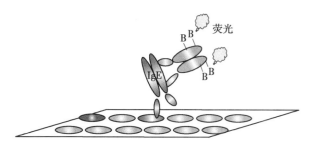

图 7-14-7 标准蛋白质阵列基本成分图示
注:患者血清抗体识别芯片表面固定的蛋白分子。第二抗体和荧光标记可以检测和定量靶分子

随着大量良好特性的重组蛋白利用，现已能够使用纯化的重组过敏原生产不同复杂度的阵列(Harwanegg et al.,2003)，而且已经有了商业化产品如 ImmunoCAP ISAC(Phadia)。从这些阵列中获得的结果非常令人鼓舞，并且许多已发表的结果表明，这些测试的灵敏度与 RAST、ELISA 和免疫印迹测试的灵敏度相似。

纯蛋白质与提取物：尽管使用纯蛋白质有诸多好处，但是涵盖所有已知蛋白质家族的全面分析研究的庞大工作量、复杂性和执行难度仍然被忽视。事实上，只能够获得非常少量的纯蛋白质。因此，一些团队提出使用综合蛋白质提取物。在阵列上使用来自过敏原提取物的异相蛋白质混合物来代替纯化蛋白质的优点之一是能够检测过敏原产物中未充分表达的蛋白质或蛋白复合物。一些用超过 150 种不同的粗提物进行的研究取得了积极的结果。还有用一些覆盖大量提取物，建立了能够同时检测 4 类免疫球蛋白的复杂平台。

IgE 所识别的蛋白质抗原表位的特征对于理解过敏发生的机制以及设计安全的免疫疗法至关重要。平均长度为 10~20 个氨基酸残基的重叠肽可以以简单的形式固定在载玻片上，而蛋白质不行。聚类分析显示患者血清与其对特定肽的反应性之间高度相关。虽然大量肽抗原表位的定位可以提供患者的预后信息和一些关于蛋白抗原性的信息，但它的缺点是缺乏重要的非线性抗原表位。在更深入的研究中，已经在坚果蛋白质的三维 IgE 抗原表位映射中，初步验证了交换结构域的工程化和嵌合蛋白的适当折叠。随着商业化体外重组系统对结构域交换技术的提高，我们对人体免疫系统如何识别新蛋白并产生免疫反应的理解将进一步加深。

关于阵列的形式，未来反应平台是选用固态平面的载玻片、编码微粒还是悬浮态阵列将更多地取决于商业考虑而非技术限制。这一领域的一个重要发展是将蛋白质微阵列的多样性与嗜碱性粒细胞脱颗粒的生物输出进行偶联。当前，高通量的诊断技术已经实现，多重过敏原检测标志着最新的工具可用于快速、准确检测和免疫功能性的过敏反应分析。特异性 Ig 结合试验从实验室研发到临床应用尚有距离，然而，现有的分子和细胞技术正在迅速缩小这个距离从而实现完全体外检测系统。这些体外生物检测系统很可能为 I 型超敏反应中免疫球蛋白和效应系统之间的关系提供独特的视角。这是全球范围内传统的过敏反应诊疗机构面临的现状的一个明显改进。

五、参考文献

Aalberse, R.C., Akkerdaas, J.H. and van Ree, R. Cross-reactivity of IgE antibodies to allergens. *Allergy* **56**, 478–490 (2001).

Alcocer, M.J.C., Murtagh, G.J., Wilson, P.B., *et al.* The major human structural IgE epitope of the Brazil nut allergen Ber e 1: a chimaeric and protein microarray approach. *J. Mol. Biol.* **343**, 759–769 (2004).

Bacarese-Hamilton, T.G.J., Ardizzoni, A. and Crisanti, A. Allergen microarrays. *Methods Mol. Med.* **144**, 195–207 (2005).

Bazaral, M. and Hamburger, R.N. Standardization and stability of immunoglobulin E (IgE). *J. Allergy Clin. Immunol.* **49**, 189–191 (1972).

Bertone, P. and Snyder, M. Advances in functional protein microarray technology. *FEBS J.* **272**, 5400–5411 (2005).

Bernstein, I.L. Proceedings of the task force on guidelines for standardizing old and new technologies used for diagnosis and treatment of allergic diseases. *J. Allergy Clin. Immunol.* **82**, 487–526 (1988).

Borgå, Å, Karlsson, T., Perborn, H., Lindqvist, A. and Yman, L. Standardization of timothy, peanut and *Aspergillus fumigatus* allergens for immunoassay of specific IgE (Pharmacia CAP System). *J. Allergy Clin. Immunol.* **89**(1, Part 2), 148 (1992).

Chapman, M.D. Allergen nomenclature. In: *Allergens and Allergen Immunotherapy*, (eds Lockey, R.F., Bukantz, S.C. and Bousquet, J.), 51–64 (Marcel Decker, New York, 2004).

Chapman, M.D. Allergen nomenclature. In: *Allergens and Allergen Immunotherapy*, 4th edn (eds Lockey, R.F. and Ledford, D.K.), 47–58 (Informa Healthcare, New York, 2008).

Chapman, M.D., Pomes, A., Breiteneder, H. and Ferreira, F. Nomenclature and structural biology of allergens. *J. Allergy Clin. Immunol.* **119**, 414–420 (2007).

Coombs, R.R.A. and Gell, P.G.H. Classification of allergic reactions responsible for clinical hypersensitivity and disease. In: *Clinical Aspects of Immunology*, (eds Gell, P.G.H., Coombs, R.R.A. and Lachman, P.J.), 317 (Blackwell, Oxford, 1968).

Deuschl, H. and Johansson, S.G.O. Specific IgE antibodies in nasal secretions from patients with allergic rhinitis and with negative or weakly positive RAST in the serum. *Clin. Allergy* **7**, 195–202 (1977).

Eriksson, N.E. Allergy screening with Phadiatop® and CAP Phadiatop® in combination with a questionnaire in adults with asthma and rhinitis. *Allergy* **45**, 285–292 (1990).

Fifield, R., Bird, A.G., Carter, R.H., Ward, A.M. and Whicher, J.T. Total IgE and allergen-specific IgE assays: guidelines for the provision of a laboratory service. *Ann. Clin. Biochem.* **24**, 232–245 (1987).

Ghaemmaghami, A.M., Gough, L., Sewell, H.F. and Shakib, F. The proteolytic activity of the major dust mite allergen Der p 1 conditions dendritic cells to produce less interleukin-12: allergen-induced Th2 bias determined at the dendritic cell level. *Clin. Exp. Allergy* **32**, 1468–1475 (2002).

Gupta, R., Sheikh, A., Strachan, D.P. and Anderson, H.R. Time trends in allergic disorders in the UK. *Thorax* **62**, 91–96 (2007).

Harwanegg, C., Laffer, S., Hiller, R., *et al.* Microarrayed recombinant allergens for diagnosis of allergy. *Clin. Exp. Allergy* **33**, 7–13 (2003).

Johansson, S.G.O. and Yman, L. *In vitro* assays for immunoglobulin E. *Clin. Rev. Allergy* **6**, 93–139 (1988).

Johansson, S.G.O., Bieber, T., Dahl, R., Friedman, P.S., Lanier, B.Q., Lockey, R.F., Motala, C., Martell, J.A.O., Platts-Mills, T.A.E., Ring, J., Thien, F., Cauwenberger, P.V. and Williams, H.C. Revised nomenclature for allergy for global use: report of the nomenclature review committee of the World Allergy Organisation, october 2003. *J. Allergy Clin. Immunol.* **113**, 832–836 (2004).

Kari, O., Salo, O.P., Björksten, F. and Backman, A. Allergic conjunctivitis, total and specific IgE in the tear fluid. *Acta Ophthalmol.* **63**, 97–99 (1985).

Kauffman, H.F., Tamm, M., Timmerman, J.A.B. and Borger, P. House dust mite major allergens Der p 1 and Der p 5 activate human airway-derived epithelial cells by protease-dependent and protease independent mechanisms. *Clin. Mol. Allergy* **4**, 5 (2006).

Kerkhof, M., Dubois, A.E., Postma, D.S., Schouten, J.P. and de Monchy, J.G. Role and interpretation of total serum IgE measurements in the diagnosis of allergic airway disease in adults. *Allergy* **58**, 905–911 (2003).

Kim, T.E., Park, S.W., Cho, N.Y., *et al.* Quantitative measurement of serum allergen-specific IgE on protein chip. *Exp. Mol. Med.* **34**, 152–158 (2002).

Kristjánsson, S., Strannegård, I.L. and Wennergren, G. Inflammatory markers in childhood asthma. *Ann. Med.* **28**, 395–399 (1996).

Lin, J., Renault, N., Haas, H., Schramm, G., Vieths, S., Vogel, L., Falcone, F.H. and Alcocer, M.J.C. A novel diagnostic tool for the detection of food allergy combining protein microarrays with human basophils. *Clin. Exp. Allergy* **37**, 1854–1862 (2007).

Lindqvist, A., Ikezawa, Z., Tanaka, A. and Yman, L. Seafood specific IgE in atopic dermatitis. *Ann. Allergy* **70**, 58 (1993).

Lindqvist, A., Maaninen, E., Zimmerman, K., Rimland, A., Andersson, O., Holmquist, I., Karlsson, T. and Yman, L. Quantitative measurement of allergen specific IgE antibodies applied in a new immunoassay system, UniCAP. In: *XVI European Congress of Allergology and Clinical Immunology ECACII95*, (eds Basomba, A., Hernandez, F. and de Rojas, M.D.), 195–200 (Monduzzi Editore, Bologna, 1995).

Loewenstein, C. and Mueller, R.S. A review of allergen-specific immunotherapy in human and veterinary medicine. *Vet. Dermatol.* **20**, 84–98 (2009).

Lundkvist, U. Research and development of the RAST technology. In: *Advances in Diagnosis of Allergy: RAST*, (ed, Evans, R.), 85–99 (Symposia Specialists, Miami, 1975).

Merkel, J.S., Michaud, G.A., Salcius, M., *et al.* Functional protein microarrays: just how functional are they? *Curr. Opin. Biotechnol.* **16**, 447–452 (2005).

Molloy, R.M., McConnell, R.I., Lamont, J.V., *et al.* Automation of biochip array technology for quality results. *Clin. Chem. Lab. Med.* **43**, 1303–1313 (2005).

Nicolaou, N., Poorafshar, M., Murray, C., Simpson, A., Winell, H., Kerry, G., Woodcock, A., Ahlstedt, S. and Custovic, A. Allergy or tolerance in children sensitised to peanut: prevalence and differentiation using component-resolved diagnostics. *J. Allergy Clin. Immunol.* **125**, 191–197 (2010).

Paganelli, R., Ansotegui, I.J., Sastre, J., Lange, C.-E., Roovers, M.H.W.M., de Groot, H., Lindholm, N.B. and Ewan, P.W. Specific IgE antibodies in the diagnosis of atopic disease. Clinical evaluation of a new *in vitro* test system, UniCAP, in six European allergy clinics. *Allergy* **53**, 763–768 (1998).

Perborn, H., *et al.* Standardization of allergen reagents for immunoassay of allergen-specific IgE antibodies (UniCAP). Allergen excess and component specificity. In: *XVI European Congress of Allergology and Clinical Immunology ECACII95*, (eds Basomba, A., Hernandez, F. and de Rojas, M.D.), 191–194 (Monduzzi Editore, Bologna, 1995).

Persson, E., Yman, L., 1997. Unpublished data.

Peterman, J.H. Immunochemical considerations in the analysis of data from non-competitive solid-phase immunoassays. In: *Immunochemistry of Solid-phase Immunoassay*, (ed Butler, J.E.), 47–65 (CRC Press, Boca Raton, 1991).

Plebani, M. Clinical value and measurement of specific IgE. *Clin. Biochem.* **36**, 453–469 (2003).

Predki, P.F. Functional protein microarrays: ripe for discovery. *Curr. Opin. Chem. Biol.* **8**, 8–13 (2004).

Radauer, C., Bublin, M., Wagner, S., Mari, A. and Breiteneder, H. Allergens are distributed into few protein families and possess a restricted number of biochemical function. *J. Allergy Clin. Immunol.* **121**, 847–852 (2008).

Renault, N., Mirotti, L., Falcone, F., Tighe, P., Wright, V., Wulfert, F., Gaddipati, S. and Alcocer, M.J.C. Multiple protein extract microarray for profiling human food-specific Immunoglobulins A, M, G and E. *J. Immunol. Methods* **364**, 21–32 (2011).

Renault, N., Mirotti, L. and Alcocer, M.J.C. Biotechnologies in new high-throughput food allergy tests: why we need them. *Biotechnol. Lett.* **29**, 333–339 (2007).

Sainte Laudy, J., Couturier, P. and Basset-Sthème, D. Intérêt des dosage lacrymaux (IgE totales, IgE spécifiques et albumine) pour l'exploration des conjuctivites allergiques. *Allergie et immunologie* **26**, 95–96 (1994).

Sampson, H.A. Update on food allergy. *J. Allergy Clin. Immunol.* **113**, 805–819 (2004).

Sampson, H.A. Food allergy – accurately identifying clinical reactivity. *Allergy* **60**, 19–24 (2005).

Sasai, K., Furukawa, S., Sugawara, T., Kaneko, K., Baba, M. and Yabuta, K. IgE levels in faecal extracts of patients with food allergy. *Allergy* **47**, 594–598 (1992).

Sasai, K., Furukawa, S., Muto, T., Baba, M., Yabuta, K. and Fukuwatari, Y. Early detection of specific IgE antibody against house dust mite in children at risk of allergic disease. *J. Pediatr.* **128**, 834–840 (1996).

Sensi, L.G., Piacentini, E., Nobile, E., Ghebregzagher, M., Brunori, R., Zanolla, L., Boner, A.L. and Marcucci, F. Changes in nasal specific IgE to mites after periods of allergen exposure-avoidance: a comparison with serum levels. *Clin. Exp. Allergy* **24**, 377–382 (1994).

Shreffler, W.G., Lencer, D.A., Bardina, L., *et al.* IgE and IgG4 epitope mapping by microarray immunoassay reveals the diversity of immune response to the peanut allergen, Ara h 2. *J. Allergy Clin. Immunol.* **116**, 893–899 (2005).

Svensson, C., Andersson, M., Persson, C.G.A., Venge, P., Alkner, V. and Pipkorn, U. Albumin, bradykinins and eosinophil cationic protein on the nasal mucosal surface in patients with hay fever during natural allergen exposure. *J. Allergy Clin. Immunol.* **85**, 828–833 (1990).

Trompette, A., Divanovic, S., Visintin, A., Blanchard, C., Hegde, R.S., Madan, R., Thorne, P.S., Wills-Karp, M., Gioannini, T.L., Weiss, J.P. and Karp, C.L. Allergenicity resulting from functional mimicry of a Toll-like receptor complex protein. *Nature* **457**, 585 (2009).

Valenta, R., Ferreira, F., Focke-Tejkl, M., Linhart, B., Niederberger, V., Swoboda, I. and Vrtala, S. From allergen genes to allergy vaccines. *Annu. Rev. Immunol.* **28**, 211–241 (2010).

Valenta, R., Twaroch, T. and Swoboda, I. Component-resolved diagnostic to optimize allergen-specific immunotherapy in the mediterranean area. *J. Investig. Allergol. Clin. Immunol.* **17**, 88–92 (2007).

Von Pirquet, C. Allergie. *Munch. Med. Wochenschr.* **53**, 1457 (1906).

Yman, L. Die neue Generation der Allergie-Testung: Pharmacia CAP system. *In-vitro Diagnostica Special* **1**, 18–22 (1990).

Yman, L. Quantitative measurement of allergen-specific IgE antibody. A theoretical model supported by Pharmacia CAP system data. *Allergy Clin. Immunol. News* (Suppl 2) 495 (1994).

Zetterström, O. and Johansson, S.G.O. IgE concentrations measured by PRIST® in serum of healthy adults and in patients with respiratory allergy. A diagnostic approach. *Allergy* **36**, 537–547 (1981).

Zimmerman, B. and Forsyth, S. Diagnosis of allergy in different age groups of children: use of mixed allergen RAST discs, Phadiatop and paediatric mix. *Clin. Allergy* **18**, 581–587 (1988).

Zimmerman, B., Forsyth, S. and Gold, M. Highly atopic children: formation of IgE antibody to food protein, especially peanut. *J. Allergy Clin. Immunol.* **83**, 764–770 (1989).

（刘杰　译，高春芳　审）

自身免疫性疾病

"自身免疫性疾病"是指机体免疫系统对自身特定器官或组织发生异常免疫反应引起的疾病。但甚少如此,实际上,自身免疫性疾病的临床状态是极为多样的。虽然这类疾病被归结在同章节中,但它们除了共同表现出某些自身免疫反应现象(通常是在血清中出现自身抗体)外,几乎没有其他相似之处。事实上,自身免疫反应与疾病的发病机制之间明确的因果关系并不常见,而仅仅在某些疾病中存在着相互关系。例如**肺出血-肾炎综合征(Goodpasture's syndrome)**,其自身抗体作用于肾小球基膜,导致肾小球病变,可能同时与患者出现的呼吸系统疾病有逻辑关系。但在绝大多数自身免疫性疾病中,血清中所检测出的自身抗体与病理改变并无直接相关性,原发性胆汁性肝硬化(PDC-EW)就是一个很好的例子。患者胆管受到持续渐进性损害,最终导致肝衰竭,但血清中并未检测到针对胆管的抗体或反应性细胞。通过免疫荧光试验,却在线粒体中检测到与丙酮酸脱氢酶复合体发生反应的抗体,因此该抗体被命名为**抗线粒体抗体(AMA)**。但 AMA 对胆管中的线粒体其实并无特异性,而且线粒体也不存在于细胞表面,所以避免了暴露与 AMA 的结合。尽管 AMA 的检测对原发性胆汁性肝硬化的临床诊断有所帮助,但对疾病的发病机制尚不明确。原发性胆汁性肝硬化也不能作为一个经典的假设病例,来解释"自身免疫性疾病"的来龙去脉。那么,原发性胆汁性肝硬化到底是不是由于免疫系统对胆管发生异常免疫反应引起的呢?目前尚未明确,但因血清中存在 AMA 和其他自身抗体(如下文所述),原发性胆汁性肝硬化被归类为自身免疫性疾病。

通常认为机体不会与自身成分发生免疫反应,并且通过各种假说和模型的建立来解释这种现象是如何发生的。Paul Erlich 曾经把免疫系统对机体自身组织的反应能力称之为"恐怖的自体毒素"。随着对免疫系统及其免疫细胞亚型的不断探索,对自身反应性的发生机制有了更深的认识。免疫系统通过 T 淋巴细胞和 B 淋巴细胞建立了相互制约/平衡的免疫机制,机体会对自身抗原产生耐受。部分 T 细胞是具有抑制性的,可抑制各种抗原(包括自身抗原)引起的免疫反应。但机体免疫系统是如何逃逸对自身抗原的"耐受",并产生抗体和/或细胞介导免疫应答的概念范围过于广泛,也超出了本章讨论的范围。更多细节,可参考以下文献(Bonilla et al.,2007;Grossman et al.,2011;Hanley et al.,2011;Lopez-Hayes et al.,2007;Maguire et al.,2009;Meroni et al.,2010;Sjowall et al.,2008)。

值得庆幸的是,自身抗体虽然应用于临床诊断,但并不需要知道其形成的原因,也不需要去推测它们是否参与了疾病的发病机制。在本章节中,自身抗体仅作为自身免疫性疾病的实验室指标,但因机体内都存在一定的自身反应性(尽管水平很低),使自身抗体检测的应用存在着明显差异。研究表明,自身抗体的产生常见于对组织修复、衰老、细胞再生或对微生物 DNA 的反应,如抗核抗原抗体。也有研究认为,自身抗体是为了机体针对肿瘤细胞的发生或者提高感染应答能力而产生的。随着更高灵敏度检测技术的发展,我们可以检测出正常机体内多种低水平表达的自身抗体。通常把 1:160 的稀释度设为临界点,相对高效价的**抗核抗体(ANA)**不仅可以筛查出无症状的患者,也可以检出大多数有临床症状的自身免疫性疾病,**如系统性红斑狼疮(SLE)**。最终也能排除某些不明疾病(Kavanaugh et al.,2000)。

在过去几年中,关于经典的试验方法出现了一些争议和分歧,如检测 ANA 是采用间接免疫荧光(IIF)试验还是采用更新的检测方法检测细胞中的特异性抗原(Meroni 和 Scheur 2010;Maguire et al.,2009)。其实选择的检测方法是用作自身免疫状态的筛查试验还是某些特异疾病的检出(如下文所述),才是最主要的争议焦点。在回顾下文所述的各种试验时,应将重点放在所使用的特异性抗原的制备上,而不是厂商给出的试验名称。但 ANA 反应性真正含义是什么?核内大量蛋白质和核酸可作为 ANA 试验中的抗原,检测结果阳性意味着对细胞核内某些物质产生了反应性,但不能明确自身抗体的抗原特异性,所以 ANA 试验通常被作为筛查方法。例如,用适当的稀释比例(作者实验室为 1:160)对有症状的患者血清进行筛查方法时,阴性结果几乎可排除 SLE 的可能性。在这样设定的条件下即临界值以 1:160,方法不仅保持了灵敏度,也提高了其阳性预测率。如果方法应用于仅有轻微疼痛症状或血清稀释度为 1:20 的患者时,大量正常人群将会出现 ANA 阳性,这会降低该方法的阳性预测值。因此,对例如 ANA 检测方法的局限性认识不足,将导致方法的应用以及影响临床对实验室的广泛认可度。

其实所有的 ANA 筛查方法也不尽相同。对间接荧光法而言,选用动物组织冷冻切片作底物,其结果与单层培养细胞的检测结果不同。不同的固定方法对 ANA 检测的敏感性影响也很大。新的检测技术包括免疫测定法(酶免疫测定法和化学发光测定法)和多重分析技术(线探针测定法和使用流式细胞仪的多重珠分析法)。由于这些方法的抗原制剂不同,使用核抗原混合制剂的不同,间接荧光法的结构和免疫测定结果不同也不要意外。

遗憾的是,这些多样化的检测技术尚未达成统一的标准化,如不同厂商使用不同的抗原混合制剂,ANA 筛查试验的检测结果也会有影响。但无论使用哪种试验方法,最终向患者出具的检测报告都是"ANA 阳性"或"ANA 阴性",临床医生也很难了解上述试验的细微变化差异。因此,实验室应该及时与临床医生沟通,建议选择合适的筛查方法,并解释有关试验可能存在的局限性。这方面的专业技术人员应随时帮助临床医生解读这些信息,并为进一步检测提供指导。

一、项目分析

(一) 抗核抗体

ANA 是直接针对细胞核,尽管命名为抗核抗体,也针对细胞浆抗原极为异质性抗体。检测该抗体可用作 SLE 和其他结缔组织(类风湿)疾病的筛查。

1. 参考区间

参考区间的变化取决于实验室所选用厂家的试验方法和试剂盒。对 IIF 试验来说,理想的参考区间是以实验室所设定的临界滴度为基准,未检测到抗核反应性。根据不同实验室或不同基质,所设定的临界滴度也不同,一般采用厂商推荐稀释度为 1:40,但这个推荐的滴度并没有将每个实验室固有的变量考虑在内。如显微镜的类型,其光源、光学元件和聚光器都会对 ANA 的检测结果有影响。某些实验室是通过研究符合年龄和性别的正常人群,设定了自己实验室的临界稀释度,选择其人群中 5%~10% 的阳性率作为临界稀释度。1:160 则被作者的实验室确定为其临界稀释度。所以,实验室人员应该意识到同一患者的样本在不同实验室所检测的结果是很难进行比较的。

对于这种非竞争性免疫定量检测法 ANA 筛查方法,其参考区间应小于某些指定厂商试剂盒设定的光密度或化学发光强度。研究发现,非竞争性免疫定量检测法试剂盒与标准 IIF ANA 试剂盒相比,虽然检测结果较符合,但由于非竞争性免疫定量检测法的抗原制剂浓度的标准程度较低,试验的结果仍存在着明显差异(表 7-15-1)。这也在预料之中,某些病例会因实验室和试剂盒的不同而存在着差异,而且有关批间差也很少有文献可参考。非竞争性免疫定量检测法技术的自动化促使了其相对广泛的应用,也希望厂商将来能把抗原制剂的反应性进行统一标准化。

表 7-15-1 商品化抗核抗体谱筛查试验中抗原的使用

抗原	生产厂家和产品*								
	1*	2	3	4	5	6	7	8	9
着丝粒 B	X	X	X	X	X			X	X	X
染色质		X		X				X	
双链 DNA				X	X		X	X	X
组蛋白	X	X	X	X	X				
人自身抗原 Jo-1	X	X	X	X	X	X	X	X	X
M2 型线粒体				X					
增殖细胞核抗原			X	X					
多发性肌炎 - 硬皮病									
核糖体 p 蛋白	X	X	X	X			X	X	
核糖核蛋白(RNP)		X			X	X			X
RNP-68	X		X					X	
RNP-A	X		X					X	
RNP-C	X		X						
拓扑异构酶I(Scl-70)	X	X	X	X	X	X	X	X	X	X

续表

抗原	生产厂家和产品 *								
	1*	2	3	4	5	6	7	8	9
人自身抗原 Sm				X	X	X	X	X	X
人自身抗原 Sm B	X	X							
人自身抗原 Sm D	X	X	X						
人自身抗原 SmRNP				X			X	X	X
人自身抗原 SSA					X	X	X		X
人自身抗原 SSA-52	X	X	X	X				X	
人自身抗原 SSA-60	X	X	X	X				X	
人自身抗原 SSB	X	X	X	X	X	X	X	X	X

*1. Immunogenetics INNO-LIATM, 2. IMTEC-ANA LIATM, 3. Hikrogen recombLine ANA/EIA, 4. Euroimmun EurolineTM ANA Profile, 5. ZEUS Scientific AtheNATM, 6. Inova QUANTA PlexTM ENA Profile 6, 7. BMD FidisTM Connective 9, 8. Bio-Rad BioPlex® 2 200 ANA Screen, and 9. SmartBead Technologies UltraPlexTM ANA Profile. Source：From Binder (2006).

2. 临床应用

在过去的 5 年中,关于哪一种是最合适的 ANA 检测筛查试验存在着相当大的争议。表 7-15-1 中对不同试剂盒中抗原的异质性进行了比较,实际上其异质性远远超过表中列出的。但表中仅仅列举了试剂盒中所含有的抗原制剂,但并没有写明抗原制剂的含量是多少。抗原的三维立体结构与抗原 - 抗体的相互作用有相关性,因此抗原如何包被到微孔(磁珠)上也是影响因素之一。

目前,因缺乏可靠的循证医学证据来明确指导我们如何向临床推荐适合的试验技术,美国风湿病学会推荐经典的 IIF HEp-2 细胞试验作为检测 ANA 抗体的筛查试验(Meroni 和 Shur,2010)。其建议是:

• 免疫荧光试验仍为检测 ANA 的金标准。

• 医院或者商业独立实验室使用多重微珠技术或其他固相分析技术检测 ANA 时,必须提供相关实验数据,并证明所使用的检测方法灵敏度和特异性均不低于 IF。

• 实验室应依据国家(如 CDC)和(或)国际(如 WHO,IUIS)标准将对 ANA、抗 DNA、抗 Sm、**抗核糖核蛋白(RNP)**、抗 Ro/SS-A、抗 La/SS-B 等自身抗体的检测进行标准化。

• 各实验室在出具 ANA 结果报告时应注明检测的方法。

这些建议在很多方面都是非常有帮助的,但也不能忽视检测人员主观判断,以及经典的 IIF 检测会存在相对较高的假阳性率。对于实验室来说,公开正在使用的试验类型是十分有必要的。即便如此也无法预测,大多数试验人员能否理解上述的 ANA 检测试验可变性。Meroni 和 Shur 论述 IIF 检测 ANA 的优越性支持 IIF 检测 ANA 为"金标准"的说法是基于可靠性不高的案例分析的结果(表 7-15-2)。

不幸的是,这些说法都没有考虑到所用试验的假阳性率,在 Kavanaugh 等编著的 ANA 检测指南中强调了该问题。在一些自身免疫性疾病中,某一检测方法可能在检测某一抗体时更具有优势。如诊断 SLE 等疾病时,超过 90% 的患者样本都显示 ANA 阳性,但这与我们最近了解到的关于这类患者自身免疫血清学发展史的信息并不一致。在 Arbuckle 的一项长期研究中,对 3 000 万名国防部招募人员进行入组筛查,最终确定符合 SLE 临床标准的仅有 130 名。通过使用 HEp2 ANA 检测并以稀释度 1：120 为基准,发现大约 80% 的受试人员在首次出现 SLE 症状时,ANA 试验呈阳性(图 7-15-1)(Arbuckle et al.,2003)。进一步通过特异性检测,证实 SSA 和 SSB 较早出现阳性,而且普遍表现在首次出现 SLE 症状时。以上数据表明,无论是非竞争性免疫定量检测法还是多重珠免疫测定的抗原特异性检测试验将不断完善,并将来会很快取代主观的 IIF 试验用于 ANA 筛查。

通常 ANA 检测用于筛查 SLE,但与细胞核反应的抗体可存在于其他多种疾病中,包括:**混合性结缔组织病(MCTD)、硬皮病、干燥综合征(SS)**、药物诱导性狼疮、多发性肌炎、皮肌炎、雷诺现象、原发性胆汁性肝硬化以及多达 10% 的正常人。由于 95%~98% 的患者在 SLE 急性期时出现 ANA 阳性,因此 ANA 阴性有助于排除 SLE。但对 SLE 患者的确诊,不能仅仅以 ANA 阳性为依据,必须通过特有的临床症状和特异性抗体的出现来判断。目前可通过特异性试验来区分针对核中不同抗原成分的抗体,如抗 Sm 和抗 DNA 的抗体,对 SLE 具有高度特异性。当使用 IIF 检测 ANA 时,实验室除了报告其效价外,通常还需报告其反应模式(表 7-15-3)。在特异性抗原检测出现之前,反应模式被作为进一步检测的决定因素。目前 ANA 阳性患者血清学评价重点是特异性抗体检测的应用。

表 7-15-2　间接免疫荧光检测与固相免疫检测在系统性红斑狼疮中的应用比较

来源	SLE 患者数目	间接免疫荧光 （SLE 患者阳性率）	固相免疫检测 （SLE 患者阳性率）	固相免疫检测技术方法
1[*]	55	91%（1：80）[*]	87%	Radim SpA
			89%	EIA Zeus
			78%	EIA VarElisa ReCombi
2	53	91%（>1：50）	49%	Athena Multilyte
3	71	98%（1：40）	91%	RADIAS（Bio-Rad）
4	34	76%（>1：160）	62%	ELIA Pharmacia
5	202	87%	75%	VarElisa ELISA
6	50	84% at 1：50	75%	VarELisa
		80% at 1：100	40%	AntiNucleosomesGmBH
		76% at 1：200	56%	QUANTA Lite（INOVA）
7	38	92%	79%	QUANTA Lite（INOVA）
8	192	99%（81%）[+]	75.5%	Bioplex
9	35	97%（>1：160）	100%	Quanta Life
			94%	Bio-Rad
			100%	Relisa
			60%	VarElisa
			62%	niCap

[+] 文中报道两个不同的百分比。

[*] 参考文献：1. Bernardini et al.，2004；2. Bonilla et al.，2007；3. Gniewek et al.，1997；4. Gonzalez et al.，2005；5. Lopez-Hoyos et al.，2007；6. Sjowall et al.，2008；7. Ulvestad，2001；8. Hanly et al.，2010；9. Fenger et al.，2004. Source：From Meroni and Schur（2010）.

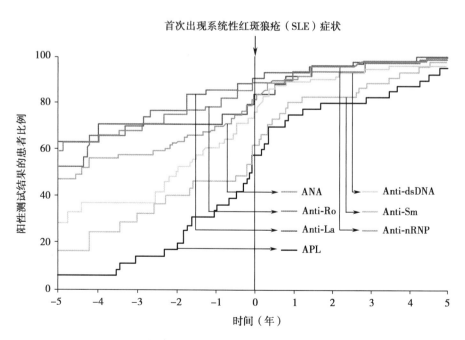

图 7-15-1　自身抗体在 SLE 患者临床症状出现前后的变化

表 7-15-3　ANA 核型在 Hep-2 基质上的反应特异性

核型	特异性
均质型／周边型	dsDNA，ssDNA，Histone，DNP
颗粒型	Sm，RNP，SSA/Ro，SSB/La，Scl-70，
着丝粒型	着丝粒
核仁型	核仁 RNA

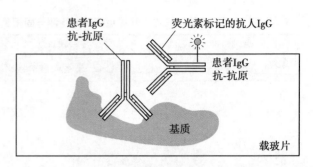

图 7-15-2　IIF 技术

注:患者样本在基质上孵育后,用缓冲液冲洗载片,加入抗人 IgG 荧光抗体,孵育后再次用缓冲液冲洗,封片,置于荧光显微镜下判读

3. 局限性

ANA 检测对 SLE 诊断的敏感性很高,但其特异性却很低。尽管对此已经有所担忧,但 IIF 与固相免疫分析之间的特异性似乎没有任何显著差异。ANA 阳性不仅可出现在许多正常人群,也可出现在患有非特异性风湿病的患者中,未感染人群有时也会出现相对较高的滴度(如 1∶640)。因此,检测前对患者的选择(如选择有症状的人群而非一般性筛查),及进一步特异性抗体的检测是验证方法有效性的关键点。

4. 检测技术

大多数实验室仍在使用 IIF 技术,但非竞争性免疫定量检测法技术和多重分析技术的应用有可能在将来取代 IIF 技术。

(1) 间接免疫荧光

IIF 需要在含核的基质上孵育患者的血清。目前组织培养基质(特别是 HEp-2 细胞系)已经基本上取代了传统的冷冻切片基质,HEp-2 细胞基质比啮齿动物肝、肾组织的冷冻切片更大,更容易分析判读。冷冻切片基质不仅对保护着丝粒抗原效价无效,也不能像 HEp-2 细胞基质一样保护重要的 SSA/Ro 抗原效价。HEp-2 细胞的细胞核和细胞质中能表达超过 100 种与自身免疫性疾病患者有关的抗原,是美国风湿病学会推荐应用该技术的原因之一。但这也使在无临床表现的个体中假阳性率和非特异性也随之增高。

在这项技术中,患者血清在基质上孵育 20~30min 后(图 7-15-2),用缓冲液冲洗载片,加入抗人 IgG 荧光抗体孵育。此抗体可与任何吸附在核抗原上的患者血清中的免疫球蛋白相结合。孵育后再次用缓冲液冲洗,封片,置于荧光显微镜下判读。记录针对细胞核(或某些细胞质)抗原反应的荧光核型及强度(以出现反应的患者血清最高滴度的倒数表示)。以这项技术为基础,采用酶结合的抗人免疫球蛋白,当加入显色底物时,产生有色反应产物,全过程不需要用到荧光显微镜,但增加了显色步骤,延长了整个试验过程。由于在大多数的实验室中,荧光显微镜不仅进行 ANA 检测,同时还进行其他项目的检测,并且操作人员对显微镜的性能十分熟悉,所以酶免疫组织化学技术并未得到广泛应用。

一直以来,荧光核型被用来提示自身抗体表达的特异性。由于均质型和周边型是抗双链 DNA 抗体表达的结果,所以这两种核型与 SLE 的关系最密切相关,但其特异性也常常被高估。研究发现,抗组蛋白抗体也可以产生这种核型,可能与药物性狼疮有关,但呈一过性现象,因此这种核型单独出现对 SLE 并没有特异性。

核仁型虽然已被证实与硬皮病有关,但特异性抗体如 Scl-70 和着丝粒抗体更有助于硬皮病的诊断(见下文)。着丝粒型在 HEp-2 细胞上很容易检测到,每个着丝粒大小相同并在有丝分裂细胞中整齐排列,可用来诊断轻型硬皮病。

另一个主要荧光核型为颗粒型,可细分为细颗粒型、粗颗粒型及其他由于主观性而难以分类的颗粒型。尽管原发性胆汁肝硬化相关的核型只有高水平专家才能辨认出来,但是现在可以通过特异性抗体试验鉴别出具有重要临床意义的自身抗体,从而对核型的细化分类也不再那么重要。

(2) 非竞争性免疫定量检测法

如上所述,非竞争性免疫定量检测法是相对较新的技术,可提供高效、自动化的 ANA 筛查。但如表 7-15-1 所示,厂商提供的不同抗原制剂,则实验室需要了解该方法可以检测哪些自身抗体,不能检测哪些自身抗体。典型的抗原制剂包含临床相关的核抗原,如染色体、DNA、Sm、RNP、SAA/Ro、SSB/La、Jo-1 和 Scl-70 等,被用来包被在固体表面(微孔)。免疫分析技术是一种易于标准化和自动化的血清学技术。用缓冲液稀释的血清与抗原包被的固体表面(微孔或微珠)进行反应,然后冲洗。使用几种不同的探针进行标记,通过与酶或化学发光基团结合的抗人免疫球蛋白反应,检测出与固体表面核抗原结合的自身抗体(图7-15-3)。再次冲洗,加入底物(或催化剂)显色(或化学发光基团发光),将产生的颜色或光与阳性对照及阴性对照进行比较。

(3) 多重分析技术

目前,非竞争性免疫定量检测法可以在单独的反应孔中检测非特异性或特异性抗体的抗核抗体反应性,而多重分析技术允许在单个反应中同时检测几种自身抗体对抗原的反应性。目前使用的多重分析技术有两种:扫描探针分析法和多重微珠免疫法。

(4) 扫描探针分析法

这是一种类似于免疫印迹试验的方法,用

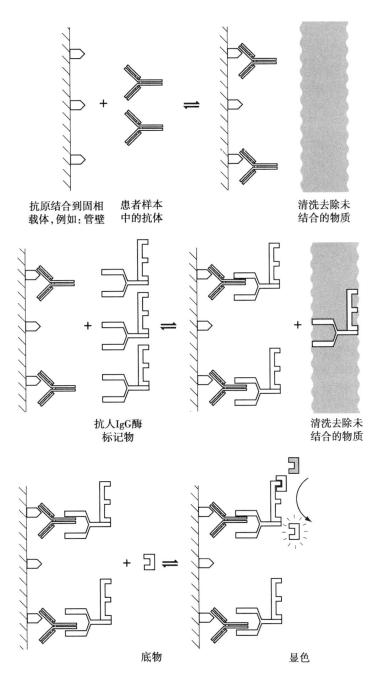

图 7-15-3　免疫分析技术

注:用缓冲液稀释的血清与抗原包被的固体表面(微孔或微珠)进行反应,经冲洗后,与酶标记的抗人免疫球蛋白反应,再次冲洗,加入底物显色

于丙型肝炎感染的血清学验证。LINNO-LIAT^{AM} ANA法(INNOGENETICS,比利时)在尼龙膜上用塑料背衬覆盖相关抗原,包括几种重组抗原(SmB、RNP-70k、RNP-A、RNPC、Ro52、SSB/La、Cenp-B、Topo-I[Scl-70]、Jo-a)、合成肽(SmD和核糖体P)和天然蛋白(Ro60和组蛋白)。

在这种技术中,患者血清在带有抗原包被尼龙条的槽内孵育后,冲洗条带,并加入酶标记山羊抗人IgG进行孵育,再次冲洗,加入底物后将产生的条带与阳性对照及阴性对照进行比较(图7-15-4)(Maclachlan et al.,2002)。

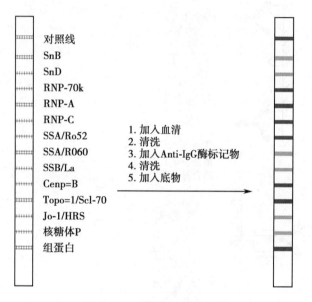

图7-15-4 探针免疫印迹法

注:患者血清在带有抗原涂层尼龙条的槽内孵育(左图)后,冲洗条带,并加入酶标记抗人IgG进行孵育,再次冲洗,加入底物显色后,将产生的条带与对照条带进行比较(右图)

(5)多重微珠免疫法

多重微珠免疫法将固相抗原呈递的优点与流式细胞术的鉴别能力相结合,可同时检测几种不同自身抗原。BioPlex 2200 ANA测定法是采用结合不同浓度的两种荧光染料的微珠,每个具有独特颜色的微珠包被下列抗原之一:dsDNA、染色质、RNP-A、SSB、SSA-52、Scl-70、Sm、Cent B、SmRNP、Ribo P、RNP-68、SSA-60和Jo-1。

与免疫分析技术相似,抗原包被的微珠与患者血清进行孵育,任何自身抗体均可结合到微珠上。洗涤后,微珠被暴露于与荧光染料结合的抗人免疫球蛋白抗体进行反应,经再次洗涤去除未结合的抗体,微珠依次通过流式细胞仪,用两个激光束对微珠进行检测。通过红色激光识别微珠

上的特定抗原内部染料,绿色激光检测微珠上结合的特异性抗体,可以对患者血清中存在多种抗原的特异性抗体进行详细的解释说明。虽然在目前可用的多重分析系统之间存在着一些差异,但研究表明多重微珠免疫法在检测特定核抗原方面具有高度的可靠性(Grossmann et al.,2011)。这种方法面临的最大挑战仍是难以标准化,如核糖体成分的不足是硬皮病患者出现假阴性的原因之一(Shanmugam et al.,2011)。

5. 标本类型

血清或者血浆。

(二)抗dsDNA抗体

抗dsDNA抗体主要存在于SLE患者。在使用Hep-2细胞基质的IIF中,常见核型为周边型和均质型。但此方法并不是针对抗dsDNA抗体的特异性试验。

1. 参考区间

抗dsDNA抗体应低于IIF的临界值,比如采用绿蝇短膜虫进行检测时,未能检测出抗体的滴度。使用免疫测定法或者多重检测法,抗dsDNA抗体的滴度应低于试剂盒厂商的临界值。

2. 临床应用

抗dsDNA抗体是SLE最重要的诊断标志物之一。SLE患者的肾小球通常含有双链DNA抗体与其相应自身抗体形成的免疫复合物,导致肾疾病的发生,是患者最常见的死亡原因之一。其抗体的滴度与疾病的活动性也密切相关。抗单链DNA抗体也存在于SLE患者和药物诱导性的狼疮患者中,但与肾疾病的发生或疾病的活动性无特异性,不能作为SLE的鉴别诊断(Tran和Pisetsky,2006)。

3. 局限性

抗dsDNA抗体不是一种有效的筛查试验,因为SLE患者出现症状时可能缺乏DNA抗体,同时也会有其他自身抗体的出现,如SSA/Ro抗体(图7-15-1)。抗dsDNA抗体的存在为SLE诊断提供了有力的依据,但未检测到该抗体也不能排除SLE。虽然这些检测是针对抗dsDNA抗体,但许多患者都有与单链DNA抗体或双链DNA抗体交叉反应的抗体。抗单链DNA抗体对SLE特异性较低,但有时也存在于SLE患者和部分药物诱发性的SLE患者的血清中。

4. 检测技术

抗dsDNA抗体的多数检测技术都使用了上

述非竞争性免疫定量检测法。在检测过程中,双链 DNA 抗体的制备被包被在固体表面(微孔或聚苯乙烯珠)上,与患者血清孵育后用缓冲液冲洗,再与标记有荧光色素、酶或化学发光探针的抗人免疫球蛋白抗体(取决于所用的体系)进行反应,通过酶标记 - 底物反应,最终将反应产物信号与试剂盒厂商提供的阴阳对照进行比较。传统的 Farr 法属于**放射免疫法(RIA)**,是利用同位素标记 DNA,被标记的 DNA 和被检血清的抗 dsDNA 抗体结合,经 50% 硫酸铵饱和液沉淀,然后比较沉淀物和上清液中的放射活性,从而得出 DNA 结合活性,现在已经很少被使用。

IIF 是用于测定抗 dsDNA 抗体的另一种方法。采用鞭毛虫作基质,是因为这些血寄生虫的动基体内含有大量的纯 dsDNA,无其他抗原干扰。但需要注意的是,动基体内含有少量的组蛋白,当药物诱发性 SLE 患者存在高滴度的抗组蛋白抗体时,抗 dsDNA 抗体结果可能会出现假阳性。

5. 标本类型

血清或者血浆。

(三)抗 Sm 抗体

抗 Sm 抗体(Smith 的缩写,最先发现该反应性的人名)在 IIF ANA 检测中常见核型为颗粒型。Sm 是一个 95kDa 的蛋白质,位于细胞核内一组由核蛋白与 RNA 所构成的分子颗粒上,这组蛋白属于 RNP 抗原的一部分。Sm 和 RNP 都属于具有剪切转录信使 RNA 功能的核糖核酸蛋白的一部分。抗 Sm 抗体可识别 U1RNA 抗原包括:B、B′、D 和 E。

1. 参考区间

大多数实验室通常采用免疫分析技术检测抗 Sm 抗体。抗 Sm 抗体的参考区间应低于试剂盒厂商的临界值。

2. 临床应用

抗 Sm 抗体仅存在于 20%~30% 的 SLE 患者中,但对 SLE 有高度诊断价值。与灵敏度高、特异性低的 ANA 检测不同,抗 Sm 抗体对 SLE 的诊断具有较高特异性。

3. 局限性

抗 Sm 抗体仅存在 20%~30% 的 SLE 患者,由于与 RNP 抗体的交叉反应,必须避免其假阳性的出现。

4. 检测技术

采用上述的非竞争性免疫定量检测法和多重分析技术制备含有 Sm 的抗原制剂,与患者血清反应后,该反应强度与已知的阳 / 阴性对照进行比较。

免疫印迹法也可检测抗 Sm 抗体,但该技术无法实现自动化,而且超出了大多数临床实验室所能接受的复杂程度。

5. 标本类型

血清或血浆。

(四)抗 RNP 抗体

抗 RNP 抗体在 IIF ANA 检测中常见核型为颗粒型,可与 U1 RNP 的 A、C 和 70kD 蛋白颗粒成分发生反应,其高滴度的存在是**混合性结缔组织病(MCTD)**患者的诊断标志。

1. 参考区间

大多数实验室通常采用非竞争性免疫定量检测法检测抗 RNP 抗体。抗 RNP 抗体的参考区间应低于试剂盒厂商的临界值。

若采用免疫印迹法,以未出现条带反应为参考区间。

2. 临床应用

抗 RNP 抗体存在于一些低滴度的自身免疫性疾病中,包括 25% 的 SLE 患者。抗 RNP 抗体常以唯一或主要的自身抗体而存在于约 95% 的 MCTD 患者血清中,并对 MCTD 的诊断和鉴别诊断上具有重要意义。MCTD 相对 SLE 来说,是一种慢性的自身免疫性疾病,临床表现常为雷诺现象,但肾、肺及心脏的损害是较为少见的。

3. 局限性

抗 RNP 抗体虽然有助于 SLE 患者和 MCTD 患者的鉴别诊断,但约 1/3 的 SLE 患者仍有抗 RNP 抗体的存在。

4. 检测技术

采用上述的非竞争性免疫定量检测法和多重分析技术制备含有 RNP 的抗原制剂,与患者血清反应后,该反应强度与已知的阳 / 阴性对照进行比较。

免疫印迹法也可检测抗 RNP 抗体,但该技术无法实现自动化,而且超出了大多数临床实验室所能接受的复杂程度。

5. 标本类型

血清或血浆。

(五)抗 SSA/Ro 抗体

抗 SSA/Ro 抗体在 IIF ANA 检测中常见核型

为颗粒型,可识别52kDa和60kDa的核蛋白,最初在SS患者中发现,但也存在于SLE患者中,偶尔也存在于类风湿性关节炎(RA)患者中。由于SSA/Ro抗原在IIF的操作过程中容易被冲洗掉,除非厂商通过特殊处理将其固定在基质上,否则可能会丢失SSA/Ro抗原。事实上,在广泛应用HEp-2细胞前,以抗SSA/Ro抗体为主要或唯一抗体,作为SLE患者的ANA阴性筛查试验。

1. 参考区间

大多数实验室通常采用非竞争性免疫定量检测法检测抗SSA/Ro抗体。抗SSA/Ro抗体的参考区间应低于试剂盒厂商的临界值。

若采用免疫印迹法,以未出现条带反应为参考区间。

2. 临床应用

抗SSA/Ro抗体常见于约75%的原发性SS患者(症状包括:干眼症、口干和关节炎)及10%~25%的继发性SS患者(除上述症状外,伴有其他自身免疫性疾病)中,但也可见于约25%的SLE患者中。部分伴有光敏性皮疹和SS的SLE患者与抗SSA/Ro抗体阳性也密切相关,一些药物性狼疮患者(尤其与D青霉胺毒性有关的狼疮患者)也与抗SSA/Ro抗体有相关性。除此之外,抗SSA/Ro抗体特别见于SLE患者和**新生儿红斑狼疮(neonatal lupus)**患者血清中,是新生儿红斑狼疮的重要标志。母亲血清中抗SSA/Ro抗体水平也是新生儿心脏并发症发生的重要预测指标,也是新生儿血清中唯一存在的自身抗体(Wisuthsarewong *et al.*, 2011)。

3. 局限性

当采用组织切片基质的免疫荧光检测对ANA进行筛查时,由于SSA/Ro抗原在操作过程中容易从切片中的细胞核中被冲洗掉,导致约60%的ANA阴性SLE患者血清中可见抗SSA/Ro抗体。目前广泛应用的基质是HEp2细胞,厂商通过不断完善提高了该抗原的检出能力。与ANA筛查试验相比,抗SSA/Ro水平对自身免疫性疾病预后评估更有临床价值。

4. 检测技术

采用上述的非竞争性免疫定量检测法和多重分析技术制备含有SSA/Ro的抗原制剂,与患者血清反应后,该反应强度与已知的阳/阴性对照进行比较。

免疫印迹法也可检测抗SSA/Ro抗体,但该技术无法实现自动化,而且超出了大多数临床实验室所能接受的复杂程度。

5. 标本类型

血清或血浆。

(六)抗SSB/L$_A$

抗SSB/La抗体在IIF ANA检测中常见核型为颗粒型,最初在SS患者中发现。SSB/La抗原是一个47kDa的蛋白,是核内RNA聚合酶Ⅲ转录终止因子。在IIF ANA筛查试验的基质上,SSB/La抗原比SSA/Ro抗原的浓度明显增高。

1. 参考区间

大多数实验室通常采用非竞争性免疫定量检测法检测抗SSB/La抗体。抗SSB/La抗体的参考区间应低于试剂盒厂商的临界值。

若采用免疫印迹法,以未出现条带反应为参考区间。

2. 临床应用

抗SSB/La抗体可见于约40%的原发性SS患者,也见于SLE患者。但与SSA/Ro抗体不同,既不是新生儿红斑狼疮,也不是亚急性皮肤型红斑狼疮的特征性标志物。

3. 局限性

抗SSB/La抗体常见于伴有SLE和SS的患者中,但并不是SLE和SS的特征性标志物。

4. 检测技术

该检测技术与抗SSA/Ro抗体(见上文)相同。

5. 标本类型

血清或血浆。

(七)抗组蛋白抗体

抗组蛋白抗体在IIF ANA检测中常见核型为均质型,可见于SLE患者或药物性狼疮患者中。基础免疫学将组蛋白分为五种亚型:H1,H2,H2B,H3和H4。

1. 参考区间

抗组蛋白抗体采用非竞争性免疫定量检测法和多重分析技术进行检测,以未检测出该抗体为参考区间。

2. 临床应用

SLE患者通常可见抗组蛋白抗体,并伴有其他特异性抗体,如抗Sm抗体或抗dsDNA抗体(见上文)。虽然抗组蛋白抗体对SLE无特异性,当怀疑是药物性狼疮时,需要进行抗组蛋白抗体的检测。抗组蛋白抗体见于SLE患者中,最常见的是抗 H1 抗体和抗 H2B 抗体,也可见于约 10% 的 RA 患者中,但无临床意义。抗组蛋白抗体在药物性狼疮患者中阳性率较高,普鲁卡因胺引起的狼疮患者会产生与 H2A-H2B 复合物反应的抗体,而盐酸肼屈嗪引起的狼疮患者则会产生抗 H3 抗体和抗 H4 抗体(Borchers et al.,2007)。

3. 局限性

抗组蛋白抗体的出现并不代表药物性狼疮的发生,由于经长期上述药物的治疗后,患者常不伴有 SLE 的症状。因 IgG 的半衰期约为 21 天,停药后抗体可持续数月或数年,但症状在数周内已消退。

4. 检测技术

非竞争性免疫定量检测法和免疫印迹技术与上述相似。

IIF 过去一直被用来检测该抗体,由于涉及组织内组蛋白的提取和复溶,方法烦琐且不灵敏,因此,不再推荐此方法。

5. 标本类型

血清或血浆。

(八) 抗着丝粒抗体

抗着丝粒抗体在辅助诊断 CREST 综合征时,具有重要的临床意义(见下文)。在 IIF ANA 检测中核型为特有的着丝粒型(表 7-15-4)。分裂间期和分裂期细胞可见大小均一的细点状颗粒,集中排列于浓缩染色体区。

表 7-15-4 进行性系统性硬化病中 ANA 的核型

核型	抗原	意义
核仁	RNA	60% 的 PSS*
着丝粒	着丝粒蛋白	80% 的 CREST 患者
细颗粒	拓扑异构酶(Scl-70)	20% 的 PSS
粗颗粒	未知	未知

*PSS:进行性系统性硬化病(硬皮病)。

1. 参考区间

抗着丝粒抗体可采用 IIF、非竞争性免疫定量检测法和多重分析技术进行检测,以未检测出该抗体为参考区间。

2. 临床应用

大多数 CREST 综合征与抗着丝粒抗体相关,极小部分与抗 Scl-70 抗体(拓扑异构酶I,见下文)有关。CREST 属自身免疫性疾病,常见临床表

现有钙质沉着(即软组织内的岩石样钙化)、雷诺现象(皮肤青紫皮病)、食管运动障碍(吞咽困难)和毛细血管扩张症(皮肤或黏膜表面呈蜘蛛样红色斑状),是硬皮病的一个重要亚型。由于患者通常表现为皮肤硬皮病,不伴有各器官的功能损害,因此预后较好。(Fritzler et al.,2011)。

3. 局限性

抗着丝粒抗体常见于约 95% 的 CREST 综合征患者中,也可见于约 10% 的弥漫性硬皮病患者中。除此之外,也可见于约 25% 的单一雷诺现象患者且不伴有任何 CREST 的其他特征。

4. 检测技术

非竞争性免疫定量检测法和多重分析技术与上述相似。

IIF 采用 Hep-2 或其他组织培养细胞为基质时,是最适合检测该抗体的。由于正常大鼠肝或肾的细胞核缺失大量可产生浓缩着丝粒蛋白的分裂期细胞,所以无法在冷冻切片基质上进行抗体的检测。另外,采用 Hep-2 细胞为基质的 IIF 检测出的阴性结果并不能排除微量的抗 CENP-A 和抗 CENP-B 抗体,但可通过非竞争性免疫定量检测法和多重分析技术进行检测(Mahler et al.,2011)。

5. 标本类型

血清或血浆。

(九) 抗 Scl-70 抗体(抗 DNA 拓扑异构酶 I抗体)

抗 Scl-70 抗体,也称为硬皮病抗体或抗 Scl-1 抗体,是与 DNA 拓扑异构酶I中 70kDa 抗原结合的抗体。IIF 法显示,抗 Scl-70 抗体有特征性荧光染色模式。它分为五个染色区域:细胞核、核仁、有丝分裂细胞中的染色体、核仁组织区和分裂间期细胞的细胞质(Dellavance et al.,2009)。

1. 参考区间

抗 Scl-70 抗体可以通过免疫测定法或多重流动免疫测定法来检测。正常人抗 Scl-70 抗体为阴性。

2. 临床应用

约 75% 的进行性系统性硬化病(PSS 或硬皮病)患者存在抗 Scl-70 抗体。该抗体在 CREST 综合征患者中罕见。抗 Scl-70 抗体阳性与硬皮病患者继发癌症存在一定的相关性。

3. 局限性

约 40% 的肢端硬化病患者的抗 Scl-70 抗体

阳性,10% 的患者出现原发性雷诺现象,约 5% 的患者有干燥综合征(SS)。

4. 检测技术

非竞争性免疫定量检测法和多重流动免疫测定法。

5. 样本类型

血清或血浆。

(十) IgG 型抗 RNA 聚合酶 Ⅲ 抗体(ARA)

ARA 是一种自身抗体,可与 RNA 聚合酶Ⅲ上的主要抗原表位发生反应。

1. 参考区间

ARA 的活性低于制造商试剂盒提供的临界值。

2. 临床应用

约 20% 的进行性系统性硬化病(PSS 或硬皮病)患者存在抗 RNA 聚合酶Ⅲ抗体。ARA 在不同疾病中阳性率不同,一般为 4%~25%。然而,ARA 是 PSS 的高度特异性抗体,尤其在**弥漫性皮肤硬皮病(dcSSc)**的患者中阳性率最高(Parker et al., 2008)。

3. 局限性

ARA 在非硬皮病人群中阳性率为 2%。因此,在一定条件下检测 ARA 的特异性达 98%,但 ARA 阳性不能确诊硬皮病。

4. 检测技术

免疫测定法与上述类似。

5. 样本类型

血清或血浆。

(十一) 类风湿因子

类风湿因子(rheumatoid factor)是一种针对人变性免疫球蛋白 IgG 分子 Fc 片段的特异性抗体(通常是 IgM 型)。

1. 参考区间

正常人血清中类风湿因子为阴性,或检测限低于制造商试剂盒提供的临界值。

2. 临床应用

90% 以上的**类风湿性关节炎(RA)**患者血清中存在高滴度的类风湿因子。RA 患者临床症状发作前数年即可检测到类风湿因子。当与**环瓜氨酸肽(cyclic citrullinated peptide, CCP)**抗体(见下文)联合检测时,阳性预测值接近 100%(Taylor et al., 2011)。

3. 局限性

大多数正常人在急性传染病的发病过程中会出现类风湿因子。因此,类风湿因子的存在很令人困惑。新近研究发现类风湿因子的特异性仅有 72%。据报道当与抗 CCP 抗体联合检测时有利于提高类风湿因子的特异性。类风湿关节炎早期可能会出现全身性症状和发热,因此在急性期结束后再次检测类风湿因子有助于明确诊断 RA。但是,阴性结果并不能排除 RA。类风湿因子的滴度会发生波动,如果临床强烈怀疑 RA,即便患者初次没有检测到类风湿因子,也应当重复检测以明确诊断,尤其在疾病的早期。这表明类风湿因子不是类风湿关节炎的病因,而仅仅是在炎症过程中产生的副产物,有助于诊断该病。

4. 检测技术

胶乳凝集法已被重复性更好的免疫测定法取代。旧方法主观性强并且重复性差。

近十年来,速率比浊法和浊度法是检测类风湿因子的主要方法。

5. 样本类型

血清或血浆。

(十二) 抗环瓜氨酸肽抗体

抗环瓜氨酸肽抗体是以**环瓜氨酸肽(CCP)**为抗原的自身抗体,其表位含有脱氨基形式的精氨酸(称为瓜氨酸)。

1. 参考区间

正常人血清中抗 CCP 抗体为阴性,或检测限低于制造商试剂盒提供的临界值。

2. 临床应用

抗 CCP 抗体对类风湿关节炎的特异性超过 90%。与类风湿因子联合检测时,阳性预测值接近 100%。抗 CCP 抗体可在类风湿性关节炎临床症状发作前数年检测到。它的存在也与疾病的严重程度有关。在疾病早期抗 CCP 抗体的存在与关节侵蚀风险增加相关,因此,相比于抗 CCP 抗体阴性患者,抗体阳性患者需要进行更积极的治疗。美国风湿病学会修订的诊断类风湿关节炎的 RA-7 诊断标准中将类风湿结节这一诊断标准更改为抗 CCP 抗体阳性,这样在不降低其诊断类风湿性关节炎的特异性的同时提高了诊断灵敏度(Zhao et al., 2010; Banal et al., 2009)。

3. 局限性

对于鉴别诊断类风湿关节炎,单独检测抗

CCP 抗体比类风湿因子特异性高,但敏感性低(见上文)。因此,抗 CCP 抗体 EIA 法与 IgM 型类风湿因子的联合检测显著提高了 RA 的诊断灵敏度。

4. 检测技术

所用的非竞争性免疫定量检测法与上述类似。

5. 样本类型

血清或血浆。

(十三) 抗中性粒细胞胞质抗体(C-ANCA, P-ANCA)

胞质型(C)和核周型(P)抗中性粒细胞胞质抗体分别见于韦格纳肉芽肿病和显微镜下多血管炎。它们的靶抗原通常是中性粒细胞颗粒中的丝氨酸蛋白酶 3(C-ANCA)和髓过氧化物酶(P-ANCA)。P-ANCA 也见于 Churg-Strauss 综合征,髓过氧化物酶(MPO)是 P-ANCA 的主要靶抗原。ANCA 是所有自身免疫检测中最特异的一种,也是在怀疑患有快速进行性肾小球肾炎时考虑进行 STAT 分析的检测之一。在肌酐显著升高之前进行治疗可以预防慢性肾衰竭,并可能逆转肺损伤(Wilde et al.,2010;Wiik,2010)。

1. 参考区间

C-ANCA 和 P-ANCA 可通过 IIF 法或免疫分析法检测。正常人抗中性粒细胞胞质抗体检测为阴性。

2. 临床应用

韦格纳肉芽肿病和显微镜下多血管炎均是不常见的疾病,病变主要累及小血管,呈坏死性炎症损害,多发生于肾、肺部以及上呼吸道。它们的发病过程是高度可变的,确诊时必须进行肾和/或肺活检,因此具有高度特异性和高度敏感性的自身抗体检测对于诊断该疾病是非常有帮助的。C-ANCA 存在于大多数韦格纳肉芽肿病患者中,但很少见于其他自身免疫性疾病患者或正常人中,因此,C-ANCA 是诊断此病的首选检查方法。在某种条件下,C-ANCA 阳性可能会使用化疗,致使治疗后的肾功能或肺功能得到恢复。

P-ANCA 有助于显微镜下多血管炎和 Churg-Strauss 综合征的诊断。

3. 局限性

C-ANCA 对于诊断韦格纳肉芽肿病具有高度特异性,但其阴性仍不能排除这种疾病。C-ANCA

反应滴度随着疾病的进展而减弱和消退,有些患者可能无法检测到。为了确认在乙醇固定的中性粒细胞胞质中存在颗粒型染色(标志物为 C-ANCA 等),必须用甲醛固定的中性粒细胞进行再次检测。抗丝氨酸蛋白酶 3 也会产生胞质颗粒型染色,通常在甲醛固定的中性粒细胞中比在乙醇固定的中性粒细胞中反应性更强。我们还建议使用免疫测定试剂盒(纯化的蛋白酶 3 抗原)进行最终鉴定。抗丝氨酸蛋白酶 3 的免疫测定试剂盒之间还没有标准化,不同实验室之间的试剂盒测定结果存在差异。该抗原随着时间的推移而减弱,我们必须在每次试验中检测其反应性。

P-ANCA 的特异性远低于 C-ANCA。如果 IIF 法使用乙醇固定的中性粒细胞,那么 ANA 会产生假阳性反应。我们也会使用甲醛固定的中性粒细胞进行抗血清反应,此时,ANA 反应通常消失,同时髓过氧化物酶(MPO)活性呈现胞质而不是核周染色模式。

此外,国际共识建议在具有特异性抗原的 EIA 试剂盒上确认 C-ANCA 和 P-ANCA 的反应性。如果发现两种分析方法(IIF 和 EIA)测定的反应性存在差异,需将非典型反应通知临床医生。由于试剂盒没有很好地标准化,其结果可能只反映特定试剂盒的抗原溶液。此外,其他的细胞质抗原如组织蛋白酶和乳铁蛋白,也在微小多血管炎患者中呈现了 ANCA 的荧光染色模式。

4. 检测技术

IIF 进行常规筛查。将正常人的中性粒细胞离心至载玻片上。部分载玻片用乙醇固定,另一部分用甲醛固定。将血清(通常用缓冲液 1∶20 稀释)与每个固定的底物反应约 30min。用缓冲液洗涤三次后,将标有荧光素的抗人免疫球蛋白抗体滴到载玻片上。再经过 30min 的孵育和洗涤,在荧光显微镜下进行观察。乙醇和甲醛固定的中性粒细胞上均显示胞质颗粒型荧光染色表明存在 C-ANCA,乙醇固定的中性粒细胞中出现核周染色和甲醛固定的中性粒细胞中出现胞质颗粒型荧光染色表明存在 P-ANCA。

免疫测定法也作为有些实验中心的初筛实验。使用免疫测定法来确证 IIF 的特异性更为常见。在不相关并且罕见情况下,我们不会否定检测结果。临床医生通常也会知晓该检测的差异性。其他抗原如乳铁蛋白和组织蛋白酶也可以产生反应性,阳性结果在显微镜下多血管炎患者中也已检测到。

P-ANCA 已经在炎症性肠病,特别是溃疡性结肠炎和原发性硬化性胆管炎的患者中报道过。炎性肠病患者的亲属也存在 P-ANCA。这意味着 P-ANCA 存在着遗传倾向。

5. 样本类型

血清或血浆。

(十四) 抗肾小球基膜抗体

抗肾小球基膜(GBM)抗体是一种可与肾小球基膜发生反应,并可与肺泡基膜发生交叉反应的抗体。测定血清抗 GBM 抗体是诊断 Goodpasture 综合征的有效手段。

1. 参考区间

抗 GBM 抗体可以用 IIF、直接免疫荧光法、非竞争性免疫定量检测法、多重流动免疫测定法或蛋白质印迹法检测。正常人抗 GBM 抗体检测为阴性。

2. 临床应用

Goodpasture 综合征患者通常伴有坏死性新月体性肾小球肾炎和肺出血。这些临床特征与血清中存在抗肾小球基膜自身抗体有关。当处于适当的临床环境时,该抗体的存在对于 Goodpasture 综合征的诊断具有高度特异性。Ⅳ型胶原蛋白是基膜中的关键成分,该抗体可以与Ⅳ型胶原蛋白反应。

3. 局限性

大多数实验室采用免疫测定法或多重免疫分析技术。免疫印迹法特异性高,但它并不以试剂盒形式提供给普通实验室使用。间接和直接免疫荧光分析要求有经验的操作人员以防止判断错误,Sinico 等人报告说,各种测定方法之间存在很大差异(Sinico et al.,2006)。

4. 检测方法

免疫测定试剂盒和多重流动免疫分析使用Ⅳ型 GBM 亚基,该亚基可与微孔或聚苯乙烯微珠结合,并按上述方法进行。

免疫印迹法只能在已经开展该实验的商业或研究实验室中使用。

患者的肾活检组织切片可经荧光素偶联的抗人 IgG 染色,结果显示抗 GBM 为线性荧光特征(例,直接免疫荧光法)。

由荧光素标记的抗人 IgG 血清可用于检测猴肾切片中的肾小球(如 IIF 法)。这种方法主观性

强,敏感性低于免疫印迹法。

5. 样本类型

血清或血浆。

(十五) 抗 Jo-1 抗体

抗 Jo-1 抗体的靶抗原是组氨酰 tRNA 合成酶,主要位于细胞内。目前抗 Jo-1 抗体已经成为肌炎(一种骨骼肌特发性免疫或炎症性疾病)的标志抗体(Targoff,2008)。

1. 参考区间

正常人抗 Jo-1 抗体检测为阴性。

2. 临床应用

抗 Jo-1 抗体用于检测肌炎患者对类固醇治疗的反应性。

3. 局限性

虽然抗 Jo-1 抗体对肌炎的诊断相对敏感,但抗 Jo-1 抗体阴性不能排除肌炎、多发性肌炎或皮肌炎的可能性。单独抗 Jo-1 抗体阳性不能判定为 ANA 阳性。因此,即使 ANA 阴性,有肌炎相关症状的患者也可以从抗 Jo-1 抗体检测中获益。

4. 检测技术

抗 Jo-1 抗体的检测方法包括免疫测定法、线性免疫印迹法和多重流动免疫测定法(Ghirardello et al.,2011)。方法同上。

5. 样本类型

血清或血浆。

(十六) 抗甲状腺微粒体抗体(抗甲状腺过氧化物酶抗体)

自身免疫性(桥本)甲状腺炎和 Graves 病患者体内均存在针对甲状腺微粒体的抗体,可以与**甲状腺过氧化物酶(TPO)** 发生特异性的反应。TPO 是催化甲状腺激素的关键酶,直接参与碘化物的氧化,以合成甲状腺激素(T_3 和 T_4)。因此,我们可能会在文献中看到抗微粒体抗体或抗 TPO 抗体的不同表达,它们是指同一种抗体。看似矛盾的是,相同的抗体与桥本甲状腺炎(一种常导致甲状腺功能减退的疾病)和 Graves 病(一种导致甲状腺功能亢进的疾病)都存在关系。但是,它们的共同点是甲状腺炎。

1. 参考区间

正常人抗甲状腺微粒体抗体检测为阴性。

2. 临床应用

Graves 病(甲状腺功能亢进症) 或桥本甲状

腺炎(通常甲状腺功能减退,虽然在病程早期甲状腺功能可正常)的患者均存在抗甲状腺微粒体抗体。这些抗体的存在以及临床症状和实验室检测有助于确诊该疾病。抗 TPO 抗体可以激活补体,损害甲状腺组织,导致淋巴细胞浸润。这些疾病也存在其他自身抗体。刺激甲状腺免疫球蛋白(TSI)与甲状腺上皮细胞上的促甲状腺激素(TSH)受体发生反应,模拟 TSH 的作用,导致 Graves 病(甲亢)的发生。在这些病例中另一种常见的自身抗体是抗甲状腺球蛋白抗体。由于这些病例中经常出现抗 TPO 抗体,因此抗甲状腺球蛋白抗体是否存在并不能为诊断提供有用的信息。然而,当疑似 Graves 病患者的抗 TPO 抗体为阴性时,抗甲状腺球蛋白抗体有助于诊断该疾病。

3. 局限性

桥本甲状腺炎或 Graves 病患者抗 TPO 抗体通常阳性。在这些病例中,抗甲状腺球蛋白抗体或 TSI 检测可能有用。由于左甲状腺素治疗对抗体无影响,治疗后无需监测抗 TPO 抗体的水平。

4. 检测技术

大多数实验室使用非竞争性免疫定量检测法测定 TPO 来检测微粒体抗体。方法同上。使用 TPO 包被磁珠的胶乳凝集技术也可行。

间接免疫荧光法是使用大鼠或小鼠的甲状腺组织切片与患者的血清反应,用于 ANA 的检测。抗微粒体抗体与腺体的细胞质发生反应,抗甲状腺球蛋白与胶体发生反应。

5. 样本类型

血清或血浆。

(十七)促甲状腺激素受体抗体

促甲状腺激素受体抗体(TRAbs)是与本病有明确关系的自身抗体之一。由于 TRAbs 半衰期比 TSH 长很多,TRAbs 在被认为是免疫球蛋白之前,被称为"长效甲状腺刺激剂"(LATS)。

TRAbs 对促甲状腺素受体具有特异性,结合并激活受体,产生不依赖于促甲状腺激素的甲状腺激素。其他类型的抗体与促甲状腺激素受体反应实际上具有阻断而非刺激作用。这些被称为 TSH 阻断抗体。有趣的是,两者可能同时发生。

1. 参考区间

正常人促甲状腺激素受体抗体检测为阴性。

2. 临床应用

TRAbs 通常与 TPO 联合检测以确诊 Graves

病。这些抗体通常可以在甲状腺功能亢进症发生之前检测到。它们不仅仅是疾病的标志物,还是功能性抗体。因此,孕妇应该注意 IgG 型 TRAb 可以穿过胎盘并导致新生儿甲状腺毒症。TRAbs 的检测在 Graves 病和破坏性甲状腺炎中的敏感性高于 TSI。美国临床内分泌学家协会推荐使用 TRAbs 作为预后指导和疾病治疗的标志物。检测 TRAbs 有助于判断患者是否可以停用抗甲状腺药治疗(Bahn et al.,2011)。

3. 局限性

如果患者正在接受生物素治疗,那么使用链霉亲和素的免疫测定法可能会受到干扰。

4. 检测技术

将表达 TSH 受体的仓鼠卵巢细胞暴露于体外后,测定循环 AMP 产物的生物测定方法一直是金标准。但是由于它的费用和变异性,在很大程度上已经被非竞争性免疫定量检测法所取代。测定时一部分使用放射性同位素,另一部分使用化学发光剂。

5. 样本类型

血清。

(十八)抗胰岛细胞自身抗体

抗胰岛细胞自身抗体(ICA)常出现于 I 型糖尿病早期患者体内。虽然不太可能是 I 型糖尿病的病因,但是它们的存在表明胰岛的潜在损伤以及体液免疫系统对某些胰岛细胞抗原的攻击(Winter and Schatz,2011)。此外,如果非糖尿病个体 ICA 阳性,则需要密切随访以了解该病的发展。此抗体的检测也有助于区分 I 型糖尿病和 II 型糖尿病。四种主要的胰岛细胞抗体是 ICA、谷氨酸脱羧酶(GAD)自身抗体、胰岛素瘤 2(IA-2)相关自身抗体(IA-2A)和胰岛素自身抗体(IAA)(表 7-15-5)。

表 7-15-5　糖尿病中四种主要的胰岛细胞抗体

抗体	灵敏度	特异性
ICA	70%~80%	>99%
GADA	70%~80%	97%~98%
IA-2A	60%	97%~98%
IAA	60%	95%

1. 参考区间

正常人抗胰岛细胞自身抗体检测为阴性。

2. 临床应用

目前,ICA 可以用来鉴别Ⅰ型和Ⅱ型糖尿病。检测 ICA 有助于评估Ⅰ型糖尿病的发病风险。

3. 局限性

用 IIF 检测 ICA 具有主观性,因为胰岛细胞上 ICA 的表达具有变异性。ICA 检测阴性并不能排除Ⅰ型糖尿病。

4. 检测技术

IIF 检测 ICA 的结果主要从研究实验室获得。其他的抗体,如 IA-2A、谷氨酸脱羧酶(GADA),采用 RIA 检测,可以从参考实验室获得。

5. 样本类型

血清或血浆。

(十九) 抗肾上腺皮质抗体(抗 21- 羟化酶抗体)

自身免疫性肾上腺皮质功能不全(艾迪生病)患者的血清中通常存在能与肾上腺皮质激素发生反应的抗体。

抗肾上腺皮质抗体的主要靶抗原是 21- 羟化酶。它存在于绝大多数艾迪生病以及Ⅰ型或Ⅱ型自身免疫性多内分泌腺综合征的患者中。

1. 参考区间

正常人抗肾上腺皮质抗体检测为阴性。

2. 临床应用

特发性艾迪生病患者的血清中通常会有抗肾上腺抗体。这些抗体有助于鉴别特发性(自身免疫性)艾迪生病与其他原因的肾上腺功能不全,如结核病。与大多数其他自身免疫性疾病的检测相同,在检测前选择合适的患者是优化检测效果的关键。

3. 局限性

大约 2%~3% 的健康献血者体内存在抗肾上腺皮质抗体。这些抗体在正常人中的意义尚不清楚。对于艾迪生病,促肾上腺皮质激素(ACTH)比抗 21- 羟化酶抗体检测更有效。最近的研究表明,不同实验室对抗 21- 羟化酶抗体的测定存在很大差异性,因此需要进行更好的标准化(Falomi et al.,2011)。

4. 检测技术

RIA 是抗 21- 羟化酶的主要检测方法。

5. 样本类型

血清或血浆。

(二十) 抗壁细胞抗体和抗内因子抗体

大多数恶性贫血(PA)患者体内都有胃壁细胞(产生盐酸的细胞)抗体以及内因子抗体。由于胃酸丢失所致的结合蛋白释放钴胺素减少以及内因子抗体对回肠上皮摄取维生素 B_{12} 的干扰,最终引起维生素 B_{12} 的严重缺乏。

1. 参考区间

正常人抗壁细胞抗体和抗内因子抗体检测为阴性。

2. 临床应用

大约 90% 的恶性贫血患者血清中会有抗壁细胞抗体和 / 或抗内因子抗体。如果患者年龄较大,通常是女性伴有大细胞性贫血、疲劳、消化不良以及神经系统症状,则可作为患有自身免疫性疾病的有力证据。最新指南建议联合检测抗壁细胞抗体和抗内因子抗体,以提高敏感性和特异性(Lahner et al.,2009)。

3. 局限性

原发性胆汁性肝硬化患者的抗壁细胞抗体也呈阳性。

4. 检测技术

目前主要采用免疫测定法。

5. 样本类型

血清或血浆。

(二十一) 抗线粒体抗体(AMA 或 M2)

抗线粒体抗体是原发性胆汁性肝硬化的重要标志物。尽管已经发现了九种不同的线粒体抗原,M2 是诊断原发性胆汁性肝硬化最特异的抗原。这些抗原是线粒体中 2- 氧代酸脱氢酶复合物的亚单位。

1. 参考区间

正常人血清 AMA 为阴性。

2. 临床应用

原发性胆汁性肝硬化患者发病常隐匿。早期的疲乏症状往往是渐进的,并且表现不一。当患者出现严重的瘙痒感或者巩膜明显变黄时才会选择就医。**丙氨酸氨基转移酶(ALT)**和**天冬氨酸氨基转移酶(AST)**水平正常,而碱性磷酸酶水平升高是该疾病常见的血清酶谱。约 90% 的原发性胆汁性肝硬化患者存在**抗线粒体抗体(AMA)**。有些患者可能存在抗平滑肌抗体(SMA)。这通常不是问题,因为自身免疫性慢性活动性肝炎患者与原发性胆汁性肝硬化患者血清酶谱有很大的不同。

抗核抗体（ANA）和**抗线粒体抗体（AMA）**同时存在是原发性胆汁性肝硬化患者的不良预后指标（Invemizzi et al.，2005）。

3. 局限性

AMA 的滴度不能反映个体疾病的严重程度。肝受损程度取决于实验室检查和活检。由于一些原发性胆汁性肝硬化属于自身免疫性胆管炎亚型，AMA 阴性的患者应该接受抗核抗体和抗平滑肌抗体的检测。

使用**间接免疫荧光法（IIF）**检测时，**抗肝肾微粒体抗体（LKM）**可以模拟 AMA，肝肾微粒体抗体与自身免疫性肝炎相关，在间接免疫荧光检测技术中，近端肾小管被染色，远端肾小管不染色。然而，LKM 不像 AMA 那样能对胃上皮进行染色。

4. 检测技术

非竞争性免疫定量检测法已经在很大程度上取代了 IIF 用于 AMA 的检测。非竞争性免疫定量检测法能够区分不同类型的线粒体抗原，并且较 IIF 法诊断原发性胆汁性肝硬化特异性强。IIF 法需要采用大鼠或小鼠的胃和肾组织切片。将患者血清与这些切片发生反应，如上述 ANA 检测一样。AMA 与肾小管上皮细胞胞质和胃黏膜上皮细胞发生颗粒反应。

5. 样本类型

血清或血浆。

（二十二）抗平滑肌抗体

抗平滑肌抗体是具有 F- 肌动蛋白抗原的抗体。一般使用大鼠的胃或肾平滑肌来检测。

1. 参考区间

正常人群血清 SMA 为阴性。

2. 临床应用

尽管 SMA 已被用来检测自身免疫性肝炎，但它们也存在于原发性胆汁性肝硬化患者甚至正常人中。自身免疫性肝炎患者通常还有其他抗体，包括 ANA 和 AMA。其自身抗体和实验室检查特征通常足以诊断该病，无须进行肝活检（Bjomsson et al.，2011）。自身免疫性肝炎最常发生于中青年妇女。该病的病因尚不明确，患者通常对类固醇治疗的反应良好。

3. 局限性

SMA 对自身免疫性肝炎没有特异性。事实

上，对乙型和丙型肝炎进行血清学检测以排除该病的感染性病因是非常重要的。其他肝疾病，如 Wilson 病和原发性胆汁性肝硬化也需要排除。通常，患者的病史和血清酶谱有助于鉴别原发性胆汁性肝硬化和自身免疫性肝炎。由于 SMA 的非特异性，实验室通常使用两倍或三倍稀释的患者血清进行检测。只有在较高稀释度下的反应性（通常为 1∶80 或 1∶160），才有一定的预测价值。

4. 检测技术

用间接免疫荧光法，在大鼠胃和 / 或肾切片上检测 SMA。胃的染色模式包括固有肌层和黏膜肌层。SMA 主要与肾动脉的肌肉层反应。虽然目前已有非竞争性免疫定量检测法，但间接免疫荧光法具有较好的诊断特异性。

5. 样本类型

血清或血浆。

（二十三）抗肝肾微粒体抗体

抗肝肾微粒体抗体与细胞色素 P450 反应。LKM 抗体的主要靶抗原为细胞色素 P4502D6（CYP2D6）。

1. 参考区间

正常人群血清 LKM 为阴性。

2. 临床应用

抗 LKM 是一部分儿童 2 型自身免疫性肝炎有用的标志物。在美国，以抗 LKM 阳性为特征的自身免疫性肝炎病例中，只有不到 5% 发生在成年人中。在欧洲，约 20% 病例发生在成年人中。这些患者通常缺乏 SMA 和 AMA（Vergani et al.，2009）。

3. 局限性

已有研究表明，与通常的 SMA 相关的自身免疫性肝炎患者相比，这些患者更有可能产生多种自身抗体。常见的有抗甲状腺微粒体抗体和抗壁细胞抗体。如果不同时使用胃和肾作为底物，后者很可能导致与 AMA 混淆。

4. 检测技术

免疫测定法和 IIF 法用于检测 LKM。抗体与肾近曲小管发生反应，但与 AMA 不同，抗体不与远端小管或髓袢发生反应。此外，胃做基质时，胃壁细胞通常呈阴性反应。有些病人会意外地对胃壁细胞进行染色。

5. 样本类型

血清或血浆。

（二十四）IgA 型抗肌内膜抗体

IgA 型抗肌内膜抗体与猴肾或人脐带冷冻切片的平滑肌内膜（细胞膜）发生反应。它存在于绝大多数脂肪泻的患者中，但在其他胃肠道疾病中并不常见，可以作为吸收不良的鉴别诊断。

1. 参考区间

正常人群血清抗肌内膜抗体为阴性。

2. 临床应用

抗内膜 IgA 抗体用于检测腹部疾病患者。由于对饮食中的麸质品有反应，患者有严重的吸收不良。检测 IgA 型抗肌内膜抗体有助于筛选需要进一步进行小肠活检以明确诊断的。根据 IgA 型抗肌内膜抗体的效价，确定患者是否可以在不做小肠活检的情况下维持无麦麸质饮食。由于 IgA 型抗肌内膜抗体较抗麦醇溶蛋白抗体存在时间更长，一些作者认为抗麦醇溶蛋白是治疗后更好的检测方法。

IgA 型抗肌内膜抗体较以往的 IgG 型抗网状蛋白抗体更具特异性，后者有类似的诊断作用，但已基本被合理地取代。

3. 局限性

IgA 型抗肌内膜抗体偶见于小肠活检正常的个体。因此，在患者接受终身无麸质饮食（除大米外，所有淀粉都需要禁食）之前，应该通过活检来确诊该病。典型的腹腔疾病患者可能缺乏 IgA 型抗肌内膜抗体。因此，在临床上强烈怀疑腹腔疾病的情况下，抗体阴性仍需进一步进行小肠活检。该检测仍在使用，但被更具目的性的抗组织转谷氨酰胺酶 IgA 抗体所取代（见下文）。

4. 检测技术

间接免疫荧光法利用猴食管或人脐带冷冻切片是检测 IgA 型抗肌内膜抗体最常用的方法。为了使这项技术有效，我们采用了两种稀释度来稀释患者血清，1∶5 和 1∶50。由于部分患者还有其他自身抗体，如 SMA 会干扰 IgA 型抗肌内膜抗体的检测，所以，更大稀释度对腹腔疾病更为特异。然而，在大多数不存在干扰抗体的患者血清中，浓度高的血清灵敏度更高。

5. 样本类型

血清或血浆。

（二十五）IgA 型抗组织转谷氨酰胺酶抗体

IgA 型抗组织转谷氨酰胺酶抗体（tTG）与平滑肌内膜中的主要自身抗原发生反应，使猴肾或人脐带冷冻切片染色阳性。和 IgA 型抗肌内膜抗体一样，IgA 型抗 tTG 抗体见于大多数腹腔疾病（乳糜泻病）患者，而在其他胃肠道疾病中少见，可以用于与消化不良做鉴别诊断。

1. 参考区间

正常人群血清 tTG 为阴性。

2. 临床应用

IgA 型抗 tTG 抗体用于检测腹腔疾病，其已经取代了 IgA 型抗肌内膜抗体，用以筛选出需要进一步进行小肠活检的患者。tTG 的作用之一是将谷氨酰胺脱酰胺成谷氨酸，从而改变谷氨酰胺对谷蛋白的电荷。tTG 的这种作用导致具有遗传倾向的个体中 T 细胞对麸质的免疫反应性增强，从而更易于发展成为乳糜泻。在缺乏 IgA 的个体中，IgG 型抗 tTG 是一项有用的附加测试。

3. 局限性

IgA 型抗 tTG 抗体偶见于小肠活检正常的个体。因此，在患者接受终身无麸质饮食（除大米外，要求禁食所有淀粉）之前，应该通过活检来确诊该病。不常见的是，典型的腹腔疾病患者也可能缺乏 IgA 型抗 tTG 抗体。当然，IgA 缺乏的个体将不能产生 IgA 型抗 tTG 抗体。对于这类人群，在适当的临床环境中发现抗麦醇溶蛋白 IgG 抗体（见下文）阳性，将鼓励患者进一步活检确以诊腹腔疾病。

4. 检测技术

免疫测定法是目前的标准方法。

5. 样本类型

血清或血浆。

（二十六）抗脱酰胺 - 麦醇溶蛋白 IgG 和 IgA

这些抗体能与引起腹腔疾病的谷蛋白的醇溶部分发生反应。

1. 参考区间

正常人群血清中该抗体为阴性。

2. 临床应用

大多数腹腔疾病患者的抗脱酰胺 - 麦醇溶蛋白 IgG 和 IgA 都升高。虽然抗麦醇溶蛋白 IgA 可能比 IgG 对乳糜泻病更为特异，但检测方法不太敏感。最初的抗麦醇溶蛋白检测使用的是完整的麦醇溶蛋白，与现在的检测相比，特异性低。与 HLA-DQ2 或 -DQ8 细胞结合的脱酰胺 - 麦醇溶蛋白——不完整的天然麦醇溶蛋白一经发现，制造商就改变了检测方法中所使用的抗原,显著提高了敏感性和特异性。IgA 生成不足的儿童中,腹腔疾病发病率增加,抗麦醇溶蛋白 IgG 的附加检测可能会有所帮助。抗麦醇溶蛋白 IgG 的检测有利于追踪患者是否坚持难吃的无麸质饮食。

3. 局限性

虽然大多数制造商已经在产品中改用脱酰胺的麦醇溶蛋白,但是不清楚是否所有完整的麦醇溶蛋白产品都已不再使用。需要谨慎地与生产商核对这一点。

4. 检测技术

免疫测定试剂盒可用于检测抗脱酰胺 - 麦醇溶蛋白 IgG 和 IgA。因为去酰胺化已经成为行业标准,所以大多数人称之为抗麦醇溶蛋白。

5. 样本类型

血清或血浆。

(二十七) 抗乙酰胆碱受体抗体

抗乙酰胆碱受体抗体(A-ACHR)在神经肌肉突触后连接处与乙酰胆碱受体发生反应。该类自身抗体的特异性与神经肌肉疾病——重症肌无力的临床症状直接相关。

1. 参考区间

正常人血清 A-ACHR 为阴性。

2. 临床应用

对于获得性重症肌无力患者,抗体通过与邻近受体发生反应阻断乙酰胆碱在神经和肌肉之间微小间隙的正常传递过程,导致最常使用的肌肉出现肌无力。通常涉及眼睑(上睑下垂)、眼肌(复视),累及呼吸肌时出现呼吸困难。和多数自身免疫性疾病一样,女性发病率是男性的两倍。根据抗体与受体结合的部位不同,可分为:结合性抗体、阻断性抗体和调节性抗体。广义上的重症肌无力患者中约 90% 可检测到至少一种或多种抗体存在。

除了神经肌肉疾病外,大约一半的青少年患者伴随有胸腺增生,大约 10% 的中老年患者伴随有胸腺瘤。

3. 局限性

A-ACHR 阴性并不能排除重症肌无力。抗体存在与否无法判断患者有无胸腺瘤或胸腺增生。先天性重症肌无力患者 A-ACHR 阴性。

4. 检测技术

可以检测到三种类型的 A-ACHR。其中结合性抗体最常见,调节性抗体不太常见,并损害受体本身;A-ACHR 阻断性抗体与疾病活动性紧密相关。**放射免疫测定法(RIA)**主要用于科研或商业性实验室中,用于检测乙酰胆碱受体相关的抗体。ACHR 结合型抗体的检测技术主要是利用蛇毒(α- 银环蛇毒素)与乙酰胆碱受体结合。在检测中,用 ^{125}I 标记 α- 银环蛇毒素,然后与人神经组织来源的乙酰胆碱受体发生反应并不可逆地结合。患者血清可与人乙酰胆碱受体和 ^{125}I 标记的 α- 银环蛇毒素复合物发生反应。如果血清中含 A-ACHR,A-ACHR 与标记的复合物结合并沉淀,沉淀物中的放射性含量与 A-ACHR 浓度相关。

调节型抗体是通过与培养的肌细胞表面结合的抗体进行检测,同时也使用了放射性标记的 α- 银环蛇毒素。调节型抗体的含量可以通过减少的被标记的蛇毒素结合位点来测定。

A ACHR 阻断性抗体是结合在受体附近的抗体,我们可以通过已知的 A-ACHR 阳性样本与标记受体结合的抑制情况来进行检测。

5. 样本类型

血清或血浆。

(二十八) 横纹肌抗体

横纹肌抗体与多种骨骼肌抗原反应,包括肌动蛋白、肌球蛋白和雷诺丁受体(ryanodine receptor, RyR)。

1. 参考区间

正常人血清横纹肌抗体为阴性。

2. 临床应用

小部分重症肌无力患者缺少 ACHR 结合性抗体、ACHR 调节性抗体、ACHR 阻断性抗体,尤其在老年患者中。其中一些患者有横纹肌抗体,这些抗体的效价已经用于监测免疫抑制治疗的效果。

3. 局限性

因为大多数重症肌无力患者都有 ACHR 抗体,所以横纹肌抗体检测并不是首选的筛查试验。患重症肌无力的青少年和儿童通常不存在横纹肌抗体。横纹肌抗体在约 5% 临床相关的兰伯特 - 伊顿综合征患者中发现,同时也存在于约 5% 的肺癌患者和许多自身免疫性肝炎患者中。

4. 检测技术

研究领域和商业实验室利用骨骼肌匀浆制备抗原的免疫测定法来检测横纹肌抗体。

5. 样本类型

血清或血浆。

(二十九)钙离子通道抗体

钙离子通道抗体与参与乙酰胆碱最初释放和神经传递过程的质膜蛋白发生反应。这些抗体通过干扰钙离子通道的功能,导致患者出现兰伯特-伊顿综合征。

1. 参考区间

正常人血清钙离子通道抗体为阴性。

2. 临床应用

兰伯特-伊顿综合征是一种自身免疫性疾病,由于神经肌肉接头电压门控钙离子通道抗体的形成,患者表现为四肢无力。由于大多数患者同时患有肺癌(小细胞型),这种现象被称为副肿瘤综合征。兰伯特-伊顿综合征患者的症状与重症肌无力相似。除了虚弱外,他们还患有口干燥症、眼球干燥症和其他的自主神经系统损伤性症状。超过90%的患者会产生与钙通道肽抗原反应的抗体,这使得其成为一个敏感的检测方法。

3. 局限性

正如上述的许多自身抗体检测一样,无法根据阴性结果排除兰伯特-伊顿综合征。少数对照组(少于5%)病例中出现了阳性结果,但其在包括乳腺、卵巢或肺起源的上皮肿瘤相关的神经病变患者中阳性结果更为常见。

4. 检测技术

无论是否患有癌症,P/Q型神经元钙离子通道抗体在兰伯特-伊顿综合征患者中最常见。N型神经元钙离子通道抗体出现在大约一半的兰伯特-伊顿综合征患者中。抗体检测采用放射免疫法,使用人脑来源的抗原。放射性标记的钙通道肽抗原用于放射免疫沉淀过程,此过程类似于ACHR结合型抗体的检测。将放射性标记的合成钙通道肽添加到人脑的制剂中,然后添加到患者血清中。如果抗体存在,并与标记的钙离子通道肽抗原相结合(以高亲和力与人脑中的钙离子通道受体结合),它们将与脑抗原制剂反应。然后使用抗人免疫球蛋白沉淀患者的免疫球蛋白,如果它们与放射性标记的复合物结合,将在免疫沉淀物中检测到放射性,放射性与免疫反应性成比例。

5. 样本类型

血清或血浆。

(三十)抗心磷脂抗体和抗 β-2 糖蛋白I抗体

抗心磷脂抗体实际上可能与 β-2 糖蛋白I (beta-2 GPI)发生反应,后者又能与心磷脂结合。β-2 GPI 与阴离子磷脂膜相互作用。高水平的 β-2 GPI抗体与抗磷脂综合征有关(Tebo et al.,2008)。

1. 参考区间

正常人血清为阴性。

2. 临床应用

IgG 和 IgM 型心磷脂抗体和 β-2 GPI抗体与抗磷脂综合征有关。抗磷脂综合征患者在动脉和静脉血栓形成、血小板减少症和习惯性流产等方面存在严重问题。血管内血栓形成可能导致危及生命的脑血管意外。此外,其他患者患有心肌梗死、心内膜炎、肺动脉高压和肺梗死。心磷脂的免疫测定法与狼疮抗凝血功能血液学检测有一定的一致性。抗磷脂综合征患者可能有其中任何一种或不具有这些抗体。

3. 局限性

很多患者在感染某种疾病期间会产生短暂性的抗心磷脂抗体。心磷脂是**性病研究实验室(VDRL)** 检测梅毒的一个成分。因此,一些梅毒患者会出现阳性结果。为了避免假阳性,我们建议心磷脂抗体或 β-2 GPI抗体的阳性检测结果需在约 3 个月后进行复查,以减少一过性的反应造成的阳性,例如感染。

4. 检测技术

免疫测定法是目前检测心磷脂和 β-2 GPI的标准方法。试剂可以与 IgG 和 IgM 型抗体发生反应。某些研究表明,观察抗心磷脂抗体可能有意义,但数据表明,只存在抗心磷脂 IgA 抗体的个体罕见。

5. 样本类型

血清或血浆。

(三十一)神经病相关抗体:抗髓鞘相关糖蛋白,抗 Hu,抗 RI 和浦肯野细胞胞质抗体

抗髓鞘相关糖蛋白(MAG) 与感觉和运动周围神经病变有关,作为小的 IgM 型单克隆蛋白,最初是通过血清蛋白电泳和免疫固定电泳方法检测的。

其他对神经系统有影响的自身免疫性抗体与副肿瘤综合征有关(Grant and Graus,2009;

Pittock，2003；Vernino et al.，2002 and King et al.，1999）。

一些潜在的肿瘤患者（通常是小细胞癌）中抗 Hu 抗体（ANNA-1）与感觉神经病和脑炎有关，但此时他们的神经系统症状（通常情况下）还不明显（副肿瘤综合征）。

抗 Ri 抗体（ANNA-2）与抗 Hu 抗体相似，与副肿瘤综合征有关；然而，在这些病例中，小脑症状，如共济失调和中脑脑炎更为常见。

浦肯野细胞胞质抗体通常存在于伴有副肿瘤综合征的小脑变性患者中。

1. 参考区间
正常人血清检测为阴性。

2. 临床应用
感觉和运动神经病变可以作为副肿瘤综合征的一部分被检测。

3. 局限性
可以在肿瘤被证实之前检测这些抗体。

4. 检测技术
免疫测定法用以检测 MAG。其他测定方法，可以使用 IIF 进行初筛，加以免疫印迹法进行确诊。

5. 样本类型
血清。

二、参考文献

Arbuckle, M.R., McClain, M.T., Rubertone, M.V., Scofield, R.H., Dennis, G.J., et al. Development of autoantibodies before the clinical onset of systemic lupus erythematosus. *N. Engl. J. Med.* 349, 1526–1533 (2003).

Bahn, R.S., Burch, H.B., Cooper, D.S., Garber, J.R., McDougall, I.R., et al. ATA/AACE guidelines: hyperthyroidism and other causes of thyrotoxicosis: management guidelines of the American Thyroid Association and American Association of Clinical Endocrinologists. *Endocr. Pract.* 17, e1–e56 (2011).

Baker, P.R., Nanduri, P., Gottlieb, P.A., Yu, L., Klingensmith, G.J., et al. Predicting the onset of Addison's disease, ACTH, renin, cortisol, and 21-hydroxylast autoantibodies, *Clin. Endocrinol.* (2011 Nov 8). doi: 10.1111/j.1365–2265.2011.04276.x. [Epub ahead of print].

Banal, F., Dougados, M., Combescure, C. and Gossec, L. Sensitivity and specificity of the American College of Rheumatology 1987 criteria for the diagnosis of rheumatoid arthritis according to disease duration: a systemic literature review and meta-analysis. *Ann. Rheum. Dis.* 68, 1184–1191 (2009).

Basso, D., Gallo, N., Guariso, G., Pittoni, M., Piva, M.G. and Plebani, M. Role of anti-transglutaminase (anti-tTG), anti-gliadin, and anti-endomysium serum antibodies in diagnosing celiac disease: a comparison of four different commercial kits for anti-tTG determination. *J. Clin. Lab. Anal.* 15, 112–115 (2001).

Bernardini, S., Infantino, M., Bellincampi, L., et al. Screening of antinuclear antibodies: comparison between enzyme immunoassay based on nuclear homogenates, purified or recombinant antigens and immunofluorescence assay. *Clin. Chem. Lab. Med.* 42, 1155–1160 (2004).

Binder, S. Autoantibody detection using multiplex technologies. *Lupus* 15, 412–421 (2006).

Bingley, P.J., Williams, A.J., Colman, P.G., Gellert, S.A., Eisenbarth, G., et al. Measurement of islet cell antibodies in the type 1 diabetes genetics consortium: efforts to harmonize procedures among the laboratories. *Clin. Trials* 7(Suppl 1), S56–S64 (2010).

Bjomsson, E., Talwalkar, J., Treeprasertusk, S., Neuhauser, M. and Lindor, K. Patients with typical laboratory features of autoimmune hepatitis rarely need a liver biopsy for diagnosis. *Clin. Gastroenterol. Hepatol.* 9, 57–63 (2011).

Bodil, E., Roth, K.S. and Stenberg, P. Biochemical and immuno-pathological

aspects of tissue transglutaminase in celiac disease. *Autoimmunity* 36, 221–226 (2003).

Bonilla, E., Francis, L., Allam, F., et al. Immunofluorescence microscopy is superior to fluorescent beads for detection of antinuclear antibody reactivity in systemic lupus erythematosus patients. *Clin. Immunol.* 24, 18–21 (2007).

Borchers, A.T., Keen, C.L. and Gershwin, M.E. Drug-induced lupus. *Ann. NY Acad. Sci.* 1108, 166–182 (2007).

Bradwell, A.R., Hughes, R.G. and Karim, A.R. Chapter 112: immunofluorescent antinuclear antibody tests. In: *Manual of Molecular and Clinical Laboratory Immunology*, 7th edn. (eds Detrick, B., Hamilton, R.G. and Folds, J.D.) 995–1006 (ASM Press, Washington, DC, 2006).

Bylund, D.J., McHutchison. Autoimmune liver diseases. In: *Progress and Controversies in Autoimmune Disease Testing. Clin. Lab. Med.* vol. 17, (eds Keren, D.F. and Nakamura, R.), 483–498 (1997).

Christie, M.R., Roll, U., Payton, M.A., Hatfield, E.C. and Ziegler, A.G. Validity of screening for individuals at risk for type I diabetes by combined analysis of antibodies to recombinant proteins. *Diabetes Care* 20, 965–970 (1997).

Collins, A.B. and Colvin, R.B. Chapter 125: kidney and lung disease mediated by glomerular basement membrane antibodies: detection by western blot analysis. In: *Manual of Molecular and Clinical Laboratory Immunology*, 7th edn. (eds Detrick, B., Hamilton R.G. and Folds, J.D.), 1110–1115 (ASM Press, Washington, DC, 2006).

Czaja, A.J. Performance parameters of the conventional serological markers for autoimmune hepatitis. *Dig. Dis. Sci.* 56, 545–554 (2010).

Dellavance, A., Gallindo, C., Soares, M.G., da Silva, M.P., Mortara, R.A. and Andrade, L.E. Redefining the Scl-70 indirect immunofluorescence pattern: autoantibodies to DNA topoisomerase I yield a specific compound immuno-fluorescence pattern. *Rheumatology* 48, 632–637 (2009).

Erlich, R., Morrison, C., Kim, B., Gilbert, M.R. and Alrajab, S. ANNA-2: an antibody associated with paraneoplastic opsoclonus in a patient with large-cell carcinoma of the lung with neuroendocrine features-correlation of clinical improvement with tumor response. *Cancer Invest.* 22, 257–261 (2004).

Esdaile, J.M., Abrahamowicz, M., Joseph, L., MacKenzie, T., Li, Y. and Danoff, D. Laboratory tests as predictors of disease exacerbations in systemic lupus erythematosus. Why some tests fail. *Arthritis Rheum.* 39, 370–378 (1996).

Falomi, A., Chen, S., Zanchetta, R., Yu, L., Tiberti, C., et al. Measuring adrenal autoantibody response: interlaboratory concordance in the first international serum exchange for the determination of 21-hydroxylase autoantibodies. *Clin. Immunol.* 140, 291–299 (2011).

Fenger, M., Wiik, A., Hoier-Madsen, M., et al. Detection of antinuclear antibodies by solid-phase immunoassays and immunofluorescence analysis. *Clin. Chem.* 50, 2141–2147 (2004).

Fritzler, M.J., Rattner, J.B., Luft, L.M., Edworthy, S.M., Casiano, C.A., Pebles, C. and Mahler, M. Historical perspectives on the discovery and elucidation of autoantibodies to centromere proteins (CENP) and the emerging importance of antibodies to CENP-F. *Autoimmun. Rev.* 10, 194–200 (2011).

Ghirardello, A., Rampudda, M., Ekholm, L., Bassi, N., Tarricone, E., Zampieri, S., Zen, M., Vattemi, G.A., Lundberg, I.E. and Doria, A. Diagnositic performance and validation of autoantibody testing in myositis by a commercial line blot assay. *Rheumatology* 49, 2370–2374 (2011).

Giovanella, L., Ceriani, L. and Garancini, S. Clinical applications of the 2nd. generation assay for anti-TSH receptor antibodies in Graves' disease. Evaluation in patients with negative 1st. generation test. *Clin. Chem. Lab. Med.* 39, 25–28 (2001).

Gniewek, R.A., Sandbulte, C. and Fox, P.C. Comparison of antinuclear antibody testing methods by ROC analysis with reference to disease diagnosis. *Clin. Chem.* 43, 1987–1989 (1997).

Goeken, J.A. Chapter 127: Immunologic testing for celiac disease and inflammatory bowel disease. In: *Manual of Molecular and Clinical Laboratory Immunology*, 7th edn (eds Detrick, B., Hamilton, R.G. and Folds, J.D.), 1125–1131 (ASM Press, Washington, DC, 2006).

Gonzalez, C., Garcia-Berrocal, B., Perez, M., et al. Laboratory screening of connective tissue diseases by a new automated ENA screening assay (Elia Symphony) in clinically defined patients. *Clin. Chim. Acta* 359, 109–114 (2005).

Grant, R. and Graus, F. Paraneoplastic movement disorders. *Mov. Disord.* 24, 1715–1724 (2009).

Griesmann, G.E. and Lennon, V.A. Chapter 123: Detection of Autoantibodies in Myasthenia Gravis and Lambert-Eaton Myasthenic Syndrome. In: *Manual of Clinical Laboratory Immunology* (eds Rose, N.), (ASM Press, Washington, DC, 1997).

Grossmann, K., Roggenbuck, D., Schroder, C., Conrad, K., Schierack, P. and Sack, U. Multiplex assessment of non-organ-specific autoantibodies with a novel microbead-based immunoassay. *Cytometry A* 79, 118–125 (2011).

Hanly, J.G., Su, L., Farewell, V. and Fritzler, M.J. Comparison between multiplex assays for autoantibody detection in systemic lupus erythematosus. *J. Immunol. Methods* 358, 75–80 (2011).

Hanly, J.G., Thompson, K., McCurdy, G., et al. Measurement of autoantibodies using multiplex methodology in patients with systemic lupus erythematosus. *J. Immunol. Methods* 352, 147–152 (2010).

Invemizzi, P., Selmi, C., Ranftlerk, C., Possa, M. and Wesierska-Gadek, J. Antinuclear antibodies in primary biliary cirrhosis. *Semin. Liver Dis.* 25, 298–310 (2005).

Jaeggi, E., Laskin, C., Hamiolton, R., Kingdom, J. and Silverman, E. The importance of the level of maternal anti-Ro/SSA antibodies as a prognostic marker of the development of cardiac neonatal lupus erythematosus. A prospective study of 186 antibody-exposed fetuses and infants. *J. Am. Coll. Cardiol.* 55, 2778–2784 (2010).

Kavanaugh, A., Tomar, R., Reveille, J., Solomon, D.H. and Homburger, H.A. Guidelines for clinical use of the antinuclear antibody test and tests for specific autoantibodies to nuclear antigens. *Arch. Pathol. Lab. Med.* 124, 71–81 (2000).

Keren, D.F. Antinuclear antibody testing. In: *Test Selection Strategies, Clin. Lab. Med.* vol. 22, (ed Burke, D.), 447–474 (2002).

Keren, D.F. and Goeken, J.A. Antinuclear antibody reactivity in inflammatory bowel disease. In: *Progress and Controversies in Autoimmune Disease Testing Clin. Lab. Med.* vol. 17, (eds Keren, D.F. and Nakamura, R.), 465–482 (1997).

King, P.H., Redden, D., Palmgren, J.S., Nabors, L.B. and Lennon, V.A. Hu antigen specificities of ANNA-1 autoantibodies in paraneoplastic neurological disease. *J. Autoimmun.* **13**, 435–443 (1999).

Kotzin, B.L. Systemic lupus erythematosus. *Cell* **85**, 303–306 (1996).

Lahner, E., Normal, G.L., Severi, C., Encabo, S., Shums, Z., *et al.* Reassessment of intrinsic factor and parietal cell autoantibodies in atrophic gastritis with respect to cobalamin deficiency. *Am. J. Gastroenterol.* **104**, 2071–2079 (2009).

Lee, D.M. and Schur, P.H. Clinical utility of the anti-CCP assay in rheumatic diseases. *Ann. Rheum. Dis.* **62**, 870–874 (2003).

Lennon, V.A., Kryzer, T.J., Griesmann, G.E., O'Suilleabhain, P.E., Windebank, A.J., Woppmann, A., Miljanich, G.P. and Lambert, E.H. Calcium-channel antibodies in the Lambert–Eaton syndrome and other paraneoplastic syndromes. *N. Engl. J. Med.* **332**, 1467–1474 (1995).

Lopez-Hoyos, M., Rodriguez-Valverde, V. and Martinez-Taboada, V. Performance of antinuclear antibody connective tissue disease screen. *Ann. NY Acad. Sci.* **1109**, 322–329 (2007).

Maclachlan, D., Vogt, P., Wu, X., Rose, L., Tyndall, A. and Hasler, P. Comparison between line immunoassay (LIA) and enzyme-linked immunosorbent assay (ELISA) for the determination of antibodies to extractable nuclear antigens (ENA) with reference to other laboratory results and clinical features. *Z. Rheumatol.* **61**, 534–544 (2002).

Maguire, G.A., Ginawi, A., Lee, J., Lim, A.Y.N., Wood, G., Houghton, S., *et al.* Clinical utility of ANA measured by ELISA compared with ANA measured by immunofluorescence. *Rheumatology* **48**, 1013–1015 (2009).

Mahler, M., You, D., Baron, M., Taillefer, S.S., Hudson, M. and Fritzler, M.J. Anti-centromere antibodies in a large cohort of systemic sclerosis patients: comparison between immunofluorescence, CENP-A and CENP-B ELISA. *Clin. Chim. Acta* **412**, 1937–1943 (2011).

Malleson, P.N., Sailer, M. and Mackinnon, M.J. Usefulness of antinuclear antibody testing to screen for rheumatic diseases. *Arch. Dis. Child.* **77**, 299–304 (1997).

Meroni, P.L. and Schur, P.H. ANA screening: an old test with new recommendations. *Ann. Rheum. Dis.* **69**, 1420–1422 (2010).

Meyer, O.C., Fertig, N., Lucas, M., Somogyi, N. and Medsger, T.A. Disease subsets, antinuclear antibody profile, and clinical features in 127 French and 247 US adult patients with systemic sclerosis. *J. Rheumatol.* **34**, 204–209 (2007).

Nakamura, R.M. and Binder, W.L. Current concepts and diagnostic evaluation of autoimmune disease. *Arch. Pathol. Lab. Med.* **112**, 869–877 (1988).

Parker, J.C., Burlingame, R.W., Webb, T.T. and Bunn, C.C. Anti-RNA polymerase III antibodies in patients with systemic sclerosis detected by indirect immunofluorescence and ELISA. *Rheumatol.* **47**, 976–979 (2008).

Pearce, E.N., Farwell, A.P. and Braverman, L.E. Thyroiditis. *N. Engl. J. Med.* **348**, 2646–2655 (2003).

Pisetsky, D.S. Antibody responses to DNA in normal immunity and aberrant immunity. *Clin. Diagn. Lab. Immunol.* **5**, 1–6 (1998).

Pisetsky, D.S., Gilkeson, G. and St. Clair, E.W. Systemic lupus erythematosus diagnosis and treatment. *Med. Clin. North Amer.* **81**, 113–128 (1997).

Pittock, S.J., Lucchinetti, C.F. and Lennon, V.A. Anti-neuronal nuclear autoantibody type 2: paraneoplastic accompaniments. *Ann. Neurol.* **53**, 580–587 (2003).

Rothfield, N., Kurtzman, S., Vazques-Abad, D., Charron, C., Daniels, L. and Greenberg, B. Association of anti-topoisomerase 1 with cancer. *Arth. Rheum.* **35**, 724 (1992).

Rutgers, A., Heeringa, P., Damoiseaux, J.G. and Cohen Tervaert, J.W. ANCA and anti-GBM antibodies in diagnosis and follow-up of vasculitic disease. *Eur. J. Intern. Med.* **14**, 287–295 (2003).

Safa, O., Crippa, L., Della Valle, P., Sabbadini, M.G., Vigano D'Angelo, S., *et al.* IgG reactivity to phospholipid-bound beta(2)-glycoprotein I is the main determinant of the fraction of lupus anticoagulant activity quenched by addition of hexagonal (II) phase phospholipid in patients with the clinical suspicion of antiphospholipid-antibody syndrome. *Haematologica* **84**, 829–838 (1999).

Santiago, M., Baron, M., Hudson, M., Burlingame, R.W. and Fritzler, M.J.

Antibodies to RNA polymerase III in systemic sclerosis detected by ELISA. *J. Rheumatol.* **34**, 1528–1534 (2007).

Shanmugam, V.K., Swistowski, D.R., Saddic, N., Wang, H. and Steen, V.D. Comparison of indirect immunofluorescence and muliplex antinuclear antibody screening in systemic sclerosis. *Clin. Rheumatol.* **30**, 1363–1368 (2011).

Sinico, R.A., Radicel, A., Corace, C., Sabadini, E. and Bollini, B. Antiglomerular basement membrane antibodies in the diagnosis of Goodpasture syndrome: a comparison of different assays. *Nephrol. Dial. Transplant.* **21**, 389–401 (2006).

Sjowall, C., Sturm, M., Dahle, C., *et al.* Abnormal antinuclear antibody titers are less common than generally assumed in established cases of systemic lupus erythematosus. *J. Rheumatol.* **35**, 1994–2000 (2008).

Sugimura, T., Obermayer-Straub, P., Kayser, A., Braun, S., Loges, S., *et al.* A major CYP2D6 autoepitope in autoimmune hepatitis type 2 and chronic hepatitis C is a three-dimensional structure homologous to other cytochrome P450 autoantigens. *Autoimmunity* **35**, 501–513 (2002).

Sun, D., Martinez, A., Sullivan, K.F., Sharp, G.C. and Hoch, S.O. Detection of anticentromere antibodies using recombinant human CENP-A protein. *Arthritis Rheum.* **39**, 863–867 (1996).

Targoff, I.N. Autoantibodies and their significance in myositis. *Curr. Rheumatol. Rep.* **10**, 333–340 (2008).

Taylor, P., Gartemann, J., Hsieh, J. and Creeden, J. A systematic review of serum biomarkers anti-cyclic citrullinated peptide and rheumatoid factor as tests for rheumatoid arthritis, *Autoimmune Diseases* **2011**, 815038 (2011). Epub 2011 Sep 11.

Tebo, A.E., Jaskowski, T.D., Hill, H.R. and Branch, D.W. Clinical relevance of multiple antibody specificity testing in anti-phospholipid syndrome and recurrent pregnancy loss. *Clin. Exp. Immunol.* **154**, 332–338 (2008).

Tran, T. and Pisetsky, D. Chapter 115: detection of anti-DNA antibodies. In: *Manual of Molecular and Clinical Laboratory Immunology*, 7th edn. (ed Detrick, B., Hamilton, J. and Folds, R.), 1027–1032 (Washington, DC, ASM Press, 2006).

Ulvestad, E. Performance characteristics and clinical utility of a hybrid ELISA for detection of ANA. *APMIS* **109**, 217–222 (2001).

Van Venrooij, W.J., Charles, P. and Maini, R.N. The consensus workshops for the detection of autoantibodies to intracellular antigens in rheumatic diseases. *J. Immunol. Methods* **140**, 181–189 (1991).

Vergani, D., Longhi, M.S., Bogdanos, D.P., Ma, Y. and Mieli-Vergani, G. Autoimmune hepatitis. *Semin. Immunopathol.* **31**, 421–435 (2009).

Vernino, S., Eggenberger, E.R., Rogers, L.R. and Lennon, V.A. Paraneoplastic neurological autoimmunity associated with ANNA-1 autoantibody and thymoma. *Neurology* **59**, 929–932 (2002).

Weigle, W.O. Advances in basic concepts of autoimmune disease. In: *Progress and Controversies in Autoimmune Disease Testing Clin. Lab. Med.* vol. 17, (eds Keren, D.F. and Nakamura, R.), 329–340 (1997).

Wesierska-Gadek, J., Penner, E., Lindner, H., Hitchman, E. and Sauermann, G. Autoantibodies against different histone H1 subtypes in systemic lupus erythematosus sera. *Arthritis Rheum.* **33**, 1273–1278 (1990).

Wiik, A.S. Autoantibodies in ANCA-associated vasculitis. *Rheum. Dis. Clin. North Am.* **36**, 479–489 (2010).

Wilde, B., van Paassen, P., Witzke, O. and Tervaert, J.W. New pathophysiological insights and treatment of ANCA-associated vasculitis. *Kidney Int.* **79**, 599–612 (2010).

Winter, W.E. and Schatz, D.A. Autoimmune markers in diabetes. *Clin. Chem.* **57**, 168–175 (2011).

Wisuthsarewong, W., Soongswang, J. and Chantom, R. Neonatal lupus erythematosus: clinical character, investigation, and outcome. *Pediatr. Dermatol.* **28**, 115–121 (2011).

Zhao, J., Liu, L., Wang, Z. and Li, Z. Significance of anti-CCP antibodies in modification of 1987 ACR classification criteria in diagnosis of rheumatoid arthritis. *Clin. Rheumatol.* **29**, 33–38 (2010).

（李立新、张金艳　译，高春芳　审）

胃 肠 道

一、胃肠道的功能

胃肠道（gastrointestinal tract，GI）包括胃（stomach）和肠道（intestines），是大约 7m 长的腔室和管道，它通过不断的运动来运送食物，同时可以分泌酸、激素以及酶，大量微生物在此寄生。小肠（small intestine）包括十二指肠（duodenum）、空肠（jejunum）和回肠（ileum），大肠（large intestine）包括盲肠（cecum）和结肠（colon）。在医学上，我们又将消化道分为上消化道（upper GI tract）和下消化道（lower GI tract）。上消化道包括食管（esophagus）、胃和十二指肠，下消化道包括空肠和大肠。消化道表面大概有一个足球场那么大。胃肠道由黏膜、黏膜下层和肌层组成。黏膜由上皮、结缔组织（固有层）和平滑肌（黏膜肌层）组成；黏膜下层为结缔组织，内有丰富的血管、淋巴及神经；肌层则通过协调收缩将食物运送到肠道，即蠕动（peristalsis）。胃肠道通过胃腺分泌的酸、肠道益生菌及肠黏膜相关淋巴组织（gut-associated lymphoid tissue）防止机体受到毒素和外界感染的侵害。

二、胃肠道疾病

（一）胃肠道疾病

（1）功能性疾病，如低纤维饮食引起的便秘；

（2）肠易激综合征（IBS），一种非炎症性肠病，IBS 患者的结肠收缩频率高于正常；

（3）结构性疾病，如痔和憩室病，其中包括肠憩室，它是肠壁的一种外袋结构；

（4）炎性肠病，包括克罗恩病（CD）和溃疡性结肠炎（UC）；

（5）结直肠癌（见十三节：肿瘤标志物）；

（6）神经内分泌肿瘤（NETs）（见本节：神经内分泌肿瘤）。

（二）炎性肠病

炎性肠病（inflammatory bowel disease，IBD）是一组多发生于青年和青少年的可累积小肠和结肠的终身性慢性炎症性疾病，主要包括克罗恩病（Crohn's disease，CD）和溃疡性结肠炎（ulcerative colitis，UC）。IBD 的病因与基因易感性（如 NOD2 突变）和环境等多种因素有关，在这些因素的作用下，肠道发生持续炎症损伤。以往使用 CD 活动指数（Crohn's disease activity index，CDAI）和 UC 活动指数（ulccrative colitis disease activity index，UCDAI）这两个临床指标来描述 IBD 疾病的活动度，现认为 CDAI 和 UCDAI 指标缺乏临床敏感性和特异性，不能充分反映内镜所见的炎症活动度，因为大剂量安慰剂的使用也会影响 CDAI 和 UCDAI（D'Haens 等，2007）。Saverymuttu 等人（1986）比较了粪便中铟 -111（^{111}In）标记的白细胞与 CDAI 两者的关系，结果表明使用 CDAI 反映 IBD 疾病组织病变程度的结果偏低。

部分研究认为 C 反应蛋白（CRP）可作为判断 IBD 疾病炎症活动度的生物标志物，但最终研究结果表明内镜所见呈活动期的 CD 患者中，超过 50% 患者的 CRP<10，可见 CRP 与小肠疾病相关性不大。

在一项关于 UC 患者的研究中，CRP 评估疾病炎症活动度的准确度是 62%，粪便钙卫蛋白（fCal）的准确度是 89%（Denis 等，2007）。fCal 可作为一种无创、经济、客观的方法来代替结肠镜检查和影像学检查，反映 IBD 患者的病变活动度。现已有 200 多篇关于 fCal 作为 IBD 患者的诊断、随访和炎症活动度判断指标的文献。

三、炎性肠病的分析指标

（一）钙卫蛋白

1983 年 Fagerhol 和 Dale（Dale 等，1983）发现

了钙卫蛋白并对其进行了部分研究。随着近 25 年来 Cal 研究的不断深入,我们发现 Cal 在临床应用方面具有重要价值。最近在炎症级联反应方面的研究数据表明,Cal 除作为 IBD 标志物外,在未来的临床领域中有更广阔的发展空间。在 20 世纪 80 年代末,我们发现使用酶联免疫吸附试验(ELISA)可以检测粪便提取物中的 Cal(RØseth 等,1992)。fCal 常温下在粪便中可稳定存在 7 天,它的这种特性促进了挪威、英国以及其他许多国家将其作为 IBD 标志物。患者只需要在家留取晨起后第一次粪便并将其送往实验室检测,之后临床医师便可以接收到患者的检测结果。

1. 功能

钙卫蛋白是一个分子量为 36kDa 的钙锌结合蛋白,在中性粒细胞胞质中含量丰富。Cal 可以结合锌从而抑制微生物生长,高浓度时可发挥杀菌的作用。当胃肠道发生炎症反应时,中性粒细胞趋化至炎症部位并释放 Cal。

2. 临床应用

fCal 是一种可靠的炎性反应指标,许多研究发现 fCal 浓度在 IBD 患者中明显升高,但在 IBS 患者中并不升高。fCal 升高水平和内镜及组织学所见的 IBD 活动度有很好的相关性。根据临床症状很难将 IBD 患者与 IBS 患者区分开,目前也尚无可用于诊断 IBS 的生物标志物。IBS 患者在家庭医学中非常普遍,约占所有此类咨询的 12%。

其中大约 40% 的此类患者会被转诊进行结肠镜检查,这些患者每年花费欧盟卫生系统大约 300 亿欧元(Quigley 等,2006)。一些研究表明,IBS 患者的 fCal 水平通常低于 150mg/kg,而活动性 IBD 患者的 fCal 水平通常为 1 000~3 000mg/kg。对于许多医疗机构而言,IBS 的诊断是一种排除性诊断,即在诊断其为 IBS 之前必须排除 IBD 和结直肠癌(CRC)的可能。

在西欧的大多数国家,排队等待做结肠镜检查的患者非常多,这时 fCal 就可以作为一种指标对 40 岁以下的长期具有典型 IBS 症状的患者进行筛选。

(1) 对炎症性肠病患者进行复发危险度分层

Tibble 等人(2000)对临床缓解的 IBD 患者进行 1 年的随访发现,fCal 水平低(<250mg/kg,新临界值)的患者中仅有 12% 发生复发,而 fCal 水平 >250mg/kg 的患者中,大多数会在 3~4 个月内复发(图 7-16-1)。来自比利时的 Eduard Lois 在 2012 年欧洲克罗恩病和结肠炎组织(ECCO)会议中也提出了类似的研究结果。他们在一项前瞻性研究中提出,可将 fCal 的临界值定在 300mg/kg 来预测 IBD 复发。

(2) 评估炎症性肠病疾病活动度

许多研究表明,fCal 水平与内镜和组织学所见的 IBD 活动度相关,并推荐将 250mg/kg 作为 fCal 临界值来评估肠黏膜愈合程度(Schoepfer 等,

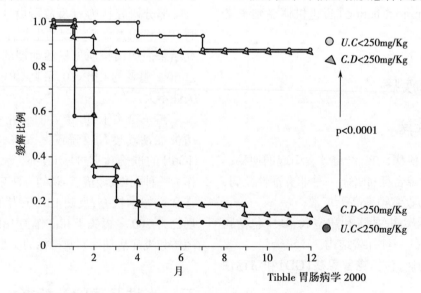

图 7-16-1 Kaplan-Meyer 曲线分析 CD 患者和 UC 患者的 fCal 水平与复发时间的关系

注:使用 Kaplan-Meyer 曲线分析 CD 患者和 UC 患者的粪便钙卫蛋白(fCal)水平与复发时间的关系。调整检测数值以适应新的检测方法。Tibble 等,胃肠病学 119,15-22(2000)

2009;Røseth 等,1992;Sipponen 等,2008;Ortega 等,2012)。

结肠镜检查可评估 CD 患者术后复发风险,Rutgeerts 评分(Rutgeerts score)可对疾病严重程度进行分级。Sorrentino 等人(2010)发现 fCal 水平与 Rutgeerts 评分之间存在良好的相关性,为患者提供了一种代替结肠镜检查的标志物和预选工具。

FCal 还可应用于 IBD 药物的疗效判断(图 7-16-2)。

应用一种生物标志物来评估肠黏膜愈合程度具有重要的意义,因为许多研究表明 IBD 患者的肠黏膜愈合程度显著影响患者预后。专家也建议应将肠黏膜愈合作为 IBD 患者的治疗目标,同时将 fCal 作为 IBD 生物标志物(D'Haens 等,2007;Sandborn,2011)。

3. 参考区间

大多数 Cal 检测方法诊断 GI 病变的临界值为 50mg/kg。这就引出了一个问题,Cal 检测方法的敏感性应该为多少时其特异性最适合。笔者认为 Cal 灰区是 50~150mg/kg。

4. 局限性

检测方法的局限性通常与该方法的特异性有关。例如,BMA 钙卫蛋白的 RUO ELISA 方法指出,MRP8/14 复合物的形成需要 Ca^{2+} 的参与,其测定

缓冲液含有 5mmol/L $CaCl_2$。要注意磷酸钙缓冲液会形成不溶性沉淀,因此我们建议不要使用磷酸盐缓冲液(溶解度:$CaHPO_4$ pKsp=7.0 和 $Ca_3(PO4)_2$ pKsp=28.7)。MRP8/14 复合物中的 Ca^{2+} 紧密结合并且在含有 EDTA 抗凝剂的血浆中仍保持结合状态。因此,Cal 在 EDTA 血浆中的测定值与在血清中的基本相同。而在肝素血浆中 Cal 的测定值会偏高,可能是因为中性粒细胞释放 MRP8/14 的缘故。用自来水洗板时,水中所含有的高浓度氯也会影响分析方法的检测性能。

5. 检测技术

目前市场上有四家生产钙卫蛋白 ELISA 试剂盒的制造商,其中三家正在使用"PhiCal test"这个名字,这已引起市场的一定混乱。

德国 Nova Tec 免疫诊断有限公司生产的 PhiCal 试剂盒使用的是多克隆抗体。Eurospital(意大利 Trieste)在欧盟销售的 Calprest ELISA 试剂盒和在美国销售的 PhiCal 试剂盒使用的也是多克隆抗体。FDA 已经批准了 Nova 公司生产的 PhiCal 试剂盒,其检测范围远低于欧盟销售的试剂盒;将 Nova 生产的 PhiCal 试剂盒与 Bühlmann 生产的试剂盒进行直接比较得出结论,Bühlmann 生产的试剂盒具有更好的灵敏度(Claeys 等,2009);还有来自 Immunediagnostik AG(德国 Bensheim)的 ELISA 试剂盒,它使用的是单克隆抗体,然而,用

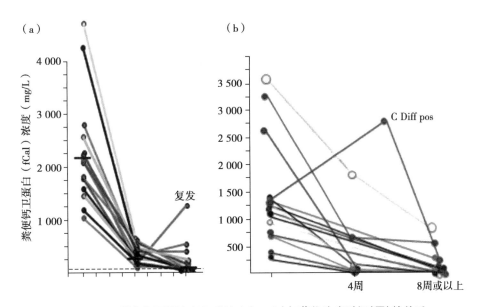

图 7-16-2 粪便钙卫蛋白(fCal)浓度(mg/L)与药物治疗时间(周)的关系

注:上述两图显示了活动性 IBD 患者在药物治疗后 fCal 下降水平(mg/L)与治疗时间(周)的关系。(a)为接受抗 TNF-α 治疗的活动期 CD 患者的 fCal 下降水平与治疗时间的关系。(b)为口服 3.6g 5- 氨基水杨酸的活动性 UC 患者的 fCal 下降水平与治疗时间的关系。从图中可以看出两组患者在药物治疗 8 周后均达到黏膜愈合,fCal<250mg/kg

该试剂盒检测标本发表的文献还很少。欧洲一流的大学医院使用的是 Bühlmann 生产的 ELISA 试剂盒,配套使用全自动 ELISA 仪(Dynex、Evolis、Triturus、Tecan 等)进行检测 Cal,可在 75min 内检测 82 个样品。

还有来自 Bühlmann 的 Quantum Blue® 的 POCT 的定量 fCal 检测。其测定结果和 ELISA 的测定结果均与 IBD 患者肠黏膜炎症程度具有很好的相关性(Ortega 等人,2012;Wassell 等人,2011)。该 POCT 检测方法可以进行快速检测,因此可以对新入院患者进行筛选,如决定是否需进行结肠镜检查。

6. 样本类型

粪便。

7. 检测频率

我们建议每月进行一次 fCal 测定,直到 IBD 患者症状缓解、黏膜愈合(此阶段 fCal 水平一般在 250~350mg/kg)。在后续随访中,我们建议每 3 个月进行一次粪便检查。参考文献(Tibble 等,2000)表明,fCal 水平升高预示 IBD 患者可能复发,这就为主治医生提供了 2~4 个月的窗口机会去加强对 IBD 患者的治疗,防止复发。

四、参考文献

Claeys, L., Moortgat, F., Baert, F. and Vanpoucke, H. Fecal Calprotectin: Validation of a Laboratory Marker for Intestinal Inflammation. Poster presented at annual meeting of Belgian Society of Cell Biology; copy available from Bühlmann Laboratories, Switzerland (www.buhlmannlabs.ch) (2009).

Dale, I., Fagerhol, M.K. and Naegaard, I. Purification and partial characterization of a highly immunogenic human leukocyte protein, the L-1 antigen. *Eur. J. Biochem.* **134**, 1–6 (1983).

Denis, M.A., Reenaers Lois, E., *et al.* Assessment of endoscopic index and biological inflammatory markers in clinically active Crohn's disease with normal C-reactive serum level. *Inflamm Bowel Dis* **13**, 1100–1105 (2007).

D'Haens, G., Sandborn, W.J., Schölmerich, J., *et al.* A review of activity indices and efficacy end point for clinical trial of medical therapy in adults with ulcerative colitis. *Gastroenterology* **132**, 763–786 (2007).

Ortega, T.L., Rodrigues-Moranta, F., Garcia, A.L., *et al.* A new rapid test for fecal calprotectin predicts mucosal healing in Crohn's disease. *J. Crohn's Colitis* **6**, S81 (2012).

Quigley, E., Bytzer, P., Jones, R. and Mearin, F. Irritable bowel syndrome: the burden and unmet needs in Europe. *Dig. Liver Dis.* **38**, 717–723 (2006).

Røseth, A.G., Aadland, E. and Grzyb, K. Normalization of faecal calprotectin: a predictor of mucosal healing in patients with inflammatory bowel disease. *Scand. J. Gastroenterol.* **39**, 1017–1020 (2004).

Røseth, A.G., Fagerhol, M.K., Aadland, E. and Schjønsby, H. Assessment of the neutrophil dominating protein calprotectin in feces. *Scand. J. Gastroenterol.* **27**, 793–798 (1992).

Sandborn, W.J. Why innovation in inflammatory bowel disease drug development will impact your practice. *Clin. Gastroenterol. Hepatol.* **9**, 211–213 (2011).

Saverymuttu, S.H., Peters, A.M., Chadwick, V.S., *et al.* Quantitative fecal [111]indium-labeled leukocyte excretion in the assessment of disease in Crohn's disease. *Gastroenterology* **85**, 1333–1339 (1986).

Schoepfer, A., Beglinger, C., Seibold, F., *et al.* Ulcerative colitis: correlation of the Rachmilewitz endoscopic activity index with fecal calprotectin, clinical activity, C-reactive protein and blood leukocytes. *Inflamm. Bowel Dis.* **15**, 1851–1858 (2009).

Sipponen, T., Savilahti, E., Färkkila, M., *et al.* Fecal calprotectin, lactoferrin and endoscopic disease activity monitoring anti-TNF-alpha therapy for Crohn's disease. *Inflamm. Bowel Dis.* **14**, 1392–1398 (2008).

Sorrentino, D., Paviotti, A., Zarifi, D., *et al.* Low dose maintenance therapy with infliximab prevents postsurgical recurrence of Crohn's disease. *Clin. Gastroenterol. Hepatol.* **8**, 591–599 (2010).

Tibble, J.A., Sigthorsson, G., Bjarnason, I., *et al.* Surrogate markers of intestinal inflammation are predictive of relapse in patients with inflammatory bowel disease. *Gastroenterology* **119**, 15–22 (2000).

Wassell, J., Wallage, M. and Brewer, E. Evaluation of the Quantum Blue rapid test for faecal calprotectin. *Ann. Clin. Biochem.* **49**, 55–58 (2011).

五、神经内分泌肿瘤

(一)弥散神经内分泌系统

19 世纪研究肠黏膜的解剖学家首次对神经内分泌细胞进行了描述。他们发现少量细胞能与铬和银反应,这些细胞在形态上与其他很多黏膜细胞都不同。随后又发现这些细胞分泌的内容物是进入血液而不是肠腔。

人们将发现的这些细胞命名为透明细胞(组织学染色后胞质呈淡染)、嗜银细胞(与铬和银可以反应)和 Kulchitsky 细胞(以此命名纪念 Nikolai Kulchitsky),Nikolai Kulchitsky 对这些细胞进行了非常详细的研究(Kulchitsky,1897)。目前更倾向于命名为"神经内分泌细胞",因为这些细胞在具有内分泌细胞样活性的同时,又保留了神经细胞的表型(Gultekin 等,2000)。这些细胞在超微结构上,具有与神经元类似的胞质、膜结合物质和致密核心分泌颗粒(直径 >80nm),它们还含有与神经元的突触囊泡一样的小透明囊泡(直径 40nm~80nm)(Klöppel,2007)。

弥散神经内分泌系统(diffuse neuroendocrine system)一词最早由波兰 Danzig 医学院的病理学教授 Friederich Feyrter 在 1938 年提出,他描述了存在于肠道和胰腺中的"透明细胞"(Drozdov 等,2009;Feyrter,1938)。自从在肠道中发现透明细胞以来,人们发现机体许多其他器官也存在大量这类细胞。弥散神经内分泌系统的细胞可以是内分泌腺体细胞的一部分,例如甲状腺 C 细胞、肾上腺髓质细胞和胰腺的胰岛细胞,还可以是分散在胃肠道、呼吸道、泌尿生殖道的单种细胞。

(二)神经内分泌肿瘤概述

神经内分泌肿瘤(neuroendocrine neoplasm,NEN)是一组起源于具有神经内分泌表型的神经内分泌细胞的肿瘤(Rindi 和 Kloppel,2004),在过去被称为类癌。类癌这个词来源于 karzinoide 词或者"carcinoma-like"词。该术语最初由德国病理学家 Siegfried Oberndorfer 用来描述组织学上有恶性表现的良性肿瘤(Kloppel,2007;Oberndorfer,1907)。尽管有时仍用类癌来描述发生在消化系统、呼吸系统中的可分泌 5- 羟色胺的 NEN,但我们要知道类癌这个术语现已不再是首选,NET/C

（NET/carcinoma）是现在的首选术语（Rundi 和 Wiedenmann，2011）。

NEN 的总发病率约为 5.25/10 万，约占所有恶性肿瘤的 0.5%（Yao 等，2008）。近年来 NEN 发病率增加了三倍，这可能是由于人们对该疾病认识的提高和诊断方法的改进（Hemminki 和 Li，2001a）。大部分 NEN 为散发，但调查显示约 1% 的 NEN 呈家族聚集性。NEN 还可作为其他肿瘤综合征的一部分发病，如**多发性内分泌肿瘤**（multiple endocrine neoplasia，MEN 1 和 2），**神经纤维瘤病 1 型**（neuro-fibromatosis type 1）和**希佩尔 - 林道综合征**（von Hipple-Lindau syndrome）（Hemminki 和 Li，2001b）。NEN 最常见的发病部位是胃肠道系统和呼吸系统，分别占所有 NEN 的约 66% 和 31%（Gustafsson 等，2008），如图 7-16-3 所示。

不同类型 NEN 患者的症状与转归变化相当大。NEN 患者可表现为无临床症状，也可表现为梗阻性症状或非特异性症状，如体重减轻和疼痛（非功能性），还可表现为肿瘤分泌过量激素引起的临床综合征（功能性）。由于大多数 NEN 患者无临床症状或临床表现缺乏特异性，因此诊断通常会被延迟 5—7 年。非功能性 NEN 患者通常在确诊前就已有转移。

NEN 预后也是多变的。SEER 数据库显示，虽然 NEN 的 5 年总生存率为 67%（Lawrence 等，2011a），但胰腺 NEN 的生存率变化不等，如良性胰岛素瘤的 5 年生存率为 97%，而无症状的胰腺 NEN 的 5 年生存率为 30%（Lawrence 等，2011a）。尽管在过去 30 年 NEN 发病率显著增加，但其 5 年生存率维持不变（Modlin 等人，2003），这可能是因为用于 NEN 研究的资金尚不足（Modlin 和 Oberg，2007；Modlin 等，2008）。

2010 年 WHO 基于组织学将 NEN 分为三个等级。1 级和 2 级肿瘤分化好，核分裂象少，归为神经内分泌瘤（NET），而 3 级肿瘤中度至低度分化，核分裂象多，归为神经内分泌癌（neuroendocrine cancers，NEC）（Rindi 等，2006；Rindi 和 Wiedenmann，2011）。分化良好的 NEN 在组织学上表达神经内分泌细胞的所有表型特征，并可能表现为功能亢进综合征，这取决于 NEN 分泌的激素类型。相比之下，低分化的 NEN 则表达较少的神经内分泌表型特征，很少表现为某种激素的功能亢进综合征（Rindi 和 Kloppel，2004）。

六、神经内分泌肿瘤标志物

NEN 可分泌一种或多种不同的多肽和激素。

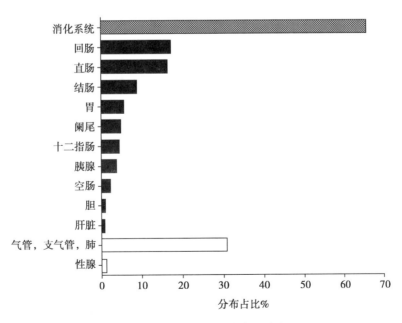

图 7-16-3 NEN 部位分布百分比

注:NEN 部位分布百分比。1973—2004 年间被诊断为神经内分泌肿瘤（经典类癌）且在 SEER 数据库登记的 20 436 例患者的 NEN 发病部位分布。大约 66% 的 NEN 发生于消化系统（阴影栏），最常发生于回肠和直肠（黑色条:发生于不同消化器官的 NEN）。另外约 31% 的 NEN 发生在呼吸系统（白色条）

因此,可将多肽作为 NEN 的生物标志物进行测定以协助诊治。在帝国学院肠激素大区检测服务实验室中,用于诊断 NEN 的"血浆肠激素谱"包括非特异性循环 NEN 标志物[**嗜铬素 A(CgA)**、**嗜铬素 B(CgB)**、**CART 和胰多肽(PP)**]和特异性循环 NEN 标志物[**胃泌素**、**生长抑素(SST)**、**血管活性肠肽(VIP)和胰高血糖素**]。此外还包括血浆胰岛素和 24 小时尿 5- 羟 - 吲哚乙酸(5-HIAA)。

(一) 非特异性循环神经内分泌肿瘤标志物

NEN 表达和分泌的多肽与大多数神经内分泌细胞和伴神经内分泌分化细胞分泌的多肽相同。Ramage 等人发表的综述成为胃肠胰神经内分泌肿瘤(NET)(包括类癌)的治疗指南,受到广泛好评(2012)。

(二) 特异性神经内分泌肿瘤标志物

以下将对 NEN 标志物进行详细说明。

非特异性循环 NEN 标志物:

- 嗜铬素 A(CgA);
- 嗜铬素 B(CgB);
- 可卡因安非他明调节转录因子(CART);
- 胰多肽(PP)。

特异性 NEN 标志物(表 7-16-1):

表 7-16-1　常见的高分泌综合征及其相关激素 / 肽、发病部位和临床表现

NEN 亚型	多肽 / 激素	部位	临床表现
胰岛素瘤	胰岛素	胰腺	低血糖表现(意识模糊、头晕、出汗、虚弱),进食可缓解
胃泌素瘤	胃泌素	胰腺、十二指肠、胃	严重消化不良、消化性溃疡、腹泻
胰高血糖素瘤	胰高血糖素	胰腺	坏死性迁移性红斑、糖尿病、体重减轻、腹泻和口腔炎
血管活性肠肽瘤	VIP	胰腺、前肠	大量水样腹泻、低钾血症和胃酸缺乏
生长抑素瘤	SST	胰腺、前肠	胆石症、腹泻、体重减轻、糖尿病和脂肪泻
类癌	5-HIAA (24h 尿)	发生肝转移的胃肠道肿瘤、原发性支气管肿瘤	潮红、喘息、呼吸困难、腹泻和糙皮病的临床表现

- 胃泌素;
- 生长抑素(SST);
- 血管活性肠肽(VIP);
- 胰高血糖素。

(三) 嗜铬素 A

CgA 在弥散神经内分泌系统中广泛表达(Blaschko 等,1967;Nobels 等,1998),是神经内分泌细胞分泌颗粒的主要成分。CgA 是一种由 439 个氨基酸组成的酸性蛋白质,其前体为含有 18 个氨基酸的信号肽,其 N- 末端和 C- 末端序列具有高度保守性。CgA 分子中有许多二元氨基酸对,是细胞内内肽酶和外肽酶及细胞外蛋白质如纤溶酶水解的潜在位点。事实上,CgA 充当激素前物质,被上述酶降解后可释放多种肽,如血管抑素 I(CgA 1-113)和血管抑素 II(CgA 1-76)、chromofugin(CgA 44-66)、胰抑释素(CgA 250-301)、WE14[CgA 316-329,N- 末端色氨酰(W)和 C- 末端谷氨酰(E)](Curry 等,1992)、儿茶酚胺抑制素(CgA 344-364)、旁腺抑制素(CgA 347-419)和嗜铬粒抑制肽(CgA124-143)。其中,胰抑释素(下文详述)可作为 NEN 生物标志物。1986 年人们发现胰抑释素在血糖稳态中的调节作用(Tatemoto 等人,1986),随后 CgA 衍生肽的生物活性的数据在不断增加。这些衍生肽可能在甲状旁腺激素分泌(Tatemoto 等,1986)、儿茶酚胺分泌(Helle,2010;Mahapatra 等,2008)、糖和脂质代谢(Gonzalez-Yanes 和 Sanchez-Margalet,2003;Sanchez-Margalet 等,2000)、炎症反应以及生殖(Zhao 等,2009)中也发挥作用。

CgA 的诊断特异性随肿瘤类型和负荷的变化而变化。CgA 水平在小胃泌素瘤中显著升高,而在类似大小的胰岛素瘤中的 CgA 水平几乎从来不会高于参考范围(Ramage 等,2005)。在中肠来源的 NEN 患者中,发生转移的患者的 CgA 水平升高幅度最大(Ramage 等,2005)。CgA 水平与肿瘤负荷有良好的相关性(Nikou 等,2008)。一项对 128 名 NEN 患者的研究发现,CgA 升高对于诊断病灶局限患者的敏感性为 29%,诊断发生远处转移患者的敏感性为 67%(Ramage 等,2005;Stridsberg 等,2003)。然而,CgA 诊断发生转移患者的阴性预测值较低,意味着单独的 CgA 不能用作诊断 NEN 转移性疾病的标志物。在根治性手术治疗后的患者中,血清 CgA 水平的升高可用于监测肿瘤是否复发(Ramage 等,2005)。CgA 作为

NEN 预后标志物的作用有待进一步探索。(Modlin 等,2010)。

1. 功能

CgA 是几种功能性肽(包括血管抑素、胰抑释素、儿茶酚胺抑素和旁腺抑素)的前体,细胞释放的这些多肽可作用于自身(自分泌)或邻近细胞(旁分泌)发挥神经内分泌功能。

2. 参考区间

不同方法测定的 CgA 水平不同,因此不同方法所得出的结果就不具有可比性。CgA 缺乏统一的国际参考物质(IRP),其中一些方法以 ng/ml 或 pmol/L 为单位,另一些方法以 U/L 为单位。CgA 参考区间不受年龄的影响,其中某实验室将其设定为≤225ng/ml。Dako 方法是针对 CgA 的 C-末端片段进行检测,单位为 U/L。该方法的检测限为 5~450U/L,参考范围($n=30$)为 2~18U/L。

帝国学院 Healthcare NHS Trust SAS 实验室自制的手工放射免疫分析法(RIA)的 CgA 参考区间为 <60pmol/L。

3. 临床应用

CgA 是使用最广泛的 NEN 组织和血清肿瘤标志物,已被常规应用于 NEN 的疾病诊断和病情检测(Lawrence 等,2011b;Modlin 等,2010;Nobels 等,1998;O'Toole 等,2009)。还有一些原因也可导致 CgA 升高,如肾衰竭(Bech 等,2012;Hsiao 等,1990)、肝衰竭(Massironi 等,2009)、妊娠(Syversen 等,1996)、高血压(Stridsberg 和 Husebye,1997)及任何原因引起的高胃泌素血症,如质子泵抑制剂(PPI)的使用(Peracchi 等,2005)。但是,高水平的 CgA 通常是因为 NEN,小部分是因为质子泵抑制剂(PPI)的使用(Sanduleanu 等,2001)。

4. 局限性

(1) CgA 水平在另一些情况下也可能升高,如肝病、IBD 等其他疾病,这直接影响其测定结果的准确解释。

(2) 影响 CgA 测定结果解释的另一个原因是检测方法的不一致。CgA 分子经历了广泛、多样的翻译后加工,这个过程在肿瘤细胞中通常会受到影响。因此,NEN 可以释放不同分子形式的 CgA 片段,检测方法的准确性就取决于试剂盒抗体的特异性及其所识别的分子片段。那么能够识别更多分子片段的试剂盒就可能具有更好的诊断准确性(Portela-Gomes 等,2010)。目前市场上已有几种 CgA 检测试剂盒,不同试剂盒使用不同抗体、不同方法进行检测,这就使得不同试剂盒测定的 CgA 水平不具有可比性(Stridsberg 等,2003)。

(3) 刺激神经内分泌细胞分泌的药物,如质子泵抑制剂奥美拉唑,可以人为提高 CgA 水平。

5. 检测技术

Ramachandran 等人(2012)比较了四种常用的 CgA 检测方法,包括一种自制方法(Imperial Supraregional Assay Service RIA)(SAS Hammersmith Hospital,Imperial College,London)和三种商业 CgA 检测试剂盒(Cisbio、DAKO、Euro Diagnostica)的诊断准确性。SAS 试剂盒采用的是竞争性 RIA,使用的是针对整个胰蛋白酶抑制分子的多克隆抗体,该分子由 51 个氨基酸组成,它是 CgA 分子(是由 439 个氨基酸组成)通过碱性裂解产生的片段(CgA 250-301)(Bech 等,2008)。Euro Diagnostica 试剂盒采用的也是竞争性 RIA,使用针对 CgA 片段 116-439 的多克隆抗体。Cisbio 和 DAKO 使用的都是 ELISA 检测方法。其中 Cisbio 试剂盒使用的是针对 CgA 氨基酸序列 145-197 和 198-245 的两种单克隆抗体。相反,DAKO 试剂盒是使用针对 CgA C-末端片段(23kD)的两种多克隆抗体。研究表明,虽然四种检测方法的诊断准确度具有可比性,但也存在一定差异。

6. 样本类型

建议在空腹及停服影响 CgA 的药物后再抽取静脉血行 CgA 检测(见局限性)。具体根据所选用的试剂盒决定使用血清还是血浆作为样本。

7. 检测频率

较低。

(四) 嗜铬素 B

嗜铬素 B(CgB,657 个氨基酸的多肽)或 GAWK(CgB 序列 420-493 的部分片段)与 CgA 共存于分泌颗粒中,其末端区域与 CgA 具有很高的同源性。CgB 也被称为分泌颗粒素Ⅰ和分泌神经素。与 CgA 一样,CgB 也是一种酸性蛋白质(Benedum 等,1987)。CgA 和 CgB 在不同细胞中丰度不同。CgA 是胰腺 NEN、回肠和阑尾类癌中的主要颗粒。在直肠类癌中,CgA 水平通常不升高,而 CgB 水平升高(Stridsberg 等,1995)。

1. 功能

目前,CgB 的确切功能还尚不清楚。

2. 参考区间

采用的检测方法不同,CgB 的参考区间和单位就不同。帝国学院 Healthcare NHS Trust SAS 实验室自制的手工 RIA 的参考区间为 <150pmol/L。

3. 临床应用

与 CgA 不同,CgB 水平不受肾衰竭或 PPI 使用的影响(Stridsberg 等,2007)。因此,在一些检测中心,将 CgB 作为 CgA 检测的补充,提高诊断直肠类癌的敏感性,同时通过降低由 PPI 使用和肾衰所导致的假阳性,从而提高诊断特异性(Stridsberg 等,1995)。

4. 局限性

肾功能不全的患者的 CgB 水平可能会升高。CgB 的其他局限性还未见报道。

5. 检测技术

目前已有两种 CgB 的商用试剂盒,分别是 Euro Diagnostica 试剂盒和 Byorbyt Ltd 试剂盒。前者使用的是 RIA 法,后者使用的是 ELISA 法且后者的检测范围为 62.5~4 000pg/ml。但目前这两种试剂盒仅供研究使用。

6. 样本类型

CgB 和 CgA 的标本类型一样,也是血清或血浆。

7. 检测频率

较低。

(五)可卡因安非他明调节转录因子

Douglass 等人(1955)在研究可卡因和安非他明对大鼠大脑影响的实验中,给大鼠急性注射可卡因和安非他明后,发现大鼠体内 CART 上调,首次证实 CART 可作为信使 RNA 转录因子。这项研究初步显示 CART 在下丘脑室旁核、视上核和弓状核神经内分泌细胞和神经元中表达较高。随后证实 CART 也存在于人类大脑中,其在人类大脑中的分布与其在大鼠大脑中的分布相似(Douglass 和 Daoud,1996 年)。进一步的研究表明,CART 在其他神经内分泌细胞和神经元中也广泛表达,包括脑垂体(Couceyro 等,1997)、肾上腺髓质(Couceyro 等,1997)、肠(Ekblad 等,2003)和胰腺(Wierup 等,2006)。随着电子显微镜的发明,现在已可将 CART 在细胞内的分布定位到细胞质的致密核囊泡内(Smith 等,1997)。尽管目前尚未发现 CART 的特异性受体,但有研究表明 CART 可能是通过 G 蛋白偶联受体发挥作用(Vicentic 等,2006),这也为 CART 成为新型 NEN 生物标志物提供了可能。还尚未见 CART 作为 NEN 预后和疗效标志物的研究。

1. 功能

有许多研究表明 CART 在体重调控(Larsen 和 Hunter,2006)、奖赏与强化(Abraham 等,2009)、焦虑(Stanek,2006)、压力(Koylu 等,2006)和胰岛细胞功能(Wierup 等,2006)中发挥作用。

CART 除了在下丘脑、垂体、肾上腺和胰腺中的正常神经内分泌细胞和神经元中表达外,已证实其在许多 NEN 中也会表达,包括胰高血糖素瘤(Jensen 等,1999)和胰岛素瘤(Wierup 等,2006)。Bech 等人(2008)在一项初步研究中对 NEN 患者的血浆循环 CART 水平与健康对照组进行了比较。该研究发现功能性与非功能性 NEN 患者的血浆 CART 水平都会升高,胰腺 NEN 中 CART 水平更高。

2. 参考区间

在一些文献中,CART 样免疫反应性(CART-LI)一词用于描述 CART 检测的阳性结果。

帝国学院肠道激素大区域分析服务的 CART-LI 的正常上限值为 150pmol/L。其他 CART 检测方法的参考区间可能与此不同。NET 患者的平均循环血浆 CART 浓度为 440pmol/L,其中 56% 的个体的 CART 水平高于 150pmol/L(Bech 等,2008)。

3. 临床应用

CART 可能作为诊断 NET 的特异性肿瘤标志物。CART 与 CgA 联合使用,可能提高 CART-LI 在 NET(特别是进展中胰腺 NET)中诊断和预后的敏感性(Bech 等,2008)。

4. 局限性

在肾功能不全的患者中,血浆 CART 水平会升高。CART 免疫测定法的其他局限性还尚未发现。

5. 检测技术

目前血浆 CART 水平的测定使用的是自制 RIA 试剂盒或商用 ELISA 试剂盒(如 RayBio®CART 酶联免疫试剂盒)。

6. 样本类型

血清或血浆。

7. 检测频率

较低。

(六)胰多肽

在 74% 的胃胰腺 NEN 和约 50% 的肠类癌中 PP 水平会升高(Eriksson 等,1990)。PPoma 一词用于描述分泌极高水平 PP 的肿瘤(de Herder,

2007；Eriksson 等，1990)。

1. 功能

PP 是由朗格汉斯胰岛的 PP 细胞分泌的含 95 个氨基酸的多肽。PP 在维持血糖稳定中发挥重要作用，同时可通过延迟胃排空和抑制胆汁分泌来调节消化功能（Banerjee 和 Onyuksel，2012）。

2. 参考区间

参考区间和单位随检测方法的不同而不同。帝国学院 Healthcare NHS Trust SAS 实验室自制的手工 RIA 检测法测定 PP 的参考范围为 <300pmol/L。在迷走神经张力高和进餐后的成年人中，PP 测定值 >300pmol/L。老年患者的 PP 测定值也高于正常值（来源：大区域检测服务 -http://www.sas-centre. org/assays/hormones/pancreaticpolypeptide. html）。

3. 临床应用

用于胰腺 NET 的诊断。

4. 局限性

除试剂盒成分外未发现其他局限性。

5. 检测技术

检测方法包括 RIA 法（如 Alpco diagnostics）和 ELISA 法（如 Merck Millipore）。

6. 样本类型

进食影响 PP 测定结果，建议采取患者晨起空腹的 EDTA 抗凝血进行检测。

7. 检测频率

较低。

(七) 胃泌素

1. 功能

胃泌素是由 101 个氨基酸组成的多肽，可刺激胃酸的分泌，同时也是肠上皮细胞的有丝分裂因子。胃酸可抑制胃泌素的分泌（Rehfeld，2008）。

2. 参考区间

参考区间和单位随检测方法的不同而不同。帝国学院 Healthcare NHS Trust SAS 实验室自制的手工 RIA 法测定胃泌素的参考范围为 <40pmol/L。

3. 临床应用

胃泌素检测主要用于诊断**佐林格 - 埃利森综合征**（Zollinger-Ellison syndrome，ZES），此综合征由**胃泌素瘤**（gastrinomas）引起。

胃泌素水平在多种疾病中都可见中度升高，如佐林格 - 埃利森综合征、**G 细胞增生**、**萎缩性胃炎**、**恶性贫血**及**慢性肾功能不全**。胃泌素水平还会随年龄的增长而增加，长期服用药物会影响胃

酸分泌从而影响胃泌素水平。进食后患者的胃泌素水平可能会升高。

4. 局限性

胃泌素在血液中以多种不同长度多肽的混合物存在。因此，检测胃泌素的免疫方法必须能检测含量最高的胃泌素 17，除此之外，还需要能够识别其他胃泌素的病理肽形式，如胃泌素 34 和胃泌素 71。其中胃泌素 17 是健康人血液中胃泌素的主要形式。而许多商用试剂盒都未能识别以上这些全部胃泌素形式，这可能导致胃泌素检测结果偏低（Rehfeld，2008）。

5. 检测技术

胃泌素检测方法包括 ELISA（夹心法）和 RIA。

6. 样本类型

抽取空腹血（血清或血浆）进行检测。

7. 检测频率

较低。

(八) 生长抑素

SST 也被称为**生长激素抑制激素**（growth hormone-inhibiting hormone，GHIH）或**生长激素释放抑制激素**（somatotropin release-inhibiting hormone，SRIH）。SST 是一种广泛存在于大脑和外周的调节肽，由胰腺的 δ 细胞和机体的许多其他神经内分泌细胞产生。其生物活性形式是 SST-14 和 SST-28（Patel，1999）。

1. SST 功能

SST 是一种广泛分布于全身的内源性抑制因子，可抑制靶细胞的分泌和增生。它通过 5 种不同的 G 蛋白偶联受体亚型介导而发挥作用，这些受体由不同染色体上的不同基因编码而成（Patel，1999）。

2. 参考区间

参考区间和单位因检测方法的而异。帝国学院 Healthcare NHS Trust SAS 实验室自制的手工 RIA 法测定 SST 的参考范围为 <150pmol/L。

3. 临床应用

SST 水平在生长抑素瘤患者的血清中会升高，故其可用于生长抑素瘤的诊断。生长抑素瘤是一种罕见的 NET 类型，可表现为无临床症状，还可表现为胆石症、腹泻、体重减轻、糖尿病和脂肪泻这些症状。

4. 局限性

非内分泌疾病也可能出现轻微的 SST 升高。

5. 检测技术

SST 检测方法包括 ELISA 和 RIA。

6. 样本类型

血浆。

7. 检测频率

较低。

(九)血管活性肠肽

VIP 由 28 个氨基酸组成,存在于中枢神经系统和外周(Moody 等,2011)。

1. 功能

VIP 通过 G 蛋白偶联受体介导而发挥作用(Moody 等,2011)。现已知 VIP 在许多生理过程中都具有重要意义,包括维持血糖稳定、炎症、神经保护(Moody 等,2011)和细胞保护。

2. 参考区间

参考区间和单位随检测方法的不同而不同。帝国学院 Healthcare NHS Trust SAS 实验室自制的手工 RIA 法测定 VIP 的参考范围为 <30pmol/L。血管活性肠肽瘤(VIPomas)患者的 VIP 水平通常大于 80pmol/L。

3. 临床应用

VIPomas(也称为 Verner Morrison 综合征,水样腹泻 - 低钾血症 - 胃酸缺乏综合征)是一种罕见的 NET,临床表现为大量水样腹泻。VIPomas 患者的 VIP 水平高。

4. 局限性

无明确的局限性。

5. 检测技术

VIP 检测方法包括 RIA 和 ELISA。

6. 样本类型

EDTA 抗凝血浆。

7. 检测频率

较低。

(十)胰高血糖素

胰高血糖素原是由胰高血糖素前肽基因编码的前体分子,可裂解产生 4 种多肽,胰高血糖素就是其中之一。胰高血糖素由朗格汉斯胰岛的 α 细胞分泌,血糖降低时,胰高血糖素分泌增加(Cryer,2012)。

1. 功能

胰高血糖素通过 G 蛋白偶联受体介导发挥作用。它通过促进糖原分解和糖异生来拮抗胰岛素的降糖作用(Cryer,2012)。

2. 参考区间

参考区间和单位随检测方法的不同而不同。帝国学院 Healthcare NHS Trust SAS 实验室自制的手工 RIA 法测定胰高血糖素的参考范围为 <50pmol/L。血管活性肠肽瘤(VIPomas)患者的血糖值通常大于 200pmol/L。

3. 临床应用

胰高血糖素瘤是一种罕见的 NET,临床上可表现为糖尿病、皮疹(坏死性迁移性红斑)、腹泻、口腔炎和体重减轻。胰高血糖素瘤患者的血糖水平很高。

4. 局限性

无明确的局限性。

5. 检测技术

胰高血糖素检测方法采用的是 ELISA。

6. 样本类型

空腹静脉血(血浆)。

7. 检测频率

较低。

七、参考文献及延伸阅读

Abraham, H., Covasa, M. and Hajnal, A. Cocaine- and amphetamine-regulated transcript peptide immunoreactivity in the brain of the CCK-1 receptor deficient obese OLETF rat. *Exp. Brain Res.* **196**, 545–556 (2009).

Banerjee, A. and Onyuksel, H. Human pancreatic polypeptide in a phospholipid-based micellar formulation. *Pharm. Res.* **29**, 1698–1711 (2012).

Bech, P., Winstanley, V., Murphy, K.G., *et al.* Elevated cocaine- and amphetamine-regulated transcript immunoreactivity in the circulation of patients with neuroendocrine malignancy. *J. Clin. Endocrinol. Metab.* **93**, 1246–1253 (2008).

Bech, P.R., Ramachandran, R., Dhillo, W.S., Martin, N.M. and Bloom, S.R. Quantifying the effects of renal impairment on plasma concentrations of the neuroendocrine neoplasia biomarkers chromogranin A, chromogranin B, and cocaine- and amphetamine-regulated transcript. *Clin. Chem.* **58**, 941–943 (2012).

Benedum, U.M., Lamouroux, A., Konecki, D.S., Rosa, P., Hille, A., Baeuerle, P.A., *et al.* The primary structure of human secretogranin I (chromogranin B): comparison with chromogranin A reveals homologous terminal domains and a large intervening variable region. *EMBO J.* **6**, 1203–1211 (1987).

Blaschko, H., Comline, R.S., Schneider, F.H., Silver, M. and Smith, A.D. Secretion of a chromaffin granule protein, chromogranin, from the adrenal gland after splanchnic stimulation. *Nature* **215**, 58–59 (1967).

Couceyro, P.R., Koylu, E.O. and Kuhar, M.J. Further studies on the anatomical distribution of CART by in situ hybridization. *J. Chem. Neuroanat.* **12**, 229–241 (1997).

Cryer, P.E. Minireview: glucagon in the pathogenesis of hypoglycemia and hyperglycemia in diabetes. *Endocrinology* **153**, 1039–1048 (2012).

Curry, W.J., Shaw, C., Johnston, C.F., Thim, L. and Buchanan, K.D. Isolation and primary structure of a novel chromogranin A-derived peptide, WE-14, from a human midgut carcinoid tumour. *FEBS Lett.* **301**, 319–321 (1992).

de Herder, W.W. Biochemistry of neuroendocrine tumours. *Best Pract. Res. Clin. Endocrinol. Metab.* **21**, 33–41 (2007).

Douglass, J., McKinzie, A. and Couceyro, P. PCR differential display identifies a rat brain mRNA that is transcriptionally regulated by cocaine and amphetamine. *J. Neurosci.* **15**, 2471–2481 (1995).

Douglass, J. and Daoud, S. Characterization of the human cDNA and genomic DNA encoding CART: a cocaine- and amphetamine-regulated transcript. *Gene* **169**, 241–245 (1996).

Drozdov, I., Modlin, I.M., Kidd, M. and Goloubinov, V.V. From Leningrad to London: the saga of Kulchitsky and the legacy of the enterochromaffin cell. *Neuroendocrinology* **89**, 1–12 (2009).

Ekblad, E., Kuhar, M., Wierup, N. and Sundler, F. Cocaine- and amphetamine-regulated transcript: distribution and function in rat gastrointestinal tract. *Neurogastroenterol. Motil.* **15**, 545–557 (2003).

Eriksson, B., Arnberg, H., Lindgren, P.G., Lorelius, L.E., Magnusson, A., Lundqvist, G., *et al.* Neuroendocrine pancreatic tumours: clinical presentation, biochemical and histopathological findings in 84 patients. *J. Intern. Med.* **228**, 103–113 (1990).

Feyrter, F. Uber diffuse endokrine epitheliale Organe. Leipzig, Barth (1938).

Gonzalez-Yanes, C. and Sanchez-Margalet, V. Pancreastatin, a chromogranin A-derived peptide, inhibits leptin and enhances UCP-2 expression in isolated rat adipocytes. *Cell. Mol. Life Sci.* **60**, 2749–2756 (2003).

Gultekin, S.H., Rosai, J., Demopoulos, A., Graus, Y.F., Posner, J.B., Dalmau, J., *et al.* Hu immunolabeling as a marker of neural and neuroendocrine differentiation in normal and neoplastic human tissues: assessment using a recombinant anti-Hu Fab fragment. *Int. J. Surg. Pathol.* **8**, 109–117 (2000).

Gustafsson, B.I., Kidd, M. and Modlin, I.M. Neuroendocrine tumors of the diffuse neuroendocrine system. *Curr. Opin. Oncol.* **20**, 1–12 (2008).

Helle, K.B. Regulatory peptides from chromogranin A and secretogranin II: putative modulators of cells and tissues involved in inflammatory conditions. *Regul. Pept.* **165**, 45–51 (2010).

Hemminki, K. and Li, X. Familial carcinoid tumors and subsequent cancers: a nation-wide epidemiologic study from Sweden. *Int. J. Cancer* **94**, 444–448 (2001a).

Hemminki, K. and Li, X. Incidence trends and risk factors of carcinoid tumors: a nationwide epidemiologic study from Sweden. *Cancer* **92**, 2204–2210 (2001b).

Hsiao, R.J., Mezger, M.S. and O'Connor, D.T. Chromogranin A in uremia: progressive retention of immunoreactive fragments. *Kidney Int.* **37**, 955–964 (1990).

Jensen, P.B., Kristensen, P., Clausen, J.T., Judge, M.E., Hastrup, S., Thim, L., *et al.* The hypothalamic satiety peptide CART is expressed in anorectic and non-anorectic pancreatic islet tumors and in the normal islet of Langerhans. *FEBS Lett.* **447**, 139–143 (1999).

Kloppel, G. Oberndorfer and his successors: from carcinoid to neuroendocrine carcinoma. *Endocr. Pathol.* **18**, 141–144 (2007).

Klöppel, G. Tumour biology and histopathology of neuroendocrine tumours. *Best Pract. Res. Clin. Endocrinol. Metab.* **21**, 15–31 (2007).

Koylu, E.O., Balkan, B., Kuhar, M.J. and Pogun, S. Cocaine and amphetamine regulated transcript (CART) and the stress response. *Peptides* **27**, 1956–1969 (2006).

Kulchitsky, N. Zur Frage über den Bau des Darmkanals. *Arch. F. Mikroskop Anat. Bd.* **49**, 7–35 (1897).

Larsen, P.J. and Hunter, R.G. The role of CART in body weight homeostasis. *Peptides* **27**, 1981–1986 (2006).

Lawrence, B., Gustafsson, B.I., Chan, A., Svejda, B., Kidd, M. and Modlin, I.M. The epidemiology of gastroenteropancreatic neuroendocrine tumors. *Endocrinol. Metab. Clin. North Am.* **40**, 1–18 (2011a).

Lawrence, B., Gustafsson, B.I., Kidd, M., Pavel, M., Svejda, B. and Modlin, I.M. The clinical relevance of chromogranin A as a biomarker for gastroenteropancreatic neuroendocrine tumors. *Endocrinol. Metab. Clin. North Am.* **40**, 111–134 (2011b).

Mahapatra, N.R., Taupenot, L., Courel, M., Mahata, S.K. and O'Connor, D.T. The trans-Golgi proteins SCLIP and SCG10 interact with chromogranin A to regulate neuroendocrine secretion. *Biochemistry* **47**, 7167–7178 (2008).

Massironi, S., Fraquelli, M., Paggi, S., Sangiovanni, A., Conte, D., Sciola, V., *et al.* Chromogranin A levels in chronic liver disease and hepatocellular carcinoma. *Dig. Liver Dis.* **41**, 31–35 (2009).

Modlin, I.M. and Oberg, K. *A Century of Advances in Neuroendocrine Tumor Biology and Treatment.* (Felsenstein C.C.C.P., 2007).

Modlin, I.M., Gustafsson, B.I., Moss, S.F., Pavel, M., Tsolakis, A.V. and Kidd, M. Chromogranin A—biological function and clinical utility in neuro endocrine tumor disease. *Ann. Surg. Oncol.* **17**, 2427–2443 (2010).

Modlin, I.M., Lye, K.D. and Kidd, M. A 5-decade analysis of 13,715 carcinoid tumors. *Cancer* **97**, 934–959 (2003).

Modlin, I.M., Moss, S.F., Chung, D.C., Jensen, R.T. and Snyderwine, E. Priorities for improving the management of gastroenteropancreatic neuroendocrine tumors. *J. Natl. Cancer Inst.* **100**, 1282–1289 (2008).

Moody, T.W., Ito, T., Osefo, N. and Jensen, R.T. VIP and PACAP: recent insights into their functions/roles in physiology and disease from molecular and genetic studies. *Curr. Opin. Endocrinol. Diabetes Obes.* **18**, 61–67 (2011).

Nikou, G.C., Marinou, K., Thomakos, P., Papageorgiou, D., Sanzanidis, V., Nikolaou, P., *et al.* Chromogranin a levels in diagnosis, treatment and follow-up of 42 patients with non-functioning pancreatic endocrine tumours. *Pancreatology* **8**, 510–519 (2008).

Nobels, F.R., Kwekkeboom, D.J., Bouillon, R. and Lamberts, S.W. Chromogranin A: its clinical value as marker of neuroendocrine tumours. *Eur. J. Clin. Invest.* **28**, 431–440 (1998).

Oberndorfer, S. Karzinoide tumoren des dünndarms. *Frankf Z. Pathol.* **1**, 425–432 (1907).

O'Toole, D., Grossman, A., Gross, D., Delle Fave, G., Barkmanova, J., O'Connor, J., *et al.* ENETS Consensus Guidelines for the Standards of Care in Neuroendocrine Tumors: biochemical markers. *Neuroendocrinology* **90**, 194–202 (2009).

Patel, Y.C. Somatostatin and its receptor family. *Front. Neuroendocrinol.* **20**, 157–198 (1999).

Peracchi, M., Gebbia, C., Basilisco, G., Quatrini, M., Tarantino, C., Vescarelli, C., *et al.* Plasma chromogranin A in patients with autoimmune chronic atrophic gastritis, enterochromaffin-like cell lesions and gastric carcinoids. *Eur. J. Endocrinol.* **152**, 443–448 (2005).

Portela-Gomes, G.M., Grimelius, L., Wilander, E. and Stridsberg, M. Granins and granin-related peptides in neuroendocrine tumours. *Regul. Pept.* **165**, 12–20 (2010).

Ramachandran, R., Bech, P., Murphy, K.G., Dhillo, W.S., Meeran, K.M., Chapman, R.S., *et al.* Improved diagnostic accuracy for neuroendocrine neoplasms using two chromogranin A assays. *Clin. Endocrinol. (Oxf)* **76**, 831–836 (2012).

Ramage, J.K., Davies, A.H.G., Ardill, J., Bax, N., Caplin, M., Grossman, A., *et al.* Guidelines for the management of gastroenteropancreatic neuroendocrine (including carcinoid) tumours. *Gut* **54**, iv1–iv16 (2005).

Ramage, J.K., Ahmed, A., Ardill, J., Bax, N., Breen, D.J., Caplin, M.E., *et al.* Guidelines for the management of gastroenteropancreatic neuroendocrine (including carcinoid) tumours (NETs). *Gut* **61**, 6–32 (2012).

Rehfeld, J.F. The art of measuring gastrin in plasma: a dwindling diagnostic discipline. *Scand. J. Clin. Lab. Invest.* **68**, 353–361 (2008).

Rindi, G. and Kloppel, G. Endocrine tumors of the gut and pancreas tumor biology and classification. *Neuroendocrinology* **80**(Suppl. 1), 12–15 (2004).

Rindi, G., Kloppel, G., Alhman, H., Caplin, M., Couvelard, A., de Herder, W.W., *et al.* TNM staging of foregut (neuro)endocrine tumors: a consensus proposal including a grading system. *Virchows Arch.* **449**, 395–401 (2006).

Rindi, G. and Wiedenmann, B. Neuroendocrine neoplasms of the gut and pancreas: new insights. *Nat. Rev. Endocrinol.* **8**, 54–64 (2011).

Rosai, J. The origin of neuroendocrine tumors and the neural crest saga. *Mod. Pathol.* **24**(Suppl. 2), S53–S57 (2011).

Sanchez-Margalet, V., Gonzalez-Yanes, C., Santos-Alvarez, J. and Najib, S. Pancreastatin. Biological effects and mechanisms of action. *Adv. Exp. Med. Biol.* **482**, 247–262 (2000).

Sanduleanu, S., De Bruïne, A., Stridsberg, M., Jonkers, D., Biemond, I., Hameeteman, W., *et al.* Serum chromogranin A as a screening test for gastric enterochromaffin-like cell hyperplasia during acid-suppressive therapy. *Eur. J. Clin. Invest.* **31**, 802 811 (2001).

Smith, Y., Koylu, E.O., Couceyro, P. and Kuhar, M.J. Ultrastructural localization of CART (cocaine- and amphetamine-regulated transcript) peptides in the nucleus accumbens of monkeys. *Synapse* **27**, 90–94 (1997).

Stanek, L.M. Cocaine- and amphetamine related transcript (CART) and anxiety. *Peptides* **27**, 2005–2011 (2006).

Stridsberg, M., Eriksson, B., Oberg, K. and Janson, E.T. A comparison between three commercial kits for chromogranin A measurements. *J. Endocrinol.* **177**, 337–341 (2003).

Stridsberg, M. and Husebye, E. Chromogranin A and chromogranin B are sensitive circulating markers for phaeochromocytoma. *Eur. J. Endocrinol.* **136**, 67–73 (1997).

Stridsberg, M., Oberg, K., Li, Q., Engstrom, U. and Lundqvist, G. Measurements of chromogranin A, chromogranin B (secretogranin I), chromogranin C (secretogranin II) and pancreastatin in plasma and urine from patients with carcinoid tumours and endocrine pancreatic tumours. *J. Endocrinol.* **144**, 49–59 (1995).

Stridsberg, M., Eriksson, B., Fellström, B., Kristiansson, G. and Tiensuu Janson, E. Measurements of chromogranin B can serve as a complement to chromogranin A. *Regul. Pept.* **139**, 80–83 (2007).

Syversen, U., Opsjon, S.L., Stridsberg, M., Sandvik, A.K., Dimaline, R., Tingulstad, S., *et al.* Chromogranin A and pancreastatin-like immunoreactivity in normal pregnancies. *J. Clin. Endocrinol. Metab.* **81**, 4470–4475 (1996).

Tatemoto, K., Efendic, S., Mutt, V., Makk, G., Feistner, G.J. and Barchas, J.D. Pancreastatin, a novel pancreatic peptide that inhibits insulin secretion. *Nature* **324**, 476–478 (1986).

Vicentic, A., Lakatos, A. and Jones, D. The CART receptors: background and recent advances. *Peptides* **27**, 1934–1937 (2006).

Wierup, N., Bjorkqvist, M., Kuhar, M.J., Mulder, H. and Sundler, F. CART regulates islet hormone secretion and is expressed in the {beta}-cells of type 2 diabetic rats. *Diabetes* **55**, 305–311 (2006).

Wierup, N. and Sundler, F. CART is a novel islet regulatory peptide. *Peptides* **27**, 2031–2036 (2006).

Yao, J.C., Hassan, M., Phan, A., Dagohoy, C., Leary, C., Mares, J.E., *et al.* One hundred years after "carcinoid": epidemiology of and prognostic factors for neuroendocrine tumors in 35,825 cases in the United States. *J. Clin. Oncol.* **26**, 3063–3072 (2008).

Zhao, E., Zhang, D., Basak, A. and Trudeau, V.L. , New insights into granin-derived peptides: evolution and endocrine roles. *Gen. Comp. Endocrinol.* **164**, 161–174 (2009).

（杨泽华　译，高春芳　审）

肝　炎

肝炎(hepatitis)即指肝脏的炎症,其特征是肝组织中存在炎性细胞。起病时症状隐匿,通常会导致黄疸(jaundice)、疲劳、肌痛、厌食症和不适。病毒性和非病毒性的致病源均可引起肝炎。引起非病毒性肝炎的两个主要原因是饮酒以及毒素和(或)药物的摄入,而病毒性肝炎是由甲、乙、丙、丁、戊这五种已知的肝炎病毒引起的。这些病毒是引起大多数急性病毒性肝炎的病因,它们通过肠道传播(甲型和戊型肝炎)或者经由皮肤,通过血源性途径传播(乙型、丙型和丁型肝炎)。每种病毒类型的传播方式和特征见表7-17-1。

众所周知,血源性途径传播引起的慢性肝炎与长期病毒血症,晚期肝病,终末期癌症以及过高的病死率有着密切的联系。病毒性肝炎流行趋势的不断上升给临床和实验室带来了各种挑战,但是,近期诊断试验和靶向治疗领域的发展为病毒性肝炎的诊疗带来了曙光,特别是对于乙型肝炎和丙型肝炎的病毒感染。甲型肝炎(HA)和乙型肝炎(HB)的疫苗已经投入使用;然而,仍有相当一部分人群未接种疫苗且易受感染,这些人中也包括会发展成为肝硬化和肝细胞癌的患者。乙型肝炎(HB)疫苗还是第一种针对癌症的疫苗。目前还没有商品化的丙型肝炎(HC),丁型肝炎(HD)和戊型肝炎(HE)疫苗。

一、甲肝病毒

(一)病因和临床表现

甲型肝炎病毒(HAV)是直径27nm,无包膜的

单正链RNA病毒,属于小RNA病毒科。尽管存在遗传异质性,HAV目前只有一种已知的人类基因型。在多种非人类灵长类动物,包括黑猩猩、猕猴、叶猴、长臂猿和猩猩中,已经发现了HAV存在的证据。HAV可以引起人类广泛的感染,包括从存在呕吐、厌食、尿液加深、粪便变白、黄疸等非特异性症状的无症状亚急性疾病到爆发性致命性肝炎。大多数HAV感染发生在儿童早期。很大比例的成人感染是无症状的。其潜伏期为14~60天。HAV的血清流行率在发达国家中是最低的,特别是在斯堪的纳维亚半岛(13%~17%),而在发展中国家中是最高的。

病毒通过人食用污染的食物和水,经由粪口途径在人与人之间传播。因此,HAV感染通常被称为传染性肝炎(infectious hepatitis)。摄入后,病毒穿过肠道进入血液,经血液传播至肝,并在肝驻留和繁殖。HAV主要排泄到粪便中。粪便中病毒的排泄常伴有肝功能异常。在急性临床症状出现和血清IgM和IgG抗体出现之前,即可检测到高水平的排泄病毒。病毒排泄物在症状发作后数周内均处于可检测水平。抗HAV IgM抗体阳性表明存在近期感染。这些抗体通常会在6~12个月内消失。血液中IgG抗体的出现意味着疾病的急性期已经结束,且宿主对进一步感染具有免疫能力。疫苗接种后也可以在血液中发现针对HAV的IgG抗体。对HAV病毒免疫力的检测依赖于血清中上述抗体的检测。

(二)诊断和分析技术

多种病毒和生化标志物可用于诊断疑似

表7-17-1 不同肝炎病毒的特征

病毒类型	分类	大小/(nm)	基因组	基因组大小/(kb)	有无囊膜	传播途径	是否慢性感染
HAV	小RNA病毒科	27~32	RNA	7.5	无	粪口途径	否
HBV	肝DNA病毒科	42~50	DNA	3.2	有	血液途径(经皮,经口腔黏膜)	是
HCV	黄病毒科(丙肝病毒属)	55~60	RNA	9.4~9.6	有	血液途径(经皮,经口腔黏膜)	是
HDV	沙粒病毒科	35~37	RNA	1.7	有	血液途径(经皮,经口腔黏膜)	是
HEV	肝炎病毒科	27~34	RNA	7.5	无	粪口途径	否

HAV 肝炎。在感染的早期阶段,**丙氨酸氨基转移酶(ALT,SGPT)和天冬氨酸氨基转移酶(AST, SGOT)**的水平升高。这些酶升高的原因是肝对病毒侵害做出反应而释放的。HAV 感染的三个主要标志物是病毒 RNA,抗 HAV IgM 抗体和抗 HAV IgG 抗体。它们可以通过各种直接或间接(竞争)的固相免疫分析方法和**反转录聚合酶链反应(RT-PCR)**法进行检测。粪便提取物中的 HAV 最初通过电子显微镜进行鉴定,但是不容易被检出,因为许多患者在症状出现时已经停止排出病毒,使得粪便或血清样品中 HAV 的检测结果不可靠。通过 RT-PCR 扩增病毒 RNA 是目前用于检测 HAV RNA 最灵敏的方法。HAV 病毒血症的平均持续时间为 11~49 天。已经证明病毒特异性 IgM 抗体对于急性疾病期 HAV 感染的诊断非常有价值。它主要由抗衣壳蛋白的抗体组成。抗 HAV IgM 抗体在超过 99% 感染 HAV 的个体中与临床症状同时出现,并在早期康复期持续存在(图 7-17-1)。在抗 HAV IgM 抗体出现后,抗 HAV

IgG 抗体逐渐达到显著水平,且与疾病的恢复和持久免疫有关。通过检测抗 HAV IgG 抗体可以诊断 HAV 感染,然而,商品化的检测方法只能检测总的抗 HAV 抗体(包括 IgG 和 IgM 抗体)。在抗 HAV IgM 抗体不存在的情况下,总的抗 HAV 抗体的存在可以用于区分既往感染与近期感染。检测抗 HAV 抗体可能也可以用于区分 HAV 感染与其他肝炎病毒感染。商品化的抗 HAV 抗体总量检测基于竞争性结合方式。将含有 IgG 和 IgM 抗体混合物的样品与固定在微量滴定板或微球固体表面的单克隆 HAV 抗体和抗原的复合物一起孵育。来自患者样品中的抗体与固相表面上的抗原结合(图 7-17-2)。洗涤后,将上述复合物与发色团或荧光团缀合的抗 HAV 免疫球蛋白探针一起孵育。在第一步中结合到固相表面的样品中的抗 HAV 抗体竞争性地抑制标记的 HAV 免疫球蛋白探针的结合。随后,通过适当的检测系统测量免疫球蛋白标记的信号。信号强度与样品中抗 HAV 抗体的含量成反比。该竞争性方法不能区

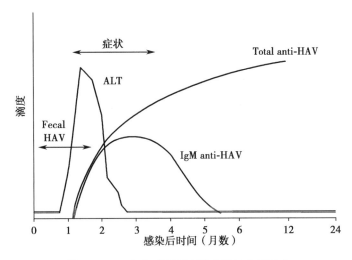

图 7-17-1　宿主对甲型肝炎病毒的免疫反应
注:抗 HAV IgM 抗体在感染 HAV 的个体中与临床症状同时出现,并在早期康复期持续存在

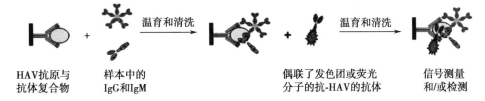

图 7-17-2　竞争免疫分析法检测总的抗 HAV 抗体(IgG 和 IgM)的示意图
注:将单克隆 HAV 抗原抗体复合物包被在固相表面,加入标记的 HAV 抗体与待测样本中的抗体竞争结合固相抗原,如果待测样本中含有 HAV 抗体,则剩下较少的抗原结合位点可以与标记抗体反应,使得测定的最终信号与样品中抗体的量成反比

分 IgM 和 IgG 免疫球蛋白。需要成对的血清样本来诊断 HAV 感染，以便通过免疫测定的方式证明抗 HAV 抗体滴度的增加。

许多检测方法，包括**放射免疫测定法（RIA）**，免疫化学染色法，ELISA，免疫印迹法，斑点金免疫渗滤法，以及最近研究的基于化学发光的微粒免疫测定方法，已经用于检测抗 HAV IgM 抗体。免疫捕获法检测抗 HAV IgM 抗体过程见图 7-17-3。抗 IgM 抗体固相部分是重链特异性抗人源抗体修饰的聚苯乙烯表面或微球。在步骤 1 中，如果患者血清中含有抗 HAV IgM 抗体，则其可以与重链特异性固相抗体结合。在步骤 2 中，加入 HAV 抗原并与上述复合物连接以形成固相复合物 Ab-IgM-HAV。这个复合物在步骤 3 中与显色团或荧光团偶合的抗人 HAV IgG（Ab-HAV）探针孵育形成新的复合物后，通过标记信号来检测。或者，步骤 1 中的 Ab-IgM 复合物可以直接与显色团或荧光团偶合的 HAV 抗原反应，形成 Ab-IgM-HAV。无论用何种方式检测，检测得到的信号大致与患者血清中 IgM 的浓度成比例。抗 HAV IgG 和 IgM 抗体的免疫分析不只可以用于肝炎的鉴别诊断，还可以用于血液、血液制品和接种疫苗个体血清中抗 HAV IgG 滴度的测量。检测抗 HAV 特异性 IgG 和 IgM 抗体还可以用于：①了解疾病的流行病学；②确定个体的免疫状态；③控制具有高 HAV 传播风险的机构和群体中 HAV 的感染。

（三）补充阅读

Chernesky, M.A., Gretch, D., Mushahwar, I.K., Swenson, B.D. and Yarbough, P.O. *Laboratory Diagnosis of Hepatitis Viruses,* Cumitech Series, (ed Young, S.) (American Society for Microbiology, Washington, DC, 1998)

Connor, B.A. Hepatitis A vaccine in the last minute traveler. *Am. J. Med.* **118** (Suppl 10A), 58S–62S (2005).

Kwon, O.S., Byun, K.S., Yeon, J.E., Park, S.H., Kim, J.S., Kim, J.H., Bak, Y.T., Kim, J.H. and Lee, C.H. Detection of hepatitis A viral RNA in sera of patients with acute hepatitis A. *J. Gastroenterol. Hepatol.* **15**, 1043–1047 (2000). http://www.biomedexperts.com/Abstract.bme/11059935/Detection_of_hepatitis_A_viral_RNA_in_sera_of_patients_with_acute_hepatitis_A.

Mackiewicz, V., Dussaix, E., Le Petitcorps, M.F. and Roque-Afonso, A.M. Detection of hepatitis A virus RNA in saliva. *J. Clin. Microbiol.* **42**, 4329–4331 (2004).

Nainan, O.V., Xia, G., Vaughan, G. and Margolis, H.S. Diagnosis of hepatitis A virus infection: A molecular approach. *Clin. Microbiol. Rev.* **19**, 63–79 (2006).

Stapleton, J.D. Host immune response to hepatitis virus. *J. Infect. Dis.* **171** (Suppl 1), S9–S14 (1995).

二、乙肝病毒

乙肝表面抗原（HBsAg），乙肝 e 抗原（HBeAg），乙肝表面抗体（anti-HBs），乙肝核心抗体（anti-HBc），乙肝核心 IgM 抗体（anti-HBc IgM），乙肝 e 抗体（anti-HBe）

（一）病因和临床表现

乙型肝炎病毒（HBV）最初被称为**澳大利亚抗原（Australian antigen）**，是一种直径 42~50nm，有包膜的大球形颗粒，也称为**丹氏颗粒（Dane particle）**。它含有环状 DNA、部分双链 DNA 和 DNA 聚合酶。HBV 的 DNA 分子量大约为 1.6×10^5Da，环状部分为单链，且为其全长的 15%~45%。HBV DNA 聚合酶可以将病毒颗粒 DNA 转化为一个约 2.1×10^6Da，或 3 200 个碱基对大小的完全双链形式。在还原剂存在时，非离子变性剂可以破坏 HBV 进而去除病毒体外部的糖蛋白外衣壳。HBV 的外层是乙型肝炎表面抗原 HBsAg，一种包含大约 100 个 HBsAg 拷贝的，没有核酸的，22nm 大小的缺陷颗粒。使用去污剂处理可以暴露 HBV 的内衣壳，一种包含 180~240 个**乙型肝炎核心抗原（HBcAg）**拷贝的，28nm 大小的球形颗粒。血清中尚未发现游离的 HBcAg，但是感染

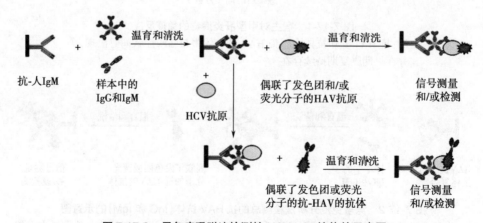

图 7-17-3　用免疫吸附法检测抗 HAV IgM 抗体的示意图

注：包被在固相表面的人 IgM 抗体捕获待测样本中的 IgM 抗体，被捕获抗体随之依次结合 HAV 抗原和标记的 HAV 抗体或直接结合标记的 HAV 抗原，通过检测信号强度反映分析物浓度

的肝细胞的细胞核中可以观察到游离的核心颗粒。HBeAg 是另一种由前核基因表达的抗原,在 HBsAg 抗原血症期间,HBeAg 以可溶形式存在于血清中。

HBV 的外层由三个分别称为大(L)、中(M)、小(S)的包膜蛋白组成,它们通过二硫键形成同二聚体和异二聚体。它们在编码序列中由三个**可读框(ORF)**表达,并且共享共同的 C 末端 S 区。M 蛋白还包含另外的前 S2 序列,L 蛋白包含另外的前 S1 序列。HBsAg 是一种由脂质和糖蛋白构成的复合颗粒,具有特定的抗原决定簇"a"。其两个主要决定簇"d / y"和"w / r"由 122 和 160 位置的氨基酸决定。含有相同抗原决定簇"a"的其他亚型的包膜抗原在其序列中的一些氨基酸位置上有所不同(表 7-17-2)。

表 7-17-2 乙型肝炎表面抗原特异性抗原决定簇的氨基酸位点

位置	氨基酸	特异性
122	Lys	d
	Arg	y
160	Lys	w
	Arg	r
127	Pro	w1*/w2
	Thr	w3
	Leu/Ile	w4

*w1 反应性同时需要 Arg 122,Phe 134 和(或)Ala 159 位点的参与。

基于核苷酸序列以及九种不同血清型表征确定的八种不同 HBV 基因型(这些基因型被命名为 A~H)的地理分布见表 7-17-3。这些基因型

表 7-17-3 乙型肝炎病毒基因型和乙型肝炎表面抗原血清型的地理分布

基因型	亚型	血清型	地理分布
A	A1	adw2,ayw1	非洲、亚洲
	A2	adw2,ayw2	北欧、北美
B	B1	adw2	日本
	B2	adw2,adw3	其他亚洲地区
	B3	adw2,ayw1	印度尼西亚、中国
	B4	adw1,adw2	越南、柬埔寨
C	C1	adrq+,ayr,adw2,ayw1	远东
	C2	adrq+,ayr	远东
	C3	adrq−,adrq+	大平洋岛屿
D	D1	ayw2,adw1,ayw1	欧洲、中东、埃及、印度、亚洲
	D2	ayw3,ayw1	欧洲、日本
	D3	ayw3,ayw2,ayw4	欧洲、亚洲、南非、美国
	D4	ayw2,ayw3	澳大利亚、日本、巴布亚新几内亚
E		ayw4,ayw2	撒哈拉以南非洲、英国、法国
F	FⅠa	adw4,ayw4	中美洲
	FⅠb	ayw4	阿根廷、日本、委内瑞拉、美国
	FⅡ	ayw4	巴西、委内瑞拉、尼加拉瓜
	FⅢ	ayw4	委内瑞拉、巴拿马、哥伦比亚
	FⅣ	ayw4	阿根廷、玻利维亚、法国
G		adw2	美国、德国、日本、法国
H		adw4	美国、日本、尼加拉瓜

资料来源:疾病预防控制中心。

具有不同的地理分布,可以用于追踪病毒的进化和传播。针对 HBV 三种抗原成分的抗体都是在临床和亚临床疾病和恢复过程中被诱导生成的,HBsAg 抗体(抗 -HBs),HBcAg 抗体(抗 -HBc)和 HBeAg 抗体(抗 -HBe)。

HBV 是肝病的一个普遍的致病因素。据估计,有超过 2 000 万人在他们生命中的某个时间感染了 HBV。其中有近 3.5 亿人长期受到感染,并成为该病毒的携带者。只有约一半的 HBV 感染者表现出临床症状,且其症状与 HAV 相似(见甲型肝炎),然而,HBV 感染的症状发作较缓慢,且**急性肝炎**(acute hepatitis)患者可能需要几个月的时间才能缓解症状。大约 20% 的 HBV 感染者患有黄疸。很大比例的感染者(10%~15%)会继续发展为**慢性肝炎**(chronic hepatitis)。这些人可能是无症状的,尽管他们仍然可以将疾病传染给他人。疾病的慢性阶段可能会持续数年,并可能导致肝损伤。HBV DNA 在肝细胞中持续存在可诱导**肝癌**(hepatocarcinoma)。每年大约有 100 万人死于慢性肝炎、肝硬化或原发性肝癌。在急性和慢性感染期间,患者血清中均存在 HBV。HBV 可以通过直接经皮接种血液或血液制品的方式传播,也可以经由物理性接触病毒载体发生传播,经皮肤破损或者口腔和生殖器黏膜的体液途径也有可能传播。各种体液中 HBV 的浓度见表 7-17-4。血液透析患者、精神病院里的人、药物滥用者、男性同性恋和妓女患病风险更高。医务人员同样面临感染风险。所有来自人类的血液制品在使用前必须进行 HBsAg 检测,包括免疫分析的校准品和试剂中使用的血清、血浆和血液蛋白。

表 7-17-4　各种体液中乙型肝炎病毒的浓度

高浓度	中等浓度	低浓度 / 检测不到
血液	精液	尿液
血清	阴道分泌物	粪便
伤口渗出液	唾液	汗液
		泪液
		乳汁

在乙型肝炎发病率高,肝癌发病率相对较高的国家,国家的疫苗接种计划已经启动。乙型肝炎是第一种性传播感染的疾病,因此需要相关的保护性疫苗。今天,许多疫苗接种活动正在新兴国家中进行。

(二)乙肝病毒标志物的临床应用

1. 急性乙肝病毒感染

HBV 感染后,其标志物的出现具有一个特征性的顺序。病毒 DNA、HBsAg 和 HBeAg 的浓度逐渐增加,首先被检出。在急性 HBV 感染中,HBeAg 在 HBsAg 之前下降,然后由抗 -HBe 抗体取代。HBeAg 的出现表明高水平的病毒复制能力和高度传染性,而抗 -HBe 抗体的出现,表明传染性的下降。随着抗 -HBe 抗体的增加,HBsAg 开始下降。HBsAg 消失数月后,抗 -HBs 抗体出现,且始终可以被检测到。抗 -HBs 抗体的出现和 HBsAg 的消退表明感染已经痊愈且宿主已经具有免疫性保护。抗 -HBc 抗体也可以在 HBsAg 出现一两周内出现,并且在抗 -HBs 抗体达到可检测水平之前出现。在"窗口期",当 HBsAg 出现与抗 -HBs 抗体出现之间存在 16~32 周的间隙时,抗 -HBc 抗体的存在可能是目前或近期 HBV 感染的唯一血清学证据(图 7-17-4),这三种抗体都可以在血液中保留数年。

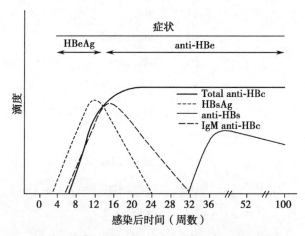

图 7-17-4　急性感染进展为慢性感染的典型临床和实验室特征
注:在"窗口期",当 HBsAg 出现与抗 -HBs 抗体出现之间存在 16~32 周的间隙时,抗 -HBc 抗体的存在可能是目前或近期 HBV 感染的唯一血清学证据

2. 慢性乙肝病毒感染

在慢性 HBV 感染中,HBsAg 和总的抗 -HBc 抗体在血液中可以存在数年,且不存在抗 -HBc IgM 抗体。患者还可能表现出低水平的 HBV DNA 和抗 -HBs 抗体。该阶段也称为复制阶段,具有最大感染性和肝损伤。在没有血清转换的慢性 HBV 感染中,抗 -HBe 抗体不能被检出,且

HBeAg 水平很高,而在血清转换晚期的患者中,在 HBeAg 下降之前即可以检测到抗 -HBe 抗体。两种类型的慢性疾病均在早期产生抗 -HBc IgM,然后产生抗 -HBc IgG(图 7-17-5)。

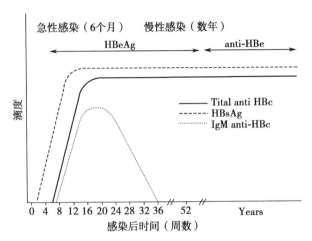

图 7-17-5　慢性 HBV 感染的典型实验室特征
注:在慢性疾病期,先产生抗 -HBc IgM 抗体,然后产生抗 -HBc IgG 抗体

3. 乙肝表面抗原

HBsAg 是最常见的乙型肝炎检测指标。血清中 HBsAg 的存在表明患者感染了 HBV。该检测用于识别那些具有传播疾病风险的人,如献血者、孕妇、静脉吸毒者、医疗保健工作者、收容人员、移植供体和接受者,以及用于人工授精的精液供体。定量 HBsAg 检测可用于监测慢性感染患者的治疗。HBsAg 筛查试验通常需要确证试验的支持,确证试验用于确认可重复的反应性(阳性)结果。通常,样品中 >50% 的 HBsAg 被人抗 -HBs 抗体中和时,即为确证试验阳性。

4. 乙肝核心抗体和乙肝核心 IgM 抗体

抗 -HBc IgM 抗体是感染后首先被检出的抗体。急性感染后有一段时间 HBsAg 和抗 -HBs 抗体均不能被检测到,此时,抗 -HBc 抗体或抗 -HBc IgM 抗体试剂盒可用于监测疾病进程。抗 -HBc (总)抗体试剂盒检测核心蛋白的 IgM 和 IgG 抗体。

未检出的隐匿性 HBsAg 患者通常是 HBc 阳性的。

5. 乙肝表面抗体和疫苗接种

抗 -HBs 抗体检测用于监测接种疫苗个体的免疫应答,通常在最后一针的一个月后,之后是每隔几年一次,以检查是否需要加强剂量。根据 WHO 制定的参考标准,10mIU/ml 的抗体水平通常表示具有保护性免疫。

6. 乙肝 e 抗原和乙肝 e 抗体

在 HBV 感染的早期阶段,HBsAg 首次检出后不久,即可发现 HBeAg 的存在。HBeAg 的存在与 HBV 颗粒数量的增加有关,还表明患者将病毒传播给其接触者的风险增加。HBV 携带者 HBeAg 的持续存在通常与慢性活动性肝炎有关。血清转化后,抗 -HBe 抗体的存在代表着感染性和复制水平的下降。

(三)诊断和分析技术

1. 乙肝表面抗原检测

用于检测 HBsAg 的直接固相免疫测定是通过将抗 -HBs 抗体附着到固相支持物(如微粒、聚苯乙烯珠、试管或微量滴定孔)的表面来进行。被固定的抗体接下来用于血清或其他体液中 HBsAg 检测的一步或两步反应。最初的步骤包括将样品与抗 -HBs 抗体包被的固相一起孵育。如果样品中含有 HBsAg,则它会被固相上的抗 -HBs 抗体捕获。在第二步中,高纯度的标记抗体(通常是非放射性的,使用以酶标为基础的比色、荧光或化学发光信号系统),常用于"探究"反应,其标记的抗体将与被捕获的抗原上可用的游离抗原位点相结合。洗涤去除过量的标记抗体,测量结合的标记抗体的量,其与原始血清样本中抗原的数量大致成正比(图 7-17-6)。这种直接固相夹心技术通常适用于所有具有两个或多个抗体结合位点的大分子和复杂结构。类似的检测已经构建用于 HBeAg 的检测。世界各地都存在许多 HBsAg 的变异株,并且更多的变异株正在被发现。重要的是,与固

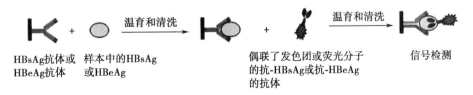

图 7-17-6　检测 HBsAg 或 HBeAg 的免疫分析
注:包被在固相表面的抗 -HBs 抗体或抗 -HBe 抗体捕获待测样本中的 HBsAg 或 HBeAg,被捕获抗原随之结合标记的抗 -HBs 抗体或抗 -HBe 抗体,通过检测信号强度反映分析物浓度

相表面结合的和(或)作为偶合物的抗体可以检测所有的 HBsAg 变异株。大多数商业试剂盒用抗体混合物来捕获和识别所有的 HBsAg 变异株。

2. 乙肝表面抗原确证试验

HBsAg 确证试验使用抗体中和原理来确认患者标本中 HBsAg 的存在。尽管 HBsAg 假阳性的结果并不常见,但必须使用人抗 -HBs 抗体进行确证。人源性抗 -HBs 抗体会与 HBsAg 的抗原表位结合,通过将样品与人源性抗 -HBs 抗体一起孵育,阻止 HBsAg 与固相表面的抗体反应,从而出现与非处理样品相比的信号减少。如果处理样品的信号≤非中和样品信号的 50%,则样品被确认为阳性(图 7-17-7)。

3. 乙肝表面抗体检测

用于检测和定量抗 -HBs 抗体的直接固相夹心免疫测定见图 7-17-8。在该测定中,将血清与包被在固相表面的天然或高纯度的重组 HBsAg 一起孵育。如果血清中含有抗 -HBs 抗体,则其会与固相表面上的 HBsAg 结合。在第二步中,将标记的 HBsAg 探针加入到反应中与抗体进行反应。血清中抗 -HBs 抗体的量与记录的信号相关。

4. 乙肝病毒抗体检测的间接(竞争)免疫测定

用于抗体检测的间接竞争性固相免疫测定试验见图 7-17-9。在该测定中,标记的抗体用于测定血清抗体。用适当的抗原包被固相。如果在反应的第一步中,样品中存在抗体,则它们会被固相

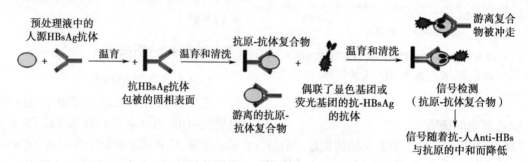

图 7-17-7　HBsAg 确证试验

注:通过将样品与人源性抗 -HBs 抗体一起孵育,阻止 HBsAg 与固相表面的抗体反应,从而出现与非处理样品相比的信号丢失。如果处理样品的信号≤非中和样品信号的 50%,则样品被确认为阳性

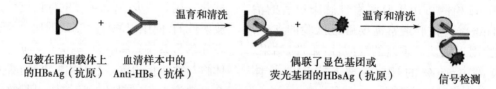

图 7-17-8　抗 -HBs 抗体检测

注:包被在固相表面的 HBsAg 捕获待测样本中的抗 -HBs 抗体,被捕获抗体随之结合标记的 HBsAg 探针,通过检测信号强度反映分析物浓度

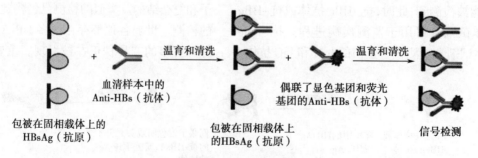

图 7-17-9　竞争性免疫测定法检测抗 -HBs 抗体

注:将 HBsAg 包被在固相表面,加入标记的抗 -HBs 抗体与待测样本中的抗 -HBs 抗体竞争结合固相抗原,如果待测样本中含有抗 -HBs 抗体,则剩下较少的抗原结合位点可以与标记抗体反应,使得测定的最终信号与样品中抗体的量成反比

抗原捕获。在反应第二步中的标记抗体将剩下较少的抗原结合位点可以用于反应,使得测定的最终信号与样品中抗体的量成反比。

5. 总的乙肝核心抗体和乙肝核心 IgM 抗体测定

该测定中使用的固相试剂是重组 HBcAg。用于检测抗 -HBc 抗体的实验步骤与抗 -HBs 抗体的检测类似,不同的是它使用标记的 HBc 抗原作为检测探针。一些商品化检测在第二步中使用标记的抗 -HBc IgG 抗体竞争性检测的方案,使其与患者样品中存在的天然抗体竞争。天然抗体和标记探针之间的竞争程度可以反映抗 -HBc 抗体的量。抗 -HBc IgM 的检测采用和先前所述针对 HAV 检测一样的免疫捕获检测方案。

6. 乙肝 e 抗体测定

在该测定中,将未知样品与等体积的含有已知量 HBeAg 的标准化 HBeAg 阳性血清混合,称为中和试剂。将混合物与包被有高滴度的人抗 -HBe 抗体的固相一起室温孵育过夜。然后将固相与标记的抗 -HBe 抗体一起孵育,检测信号的显著(≥50%)降低表明测试样品中存在抗 -HBe 抗体。

(四)乙肝病毒血清学标志物的解读

与许多其他病毒性疾病不同,HBV 感染的特征在于几种独特的血清学和免疫学反应。HBV 感染的时间特征可以作为监测疾病进程有用的指南,并且还可以提供与疾病进展有关的血清学信息。HBV 感染的血清学试验的解释见表 7-17-5。随着多维检测技术的应用,我们可以通过单次抽血,准确、高效地检测一系列 HBV 相关标志物。标志物的特定组合可以在评估疾病的未来临床过程和感染性水平方面具有预后价值。最近的研究证实了 HBV 血清学检测对识别低 HBV DNA 水平血库供体的重要性。否则,这些阳性供体将不会被常规 NAT 测定检测到。

(五)补充阅读

Dienstag, J.L. Acute viral hepatitis In: *Harrison's Principles of Internal Medicine*, (eds Longo, D.L., Fauci, A.S., Kasper, D.L., Hauser, S.L., Jamerson, J.L., Loscalzo, J.) 18th edn, (New York, McGraw-Hill, **Chapter 304** 2012).

Ganem, D. and Varmus, H.E. The molecular biology of hepatitis B virus. *Ann. Rev. Biochem.* **56**, 651–693 (1987).

Kuhns, M.C., Kleinman, S.H., McNamara, A.L., Rawal, B., Glynn, S. and Busch, M.P. Lack of correlation between HBsAg and HBV DNA levels in blood donors who test positive for HBsAg and anti-HBc: Implications for future HBV screening policy. *Transfusion* **44**, 1332–1339 (2004).

Short, J.M., Chen, S., Roseman, A.M., Butler, P.J. and Crowther, R.A. Structure of hepatitis B surface antigen from subviral tubes determined by electron cryomicroscopy. *J. Mol. Biol.* **390**, 135–141 (2009).

Stramer, S.L., Zou, S., Notari, E.P., Foster, G.A., Krysztof, D.E., Musavi, F. and Dodd, R.Y. Blood donation screening for hepatitis B virus markers in the era of nucleic acid testing: Are all tests of value?. *Transfusion* **52**, 440–446 (2012).

三、丙肝病毒

(一)病因和临床表现

丙型肝炎病毒(HCV)是直径 55~65nm,有包膜的单正链小 RNA 病毒,属于黄病毒科。病毒颗粒由包裹在含有糖蛋白 E1 和 E2 的脂质包膜中的核心蛋白包围的 RNA 核心组成。HCV 的基因组长 9 600 个核苷酸,可以编码 3 000 个氨基酸的大多肽,后者加工后产生较小的活性蛋白。包括结构蛋白:核心蛋白,E1 和 E2,以及非结构

表 7-17-5　乙型肝炎病毒感染血清学检测结果的典型解读

标志物	HBc IgM 抗体	HBc 抗体	患者状态		
			HBs 抗体	HBs Ag+	HBs Ag–
HBc 抗体阳性 总的和 IgM	+	+	–	急性	恢复早期
HBc 抗体阳性	–	+	–	慢性	远距离免疫和(或)低水平慢性感染。抗 -HBs 抗体检测不到,HBsAg 阳性母亲被动转运至新生儿
HBc 抗体阳性, HBs 抗体阳性	–	+	+	慢性	疫苗获得性免疫
HBs 抗体阳性	–	–	+	慢性	疫苗获得性免疫
全部阳性	+	+	+	急性晚期,恢复期	急性恢复期
全部阴性	–	–	–	急性早期	从未感染过

资料来源:疾病预防控制中心。

（NS）蛋白:NS2a,NS2b,NS3,NS4a,NS4b,NS5a 和 NS5b。结构蛋白位于病毒基因组的 5′末端,NS 蛋白按照上述顺序占据基因组的其余部分。核心蛋白和 NS 蛋白均可以用于 HCV 的血清学诊断。基于遗传差异,HCV 被分为七种基因型,其中几个亚型表现出的组间差异接近 30%。亚型进一步细分为密切相关但不同的病毒准物种或群。一种基因型的病毒感染不会产生对其他基因型病毒的免疫力,并且同时感染两个亚型的病毒是有可能的。全世界大约 60% 的感染者属于亚型 1a 和 1b。

（二）发病机制

HCV 感染是一种主要的公共卫生问题,也是慢性肝病的主要病因。全世界 HCV 感染率估计约为 3%,相当于 1.7 亿人。预计与 HCV 感染相关的死亡率在不久的将来还会增加。HCV 的潜伏期从 2 到 26 周不等。只有少数 HCV 感染患者可以痊愈。大约 75~85% 急性感染 HCV 的患病个体会发展为慢性肝炎,20%~30% 的慢性携带者会进展为肝硬化。目前没有可以用于 HCV 感染的疫苗,然而,聚乙二醇化干扰素和利巴韦林的双联疗法以及聚乙二醇化干扰素、利巴韦林和病毒蛋白酶抑制剂的三联疗法被认为可以在肝纤维化的早期阶段阻止疾病的进展。

（三）诊断和分析技术

在急性和慢性感染期间,患者血清中均可以检出 HCV,HCV 可以通过直接经皮接种血液或血液制品的方式传播,也可以经由物理性接触病毒载体发生传播,经皮肤裂口或者口腔和生殖器黏膜的体液途径也有可能传播 HCV。HCV 感染的危险因素见表 7-17-6。急性 HCV 感染的患者通常无症状,只有 20%~30% 的患者会出现黄疸。诸如酶免疫测定(EIA)、ELISA 和化学发光免疫测定等可以检测 HCV 特异性抗体(抗 HCV)的血清学试验可以用于检测 HCV 感染。此外,诸如**重组免疫印迹试验**(recombinant immunoblot assay, RIBA)之类的补充试验可以解决与 EIA 有关的假阳性试验结果。值得注意的是,第三代抗 HCV 抗体检测具有高度敏感性和特异性,无须补充确证性试验 RIBA。第三代血清学试验使用来自 HCV 核心、NS3、NS4 和 NS5 的基因产物的抗原。虽然 EIA 检测使用多种 HCV 重组抗原来捕获抗 HCV 抗体,但是免疫印迹试验是利用重组 HCV 抗原以

及合成的 HCV 肽作为单独条带固定在测试条上的。商品化的血清学测定方法不能区分急性和慢性 HCV 感染。初始 HCV 感染 4~10 周后可以检测到抗 HCV 抗体。然而,随着 HCV 抗原 - 抗体联合检测的应用,可能可以比单独抗体检测更早地发现感染。建议使用 HCV RNA 检测随访所有抗 HCV 抗体阳性的结果。这有助于排除血清 ALT 持续正常且无危险因素的患者以及抗核抗体阳性的患者出现的抗 HCV 抗体假阳性结果(图 7-17-10)。HCV RNA 的分子检测包括定性分析和定量分析。HCV RNA 的定性检测可以用于确认病毒血症和进行献血筛查,而定量 HCV RNA 检测用于指导慢性 HCV 感染患者的治疗(表 7-17-7)。随着高灵敏度聚合酶链反应(PCR)和转录介导的扩增(TMA)测定的应用,不需要再进行定性检测。

表 7-17-6　丙型肝炎病毒感染的危险因素

危险因素
注射吸毒
感染供体的输血和移植
接受 HCV 阳性供体的血液
长期血液透析
针刺和利器的意外伤害
与 HCV 抗体阳性者性接触 / 家庭接触
多个性伴侣或者有性传播感染史
HCV 阳性女性的孩子

资料来源:Albeldawi et al.,2010.

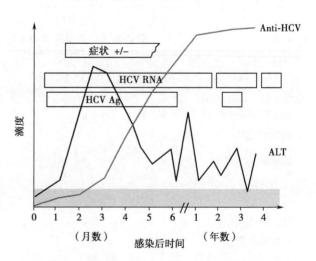

图 7-17-10　急性 HCV 感染进展为慢性感染的血清学模式(资料来源:疾病预防控制中心)。
注:HCV RNA 检测随访抗 HCV 抗体阳性的结果。可以排除血清 ALT 持续正常且无危险因素的患者出现的抗 HCV 抗体假阳性结果

表 7-17-7　丙型肝炎病毒检测结果的解读

HCV 抗体	HCV RNA	解读
阴性	阴性	无感染
阳性	阳性	急性或者慢性感染
阴性	阳性	急性感染，慢性感染（针对免疫抑制患者）
阳性	阴性	痊愈和（或）治疗中的感染

资料来源：Albeldawi et al., 2010.

（四）补充阅读

Albeldawi, M., Ruiz-Rodriguez, E. and Carey, W.D. Hepatitis C virus: Prevention, screening and interpretation of assays. *Cleve. Clinic. J. Med.* **77**, 616–626 (2010).

Alter, M.J., Mast, E.E., Moyer, L.A. and Margolis, H.S. Hepatitis C. *Infect. Dis. Clin. North Am.* **12**, 13–26 (1998).

Alter, M.J., Seeff, L.B., Bacon, B.R., Thomas, D.L., Rigsby, M.O. and DiBisceglie, A.M. Testing for hepatitis C virus infection should be routine for persons at increased risk for infection. *Ann. Intern. Med.* **141**, 715–717 (2004).

CDC *Viral Hepatitis Surveillance United States*, (2009). http://www.cdc.gov/hepatitis/Statistics/2009Surveillance/PDFs/2009HepSurveillanceRpt.pdf. Accessed Feb 2012.

Clarke, B. Molecular virology of hepatitis C virus. *J. Gen. Virol.* **78**, 2397–2410 (1997).

Couroucé, A-M. Development of screening and confirmation tests for antibodies to hepatitis C virus. In: *Hepatitis C Virus* (ed. Reesink, H.W.) pp. 64–75 (Karger, New York, NY, 1998).

EASL clinical practice guidelines: Management of chronic hepatitis B virus infection. *J. Hepatol.* **57**, 167–185 (2012).

Ghany, M.G., Strader, D.B., Thomas, D.L. and Seeff, L.B. Diagnosis, management and treatment of Hepatitis C: An update. AASLD Practice guidelines. *Hepatology* **49**, 1335–1374 (2009).

Lambert, N., Value of HCV antigen-antibody combined HCV assays in hepatitis C diagnosis. In: *Advances in Transfusion Safety* Vol IV, (eds Dax, E.M., Famigia, A., Vyas, G.) 113–121 (Development Biology (Basel), Kerger 127, 2007).

Lee, J.A., Payette, M. and Osiecki, J. Viral hepatitis: targeted tests and therapies contribute to improved outcomes. *Med. Lab. Obs.* **44**, 18–20 (2012).

Nakano, T., Lau, G.M., Lau, G.M., Sugiyama, M. and Mizokami, M. An updated analysis of hepatitis C virus genotypes and subtypes based on the complete coding region. *Liver Int.* **32**, 339–345 (2012).

Strader, D.B., Wright, T., Thomas, D.L. and Seeff, L.B. American Association for the study of liver diseases: Diagnosis, management, and treatment of hepatitis C. *Hepatology* **39**, 1147–1171 (2004).

四、丁肝病毒

（一）病因和临床表现

丁型肝炎病毒（HDV）是直径 36nm 的单负链小 RNA 病毒。需要乙型肝炎病毒（HBV）才能进行组装和复制。共同感染和重叠感染是两种 HDV 已知的感染类型。在**共同感染**（co-infection）期间，患者同时感染 HDV 和 HBV，而当已经患有慢性 HBV 感染的患者继续感染 HDV 时，即发生**重叠感染**（super-infection）。丁型肝炎病毒颗粒由含有 HBV 表面抗原（HBsAg）的脂蛋白包膜外壳和 HDV 基因组所在的内部核糖核蛋白结构组成。HDV 可以产生一种具有两种形式的蛋白质；27kDa 的大 HDAg（δ-Ag-L）和 24kDa 的小 HDAg（δ-Ag-S）。两种形式的 N 端是相同的；区别是大 HDAg 的 C 末端有另外的 19 个氨基酸。

这两种蛋白质在感染过程中扮演着不同的角色。HDAg-S 在感染的早期阶段产生并进入细胞核支持病毒复制。相反的，HDAg-L 在感染的后期产生，抑制病毒的复制，且是病毒颗粒组装必需的。现已发现八种不同的 HDV 基因型，每一种基因型的地理分布和临床特点均不同。基因型 I 显示广泛的地理分布，包括欧洲和美国。

（二）发病机制

共同感染 HBV-HDV 的患者的症状与单独 HBV 感染的症状相似，但可能比大多数单一病毒性肝炎感染更严重。HDV 感染的过程首先依赖急性或慢性 HBV 感染的存在。HBV 和 HDV 同时共同感染通常会导致急性自限性发作，伴有短暂的 HBs- 和 HD- 抗原血症，并最终会恢复。然而，每种病毒感染的肝损伤可能是累加的。据报道，与单独急性 HBV 感染的患者相比，急性丁型肝炎共同感染 HBV 或急性丁型肝炎重叠感染 HBV 患者的暴发性肝炎发生率更高。急性丁型肝炎的病死率为 2%~20%，而急性 HBV 感染的病死率低于 1%。慢性 HBV 携带者的 HDV 重叠感染通常会导致严重的慢性疾病，约 75% 的患者会发展成为 HDV 肝硬化，而单独慢性 HBV 感染的患者只有 15%~30% 会发展成为肝硬化。

（三）诊断和分析技术

HDV 的传播模式与 HBV 类似。HDV 感染在注射吸毒者、血友病患者和多次接受输血的患者中最常见，而在男男性接触者中相对不常见。另外，围生期感染 HDV 是罕见的。HDV 感染的分子和血清学标志物是血清 HDV RNA、血清和肝 HDAg、血清抗 -HD IgM 抗体和血清抗 -HD IgG 抗体。免疫荧光、免疫过氧化物酶和 ELISA 方法已用于 HDAg 在血清和肝组织中的定位。虽然血清抗 -HD IgG 抗体检测在美国已经商品化，但 HDV RNA 和抗 -HD IgM 抗体的检测仅可以在研究和参考实验室中使用。抗 -HD IgG 抗体可以通过 RIA 或 EIA 试剂盒进行检测。EIA 试剂盒采用竞争性分析方式进行检测，其使用患者血清中未标记的抗 -HD 抗体与恒定量的标记的人抗 -HD IgG 抗体竞争有限数量的 HDAg 结合位点。因此，固相结合的标记抗 -HD 抗体与待测样本中抗 -HD 抗体的浓度成反比。抗 -HD IgM 抗体与 HAV 部分描述的抗 -HAV IgM 抗体的检测方式类似。在

HBV 和 HDV 的急性共同感染中,以下标志物依次按下述顺序在血清中生成:HBsAg,HDV RNA,HDAg,抗 -HD IgM 抗体和抗 -HD IgG 抗体。两种抗体通常都是低浓度和短时间存在的。在重叠感染患者中,感染个体的血清和肝中持续存在 HBs- 和 HD- 抗原血症以及 HDV RNA。通常,抗 -HD IgM 抗体是短期存在的,而抗 -HD IgG 抗体以更高滴度存在。HBV-HDV 共同感染和重叠感染期间的典型血清学过程见图 7-17-11 和图 7-17-12。抗 -HD IgM 抗体的水平在肝应答 HDV 诱导的损伤时会升高,因此抗 -HD IgM 抗体可以作为与 HDV 感染免疫病理学相关的肝损伤的有效替代标志物。因此,除了提供诊断信息,血清抗 -HD IgM 抗体是慢性 HDV 感染即将恢复(无论是自发性还是干扰素诱导的)的最佳预测因子。虽然没有 HDV 特异性疫苗,但预防 HBV-HDV 共同感染最有效的工具是免疫接种乙型肝炎疫苗,因为 HDV 的复制依赖于 HBV 进行。

(四) 补充阅读

Bichko, V., Netter, H.J., Wu, T.T. and Taylor, J. Pathogenesis associated with replication of hepatitis delta virus. *Infect. Agents. Dis.* **3**, 94–97 (1994).
Birkenmeyer, L.G. and Mushawar, I.K. Detection of hepatitis A, B, and D virus by the polymerase chain reaction. *J. Virol. Methods* **49**, 101–112 (1994).
Borghesio, E., Rosina, F., Smedile, A., Lagget, M., Niro, M.G., Marinucci, G. and Rizzetto, M. Serum immunoglobulin M antibody to hepatitis D as a surrogate marker of hepatitis D in interferon-treated patients and in patients who underwent liver transplantation. *Hepatology* **27**, 873–876 (1998).
Hadziyannis, S.J. Review: Hepatitis delta. *J. Gastroenterol. Hepatol.* **12**, 289–298 (1997).
Ji, J., Sundquist, K. and Sundquist, J. A population based study of hepatitis D virus as potential risk factor for hepatocellular carcinoma. *J. Natl. Cancer Inst.* **104**, 790–792 (2012).
Negro, F. and Rizzetto, M. Diagnosis of hepatitis delta virus infection. *J. Hepatol.* **22**, 136–139 (1995).
Niro, G.A. and Smedile, A. Current concept in the pathophysiology of hepatitis delta infection. *Curr. Infect Dis. Rep.* **14**, 9–14 (2012).
Polish, L.B., Gallagher, M., Fields, H.A. and Hadler, S.C. Delta hepatitis: Molecular biology and clinical and epidemiological features. *Clin. Microbiol. Rev.* **6**, 211–229 (1993).

五、戊肝病毒

(一) 病因和临床表现

在许多发展中国家,**戊型肝炎病毒(HEV)** 是成人流行性肝炎和急性散发性肝炎的第二大病因。该病毒在 20 世纪 90 年代早期被分离、克隆,并完全测序。HEV 是直径 32nm、无包膜的单链 RNA 病毒,属于杯状病毒科和卡西病毒属。戊型肝炎主要是一种水传播疾病。动物,尤其是猪,可能是 HEV 的重要存储库。现已经从全世界的猪中分离出许多类似 HEV 的序列。HEV 由正义单链多腺苷酸化 RNA 分子组成,约 7.6kb 大小。它有 3 个不连续的**可读框(ORF)**,分别编码 1 693 个氨基酸(ORF 1)、660 个氨基酸(ORF 2)和 123 个氨基酸(ORF 3)的多肽。基因组由位于 3′ 末端的结构基因和位于 5′ 末端的非结构基因组成。对核苷酸序列的分析表明,ORF1 含有几个保守基序,如 RNA 解旋酶、甲基转移酶、木瓜蛋白酶样蛋白酶和 RNA 依赖性 RNA 聚合酶。ORF 2 编码衣壳蛋白,而 ORF 3 的功能未知。然而,ORF 2 和 ORF 3 蛋白都具有高度抗原性。目前已知的 HEV 基因型有五种,其中基因型 1 和 2 在人类中发现,基因型 3 和 4 在人和猪中被鉴别,而在鸡中鉴定出基因型 5。且基因型 1 和 2 存在于较年轻的人群中,基因型 3 和 4 存在于可能是 HIV 阳性的较大年龄组中。

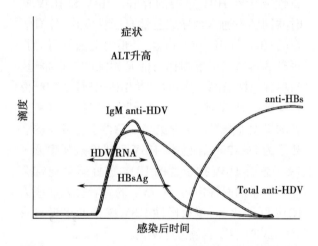

图 7-17-11   HBV-HDV 共同感染的典型血清学过程(资料来源:疾病预防控制中心)。
注:HBV 和 HDV 共同感染时 HBsAg、HDV RNA,HDAg,抗 -HD IgM 抗体和抗 -HD IgG 抗体按上述顺序出现在血清中

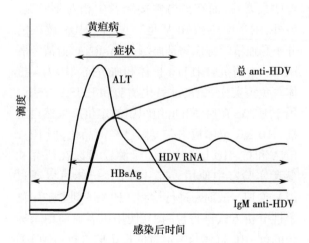

图 7-17-12   HBV-HDV 重叠感染的典型血清学过程(资料来源:疾病预防控制中心)。
注:重叠感染时,感染个体的血清和肝中持续存在 HBs- 和 HD- 抗原血症以及 HDV RNA。通常,抗 -HD IgM 抗体是短期存在的,而抗 -HD IgG 抗体以更高滴度存在

（二）发病机制

HEV 感染可引起自限性急性黄疸病的症状。尚未观察到慢性肝病或持续性病毒血症。在 HEV 感染的个体中，最常见的不适是伴有胃肠病症的疲劳，如厌食、恶心、呕吐和腹部不适。腹泻、发热和鼻出血是不太常见的症状。大多数患者会出现黄疸。戊型肝炎的潜伏期为 2~9 周。一些患者会发展为暴发性肝炎，病死率为 1%~3%，特别是在妊娠晚期感染 HEV 的孕妇（15%~20%）。HAV 和 HEV 的临床表现几乎很难区分。HEV 的主要不同点是：潜伏期较长，胆汁淤积更为明显，妊娠期病死率较高，尤其是在妊娠晚期获得的 HEV。在年轻人到中年人中发病率最高。有怀疑年轻人中出现亚临床病例，但没有文献记录。目前没有可用于预防 HEV 传播的疫苗或免疫球蛋白。

（三）流行病学

HEV 分布在全世界各地。据估计，每年有 2 000 万 HEV 病例被报告，其中 70 000 例患者死亡，3 000 例患者仍然可以顺利分娩。在东南亚雨季期间及之后和中亚深秋季节，HEV 疾病的发病率是最高的。调查显示，散发形式的 HEV 感染也是在全球范围内传播的，并且在饮用水可能受到粪便污染的任何情况下都会发生爆发性和群集性戊型肝炎。虽然在美国中西部以及亚洲国家的猪群中发现了一种戊型肝炎密切相关的新型病毒，即猪戊型肝炎病毒（猪 HEV），但 HEV 感染在工业化国家只是偶尔发生的外来散发病例。大多数戊型肝炎感染发生在儿童早期，一定比例的成人感染无症状。甲型肝炎和戊型肝炎可能在一些患者中共存。

（四）诊断和分析技术

在美国，FDA 尚未批准商业用途的血清学检测 HEV 感染的测试（2013 年陈述，译者注）。但是，有一些可用于专业和参考实验室的研究和临床应用的可靠的检测方法。通常，在症状发作前的潜伏期，完整的病毒颗粒（HEV）通过粪便排出。通过 RT-PCR 分析粪便病毒核酸比**免疫电子显微镜（IEM）**的检测更实用。然而，在症状出现前收集粪便不太适用于临床实践。应用高纯度的重组 HEV 抗原和合成多肽，已经能够开发灵敏且特异的 ELISA 试剂，用于检测 HEV 的 IgM 和 IgG 抗体。HEV IgM 检测在亚洲已经商品化。该试验使用来自衣壳蛋白、ORF 2 和 ORF 3 羧基末端的重组 HEV 抗原。此外，一些研究实验室已经开发出基于在细菌或杆状病毒表达系统中表达的**重组 HEV（rHEV）**抗原 IgM 检测。血清中抗 -HEV IgM 抗体的存在表示急性感染，尽管 IgM 可以保持阳性超过 1 年。IgG 抗体在 IgM 抗体出现之后很快达到峰值，并且在 20 个月内均可被检测到。在疾病的潜伏期、急性期、康复期和恢复期，分析收集来自 HEV 感染患者的血清样本，结果显示血清中下列按顺序出现的物质是 HEV RNA，抗 -HEV IgM 抗体和抗 -HEV IgG 抗体。虽然血清 HEV RNA 和抗 -HEV IgM 抗体在 ALT 升高的峰值出现，但是两种标志物分别在 10 天和 20 天后消失。通常，在近期感染 HEV 的患者中 IgG 的应答更强。对实验感染的恒河猴连续取样长达 86 周，分析结果证实了这种血清学模式。

（五）补充阅读

Balayan, M.S. Epidemiology of hepatitis E virus infection. *J. Viral. Hepat.* **4**, 155–165 (1997).

Dalton, H.R., Bendall, R., Ijaz, S. and Banks, M. Hepatitis E: An emerging infection in developed countries. *Lancet Infect. Dis.* **8**, 698–709 (2008).

Meng, X.J., Purcell, R.H., Halbur, P.G., Lehman, J.R., Webb, D.M., Tsareva, T.S., Haynes, J.S., Thacker, B.J. and Emerson, S.U. A novel virus in swine is closely related to the human hepatitis E virus. *Proc. Natl. Acad. Sci. (USA)* **94**, 9860–9865 (1997).

Mushahwar, I.K., Dawson, G.J. and Reyes, G.R. Hepatitis E virus: Molecular biology and diagnosis. *Europ. J. Gastroenterol. Hepatol.* **8**, 312–318 (1996).

Schlauder, G.G., Dawson, G.J., Erker, J.C., Kwo, P.Y., Knigge, M.F., Smalley, D.L., Rosenblatt, J.E., Desai, S.M. and Mushahwar, I.K. The sequence and phylogenetic analysis of a novel hepatitis E virus isolated from a patient with aute hepatitis reported in the United States. *J. Gen. Virol* **79**, 447–456 (1998).

Wedemeyer, H., Pischke, S. and Manns, M.P. Pathogenesis and treatment of hepatitis E virus infection. *Gastroenterology* **142**, 1388–1397 (2012).

Tam, A.W., Smith, M.M., Guerra, M.E., Huang, C.C., Bradley, D.W., Fry, K.E. and Reyes, G.R. Hepatitis E virus (HEV): Molecular cloning and sequencing of the full-length viral genome. *Virology* **185**, 120–131 (1991).

Wierzba, TF, Panzner, U: Report on the international symposium on hepatitis E, Seoul, South Korea, 2010, *Emerg. Infect. Dis.* [serial on the internet], May 2012. http://dx.doi.org/10.3201/eid1805.111916.

Zhang, J., Ge, S.X., Huang, G.Y., Li, S.W., He, Z.Q., Wang, Y.B., Zheng, Y.j., Gu, Y., Ng, M.H. and Xia, N.S. Evaluation of antibody-based and nucleic acid-based assays for diagnosis of hepatitis E virus infection in a rhesus monkey model. *J. Med. Virol.* **71**, 518–526 (2003).

（崔丽艳 译，高春芳 审）

<table>
<tr><td>第七部分</td><td rowspan="2"># 艾滋病病原体</td></tr>
<tr><td>第十八节</td></tr>
</table>

艾滋病病原体

1981 年,在一份关于 5 名患有卡氏肺孢菌肺炎和免疫缺陷的年轻男同性恋者研究报告中,首次报道了一种新的具有致死性的人体病原体。随后,美国和欧洲又相继发现了更多类似的临床病例,其主要症状为:既往健康的个体先后出现不明原因的免疫缺陷,并伴发全身淋巴结肿大,且此类患者容易受到各种机会性感染,如卡氏肺孢菌肺炎、巨细胞病毒感染、黏膜念珠菌病和隐球菌性脑膜炎,以及临床极为罕见的癌症,如卡波西肉瘤。而患有上述疾病的主要人群多为男同性恋、共用注射器注射毒品者、血友病患者、海地人、多性伴侣者,以及这些高风险群体的后代。由此推断,这是一种通过性行为和血液接触传播的传染性疾病。这种综合征最终被命名为**获得性免疫缺陷综合征**(acquired immune deficiency syndrome,AIDS)。

1983 年,法国 Luc Montagnier 等从一名艾滋病患者的淋巴结中分离出一种反转录病毒,并将其命名为淋巴结腺病病毒或 LAV 病毒。次年,美国 Robert Gallo 实验室从艾滋病患者细胞培养物中分离出一种病毒,并将其命名为**人类嗜 T 淋巴细胞病毒-Ⅲ(HTLV-Ⅲ)**。后续研究证实艾滋病患者体内具有抗 HTLV-Ⅲ抗体,并最终确认该病毒是引起艾滋病感染的病原体。随后,较多的研究证实 LAV 和 HTLV-Ⅲ是同一种病毒。1986 年,它们被统一更名为**人类免疫缺陷病毒 1 型(HIV-1)**。当前,HIV-1 是引起全球艾滋病流行的主要病原体。

据**世界卫生组织(WHO)**和**艾滋病规划署(UNAIDS)**保守估计,艾滋病毒感染人数已经从 1990 年的 700 万人增加到 2009 年的 3 300 万人;而每年因艾滋病死亡的人数从 1990 年的 30 万人增加到了 2005 年的 220 万人的高峰,随后又在 2009 年下降到了 180 万人。据艾滋病规划署提供的数据,仅 2009 年就有 260 万新发的艾滋病毒感染者,平均每天超过 7 000 例新发感染病例。

一、病原体

HIV 属于反转录病毒科慢病毒属。慢病毒由包膜和核心两部分组成,其中核心呈明显的圆柱形或圆锥形。反转录病毒的特征是能够利用其自身编码的反转录酶将病毒 RNA 基因组反转录成 DNA。经反转录后,病毒组 DNA 被整合到宿主染色体 DNA 中,从而引起宿主长期性感染。而整合的前病毒 DNA 作为 RNA 基因组转录的模板和用于表达病毒蛋白的剪切信使 RNA。HIV 基因组由 2 条相同的单正链 RNA 形成二聚体,编码 *gag*、*pro*、*pol* 和 *env* 4 个结构基因和 6 个调控基因 *vif*、*vpr*、*vpu*、*tat*、*rev* 和 *nef*;其中 *vpu* 为 HIV-1 所独有的,而人类免疫缺陷病毒 2 型(HIV-2)具有 *vpx*(*vpr* 的同源基因)。上述调控基因主要负责病毒复制、RNA 转录和加工,以及病毒体组装等功能。

HIV 病毒分为 1 型和 2 型。其中 HIV-1 主要引起全球性流行。研究证实,黑猩猩和西部大猩猩携带的猿猴病毒能够以跨物种的方式传播给人类。HIV-2 是 1986 年在西非艾滋病患者体内首次发现。该病毒起源于西非发现的白眉猴,主要分布在西非和与该区域有殖民贸易联系密切的国家(Gao et al.,1992;De Cock et al.,1993)。此外,也可以根据 HIV 是否会独立传播给人类进行分类,如 HIV-1,可分为 M 组(主要)、N 组(非 M 非 O 组)、O 组(离群值)和 P 组。其中,M 组和 N 组与喀麦隆黑猩猩携带的猿猴免疫缺陷病毒(SIV)密切相关;P 组与喀麦隆西部大猩猩中发现的 SIV 关系最为密切;但迄今为止,尚不能确定 O 组的 SIV 感染动物的起源。在 HIV-1 中,N 组、O 组和 P 组均为临床罕见病毒株,而 M 组能够引发世界各地大面积流行。另一方面,M 组还可进一步细分为从 A~K 的各种亚型,以及根据 HIV 序列数据库进行循环重组形式(CRF01~CRF54)等亚型(HIV 序列数据库)。HIV 亚型的产生是由于该病毒株在一个特定的区域或人群中传播,并逐渐发生基因突变所致。如果在一个群体内存在多种 HIV 亚型,那么双重感染患者产生的病毒株也是由多种亚型基因重组而成的。文献报道,HIV-1 M 组和 O 组之间可以发生基因重组。而 HIV 的基因突变和重组是通过反转录酶完成病毒复制过程。

HIV-2 被分为 A~H 组，这意味着来自白眉猴的 SIV 毒株已经在人类发生至少 8 次遗传变异。然而，HIV-2 型中仅有 A 组和 B 组表现出在人与人之间的传染性。研究证实，HIV-2 型各组之间可以发生基因重组。但迄今为止，尚未观察到 HIV-1 和 HIV-2 间的基因重组。虽然 HIV-1 和 HIV-2 的传播方式相同，但与 HIV-1 所产生的流行性感染相比，HIV-2 感染较为少见。此外，HIV-2 感染者的病毒血症水平较低，病程进展较慢，传播率也低于 HIV-1 感染者。

由于艾滋病病毒株所具有的遗传多样性和高水平病毒变异能力，为艾滋病的确诊、抗病毒治疗、疗效监测，以及疫苗的研发等工作带来了严峻挑战。

二、发病机制

HIV 多通过性交（通过精液或阴道分泌物）、注射（如输血、静脉注射药物或注入血液制品）和垂直传播（在子宫内或通过初乳）等途径进行传播。HIV 感染人体后能够杀灭 CD4+ T 淋巴细胞，从而引起细胞调节免疫功能逐渐丧失，最终导致免疫系统无法抵御机会性感染。

人类免疫缺陷综合征病程可分为三个阶段：急性 HIV 感染期、慢性感染期和艾滋病期。HIV 急性或早期感染机体后，主要侵犯部位为咽喉相关淋巴组织。机体内处于静息状态和活化状态的 CD4+ 细胞被广泛感染和消耗，从而导致咽喉部位超过 50% 的记忆 CD4+ 细胞的丧失。同时建立了一个稳定的 HIV 感染的记忆细胞稳定储库用于病毒复制。随后，患者血浆中的 RNA 病毒拷贝数迅速上升，在感染约 2~4 周后，其峰值可以达到 10^6~10^7 拷贝数 /ml。同时，感染者病程持续 3~4 周，主要以发热、皮疹、头痛、咽炎、淋巴结肿大等为主的病毒感染症状。在急性感染期间，CD4+ T 淋巴细胞数逐渐减少，而 CD8+ T 细胞数逐渐增加。HIV 抗体的出现标志着急性期的结束和慢性或无症状期的开始。宿主对 HIV 感染的免疫应答会导致血浆中病毒拷贝数下降至一个相对稳定的临界值，而该临界值与患者疾病的进展密切相关。研究证实，在没有实施抗反转录病毒疗法的情况下，具有高 RNA 临界值（>10^4~10^5 RNA 拷贝数 /ml）的患者比具有较低临界值的患者（<10^3~10^4 RNA 拷贝数 /ml）病程进展到艾滋病期的速度更快。

而慢性期可持续数月至 15 年以上。在此期间病毒会持续复制，且 CD4+ 细胞逐渐从 >500/mm³ 缓慢降至 200/mm³。其间，患者可能会容易出现身体疲倦、淋巴结肿大，以及各种症状较轻的疾病，如口腔念珠菌病、带状疱疹、盗汗和体重减轻等。当 CD4+ 细胞数低于 200/mm³ 时，则标志着该患者免疫系统崩溃，此时患者开始发病。此时，血浆中病毒水平开始升高，且此时易发生机会感染和恶性肿瘤。艾滋病的指征型疾病包括念珠菌病、复发性细菌感染、浸润性宫颈癌、隐球菌病、脑病、组织胞浆菌病、卡波西肉瘤、卡氏肺孢菌肺炎、结核病等。

三、HIV 感染的诊断

HIV 感染患者血液中的标志物与疾病进程密切相关（图 7-18-1）。在 HIV 急性感染 6~12 天左右，患者血液中可直接检出病毒 RNA 或病毒衣壳蛋白 p24 抗原。HIV 感染主要引起体液免疫应答，并易于发生血清转换。其在急性 HIV 感染早期主要引起 HIV IgM 抗体的产生，而在整个慢性感染期则以持续的 HIV IgG 抗体产生为主。随着疾病进展到慢性期并发生血清转换，病毒衣壳蛋白 p24 抗原能够与特异性抗体结合，从而导致血液中无法检测该抗原；但如果对患者血液样本进行预处理，通过破坏该抗原抗体免疫复合物则可以在慢性期检测到 p24 抗原。此外，对未使用某些治疗药物如抑制因子（主要针对 HIV 病毒复制功能）和抗反转录病毒治疗的患者，在慢性期 HIV-1 患者血液中仍然可以检测到 HIV RNA。而在 HIV-2 感染的患者中 RNA 往往无法检测到（Damond et al., 2002）。当患者进展到艾滋病期时，随着免疫系统的衰竭和病毒滴度的增加，可能会发生血清转换，患者血液样本呈抗体检测阴性和 p24 抗原检测阳性。

HIV 感染诊断主要是检测患者血液中的抗 HIV 抗体。第一代 HIV 检测试剂应用是在 20 世纪 80 年代中期，主要采用间接**酶免疫测定（enzyme immunoassays，EIAs）**，其检测原理是利用源自细胞培养的 HIV-1 型病毒裂解物捕获患者血浆或血清标本中 IgG 抗体，然后用酶标记的抗人 IgG 复合物检测该捕获的 IgG 抗体。第二代 HIV 检测也采用了间接酶免疫法。与第一代相比，此方法通过使用纯化的重组蛋白和 / 或合成肽来

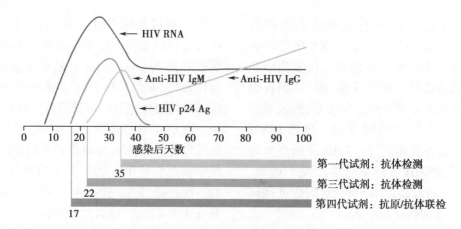

图 7-18-1　HIV 感染患者血液中的标志物

注:HIV-1 在感染 1~2 周内,患者血液中开始出现标志物。首个被检测到的感染标志物是 HIV RNA(蓝色),然后是 p24 抗原(紫色)。p24 抗原在体液免疫应答之前出现,可以通过第四代 ELISA 试剂进行检测。随着患者病情进展,当发生抗原抗体特异性反应后,患者血液中将无法检测到 p24 抗原。在 HIV 感染 3 周左右,由于体液应答引发血清转换,血中出现抗 HIV IgM 抗体(橘色),可以通过第三代 ELISA 试剂检测。在感染大约 5 周时,患者血液中可检测到抗 HIV IgG 抗体,其在整个慢性感染过程中持续存在

捕获抗体,而非 HIV-1 病毒裂解物,进而提高了 HIV 检测的灵敏度和特异性。

值得注意的是,并非所有的 HIV-2 感染病例均能通过检测 HIV-1 型病毒发现。在检测体系中加入 HIV-2 重组蛋白或短肽后,可以同时检测到 HIV-1 型和 HIV-2 型的 IgG 抗体。第三代试剂采用抗原夹心法(即直接酶免疫法),该方法检测 HIV 窗口期明显缩短至 3~4 周,最终减少患者体内血清转换的发生(Owen et al.,2008)。其检测原理主要是通过使用重组蛋白和 / 或肽以捕获 HIV IgM 和 IgG 抗体,通过测定抗原抗体复合物含量来检测抗体(Masciotra et al.,2011)。第四代试剂为抗原 / 抗体联合测定试剂,其检测窗口期进一步提前了 4~9 天。该类试剂能够同时检测 HIV p24 抗原(用于检测血清转化前急性期的感染)和抗 HIV-1/2 抗体(用于在早期和长期慢性期检测)。自 20 世纪 80 年代后期以来,独立的 HIV 抗原测定试剂已被商业化生产,但其并未广泛用于 AIDS 诊断的检测,这是因为该类试剂检测能力仅限于发生血清转换之前和这期间的几周时间。目前,HIV 抗原检测已在很大程度上被 HIV-RNA **核酸检测**(nucleic acid tests,NATs)所替代,后者主要用于检测 AIDS 急性感染和供血者的筛查。1999 年,美国的血站系统开始使用第三代抗体检测试剂和 HIV-1 RNA NATs 检测试剂对供血者进行筛查;对批量采集的供血者血液则需再次进行 HIV 抗体筛查,并对 HIV 抗体检测阴性者进行重

新混合取样(将 16~24 份不同供血者的标本等量混匀)以检测 HIV-1 RNA,以提早检测供血者 HIV 窗口期感染(Stramer et al.,2004)。

用于 HIV 诊断试验的商业平台从基于实验室的高通量自动化仪器系统到手动微量滴定平台,再到一次性**即时检测**(point of care test,POCT)装置。一些快速检测设备在非专业实验人员中得到广泛应用,如社区推广站点、医生办公室,以及资源有限的环境。除了间接酶免疫测定技术外,比色法、化学发光法或荧光染色法等均在临床得到了广泛应用。不基于酶的信号可以通过用化学发光化合物或显色团(如胶体金、硒)直接标记的结合物来产生。

按照惯例,对于 HIV 抗体初筛阳性的标本,由于其存在假阳性的可能,因此必须做确证试验。临床上常采用 HIV-1 **蛋白印迹法**(western blot,WB)或**免疫荧光法**(immunofluorescence assay,IFA)对初筛阳性样本进行重新测试。HIV-1 蛋白印迹法由于其具有的高度特异性而被公认为 HIV 诊断的"金标准"。WB 法具体操作为:将提纯的 HIV 处理后,首先通过 SDS 聚丙烯酰胺凝胶电泳分离病毒裂解蛋白,然后将其转移到硝酸纤维素膜上,再将患者标本与目标条带一起孵育,然后使用酶标记的抗人 IgG 以检测 HIV-1 抗体。HIV-1 蛋白印迹(WB)阳性的标准是基于血清中含有的 HIV 抗体可与相应蛋白质特异性结合并在相应的条带位置出现色带。阳性判定

标准为：至少有 2 条显色的特异性蛋白条带，其中 env 蛋白（gp41、gp120 或 gp160）条带必须为显色。WB 的另一替代方案是进行线性免疫分析。该方法与 WB 的原理类似，但其利用从 HIV-1 和 HIV-2 中提取的纯化重组蛋白和肽以进行电泳分离。免疫荧光法（即 IFA）是将免疫学方法（抗原抗体特异结合）与荧光标记技术结合起来研究特异蛋白抗原在细胞内分布的方法。由于荧光素发出的荧光可在荧光显微镜下检出，从而可对抗原进行细胞定位。以上 HIV 确证试验均依赖于对 HIV 特异性 IgG 抗体的检测，并且是对第一、二代 HIV-1 酶联免疫初筛试验进行确证试验的首选方法。当前，大多数市售的 HIV 免疫试剂均已经提高了检测的灵敏度（特别是在感染的早期阶段）和特异性，并已经能够检测到 HIV-1 M 组、O 组亚型和 HIV-2。

针对首次初筛阳性的标本，临床实验室需选用另外一种不同原理或不同厂家的试剂进行复检。如果第二次初筛试验仍然提示 HIV 检测呈阳性反应，则假定患者感染了 HIV，必须进行确证试验，主要包括：定量 HIV RNA 核酸检测、CD4 细胞计数，以及病毒载量检测等。如果第二次初筛试验提示 HIV 抗体检测阴性（与第一次检查结果不符），则仍然需要使用 HIV-1 RNA 核酸检测对标本进行检测，以确证或排除急性/早期感染。或者直接使用 RNA 核酸检测法对首次初筛阳性的标本进行确证检测。

任何诊断试验均存在一定局限性，不同品牌的 HIV 抗体检测试剂在艾滋病感染早期检测的灵敏度是不同的，但任何试剂均可能出现假阳性和假阴性试验结果。因此，对 HIV 感染患者的临床诊断，还需要结合患者的临床特征及危险因素进行综合分析。HIV 抗体测定在感染的早期敏感性有所不同（Owen et al.，2008；Masciotra et al.，2011）。此外，HIV-1 核酸检测（NATs）也不能用于检测 HIV-2 RNA。

四、治疗监测

近年来，HIV 感染患者主要采用**高效抗反转录病毒治疗**（highly active antiretroviral therapy，HAART）。随着患者获得的治疗机会逐渐增多，HIV 并发相关疾病的发病率和病死率已经大大降低。目前，不同抗反转录病毒药作用于 HIV 复制

过程中的靶点也不尽相同。主要有以下类型：反转录酶抑制剂［在互补的 DNA（cDNA）合成步骤阻断病毒复制］、蛋白酶（阻碍病毒复制和组装所需的多蛋白的处理）、整合酶（在 cDNA 整合步骤中阻断病毒复制）以及阻断病毒侵入药物（阻碍病毒和细胞膜的融合）。高效抗反转录病毒疗法联合应用 2~3 类不同的药物抑制 HIV 的复制并延缓病毒耐药的形成。其中治疗药物选用的依据是 CD4 细胞计数小于 $350/mm^3$（WHO 网站和 NIH 网站）。然而，最近的一项研究却支持提前开始治疗，以降低性传播疾病和临床意外事件的发生率。

由于反转录酶容易发生碱基错配以及病毒在受感染个体中高水平复制等因素，HIV 治疗监测具有十分重要的意义。对艾滋病患者开始治疗之前，应获得其病毒载量基线和耐药情况。病毒载量基线的确定有助于疾病的进展分期，以及对后续治疗方案有效性的综合判断。同时，基线和耐药性分析结果有助于确定治疗方案。研究证实，在未接受过任何治疗的患者中也可能检出耐药病毒株，这主要是由于病毒自然发生的随机诱变或从已产生耐药的性伴侣感染该类病毒所致。文献报道，在美国新诊断的艾滋病毒感染的患者中，约有 10% 是由于耐药病毒传播引起的。在对 HIV 感染者开始治疗后，随着其病毒复制被阻断，病毒载量呈进行性下降；而治疗后的最佳疗效是病毒载量下降到利用现有方法学无法检测。此外，在 HIV 感染治疗过程中应定期测量病毒载量，以监测治疗的持续有效性。如患者出现病毒载量的反弹，则提示其治疗失败，这与耐药病毒株的产生密切相关。在这种情况下需进行耐药谱重复检测，以评估改变患者治疗方案的必要性。

病毒载量主要采用定量 HIV-1 RNA 核酸检测。其检测线性通常在 20~40 拷贝数/ml 到 10^7 拷贝数/ml 之间变化。目前，最常用的 HIV-1 病毒载量检测是使用实时荧光定量 PCR 法（RT-PCR）扩增患者样本中的病毒 RNA。实时监测每个循环中针对艾滋病毒的荧光标记探针检测放大的目标。另一种方法是一种分支链 DNA 法，即使用信号扩增来检测捕获到的病毒 RNA 而非扩增目标；病毒 RNA 通过杂交被捕获，然后通过连续杂交扩大和酶标探针来检测。

病毒耐药监测可以使用基因型或表型检测，其中基因型检测可采用 RT-PCR 扩增目的病毒基

因组区域(通常是蛋白酶反转录酶);然后对扩增产物进行 DNA 测序和序列评估来发现抗反转病毒药的耐药性。DNA 测序的另一种方法是线性检测,主要利用杂交扩增(或放大 RNA 转录)寡核苷酸,以检测特定的耐药突变位点。随着检验诊断技术的发展,未来可能会转向下一代测序方法,以便检测低频病毒变异。此外,表型分析主要是检测病毒在药物存在下的复制能力,主要是通过 RT-PCR 从患者标本中扩增靶病毒基因,再将其克隆到参比 HIV 毒株中,并在药物作用下监测其病毒的复制情况。该方法主要用于对野生型参比毒株药敏结果的检测。

五、小结

开展 HIV 相关试验对于艾滋病的诊断、治疗和预防具有重要意义。对 HIV 感染途径、发病机制、治疗监测等的初步认识,使人们能够采取预防措施保护自己不受艾滋病毒的感染,也可防止艾滋病毒传播给未感染的伴侣和儿童。并且通过对 HIV 感染状况的了解,可以使感染者更多选择抗反转录病毒疗法以延长生命。此外,治疗监测也是实现 HIV 患者治疗方案选择及优化的重要手段。

六、参考文献

Barré-Sinoussi, F., Chermann, J.C., Rey, F., Nugeyre, M.T., Charmaret, S., Gruest, J., Dauget, C., Axler-Blin, C., Vézinet-Brun, F., Rouzioux, C., Rozenbaum, W. and Montagnier, L. Isolation of a T-lymphotropic retrovirus from a patient at risk for AIDS. *Science* **220**, 868–870 (1983).

Brennan, C.A., Yamaguchi, J., Devare, S.G., Foster, G.A. and Stramer, S.L. Expanded evaluation of blood donors in the United States for human immunodeficiency virus type 1 non-B subtypes and antiretroviral drug-resistant strains: 2005 through 2007. *Transfusion* **50**, 2707–2712 (2010).

CDC. Pneumocystis pneumonia–Los Angeles. *Morb. Mortal. Wkly. Rep.* **30**, 250–252 (1981).

Clavel, F., Guetard, D., Brun-Vézinet, F., Chamaret, S., Rey, M.A., Santos-Ferreira, M.O., Laurent, A.G., Dauguet, C., Katlama, C., Rouzioux, C., *et al.* Isolation of a new human retrovirus from West African patients with AIDS. *Science* **233**, 343–346 (1986).

Cohen, M.S., Chen, Y.Q., McCauley, M., Gamble, T., Hosseinipour, M.C., Kumarasamy, N., Hakim, J.G., Kumwenda, J., Grinsztejn, B., Pilotto, J.H.S., Godbole, S.V., Mehendale, S., Chariyalertsak, S., Santos, B.R., Mayer, K.H., Hoffman, I.F., Eshleman, S.H., Piwowar-Manning, E., Wang, L., Makhema, J., Mills, L.A., de Bruyn, G., Sanne, I., Eron, J., Gallant, J., Havlir, D., Swindells, S., Ribaudo, H., Elharrar, V., Burns, D., Taha, T.E., Nielsen-Saines, K., Celentano, D., Essex, M. and Fleming, T.R. Prevention of HIV-1 infection with early antiretroviral therapy. *N. Engl. J. Med.* **365**, 493–505 (2011).

Damond, F., Gueudin, M., Pueyo, S., Farfara, I., Robertson, D.L., Descamps, D., Chène, A., Matheron, S., Campa, P., Brun-Vézinet, F. and Simon, F. Plasma RNA viral load in human immunodeficiency virus type 2 subtype A and B infections. *J. Clin. Microbiol.* **40**, 3654–3659 (2002).

DeCock, K.M., Adjorlolo, G., Ekpini, E., Sibailly, T., Kouadio, J., Maran, M., Brattegaard, K., Vetter, K.M., Dorrly, R. and Gayle, H.D. Epidemiology and transmission of HIV-2. Why there is no HIV-2 pandemic. *JAMA* **270**, 2083–2086 (1993).

Fiebig, E.W., Wright, D.J., Rawal, B.D., Garrett, P.E., Schumacher, R.T., Peddada, L., Heldebrant, C., Smith, R., Conrad, A., Kleinman, S.H. and Busch, M.P. Dynamics of HIV viremia and antibody seroconversion in plasma donors: implications for diagnosis and staging of primary HIV infection. *AIDS* **17**, 1871–1879 (2003).

Freed, E.O. and Martin, M.A. HIVs and their replication. In: *Fields Virology* 5th edn (eds Knipe, D.M. and Howley, P.M.), (Lippincott Williams & Wilkins, Philadelphia, PA, USA, 2006).

Gallo, R.C., Salahuddin, S.Z., Popovic, M., Shearer, G.M., Kaplan, M., Hayner, B.F., Palker, T.J., Redfield, R., Oleske, J., Safai, B., White, G., Foster, P. and Markham, P.D. Frequent detection and isolation of cytopathic retroviruses (HTLV-III) from patients with AIDS and at risk for AIDS. *Science* **224**, 500–502 (1984).

Gao, F., Yue, L., White, A.T., Pappas, P.G., Barchue, J., Hanson, A.P., Greene, B.M., Sharp, P.M., Shaw, G.M. and Hahn, B.H. Human infection by genetically diverse SIVSM-related HIV-2 in West Africa. *Nature* **358**, 495–499 (1992).

Gottlieb, M.S., Schroff, R., Schanker, H.M., Weisman, J.D., Fan, P.T., Wolf, R.A. and Saxon, A. *Pneumocystis carinii* pneumonia and mucosal candidiasis in previously healthy homosexual men: evidence of a new acquired immunodeficiency. *N. Engl. J. Med.* **305**, 1425–1431 (1981).

HIV Sequence Database. http://www.hiv.lanl.gov.

Jabara, C.B., Jones, C.D., Roach, J., Anderson, J.A. and Swanstrom, R. Accurate sampling and deep sequencing of the HIV-1 protease gene using a primer ID. *Proc. Natl. Acad. Sci. USA* **108**, 20166–20171 (2011).

Keele, B.F., Van Heuverswyn, F., Li, Y., Bailes, E., Takehisa, J., Santiago, M.L., Bibollet-Ruche, F., Chen, Y., Wain, L.V., Liegeois, F., Loul, S., Ngole, E.M., Bienvenue, Y., Delaporte, E., Brookfield, J.F.Y., Sharp, P.M., Shaw, G. m., Peeters, M. and Hahn, B.H. Chimpanzee reservoir of pandemic and nonpandemic HIV-1. *Science* **313**, 523–526 (2006).

Lyles, R.H., Muñoz, A., Yamashita, T.E., Bazmi, H., Detels, R., Rinaldo, C.R., Margolick, J.B., Phair, J.P. and Mellors, J.W. Natural history of human immunodeficiency virus type 1 viremia after seroconversion and proximal to AIDS in a large cohort of homosexual men. *J. Infect. Dis.* **181**, 872–880 (2000).

Masciotra, S., McDougal, J.S., Feldman, J., Sprinkle, P., Wesolowski, L. and Owen, S.M. Evaluation of an alternative HIV diagnostic algorithm using specimens from seroconversion panels and persons with established HIV infections. *J. Clin. Virol.* **52**, S17–S22 (2011).

Mehandru, S., Poles, M.A., Tenner-Raczk, K., Horowitz, A., Hurley, A., Hogan, C., Boden, D., Racz, P. and Markowitz, M. Primary HIV-1 infection is associated with preferential depletion of CD4+ T lymphocytes from effector sites in the gastrointestinal tract. *J. Exp. Med.* **200**, 761–770 (2004).

NIH website. www.aidsinfo.nih.gov/guidelines.

Owen, S.M., Yang, C., Spira, T., Ou, C.Y., Pau, C.P., Parekh, B.S., Candal, D., Kuehl, D., Kennedy, M.S., Rudolph, D., Luo, W., Delatorre, N., Masciotra, S., Kalish, M.L., Cowart, F., Barnett, T., Lal, R. and McDougal, J.S. Alternative algorithms for human immunodeficiency virus infection diagnosis using tests that are licensed in the United States. *J. Clin. Microbiol.* **46**, 1588–1595 (2008).

Peeters, M. and Sharp, P.M. Genetic diversity of HIV-1: the moving target. *AIDS* **14**, s129–s140 (2000).

Plantier, J.-C., Leoz, M., Dickerson, J.E., DeOliveira, F., Cordonnier, F., Lemée, V., Damond, F., Robertson, D.L. and Simon, F. A new human immunodeficiency virus derived from gorillas. *Nature Med.* **15**, 871–872 (2009).

Popovic, M., Sarangadharan, M.G., Read, E. and Gallo, R.C. Detection, isolation and continuous production of cytopathic retroviruses (HTLV-III) from patients with AIDS and pre-AIDS. *Science* **224**, 497–500 (1984).

Sarangadharan, M.G., Popovic, M., Bruch, L., Schüpbach, J. and Gallo, R.C. Antibodies reactive with human T-lymphotropic retroviruses (HTLV-III) in the serum of patients with AIDS. *Science* **224**, 506–508 (1984).

Schneider, E., Whitmore, S., Glynn, K.M., Dominguez, K., Mitsch, A. and McKenna, M.T. Revised surveillance case definitions for HIV infection among adults, adolescents, and children aged <18 months and for HIV infection and AIDS among children aged 18 months to <13 years—United States, 2008. *MMWR Recomm. Rep.* **57**(RR-10), 1–12 (2008).

Stramer, S.L., Glynn, S.A., Kleinman, S.H., Strong, M., Caglioti, S., Wright, D.J., Dodd, R.Y. and Busch, M.P. Detection of HIV-1 and HCV infections among antibody-negative blood donors by nucleic acid-amplification testing. *N. Engl. J. Med.* **351**, 760–768 (2004).

UNAIDS Global Report (2010). http://www.unaids.org/globalreport/Global_report.htm.

Wheeler, W., Mahle, K., Bodnar, U., Kline, R., Hall, I., McKenna, M. The US Variant, Atypical and Resistant HIV Surveillance (VARHS) Group. Antiretroviral drug-resistance mutations and subtypes in drug-naive persons newly diagnosed with HIV-1 infection, US March 2003 to October 2006. In: Program and abstracts of the 14th Conference on Retroviruses and Opportunistic Infections, February 25–28 2007, Los Angeles, CA. Poster 648.

WHO website. Antiretroviral therapy for HIV infection in adults and adolescents: recommendations for a public health approach 2010 revision. http://www.who.int/hiv/pub/arv/adult2010/en/

（闵讯 译,应斌武 审）

病毒性疾病

一、巨细胞病毒

(一) 病原体及发病机制

人类**巨细胞病毒**(cytomegalovirus,CMV)属于疱疹病毒科,是一种结构复杂的病毒,其含有230kb的线性双链 DNA 和 30 多个结构蛋白。缓慢复制的特性会导致细胞增大以及核内包涵体出现。

CMV 在世界各地流行,其中发达国家50%~80% 的成年人的血清呈巨细胞病毒反应阳性。病毒主要是在密切接触的人与人之间通过口咽部分泌物传播,也可以通过母婴、输血、骨髓和器官移植垂直传播。例如,在日托中心的儿童可能受病毒感染并且将其传播给他们的母亲或者其他家庭成员。在健康的儿童或成人中,CMV 原发性感染临床症状通常不明显或导致非常轻微的病症,类似于传染性单核细胞增多症。

巨细胞病毒感染可在机体免疫力低下或者接触大量病毒培养液的情况下发生。妊娠期间的孕妇可在感染活动期感染胎儿,导致失聪或者发育迟缓等严重的后果。妊娠期间的原发性感染以及再次感染均可导致胎儿感染,其中原发性感染的感染率为 40%,远高于再次感染的 0.2%~1.8%。CMV 是美国生殖器感染最常见的原因,发病率为 0.5%~2.2%。免疫反应受抑的同种异体移植受者和**获得性免疫缺陷综合征**(acquired immunodeficiency syndrome,AIDS)患者经常发生严重 CMV 感染。

CMV 可以通过输血和器官移植传播。血清反应巨细胞病毒呈阴性的血液应该用于血清反应阴性的妊娠患者,血清反应阴性的低体重出生的婴儿以及血清反应阴性的受者应该接受血清反应阴性供体的器官捐赠。

(二) 诊断与检验技术

细胞培养是 CMV 疾病诊断的"金标准",可以检测尿液、血液、咽拭子和支气管肺泡灌洗液中的病毒。使用快速组织培养技术可在 18~48h 内报告 CMV 培养结果。酶免疫分析法可用于检测血清和尿液中的 CMV pp65 抗原作为活动性感染的证据,血浆或血清的**聚合酶链反应**(polymerase chain reaction,PCR)病毒载量检测与疾病的严重程度有关,正在迅速取代酶免疫分析法。血清学方法检测巨细胞病毒的 IgG、IgM 或者全部抗体(IgG,IgM 和 IgA)用于筛查、确定原发性感染的易感性,提供近期感染的血清学检测证据以及在某些情况下区分原发性感染和再次感染或二次感染。乳胶凝集试验具有简单、快速的特点,但其结果判读具有主观性。**酶联免疫吸附法**(ELISAs)和磁珠免疫分析法由于其快速、简单和客观性的特点被广泛应用。血清学检测的主要挑战是识别活动性感染,由于 IgM 抗体水平是可持续性的,在病毒再次感染时也是间歇性阳性。除美国外,亲合力检测常作为对妊娠期间 IgM 呈阳性结果的患者的随访检测,但是亲合力检测一致性一般,无法作为一种参考方法。根据近期疾病预防控制中心(CDC)的一项研究记录显示,IgG 类患病率是58%,IgM 类患病率是 3.0%,低亲合力 IgG 类患病率是 2.0%。在 IgM 类阳性的血清中可观察到 IgG类的患病率是随着年龄的增加而增长的,但低亲合力 IgG 比率随着年龄增加而急剧降低。考虑到这种相互矛盾的情况,IgM 抗体的检测和亲合力检测应该同时用于评估妊娠期女性。羊水的 PCR检测方法没有被广泛应用,其可能没有足够的灵敏度来排除感染。

二、EB 病毒

(一) 病原体及临床表现

EB 病毒(Epstein-Barr virus,EBV)于 1964年被发现,属于疱疹病毒属。全世界超过 95% 的人群均感染过 EBV,使得其成为了目前已知的最常见的病毒。婴儿与儿童为其易感人群,患者被

EBV 感染可能导致其轻微的咽痛和发热。患者的唾液中可见病毒,其传播途径为接触传播,若一名患者在儿童时期并未感染过 EBV,则首次感染时症状会更严重。1888 年,人们首次认识到**传染性单核细胞增多症**(infectious mononucleosis,IM)可以作为一个独立的病症,但其发病的原因直到 1969 年才被确认为 EBV,大约 1/3 的成人原发性 EBV 感染可以导致 IM,IM 的发病率为45/100 000,其症状包括发热、不适、淋巴结肿大,有时还有脾大等。患者如果存在先天或获得性免疫抑制的情况(包括移植受者、艾滋病、X 连锁淋巴组织增生综合征等),其症状就会出现较大的不同。一些具有免疫保护的患者感染 EBV 后可能会发展成慢性感染,而慢性 EBV 感染常与高病毒载量、EBV 感染的 T 细胞 /NK 细胞及发病率相关。

EBV 与许多肿瘤的发病密切相关,**伯基特淋巴瘤**(Burkitt lymphoma)在非洲赤道国家与新几内亚儿童中的发病率为 10/100 000,鼻咽癌在中国东南部所有癌症患者中占比 20%,接受器官移植手术的患者可能会发展成为**移植后淋巴组织增生性疾病**(post-transplant lymphoproliferative disorder,PTLD),这是一种侵袭性肿瘤,肿瘤性淋巴细胞内几乎均携带 EBV 的核酸,如果不及时诊断和治疗,PTLD 通常都是致命的。

(二)诊断与检测技术

IM 应该与其他具有类似症状的疾病进行区分,这些疾病包括链球菌扁桃体炎,传染性肝炎,CMV 单核细胞增多症、莱姆病、弓形虫病和慢性淋巴疾病,如霍奇金病、淋巴瘤和白血病等。

传统的 IM 初步诊断是基于血液学的诊断,患者的淋巴细胞增多常表现为淋巴细胞和单核细胞增加至 50% 或更多,非典型淋巴细胞占淋巴细胞和单核细胞群的 10%~20%。

1932 年,Paul 和 Bunnell 发现 IM 患者血清中的嗜异性抗体可以导致绵羊红细胞凝集。几年后,将豚鼠肾加入吸收步骤进一步改善了特异性。尽管嗜异性抗体数量检测与 EBV 嗜异性抗体测试无关,但其仍是诊断 IM 的主要方法,也是在患者常规实验室检测中的最早的血清学测试。许多嗜异性抗体测试试剂盒可通过购买获得,该类商品化的试剂盒大多数使用红细胞的凝集作为终点,乳胶聚集法和一些 ELISA 的方法也有使用。

对 EBV 产生的蛋白质分析已经覆盖对感染的各个阶段产生的抗体进行多种血清学测试(参见"与传染性疾病相关的抗体检测"一章中的图 2-8-2)。这些测试可用于区分现有感染与既往感染。在大多数实验室中,ELISA 在很大程度上已经取代**间接荧光**(indirect fluorescence,IFA)的检测方法;这些方法使用重组抗原,可提供更好的重现性和自动化。

现在人们已经认识到,嗜异性抗体测试可以作为现有感染的指标,但灵敏度仅为 60%~70%。检测**病毒衣壳抗原**(viral capsid antigen,VCA)的 IgM 抗体是最有用的现行感染试验,VCA 的 IgG 抗体也在临床症状发作后几周内出现,并且通常保持终生。另一方面,感染后 2~3 个月才能出现的针对 Epstein-Barr **核抗原** -1(Epstein-Barr nuclear antigen-1,EBNA-1)的 IgG 抗体,表明是恢复期或先前的感染。人们还测量了抗**早期抗原**(early antigen,EA)的抗体;认为再次出现的针对 EA 的 IgG 抗体可提示 EBV 的再次感染。

酶联免疫吸附试验(ELISA)和嗜异性抗体甲基苯丙胺的评价在许多研究中都有报道。2000 年报道的 12 项商业测试中的数据表明,尽管使用多个测试小组时,可以区分急性感染和既往感染,但会出现许多样本的单个抗体结果不一致。个体试验的敏感性为 >95%,但在 2010 年用于 IgM 检测的三种方法的评估中,以免疫印迹法作为参考方法,可获得 84%~89% 的灵敏度和 96%~98% 的特异性。在过去十年中,已经建立了自动化多项测试,多种抗体结果的可用性简化为一组 IgM 和 IgG 测试的解释。在临床状态不清楚的情况下,抗 VCA IgG 或抗 EBNA-1 IgG 的亲和力测试往往是有益的。而在鼻咽癌较常见的地区,检测针对 VCA 和 EBNA-1 的 IgA 抗体对于确诊非常有帮助。

目前病毒自身的检测较为困难,检测方法少,几乎没有诊断价值。由于先前感染的患者可以定期排出病毒,因此无法仅根据病毒的存在来确定患者的症状是原发性 EBV 感染还是其他原因引起的。PCR 检测对于免疫功能低下的患者很重要,但不用于常规筛查。病毒载量巨大的变化可能表示病毒的再激活。此外,PCR 可用于检测和监测 PTLD 患者**脑脊液**(cerebrospinal fluid,CSF)中的 EBV。

三、单纯疱疹病毒

(一)病原体及发病机制

已知的人类疱疹病毒家系包含八种疱疹病毒,**单纯疱疹病毒 -1(herpes simplex virus,HSV-1)** 和 **单纯疱疹病毒 -2 (HSV-2)** 是其中的两种。HSV-1 和 HSV-2 的核酸具有很高的同源性,它们所表达的大多数的多肽都是相同的。20 世纪 90 年代,特异性**糖蛋白 G(glycoprotein G,gG)**序列的鉴定使得这两种病毒的血清学特异性诊断得以实现。过去,HSV-1 基本上被认为是口唇感染,而 HSV-2 则被认为是生殖器感染,但现在看来这种区分方法并不实用。HSV-1 的感染率在儿童期稳步上升,而超过 90% 的人群在成年后获得感染。HSV-2 的感染率接近 25%,但较其感染率而言,感染后的复发则更为常见,而且感染 HSV-1 产生的抗体并不能保护人类免于 HSV-2 的感染。

HSV-2 的感染是通过与病毒传播者直接接触获得的,通常在缺乏 HSV-1 抗体时获得的感染更为严重。感染者在暴露后的 7~10 天开始出现症状,并将持续 7~14 天。应激、激素变化、病变部位的外伤等均可再次激活病毒。无症状生殖器感染是一个重大的隐患,而且 2%~5% 的感染者可以在无症状期间随时地传播病毒。据估计,约 70% HSV-2 病毒的传播发生在无症状期间。

生殖器疱疹病毒感染最严重的后果是在分娩时导致新生儿获得感染。未经治疗的新生儿疱疹病死率非常高(80%),只有不到 10% 的幸存者可以正常发育。如果能从母亲的病史中得知有感染的风险,并且能早期发现感染并及时使用阿昔洛韦进行治疗,新生儿的预后将明显改善。

研究**中枢神经系统(central nervous system,CNS)**感染也需要 HSV 检测,中枢神经系统感染可能会涉及所有的疱疹病毒,但最常见的是 HSV 或**水痘 - 带状疱疹病毒(varicella-zoster virus,VZV)**。单纯疱疹病毒性脑炎是西方国家散发性致死性脑炎最常见的病因,超过 90% 的病例是由 HSV-1 引起的。

(二)诊断与检测技术

细胞培养是 HSV 诊断的传统"金标准",该法具有较高的灵敏度和特异性。然而,即使是用"小瓶培养法",测定的周期也需要 2~3 天。

免疫检测可提供更短的周转时间和高自动化的程度。在 20 世纪 90 年代发展出一种不区分 HSV-1 和 HSV-2 的检测方法,虽然目前该方法仍在商业上使用,但是在过去的 10 年里,所有的专家都建议应该使用特定类型的检测方法。HSV 免疫学检测的优点是能够在没有可见病变或者其他症状的情况下检测既往是否有过病毒感染。IgG 抗体反应迅速发生并持续存在,使得 IgM 检测方法并没有在很大程度上提高 HSV 检测的灵敏度。基于多磁珠的试验可用于同时检测 HSV-1 和 HSV-2,因此检测设备也同样引入了 HSV-2 检测项目。免疫印迹法已被广泛地用作 IgG 检测的参考方法,与现有的检测方法具有很好的一致性。

在 21 世纪早期,由于 PCR 检测与传统的培养检测方法相比具有周期短、高灵敏度和特异性的特点,因此被广泛应用于中枢神经系统感染的诊断,同时也被用来从病变部位的拭子中检测是否存在 HSV。这种方法现在可用于全身各处的活动性感染的诊断,并且其商品试剂盒也被广泛应用。

四、登革热

(一)病原体及发病机制

登革病毒(dengue virus)的四种血清型属于黄病毒科,病毒糖蛋白上存在着相同类型的表位,使得血清学诊断分型十分困难。一种血清型的感染能为同一血清型的再次感染提供终身免疫,但对其他三种血清型仅提供部分交叉保护性免疫。

登革病毒可以通过伊蚊属中的许多蚊子传播给人类。主要载体是**埃及伊蚊(*Aedes aegypti*)**,一种小型、高度驯化的热带蚊子,它将卵产在家中和周围的人造容器中。如果将作为第二载体的白纹伊蚊也包括在内的话,按照其地理分布,世界上将近三分之二的人口存在感染的风险。

人口的流动导致了新的血清型进入新地区。例如,在 20 世纪 60 年代,美国仅存在 2 型和 3 型登革病毒。登革热 1 型于 1977 年侵入,迅速传播并在该地区流行。这些高度流行区域,其中多种登革病毒株正在流行,导致**登革出血热(dengue hemorrhagic fever,DHF)**的出现和传播。

在被感染的蚊子叮咬后,通常,典型的登革热发热持续 3~14 天。原发性登革热感染总是自限性的,疾病在发病后两周内消退。登革热主要见于年龄较大的儿童和成人。相比之下,DHF 和**登革休克综合征**(dengue shock syndrome,DSS)主要是 15 岁以下儿童的感染。DHF 的急性期几乎与登革热的急性期或登革热流行区常见的任何疾病的急性期无法区分。

与登革热相反,DHF 和 DSS 可以迅速发展,导致症状发作后 8~24h 内死亡。通过早期识别感染和积极的支持疗法,尤其是更换液体和电解质:从生理盐水开始,在更严重的情况下使用血浆和血浆扩张剂,可令病死率降低至小于 1%。一旦纠正了休克,患者恢复很快,通常在 2~3 天内。

大多数 DHF 病例似乎是登革热血清型继发感染的结果,不同于引起原发性登革热感染的血清型造成的结果。虽然对第一种病毒产生保护性抗体,但交叉反应性抗体不能中和其他登革热株,因此患者依旧容易感染第二种病毒。交叉反应抗体与病毒结合,通过与正常的 Fc 受体结合白细胞并促进白细胞产生效应。这种现象称为**登革抗体依赖性增强效应**(dengue antibody-dependent enhancement)。

(二)诊断与检验技术

传统血清学方法如**血凝抑制**(hemagglutination inhibition,HI)、补体结合和中和试验已经在很大程度上被各种**酶免疫测定**(ELISA)方法所取代。最广泛使用的形式是一种 IgM 捕获 ELISA 方法。在原发感染中,在发病的第 5 天,IgM 存在于 80% 的患者血清中,在第 10 天增加至 93%,在第 20 天增加至 99%。在该测定方法中,来自患者血清的 IgM 被抗 -IgM 抗体捕获结合在固体支持物上。捕获后,将登革抗原与酶标记的抗原单克隆抗体一起加入抗原中。

用于检测 IgG 的 ELISA 方法经过不断发展,最适合用来评估患者早先暴露于登革病毒的感染情况。除了在能获得急性和恢复期血清样本的情况下,否则单独的 IgG 检测无法用于评估急性疾病及证明显著增加的抗体滴度。IgM/IgG 通常用于区分原发性和继发性登革感染。IgG 亲合力测试也可用于区分活动性和既往感染,但这种方法并未广泛实施。

除了标准的微孔板方法之外,还开发了快速免疫层析法以简化在条件苛刻的环境中进行测试。对于这种检测方法,一滴患者血清或血液沿着硝酸纤维素条带迁移,其中的 IgG 和 IgM 可被捕获在已包埋抗人 IgG 或抗 IgM 抗体的单独条带上。如果出现 IgM 的条带而不是 IgG,则诊断为原发性登革感染;而有 IgG 的检出没有 IgM 的检出,则为继发性登革感染。这种检测方法存在某些局限性。初次感染期间的样本必须在感染后足够时间后才产生可被检测的 IgM,但是在特别早期并不能检测到 IgG,这一窗口期有 5~10 天。IgG 的检测必须更加谨慎。IgG 表示患者先前暴露于登革病毒,但它的存在并不一定证明患者目前所呈现的一组症状是由继发性登革感染造成的。

在过去的十年中,已经引入了针对登革 NS1 抗原的测试。这种抗原以高浓度存在并且在发热初期容易被检测到,可以比其他蛋白质标志物更快地用于诊断登革热。双抗体夹心的 ELISA 和条带测试均可用于检测 NS1。一些研究表明,NS1 抗原是最敏感的疾病标志物,灵敏度高达 92%。然而,早期急性期过后,NS1 浓度降低,并且该试验对于检测急性登革热意义不大。因此,建议采用 NS1 和 IgM 联合检测可涵盖更广泛的患者,特别是当疾病发作的时间未知时。联合使用 NS1、IgM 和 IgG 测试也可用于区分急性继发性感染。目前可使用**反转录聚合酶链反应**(reverse transcriptase-polymerase chain reaction,RT-PCR)方法进行检测,但是在已公开的评估中 RT-PCR 不如免疫学方法敏感,并且在登革热流行地区不容易操作。

五、风疹

(一)病原体及发病机制

风疹(rubella)病毒(也称做德国麻疹)是披膜病毒科风疹病毒属的唯一成员。虽然在实验室其可以引起动物感染,但人类是风疹病毒的唯一自然宿主。

由吸入的气溶胶引起的产后原发感染通常很轻微。接触一周内,病毒可在血中和鼻咽部检出,鼻咽部的传播是人际传播的主要原因。原发性风疹病毒感染症状有皮疹(临床风疹的特点)、低热、淋巴结大、咽痛、结膜炎和关节痛。感染后的普遍症状是成人关节受累,尤其是女性患者。但其严重的后遗症很少见,曾有研究报道过中枢神经系统受累和血小板减少症。

妊娠时原发性风疹病毒感染危害巨大。原发感染的病毒血症导致胎盘和胎儿的感染，最终可能导致胎儿死亡。那些感染后存活的婴儿会有一种或多种症状，统称为**先天性风疹综合征**（congenital rubella syndrome，CRS），包括低出生体重、耳聋、眼病、智能迟钝、心脏异常、肝大、脾大、血小板减少症。病毒可存在于每个器官，尿和鼻咽分泌物中也有病毒；一些婴儿会持续传播病毒达一年。

出生时没有明显症状的婴儿在数月或数年后会发生一些迟发的疾病，如听力丧失、智力迟钝、视网膜病、糖尿病。妊娠头三个月发生感染，发生CRS和迟发疾病的概率达85%；13~16周发生感染，疾病发生率下降为10%~24%；20周以上接近零。1969年疫苗的问世，大大降低了发达国家妊娠期间感染风疹的风险，但在其他地区该病毒感染仍是较大问题。

（二）诊断与检验技术

血清学在诊断风疹时起重要作用。有30%的传染源为亚临床型，并且其他出疹性疾病可能混淆急性原发性风疹感染的诊断。例如，细小病毒B19的感染通常和风疹难以区分，通常不致畸但和流产密切相关；HHV6也能导致儿童出疹和发热；在热带的很多地区，α病毒和包括登革热在内的黄病毒，都能引发风疹样疾病。出疹期，能同时检测到参与原发性免疫反应的IgG和IgM抗体。IgM抗体在4~6月内通常降到很低水平甚至无法检出，但某些特殊情况下，一年或更久之后仍能检出。IgG抗体最终会下降到一个较低的水平并持续存在。

通过检查血清中的抗体可以诊断风疹病毒感染，决定个体的免疫状态。**血凝抑制试验**（hemagglutination inhibition，HAI）大多被酶免疫反应检测替代。一些ELISA试剂盒参照世界卫生组织的抗风疹血清国际标准，提供了以每毫升（ml）抗体的**国际单位**（international units，IU）表示的定量结果。

选择适合的风疹病毒的血清学诊断实验要考虑三个方面：免疫状态筛查，近期原发性感染的检查，先天性风疹综合征的诊断。

1. 免疫状态筛查

一般认为HAI检测抗体水平为10~15IU/ml是有保护性的。抗体水平达到或高于10~15IU/ml足够保护个体免受再感染；抗体水平低于10~15IU/ml则不能预防个体感染风疹。据报道，受孕前可检测到抗体的母亲所生婴儿仍患有先天风疹综合征很少见。

目前IgG试验被广泛用于检测免疫状态，其敏感性可达到99%，但特异性很难定义。因为更灵敏的现代方法可以观察到低于HAI的检测限的水平，且具有相当大的变异性。

2. 近期原发性感染的血清学诊断

以往诊断原发性感染要两个血清标本：急性期标本和10~14天后的康复期标本。HAI滴度四倍或以上升高提示近期感染。IgG特异的ELISA试剂盒也可使用相同的方法检测。但如果急性期为阴性，恢复期为阳性，则配对的血清检测只用于区分原发性和继发性感染，表明有血清转换。

原发性感染诱发IgG和明显的IgM抗体反应，由继发性风疹感染引起的继发性免疫反应的特点是IgG升高，没有明显的IgM抗体。存在有临床上显著水平的IgM抗体是近期原发性感染的血清学诊断证据。由于IgM存在时间相对很短，暴露后样本的采集时间很关键。据报道，IgG亲合力也可以区分原发性和继发性感染，并且已有商品化试剂盒。

3. 先天性风疹综合征的血清学诊断

原发性风疹感染引起的母体的IgM抗体不像母体的IgG那样能穿过完整的胎盘。受感染的胎儿会对病毒产生IgM抗体，对该抗体的检测有助于CRS的诊断。分娩后的新生儿应尽快留取标本，对比新生儿刚出生时和6个月后体内的IgG抗体水平也有助于CRS的诊断。如在该段时间内抗体显著下降，则表明在没有围生期或产前感染的状态下母源抗体减少；而如果检测到稳定或增高的IgG抗体水平，则应怀疑是否有产前或围生期感染。

风疹爆发较为罕见，因此通过PCR检测风疹RNA与IgM检测相比，可获得的数据很少。2008年在秘鲁进行的一项研究报道，IgM检测对皮疹发作时采集的样本更敏感，但在3~4天后表现相同。由于出疹后血液病毒水平快速下降，PCR也许对建立诊断帮助不大。

六、麻疹、腮腺炎和水痘

腮腺炎、麻疹和水痘（measles，mumps，and varicella）（带状疱疹病毒感染）通常是根据临床表现作出诊断,很少需要进行实验室检查。由于发达国家许多家庭不接受疫苗接种,导致一度已经根除的腮腺炎和麻疹在这些地区时常出现爆发疫情。IgG 检测是评价是否具有免疫力的重要方法,尤其对于医护人员而言。而 ELISA 和多重方法(也用于检测风疹)也得到广泛应用。

IgM 检测则可通过 ELISA 实现,但不能用于筛查,因为这类疾病的发病率低且阳性预测值很差。IgM 可用于跟踪疫情,而 IgG 亲合力测试可用来识别疫苗接种的失败。PCR 检测也可用于鉴定活动性感染,但并未广泛使用。

七、人类 T 细胞白血病病毒

人类 T 细胞白血病病毒 -1(human T-cell leukemia virus,HTLV-1)是第一个发现的人类反转录病毒。不久之后,HTLV-2 被发现。据估计,全世界有 2 000 万人感染 HTLV-1,其中有 90% 无症状。HTLV-1 感染可导致人体亚临床免疫抑制,使被感染的个体发生机会性同时感染的风险增加,包括类圆线虫病和结核病等。在 10~40 年的潜伏期后,有大约 5% 的受感染个体 HTLV-1 相关症状会持续进展。主要表现为**成人 T 细胞白血病 / 淋巴瘤**(adult T-cell leukemia/ lymphoma),一种侵犯皮肤和包括肝、脾和淋巴结在内的大多数内脏的侵袭性淋巴瘤。另一个主要的临床表现是 **HTLV-1 相关的脊髓病**(HTLV-1 associated myelopathy,HAM)或**热带痉挛性下肢瘫痪**(tropical spastic paraparesis,TSP),这是人体脊髓进行性脱髓鞘而引起的慢性神经障碍。由 **HTLV-1 引起的葡萄膜炎**(HTLV-1 uveitis)和皮肤病也有所报道。由 HTLV-2 引起的**多毛 T 细胞白血病**(hairy T-cell leukemia)则较为罕见。

日本、非洲、中南美洲和加勒比海群岛是 HTLV-1 流行高发的区域。性传播、静脉注射药物滥用和输血是最常见的传播途径。母乳喂养导致的母婴传播也是一种重要的传播途径。

输血过程中 HTLV-1 传播的风险因病毒在特定献血人群中的流行程度而异,预防输血相关的 HTLV-1 传播一直是公共卫生工作的主要焦点。世界上许多地方已经启动了筛查献血者的项目,以防止其通过输血传播。1988 年疾病预防控制中心就曾建议对 HTLV-1 进行筛查,一些国家在随后的几年中也提出类似建议。在美国,自 1997 年以来,定期对所有的献血者都进行 HTLV-1 和 HTLV-2 抗体筛查。由于广泛的献血前筛查,HTLV-1 低流行的国家输血相关 HTLV-1 感染的风险降到很低。

最常见的 HTLV 筛查试验是**酶联免疫测定**(enzyme immunoassays,EIA)和对血清或血浆进行的**颗粒凝集反应**(particle agglutination,PA)测定。EIA 可检测 HTLV-1 和 HTLV-2,而 PA 则特异性检测 HTLV-1。PA 测定比较主观,因为对于结果的解释都来自操作者的视觉判断。此外,由于没有 FDA 许可,PA 分析还不能在美国开展。EIA 测定 HTLV-1 和 HTLV-2 感染细胞的裂解物或重组抗原,具有极高的灵敏度和特异性。对市售的检测 HTLV-1 和 HTLV-2 感染的筛选试验的分析表明,灵敏度范围为 98%~100%,特异性范围为 90%~100%。若筛查试验结果为阳性,应进行确认试验;最常用的确认试验为**蛋白质印迹**(western blot)或**免疫荧光试验**(immunofluorescence assays)。确认试验也可用于区分 HTLV-1 和 HTLV-2,最常用的是第二代蛋白质印迹。p19gag、r21e 和重组 gp46^I 反应阳性,为典型的 HTLV-1 感染;p24gag、r21e 和 gp46^{II} 反应阳性,则为合并 HTLV-2 感染。蛋白质印迹试验中所有抗原都没有反应性,则为 HTLV 阴性,与 EIA 筛选试验呈假阳性的结果一致。如果确认试验的结果为不确定,最常见的原因是个体处于感染早期的"窗口期",或由于非特异性反应对病毒抗原检测产生影响,导致 EIA 筛查试验假阳性结果。通常需要使用 PCR 对结果为不确定的标本进行 HTLV-1 DNA 检测。

八、细小病毒 B19

细小病毒 B19(parvovirus B19)是单链无包膜的红细胞病毒属病毒。因其在红系幼稚细胞中具有自主复制的能力而得名。细小病毒 B19 广泛存在于环境中,并且与冬末、春季和初夏季节具有相关性。通过咳嗽或打喷嚏期间产生的病毒颗粒在人与人之间传播。

根据宿主的免疫状态,细小病毒 B19 可引起多种疾病。其中最常见的疾病为**传染性红斑**(erythema infectiosum,EI)或**五号病**(fifth disease),主要影响免疫功能正常的学龄前儿童。细小病毒 B19 也可引起成人 EI,这些患者通常伴有关节表现。只有少数成年人出现儿童样面部皮疹。细小病毒也可导致红细胞计数低，患者出现**短暂性再生障碍危象（transient aplastic crisis）**，可导致血红蛋白下降，危及患者生命。免疫功能低下患者可持续感染细小病毒 B19，导致骨髓抑制和**慢性贫血（chronic anemia）**。未感染过细小病毒的孕妇在孕早期或孕中期感染时，可导致**胎儿水肿（fetal hydrops）**。

根据不同情况，临床上使用分子诊断和血清学方法诊断细小病毒感染。核酸扩增技术可用于定性或定量检测病毒 DNA。血清学可检测针对病毒衣壳抗原 B19 的特异性 IgM 和 IgG。在美国，最常用的检测方法是 EIA，也有 IFA 和蛋白质印迹检测法。

PCR 可用于再障危象患者细小病毒感染检测，因为患者血液循环中含有大量病毒。但是，对于患有 EI 的儿童患者，PCR 很少呈阳性，血清学检测是首选的诊断方法。EI 患者通常在暴露后 7~10 天内可检测到 IgM，持续 2~3 个月，有时也可在感染后 6 个月检测。因此，IgM 的存在具有提示性，但不是绝对的用于诊断急性感染的指标。IgG 滴度升高≥4 倍可用于诊断急性感染。

在患有慢性感染和持续性红细胞减少症的免疫受损患者中，通常不能检测到细小病毒 IgM 和 IgG，首选检测方法为 PCR。但这些患者的病毒血症水平可能较低，因此 PCR 敏感性不确定。

细小病毒血清学检测最重要的作用是筛查孕妇。获得性原发性细小病毒 B19 感染的孕妇向婴儿垂直传播的风险约为 30%。感染发生在孕早期或孕中期风险最大。暴露的孕妇会出现感染相关症状，应进行细小病毒 19 IgG 和 IgM 检测，以确定是否感染。IgG 阳性但 IgM 阴性结果表明过去曾经感染并且母体对细小病毒感染具有免疫力。IgG 阴性但 IgM 阳性可能提示急性感染或 IgM 假阳性结果。急性感染期间窗口期较短，此时 IgM 阳性且 IgG 为阴性。孕妇应在 1~2 周内重复采集血液，如果发生 IgG 血清转换，则表明存在急性感染。如果 IgG 和 IgM 均为阴性，则 IgM 可能为假阳性。核酸扩增测定羊水中的病毒 DNA 也可用于和血清学联合判断。

九、西尼罗病毒

西尼罗病毒（West Nile virus，WNV）属于黄病毒科黄病毒属，与乙型脑炎、圣路易脑炎、黄热病、登革热、丙型肝炎等病毒同属，有包膜，具有传染性。西尼罗病毒的核酸为不分节段的单正链 RNA，主要在鸟和蚊虫之间传播，可以感染多种鸟类，但雀形目鸟类，如乌鸦、黑鸟、雀鸟和麻雀等是西尼罗病毒的主要贮存宿主。人感染西尼罗病毒后的病毒血症较轻，因此西尼罗病毒不能在人人之间传播。

西尼罗病毒感染的潜伏期是 2~14 天。人感染西尼罗病毒后通常为隐性感染，无明显症状，约有 20% 可表现为显性感染，主要表现为发热、头痛、肌肉痛、关节痛和结膜炎等，少数病人可见皮疹或肝脾大。随着疾病的进一步发展，部分患者会在经历 1~7 天的发热期后出现神经系统症状，如脑炎（约 66%）或脑膜炎（约 33%）。

血清学检测是西尼罗病毒感染最常用的实验室临床检验方法。PCR 法可检测血液或脑脊液中的病毒核酸，患者出现临床症状时，血清或脑脊液中的病毒载量较低，PCR 法检测通常为阴性。有研究显示 PCR 法检测病毒核酸的灵敏度仅为 55% 左右。ELISA 技术是目前用于西尼罗病毒抗体检测的主要方法，其原理是检测血清或脑脊液中的西尼罗病毒特异性 IgM 抗体。由于 IgM 不能穿过血脑屏障，因此脑脊液中西尼罗病毒 IgM 抗体阳性可提示中枢神经系统感染。调查显示，约 50% 的患者入院时血清学检查即为阳性，而几乎所有患者在入院 7 天后血清学检查可为阳性。**IgM 抗体捕获 ELISA 法（MAC-ELISA 法）**（MAC：IgM 抗体捕获）是检测西尼罗病毒特异性 IgM 抗体的首选 ELISA 方法，也是目前广泛采用的西尼罗病毒检测方法，在疾病发作 7~10 天内检测灵敏度可达 95% 以上。脑脊液中的西尼罗病毒特异性 IgM 抗体可能更早出现，因此对于临床疑似脑炎的患者，实验室需同时检测血清和脑脊液。西尼罗病毒特异性 IgM 抗体在血清中的停留时间长达 16 个月，这在一定程度上降低了 MAC-ELISA 法的特异度。此外，MAC-ELISA 法可与其他黄病毒发生交叉反应，因此美国疾病预防控制中心（CDC）推荐在西尼罗病毒特异性 IgM 抗体阳性的基础上可应用特异性**空斑减少中和试验（plaque reduction and neutralization test，PRNT）**加以鉴别。

十、轮状病毒

轮状病毒（rotavirus，RV）是一种双衣壳的双链 RNA 病毒,属于呼肠孤病毒科。轮状病毒至少有七型,以英文字母编号为 A、B、C、D、E、F 与 G。其中,A 型主要造成婴幼儿腹泻,最常见的感染者是 5 岁以下的儿童。轮状病毒感染常导致非血性腹泻,常发生在发热前或发热时,症状一般持续 3~8 天,严重者有时需要输液治疗。在发达国家轮状病毒感染病死率很低,但在发展中国家是导致死亡的主要原因。轮状病毒通过粪—口途径传播,借由与感染者直接或间接接触来传染。轮状病毒在感染者粪便中的滴度较高,在免疫力正常的宿主出现症状后,轮状病毒可在其粪便中停留 21 天;而对于免疫力较差的宿主,轮状病毒可在其粪便中停留更久。轮状病毒常见于日托中心的玩具和硬物表面,易在家庭、单位传播。在温带地区,轮状病毒感染好发于寒冷季节;在热带地区,轮状病毒感染不受季节和温度变化的显著影响。目前还没有针对轮状病毒的抗病毒疗法,但输液可以防止患者脱水,尤其是婴儿。

单价轮状病毒疫苗(RV1,罗特律轮状病毒疫苗)和五价轮状病毒疫苗(RV5,轮达停轮状病毒疫苗)已被许多国家批准用于预防轮状病毒的感染。广泛的疫苗接种大大改善了轮状病毒的感染状况,在轮状病毒疫苗大规模接种之前,几乎所有的儿童都会在 3 岁时感染轮状病毒。

过去,临床实验室多采用电子显微镜来观察粪便中的轮状病毒。而今,临床上多采用**酶联免疫试验(enzyme immunoassay,EIA)**和乳胶凝集试验检测粪便中的轮状病毒抗原,进而判断是否有轮状病毒感染。该方法的灵敏度接近 100%,较电镜检查更简单,缩短了样本周转时间,被认为是诊断轮状病毒感染的首选方法,但该方法的特异度仅为 80%~99%。在温带地区,轮状病毒的感染率表现出典型的冬春高峰,故而春季回暖时,粪便轮状病毒 EIA 检测的阳性预测值会急剧下降,这对于临床实验室鉴别诊断肠胃炎十分重要。此外,在患者的症状缓解后数天,轮状病毒 EIA 检测仍可呈阳性。

目前,一些实验室正在开发检测轮状病毒的核酸扩增法,并尝试设计可同时检测多种胃肠炎病原体的基因组合。

十一、腺病毒

人类**腺病毒(adenovirus)**隶属于腺病毒科,其体积较大,是一种直径为 70~90nm 无包膜二十面体立体对称病毒。每个壳粒由线状双链 DNA 分子构成。基于免疫学和遗传特性,腺病毒可分为七个种(以英文字母编号为 A、B、C、D、E、F 与 G),每种有多种血清型,半数以上的已知血清型可致病。腺病毒感染十分常见,有多种临床表现,如肠胃炎、眼部感染等,其中尿路感染、中枢神经系统感染、肝炎少见。腺病毒是导致免疫系统正常和免疫缺陷个体呼吸道感染的主要病原体,其临床表现及病程根据患者的年龄和免疫系统状态不同而有所不同。免疫系统缺陷者(如干细胞或器官移植患者)会出现严重的全身感染,主要临床表现为出血性膀胱炎、肺炎、肝炎、病毒血症等全身播散性疾病。腺病毒对化学及物理灭活法具有极强的抵抗力,大多数血清型可在 35℃稳定一周,室温稳定数周,在 4℃稳定数月。

估计有 5%~15% 的儿童腹泻是由于腺病毒感染导致的。确切地说,腺病毒 40 型和 41 型是导致 2 岁以下儿童肠胃炎的主要病原体。粪便性状通常为水样便和无血便,其中无白细胞,腹泻平均持续 10 天,也可伴有呕吐、轻度发热和腹痛等症状。腺病毒感染通常具有自限性,痊愈后无后遗症。检测的金标准为病毒培养,但肠道腺病毒(40 型和 41 型)在病毒培养基中生长较困难。因此,实验室检测腺病毒性胃肠炎,可以使用酶联免疫法检测腺病毒 40 型 /41 型抗原检测粪便样本中是否存在病毒,市面上有此检测方法的试剂盒。相较于电镜检测法,酶联免疫法的灵敏度和特异性分别为 > 90% 和 > 97%。免疫力正常的个体,在临床症状消失后,病毒排出一般不会持续很久,酶联免疫法检测腺病毒结果为阳性时,提示急性感染。

通常,**侧向层析免疫检测法(lateral-flow immunoassays)**可检测多数类型腺病毒,适用的标本类型为眼部拭子,呼吸道分泌物和尿液,具有良好的时效性和易用性,但其检测性能欠佳。侧向层析免疫检测法灵敏度较低,根据报道,仅有 55%~85%。如果在检测前将眼部拭子接种于病毒运送培养基中,侧向层析免疫检测法灵敏度将进一步降低。因此,此检测法尚未得到广泛应用。

腺病毒呼吸道感染典型的症状和体征包括发热、鼻塞、颈淋巴结炎、咽炎和咳嗽。**直接荧光抗体法(direct fluorescent antibody,DFA)**试剂广泛应用于呼吸道标本中的腺病毒抗原的检测,如鼻腔灌洗液、鼻腔渗出液、鼻咽拭子、支气管肺泡灌洗液。据报道，相较于病毒培养，DFA 检测呼吸道标本中的腺病毒灵敏度约为 40%~60%，并且其灵敏度低于使用直接荧光抗体法检测大多数其他呼吸道病毒。相较于成人患者标本，儿科患者标本（所含病毒浓度较高）的灵敏度较高。

PCR 是腺病毒性胃肠炎、腺病毒性呼吸道疾病和其他腺病毒感染所致疾病新增诊断方法，但其设计存在着一定挑战。PCR 可对每一种血清型进行有效扩增，但是临床需要对特定标本类型中的病毒进行扩增。此外，使用 PCR 法对免疫缺陷患者腺病毒感染进行定量检测，可评估患者病毒载量和治疗效果。在将来，PCR 很有可能成为检测粪便标本和呼吸道标本中是否存在腺病毒的主要方法。

十二、参考文献

Adler, S.P. Screening for cytomegalovirus during pregnancy, *Infect. Dis. Obstet. Gynecol.* (2011). Article ID 194937.

Dal Monte, P., Lazzarotto, T., Ripalti, A. and Landini, M. Human cytomegalovirus infection: a complex diagnostic problem in which molecular biology has induced a rapid evolution. *Intervirol.* **39**, 193–203 (1996).

Dollard, S.C., Staras, S.A., Amin, M.M., Schmid, D.S. and Cannon, M.J. National prevalence estimates for cytomegalovirus IgM and IgG avidity and association between high IgM antibody titer and low IgG avidity. *Clin. Vaccine Immunol.* **18**, 1895–1899 (2011).

Gabbay-Ben Ziv, R., Yogev, Y., Peled, Y., Amir, J. and Pardo, J. Congenital cytomegalovirus infection following antenatal negative diagnostic amniotic fluid analysis – a single center experience, *J. Matern. Fetal Neonatal. Med.* (2012). [Epub ahead of print].

Lazzarotto, T., Guerra, B., Lanari, M., Gabrielli, L. and Landini, M.P. New advances in the diagnosis of congenital cytomegalovirus infection. *J. Clin. Virol.* **41**, 192–197 (2008).

Mullier, F., Kabamba-Mukadi, B., Bodéus, M. and Goubau, P. Definition of clinical threshold for CMV real-time PCR after comparison with PP65 antigenaemia and clinical data. *Acta Clin. Belg.* **64**, 477–482 (2009).

Nelson, C. and Demmler, G. Cytomegalovirus infection in the pregnant mother, fetus, and newborn infant. *Infect. Perinatol.* **24**, 151–160 (1997).

Revello, M.G., Genini, E., Gorini, G., Klersy, C., Piralla, A. and Gerna, G. Comparative evaluation of eight commercial human cytomegalovirus IgG avidity assays. *J. Clin. Virol.* **48**, 255–259 (2010).

Berth, M. and Bosmans, E. Comparison of three automated immunoassay methods for the determination of Epstein-Barr virus-specific immunoglobulin M. *Clin. Vaccine Immunol.* **17**, 559–563 (2010).

Bruu, A.L., Hjetland, R., Holter, E., Mortensen, L., Natås, O., Petterson, W., Skar, A.G., Skarpaas, T., Tjade, T. and Asjø, B. Evaluation of 12 commercial tests for detection of Epstein-Barr virus-specific and heterophile antibodies. *Clin. Diagn. Lab. Immunol.* **7**, 451–456 (2000).

Germi, R., Lupo, J., Semenova, T., Larrat, S., Magnat, N., Grossi, L., Seigneurin, J.M. and Morand, P. Comparison of commercial extraction systems and PCR assays for quantification of Epstein-Barr virus DNA load in whole blood. *J. Clin. Microbiol.* **50**, 1384–1389 (2012).

Gulley, M.L. and Tang, W. Using Epstein-Barr viral load assays to diagnose, monitor, and prevent post-transplant lymphoproliferative disorder. *Clin. Microbiol. Rev.* **23**, 350–366 (2010).

Hess, R.D. Routine Epstein-Barr virus diagnostics from the laboratory perspective: still challenging after 35 years. *J. Clin. Microbiol.* **42**, 3381–3387 (2004).

Kimura, H., Hoshino, Y., Kanegane, H., Tsuge, I., Okamura, T., Kawa, K. and Morishima, T. Clinical and virologic characteristics of chronic active Epstein-Barr virus infection. *Blood* **98**, 280–286 (2011).

Klutts, J.S., Ford, B.A., Perez, N.R. and Gronowski, A.M. Evidence-based approach for interpretation of Epstein-Barr virus serological patterns. *J. Clin. Microbiol.* **47**, 3204–3210 (2009).

Odumade, O.A., Hogquist, K.A. and Balfour, Jr. H.H. Progress and problems in understanding and managing primary Epstein-Barr virus infections. *Clin. Microbiol. Rev.* **24**, 193–209 (2011).

Okano, M., Thiele, G.M., Davis, J.R., Grierson, H.L. and Purtilo, D.T. Epstein-Barr virus and human diseases: recent advances in diagnosis. *Clin. Microbiol. Rev.* **1**, 300–312 (1988).

Paramita, D.K., Fachiroh, J., Haryana, S.M. and Middeldorp, J.M. Two-step Epstein-Barr virus immunoglobulin A enzyme-linked immunosorbent assay system for serological screening and confirmation of nasopharyngeal carci-noma. *Clin. Vaccine Immunol.* **16**, 706–711 (2009).

Paul, J.R. and Bunnell, W.W. The presence of heterophile antibodies in infectious mononucleosis. *Am. J. Med. Sci.* **183**, 90–104 (1932).

Rea, T.D., Ashley, R.L., Russo, J.E. and Buchwald, D.S. A systematic study of Epstein-Barr virus serologic assays following acute infection. *Am. J. Clin. Pathol.* **117**, 156–161 (2002).

Vilibic-Cavlek, T., Ljubin-Sternak, S., Kos, L. and Mlinaric-Galinovic, G. The role of IgG avidity determination in diagnosis of Epstein-Barr virus infection in immunocompetent and immunocompromised patients. *Acta Microbiol. Immunol. Hung.* **58**, 351–357 (2011).

Ashley, R.L. Performance and use of HSV type-specific serology test kits. *Herpes* **9**, 38–45 (2002).

Binnicker, M.J., Jespersen, D.J. and Harring, J.A. Evaluation of three multiplex flow immunoassays compared to an enzyme immunoassay for the detection and differentiation of IgG class antibodies to herpes simplex virus types 1 and 2. *Clin. Vaccine Immunol.* **17**, 253–257 (2010).

Boivin, G. Diagnosis of herpesvirus infections of the central nervous system. *Herpes* **11** (Suppl 2), 48A–56A (2004).

Kimberlin, D.W. Neonatal herpes simplex infection. *Clin. Microbiol. Rev.* **17**, 1–13 (2004).

Laderman, E.I., Whitworth, E., Dumaual, E., Jones, M., Hudak, A., Hogrefe, W., Carney, J. and Groen, J. Rapid, sensitive, and specific lateral-flow immuno-chromatographic point-of-care device for detection of herpes simplex virus type 2-specific immunoglobulin G antibodies in serum and whole blood. *Clin. Vaccine Immunol.* **15**, 159–163 (2008).

Roett, M.A., Mayor, M.T. and Uduhiri, K.A. Diagnosis and management of genital ulcers. *Am. Fam. Physician.* **85**, 254–262 (2012).

Strick, L. and Wald, A. Type-specific testing for herpes simplex virus. *Expert Rev. Mol. Diagn.* **4**, 443–453 (2004).

Strick, L.B. and Wald, A. Diagnostics for herpes simplex virus: is PCR the new gold standard? *Mol. Diagn. Ther.* **10**, 17–28 (2006).

Blacksell, S.D., Jarman, R.G., Gibbons, R.V., Tanganuchitcharnchai, A., Mammen, Jr. M.P., Nisalak, A., Kalayanarooj, S., Bailey, M.S., Premaratna, R., de Silva, H.J., Day, N.P. and Lalloo, D.G. Comparison of seven commercial antigen and antibody enzyme-linked immunosorbent assays for detection of acute dengue infection. *Clin. Vaccine Immunol.* **19**, 804–810 (2012).

Chua, K.B., Mustafa, B., Abdul Wahab, A.H., Chem, Y.K., Khairul, A.H., Kumarasamy, V., Mariam, M., Nurhasmimi, H. and Abdul Rasid, K. A comparative evaluation of dengue diagnostic tests based on single acute serum samples for laboratory confirmation of acute dengue. *Malays. J. Pathol.* **33**, 13–20 (2011).

Gubler, D.J. Dengue and dengue hemorrhagic fever. *Clin. Microbiol. Rev.* **11**, 480–496 (1998).

Guzman, M.G., Halstead, S.B., Artsob, H., Buchy, P., Farrar, J., Gubler, D.J., Hunsperger, E., Kroeger, A., Margolis, H.S., Martínez, E., Nathan, M.B., Pelegrino, J.L., Simmons, C., Yoksan, S. and Peeling, R.W. Dengue: a continuing global threat, *Nat. Rev. Microbiol.* **8** (Suppl) (2010). S7–16.

Halstead, S. Pathogenesis of dengue: challenges to molecular biology. *Science* **239**, 476–481 (1988).

Peeling, R.W., Artsob, H., Pelegrino, J.L., Buchy, P., Cardosa, M.J., Devi, S., Enria, D.A., Farrar, J., Gubler, D.J., Guzman, M.G., Halstead, S.B., Hunsperger, E., Kliks, S., Margolis, H.S., Nathanson, C.M., Nguyen, V.C., Rizzo, N., Vázquez, S. and Yoksan, S. Evaluation of diagnostic tests: dengue. *Nat. Rev. Microbiol.* **8** (Suppl), S30–S38 (2010).

Whitehorn, J. and Simmons, C.P. The pathogenesis of dengue. *Vaccine* **23**, 7221–7228 (2011).

Abernathy, E., Cabezas, C., Sun, H., Zheng, Q., Chen, M.H., Castillo-Solorzano, C., Ortiz, A.C., Osores, F., Oliveira, L., Whittembury, A., Andrus, J.K., Helfand, R.F. and Icenogle, J. Confirmation of rubella within 4 days of rash onset: comparison of rubella virus RNA detection in oral fluid with immunoglobulin M detection in serum or oral fluid. *J. Clin. Microbiol.* **47**, 182–188 (2009).

Banatvala, J.E. and Brown, D.W. Rubella. *Lancet* **363**, 1127–1137 (2004).

Dimech, W., Panagiotopoulos, L., Francis, B., Laven, N., Marler, J., Dickeson, D., Panayotou, T., Wilson, K., Wootten, R. and Dax, E.M. Evaluation of eight anti-rubella virus immunoglobulin g immunoassays that report results in international units per milliliter. *J. Clin. Microbiol.* **46**, 1955–1960 (2008).

Morice, A., Ulloa-Gutierrez, R. and Avila-Agüero, M.L. Congenital rubella syndrome: progress and future challenges. *Expert Rev. Vaccines* **8**, 323–331 (2009).

Vauloup-Fellous, C., Ursulet-Diser, J. and Grangeot-Keros, L. Development of a rapid and convenient method for determination of rubella virus-specific immunoglobulin G avidity. *Clin. Vaccine Immunol.* **14**, 1416–1419 (2007).

Arvin, A.M. Varicella-zoster virus. *Clin. Microbiol. Rev.* **9**, 361–381 (1996).

Hviid, A., Rubin, S. and Mühlemann, K. Mumps. *Lancet* **371**, 932–944 (2008).

Mosquera, M.M., de Ory, F., Gallardo, V., Cuenca, L., Morales, M., Sánchez-Yedra, W., Cabezas, T., Hernández, J.M. and Echevarría, J.E. Evaluation of diagnostic markers for measles virus infection in the context of an outbreak in Spain. *J. Clin. Microbiol.* **43**, 5117–5121 (2005).

Moss, W.J. and Griffin, D.E. Measles. *Lancet* **379**, 153–164 (2012).

Park, D.W., Nam, M.H., Kim, J.Y., Kim, H.J., Sohn, J.W., Cho, Y., Song, K.J. and Kim, M.J. Mumps outbreak in a highly vaccinated school population: assessment of secondary vaccine failure using IgG avidity measurements. *Vaccine* **25**, 4665–4670 (2007).

Tipples, G. and Hiebert, J. Detection of measles, mumps, and rubella viruses. *Methods Mol. Biol.* **665**, 183–193 (2011).

Andersson, S., Thorstensson, R., Ramirez, K.G., Krook, A., von Sydow, M., Dians, F. and Biberfeld, G. Comparative evaluation of 14 immunoassays for detection of antibodies to the human T-lymphotropic virus types I and II using panels of sera from Sweden and West Africa. *Transfusion* **39**, 845–851 (1999).

Goncalves, D.U., Proiette, F.A., Ramos Ribas, J.O.G., Grossi, M., Pinheiro, S.R., Guedies, A.C. and Carneiro-Proietti, A.B.F. Epidemiology, Treatment, and Prevention of Human T-Cell Leukemia Virus 1-associated diseases. *Clin. Micro. Rev.* **23**, 577–589 (2010).

Guidance for Industry Donor Screening for Antibodies to HTLV-2 http://www.fda.gov/downloads/BiologicsBloodVaccines/GuidanceComplianceRegulatory

Information/Guidances/Blood/UCM170916.pdf (1997) .

Qiu, X., Hodges, S., Lukaszewka, T., Hino, S., Arai, H., Yamaguchi, J., Swanson, P., Schochetman, G. and Davare, S.G. Evaluation of a new, fully automated immunoassay for detection of HTLV-1 and HTLV-2 antibodies. *J. Med. Virol.* **80**, 484–493 (2008).

Thorstensson, R., Albert, J. and Anderson, S. Strategies for diagnosis of HTLV-1 and -2. *Transfusion* **42**, 780–791 (2002).

Watanabe, T. Current Status of HTLV infection. *Int. J. Hematol.* **94**, 430–434 (2011).

Dijkmans, A.C., de Jong, E.P., Dijkmans, B.A., Loprior, E., Vossen, A., Walther, F.J. and Oepkes, D. Parvovirus B19 in pregnancy: prenatal diagnosis and management of fetal complications. *Curr. Opin. Obstet. Gynecol.* **24**, 95–101 (2012).

De Jong, E.P., de Haan, T.R., Kroes, A.C., Beersma, M.R., Oepkes, D. and Wlahter, F.J. Parvovirus B19 infection in pregnancy. *J. Clin. Virol.* **36**, 1–7 (2006).

De Jong, E.P., Wlather, F.J., Kroes, A.C. and Oepkes, D. Parvovirus B19 infection in pregnancy: new insights and management. *Prenat. Diagn.* **31**, 419–425 (2011).

Solomon, T., Ooi, M.H., Beasley, D.W. and Mallewa, M. West Nile encephalitis. *BMJ* **326**, 865–869 (2003).

Centers for Disease Control and Prevention. *Epidemic/Epizootic West Nile Virus in the United States: Guidelines for Surveillance, Prevention and Control.* (2003) 3rd Revision.

De Filette, M., Ulbert, S., Diamond, M. and Sanders, N.N. Recent progress in West Nile virus diagnosis and vaccination. *Vet. Res.* **43** (2012).

Bernstein, D.P. Rotavirus overview. *Pediatr. Infect. Dis. J.* **28**, S50–S53 (2009).

Bodo, R., Guenter, E., Horst, M.A., Baumeister, G. and Kuhn, J.E. Evaluation of two enzyme immunoassays for detection of Human Rotaviruses in fecal specimens. *J. Clin. Microbiol.* **39**, 4532–4534 (2001).

Dennehy, P.H. Effects of vaccine on rotavirus disease in the pediatric population. *Curr. Opin. Pediatr.* **24**, 76–84 (2012).

Greenberg, H.B. and Estes, M.K. Rotaviruses: from pathogenesis to vaccination. *Gastroenteriol.* **136**, 1939–1951 (2009).

Kenswick, B.H., Hejkalk, T.W., DuPonta, H.L. and Pickeringa, L.K. Evaluation of a commercial enzyme immunoassay kit for rotavirus detection. *Diag. Microbiol. Infect. Dis.* **1**, 111–115 (1983).

Wolffs, P.F., Bruggeman, C.A., vanWell, G.T. and van Loo, I.H. Replacing traditional diagnostics of fecal viral pathogens by a comprehensive panel of real-time PCRs. *J. Clin. Microbiol.* **49**, 1926–1931 (2011).

Yolken, R.H. and Leister, F. Rapid Multiple-Determinant Enzyme Immunoassay for the detection of Human Rotavirus. *J. Infect. Dis.* **146**, 43–46 (1982).

Adenovirus infections. In: *Red Book: Report of the Committee on Infectious Diseases*, 28th edn, (eds Pickering, L.K., Baker, C.J., Kimberlin, D.W. and Long, S.S.), 204–206 (American Academy of Pediatrics, Elk Grove Village, Illinois, USA, 2009).

August, M.J. and Warford, A.L. Evaluation of a commercial monoclonal antibody for detection of adenovirus antigen. *J. Clin. Microbiol.* **25**, 2233–2253 (1987).

Damen, M., Minnaar, R. and Glasius, P. Real-time PCR with an internal control for detection of all known human adenovirus serotypes. *J. Clin. Microbiol.* **46**, 3997 (2008).

Herrmann, J.E., Perron-Henry, D.M. and Blacklow, N.R. Antigen detection with monoclonal antibodies for the diagnosis of adenovirus gastroenteritis. *J. Infect. Dis* **155**, 1167–1171 (1987).

LaSala, P.R., Bufton, K.K., Ismail, N. and Smith, M.B. Prospective comparison of R-mix shell vial system with direct antigen tests and conventional culture for respiratory virus detection. *J. Clin. Virol* **38**, 210–216 (2007).

Levent, F., Greer, J.M., Snider, M. and Demmler-Harrison, G.J. Performance of a new immunochromatographic assay for detection of adenoviruses in children. *J. Clin. Virol.* **44**, 173 (2009).

Mahafazah, A.M. and Landry, M.L. Evaluation of immunofluorescent reagents, centrifugation, and conventional cultures for the diagnosis of adenovirus infection. *Diagn. Microbiol. Infect. Dis.* **12**, 407–411 (1989).

Russell, W.C. Update on adenovirus and its vectors. *J. Gen. Virol.* **81**, 2573–2604 (2000).

Christenson, M.L. Human viral gastroenteritis. *Clin. Micro. Rev.* **2**, 51–89 (1989).

Sambursky, R., Tauber, S., Schirra, F., Kozich, K., Davidson, R. and Cohen, E.J. The RPS adeno detector for diagnosing adenoviral conjunctivitis. *Ophthalmology* **113**, 1758–1764 (2006).

（张国军　译，应斌武　审）

细菌性疾病

一、化脓链球菌

(一) 病因和发病机制

化脓性链球菌(*Streptococcus pyogenes*),也称为 A 群链球菌(group A streptococcus,GAS),是常见的人类致病菌,可引起多种疾病。它是一种 β 溶血性革兰阳性球菌,成对或成链生长,在多种培养基中容易生长,如临床微生物实验室常用的绵羊血胰蛋白酶人豆基琼脂和巧克力琼脂培养基等。GAS 感染通常会引起咽炎(pharyngitis)或"链球菌性咽喉炎"(strep throat),也可引起**坏死性筋膜炎**(necrotizing fasciitis),这是一种相对罕见的、严重威胁生命的疾病,因此 A 群链球菌也被称为"食肉细菌"。GAS 也可以引起轻微的皮肤皮下组织感染,如**脓疱病**(impetigo)和**蜂窝织炎**(cellulitis),其特征在于感染组织类型不同。尽管这些疾病没有坏死性筋膜炎严重,但病原体有一定的传染性,仍应重视。GAS 还可以引起其他感染,如中耳炎、乳突炎和肺炎等疾病。**急性风湿热**(acute rheumatic fever)(心脏病)和**肾小球肾炎**(glomerulonephritis)是两种典型的与 A 群链球菌感染相关的后遗症。急性风湿性心脏病是 A 群链球菌性咽炎发作后的心脏炎症性疾病。相反,肾小球肾炎则可能在 A 群链球菌皮肤感染后发生,与咽炎无关。

(二) 发病机制

链球菌性咽炎的典型临床表现为突发的咽痛伴有吞咽困难、发热超过 38℃后咽后壁出现白色和黄色的斑点(这种症状很常见)、淋巴结和扁桃体肿大。发生坏死性筋膜炎时,GAS 侵蚀真皮下筋膜,并可迅速蔓延,危及生命时,必须进行紧急治疗,通常需要感染组织清创和医疗管理。

GAS 感染后遗症(风湿热和肾小球肾炎)被认为是某些 GAS 胞外蛋白和结缔组织之间的抗原相似性而引起的一种自身免疫性疾病。

GAS 是一种致病性强的病原体,可以产生多种毒力因子及毒素,与特定的疾病表现相关。例如,链球菌咽炎发作之后未及时治疗,可导致致热外毒素的全身扩散而引起猩红热。**链球菌中毒性休克综合征(STSS)**是由于 GAS 产生超抗原 SpeA,与 T 细胞受体和抗原呈递细胞结合,导致细胞因子风暴和休克。

(三) 诊断和分析技术

细菌培养是诊断 GAS 疾病的金标准。A 群链球菌为革兰阳性菌,过氧化氢酶阴性,β- 溶血,产生兰斯菲尔德抗原 A,**吡咯烷酮芳基酰胺酶(PYR)**阳性和杆菌肽敏感。

15%~30% 的儿童急性咽炎和 5%~10% 的成人急性咽炎是由 A 群链球菌引起。咽拭子快速抗原检测已被广泛用于链球菌性咽炎的诊断。这些方法检测化脓性链球菌糖类 A 抗原,涉及简单的抗原提取及抗体识别抗原。通常,通过侧向层流免疫检测法(夹心法)手工读取检测结果,按**临床实验室改进修正案(CLIA)**可将检测方法分为简单和中等复杂性方法。简单检测方法可以在医生办公室中进行,而中等复杂的测试必须由实验室人员进行。抗原快速检测的灵敏度在 60%~95%。由于其灵敏度低,许多实验室会通过细菌培养对阴性结果进行确认,而其特异性很高,没有必要对阳性结果进行确认试验。

仅仅依靠链球菌抗体检测结果诊断急性风湿热和肾小球肾炎等 GAS 感染后遗症比较困难。临床上应用最广的抗体是**抗链球菌溶血素 O(anti-streptolysin O,ASO)**和**抗 DNA 酶 B 抗体(anti-DNase B)**。血清学反应一般是抗体滴度的升高。然而,在感染后遗症的病例中,在链球菌最初感染和发病之间有一定的潜伏期,抗体滴度通常在最初感染后几周达到峰值,这让医生解释单一的抗体滴度升高的意义比较困难。由于该分析物缺乏可接受的"正常值"(参考范围),诊断更加困难。研究证实,抗体滴度与年龄、季节和其他一些人口统计学特征相关。例如,ASO 滴度的正常值上限（ULN）在 2 岁时为 160,12 岁时则为 320。anti-DNase B 滴度的 ULN 在 2 岁时为 240,而 12 岁时为 480。

ASO 或 anti-DNase B 单一抗体滴度检测诊断风湿热的敏感性只有 80%~85%,而采用联合抗原进行检测时,灵敏度上升至 92%~98%。此外,这些抗原的反应动力学略有不同,ASO 和 anti-DNase B 滴度分别在感染后 3-6 周和 6-8 周后达到最高。参见 Shet 和 Kaplan（2002）中的表 6 ASO 和抗 -DNase B 之间临床效用和动力学的差异。

浅表皮肤 GAS 感染如脓皮病通常通过从感染部位分离到病原体进行诊断。血清学上,脓皮病发作后 ASO 滴度呈现低水平表达,而抗 -DNase B 滴度则升高。

（四）建议阅读

Shet, A. and Kaplan, E.L. Clinical use and interpretation of group A streptococcal antibody tests: a practical approach for the pediatrician or primary care physician. *Pediatr. Infect. Dis. J.* **21**, 420–426 (2002).
Cunningham, M.W. Pathogenesis of Group A Streptococcal infections. *Clin. Microbiol. Rev.* **13**, 470–511 (2000).
Gerber, M.A. and Shulman, S.T. Rapid diagnosis of pharyngitis caused by group A streptococci. *Clin. Microbiol. Rev.* **17**, 571–580 (2004).

二、梅毒

（一）病因和发病机制

梅毒（syphilis）的病原体是**苍白密螺旋体**（Treponema pallidum,TP,俗称**梅毒螺旋体**）,长 6~15μm,细长的螺旋状微生物,有 5~20 个螺旋。因其不能在人工培养基上生长繁殖,在过去 90 年中尝试体外培养螺旋体均未成功。螺旋体表面表现出抗原惰性,因此感染者无法产生保护性免疫反应,导致长期感染。

梅毒是一种性传播疾病,潜伏期为 10~90 天。一期、二期梅毒和皮肤黏膜梅毒疹复发期间具有传染性。先天性传播发生在整个生育期。尽管可以通过检测 IgM 抗体或**快速血浆反应素试验**（rapid plasma reagin test,RPR）滴度来监测婴幼儿感染情况,但当母亲感染梅毒未经治疗时,临床上需要对婴儿进行治疗。献血者也要常规进行梅毒筛查以避免**输血获得性梅毒**（transfusion-acquired syphilis）的发生。

梅毒的临床表现按感染阶段分为一期、二期、潜伏期和三期梅毒。一期梅毒的典型病变是硬下疳,一种在生殖器感染 TP 2~9 周内出现的无痛性溃疡,也有一些患者不出现典型的硬下疳,或无

硬下疳,或未向医生报告。二期梅毒临床特征是全身性皮疹（梅毒疹）,伴有低热、乏力、蛋白尿和淋巴结肿大。二期梅毒之后就是潜伏期,在潜伏期的第一年,高达 25% 的患者可能复发为二期梅毒。三期梅毒的特征是心脏和中枢神经系统受累。大约 15%~40% 未经治疗的梅毒患者可能出现晚期并发症。

（二）诊断和化验技术

梅毒的血清学检查分为**非密螺旋体试验**（non-treponemal test）试验和**密螺旋体试验**（treponemal test）。非密螺旋体试验包括快速血浆反应素试验（RPR）和性病研究实验室试验（VDRL）,在一些实验室该方法主要用于检测脑脊液。非密螺旋体试验检测的是螺旋体感染人体后受损宿主细胞释放的抗脂质（心磷脂）IgM 和 IgG 类抗体。这些试验不是针对梅毒的;当用于筛查时,所有反应性血清都需要通过螺旋体特异性试验进行确认。假阴性反应可在梅毒早期或任何时期发生前带效应时出现。晚期潜伏梅毒因活性组织破坏有限,非密螺旋体筛查试验可能为阴性。青霉素对梅毒患者的治疗效果良好;RPR 滴度检测可以用于疾病疗效的监测。

密螺旋体试验检测的是苍白密螺旋体抗原的抗体。梅毒抗体在梅毒早期出现,到二期梅毒时达高峰,即使治疗后也多年保持高水平。现有的试验包括**梅毒螺旋体抗体微量血凝试验**（MHA-TP）和**梅毒螺旋体明胶颗粒凝集试验**（TPPA）。**酶联免疫吸附测定**（ELISA）、化学发光和多重免疫测定均可用于 IgG、IgM 或同时检测两种抗体。目前,许多测量方法针对生物体特异性多肽的 IgG 和 / 或 IgM 抗体。**荧光密螺旋体抗体吸收试验**（FTA-ABS）和蛋白质印迹是梅毒的确证试验。

由于样本量的增加,许多实验室使用密螺旋体试验对样本进行初筛,然后通过非密螺旋体试验对阳性样本进行验证。这种方法的主要优点是可以用自动化平台来进行初筛,也被称为**反向梅毒筛查算法**（reverse syphilis screening algorithm）;其缺点在于初筛结果阳性表示可能为梅毒感染（包括潜伏梅毒）、经过治疗的既往感染或假阳性。相比之下,RPR 作为传统的初筛试验,既往感染较少引起梅毒初筛阳性,虽然其他原因也可引起假阳性。TPPA 被推荐作为第三种试验来解决反向试验中的差异,但 TPPA 因其灵敏度

低于 FTA-ABS,因此也不是理想的参考方法。目前的密螺旋体试验方法的特异性超过 99%,但在梅毒患病率非常低的地区和人群中,大量的阳性筛查结果难以解释。

(三) 建议阅读

Binnicker, M.J., Jespersen, D.J. and Rollins, L.O. Treponema-specific tests for serodiagnosis of syphilis: comparative evaluation of seven assays. *J. Clin. Microbiol.* **49**, 1313–1317 (2011).

Binnicker, M.J., Jespersen, D.J. and Rollins, L.O. Direct comparison of the traditional and reverse syphilis screening algorithms in a population with a low prevalence of syphilis. *J. Clin. Microbiol.* **50**, 148–150 (2012).

Gomez, E., Jespersen, D.J., Harring, J.A. and Binnicker, M.J. Evaluation of the Bio-Rad BioPlex 2200 syphilis multiplex flow immunoassay for the detection of IgM- and IgG-class anti-treponemal antibodies. *Clin. Vaccine Immunol.* **17**, 966–968 (2010).

Hagedorn, H.J., Kraminer-Hagedorn, A., De Bosschere, K., Hulstaert, F., Pottel, H. and Zrein, M. Evaluation of INNO-LIA syphilis assay as a confirmatory test for syphilis. *J. Clin. Microbiol.* **40**, 973–978 (2002).

Herremans, T., Kortbeek, L. and Notermans, D.W. A review of diagnostic tests for congenital syphilis in newborns. *Eur. J. Clin. Microbiol. Infect. Dis.* **29**, 495–501 (2010).

Knight, C.S., Crum, M.A. and Hardy, R.W. Evaluation of the LIAISON chemiluminescence immunoassay for diagnosis of syphilis. *Clin. Vaccine Immunol.* **14**, 710–713 (2007).

Loeffelholz, M.J. and Binnicker, M.J. It is time to use treponema-specific antibody screening tests for diagnosis of syphilis. *J. Clin. Microbiol.* **50**, 2–6 (2012).

Marangoni, A., Sembri, V., Olmo, A., D'Antuono, A., Negosanti, M. and Cevenini, R. IgG western blot as a confirmatory test in early syphilis. *Zentralbl. Bakteriol.* **289**, 125–133 (1999).

Norris, S.J. Polypeptides of *Treponema pallidum*: progress toward understanding their structural, functional, and immunologic roles. *Treponema Pallidum* Polypeptide Research Group. *Microbiol. Rev.* **57**, 750–779 (1993).

Schmidt, B.L., Edjlalipour, M. and Luger, A. Comparative evaluation of nine different enzyme-linked immunosorbent assays for determination of antibodies against *Treponema pallidum* in patients with primary syphilis. *J. Clin. Microbiol.* **38**, 1279–1282 (2000).

Singh, A.E. and Romanowski, B. Syphilis: review with emphasis on clinical, epidemiologic, and some biologic features. *Clin. Microbiol. Rev.* **12**, 187–209 (1999).

Welch, R.J. and Litwin, C.M. Evaluation of two immunoblot assays and a Western blot assay for the detection of antisyphilis immunoglobulin G antibodies. *Clin. Vaccine Immunol.* **17**, 183–184 (2010).

三、疏螺旋体

(一) 病因和发病机制

游走性红斑(erythema migrans,EM) 是莱姆病的典型皮肤损害,最早由瑞典皮肤科医生 Afzelius 于 1909 年记载。Afzelius 推测这种皮肤病变是蜱虫叮咬的结果,并且病原体可以从动物传播给人类。直到 1982 年莱姆病被证实与**螺旋体科(Spirochaetaceae)** 的**伯氏疏螺旋体(*Borrelia burgdorferi*)** 有明确的联系。

伯氏疏螺旋体通过硬蜱属的硬蜱传播给人。硬蜱发育过程包括幼虫、若虫和成虫三个阶段。幼虫蜱出生时未受感染,只有寄生在被感染动物(小型啮齿类动物)后才会感染伯氏疏螺旋体。病原体主要通过若虫传播,春末和初夏几个月是最活跃的时期,人们在户外时最有可能被传播。蜱虫很小并且在伯氏疏螺旋体最易感染的前两天或几天内不会被感染者发现。

莱姆病在北欧、中欧、俄罗斯及美国等国家和地区流行。伯氏疏螺旋体存在多种基因型,最常见的是狭义伯氏疏螺旋体、伽氏疏螺旋体和埃氏疏螺旋体。在北美洲,主要的基因型是狭义伯氏疏螺旋体;在欧洲,发现了三种主要基因型和一些少见基因型。莱姆病的临床表现差异很大,与疏螺旋体基因型、被感染人群遗传差异有关。

莱姆病是一种自然疫源性传染病。临床表现初期有典型皮肤损害——**游走性红斑(EM)**,表现为不断扩大的圆形红色斑疹。EM 可在感染早期 85%~90% 的患者中出现,但皮损可以是非典型的,只有约 60%~80% 的患者出现典型皮损。莱姆病早期的其他非特异性表现包括流感样症状、发热、头痛、乏力、颈硬、关节僵硬和肌痛。若不及时治疗,会出现中枢系统损害和外周大关节炎等一系列临床症状。虽然莱姆病晚期会出现神经系统功能障碍的症状,但该症状与伯氏疏螺旋体感染是否直接相关仍有待研究。反应性关节炎主要累及大关节,特别是膝关节,通常发生在初次感染 6~9 个月后。但疏螺旋体感染后不会产生保护性免疫。

(二) 诊断和化验技术

分离培养伯氏疏螺旋体是理想的诊断方法,但实际上难以在临床常规开展。伯氏疏螺旋体可以从病变皮肤组织或血液中检出,但目前这些检查只在莱姆病研究中心进行,大多数实验室无法开展。存在典型移行性红斑情况下,实验室检查不是必需的,但并非所有患者都会出现这种皮肤病变,且病变可能是不典型的。

机体对伯氏疏螺旋体的免疫应答与其他细菌感染的应答模式相同,首先出现 IgM 抗体,然后出现 IgG。在最初感染两周内,大多数未接受治疗的患者可以同时检测到两种及以上多种螺旋体抗原的抗体。感染的早期产生抗 FlaB(41kDa)、p66、OppA-I、-II 和 IV(25-27kDa)抗体,随后出现抗 OspC(25kDa)、VlsE、BBK32(47kDa)、FlaA(37kDa)、BmpA(39kDa)、ErpP 和 Dbp 蛋白的抗体。

最早的酶联免疫测定(ELISA) 试剂盒以伯氏疏螺旋体全细胞裂解物为抗原,因与热休克蛋白、鞭毛抗原和其他细菌(包括与口腔感染相关的螺旋体,如密螺旋体)中蛋白质存在交叉反应,其特异性较低(90% 或更低)。敏感性相同的情况下,与检测其他疾病相比,用血清学检测方法诊断莱姆病的诊断价值较低。因此,研究人员为了提高诊断性能作出了相当大的努力。

1995 年,疾病预防控制中心(CDC)引入了两步法诊断方案(类似于检测 HIV 的开发方案),要求所有阳性血清学筛查参考**免疫印迹试验**(immunoblot,IB)的方法。针对 IgM 和 IgG 分别进行免疫印迹试验。IgM 抗体在疑似感染的一个月内使用,因为其特异性较低。在感染一个月后,IgG 抗体开始增高,其敏感性仍低于 80%,但诊断莱姆关节炎其敏感性接近 100%。两步法诊断减少了假阳性率,特别是 IgM 检测,但因灵敏度低,没有提高血清学检测的效用。表 7-20-1 总结了几项报道的研究。

表 7-20-1 莱姆病患者试验反应性总结

	患者的反应性 /%			
	EM 急性期	EM 治疗后恢复期	神经受累期	关节炎期
全细胞 ELISA	33~49	76~86	79	100
IgM IB	43~44	75~84	80	16
IgG IB	0~13	15~21	64~72	96~100
两步法	29~40	29~78	87	97

(摘自 Aguero-Rosenfeld 等人,2005)。

为了提高 ELISA 试验的特异性,使用重组蛋白或多肽抗原(主要有 pepC10 和 IR6)替代全细胞抗原。多肽比全长抗原相比,具有更低的交叉反应性。然而,多肽提供信息有限,例如 IgG 或 IgM 抗体的优先结合。理想的血清学方法可能需要联合抗原、多肽和重组抗原等的组合。

分子检测已经用于莱姆病的诊断,但并未提高检测的灵敏度。有人建议使用滑膜液和脑脊液来提高敏感性。缺乏标准化,以及大量商业产品之间的差异性使提高莱姆病血清学诊断性能的工作变得复杂。

(三) 建议阅读

Aguero-Rosenfeld, M.E., Wang, G., Schwartz, I. and Wormser, G.P. Diagnosis of Lyme borreliosis. *Clin. Microbiol. Rev.* **18**, 484–509 (2005).

Burgdorfer, W. Discovery of the Lyme disease spirochete: A historical review. *Zentralbl. Bakteriol. Mikrobiol. Hyg.* **263**, 7–10 (1986).

Busson, L., Reynders, M., Van den Wijngaert, S., Dahma, H., Decolvenaer, M., Vasseur, L. and Vandenberg, O. Evaluation of commercial screening tests and blot assays for the diagnosis of Lyme borreliosis, *Diagn. Microbiol. Infect. Dis.* (2012 May 4). [Epub ahead of print].

Porwancher, R.B., Hagerty, C.G., Fan, J., Landsberg, L., Johnson, B.J., Kopnitsky, M., Steere, A.C., Kulas, K. and Wong, S.J. Multiplex immunoassay for Lyme disease using VlsE1-IgG and pepC10-IgM antibodies: improving test performance through bioinformatics. *Clin. Vaccine Immunol.* **18**, 851–859 (2011).

Reed, K.D. Laboratory testing for Lyme disease: possibilities and practicalities. *J. Clin. Microbiol.* **40**, 319–324 (2002).

Seriburi, V., Ndukwe, N., Chang, Z., Cox, M.E. and Wormser, G.P. High frequency of false positive IgM immunoblots for *Borrelia burgdorferi* in clinical practice, *Clin. Microbiol. Infect.* (2011). [Epub ahead of print].

Stanek, G., Wormser, G.P., Gray, J. and Strle, F. Lyme borreliosis. *Lancet* **379**, 461–473 (2012).

四、幽门螺杆菌

(一) 病因和发病机制

幽门螺杆菌(*Helicobacter pylori*,HP)是一种革兰阴性杆菌,螺旋形,微需氧,在低氧环境下生长良好。

幽门螺杆菌与胃炎密切相关。一旦被感染,HP 会在胃黏膜中存活多年。幽门螺杆菌感染是消化性溃疡的主要原因,7%~10% 的人一生中感染过 HP。消化性溃疡可发生于十二指肠(十二指肠溃疡)或胃(胃溃疡)。除长期服用**非甾体抗炎药**(NSAIDs)或阿司匹林引起的病例外,几乎所有十二指肠溃疡患者都有 HP 感染。全球有 30%~70% 的成年人感染过这种细菌。慢性幽门螺杆菌感染与胃癌发生有关。

及时、有效的抗生素治疗可以根除幽门螺杆菌,但并不是所有的治疗都有效,并且存在复发的可能。实验室检测可以用于监测患者感染情况和治疗效果。

(二) 诊断和化验技术

幽门螺杆菌检测方法分为侵入性和非侵入性(包括血清学、粪便抗原和尿素呼气试验)两大类。内镜检查包括组织学检查、HP 分离培养、快速脲酶试验和聚合酶链反应(PCR)等。幽门螺杆菌在胃黏膜中分布不均,取材不佳,会导致假阴性结果。

幽门螺旋杆菌感染后,胃黏膜局部免疫反应产生 IgA 抗体,并诱导产生特异性 IgG 抗体。与大多数急性细菌感染免疫反应不同,很少检测到 IgM 抗体,不能鉴别近期感染和既往感染。幽门螺杆菌感染后少数患者体内不产生 IgG 抗体,但能检测到 IgA。抗 HP 抗体检测不能区分感染的具体情况,血清检测阳性常见于社会经济地位较低、年龄较大的人群,因此检测抗体有一定的局限性。

粪便幽门螺杆菌抗原检测(HpSA)有多种检测方法,且优于抗体检测。若治疗结束后 30 天 HpSA 呈阳性提示根除治疗失败。在感染率高的地区,粪便幽门螺杆菌抗原检测不适用,因为患者尤其是儿童患者体内可能存在其他幽门螺杆菌菌株。世界范围内菌株也存在表型差异,因此不推荐使用"全球通用标准"。

尿素呼气试验（urea breath test，UBT）的原理：Hp 的脲酶将[^{13}C]或[^{14}C]-标记的尿素分解为氨气和二氧化碳，同位素标记的 CO_2 经血液循环进入肺组织后呼出体外，通过收集 1h 或短时间内感染者呼出气体，测定 CO_2 的量即可判断结果。如果操作得当，UBT 敏感度为 90%，特异性接近 100%，可以用来评估根除效果。由于呼气试验成本很高，因此幽门螺杆菌检测指南推荐使用尿素呼气试验和粪便抗原试验。

（三）建议阅读

Guarner, J., Kalach, N., Elitsur, Y. and Koletzko, S. *Helicobacter pylori* diagnostic tests in children: review of the literature from 1999 to 2009. *Eur. J. Pediatr.* **169**, 15–25 (2010).
Haggerty, T.D., Perry, S., Sanchez, L., Perez-Perez, G. and Parsonnet, J. Significance of transiently positive enzyme-linked immunosorbent assay results in detection of *Helicobacter pylori* in stool samples from children. *J. Clin. Microbiol.* **43**, 2220–2223 (2005).
Höök-Nikanne, J., Perez-Perez, G.I. and Blaser, M.J. Antigenic characterization of *Helicobacter pylori* strains from different parts of the world. *Clin. Diagn. Lab. Immunol.* **4**, 592–597 (1997).
Malaty, H.M. Epidemiology of *Helicobacter pylori* infection. *Best Pract. Res. Clin. Gastroenterol.* **21**, 205–214 (2007).
Ricci, C., Holton, J. and Vaira, D. Diagnosis of *Helicobacter pylori*: invasive and non-invasive tests. *Best Pract. Res. Clin. Gastroenterol.* **21**, 299–313 (2007).
Ritchie, B., Brewster, D., Tran, C.D., McNeil, Y., Zacharakis, B., Davidson, G.P. and Butler, R.N. Lack of diagnostic accuracy of the monoclonal stool antigen test for detection of Helicobacter pylori infection in young Australian aboriginal children. *Pediatr. Infect. Dis. J.* **28**, 287–289 (2009).
Versalovic, J. *Helicobacter pylori*. Pathology and diagnostic strategies. *Am. J. Clin. Pathol.* **119**, 403–412 (2003).

五、产志贺毒素大肠埃希菌

（一）病因和发病机制

大肠埃希菌 O157：H7（*Escherichia coli* O157：H7）和其他产生志贺毒素的大肠埃希菌（Shiga-toxin producing *E. coli*，STEC）可引起急性腹泻，表现为轻度非出血性腹泻、严重出血性腹泻或**溶血性尿毒症综合征**（hemolytic uremic syndrome，HUS）。溶血性尿毒症综合征指的是微血管病性溶血性贫血、血小板减少和急性肾衰竭三联征。约 10% 的儿童 HUS 是由 O157：H7 大肠埃希菌感染引起，而在成年人中少见。50% 的溶血性尿毒症综合征患者需要透析治疗，约 5% 的患者死于该病。

STEC 可以随牛、羊、鹿和其他反刍动物的粪便中排出体外，通过食入未煮熟的牛肉、受污染的水或农产品、未经巴氏灭菌的牛奶等多种食物而感染。也可人传人或与污染物（无生命的物体或能够转移传染性微生物的物质）密切接触传播。疫情的发生与牛肉酱、宠物动物园、生水果和蔬菜、意大利腊肠、酸奶、饮用水和苹果酒等被污染

有关。

（二）培养和化验技术

实验室中常使用**麦康凯山梨醇琼脂**（MacConkey with sorbitol agar，SMAC）培养鉴定 O157：H7 大肠埃希菌。该培养基使用麦康凯琼脂基质，乳糖被山梨糖醇取代。寄居在人体肠道的大多数大肠埃希菌发酵山梨糖醇，而 O157：H7 大肠埃希菌不发酵山梨醇。因此，在 SMAC 培养基上 O157：H7 大肠埃希菌菌落是无色透明的。目前已有商品化的大肠埃希菌 O157 选择培养基和显色培养基。乳胶凝集免疫测定试剂可以迅速对可疑菌落进行鉴定，然后将这些分离物送往实验室进行进一步验证。需要注意的是，O157 乳胶试验可以发生非特异性自凝集反应，因此必须将乳胶质控试剂与 O157 乳胶试剂一起使用。除了使用麦康凯山梨醇琼脂或其他基于琼脂的培养基外，CDC 建议临床实验室对所有送检的粪便标本进行 STEC 菌株鉴定。最好的方法是使用志贺毒素的免疫测定和选择性琼脂（如含山梨醇的麦康凯）培养法。值得注意的是，免疫分析不能取代麦康凯培养基法，如果不使用培养基进行鉴定，大约 10% 的 O157 大肠埃希菌分离株（迄今为止所有 STEC 菌株中最危险和临床上可控的一种）可能会漏检。而据报道，O157 大肠埃希菌约引起了北美的 80%HUS 病例。

用于 STEC 检测的商业化**酶免疫分析法（EIA）**有侧流免疫分析法和微孔免疫分析法。该方法可检测出志贺毒素-1 和志贺毒素-2；一些方法还可以区分检测到哪种毒素变体。粪便样品中游离志贺毒素的量通常较低，因此直接用粪便样本检测时灵敏度低。建议在选择性肉汤中过夜富集后对粪便样品进行志贺毒素 EIA 测定，因此样品接收后至少要延迟一天才能进行检测。研究显示 EIA 测定大肠埃希菌内毒素的灵敏度和特异性好，但仍存在假阳性结果，当应用于不适当的患者群体时，测试的**阳性预测值（PPV）**显著降低。假阳性结果可能导致启动昂贵的公共卫生调查和干预等严重后果。因此，在低流行区，对所有实验室接收到的粪便样本均进行 STEC EIA 检测是不合适的。

针对粪便中大肠埃希菌 O157、志贺毒素-1 和志贺毒素-2 的核酸扩增试验正在发展中，尽管该类方法目前尚未广泛使用。

（三）建议阅读

Centers for disease Control and Prevention University outbreak of Calicivirus infection mistakenly attributed to Shiga Toxin-Producing *Escherichia coli* O157:H7, Virginia, 2000. *Morb. Mortal. Wkly. Rep.* **50**, 489–491 (2001).

Centers for Disease Control and Prevention Recommendations for diagnosis of Shiga Toxin-Producing *Escherichia coli* infections by clinical laboratories. *Morb. Mortal. Wkly. Rep.* **58**, 1–14 (2009).

Kehl, K.S., Havens, P., Behnke, C.E. and Acheson, D.W. Evaluation of the premier EHEC assay for detection of Shiga toxin-producing *Escherichia coli*. *J. Clin. Microbiol.* **35**, 2051–2054 (1997).

Klein, E.J., Stapp, J.R., Clausen, C.R., Boster, D.R., Wells, J.G., Qin, X., Swederlow, D.L. and Tarr, P.I. Shiga toxin–producing *Escherichia coli* in children with diarrhea: a prospective point-of-care study. *J. Pediatr.* **141**, 172–177 (2002).

March, S.B. and Ratnam, S. Sorbitol-MacConkey medium for detection of *Escherichia coli* O157:H7 associated with hemorrhagic colitis. *J. Clin. Microbiol.* **23**, 869–872 (1986).

Marcon, M.J., Kiska, D.L., Gilligan, P. and Riddell, S.W. Should all stool specimens be screened for Shiga-toxin producing *Escherichia coli*? *J. Clin. Microbiol.* **49**, 2390–2397 (2011).

Manning, S.D., Madera, R.T., Schneider, W., Dietrich, S.E., Khalife, W., Brown, W., Whittam, T.S., Somsel, P. and Rudrik, J.T. Surveillance for Shiga toxin–producing *Escherichia coli*, Michigan, 2001–2005. *Emerg. Infect. Dis.* **13**, 318–321 (2007).

Park, C.H., Kim, H.J., Hixon, D.L. and Bubert, A. Evaluation of the Duopath Verotoxin test for detection of Shiga toxins in cultures of human stools. *J. Clin. Microbiol.* **41**, 2650–2653 (2003).

Pennington, H. *Escherichia coli* O157. *Lancet.* **376**, 1428–1435 (2012).

六、军团菌

（一）病因和发病机制

军团菌（*Legionella*）是一种营养要求高、专性需氧、细胞内寄生的革兰阴性杆菌。细菌在温暖潮湿的环境中繁殖，因此推测水是军团菌的天然生长环境。军团菌最佳生长温度在 35~37℃，也可以在高达 45℃ 的温度下繁殖。由于军团菌对潮湿环境的亲和性及在较高温度下繁殖的能力，它常出现在热水系统、水塔和温水温泉中。

军团菌感染（也称为退伍军人症或庞蒂亚克热）主要由**嗜肺军团菌**（*Legionella pneumophila*，LP）引起。流行病学研究表明，超过 95% 的军团菌病是由嗜肺军团菌，特别是 Lp1 血清型引起，主要通过吸入了受污染的水产生的气溶胶而感染。军团菌感染最常见的临床表现称为军团病，以肺炎表现为主，其严重程度不等，总病死率略高于 10%。在美国，军团菌感染属于国家法定传染病。1990~2005 年期间，有超过 23 000 例军团病，感染者的平均年龄在 45~64 岁。第二种疾病表现被称为庞蒂亚克热，发生在感染含 LP 气溶胶的患者，表现为急性流感样症状。庞蒂亚克热患者体内分离不出军团菌，其具体致病作用不详，推测可能是由于接触细菌毒素或对细菌产生过敏反应造成的。

（二）培养和化验技术

军团菌分离培养与鉴定采用**活性炭 - 酵母浸液琼脂培养基**（buffered charcoal yeast extract media，BCYE），在最适 pH 下利于军团菌生长，且含有木炭能吸收生长抑制物质。此外，还含有 L-半胱氨酸等军团菌生长所必需的营养素。可以从胸膜液等无菌体液或肺组织中分离出军团菌。最常见的标本类型是痰或其他呼吸道标本。如果这些标本包含其他竞争性呼吸道菌群，则应将其接种到选择性 BCYE 琼脂上，以防止生长缓慢的军团菌过度生长。

直接荧光法（DFA）特异性好，灵敏度低，但临床上并不常用。血清学方法，前后两次抗体滴度呈四倍增长，达 1∶128 或更高，才有诊断价值。仅抗体滴度为 1∶256 不能诊断军团病，因此血清学方法多用于流行病学调查而不是临床诊断。

军团菌生长缓慢，从临床标本中培养分离到军团菌困难，因此尿液抗原检测已成为有效的诊断方法。这种方法主要检测感染患者尿中 Lp1 血清型抗原。常用的检测方法有酶免疫分析或免疫色谱分析，操作简单、快速，但敏感性差异较大，部分原因是它只能检测 Lp1 血清型引起的感染（尽管这种血清型占临床疾病的大部分）。据文献报道，大多数研究关注的是由 Lp1 血清型引起的感染，很难确定这种检测方法真正的敏感性和特异性。考虑到该方法的局限性，混合数据分析表明其灵敏度和特异性分别约为 75% 和 99%。在不同地区，该方法检测的灵敏度和特异性与 Lp1 血清型流行程度密切相关。在新西兰和澳大利亚等地区，嗜肺军团菌与长滩军团菌流行率相似，因此尿抗原检测的意义不大。

（三）建议阅读

Carratala, J. and Garcia-Vidal, C. An update on Legionella. *Curr. Opin. Infect. Dis.* **23**, 152–157 (2010).

Fields, B.S., Benson, R.F. and Besser, R.E. *Legionella* and Legionnaire's disease: 25 years of investigation. *Clin. Microbiol. Rev.* **15**, 506–526 (2002).

Craun, G.F., Brunkard, J.M., Yoder, J.S., Roberts, V.A., Carpenter, J., Wade, T., Calderon, R.L., Roberts, J.M., Beach, M.J. and Roy, S.L. Causes of outbreaks associated with drinking water in the United States from 1971 to 2006. *Clin. Microbiol. Rev.* **23**, 507–528 (2010).

七、汉塞巴尔通体

（一）病因和发病机制

巴尔通体属（*Bartonella*）是胞内寄生革兰阴性杆菌，过氧化氢酶、氧化酶、脲酶和硝酸盐还原试验均为阴性，主要通过中间宿主和血液传播。有六种巴尔通体与人类疾病有关。**猫抓病**（cat scratch disease，CSD）主要病原体为**汉塞巴尔通**

体（*Bartonella henselae*）。

猫是汉塞巴尔通体的主要宿主,通过猫的唾液和(或)猫的抓痕感染人体。汉塞巴尔通体在世界范围内分布,在大部分地区猫抓病不需要上报,因此总体发病率难以估计。临床表现取决于受感染个体的免疫状况,最常见的是发热和局部淋巴结肿大,也可有长期发热和肝脾疾病,其少见的临床表现包括脑病、关节炎/关节痛、心内膜炎、眼部疾病、面瘫和骨髓炎。汉塞巴尔通体感染有多种治疗方法,阿奇霉素是首选的治疗方法,但典型的 CSD 多为自限性疾病,几个月后就会痊愈,大多数研究表明在这种情况下,抗菌药物治疗没有任何益处。对于重症病例,尽管这方面数据很少,通常需根据患者病情考虑使用抗生素疗法。

(二) 培养和化验技术

汉塞巴尔通体是一种生长要求苛刻的细菌,很难在临床实验室培养。而其他实验室检查结果是非特异性的,包括白细胞计数正常或略有升高,肝酶正常,红细胞沉降率正常或升高。因此,对临床医生来说,汉塞巴尔通体感染的诊断十分困难。肿大淋巴结组织病理学检查(侵入性检查)发现肉芽肿的形成或 Warthin-Starry 银染色观察到短小的杆菌有助于诊断猫抓病。用淋巴结组织进行特异性**核酸扩增(PCR)**检测也可用于诊断。

实际上,实验室采用汉塞巴尔通体抗体检测有助于临床诊断。常用的两种方法是**间接荧光抗体检测(IFA)**和酶免疫分析,其中,间接荧光抗体检测是最常用的方法。酶免疫分析操作简单,自动化程度高,但灵敏度低,较少使用。间接荧光抗体检测应用广泛,缺点是耗时,主观影响大。虽然 IgM 阳性提示急性感染,但 IgM 反应是短暂的,因此阴性结果不排除急性感染。IgG 滴度在感染后趋于下降,大多数个体在感染 1 年后不再具有血清阳性反应。诊断首选急性和恢复期血清。间接荧光抗体检测 IgG 的敏感性和特异性分别为 14%~100% 和 35%~100%,结果差异可能与检测结果的解释、选用的抗原、cut-off 值选择及采样时间等有关。IgG 滴度高于 1:64 高度提示汉塞巴尔通体感染,但不能区分早期或晚期(治愈)感染。1:256 滴度的 IgG 通常考虑近期感染。在巴尔通体感染心内膜炎的病例中,其抗体滴度通常 >1:800。

(三) 建议阅读

Agan, B.K. and Dolan, M.J. Laboratory diagnosis of *Bartonella* infections. *Clin. Lab. Med* **22**, 937–962 (2000).

Bergmans, A.M., Peeters, M.F., Schellekens, J.F., VOs, M.C., Sabbe, L.J., Ossewaarde, J.M., Verbakel, H., Hooft, H.J. and Schouls, L.M. Pitfalls and fallacies of cat scratch disease serology: evaluation of *Bartonella henselae*-based indirect fluorescence assay and enzyme-linked immunoassay. *J. Clin. Microbiol.* **35**, 1931–1937 (1997).

Breitschwerdt, B. and Kordick, D.L. *Bartonella* infection in animals: carriership, reservoir potential, pathogenicity, and zoonotic potential for human infection. *Clin. Microbiol. Rev.* **13**, 428–438 (2000).

Florin, T.A., Zaoutis, T.E. and Zaoutis, L.B. Beyond Cat Scratch Disease: widening spectrum of *Bartonella henselae* Infection. *Pediatrics* **121**, e1413–e1425 (2008).

Fournier, P.E., Mainardi, J.L. and Raoult, D. Value of microimmunofluorescence for diagnosis and follow up of *Bartonella* endocarditis. *Clin. Diagn. Lab. Immunol.* **9**, 795–801 (2002).

Vermeulen, M.J., Verbakel, H., Noterman, D.W., Reimericnk, J.H.J. and Peetres, M.F. Evaluation of sensitivity, specificity and cross-reactivity in *Bartonella henselae* serology. *J. Med. Microbiol.* **59**, 6743–6745 (2010).

Zangwill, K.M., Hamilton, D.H., Perkins, B.A., Regnery, R.L., Plikaytis, B.D., Hadler, J.L., Carter, M.L. and Wegner, J.D. Cat Scratch Disease in Connecticut—epidemiology, risk factors, and evaluation of a new diagnostic test. *N. Engl. J. Med.* **329**, 8–13 (1993).

八、钩端螺旋体

(一) 培养和发病机制

钩端螺旋体病(leptospirosis)是一种由问号**钩端螺旋体**(*Leptospira interrogans*)引起的人畜共患病。钩端螺旋体是致密螺旋体,长度从 6μm 到 20μm 不等,分布广泛,生活在水中,与动物肾感染有关。钩端螺旋体病在世界范围内分布,热带地区发病率较高。在美国,半数以上的钩端螺旋体病发生在夏威夷。这种微生物在淡水中增殖,而洪水或暴雨等自然事件会促进传播,从而导致暴发。

人类可能直接感染(通过接触动物)或间接感染(通过接触被感染动物尿液污染的水)。钩端螺旋体有两种宿主,包括保护宿主和意外(或偶然)宿主。保护宿主是流行区的储存宿主,人类是偶然宿主。该病在世界范围内流行,温带或热带地区因病原体能更好地存活而为高流行区,同样,该病流行具有季节性,以夏季多发。

钩端螺旋体主要由皮肤擦伤或结膜擦伤感染,大多数病例无症状。该病临床表现具有两个阶段,第一阶段持续一周(败血症期),第二阶段是产生抗体的免疫阶段,螺旋体在尿液中排出体外。大多数并发症发生在感染第二周螺旋体定位到组织的免疫阶段。症状包括突然发热伴寒战、头痛、肌痛、腹痛和结膜充血。它也可能导致无症状的脑膜炎。严重的病例出现黄疸,病情进展迅速,病死率可达 5%~15%。

(二) 培养和化验技术

钩端螺旋体可以体外培养,培养时间长达 13

周,大多数实验室都没有开展。如果要分离培养,发病早期(1周内)血液的阳性率高,1周后尿液的阳性率高。也可以通过暗视野显微镜或直接免疫荧光法观察钩端螺旋体。银染色和 Warthin-Starry 染色也有助于组织学检查。

大多数钩端螺旋体病例是通过血清学诊断的。金标准是**显微凝集试验**(microscopic agglutination test,MAT)。在发病 5~7 天可检测抗体,该方法操作复杂,仅少数大型实验室开展。通过将患者的血清暴露于活的或杀死的钩端螺旋体抗原悬浮液中来进行 MAT,重要的是,需采用广泛的抗原谱以保证能检测出所有血清型。温育后,用显微镜检查测试血清/抗原反应的凝集,终点以 50% 凝集反应的血清为最高稀释度。肉眼上,通过大约 50% 的钩端螺旋体是游离的或未凝集的来确定结果。该方法主观性强,如没有适当质控,会出现很大的误差。

钩端螺旋体病确诊方法是双份血清抗体滴度呈 4 倍及以上升高。根据患者临床症状不同,双份血清采集时间可以短至 3 天,长至 14 天。典型钩端螺旋体病的患者,可采用较短的收集时间间隔。在急性病患者中,间隔时间越长越合适。假设诊断可以通过高抗体滴度成立,但阳性的分界取决于患者人群的血清效价。临床症状与钩端螺旋体病一致且滴度超过 200 的患者符合 CDC 病例定义。在许多真正感染的患者中,抗体滴度可能相当高,可达到 25 000 以上的水平。在这些情况下,抗体效价可能需要数年时间才能降低。

由于 MAT 检测操作烦琐,目前已经开发出其他越来越普遍的方法。免疫荧光法、酶联免疫吸附法、免疫印迹法均有应用,效果参差不齐。部分研究表明,这些分析方法敏感性高,而另一些研究表明其敏感性较低。因此,MAT 仍是诊断钩端螺旋体病的金标准。

(三) 建议阅读

Palaniappan, R.U., Ramanujam, S. and Chang, Y. Leptospirosis: pathogenesis, immunity, and diagnosis. *Current Opin. Infect. Dis.* **20**, 284–292 (2007).

Katz, A. Quantitative polymerase chain reaction: filling the gap for early leptospirosis diagnosis. *Clin. Infect. Dis.* **54**, 1256–1258 (2012).

Levett, P.N. Leptospirosis. *Clin. Microbiol. Rev.* **14**, 296–326 (2001).

九、柯克斯体属

(一) 病因和发病机制

贝纳柯克斯体(*Coxiella burnetii*)又称 Q 热立克次体,个体较小,细胞内专性寄生,革兰染色阴性,可引起人畜共患病,是 **Q 热**(Q fever)的病原体。贝纳柯克斯体在世界范围内普遍存在,主要在牛、绵羊和山羊居住地流行,也可以通过猫和犬及蜱传播。动物感染后通常无症状,病原体可以从尿液、粪便、乳汁等体液中排出。疾病传播最常见的途径是通过吸入污染的颗粒。病原体对干燥高度耐受,在环境中可很好地存活,因而有可能在不接触动物的情况下发生感染。

Q 热临床症状和病情严重程度不一。高达 60% 的感染者可无症状。临床表现包括非特异性发热性疾病、肺炎或肝炎、心肌炎、心包炎和脑膜脑炎。潜伏期 2~5 周,发热可持续数月或数年(慢性 Q 热)。慢性 Q 热常见的临床表现是培养阴性的心内膜炎,其中 90% 发生在有潜在心脏病的患者中。

Q 热临床表现通常是非特异性症状,因此诊断比较困难。该病原体是一种专性细胞内病原体,可以分离培养,但该方法灵敏度低,有实验室获得性感染的风险,且需要专门的生物安全等级 4 级防范设施的实验室才能开展。因此,血清学和 PCR 是首选的诊断方法。血清学方法包括 ELISA、微凝集、微量免疫荧光法、IFA 和**补体结合试验(CF)**。这些方法实际上利用了柯克斯体属感染的生物学特性,以帮助区分急性和慢性感染。在感染期间,贝纳柯克斯体抗原表现为两相(II 相 = 急性,I 相 = 慢性)。在感染的急性期期间,可以检测到抗 II 相抗体,而在慢性感染中发现更高水平的抗 I 相抗体。

(二) 培养和化验技术

常用的检测方法中,IFA 是最可靠和使用最广泛的方法,ELISA 和 CF 检测也越来越普遍。CF 试验在疾病早期呈阴性,敏感性和特异性不如 IFA。Field 和他的同事在 2000 年发表在《临床微生物学杂志》上的一项研究表明 CF 检测的敏感性和特异性分别为 73% 和 90%,而 IFA 的灵敏度和特异性分别为 88% 和 99%。ELISA 检测柯克斯体属,存在的问题是阳性结果是否要 IFA 来进一步的验证。Q 热 ELISA 的诊断价值与 IFA 相当。

无论使用何种方法,均建议间隔 2~3 周检测急性期血清和恢复期血清,检测抗体滴度是否增加 4 倍。但与其他血清学诊断一样,联合采用急性和恢复期滴度来进行诊断是不切实际的,而单一的高滴度可以用来作疑似诊断。例如,I相抗体滴度≥1∶800认为是心内膜炎患者的诊断指标。部分学者认为 IFA IgM 为 1∶50,IgG 为 1∶200 诊断特异性高达 100%,其他人发现 IFA IgM 效价为 1∶160 也有相同的特异性。1∶64 作为 CF 法的阈值在灵敏度只有 50% 的情况下效果不佳。

柯克斯体属 IgM 抗体通常在感染后 4 个月消失,在某些情况下也可持续更长时间。补体抗体在 3 年内消失,在爆发感染后 12 年内仍可检测到Ⅱ相抗原 IgG 抗体。一般而言,抗体在暴露后 7~14 天出现,4~8 周达最大水平。CF 试验阴性可能是由于前带效应而导致的假阴性。对于高度怀疑 Q 热而 CF 试验检测结果阴性的患者,应稀释后重新检测。

(三) 建议阅读

Karakousis, P.C., Trucksis, M. and Dumler, J.S. Chronic Q fever in the United States. *J. Clin. Microbiol.* **44**, 2283–2287 (2006).

Parker, N., Barralet, J.H. and Bell, A.M. Q fever. *Lancet* **367**(9511), 679–688 (2006).

La Scola, B. Current laboratory diagnosis of Q fever. *Semin. Pediatr. Infect. Dis.* **13**, 257–262 (2002).

十、布鲁氏菌

(一) 病因和发病机制

布鲁氏菌属 (*Brucella*) 是革兰阴性短小球杆菌,氧化酶和脲酶阳性。布鲁氏菌具有高度传染性,被认为是生物恐怖制剂,许多实验室只进行基本的生化试验,将可能的布鲁氏菌分离物送到有资质的实验室进行最终鉴定。由于污染和仪器故障会增加实验室人员暴露的风险,不宜使用自动化仪器进行布鲁氏菌分离鉴定。

对人致病的有 4 种,包括**流产布鲁杆菌** (*Brucella abortus*)、**猪布鲁杆菌** (*Brucella suis*)、**马尔他布鲁杆菌** (*Brucella melitensis*) 和**犬布鲁杆菌** (*Brucella canis*)。牛 (*B.abortus*)、猪 (*B. suis*)、山羊和绵羊 (*B. melitensis*) 和犬 (*B. canis*) 是主要传染源,主要通过接触未经消毒的乳制品,接触污染的动物器官 (如胎盘),或通过实验室工作人员的暴露而传播。布鲁氏菌病的疾病表现不明确,也不特异,但几乎所有感染的患者都有发热,伴某种形式的全身症状,如乏力或肌痛。

(二) 培养和化验技术

布鲁氏菌对网状内皮系统具有特征性的趋向性,因此诊断布鲁氏菌病的金标准是从骨髓中培养分离到布鲁氏菌。布鲁氏菌可以从血液中培养分离到,敏感性为 15%~70%。**实时聚合酶链反应 (real-time PCR)、巢氏聚合酶链反应 (nested PCR) 和聚合酶链反应酶联免疫吸附分析法 (PCR ELISA)** 等分子生物学技术是布鲁氏菌检测的未来,尽管目前受条件限制还难以广泛使用。

基于分离培养诊断的局限性,血清学方法仍然是诊断布鲁氏菌感染的重要方法。血清学检查主要有两种,**血清凝集试验 (SAT)** 和**酶联免疫吸附试验 (ELISA)**。ELISA 检测 IgM、IgG 和 IgA,该法的敏感性和特异性高于 SAT。为了避免假阳性的出现,CDC 建议 ELISA 检测的阳性结果用 SAT 进行确认。SAT 可以得出半定量结果,急性期和恢复期间隔 2 周后双份血清再检测,滴度升高 4 倍及以上。若患者临床症状相符,凝集试验滴度为 1∶160 可以诊断布鲁氏菌病。布鲁氏菌流行区的患者,使用 > 1∶320 的阈值可以提高特异性。不同的 ELISA 试剂盒检测 IgM 的敏感性不同,在 67% 和 100% 之间。关于 IgM 检测的特异性数据较少,疾病的流行程度不同,差异很大。

抗体滴度与疾病的进展无关。滴度会在很长一段时间内维持在高水平,因此无症状的感染者也能检测到 IgG 和 IgA。

布鲁氏菌抗体检测的缺点是会与其他革兰阴性杆菌的脂多糖成分发生交叉反应,尤其是当存在针对 O157 大肠埃希菌、土拉弗朗西丝菌、小肠结肠炎耶尔森菌和沙门菌的抗体时,已观察到有假阳性试验,这些交叉反应抗体通常为 M 类抗体。

(三) 建议阅读

Pappas, G., Akritidis, N., Bosilkovski, M. and Tsianos, E. Brucellosis. *N. Engl. J. Med.* **352**, 2325–2336 (2005).

Centers for Disease Control and Prevention Public health consequences of a false-positive laboratory test result for Brucella – Florida, Georgia, and Michigan, 2005. *Morb. Mortal. Wkly. Rep.* **57**, 603–605 (2008).

Christopher, S., Umapathy, B. and Ravikumar, K. Brucellosis: review on the recent trends in pathogenicity and laboratory diagnosis. *J. Lab. Physicians* **2**, 55–60 (2010).

十一、土拉弗朗西丝菌

(一) 病因和发病机制

兔热病 (tularemia) 是由**土拉弗朗西丝菌 (*Francisella tularensis*)** 引起的人畜共患病。土拉弗朗西丝菌为革兰阴性球杆菌,可经呼吸道感染,只需要少量病原体即可引起感染发病,因此,可以作为生物武器而备受关注。土拉弗朗西丝菌分布广泛，也可发生自然感染。

兔热病的临床表现多样，常与暴露方式有关。肺型和伤寒型与吸入病原体有关；腺型和溃疡腺型与被感染动物直接接触或节肢动物叮咬有关；口咽型与进食受污染的食物或水有关。最常见的类型是溃疡腺型，占 45%~80%。土拉弗朗西丝菌感染的严重程度不一，可表现为从轻微的自限性疾病到致命的疾病。

在病原体较多的临床标本（如伤口抽吸物或溃疡拭子）中使用 DFA 染色偶尔可以直接观察到土拉弗朗西丝菌。土拉弗朗西丝菌的培养比较困难，因为病原体生长条件非常苛刻，在含有过量半胱氨酸的培养基和富含 CO_2 的大气中孵育才生长。在血琼脂上培养 4 天才生长出菌落。PCR 是兔热病的诊断方法之一，该病比较罕见，缺乏相关的临床数据。

（二）培养和化验技术

半个多世纪以来，血清学检查是诊断兔热病的主要方法。在临床症状出现后一周就可以检测到土拉弗朗西丝菌的抗体，并且可以持续 10 年或更长时间。症状出现后两周，90%~95% 的样本中能检测到抗体。最好在急性期和恢复期至少间隔两周收集双份血清，抗体滴度增加 4 倍才有诊断意义。感染后，IgM 和 IgG 抗体通常会同时出现，IgM 抗体可以持续多年，因此其不能被用来诊断近期感染。福尔马林灭活的土拉弗朗西丝菌抗原可用于血清或血浆凝集试验，该试验应用广泛，研究报道该方法与布鲁氏菌抗体存在低水平交叉反应，但抗体滴度通常 <1∶20，因此不会干扰结果解释。临床症状典型时，抗体滴度 >1∶128 即可诊断。

（三）延伸阅读

Bevanger, L., Maeland, J.A. and Kavam, A.I. Comparative analysis of antibodies to *Francisella tularensis* antigens during the acute phase of tularemia and eight years later. *Clin. Diagn. Lab. Immunol.* **1**, 238–240 (1994).

Bevanger, L., Maeland, J.A. and Naess, A.I. Agglutinins and antibodies to *Francisella tularensis* outer membrane antigens in the early diagnosis of disease during an outbreak of tularemia. *J. Clin. Microbiol.* **26**, 433–437 (1988).

Ellis, J., Oyston, P.C.F., Green, M. and Titball, R.W. Tularemia. *Clin. Micro. Revs.* **15**, 631–646 (2002).

Oyston, P.C.F., Sjostedt, A. and Titball, R.W. Tularemia: bioterrorism defence renews interest in *Francisella tularensis. Nat. Revs. Microbiol.* **2**, 967–978 (2004).

Hepburn, M.J. and Simpson, A.J.H. Tularemia: current diagnosis and treatment options. *Exp. Rev. Anti. Infect. Ther.* **6**, 213–240 (2008).

Viljaen, M.K., Nurmi, T. and Salmien, A. Enzyme linked immunosorbent assay (ELISA) with bacterial sonicate for IgM, IgA, and IgG antibodies to *Francisella tularensis*: comparison with bacterial agglutination test and ELISA with lipopolysaccharide antigen. J. Infect. Dis. 148, 715–720 (1983).

（王雅杰　译，应斌武　审）

寄生虫和真菌

一、寄生虫

(一) 刚地弓形虫

1. 病因和发病机制

刚地弓形虫(*Toxoplasma gondii*)是一种专性的胞内寄生虫,可感染多种鸟类和哺乳动物,包括人类。当其最终宿主,即猫科动物,在摄入刚地弓形虫卵囊或感染刚地弓形虫的动物后,刚地弓形虫的有性周期便在猫科动物的肠道中开始了。最终,卵囊会随粪便排泄,并被各种各样的中间宿主消化。

人类如果摄入这些猫的粪便或未煮熟的肉类(通常是羊肉),则会发生弓形虫感染。血清学调查显示,刚地弓形虫的暴露程度随地理区域变化而有很大差别,感染率在20%~90%。正常成人感染后通常没有症状。在有临床表现的病例中,最常见的症状是淋巴结病变,并伴有一系列其他症状,因此诊断较为困难。对于肿瘤化疗或器官移植后的免疫低下的人群,可发生致命感染。刚地弓形虫感染被认为是艾滋病患者脑炎最常见的病因。发生在免疫力低下的人群的感染被认为是潜伏感染的再次激活,通常波及中枢神经系统。

这种寄生虫可以通过胎盘而导致先天性弓形虫病。而母体在妊娠前感染这种寄生虫对胎儿的风险很小。先天性弓形虫病的发病率随着妊娠的进展而增加;但是,如果孕妇在妊娠早期感染,先天性弓形虫病的发病率最大。大多数在子宫内感染的婴儿在出生时没有症状,特别是感染发生在妊娠晚期时。但是,在出生后1个月到9岁可能会出现后遗症。轻者可能有轻度视力下降,而严重患病的儿童可能有视网膜脉络膜炎、脑积水、抽搐和脑内钙化。迄今为止,眼病是先天性弓形虫病最常见的后遗症。

2. 诊断和实验室检查

Sabin-Feldman 染料试验是用于诊断弓形虫病的经典血清学试验。**差异凝集试验**(differential agglutination test)是用于确认的参考试验。它将福尔马林固定和丙酮固定的弓形虫速殖子得到的结果进行比较,这种方法也被称为 HS/AC 测试。这两项测试对速殖子来源的可靠性和技术的专业性有较高要求。如今,仅有专业实验室提供这项检测。在美国,这项检测通常被用于检测母婴感染。目前,大多数实验室通常采用对 IgM 和 IgG 抗体均具有敏感性及特异性的**酶联免疫吸附试验**(enzyme linked immunosorbent assay,ELISA)方法作为筛查手段。在调查孕产妇感染时,必须区分近期感染和既往感染。仅 IgM 阳性不能作为急性感染的证据,因为许多感染的患者的 IgM 清除速度可能较慢(几个月或更长时间)。目前,有很多方法可以用来确定感染的时间。在美国以外,在用或不用尿素、SDS 或乙醇胺等变性剂存在情况下,通过测定 IgG 水平,可以确定病毒 IgG 抗体的**亲合力指数**(avidity index)。

亲合力指数计算如下:

$$\frac{\text{吸光度(变性剂测定法)}}{\text{吸光度(无变性剂测定)}} \times 100$$

通常认为亲合力指数达 50% 或以上的是高亲合力指数,提示既往感染;而亲合力指数在 35% 或以下则表明是急性感染,不同供应商的产品之间的临界值略有不同。然而,不同女性的 IgG 的亲合力发展速率有所不同,并且很多女性会给出不确定的结果,因此亲合力测试只适合用于排除最近 3~4 个月的感染。2009 年的一项比较研究显示,所对比的方法之间只有少许的一致性,这可能反映了较多女性发生近期感染。使用另一种亲合力检测或免疫印迹法,也许能够增加过去感染的证据。当亲合力检测结果不确定时,目前最常用的是采用 PCR 来用于明确是否有活动性感染。

(二) 美洲锥虫病

1. 病因和发病机制

美洲锥虫病(American trypanosomiasis)或称恰加斯病(Chagas disease)是由**克鲁斯锥虫**(*T. cruzi*)传播的。这种寄生虫的特点,是有一根单鞭毛沿虫体一侧游动,一种纺锤形、U 形或 C 形,15~20μm 大小的原虫。人类主要的传播途径是在被锥蝽叮咬后并留下有感染性的粪便。然而,也有报道经其他传播途径传播,如输血、器官移植、性活动、哺乳、静脉注射药物以及胎盘先天传播等。美洲锥虫病广泛分布于拉丁美洲。目前大约有 2 000 万人感染了这种疾病,9 000 万人处于危险之中。

急性美洲锥虫病以高寄生虫血症为特征,多见于儿童,90% 以上表现为亚临床和自限性。潜伏期为 20~40 天。急性感染之后通常出现一段隐匿期,随后可表现为明显的临床完全恢复。其特点是血清中存在克氏体抗体。在隐匿期病例中,只有 20%~30% 进展为慢性美洲锥虫病,症状常表现为心律失常。慢性美洲锥虫病的另一常见症状为巨大的食管或巨结肠。

2. 诊断和实验室检查

克鲁斯锥虫具有遗传异质性,由两种主要的遗传谱系组成,分别命名为克氏 I 型和克氏 II 型。慢性感染的诊断常基于传统的血清学检测,包括**间接免疫荧光**(indirect immunofluorescence, IIF)和 ELISA,急性感染的诊断则基于寄生虫学方法。在拉丁美洲,感染虽很常见,但患者通常不处于急性状态。尽管 ELISA 方法的灵敏度高达 95%,但血站筛查对检测操作水平要求很高。使用两种不同的测试方法可以提高检出率,免疫印迹或 RIPA 可用于确认实验。不推荐 PCR 方法用于美洲锥虫病检测,也不常用。

(三) 阴道毛滴虫

滴虫病(trichomoniasis)是一种常见的性传播感染性疾病,主要由**阴道毛滴虫**(*Trichomonas vaginalis*)引起。全世界每年有 1.6 亿 ~1.8 亿人发病。虽然大多数病例发生在资源匮乏的国家,但在美国每年仍有 600 万 ~800 万例患者。虽然阴道毛滴虫可以在体液和潮湿的表面存活,但目前还没有非性病传播案例的记录。同时,男性也可能发生感染,但通常无症状。滴虫病也可以发生在围期期,从感染的母亲传播至女婴,并且可成为 HIV 传播的辅助因素。

肉汤培养是检测毛滴虫病的金标准,已经沿用了几十年,但由于实际操作可行性的难度较大,目前并没有广泛使用。条带检测模式中引入抗原检测法的快速方法比较实用,有时还可用于真菌和细菌感染的筛选。根据制造商和参考方法的不同,特异性通常大于 95%,敏感性大于 70%。当然,PCR 法也可用于滴虫病的检测并能提供较优异的性能。

(四) 疟疾

降低或清除全球性的**疟疾**(malaria),还需要多方面的共同努力,包括如何避免被可能传播**恶性疟原虫**(*Plasmodium falciparum*)的蚊虫叮咬、进行快速诊断以及开展有效治疗等。随着疟疾发病率的降低,发热性疾病不再和疟疾密切相关,血清学检测准确的重要性也随之增加。此外,由于**基于青蒿素联合疗法**(artemisinin-based combination therapy, ACT)的费用考虑,对于许多疟疾流行的国家而言,准确鉴别出需要这种疗法的患者能够有效地节约其经济成本。

历史上,有采用场显微术进行疟疾筛查和流行病学调查,但这种方法对无症状携带者的低寄生虫病患缺乏敏感性,但其仍然是建立治疗反应的最佳选择。

快速诊断试验越来越多地用于抗原鉴定,并且是治疗有症状患者所必需的鉴定方法。世界卫生组织已经开发并批准了一系列用于流行地区的实验室产品,但由于还没有阳性质量控制品,因而较难评估这些产品在这些地区的使用性能。抗体检测对于检测既往感染非常敏感(但不是新近感染),基于抗体的检测可用于监测感染的无症状个体的潜在献血者。如果能够在广泛条件下有效使用,PCR 法可能会取代血清学检测。

(五) 隐孢子虫属和贾第鞭毛虫属

隐孢子虫属(*Cryptosporidium*)是世界范围内急性腹泻的常见原因,同时也可以引起发展中国家以及免疫功能低下的宿主(如艾滋病患者)的持续性腹泻。隐孢子虫病的传统鉴定方法是使用显微镜检查粪便卵囊,但其敏感性较差,也可以使用**免疫荧光检测**(immunofluorescence assays, IFAs)来鉴定卵囊。但是这两种技术都需要经过专业培训的微生物学家以及大量的手工操作。因此,快速抗原检测试验,如 ELISA 和免疫层析,在检测卵囊中得到了更多应用。

贾第鞭毛虫(*Giardia*)于 1681 年首次被 Van Leeuwenhoek 在他的粪便中发现。贾第虫病可感染所有年龄段的人,通常发生在夏末和秋季,受影响最为严重的是 0~5 岁的儿童（日托中的儿童及其密切接触者）、31~40 岁的成年人、背包客、露营者、猎人以及疾病流行地区的旅行者。目前粪便中的贾第鞭毛虫抗原可以通过免疫荧光、ELISA、非酶免疫测定和**直接荧光抗体（DFA）**检测。

自 2000 年以来，已经有可同时用于检测隐孢子虫和贾第虫的试验方法，也分别给出单个阳性 / 阴性结果。最近开发的试验还可以检测**溶组织内阿米巴**（*Entamoeba histolytica*）的存在。

（六）类圆线虫属

类圆线虫属（*Strongyloides*）是通过土壤传播的蠕虫，目前还没有相关流行病学信息。全世界可能有 1 亿或更多人发生感染。在卫生条件差以及气候温暖潮湿的地方，更容易发生类圆线虫感染，如在美国的南部地区、欧洲和日本。目前发现至少有两个种群寄生于人类，包括**费氏类圆线虫**（*Strongyloides fuelleborni*）与比较普遍的**粪类圆线虫**（*Strongyloides stercoralis*）。

患者首次感染后，粪类圆线虫可在人类宿主中存活数十年。在免疫系统受损的宿主中，特别是使用皮质类固醇后，免疫系统不再能控制在自身感染周期中出现的幼虫，然后引起过度感染从而影响胃肠道的正常功能或导致幼虫向包括大脑的多个器官传播。当前的检测指南推荐，在移植前需要对粪类圆线虫感染进行筛查和治疗。

目前，类圆线虫属的血清学检测由美国的参考实验室以及许多国家领先的学术实验室提供。对于来自非地方性流行区域的患者，如果其粪便标本中有类圆线虫属幼虫，ELISA 检测 IgG 抗体的敏感性约为 90%，但由于存在其他寄生虫感染，可能会出现假阳性。研究显示曾经接受过治疗且没有活动性感染的患者中也会观察到阳性结果。当前较新的诊断方法主要有荧光素酶免疫沉淀系统测定和粪便 PCR，但这些方法在临床上尚未得到应用。

二、真菌

（一）曲霉菌

1. 流行病学和临床表现

丝状真菌（霉菌）（filamentous fungi）已经存在了大约 10 亿年，它们生长在土壤中并分解植被，不依赖于动物宿主生存。虽然人类常常吸入曲霉孢子，但真菌病并不常见。**侵袭性曲霉病**（invasive aspergillosis）是一种威胁生命的机会性真菌病，其年平均病死率在免疫缺陷患者群中达 70%~90%。由于免疫系统无法抵抗这种感染，当无处不在的曲霉从肺部（最常见）迁移到邻近的器官时，就会引起侵袭性曲霉病。在感染早期确定侵袭性曲霉病的判断可提高生存的机会，但临床表现和症状都是非特异性的。鉴定侵袭性曲霉病的唯一参考方法是进行尸检，并结合尸检标本培养。

对遗传性 NADPH 氧化酶缺陷所致的慢性肉芽肿病患者的研究显示，吞噬细胞的 NADPH 氧化酶对于宿主抵抗曲霉病是非常重要的。其他易患侵袭性曲霉病的患者包括持续的中性粒细胞减少症患者、造血干细胞移植或实体器官移植受体和晚期艾滋病患者。

根据尸检报告，1980 年到 1990 年间美国与曲霉病有关的死亡人数增加了 4 倍，这也反映了免疫受损患者的数量在增长。在中性粒细胞减少的患者中，可以根据中性粒细胞减少的程度和持续时间预测侵袭性曲霉病发生的风险。接受高强度的细胞毒性化疗导致持续中性粒细胞减少的患者、接受多周期细胞毒性化疗的难治性白血病患者，侵袭性曲霉病发生的风险特别高。

2. 诊断与实验室检查

侵袭性曲霉病诊断，是依据患者的危险因素（免疫状态）、临床表现 / 症状、放射学表现、组织学证据（如果能提供）和微生物证据来进行的。侵袭性曲霉病通常血培养阴性，因此即使在广泛传播的情况下对诊断仍然没有帮助。就其本身而言，侵袭性曲霉病的体征和症状通常是模糊的。胸部 X 线片通常都是非特异性表现，所以对诊断没有帮助，并且往往在疾病后期才出现与侵袭性肺曲霉病相一致的变化，因此限制了胸片在早期诊断中的应用。

基于一种糖类的免疫学方法是检测侵袭性曲霉病的少数几种常用的血清学方法之一。曲霉的**半乳甘露聚糖**（galactomannan，GM），是一种在生长过程中释放的细胞壁多糖成分，可以用能识别 1→5-β-D- 半乳糖侧链的大鼠单克隆抗体来检测其是否存在。采用夹心法可以检测出血清浓度低至 0.5~1ng/ml 的 GM。自 1990 年代以来，这种酶联免疫吸附试验的灵敏度是以前采用的乳胶凝集试验的 15~30 倍,极大地提高了侵袭性曲霉病的检测和治疗。为了提高检测下限和特异性,可将血清样品加热到 98℃,以破坏可能与糖类结合或干扰免疫测定的载体蛋白。

出现假阳性的可能性有很多,包括自 1997 年以来就受到关注的与某些真菌衍生抗生素如哌拉西林和氨苄西林 - 舒巴坦的交叉反应。原因可能是在不完全纯化后的抗真菌制剂中发现曲霉和青霉共有部分。此外,交叉反应可能发生在其他真菌存在的情况下,尤其是**马尔尼菲青霉**(*Penicillium marneffei*)、**荚膜组织胞浆菌**(*Histoplasma capsulatum*)、**新型隐球菌**(*Cryptococcus neoformans*)和**毛孢子菌**(*Trichosporon* sp.)。此外,GM 检测的敏感性和特异性也因其宿主类型的不同而异。

最近,有研究者提出监测 GM 指数的动力学来确定何时可以停止抗真菌治疗。指数未下降可提示对开始的治疗无应答,可以及时改变治疗方案。

检测抗曲霉抗体是一种检测非侵袭性肺部感染或在移植前识别高危患者的方法。此外,曲霉也可能在黏膜纤毛清除能力改变的患者的支气管气道定植,如囊性纤维化患者或重度吸烟者。虽然这种定植似乎不会对这些患者的呼吸功能产生负面影响,但它可能导致更严重的情况发生,如过敏性支气管肺曲霉病。最近报道了一种利用重组靶蛋白的酶联免疫吸附试验方法。

有几个基于 PCR 的方法的报道。虽然这些方法的敏感性 / 特异性看似可与 GM 检测相媲美,但还没有足够信息支撑这些方法的常规使用。

(二) 念珠菌

1. 流行病学和临床表现

除了引起口腔和生殖器的浅表性感染外,**白念珠菌**(*Candida albicans*)也可能侵入性感染上皮下的组织。患者的体液、组织中检出白念珠菌,可诊断侵袭性念珠菌病。全身感染已成为化疗患者、移植受者和烧伤患者发病和死亡的重要原因。在医院获得性血流病原体中,念珠菌占比可达 15%。系统性念珠菌病与长期住院相关,病死率高达 70%。白念珠菌是主要的感染菌,但近 10 年来,光滑念珠菌、热带念珠菌、近平滑念珠菌、克鲁斯念珠菌等菌种的流行率呈上升趋势。慢性皮肤黏膜念珠菌病在获得性免疫缺陷综合征比较常见。烧伤患者较易患播散性念珠菌病。

2. 诊断和实验室检查

培养是检测侵袭性念珠菌病的标准方法。血琼脂平板是分离来自体液的白念珠菌的理想培养基,但该技术的诊断敏感性不超过 50%。来源于念珠菌细胞壁糖原的甘露聚糖,是一种具有高免疫原性的多聚体。在念珠菌感染者血清中,可以检测出甘露聚糖或甘露聚糖抗体。在美国以外的地方都有用 ELISA 方法检测甘露聚糖和抗甘露聚糖抗体,并且已经得到了广泛的评估。采用两种方法同时检测感染,敏感性和特异性更高(均 >80%)。亚临床念珠菌的抗体检测的特异性较低,而这个情况在很多个体中都有可能发生,尤其是在医院环境中。

(三) 地方性真菌

1. 流行病学和临床表现

在美国发生的**地方性真菌病**(endemic mycoses)主要包括**组织胞浆菌病**(histoplasmosis)(由荚膜组织胞浆菌引起)、**芽生菌病**(blastomycosis)(皮炎芽生菌)和**球孢子菌病**(coccidioidomycosis)(粗球孢子菌)。尽管它们发生在不同的地理区域,这些感染仍可在美国所有地区被发现,并且是免疫功能较强的人群最常见的肺部真菌感染。多达 50% 的接触者会出现感染症状,最常见的是肺部感染。肺外播散也可能发生,尤其是免疫缺陷患者,可能导致住院甚至死亡。在南美洲、非洲和亚洲也有地方性真菌病的流行地区。其他国家报告的病例通常是来自前往流行地区旅行者。

2. 诊断和实验室检查

地方性真菌病的检测对社区获得性肺炎的诊断很重要,因为真菌病不会对抗菌治疗产生应答。此外,免疫功能低下的患者发生感染可能会危及生命。然而,可行的检测方法非常少。培养是确定的方法,也是唯一能可靠区分不同真菌的方法,真菌生长缓慢并且培养方法不够敏感。ELISA 方法可用于检测血清和尿液中的抗原水平。这些方法灵敏,在健康人群中特异性达 99%,但通常无法区分不同种属真菌。抗原检测可能有助于观察对治疗的反应。质谱方法的发展可能提供特定种属信息,但目前需要阳性对照物方可进行。

三、参考文献

Bobic, B., Klun, I., Vujanic, M., Nikolic, A., Ivovic, V., Zivkovic, T. and Djurkovic-Djakovic, O. Comparative evaluation of three commercial Toxoplasma-specific IgG antibody avidity tests and significance in different clinical settings. *J. Med. Microbiol.* **58**, 358–364 (2009).

Dannemann, B.R., Vaughan, W.C., Thulliez, P. and Remington, J.S. Differential agglutination test for diagnosis of recently acquired infection with *Toxoplasma gondii*. *J. Clin. Microbiol.* **28**, 1928–1933 (1990).

Jost, C., Touafek, F., Fekkar, A., Courtin, R., Ribeiro, M., Mazier, D. and Paris, L. Utility of immunoblotting for early diagnosis of toxoplasmosis seroconversion in pregnant women. *Clin. Vaccine Immunol.* **18**, 1908–1912 (2011).

Lachaud, L., Calas, O., Picot, M.C., Albaba, S., Bourgeois, N. and Pratlong, F. Value of 2 IgG avidity commercial tests used alone or in association to date toxoplasmosis contamination. *Diagn. Microbiol. Infect. Dis.* **64**, 7–74 (2009).

Lynfield, R. and Guerina, N. Toxoplasmosis. *Pediatr. Rev.* **18**, 75–83 (1997).

McCabe, R. and Remington, J.S. Toxoplasmosis: The time has come. *N. Engl. J. Med.* **318**, 313–315 (1988).

McLeod, R., Kieffer, F., Sautter, M., Hosten, T. and Pelloux, H. Why prevent, diagnose and treat congenital toxoplasmosis?. *Mem. Inst. Oswaldo Cruz.* **104**, 320–344 (2009).

Montoya, J.G. and Remington, J.S. Management of *Toxoplasma gondii* infection during pregnancy. *Clin. Infect. Dis.* **47**, 554–566 (2008).

Remington, J.S., Thulliez, P. and Montoya, J.G. Recent developments for diagnosis of toxoplasmosis. *J. Clin. Microbiol.* **42**, 941–945 (2004).

Wilson, C., Remington, J., Stagno, S. and Reynolds, D. Development of adverse sequelae in children born with subclinical congenital Toxoplasma infection. *Pediatrics* **66**, 767–774 (1980).

Brasil, P.E., De Castro, L., Hasslocher-Moreno, A.M., Sangenis, L.H. and Braga, J.U. ELISA versus PCR for diagnosis of chronic Chagas disease: Systematic review and meta-analysis. *BMC Infect. Dis.* **10**, 337 (2010).

Moncayo, A. and Ortiz Yanine, M.I. An update on Chagas disease (human American trypanosomiasis). *Ann. Trop. Med. Parasitol.* **100**, 663–677 (2006).

Otani, M.M., Vinelli, E., Kirchhoff, L.V., del Pozo, A., Sands, A., Vercauteren, G. and Sabino, E.C. WHO comparative evaluation of serologic assays for Chagas disease. *Transfusion* **49**, 1076–1082 (2009).

Pérez-Molina, J.A., Norman, F. and López-Vélez, R. Chagas disease in non-endemic countries: Epidemiology, clinical presentation and treatment. *Curr. Infect. Dis. Rep.* **14**, 263–274 (2012).

Ramírez, J.D., Guhl, F., Umezawa, E.S., Morillo, C.A., Rosas, F., Marin-Neto, J.A. and Restrepo, S. Evaluation of adult chronic Chagas heart disease diagnosis by molecular and serological methods. *J. Clin. Microbiol.* **47**, 3945–3951 (2009).

Harp, D.F. and Chowdhury, I. Trichomoniasis: Evaluation to execution. *Eur. J. Obstet. Gynecol. Reprod. Biol.* **157**, 3–9 (2011).

Huppert, J.S., Mortensen, J.E., Reed, J.L., Kahn, J.A., Rich, K.D., Miller, W.C. and Hobbs, M.M. Rapid antigen testing compares favorably with transcription-mediated amplification assay for the detection of *Trichomonas vaginalis* in young women. *Clin. Infect. Dis.* **45**, 194–198 (2007).

Lowe, N.K., Neal, J.L. and Ryane-Wenger, N.A. Accuracy of the clinical diagnosis of vaginitis compared with a DNA probe laboratory standard. *Obstet. Gynecol.* **113**, 89–95 (2009).

Bell, D. and Peeling, R.W. WHO-Regional Office for the Western Pacific/TDR. Evaluation of rapid diagnostic tests: Malaria. *Nat. Rev. Microbiol.* **4**, S34–S38 (2006).

malERA Consultative Group on Diagnoses and Diagnostics A research agenda for malaria eradication: Diagnoses and diagnostics. *PLoS Med.* **8**, e1000396 (2011).

Thiam, S., Thior, M., Faye, B., Ndiop, M., Diouf, M.L., Diouf, M.B., Diallo, I., Fall, F.B., Ndiaye, J.L., Albertini, A., Lee, E., Jorgensen, P., Gaye, O. and Bell, D. Major reduction in anti-malarial drug consumption in Senegal after nation-wide introduction of malaria rapid diagnostic tests. *PLoS ONE.* **6**, e18419 (2011).

Wilson, M.L. Malaria rapid diagnostic tests, *Clin. Infect. Dis.* (2012). [Epub ahead of print].

Christy, N.C., Hencke, J.D., Escueta-De Cadiz, A., Nazib, F., von Thien, H., Yagita, K., Ligaba, S., Haque, R., Nozaki, T., Tannich, E., Herbein, J.F. and Petri, Jr., W.A. Multisite performance evaluation of an Enzyme-Linked Immunosorbent Assay for detection of *Giardia, Cryptosporidium*, and *Entamoeba*

histolytica antigens in human stool. *J. Clin. Microbiol.* **50**, 1762–1763 (2012).

Garcia, L.S., Shimizu, R.Y. and Bernard, C.N. Detection of *Giardia lamblia, Entamoeba histolytica/Entamoeba dispar*, and *Cryptosporidium parvum* in human fecal specimens using the triage parasite panel enzyme immunoassay. *J. Clin. Microbiol.* **38**, 3337–3340 (2000).

Garcia, L.S., Shimizu, R.Y., Novak, S., Carroll, M. and Chan, F. Commercial assay for detection of *Giardia lamblia* and *Cryptosporidium parvum* antigens in human fecal specimens by rapid solid-phase qualitative immunochromatography. *J. Clin. Microbiol.* **41**, 209–212 (2003).

Goñi, P., Martín, B., Villacampa, M., García, A., Seral, C., Castillo, F.J. and Clavel, A. Evaluation of an immunochromatographic dip strip test for simultaneous detection of *Cryptosporidium* spp, *Giardia duodenalis*, and *Entamoeba histolytica* antigens in human faecal samples, *Eur. J. Clin. Microbiol. Infect. Dis.* (2012). [Epub ahead of print].

Huang, D.B. and White, A.C. An updated review on *Cryptosporidium* and Giardia. *Gastroenterol. Clin. North Am.* **35**, 291–314 (2006).

Montes, M., Sawhney, C. and Barros, N. *Strongyloides stercoralis*: There but not seen. *Curr. Opin. Infect. Dis.* **23**, 500–504 (2010).

Olsen, A., van Lieshout, L., Marti, H., Polderman, T., Polman, K., Steinmann, P., Stothard, R., Thybo, S., Verweij, J.J. and Magnussen, P. Strongyloidiasis – the most neglected of the neglected tropical diseases?. *Trans. R. Soc. Trop. Med. Hyg.* **103**, 967–972 (2009).

Roxby, A.C., Gottlieb, G.S. and Limaye, A.P. Strongyloidiasis in transplant patients. *Clin. Infect. Dis.* **49**, 1411–1423 (2009).

Bart-Delabesse, E., Basile, M., Al Jijakli, A., Souville, D., Gay, F., Philippe, B., Bossi, P., Danis, M., Vernant, J.P. and Datry, A. Detection of *Aspergillus* galactomannan antigenemia to determine biological and clinical implications of beta-lactam treatments. *J. Clin. Microbiol.* **43**, 5214–5220 (2005).

Guitard, J., Sendid, B., Thorez, S., Gits, M. and Hennequin, C. Evaluation of a recombinant antigen-based enzyme immunoassay for the diagnosis of noninvasive aspergillosis. *J. Clin. Microbiol.* **50**, 762–765 (2012).

Hoenigl, M., Salzer, H.J., Raggam, R.B., Valentin, T., Rohn, A., Woelfler, A., Seeber, K., Linkesch, W. and Krause, R. Impact of galactomannan testing on the prevalence of invasive aspergillosis in patients with hematological malignancies. *Med. Mycol.* **50**, 266–269 (2012).

Leeflang, M.M., Debets-Ossenkopp, Y.J., Visser, C.E., Scholten, R.J., Hooft, L., Bijlmer, H.A., Reitsma, J.B., Bossuyt, P.M. and Vandenbroucke-Grauls, C.M. Galactomannan detection for invasive aspergillosis in immunocompromised patients, *Cochrane Database Syst. Rev.* **8**, CD007394 (2008).

Ostrosky-Zeichner, L. Invasive mycoses: Diagnostic challenges. *Am. J. Med.* **125**, S14–S24 (2012).

Segal, B.H. Aspergillosis. *N. Engl. J. Med.* **360**, 1870–1884 (2009).

Torelli, R., Sanguinetti, M., Moody, A., Pagano, L., Caira, M., De Carolis, E., Fuso, L., De Pascale, G., Bello, G., Antonelli, M., Fadda, G. and Posteraro, B. Diagnosis of invasive aspergillosis by a commercial real-time PCR assay for Aspergillus DNA in bronchoalveolar lavage fluid samples from high-risk patients compared to a galactomannan enzyme immunoassay. *J. Clin. Microbiol.* **49**, 4273–4278 (2011).

Mikulska, M., Calandra, T., Sanguinetti, M., Poulain, D. and Viscoli, C. Third European Conference on Infections in Leukemia Group. The use of mannan antigen and anti-mannan antibodies in the diagnosis of invasive candidiasis: Recommendations from the Third European Conference on Infections in Leukemia. *Crit. Care.* **14**, R222 (2010).

Ostrosky-Zeichner, L. Invasive mycoses: Diagnostic challenges. *Am. J. Med.* **125**, S14–S24 (2012).

Verduyn Lunel, F.M., Donnelly, J.P., van der Lee, H.A., Blijlevens, N.M. and Verweij, P.E. Circulating Candida-specific anti-mannan antibodies precede invasive candidiasis in patients undergoing myelo-ablative chemotherapy. *Clin. Microbiol. Infect.* **15**, 380–386 (2009).

Chu, J.H., Feudtner, C., Heydon, K., Walsh, T.J. and Zaoutis, T.E. Hospitalizations for endemic mycoses: A population-based national study. *Clin. Infect. Dis.* **42**, 822–825 (2006).

Connolly, P., Hage, C.A., Bariola, J.R., Bensadoun, E., Rodgers, M., Bradsher, Jr., R.W. and Wheat, L.J. Blastomyces dermatitidis antigen detection by quantitative enzyme immunoassay. *Clin. Vaccine Immunol.* **19**, 53–56 (2012).

Panackal, A.A., Hajjeh, R.A., Cetron, M.S. and Warnock, D.W. Fungal infections among returning travelers. *Clin. Infect. Dis.* **35**, 1088–1095 (2002).

Wengenack, N.L. and Binnicker, M.J. Fungal molecular diagnostics. *Clin. Chest Med* **30**, 391–408 (2009).

（余芳 译，应斌武 审）

治疗药物监测

尽管药物处方会规定给药剂量，但正常情况下，给药后患者血液（或血浆/血清）中活性药物的浓度更能够体现出作用部位的浓度，从而也更能够体现其疗效。由于吸收、分布、排泄及特别是代谢的差异，剂量与血浆浓度之间的关系可能在患者之间是高度可变的。测量血清或血浆中药物浓度能够将一些药物剂量调整到最佳水平。

监测血浆药物浓度的主要原因有以下三个：

- 确保药物浓度足够高，能够达到疗效；
- 尽量减少药物剂量相关（A 类或毒性）副作用；
- 检查患者对治疗的依从性（或有时称之为患者合规性或一致性）。

只有当药物的疗效和副作用与药物在血浆中的浓度相关时，**治疗药物监测**（therapeutic drug monitoring，TDM）才有意义。特别是当个体之间的药物代谢或排泄速率变化很大，导致任何给定剂量的血浆浓度都有显著差异时，TDM 非常有价值。血清或血浆药物浓度的监测还对治疗浓度接近毒性浓度（低治疗比）的药物特别有价值，如地高辛和茶碱。除此之外，TDM 还适用于监测由于代谢饱和导致血药浓度与治疗剂量不呈线性相关的药物［如苯妥英（二苯乙内酰脲）］，即便是剂量在药物浓度治疗范围内略微增加，药物浓度也会不成比例上升。

在临床上，TDM 被用于优化一系列药物的疗效并降低其副作用，包含本章未讨论的几个重要的药剂类别。本章所包含的药物的选择一般基于适用于免疫测定技术的。

所有数据均指成人（除非特别说明），仅供一般指导；它们不适合临床使用。每种药物列出的临床应用基于**英国国家处方集**（British National Formulary，BNF）规定，其他国家可能存在不同的适应证。药理作用一般以 *Drugbank* 中引用的药理作用为依据。药物动力学数据（除非另有说明）来自 Dollery（1999 年）。强心剂的药物治疗范围和毒性浓度来自 Valdes 等人（1998 年），抗癫痫药的上述数据来自 Patsalos 等人（2008 年），镇痛药的上述数据来自 White 和 Wong（1998 年），及抗抑郁药的上述数据来自 Linder 和 Keck（1998 年）。副作用清单并不全面，应查询权威性来源以获得更全面的信息。关于所需样本类型的信息主要来自 Hammett-Stabler 和 Dasgupta（2007 年）。

一、分析技术

有多种方法可用于确定血清或血浆中的药物浓度。较好的分析方法依赖于萃取和层析分离，例如**高效液相色谱**（high-performance liquid chromatographic，HPLC）。**液相色谱 - 串联质谱分析**（liquid chromatography-tandem mass spectrometry-based assays，LC-MS/MS）被广泛应用于临床实验室。它们有很好的特异性和灵敏度，且能够在一次运行中测量若干种药物。然而，由于免疫检测技术的简单性、可靠性、实验室间的标准化及仪器的广泛可用性被广泛应用于常规治疗药物监测中（免疫分析技术广泛应用于内源性物质检测，如激素）。最近，这些问题得到了详细讨论（Brandhorst 等人，2012 年）。

（一）放射免疫分析

在**放射免疫分析**（radioimmunoassay，RIA）中，生物样品与放射标记化合物和该待测物特异固定抗体混合。测得结合到固定抗体上的放射活性与待测物浓度成反比。此技术极其敏感，被广泛用于检测浓度非常低的物质（如大麻、麦角酸二乙胺、地高辛及百草枯）。该方法的缺点包括使用放射标记化合物产生的问题（如需要昂贵的试剂和设备以及安全处置放射性材料的不便）和这些放射性标记的可用性。由于这些原因，现很少用于治疗药物监测。

（二）非同位素免疫分析

非同位素免疫分析（nonisotopic immunoassay）是廉价、简单且快速的测量方法，其特异性和灵敏度与放射免疫分析相似。免疫检测方法可以大致分为均相和非均相分析。非均相分析包含经典的 RIA 技术。其特征在于,标记抗原与未标记抗原竞争有限的抗体结合位点。将游离抗原与抗原抗体复合物分开后,任一部分中酶活性与游离抗原浓度相关。另一方面,均相免疫分析不依赖此分离步骤,是更简单、快速的方法,更适用于随机存取的临床化学分析仪。尽管大部分均相分析的灵敏度低于非均相分析,但是多数治疗药物的循环浓度在均质分析的测定范围内,所以它们是治疗药物监测的理想之选。

(三) 酶放大免疫测定技术

酶放大免疫测定技术(enzyme-multiplied immunoassay technique,EMIT®)是一种简单、快速的均相方法,目前广泛应用于各类物质的检测(尤其是药物)。该技术的原理是,待测药物与酶底物显色反应的抑制成正比。使用酶化学标记已知数量的药物(如葡糖 -6- 磷酸脱氢酶),该药物的抗体与该药物的酶复合物结合,从而降低酶的活性。引入含有待测药物的生物样品后,将从复合抗体中释放酶标记药物,从而提高酶活性。因为酶活性与样品中药物浓度相关,可以通过测定酶在特定底物上活性变化导致的吸光度的变化来测定待测药物的浓度。参阅均相免疫检测。

(四) 克隆酶供体免疫测定

克隆酶供体免疫测定(cloned enzyme donor immunoassay)技术与 EMIT 类似,利用抗原 - 抗体结合和分光光度法监测酶活性。β- 半乳糖苷酶为失活片段,其中大片段相当于酶受体,而小片段相当于酶供体。两个片段组合形成活性酶。半抗原(分析物)与供体片段结合,半抗原的抗体可以防止形成完好的活性酶。样品中待测物竞争抗体上的结合位点,待测浓度上升将导致与供体片段结合的抗体减少,而酶活性升高。利用 CPR-β- 半乳糖苷酶生成的氯酚红,通过分光光度法监测酶的活性。参阅均相免疫检测。

(五) 酶联免疫吸附测定

酶联免疫吸附测定(enzyme-linked immunosorbent assay,ELISA)技术是一种非均相技术,依赖结合到微孔板上的特殊药物的抗体,且抗原(分析物)被酶(一般为辣根过氧化物酶)标记。在治疗药物监测应用中,测定通常以竞争形式进行。

分析相对直观,分析过程包括每孔中添加少量抗体溶液,然后孵育适宜的时间。此过程将抗体结合到孔上,然后使用封闭液洗涤板并干燥。大部分商业试剂盒都配备了包被板,在这种情况下,此初始步骤是不必要的。向包被抗体的孔中添加样品和含有酶标记分析物的缓冲液,在环境温度下孵育,以使抗体、分析物及酶标记分析物达到平衡。最后,清洗板以去除未结合的酶,而结合的酶与 3,3',5,5'- 四甲基联苯胺(3,3',5,5'-tetramethylbenzidine,TMB)(酶为辣根过氧化物酶)反应。TMB 氧化产生黄色,可以通过分光光度法检测,且该颜色的深度与待测物的数量成反比。

(六) 荧光免疫分析

荧光免疫分析(fluoroimmunoassay)提供了一种替代放射免疫分析的信号生成和检测的系统,且具有更高的灵敏度。荧光免疫分析也可以分类为均相和非均相。非均相方法需要分离步骤,因为荧光体的活性不受其抗体结合的影响。与此相反,均相测定中的荧光体受与抗体结合的影响,而不需要分离步骤,使之特别适用于临床化学系统,且能够缩短测定时间。参阅信号生成和检测系统。

荧光增强和淬灭分析(fluorescence enhancement and quenching assays)依据的原理为,与抗体结合后,荧光 - 标记抗原的荧光性质发生了变化。此分析不需要分离步骤,与很多免疫分析技术不同,不依赖专业设备,使用传统的荧光计进行测量。参阅均相免疫分析。

极化荧光免疫分析(polarization fluoroimunoassay)基于荧光体 - 标记抗原在平面化偏振光中的改变。分子轴与光平面平行且分子转动导致该光去极化,发生优先激励。因为去极化程度与分子大小有关(大分子转动得慢一些),复合体结合到大抗体上将显著降低此转动,导致去极化下降。在此类免疫分析中,未标记抗原与荧光标记抗原竞争抗体上的结合位点,发射光的去极化与样品中药物浓度成比例。参阅均相免疫分析。

非同位素免疫分析由于其简单性而在很大程度上取代了 RIA 方法。与 RIA 一样,无须样品预处理(如溶剂提取),因此该技术为紧急情况的理想之选。然而,与 RIA 一样,该技术通常缺乏特异性且常会与其他物质(例如代谢物)发生交叉反应。所有免疫检测依赖于是否有合适的抗体,然而并非总是能找到合适抗体。例如,无法生成不与三碘甲腺原氨酸和甲状腺素交叉反应的胺碘酮的抗体。然而,因为该分析的简单易行,在很多情况下减少了对专业实验室的需求,可以在综合医院生物化学实验室完成,从而使该方法得到更广泛的应用。

(七) 微粒酶免疫分析

此技术类似于 ELISA,除了分析物是由抗体包被的珠子而不是微孔板捕获。使用合适的方法可以促进分离,如包被分析物抗体的玻璃纤维垫或磁珠。该分析技术不是一种竞争测定方法,荧光或化学发光产物与待测物的数量成正比。

二、游离药物浓度的测定

TDM 的基本原理为,在血液或血浆中循环的药物浓度与作用部位的药物浓度相关,且与药效大小相关。大部分药物测定检测血液或血浆 / 血清中药物的总浓度(结合药物浓度加上游离药物浓度),可以充分反映作用部位的药物浓度。然而,一些药物大部分结合到血浆中的白蛋白、**α-1- 酸性糖蛋白**(alpha-1-acid glycoprotein,AAG)、脂蛋白和其他蛋白质上,此时游离(未结合)药物浓度体现出作用位点的浓度(Routledge,1986 年)。假定游离与总浓度之间有合理的相关性,那么后者的测量值是前者的有用的替代指标。群体中血浆蛋白结合的任何显著变化将会降低总浓度监测的有效性。如果药物主要结合到白蛋白上且患者群体健康,这种变异通常相对较低(Ebden 等人,1984 年;Rimmer 等人,1984 年)。然而,引起白蛋白浓度降低(如肾或肝疾病或功能不全)或药物从结合位点移动(如通过其他药物或非酯化脂肪酸或尿毒症患者)将意味着总药物浓度可能低估血浆中的游离(活性)药物浓度。因此,在这种情况下,测量游离药物浓度可能是更适用。

AAG 是一种急性期蛋白质,其血浆浓度在个体内和个体间均有显著差异。烧伤、创伤、发炎和急性心肌梗死后浓度上升。新生儿、慢性肝疾病、肾病综合征及妊娠期间可能出现低于正常浓度的情况。许多碱性药物(如利多卡因和奎尼丁)在很大程度上与此蛋白质结合,总药物浓度可能无法充分体现出游离药物浓度(Routledge 等人,1986

年)。即使在健康个体中,血浆 AAG 浓度也可能随时间而变化,可能是因为并发病毒或其他感染,导致某些(通常是碱性)药物的血浆蛋白质结合变化。如果已知总药物浓度和主要结合蛋白质的浓度,则可以估计游离药物浓度,并且已经开发出了检测主要结合到 AAG 药物(如利多因)(Routledge 等人,1985 年)及主要结合到白蛋白药物(如苯妥英)(Krasowski & Penrod,2012)的方法。

尽管有这些考虑因素,在大部分患者人群中,总药物浓度一般与常测量药物的游离药物(如苯妥英或茶碱)浓度有很好的相关性。因此游离药物浓度的常规测量并不常见。然而,快速、可靠且经济的测量游离药物浓度技术的可用性将有助于处理一些药物中蛋白质结合变化性超出正常的情况。

三、治疗药物监测的应用方面

由于药物通常以固定时间间隔给药,因此在吸收、代谢及排泄的过程中,血药浓度因剂量而异。变化最大的为吸收速率,因此在吸收相对完整时采集的样品更能反映各个剂量之间的平均(稳态)浓度。因此,应在服用地高辛后,至少等待 8h,服用锂类药物后,至少等待约 12h 后再进行采样。在某些情况下,峰值水平在评估药效中更为重要(如使用氨基苷类抗生素),而且由于峰值水平出现在肌内注射后 30~60min,或静脉注射后立即出现,最好是在这些时间采集样品。传统制剂口服给药的峰值水平出现在 30~180min,而缓释制剂要晚一些。对许多药物来说,在下一次剂量给药前采集的样品(前剂量或“谷值”浓度)与平均(稳态)浓度相关性最好,尽管它会低一些。

血浆中药物浓度达到最大值——稳态水平之前需要的时间约为药物半衰期的五倍。因此,通常只有在怀疑或预计药物因过度积累而产生毒性的情况下,才会考虑在这段时间内取样。其他情况下,在测量稳态血浆浓度之前,应等待五个半衰期。在某些情况下,这可能是一段相当长的时间(如胺碘酮的半衰期为约 45 天,需等待 7~8 个月)。务必在测定申请单上说明采样时间与剂量、最后剂量改变时间及当前每日剂量时间表之间的关系的详情,以帮助临床解释血浆浓度。使用 EDTA作为抗凝剂,在全血中检测了几种免疫抑制剂(如环孢素)。它们不仅分布在红细胞和血浆中,而且在样品处理期间的重新分布(如由于环境温度变化)意味着抗凝全血优于血浆。

最后,浓度 - 反应关系是连续的,并且可能在一些患者中看到在血浆药物浓度低于群体公认的"治疗范围"时产生充分的疗效。因此,治疗范围应视为是基于平均患者群体的指南,且每位患者的最佳药物剂量应是符合足够疗效和最低毒性的最低剂量。

干扰免疫分析

胆红素、脂质、溶血、副蛋白、药物代谢产物及内源性物质都会对免疫分析产生干扰。这可能产生阳性或阴性偏差。这方面已在其他文献中进行了详细讨论(Dasgupta,2007 年、2012 年)。请参阅免疫分析中的干扰。

许多地高辛免疫分析可以检测到一些内源性物质(Dasgupta,2012 年)。它们统称为地高辛样因子(DLF)、地高辛样免疫活性因子(DLIF)或地高辛样免疫活性物质(DLIS)。不同检测方法的干扰程度不同,主要是因为抗血清的特异性。因为DLF,在从未给药的患者体内发现了"地高辛"浓度,他们主要为新生儿、孕妇及患有肾或肝衰竭的患者。DLF 可能是体内地高辛受体的天然配体,但它们的确切身份尚不清楚。在一些受影响的分析方法中,延长测定孵育时间可以减少干扰。分析前超滤是降低样品中 DLF 的有效方法。

某些外源性物质(包括各种药物)及特别是药物"Digibind"(由地高辛抗体的 Fab 片段制成,用于治疗危及生命的地高辛过量),可对地高辛免疫分析产生干扰。在"Digibind"中,抗体片段清除了游离地高辛,使其在患者体内失活。然而,样品中存在的额外地高辛抗体会导致免疫分析中出现误导性结果。例如,在固相竞争性测定法中,标记的地高辛可能被样品中的抗体结合,导致低信号和明显高浓度。在聚乙二醇沉淀法中,此标记的地高辛 Fab 复合体被沉淀,且地高辛的表观浓度可能为零。使用比 Digibind 抗体具有相对更高亲和力的抗体可以减少干扰。或者,在预处理阶段去除蛋白质可能是有效的。

卡马西平的主要代谢物,卡马西平 10,11- 环氧化物,存在严重的交叉反应性,其中高达 94% 与母体化合物进行交叉反应(Dasgupta,2012 年)。三环类抗抑郁药代谢物与其母体化合物的交叉反应将在本章后面讨论。最后,几种免疫抑制剂及其母体化合物之间的交叉反应可能是显著的,并且可以根据所使用的特定免疫检测方法而有所不同。

四、抗心律失常药物

这些药物通常是碱性化合物,其中一些(如利多卡因)主要用于控制室性心律失常,而其他药物(如丙吡胺)用于治疗由室性或室上部位引起的心律失常。

(一) 乙酰卡尼(*N*- 乙酰普鲁卡因胺)

图 7-22-1。

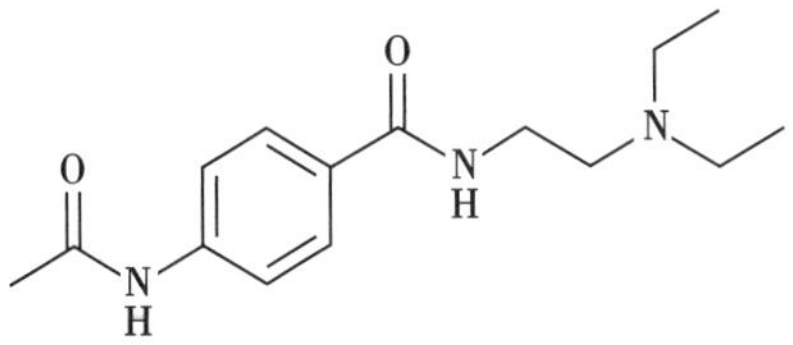

图 7-22-1　乙酰卡尼(*N*- 乙酰普鲁卡因胺)

1. 临床应用

乙酰卡尼(*N*- 乙酰普鲁卡因胺)在一些国家(相对较少)用于治疗室性心律失常,尤其是普鲁卡因胺诱导的红斑狼疮患者危及生命的心律失常。它是普鲁卡因胺的主要代谢产物。

2. 给药方式

分剂量口服。

3. 药理作用

该药物通过延长复极化选择性地延长心脏电位来增加有效不应期。由于这是在不影响去极化作用的情况下完成的,因此药物被归类为Ⅲ类抗心律失常药(普鲁卡因胺是 1A 类药)。

4. 药代动力学

肾功能正常的患者尿液中乙酰卡尼排泄率为60%~90%(Connolly & Kates,1982 年),且在血浆中的**消除半衰期**($t_{1/2,\text{elim}}$)为 6~9h。

5. 有效血药浓度范围

10~20mg/L。

10~20μg/ml。

6. 潜在毒性浓度

>40mg/L。

>40μg/ml。

7. 不良反应

常见的不良反应包括轻度头晕、失眠、恶心、胃部不适及视物模糊。不太可能与药物诱发的狼

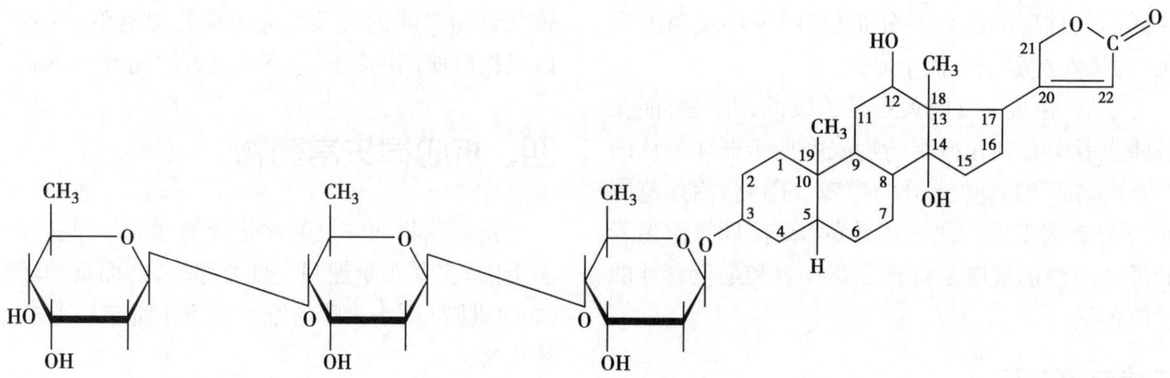

图 7-22-2 地高辛

疮的产生有关。

8. 样本类型

血清或血浆。

（二）地高辛

地高辛是一种强心苷,其特征在于复合体多环结构(图 7-22-2)。

1. 临床应用

地高辛用于治疗心力衰竭和某些室上性心律失常,特别是心房颤动和心房扑动。

2. 给药方式

地高辛通常是口服给药。在紧急情况下,也可以缓慢静脉输注给药,但是有这种需求的情况极少。

3. 药理作用

地高辛增加心脏收缩力,减缓静息心率。此外,它还可以减缓通过房室结的传导,并以此方式起作用,以终止或降低室上性心动过速复发的风险。

4. 药代动力学

地高辛在口服给药后能够很好地被吸收,并且主要通过肾小球滤过(通常 90% 在尿中原样排泄),$t1/2,elim$ 为 20~50h。$t1/2,elim$ 在肾功能不全患者中延长(肾功能不全患者剂量下降)。

5. 有效血药浓度范围

0.000 5~0.002mg/L。

0.5~2.0μg/L。

0.5~2.0ng/ml。

必须在给药后至少 6h 采样。

6. 潜在毒性浓度

>0.003mg/L。

>3μg/L。

>3ng/ml。

如果存在诱发因素则降低［如低钾血症(hypokalemia)］。

7. 不良反应

据报道,与地高辛相关的不良反应有食欲缺乏、恶心和呕吐、腹泻、腹痛、心跳减慢和心律失常(异常快速和异常缓慢)。对中枢神经系统的影响包括视觉障碍、头痛、疲劳、嗜睡、精神错乱、谵妄和幻觉。

8. 样本类型

血清或血浆(EDTA 或肝素抗凝)。

（三）洋地黄毒苷

洋地黄毒苷结构与地高辛相似。

1. 临床应用

参阅地高辛。

2. 给药方式

口服。

3. 药理作用

参阅地高辛。然而,洋地黄毒苷的半衰期更长,并且代谢主要在肝内进行。

4. 药代动力学

口服给药后,洋地黄毒苷几乎可以全部被吸收,且主要在肝中代谢,在血浆中的平均 $t_{1/2,elim}$ 为 7.5 天。

5. 有效血药浓度范围(成人)

0.01~0.03mg/L。

10~30μg/L。

10~30ng/ml。

6. 潜在毒性浓度

>0.045mg/L。

>45μg/L。

>40ng/ml。

如果存在诱发因素则降低［如低钾血症

（hypokalemia）〕。

7. 副作用

参阅地高辛。因为消除半衰期更长,副作用持续时间可能比地高辛更长。

8. 样本类型

血清或血浆(肝素、氟化物或草酸盐抗凝)。

(四) 普鲁卡因胺

图 7-22-3。

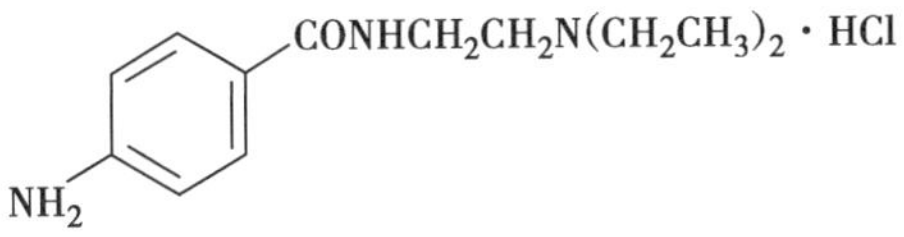

CONHCH$_2$CH$_2$N(CH$_2$CH$_3$)$_2$ · HCl

NH$_2$

图 7-22-3　盐酸普鲁卡因胺

1. 临床应用

普鲁卡因胺用于治疗室性心律失常(尤其是心肌梗死后)和房性心动过速。

2. 给药方式

普鲁卡因胺可通过口服、缓慢静脉注射或静脉输注给药。

3. 药理作用

普鲁卡因胺是一种 1A 类抗心律失常药,可延长动作电位持续时间和有效不应期。此外,它还可以降低心脏收缩力。

4. 药代动力学

普鲁卡因胺口服给药吸收率为 75% ~95%。由于 N-乙酰化(发生在肝中)的速率受到遗传多态性的影响,大约 50% ~60% 的药物在尿液中以固定的比例作为活性代谢物 N-乙酰普鲁卡因胺(参阅乙酰卡尼)排出。在血浆中普鲁卡因胺的 $t_{1/2,elim}$ 为 2.5~4.7h。

5. 有效血药浓度范围

4~8mg/L。

4~8μg/ml。

6. 潜在毒性浓度

>10mg/L。

>10μg/ml。

7. 不良反应

普鲁卡因胺可以通过引起心肌抑制导致血压降低,以及恶心、呕吐、腹泻甚至精神障碍。多达 30% 的服用普鲁卡因胺六个月或更长时间的患者与药物诱发的红斑狼疮有关。这种情况似乎不是由普鲁卡因胺的本身具有药理活性的主要代谢产物 N-乙酰普鲁卡因胺引起的(参阅乙酰卡尼)。

8. 样本类型

血清或血浆。

(五) 奎尼丁

图 7-22-4。

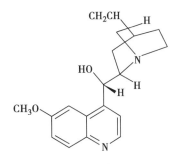

图 7-22-4　奎尼丁

1. 临床应用

奎尼丁用于治疗和预防室上性和室性心律失常。

2. 给药方式

口服。

3. 药理作用

奎尼丁是一种 1A 类药物,可延长动作电位持续时间和有效不应期。此外,它还可降低心脏收缩力,并具有抗胆碱能活性。

4. 药代动力学

奎尼丁在口服给药后几乎完全被吸收并在肝中广泛代谢。在血浆中的平均 $t_{1/2,elim}$ 为 7h(范围为 4~12h)。

5. 有效血药浓度范围

2.0~5mg/L。

2.0~5μg/ml。

6. 潜在毒性浓度

>6mg/L。

>6μg/ml。

7. 不良反应

奎尼丁可引起恶心和呕吐以及"金鸡纳反应"(耳鸣、头晕)综合征,也可能引起低血压或严重的室性心律失常。此外,奎尼丁可能引起与过敏相关的各种反应。

8. 测定限制

一些免疫分析受到来自二氢奎尼丁(药物杂质)和奎尼丁代谢物(如 O-去甲基奎尼丁)交叉反应的影响。

9. 样品类型

血清或血浆。

五、作用于呼吸系统的药物

茶碱

图 7-22-5。

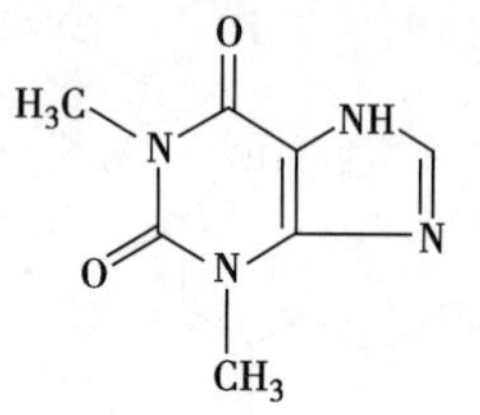

图 7-22-5　茶碱

1. 临床应用

茶碱用于治疗可逆性气道阻塞(哮喘和慢性阻塞性肺疾病)的患者。

2. 给药方式

茶碱通常作为改良释放制剂口服给药。茶碱也可以以口服乙二胺盐(氨茶碱)或很少静脉注射(必须缓慢给药)的方式给药。茶碱(80mg)相当于氨茶碱(100mg)。

3. 药理作用

它可能部分地通过阻断腺苷受体起作用。

4. 药代动力学

口服后,茶碱可以很好地被吸收并且被广泛代谢,主要在肝中。常规制剂的 $t_{1/2,elim}$ 很短(平均8.2h,范围 3.6~12.8h),因此它通常以缓释剂的种类口服给药。在这种情况下,建议通常在服药后4~6h 后采集用于治疗药物监测的样品,并持续到开始治疗后至少 5 天(BNF,2012a)。

5. 有效血药浓度范围

10~20mg/L(BNF,2012a)。

10~20μg/ml。

6. 潜在毒性浓度

>20mg/L。

>20μg/ml。

治疗量和中毒量之间的差异很小(即低"治疗指数")。

7. 不良反应

据报道,茶碱使用伴随的不良反应有恶心、呕吐、心动过速、心悸、心律失常、头痛、失眠和抽搐。

8. 样品类型

血清或血浆(肝素、EDTA 抗凝)。

六、抗生素

许多抗生素(如青霉素和头孢菌素)具有广泛的安全范围,因此不需要进行血药监测。治疗药物监测对氨基糖苷类抗生素(如阿米卡星、庆大霉素及妥布霉素)和万古霉素来说很重要,而且过量服用这些药物可能导致肾损伤或第八脑神经(负责听力和平衡)损伤。因此,通过注射或输注给这些药物后,需要监测所有患者的血清或血浆药物浓度。特别危险的是患有肾功能损害的患者、老年人、肥胖个体、囊性纤维化患者,特别是在给高剂量时。TDM 在抗菌药物使用中的角色在其他地方有详细讨论(Roberts 等人,2012 年)。

(一) 阿米卡星

图 7-22-6。

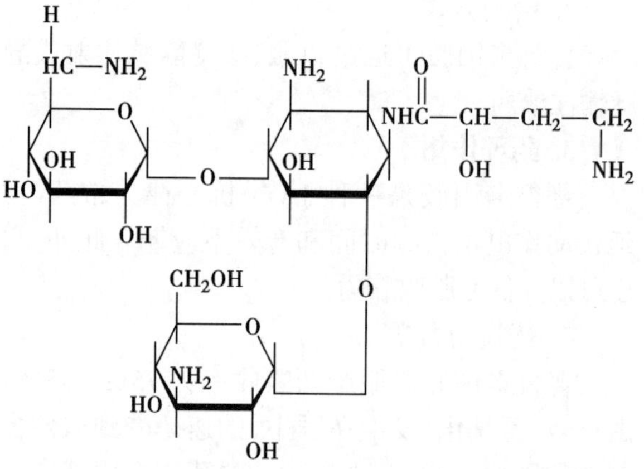

图 7-22-6　阿米卡星

1. 临床应用

阿米卡星是一种半合成的氨基糖苷类抗生素,用于治疗对庆大霉素具有抗性的革兰阴性菌感染。

2. 给药方式

阿米卡星口服不能吸收,每天一次或两次肌内注射或缓慢静脉注射给药,在严重感染者每天三次。

3. 药理作用

与所有氨基糖苷抗生素一样,阿米卡星的作用机制为,通过与30S 核糖体结合阻断蛋白质的产生,从而抑制细菌细胞中的信使 RNA。传统的"有效血药浓度范围"不适用于这种抗生素,其目的是达到高于细菌的最小抑制浓度的浓度,同时确保谷值水平足够低,以降低对易感器官的损伤风险。

4. 药代动力学

在肾功能正常的患者中,阿米卡星通过肾排出,血浆中的平均 $t_{1/2,elim}$ 为 2.3h(范围为 2.2~2.5h)。肾功能损伤患者酌情减小剂量。

5. 目标峰浓度

对于每日多剂量用药方案,峰浓度(1h)不应超过 30mg/L(BNF,2012a)。

6. 目标谷浓度

对于多日剂量方案,目标谷浓度(下一剂量前)应小于 10mg/L(BNF,2012a)。对于每日一次剂量方案,给药前(谷)浓度应小于 5mg/L(BNF,2012a)。

7. 潜在毒性浓度

峰浓度 >32mg/L(Dasgupta 等人,2007 年)。

8. 副作用

高于目标峰或谷浓度,第八脑神经损伤的风险增加,尤其是调节平衡的前庭支(还有与听力相关的听觉支)。这可能是不可逆的。高于目标峰或谷浓度后,肾毒性的风险也增加。氨基糖苷类药物可能与恶心和呕吐和口腔炎、抗生素相关性结肠炎、周围神经病变和电解质紊乱(如低镁血症及有时低钙血症或低钾血症)有关,但是这些情况更加罕见。在手术过程中,它们与神经肌肉功能正常的患者的短暂性肌无力综合征(肌肉无力和易疲劳)有关。

9. 样本类型

血清或血浆。

(二)庆大霉素

图 7-22-7。

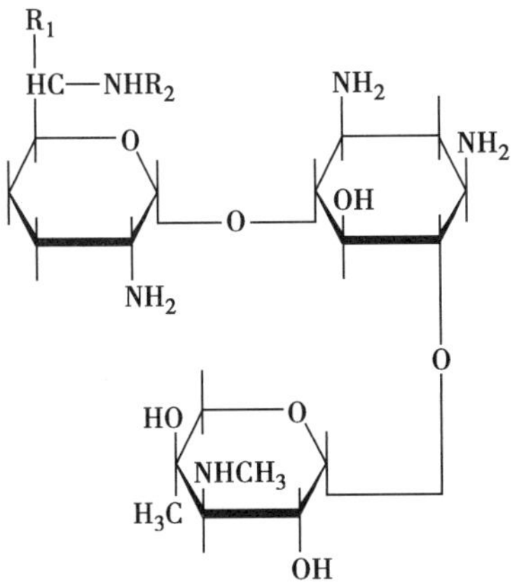

图 7-22-7　庆大霉素

注:C_1,R_1=R_2=CH_3;C_2,R_1=CH_3,R_2=H;C_{1A},R_1=R_2=H

1. 临床应用

庆大霉素是一种氨基糖苷类抗生素,用于治疗严重感染(通常与其他抗生素联合用药),包括心内膜炎(也与其他抗生素联合用药)。用于治疗肺炎住院患者,并作为李斯特菌脑膜炎的辅助治疗手段。

2. 给药方式

庆大霉素口服不吸收,因此通过肌内注射或缓慢静脉注射或输注给药,通常每日三次。有时也给予每日一次剂量。

3. 药理作用

参阅阿米卡星。

4. 药代动力学

庆大霉素大部分通过肾(主要通过肾小球滤过)原样排泄,在肾功能正常的患者中,血浆中的平均 $t_{1/2,elim}$ 为 1~4h。肾功能损伤的患者酌情减小剂量。

5. 目标峰浓度

对于每日多剂量方案,峰浓度(在 1h)应为 5~10mg/L(心内膜炎为 3~5mg/L)。对于每日一次的剂量方案,请参阅当地指南(BNF,2012a)。

6. 目标谷浓度

对于多日剂量方案,目标谷浓度(下一剂量前)应小于 2mg/L(心内膜炎 <1mg/L)。对于每日一次的剂量方案,请参阅当地指南(BNF,2012a)。

7. 潜在毒性浓度

高于目标峰或谷浓度。

8. 不良反应

参阅阿米卡星。

9. 样本类型

血清或血浆。

(三)妥布霉素

图 7-22-8。

1. 临床应用

妥布霉素与庆大霉素非常相似,参阅庆大霉素。它对铜绿假单胞菌的疗效稍好,但对其他一些革兰阴性菌的活性较差。

2. 给药方式

它通常通过肌内注射给药。它还通过喷雾器或通过吸入粉末来治疗囊性纤维化中的慢性肺铜绿假单胞菌感染。

3. 药理作用

参阅阿米卡星。

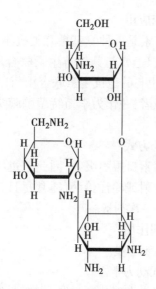

图 7-22-8　妥布霉素

4. 药代动力学

妥布霉素大部分通过肾原样排泄,在肾功能正常的个体中,血浆中的平均 $t_{1/2,\text{elim}}$ 为 2~3h。肾损伤患者酌情减小剂量。

5. 目标峰浓度

每日多剂量方案的峰浓度(在 1h)不应超出 10mg/L(BNF,2012a)。

6. 目标谷浓度

每日多剂量方案的目标谷浓度(也即下一剂量前)应小于 2mg/L(BNF,2012a)。

7. 潜在毒性浓度

高于目标峰或谷浓度。

8. 不良反应

参阅阿米卡星。给药超过 10 天后,它产生的耳毒性比其他氨基糖苷类的更低。

9. 样本类型

血清或血浆。

(四)万古霉素

1. 临床应用

糖肽类抗生素万古霉素用于预防和治疗心内膜炎及其他由革兰阳性球菌引起的严重感染,包括**耐甲氧西林金黄色葡萄球菌(MRSA)**。万古霉素(添加到透析液中)也用于治疗腹膜透析相关的腹膜炎(此适应证尚未得到许可)。

2. 给药方式

静脉输注,通常每天两次。口服给药(当它没有被明显吸收时),它可有效治疗抗生素相关(假膜性)结肠炎。

3. 药理作用

万古霉素在抑制革兰阳性细菌细胞壁合成中作用位点与 β- 内酰胺抗生素不同(因此不会发生交叉抗性),并且通常是杀菌作用。它不能穿透大多数革兰阴性菌的外膜,因此针对这些细菌的活性有限。

4. 药代动力学

万古霉素大部分通过肾原样排泄(主要通过肾小球滤过),在肾功能正常的个体中,血浆中的平均 $t_{1/2,\text{elim}}$ 为 5~11h。肾损伤患者酌情减小剂量。

5. 目标峰浓度

不确定。目标谷浓度被推荐为最准确和实用的监测药效的方法(Martin 等人,2010 年)。

6. 目标谷浓度

目标谷浓度(在下一剂量前)应为 10~15mg/L(敏感性较低的耐甲氧西林金黄色葡萄球菌菌株为 15~20mg/L)(BNF,2012a)。

7. 潜在毒性浓度

高于目标峰或谷浓度。

8. 副作用

肠外给药后,万古霉素可能与肾功能损害和耳毒性(如果患者用药后出现耳鸣,则停药)有关。有报道称,快速输注,会出现严重的低血压(包括休克和心搏骤停)、喘息、呼吸困难、荨麻疹、瘙痒、上半身潮红("红人"综合征)、背部和胸部疼痛及肌肉疼挛。所有患者都需要测量血清 / 血浆万古霉素浓度。如果患者在治疗前肾功能正常,在给药三或四次剂量后测量,或者如果患者在治疗前存在肾功能损伤,则提前。

9. 样本类型

血清或血浆。

七、抗惊厥药

抗惊厥药监测用于降低药物毒性风险,并提示可能的治疗浓度,因为临床终点(没有癫痫)只能前瞻性地评估(即如果患者仍无癫痫发作)。为达到最佳疗效,许多患者需要不止一种药物,由于几种抗惊厥药可以诱发其他药物的新陈代谢(如通过增加肝细胞色素 P450 酶的活性),也有一些会抑制其他药物的新陈代谢,治疗药物监测被广泛用于确保这些药物的血清 / 血浆浓度。联合用药和药物相互作用的主题将在其他文章中全面阐述(Majkowski 等人,2005 年)。在下面引用的血

浆中 $t_{1/2,\text{elim}}$ 适用于单一疗法的,但由于酶诱导引起的药物相互作用,在联合治疗期间,这些 $t_{1/2,\text{elim}}$ 可能会缩短。Patsalos 和同事估计了联合治疗的 $t_{1/2,\text{elim}}$,并综合评价了治疗药物监测在癫痫中的作用(Patsalos 等人,2008 年)。

(一)卡马西平

图 7-22-9。

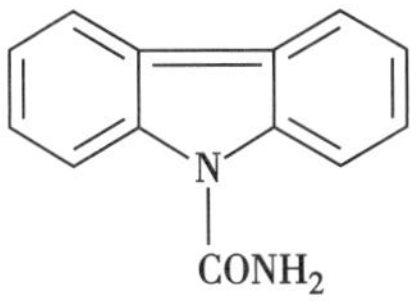

图 7-22-9 卡马西平

1. 临床应用

卡马西平是一种抗惊厥药,用于治疗部分和继发性全身强直 - 阵挛发作,但不适用于原发性全身性癫痫发作。它还被用于治疗对锂药物不反应的三叉神经痛和预防双相情感障碍(躁狂抑郁性精神病)。它被用作戒酒和糖尿病神经病变治疗方法的一部分(但是这两种适应证尚未在英国得到许可)。

2. 给药方式

卡马西平通常口服,但也可以通过栓剂给药。

3. 药理作用

卡马西平减少来自癫痫病灶的冲动传播。它还增加肝中细胞色素 P450 的活性(酶诱导),从而降低由此途径代谢药物的血浆浓度(如口服避孕药中的雌激素),从而导致临床上的药物 - 药物相互作用。主要代谢物卡马西平 10,11- 环氧化物的抗惊厥活性约为母体药物的三分之一。

4. 药代动力学

卡马西平在肝中广泛代谢。单次给药后,血浆中的 $t_{1/2,\text{elim}}$ 约为 30~40h,但由于"自诱导"(卡马西平诱导自己的新陈代谢),$t_{1/2,\text{elim}}$ 可能会降至长期单药治疗后约 12h 的浓度。卡马西平作为一种有效的酶诱导剂,通过增加药物的清除率与其他药物相互作用。

5. 有效血药浓度范围

4~12mg/L。

4~12μg/ml。

6. 潜在毒性浓度

>15mg/L(Broussard,2007 年)。

>15μg/ml。

7. 不良反应

已报道的不良反应有摇摆、嗜睡、头痛、精神错乱、躁动(特别是老年人)、复视、困倦、恶心、呕吐、食欲缺乏、便秘和腹泻。此外,也有关于**低钠血症(hyponatremia)**的报道。过敏反应(如血液、肝或皮肤病)很少发生。携带 HLA-B*1502 等位基因存在 Stevens-Johnson 综合征的风险,该等位基因在汉族人或泰裔人群中更为常见。

8. 样本类型

血清或血浆。

(二)加巴喷丁

图 7-22-10。

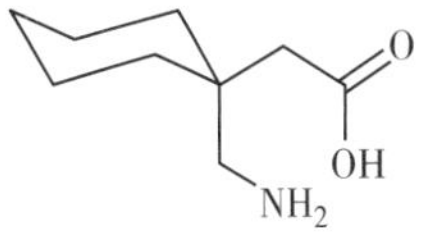

图 7-22-10 加巴喷丁

1. 临床应用

加巴喷丁可单独使用或与其他药物联合使用,用于治疗有或无继发性泛发的部分性癫痫发作。它还可用于治疗神经性疼痛,有时用于预防偏头痛发作(未得到许可的适应证)。

2. 给药方式

口服。

3. 药理作用

它被认为作用于 T 型钙通道功能,抑制各种神经递质和调质的释放。

4. 药代动力学

口服吸收约为 60%,且为剂量依赖型(吸收随着剂量增加而减少)。加巴喷丁主要通过肾排泄(主要通过肾小球滤过),肾功能正常患者的血浆中 $t_{1/2,\text{elim}}$ 为 5~7h。肾损伤患者酌情减小剂量。

5. 有效血药浓度范围

不确定,但是有效浓度可能在 2~20mg/L(Patsalos 等人,2008 年)和 10~20mg/L(Broussard,2007 年)。

6. 潜在毒性浓度

不确定。可能为 >85mg/L(Broussard,2007 年)。

7. 不良反应

现有资料描述了各种不良反应,特别是涉及胃肠道系统和中枢神经系统。有关于与加巴喷丁相关过敏反应的报道。

8. 样本类型

血清或血浆。

(三) 拉莫三嗪

图 7-22-11。

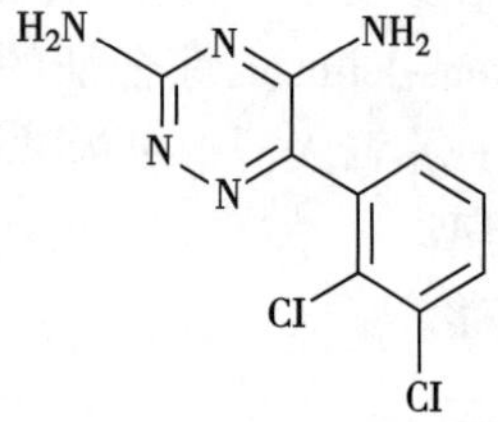

图 7-22-11   拉莫三嗪

1. 临床应用

拉莫三嗪单独或联合用于治疗局灶性癫痫发作和全身性癫痫发作,包括强直阵挛发作。它也用于与 Lennox-Gastaut 综合征有关的癫痫发作。它单独使用治疗儿童的典型失神发作。最后,它被用于预防与双相情感障碍相关的抑郁发作。

2. 给药方式

口服。

3. 药理作用

不清楚。可能抑制兴奋性氨基酸谷氨酸的释放。

4. 药代动力学

口服给药后,拉莫三嗪完全被吸收,且大部分被肝代谢。在血浆中的平均 $t_{1/2, elim}$ 为 29h。

5. 有效血药浓度范围

不确定。2.5~15mg/L。

6. 潜在毒性浓度

不确定。可能为 >20mg/L(Broussard,2007 年)。

7. 不良反应

现有资料描述了各种不良反应,特别是涉及胃肠道系统和中枢神经系统。有报道严重皮肤反应包括 Stevens-Johnson 综合征和中毒性表皮坏死松解症,也与拉莫三嗪使用有关。

8. 样本类型

血清或血浆。

(四) 左乙拉西坦

图 7-22-12。

1. 临床应用

左乙拉西坦获准单独使用或联合用药,用于

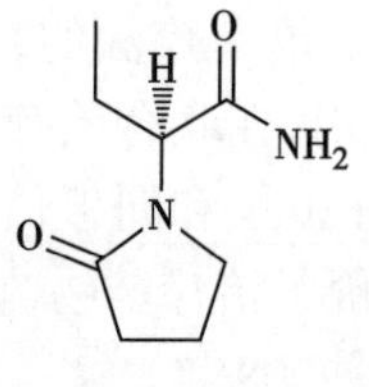

图 7-22-12   左乙拉西坦

治疗有或没有继发性泛发的局灶性癫痫发作,及用于青少年肌阵挛型癫痫和原发性全身性强直阵挛发作患者的肌阵挛发作的辅助治疗。

2. 给药方式

通常口服给药,但也可通过静脉内输注给药。

3. 药理作用

左乙拉西坦被认为可以防止癫痫样放电的过度同步化和癫痫发作的传播。

4. 药代动力学

口服给药后几乎全部被吸收,一半以上从尿液中原样排出。血浆中的 $t_{1/2, elim}$ 为 6~8h(Drugbank)。

5. 有效血药浓度范围

不确定,可能参考范围为 12~46mg/L(Patsalos 等人,2008 年)。

6. 潜在毒性浓度

不确定。

7. 不良反应

现有资料描述了各种不良反应,特别是涉及胃肠道系统和中枢神经系统。有报道严重皮肤反应包括 Stevens-Johnson 综合征和中毒性表皮坏死松解症,也与左乙拉西坦使用有关。

8. 样品类型

血清或血浆。

(五) 苯巴比妥

图 7-22-13。

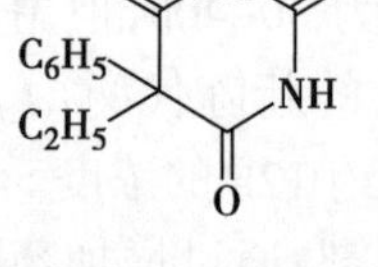

图 7-22-13   苯巴比妥

1. 临床应用

苯巴比妥用于治疗所有形式的癫痫(除了典型的失神发作)和治疗癫痫持续状态。

2. 给药方式

口服。也可以通过缓慢静脉注射给药(如癫痫持续状态)。

3. 药理作用

苯巴比妥提高癫痫发作阈值并减少癫痫病灶的放电扩散。

4. 药代动力学

在口服给药后,苯巴比妥被完全吸收,且大量经肝代谢。平均 $t_{1/2,\text{elim}}$ 为 100h(范围 50~150h)。苯巴比妥是一种有效的细胞色素 P450 酶诱导剂。通过增加其清除率导致与其他药物的相互作用。

5. 有效血药浓度范围

10~40mg/L。

10~40μg/ml。

6. 潜在毒性浓度

>40mg/L。

>40μg/ml。

7. 不良反应

已报道的不良反应有镇静、嗜睡、抑郁、摇摆、恍惚和昏迷。老年人可能出现妄想性兴奋、烦躁不安和精神错乱,儿童可能出现运动亢进。巨幼细胞贫血(有时对叶酸有反应),长期使用可能引起骨质软化。Stevens-Johnson 综合征和中毒性表皮坏死松解症也与苯巴比妥疗法有关,但这些不良反应较为罕见。

8. 样本类型

血清或血浆。

(六) 苯妥英(二苯乙内酰脲)

图 7-22-14。

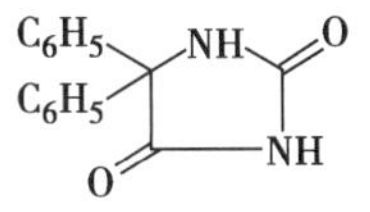

图 7-22-14 苯妥英

1. 临床应用

苯妥英(二苯乙内酰脲)用于治疗癫痫持续状态及与神经外科或头部创伤相关急性症状性癫痫发作。

2. 给药方式

口服或(紧急情况下)通过缓慢静脉注射或输注给药。肌内给药后苯妥英(二苯乙内酰脲)吸收不良,并且不应通过此途径给药。

3. 药理作用

作用方式尚不完全清楚,但据目前所知,苯妥英(二苯乙内酰脲)似乎可减少癫痫放电的扩散,从而减少癫痫发作。

4. 药代动力学

口服后,苯妥英(二苯乙内酰脲)几乎可以全部被吸收,并被肝广泛代谢。肝新陈代谢的特征为 Michaelis-Menten(剂量依赖性"可饱和")药代动力学,因此即便在血浆浓度的有效血药浓度范围内,剂量小幅上升可导致血浆浓度不成比例地大幅上升。因此,$t_{1/2,\text{elim}}$ 高度可变(范围 7~60h)且也是剂量依赖性的。苯妥英是一种有效的酶诱导剂,通过增加其清除率导致与其他药物的相互作用。

5. 有效血药浓度范围

10~20mg/L。

10~20μg/ml。

6. 潜在毒性浓度

>20mg/L。

>20μg/ml。

7. 不良反应

苯妥英(二苯乙内酰脲)可导致眼球震颤(眼异常运动)、恶心、呕吐、精神错乱、震颤、失眠、神经质、嗜睡和昏迷。长期用药可能与胃肠道症状、痤疮、牙龈增生及多毛症有关。超敏(非剂量相关)反应(如白细胞减少症、严重皮疹及更罕见的肝毒性)罕见,但可能与苯妥英相关。

携带 HLA-B*1502 等位基因存在 Stevens-Johnson 综合征的风险,该等位基因在汉族人或泰裔人群中更为常见。

8. 样品类型

血清或血浆。

(七) 扑米酮

图 7-22-15。

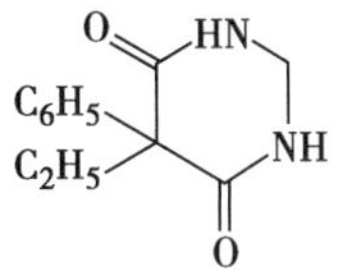

图 7-22-15 扑米酮

1. 临床应用

扑米酮用于治疗除癫痫发作外的所有形式的癫痫。它还用于治疗原发性震颤。

2. 给药方式

口服。

3. 药理作用

参阅苯巴比妥。

4. 药代动力学

口服给药后，扑米酮吸收良好（约 75%）。血浆中的平均 $t_{1/2,\mathrm{elim}}$ 为 10h（范围 4~22h）。扑米酮在肝中被部分代谢为两种主要活性代谢物：苯乙基丙二酰胺和苯巴比妥（phenobarbitone），两者的 $t_{1/2,\mathrm{elim}}$ 都比母体化合物的长。扑米酮是细胞色素 P450 酶诱导剂，通过增加肝清除率导致与其他药物的相互作用。

5. 有效血药浓度范围

5~10mg/L。

5~10μg/ml。

还应检测苯巴比妥浓度。（参阅苯巴比妥）。

6. 潜在毒性浓度

>15mg/L。

>15mg/ml。

还应检测苯巴比妥浓度。

7. 不良反应

参阅苯巴比妥。此外，还有关于视觉障碍的报道。精神病、红斑狼疮和关节痛也与扑米酮的使用有关，但这些不良反应罕见。

8. 样本类型

血清或血浆。

（八）托吡酯

图 7-22-16。

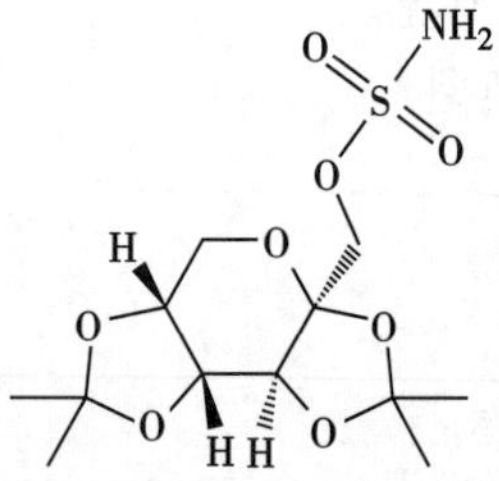

图 7-22-16 托吡酯

1. 临床应用

托吡酯可单独给药，也可以与其他药物联合用于全身性强直阵挛发作或有或没有继发性泛发的局灶性发作。它可与其他药物联合用于治疗与 Lennox-Gastaut 综合征相关的癫痫发作。最后，它还被许可用于预防偏头痛。

2. 给药方式

口服。

3. 药理作用

作用机制尚不清楚，但目前已经知道托吡酯增强 γ- 氨基丁酸（GABA）激活的氯离子通道，并可能对兴奋性神经传递具有其他抑制作用（Drugbank）。

4. 药代动力学

口服给药后，托吡酯吸收很好（>80%）并且主要通过尿液原样消除（约为给药剂量的 70%，Drugbank）。血浆中的 $t_{1/2,\mathrm{elim}}$ 为 20~30h（Patsalos 等，2008 年）。

5. 有效血药浓度范围

不确定，可能参考范围为 5~20mg/L（Patsalos 等人，2008 年）。

6. 潜在毒性浓度

不确定。

7. 不良反应

现有资料描述了广泛的不良反应，特别是涉及胃肠道系统和中枢神经系统。托吡酯也与伴有继发性闭角型青光眼的急性近视有关。

8. 样本类型

血清或血浆。

（九）丙戊酸

图 7-22-17。

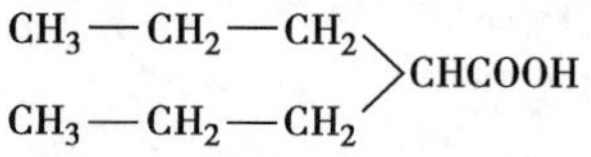

图 7-22-17 丙戊酸

1. 临床应用

丙戊酸作用于广泛类型的癫痫发作，包括全身性强直阵挛发作和部分性癫痫发作。它有时用于治疗偏头痛（尚未得到许可的适应证）。

2. 给药方式

口服和静脉给药。

3. 药理作用

丙戊酸可通过结合 GABA 转氨酶，抑制其的作用，提高 GABA（一种作用于 GABA- 苯二氮䓬复合物的抑制性神经递质）的中枢神经系统浓度。

4. 药代动力学

口服给药后，丙戊酸全部被吸收并几乎全部在肝中被代谢。血浆中的平均 $t_{1/2,\mathrm{elim}}$ 为 12h（范围 9~21h）。

5. 有效血药浓度范围

50~100mg/L。

50~100μg/ml。

6. 潜在毒性浓度

>100mg/L。

>100μg/ml。

7. 不良反应

恶心和呕吐、嗜睡、精神错乱、共济失调和震颤、短暂性脱发(随后卷曲生长)、食欲增加、体重增加和水肿已有报告。血液疾病、肝功能障碍(包括致死性肝衰竭)及非常罕见的胰腺炎、中毒性表皮坏死松解症及 Stevens-Johnson 综合征也与丙戊酸使用有关。

8. 样本类型

血清或血浆。

(十) 唑尼沙胺

图 7-22-18。

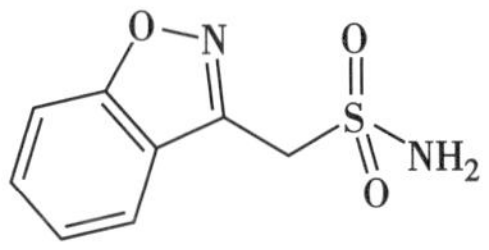

图 7-22-18 唑尼沙胺

1. 临床应用

使用唑尼沙胺(与其他治疗相结合)治疗伴有或不伴有继发性泛发的难治性局灶性癫痫发作。

2. 给药方式

口服。

3. 药理作用

据报道,唑尼沙胺(一种磺胺)与钠通道和电压敏感的钙通道结合,从而抑制神经元去极化和超同步化(Drugbank)。

4. 药代动力学

口服给药后,唑尼沙胺迅速被吸收,但吸收率不同。它在肝中被广泛代谢。血浆中 $t_{1/2,elim}$ 为 50~70h(Patsalos 等人,2008 年)。

5. 有效血药浓度范围

不确定,可能参考范围为 10~40mg/L(Patsalos 等人、2008 年)。

6. 潜在毒性浓度

不确定。

7. 不良反应

现有资料描述了一系列的不良反应,特别是涉及胃肠系统和中枢神经系统,与唑尼沙胺有关。非常罕见,Stevens-Johnson 综合征和中毒性表皮坏死松解症已有报道与唑尼沙胺治疗有关。

8. 样本类型

血清或血浆。

八、用于治疗恶性肿瘤和免疫抑制的药物

(一) 环孢素

环孢素(ciclosporin) 是一个得到国际认可,也是英国批准的名称(之前的英文名为 cyclosporin)。cyclosporin 为美国采用的名称。

1. 临床应用

环孢素是一种免疫抑制剂,用于器官和组织(骨髓、肾、肝、胰腺、心脏、肺和心肺)移植领域,以防止移植物排斥和预防移植物抗宿主病。它也用于治疗耐皮质类固醇治疗的严重急性溃疡性结肠炎(未经许可的指征)、肾病综合征、类风湿性关节炎、特应性皮炎和银屑病。

2. 给药方式

此药物可以口服或静脉输注。

3. 药理作用

通过与亲环蛋白结合,环孢素作为钙调磷酸酶抑制剂而发挥药理作用(后者通常负责激活白细胞介素的转录)。因此,环孢素抑制 T 淋巴细胞,特别是 T(辅助)细胞的活化,并减少淋巴因子,尤其是白细胞介素 -2(IL-2)的产生。

4. 药代动力学

口服给药后,环孢素被不同程度地吸收。大部分在肝中代谢,很少的一部分原样从肾排出。这种药物也在胆汁中排泄。在血液中的 $t_{1/2,elim}$ 为 6~27h(Butch,2007 年)。

5. 有效血药浓度范围

可变,部分取决于所使用的技术的特异性(某些方法也测量了若干种代谢物)。

6. 潜在毒性浓度

可变,部分取决于所使用的技术的特异性(某些方法也测量了若干种代谢物)。

7. 不良反应

环孢素对血液细胞相对无毒性(非骨髓毒性),但肾毒性非常高。也可能发生震颤、高血压、肝功能障碍、恶心和呕吐、毛发生长加快及牙龈过度生长(牙龈增生)。与环孢素相关的罕见不良反应包括良性颅内高压继发视觉障碍。与静脉给药有关的过敏反应也有报道。

8. 测定限制

代谢物交叉反应可能导致不同的免疫分析得

到不同的结果。Butch(2007 年)对此进行了详细讨论。

9. 样品类型

全血(EDTA 抗凝)。

(二) 甲氨蝶呤

图 7-22-19。

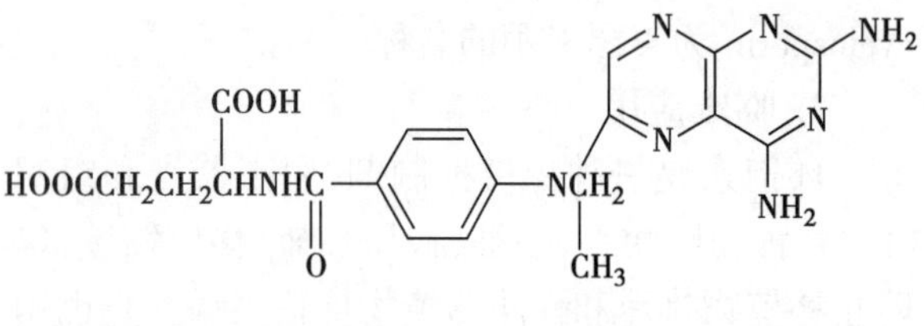

图 7-22-19 甲氨蝶呤

1. 临床应用

甲氨蝶呤用于儿童急性淋巴细胞白血病及其他恶性肿瘤的维持治疗,包括绒毛膜癌、非霍奇金淋巴瘤及部分实体瘤。鞘内注射甲氨蝶呤用于儿童急性淋巴细胞白血病的中枢神经系统预防,及治疗已确诊的脑膜癌或淋巴瘤。它还用于治疗严重的银屑病和类风湿关节炎。它也被用于克罗恩病(一种尚未得到许可的适应证)。

2. 给药方式

甲氨蝶呤可以口服、静脉注射、肌内注射或鞘内注射给药。

3. 药理作用

甲氨蝶呤是一种抗代谢物,它通过抑制二氢叶酸还原酶,抑制核酸合成所必需的嘌呤和嘧啶的合成。

4. 药代动力学

口服给药后,甲氨蝶呤吸收良好。大部分(44%~100%)剂量通过肾(通过肾小球滤过和活跃的肾小管分泌)排出。在低剂量时,$t_{1/2,elim}$ 为 3~10h,高剂量时为 8~15h(Drugbank)。

5. 有效血药浓度范围

有效浓度与适应证有关(Dasgupta 等人,2007 年)。

6. 潜在毒性浓度

毒性与暴露时间有关。甲氨蝶呤浓度用于指导亚叶酸的使用,以促进甲氨蝶呤诱导的黏膜炎或骨髓抑制的恢复(亚叶酸解救)。对于英国儿童,亚叶酸解救疗法通常持续到血浆甲氨蝶呤浓度降至 45~90μg/L(45~90ng/ml)(BNF, 2012b)。

7. 不良反应

甲氨蝶呤有许多不良反应,包括骨髓抑制、黏膜溃疡(黏膜炎)和更罕见的肺毒性(特别是在类风湿关节炎中)及肾或肝损伤。Stevens-Johnson 综合征和中毒性表皮坏死松解症也与甲氨蝶呤相关。

8. 样本类型

血清或血浆。

(三) 麦考酚酸

图 7-22-20。

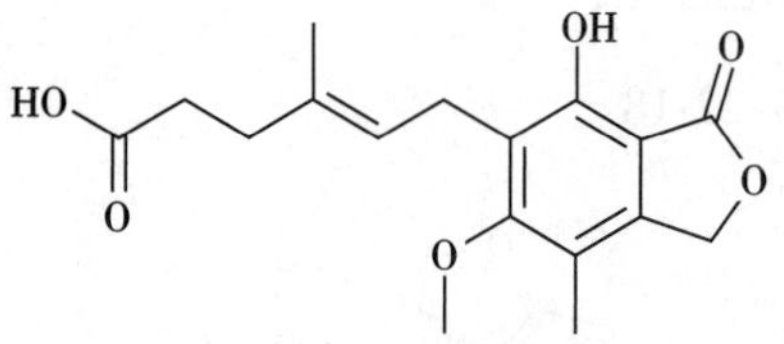

图 7-22-20 麦考酚酸

1. 临床应用

麦考酚酸用于预防急性肾、心脏或肝移植排斥(与环孢素和皮质类固醇联合用药)。

2. 给药方式

口服或静脉注射。

3. 药理作用

麦考酚酸是一种选择性肌苷一磷酸脱氢酶(IMPDH)可逆性抑制剂,可阻断鸟苷核苷酸合成的从头途径并在 T 和 B 淋巴细胞中产生细胞抑制作用(Drugbank)。

4. 药代动力学

麦考酚酯可以作为麦考酚酸或作为前药霉酚酸酯(两种形式的剂量不相等)给药,代谢为麦考酚酸。然而,由于两种形式之间的药代动力学差异,应避免两者之间的不必要的转换。麦考酚酸(活性剂)的 $t_{1/2,elim}$ 为 8~16h(Drugbank)。

5. 有效血药浓度范围

不确定。可能有效浓度为 1.0~3.5mg/L(谷值,Butch,2007 年)。

6. 潜在毒性浓度

不确定。

7. 不良反应

一系列影响胃肠道的不良反应已有报道,骨髓抑制(包括白细胞减少、贫血、血小板减少、全血细胞减少和红细胞再生障碍)也已有报道。它可能与机会性感染(如巨细胞病毒)的风险增加有关。

8. 样本类型

血清或血浆。

（四）西罗莫司

1. 临床应用

西罗莫司用于预防肾同种异体移植受者的器官排斥反应（最初与环孢素和皮质类固醇联合用药，然后仅与皮质类固醇联合用药）。

2. 给药方式

口服。

3. 药理作用

西罗莫司与免疫嗜素——FK 结合蛋白 -12（FKBP-12）结合，形成免疫抑制复合物，然后结合并抑制"哺乳动物雷帕霉素靶"（mTOR）。因此，西罗莫司是一种 mTOR 抑制剂（不是像环孢素一样的钙调磷酸酶抑制剂），选择性地抑制细胞因子的产生，从而抑制 T 淋巴细胞的活化和增生（Drugbank）。

4. 药代动力学

它在肠道和肝中吸收和代谢相对较差，血液中 $t_{1/2, elim}$ 为 57~63h（Drugbank）。

5. 有效血药浓度范围

不确定。视使用的检测方法而定。通常测量全血西罗莫司（谷值）浓度。

6. 潜在毒性浓度

可变。

7. 不良反应

现有资料已经描述了与西罗莫司有关的一系列不良反应，特别是对胃肠道、血液和皮肤疾病及其代谢作用的影响。

8. 测定限制

因此，免疫分析方法可能与西罗莫司的代谢物具有显著的交叉反应性。因此，不同的免疫分析方法之间以及与 HPLC 比较，临床结果差异较大。因此，不建议在检测方法之间转换，因为它可能导致不适当的剂量调整（BNF, 2012a）。因此，应该在了解所使用的特定检测方法的情况下解释有效血药浓度范围。

9. 样本类型

全血（EDTA 抗凝剂）。

（五）他克莫司

1. 临床应用

他克莫司用于预防心脏、肾和肝同种异体移植受体的器官排斥反应，也用于对常规免疫抑制方案具有抗性的同种异体移植排斥反应。它也用于中度至重度的特应性湿疹。

2. 给药方式

他克莫司口服或静脉输注给药。

3. 药理作用

他克莫司（与环孢素一样）是一种钙调磷酸酶抑制剂，可抑制 T 淋巴细胞信号转导和 IL-2 转录（Drugbank）。

4. 药代动力学

口服给药后吸收，但生物利用度低（20%或更低）。大部分通过肝代谢，平均 $t_{1/2, elim}$ 为 11.3h（范围 3.5~40.6h）（Drugbank）。

5. 有效血药浓度范围

不确定。视使用的测定方法而定。通常测量全血他克莫司谷浓度。

6. 潜在毒性浓度

可变。

7. 不良反应

与环孢素相似，但神经毒性的发生率可能与他克莫司相关性更大，并且葡萄糖体内平衡的干扰也可能更频繁地发生。此外，也有儿童心肌病的报道。

8. 测定限制

免疫分析法可能与他克莫司的代谢物有显著的交叉反应性。因此，不同免疫分析彼此之间或与 HPLC 相比可能会给出临床显著差异的结果。因此，应使用所用特定试验的知识来解释有效血药浓度范围。

9. 样本类型

全血（EDTA 抗凝剂）。

九、其他

（一）对乙酰氨基酚（PARACETAMOL）

图 7-22-21。

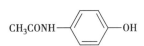

图 7-22-21 对乙酰氨基酚

1. 临床应用

对乙酰氨基酚用于治疗轻度至中度疼痛和缓解发热。

2. 给药方式

口服。

3. 药理作用

对乙酰氨基酚的作用方式尚不清楚。可能涉及环氧化酶 -3（COX-3）的中枢抑制作用。

4. 药代动力学

对乙酰氨基酚在口服给药后几乎完全被吸收并且几乎完全代谢，主要在肝中代谢，血浆中的平均 $t_{1/2,elim}$ 为 1~3h（平均 2.3h）。大约 10% 被代谢为高反应性中间体化合物（ N- 乙酰基 - 对苯醌亚胺（NABQI）），然后与谷胱甘肽结合，并作为疏基化结合物在尿液中排出。在过量使用时，谷胱甘肽储存可能不足以结合（并因此解毒）多产生的 NABQI。这可导致肝损伤（可能是严重的）并且有时也会导致肾损伤。

5. 有效血药浓度范围

10~20mg/L。

10~20μg/ml。

6. 潜在毒性浓度

血浆或血清对乙酰氨基酚浓度用作管理对乙酰氨基酚中毒的指导。毒性风险可能与任何特定时间内的血浆浓度、营养状态、慢性酒精滥用及伴随药物治疗有关。高于适当推荐的治疗线后，应用解毒剂治疗（如 N- 乙酰半胱氨酸）。该治疗可减少过量服用后肝损害的风险或严重程度。不同国家推荐的治疗方案也不同。

7. 不良反应

过量用药，会引起肝损伤和肾损伤（较为罕见）。

8. 样本类型

血清或血浆。

（二）三环类抗抑郁药

1. 临床应用

三环类抗抑郁药治疗中度至重度内源性抑郁症最为有效，但需要用药 2~4 周，才能看到效果。它们对恐慌症的治疗也有效。尽管有许多相关化合物可供选择，阿米替林、丙米嗪及地昔帕明是治疗药物监测偶尔可能有用的化合物。有关抗抑郁药的治疗药物监测的更多详情由 Linder 和 Keck（1998 年）提供。

2. 给药方式

口服。

3. 药理作用

三环类抗抑郁药抑制肾上腺素能和 5- 羟色胺能神经元对去甲肾上腺素和 5- 羟色胺的摄取。大多数三环类抗抑郁药具有外周和中枢抗胆碱能特性。

4. 有效血药浓度范围

阿米替林：120~250μg/L（120~250ng/ml）。

丙米嗪：180~350μg/L（180~300ng/ml）。

地昔帕明：115~250μg/L（115~250mg/ml）。

5. 潜在毒性浓度

阿米替林：>500μg/L（>500ng/ml）。

丙米嗪：>500μg/L（>500ng/ml）。

地昔帕明：>500μg/L（>500ng/ml）。

6. 不良反应

口干、镇静（特别是用阿米替林）、视物模糊、便秘、排尿困难，也可出现心动过速和直立性低血压。

7. 样本类型

血清或血浆。

十、参考文献与扩展阅读材料

Brandhorst, G., Oellerich, M., Maine, G., Taylor, P., Veen, G. and Wallemacq, P. Liquid chromatography-tandem mass spectrometry or automated immunoassays: what are the future trends in therapeutic drug monitoring? *Clin. Chem.* **58**, 821–825 (2012).

British National Formulary (BNF), http://www.medicinescomplete.com/mc/bnf/current/ (last accessed August 25th, 2012).

British National Formulary (BNF) for Children 2012/13, http://www.evidence.nhs.uk/formulary/bnfc/current (last accessed August 25th, 2012).

Broussard, L.A. Monitoring anticonvulsant levels – general considerations. In: *Therapeutic Drug Monitoring Data: A Concise Guide*, 3rd edn (eds Hammett-Stabler, C.A. and Dasgupta, A.), Chapter 6 (AACC Press, Washington DC, 2007).

Butch, A.W. Introduction to immunosuppressive drug monitoring. In: *Therapeutic Drug Monitoring Data: A Concise Guide*, 3rd edn (eds Hammett-Stabler, C.A. and Dasgupta, A.), Chapter 9 (AACC Press, Washington DC, 2007).

Connolly, S.J. and Kates, R.E. Clinical pharmacokinetics of *N*-acetylprocainamide. *Clin. Pharmacokinet.* **7**, 206–220 (1982).

Dasgupta, A. Effect of bilirubin, lipaemia, hemolysis, paraproteins and heterophilic antibodies on immunoassays for therapeutic drug monitoring. In: *Therapeutic Drug Monitoring Data: A Concise Guide*, 3rd edn (eds Hammett-Stabler, C.A. and Dasgupta, A.), Chapter 4 (AACC Press, Washington DC, 2007).

Dasgupta, A. Impact of interferences including metabolite cross-reactivity on therapeutic drug monitoring results, *Ther. Drug Monit.* **34**, 496–506 (2012).

Dasgupta, A., Hammett-Stabler, C.A., & Broussard, L.A. Therapeutic Drug Monitoring of Antibiotics. In: *Therapeutic Drug Monitoring Data: A Concise Guide*, 3rd edn (eds Hammett-Stabler, C.A. and Dasgupta, A.), Chapter 10 (AACC Press, Washington DC, 2007).

Dasgupta, A., Hammett-Stabler, C.A. and McCudden, C.R. Therapeutic Drug Monitoring of antineoplastic agents. In: *Therapeutic Drug Monitoring Data: A Concise Guide*, 3rd edn (eds Hammett-Stabler, C.A. and Dasgupta, A.), Chapter 12 (AACC Press, Washington DC, 2007).

Dollery, C.T. (ed), *Therapeutic Drugs. CD-ROM DATABASE* Release1.0 (Harcourt Brace and Company Ltd, London, 1999).

Drugbank, http://www.drugbank.ca/ (last accessed August 5th 2012).

Ebden, P., Leopold, D., Buss, D., Smith, A.P. and Routledge, P.A. Free and total plasma theophylline concentrations in chronic airflow obstruction. *Thorax* **39**, 352–355 (1984).

Hammett-Stabler, C.A. and Dasgupta, A. (eds), *Therapeutic Drug Monitoring Data: A concise Guide*. 3rd edn (AACC Press, Washington DC, 2007).

Krasowski, M.D. and Penrod, L.E. Clinical decision support of therapeutic drug monitoring of phenytoin: measured versus adjusted phenytoin plasma concentrations. *BMC Clin. Pathol.* **12**, 1 (2012).

Linder, M.W. and Keck, Jr., P.E. Standards of laboratory practice: antidepressant drug monitoring. National Academy of Clinical Biochemistry. *Clin. Chem.* **44**, 1073–1084 (1998).

Majkowski, J., Bourgeois, B.F.D., Patsalos, P.N., and Mattson, R.H. (eds),

Antiepileptic drugs: Combination Therapy and Interactions (Cambridge University Press, 2005).

Martin, J.H., Norris, R., Barras, M., Roberts, J., Morris, R., Doogue, M. and Jones, G.R. Therapeutic monitoring of vancomycin in adult patients: a consensus review of the American Society of Health-system Pharmacists, the Infectious diseases Society of America, and the Society of Infectious diseases Pharmacists. *Clin. Biochem. Rev.* **31**, 21–24 (2010).

Patsalos, P.N., Berry, D.J., Bourgeois, B.F., Cloyd, J.C., Glauser, T.A., Johannessen, S.I., Leppik, I.E., Tomson, T. and Perucca, E. Antiepileptic drugs—best practice guidelines for therapeutic drug monitoring: a position paper by the subcommission on therapeutic drug monitoring, ILAE Commission on Therapeutic Strategies. *Epilepsia* **49**, 1239–1276 (2008).

Rimmer, E.M., Buss, D.C., Routledge, P.A. and Richens, A. Should we routinely measure free plasma phenytoin concentration? *Br. J. Clin. Pharmacol.* **17**, 99–102 (1984).

Roberts, J.A., Norris, R., Paterson, D.L. and Martin, J.H. Therapeutic drug monitoring of antimicrobials. *Br. J. Clin. Pharmacol.* **73**, 27–36 (2012).

Rolan, P.E. Plasma protein binding displacement interactions—why are they still regarded as clinically important?. *Br. J. Clin. Pharmacol.* **37**, 125–128 (1994).

Routledge, P.A., Lazar, J.D., Barchowsky, A., Stargel, W.W., Wagner, G.S. and Shand, D.G. A free lignocaine index as a guide to unbound drug concentration. *Br. J. Clin. Pharmacol.* **20**, 695–698 (1985).

Routledge, P.A. The plasma protein binding of basic drugs. *Br. J Clin. Pharmacol.* **22**, 499–506 (1986).

Valdes, Jr., R., Jortani, S.A. and Gheorghiade, M. Standards of laboratory practice: cardiac drug monitoring. National Academy of Clinical Biochemistry. *Clin. Chem.* **44**, 1096–1109 (1998).

White, S. and Wong, S.H.Y. Standards of laboratory practice: analgesic drug monitoring. National Academy of Clinical Biochemistry. *Clin. Chem.* **44**, 1110–1123 (1998).

（刘向祎　译，应斌武　审）

药物滥用

海洛因、可卡因和安非他明等药物的非医疗用途仍在流行，影响到社会和经济生活的各个方面。

先前建立的静脉注射药物滥用与艾滋病传播之间的关联引起了人们的关注，特别是在西方国家。立法措施无论多么具有惩罚性，产生的影响都有限。现在人们认识到，要使问题得到控制，就必须同时实施教育、治疗和康复方案。对生物样品的诊断测试是这类方案当中不可或缺的一个步骤，其中，基于免疫学原理的诊断方案被广泛应用。

许多人主张对这一问题采取更激进的态度，如大麻使用的合法化，他们往往以尼古丁和酒精为例，虽然害处广为世人所知，但在大多数国家，却是绝对合法和容易购得的。不管这个论点有无价值，毫无疑问，尼古丁具有很高的成瘾性，经常吸食烟草会导致许多严重的疾病。同样，长期酗酒不但会对身体和神经系统造成严重影响，也是家庭破裂和丧失生机的主要原因。戒断治疗期的烟民和酗酒者在面对医学询问时经常撒谎，他们要么声称完全戒掉了恶习，要么极度虚报对烟草和酒精的消耗量。而免疫分析可以为其实际使用量提供一个客观的测量方式。

关于知名运动员服用兴奋剂的媒体报道有很多。众所周知，这种做法现已扩展到地方比赛，如学校和县级锦标赛，免疫测定在检测这类药物滥用方面发挥了很大作用。在整个竞赛期间，按常规剂量服用合成代谢类固醇有助于增强肌肉力量，并能提高运动成绩，远远超过个人的自然能力。除了可能获得不公平的优势之外，我们亦非常关注从事这类活动的青少年日后的身心健康问题。此外，能够提高赛马和其他体育赛事动物竞争力的合成代谢类固醇也被禁止使用，并定期使用免疫分析方法对这类物质的生物样本进行检测。目前，在人类竞技运动中，基于色谱和质谱技术的检测手段占据主导地位。

一、应用

1. 药物依赖治疗中心

这类中心可以是门诊也可以是住院单位，目的是为严重受影响的患者提供治疗。新入病人接受体检，在询问药物滥用史的同时会对其尿液样本进行分析。自述的病史往往是不可靠的；许多药物滥用者不知道"街头"制剂的成分；有些人自述滥用海洛因，但没有提到经常摄入大麻、苯二氮䓬类等；还有一些人没有吸毒，只是试图获得处方药以进行非法销售。因此，尿液分析的结果为药物滥用提供了唯一的客观证据，对初步诊断至关重要。

理想的治疗目标是彻底和持续地戒除药物滥用。对于一些严重依赖海洛因等阿片类药物的患者来说，这是一个不现实的目标，通常的做法是为其开具一种更安全的海洛因替代品，如美沙酮或丁丙诺啡。一段时间以后，这些患者中有相当大一部分无法抗拒对海洛因和其他精神药物的渴求，并再次滥用多种药物。定期进行尿液分析是监测这类患者对于处方药物服用情况的唯一可靠方法。

其他患者可以通过可控的药物戒断成功戒毒，然后开始康复治疗。但必须在适当的时间间隔进行常规的尿液检查，以避免持续摄取任何形式的非医疗药物。

2. 精神科诊所

滥用药物会对**中枢神经系统（CNS）**造成影响，并可能引发一些精神疾病症状。例如，嗜睡和言语不清可能意味着镇静剂或大麻滥用。兴奋剂（安非他明、可卡因）会引起过度的激动，长时间、严重的滥用会导致精神错乱。**麦角二乙胺（LSD）**和**苯环利定（PCP）**的致幻性已得到充分证明。尿液检测这些药物的存在有助于区分内源性和药物性精神障碍。

3. 医疗法律应用

滥用药物者的子女往往受到精神和生理上的

忽视。在某些情况下,直到父母能够长期戒除药物为止才可以照顾儿童。重获儿童监护权的决定取决于 3 个月内每周从父母那里收集尿液样本的药物分析结果。

有时,吸毒者会给自己的孩子服用药物,以便从孩子的要求中获得喘息的机会,或者完全是出于恶意。对这些儿童样本的分析测试对于诊断中毒和通过法律手段保护其未来的安全是至关重要的。

药物滥用有过量使用的危险,特别是在静脉注射者中。这可能是故意的,比如自杀未遂,也可能是无意的,例如,当注入的非法药物远比先前使用的浓度更高。那些将毒品包隐藏在直肠、阴道或直接将其吞咽来跨国走私的做法,一旦包裹泄漏,可能造成严重甚至致命的中毒。生物样本中滥用药物的检测是临床诊断的一部分。如果药物滥用造成了致命的中毒,这些检测结果将被病理学家用来确定死因。

许多国家立法禁止吸食毒品后开车,对血液或尿液样本的分析成为定罪证据的一部分。最近的一项研究成果是由配备手持设备的警察进行路边测试,在 5min 内得出初筛结果。显然,样品收集必须是非侵入性的,且不得侵犯隐私。所以,唾液是最受欢迎的样本,并且从前期实验结果来看,很具发展前景。若有滥用药物史的罪犯想申请续领驾驶执照,须定期接受尿液测试。

4. 工作场所的药物滥用

滥用药物的雇员更容易做出错误的决定,制造瑕疵商品,并造成事故。在美国,对敏感的政府职位、军队和运输行业进行药物滥用的随机尿液检测是必不可少的。许多其他行业将在就业前对求职者进行测试作为一项例行工作。这种方法已经在几个欧洲国家得到了广泛的应用,而且由于大部分样本是阴性的,因此快速且便于自动化处理的免疫分析很受检测实验室的青睐。然而,必须强调的是,这个过程应当格外谨慎,以避免对无辜雇员的错误指控。在采取任何行动之前,对于阳性的免疫测定结果必须利用**气相色谱 / 质谱（GC/MS）**来进行复查。

二、滥用药物的免疫检测

血清、血浆、全血或唾液中滥用药物的定量免疫检测可用于诊断临床剂量过大和致命性病例。

欧洲正在对意外事故后的路边唾液测试进行认真评估。汗斑可以吸收由汗腺排出几天后的药物,因此现在美国使用汗斑来监测囚犯在假释期间的药物戒断情况。在上述其他情况下,对尿液的半定量检测仍然是最普遍的。因此,本章主要讨论尿液中药物的免疫检测。

必须区分试验的灵敏度和临界值（或 cutoff 值）浓度,试验的灵敏度是指在给定基质中能够可靠地检测出的分析物的最低浓度。尿液是一种复杂多变的基质,使得由于药物存在而产生的信号和仪器背景噪声信号难以区别。为了克服这一问题,商品试剂盒设定了一个临界值浓度,该临界值浓度比检测限值高出几倍。所采用的临界值也必须是切实可行的,它要保证最近的药物滥用情况能够被检测出来。一旦设定了临界值界限,则通过与临界值（cutoff 值）水平的比较,将测试样本分为阳性和阴性。临界值的选择也取决于国家机构的意见,例如在美国,**药物滥用和心理健康服务管理局（SAMSHA）**为工作场所检测制定了自己的准则（DHHS/SAMSHA,1994 年）。在欧盟,一个国际小组于 1996 年提出了工作场所测试的推荐临界值,但至今还没有立法予以执行。表 7-23-1 给出了一些常见的检测临界值。值得注意的是,在进入尿液之前大部分被代谢的物质（如可卡因）,其临界值被指定为最常见的尿代谢物。

表 7-23-1　药物滥用免疫分析的常用测定临界值

化合物	Cutoff 值 /（ng/ml）
苯丙胺类	300,1 000
苯二氮䓬类 *	300
巴比妥酸盐类	200,300
大麻代谢物 **	20,50,100
可卡因代谢物 ***	300
美沙酮	300
阿片类 ****	300
苯环利定	25,75

* 经常作为一种安定药;

**11- 去甲基 -δ^9- 四氢大麻酚 -9- 羧酸;

*** 苯甲酰芽子碱;

**** 吗啡。

尽管放射免疫分析（使用 ^{125}I 标记）仍占有一席之地,特别是在检测低浓度药物时,均相非同位素免疫分析如**酶放大免疫测定（EMIT）、克隆酶供**

体免疫测定(CEDIA)、荧光偏振免疫分析(FPIA)、基于微粒子的免疫分析(如 OnLine)等以及非均相检测方法(如酶联免疫吸附试验,ELISA)等在常规应用中最为普遍。制造商致力于开发一种非常简单的"试纸条"测试,这种"试纸条"测试能够让医生、护士、警察等都在很少或根本没有培训的情况下当场给出检测结果。早期的设备不可靠,但最近的一些产品越来越受到重视,并将在未来几年得到越来越多的青睐。

所使用的各种抗血清的交叉反应特性在这一领域是至关重要的,这些交叉反应在一些主要商用试剂盒的说明书中都有详细介绍。由于篇幅有限,不能详细说明所有产品,相关信息可向公司索取。

尽管制造商尽力评估尽可能多的潜在干扰物质的交叉反应性,但其清单也并非详尽无遗。虽然有时可以根据化学结构的相似性来预测可能的交叉反应性,但不相关的物质也可能会导致假阳性结果。此外,测定中没有母体化合物的干扰不足以排除该化合物尿代谢物的干扰。有时,一种化合物会影响整个检测范围,例如抗菌药环丙沙星在**酶放大免疫测定(EMIT)**中能够产生高吸光度值。来自天然物质的干扰是非常罕见的,尽管有报道说,荧光偏振免疫分析在服用过量维生素 B_2 治疗偏头痛的患者中存在问题。

最重要的是,分析人员要意识到受检者对尿液样本进行掺假,以避免被检测出滥用药物来是一种常见的做法。免疫分析易受到样品基质、pH 和离子强度变化的影响,这些变化可能是由于加入氯化钠、碳酸氢钠、漂白剂和消毒剂带来的。其他家用产品,如液体洗涤剂和洗手液,也会干扰免疫检测。理论上,严格控制的样本收集程序应该可以消除这个问题,但是在分析之前仔细检查样本是否有异常是明智的。除了外观异常(奇怪的颜色、肥皂泡沫、未溶解固体),许多实验室还检查 pH、肌酐水平、比重和渗透压,以探查更多的影响因素。

最后,检测系统的选择取决于几个因素,如所需的敏感性、特异性、样本数量、可用设备、易用性和成本。当一个独立实验室考虑到这些因素时,对于大多数系统来说,应该至少有两个供应商,其中一个可能比其他供应商更有优势。在下面的章节中,包括每个系统的一个示例,对特异性进行深入探究。然而,这里纳入的检测并不意味着比其他诊断公司生产的产品优越。

(一) 苯丙胺

1. 结构

见图 7-23-1:

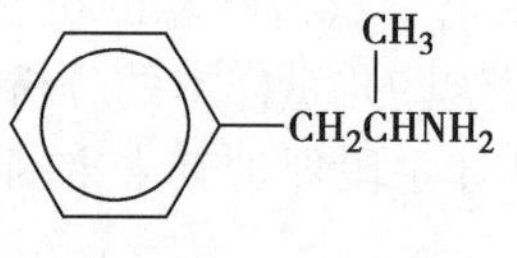

图 7-23-1 苯丙胺

2. 剂量与给药方式

口服或静脉注射,10~30mg;长期滥用导致耐受性,剂量可能超过每天 200mg。

3. 药理作用

苯丙胺是一种刺激中枢神经系统的强效交感神经兴奋胺。有效的剂量可以改善情绪,提高警觉性、自信和集中注意力的能力。同时刺激周围神经系统改善身体表现。D- 异构体(右苯丙胺)药效是 L- 异构体的四倍。它作为治疗肥胖的一种厌食剂,收效甚微,长期以来一直被废弃。

4. 毒性效应

长期滥用高剂量药物会导致体重减轻、幻觉和偏执性精神病。急性过量使用会引起躁动、体温升高、惊厥、昏迷、呼吸和 / 或心力衰竭。

5. 检测技术

见甲烯二氧甲基苯丙胺。

(二) 甲基苯丙胺

1. 结构

见图 7-23-2。

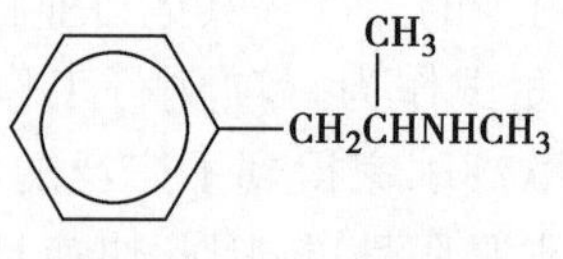

图 7-23-2 甲基苯丙胺

2. 剂量与给药方式

口服,2.5~15mg。D- 异构体被吸毒成瘾者静脉注射滥用,剂量高达每天 200mg。自由基吸入剂也被应用。

3. 药理作用

药理作用与苯丙胺相同。L- 异构体对中枢作用较弱,但对外周交感神经活性较强,作为抗充血药在一些非处方吸入剂中使用。大约 5% 的甲基苯丙胺从尿液中以苯丙胺的形式排出。

4. 毒性效应

与苯丙胺类似。

5. 检测技术

见甲烯二氧甲基苯丙胺。

(三) 甲烯二氧苯丙胺

1. 结构

见图 7-23-3。

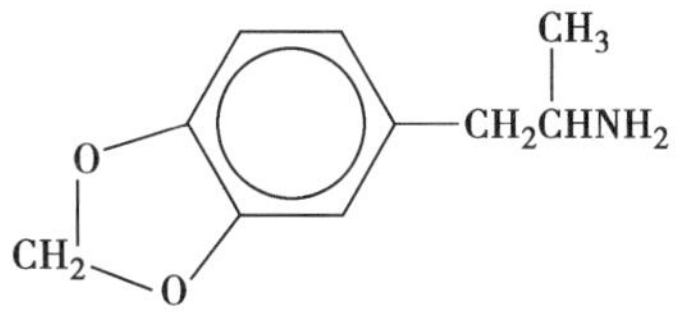

图 7-23-3　甲烯二氧苯丙胺

2. 剂量与给药方式

甲烯二氧苯丙胺（MDA）是苯丙胺的一种环取代衍生物，是俗称的"摇头丸"的组成成分之一，此外还包括**甲烯二氧甲基苯丙胺**（MDMA）和**甲烯二氧乙基苯丙胺**（MDEA）。MDA 是一种非法药物，口服和静脉注射剂量为 50~250mg。

3. 药理作用

这种药物主要具有中枢刺激性，大剂量诱发幻觉。

4. 毒性效应

过量使用会引起躁动、震颤、心动过速、体温过高、肌肉僵硬、过度换气和昏迷。

5. 检测技术

见甲烯二氧甲基苯丙胺

(四) 甲烯二氧甲基苯丙胺

1. 结构

见图 7-23-4。

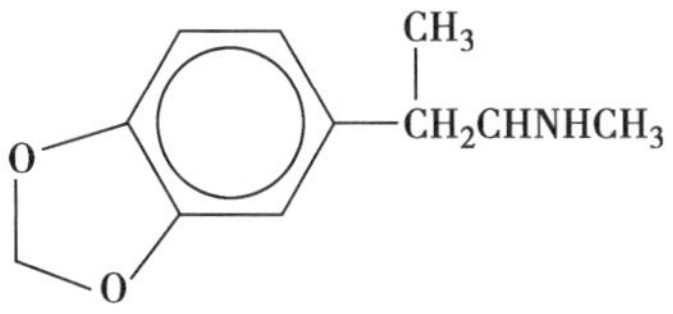

图 7-23-4　甲烯二氧甲基苯丙胺

2. 剂量与给药方式

MDMA 曾被用作心理治疗的辅助用药。药物滥用者口服剂量为 100~150mg。它被代谢为 MDA。

3. 药理作用

MDMA 具有中枢和外周交感神经活性，剂量在 200mg 左右可导致视觉、听觉和触觉幻觉。

4. 毒性效应

MDMA 滥用与迷幻狂派对有关，据报道死亡是由于体温过高和"正常"剂量后的心血管事件造成的。

5. 检测技术（所有苯丙胺类药物）

用于检测尿液中苯丙胺类的商用免疫分析试剂盒已经有很多年了。这些独立系统中使用的抗体表现出广泛的交叉反应，特别是对苯乙胺衍生的其他药物的交叉反应。其中一些药物，如麻黄碱和苯丙醇胺，存在于许多非处方药中，正常使用可在某些苯丙胺检测中引起阳性反应。如果其他相关和滥用的药物，如芬特明、美芬丁胺、MDA、MDMA，以及迷魂药组的其他药物成分可以被检测出来，广泛的交叉反应性就可能是一种优势。摇头丸类化合物如 N- 甲基 -1-(3,4- 亚甲二氧基苯基)-2- 丁胺（MBDB），被商用免疫检测分析漏检，如果这些物质发生广泛滥用，将需要针对这类物质开发更敏感的测试。

苯丙胺和甲基苯丙胺异构体的存在是另一个复杂的问题。例如，L- 甲基苯丙胺是一种比 D- 甲基苯丙胺药效低很多的 CNS 兴奋剂，被用于非处方性抗充血吸入剂。一些检测是为了避免对 L- 异构体产生明显的交叉反应而设计。

制造商们正在努力测试抗体对各种普通药物的特异性，但他们的数据并不是详尽无遗的。在某些情况下，他们忽视了这样一个事实：一种无交叉反应性的母体药物会被代谢成一种有交叉反应性的物质，例如，减肥药安非拉酮、Clobenox、芬普雷司没有交叉反应，但是被代谢成苯丙胺。其他药物的交叉反应，如在**酶放大免疫测定技术**（EMIT）多克隆试验中的拉贝洛尔，是不可预测的，任何这种情况的发生都应立即向厂商报告。

最后，苯丙胺免疫检测只是初步的测试，阳性的结果需经色谱确认，比如**气相色谱（GC）**，或者用于医疗鉴定的 GC/MS。

（1）酶放大免疫测定技术（EMIT）

EMIT 技术是由 SYVA 公司在 20 世纪 70 年代开发的，自那时起，其他几家制造商对其进行不断优化，包括在交叉反应性、灵敏度和易用性方面做不同的生产测试。这里详细介绍了该系统的发明者所创立的酶放大免疫测定技术。类似的替代酶免疫分析数据可以从各自的公司获得。

酶放大免疫测定技术多克隆分析筛选出全部类别的苯丙胺化合物。交叉反应性数据如表

7-23-2 所示。

表 7-23-2　苯丙胺类化合物在 Syva 酶放大免疫测定
技术多克隆试验中呈阳性反应（cutoff 值 300ng/ml D,
L- 苯丙胺）

药物	浓度 /（ng/mL）
D- 苯丙胺	300
D,L- 苯丙胺	300
D- 甲基苯丙胺	1 000
MDA	10 000
MDMA	10 000

对 L- 甲基苯丙胺的抗体交叉反应性虽然尚无报道，但可能与 D- 甲基苯丙胺的交叉反应性类似。甲基苯丙胺的 L- 异构体的效力比 D 型低 10 倍，在美国用于普通的冷减充血剂。为了降低假阳性的发生率，研制了一种对苯丙胺和甲基苯丙胺的 L- 异构体敏感性较低的单克隆检测试剂盒。这个试剂盒对 MDA 和 MDMA 也更敏感（表 7-23-3）。

表 7-23-3　苯丙胺类化合物在 Syva 酶放大免疫测定
技术单克隆试验中呈阳性反应（cutoff 值 1 000ng/ml
甲基苯丙胺）

药物	浓度 /（ng/ml）
D- 苯丙胺	≤400
D,L- 苯丙胺	1 000
L- 苯丙胺	10 000
D- 甲基苯丙胺	1 000
L- 甲基苯丙胺	12 000
MDA	1 000
MDMA	3 000

两种检测方法都对苯乙胺类化合物有反应，其中一些化合物存在于冷敷治疗专用药中，但单克隆试剂盒不太容易受到干扰（表 7-23-4）。

表 7-23-4　上述苯丙胺类化合物可能出现阳性
结果的尿液浓度（ng/ml）

药物	多克隆分析	单克隆分析
麻黄碱	1 000	50 000
芬氟拉明	—*	10 000
美芬丁胺	500	10 000
苯甲曲秦	—*	100 000

续表

药物	多克隆分析	单克隆分析
苯乙胺	—*	10 000
芬美曲秦	1 000	100 000
去氧肾上腺素	—*	200 000
苯丙醇胺	1 000	75 000

* 没有数据可查。

苯丙胺确认试剂盒含有高碘酸钠作为氧化剂。羟基与氨基邻近的化合物（如麻黄碱、苯丙醇胺）在脂肪链上发生碳 - 碳键断裂或氧化脱氨。对反应不敏感的化合物（如异克舒令、芬特明）仍会产生干扰。为了医疗 - 法律目的，色谱确认程序是必不可少的。其他已知的药物治疗剂量产生交叉反应见表 7-23-5。

表 7-23-5　治疗剂量后 Syva EMIT 苯丙胺检测产生假阳
性结果的已知药物

多克隆分析	单克隆分析
拉贝洛尔	氯丙嗪
N,N- 二苄乙烯二胺	氯喹
苯乙肼	乙酰卡尼
	普鲁卡因胺
	米帕林
	雷尼替丁

（2）克隆酶供体免疫测定

这项技术 1986 年就已经出现，但其商业发展近几年才开始。在该实验中，酶供体单元与酶受体单元反应，形成完全活性的 β- 半乳糖苷酶的四聚体分子，该分子与底物（半乳糖苷）反应生成有色产物。竞争性蛋白结合意味着活性酶的形成和产物的数量取决于分析物的浓度，与 EMIT 以同样的方式呈现。克隆酶供体免疫测定（CEDIA）™ 苯丙胺测定的交叉反应性数据见表 7-23-6。

表 7-23-6　苯丙胺相关药物在 CEDIA 苯丙胺分析中的
交叉反应

化合物	交叉反应性 /%
D,L- 甲基苯丙胺	67
L- 麻黄碱	0.5
D,L- 苯丙胺	52
MDA	2.2

续表

化合物	交叉反应性 /%
MDMA	70
芬特明	1.9
D- 苯丙醇胺	<0.1
D- 伪麻黄碱	0.6

尽管 CEDIA 系统只从专利药中检测到少量的化合物，但假阳性仍然很高。生产只与苯丙胺和甲基苯丙胺结合的抗体可能是一个不切实际的目标，正如前面所述，如果相关的非法化合物如摇头丸（MDMA、MDA）引起关注，则更宽泛的特异性可能是有利的。

该技术针对高通量临床分析仪平台开发，并声称在使用中有各种优势。例如，与 EMIT 相比，在一定体积缓冲液中重构干燥试剂不那么关键了。其中一种试剂（酶供体）是红色的，不容易与非有色的酶受体试剂混淆（这两种试剂都是无色的）。

（3）滥用药物筛查在线系统

在滥用药物筛查在线（Abuscreen OnLine）测试中，药物 - 微粒结合物在溶液中与游离抗体发生反应，从而导致聚集，其速率可以通过光吸收度的变化来测量。在试验分析物存在的情况下，竞争性抗体结合会使与分析物浓度成正比的聚集过程减慢。同样，这种技术的目标是使用自动临床分析仪进行大规模筛查。Abuscreen OnLine 苯丙胺分析的交叉反应性数据见表 7-23-7。

表 7-23-7　苯丙胺相关药物在 Abuscreen OnLine
苯丙胺检测中的交叉反应性

化合物	交叉反应性 /%*	
	500ng/ml cutoff 值	1 000ng/ml cutoff 值
D,L- 苯丙胺	62	56
p- 羟苯丙胺	25	9
L- 苯丙胺	5	7
D- 甲基苯丙胺	98	0.5
D,L- 甲基苯丙胺	47	0.2
MDA	35	35
MDMA	30	0.2
芬特明	0.1	<0.2
D- 苯丙醇胺	0.1	<0.2
β- 苯乙胺	1.4	2.3

* 从每种化合物的抑制曲线中生成数据，并为每种化合物确定相当于 500ng/ml 和 1 000ng/ml D- 苯丙胺 cutoff 值的量。

其他在结构上相关的物质，如麻黄碱、美芬丁胺和伪麻黄碱，即使浓度超过 100 000ng/mL，也几乎没有任何交叉反应。未发现其他药物有任何明显干扰。

这种安非他明分析具有广泛的动态范围和精确度良好的临界值，这提高了区分阴性样本和临界值的能力，因此提供了对苯丙胺和甲基苯丙胺的更特异性的测试。OnLine 测试还含有两种抗苯丙胺和甲基苯丙胺的单克隆抗体。甲基苯丙胺被代谢为苯丙胺，阳性尿样应同时含有这两种化合物。在 1 000ng/ml 作为临界值时，甲基苯丙胺抗体对甲基苯丙胺的应答很低，这意味着对**非处方药（OTC）**的交叉反应性很小。如果存在苯丙胺，尽管浓度较低，这种反应会得到加强，对任何含有 200ng/ml 苯丙胺和 500ng/ml 甲基苯丙胺的样品都将呈阳性反应。该设计的目的是减少需要 GC-MS 确证分析的样本数量。

（4）酶联免疫吸附测定

Concateno 公司提供了一种简单的 ELISA 方法，可用于尿样、血清和血浆、唾液、汗液以及更难处理的基质，如全血和毛发提取物。该方法是以辣根过氧化物酶标记的酶和 96 孔微板壁上固定的抗体为基础的。样品和酶结合物在孔板中孵育 30min，洗板后加入底物（3,3',5,5'- 四甲基联苯胺）。再孵育 30min 后，加入硫酸停止反应，半小时内在 460nm 处测定吸光度。见表 7-23-8。

表 7-23-8　Concateno 甲基苯丙胺微孔板 EIA
分析中苯丙胺相关化合物的交叉反应性

化合物	添加浓度	发现浓度	交叉反应性 /%
D- 苯丙胺	1 000	100	10
	10 000	200	2.0
	100 000	600	0.6
β- 苯乙胺	10 000	<25	—
	100 000	79	0.08
	250 000	170	0.07
L- 苯丙氨酸	100 000	<25	<0.025
L- 麻黄碱	10 000	290	2.9
	100 000	>500	—
伪麻黄碱	10 000	25	2.5
	100 000	>500	—
苯丙醇胺	10 000	80	0.8
	100 000	190	0.19

续表

化合物	添加浓度	发现浓度	交叉反应性 /%
芬特明	10 000	60	0.6
	100 000	100	0.1
	50 000	311	0.62
MDEA	1 000	10	1.0
	5 000	50	1.0
	10 000	100	1.0
MDA	10 000	360	3.6
	100 000	>500	—
MDMA	10	125	1 250
	25	202	808
	50	379	758
	100	>500	—

特异性苯丙胺试验对感冒治疗中常用药的交叉反应要小得多,但同时也比甲基苯丙胺试剂盒对 MDEA 和 MDMA 敏感性要低得多。然而,由于抗体对 MDA 代谢物的亲和力较强,特异性苯丙胺试验仍可用于 MDMA 检测。见表 7-23-9。

表 7-23-9　苯丙胺相关药物与 Concateno 苯
丙胺药物特异性微孔板 EIA 交叉反应性

化合物	添加浓度 /（ng/ml）	发现浓度 /（ng/ml）	交叉反应性 /%
L- 苯丙氨酸	100 000	<25	<0.025
L- 麻黄碱	100 000	<25	<0.025
L- 甲基苯丙胺	100 000	<25	<0.025
伪麻黄碱	100 000	<25	<0.025
苯丙醇胺	100 000	<25	<0.025
β- 苯乙胺	5 000	33	0.66
	10 000	134	1.3
	100 000	442	0.44
芬氟拉明	100 000	<25	<0.025
芬特明	1 000	28	2.8
	10 000	134	1.3
	50 000	311	0.62
	100 000	142	0.44
MDEA	100 000	160	160
MDA	10	21	213
MDMA	100 000	77	0.07

（五）巴比妥酸盐

1. 结构

如图 7-23-5 所示。

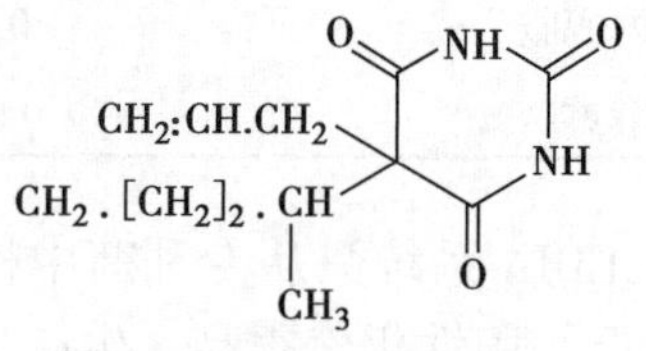

图 7-23-5　司可巴比妥

2. 剂量与给药方式

大约有 12 种巴比妥酸衍生物,被用作镇静药、催眠药、麻醉药和抗癫痫药。短效巴比妥酸盐,作用长达 3h,是最常见的滥用药物,包括戊巴妥和司可巴比妥（速可眠）。这些药物主要通过口服途径服用,剂量在 200mg 以上,而耐受滥用者服用的剂量要大得多。长效作用的巴比妥酸盐之一的苯巴比妥,有时被用作海洛因掺假品。

3. 药理作用

巴比妥类药物可作为中枢神经系统的抑制剂,产生嗜睡和镇静作用,通常伴有精神敏捷性下降。随着剂量的增加,言语变得模糊并且向共济失调发展。

4. 毒性效应

过量服用会导致血压和体温急剧下降,呼吸减弱和昏迷。临床症状类似于阿片类药物中毒。持续使用巴比妥酸盐会导致明显的耐受性,停药可能是危险的,患者在停药后 2~3 天可出现致命的癫痫大发作。

5. 检测技术

短效巴比妥酸盐大部分被肝代谢为极性更强和药理活性更低的羟基化合物,只有极小部分（<0.2%）的母体化合物在 24h 尿中出现。然而,随着大剂量药物的使用,通常有大量的母体化合物出现足以在免疫测试中呈现出阳性反应,一些羟基化代谢物也会发生交叉反应。司可巴比妥（速可眠）是最常用的目标分析物和校准品。

（六）苯二氮䓬类

1. 结构（奥沙西泮）

见图 7-23-6。

2. 剂量与给药方式

苯二氮䓬类药物是处方药中应用最广泛的镇静 / 催眠药,市场上在售的同类药物超过 20 种。

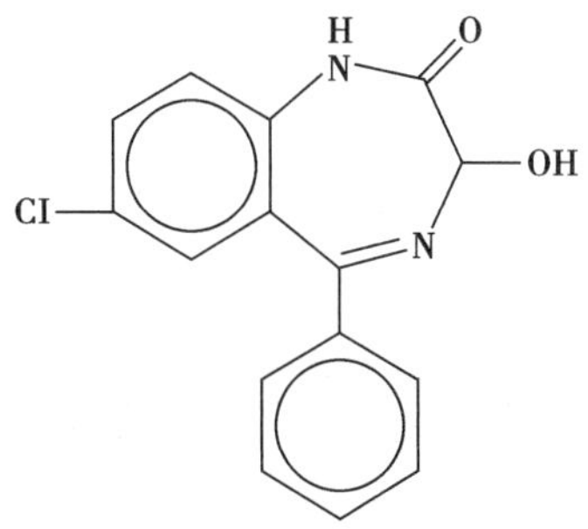

图 7-23-6　奥沙西泮

由于效力的巨大差异,剂量范围为 1~200mg。液体胶囊形式静脉滥用时有发生,如替马西泮,但通常的给药途径是口服。

3. 药理作用

苯二氮䓬类药物对中枢神经系统最显著的作用是镇静、催眠、降低焦虑和抗惊厥。即使在剂量过高的情况下,对周围组织也几乎没有任何影响。

4. 毒性效应

长期滥用会导致视物模糊、混乱、反应迟钝、言语模糊和低血压。苯二氮䓬类药物是过量使用时相对安全的药物,而死亡通常是由于同时摄入乙醇或其他药物造成的。

5. 检测技术

苯二氮䓬类化合物大部分通过 N- 脱烷基和羟基化过程被肝代谢,只有微量的母体化合物出现在尿液中。苯二氮䓬类和 C3 羟基化的羟基代谢物与葡糖醛酸结合,这些结合物是尿中排泄的主要成分。

环取代基和代谢物的多样性是无穷无尽的,目前还没有一种免疫分析方法能够覆盖该类药物的所有成员。折中方案是提高对最常见代谢物(尤其是奥沙西泮和去甲西泮)的抗体水平,并希望对其他产品有足够的交叉反应性,以扩大检测范围。在治疗剂量非常低的情况下,如所谓的"约会强暴"药物氟硝西泮,免疫分析往往会给出假阳性结果。用 β- 葡糖醛酸酶水解样品可以提高检测率,一些制造商在试剂中加入了这种酶。对于一些低剂量的苯二氮䓬类药物,如阿普唑仑和三唑仑,可以通过降低临界值进一步改善。在 Fraser 和 Meatherall(1996)中可以找到关于苯二氮䓬类药物免疫检测相关问题的详细叙述。

(1)酶放大免疫测定技术

酶放大免疫测定技术(EMIT)d. a. u. 苯二氮䓬测定主要检测那些以奥沙西泮葡糖醛酸酯作为主要尿代谢物的药物。最近的苯二氮䓬类药物,

如阿普唑仑和咪达唑仑,通过这种方法也很容易被检测到。阳性的结果是基于大于 300ng/ml 奥沙西泮校准品的反应(表 7-23-10)。

表 7-23-10　在 EMIT d. a. u 苯二氮䓬类药物检测中呈阳性反应的苯二氮䓬类化合物的浓度

化合物	浓度 /(ng/ml)
氯氮䓬	3 000
氯硝西泮	2 000
地莫西泮	2 000
哈拉西泮	2 000
去甲西泮	2 000
地西泮	2 000
氟硝西泮	2 000
氟西泮	2 000
劳拉西泮	3 000
硝西泮	2 000
奥沙西泮	300

与奥沙西泮有关的交叉反应数据见表 7-23-11。

表 7-23-11　在 EMIT d. a. u 苯二氮䓬类药物分析中苯二氮䓬衍生物与奥沙西泮的相对交叉反应性

化合物	相对交叉反应性 *
氯氮䓬	0.03~0.33
克利溴铵	0.07
氯硝西泮	0.15
氯拉䓬酸	0.25
地莫西泮	0.15
去烷基氟西泮	0.14~1.00
地西泮	0.15~0.63
氟西泮	>0.01~0.23
羟乙基氟西泮	>0.1
3- 羟基去烷基氟西泮	0.50
劳拉西泮	>0.01~0.23
美达西泮	0.06
硝西泮	0.15~0.35
甲氨二氮䓬	0.17
去甲安定	0.15~1.11
羟苯二氮䓬	1.00
替马西泮(3- 羟基地西泮)	0.45

* 相对交叉反应性定义为奥沙西泮的试验浓度除以给予同等反应所需的交叉反应化合物的浓度。

由于交叉反应性差以及尿代谢物浓度低,酶放大免疫测定不太可能检测到氟西泮、氟硝西泮或三唑仑的使用。

在含有非甾体抗炎药奥沙普秦的样品中发现过假阳性结果,但未见其他非苯二氮䓬类药物的干扰。

(2) 克隆酶供体免疫测定

克隆酶供体免疫测定(CEDIA) 与 EMIT II 相比,零点和临界值之间的预期率差异更大。这能更好地区分空白尿液样本和药物浓度达到 cutoff 值的样本。高灵敏度苯二氮䓬类药物检测方案也通过提高对苯二氮䓬葡糖苷酸的敏感性来提高阳性检出率。苯二氮䓬类药物检测的交叉反应数据见表 7-23-12。在含有抗抑郁药舍曲林代谢物的样本中发现了假阳性结果,但是现在已经通过改变抗体消除了这个问题。在其他的报道中,在含有抗组胺药恩布拉敏的样品中发现了一些干扰,最新研究表明非甾体抗炎药奥沙普秦会引起假阳性。

表 7-23-12 苯二氮䓬类化合物在 CEDIA 苯二氮䓬测定中的交叉反应

化合物	交叉反应性 /%
硝西泮	100
阿普唑仑	205
溴西泮	110
氯氮䓬	13
氯巴占	62
氯硝西泮	140
地西泮	247
氟硝西泮	135
氟西泮	190
劳拉西泮	122
美达西泮	135
奥沙西泮	107
去甲西泮	210
替马西泮	144
三唑仑	191

(3) 滥用药物筛查在线

Abuscreen OnLine 苯二氮䓬系统非常灵敏,据称能检测到低至 6ng/ml 的去甲西泮。在过去,制造商曾因只公布母体药物的交叉反应性数据而

备受指责,但这种指责并不适用于本测定方法,因为在许多病例中,苯二氮䓬类化合物及其代谢物的清单已经被评估过。见表 7-23-13。

表 7-23-13 苯二氮䓬类化合物在 Abuscreen Online 苯二氮䓬测定中的交叉反应性

化合物	相当于 100ng/ml 去甲安定的药物浓度	交叉反应性 /%
阿普唑仑	112	89
α-羟基阿普唑仑	114	88
4-羟基阿普唑仑	116	86
溴西泮	135	74
氯氮䓬	172	58
去甲基氯氮䓬	179	56
氯硝西泮	167	60
地莫西泮	128	78
地西泮	118	85
奥沙西泮	139	72
替马西泮	127	79
氟硝西泮	182	55
去甲基氟硝西泮	169	59
3-羟基氟硝西泮	385	26
氟西泮	164	61
去烷基氟西泮	175	57
二去乙基氟西泮	125	80
羟乙基氟西泮	123	81
劳拉西泮	169	59
美达西泮	345	29
去甲基美达西泮	286	35
咪达唑仑	130	29
硝西泮	133	75
7-乙酰氨基硝西泮	62.500	0.2
7-氨基硝西泮	189	53
匹那西泮	127	79
普拉西泮	139	72
三唑仑	127	79
α-羟基三唑仑	115	87
4-羟基三唑仑	196	51

其他药物干扰未见报道。

(4) 酶联免疫吸附测定

Concateno 苯二氮䓬类药物微孔板 EIA 专门

用于血清或全血检测,能给出半定量结果。校准品是由含有浓度分别为 0、1、10 和 100ng/ml 替马西泮的蛋白质基质组成(有关试剂盒的说明,请参阅苯丙胺类说明书)。未见有重大干扰报道,表 7-23-14 列出了苯二氮䓬类药物交叉反应数据。

表 7-23-14 苯二氮䓬类化合物在 Concateno 微孔板苯二氮䓬测定中的交叉反应性

化合物	浓度 /(ng/ml)	交叉反应性 /%
替马西泮	110 100	100
阿普唑仑	1	100
	10	40
	100	60
去甲西泮	110	10
	100	5
	1 000	2
奥沙西泮	10	5
	100	0.5
	500	1.0
三唑仑	100	2
	1 000	0.4
	10 000	0.08
硝西泮	100	2
	1 000	0.4
	10 000	0.7
地西泮	1	1
	10	10
	100	100
氟硝西泮	10 100	5
	1 000	2
氯巴占	10	50
	100	21
	1 000	6.5

(七)丁丙诺啡

1. 结构

见图 7-23-7。

2. 剂量与给药方式

丁丙诺啡是一种合成的蒂巴因衍生物,具有镇痛和阿片类拮抗剂的双重特性。通常的给药剂量为非肠道给药 0.3mg,舌下给药 0.2~0.4mg,或经皮贴片给药,给药剂量为 5~70pg/h。

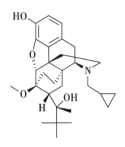

图 7-23-7 丁丙诺啡

3. 药理作用

丁丙诺啡的拮抗作用与纳曲酮相当,但作为一种镇痛药,其效力明显高于吗啡。尽管丁丙诺啡被用于阿片成瘾的维持治疗,但它有滥用的潜在危险,本身也可能导致依赖。

丁丙诺啡的代谢主要通过 N- 脱烷基作用形成具有药理活性的去甲丁丙诺啡,并通过母体药物和代谢物的葡糖醛酸结合来实现。

4. 毒性效应

丁丙诺啡过量的症状包括恶心、呕吐、镇静、瞳孔缩小、低血压和呼吸抑制。

5. 检测技术

测定丁丙诺啡的免疫分析法倾向于使用交叉反应较小的活性代谢物去甲丁丙诺啡来检测母体药物。尿丁丙诺啡阳性通常被认为是指母体药物或代谢物的浓度超过 5ng/ml。

(1)酶联免疫吸附测定

Concateno 微孔板设计用于尿液检测,包含 0.5、1、5ng/ml 的校准品。去甲丁丙诺啡的交叉反应数据见表 7-23-15。

表 7-23-15 去甲丁丙诺啡在 Concateno 丁丙诺啡 EIA 中的交叉反应性

交叉反应物	ng/ml	表观丁丙诺啡(ng/ml)	反应性 /%
去甲丁丙诺啡	1 000	>5.0	未知
	500	3.5	0.7
	100	1.0	1.0
	50	0.8	1.6
	10	<0.5	未知

(2)克隆酶供体免疫测定

用于尿液的 CEDIA 测定有 0、5、20、50 和 75ng/ml 的校准品。去甲丁丙诺啡的交叉反应性数据见表 7-23-16。

表 7-23-16　丁丙诺啡 CEDIA 的交叉反应性

交叉反应物	ng/ml	表观丁丙诺啡 /(ng/ml)	反应性 /%
去甲丁丙诺啡	1 000	0.6	<0.015
去甲丁丙诺啡葡糖苷酸	1 000	0.1	<0.015

与其他化合物的交叉反应一般不显著,但也有一些例外,如表 7-23-17 所示。

表 7-23-17　去甲丁丙诺啡在 Concateno 丁丙诺啡 EIA 中的交叉反应性

交叉反应物	ng/ml	近似丁丙诺啡浓度 /(ng/ml)	反应性 /%
可待因	100 000	14.80	0.01
双氢可待因	100 000	11.40	0.01
氢可酮	100 000	8.90	0.01
纳洛芬	100 000	86.70	0.09
纳屈酮	100 000	6.70	0.01
去甲丙氧芬	100 000	5.50	0.01

虽然这些交叉反应可能看起来很小,但从双氢可待因使用者那里收集的尿液样本往往会超过产生丁丙诺啡试验阳性所需的浓度。

(八) 印度大麻

1. 结构(四氢大麻酚)

见图 7-23-8。

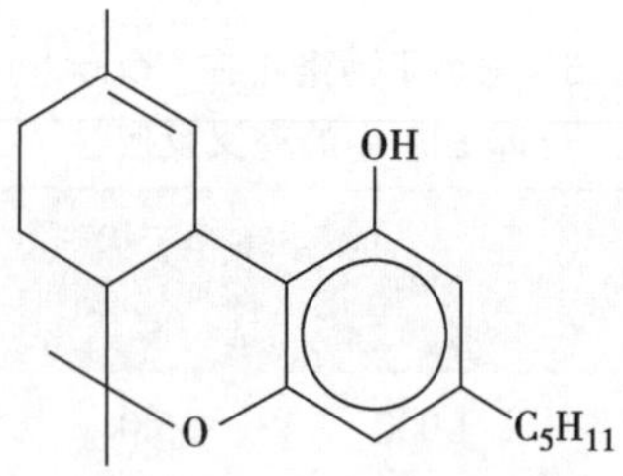

图 7-23-8　四氢大麻酚

2. 剂量与给药方式

印度大麻可以产生一种含有多种大麻素的树脂成分,其中最有效的成分是 δ-9- 四氢大麻酚(THC)。哈希什(hashish)等树脂成分含有 3%~6%THC,大麻雌株花顶部含有 1%~3%THC。大麻油效力更强,含有 30%~50% 的 THC。Lilly 生产的**塞萨美(Cesamet)**和 Roxane 生产的**马林诺(Marinol)**,同为镇吐药,但成分各有不同,前者为合成大麻化学成分(大麻隆),后者为合成的 THC(屈大麻酚)。大麻通常通过卷制香烟或烟斗的方式吸食,放在糕点和糖果中用于口服也较为常见。静脉注射大麻油的情况极为少见,但也存在,且常常导致死亡。THC 的有效吸入剂量为 10mg。

3. 药理作用

植物粗提物,合成 THC,和其他大麻素已用于治疗不同的疾病(青光眼、哮喘、多发性硬化症),并作为肿瘤治疗的镇吐药。THC 可使吸食者产生镇静和欣快感,以及时空扭曲感。

4. 毒性效应

大量和长期使用可致精神失常。常见症状为结膜炎,对心血管和呼吸系统也可产生严重后果。急性大剂量使用可引起幻觉、昏迷甚至死亡。

5. 检测技术

只有一小部分的 THC 通过尿液排出,因此免疫方法主要用来检测一种无活性的氧化产物——11- 非 -δ-9- 四氢大麻酚 -9- 羧酸(11-COOH-THC)。

酶放大免疫测定技术(Enzyme multiplied immunoassay technique,EMIT)

EMIT d. a. u. 试剂盒有三种不同的规格,cutoff 值分别为 20ng/ml、50ng/ml 和 100ng/ml。该方法检测尿中 THC 的主要代谢产物(表 7-23-18,表 7-23-19)。

表 7-23-18　在 EMIT d. a. u. 大麻化学成分 50mg 检测分析中显示 THC 代谢物阳性的浓度

化合物	浓度 /(ng/ml)
8-β-11- 二羟基 -δ-9- 四氢大麻酚	1 000
8-β- 羟基 -δ-9- 四氢大麻酚	1 000
11- 羟基 -δ-8- 四氢大麻酚	1 000
11- 羟基 -δ-9- 四氢大麻酚	1 000
11- 去甲基 -δ-9- 四氢大麻酚 -9- 羧酸	50

表 7-23-19　在 Syva EMIT d. a. u. 大麻醇 50ng 分析中显示阴性的化合物

化合物	试验浓度 /(μg/ml)
乙酰水杨酸(阿司匹林)	1 000
阿米替林	1 000
苯丙胺	100
苯甲酰芽子碱	400

续表

化合物	试验浓度 /(μg/ml)
氯丙嗪	12*
哌替啶	1 000
甲喹酮	500
吗啡	200
奥沙西泮	300
苯环利定	1 000
异丙嗪	125
右丙氧芬	100
司可巴比妥	1 000

*:氯丙嗪在检测条件下的溶解度极限。

（1）克隆酶供体免疫测定

CEDIA d. a. u. 多级 THC 系统在敏感性和特异性方面与 EMIT 非常类似。像大多数非同位素方法一样，在比对试验中它比 RIA 技术检测阳性率低大约 10%，而大多数假阴性样本中的靶代谢物 **11- 去甲基 -δ⁹- 四氢大麻酚 -9- 羧酸**（11-COOH-THC）浓度很低。交叉反应数据见表 7-23-20。

表 7-23-20　大麻酚类在 CEDIA THC 分析中的交叉反应

化合物	浓度 /（ng/ml）	交叉反应性 /%
11- 去甲基 -δ⁹- 四氢大麻酚 - 羧酸	50	100
11- 去甲基 -δ⁸- 四氢大麻酚 - 羧酸	40	125
δ⁹- 四氢大麻酚	500	10.4
11- 羟基 -11-δ⁹- 四氢大麻酚	125	43
8-β- 羟基 -11-δ⁹- 四氢大麻酚	1 000	2.8
8,11-di-OH-11-δ⁹- 四氢大麻酚	500	8.4
1-δ⁹- 四氢大麻酚 - 葡糖苷酸	62	72
大麻酚（cannabinol）	1 000	2.9
大麻二酚（cannabidiol）	1 000	<0.1

该方法还可以推广到血液样本，首先用丙酮提取，然后蒸发萃取物，最后在甲醇和缓冲液的混合物中重组残留物。同样的过程可以用于下述用于血液分析的 FPIA 系统。

（2）药物滥用筛查在线

Abuscreen Online THC 系统与其他方法之间进行过很多次比较。在含有大麻酚类的样品中，

假阴性率为 10%，其原因是校准物质从 11- 去甲基 -δ⁹- 四氢大麻酚 -9- 羧酸的 D- 和 L- 异构体的外消旋混合物转变为天然的 D- 异构体。尽管如此，该实验足以满足筛查目的，并且假阴性样本 11- 四氢大麻酚 - 羧酸浓度范围常常位于下限。大麻酚类的交叉反应性见表 7-23-21。

100 多种常用药物在 100 000ng/ml 的浓度下进行了测试，且没有药物的灵敏度超过 5ng/ml。

表 7-23-21　大麻酚类在 Abuscreen Online 四氢大麻酚分析中的交叉反应

化合物	等价浓度 */（ng/ml）	交叉反应性 /%
8-α- 羟基 -δ⁹- 四氢大麻酚	227	22
11- 羟基 -δ⁹- 四氢大麻酚	278	18
δ⁹- 四氢大麻酚	455	11
8-β-11- 羟基 -δ⁹- 四氢大麻酚	500	10
11- 羟大麻酚	1 000	5
大麻酚	2 500	2

*:代表在分析中与 50ng/ml 的 11-δ⁹- 四氢大麻酚 - 羧酸反应的每种化合物等价接近浓度。

（3）酶联免疫吸附试验

用于全血或血清检测的 Concateno ELISA 微孔板，其校准品包含 0ng/ml、2ng/ml、10ng/ml 和 50ng/ml 的 11- 去甲基 -δ⁹- 四氢大麻酚 - 羧酸，并被制备成稳定的蛋白基质。与大麻酚类的交叉反应性数据见表 7-23-22。

表 7-23-22　大麻酚类在 Concateno ELISA 检测中的交叉反应性

化合物	加入浓度	交叉反应性 /%
大麻酚	10	42
	100	34.3
δ⁸- 四氢大麻酚	5	62
	10	42
	100	9.2
δ⁹- 四氢大麻酚	5	114
	10	100
	100	135
δ⁹- 四氢大麻酚葡糖苷酸	5	228
	10	163
	25	174

(九) 可卡因

1. 结构

见图 7-23-9。

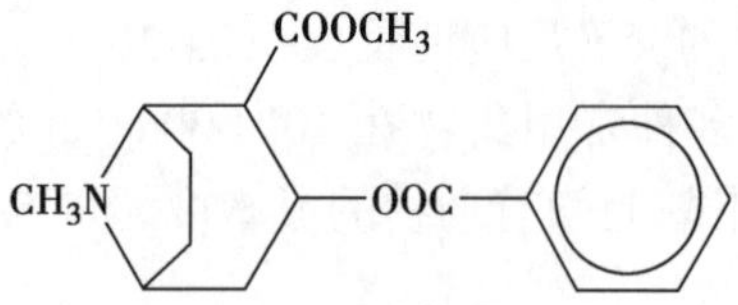

图 7-23-9 可卡因

2. 剂量与给药方式

可卡因可在胃中快速水解和失活,因此滥用方式主要以静脉注射或鼻吸其盐酸盐为主。其游离碱形式(如"克拉克")效力很强,吸食后很快即可进入兴奋状态,也就是俗称的"嗨"。一般滥用者剂量范围为 10~120mg/天。大量滥用者用量可达 4g/天。

3. 药理作用

可卡因刺激中枢神经系统,具有局部麻醉作用,同时可提升血压、心率和体温。使用者可在短时间内获得欣快感,且 1h 内逐渐消失,之后造成使用者的焦虑、疲乏和委靡不振。

4. 毒性效应

可卡因与苯丙胺有相似的作用,且慢性滥用导致精神错乱。慢性滥用和大量使用者可发生心肌梗死、心律失常、脑血管意外。

5. 检测技术

可卡因既可被血液中胆碱酯酶快速水解为芽子碱甲酯,也可自发化学水解为苯甲酰芽子碱。因此,可卡因在 pH 大于 7 的水溶液(和尿)中是不稳定的。

免疫检测靶定的是极性苯甲酰芽子碱的分解产物,其中 30%~40% 通过尿液排泄。

(1) 酶放大免疫测定技术

酶放大免疫测定技术(enzyme multiplied immunoassay technique,EMIT) d. a. u. 可卡因代谢物试剂盒为最常用的检测方法,检测苯甲酰芽子碱的灵敏度为 300ng/ml。该方法也可检测可卡因和芽子碱,其检测下限分别为 25 000ng/ml 和 5 000ng/ml。

呈阴性反应的化合物浓度见表 7-23-23。目前还没有关于该方法产生假阳性结果的物质的报道。

表 7-23-23 Syva EMIT d. a. u. 可卡因代谢物检测方法阴性反应的化合物浓度

化合物	试验浓度 /(μg/ml)
对乙酰氨基酚	1 000
乙酰水杨酸	1 000
阿米替林	100
苯丙胺	500
氯丙嗪	12*
可卡因	25
可待因	500
右美沙芬	175
芽子碱	50
美沙酮	500
甲喹酮	100
单乙基甘油二甲基苯胺	1 000
吗啡	200
奥沙西泮	250
对氨基苯甲酸	1 000
苯环利定	750
普鲁卡因胺	1 000
右丙氧芬	500
司可巴比妥	1 000

*:在检测条件下受氯丙嗪溶解度限制。

(2) 克隆酶供体免疫测定

克隆酶供体免疫测定(cloned enzyme donor immunoassay)在稳定性、敏感性和特异性方面优于 RIA 和其他非放射性方法,如 EMIT。像其他系统一样,分析靶物质是苯甲酰芽子碱,交叉反应见表 7-23-24。

类似于大多数检测可卡因的免疫方法,检测苯甲酰芽子碱具有很高的特异性,未见报道相关的干扰物质。

表 7-23-24 可卡因及其代谢产物在 CEDIA 检测分析中的交叉反应性

化合物	浓度 /(ng/ml)	交叉反应性 /%
苯甲酰牙子碱	300	100
乙基苯甲酰芽子碱	312	57
可卡因	312	54
芽子碱	10 000	1.1
芽子碱甲酯	10 000	<0.1

（3）药物滥用筛查在线

该系统像其他免疫检测可卡因的方法一样，对代谢物苯甲酰芽子碱具有很高的特异性（表7-23-25）。

表 7-23-25 可卡因及其代谢产物在 Abuscreen Online 分析中的交叉反应性

化合物	浓度*	交叉反应性/%
芽子碱	25 000	1.2
可卡因	30 928	0.97
芽子碱甲酯	96 774	0.31

*:表示与 300ng/ml 苯甲酰牙子碱测定 cutoff 值的测定反应性中每种化合物当量的近似浓度。

（4）酶联免疫吸附试验

Concateno 微孔板可卡因试剂盒用于检测稀释血清或全血标本中可卡因的主要代谢物苯甲酰芽子碱。它还显示出对可卡因本身的良好交叉反应性，以及同时滥用可卡因、酒精和苯甲酰芽子碱形成的代谢产物的合理交叉反应性（表7-23-26）。

表 7-23-26 可卡因及其代谢产物在 Concateno 微孔板可卡因代谢物检测方法中的交叉反应性

化合物	加入浓度/(ng/ml)	交叉反应性/%
可卡因	10	110
	100	101
	1 000	>30
乙基苯甲酰芽子碱	25	64
	50	56
	100	41
	500	24

（十）麦角二乙胺

1. 结构

见图 7-23-10。

2. 剂量与给药方式

LSD 在临床上以酒石酸盐的形式经口服用，且多年来多以 100~200μg 的剂量使用。但最近的趋向是减小剂量（30~50μg）。

3. 药理作用

LSD 的 D- 异构体是已知的最有效的致幻剂之一（L- 型无活性）。该药属于 5- 羟色胺类致幻剂，能够破坏大脑 5- 羟色胺系统的功能。LSD 在结构上与天然存在的麦角生物碱有关。定向障碍、

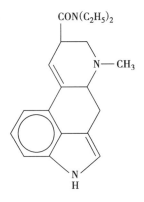

图 7-23-10 麦角二乙胺

欣快感和幻觉是"迷幻体验"剂量后出现的普遍特征，并且这些特征在 12h 后消退。

4. 毒性效应

已有报道显示，即使几个月没有更多的用药，还会有复发症状出现的情况。而过量使用可导致精神错乱、昏迷，但没有死亡的报道。

5. 检测技术

LSD 主要通过 N- 去甲基化、N- 去乙基化和羟基化代谢为无活性的代谢产物。只有痕量的未改变的药物排泄至尿中。因此，长期以来只有最敏感的放免方法适宜检测小剂量用药，其他方法很难通过尿液检出。最近 3 年非放射免疫方法出现，并逐渐得到好评。在一些对比试验中，包括部分灵长类服用 LSD 的尿样，放射免疫与非放射免疫和 GC-MS 之间检测结果有明显差异。通常，免疫检测比 GC-MS 方法的阳性率更高，这可能更多归因于与 LSD 代谢物之间的交叉反应性，它们持续在尿中的时间比未改变的 LSD 要长。这一现象证明未来应用抗体去分离代谢物的优势所在，且有益于它们间的鉴别。

（1）酶放大免疫测定技术

该方法依据单克隆抗体检测 LSD，推荐 cutoff 值为 0.5ng/ml。校准品包括 0ng/ml、0.5ng/ml、1.5ng/ml、2.5ng/ml，及低值、高值质控品，与其他药物的交叉反应性见表 7-23-27。

这些有非常高的尿浓度，在实际标本中不存在。

操作说明书提示该方法对服用氯丙嗪患者的标本，可产生假阳性结果。有报道在接受抗精神病药、抗抑郁药、抗焦虑药的精神病患者中，假阳性率高于 10%。这说明评价一种方法的特异性是困难的，特别是当分析的浓度非常低时，应该包括大量其他药物的样本和其他代谢物。

表 7-23-27　在酶放大免疫测定技术 LSD 检测中与
0.5ng/ml 反应等价物的基质浓度

化合物	浓度 /（μg/ml）
D- 苯丙胺	500
麦角新碱	1
美沙酮	400
D- 甲基苯丙胺（冰毒）	100
美西麦角	3
苯环利定	30
右丙氧芬	1 000

（2）克隆酶供体免疫测定

该方法尿标本的检测范围 0~4ng/ml，临界值
为 0.5ng/ml。批内精密度 15%，特异性 99.9%，
与其他麦角胺类型化合物交叉反应性数据见表
7-23-28。有报道称从黏痰溶解药物氨溴索患者
标本中可出现假阳性结果，尽管在它和 LSD 化学
结构间存在差异。

类似于其他几个 LSD 检测的免疫方法，代
谢物的交叉反应性十分相似，但它还没被完整
分类。

表 7-23-28　在克隆酶供体免疫测定（CEDIA）LSD 检测
中与 LSD 结构相关化合物的交叉反应性

化合物	浓度 /（ng/ml）	交叉反应性 /%
二氢麦角胺	125 000	<0.001
α 麦角胺	500 000	<0.001
麦角酸	100 000	<0.001
麦角醇	50 000	<0.000 1
芽子碱	100 000	<0.001
5- 羟色胺	1 000 000	<0.001
芽子碱甲酯	100 000	<0.001
塞洛西宾（psilocybine）	10 000	<0.001
塞洛新（psilocine）	10 000	<0.001

（3）药物滥用筛查在线

该方法稍优于其他非放射性 LSD 检测免疫
方法，且在临界值 0.5ng/ml 有好的精密度。这种
抗体是针对 LSD 本身产生的，但是有明确证据表
明它与 LSD 代谢物如去甲基麦角二乙胺（nor-LSD）
结合，这可能解释为什么它在对照试验中的表现
优于 GC-MS（表 7-23-29）。

表 7-23-29　LSD 代谢物和结构相关化合物在
药物滥用筛查线上分析的交叉反应性

化合物	与 0.5ng/ml 的 LSD 等价物浓度 /（ng/ml）	交叉反应性 /%
2- 溴 -α- 麦角隐亭	>20 000	<0.002 5
同型 -LSD	21	2.2
麦角酸 N- 甲基丙基酰胺	3.5	24
麦角酸 N- 羟乙基酰胺	1 560	0.034
D- 麦角酸	>20 000	0.002 5
N- 去甲基 -LSD（nor-LSD）	1.4	44
马来酸美西麦角	5 500	<0.024
α- 麦角隐亭	>20 000	<0.002 5
酒石酸麦角胺	13 300	0.003 9
马来酸麦角新碱	13 000	0.006 3

（4）酶联免疫吸附试验

Concateno 微孔板 LSD 试剂盒用于检测尿标
本 LSD。在临界值 0.5ng/ml 的精密度变异系数
为 6%。该方法比 RIA 好，且有稍高的敏感度，与
nor-LSD（16%~28% 依赖其浓度）有明显的交叉反
应，是一种具有优势的筛查分析方法（表 7-23-30）。
该方法可用于血清和全血标本。

在结构类似的物质范围没有明显的干扰反应
（表 7-23-31）。当在 10 000ng/ml 的浓度水平检测
这些类似物时，LSD 的表观浓度均低于 0.5ng/ml
（交叉反应性 <0.05）。

表 7-23-30　nor-LSD 在 Concateno 微孔板检测
分析（尿液）中的交叉反应性

化合物	浓度 /（ng/ml）	交叉反应性 /%
Nor-LSD	1	25
	2.5	28
	5	20
	10	16
	25	>20

表 7-23-31　与 LSD 结构相似但在 Concateno 微孔板检
测分析（尿液）中没有明显交叉反应性的化合物

双氢麦角汀	麦角辛（碱）
双氢麦角胺	麦角辛宁（碱）
麦角克宁	酒石酸麦角胺
麦角隐亭	麦角酸
麦角克利亭	5- 羟色胺
麦角巴辛宁（碱）	L- 色氨酸

（十一）美沙酮

1. 结构

见图 7-23-11。

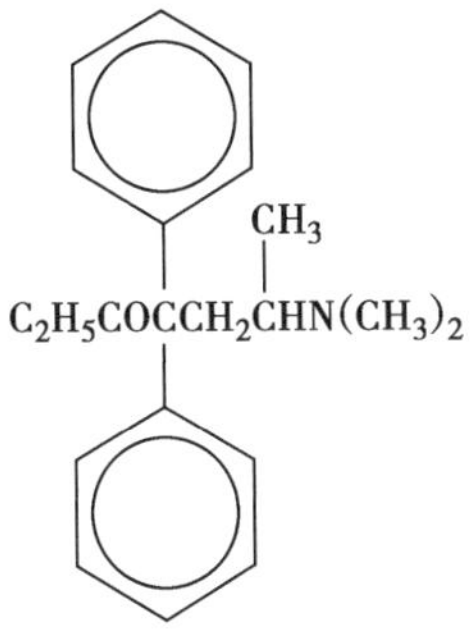

图 7-23-11　美沙酮

2. 剂量与给药方式

美沙酮是阿片类戒断方案中最受欢迎的海洛因替代品,耐受患者口服该药物的剂量为每日 40~100mg。还可作为盐酸盐的外消旋混合物、制成 5~10mg 的片剂和 10mg/L 的肠系膜外注射液加以使用。

3. 药理作用

美沙酮具有与吗啡类似的镇痛作用,但由于药物在体内的积累,可具有明显的镇静作用。尽管存在 D- 美沙酮和 L- 美沙酮两种异构体,但只有 L- 美沙酮有活性。

4. 毒性效应

美沙酮过量会导致恍惚、呼吸压抑、低血压、昏迷和循环衰竭。对于不耐受的成年人 50mg 即可致命。

5. 检测技术

美沙酮通过单 N- 和双 N- 去甲基化生成不稳定的代谢产物,然后经自然环化生成 2 - 亚乙基 -1,5- 二甲基 -3,3- 联苯吡咯烷(EDDP)和 2 - 乙基 -5- 甲基 -3,3- 联苯吡咯啉(EMDP)。以上物质连同美沙酮一起,可从尿中排出。现已有商业化的免疫检测用于检测美沙酮,但与 EDDP 或 EMDP 的交叉反应很弱或根本没有。这可能是一个缺陷,如若检测的尿样是服用美沙酮很长时间之后的,由于其代谢使得美沙酮本身在尿中的浓度低于检测限而无法检出,但是其代谢物仍可能存在于尿液中。由于美沙酮被大范围地用作处方药,如果药物滥用者通过在尿液样本中加入美沙酮这种虚假的手段得到该药物,便有向街头市场供应药物的危险。而大多数免疫检测并不能区分这些掺假的样本。这就引发了以 EDDP 作为检测标志物而对美沙酮本身无交叉反应的一系列检测方法的开发(表 7-23-32)。

表 7-23-32　在 100ng/ml 的 CEDIA EDDP 检测
分析体系下母体化合物及代谢物的交叉反应性

化合物	检测浓度	交叉反应性
EDDP	100	100
EMDP	200 000	0.004
α- 左旋乙酰美沙醇	600 000	0.016
α- 左旋去甲基乙酰美沙醇	1 000 000	0.000
α- 左旋双去甲基乙酰美沙醇	1 000 000	0.000

（1）酶放大免疫测定技术

EMIT d. a. u. 美沙酮检测试验用于检测尿液中美沙酮的临界浓度,即 300ng/ml,同时也可检测到高浓度的抗组胺药多西拉敏和苯海拉明,尚未见其他化合物干扰的报道(表 7-23-33)。

表 7-23-33　在 EMIT d. a. u. 美沙酮测定中
显示阴性的化合物浓度

化合物	试验浓度 /(ng/mL)
对乙酰氨基酚	1 000
乙酰水杨酸	1 000
阿米替林	50
苯丙胺	500
苯二氮䓬	400
氯丙嗪	12*
可待因	500
右美沙芬	300
苯海拉明	100
哌替啶	200
甲喹酮	100
吗啡	200
纳洛酮	500
奥沙西泮	250
苯环利定	500
异丙嗪	75
右丙氧芬	300
司可巴比妥	100

* 氯丙嗪在测定条件下的溶解度极限。

（2）克隆酶供体免疫检测

CEDIA 美沙酮检测分析试验推荐 150ng/ml 作为检测临界值。该方法同样与美沙酮代谢物有很少的交叉反应（表 7-23-34）。

表 7-23-34　美沙酮相关物在 CEDIA 美沙酮检测分析中的交叉反应

化合物	浓度 /(ng/ml)	交叉反应性 /%
美沙酮	300	100
α- 地美庚醇	33 333	2.65
2- 亚乙基 -1,5- 二甲基 -3,3- 联苯吡咯烷（EDDP）	500 000	0.02
2- 乙基 -5- 甲基 -3,3- 联苯吡咯啉（EMDP）	100 000	0.03
L-α- 乙酰美沙醇（LAAM）	20 000	1.48
地美庚醇	25 000	1.50
吗啡 -3- 葡糖苷酸	100 000	0.01
去甲丙氧芬	500 000	0.03
右丙氧芬	500 000	0.03

（3）滥用药物筛查在线

此法测定尿中美沙酮的临界值为 300ng/ml，并且增加了抗母体药物的多克隆抗体。表 7-23-35 给出了相关化合物和其他常用药物的交叉反应数据。与大多数美沙酮免疫检测一样，该方法对美沙酮代谢物 EDDP 和 EMDP 的反应很弱。当样本中存在大剂量的美沙酮替代品，L-α- 乙酰美沙醇（LAAM）时，亦可检出。

表 7-23-35　多种物质在 Abuscreen OnLine 美沙酮检测分析中的交叉反应性

化合物	浓度 */(ng/ml)	交叉反应性 /%
地美庚醇	250	120
羟美沙酮	577	52
LAAM	1 000	30
异丙嗪	12 000	2.5
苯海拉明	60 000	0.50
阿米替林	91 000	0.33
氯苯那敏	91 000	0.33
多西拉敏	100 000	0.30
丙米嗪	100 000	0.30
右丙氧芬	107 000	0.28

化合物	浓度 */(ng/ml)	交叉反应性 /%
		续表
苄非他明	130 000	0.23
哌替啶	136 000	0.22
右美沙芬	150 000	0.20
氯丙嗪	250 000	0.12
EDDP	273 000	0.11
EMDP	333 000	0.09

* 表示该浓度下的反应与 300ng/ml 美沙酮的临界值相当。

（4）酶联免疫吸附试验

Concateno 微量孔板法测定稀释血清或全血时，美沙酮的校准品分别为 5ng/ml、25ng/ml 和 100ng/ml。美沙酮在血液浓度约为 0.2mg/L（200ng/ml）时会产生毒性，这为将法医样品稀释为分析浓度范围留下了很大的空间。该方法与美沙酮替代品 LAAM 有明显的交叉反应性，但在法医案件中，可通过更多和更有区别的检测方法进行甄别。交叉反应性数据见表 7-23-36。

表 7-23-36　美沙酮相关物在 Concateno 微孔板美沙酮检测分析中的交叉反应性

化合物	加入浓度 /(ng/ml)	发现浓度 /(ng/ml)	交叉反应性 /%
LAAM	5	3.3	67
	10	10.1	101
	25	31.7	127
	1 000	191.6	19.1
EDDP	100	0.7	0.69
	10 000	2.6	0.03
	100 000	9.2	0.01
EMDP	100	0.6	0.55
	10 000	2.0	0.02
	100 000	13.0	0.01

（十二）阿片类

1. 结构

见图 7-23-12~ 图 7-23-14。

2. 剂量与给药方式

罂粟含有两种麻醉性镇痛药成分，即吗啡和可待因。尽管其合成衍生物，如二乙酰吗啡（海洛因），氢可酮和双氢可待因，归类为阿片样物质，但

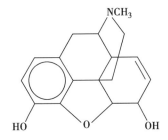

图 7-23-12 吗啡

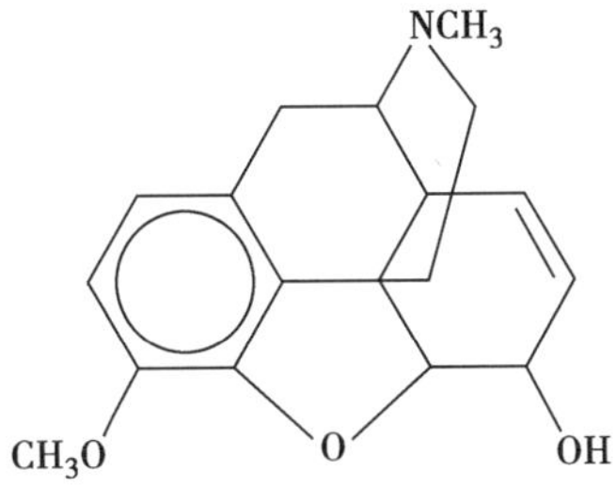

图 7-23-13 可待因

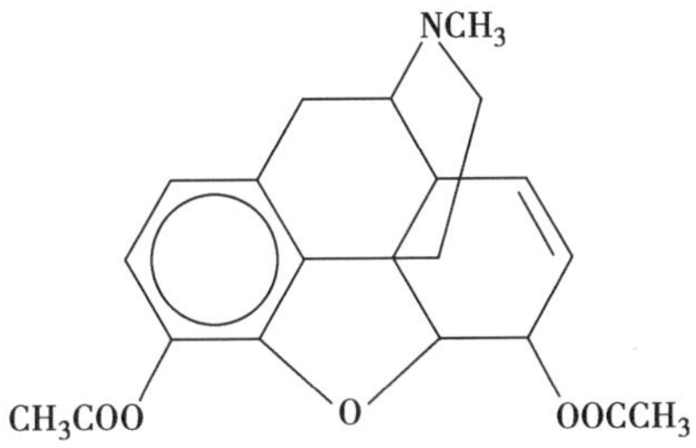

图 7-23-14 海洛因

本部分仍讨论到这类物质的检测。

海洛因的滥用最为常见,成瘾者可通过静脉注射或鼻通气(嗅吸法)每天服用高达 200mg。吸入蒸发的海洛因烟气亦为摄入方式之一,即通常所说的"追龙"。

3. 药理作用

这些药物为中枢神经系统的强效抑制剂,有镇痛、兴奋和麻醉作用。经常使用会导致耐受和躯体依赖。

4. 毒性效应

阿片类中毒的特征表现为针尖样瞳孔、呼吸抑制和深度昏迷。静脉注射过量后,几分钟内即可死亡。

5. 检测技术

在体内,海洛因可迅速被代谢成吗啡,后者主要以葡糖醛酸结合物的形式从尿液中排出。因此免疫测定主要针对吗啡,同时吗啡也是可待因的代谢产物之一。其他啡类麻醉剂,如可待因、二氢可待因、氢吗啡酮和羟甲左吗喃及其代谢物也有不同程度的交叉反应。

福尔可定(β-吗啉乙基吗啡)是欧洲广泛应用的咳嗽药物,在某些免疫检测中具有较强的阳性反应。含有罂粟籽的食物也是吗啡和可待因的来源之一,尿液免疫检测可呈阳性。

因此,利用特殊色谱的方法重新对阳性尿液进行分析以明确具体是哪种阿片样物质同源物,显得尤为重要。

全合成阿片样物质,如哌替啶、右丙氧芬和美沙酮在这些免疫测定中只显示少许或没有交叉反应性。

(1)酶放大免疫测定技术

EMIT d.a.u. 试剂盒可检测尿液中的吗啡、吗啡 -3- 葡糖苷酸和可待因,也可检测相关合成阿片,如双氢可待因、右啡诺和福尔可定。高浓度的哌替啶和麻醉性镇痛药烯丙吗啡可呈阳性反应,但来自结构上与吗啡无关的其他化合物的显著干扰尚未见报道。该试剂盒分别配备了含有300ng/ml 和 1 000ng/ml 吗啡的中、低量校准物。试验结果不低于低量校准物所呈现出的结果,即为阳性结果(表 7-23-37)。

表 7-23-38 中所列化合物试验结果为阴性。

表 7-23-37 在 Syva EMIT d.a.u. 阿片检测分析中显示阳性反应的化合物浓度

化合物	浓度 /(ng/ml)
可待因	1 000
双氢可待因	260
氢可酮	1 000
氢吗啡酮	3 000
左洛啡烷	1 000
左啡诺	300
单乙酰吗啡	460
吗啡	300
吗啡 -3- 葡糖苷酸	3 000
羟考酮	50 000
去甲左啡诺	23 000
羟吗啡酮	82 000

表 7-23-38　在 Syva EMIT d. a. u. 阿片检测分析中
显示阴性反应的化合物浓度

化合物	浓度 /（μg/ml）
安那度尔	74
苯丙胺	1 000
苯甲酰芽子碱	1 000
丁丙诺啡	1 000
布托啡诺	1 000
氯丙嗪	12
右美沙芬	175
多西拉敏	1 000
哌替啶	20
美普他酚	100
美沙酮	500
纳布啡	1 000
烯丙吗啡	20
纳曲酮	5 000
纳洛酮	150
去甲丙氧酚	1 000
奥沙西泮	250
罂粟碱	1 000
喷他佐辛	1 000
苯环利定	1 000
右丙氧芬	1 000
司可巴比妥	1 000

（2）克隆酶供体免疫测定

CEDIA d. a. u. 阿片试剂盒对吗啡和可待因的检测灵敏度比其他非同位素分析方法更高，因为其在阴性及 300ng/ml 临界校准物之间的浓度范围内表现出了更高的速率分离，即每分钟毫吸光度变化。同时它对吗啡和可待因也有更高的选择性，但像其他大部分针对该类药物的免疫检测方法一样，仍会和许多其他阿片类药物及其代谢产物产生交叉反应，除了羟考酮及其代谢物——羟吗啡酮（表 7-23-39）。

表 7-23-39　阿片类药物在 CEDIA 阿片
检测分析中的交叉反应性

化合物	浓度 /（ng/ml）	交叉反应性 /%
吗啡	300	100
可待因	300	125
二乙酰吗啡	300	53
双氢可待因	300	50
氢可酮	300	48
吗啡 -3- 葡糖苷酸	300	81
吗啡 -6- 葡糖苷酸	300	47
6- 单乙酰吗啡	300	81
羟吗啡酮	20 000	1.9
羟考酮	10 000	3.1

（3）Abuscreen Online

OnLine 阿片类检测方法与 RIA 具有良好的可比性，并且对于临界值浓度附近（300ng/ml）的检测，在某种程度上比 EMIT Ⅱ 具有更好的准确性。而且该方法的定标曲线更加稳定，因而为工作繁重的实验室减少了试剂和时间的损耗。表 7-23-40 所示为阿片类的交叉反应性数据。

表 7-23-40　阿片类在 Abuscreen OnLine 阿片类检测分析中的交叉反应性

化合物	浓度 /（ng/ml）*	交叉反应性 /%
可待因	225	134
乙基吗啡	265	113
6- 单乙酰吗啡	311	97
双氢可待因	317	95
蒂巴因	351	85
双氢吗啡	371	81
氢可酮	479	63
吗啡 -3- 葡糖苷酸	480	62
氢吗啡酮	620	48
去甲可待因	11 744	3
羟考酮	23 166	1

* 表示相当于与 300ng/ml 吗啡临界校准物反应的近似浓度。

（4）酶联免疫吸附试验

Concateno Bioscience 生产两种微孔板阿片检测试剂，两者都可用于稀释血清或全血的检测。其中一种适用于普通阿片类药物和可待因及其他几种阿片类药物的检测，另一种用于吗啡的特异性定量检测，配备有 0ng、5ng、10ng、25ng、50ng、

100ng 的吗啡校准物（表 7-23-41，表 7-23-42）。

表 7-23-41 阿片类在 Concateno 微孔板阿片类检测分析中的交叉反应性

化合物	浓度 /(ng/ml)	交叉反应性 /%
可待因	10	577
吗啡 -3- 葡糖苷酸	10	17.6
	100	6.0
	1 000	3.0
6- 单乙酰吗啡	10	62.4
	100	28.1
	1 000	34.7
去甲吗啡	10	23
	100	2.9
	1 000	0.7
烯丙吗啡	10	12.5
	100	3.0
	1 000	0.8
二乙酰吗啡	10	45.4
	100	30.0
	1 000	22.7
氢吗啡酮	10	45.8
	100	20.1
	1 000	18.7
氢可酮	10	262
	100	102

表 7-23-42 在 Concateno 特异性微孔板吗啡检测分析中的交叉反应性数据

化合物	浓度 /(ng/ml)	交叉反应性 /%
可待因	1 000	<1
吗啡 -3- 葡糖苷酸	1 000	<1
	10 000	0.62
二乙酰吗啡	1 000	<1
	10 000	0.2
去甲吗啡	10	40
	100	30
烯丙吗啡	10	490
6- 单乙酰吗啡	100	<10
	1 000	<1
氢吗啡酮	100	<10
	1 000	<1

（十三）海洛因代谢物

1. 结构

见图 7-23-15。

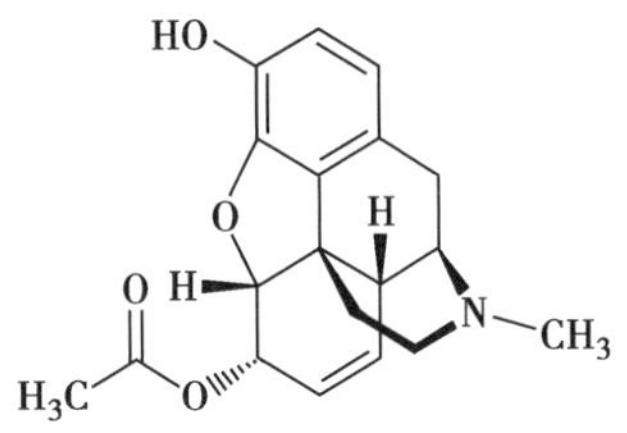

图 7-23-15 海洛因代谢物

2. 剂量与给药方式

海洛因（二乙酰吗啡，二醋吗啡）是一种高度成瘾的 Schedule 1 类物质，很少在姑息治疗之外使用。它是最为滥用的阿片类药物之一，通常摄取方式为鼻腔吸入、静脉注射或皮下注射。

3. 药理作用

存在于血液中的酯酶可把海洛因迅速代谢为 6- 单乙酰吗啡，这一过程的半衰期大约为 9min。肝进一步将 6- 单乙酰吗啡代谢为吗啡的半衰期为 40min。代谢的半衰期使得检测海洛因的时间窗较短，因此检测 6- 单乙酰吗啡成为判定海洛因摄入的唯一确证试验。

4. 毒性效应

海洛因摄入过量的症状包括严重的呼吸系统与中枢神经系统抑制。

5. 检测技术

由于人体无法将吗啡乙酰化，因此尿检 6- 单乙酰吗啡阳性可认为是海洛因摄入的特异标志物。虽然代谢物的检测时限依赖于海洛因摄入的剂量，但检测时限不应超过摄入后 24h。

克隆酶供体免疫测定

表 7-23-43 所示为对 10ng/ml 的临界校准物呈现阴性结果的化合物，包括代谢物和与结构有关的化合物。

表 7-23-43 对 10ng/ml 的临界校准物（CEDIA）呈现阴性结果的化合物，包括代谢物和与结构有关的化合物

化合物	试验浓度 /(ng/ml)
可待因	500 000
右美沙芬	100 000
双氢可待因	500 000
盐酸海洛因	80

续表

化合物	试验浓度 /（ng/ml）
氢可酮	300 000
氢吗啡酮	10 000
丙米嗪	200 000
左啡诺	10 000
哌替啶	800 000
吗啡	9 000
吗啡 -3- 葡糖苷酸	600 000
吗啡 -6- 葡糖苷酸	600 000
烯丙吗啡	7 000
纳洛酮	300 000
纳曲酮	300 000
去甲可待因	600 000
去甲吗啡	30 000
羟考酮	400 000
羟吗啡酮	80 000

（十四）羟考酮

1. 结构

见图 7-23-16。

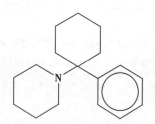

图 7-23-16　羟考酮

2. 剂量与给药方式

羟考酮是一种半合成麻醉性镇痛药,早在 1939 年开始使用。该药可作为注射溶液（10mg/ml）,亦可制成 20mg 胶囊,混合物和各种缓释制剂用于减轻中至重度疼痛。

3. 药理作用

羟考酮的麻醉效果和吗啡相似,因此有被滥用的可能。羟考酮经 N- 和 O- 去甲基化,6- 酮还原和共轭代谢。它的代谢物之一,羟吗啡酮,也是一种强效镇痛性麻醉药。

4. 毒性效应

其毒性效应与吗啡相似,即呼吸和中枢神经系统的抑制。

5. 检测技术

酶联免疫吸附试验

免疫检测微孔板 EIA 试剂盒对尿液中的羟考酮具有高度特异性,但如同表 7-23-44 中所示,对于其代谢物羟吗啡酮,仍有显著的交叉反应性。

表 7-23-44　羟考酮免疫检测微孔板 EIA 的交叉反应性数据

化合物	浓度 /（ng/mL）	羟考酮等价	交叉反应性 /%
吗啡	10 000	5	0.05
可待因	10 000	7	0.07
氢吗啡酮	10 000	30	0.3
氢可酮	10 000	50	0.5
羟吗啡酮	200	100	50
去甲可待因	10 000	ND	ND
去甲吗啡	10 000	ND	ND
吗啡 -3- 葡糖苷酸	10 000	5	0.05
哌替啶	10 000	ND	ND
纳洛酮	10 000	ND	ND
曲马多	10 000	ND	0

（十五）苯环利定

1. 结构

见图 7-23-17。

图 7-23-17　苯环利定（PCP）

2. 剂量与给药方式

PCP 摄入方式为吸食烟草、鼻腔吸入（嗅吸法）、静脉注射和口服,剂量可从 2mg 到 6mg 不等。美国以外其他地方的滥用情况尚不知。

3. 药理作用

PCP 作为兽医镇静剂可以合法使用,后来作为一种静脉注射麻醉剂供人使用,其结构类似于氯胺酮。由于其明显的致幻性,已不再用于人类治疗。

4. 毒性效应

PCP 滥用可导致昏睡、幻觉和失去协调。中毒症状包括高血压、癫痫、暴力行为、昏迷和呼吸抑制。100~120mg 可致呼吸衰竭而死亡。慢性滥用可致记忆力减退、口齿不清、抑郁和 PCP 精神病,即一旦接触该药则精神病复发。

5. 检测技术

PCP 经过氧化代谢,生成至少两种不活跃的代谢产物,在尿中成为葡糖醛酸结合物。免疫检测对 PCP 及其代谢产物有一定的特异性。

(1)酶放大免疫测定技术

EMIT d. a. u. PCP 检测试剂的临界值为 25ng/ml。表 7-23-45 所列化合物在特定检测浓度下相对于低校准物呈现出了阴性结果。

表 7-23-45　在 Syva EMIT d. a. u. PCP
测定中呈阴性结果的化合物

药物	浓度 /(μg/ml)
对乙酰氨基酚	1 000
沙丁胺醇	1 000
苯甲酸	32
丁螺环酮	914
西咪替丁	1 000
右啡烷	100
双氯芬酸	1 000
苯海拉明	1 000
芬太尼	100
氟哌啶醇	1 000
羟嗪	剂量 50mg
酮洛芬	1 000
左洛啡烷	10
美索达嗪	10
乌洛托品	162
去甲左啡诺	1 000
去甲哌替啶	1 000
去甲丙氧酚	1 000
奥芬那君	1 000
羟考酮	1 000
喷他佐辛	1 000
苯妥英	30
水杨酰胺	65
水杨酸钠	97
特非那定	1 000
硫利达嗪	1 000
曲吡那敏	1 000

(2)克隆酶供体免疫检测

CEDIA PCP 检测方法在尿中的平均检测限为 0.6ng/ml。除了一份在含有苯海拉明的样品中发现假阳性的报告外,该方法特异性非常高。与各种代谢物及相关物质的交叉反应性数据见表 7-23-46。

表 7-23-46　CEDIA PCP 测定的交叉反应性数据

化合物	浓度 /(ng/ml)	交叉反应性 /%
1- 苯基环己基 -4- 羟基哌啶	32	106
4- 苯基 -4- 哌啶环己醇	1 000	2.5
苯基环己胺	25	68
5-(1- 苯基环己胺)	1 000	0.6
1-［1-(2- 噻吩基)环己基］- 哌啶	100	31
苯基环己胺	100	37

(3)滥用药物筛查在线

Abuscreen OnLine 方法的分析灵敏度可达 5ng/ml。该试验方法的交叉反应性数据较少,但到目前为止尚无其他物质可引起干扰的报道表 7-23-47。

表 7-23-47　Abuscreen OnLine PCP 测定的
交叉反应性数据

复合物	浓度 *	交叉反应性 /%
右美沙芬	272 000	0.01
噻吩环己基哌啶	31	80

* 相当于 25ng/ml PCP 临界值的近似浓度。

(十六)丙氧芬

1. 结构

见图 7-23-18。

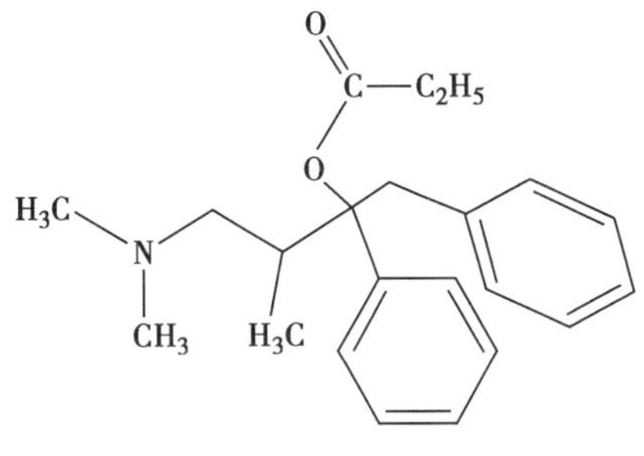

图 7-23-18　右丙氧芬

2. 剂量与给药途径

右丙氧芬作为口服制剂出售,作为盐酸盐

(32mg 或 65mg)或萘磺酸盐(50mg 或 100mg)使用,每日剂量约为 400mg。它通常与阿司匹林或对乙酰氨基酚联合使用,并大范围地用于缓解慢性疼痛。有许多报告表明,它可成功地用于海洛因维持或戒断的治疗方案,剂量为每天 800~1 400mg。

3. 药理作用

右丙氧芬是一种温和的麻醉性镇痛药,没有可待因强效,在化学结构上与美沙酮密切相关。其 L- 异构体几乎没有麻醉作用,可用作镇咳药。

4. 毒性效应

其与美沙酮一样,在过量使用时同样会出现呼吸抑制、恍惚、低血压、昏迷和循环衰竭。它半衰期长,因此毒性效应会延长。已有很多致命性过量摄入的报道,且成人最低致死剂量为 500~800mg。

5. 检测技术

大多数商业免疫检测系统在产品组合中含有右丙氧芬,并且是针对母体化合物的。对去甲基化代谢物——去甲丙氧酚,有良好的交叉反应性,但对美沙酮的反应较小,尽管两者化学结构相似。

(十七)曲马多

1. 结构

见图 7-23-19。

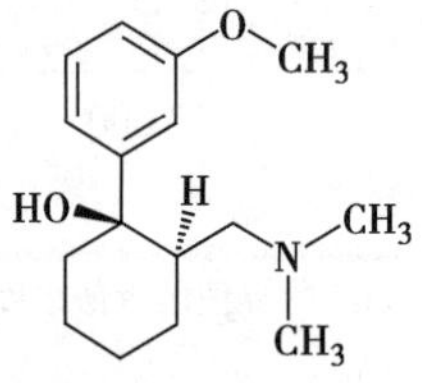

图 7-23-19　曲马多

2. 剂量与给药途径

曲马多是一种中枢作用的合成阿片样物质,自 1977 年以来一直用作麻醉性镇痛药。它可用作口服 50mg 分散片、口服滴剂(100mg/ml)、注射液(50mg/mL 和 25mg/mL)、50mg 胶囊剂和 50~400mg 缓释制剂。

3. 药理作用

曲马多主要作为一种弱阿片受体激动剂发挥作用,但它也可抑制 5- 羟色胺和去甲肾上腺素神经递质的再摄取。曲马多的效力与可待因相似,但较少引起呼吸抑制。尽管它比阿片类药物的滥用可能性小,但曲马多的滥用正变得越来越普遍。

4. 毒性效应

曲马多过量可能产生明显的神经毒性,长期滥用可能使人容易癫痫发作。CYP2D6 快代谢型个体或者有肾损伤的个体毒性风险更高。

5. 检测技术

酶联免疫吸附试验

免疫检测微孔板 EIA 试剂盒专为尿液检测设计,对曲马多有很高的特异性,对药物代谢物的敏感性有限,如表 7-23-48 所示。

表 7-23-48　曲马多免疫检测 EIA 的交叉反应性数据

化合物	浓度 / (ng/ml)	曲马多等价	交叉反应性 /%
O- 去甲基曲马多	1 000	0	ND
	5 000	<50	<1
	20 000	<100	<0.5
N- 去甲基曲马多	500	150	30
	1 000	225	22.5
文拉法辛	50 000	0	ND
	100 000	<50	<0.05
O- 去甲基文拉法辛	100 000	0	ND
N- 去甲基文拉法辛	100 000	0	ND

三、合法成瘾物质

(一)酒精(乙醇)与乏碳氢化合物转铁蛋白的使用

1. 酒精的毒性作用

偶尔的社交酗酒引起的不适多为头痛、脱水和胃部不适等,通常不会造成更严重的结果,并且大部分人会恢复到跟往常一样。然而,过度放纵饮酒导致的死亡也偶有发生,比如失去意识并将呕吐物吸入肺部就有可能导致窒息死亡。持续大量摄入(酒精中毒)会导致慢性中毒,其特征包括肝病(肝硬化)、心脏异常、神经退变和精神功能丧失。众所周知,那些酗酒的人不愿供述自己喝了多少酒,甚至当医疗人员要求他们提供这些信息,试图评估他们的健康状况时。医学实验室测量血液中的酒精含量的技术已经发展了很多年,也已经有了更多通过唾液或吹气检测酒精含量的简单方法。这种方法的缺点是,如果提前告知成瘾者测试的日期和时间,他们很可能在检测前的一两天都不饮酒,直接导致酒精检测结果为阴性。即使是阳性结果,也只是检测当时情况的一个"快照",并不能表明滥用有多严重和有规律,或者持续了多长时间。这就引发了对酒精滥用的生物标志物的寻找,利用免疫检测技术在血清中发现的**乏碳氢化合物转铁蛋白**(CDT)就是这样一种生物标志物免疫检测。该方法现被认为是诊断大量饮酒最敏感、最特异的方法,但也有一些缺陷,因为它在男性中比女性更具特异性,而在非医院人群(如大学生)身上则不那么敏感。与许多其他诊断性生物学试验一样,它最好与其他指标联合检测,如 γ- 谷氨酰转移酶和红细胞**醛脱氢酶**(ADH)。

2. 乏碳氢化合物转铁蛋白

作为一种糖蛋白的转铁蛋白参与体内铁的传递,并在肝细胞中合成。长期接触酒精会扰乱这一过程,可能是通过乙醛介导的糖基转移抑制,产生的转铁蛋白中有一部分缺少了一些碳水化合物末端链(即唾液酸,半乳糖,N- 乙酰葡糖胺),由此产生了 CDT。至少需要一周的大量饮酒才能使血清 CDT 水平升高,并且在停止饮酒后大约 15 天的半衰期内,CDT 水平会慢慢恢复正常。

3. 检测技术

第一种方法将等电聚焦和免疫固定技术相结合,但很快就被等度阴离子交换色谱所取代。在该方法中,铁饱和的血清通过一个微柱,由此分离得到的异转铁蛋白用于放射免疫法测定。第一种商业试剂盒使用了类似的原理,即在微柱上分离异构体,然后用双抗体免疫法对洗脱下来的缺陷转铁蛋白进行定量。在第二种试剂盒中,用抗体片段对血清转铁蛋白进行放射标记,乏碳氢化合物转铁蛋白则用离子交换色谱法分离。CDT 洗脱的相对量是通过计数放射性来测量的,结果高于 2.5% 可考虑酗酒的诊断。比较试验发现,第一种试剂盒更敏感,但血清转铁蛋白浓度的改变明显降低了该方法的特异性。最近,商业化的竞争结合酶免疫检测已被引入。转铁蛋白亚型在离子交换微柱上再次分离,洗脱后的 CDT 用 ELISA 技术定量。

另一种方法是回到等电聚焦上,用特异性抗体直接免疫固定,用计算机扫描密度进行定量。这是一种很容易实现的方法,价格低廉,特异度为 100%(定义为在没有大量饮酒的情况下给出正常结果的能力),敏感性 95%(定义为在真正存在酗酒的情况下检测出大量饮酒的能力)。1996 年 Dumon 等人详细描述了该方法。这项技术现已应用于评估从干血斑中提取 CDT。

(二)尼古丁与可替宁的使用

1. 结构

见图 7-23-20。

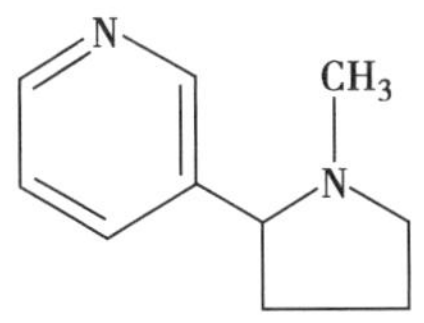

图 7-23-20 尼古丁

2. 剂量与给药方式

烟草是尼古丁最丰富的来源,按重量计算,烟叶中含有 1%~6% 的烟碱。吸烟是迄今为止最受欢迎的摄取尼古丁的方法,尽管咀嚼烟草或吸鼻烟粉(鼻烟)仍小范围流行。平均每支香烟含有 13~19mg 尼古丁,而雪茄含有 15~40mg。吸烟时,大量尼古丁随着燃烧和侧流烟雾流失。根据吸入深度的不同,吸烟者通过肺可吸入 0.2~2.5mg 尼古丁。雪茄和烟斗烟民则主要通过口腔吸收 10%~50% 的尼古丁。近年来,非吸烟人士的二手烟问题已得到重视。尼古丁可通过皮肤吸收,利用该特性设计出来的浸有尼古丁的皮肤贴片,可不断向血液输送少量的尼古丁,以延缓渴求。尼古丁贴片含量高达 50mg,其提供剂量为 5~21mg。另一种配方是尼古丁浸渍的口香糖,每片含量为 2~4mg。

3. 药理作用

尼古丁会导致自主神经节和中枢神经系统的刺激。

4. 毒性作用

尼古丁是一种剧毒物质,据估计,在成年人体内,仅 40mg 就会致命。进食致命剂量的尼古丁几分钟至一小时内会导致中枢神经系统瘫痪,包括呼吸中枢抑制、低血压、心动过速、肌肉瘫痪、抽搐,并且死亡。幸运的是,急性尼古丁中毒是罕见的,通常与意外接触高浓度尼古丁杀虫剂溶液有关。人们更加关注烟草烟雾中其他成分的显著致癌作用,以及吸烟习惯对心脏病的影响。

5. 分析技术

尼古丁主要被肝代谢,形成大量无活性的产物。一种主要的尿排泄产物是氧化形式(可替宁),它是开发检测吸烟类型的研究中最受欢迎的抗原。通过前期大量的研究数据积累,我们可以通过检测可替宁来判断一个人是主动吸烟还是被动吸烟,以及正在吸食多少烟草。从检测分析的角度来看,可替宁检测最大的一个优点就是几乎可以忽略环境中尼古丁对设备和生物样本的污染问题。而为了获得单纯的尼古丁的可靠数据,需要在几乎无菌的条件下进行分析。

非同位素免疫检测法是测定血清、唾液或尿液样本中可替宁最常用的方法,但与 Biber 等人(1987)描述的 GC 法的比较试验结果显示,定量数据存在较大差异。这些差异很可能是来自非特异性结合的变化问题。值得一提的是,在一些试验中,GC 组实验室内的差异也很大。然而,非吸烟者暴露于烟草环境和积极吸烟者血清可替宁浓度有实质性的差异,而且这两种类型的检测都能够做出明确的区分。从实践的角度来看,这通常是唯一需要的信息。

四、运动中类固醇的滥用

合成代谢性雄激素类固醇

合成代谢性雄激素类固醇(AAS) 是基于自然产生的睾酮,在医学上有许多合法的形式用于治疗各种疾病,从骨质疏松症、乳腺癌、蛋白质缺乏状态到贫血,以及创伤后分解代谢。运动员,尤其是举重运动员、投掷运动员(铁饼、铅球)和短跑运动员,希望增加肌肉的体积而对其的滥用是体育组织者多年来一直非常关注的原因。这对在体育运动现场工作的分析师提出了一个重大的挑战。这包括关注赛马等动物运动诚信的分析人士。AAS 具有广泛的代谢性,其母体药物仅在给药后短时间内可被检测到。因此,直接识别代谢产物的分析策略受到更多关注,因其可以延长检测时间,Schanzer(1996)对这些化合物的结构和代谢进行了非常全面的描述。一个主要问题是如睾酮和双氢睾酮等内源性类固醇均是睾酮的活跃代谢物,也是最常被滥用的,而发现尿液中睾丸激素浓度异常升高并不能充分证明其滥用。近年来通过测量尿液中睾酮和双氢睾酮与其他内源性类固醇(如表雄酮)的比值的方法取得了一些进展,Southan 等人(1992)发表了一篇关于这些和其他可能标志物的综述。

外源性合成代谢类固醇在分析上不太容易出

现问题,而滥用最广泛的一种药物——癸酸诺龙,就是这组药物中的一个例子。

1. 睾酮和诺龙的结构

见图 7-23-21 和图 7-23-22。

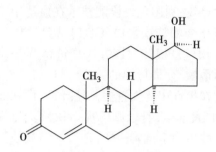

图 7-23-21　睾酮

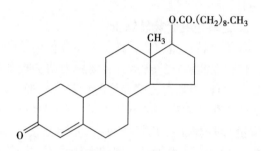

图 7-23-22　癸酸诺龙

2. 剂量和给药方式

癸酸诺龙用于医疗目的时,肌内注射剂量为 50mg。运动员服用的剂量可能会大得多,也更频繁。

3. 药理作用

诺龙主要是一种合成代谢产物,具有很弱的雄激素效用,尽管长期使用会导致痤疮、多毛症和女性嗓音低沉。关于合成代谢类固醇是否可直接影响运动员的肌肉发育仍存在争议,但是目前广为接受的观点认为,若运动员坚持艰苦的运动和蛋白质补充,它们确实可以增强肌肉强度。现在普遍认为,类固醇对中枢神经系统的作用有间接的影响,会导致服用者攻击性和竞争力增加。由于攻击性可能并不总是出现在体育项目中,这是另一个值得关注的原因。

4. 毒性作用

在运动员中,合成代谢类固醇的滥用与心血管疾病有关,如动脉硬化导致冠心病、致命性低血压、肝癌和肾癌,以及男性精子数量的大幅减少。

5. 检测技术

放射免疫测定于 1976 年夏季奥运会期间首次应用于合成性激素的筛查,但除假阴性过高令人无法接受外,还需要特殊检测睾酮和表睾酮,导致这项技术在 1980 年实际上就被放弃了。那些被国际奥林匹克委员会认可的实验室转而采用色谱/质谱分析方法对这类化合物进行检测,尽管它们仍然依靠免疫检测方法对诸如群勃龙等用上述方法难以检测的化合物进行检测。目前来说,人们更感兴趣的是使用免疫亲和色谱法从复杂的生物基质中分离合成代谢类固醇,然后用质谱分析或将免疫检测应用于 HPLC 分析。

合成代谢类固醇免疫检测的应用和开发在动物运动测试实验室中仍然非常流行,而 ELISA 技术在这一领域已经在很大程度上取代了 RIA。更先进的实验室经常开发和制造"内部"ELISA 试剂盒检测合成代谢类固醇,无论是在没有商业供应的情况下,以确保供应的连续性,还是作为一种成本控制手段。未来几年,特异性 ELISA 试剂盒的开发很可能会越来越多,应用噬菌体抗体展示技术,Dorsam 等人(1997)对此进行了详细的描述。可以预见的是,随着比赛间监测压力的不断加大,人体运动检测实验室也将步其后尘。

最后,还有一个不那么令人兴奋却很重要的问题,那就是监控肉类生产动物体内合成代谢类固醇(如 19- 去甲睾酮)的非法使用。在兽医测试实验室,免疫检测是常规操作的一个组成部分,而 ELISA 很可能再一次成为最受欢迎的技术。

6. 药物滥用的快速免疫测定试验

长期以来,医生们一直被一种想法所吸引,即能够当场评估患者的药物状况,而不是等到实验室的结果出来。即使实验室是本地的,在样品运输和处理方面也不可避免地会有延迟,这意味着治疗决定会延迟,通常是一天或更长时间。在工作场所、监狱、学校和道路交通犯罪中毒品检测需求的增长促进了"便利检测"技术的发展,这类检测几乎不需要什么技能培训,即时便可检测并获知答案。不足为奇的是,在路边使用的酒精测试是第一个开发成功并率先应用的,它是基于酒精在呼吸中与重铬酸钾的比色反应。随着不断的发展,当初比较粗糙的"吹管"已经被依赖燃料电池技术的手持设备所取代。这种测试可以对呼吸酒精浓度做出合理的估算,并筛查必须在派出所强制接受更准确的证据呼吸测试或对血液、尿液样本进行实验室分析的人。应用湿化学方法检测尿液中滥用药物的尝试注定要失败。大多数处在面市销售阶段的测试都非常不可靠,假阳性结果也很常见。针对各种疾病生化标志物的干试剂免疫

学系统的出现,极大地开拓了这一领域,目前已有多种产品可供选择。最流行的版本使用了金标记的免疫技术,它们要么是一种小型手持一次性设备,可以在同一尿液样本中检测出几种药物;要么是一种类似于生化试纸的试纸条,每一种药物都有单独的试纸条。阿勒尔™分流®是一个针对 10 类药物(11 种独特的测试)的多测试设备。见表 7-23-49。

表 7-23-49 可进行阿勒尔 Triage® TOX
药物筛检尿试验的药物

药物名称	临界值
对乙酰氨基酚	5μg/ml
苯丙胺类	1 000ng/ml
去氧麻黄碱	1 000ng/ml
巴比妥酸盐类	300ng/ml
苯二氮䓬类	300ng/ml
可卡因	300ng/ml
美沙酮	300ng/ml
阿片类	300ng/ml
PCP	25ng/ml
大麻烟	50ng/ml
三环类抗抑郁药	1 000ng/ml

该装置顶部的反应井包含三种试剂珠,其中抗体珠含有 10 种药物类的单克隆抗体。而共轭珠含有来自每一类的代表性药物,与胶体金颗粒结合。第三种珠子含有缓冲剂。当尿液样本被加入试剂孔,三种珠子被重溶形成混合液并孵育 10min。如果尿液样本中含有一个或多个目标药物,且浓度达到阈值或阈值以上,则抗体结合游离药物和结合药物,留下一些未结合的结合物。反应混合物被转移到检测区,该检测区具有固定在尼龙膜上的 11 个分离区域的单克隆抗体。检测区域还具有另外两个离散区域,一个浸渍阴性质控,另一个浸渍阳性质控。当混合物浸透膜后,加入洗涤液以除去任何游离的药物胶体金偶联物。游离金偶联物与固定化抗体结合,产生与药物名称相对应的红色条带。结果通过阿勒尔分诊®公司的设备读取。为了保证测试的有效性,阳性质控必须出现红色条带,阴性质控则应该是空白的。阈值(或截止值)与 SAMSHA 推荐的用于工作场所测试的阈值相似。该试剂盒在实验室免疫检测

技术和色谱方法的试验中表现良好。该测试在美国的 CLIA 状态为"中度复杂"。由于与其他类安非他明物质(如死后尿液中的苯基烷基胺)发生反应,可能会出现假阳性的安非他明结果,但这在滥用免疫检测系统的实验室药物中并不少见。在低药物浓度下,形成的条带有时会很模糊,这可能是由于伪影而不是药物的存在。

阿勒尔®集团的 ConcatenoBioscience 公司专门从事口服药物的液体样品检测,包括警方拘留检测套餐,路边和药物治疗中心。大量检测工作都是在他们英国的中心实验室完成的,样本使用口腔液体收集试剂包在当地收集。Cozart®DDSV (Concateno)在英国用于警方拘留检测套餐,在澳大利亚,意大利和西班牙则多由警察用于路边测试。它是一种多分析物免疫层析/侧向流动装置,具有可视化的检测点。阿勒尔™公司最新的产品 -Concateno DDS®2 移动测试系统,它有一个手持信号处理器和彩幕阅读器。

这些类型的快速检测也被用于药物依赖诊所,它们被用于改善患者的护理状况。然而,在其他检测结果可能造成惩罚性后果的领域,应首先将测试结果视为假定。例如,虽然检测呈阳性的员工被暂时停职是可以接受的,但在实验室用 GC-MS 进行验证性分析之前,不应采取进一步行动。

6. 未来趋势

在过去十年中,主流毒品消费的性质发生了重大变化。新一代的消费者正在出现,他们利用互联网研究和获取越来越多种类的新型精神活性化合物,而不是继续使用有限种类的特定物质和供应商。这些"设计毒品"和所谓的"合法兴奋"对人体生理的影响还有待确认。在许多情况下,这些新化合物的精确结构仍不清楚。不断变化的药物滥用情况给监管机构和那些试图在这些新物质出现时进行监测的机构带来了巨大的困扰;用于药物检测的免疫检测技术很难为计划监测这些新化合物的实验室提供一个完整的解决方案,但它们无疑将发挥关键作用。

五、参考文献和推荐阅读

Baselt, R.C. Urine drug screening by immunoassay: interpretation of results. In: *Advances in Analytical Toxicology* vol.1 (ed Baselt, R.C.). 81–123 (Biomedical Publications, Foster City, California, 1984).

Biber, A., Scherer, G. and Hoepfner, I. *et al.* Determination of nicotine and cotinine in human serum and urine: an interlaboratory study. *Toxicol. Lett.* **35**, 45–52 (1987).

DHHS/SAMSHA Mandatory guidelines for federal workplace drug testing programs; notice. *Fed. Regist.* **59**, 29908–29931 (1994).

Dorsam, H., Rohrbach, P. and Kurschner, T. *et al.* Antibodies to steroids from a small human naive IgM library. *FEBS Lett.* **414**, 7–13 (1997).

Dumon, M.F., Nau, A. and Hervouet, J. *et al.* Isoelectric focusing (IEF) and immunofixation for determination of disialotransferrin. *Clin. Biochem.* **29**, 549–554 (1996).

Fraser, A.D. and Meatherall, R. Comparative evaluation of five immunoassays for the analysis of alprazolam and triazolam metabolites in urine: effects of lowering the screening and GC-MS cutoff values. *J. Anal. Toxicol.* **20**, 217–223 (1996).

Killander, J., De La Torre, R. and Segura, J. *et al.* Recommendations for the reliable detection of illicit drugs in urine, with special attention to drugs in the workplace, in the European Union. *Scand. J. Clin. Lab. Invest.* **57**, 97–104 (1997).

Segura, J. and de la Torre, R. *Current Issues of Drug Abuse Testing. First International Symposium.* (CRC Press, Boca Raton, FL, Ann Arbor, London, 1992).

Schanzer, W. Metabolism of anabolic androgenic steroids. *Clin. Chem.* **42**, 1001–1020 (1996).

Southan, G.J., Brooks, R.V., Cowan, D.A., Kicman, A.T., Unnadkat, N. and Walker, C.J. Possible indices for the detection of the administration of dihydrotestosterone to athletes. *J. Steroid Biochem. Mol. Biol.* **42**, 87–94 (1992).

Tan, K. & Marks, V. Use of immunoassays to detect drugs in body fluids. In: *The Analysis of Drugs of Abuse* (ed Gough, T.A.). 311–335 (John Wiley, New York, 1991).

Warner, A. Interference of common household chemicals in immunoassay methods for drugs of abuse. *Clin. Chem.* **35**, 648–651 (1989).

(王术艺、侯天文 译,应斌武 审)

中文索引

M

英　文　索　引

D

Q

U

V

图书在版编目（CIP）数据

免疫检测原理与应用 =The immunoassay handbook：
Theory and applications of ligand binding，ELISA
and related techniques/（美）大卫·韦德
（David Wade）主编；李金明，何建文主译 . —北京：
人民卫生出版社，2021.1（2021.12重印）
ISBN 978-7-117-30352-1

Ⅰ . ①免… Ⅱ . ①大… ②李… ③何… Ⅲ . ①免疫测
定 Ⅳ . ①R446.61

中国版本图书馆 CIP 数据核字（2020）第 159213 号

人卫智网	www.ipmph.com	医学教育、学术、考试、健康，购书智慧智能综合服务平台
人卫官网	www.pmph.com	人卫官方资讯发布平台

图字：01-2019-3244 号

免疫检测原理与应用
Mianyi Jiance Yuanli yu Yingyong

主　　译：李金明　何建文
出版发行：人民卫生出版社（中继线 010-59780011）
地　　址：北京市朝阳区潘家园南里 19 号
邮　　编：100021
E - mail：pmph @ pmph.com
购书热线：010-59787592　010-59787584　010-65264830
印　　刷：三河市宏达印刷有限公司（胜利）
经　　销：新华书店
开　　本：889×1194　1/16　印张：56
字　　数：1656 千字
版　　次：2021 年 1 月第 1 版
印　　次：2021 年 12 月第 2 次印刷
标准书号：ISBN 978-7-117-30352-1
定　　价：330.00 元

打击盗版举报电话：010-59787491　E-mail：WQ @ pmph.com
质量问题联系电话：010-59787234　E-mail：zhiliang @ pmph.com